Ökologisches Stoffgebiet

Die überdurchschnittliche Ausstattung dieses Buches wurde durch die großzügige Unterstützung von drei Unternehmen ermöglicht, die sich seit langem als Partner der Mediziner verstehen.

Wir danken der

MLP Marschollek, Lautenschläger & Partner AG,
Alte Leipziger Lebensversicherungsgesellschaft aG,
Hallesche Nationale Krankenversicherung aG

Nähere Informationen hierzu siehe am Ende des Buches.

Duale Reihe

Ökologisches Stoffgebiet

Wilhelm Gaus
Volker Hingst
Rainer Mattern
Günther Reinhardt
Hans Joachim Seidel
Hans-Günther Sonntag

3., komplett aktualisierte Auflage

206 Abbildungen in 279 Einzeldarstellungen, 141 Tabellen

Hippokrates Verlag Stuttgart im
Georg Thieme Verlag

Die Deutsche Bibliothek – CIP-Einheitsaufnahme

Ökologisches Stoffgebiet : 141 Tabellen / Wilhelm Gaus . . . – 3., komplett aktualisierte Aufl. – Stuttgart : Hippokrates-Verl. im Georg-Thieme-Verl., 1999
(Duale Reihe)
ISBN 3-13-117543-5

Anschrift für die Autoren:

Prof. Dr. med. Günther Reinhardt
Direktor der Abteilung für Rechtsmedizin
im Klinikum der Universität Ulm
Prittwitzstraße 6
89075 Ulm/Donau

Anschrift der Reihenherausgeber:

Dr. med. Alexander Bob
Weschnitzstraße 4
69469 Weinheim

Dr. med. Konstantin Bob
Weschnitzstraße 4
69469 Weinheim

Redaktion: Dr. med. Irene Reinisch, Isabelle Doll
Studentische Mitarbeiterin dieser Ausgabe: Katrin Lang, Freiburg
Zeichnungen: Joachim Hormann, Stuttgart; Jörg Mair, Herrsching

1. Auflage 1991
2. Auflage 1995
3. Auflage 1999

Wichtiger Hinweis: Wie jede Wissenschaft ist die Medizin ständigen Entwicklungen unterworfen. Forschung und klinische Erfahrung erweitern unsere Erkenntnisse, insbesondere was Behandlung und medikamentöse Therapie anbelangt. Soweit in diesem Werk eine Dosierung oder eine Applikation erwähnt wird, darf der Leser zwar darauf vertrauen, daß Autoren, Herausgeber und Verlag große Sorgfalt darauf verwandt haben, daß diese Angabe **dem Wissensstand bei Fertigstellung des Werkes** entspricht.
Für Angaben über Dosierungsanweisungen und Applikationsformen kann vom Verlag jedoch keine Gewähr übernommen werden. **Jeder Benutzer ist angehalten,** durch sorgfältige Prüfung der Beipackzettel der verwendeten Präparate und gegebenenfalls nach Konsultation eines Spezialisten festzustellen, ob die dort gegebene Empfehlung für Dosierungen oder die Beachtung von Kontraindikationen gegenüber der Angabe in diesem Buch abweicht. Eine solche Prüfung ist besonders wichtig bei selten verwendeten Präparaten oder solchen, die neu auf den Markt gebracht worden sind. **Jede Dosierung oder Applikation erfolgt auf eigene Gefahr des Benutzers.** Autoren und Verlag appellieren an jeden Benutzer, ihm etwa auffallende Ungenauigkeiten dem Verlag mitzuteilen.
Geschützte Warennamen (Warenzeichen) werden **nicht** besonders kenntlich gemacht. Aus dem Fehlen eines solchen Hinweises kann also nicht geschlossen werden, daß es sich um einen freien Warennamen handele.

ISBN 3-13-117543-5

Printed in Germany 1999.
Satz und Reproduktion: Fotosatz Sauter, 73072 Donzdorf
Druck: Druckhaus Götz, 71636 Ludwigsburg

Inhalt

Teil A

Medizinische Statistik und Informationsverarbeitung *W. Gaus*

Teil B

Arbeitsmedizin *H.J. Seidel*

Teil B

Teil C

Sozialmedizin *H.J. Seidel*

Teil C

Teil D

Rechtsmedizin *G. Reinhardt, R. Mattern*

Teil D

Teil E

Hygiene *H.-G. Sonntag, V. Hingst*

Autorenverzeichnis

Professor Dr. Wilhelm Gaus
Leiter der Abteilung Biometrie und
Medizinische Dokumentation der Universität Ulm
Schwabstraße 13
89075 Ulm

Professor Dr. med. Volker Hingst
Präsident des Landesgesundheitsamtes Baden-Württemberg
Wiederholdstraße 15
70174 Stuttgart

Professor Dr. med. Rainer Mattern
Geschäftsführender Direktor des Instituts für Rechtsmedizin
und Verkehrsmedizin am Universitätsklinikum Heidelberg
Voßstraße 2
69115 Heidelberg

Professor Dr. med. Günther Reinhardt
Direktor der Abteilung für Rechtsmedizin
am Klinikum der Universität Ulm
Prittwitzstraße 6
89075 Ulm

Professor Dr. med. Hans Joachim Seidel
Leiter des Instituts für Arbeits-, Sozial- und
Umweltmedizin am Universitätsklinikum Ulm
Albert-Einstein-Allee 11
89081 Ulm

Professor Dr.Dr.h.c. Hans-Günther Sonntag
Direktor der Abteilung Hygiene und Medizinische Mikrobiologie
des Hygieneinstituts der Universität Heidelberg
Im Neuenheimer Feld 324
69120 Heidelberg

Vorwort der Reihenherausgeber

Heute gibt es beinahe zu jedem medizinischen Spezialgebiet mehrere Lehrbücher unterschiedlichen Umfanges. Die Lerninhalte, die ein Student bewältigen muß, werden jährlich umfangreicher, und in demselben Trend bewegen sich auch die meisten Lehrbücher. Dies hat dazu geführt, daß die Studenten während des Semesters ein ausführliches Lehrbuch benutzen, zur Prüfungsvorbereitung aus Zeitgründen aber auf sowohl vom Inhalt wie auch von der Ausstattung her oftmals unbefriedigende »Skripten« zurückgreifen müssen.

In Zusammenarbeit mit dem Hippokrates Verlag haben wir daher ein didaktisches Konzept erstellt, welches gegenüber herkömmlichen Lehrbüchern eindeutige Vorzüge hat. Das Quentchen »mehr und besser« setzt sich zusammen aus einem ausführlichen Teil (Lehrbuch) und einem Repetitorium, einer großen Zahl an Abbildungen, den klinischen Fällen, der konsequenten formalen Didaktik und der Überprüfung der Prüfungsrelevanz des Repetitoriums durch Medizinstudenten.

Üppig ausgestattete Bücher sind häufig teuer und nicht selten für Studenten *zu* teuer. Um diesem Dilemma zu entgehen, haben wir uns gemeinsam mit dem Hippokrates Verlag nach einem Sponsor umgesehen. Das war nicht leicht, denn der Partner sollte im Medizinbereich tätig sein, über einen tadellosen Ruf verfügen, und erhaben sein über den Verdacht der Einflußnahme auf den Inhalt der Bücher. Wir freuen uns daher, daß es gelungen ist die Firma MLP und die assoziierten Versicherungen für die Unterstützung der Reihe und mithin der Medizinstudenten zu gewinnen. Die Kooperation mit diesen Unternehmen ermöglichte eine ungeschmälerte Realisation des Konzeptes und einen, aus unserer Sicht, konkurrenzlosen Preis für diese Bücher.

Unser Dank gilt Herrn Albrecht Hauff, dem Verleger des Hippokrates Verlages – dafür, daß er ein solch aufwendiges Unterfangen mit uns gewagt hat, aber auch für seine Professionalität, mit der die Probleme gemeistert wurden.

Den Autoren sei sehr herzlich für die hervorragenden Texte und das eindrucksvolle Bildmaterial gedankt. Auch nicht selbstverständlich vorausgesetzt werden konnte die stets anzutreffende freundliche Bereitschaft und das Engagement, auf Wünsche der Studenten einzugehen.

Nicht zuletzt bedanken wir uns bei den zahlreichen Medizinstudenten, die uns bei der konkreten Arbeit an den Bänden behilflich waren, indem sie diese auf Prüfungsrelevanz und Verständlichkeit testeten.

Eine enge Zusammenarbeit mit den Lesern ist uns sehr wichtig. Bitte machen Sie regen Gebrauch von der Möglichkeit, uns Ihre Erfahrungen mit dem Konzept mitzuteilen (siehe letzte Buchseite).

Für Ihre Medizinerlaufbahn die besten Wünsche!

Wir hoffen, mit diesem Lehrbuchkonzept einen Beitrag zur Bewältigung der ständig wachsenden Wissensfülle geleistet zu haben, mit der sich die jungen Mediziner, angehende wie fertige, konfrontiert sehen.

Dr. med. Alexander Bob *Dr. med. Konstantin Bob*

Vorwort der Reihenherausgeber

Die Lerninhalte, die ein Student bewältigen muß, werden jährlich umfangreicher, und in demselben Trend bewegen sich auch die meisten Lehrbücher.

Wir haben ein didaktisches Konzept erstellt, welches gegenüber herkömmlichen Lehrbüchern eindeutige Vorzüge hat:
- Lehrbuch und
- Repetitorium
- hohe Abbildungszahl
- Kasuistiken
- Überprüfung der Prüfungsrelevanz.

Die Kooperation mit MLP ermöglichte eine ungeschmälerte Realisation des Konzeptes und einen, aus unserer Sicht, konkurrenzlosen Preis für diese Bücher.

Prüfungsrelevanz und Verständlichkeit wurden von Studenten überprüft.

Bitte nützen Sie unsere Leserumfrage auf der letzten Seite.

Vorwort der Autoren

Bei der Bearbeitung des Buches zur 3. Auflage war es das Ziel von Verlag und Autoren, Text und Fakten zu aktualisieren und gleichzeitig die Darstellung des Lehrinhaltes zu straffen. Wo vertretbar – dort wo auf andere Lehrbücher zurückgegriffen werden kann und bei Themen, die erfahrungsgemäß nicht in Examina abgefragt werden – wurde die Darstellung etwas knapper gefaßt.

Neu ist der Aufbau des Buches. Epidemiologische Themen und statistisch wichtige Grundlagen finden Sie jetzt am Anfang des Buches im Teil A, **Medizinische Statistik und Informationsverarbeitung.** So werden dem Leser die methodischen Werkzeuge an die Hand gegeben, ehe er sich mit den einzelnen Sachgebieten befaßt. Übersichtlich und eingehend dargestellt ist die Einführung in die Datenverarbeitung mit dem Computer und die Darstellung der medizinischen Dokumentations- und Informationssysteme, ohne die die Medizin heute die Datenflut nicht mehr bewältigen könnte.

Überarbeitet werden mußten, angesichts zahlreicher Änderungen seit der letzten Auflage, die Gebiete **Arbeitsmedizin** und **Sozialmedizin.** Einige methodische Themen der Sozialmedizin wurden in den Teil **Medizinische Statistik und Informationsverarbeitung** übernommen.

Auch im Teil **Rechtsmedizin** wurden alle Kapitel überarbeitet. Das für die Studierenden ohne praktische Erfahrungen schwierige Gebiet des Vaterschaftsnachweises wurde gekürzt. In den Kapiteln Schwangerschaftsabbruch und Berufs- und Arztrecht waren Ergänzungen notwendig. Gesetzestexte wurden, soweit sie nicht zum Verständnis unerläßlich erschienen, auf Wunsch kritischer Leser hin weggelassen. Der Teil **Hygiene** wurde bei der Überarbeitung durchgängig gestrafft.

Nicht verzichtet haben wir auf das Glossar, das in dieser Auflage nicht mehr nach Themen gegliedert, sondern generell alphabetisch geordnet, einfacher und schneller nachgeschlagen werden kann.

Die Autoren danken den Lesern, die durch ihre konstruktiven Hinweise dazu beigetragen haben, dieses Lehrbuch zum Ökologischen Stoffgebiet zu verbessern, die handelten Gebiete transparenter darzustellen und letztendlich Studium und Prüfungsvorbereitungen zu erleichtern.

Ulm, im Juni 1999 Für die Autoren: *Günther Reinhardt*

Medizinische Statistik und Informationsverarbeitung

Teil A

1 Signale – Daten – Dokumentation – Information

1.1 Information

Definitionen. Obwohl der Begriff der Information intuitiv gut verständlich ist, ist es schwierig, Information zweckmäßig und allgemeingültig zu definieren. In Philosophie, Naturwissenschaft und Technik werden sehr unterschiedliche Definitionen von Information verwendet. Die für die medizinische Dokumentation, Informatik und Statistik wichtigsten Definitionen werden im folgenden erläutert.

Signale. In der Technik ist ein Signal ein Zeichen, das eine bestimmte Information darstellt (»signalisiert«). Weit verbreitet ist das Modell

Sender – Übertragungskanal – Empfänger,

bei dem Signale vom Sender via Übertragungskanal zum Empfänger übertragen werden. Beispiele für solche Signale sind die elektrische Spannung auf einer Mikrofonleitung, eine Verkehrsampel oder das Hautkolorit eines Patienten.
Ein Signal benötigt aus technischen Gründen einen Träger (z.B. elektrische Leitungen, Papier und Schrift, Lichtwellen) und eine **Codierung.** Codierungen sind Vereinbarungen, welche technische Realisierung eines Signals welche Bedeutung hat (Beispiel Verkehrsampel: rot = Halt).

Ein **Signal** ist die technische Darstellung einer Information. Es benötigt einen **Träger** und eine **Codier-Vereinbarung.**

Nachricht. Nur ein Empfänger, der mit dem Träger umgehen kann und die Codierung kennt, kann die Bedeutung eines Signals erkennen. Die Bedeutung eines Signals wird als **Nachricht** bezeichnet. Das Signal »rote Lampe« z.B. kann sehr unterschiedliche Nachrichten übermitteln: Im Straßenverkehr »Halt«, bei der Schiffahrt »Backbordseite«, im Armaturenbrett »Warnung« und an einem zweifelhaften Lokal den Hinweis auf ein Bordell.

Die Bedeutung eines Signals wird als **Nachricht** bezeichnet.

Verstandene Nachricht. Eine Nachricht kann in unterschiedlichem Maße verstanden werden. Eine Vorlesung kann z.B. in dem Sinne verständlich sein, als sie in deutscher Sprache gehalten wird und der Tafelanschrieb lesbar ist, sie kann aber für einen bestimmten Hörer inhaltlich unverständlich sein. Manchmal wird Information noch strenger definiert, indem nur solche verstandene Nachrichten als Information gewertet werden, die beim jeweiligen Empfänger noch nicht bekannt waren. Erzählt der Dozent in der Vorlesung nur Banalitäten, so wäre dies zwar eine Nachricht, auch eine verstandene Nachricht, aber keine wirkliche (neue) Information.

Verstandene Nachricht Eine Nachricht nützt einem Empfänger nur, wenn er sie inhaltlich **versteht** und ist nur dann wertvoll, wenn er sie nicht ohnehin schon kannte.

Daten im engeren Sinne sind strukturierte, formatierte Informationen. Dazu muß neben einer Codierung auch eine **Datenstruktur (= Datenformat)** vereinbart sein, z.B. die Kategorien »Vorname«, »Name«, »Geburtsdatum« in der Form Tag, Monat, Jahr, »Geburtsgewicht« in g. Beispiel für einen zu dieser Datenstruktur gehörigen **Datensatz:** Max Müller, 17.8.1998, 3250. Daten lassen sich gut automatisch bearbeiten, aber auch bei anderen Informationen (Texte, Grafiken, gesprochene Sprache, stehende und bewegte Bilder) ist eine automatisierte Verarbeitung möglich.

Daten im engeren Sinne sind Informationen, die eine vereinbarte Struktur **(Datenformat)** haben.

Daten beschreiben Zustände und Sachverhalte. Es müssen aber auch **Verarbeitungsvorgänge** beschrieben werden. Bsp.: mathematische Formel.

Verarbeitungsvorgang. Neben Zuständen und Sachverhalten müssen auch Verarbeitungsvorgänge beschrieben werden. Am einfachsten ist die Beschreibung einer numerischen Rechnung mit Hilfe einer Formel. Beispiel:

$$\text{Body-Mass-Index} = \frac{\text{Körpergewicht in kg}}{(\text{Körpergröße in m})^2}$$

Bei nicht-numerischen Verarbeitungsvorgängen wird die Beschreibung schnell ziemlich kompliziert. Schon ein einfaches Gerät kann eine umfangreiche Benutzungsanleitung und vielleicht sogar eine längere Ausbildung erfordern.

Ein **Algorithmus** ist die formale, eindeutige und vollständige Beschreibung eines Verarbeitungsvorgangs mit endlich vielen Schritten.

Algorithmus. In der Mathematik und Informatik nennt man die allgemeine und vor allen Dingen die **formal eindeutige und vollständige Beschreibung eines Verarbeitungsvorgangs** einen Algorithmus. Ein Algorithmus kann sehr viel mehr als eine Formel sein: Ein Algorithmus beschreibt in einer endlichen Anzahl von Schritten **eindeutig und erschöpfend**, wie die gestellte Aufgabe bearbeitet und gelöst wird. Ein Beispiel für einen Algorithmus ist die genaue Beschreibung, wie Gleichungssysteme mit mehreren Unbekannten gelöst werden.

Befehl Der Einzelschritt eines Algorithmus, der maschinell ausgeführt werden kann, heißt **Befehl, Anweisung** oder **Kommando.** Sie haben unterschiedliche **Mächtigkeit.**

Befehl. Soll ein Algorithmus maschinell ausgeführt werden, so muß er in eine endliche Anzahl von Einzelschritten, die vom Computer ausgeführt werden können, zerlegt werden. Dabei heißt ein definierter Einzelschritt eines Verarbeitungsvorgangs **Befehl, Anweisung** oder **Kommando.** Befehle, Anweisungen und Kommandos können unterschiedliche funktionelle **Mächtigkeit** haben. Zum Beispiel ist der Befehl »addiere zwei natürliche Zahlen« sehr viel weniger mächtig als der Befehl »ziehe die n-te Wurzel aus...« oder gar »berechne den Chi-Quadrat-Test für folgende Kontingenztafel«.

Ein **Programm** besteht aus Vereinbarungen und Befehlen und bestimmt, was der Computer tut. Durch den Ablauf des Programms werden Daten verarbeitet, d. h. eine Aufgabe ausgeführt. Der Ablauf eines Programms läßt sich an den dafür vorgesehenen Stellen von den Daten beeinflussen (s. **S** A-**2**).

Programm. Alle Befehle, die zusammen einen Algorithmus ausführen oder einen Verarbeitungsvorgang durchführen, werden als Programm bezeichnet. Die Reihenfolge, in der die Befehle eines Programms abgearbeitet werden, kann sehr wohl von den Daten, die das Programm zu verarbeiten hat, beeinflußt werden. Je nach Art und Mächtigkeit der verwendeten Befehle entstehen sehr unterschiedliche Programme.
Ein Programm enthält nicht nur Befehle, sondern auch **Vereinbarungen.** Vereinbarungen können nicht wie Befehle ausgeführt werden, dienen jedoch der eindeutigen Beschreibung dessen, was ein Programm wie tun soll. Beispiele für Vereinbarungen sind Anfang des Programms, Definition einer Datentype, Reservierung von Speicherplatz, Kennzeichnung einer Stelle im Programm, um an der gekennzeichneten Stelle unter bestimmten Bedingungen fortfahren zu können, usw. (*s. a.* **S** A-**2**).

Prinzipielle Grenzen Viele Sachverhalte lassen sich nicht durch Daten und viele Vorgänge nicht durch Programme eindeutig beschreiben, da die Dinge des täglichen Lebens zu kompliziert, zu individuell etc. sind.

Prinzipielle Grenzen der maschinellen Datenverarbeitung. Nur wenige Sachverhalte lassen sich eindeutig in Daten und nur wenige Bearbeitungsvorgänge in Algorithmen und Programmen beschreiben. Viele Dinge des täglichen Lebens sind zu kompliziert, zu individuell, zu schöpferisch usw., um sie in Daten und Programmen beschreiben zu können. Zum Beispiel mag ein Kochbuch durchaus helfen, ein einfaches Essen herzustellen. Voraussetzung ist jedoch, daß der Koch die Befehle verstehen und einigermaßen richtig ausführen kann. Nicht jeder, der ein Kochbuch mit vielen Rezepten hat, ist auch schon Meisterkoch.
Die menschlichen Tätigkeiten und die menschliche Denkweise lassen sich nur in einigen wenigen Bereichen eindeutig beschreiben. Die Tätigkeiten, die in Daten, Algorithmen und Programmen abgebildet werden können, lassen sich auch automatisieren. Die Grenzen der Automatisierbarkeit und der maschinellen Informationsverarbeitung liegen heute nicht mehr so sehr in der Leistungsfähigkeit der Automaten und DV-Anlagen, sondern in der eindeutigen und formalen Beschreibung dessen, was ist (Daten), und dessen, was geschehen soll (Programm).

1.2 Computer

»Rechen«-Automat. Formal betrachtet ist ein Computer ein Automat, der mit gespeicherten Programmen und Daten arbeitet. Obwohl der Automat nur verhältnismäßig einfache Einzeloperationen ausführen kann, ist er doch ziemlich vielseitig. Diese Vielseitigkeit entsteht u.a. dadurch, daß der Automat viele Befehle in kurzer Zeit verarbeiten kann, und somit ein gegebenes Problem, auch wenn es in sehr viele kleine Teilschritte zerlegt worden ist, zügig bearbeitet wird. Ein Personalcomputer (PC) kann viele Millionen, ein Supercomputer Milliarden von Maschinenbefehlen je Sekunde ausführen.

1.2 Computer

Ein Computer ist ein **Automat**, der mit den Daten das tut, was im Programm festgelegt ist. Je Sekunde kann er viele Millionen Befehle ausführen.

Bit. Die prinzipiell kleinste Informations- bzw. Speichereinheit heißt **Bit** (**bi**nary digi**t**) und hat nur zwei Zustände, die meist mit 0 und 1 bezeichnet werden. Technisch können dies z.B. zwei Spannungspegel, zwei verschiedene Ausrichtungen eines Magnetfeldes oder Vertiefung ja/nein in der sonst glatten Oberfläche einer CD (Compact Disk, Musik CD) sein. In der Maschine wird jede Information **binär**, das ist eine Folge von Bits, d.h. als eine Folge aus Nullen und Einsen dargestellt. **Beispiel**: Die achtstellige Binärzahl 00101110 ist gleich der Dezimalzahl 46. Der Benutzer merkt davon nichts, weil alle Informationen von einem im Computer laufenden Programm bei der Eingabe in die Binärform umgewandelt und bei der Ausgabe rückgewandelt werden.

Ein **Bit** ist die kleinste Informations- und Speichereinheit und kann nur die zwei Zustände 0 und 1 annehmen. Im Computer wird alle Information **binär**, d.h. als eine Folge aus Nullen und Einsen dargestellt.

Byte. Aus praktischen Gründen werden 8 Bits zu einem **Byte** zusammengefaßt. Große Informationsmengen und Speicherkapazitäten werden in **Kilo-Byte** (1 **KB** = 2^{10} = 1024 Bytes), **Mega-Byte** (1 **MB** = $2^{20} \approx 10^6$ Bytes) und **Giga-Byte** (1 **GB** = $2^{30} \approx 10^9$ Bytes) angegeben.

1 Byte = 8 Bit. Große Informationsmengen und Speicherkapazitäten werden in **Kilo-Byte (KB)**, **Mega-Byte (MB)** oder **Giga-Byte (GB)** angegeben.

Prozessor, Arbeitsspeicher, Bus. Kernstück eines Computers ist der **Prozessor** (**CPU = Central Processor Unit**). Der Prozessor steuert anhand der im **Arbeitsspeicher (Memory)** gespeicherten Befehle den Ablauf der Verarbeitung, führt Rechenoperationen aus und koordiniert die Peripheriegeräte. CPU und Arbeitsspeicher bilden zusammen die **Zentraleinheit**. Alle Komponenten sind durch Leitungen miteinander verbunden, über die sie Steuersignale, Speicherplatzadressen und zu verarbeitende Daten austauschen. Bei einem **Bus** benutzen mehrere Komponenten gemeinsam dieselben Leitungen. Hinzu kommen Stromversorgung, Komponenten zur Funktionsüberwachung, Chassis, Kühleinrichtungen und Gehäuse (*s.* **S** A-**1**).

Die wichtigsten interner Komponenten eines Computers sind **Prozessor (CPU)**, **Arbeitsspeicher (Memory)** und **Bus.**

Peripheriegeräte. Die Peripheriegeräte für die Ein- und Ausgabe sind über **Steuereinheiten (Controller)** an den Bus angeschlossen. Wichtigstes **Ein-Ausgabegerät** ist der **Bildschirm mit Tastatur** und Maus, hinzu kommen **Drucker** und der **Scanner** zum Einlesen von Bildern. Die **Maus** ist ein kleines, mausgroßes, auf dem Tisch verschiebliches Gerät zum Steuern des **Cursors**, das ist die verschiebliche Marke am Bildschirm. Für die Zentraleinheit sind auch alle **Sekundärspeicher** wie Magnetplattenlaufwerk, Diskettenlaufwerk, CD-Laufwerk und das Laufwerk für Magnetbandkassetten Peripheriegeräte. Allerdings sind diese Peripheriegeräte mehr oder weniger fest in das Gehäuse eingebaut. Die **Magnetplatte** ist der fest eingebaute Massenspeicher des Computers, hat heute eine Speicherkapazität von mehreren Gigabyte (mehrere Milliarden Zeichen) und eine typische Zugriffszeit von 10 ms. Das **Diskettenlaufwerk** dient zur Eingabe und Ausgabe auf Diskette. Die **Diskette** (»Scheibchen«) ist ein kleines, flexibles und billiges Speichermedium, das dem Programm- und Datenaustausch dient. Sie faßt meist 1.4 MB. Das **CD-Laufwerk** hat die gleichen Aufgaben, jedoch hat eine CD eine Speicherkapazität von ca. 800 MB. Die Komponenten eines Computers sind in **S** A-**1** dargestellt.

Wichtigstes **Peripheriegerät** ist der **Bildschirm mit Tastatur und Maus.** Weitere Ein-, Ausgabegeräte sind **Drucker** und **Scanner. Magnetplatte** (mehrere GB) und Laufwerke für **Diskette** (1.4 MB), **CD** (800 MB) und **Magnetbandkassetten** sind zwar meist fest eingebaut, aber formal betrachtet Peripheriegeräte.

S Synopsis A-**1: Typische Konfiguration der Hardware eines Personalcomputers (PC)**

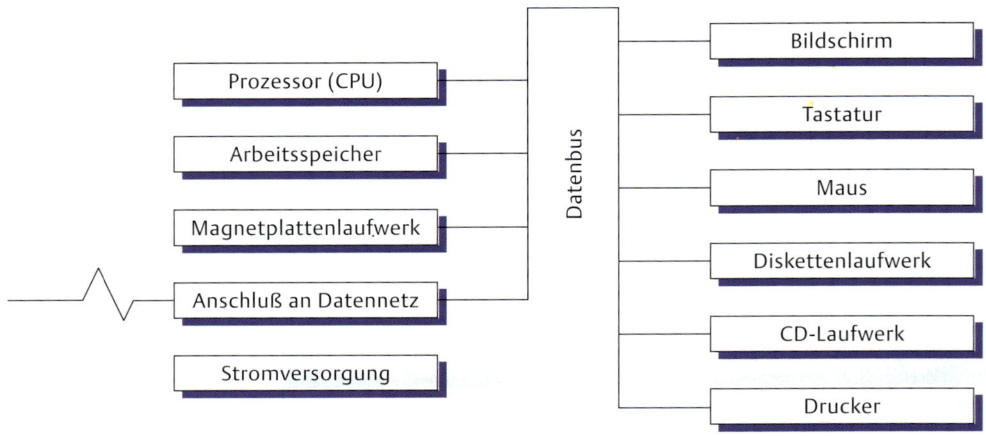

Jedes **Ein- und Ausgabegerät** hat einen Zwischenspeicher. Damit wird die Arbeit des Prozessors von dem vergleichsweise langsamen Ein-/Ausgabegerät entkoppelt.

Ein- und Ausgabe. Bei der Eingabe werden die Daten zunächst im Eingabegerät zwischengespeichert, dann meldet sich das Eingabegerät bei der Zentraleinheit, die dann die angesammelten Daten in den Arbeitsspeicher holt. Bei der Ausgabe werden zunächst die Daten vom Arbeitsspeicher in den Speicher des Ausgabegeräts übertragen und dann vom Ausgabegerät ohne Beteiligung der Zentraleinheit abgearbeitet. Ist das Ausgabegerät damit fertig, so signalisiert es der Zentraleinheit, neue Daten übernehmen zu können. Für jedes Peripheriegerät ist ein Programm (**Treiber**) notwendig, das den Verkehr zwischen Arbeitsspeicher und Gerät abwickelt.

Hardware (S A-**1**) sind alle materiell vorhandenen Teile eines Computers. **Software** (s. S A-**3**) ist die Gesamtheit aller System- und Anwendungsprogramme.

Hardware – Software. Hardware sind alle Teile eines Computers, die materiell vorhanden sind, während unter Software alle gekauften oder selbst entwickelten Programme verstanden werden sowie die zum Betrieb der Programme gekauften Daten (z.B. Grafiksymbole zum Ausdrucken, Schriften). Die Grenze zwischen Hardware und Software ist an manchen Stellen fließend, z.B. bei den vom Hersteller in den Prozessor eingesetzten extrem hardwarenahen Programmen. Gelegentlich ist es auch schwierig zu erkennen, ob ein Hardwarefehler oder ein Softwarefehler vorliegt (s. S A-**1** und S A-**3**).

Merke ▶

> ***Merke***
> ***Maschinenbefehle.*** Die wichtigsten Befehlstypen eines Computers sind:
> - arithmetische Befehle (Addition, Subtraktion, Multiplikation, Division)
> - Vergleiche auf gleich, ungleich, größer, kleiner, größer gleich usw.
> - Transportbefehle (Informationen abspeichern, aus Speicher zurückholen)
> - logische Verknüpfungen (UND, ODER, ...)
> - Steuerbefehle, z.B. wenn die Bedingung ... erfüllt ist, dann setze das Programm an der Stelle ... fort
> - Ein-, Ausgabebefehle.

Ein Algorithmus wird in einer **Programmiersprache** für den Computer verarbeitbar dargestellt. Die **Maschinensprache** ist selbst für Programmierer fast unverständlich. Für hardwarenahe Programme benutzen die Computerhersteller den **Assembler**. Anwendungsprogramme werden in **problemorientierten prozeduralen**

Programmiersprachen. Programmiersprachen dienen zur Formulierung eines Algorithmus in einer von einem Computer verarbeitbaren Form. Die Programmierung von DV-Anlagen ist auf verschiedenen Abstraktionsstufen möglich: Ohne Abstraktion ist die sogenannte **Maschinensprache**, bei der die Befehle in der Form, in der sie von der Maschine direkt verstanden werden, vorliegen. Die Maschinensprache ist selbst für Programmierer praktisch ungenießbar. Die erste Abstraktionsstufe einer Programmiersprache ist der sogenannte **Assembler**. Im Assembler werden den Befehlen und einzelnen

Speicherplätzen Namen gegeben, im wesentlichen entspricht aber noch jeder Befehl im Assembler einem Maschinenbefehl. Die Assemblerprogrammierung ist sehr mühsam, liefert aber Programme, die wenig Speicherplatz und Rechenzeit benötigen. Im Assembler werden heute nur noch extrem hardwarenahe Programme erstellt.

Anwendungsprogramme werden in einer **problemorientierten prozeduralen Programmiersprache** (engl.: high level language, höhere Programmiersprache) geschrieben, z.B. in *Fortran, Cobol, Pascal, C* oder in einer **objektorientierten Programmiersprache,** z.B. *C++, Java*. Jede dieser Programmiersprachen wurde für die Programmierung bestimmter Aufgaben entwickelt und hat ihre besonderen Eigenschaften. In S A-**2** ist ein sehr einfaches Programm einmal in **Pseudocode**, das ist eine fiktive, frei erfundene Sprache zur Problembeschreibung, und einmal in *Pascal* dargestellt.

(z.B. *Cobol, Pascal,* C) oder **objektorientierten Programmiersprachen** (z.B. *C++, Java*) geschrieben. S A-**2** gibt ein Beispiel für ein einfaches Programm in PASCAL.

S Synopsis A-**2: Beispiel für ein einfaches Programm in Pseudocode und in der problemorientierten Programmiersprache PASCAL.**

```
Vereinbarung: Anfang des Programms
Vereinbarung: A, B, C sind reelle Zahlen
Drucke aus: »Dieses Programm dividiert 2 reelle Zahlen«
Solange Daten eingegeben werden, mache:
        Lies eine Zahl ein und nenne sie A
        Lies eine Zahl ein und nenne sie B
        Wenn B = 0
            dann: Drucke aus: »Division durch 0 ist nicht zulässig«
            ansonsten: Berechne A/B und nenne das Ergebnis C
                       Drucke aus: A »geteilt durch« B »ist« C
Vereinbarung: Ende des Programms

PROGRAM beispiel (INPUT, OUTPUT):
VAR
    a, b, c: real;
BEGIN
    WRITELN (»Dieses Programm dividiert 2 reelle Zahlen«);
    WRITE  (»Bitte die zu teilende reelle Zahl eingeben«,
            »(0 = Ende der Eingabe): «);
    READLN (a);
    WHILE (NOT (a = 0)) DO BEGIN
            WRITE (»Bitte den Divisor angeben:  «);
            READLN (b);
            IF (b = 0)
                 THEN WRITELN (»Division durch 0 ist nicht zulaessig«)
                 ELSE BEGIN c: = a/b;
                         WRITELN (a:10:5, »geteilt durch« ,b:10:5, »ist« c:10:5):
                 END;
            WRITE (»Bitte die zu teilende reelle Zahl eingeben«,
                 »(0 = Ende der Eingabe): «);
            READLN (a);
    END;
END.
```

Hilfsprogramme für Programmierer. Der Programmierer benötigt als erstes Hilfsprogramm einen **Editor,** das ist ein einfaches Textverarbeitungsprogramm, mit dem er das von ihm ausgedachte Anwendungsprogramm als **Quellcode** eingeben und überarbeiten (editieren) kann. Nun muß der Programmierer seinen Quellcode von einem **Compiler** in die Maschinensprache übersetzen und das vollständig übersetzte Anwendungsprogramm von einem Ladeprogramm (**Loader**) in den Arbeitsspeicher laden und starten lassen. Anstatt eines Compilers kann der Programmierer auch einen **Interpreter** verwenden, der von seinem Anwendungsprogramm zunächst nur den ersten Befehl übersetzt und ausführen läßt, dann den nächsten Befehl übersetzt und ausführen läßt, usw. Ein **Debugger** (»Entwanzer«) ist ein Programm zur Fehlersuche.

Programmierer benötigen einen **Editor** zum Eingeben und Überarbeiten (editieren) ihrer Programme. Ein **Compiler** oder **Interpreter** übersetzt das in einer problemorientierten Programmiersprache geschriebene Programm in Maschinensprache.

Die Informatik verwendet für reelle Zahlen die angloamerikanische Schreibweise mit **Dezimalpunkt**. Ein **Komma** trennt 2 Zahlen.

Dezimalpunkt. In der Informatik und zunehmend auch in der Mathematik und Statistik werden reelle Zahlen in Dezimaldarstellung in der angloamerikanischen Schreibweise mit Dezimalpunkt dargestellt, das **Komma** trennt zwei Zahlen. Deshalb wird in diesem Teil des Buches durchgehend der Dezimalpunkt verwendet, z. B. 3.14, 5.28.

Eine Bitfolge läßt sich als z. B. ganze Zahl, reelle Zahl, Buchstabe oder Befehl interpretieren. Für jede **Datentype** ist die Anzahl der Bytes und die Bedeutung deren Bits festgelegt.

Datentypen sind Integer, Real, Character, String, Logical und andere. Für jede Datentype ist ihre Bedeutung, die Anzahl der verwendeten Bytes und die Funktion deren Bits festzulegen, d. h. Datentypen sind Software. Maschinenintern wird nicht einmal zwischen Befehlen und Daten unterschieden, damit lassen sich die Ergebnisse einer Verarbeitung als Befehle ausführen. Enthält ein Byte z. B. die Bits 01100100, so kann dies als Befehl, als die Zahl 100 (Integer), als Buchstabe d (Character) oder anderweitig interpretiert werden. Die möglichen Datentypen und ihre Definitionen hängen von der Programmiersprache ab. Der Datentyp legt auch fest, welche Operationen mit diesem Typ zulässig sind. In modernen Programmiersprachen kann der Programmierer aus Grundtypen eigene, anwendungsbezogene Datentypen zusammenstellen.

In der Informatik wird eine ganze Zahl als **Integer**, eine Zahl mit Dezimalpunkt als **Real** oder **Float** bezeichnet.

Integer, Real. In den meisten Programmiersprachen gibt es für das **numerische Rechnen** als Datentypen **ganze Zahlen (Integer)** und **reelle Zahlen (Real, Float)**, das sind Zahlen mit Dezimalpunkt. Computerintern werden reelle Zahlen in Mantisse (Ziffernfolge) und Exponent (Position des Dezimalpunkts) zerlegt. Diese **Gleitpunktdarstellung** ermöglicht einen Zahlenbereich von extrem kleinen bis zu extrem großen Zahlen.

Der Datentyp **Character** bedeutet Zeichen (Buchstabe, Ziffer oder Sonderzeichen) und belegt 1 Byte. Damit hat ein Zeichensatz $2^8 = 256$ verschiedene Zeichen. **String** ist eine Zeichenkette.

Character, String. Zur **Darstellung und Verarbeitung von Texten** gibt es in den meisten Programmiersprachen die beiden Datentypen **alphanumerisches Zeichen (Character)** und **Zeichenkette (String)**. Für ein Zeichen (z. B. Buchstabe, die Ziffern 0, 1, . . . 9, Sonderzeichen wie Komma, Klammer auf) wird 1 Byte verwendet. Ein Byte kann $2^8 = 256$ verschiedene Zustände haben. Somit umfaßt ein **Zeichensatz** 256 verschiedene Zeichen, wobei eine Anlage zwischen verschiedenen Zeichensätzen umschalten kann.

Ein Speicher kann viele **Dateien** enthalten. Ein **Inhaltsverzeichnis (Directory)** zeigt die Namen der gespeicherten Dateien. Jeder Datei können jederzeit Informationen hinzugefügt oder gestrichen werden.

Dateiverwaltung. Eine **Datei** ist eine inhaltlich zusammengehörige Informationsmenge. Jede Datei hat einen, meist vom Benutzer vergebenen **Namen**. Die Verwaltung des Arbeitsspeichers, des Magnetplattenspeichers und der Disketten ist nicht einfach, weil mehrere Dateien gleichzeitig gespeichert werden und jede Datei beliebig, auch nachträglich erweitert oder gekürzt werden kann. Zu jedem Speicher gehört ein **Inhaltsverzeichnis (Directory)** und eine Buchhaltung, welche Speicherbereiche wofür belegt sind. Oft ist die Anzahl der Dateien so groß, daß die Inhaltsverzeichnisse hierarchisch geführt werden.

Eine **Datenbank** ist eine *strukturiert* gespeicherte zusammengehörige Datenmenge. Am weitesten verbreitet sind **relationale Datenbankmodelle.** Ein **Datenbankmanagementsystem** (z. B. *Access, Oracle*) erleichtert das Strukturieren, Anlegen und Betreiben der Datenbank. Eine **Datenbankabfragesprache** erleichtert den gezielten Zugriff.

Datenbanken. Um eine (größere) Sammlung logisch zusammenhängender Daten *strukturiert* speichern und bearbeiten zu können, wird eine Datenbank verwendet. Es gibt verschiedene **Datenbankmodelle**, von denen die **relationale Datenbank** am weitesten verbreitet ist. Bei diesem Modell werden die Daten in zweidimensionalen **Tabellen** (**Relationen**) gespeichert, die untereinander in Beziehung stehen. Für diese Beziehungen sind **Schlüsselfelder** als eindeutige Identifikation einer Datenreihe (Tupel) besonders wichtig. Ein **Datenbankmanagementsystem** (z. B. *Access, Oracle*) bietet die wichtigsten Werkzeuge zum Strukturieren und Anlegen der Datenbank und zum Eingeben, Wiederfinden, Ändern, Hinzufügen und Löschen von Daten. In einer gut strukturierten Datenbank ist jedes Informationselement nur einmal und damit redundanzfrei gespeichert. Das erleichtert Änderungen und hält die Datenbank stets widerspruchsfrei. Eine spezielle **Datenbankabfragesprache** (z. B. **SQL = Structured Query Language**) erleichtert das gezielte Abfragen mehrerer Tabellen gleichzeitig.

Für den Computerbetrieb müssen viele Programme reibungslos zusammenwirken.

Betriebssystem. Für den Betrieb eines Computers sind heute viele Programme notwendig, die intensiv zusammenarbeiten (s. **S** A-**3**). Dazu gehören Programme, die die Datenspeicher organisieren, den Verkehr mit den Peripheriegeräten abwickeln, Zugangskontrollen, Vergabe der Betriebsmittel, Programme zur Fehlerbearbeitung sowie die schon erwähnten Programme Editor, Compiler, Interpreter. Bei größeren Anlagen ist der gleichzeitige Gebrauch der Anlage durch verschiedene Benutzer zu regeln. Alle diese Programme werden unter der Bezeichnung Betriebssystem zusammengefaßt. Die am weitesten verbreiteten Betriebssysteme sind *Unix* und das von der Firma Microsoft entwickelte *Windows*.

Die Gesamtheit dieser Programme wird als **Betriebssystem** bezeichnet (s. S A-**3**). *Unix* und das von der Firma Microsoft entwickelte *Windows* sind weit verbreitete Betriebssysteme.

S Synopsis A-**3: Typische Konfiguration der Software eines Personalcomputers (PC)**

Betriebssystem			Anwendungen allgemein	Anwendungen speziell
▷ Zugangsberechtigung	▷ Editoren	▷ Ein-, Ausgabe	▷ Datenbanken	▷ z. B. Patientenaufnahme
▷ Betriebsmittelverwaltung	▷ Compiler	▷ Treiber für Peripheriegeräte	▷ Textverarbeitung	▷ z. B. Lagerhaltung
▷ Fehlerbearbeitung	▷ Interpreter	▷ Dateienverwaltung	▷ Tabellenkalkulation	▷ selbstgeschriebene Programme
▷ Arithmetik für Reals (falls nicht Hardware)	▷ Lader	▷ Bildschirmgrafik	▷ grafische Darstellungen	
	▷ Debugger	▷ Netzzugang	▷ WWW Browser	
		▷ Datensicherung	usw.	

Anwendungsprogrammsysteme. Die meisten Computeranwendungen werden heute nicht mehr vom Anwender selbst programmiert, sondern mit gekauften und vielseitigen Anwendungsprogrammsystemen betrieben. Die häufigsten allgemein verwendbaren Programmsysteme sind **Textverarbeitung** (z. B. *Word*), **Tabellenkalkulation** (z. B. *Excel*), **grafische Darstellungen** (z. B. *Harvard Graphics, Corel Draw*), **Datenbankmanagementsysteme** (z. B. *Access*) und **statistische Auswertungen** (z. B. *SAS*). Außerdem gibt es vielerlei Programmsysteme für speziellere Anwendungen, z. B. für Lagerhaltung, Materialwirtschaft, Lohn- und Gehaltsbuchhaltung, Bibliothekskataloge, Patientenaufnahme, Patientenentlassung und viele, viele andere Anwendungen.

Die meisten Computer werden heute mit gekauften **Anwendungsprogrammsystemen** betrieben. **Beispiele:** Textverarbeitung, Tabellenkalkulation, Grafik, Datenbanken, Statistik und viele, viele andere Anwendungsgebiete.

Computerbenutzung für Nichtprogrammierer. Moderne Anwendungsprogrammsysteme geben sich große Mühe, die Benutzung so zu erleichtern, daß nur noch elementare Computerkenntnisse notwendig sind. Die Funktionen dieser Programmsysteme sind wie besonders mächtige Befehle und bieten viele Bearbeitungsmöglichkeiten. Zur Vereinfachung wird ein Teil der Befehle am Bildschirm als **Feld (Buttons)** oder als **Symbol (Icon)** angezeigt. Mit der **Maus** kann der **Cursor** auf eines dieser Felder gestellt und dann das Feld durch Tastendruck an der Maus **angeklickt**, d. h. der zugehörige Befehl aktiviert werden. **S** A-**4** zeigt einen Bildschirm des Textverarbeitungsprogramms *Word* zur Auswahl von Kommandos. Durch Anklicken eines Feldes kann auch ein neuer Bereich, d. h. ein neues **Bildschirmfenster** mit spezielleren Funktionen geöffnet werden.

Computerbenutzung für Nichtprogrammierer Moderne Systeme zeigen Auswahlmenüs durch Symbole an (S A-**4**). Ein Kommando wird durch Anklicken eines Feldes mit der Maus gegeben. Durch Befehlshierarchie wird zu immer spezielleren Fenstern und Befehlen verzweigt.

Programm- und Datensicherung. Alle wichtigen Daten sollten – je nach Benutzungsintensität und Bedeutung – stündlich, täglich oder wöchentlich gesichert, d. h. auf eine CD oder eine Magnetbandkassette geschrieben werden. Ebenso sind selbst geschriebene Programme zu sichern. Diese **Sicherheitskopien** sind dann in räumlicher Entfernung vom Computer **feuer- und diebstahlsicher aufzubewahren**. Bei einem Programm- oder Hardwarefehler, aber auch bei Wasserschaden oder Brand können alle Programme und Daten eines Computers zerstört werden. Dann ist es wichtig, eine Sicherheitskopie zu haben, weil oft die Programme und Datenbestände wertvoller sind als der Computer selbst.

Regelmäßige Datensicherung und diebstahl- und feuersichere Verwahrung der Sicherheitskopien schützt vor Programm- und Datenverlust!

S Synopsis A-**4: Ausschnitt aus einem Bildschirm des Textverarbeitungsprogramms Word**

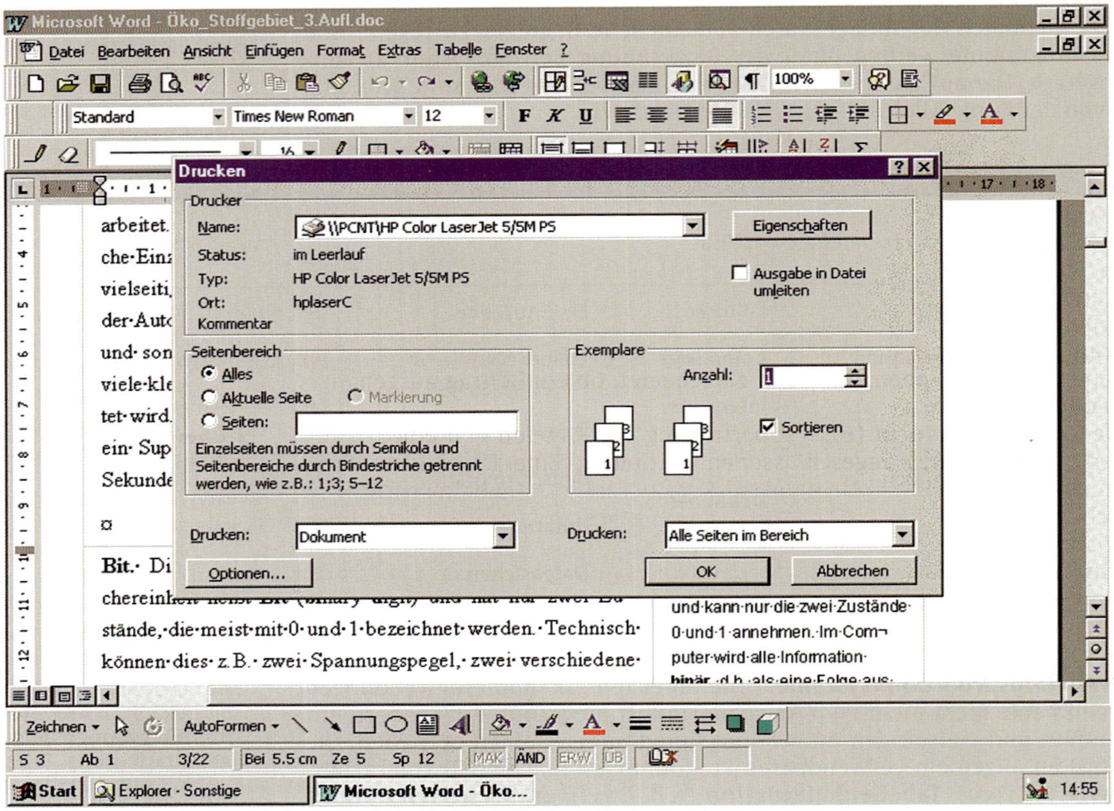

Das innerste Fenster wurde aufgerufen um auszudrucken. Das dahinterliegende Fenster zeigt noch Teile der Seite 21 dieses Buches. Die erste Bildschirmzeile gibt das Programm und die bearbeitete Datei an. Es folgen mögliche Kommandos und getroffene Einstellungen, die sich in den Fußzeilen fortsetzen. Die letzte Bildschirmzeile stammt vom Betriebssystem *Windows*. Wird jetzt OK angeklickt, so wird das derzeit geöffnete Dokument »Öko-Stoffgebiet_3_Aufl« auf dem angegebenen Drucker mit 1 Exemplar in sortierter Reihenfolge ausgedruckt.

Computer können auch **vernetzt** werden und dann Nachrichten, Daten und Programme austauschen. Ein **Server** ist ein besonders leistungsfähiger Computer, der Programme und Daten zentral speichert und die anderen Computer des Netzes (die **Clients**) bedient.

Client-Server Netz. Computer können über ein **Netzwerk** miteinander verbunden werden und dann Nachrichten, Daten und Programme austauschen. Ist einer der Computer des Netzes besonders leistungsfähig und hält Programme und Daten für die anderen Computer des Netzes bereit, so heißt der besonders leistungsfähige Computer der **Server**, die anderen Computer die **Clients**. Die Clients können bei gegebener Zugriffsberechtigung sich Programme vom Server **herunterladen**, Daten aus der Datenbank des Servers holen, neue Daten dort deponieren oder rechenintensive Aufgaben dem Server übertragen und von dort dann die Ergebnisse erhalten.

Ein Computernetz innerhalb eines Instituts, einer Klinik, Praxis oder Firma (**Intranet**) hat entweder keine geheimen Daten, keine Verbindung nach außen oder ist mit einer **Firewall** gegen unberechtigten Zugriff geschützt. Eine Firewall ist ein Computer, der die von außen kommenden Leitungen auf unerwünschte Anfragen und Befehle überwacht.

Internes Netz. Viele Firmen, Arztpraxen, Kliniken, Organisationen haben heute Computer in ein firmen-, praxis-, klinik- oder organisationsinternes Netz eingebunden. Ein solches **Intranet** kann auch einen oder mehrere **Großrechner** (**Mainframes**) enthalten. Sind irgendwo vertrauliche Daten gespeichert und ist das interne Netz mit einem öffentlich zugänglichen Netz verbunden, so bewacht ein spezieller Computer (die sogenannte **Firewall**) die von außen herangetragenen Anfragen und Befehle, damit nicht ein Eindringling die firmen- bzw. klinikinternen Programme und Daten einsehen, kopieren oder gar verändern kann.

Das **Internet** ist eine weltweite Vernetzung von Computernetzen. Direkten Zugang haben z. B. Universitäten. Privatpersonen erhalten Zugang über

Internet. Viele Computernetze sind über das **Internet** (Netz zwischen den Netzen) weltweit verbunden. Direkten Zugang zum Internet haben z. B. Universitäten und große Firmen. Für kleine Firmen und Einzelpersonen bieten spezielle Firmen (**Provider**, z. B. T-online) den Zugang zum Internet an. Das **Internet ist dezentral organisiert, wenig reguliert und überprüft von sich aus nicht die angebotene und übertragene Information.**

einen **Provider.** Das Internet ist dezentral organisiert, wenig reguliert und gibt Informationen ungeprüft weiter.

Die wichtigsten **Dienste des Internet** sind:

- **Electronic Mail:** Einzelpersonen und Organisationen haben eine weltweit eindeutige Adresse (z. B. wilhelm.gaus@medizin.uni-ulm.de) und können damit Nachrichten empfangen oder an jede beliebige e-mail-Adresse senden. Einer e-mail lassen sich auch beliebig strukturierte Dateien beifügen (e-mail attachment).
- **News:** Das News-Net besteht aus vielen **Benutzergruppen (User-Groups)** Jede Gruppe wird durch ein Thema gebildet und hat eine Art Anschlagtafel. Jeder Teilnehmer kann alle angeschlagenen Nachrichten lesen, kommentieren und auch selbst Nachrichten beitragen. In einer **offenen Benutzergruppe** darf jeder seine eigene Botschaft direkt aushängen, in einer **moderierten Benutzergruppe** sind die zu veröffentlichenden Beiträge an den Gruppenleiter zu senden, der dann entscheidet, ob ein Beitrag ausgehängt wird oder nicht.
- **File Transfer Protocol (FTP):** Übertragung von Dateien von einem zum anderen am Internet angeschlossenen Computer. Eine Datei kann Programme, Zahlen, Texte enthalten und kryptographisch (geheimschriftlich) verschlüsselt sein, so daß nur Personen, die den geheimen Schlüssel kennen, die Datei verstehen können.
- **Telnet:** Ein Benutzer mit Internet-Zugang wählt den von ihm gewünschten Computer an und arbeitet auf dem angewählten Computer. Dabei hat sein eigener Computer die Funktion eines Peripheriegerätes oder Clients, der angewählte Computer die Funktion des Servers.
- **World Wide Web (WWW):** Jedermann kann auf seinem eigenen, ins Internet eingebundenen Computer und einem speziellen Programm (**Web-Server**) Informationen öffentlich bereitstellen. Zur bequemeren Lesbarkeit müssen die bereitgestellten Informationen bestimmte Normen erfüllen und in der dafür entwickelten Programmiersprache **HTML (= Hyper-Text Markup Language)** geschrieben sein.

Der Interessent, der auf Informationen im WWW zugreifen will, benötigt einen Internetanschluß und ein Programm (**Browser**), das den übermittelten HTML-Code auf seinem Computer verarbeitet und am Bildschirm anzeigt. Gibt der Interessent das gewünschte Protokoll (z. B. **Hyper-Text Transport Protocol = http**) und den Standort der gewünschten Information als **URL-Adresse** (Uniform Resource Locater) an – insgesamt z. B. http://www.uni-ulm.de – so erhält er zunächst die **Übersichtsseite (Home page)** dieser Institution. Dann kann er entscheiden, welches der dort dargestellten Angebote er sehen will. Durch Anklicken eines der im dargestellten Dokument besonders hervorgehobenen **Hyperlinks** wählt er eine neue Seite aus, die auf dem gleichen oder einem beliebigen ans Internet angeschlossenen Computer gespeichert sein kann. Der Benutzer muß nicht überlegen, wo welche Seite gespeichert ist, er navigiert einfach durch Anklicken der Hyperlinks von Seite zu Seite durch das WWW.

Derzeit halten schon Hunderttausende von **Web-Servern** (Computern) Milliarden von Dokumenten abrufbereit. Spezielle **Suchmaschinen (z. B.** *Altavista*) erleichtern das gezielte Auffinden von Information durch **Stichwörter**, indem sie alle angebotenen Seiten nach dem vom Benutzer eingegebenen Suchwort durchsuchen. Das WWW bietet eine unübersehbare Fülle teils wichtiger, teils belangloser Informationen. **Beispiele**: Selbstdarstellung von Institutionen und Personen, Bibliothekskataloge, Fahr- und Flugpläne, Warenangebote.

Dienste des Internet sind:

- Electronic Mail (elektronische Post) weltweit.
- Im **News-Net** gibt es zu vielerlei Themen eine Art Anschlagtafel, an der eine **Benutzergruppe** Nachrichten und Aufsätze aushängt, damit andere Benutzer sie lesen und kommentieren.
- **Übertragung von Dateien** (File Transfer Protocol) weltweit.
- Bei **Telnet** kann ein Benutzer einen Computer anwählen und dort arbeiten.
- **World Wide Web (WWW):** Jeder Benutzer kann auf einem der ans Internet angeschlossenen Computer Informationen über sich und seine Institution anbieten, die sich dann weltweit abfragen lassen. Die angebotenen Informationen sind überaus vielfältig, umfangreich und umfassen Wichtiges, Nützliches und Belangloses. **Browser** sind Programme zur Reise durch das WWW. **Suchmaschinen** ermöglichen den Zugang über Stichwörter.

1.3 Biosignal- und Bildverarbeitung

Signalgewinnung EKG, EEG und EMG sind **elektrische Signale des Körpers.** Durch **Meßfühler** im Körper lassen sich Temperaturen, Konzentrationen usw. in elektrische Signale umsetzen. Auch **Bilder** lassen sich durch elektrische Signale übertragen.

Signalgewinnung. Durch die elektrophysiologischen Vorgänge an der Zellmembran werden wichtige biologische Vorgänge von **elektrischen Potentialen** begleitet, insbesondere Nervenaktivitäten und die Innervation von Muskeln. Die wichtigsten **Biosignale** sind EKG, EEG, EMG. Darüber hinaus besteht die Möglichkeit, physikalische oder chemische Zustände, z. B. Temperatur, Kräfte oder Konzentrationen, durch **Meßfühler** in elektrische Spannung umzusetzen. Ebenso setzt z. B. eine Gamma-Kamera Gammastrahlung in elektrische Signale um. Diese spontan-elektrischen oder durch Meßfühler elektrisch dargestellten Signale können abgeleitet und einer automatisierten Datenverarbeitung zugeführt werden.

Analoge – digitale Darstellung Die Größe eines Meßwerts läßt sich entweder digital, d. h. durch eine Zahl, angeben oder wird durch eine elektrische Spannung, einen Strom, die Dehnung einer Feder oder dergleichen analog (= proportional) dargestellt.

Analoge – digitale Darstellung von Meßwerten. Ein analoges Signal steht kontinuierlich an und kann sich stufenlos verändern. Die Größe eines Wertes läßt sich digital, d. h. durch eine Zahl, oder analog darstellen. Beispiele für digitale Angaben sind: Gewicht 75 kg, Körpergröße 1.80 m, 5000 Granulozyten je µl Blut. Bei analoger Darstellung einer Meßgröße entspricht eine elektrische Spannung, ein elektrischer Strom, die Dehnung einer Feder oder dergleichen dem gemessenen Wert, d. h. die Spannung, der Strom, die Dehnung ist proportional (= analog) der betrachteten Meßgröße.

Analog-Digital-Wandlung Biosignale sind **Analog-Signale,** d. h. die Signalstärke wird durch die elektrische Spannung oder Stromstärke stufenlos dargestellt. EDV-Anlagen stellen Zahlen **digital,** d. h. mit Ziffern und in Stufen dar. Deshalb müssen Biosignale vor der Datenverarbeitung von analoger auf digitale Darstellung umgewandelt werden. Schwingende oder sich sonst schnell ändernde Signale erfordern eine hohe **Abtastfrequenz** und liefern damit große digitale Datenmengen.

Analog-Digital-Wandlung. Biosignale sind **Analog-Signale,** die auftretende elektrische Spannung ist z. B. ein Maß für die Stärke der Muskelkontraktion oder die Größe einer Konzentrationsdifferenz. Auch Meßfühler und elektronische Kameras liefern primär analoge Signale, also Signale mit variabler Spannung. EDV-Anlagen stellen jedoch Größen digital, d. h. durch Ziffern und Zahlen, dar. Deshalb müssen die eingehenden Analog-Signale zunächst in digitale Darstellung umgewandelt werden. Ein Problem dabei ist, daß sich die Analog-Signale innerhalb kurzer Zeit stark ändern können. Die Analog-Digital-Wandlung erfolgt, indem das analoge Signal in bestimmten Zeitabständen gemessen und der jeweils ermittelte Meßwert digital (d. h. als Zahlenwert) an den Computer übergeben wird. Bei sich rasch ändernden Signalen, insbesondere bei schwingenden Signalen, ist eine häufige Abtastung notwendig. Beim EKG empfiehlt sich eine **Abtastfrequenz** von größenordnungsmäßig 400 Hz, d. h. das Analog-Signal einer EKG-Ableitung wird 400mal je Sekunde gemessen, und somit alle 400stel Sekunde ein digitaler Wert weitergegeben. Bei hohen Abtastfrequenzen entstehen große Datenmengen. Werden z. B. alle 12 EKG-Ableitungen mit 400 Hz analog-digital-gewandelt und wird das EKG 30 Sekunden lang abgeleitet, so entstehen (12 Ableitungen × 400 Abtastungen je Sekunde × 30 Sekunden) 144 000 Einzelwerte.

Auswertung von Verläufen Die aus einem Biosignal entstandene Zahlenreihe wird zuerst auf »Ausrutscher« überprüft, dann werden die Daten verdichtet und schließlich die interessierenden Kenngrößen ermittelt.

Auswertung von Verläufen. Zunächst werden die aus der Analog-Digital-Wandlung entstandenen Meßreihen auf meßtechnische Artefakte durch sogenannte **digitale Filter** (das sind Programme, die Störeinflüsse möglichst vollständig eliminieren) überprüft. Bei zyklisch verlaufenden Signalen (z. B. EKG) werden typische Zyklen ausgewählt, anhand eines besonderen Kennzeichens (z. B. Maximum der R-Zacke im EKG) synchronisiert, überlagert und gemittelt. Interessant kann aber auch sein, besonders abweichende Zyklen (z. B. Extrasystolen) zu erkennen. Aus den Meßreihen werden dann wichtige Parameter berechnet, im EKG z. B. Höhe der R-Zacke, Dauer der R-Zacke, ST-Streckenabsenkung usw. Von Bedeutung kann auch sein, wie sehr diese Kenngrößen von Zyklus zu Zyklus schwanken.

Anwendungen EKG-Vermessung, Überwachung von Intensivpatienten, aber auch viele andere diagnostische Verfahren beruhen auf der Biosignalverarbeitung.

Anwendungen. EKGs lassen sich maschinell vermessen und beurteilen. Große Bedeutung hat die Biosignalverarbeitung auch bei der **Überwachung von Intensivpatienten.** Dabei werden die wichtigsten Vitalfunktionen, vor allem Herz- und Atemfrequenz, erfaßt, analog-digital-gewandelt und einer EDV-Anlage zugeführt. Werden bestimmte Einzelwerte unterschritten oder überschritten oder entstehen bestimmte Symptomkombinationen, so schlägt das Programm Alarm. Bedeutung hat die Biosignalverarbeitung auch in der Pulmonologie, in der Sportmedizin und nicht zuletzt allgemein in der medizinischen Forschung.

Bildverarbeitung. Ein Bild kann in viele einzelne **Bildpunkte** (engl. **pixel = picture element)** zerlegt werden. Die Helligkeit jedes einzelnen Bildpunktes kann analog (wie z. B. beim Fernsehen) oder digital angegeben werden. Wird ein Bild in z. B. 800 Zeilen mit je 1200 Bildpunkten zerlegt, so kann das Gesamtbild in $800 \times 1200 = 960000$ Zahlen dargestellt werden. Jede Zahl gibt die Helligkeit eines Bildpunktes an. Bei Farbbildern sind je Pixel drei Zahlen notwendig. Sie geben die Helligkeit der drei Grundfarben Rot, Gelb, Blau an, aus denen sich alle Farbtöne mischen lassen. Solche **digitalen Bilder** lassen sich mit dem Computer gut verarbeiten, z. B. verkleinern, Kontrast erhöhen, mehrere Bilder überlagern. Vor allem in der Nuklearmedizin und zunehmend in der Röntgenologie wird dies genutzt.

Bildverarbeitung Ein Bild läßt sich in viele einzelne Punkte (**Pixel**) zerlegen, die Helligkeit jedes Bildpunkts durch eine Zahl angeben. Solche digitalen Bilder lassen sich mit EDV-Anlagen bearbeiten.

Die **Digitale Subtraktions-Angiographie (DSA)** ist ein Beispiel für digitale Bildverarbeitung. Zunächst wird eine Röntgenaufnahme als digitales Bild gespeichert, dann Kontrastmittel in die darzustellende Arterie gespritzt und in der gleichen Position ein zweites Röntgenbild aufgenommen. Die beiden Bilder werden Pixel für Pixel subtrahiert, und es entsteht ein klares Bild vom Lumen der Arterie und ihren Verzweigungen.

Bei der **Digitalen Subtraktions-Angiographie (DSA)** werden zwei digital gespeicherte Röntgenbilder, eines ohne und eines mit Kontrastmittel, voneinander subtrahiert. Dadurch entsteht eine gute Angiographie.

Computer-Tomographie. Bei der DSA liefert die Kamera ein Bild, das vom Computer »nur« aufbereitet wird. Bei der Computer-Tomographie (CT) dagegen wird das Bild erst durch die Rechenanlage und ihr Programm erzeugt. Ein einzelner Röntgenstrahl wird durch den Körper des Patienten geschickt, beim Austritt aus dem Körper wird die Intensität und damit die gesamte Absorption im Körper gemessen. Die Gesamtabsorption im Körper besteht aus den Teilabsorptionen der vom Röntgenstrahl durchlaufenen Gewebe. Aus einem einzigen Röntgenstrahl lassen sich die Teilabsorptionen der Einzelgewebe nicht berechnen. Schickt man jedoch einen Röntgenstrahl nacheinander unter verschiedenen Winkeln, aber in einer Ebene durch, so können aus den jeweiligen Gesamtabsorptionen mit einem aufwendigen Rechenverfahren die lokalen Teilabsorptionen berechnet werden. Die Rechenergebnisse werden grafisch dargestellt und liefern ein Bild der Röntgendichten in der durchstrahlten Körperscheibe.

Beim **CT** wird nicht ein vorhandenes Bild bearbeitet, sondern das Bild wird durch ein rechenintensives Verfahren erst erzeugt.

1.4 Warum ist medizinische Dokumentation heute wichtiger als früher?

1.4 Warum ist medizinische Dokumentation heute wichtiger als früher?

Intensive medizinische Betreuung. Die heutige Medizin bietet den Menschen mit hohem Lebensstandard nicht nur Hilfe bei lebensbedrohenden Krankheiten, sondern betreut sie auch zur Vorsorge, bei vielen Unpäßlichkeiten und bietet ihnen manche Annehmlichkeit wie Schmerzlinderung, Beruhigungs- und Anregungsmittel, Empfängnisverhütung, Leistungssteigerung im Sport usw. Der einzelne konsultiert somit heute viel häufiger einen Arzt als früher. Während früher z. B. ein kariöser Zahn gezogen wurde, wird er heute mehrfach gefüllt, dann überkront, dann als Zahn ersetzt, und schließlich wird noch eine Gebißprothese verwendet.

Intensive medizinische Betreuung Die medizinische Betreuung ist intensiver, vielseitiger und leistungsfähiger geworden.

Naturwissenschaftliche Medizin. Unsere Medizin hat sich von der »Heilkunst« zur »naturwissenschaftlichen Medizin« entwickelt. Die naturwissenschaftliche Medizin bemüht sich, ihre Diagnostik und Therapie durch vielseitige, objektive und meist quantitative Befunde zu begründen. Pro ärztliche Untersuchung und je Behandlungstag entstehen heute sehr viel mehr Daten als früher schon allein deshalb, weil der Arzt heute viel mehr und viel differenziertere Untersuchungs- und Behandlungsmöglichkeiten hat. Die heutige **Evidence Based Medicine** (S A-5) verlangt von jeder diagnostischen und therapeutischen Maßnahme einen überzeugenden (evidenten) Nachweis der Wirksamkeit und des Nutzens.

Naturwissenschaftliche Medizin Die heute verfügbaren Untersuchungs- und Behandlungsmethoden sind differenziert und leistungsfähig, liefern eine Fülle von Einzeldaten und haben den Wandel von der »Heilkunst« zur »naturwissenschaftlichen Medizin« bewirkt. Die **Evidence Based Medicine** (S A-5) verlangt für jede Maßnahme den Nachweis des Nutzens für den Patienten.

Spezialisierung der Ärzte und Heilberufe. Das medizinische Wissen ist fast explosionsartig gewachsen und hat zwangsläufig zu einer starken Spezialisierung der Ärzte und zu einer Reihe neuer Heilberufe (z. B. Laborassistent, Krankengymnast, Medizinischer Dokumentar) geführt. Dieses Wissen

Spezialisierung der Ärzte und Heilberufe Das enorm erweiterte medizinische Wissen hat zu einer **Spezialisierung der Ärzte** und zu **neuen Heil-**

S Synopsis A-**5: Evidence Based Medicine**

Die ärztliche Erfahrung basiert zunächst auf dem einzelnen Arzt und der Behandlung eines einzelnen Patienten. Um zu einer Evidence Based Medicine zu kommen, muß dieser ärztliche Erfahrungsschatz formalisiert werden, um z. B.

- den durchschnittlichen Therapieerfolg bei einer bestimmten Erkrankung zu ermitteln
- herauszufinden, welche Befunde auf eine gute Prognose und welche Befunde auf einen schlechten Verlauf der Krankheit hindeuten
- die erwünschten und unerwünschten Wirkungen der Arzneimittel und deren Häufigkeit zu erkennen
- darzulegen, welche Treffsicherheit diagnostische Verfahren erreichen und welche Aussagekraft dem einzelnen diagnostischen Befund zukommt
- den Weg und die Strategie bei der Diagnosestellung in bestimmten Situationen zu begründen
- darzulegen, unter welchen Bedingungen erhebliche Veränderungen an der Diagnose während des Verlaufs der Krankheit vorgenommen werden müssen und
- um herauszufinden, warum bei dem einen Patienten ein Therapieerfolg, bei einem anderen Patienten aber ein Mißerfolg zustande kam.

berufen geführt. Dies erfordert eine gute **Kommunikation** zwischen allen an der Behandlung eines Patienten Beteiligten.

und diese Spezialisierung erhöhen nicht nur die Anzahl der Daten pro Patient, sie erfordern auch eine intensive Kommunikation über den einzelnen Patienten zwischen den Fachärzten und zwischen Arzt und den Heilberufen. Dadurch rücken dokumentarische Aufgaben wie die gegenseitige Informierung und Erläuterung der Befunde in den Vordergrund.
Als weitere Folge der Spezialisierung entstehen die Daten eines Patienten heute an sehr viel mehr Stellen als früher und müssen zusammengeführt werden.

Chronische Krankheiten und Multimorbidität Die Fortschritte der Hygiene und Medizin haben viele **Akutkrankheiten** »besiegt« und die **Lebenserwartung erhöht;** damit treten **chronische Krankheiten, Multimorbidität und Gerontologie** in den Vordergrund. Diese Krankheiten erfordern einen hohen **Dokumentationsaufwand,** da über einen langen Zeitraum viele Komponenten gleichzeitig betrachtet werden müssen.

Chronische Krankheiten und Multimorbidität. Das Krankheitsspektrum der Bevölkerung hat sich von einzelnen dramatisch verlaufenden Infektionskrankheiten hin zur Multimorbidität entwickelt. Übertrieben formuliert ist man früher an einer akuten dramatischen Infektionskrankheit entweder gestorben oder war nach Überwindung der Krankheit wieder völlig gesund. Die Krankheiten, die heute die Medizin beschäftigen, lassen sich nicht im wirklichen Sinne heilen; wir können diese Krankheitsbilder lediglich positiv beeinflussen, abschwächen und ihre Beschwerden lindern. Gründe für die heutige Multimorbidität sind die Erfolge der Medizin bei den Akutkrankheiten und die durch Medizin und Hygiene erreichte höhere Lebenserwartung, da insbesondere der ältere Mensch multimorbide ist. Vielleicht führt auch die moderne Lebensweise mit Hektik, Bewegungsmangel, Überernährung und den daraus folgenden Zivilisationskrankheiten und vielleicht trägt auch die Schadstoffbelastung unserer Lebensmittel und der Umwelt bei zu schleichenden Krankheiten bei nahezu der gesamten Bevölkerung.
Chronische Krankheiten und Multimorbidität erfordern einen hohen Dokumentationsaufwand, weil sich eine Behandlung über Jahre und Jahrzehnte hinzieht und viele Komponenten gleichzeitig betrachtet werden müssen.

Mobilität der Patienten und Ärzte Auch der häufige **Arztwechsel** verleiht der Dokumentation zusätzliche Bedeutung.

Mobilität der Patienten und Ärzte. Die traditionelle und oft jahrzehntelang bestehende Patient-Hausarzt-Beziehung ist nur noch selten anzutreffen. Patienten und Ärzte ziehen aber nicht nur von Ort zu Ort, auch der Patient, der am Ort verbleibt, wechselt von Facharzt zu Facharzt und gelegentlich auch den Hausarzt. Somit muß die medizinische Dokumentation persönliches Wissen und Kennen ersetzen.

Intensive Forschung Die **medizinisch-naturwissenschaftliche Forschung** verlangt präzise und gut dokumentierte Daten.

Intensive Forschung. Die medizinische Forschung ist heute intensiver und naturwissenschaftlicher als früher. Damit benötigt sie in starkem Maße systematisch gesammelte reliable Daten. Außerdem ist die heutige Forschung, bedingt durch die Wissensvermehrung und das Spezialistentum, stark kooperativ und damit auf einen guten Informationsaustausch und auf eine gute Dokumentation angewiesen.

Rechtliche Aspekte Insbesondere Streitfälle zwischen Patienten und Versicherungen sind wichtiger geworden.

Rechtliche Aspekte. Auch in der Medizin haben rechtliche Aspekte an Bedeutung gewonnen. Die Streitfälle, bei denen medizinische Daten benötigt werden, haben zugenommen - meist sind es Streitfälle zwischen Patient und Versicherung über Schadensersatz und Kostenübernahme.

Kostendruck. Schließlich hat der zunehmende Kostendruck die Bedeutung der Dokumentation erhöht. Eine detaillierte Erfassung, Analyse, Abrechnung und Begründung der Kosten erfordert auch eine detaillierte Dokumentation der Befunde, Therapien und Komplikationen.

Kostendruck Eine **detaillierte Kostenanalyse** erfordert eine ebenso **detaillierte medizinische Dokumentation.**

Dokumentation einer fortschrittlichen Medizin. Alle genannten Punkte sind im Grunde erfreulich und sprechen für die Leistungsfähigkeit und den Fortschritt der Medizin. Alle diese Punkte stellen jedoch erhöhte Anforderungen an Dokumentation, Kommunikation und Information. Die heutige Bedeutung der medizinischen Dokumentation und Information ist somit eine direkte Folge einer fortschrittlichen und leistungsfähigen Medizin.

Dokumentation einer fortschrittlichen Medizin Eine gute und fortschrittliche Medizin braucht Dokumentation, Kommunikation und Information.

1.5 Aufgaben der medizinischen Dokumentation, Information und Statistik

1.5 Aufgaben der medizinischen Dokumentation, Information und Statistik

Was heißt dokumentieren? Dokumentieren bedeutet Informationen sammeln, zusammenstellen, inhaltlich erschließen, aufbewahren und wiederfinden. Das **Wiederfinden** der gesammelten und erschlossenen Informationen dient dazu, sich selbst oder andere an etwas zu erinnern, bestimmte Informationen an andere mitzuteilen (Kommunikation), eine bestimmte Entscheidung oder Vorgehensweise zu rechtfertigen oder eine Entscheidung oder einen Verlauf im nachhinein zu analysieren. Entscheidend für die Dokumentation ist also das Wiederfinden, das **Benutzen der Information.** Wer nur seine Sammelleidenschaft befriedigt oder sich seiner Ordnungswut hingibt, ist noch lange kein Dokumentar. Die Kunst des guten Dokumentars ist es, alle notwendigen, aber möglichst keine unnötigen Daten zu sammeln und diese so aufzubereiten, daß die später gestellten Fragen erschöpfend, vollständig und ohne Ballast beantwortet werden können.

Dokumentieren heißt Informationen sammeln, inhaltlich erschließen, speichern und unter neuen Gesichtspunkten **wiederfinden** und **benutzen.**

Zusammenführen von Befunden. Befunde entstehen nicht nur bei der körperlichen Untersuchung und am Krankenbett, sondern auch in den verschiedensten Labors, in der Röntgenabteilung, beim Belastungs-EKG, bei der Lungenfunktionsprüfung, im Operationssaal, beim Pathologen usw. Die Befunde eines Patienten entstehen aber nicht nur an verschiedenen Orten, sondern auch zu verschiedenen Zeitpunkten. Oft ist nicht nur der einzelne Befund von Interesse, sondern die Veränderung gegenüber früheren Befunden und der Verlauf einer Kenngröße im Laufe der Zeit. Ein zeitlicher Verlauf, z.B. Fieberkurve, Blutdruckkurve, Pulskurve, der Verlauf des Blutzuckerspiegels beim Glukose-Toleranztest usw., enthält mehr Information als die einzelnen Werte für sich genommen. Die Dokumentation hat die an verschiedenen Orten zu verschiedenen Zeitpunkten gewonnenen Erkenntnisse über einen Patienten zusammenzuführen und zu einem **Gesamtbild** zusammenzufügen.

In der modernen arbeitsteiligen und spezialisierten Medizin **entstehen die Daten** eines Patienten **zu verschiedenen Zeiten** (chronische Krankheiten), **an verschiedenen Stellen** und **bei verschiedenen Ärzten** und sind zu einer **Gesamtschau** zusammenzuführen.

Gegenseitiges Informieren. In einer Arztpraxis, noch viel mehr aber in einer Klinik, sind mehrere Personen an der Behandlung des einzelnen Patienten beteiligt: Der Stationsarzt, der Oberarzt, der Chefarzt, aber auch Fachärzte wie z.B. Kardiologe, Radiologe und nicht zuletzt Krankenschwester, Krankengymnastin, Laborassistentin usw. Besonders deutlich wird dies bei Fallbesprechungen und Konsilien. Die Fülle der an der Behandlung beteiligten Spezialisten ist aber nur dann für den Patienten und seine Behandlung segensreich, wenn sich die an der Behandlung Beteiligten gegenseitig umfassend über den einzelnen Patienten informieren.
Eine besondere Form des gegenseitigen Informierens sind **Berichte** (z.B. Op-Bericht, röntgenologischer Bericht, ophthalmologischer Bericht, pathologischer Bericht), **Arztbriefe** und **Konsilien.**

Gegenseitiges Informieren Das Spezialistentum nützt dem Patienten nur, wenn alle an der Behandlung Beteiligten sich gegenseitig informieren und zusammenwirken. Besonders wichtig sind **Berichte, Arztbriefe** und **Konsilien.**

Frühere Behandlung als Anamnese. Kommt ein früherer Patient zur erneuten Behandlung, so ist es wichtig, die früheren Untersuchungsbefunde, Behandlungen und den damit erreichten Therapieerfolg zu kennen. Die frühere Patientenakte hat zumindest anamnestische Bedeutung.

Die Krankenakten von früheren Behandlungen sind eine wichtige Quelle für die **Anamnese.**

Gut geführte Krankenakten haben auch zunehmend eine **rechtliche Bedeutung** und entlasten den Arzt.

Rechtliche Aufgaben. **Krankenakten** werden auch für rechtliche Zwecke geführt (*s. Abschnitt 2.1, S. 36*). Abgesehen von der Dokumentationspflicht des Arztes sind Krankenakten Beweismittel bei Streitigkeiten zwischen Patient und dem Schädiger bei Unfällen, bei Berufskrankheiten und Versicherungsfällen. Sie sind für den Arzt wichtig bei eventuellen Streitigkeiten zwischen dem Patienten und der Klinik bzw. dem Arzt wegen Fehldiagnose, mangelnder Aufklärung über Behandlungsrisiken oder Fehlbehandlung.

Dokumentation ist für die **Qualitätssicherung** unerläßlich.

Qualitätssicherung. Die medizinische Dokumentation dient nicht nur dem Patienten unmittelbar. Jeder verantwortungsbewußte Arzt will wissen, ob er gut oder weniger gut, ob er erfolgreich oder weniger erfolgreich behandelt. Er führt also eine Kontrolle der Güte seiner ärztlichen Behandlung durch und lernt daraus. Diese Erfolgskontrolle über viele Patienten dient der besseren Behandlung der zukünftigen Patienten.

Beiträge zur Betriebssteuerung Die klinische Dokumentation liefert auch **Betriebsstatistiken** und Beiträge zur **Betriebssteuerung.**

Beiträge zur Betriebssteuerung. Krankenhäuser und Arztpraxen lassen sich auch als Betriebe, die wirtschaftlich geführt werden müssen, betrachten. Dazu benötigen sie Betriebsstatistiken wie z. B. die Anzahl der Patienten, die mittlere Verweildauer, das behandelte Diagnosespektrum, den Auslastungsgrad insgesamt oder der einzelnen Stationen usw. Die medizinische Dokumentation kann Beiträge zu den Betriebsstatistiken leisten und bei der Betriebssteuerung mitwirken, wie z. B. beim Erstellen der Dienstpläne, der Operationssaalbelegung, der Patienteneinbestellung oder dergleichen.

Wer dokumentiert? Alle in der Medizin Tätigen wirken als Datenlieferanten und als Benutzer am Dokumentationsprozeß mit. **Medizininformatiker, Medizinische Dokumentare** und **Medizinische Dokumentationsassistenten** sind spezielle Berufe der medizinischen Dokumentation, Information und Informatik.

Wer dokumentiert? Nahezu alle in der Medizin Tätigen dokumentieren, also Ärzte, Schwestern, medizinisch-technisches Personal, ja sogar der Patient selbst ist durch Selbstaufschriebe an der medizinischen Dokumentation beteiligt. Auch das Personal, das nicht direkt am und mit dem Patienten arbeitet, wie z. B. das Personal der Patientenaufnahme, das Laborpersonal, die Angestellten der Krankenhausverwaltung usw., sind am Dokumentationsprozeß beteiligt. Außerdem gibt es spezielle Berufe für medizinische Dokumentation, seit 1969 den **Medizinischen Dokumentar** und seit 1984 den **Medizinischen Dokumentationsassistenten.** Die Ausbildung zum Medizinischen Dokumentar setzt meist Abitur voraus und dauert 3 Jahre. Die Ausbildung zum Medizinischen Dokumentationsassistenten setzt Realschulabschluß voraus, dauert 2 Jahre und entspricht einer Berufsfachschule. Schließlich gibt es noch das Hochschulstudium der **Medizinischen Informatik.**

In großen Kliniken gibt es **Abteilungen für medizinische Dokumentation und Informatik.** Diese können nur planen, beraten und Hilfestellung geben, keinesfalls jedoch alle dokumentarischen Aufgaben alleine erledigen.

An medizinischen Fakultäten, Forschungseinrichtungen und in großen Kliniken gibt es spezielle **Dokumentationseinrichtungen.** Diese Einrichtungen führen Bezeichnungen wie z. B. Klinische Dokumentation, Medizinische Datenverarbeitung, Klinisches Rechenzentrum, Medizinische Statistik, Biometrie oder Kombinationen aus diesen Wörtern. Auch dann, wenn solche Einrichtungen existieren, müssen trotzdem alle in der Medizin Tätigen mehr oder weniger am Dokumentationsprozeß mitarbeiten. Die speziellen Dokumentationseinrichtungen und ihre Mitarbeiter können die Dokumentationen nur vorbereiten, einführen, beraten, verbessern und Teile davon selbst ausführen. Sie können keinesfalls die Dokumentation alleine durchführen. Dokumentation ist eher ein Prinzip, ist eine Infrastruktur, ein Geflecht, das durch den gesamten Medizinbetrieb geht.

Dokumentare sind nur **Informationsverwalter,** die von ihnen ausgegebene Information kann nur so gut sein wie die Daten, die man ihnen geliefert hat (garbage in – garbage out).

Benutzer der klinischen Dokumentation zu sein heißt nicht nur informiert werden, sondern auch gleichzeitig Informationslieferant zu sein. Die Dokumentare sind sozusagen nur die **Informationsverwalter;** liefert man ihnen unvollständige, unzureichende und teilweise fehlerhafte Informationen, so wird auch das Ergebnis der Dokumentationen unvollständig, mißverständlich, fehlerhaft sein. In gewisser Weise kann man eine Dokumentation mit einem Fernmeldenetz vergleichen. Fernmeldetechniker können dieses Netz entwerfen, installieren und betreiben, wie nützlich ein solches Netz jedoch für eine Organisation ist, hängt vor allem von den Benutzern ab. Von den Benutzern hängt es z. B. ab, ob man wegen Lappalien durch das Telefon immer wieder gestört wird oder ob einem wichtige Informationen zukommen.

1.6 Medizinische Informationssysteme

Datenverarbeitungsaufgaben in Krankenhaus und Medizin. Die Datenverarbeitung ist heute in viele Arbeits- und Lebensbereiche integriert. Da die Medizin ihrerseits zahlreiche Aspekte hat, hat auch die **medizinische Informatik** vielerlei Facetten. Sie reicht z. B. von der Biosignalverarbeitung bis zur Krankenhausverwaltung, von der Befunddokumentation bis zur Bestrahlungsplanung und vom Personal-Computer bis zu Großrechnern und Rechnernetzen. Viele Abteilungen eines Krankenhauses haben **dokumentarisch orientierte DV-Aufgaben,** z. B. die Krankenhausapotheke mit Lagerhaltungsaufgaben; der Blutspendedienst mit einer Dokumentation der Spender, der Blutkonserven und der Blutprodukte; die Röntgendiagnostik mit einem Verzeichnis der durchgeführten Aufnahmen und Befundungen; die Pathologie mit einer Dokumentation über Präparate, makroskopische und mikroskopische Befunde und schließlich Stationen und Intensivstationen. Alle diese Einrichtungen haben ihre eigenen Anforderungen an das **Informationssystem**. Im folgenden werden drei Informationssysteme herausgegriffen und kurz skizziert.

1.6 Medizinische Informationssysteme
Die **Datenverarbeitung in der Medizin** hat vielerlei Aufgaben und Formen, die z. B. vom CT, der Biosignal- und Bildverarbeitung in der Diagnostik bis hin zur Krankenhausverwaltung reichen.

Patientenaufnahme. Manche Klinikambulanzen und manche Arztpraxen haben ein EDV-gestütztes **Patienten-Einbestellsystem,** das gleichermaßen den Arzt auslastet und den Patienten Wartezeiten erspart. Problematisch ist dabei, daß sich die Behandlungsdauer des einzelnen Patienten nur schlecht vorhersagen läßt und Notfälle dazwischengeschoben werden müssen. Eventuell sind mehrere Warteschlangen notwendig, so z. B. eine spezielle Abfertigung für Patienten, die nur zur Bestrahlung oder zu einer Spritze kommen. In großen Kliniken ist die **Patienten-Identifikation** manchmal schwierig. Dabei wird entschieden, welche der im Archiv vorhandenen Krankenakten zu dem aufzunehmenden Patienten gehört oder ob von diesem Patienten wirklich noch keine Krankenakte existiert. Die Angaben der Patienten über frühere Krankenhausaufenthalte sind sehr unzuverlässig. Die wichtigste Komponente für die Patienten-Identifikation ist heute das Geburtsdatum, hinzu kommen Geburtsname, aktueller Name, Vornamen, Geschlecht, Geburtsort und notfalls weitere Identifikatoren.
Ist ein aufzunehmender Patient bereits früher in der aufnehmenden Klinik behandelt worden und wurden dabei besondere **Risikofaktoren,** z. B. schlechte Blutgerinnung, Schrittmacher, Allergien, Medikamentenunverträglichkeiten und dergleichen, festgestellt, so wird ein gutes Patienten-Aufnahmesystem diese Information als Warnung und von sich aus bei Wiederaufnahme ausgeben.
Bei der Aufnahme eines erstmalig aufgenommenen Patienten werden alle erforderlichen **Stammdaten** (Geburtsdatum, Geschlecht, Geburtsname, aktueller Name, Vornamen, Anschrift, Hauptversicherter, Arbeitgeber, Kostenträger) EDV-erfaßt. Bei Patienten, die bereits dem System bekannt sind, werden diese Angaben vorgestellt und erforderlichenfalls korrigiert.
Zur Patientenaufnahme gehört auch die Erstellung von **Organisationshilfsmitteln,** z. B. Klebeetiketten oder Magnetstreifenkarten. Diese Hilfsmittel werden benutzt, um Krankenakten, Laboranforderungen, Röntgenanforderungen und andere Leistungsanforderungen, Probengläser, Abrechnungsformulare und vielerlei andere Dinge zu beschriften. Ein EDV-gestütztes Aufnahmesystem ist eine wichtige Grundlage für viele andere Informationssysteme des Krankenhauses.

Patientenaufnahme Ein **Patienten-Einbestellsystem** kann Termine vergeben und soll Wartezeiten minimieren.

In großen Kliniken mit fluktuierender Patientenschaft kann die Zuordnung von Patient und Krankenakte **(Patienten-Identifikation)** schwierig sein.

Ein **Patienten-Aufnahmesystem** weist bei Wiederaufnahme eines Patienten automatisch auf dessen **Behandlungsrisiken** hin, z. B. Tetanol-Unverträglichkeit.

In der Patientenaufnahme werden die **Patientenstammdaten** erfaßt oder korrigiert, dann werden **Organisationshilfsmittel** erstellt, die das Beschriften von vielerlei Formularen ermöglichen.

Administrative Datenverarbeitung. In ihrer geschichtlichen Entwicklung hat die Datenverarbeitung ihren zweiten durchschlagenden Erfolg – nach den rein numerischen Berechnungen in Technik und Naturwissenschaft – in Büro und Verwaltung erreicht. Dies gilt auch für die Krankenhausverwaltung. Die meisten Kliniken benutzen heute für die Finanzbuchhaltung, die Abrechnung mit den Kassen und bei Privatpatienten, für die Materialwirtschaft und die Lagerverwaltung EDV-Programme. Ein krankenhausinternes Computernetz verbindet zunehmend diese DV-Verfahren der Klinikverwaltung mit den computergespeicherten medizinischen Daten.

Administrative Datenverarbeitung
Die Krankenhausverwaltung benutzt die EDV zur Abrechnung, Finanz- und Anlagenbuchhaltung, Materialwirtschaft, Lagerhaltung usw.

Krankenhausleistungen werden heute zunehmend differenzierter mit **abteilungsspezifischen Pflegesätzen, Sonderentgelten** und **Fallpauschalen** abgerechnet.

Die **Abrechnung** der Krankenhausleistungen erfolgt zunehmend differenzierter über **abteilungsspezifische Pflegesätze**, **Wahlleistungen** (z.B. Einbett-Zimmer, Telefon), **Sonderentgelte** für besonders kostenintensive Maßnahmen, wie z.B. Operation mit Herz-Lungen-Maschine, Knochenmarktransplantation und **Fallpauschalen** für häufig vorkommende Krankheitsfälle mit standardisierter Therapie wie z.B. Appendektomie, Leistenhernie.

Labordatenverarbeitung Zunächst sind die eingehenden **Laboranforderungen** zu erfassen. Das System kann aufgrund der ihm bekannten Laborstruktur die angeforderten Leistungen auf die Arbeitsplätze aufteilen und **Arbeitsplatzlisten** erstellen.

Labordatenverarbeitung. Zunächst sind von den eingehenden Laboranforderungen Patient, Einsender bzw. Station, angeforderte Untersuchungen sowie Art und Zustand der Probe zu erfassen. Die Aufteilung der Arbeiten auf die einzelnen Analyseautomaten und Laborarbeitsplätze erfolgt durch das System. Dazu ist in bestimmten Dateien des Laborcomputers gespeichert, welche Untersuchungen an welchem Automaten bzw. Arbeitsplatz gemacht werden können, wie lange durchschnittlich die einzelne Untersuchung dauert und welcher Arbeitsplatz wann besetzt ist. Jeder Laborarbeitsplatz mit manueller Tätigkeit erhält seine **Arbeitsplatzliste,** aus der hervorgeht, welche Arbeiten in welcher Reihenfolge durchzuführen sind. Zur Arbeitsplatzliste gehört auch die **Resteliste,** die noch ausstehende Arbeiten an diesem Arbeitsplatz anmahnt. Bei automatisierten Arbeiten wird die Probenidentifikation maschinell gelesen und vom Analyseautomat mit dem Befund direkt über Leitung (online) an die EDV-Anlage übertragen. Bei manuell orientierten Arbeitsplätzen erfolgt die Dateneingabe über Tastatur am Bildschirm oder über Markierungsbelege (*s. S. 44*).

Das Labordatenverarbeitungssystem erstellt auch aus den Daten der **Kontrollproben** die Kontrollkarten der **Qualitätskontrolle.** Nach der technischen **Freigabe** der Laborbefunde werden die Normbereiche hinzugefügt, dann folgt die **ärztliche Freigabe** durch den Laborarzt.

Aufgabe einer Labordatenverarbeitung ist auch die **Qualitätskontrolle.** Als erste und letzte Probe einer Serie sowie z.B. als jede 10. Probe einer Serie wird eine sogenannte **Kontrollprobe** verwendet, deren Zusammensetzung ziemlich gut bekannt ist. Erster Schritt der Qualitätskontrolle ist die Kontrollkarte mit der Prüfung, ob bei diesen Kontrollproben ein festgesetzter Meßwertbereich eingehalten wird. Ist dies nicht der Fall, so mahnt das System den Arbeitsplatz an und verweigert die sogenannte **technische Freigabe** durch die Laborassistentin. Nach der technischen Freigabe werden den gemessenen Laborbefunden deren Standardbereiche (Normbereiche) und eventuell Warnhinweise oder Kommentare an den Einsender bzw. die einsendende Station hinzugefügt. Auch bei der **ärztlichen Freigabe** der Werte durch den Laborarzt können noch Bemerkungen und Ergänzungen hinzugefügt werden.

Zwischenbefunde, vollständige **Befundberichte** und **kumulierte Befunde** samt Kommentaren unterrichten den behandelnden Arzt.

Schließlich werden im Labor oder direkt auf Station die **Befundberichte** ausgedruckt. Ein **Zwischenbefund** wird ausgedruckt, wenn von einem Patienten mehrere Untersuchungen angefordert wurden, ein für den Patienten besonders wichtiger Befund bereits vorliegt, während andere Untersuchungen sich noch in Arbeit befinden. Ein Befundbericht wird ausgedruckt, wenn alle zu einem Patienten angeforderten Befunde vorliegen. **Kumulierte Befunde** umfassen nicht nur die aktuell angeforderten Befunde eines Patienten, sondern auch frühere Befunde vom gleichen Patienten.

Es gibt mehrere Firmen, die **universelle Programme** für die Labordatenverarbeitung entwickelt haben und pflegen. Bei der **Installation** werden dem System die Gegebenheiten des Labors eingegeben, erst dann »passen« die universellen Programme auf das jeweilige Labor.

Jedes größere Labor setzt heute Labordatenverarbeitung ein. Neben den bereits genannten Aufgaben gehören dazu die Speicherung der erzeugten Befunde für Rückfragen oder bei Verlusten sowie statistische Auswertungen für das Labor selbst. Eingesetzt werden speziell für die Labordatenverarbeitung entwickelte Programme. Zur Anpassung der universellen Programme an die jeweiligen Gegebenheiten des Labors (Konfigurierung und Parametrisierung der Programme) muß bei der Installation eine Reihe von Angaben festgesetzt und eingegeben werden, z.B. welche Untersuchungsverfahren an welchem Arbeitsplatz durchgeführt werden können, nach welcher Zeit eine angeforderte Untersuchung bei einem Arbeitsplatz angemahnt wird, welche Standardbereiche in Abhängigkeit von Alter, Geschlecht und Schwangerschaftswoche für die jeweiligen Verfahren gelten, Einzelheiten der Qualitätskontrolle und vieles andere mehr.

Idee eines Krankenhausinformationssystems Eine **perfekte Dokumentation** liefert die notwendige Information ohne Ballast und übersichtlich zu jeder Zeit an jedem Ort an jeden Berechtigten.

Krankenhausinformationssystem. Die vage Zielvorgabe eines Krankenhausinformationssystems ist, daß in einem »papierlosen« Krankenhaus jeder Berechtigte jederzeit die von ihm gewünschte Information – und nur diese – sofort und übersichtlich erhält. Dazu sind auf den Stationen im Arztzimmer, im Schwesternzimmer und in den Patientenzimmern sowie an allen Untersuchungsplätzen, Ambulanzkabinen, Labors usw. vernetzte PCs verfügbar. Alle entstehenden wichtigen Informationen – sowohl in den Labors als auch auf den Stationen, Untersuchungsräumen, im Röntgen usw. – werden sofort EDV-erfaßt. Bei der Visite werden z. B. die Befunde der körperlichen Untersuchung, die getroffenen Entscheidungen, die angeordneten Medikamente und dergleichen mehr in das EDV-System eingegeben. Das Pflegepersonal gibt seine Beobachtungen ebenso ein, wie es dem System den Vollzug der ärztlichen Anordnungen, z. B. Verabreichung von Medikamenten, mitteilt. Dafür steht jede benötigte Information in der jeweils gewünschten Form jederzeit und jedem Berechtigten zur Verfügung. Insgesamt also eine schöne, neue Informationswelt im Krankenhaus.

Bei einem perfekten Krankenhausinformationssystem werden alle entstehenden Daten sofort EDV-erfaßt und die perfekte Dokumentation papierlos realisiert.

Die Probleme eines Krankenhausinformationssystems liegen heute nicht mehr so sehr in der Leistungsfähigkeit der DV-Anlagen. Problematisch ist vielmehr, daß für all die vielen Programme eine **Benutzungsoberfläche** gefunden werden muß, die allen im Krankenhaus Beschäftigten gerecht wird. Tatsächlich müßten praktisch alle Mitarbeiter des Krankenhauses bereit und fähig sein, mit dem System umzugehen. Probleme bereiten derzeit aber auch das Zusammenwirken all der vielen erforderlichen Einzelprogramme. Die erforderlichen Programme für jedes Krankenhaus neu zu entwickeln ist zu teuer, andererseits ist die Entwicklung universeller Programmsysteme für eine Vielzahl von Krankenhäusern und dann anschließend die Anpassung dieser Programme an die Gegeben- und Besonderheiten eines einzelnen Krankenhauses eine erhebliche Zusatzanforderung. Einige Krankenhäuser und Arztpraxen benützen bereits zumindest Vorläufer von Krankenhaus- bzw. Praxisinformationssystemen, während in anderen Praxen nur die Abrechnung und in manchen Krankenhäusern nur die Verwaltungsaufgaben mit EDV ausgeführt werden. Allerdings wird unter dem derzeitigen Kostendruck ein alle Dienste integrierendes Krankenhausinformationssystem immer wichtiger.

Am schwierigsten ist es, allen Programmen eine homogene **Benutzungsoberfläche** zu geben, mit der alle Mitarbeiter des Krankenhauses klarkommen. Außerdem müssen sehr viele Einzelprogramme sehr komplex zusammenwirken. Es gibt bereits gute Systeme für Arztpraxen und mehr oder weniger ausgereifte Krankenhausinformationssysteme, aber noch sind nicht alle Benutzer bereit und geschult, sich damit »herumzuschlagen«.

Zentrale – dezentrale Datenverarbeitung im Krankenhaus. Die Verbilligung und die Verkleinerung der EDV-Systeme hat auch in der Medizin dazu geführt, daß in viele Geräte – äußerlich kaum erkennbar – ein Computer, ein sogenannter **Mikroprozessor,** eingebaut worden ist. Schon allein durch diese technische Entwicklung, aber auch durch den Siegeszug der **Personalcomputer (PC)** hat sich die Datenverarbeitung im Krankenhaus stark dezentralisiert. Andererseits gibt es Datenbestände, die für alle Abteilungen eines Krankenhauses wichtig sind, dazu gehört insbesondere, welcher Patient wann aufgenommen worden ist, auf welcher Station er derzeit liegt bzw. wann er entlassen worden ist. Das gemeinsame Benutzen bestimmter Daten fördert andererseits eine zentrale Datenverarbeitung. Die Diskussion, ob zentrale oder dezentrale Datenverarbeitung im Krankenhaus, ist bereits zugunsten einer sowohl zentralen als auch dezentralen Datenverarbeitung entschieden. In einem Krankenhaus stehen so viele DV-Aufgaben an, die extrem unterschiedliche Anforderungen stellen, nur wenige Berührungspunkte mit anderen DV-Systemen des Krankenhauses haben und schließlich von recht unterschiedlichen Herstellern angeboten werden, daß für vielseitige Häuser eine völlig zentrale Lösung mehr und mehr undenkbar wird. Die aus heutiger Sicht beste Lösung ist ein **klinikinternes DV-Netz**, in dem zahlreiche einzelne DV-Systeme miteinander verbunden sind. Dabei kann die eine oder andere DV-Anlage, z. B. die Anlage der Klinikumsverwaltung, des Klinischen Rechenzentrums oder der Abteilung für Klinische Dokumentation sehr wohl als Server zentrale Aufgaben übernehmen.

Zentrale – dezentrale Datenverarbeitung im Krankenhaus In einem Krankenhaus gibt es EDV-Anwendungen, die besser **zentral**, und solche, die besser **dezentral** bearbeitet werden. In ein klinikinternes DV-Netz sind PC, größere EDV-Anlagen und viele Peripheriegeräte eingebunden.

Literaturdokumentationssysteme. In allen Wissensgebieten – auch und gerade in der Medizin – wird heute eine Flut von Aufsätzen, Berichten, Referaten, Büchern und sonstigen Schriftstücken publiziert. Aufgabe der medizinischen Literaturdokumentation ist es, diese **Literaturflut** zu erschließen und unter sachlichen Fragestellungen zugänglich zu machen.

Literaturdokumentationssysteme Auch und gerade in der Medizin gibt es eine enorme Literaturflut.

Die medizinische Literaturdokumentation konzentriert sich – wie die Literaturdokumentation in anderen Fachgebieten auch – mehr und mehr auf die Abfrage großer **Literaturdatenbanken.** Öffentliche Institutionen und Firmen erfassen und erschließen die medizinische Literatur und erstellen

Literaturrecherchen zu einer bestimmten Fragestellung erfolgen durch Abfrage großer **Literaturdatenbanken.**

Zentrale Stellen erfassen und erschließen die Literatur, die dabei entstehenden **Datenbasen** werden als **Datenbank** auf verschiedenen **Host-Computern** installiert. Die wichtigsten medizinischen Datenbasen sind MEDLINE, TOXLINE, EMBASE und BIOSIS, die wichtigsten Hosts DIMDI in Köln und STN in Karlsruhe. Eine lokale **Literaturdokumentationsstelle** greift über das Internet auf einen Host-Computer zu, wählt eine Datenbank aus und recherchiert.

dabei große **Datenbasen** mit bibliographischen Angaben (Verfasser, Titel, Fundstelle), Inhaltsangaben, Referaten sowie Schlagwörtern und Deskriptoren. Zentrale Dokumentationseinrichtungen kaufen bzw. abonnieren diese Datenbasen, installieren sie abfragegerecht in Form von **Datenbanken** auf ihren EDV-Anlagen und stellen sie mehr oder weniger öffentlich zur Verfügung. EDV-Anlagen, die eine oder mehrere Datenbanken beherbergen, werden als **Host-Computer** bezeichnet. Die für die Medizin wichtigsten Datenbasen sind MEDLINE, TOXLINE, EMBASE und BIOSIS. Die für die Medizin wichtigsten Host-Computer in Deutschland sind beim Deutschen Institut für Medizinische Dokumentation und Information (DIMDI) in Köln und beim Scientific and Technical Information Network (STN) in Karlsruhe. Ein Benutzer, der Literatur zu einer bestimmten Fragestellung sucht, wendet sich an die **lokale Literaturdokumentationsstelle,** die meist einer wissenschaftlichen Bibliothek, einer Firmenbibliothek, einer Universität oder einem Universitätsklinikum angegliedert ist. Benutzer, die häufiger Literaturrecherchen durchführen und sich selbst einarbeiten wollen, können über das Internet selbst recherchieren. Die genannten für die Medizin besonders wichtigen Datenbanken können auch auf **CD-ROM** (Compact Disk – Read Only Memory) abonniert werden. Die gelieferte CD-ROM (es können auch mehrere sein) wird in das CD-Laufwerk eines PC eingelegt. Sie enthält auch die Such- und Abfrageprogramme (**Retrieval-Software**) für Recherchen in der Datenbank.

Literaturdatenbanken sind heute auch auf **CD-ROM** erhältlich. Sie können abonniert und mit dem PC abgefragt werden.

Hat man einen für sein Thema einschlägigen Aufsatz gefunden, so können dessen **Literatur-Referenzen** relevante Aufsätze und Berichte enthalten. Diese wiederum können in ihren Referenzen weitere relevante Publikationen enthalten. Leider wird die so gefundene Literatur immer älter. Im **Science Citation Index (SCI)** ist umgekehrt angegeben, wer einen früher erschienenen Aufsatz zitiert. Deshalb ist es für die Autoren und für jemanden, der aktuelle Literatur sucht, interessant, im SCI nachzuschauen, wo ein früher erschienener Aufsatz zitiert wird. Der SCI ist auf den Host-Computern verfügbar und kann auf CD-ROM abonniert werden.

Literatur-Verzeichnisse in Publikationen verweisen auf ältere Publikationen. Im **Science Citation Index (SCI)** ist dagegen angegeben, wo ein früher erschienener Aufsatz zitiert wird. Dies ist für die Autoren interessant und für die Suche aktueller Literatur nützlich. Der SCI ist auf Host-Computern und als CD-ROM verfügbar.

2 Ärztlich-klinische Dokumentation

2.1 Dokumentationspflicht des Arztes

2 Ärztlich-klinische Dokumentation

2.1 Dokumentationspflicht des Arztes

Definition ▶

▶ ***Definition.*** Unter **Krankenakte** werden im folgenden alle Aufzeichnungen über Anamnese, Diagnostik, Therapie und sonstige Angaben zu einem Behandlungsfall verstanden. Die Krankenakte in diesem Sinne umfaßt also auch Röntgenbilder, EKGs, Operationsberichte usw.

Rechtliche Vorschriften Der Arzt ist zur Führung einer Krankenakte für jeden Patienten verpflichtet.

Rechtliche Vorschriften. Schon *Hippokrates* empfahl seinen Schülern, Aufzeichnungen über ihre Patienten zu führen. Lange Zeit wurden diese Aufzeichnungen in Form eines Ärztetagebuchs geführt; dies ist unzweckmäßig, weil die Daten über den einzelnen Patienten an verschiedenen Stellen des ärztlichen Tagebuchs standen. Heute werden alle Angaben über einen einzelnen Patienten in einer eigenen Akte, der Krankenakte, zusammengefaßt.

Merke ▶

▶ ***Merke.*** Die Führung einer Krankenakte für jeden Patienten ist zur **Standespflicht** der Ärzte geworden und als Rechtspflicht anerkannt.

Die Dokumentationspflicht **umfaßt die gesamte Behandlung** von der Anamnese bis hin zum Therapieerfolg einschließlich aller Schriftstücke und Bilder (S A-**6**).

Die Dokumentationspflicht umfaßt Anamnese, Beschwerden des Patienten, die durchgeführte Diagnostik und Behandlung sowie den erreichten Therapieerfolg. Bei Eingriffen sind ein OP-Bericht und ein Anästhesieprotokoll zu führen. Die Dokumentationspflicht umfaßt auch Röntgenbilder, EKGs, Befundberichte, Laborbefunde und alle ähnlichen Unterlagen. Die Dokumentation über die Behandlung muß vollständig sein; sie darf nicht einzelne Schritte auslassen, die dann möglicherweise als Fehler beanstandet werden (S A-**6**).

S Synopsis A-**6: Inhalt der Krankenakte**

Eine Krankenakte umfaßt alle Papiere, die im Zuge einer Patientenbehandlung entstehen. Insbesondere enthält sie

- **Krankenblattkopf** mit Angaben zum Patienten wie z. B. Geburtsdatum, Geburtsname, aktueller Familienname, Vornamen, Geburtsort, Familienstand, Hausarzt, Kostenträger, Aufnahmedatum, Entlassungsdatum, Körpergröße, Körpergewicht usw.
- Angaben zur **Anamnese, Beschwerden**, Anlaß der Behandlung
- eingesetzte **diagnostische Verfahren** und deren Befunde sowie die daraus abgeleiteten **Diagnosen**
- durchgeführte **Therapien** einschließlich Operationsberichten, Anästhesieprotokollen, Medikation, physikalische Behandlungen und dergleichen mehr
- **Verlauf der Krankheit**, Ansprechen auf die Therapie, **Komplikationen** und deren Behandlung
- erreichter **Therapieerfolg**, Zustand bei Entlassung und weitere therapeutische Empfehlungen bzw. Obduktionsbefund
- schließlich enthält eine gut geführte Krankenakte auch eine **Epikrise**, d. h. eine rückblickend durchgeführte Darstellung des gesamten medizinischen Falles
- **Arztbrief**

Dem Arzt oder dem Krankenhaus steht es weitgehend frei, wie die Krankenakten geführt werden. Eine sofortige leserliche Niederschrift ist nicht verlangt, es genügt, wenn stichwortartige Aufzeichnungen auf einem Zettel oder die Aufzeichnung eines Diktats auf Diktiergerät erfolgen, die dann innerhalb weniger Tage abgeschrieben und zur Krankenakte genommen werden.

Die organisatorische Gestaltung der Krankenakte ist weitgehend freigestellt.

Formelle und informelle Aufzeichnungen. Die beschriebene Dokumentationspflicht ergibt den **formellen Teil der Krankenakte.** Sie umfaßt auch Röntgenbilder, EKGs, Operationsberichte, Narkoseprotokolle, Laborbefunde usw.
Darüber hinaus kann der Arzt Vermutungen, persönliche Spekulationen oder unvollständige Gedanken als Gedächtnisstütze niederlegen. Solche **informellen Aufzeichnungen** sind sehr wohl zulässig, aber nicht Bestandteil der Krankenakte im engeren Sinne.
Oft hat der Arzt keine Zeit, unauffällige Befunde in die Krankenakte aufzunehmen. Bei späteren wissenschaftlichen Auswertungen ist sehr schwierig zu beurteilen, ob ein Befund erhoben worden ist, unauffällig war und deshalb nicht dokumentiert wurde oder ob der Befund nicht erhoben wurde. Beispiel: Steht bei einem Bronchitis-Patienten nichts über seine Rauchgewohnheiten in der Krankenakte, so kann indirekt angenommen werden, daß der untersuchende Arzt den Patienten nach dem Rauchen gefragt hat, dieser verneint hat und der Arzt es deshalb nicht niedergeschrieben hat. Einem solchen **Null-Befund** liegt die Annahme zugrunde, daß bei einem Bronchitis-Patienten der untersuchende Arzt es in der Krankenakte vermerkt hätte, wenn der Patient Raucher gewesen wäre. In einer Klinik, in der die Krankenakten sorgfältig geführt werden, und bei einem rauchenden Bronchitis-Patienten mag diese Annahme und damit der Null-Befund einigermaßen berechtigt sein, jedoch sollte man Null-Befunde vermeiden und statt dessen als **»fehlende Information«** werten.

Formeller und informeller Teil der Krankenakte Vermutungen, Überlegungen, unvollständige Gedanken des Arztes sind informell und auch dann, wenn sie in der Krankenakte aufbewahrt werden, kein Teil der formellen Krankenakte.

Unauffällige körperliche Befunde (z. B. Hautkolorit) werden meist nicht niedergeschrieben. Im nachhinein ist dann unklar, ob der Befund nicht erhoben wurde (fehlende Information) oder unauffällig war (Null-Befund).

Eigentümer der Krankenakte

Eigentümer der Krankenakte

▶ ***Merke.*** Bei niedergelassenen Ärzten ist der Arzt Eigentümer der Krankenakte, bei Krankenhäusern die Klinik, nicht der einzelne Arzt oder der Chefarzt.

◀ **Merke**

Verläßt ein Arzt oder Chefarzt die Klinik, so kann er die Krankenakten der von ihm behandelten Patienten deshalb nicht mitnehmen. Bei Auflösung einer Arztpraxis oder eines Krankenhauses können die Krankenakten einem Nachfolger oder einer anderen Klinik zur Aufbewahrung übereignet werden. Das Eigentum an einer Krankenakte bedeutet aber nicht, daß der Eigentümer damit nach Belieben umgehen kann.

Einsichtsrecht des Patienten Der Patient hat das Recht, den formellen Teil der eigenen Krankenakte einzusehen. Therapeutische Überlegungen des Arztes können dieses Recht einschränken. Der Patient kann auch einen Dritten mit der Einsicht beauftragen und Kopien anfertigen.

Einsichtsrecht des Patienten. Lange Zeit war umstritten, ob Krankenakten und ähnliche Papiere ausschließlich dem Arzt vorbehalten sind oder ob der Patient oder seine Rechtsvertreter Einsichtsrecht in die Krankenakte haben.

> ▶ ***Merke.*** Heute ist höchstrichterlich anerkannt, daß einem Patienten Einsicht in seine Krankenakte zu gewähren ist, wenn und soweit der Patient daran ein berechtigtes Interesse hat.

Einem erwachsenen und vernünftigen Patienten wird man ein berechtigtes Interesse an seiner Behandlung kaum absprechen können, es ist z.B. gegeben, wenn er einen Verdacht auf Fehlbehandlung hat. Das Einsichtsrecht des Patienten wird durch die schützenswerten Interessen des Patienten und anderer Personen begrenzt. Der Arzt kann z.B. aus therapeutischen Überlegungen die genaue Diagnose und die Prognose vorenthalten. Falls dem Patienten eine Gefahr (z.B. Suizid) droht, kann der Arzt nach derzeit herrschender Meinung vor der Einsicht des Patienten entsprechende Teile aus der Krankenakte entfernen oder die Einsicht grundsätzlich verweigern. Das Einsichtsrecht des Patienten beschränkt sich außerdem auf den formellen Teil der Krankenakte, informelle Aufschriebe des Arztes unterliegen nicht der Einsicht des Patienten. Der Patient kann eine Person seines Vertrauens mit der Einblicknahme beauftragen. Das Einsichtsrecht umfaßt auch das Anfertigen von Kopien auf Kosten des Patienten.

Aufbewahrungsfristen Die **Aufbewahrungsdauer für Krankenakten** ist nicht gesetzlich geregelt.

Aufbewahrungsfristen. Klare gesetzliche Regelungen, wie lange Krankenakten aufzubewahren sind, gibt es nicht. Es gibt aber vielerlei, zum Teil sich widersprechende Einzelregelungen. **Beispiele:** Die Röntgen- und Strahlenschutzverordnung verlangt eine Aufbewahrungsdauer für Bilder von 30 Jahren und für schriftliche Aufzeichnungen von 10 Jahren. Die Musterberufsordnung für Ärzte verlangt 10 Jahre. Arbeitsunfähigkeitsbescheinigungen müssen nach Bundesmantelvertrag für Ärzte 1 Jahr aufbewahrt werden. In Praxis und Klinik ist es aber schwierig, bei den einzelnen Papieren der Krankenakte unterschiedliche Aufbewahrungsfristen einzuhalten.

Merke ▶

> ▶ ***Merke.*** Über die Aufbewahrungsdauer von Krankenakten gibt es widersprüchliche Vorschriften. Eine **Aufbewahrungsdauer von 30 Jahren** reicht sicher aus und wird zunehmend als notwendig erachtet. Diese Regelung stützt sich darauf, daß nach 30 Jahren die allgemeine Verjährung eintritt.

Konsequenzen mangelnder Dokumentation: Mangelnde Sorgfalt beim Führen und Aufbewahren von Krankenakten **schadet dem Patienten** bei einer erneuten Erkrankung, schränkt die Verwendung der Krankenakte für **wissenschaftliche Zwecke** ein und beeinträchtigt die **Durchsetzung von Rechtsansprüchen** des Patienten. Bei Streitfällen zwischen Patient und Arzt kehrt eine mangelnde Dokumentation die **Beweislast** um, so daß der Arzt dann die Richtigkeit seiner Behandlung nachweisen muß, was ihm mangels Dokumentation kaum gelingt.

Konsequenzen mangelnder Dokumentation. Eine unzureichende Dokumentation kann bei erneuter Behandlung des Patienten für diesen schädlich sein. Außerdem beeinträchtigt sie die wissenschaftliche Verwertbarkeit der Krankenakte. Große Bedeutung hat eine mangelnde Dokumentation bei Rechtsstreitigkeiten. Bei Streitfällen zwischen Patient und Berufsgenossenschaft, Unfallversicherung und dergleichen kann der Patient den Arzt bzw. das Krankenhaus verklagen, wenn er seine Ansprüche wegen der mangelnden Dokumentation nicht durchsetzen konnte. Klagt ein Patient wegen eines Behandlungsfehlers oder mangelnder Aufklärung gegen einen Arzt oder eine Klinik, so kann eine mangelhafte Dokumentation oder eine nicht auffindbare Krankenakte die Beweislast umkehren, d.h. der Arzt oder das Krankenhaus müssen dann darlegen, daß sie korrekt und umfassend behandelt und über die Behandlungsrisiken aufgeklärt haben. Erleidet z.B. ein Patient eine unerwünschte Arzneimittelwirkung und geht aus der Krankenakte nicht hervor, warum das verursachende Medikament dem Patienten verabreicht worden ist, so ist es Sache des Arztes bzw. des Krankenhauses darzulegen, daß die Verabreichung des angeschuldigten Medikaments zwingend geboten war. Dies ist bei unzureichender Dokumentation extrem schwierig (*s. a. Teil D Rechtsmedizin, Ärztliche Haftpflicht, S. 470, und Arzt-Patienten-Vertrag, S. 463*).

2.2 Aufbau der Krankenakte

2.2 Aufbau der Krankenakte

Synonyme: Patientenakte, Krankengeschichte, Krankenblatt, bei niedergelassenen Ärzten auch Patientenkarte oder einfach Karte.

◀ **Synonyme**

Einheitsakte. Grundsatz der Patientendokumentation ist es, daß alle Informationen über einen Patienten zusammengeführt werden (Einheitsakte), d. h. eine Krankenakte kann **mehrere Behandlungen** umfassen. In einer Klinik sollte es keine »ambulanten Akten« und keine »stationären Akten« geben, sondern nur einheitliche Krankenakten. Wird ein früherer Patient neu aufgenommen, so wird seine frühere Krankenakte reaktiviert und fortgeschrieben, auch dann, wenn es sich um eine völlig andere Erkrankung handelt. Deshalb heißt die Akte zu Recht Krankenakte und nicht Behandlungsakte. Weiterhin sollten innerhalb eines Krankenhauses fachspezifische Akten möglichst vermieden werden, d. h. es sollten nicht z. B. eine »hämatologische Akte«, eine »endokrinologische Akte« und eine »nuklearmedizinische Akte« geführt werden. Umfaßt ein Krankenhaus verschiedene Fachabteilungen (z. B. Innere, Chirurgie und Gynäkologie), so empfiehlt sich auch hier eine Einheitsakte. Lediglich bei selbständigen Kliniken innerhalb eines Klinikums wird jede Klinik, also die Medizinische Klinik, die Chirurgische Klinik, die Frauenklinik usw. ihre eigenen Krankenakten führen.

Einheitsakte Im Grundsatz sollte **jeder Patient eine einzige Krankenakte** haben. Eine Aufteilung in ambulante und stationäre Akte oder z. B. in chirurgische und anästhesiologische Akte ist nicht gut.

Sonderakten. Trotz der Idee der Einheitsakte lassen sich Sonderakten nicht völlig vermeiden. Insbesondere **Röntgenbilder** mit ihren großformatigen Aufnahmen passen nicht in die allgemeine Krankenakte. Deshalb wird man rein aus Formatgründen die Röntgenbilder eines Patienten in einer Röntgenbildtüte zusammenfassen und separat archivieren.
Neben den Röntgenbildtüten kann es in Sonderfällen auch notwendig sein, weitere Sonderakten anzulegen, wie z. B. Langzeit-EEG, weil sie Format und Umfang der Einheitsakte sprengen würden. Sonderakten sollten, wenn irgend möglich, vermieden werden, weil sich sonst die Dokumentation leicht verzettelt. Unbedingt notwendig ist ein **Verweis** von der Hauptakte zur Röntgenbildtüte und eventuellen Sonderakten des Patienten.

Sonderakten: Röntgenbilder gehören logisch gesehen zur Krankenakte, werden aber wegen ihrer großen Formate separat gelagert. In der Krankenakte ist zu vermerken, daß von diesem Patienten auch eine Röntgenbildtüte existiert **(Verweis).**

Allgemeiner Krankenblattkopf. Die Krankenakten werden übersichtlicher, wenn jede Behandlung (bei ambulanter Behandlung jedoch nicht jeder einzelne Ambulanzbesuch) sozusagen ein einheitliches **Titelblatt** hat. Dieses »Titelblatt« heißt allgemeiner Krankenblattkopf und wird bei der Patientenaufnahme ausgefüllt. Er enthält die formellen Angaben zum Patienten (Geburtsdatum, Name, Anschrift), Angaben zur Kostenübernahme (Kostenträger, Name des Hauptversicherten, Arbeitgeber usw.) sowie den einweisenden oder überweisenden Arzt und die Einweisungsdiagnose. Für die Krankenhausverwaltung läßt sich der allgemeine Krankenblattkopf oder ein Teildurchschlag davon als Aufnahmebeleg verwenden.

Der **allgemeine Krankenblattkopf** beschreibt den Patienten und hat die gleiche Funktion wie das Titelblatt eines Buches.

Epikrise und Arztbrief. Während die Dokumentation einer Behandlung mit dem allgemeinen Krankenblattkopf beginnt, endet sie mit der Epikrise und dem Arztbrief. Die Dokumentation über eine Behandlung ist somit aufgebaut wie ein Sandwich: Krankenblattkopf und Epikrise bzw. Arztbrief bilden Boden und Deckel, dazwischen sind die vielen Einzelbelege der Behandlung. Ein Epikrisenblatt bzw. der Arztbrief hat etwa die gleiche Funktion wie die Zusammenfassung bei wissenschaftlichen Aufsätzen.

Epikrise und Arztbrief In der Krankenakte beginnt jede stationäre Behandlung mit dem allgemeinen Krankenblattkopf und endet mit der **Epikrise** oder dem **Arztbrief.**

Ordnung innerhalb einer Krankenakte. Wie bereits dargelegt, kann eine Krankenakte mehrere Behandlungen umfassen. Zur Übersichtlichkeit werden die Papiere der einzelnen Behandlungen durch **Trennblätter** strukturiert. Trennblätter bestehen aus dünnem Karton und ragen rechts etwa 1 cm über das normale DIN-A4-Format hinaus. Außerdem kann ein grünes

Ordnung innerhalb einer Krankenakte Innerhalb einer Krankenakte werden die einzelnen Behandlungen durch **Trennblätter** separiert.

Innerhalb einer Behandlung wird **chronologisch** geheftet, die aktuellen Papiere oben.
In Kliniken der Maximalversorgung kann es zweckmäßig sein, innerhalb einer Behandlung **Kategorien** einzuführen (S A-7).

Trennblatt eine ambulante, ein rotes Trennblatt eine stationäre Behandlung anzeigen.
Sowohl die einzelnen Behandlungen als auch die einzelnen Blätter innerhalb einer Behandlung werden so geheftet, daß die aktuellere Behandlung und die **aktuelleren Papiere** oben liegen. Bei Krankenhäusern der Maximalversorgung entstehen sehr dicke Krankenakten, dort kann es zweckmäßig sein, innerhalb einer Behandlung die Papiere thematisch in **Kategorien** zu ordnen. Die Benennung und die Anzahl der Kategorien werden natürlich z. B. in einer chirurgischen Klinik anders sein als in einer medizinischen (S A-7). Innerhalb jeder dieser Kategorien wird wiederum chronologisch abgelegt, das Aktuellste oben.

S Synopsis A-**7: Beispiel für Kategorien einer internistischen Krankenakte**

Die Papiere der Krankenakten können nach der Idee »Wichtiges vorab und obenauf, Details später« geordnet werden.

- **Brief:** Arztbrief, Bescheinigungen, Wichtiges usw.
- **Konsiliaruntersuchungen:** Neurologie, Augen, Chirurgie, Gynäkologie, Haut, HNO usw.
- **Endokrinologie, Immunologie:** T3, T4, TSH, Blutzucker, Insulin, HbA1, C-Peptid, Cortisol, Testosteron, Aldosteron, LH, FSH, Prolaktin, Katecholamine, VMS, PTH, Calcitonin, Funktionsteste, Immunglobuline, Rheumafaktor, Komplement usw.
- **Gastroenterologie, Sonographie:** Gastroskopie, Koloskopie, ERCP, Atemtest, Pankreas- und Darmfunktion, Sonographie usw.
- **Kardiologie:** EKG, Herz-Echo, RNV, PM, Langzeit-EKG, Herzkatheter, Astrup, Lungenfunktion usw.
- **Röntgen, Radiologie:** Röntgenbefunde, CT, DSA, Angiogramme, Szintigramme usw.
- **Bakteriologie, Hämatologie:** BB, Gerinnung, Immunhämatologie, Knochenmark, Blutgruppe, Blut-, Urinkultur usw.
- **Klinische Chemie:** Serum, Urin, Lipidelektrophorese usw.
- **Kurve:** Fieberkurve, Stationspapiere usw.
- **Anamnese:** alte Arztbriefe, Einweisungsbriefe, Verlegungsberichte, Anamneseblatt, auswärtige Befundkopien.

Es kann nützlich sein, auf dem Aktenumschlag die einzelnen **Behandlungen aufzulisten** und Taschen anzubringen.

Organisationshilfsmittel. Um bei Patienten mit vielen Behandlungen den Überblick nicht zu verlieren, kann es zweckmäßig sein, wenn auf der vorderen Innenseite des Krankenaktenumschlags für jede stationäre und ambulante Behandlung eine Zeile verwendet wird, die etwa Aufnahmedatum, Entlassungsdatum und Hauptdiagnose als Schlagwort enthält. Dadurch entsteht eine Art **Inhaltsverzeichnis.** Weiter kann es nützlich sein, auf der hinteren Innenseite des Krankenaktenumschlags noch **Taschen** anzubringen für Magnetstreifenkarte oder ähnliche Organisationshilfsmittel und für mikroverfilmte Teile der Krankenakte.

Anlegen und Fortschreiben einer Krankenakte Bei der **Aufnahme** eines Patienten wird überprüft, ob von diesem Patienten schon eine **Krankenakte existiert,** wenn ja wird sie **fortgeschrieben,** wenn nein legt das Archiv eine neue an.

Anlegen und Fortschreiben einer Krankenakte. Wird ein Patient aufgenommen, so muß festgestellt werden, ob von ihm eine Krankenakte vorhanden ist; wenn ja, ist diese fortzuschreiben, wenn nein, ist eine neue Krankenakte anzulegen. Der Aktendeckel, seine Beschriftung und das Anbringen von Reitern sind besonders für das Krankenaktenarchiv wichtig. Deshalb ist es am zweckmäßigsten, wenn das Krankenaktenarchiv die Krankenakten erstellt. Dazu leitet die Patientenaufnahme den ausgefüllten allgemeinen Krankenblattkopf ins Archiv, das Archiv legt das Behandlungstrennblatt und den allgemeinen Krankenblattkopf in die alte Akte ein oder legt eine neue Akte an und liefert diese in die entsprechende Ambulanz oder Station.

2.3 Krankenakten-Archive

2.3 Krankenakten-Archive

Größe der Archive In den Krankenakten-Archiven ruht ein **enormer Erfahrungsschatz,** trotzdem werden die Krankenakten und Archive oft vernachlässigt. Zu **jedem Klinikbett** gehören größenordnungsmäßig **4 bis 8 lfd. Meter Krankenakten.**

Größe der Archive. Ein Großteil der ärztlichen Erfahrung ist in den Krankenakten und damit in den Krankenakten-Archiven gespeichert. Trotzdem werden Akten und Archive oft stiefmütterlich behandelt. Größenordnungsmäßig sind für jedes Krankenhausbett im Archiv bei operativen Fächern 4 lfd. Meter, bei internistischen Fächern bis 8 lfd. Meter für Krankenakten vorzusehen (Annahmen: mittlere Verweildauer 14 Tage, volle Auslastung, Aufbewahrungsfrist 30 Jahre, mittlere Dicke je Krankenakte 0.5 bis 1 cm).

Ein 500-Betten-Haus muß etwa 400 000 Krankenakten archivieren. Bei einem großen Universitätsklinikum ist der Bestand an Krankenakten manchmal größer als der medizinische Bestand der Universitätsbibliothek.

Ablagekriterien. Bei niedergelassenen Ärzten werden Krankenakten **alphabetisch** nach dem aktuellen Nachnamen des Patienten abgelegt. Dies ist einfach und bei Beständen bis etwa 5 000 Krankenakten auch problemlos. In großen Krankenakten-Archiven werden die Akten heute nach **Geburtsdatum** und innerhalb eines Geburtsdatums nach **aktuellem Nachnamen** abgelegt. Die Ablage erfolgt dabei nicht chronologisch nach Geburtsdatum, vielmehr wird das Geburtsdatum einfach als Zahl aufgefaßt und numerisch abgelegt; d. h. als erstes Ordnungskriterium wird der Geburtstag verwendet, innerhalb des Geburtstags wird nach Geburtsmonat, innerhalb des Geburtsmonats nach Geburtsjahr und innerhalb des Geburtsjahrs alphabetisch nach Namen sortiert. Die Einordnung nach vollem Geburtsdatum selektiert so gut, daß es auch in großen Archiven nur verhältnismäßig wenige Krankenakten mit genau gleichem Geburtsdatum gibt. Wechselt ein Patient z. B. durch Heirat den Namen, so können diese wenigen Akten leicht durchgesucht werden. Bei Patienten, bei denen das genaue Geburtsdatum nicht bekannt ist (z. B. bei türkischen Staatsbürgern), empfiehlt es sich, diese auf ein unmögliches Kalenderdatum, z. B. die Akten der Frauen auf den 30. und die Akten der Männer auf den 31. Februar zu legen. Wird ein Archivraum neu geschaffen, so kann er von vornherein in 31 gleiche Teile eingeteilt werden, jeder dieser Teile wiederum kann in 12 Unterabschnitte eingeteilt werden. Vorteile dieses Ablagesystems sind, daß kein zusätzliches Register notwendig ist, da bei jedem Patienten das Geburtsdatum bekannt ist. Außerdem ist die numerische Sortierung für das Personal einfacher als die alphabetische Sortierung.

Ablagekriterien Bei dem **kleinen Bestand** eines niedergelassenen Arztes kann man **alphabetisch nach aktuellem Nachnamen** ablegen.
In Kliniken und anderen **mittleren oder großen Beständen** sollten Krankenakten nur noch nach dem **Geburtsdatum,** innerhalb des Geburtsdatums nach aktuellem Nachnamen abgelegt werden. Dabei wird nicht chronologisch nach Geburtsdatum abgelegt, sondern das **Geburtsdatum als Ordnungszahl** aufgefaßt.

Eine **Ablage der Krankenakten nach Behandlungsjahr** und dann nach Geburtsdatum oder nach Namen ist nicht zu empfehlen, weil die meisten Patienten nur sehr ungenau wissen, in welchem Jahr sie zum letzten Mal in Behandlung waren. Die **Ablage nach einer laufenden Nummer** hat den Nachteil, daß zuerst die Krankenakten-Nr. im Computer ermittelt werden muß und Widersprüche zwischen Datei und Archiv auftreten können.

Die Ablage der Krankenakten nach Behandlungsjahr oder nach einer laufenden Nummer ist nicht empfehlenswert.

Wie lassen sich falsch abgestellte Akten erkennen? Eine einmal an der falschen Stelle abgestellte Krankenakte läßt sich – von Zufallsfunden abgesehen – nie wieder finden. Deshalb wird versucht, mit **Reitern** Krankenakten so zu kennzeichnen, daß falsch eingestellte Akten sichtbar werden. Ein Reiter ist ein etwa 6 mm breiter Streifen aus farbigem Kunststoff, der an einer der vorgegebenen Positionen des Aktenumschlags festgeklebt oder eingesteckt wird und etwas über den Aktenumschlag herausragt. Wird nach Geburtsdatum abgelegt, so empfiehlt es sich, einen Reiter für den Geburtstag und einen zweiten Reiter für den Geburtsmonat zu verwenden. Der Reiter für den Geburtstag kann z. B. 8 verschiedene Positionen und 4 verschiedene Farben (und damit mehr als 31 Möglichkeiten) haben. Für den Reiter, der den Geburtsmonat signalisiert, reichen 2 Positionen und Reiter in 6 verschiedenen Farben. Sind die Krankenakten richtig eingestellt, so kann man sehr gut an der Position und an der Farbe der Reiter erkennen, wenn eine Akte nicht in das Schema paßt. Voraussetzung ist, daß zuverlässig bereitert wird, daß die Reiter an den Aktenumschlägen stabil angebracht sind und daß die Krankenakten »wie die Gardesoldaten« in den Regalen stehen oder hängen.

Erkennen falsch abgestellter Akten Die Krankenakten müssen äußerlich so gekennzeichnet werden, daß falsch abgestellte Akten im Vorübergehen erkannt werden können. Dazu signalisiert ein Reiter durch seine Farbe und Position den Geburtstag, ein zweiter Reiter den Geburtsmonat.

Regalsysteme. Unterschieden wird die **Stellablage** und die **Hängeablage.** Bei der Stellablage werden die Akten wie auf ein Bücherbord gestellt. Damit die Kontrolle auf falsch abgestellte Akten funktioniert, sind ein rückwärtiger Anschlag am Regalboden und wirksame Bücherstützen notwendig. Bei einer Hängeablage ist es notwendig, einen Aktenumschlag mit Hängebeschlag und entsprechende Regale zu verwenden. Vorteile der Hängeablage sind die tadellose Ausrichtung der Akten und die damit erreichte gute Kontrolle auf falsch gestellte Akten sowie die leichte Verschiebbarkeit der Akten innerhalb eines Regalfaches.

Regalsysteme Bei der **Stellablage** werden die Krankenakten auf einen Fachboden gestellt, bei der **Hängeablage** an eine Schiene gehängt.

Umlaufschränke nützen den Raum aus, sind bequem, aber teuer.

Für Archive mit häufigem Zugriff empfehlen sich **Umlaufschränke** (früher auch Paternoster-Schränke genannt, weil sie wie ein ewiges Gebet umlaufen). Durch Umlaufschränke können mehr Akten in einem Raum untergebracht werden, außerdem ist der Zugriff schneller und bequemer, weil die Maschine den gewünschten Regalboden auf Arbeitshöhe bringt.

Feststehende Regale sind die einfachste Lösung.

Sind Umlaufschränke zu teuer und steht genügend Raum zur Verfügung, so können Archive mit häufigem Zugriff mit **fest aufgestellten Regalen** bestückt werden.

Regalanlagen mit fahrbaren Schränken nützen den Raum gut aus.

Für große Archive mit seltenem Zugriff empfehlen sich **Regalanlagen mit fahrbaren Schränken.** Dadurch kann ein Großteil der Gänge zwischen den Schränken eingespart und insgesamt mehr Akten in einem Raum untergebracht werden. Nachteilig neben Kosten ist die Mühe, jeweils einen Gang erst aufschieben zu müssen, bevor er betreten werden kann. Da nur ein oder zwei Gänge gleichzeitig geöffnet sein können, ist eine solche Regalanlage nur für Altarchive mit seltenem Zugriff empfehlenswert.

Altarchive Das **Alter einer Krankenakte** bezieht sich auf die Zeit seit der letzten Entlassung. Je älter eine Akte, desto seltener wird sie benutzt. Es kann zweckmäßig sein, alle Akten, die z. B. älter als 2, 5 oder 8 Jahre sind, in ein **Altarchiv** zu stellen und damit das **aktuelle Archiv** zu entlasten.

Altarchive. Das **Alter einer Krankenakte** ist definiert als die Zeit seit der letzten Entlassung; wird also ein Patient erneut aufgenommen, so hat damit seine alte Krankenakte das Alter null. Erfahrungsgemäß nimmt die **Zugriffshäufigkeit** auf die Akten mit dem Alter der Akten exponentiell ab, d. h. je älter die Akte, desto seltener wird auf sie zugegriffen. Deshalb kann es zweckmäßig sein, alte Akten in ein spezielles Altarchiv zu überführen. Dadurch wird das aktuelle Archiv von inaktiven Beständen befreit, wird kleiner und damit der Zugriff schneller und bequemer. Nachteilig sind die Mühe des Überführens der Altakten in das Altarchiv und in einigen Fällen der doppelte Zugriff, d. h. es wird zuerst im aktuellen Archiv gesucht, und wenn die Akte dort nicht gefunden wird, muß jemand ins Altarchiv gehen und dort erneut suchen.

Das Alter einer Krankenakte muß **außen gut sichtbar** sein, damit Altakten in das Altarchiv überführt oder vernichtet werden können. Dazu eignen sich **Aufkleber mit dem Behandlungsjahr.**

Bereits bei der Anlage einer Krankenakte sollen Maßnahmen getroffen werden, um das Alter der Krankenakte von außen zu erkennen. Diese Kennung des Alters ist notwendig für die Überführung ins Altarchiv, für die Überführung in die Mikroverfilmung und auf jeden Fall für das Ausscheiden der Akte nach 30 Jahren zur Vernichtung. Am besten läßt sich das Alter durch einen Aufkleber mit aufgedrucktem Behandlungsjahr oder durch einen Reiter mit aufgedrucktem Behandlungsjahr signalisieren. Wird ein Kleber verwendet, so kann bei Wiederaufnahme in einem späteren Behandlungsjahr der neue Kleber neben den alten Kleber gesetzt werden, dann ist schon von außen zu erkennen, in welchen Behandlungsjahren der Patient in der Klinik war. Die Signalisierung mit Reiter ist nur möglich, wenn es sich um auswechselbare Steckreiter handelt.

Mikroverfilmung spart enorm Raum.

Mikroverfilmung. Die Mikroverfilmung von Krankenakten ergibt eine enorme Platzersparnis. Oft kann das gesamte Altarchiv in einem einzigen Umlaufschrank untergebracht werden, der dann Platz im Zentrum der Klinik findet und so häufige und lange Wege vermeidet.

Bei **Mikrofilmtaschen (Mikrofilm-Jackets)** wird zuerst auf 8-mm-Rollfilm verfilmt, der fertige Film dann in die Taschen gefüllt.
Bei **Mikroplanfilm (Mikrofiche)** werden die einzelnen Seiten gleich auf die gewünschte Stelle belichtet. Beide haben das **Format A6** und oben die **Patientenidentifikation in Großschrift.** Die Mikrofilmtaschen oder -planfilme werden wie Karteikarten archiviert.

Am besten bewährt haben sich **Mikrofilmtaschen** (auch Mikrofilm-Jackets genannt) und **Mikroplanfilm** (auch **Mikrofiche** genannt). Beim Mikroplanfilm werden die einzelnen Seiten der Reihe nach auf einen Film in der Größe DIN A6 (Postkartenformat) belichtet. Bei Mikrofilmtaschen wird zunächst auf einen 8-mm-Rollfilm verfilmt, der Film wird nach dem Entwickeln in Streifen geschnitten und in die transparenten Mikrofilmtaschen, ebenfalls im Format DIN A6, eingefüllt. Mikrofilmtaschen und Mikroplanfilme werden wie Karteikarten zu einer **Kartei** zusammengestellt. Eine Krankenakte entspricht einer Karteikarte, nur extrem umfangreiche Krankenakten benötigen 2 Taschen bzw. 2 Planfilme. Der obere Rand jeder Tasche bzw. Planfilms wird mit der Patientenidentifikation (d. h. mit Geburtsdatum und Name) und mit dem Behandlungsjahr so beschriftet, daß diese Angaben direkt lesbar sind. Durch Farbstreifen und Kerbungen wird gewährleistet, daß falsch eingestellte Mikrofilme erkennbar sind.

Bewährt hat sich die Verfilmung von Akten, die 3 bis 5 Jahre alt sind.

Die Kosten für die Mikroverfilmung sind mit den Kosten für die Lagerung der Original-Krankenakten und die Wege zu den entfernt liegenden Altarchiven zu vergleichen. Bewährt hat sich eine Mikroverfilmung von etwa 3 bis 5 Jahre alten Krankenakten. Die Zugriffshäufigkeit ist dann schon so gering, daß nur wenige Lesegeräte und wenig Rückvergrößerungen notwendig werden. Andererseits wird der meiste Archivraum eingespart, weil von der insgesamt 30jährigen Aufbewahrungspflicht 25 bis 27 Jahre als Mikrofilm aufbewahrt werden.

Mikroverfilmung kombiniert mit Datenverarbeitung. Die Rollfilme bleiben unzerschnitten, und der Computer speichert für jeden Patienten die Nummer der Filmrolle und den Bereich der Bildnummern auf dem Film. Bei der Abfrage werden die verfilmten Seiten in ein Fax-Signal umgesetzt, so daß **Rückvergrößerungen als Fax** auf der anfordernden Station oder Ambulanz erscheinen.

Moderne Mikrofilmverfahren benutzen den Computer so, daß Rückvergrößerungen als Fax entstehen.

Computerspeicherung. Anstatt verfilmt können die Seiten einer Krankenakte auch in einen Computer eingescannt und als **Pixel-Datei** gespeichert werden. Die erforderlichen großen Speicherkapazitäten sind heute gegeben, aber das Verfahren ist rechtlich noch nicht anerkannt, weil bei der schnellen Computerentwicklung eine **Lesbarkeit nach Jahrzehnten** kaum gewährleistet werden kann und mehrmaliges Umkopieren der Dateien verlangt.

Bei einer direkten **Speicherung im Computer** ist eine jahrzehntelange Lesbarkeit kaum gewährleistet.

Ausleihkontrolle. In den meisten Kliniken werden Krankenakten formlos an Ambulanzen und Stationen ausgeliehen. Eine Anmahnung ausgeliehener Krankenakten erfolgt nicht. In großen Häusern und insbesondere in Universitätskliniken ist dieser Zustand kaum tragbar, zumal dort auch zahlreiche Ärzte und deren Doktoranden Krankenakten für Zwecke der Forschung und Lehre ausleihen. In großen Häusern sollte eine Ausleihkontrolle, wie sie in jeder Bibliothek selbstverständlich ist, bestehen. Die Ausleihkontrolle erfolgt am besten in einem computerisierten **Krankenakten-Auskunfts- und Nachweissystem.** Konventionell wird ein **Stellvertreter** verwendet. Bei einem Stellvertreter wird anstelle der entliehenen Krankenakte ein Papier, auf dem Patientenidentifikation, Ausleihdatum und Entleiher festgehalten sind, eingestellt. Damit der kleine Entleihzettel nicht verlorengeht, kann er in eine Entnahmetafel eingesetzt werden.

Ausleihkontrolle In großen Kliniken ist für die Krankenakten eine Ausleihkontrolle, wie sie in jeder Bibliothek selbstverständlich ist, unerläßlich. Diese kann durch **EDV-Buchung** oder konventionell durch einen Stellvertreter erfolgen.

2.4 Datenerfassung

2.4 Datenerfassung

Bedeutung. In den Abschnitten 1.3 und 1.4 ist dargelegt, warum die Medizin heute eine »Datenflut« erzeugt. Diese Fülle der Daten so aufzubereiten, daß sie von EDV-Anlagen verarbeitet werden können, ist fehlerbehaftet, arbeitsaufwendig und damit teuer. Tatsächlich ist heute nicht die Datenverarbeitung selbst, sondern eher die Datenerfassung der Engpaß. Dabei ist eine **vollzählige** (alle Fälle), **vollständige** (alle Daten eines Falles) und **fehlerfreie** Datenerfassung Voraussetzung für jede weitere Verarbeitung und Auswertung. Die Pflege großer Datenbanken setzt ein hohes Maß an Zuverlässigkeit und Überblick voraus und geht über eine »Tipperei« weit hinaus.

Bedeutung Das Problem der Dokumentation und Information ist nicht so sehr die Datenverarbeitung, sondern die **vollzählige** (alle Fälle), **vollständige** (alle Daten eines Falles) und **fehlerfreie Eingabe** der Daten in die EDV-Anlage.

Primäre und sekundäre Datenerfassung. Die Daten entstehen z. B. im Kopf des Arztes (bei der körperlichen Untersuchung des Patienten), im Kopf einer Laborassistentin oder in einem Gerät und müssen zunächst einmal auf einen **Ur- oder Quellbeleg** gebracht werden. Außer dem eigentlichen Meßwert gehören die Patienten-Identifikation, die Angabe von Zeit und Ort sowie die Beschreibung, welches Merkmal erhoben wurde und in welcher Maßeinheit, ebenfalls dazu. Die Erstellung des Ur- oder Quellbelegs wird als **Datenerhebung** oder primäre Datenerfassung bezeichnet, die Übertragung des Ur- oder Quellbelegs in eine EDV-Anlage als sekundäre Datenerfassung. Gehen die Daten z. B. von einem Laborautomaten oder einem automatisierten Meßgerät **on-line,** d. h. direkt über Datenleitung in eine EDV-Anlage, ohne daß ein Urbeleg entsteht, so fallen primäre und sekundäre Datenerfassung zusammen. Auch wenn die Daten direkt nach ihrer Entstehung ohne Urbeleg direkt in ein Terminal eingegeben werden, ist dies eine On-line-Erfassung. Im Gegensatz zu on-line bezeichnet man jede andere Form der Datenerfassung aus Sicht der Informatik als **off-line.**

Primäre Datenerfassung oder Datenerhebung ist die erstmalige Niederschrift einer Angabe nach ihrer Erzeugung, es entsteht dabei der Urbeleg. **Sekundäre Datenerfassung** ist die Übertragung vom Urbeleg auf die EDV-Anlage.

Gehen die Daten direkt nach ihrer Erzeugung automatisch in die EDV-Anlage ein, so ist dies eine **On-line-Datenerfassung.**

Erhebungsbogen und Formulartechnik Ein guter **Datenerhebungsbogen (Formular)** (S A-8) erfordert meist mehrere Entwürfe und einen Probelauf.

Erhebungsbogen und Formulartechnik. Einen Datenerhebungsbogen zu entwerfen macht meist mehr Arbeit als zunächst vermutet wird. Zuerst wird eine Liste der zu erfassenden Merkmale erstellt, dann werden meist mehrere schrittweise verbesserte Entwürfe gefertigt, schließlich wird ein Probelauf durchgeführt, d. h. der Erhebungsbogen wird an etlichen Fällen erprobt, und erst wenn diese Erfahrungen eingearbeitet sind, ist der Erhebungsbogen fertig (S A-**8**).

S Synopsis A-**8: Merkmals- und Fragetypen eines Erhebungsbogens**

Formulartechnisch gibt es folgende **Merkmals- bzw. Fragetypen:**

- **Quantitative Merkmale** erhalten ein freies Feld zum Eintragen der Zahl. Aus dem Feld geht hervor, wieviele Stellen vor und nach dem Dezimalpunkt erwünscht sind. Die Maßeinheit ist vorgedruckt.
- **Qualitative Merkmale mit vorgegebenen Rubriken** (Merkmalsausprägungen) **zum Ankreuzen**. Wichtig ist, daß für alle denkbaren Fälle eine Rubrik zur Verfügung steht. Das Ankreuzen geht schnell, die Angabe aller Merkmalsausprägungen benötigt aber viel Platz auf dem Formular.
- **Qualitative Merkmale zum Einsetzen einer Notation.** Eine Notation ist ein Kurzzeichen, ein Schlüssel für einen festen Begriff oder einen festen Text, der einem Ordnungssystem (*s. S. 49*) entnommen ist. Das Ordnungssystem kann eventuell auf der unbenutzten Rückseite des Formulars aufgedruckt sein.
- **Schemata,** wie z. B. das Körperschema zum Ankreuzen einer Lokalisation.
- **Freitext.**

Wichtig ist auch, daß bei allen Merkmalen des Formulars vereinbart ist, was zu tun ist, wenn die gewünschte Information nicht verfügbar ist, d. h. es muß ein möglichst einheitliches Kennzeichen für **fehlende Information** vereinbart werden (*s. a. Null-Befund, S. 37*).

Ein Datenerhebungsbogen hat einen **Formularkopf** und wird meist mit Kalenderdatum und Unterschrift abgeschlossen.

Jedes Formular hat einen **Kopf,** der etwa einem Briefbogen entspricht, damit man weiß, wohin das Formular gehört. Außerdem hat jedes Formular eine Fall-Identifikation und, wenn mehrere Erhebungsbogen thematisch zusammengehören (Formularsatz), auch einen Namen oder eine Formularnummer. Schließlich sollte aus jedem Formular hervorgehen, wer wann das Formular ausgefüllt hat; dies wird meist am unteren Rand in Form einer **Unterschrift** angegeben.
Das schwierigste bei dem Entwurf eines Formulars ist, das Formular so zu gestalten, daß es von allen ausfüllenden Personen verstanden und allen Datensätzen gerecht wird. Die Aufgaben und die Gestaltung von Datenerhebungsbogen bei klinischen Studien werden im *Abschnitt 4.7* (*S. 81*) ausführlich behandelt.

Bildschirmmasken sind »Formulare«, die auf einem Computerbildschirm erscheinen und mittels Tastatur oder Maus ausgefüllt werden.

Bildschirmmasken. Die häufigste Form der sekundären Datenerfassung ist die Eingabe der Daten über die Tastatur auf einen Computerbildschirm. Dazu erscheint auf dem Bildschirm ein als Maske bezeichnetes Formular, in das die Daten mittels Tastatur eingetragen oder zutreffende Felder mit der Maus angeklickt werden. Zur Generierung der Bildschirmmaske und zur Abspeicherung der eingegebenen Daten ist ein Programm erforderlich. Die Vorteile der Datenerfassung mittels Bildschirm sind Übersichtlichkeit sowie gute Korrektur- und Prüfmöglichkeiten.

Markierungsbelege Es werden bestimmte Stellen mit Bleistift angestrichen. Die Maschine kann erkennen, welche Stellen angestrichen sind.
Bei **Barcodes** können verschlüsselte Zahlen und z. T. auch Buchstaben maschinell gelesen werden (S A-**9**).

Markierungsbelege sind auf Papier gedruckte Formulare, bei denen die zutreffenden Kategorien mit Bleistift angestrichen werden. Ein an eine EDV-Anlage angeschlossener Markierungsbelegleser liest die ausgefüllten Belege ein und prüft an den vorgesehenen Stellen, ob diese durch den Bleistiftstrich geschwärzt sind oder nicht.
Anstelle der Strichmarkierungen können auch **Barcodes** (S A-**9**) stehen. Zur sekundären Datenerfassung wird dann mit dem Barcodeleser über die zutreffenden Barcodes gefahren, nicht zutreffende Barcodes dürfen nicht überfahren werden.

S Synopsis A-**9: Ausschnitt aus einem Barcode-Beleg**

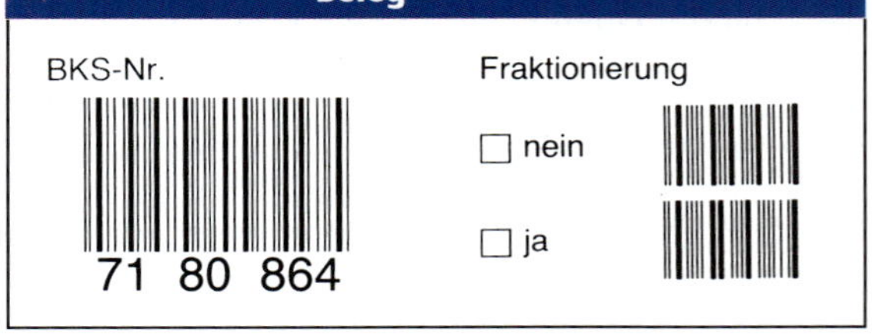

Klarschriftbelege. Zunächst liest ein Scanner die zu lesende Seite als digitales Bild (*s. Bildverarbeitung, S. 29*) ein. Dann versucht ein Programm aus der Verteilung der schwarzen und weißen Punkte Schriftzeichen zu erkennen. Gute Programme können Schreibmaschinenschrift und saubere Handschriften einigermaßen fehlerfrei lesen. Lesepistolen dagegen können nur handgeschriebene Ziffern und Barcodes lesen. Klarschriftbelege haben sich nur für die Erfassung kurzer dezentral entstehender Angaben durchgesetzt.

Klarschriftbelege Computer können heute eingescannte Texte leidlich fehlerfrei lesen. **Klarschriftbelege** haben sich nur für kurze Angaben bewährt.

Datenkontrolle. Je früher ein fehlerhaftes Einzeldatum entdeckt wird desto kleiner ist der entstandene Schaden. Deshalb sollte die Datenkontrolle so früh wie möglich und so umfassend wie möglich sein. Die maschinelle Datenkontrolle beschränkt sich meist auf Spannweite (d.h. die Werte müssen innerhalb eines bestimmten Intervalls liegen), auf zulässige Werte (z.B. bei Geschlecht auf männlich, weiblich und unbekannt) und unzulässige Kombinationen (z.B. Geschlecht männlich, Schwangerschaft ja). Selbstverständlich müssen fehlerhafte Daten korrigiert werden. Können die richtigen Werte nicht mehr ermittelt werden, so ist das fehlerhafte Datum wie fehlende Information zu werten. Kleinere und nur einmalig erhobene Datenbestände können als Liste ausgedruckt und von Hand nachgeprüft werden. Die Datenerfassung wird durch die förmliche **Datenfreigabe** abgeschlossen. Bei der Datenfreigabe erklärt der »Datenlieferant«, daß die im Computer gespeicherten Daten richtig sind und übernimmt dafür die Verantwortung.

Datenkontrolle Fehlerhafte Daten sollten möglichst frühzeitig entdeckt und korrigiert werden. Die **maschinelle Datenkontrolle** beschränkt sich auf Spannweite, zulässige Werte und unzulässige Kombinationen. Die Datenerfassung und -kontrolle wird durch die **Datenfreigabe** abgeschlossen.

2.5 Diagnosendokumentation

2.5 Diagnosendokumentation

Synonyme: Basisdokumentation, inhaltliche Erschließung der Patientenakten

◄ Synonyme

Zweck. Will man z.B. für wissenschaftliche Auswertungen auf alle Akten der Patienten mit einer bestimmten Diagnose zugreifen, so kann das Archiv dies nicht leisten, weil dort unter der Patientenidentifikation abgelegt wird. Vielmehr ist eine Diagnosendokumentation notwendig, die die Patientenidentifikation (Geburtsdatum und Name) der Patienten mit der gefragten Diagnose ermittelt. Die Diagnosendokumentation liefert also eine Liste der Patienten mit einer bestimmten Diagnose. Damit kann im Archiv auf die Krankenakte zugegriffen und diese einer retrospektiven Auswertung (*s. Abschnitt 5.4, S. 87*) zugeführt werden. Die Diagnosendokumentation ist somit eine **Basisdokumentation,** weil die retrospektiven Auswertungen von Krankenakten auf der Diagnosendokumentation aufbauen.
Das Sozialgesetzbuch V schreibt in § 301 den Krankenhäusern vor, innerhalb weniger Tage die Einweisungsdiagnose, die Aufnahmediagnose und, falls abweichend, die aktuelle Arbeitsdiagnose, jeweils verschlüsselt nach ICD-10 (*s. S. 49*) an die Krankenkassen zu melden.
Schließlich liefert die Diagnosendokumentation noch **weitergehende Diagnosenstatistiken,** die sowohl für den Betriebsablauf als auch für medizinisch-ärztliche Aufgaben von Interesse sein können.

Zweck Im Archiv sind die Krankenakten nach der Patientenidentifikation geordnet. Will man die Krankenakten aller Patienten mit z.B. Blasenvorderwand-Karzinom einsehen, so liefert die Diagnosendokumentation (Basisdokumentation) auf die Abfrage nach dieser Diagnose eine Liste aller zutreffenden Patientenidentifikationen.

Außerdem müssen jetzt die Krankenhäuser jede stationäre Aufnahme einschließlich verschlüsselter Diagnosen sofort an die Krankenkasse melden.

Diagnosen. Das Gewinnen der Diagnose ist ein Prozeß, der sich von der Einweisungsdiagnose über verschiedene Arbeitsdiagnosen zur Entlaßdiagnose und zur **epikritischen Diagnose** entwickelt. Für die Diagnosendokumentation sind die epikritischen Diagnosen am wertvollsten, nur sie werden aufgenommen. Die Diagnose auf dem Entlassungsschein ist nicht immer epikritisch, weil auch nach der Entlassung des Patienten noch zytologische, histologische und andere Befunde eintreffen können. Die Diagnose im **Arztbrief** ist epikritisch und wird vom Oberarzt bzw. Chefarzt bei der Gegenzeichnung des Arztbriefes überprüft. Eine Kopie des Arztbriefes auf Papier oder als Datei ist wohl die beste Quelle für die Diagnosendokumentation. Die gesamte Patientenakte über die Diagnosendokumentation zu leiten ist dagegen weniger zweckmäßig, weil die Akten dann einige Zeit nicht verfügbar sind und die Diagnosendokumentation die Einzeldaten ohnehin nicht benötigt.

Diagnosen Die Diagnosendokumentation benutzt die **epikritischen Diagnosen,** weil sie am zuverlässigsten sind. Am besten werden die Diagnosen dem **Arztbrief** entnommen.

Diagnosenverschlüsselung Bei kompliziertem Sachverhalt besteht eine detaillierte Diagnose aus vielen Wörtern. Außerdem haben die meisten Patienten mehrere Diagnosen.

Diagnosenverschlüsselung. Nur in einfachen Fällen besteht eine Diagnose aus einem einzelnen Wort, in komplizierten Situationen kann die genaue Diagnose mehrere Zeilen umfassen. Beispiele für komplizierte Diagnosebezeichnungen: »Metastasierendes Ovarialkarzinom mit rektokutaner und ileokutaner Fistel« und »Arterielle Verschlußkrankheit vom Becken-, Ober- und Unterschenkeltyp bds., Stadium II bei Verschluß der A. iliaca communis re., langstreckige Stenosen der A. iliaca communis et externa li., Verschluß der A. poplitea bds. und Verdacht auf Unterschenkelarterien-Teilverschlüsse bds.«. Hinzu kommt, daß die meisten Patienten mehrere Diagnosen gleichzeitig haben. Bei medizinischen Universitätskliniken haben die Patienten im Mittel etwa 4 Diagnosen.

Die Diagnosenverschlüsselung ordnet die Diagnose des Patienten in ein **Ordnungssystem** ein. Dadurch wird erreicht, daß bei einer Abfrage unter einer anderen Benennung **(Abfrage unter einem Synonym)** oder unter einer allgemeineren Benennung der Krankheit **(hierarchische Abfrage)** dieser zutreffende Fall auch wirklich selektiert wird. Die Verschlüsselung der Diagnosen setzt neben medizinischem Wissen eine genaue Kenntnis des Ordnungssystems voraus.

Aufgabe der Diagnosenverschlüsselung ist eine eindeutige Zuordnung der jeweiligen Diagnose zu einem vorgegebenen Schema, das als Ordnungssystem bezeichnet wird. Die Diagnosenverschlüsselung gewährleistet, daß ein Fall z.B. mit der Diagnose »virale Leberentzündung« auch unter der Abfrage »Hepatitis« **(Abfrage unter einem Synonym)** selektiert wird oder z.B. das »Os frontale« auch bei der Abfrage »Neurokranium« **(hierarchische Abfrage)** gefunden wird. Für die Verschlüsselung der Diagnosen sind sowohl medizinische Fachkenntnisse als auch eine genaue Kenntnis des verwendeten Ordnungssystems notwendig. Verschlüsseln Ärzte, so müssen diese bereit sein, sich das Ordnungssystem detailliert zu erarbeiten. Eine zentrale Verschlüsselung führt zu größerer Einheitlichkeit. Die beste Diagnosenverschlüsselung erreichen Medizinische Dokumentare und Medizinische Dokumentationsassistenten, die im Zweifelsfall die Oberärzte rückfragen können.

Die Güte einer Dokumentation, die durch Recall und Präzision angegeben wird (*s. S. 51*), hängt entscheidend von der Diagnosenverschlüsselung ab.

Definition von Fall und Behandlungsjahr In der Diagnosendokumentation ist jede (stationäre) Behandlung ein **Fall.** Wird der gleiche **Patient** mehrmals (stationär) behandelt, so sind dies mehrere Fälle.

Die Definition des **Behandlungsjahres** richtet sich nach dem **Entlaßdatum.**

Definition von Fall und Behandlungsjahr. In der Diagnosendokumentation ist ein Fall ein **Behandlungsfall,** nicht ein Patient. Kommt ein Patient im gleichen Jahr mit der gleichen oder auch mit einer anderen Krankheit zweimal in eine Klinik, wird er in der Diagnosendokumentation zunächst als zwei Fälle geführt. Dies erfolgt aus rein pragmatischen Gründen, weil beide Behandlungen abgerechnet werden. Später werden dann die Behandlungsfälle eines Patienten anhand der Patientenidentifikation zusammengeführt. Die Diagnosenstatistiken beziehen sich auf ein **Behandlungsjahr** oder ein Quartal. Es ist zweckmäßig, das Behandlungsjahr bzw. das Behandlungsquartal nach dem Entlaßdatum zu definieren, d.h. alle Fälle, die zwischen dem 1.1. und 31.12. eines Jahres **entlassen** worden sind, zu einem Behandlungsjahrgang zusammenzufassen. Dies hat den Vorteil, daß die Diagnosenstatistik schon am Anfang des Folgejahres vollständig ist. Würde das Behandlungsjahr nach dem Aufnahmedatum definiert, so könnte es sein, daß ein Patient, der im Dezember aufgenommen wurde und ein Langlieger ist, erst in der Mitte des Folgejahres entlassen wird. Erst nach seiner Entlassung stehen jedoch die epikritische Diagnose und die Verweildauer fest, und die gesamte Diagnosenstatistik würde wegen einem oder wenigen Fällen um lange Zeit verzögert werden.

Organisation Die Diagnosendokumentation benutzt auch die **Daten der Patientenaufnahme.** Dadurch läßt sich erkennen, welche **Arztbriefe** fehlen und **anzumahnen** sind.

Organisation. Neben den Diagnosen ist für die Diagnosendokumentation auch eine Reihe formaler Angaben notwendig. Diese werden ohnehin bei der **Patientenaufnahme** erfaßt. Die Diagnosendokumentation läßt sich die Patientenstammdatensätze von der Patientenaufnahme oder der Klinikverwaltung geben, läßt einen Behandlungsfall am Bildschirm anzeigen und fügt dann lediglich die verschlüsselten Diagnosen hinzu. Diese Vorgehensweise hat den zusätzlichen Vorteil, daß die Diagnosendokumentation erkennt, für welche Patienten sie noch keinen Arztbrief und damit keine Diagnose erhalten hat. Die fehlenden Arztbriefe können dann in der jeweiligen Klinik angemahnt werden. Diese Organisationsform bürdet den Klinikärzten keinerlei zusätzliche Arbeit auf. Die Anmahnung fehlender Arztbriefe wird von seiten der Klinikleitung eher als Vorteil denn als lästig empfunden.

Erfaßte Merkmale und Abfragemöglichkeiten. Eine Diagnosendokumentation benötigt mindestens die Diagnosen sowie die Patientenidentifikation, d.h. Geburtsdatum und Name. Zusätzlich wird man Aufnahmedatum, Entlaßdatum, Geschlecht, Klinik bzw. Abteilung, Postleitzahl des Wohnorts, eventuell den einweisenden Arzt und einige wenige andere Daten in die Dokumentation aufnehmen, weil diese Angaben bei der Patientenaufnahme ohnehin erfaßt werden und somit der Diagnosendokumentation kostenlos maschinenlesbar zur Verfügung stehen. Per Programm lassen sich daraus dann die Verweildauer und das Alter des Patienten berechnen. Meist wird in die Diagnosendokumentation auch noch die Entlassungsart aufgenommen, zumindest in den Ausprägungen ordnungsgemäß, moribund, Tod ohne Obduktion, Tod mit Obduktion. Um den Arbeitsaufwand zu begrenzen, beschränkt man sich auf einige wenige Basismerkmale, daher auch die Bezeichnung **Basisdokumentation.**

Erfaßte Merkmale und Abfragemöglichkeiten Neben **Patientenidentifikation** und **Diagnosen** werden erfaßt Aufnahmedatum, Entlaßdatum, **Geschlecht** und einige **andere Daten, Alter** und **Verweildauer** werden errechnet. Weil nur die allerwichtigsten Merkmale erfaßt werden, heißt die Diagnosendokumentation auch **Basisdokumentation.**

Die Diagnosendokumentation kann nicht nur nach einer Diagnose, sondern auch nach einer beliebigen Kombination von Diagnosen abgefragt werden, z.B. alle Frakturen von Diabetikern. Eine Suchfrage kann aber auch nach Alter und Geschlecht eingeschränkt werden, z.B. Polytrauma, aber nur Männer unter 25 Jahren. Das Merkmal Entlassungsart mit den Ausprägungsarten »kein Todesfall«, »Todesfall ohne Obduktion«, »Todesfall mit Obduktion« ermöglicht es, Abfragen auf Todesfälle allgemein oder auf Todesfälle mit Obduktion einzugrenzen. Postleitzahl und einweisender Arzt können dazu verwendet werden, das Einzugsgebiet der Klinik aufgeschlüsselt nach Diagnosen zu erkunden.

Die Diagnosendokumentation läßt sich nicht nur **nach einer Diagnose,** sondern auch **nach mehreren Diagnosen (Multimorbidität)** und **Kombinationen mit anderen Merkmalen** abfragen.

Datenschutzmaßnahmen. Die Diagnosendokumentation liefert die sensibelsten Daten des gesamten Klinikums, da sie sich auf alle Patienten erstreckt und die Diagnose die wichtigste Information für Eindringlinge ist. Abgefragt werden kann nur in der Dokumentationsstelle selbst, dort wird die Frageberechtigung geprüft und dann recherchiert. Außerdem sind zuverlässige **Zugangskontrollen** zwingend notwendig.

Datenschutzmaßnahmen Die Diagnosendokumentation umfaßt alle Patienten und die wichtigste Information, nämlich die Diagnosen. Deshalb sind strengste **Datenschutzmaßnahmen** und **Zugangskontrollen** unerläßlich.

Erweiterte Diagnosendokumentation. Für Spezialkliniken mit stark eingeschränktem Diagnosespektrum (z.B. Rheumakliniken, Herz-Kreislauf-Kliniken) nützt die übliche Diagnosendokumentation wenig, weil sie zu schwach selektiert. Dort muß die Diagnosendokumentation um zusätzliche differentialdiagnostische Angaben oder wichtige Befunde ergänzt werden. Auch für die chirurgischen Kliniken sind die Diagnosen weniger wichtig. Dort besteht oft der Wunsch, die Diagnosendokumentation um eine Operationendokumentation zu erweitern. Schließlich gibt es medizinische Disziplinen, die nicht an Krankheiten, sondern an diagnostischen Verfahren orientiert sind, z.B. Röntgenologie, Endoskopie. Für diese Bereiche sind nicht nur die Fälle interessant, bei denen es zu einer epikritischen Diagnose kam, sondern auch alle Verdachtsfälle, bei denen sie eine bestimmte Krankheit mehr oder weniger sicher ausgeschlossen haben. Trotz dieser Einschränkungen ist die Diagnosendokumentation der erste und wichtigste Ansatzpunkt, um den Erfahrungsschatz, der in den klinischen Archiven ruht, zu erschließen.

Erweiterte Diagnosendokumentation In krankheitsorientierten **Spezialkliniken** selektiert die Diagnose zu wenig; die **Chirurgie** ist vorwiegend an den Operationen, manche Fächer an einem **diagnostischen Verfahren** orientiert. Dort muß die Diagnosendokumentation um wichtige **fach- oder klinikspezifische Merkmale erweitert** werden.

2.6 Ordnungsprinzipien und Ordnungssysteme

Begriffe und Benennungen. Begriffe sind geistig gedankliche Abstraktionen von Gegenständen, Vorgängen, Ideen usw., die sich vor allem beim Erlernen der Muttersprache bilden. Menschen eines Kulturkreises bilden weitgehend gleiche Begriffe aus, jedoch gibt es sehr wohl individuelle Unterschiede. In der Sprache werden anstatt der Begriffe deren Benennungen verwendet.

2.6 Ordnungsprinzipien und Ordnungssysteme
Begriffe und Benennungen **Begriffe** sind psychische Abstraktionen, **Benennungen** die Bezeichnungen und Wörter dafür.

Wird für zwei verschiedene Begriffe die gleiche Benennung verwendet, so nennt man diese Benennung ein **Homonym.** Homonyme werden in der Dokumentation durch Zusätze eindeutig gemacht. Beispiel: Heide (Nicht-Christ), Heide (Landschaft); Stift (Stiftung), Stift (Nagel, Bolzen und dgl.). Existieren für denselben Begriff verschiedene Benennungen, so nennt man diese Benennungen Synonyme. Bei **Vollsynonymen** liegen den verschiede-

Ein **Homonym** entsteht, wenn für verschiedene Begriffe die gleiche Benennung verwendet wird.

Synonyme sind verschiedene Benennungen des gleichen Begriffs. Es gibt **Vollsynonyme, Quasisynonyme** und **Teilsynonyme.**

nen Benennungen die genau gleichen Begriffe zugrunde. Beispiel: Blinddarmentzündung – Appendizitis, EDV-Anlage – Computer, Bus – Omnibus, Karzinom – Carcinom – Malignom. **Quasisynonymen** liegt zwar ebenfalls der gleiche Begriff zugrunde, jedoch bringen die Benennungen fein nuancierte Unterschiede zum Ausdruck. Beispiele: Militär – Heerwesen – Kommiß – Barras, Pferd – Gaul. **Teilsynonyme** bezeichnen Begriffe, die in wesentlichen Teilen übereinstimmen, aber nicht identisch sind. Beispiele: Rad – Fahrrad, Gelbsucht – Hepatitis.

Das **Problem der Synonyme** bedeutet, daß z. B. ein Op-Bericht unter der einen Benennung eingespeichert, unter der abgefragten synonymen Benennung aber nicht selektiert wird.

Synonyme sind für die Dokumentation schwierig, da ein Sachverhalt mit der einen Benennung eingespeichert wird und dann unter der anderen Benennung nicht wiedergefunden wird. Um dieses **Problem der Synonyme** zu überwinden, kann man

- unter allen Synonymen suchen
- allgemeine **Benennungsregeln** einführen (z.B. die wissenschaftlichen Bezeichnungen bevorzugen, keine Abkürzungen verwenden, bei fremdsprachlichen Wörtern die eingedeutschte Schreibweise anwenden usw.)
- **Vorzugsbenennungen** festlegen, d. h. nur eine festgelegte Benennung darf verwendet werden
- eng verwandte Quasisynonyme zu **Äquivalenzklassen** zusammenfassen
- alle Sachverhalte systematisch anordnen.

Merke ▶

▶ ***Merke.*** Alle Maßnahmen, die zur Definition, Abgrenzung und einheitlichen Verwendung der Benennungen dienen, faßt man als **terminologische Kontrolle** zusammen.

Hierarchische Begriffsstrukturen
Begriffshierarchien entstehen durch logische Anordnung **(logische Hierarchie)** oder durch Aufzählung von Teilen **(partitative Hierarchie).** **S A-10** erklärt Allbegriff, über-, gleich- und untergeordnete Begriffe sowie Begriffskette und Begriffsniveau.

Hierarchische Begriffsstrukturen. Häufig werden in der Dokumentation die zwischen den Begriffen bestehenden hierarchischen Strukturen aufgegriffen. Hierarchische Strukturen entstehen durch logische Anordnung (Beispiel für eine **logische Hierarchie:** Medizin – kurative Medizin – Innere Medizin – Hämatologie) oder durch Zerlegung einer Sache in ihre Einzelteile (Beispiel für **partitative Hierarchie:** Eine EDV-Anlage als Server besteht aus Stromversorgung, Zentraleinheit, Arbeitsspeicher, internem Bus, Plattenspeicher mit Steuerung, Netzanschluß). In einer Begriffshierarchie gibt es **übergeordnete Begriffe, gleichgeordnete Begriffe** und **untergeordnete Begriffe.** Der hierarchisch höchste Begriff, dem alle anderen Begriffe untergeordnet sind, ist der **Allbegriff.** Eine **Begriffskette** geht vom Allbegriff zu einem Begriff, der selbst keine Unterbegriffe mehr hat. Alle Begriffe, die die gleiche Anzahl von Gliedern einer Begriffskette vom Allbegriff entfernt sind, liegen auf einem **Begriffsniveau** (Beispiele s. **S A-10**).

S Synopsis A-**10: Beispiel für eine hierarchische Begriffsstruktur**

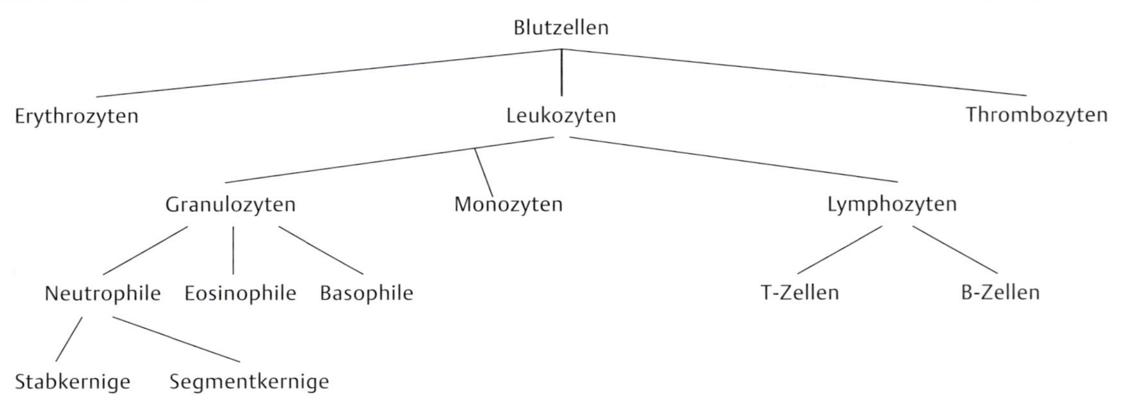

In diesem Beispiel ist »Blutzellen« der **Allbegriff. »Leukozyten« ist der Oberbegriff** zu »Granulozyten«, »Monozyten« und »Lymphozyten«. Umgekehrt ist »Granulozyten« ein **Unterbegriff** von »Leukozyten«. »Neutrophile«, »Eosinophile« und »Basophile« sind **gleichgeordnete Begriffe**. Keine gleichgeordneten Begriffe sind »Basophile« und »T-Zellen«. Jedoch sind »Neutrophile«, »Eosinophile«, »Basophile«, »T-Zellen« und »B-Zellen« auf dem gleichen **Begriffsniveau.** Eine der **Begriffsketten** besteht aus »Blutzellen«, »Leukozyten«, »Lymphozyten« und »T-Zellen«.

Schlagwörter und Deskriptoren. In der Dokumentation werden die zu beschreibenden Sachverhalte durch Schlagwörter oder Deskriptoren gekennzeichnet. Das Zuteilen von Schlagwörtern und Deskriptoren nennt man **Indexieren.** Werden freie Schlagwörter zugeteilt, die der Intuition des Indexierers entspringen, so ist dies **freies Indexieren.** Ist der Indexierer daran gebunden, zur Kennzeichnung nur bestimmte vorgegebene Wörter, sogenannte Deskriptoren zu verwenden, so nennt man dies **gebundenes Indexieren.** Die Deskriptoren, die dabei dem Indexierer zur Auswahl stehen, bilden in ihrer Gesamtheit das **Ordnungssystem.** Zur Arbeitserleichterung können die Deskriptoren eine kurze, eindeutige Kennzeichnung, eine sogenannte **Notation** erhalten, die dann als Abkürzung für die Deskriptoren verwendet wird. Die Deskriptoren werden nicht nur für das Indexieren, sondern auch für das **Recherchieren** verwendet. Der Zweck eines gebundenen Vokabulars, d.h. eines Ordnungssystems liegt ja gerade darin, daß mit den gleichen Benennungen recherchiert wird, mit denen indexiert worden ist.

Schlagwörter und Deskriptoren
Durch **Indexieren,** d.h. durch Zuteilen von Schlagwörtern und Deskriptoren, wird der Inhalt eines Schriftstücks formal beschrieben. Alle zur Verfügung stehenden Deskriptoren bilden ein **Ordnungssystem.** Zweck eines **gebundenen Vokabulars** ist die Verwendung der identischen Terme zum Indexieren und Recherchieren. Deskriptoren können durch eine **Notation** abgekürzt werden.

Ordnungsprinzip Klassifikation. Die Deskriptoren eines Ordnungssystems werden nach einem dokumentarischen Prinzip, dem sogenannten **Ordnungsprinzip,** verwendet. Das einfachste Ordnungsprinzip ist die Klassifikation, die nach dem Grundsatz »jedes Ding an seinen Platz« funktioniert. Das zu bearbeitende Sachgebiet wird thematisch in einzelne Bereiche, sogenannte **Klassen,** eingeteilt. Wichtig ist, daß sich die Klassen nicht überschneiden (disjunkte Klassen) und das gesamte zu bearbeitende Gebiet umfassen. Wird den einzelnen Klassen eine numerische Notation zugeordnet, so nennt man dies einen **Schlüssel.** Die Liste der Berufskrankheiten (*s. Teil B Arbeitsmedizin,* ▤ B-**23**, *S. 160*) ist ein solcher Schlüssel. Das Indexieren mit einer Klassifikation nennt man **klassifizieren,** Klassifizieren mit einer numerischen Notation **verschlüsseln.**

Ordnungsprinzip Klassifikation Eine **Klassifikation** funktioniert nach dem einfachsten **Ordnungsprinzip** »jedes Ding an seinen Platz«. Die Klassen müssen **disjunkt** und **umfassend** sein. Haben die einzelnen Klassen eine Nummer, so heißt diese Notation ein Schlüssel.

Internationale statistische Klassifikation der Krankheiten und verwandter Gesundheitsprobleme (ICD-10). Die WHO gibt ein Ordnungssystem für klinische Diagnosen heraus, die International Statistical Classification of Diseases and Related Health Problems, 10. Revision (ICD-10). Die ICD dient weltweit zur Diagnosendokumentation, Todesursachenstatistik und vielen anderen medizinischen Zwecken (*s. a. Teil C Sozialmedizin*). Ordnungstheoretisch ist die ICD eine Klassifikation mit Notation (S A-**11**). Die ICD hat zwei Detailliertheitsgrade: Die **dreistellige allgemeine Systematik** hat etwa 2000 Klassen, die Notation besteht aus einem Buchstaben und zwei Ziffern. Die Notation der **vierstelligen ausführlichen Systematik** besteht aus der dreistelligen Notation, einem Punkt zur Gliederung und einer weiteren Ziffer. Das ermöglicht bis zu 25000 Klassen, von denen etwa 10000 benutzt sind. Neben der beschriebenen ICD-10 wird auch noch die **9. Revision der ICD (ICD-9)** verwendet, deren Notation nur aus Ziffern besteht.

Internationale statistische Klassifikation der Krankheiten und verwandter Gesundheitsprobleme (ICD-10)
Die ICD ist das weltweit am häufigsten verwendete Ordnungssystem für Diagnosen (S A-**11**). Es gibt die dreistellige allgemeine Systematik mit ca. 2000 Klassen und die vierstellige ausführliche Systematik mit ca. 10000 Klassen. Die Notation besteht aus einem Buchstaben und zwei Ziffern, bei der vierstelligen ausführlichen Systematik wird noch ein Punkt zur Gliederung und eine weitere Ziffer angehängt.

S Synopsis A-11: Auszug aus der 4stelligen ausführlichen Systematik der ICD-10

K57 **Divertikulose des Darmes**
Inkl.: Divertikel, Divertikulitis, Divertikulose } Dünndarm, Dickdarm
Exkl.: Angeborenes Darmdivertikel (Q 43.8)
Appendixdivertikel (K 38.2)
Meckel-Divertikel (Q 43.0)

K57.0 **Divertikulose des Dünndarmes mit Perforation und Abszeß**
Divertikulose des Dünndarms mit Peritonitis
Exkl.: Divertikulose sowohl des Dünndarmes als auch des Dickdarmes mit Perforation und Abszeß (K 57.4)

K57.1 **Divertikulose des Dünndarmes ohne Perforation oder Abszeß**
Divertikulose des Dünndarmes o.n.A.
Exkl.: Divertikulose sowohl des Dünndarmes als auch des Dickdarmes ohne Perforation oder Abszeß (K 57.5)

K57.2 **Divertikulose des Dickdarmes mit Perforation und Abszeß**
Divertikulose des Kolons mit Peritonitis
Exkl.: Divertikulose sowohl des Dünndarmes als auch des Dickdarmes mit Perforation und Abszeß (K57.4)

K57.3 **Divertikulose des Dickdarmes ohne Perforation oder Abszeß**
Divertikulose des Kolons o.n.A.
Exkl.: Divertikulose sowohl des Dünndarmes als auch des Dickdarmes ohne Perforation oder Abszeß (K 57.5)

Ordnungsprinzip Facettenklassifikation Klassifikationen sind eindimensional, **Facettenklassifikationen** berücksichtigen **mehrere Aspekte.**

Ordnungsprinzip Facettenklassifikation. Nachteilig am Prinzip der Klassifikation ist, daß nur eine Betrachtungsweise verwendet werden kann. Viele Krankheiten, z. B. die Lungenentzündung, können aber sowohl unter dem topologischen Gesichtspunkt (Lunge) als auch unter dem Krankheitsprozeß (Entzündung) betrachtet werden. Wird eine Sache unter mehreren Gesichtspunkten klassifiziert, so spricht man von einer Facettenklassifikation. Für die klinische Dokumentation können folgende Facetten (Betrachtungsweisen, Aspekte) relevant sein:

Beispiele für Facetten ▶

- Organlokalisation (z. B. aszendierendes Kolon)
- pathischer Prozeß (z. B. Adenokarzinom)
- Diagnostik (z. B. Koloskopie)
- Therapie (z. B. Hemikolektomie)
- Komplikationen (z. B. Wundinfektion)
- Patientenbeschreibung (z. B. 60 Jahre, männlich).

Das **TNM-System für Tumoren** betrachtet die 3 Facetten Primärtumor (T), Lymphknotenbefall (N) und Fernmetastasen (M).

TNM-System für Tumoren. Eine aus ordnungstheoretischer Sicht einfache Facettenklassifikation ist das TNM-System für Tumoren. Jeder Tumor wird unter den drei Aspekten Primär**t**umor (T), Lymphknotenbefall (N für Nodes) und Fern**m**etastasen (M) betrachtet. Eine Besonderheit des TNM-Systems ist, daß die Notation für die T-Facette und die N-Facette für die verschiedenen Tumoren unterschiedlich ist. Beim Mamma-Karzinom bedeutet z. B. T = 1, daß der Tumor 2 cm oder kleiner ist, während T = 1 beim Kolontumor bedeutet, daß der Tumor die Submukosa infiltriert.

SNOMED Die **Systematisierte Nomenklatur der Medizin (SNOMED)** ist eine Facettenklassifikation mit 7 Facetten.

SNOMED. Ein nach dem Ordnungsprinzip Facettenklassifikation aufgebautes Ordnungssystem für alle Krankheiten ist die **Systematisierte Nomenklatur der Medizin** (SNOMED). Die Facetten heißen Topographie (T), Morphologie (M), Ätiologie (E = Etiology), Funktion (F), Krankheit (D = Disease), Prozedur (P) und Beruf (J = Job). Jeder Krankheitsfall wird nach allen 7 Facetten betrachtet und verschlüsselt. Das Arbeiten mit der umfangreichen und detaillierten SNOMED ist mühsam.

Ordnungsprinzip Begriffskombination Klassifikationen sind wenig leistungsfähig, große Klassifikationen unhandlich. Beim **Ordnungsprinzip Begriffskombination** werden insgesamt wenig Deskriptoren benötigt; trotzdem wird eine **gute Indexierungsgenauigkeit** erreicht, weil jeder Sachverhalt durch mehrere Deskriptoren beschrieben wird.

Ordnungsprinzip Begriffskombination. Will man bei einem größeren Fachgebiet mit einer Klassifikation eine gute **Indexierungsgenauigkeit** erreichen, so sind extrem viele Klassen notwendig; es gibt Klassifikationen mit über 10 000 Klassen. Beim Ordnungsprinzip Begriffskombination dagegen umfaßt das Ordnungssystem insgesamt nur verhältnismäßig wenige, allgemein gehaltene Deskriptoren. Die Indexierungsgenauigkeit wird erreicht, indem ein Sachverhalt durch **mehrere Deskriptoren** beschrieben wird, während bei der Klassifikation ein Sachverhalt einer einzigen Klasse zugeordnet wird. In einer seit Jahren intensiv benutzten **OP-Dokumentation** in der Knochen- und Unfallchirurgie reichen insgesamt 123 Deskriptoren aus, mit denen bei jährlich ca. 4000 Operationen jeweils ca. 2500 verschiedene Sachverhalte beschrieben werden. Die Indexierungsgenauigkeit ist also so hoch, daß im Mittel nur etwa 2 Operationen mit der gleichen Kombination von Deskriptoren beschrieben werden (*Helbing* u. Mitarb., 1988). Leider wird dieses leistungsfähige und moderne Ordnungsprinzip in der Medizin noch wenig verwendet.

Beispiel Op-Dokumentation ▶

Güte einer Dokumentation Die beiden wichtigsten Gütemaße einer Dokumentation sind **Recall (= Vollzähligkeitsrate)** und **Präzision (= precision, Relevanzrate)** (S A-12).

Güte einer Dokumentation. Aufgabe einer Dokumentation ist es, die für eine Suchfrage relevanten und nur die relevanten Dokumente (Patientenakten, Operationsberichte, Anästhesieprotokolle und dergleichen) aufzufinden. Das Ergebnis einer Recherche ist in S A-**12** dargestellt. Um anzugeben, wie »gut« diese Recherche und damit diese Dokumentation ist, werden die **Vollzähligkeitsrate** (engl. **recall**) und die **Relevanzrate** (**Präzision,** engl. **precision**) angegeben. Die Güte einer Dokumentation hängt vom Ordnungsprinzip, von der Detailliertheit des Ordnungssystems und vor allem vom Indexieren (z. B. *Diagnoseverschlüsselung, S. 46*) ab.

> **Merke.** Die **Vollzähligkeitsrate (recall)** gibt an, welcher Anteil der für die Suchfrage relevanten Dokumente durch die Recherche auch tatsächlich aufgefunden wurde; sie ist in der Praxis schwierig zu bestimmen. Die **Relevanzrate (Präzision)** gibt an, welcher Anteil der von der Recherche selektierten Dokumente für die Suchfrage auch tatsächlich relevant ist.

◄ **Merke**

Bei einer Recherche kann man **Suchstrategien** anwenden, die entweder zu einer guten Vollzähligkeitsrate oder zu einer guten Relevanzrate führen. Ein Forscher, der sich einem neuen Spezialgebiet zuwendet, wird mehr Wert auf eine hohe Vollzähligkeit legen; während ein Student, der sich erst einen Überblick verschaffen will, oder ein Manager, der noch schnell einen Vortrag vorbereiten will, mehr Wert auf eine hohe Relevanz legt.

Je nach Suchstrategie wird mehr die Vollzähligkeit oder mehr die Relevanz betont.

S Synopsis A-**12: Das Ergebnis einer Recherche dargestellt als Vierfeldertafel. Daraus abgeleitet die Maße für die Güte der Dokumentation.**

		Anzahl der Dokumente für die Suchfrage: relevant	nicht relevant	Summe
Anzahl der Dokumente bei der Recherche	selektiert	a	b	a + b
	nicht selektiert	c	d	c + d
Summe		a + c	b + d	n = a + b + c + d

Vollzähligkeitsrate (recall) $= \dfrac{\text{Anzahl der aufgefundenen relevanten Dokumente}}{\text{Anzahl der relevanten Dokumente}} = \dfrac{a}{a+c}$

Relevanzrate (Präzision, precision) $= \dfrac{\text{Anzahl der aufgefundenen relevanten Dokumente}}{\text{Anzahl der aufgefundenen Dokumente}} = \dfrac{a}{a+b}$

Beispiel zur Güte einer Dokumentation

Eine Diagnosendokumentation mit insgesamt ca. 10 000 Fällen wird abgefragt, welche Patienten eine nosokomiale Pneumonie hatten. Die Dokumentation findet (a + b) = 83 Patienten. Ein Doktorand leiht sich im Archiv die Krankenakten dieser 83 Patienten aus, arbeitet sie durch und stellt fest, daß nur a = 76 dieser 83 Patienten eine nosokomiale Pneumonie hatten, die b = 7 anderen Patienten hatten andere Krankheiten. Wie groß ist Recall und Präzision dieser Dokumentation bei dieser Abfrage?

$$\text{Präzision} = \frac{76}{83} = 0.92$$

d. h. 92 % der selektierten Patienten waren für die Suchfrage zutreffend.

Die Vollzähligkeitsrate (recall) läßt sich nicht berechnen, da unbekannt ist, wieviele Patienten mit nosokomialer Pneumonie bei der Abfrage, z. B. wegen falsch verschlüsselter Diagnose, irrtümlich nicht aufgefunden wurden. Angenommen, man wüßte (schön wär's) aus einer anderen zuverlässigen Quelle, daß von den ca. 10 000 Fällen der Dokumentation (a + c) = 98 Patienten eine nosokomiale Pneumonie hatten (somit die Abfrage c = 98—76 = 22 Patienten mit nosokomialer Pneumonie übersehen hat), dann wäre

$$\text{Recall} = \frac{76}{98} = 0.78$$

d. h. die Dokumentation hat nur 78 % der für die Suchfrage relevanten Patienten gefunden.

2.7 Krankheitsregister

Todesursachenstatistik Sie beruht auf der **ICD** und ist seit über 100 Jahren international vergleichbar. Allerdings haben die auf den **Leichenschauscheinen** angegebenen Diagnosen nur begrenzte Aussagekraft.

Krankheitsstatistiken Detaillierte Diagnosestatistiken führen fast nur **Universitäts- und Spezialkliniken.** Einfache Diagnosestatistiken nach der dreistelligen ICD werden jedoch von **allen Kliniken** verlangt.
Staatliche Gesundheitsämter führen die Statistiken nach dem Bundesseuchengesetz. Auch **Krankenkassen, Rentenversicherungen** und **Berufsgenossenschaften** führen Krankheitsstatistiken. Schließlich gibt es einzelne **krankheitsbezogene regionale Register,** z. B. **Krebsregister.**

Krebsregister Als die wichtigsten Krebsregister in der Bundesrepublik gelten die für Hamburg und für das Saarland. Krebsregister liefern vor allem **differenzierte Inzidenz-Schätzungen,** z. B. einen **Krebsatlas,** da sie alle Patienten mit malignen Tumoren eines bestimmten Einzugsgebiets erfassen.

Kontrovers diskutiert wird, ob an die Register **anonym** oder **mit Patientenidentifikation** gemeldet werden soll. Bei anonymer Meldung ist die ärztliche Schweigepflicht sicher gewährleistet, jedoch sind **Mehrfachmeldungen** nicht zu erkennen. Mit modernen kryptographischen Verfahren läßt sich das Problem brauchbar lösen.

2.7 Krankheitsregister

Todesursachenstatistik. Die Todesursachenstatistik ist wohl die älteste Medizinalstatistik, die seit über 100 Jahren international vergleichbar geführt wird. Die heute von der WHO betreute **Internationale statistische Klassifikation der Krankheiten** (**ICD,** *s. S. 49*) geht auf diese Todesursachenstatistik zurück. Heute wird die Todesursachenstatistik von den statistischen Ämtern auf Basis der Todesbescheinigungen erstellt. Die auf den Leichenschauscheinen angegebenen Todesursachen haben allerdings nur eine begrenzte Aussagekraft, da häufig nicht die Grunderkrankung zum Tode führt, sondern als Folge davon Kreislauf- oder Atemversagen.

Krankheitsstatistiken. Bisher haben nur Universitätskliniken und Spezialkliniken **Diagnosenstatistiken** geführt. Diese Diagnosenstatistiken ermöglichen nur eine Aussage über Krankheiten, die ausschließlich oder fast überwiegend stationär behandelt werden. Außerdem werden diese krankenhausbezogenen Krankheitsstatistiken nicht überregional zusammengeführt, so daß Verschiebungen im Einzugsgebiet auch Verschiebungen in der Diagnosenstatistik ergeben.
Seit 1987 sind alle Krankenhäuser verpflichtet, für die Pflegesatzverhandlungen eine Diagnosenstatistik vorzulegen, die nach der dreistelligen Notation der ICD strukturiert ist (*s. Abschnitt 2.5, S. 45*).
Neben den Krankenhäusern führen auch Krankenkassen und Rentenversicherungsanstalten Diagnosenstatistiken, die aber nicht öffentlich zugänglich sind. Von den staatlichen Gesundheitsämtern werden die Statistiken für die nach dem Bundesseuchengesetz meldepflichtigen Krankheiten geführt. Die Berufsgenossenschaften führen Statistiken über die Häufigkeit der einzelnen Berufskrankheiten. Schließlich gibt es vereinzelt auch regionale Krankheitsregister, die alle Fälle mit einer speziellen Diagnose erfassen und daraus u. a. die Häufigkeit dieser Erkrankung ermitteln (*s. a. Krebsregister*).

Krebsregister. Die ältesten Krebsregister sind in Hamburg und im Saarland. Seit 1995 werden in mehreren Bundesländern Krebsregister neu eingerichtet. Außerdem hat die Arbeitsgemeinschaft Deutscher Tumorzentren und Onkologischer Schwerpunkte in Zusammenarbeit mit dem Deutschen Krebsforschungszentrum in Heidelberg ein anonymes Krebsregister aufgebaut. Wie bei allen Registern für spezielle Krankheiten, so ist auch die Aufgabe der Krebsregister die Registrierung aller Fälle mit einer bestimmten Diagnose (alle Krebsfälle) sowie einiger weiterer wichtiger Angaben zu Patienten und zur Erkrankung. Daraus lassen sich dann **Inzidenz-Schätzungen,** aufgeschlüsselt nach Differentialdiagnosen, Geschlecht, Altersklasse, Region usw. bilden. Diese Inzidenzen können in einem **Krebsatlas** dargestellt werden. Interessant sind auch Veränderungen der Inzidenz im Laufe der Zeit, z. B. ob eine Krankheit zunimmt oder abnimmt. Außerdem ermöglichen solche Krankheitsregister weitergehende Sonderstudien.
Bei zentralen Krankheitsregistern und insbesondere auch bei Krebsregistern wird heute diskutiert, ob die Meldungen mit Patientenidentifikation oder anonym erfolgen sollen. Eine anonyme Meldung entspricht der **ärztlichen Schweigepflicht** und den heutigen Datenschutzvorstellungen, läßt aber nicht zu, daß das Krebsregister **Mehrfachmeldungen** desselben Patienten erkennt. Durch nicht erkannte Mehrfachmeldungen, z. B. bei Arztwechsel des Patienten oder beim Auftreten eines Rezidivs, wird die Inzidenz überschätzt. Für das baden-württembergische Krebsregister wird mit einer speziellen kryptographischen (geheimschriftlichen) Verschlüsselung aus den Patientendaten eine Zahl erzeugt, die keinen Rückschluß auf die Patienten zuläßt, aber Doppelmeldungen erkennen läßt.

3 Diagnostik und Epidemiologie als Methode

3.1 Aussagekraft diagnostischer Verfahren

Zufällige und systematische Fehler. Medizinische Befunde, der erreichte Therapieerfolg, eigentlich alle medizinischen Daten sind mit einer mehr oder weniger großen **Zufallskomponente** behaftet. Diese Zufallskomponente entsteht durch biologische Variation (jeder Mensch ist ein Individuum), Meßfehler, Subjektivität des Arztes, Einflüsse des Wetters, das Lächeln der Krankenschwestern usw. Gerade die Einmaligkeit jedes Menschen bewirkt, daß allgemeine Aussagen, die für ein Kollektiv insgesamt gelten, für den einzelnen nur teilweise zutreffen. Die Abweichung des Einzelfalls vom Kollektiv wird als Zufallsabweichung oder Zufallsfehler bezeichnet.

Die Statistik ist die Wissenschaft, die sich mit den **Zufallsfehlern** beschäftigt. Mit Wiederholungen und statistischen Verfahren kann man die wahren Werte des Kollektivs schätzen und auch die Genauigkeit dieser Schätzungen abschätzen. Schließlich kann man mit statistischen Tests entscheiden, ob beobachtete Unterschiede zwischen den Gruppen zufallsbedingt sein können (nicht: zufallsbedingt sind) oder nicht.

Zufallsfehler variieren von Fall zu Fall, sie haben keine einheitliche Tendenz. Dagegen treten **systematische Fehler** gleichförmig auf, haben eine bestimmte Tendenz, etwa die der Unterschätzung oder die der Überschätzung. Systematische Fehler können durch falsche Eichung, falsche Geräte und Materialien, durch eine speziell selektierte Patientenschaft und viele andere Ursachen auftreten (S A-**14**). Während die Statistiker sehr geübt im Umgang mit Zufallsfehlern sind, können systematische Fehler durch statistische Verfahren nicht (oder fast nicht) bearbeitet und eliminiert werden. Deshalb muß größter Wert darauf gelegt werden, mit Sachverstand systematische Fehler von vornherein zu vermeiden.

Zufällige und systematische Fehler sind sorgfältig zu unterscheiden. Im Englischen wird diese Unterscheidung schon durch die Sprache erzwungen: **error = zufälliger Fehler; bias = systematischer Fehler.**

3 Diagnostik und Epidemiologie als Methode

3.1 Aussagekraft diagnostischer Verfahren

Zufällige und systematische Fehler
Die Individualität des Menschen, die biologische Variation, aber auch Meßungenauigkeiten, Störeinflüsse usw. bewirken, daß alle medizinischen Daten und Befunde mit einer mehr oder weniger großen **Zufallskomponente** behaftet sind. Durch wiederholtes Beobachten und Messen läßt sich die Größe des **Zufallsfehlers (Error)** abschätzen. Fehler mit einer Tendenz sind **systematische Fehler (Bias).** Zufällige Fehler haben auf lange Sicht keine Tendenz (S A-**14**).

Referenz-(»Normal«-)Bereich. Bei medizinischen Meßwerten werden Referenzbereiche, auch als **Standardbereiche** oder **Normalbereiche** bezeichnet, angegeben. Liegt ein von einem Probanden oder einem Patienten gewonnener Wert innerhalb des Referenzbereichs, so gilt dies als **»unauffällig«,** liegt der gemessene Wert außerhalb, so gilt dies als **pathologisch.** Bei einem pathologischen Befund hat der Arzt etwas für seine Diagnosestellung gefunden, deshalb spricht er von einem **positiven Befund,** während ein unauffälliger Befund als **negativer Befund** bezeichnet wird.

Referenzbereiche werden gewonnen, indem zahlreiche Gesunde untersucht werden. Aufgrund biologischer Variabilität und Meßfehler streuen auch die Daten Gesunder. Meist wird als Referenzbereich der **95%-Streubereich** (seltener der 99%-Streubereich) der Daten Gesunder gewählt. Praktisch bedeutet dies, daß bei 2.5% der Gesunden pathologisch kleine, bei 2.5% der Gesunden pathologisch große Werte »vorprogrammiert« sind.

Referenz-, Standard- oder Normalbereich Werte innerhalb des Referenzbereichs sind unauffällig (= negativ), Werte außerhalb pathologisch (= positiv).

Referenzbereiche sind meist definiert als **95%-Streubereich der Gesunden,** d.h. 5% der Gesunden haben »pathologische« Werte.

Entscheidungsfehler. Beschränkt man sich auf Alternativmerkmale, bezeichnet also eine Person entweder als gesund oder als krank und einen Befund als entweder unauffällig oder pathologisch, so gibt es insgesamt 2 × 2 Möglichkeiten, die in der Vierfeldertafel der S A-**13** dargestellt sind.

In der Vierfeldertafel der S A-**13** stehen die Befunde in den Spalten und die Wirklichkeit in den Zeilen. Dies ist jedoch keine Regel, etwa gleich oft stehen umgekehrt die Befunde in den Zeilen und die Wirklichkeit in den Spalten. Meist werden die Buchstaben a, b, c, d zeilenweise angeordnet und haben dann eine andere Bedeutung. Sie können also nicht schematisch rechnen, sondern müssen jede Ihnen vorgelegte Vierfeldertafel prüfen und die Bedeutung der Felder erkennen. Dies gilt auch für S A-**12**.

Entscheidungsfehler Die 4 Möglichkeiten bei einer **diagnostischen Entscheidung** sind in S A-**13** dargestellt.

Vierfeldertafeln werden willkürlich gestaltet. Deshalb können Sie nicht schematisch rechnen, sondern müssen jeweils die Bedeutung der Felder erkennen. Dies gilt auch für S A-**12** und S A-**13**.

Synopsis A-13: Entscheidungsfehler bei der Diagnostik, dargestellt als Vierfeldertafel

		Befund		
		pathologisch, »positiv«	im Referenzbereich, »negativ«	Summe
Wirklichkeit	krank	a	b	a + b
	gesund	c	d	c + d
Summe		a + c	b + d	n = a + b + c + d

»Gesund« und »krank« beziehen sich auf die Krankheit, zu deren Diagnostik der Befund erhoben wird. Die hier als »gesund« bezeichneten Personen können also durchaus eine andere Krankheit haben. Insgesamt wurden n Personen untersucht, nämlich (a + b) Kranke und (c + d) Gesunde. Durch den Befund wurden a Personen zu Recht als krank und d Personen zu Recht als gesund erkannt. Bei b Personen wurde die bestehende Krankheit nicht erkannt (falsch negativer Befund), bei c gesunden Personen war der Befund pathologisch (falsch positiver Befund).

Sensitivität, Spezifität, Prädiktion

Sensitivität, Spezifität, Prädiktion. Zur Beurteilung der Güte eines diagnostischen Verfahrens werden aus den in S A-**13** dargestellten Anzahlen folgende Maße abgeleitet:

Die **Sensitivität** eines diagnostischen Verfahrens für eine bestimmte Krankheit ist der Anteil der zu Recht erkannten Kranken. ▶

$$\text{Sensitivität} = \frac{a}{a+b}$$

= Anteil der zu Recht erkannten Kranken

Die **Spezifität** eines diagnostischen Verfahrens für eine bestimmte Krankheit ist der Anteil der zu Recht als gesund bezeichneten Gesunden. ▶

$$\text{Spezifität} = \frac{d}{c+d}$$

= Anteil der zu Recht als gesund bezeichneten Gesunden

Die zugehörigen Adjektive **sensitiv** und **spezifisch** werden weniger verwechselt.

Benutzen Sie, um Sensitivität und Spezifität nicht zu verwechseln, die zugehörigen Eigenschaftswörter **sensitiv = empfindlich**, d.h. auch schwach ausgeprägte Krankheiten werden erkannt, und **spezifisch = typisch**, d.h. nur bei dieser Krankheit gegeben.

So wie **Recall** und **Präzision** gleichermaßen wichtig sind, um die Güte einer Dokumentation zu beurteilen (s. S A-**12**), so ist für die Beurteilung der Güte eines diagnostischen Verfahrens zum Erkennen einer bestimmten Krankheit sowohl die **Sensitivität** als auch die **Spezifität** bedeutsam.
Sensitivität und Spezifität dienen der grundsätzlichen Betrachtung; **für Praxis und Klinik bedeutsam ist die positive und die negative Prädiktion.**

Beide Maße schwanken zwischen null und eins und sind gleichermaßen wichtig zur **Beurteilung der Güte eines diagnostischen Untersuchungsverfahrens.** Eine kleine Sensitivität bedeutet, daß das diagnostische Verfahren unempfindlich ist und bei vielen Erkrankten deren Krankheit übersieht. Eine geringe Spezifität bedeutet, daß viele Gesunde als krank erklärt werden, das diagnostische Verfahren also auch auf andere Krankheiten und andere Dinge als die zu untersuchende Krankheit anspricht.
Sensitivität und Spezifität dienen der allgemeinen Beurteilung eines diagnostischen Verfahrens. In Praxis und Klinik sind aber die **Wahrscheinlichkeiten,** einen Kranken als krank (Sensitivität) und einen Gesunden als gesund (Spezifität) zu erkennen, ziemlich uninteressant. Hier interessiert umgekehrt, mit welcher Wahrscheinlichkeit eine Person mit pathologischem Befund wirklich krank ist (**positive Prädiktion,** Zuverlässigkeit eines positiven Befundes, **positive Korrektheit**) und mit welcher Wahrscheinlichkeit eine Person mit unauffälligem, negativem Befund wirklich gesund ist (**negative Prädiktion,** Zuverlässigkeit eines negativen Befundes, **negative Korrektheit**). Die Prädiktion gibt also die **Zuverlässigkeit eines Befundes** an.

Die **positive Korrektheit** eines Befundes für eine bestimmte Krankheit ist der Anteil der zu Recht Positiven an den positiven Befunden.

$$\text{Positive Korrektheit} = \frac{a}{a+c}$$

= Anteil der zu Recht Positiven an den positiven Befunden.

Die **negative Korrektheit** eines Befundes für eine bestimmte Krankheit ist der Anteil der zu Recht Negativen an den negativen Befunden.

$$\text{Negative Korrektheit} = \frac{d}{b+d}$$

= Anteil der zu Recht Negativen an den negativen Befunden.

Anstatt pos/neg Korrektheit werden auch die aussagekräftigeren, aber längeren Bezeichnungen »**Vorhersagewert des pos/neg Testergebnisses**« oder »**prädiktiver Wert eines pos/neg Testergebnisses**« verwendet oder dann wieder kurz aber unpräzise »**pos/neg Prädiktion**«.

Synonyme zu pos/neg Korrektheit

Positive und negative Korrektheit hängen von der **Krankheitshäufigkeit** – genauer: von der **Prävalenz** *(s. S. 62)* – ab. Bei häufigen Krankheiten ist die positive, bei seltenen Krankheiten die negative Prädiktion leicht zu erreichen. Während also positive und negative Korrektheit nur für eine bestimmte Krankheitshäufigkeit gelten, sind Sensitivität und Spezifität von der Häufigkeit der Krankheit unbeeinflußt und allgemeingültig.

Positive und negative Prädiktion gelten nur für eine bestimmte Krankheitshäufigkeit (Prävalenz), dagegen gelten Sensitivität und Spezifität allgemein.

> ***Merke.*** Eine **bedingte Wahrscheinlichkeit** gibt an, mit welcher Wahrscheinlichkeit eine Aussage zutrifft oder ein Ereignis eintritt, wenn eine bestimmte Bedingung gegeben ist.

◀ **Merke**

Die Wahrscheinlichkeit allgemein wird mit Wsk oder p (probability) abgekürzt. Eine bedingte Wahrscheinlichkeit wird geschrieben

Bedingte Wahrscheinlichkeit p(E | B)

Wsk (Ereignis | Bedingung)

Sensitivität, Spezifität und prädiktive Werte lassen sich auch **als bedingte Wahrscheinlichkeiten** angeben:

Sensitivität	=	Wsk (pathologischer Befund | wirklich krank)
Spezifität	=	Wsk (unauffälliger Befund | wirklich gesund)
positive Korrektheit	=	Wsk (wirklich krank | positiver Befund)
negative Korrektheit	=	Wsk (wirklich gesund | negativer Befund).

Sensitivität, Spezifität und prädiktive Werte lassen sich auch als bedingte Wahrscheinlichkeiten angeben und lassen sich dann besser verstehen und unterscheiden.

Generell beziehen sich »wirklich krank« und »wirklich gesund« nur auf die Krankheit, zu deren Diagnostik der Befund erhoben wird. Eine »wirklich gesunde« Person kann also durchaus eine andere Krankheit haben.

Generell beziehen sich »krank« und »gesund« nur auf die zu diagnostizierende Krankheit.

Beispiel zu den Entscheidungsfehlern bei der Diagnostik

500 Patienten, die cholezystektomiert wurden, waren präoperativ sonographisch auf Gallensteine untersucht worden. Die Studie dient der Beurteilung der diagnostischen Bedeutung der Gallenblasensonographie und brachte folgende Rohergebnisse:

		Präoperativer sonographischer Befund: Gallensteine vorhanden	Präoperativer sonographischer Befund: keine Gallensteine	Summe
Postoperativer Befund am Resektionspräparat	Gallensteine vorhanden	205	193	398
	keine Gallensteine	29	73	102
	Summe	234	266	500

Die Gallensteinsonographie hat demnach folgende Zuverlässigkeit:

$$\text{Sensitivität} = \frac{205}{398} = 0.52$$

$$\text{Spezifität} = \frac{73}{102} = 0.72$$

$$\text{positive Korrektheit} = \frac{205}{234} = 0.88$$

$$\text{negative Korrektheit} = \frac{73}{266} = 0.27$$

Interpretation: Hat der Patient Gallensteine, so stellen sie sich bei 52 % der Patienten im Sonogramm dar. Hat der Patient keine Gallensteine, so glaubt man trotzdem im Sonogramm bei 1−0.72 = 28 % der Patienten welche zu sehen. Sieht man im Sonogramm Gallensteine, so haben 88 % dieser Patienten tatsächlich Gallensteine. Sieht man im Sonogramm keine Gallensteine, so haben trotzdem 1−0.27 = 73 % der Patienten tatsächlich Steine.

Die miserable negative Korrektheit der Gallensteinsonographie ist nur scheinbar und entsteht durch die Auswahl der Patienten für die Studie. Aufgenommen in die Studie wurden nur Patienten, bei denen die Gallenblase entfernt wurde, weil nur bei diesen Patienten eine wirklich sichere Entscheidung – Steine ja oder nein – möglich ist. Die cholezystektomierten Patienten haben aber zu einem sehr viel höheren Anteil Gallensteine als Patienten, die mit der Gallenblasensonographie untersucht werden sollen. Deshalb unterschätzt diese Studie den Vorhersagewert des negativen Testergebnisses systematisch und erheblich, umgekehrt ist der Vorhersagewert des positiven Testergebnisses systematisch überschätzt.

Richtigkeit = ohne systematischen Fehler
Präzision = mit kleinem Zufallsfehler (S A-**14**).

Richtigkeit und Präzision. Bei diagnostischen Verfahren und insbesondere in der klinischen Chemie werden die Ausdrücke Richtigkeit und Präzision verwendet. Richtigkeit bedeutet **ohne systematischen Fehler,** Präzision bedeutet ein **kleiner Zufallsfehler** (S A-**14**).

S Synopsis A-**14: Systematischer und zufälliger Fehler**

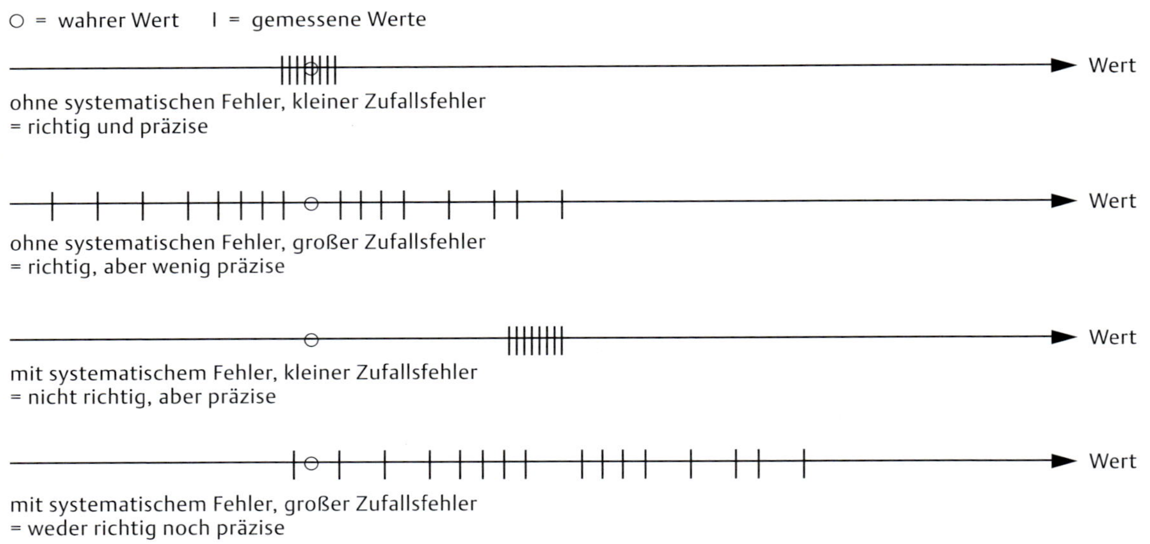

Reliabilität = Reproduzierbarkeit bei Meßwiederholung

Reliabilität, Objektivität, Validität. Durch die **Reliabilität** eines Untersuchungs- oder Meßverfahrens wird ausgedrückt, wie reproduzierbar die Ergebnisse sind. Wird z.B. eine Blutprobe in mehrere Teile geteilt und jede Teilprobe für sich untersucht, so ist bei weitgehend gleichen Resultaten die Reliabilität hoch, ergeben sich bei den Teilproben unterschiedliche Ergebnisse, ist die Reliabilität gering. Zusätzlich kann man zwischen der **Kurzzeit-Reliabilität** (die Teilproben wurden innerhalb weniger Stunden oder Tage untersucht), **Langzeit-Reliabilität** (die Proben wurden innerhalb von Tagen, Wochen oder Monaten untersucht) und der Reliabilität der Labors (Teilproben wurden in verschiedene Labors gesandt) unterscheiden. Reliabilität ist also praktisch gleichbedeutend wie Präzision oder kleiner Zufallsfehler.

Objektivität = Unabhängigkeit vom Beobachter

Validität = mißt das, was es messen soll, und ist für den Patienten wichtig.

Objektivität bringt zum Ausdruck, daß die Ergebnisse unabhängig vom Beobachter sind. Die Objektivität ist schwierig zu erreichen bei Untersuchungen und Erhebungen, die subjektiv vom Untersucher abhängen können. Untersuchungen und Meßergebnisse sind **valide,** wenn sie tatsächlich das messen, was sie messen sollen. Untersuchungen und Messungen, die auch von anderen Größen beeinflußt werden, sind wenig valide. Ist z.B. bei der Bestimmung der ALT der Meßwert wirklich nur von der ALT abhängig und wird nicht auch noch von anderen Transferasen beeinflußt, so ist diese Methode valide. In einem weiteren Sinne wird **Validität** auch benutzt im Sinne von »für den Patienten tatsächlich relevant«. Kupiert z.B. bei einer leichteren Erkrankung eine bestimmte Therapie nur die Symptome, ohne die Krankheit tatsächlich abzuschwächen, zu verkürzen oder die Widerstandskraft des Patienten zu erhöhen, so kann diese Therapie als wenig valide im weiteren Sinne bezeichnet werden.

Vergleich mehrerer Methoden zur Präzisionsbeurteilung Mehrere **Bestimmungsmethoden** lassen sich hinsichtlich ihrer **Präzision** vergleichen (S A-**15**).

Vergleich mehrerer Methoden zur Präzisionsbeurteilung. Stehen zur Bestimmung eines bestimmten Merkmals, z.B. des Fibrinogens, mehrere Labormethoden zur Verfügung, so ist es interessant, diese miteinander zu vergleichen und die »beste« herauszufinden. S A-**15** gibt ein Schema für den Vergleich mehrerer Bestimmungsmethoden.

S Synopsis A-**15: Vergleich mehrerer Bestimmungsmethoden**

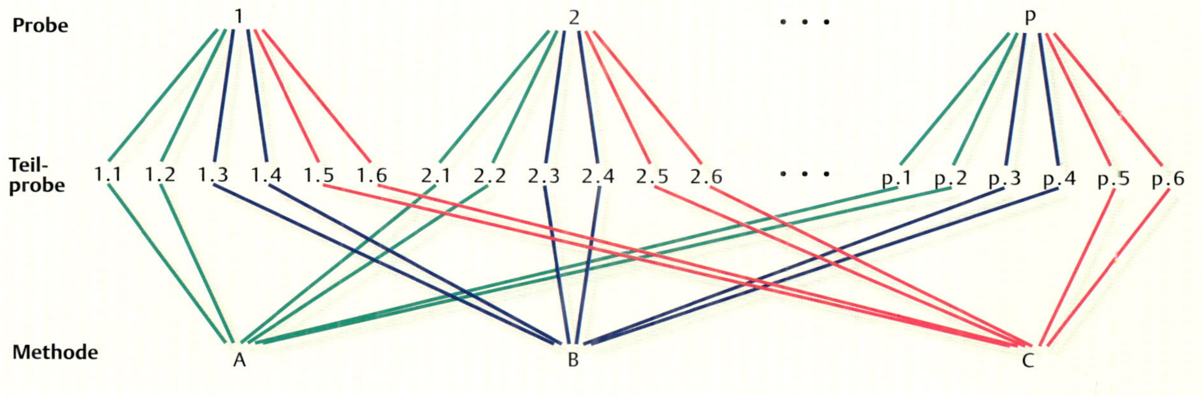

Jede von insgesamt p Proben mit verschiedenen Werten wird z. B. in 6 Teilproben aufgeteilt. Mit jeder der Methoden A, B, C werden von jeder Probe 2 Teilproben untersucht (Doppelbestimmungen). Anstatt wie dargestellt Doppelbestimmungen, können auch Dreifach- oder allgemein Mehrfachbestimmungen gewählt werden. Die Anzahl der Teilproben ergibt sich aus der Anzahl der zu vergleichenden Methoden mal der Vielfachheit der Bestimmung. Im Beispiel: 3 Methoden × Doppelbestimmungen = 6 Teilproben. Eigentlich müßte jede Methode für jede Teilprobe die gleichen Werte liefern.
Der zufällige Fehler, d. h. die Präzision bzw. Reliabilität jeder Methode wird aus der Streuung zwischen den Werten der Mehrfachbestimmungen berechnet. Die Präzision bzw. Reliabilität z. B. der Methode B wird aus den Werten 1.3 versus 1.4, 2.3 versus 2.4, ..., p.3 versus p.4 ermittelt.
Für den systematischen Fehler, d. h. die Richtigkeit, lassen sich bei dieser Versuchsanordnung nur unverbindliche Hinweise gewinnen. Dazu werden die Doppel- bzw. Mehrfachbestimmungen zusammengemittelt. Weiter können alle von der Methode A im Versuch gelieferten Werte zu einem Gesamtmittel zusammengefaßt werden, ebenso wird für die anderen Methoden ein Gesamtmittel gebildet. Es bleibt aber ungeklärt, ob die Methoden mit großen Gesamtmitteln überschätzen und/oder die Methoden mit kleinen Gesamtmitteln unterschätzen und /oder alle Methoden falsch liegen.

Vergleich mit einer Referenzmethode zur Richtigkeitsbeurteilung. Eine Referenzmethode ist eine Bestimmungsmethode, die sowohl hinsichtlich Richtigkeit als auch Präzision besonders zuverlässig ist und auch als **»Goldstandard«** bezeichnet wird. Referenzmethode heißt die Methode, die von allen überhaupt verfügbaren Methoden die zuverlässigsten, »quasi wahren« Werte, d. h. **Referenzwerte** liefert. In der Praxis wird die Referenzmethode meist nicht angewendet, weil sie zu arbeitsaufwendig oder zu teuer ist oder eine besonders aufwendige Laborausstattung erfordert. Schließlich werden Referenzmethoden von besonders geschultem und besonders zuverlässigem Personal durchgeführt. Anstelle einer Referenzmethode können auch **Referenzproben** verwendet werden, die synthetisch hergestellt wurden und deren wahre Werte durch die Herstellung bekannt sind. Manchmal werden Referenzwerte auch intraoperativ, durch Biopsie oder postoperative Pathologie, zu einem späteren Zeitpunkt (epikritisch) oder durch Obduktion gewonnen. Die Beurteilung einer Bestimmungsmethode mit Hilfe einer Referenzmethode bzw. mit synthetischen Proben, deren wahre Werte bekannt sind, zeigt **S** A-**16**.

Vergleich mit einer Referenzmethode zur Richtigkeitsbeurteilung Eine **Referenzmethode** ist eine sehr aufwendige Bestimmungsmethode mit hoher Richtigkeit und Präzision. Eine **Referenzprobe** ist künstlich mit bekanntem Wert hergestellt.
Die **Richtigkeit einer Bestimmungsmethode** läßt sich durch Vergleich mit einer Referenzmethode oder durch Verwendung von Referenzproben ermitteln (**S** A-**16**).

Qualitätskontrolle im Labor. Bei Laborbestimmungen wird am Anfang und am Ende jeder Serie sowie nach jeder etwa 10. Probe eine **Kontrollprobe** eingefügt. Die Kontrollproben sind entweder gekauft und der wahre Wert wird mit großer Richtigkeit und Präzision vom Hersteller garantiert (**Referenzprobe**) oder aus einem in viele Teilproben aufgeteilten Pool selbst hergestellt. Bei **Pool-Proben** ist der wahre Wert nicht bekannt, nach einiger Zeit ergibt sich jedoch aus zahlreichen Bestimmungen ein **laborspezifischer Sollwert.** Die Ergebnisse der Kontrollproben werden in eine **Kontrollkarte** eingetragen (**S** A-**17**). Wird eine Kontrollprobe auffällig, so müssen alle Bestimmungen seit der letzten unauffälligen Kontrollprobe wiederholt werden. Außerdem läßt sich anhand der Eintragungen in der Kontrollkarte sehr gut rechtzeitig erkennen, wenn ein Laborverfahren »aus dem Ruder läuft«.

Zur **Qualitätskontrolle im Labor** werden laufend **Kontrollproben** untersucht und deren Ergebnisse in eine **Kontrollkarte** eingetragen (**S** A-**17**).

Synopsis A-16: Vergleich einer Bestimmungsmethode mit einer Referenzmethode

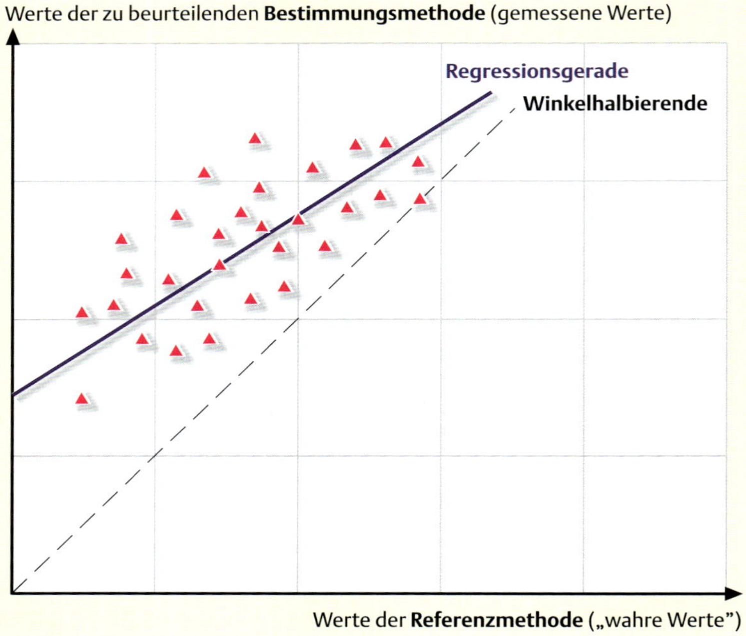

Zur Beurteilung einer Bestimmungsmethode wurden z. B. n = 30 Proben jeweils in 2 Teilproben geteilt und sowohl mit der zu beurteilenden Bestimmungsmethode als auch mit der Referenzmethode untersucht. Die so gewonnenen 30 Wertepaare sind als **bivariate Punktwolke** dargestellt, außerdem sind die **Regressionsgerade** und die **Winkelhalbierende** eingezeichnet. Liegen die Meßpunkte und damit die Regressionsgerade überwiegend oberhalb der Winkelhalbierenden, so liefert die Bestimmungsmethode zu große Werte; liegen die Meßpunkte und damit die Regressionsgerade vorwiegend unterhalb der Winkelhalbierenden, so unterschätzt die zu beurteilende Methode. Verläuft die Regressionsgerade flacher als die Winkelhalbierende (Steigung < 1), so werden kleine Werte relativ groß und große Werte relativ klein bestimmt. Ist umgekehrt die Regressionsgerade steiler als die Winkelhalbierende (Steigung > 1), so wird im oberen Meßbereich stärker über-, im unteren Meßbereich stärker unterschätzt. Im Idealfall fallen Regressionsgerade und Winkelhalbierende zusammen. Das Beispiel zeigt Werte einer Bestimmungsmethode, die generell zu große Werte liefert. Die Überschätzung ist jedoch im unteren Meßbereich stärker ausgeprägt als im oberen Meßbereich.

Synopsis A-17: Kontrollkarte zur Qualitätsüberwachung

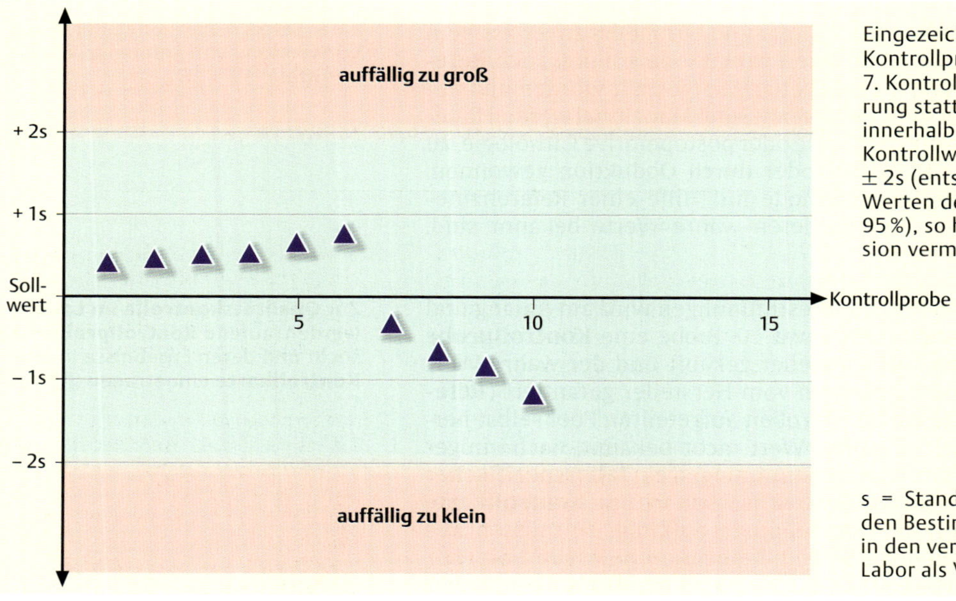

Eingezeichnet sind Werte von 10 Kontrollproben. Zwischen der 6. und 7. Kontrollprobe scheint eine Veränderung stattgefunden zu haben, die aber innerhalb der Toleranz liegt. Liegt ein Kontrollwert außerhalb von Sollwert ± 2s (entspricht bei normalverteilten Werten dem Streubereich von etwa 95 %), so hat sich die bisherige Präzision vermutlich verschlechtert.

s = Standardabweichung zwischen den Bestimmungen der Kontrollproben in den vergangenen Jahren in diesem Labor als Vorgabe für die Präzision

3.2 Diagnosefindung

Listenvergleich. Für jede Krankheit können die zugehörigen Symptome aufgelistet werden. Dabei kann man unterscheiden (A-**1**):
- **notwendige Symptome** müssen alle gegeben sein
- **hinweisende Symptome** müssen zwar nicht gegeben sein, deuten aber auf die Krankheit hin
- **gegenläufige Symptome** können ebenfalls gegeben sein, deuten aber auf eine andere Erkrankung hin
- von den **Ausschlußsymptomen** darf keines gegeben sein.

Anhand der gegebenen Symptome können mehrere Diagnosen möglich sein, insbesondere dann, wenn nur wenige und unspezifische Symptome beobachtet worden sind.

3.2 Diagnosefindung

Listenvergleich Zu einer Krankheit gibt es notwendige, hinweisende, gegenläufige und ausschließende **Symptome.**

A-1: Symptomliste am Beispiel des Diabetes mellitus

Notwendige Symptome:	▷ Glukosurie ▷ Nüchtern-Blutzucker > 6.7 mmol/l (= 120 mg/100 ml) an zwei verschiedenen Tagen
Hinweisende Symptome:	▷ Durst, ▷ Polyurie
Gegenläufige Symptome:	–
Ausschluß-Symptom:	▷ unauffälliger Glukose-Toleranztest

Beispiel für eine **Symptomliste**

Diagnosen-Symptome-Matrix. Faßt man die Symptomlisten mehrerer Diagnosen zu einer Tabelle zusammen, so entsteht die Diagnosen-Symptome-Matrix. Eine solche Matrix ist zur Differentialdiagnose von Krankheiten, die ähnliche Symptome haben, nützlich. S A-**18** gibt die formale Struktur einer solchen Matrix wieder.

Diagnosen-Symptome-Matrix Die Symptomlisten mehrerer Krankheiten lassen sich zu einer **Diagnosen-Symptome-Matrix** zusammenfassen (S A-**18**).

Synopsis A-**18: Struktur einer Diagnosen-Symptome-Matrix**

	S1	S2	S3	S4	.	.	.
Diagnose A	n	n	h	g	.	.	.
Diagnose B	n	h	n	a	.	.	.
Diagnose C	g	h	h	n	.	.	.
.	.	.	.	.	.	.	.
.	.	.	.	.	.	.	.
.	.	.	.	.	.	.	.

S1, S2, S3, ... Symptome
n = notwendiges Symptom
h = hinweisendes Symptom
g = gegenläufiges Symptom
a = Ausschluß-Symptom

Beispiel: Sind bei einem Patienten S1 und S4 gegeben und S2 und S3 nicht gegeben, so kann dieser Patient nach dieser Tabelle nur Diagnose C haben (bei Diagnose A fehlt S2, Diagnose B wird durch S4 ausgeschlossen). Allerdings ist dieser Patient ziemlich asymptomatisch für Diagnose C.
Die Matrix wird oft noch weiter vereinfacht, indem anstatt der 4 Stufen n, h, g, a nur die zwei Stufen gegeben/nicht gegeben verwendet werden.

Entscheidungsgraphen gehen nicht von den Diagnosen, sondern vom Prozeß der Diagnosefindung aus. Über mehrere Stufen werden neue Befunde oder Symptome erfragt, solange bis eine eindeutige Diagnose möglich ist. S A-**19** gibt ein vom Leitsymptom akuter linksthorakaler Schmerz ausgehendes stark vereinfachtes Beispiel für einen Entscheidungsgraphen.

In einem **Entscheidungsgraphen** ist der **Prozeß der Diagnosefindung** formalisiert.
S A-**19** gibt ein Beispiel für einen **Entscheidungsgraphen.**

Deterministische versus probabilistische Verfahren. Die bisher besprochenen Verfahren Listenvergleich, Diagnosen-Symptome-Matrix und Entscheidungsgraph arbeiten ohne Wahrscheinlichkeitsangaben und sind deshalb aus der Sicht der Statistik deterministische Verfahren. Deterministische Verfahren funktionieren nur in einfachen und klaren Situationen, in denen allerdings die Diagnosefindung auch leicht intuitiv formalisiert werden kann. Im Gegensatz zu den deterministischen Verfahren wird bei den probabilistischen Verfahren für jede der in Frage kommenden Diagnosen deren

Deterministische versus probabilistische Verfahren **Deterministische Verfahren** der Diagnosefindung sind ohne Wahrscheinlichkeitsangaben; Listenvergleich, Diagnosen-Symptome-Matrix und Entscheidungsgraph sind deterministisch. Bei **probabilistischen Verfahren** wird für jede in Frage kommende Diagnose deren Wahr-

Synopsis A-19: Beispiel für einen Entscheidungsgraphen ausgehend vom Leitsymptom akuter, linksthorakaler, nicht atemabhängiger Schmerz

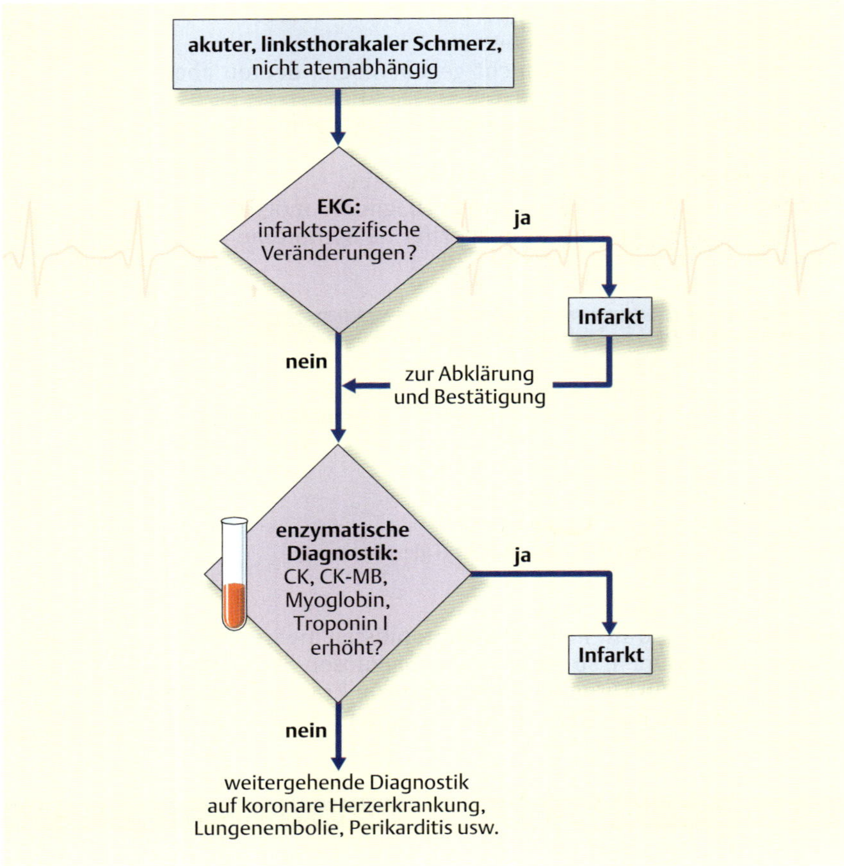

scheinlichkeit berechnet; Bayes-Verfahren und Diskriminanzanalyse sind probabilistisch.

Wahrscheinlichkeit berechnet. Der Anwender (Arzt) wird die Diagnose mit der höchsten Wahrscheinlichkeit wählen, erkennt aber gleichzeitig auch die Sicherheit dieser Diagnosefindung. Die wichtigsten probabilistischen Verfahren zur Unterstützung der Diagnose werden in den folgenden beiden Abschnitten besprochen.

Das **Bayessche Verfahren** benötigt die **A-priori-Wahrscheinlichkeiten der Krankheiten** und die **bedingten Wahrscheinlichkeiten, mit denen die Symptome bei den Krankheiten auftreten.** Es berechnet dann die Wahrscheinlichkeiten der Krankheiten, wenn bestimmte Symptome vorliegen (Beispiel *s.* S A-**20**).

Der **Bayessche Ansatz** geht zunächst von sogenannten **A-priori-Wahrscheinlichkeiten** aus, das sind die Wahrscheinlichkeiten, mit denen bestimmte Krankheiten in der Bevölkerung auftreten. Weiterhin sind **bedingte Wahrscheinlichkeiten** notwendig, und zwar die Wahrscheinlichkeiten für die einzelnen Symptome bei der jeweiligen Krankheit. Die Bayessche Formel gibt die bedingte Wahrscheinlichkeit unter umgedrehten Bedingungen, d.h. die Wahrscheinlichkeit einer Diagnose unter der Bedingung, daß ein bestimmtes Symptom gegeben ist. S A-**20** gibt dafür ein stark vereinfachtes Beispiel.

Die **Diskriminanzanalyse** betrachtet mehrere Symptome oder Merkmale gleichzeitig und liefert eine **multidimensionale Trennfunktion** (*s.* S A-**21**).

Diskriminanzanalyse. Ein häufiges Problem bei der Diagnostik ist, daß erst anhand mehrerer Symptome und quantitativer Merkmale eine Diagnose möglich ist. In S A-**21** ist ein Beispiel gegeben, bei dem die gleichzeitige Betrachtung von zwei Merkmalen eine Differentialdiagnose ermöglicht, während die separate Betrachtung jedes einzelnen der beiden Merkmale bei den meisten Fällen zu keiner Entscheidung führt. Das statistische Verfahren der Diskriminanzanalyse kann viele Merkmale gleichzeitig betrachten und eine **multidimensionale Trennfunktion** liefern.

Synopsis A-20: Beispiel für Diagnosewahrscheinlichkeiten nach Bayes

Das Beispiel beschränkt sich wegen der Kürze der Darstellung auf die Pädiatrie und auf die Diagnosen Vergiftung, Gastritis, Appendizitis.
Gegeben seien die **fiktiven A-priori-Wahrscheinlichkeiten** (die je nach Situation und Betrachtungsweise eine Inzidenz oder eine Prävalenz sind, *s. nächster Abschnitt*):

p (Vergiftung) = 0.5
p (Gastritis) = 0.3
p (Appendizitis) = 0.2

Gegeben seien die **Häufigkeiten des Symptoms** Erbrechen bei den 3 genannten Diagnosen (Sensitivität, dargestellt als bedingte Wahrscheinlichkeit) mit

p (Erbrechen | Vergiftung) = 0.4
p (Erbrechen | Gastritis) = 0.3
p (Erbrechen | Appendizitis) = 0.4

Nach *Bayes* ist: $$p(D_i | S) = \frac{p(S | D_i) \times p(D_i)}{\Sigma\, (p[S | D_i] \times p[D_i])}$$

Eingesetzt ergibt sich

$$p\,(\text{Vergiftung} \mid \text{Erbrechen}) = \frac{0.4 \times 0.5}{0.4 \times 0.5 + 0.3 \times 0.3 + 0.4 \times 0.2} = 0.54$$

$$p\,(\text{Gastritis} \mid \text{Erbrechen}) = \frac{0.3 \times 0.3}{0.4 \times 0.5 + 0.3 \times 0.3 + 0.4 \times 0.2} = 0.24$$

$$p\,(\text{Appendizitis} \mid \text{Erbrechen}) = \frac{0.4 \times 0.2}{0.4 \times 0.5 + 0.3 \times 0.3 + 0.4 \times 0.2} = 0.22$$

Erbricht sich also ein Patient und beschränkt man sich (unrealistischerweise!) auf dieses eine Symptom und die drei betrachteten Diagnosen, so liegt mit einer Wahrscheinlichkeit von 0.54 eine Vergiftung vor.

Prinzipielle Probleme. Bei der Unterstützung der Diagnosefindung mit statistischen und damit programmierbaren Verfahren gibt es eine Reihe prinzipieller Probleme. Zunächst ist das medizinische Lehrbuchwissen meist unformalisiert und noch durchaus lückenhaft. Bei einem erfahrenen Arzt besteht eine Wechselwirkung zwischen den Symptomen, die er sieht, und den Diagnosen, die er in Erwägung zieht. Diese Intuition kann ein maschinell-statistisches Verfahren kaum leisten. Schließlich stellt die Fülle der verschiedenen Krankheiten und Diagnosen einer maschinell-statistischen Unterstützung hohe Hürden in den Weg. Bisher eignen sich die Verfahren zur maschinellen und statistischen Unterstützung der Diagnosefindung dann, wenn in der **Differentialdiagnostik** nur noch wenige Diagnosen überhaupt in Frage kommen.

Prinzipielle Probleme Die **maschinellen Verfahren zur Diagnosefindung** haben als prinzipielle Probleme das meist unformalisierte Lehrbuchwissen, die fehlende Intuition und die große Anzahl der Symptome und Diagnosen. Sie eignen sich zum Finden der **Differentialdiagnose**.

3.3 Epidemiologische Kenngrößen

3.3 Epidemiologische Kenngrößen

Definition. Die Epidemiologie betrachtet nicht Einzelfälle, sondern Teile der Bevölkerung mit ihren Krankheiten und deren Risiko- und Schutzfaktoren.

◀ **Definition**

Inzidenz. Die Inzidenz ist die **Neuerkrankungsrate** einer bestimmten Diagnose. Sie bezieht sich auf einen Zeitraum, meist auf ein Jahr.

Inzidenz = Neuerkrankungsrate in einem Zeitraum

$$\text{Inzidenz} = \frac{\text{Anzahl der Neuerkrankungen im Zeitintervall}}{\text{Anzahl der unter Risiko Lebenden}}$$

Die Formulierung »unter Risiko« weist darauf hin, daß nicht immer durch die Anzahl der gesamten Bevölkerung geteilt wird. Die Inzidenz für z.B. Endometrium-Karzinom bezieht sich nur auf nicht-hysterektomierte Frauen in der Bevölkerung.

S Synopsis A-**21: Beispiel für die Trennfunktion einer Diskriminanzanalyse bei 2 Diagnosen (A, B) und 2 Merkmalen**

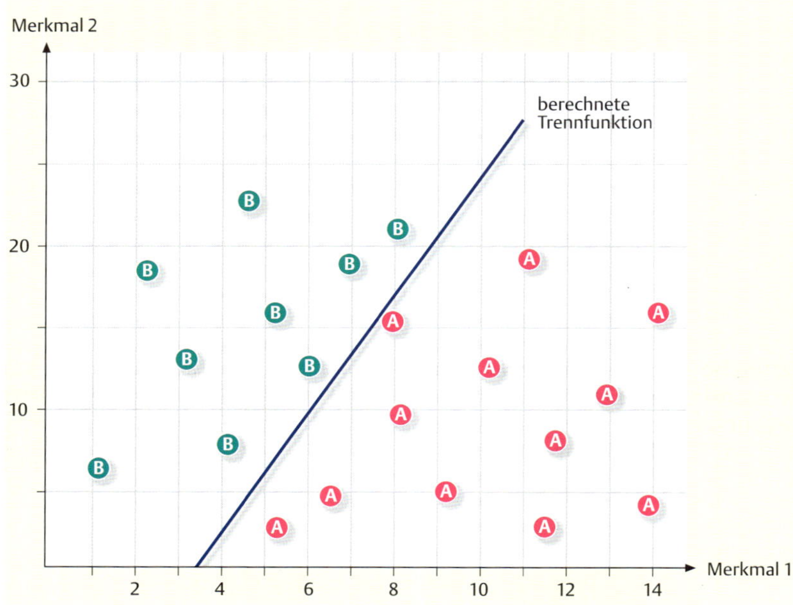

Die Werte der Merkmale 1 und 2 sind für die 12 Patienten mit Krankheit A mit Ⓐ, die Werte der 9 Patienten mit Krankheit B mit Ⓑ dargestellt. Das Merkmal 1 reicht bei Krankheit A von 5 bis 14, bei Krankheit B von 1 bis 8; wegen der Überlappung reicht Merkmal 1 für eine Differentialdiagnose zwischen Krankheit A und B nicht aus. Bei Merkmal 2 ist die Überlappung noch größer. Betrachtet man aber Merkmal 1 und Merkmal 2 gleichzeitig, so läßt sich eine Trennfunktion angeben, die (bei dieser aus Gründen der Übersichtlichkeit viel zu kleinen Fallzahl) bei allen insgesamt 21 Patienten die richtige Diagnose liefert.

Prävalenz = Krankenstand zu einem Zeitpunkt

Prävalenz ist der aktuelle **Krankenstand** für eine bestimmte Krankheit zu einem bestimmten Zeitpunkt (Stichtag).

$$\text{Prävalenz} = \frac{\text{Anzahl der Erkrankten am Stichtag}}{\text{Anzahl der unter Risiko Lebenden}}$$

Prävalenz ohne näheren Zusatz bedeutet die auf einen Zeitpunkt bezogene Prävalenz, die genauer »**Punkt-Prävalenz**« heißt. Bei chronischen Krankheiten mit unbeständigen Symptomen (z. B. Asthma, Allergien) ist auch die auf einen Zeitraum bezogene »**Perioden-Prävalenz**« zweckmäßig, die angibt, bei welchem Anteil von Personen die Krankheit innerhalb der Periode (z. B. ein Quartal) mindestens einmal manifest war.

Inzidenz, Prävalenz und mittlere Krankheitsdauer sind voneinander abhängig.

Bei langer **durchschnittlicher Krankheitsdauer** (z. B. Rheuma, Diabetes) ergibt sich auch bei geringer Inzidenz eine beachtliche Prävalenz. Umgekehrt nimmt mit abnehmender Krankheitsdauer (und konstanter Inzidenz) auch die Prävalenz ab.

$$\text{Prävalenz} = \text{Inzidenz} \times \text{mittlere Krankheitsdauer}$$

Morbidität = Inzidenz oder Prävalenz

Morbidität ist eine unpräzise Angabe über die Häufigkeit einer bestimmten Erkrankung. Anstatt Morbidität sollte man präzise entweder Inzidenz oder Prävalenz verwenden.

Differenzierung von Inzidenz und Prävalenz
- **roh = unkorrigiert**
- **kategorienspezifisch = aufgeschlüsselt** z. B. Frauen $\geq 50 \ldots < 60$ Jahre
- **standardisiert = umgerechnet** auf eine Standardbevölkerung.

Inzidenz und Prävalenz können noch differenziert werden:
- Die **rohe Inzidenz oder Prävalenz** gibt die unkorrigierten Werte der untersuchten Gruppe an.
- Die **kategorienspezifische Inzidenz oder Prävalenz** ist aufgeschlüsselt nach z. B. Alter und/oder Geschlecht.
- Eine **standardisierte Inzidenz oder Prävalenz** ist umgerechnet auf eine ganz bestimmte Standardbevölkerung, z. B. auf die Bevölkerung der Bundesrepublik Deutschland 1998.

Mortalität. Die Mortalität ist die Todesrate insgesamt oder die Todesrate an einer bestimmten Erkrankung. Sie ist bezogen auf einen bestimmten Zeitraum, meist ein Jahr. Sie bezieht sich auf eine Bevölkerung oder eine bestimmte Gruppe, die Gesunde und Kranke umfaßt, z. B. Mortalität der 6–10jährigen Großstadtkinder.

Mortalität = Todesrate einer Bevölkerung oder Gruppe in einem Zeitraum

$$\text{Mortalität} = \frac{\text{Anzahl der Todesfälle im Zeitintervall}}{\text{Anzahl der Beobachteten oder Bevölkerung}}$$

Letalität. Die Letalität bezieht sich immer auf eine bestimmte Krankheit und auf Erkrankte, z. B. Letalität bei Agranulozytose. Sie bezieht sich jedoch wie die Mortalität ebenfalls auf ein Zeitintervall.

Letalität = Todesrate bei einer bestimmten Erkrankung in einem Zeitraum

$$\text{Letalität} = \frac{\text{Anzahl der Todesfälle im Zeitintervall}}{\text{Anzahl der Erkrankten}}$$

Standardisierte Mortalität und Letalität. Wie bei Inzidenz und Prävalenz gibt es auch die **rohe**, die **kategorienspezifische** und die **standardisierte Mortalität und Letalität.** Hinzu kommt die **standardisierte Mortalitätsratio (SMR)**. Sie gibt das Verhältnis von tatsächlich beobachteter Fallzahl (im Zähler) und erwarteter Fallzahl (im Nenner) an. Für die erwartete Fallzahl wird angenommen, die untersuchte Gruppe hätte die gleiche Mortalität wie eine bekannte **Vergleichsgruppe oder Standardbevölkerung.** Eine SMR = 1 bedeutet gleiche Mortalität, eine SMR $>$ 1 eine erhöhte und eine SMR $<$ 1 eine geringere Mortalität in der Untersuchungsgruppe als in der Vergleichsgruppe.

Standardisierung Auch bei Mortalität und Letalität gibt es **rohe, kategorienspezifische und standardisierte Mortalität und Letalität. Die standardisierte Mortalitätsratio (SMR)** gibt an, um wievielmal größer die Mortalität in der Untersuchungsgruppe ist im Verhältnis zu einer Vergleichsgruppe oder Standardbevölkerung.

Risiko. Allgemein ist ein Risiko eine Wahrscheinlichkeitsangabe dafür, daß (innerhalb eines definierten Zeitintervalls) ein bestimmtes unerwünschtes Ereignis eintreten wird. Umgekehrt ist die Wahrscheinlichkeit für ein erwünschtes Ereignis eine **Chance**.
Alle bisher behandelten epidemiologischen Maßzahlen sind Größen zwischen 0 und 1 bzw. zwischen 0% und 100% und damit Risiken. Lediglich die Inzidenz kann bei Krankheiten, die bei einer Person nach Ausheilung immer wieder erneut auftreten können, im Prinzip größer als 1 werden. Wird jedoch das Zeitintervall, für das die Inzidenz angegeben wird, kleiner gewählt als die Zeit zwischen zwei Krankheits-Neuausbrüchen an der gleichen Person, so ist auch die Inzidenz eine Zahl zwischen 0 und 1.

Risiko = Wahrscheinlichkeit für ein bestimmtes (unerwünschtes) Ereignis

Relatives Risiko. Beim relativen Risiko (engl.: **relative risk**) werden zwei Risiken zueinander in Beziehung gesetzt, genauer: dividiert. Beispiel: Das (relative) Risiko, an Bronchialkarzinom zu erkranken, ist für männliche Raucher 10.8mal so groß wie für männliche Nichtraucher (*s. Sozialmedizin 1.4.1, S. 244*).

Das **relative Risiko** gibt an, mit welchem Faktor das Risiko für eine bestimmte Krankheit durch eine bestimmte Exposition multipliziert wird.

$$\text{Relatives Risiko} = \frac{\text{Risiko mit Risikofaktor}}{\text{Risiko ohne Risikofaktor}}$$

oder

$$\text{Risiko der Exponierten} = \text{Risiko der Nicht-Exponierten} \times \text{relatives Risiko}$$

Das relative Risiko gibt an, um wievielmal größer das Risiko für die Exponierten ist im Verhältnis zu den Nicht-Exponierten. Ein relatives Risiko von 1 bedeutet, daß die Exposition kein zusätzliches Risiko darstellt.

Odds Ratio (OR). In manchen Situationen läßt sich das relative Risiko nicht berechnen, aber das ähnliche Maß der Odds Ratio (OR).

Die **Odds Ratio (OR)** ist ein dem relativen Risiko ähnliches Maß. Es gibt Situationen, in denen die Odds Ratio berechnet werden kann, aber nicht das relative Risiko.

$$\text{Odds Ratio (OR)} = \frac{\dfrac{\text{exponierte Erkrankte}}{\text{exponierte Nichterkrankte}}}{\dfrac{\text{nicht-exponierte Erkrankte}}{\text{nicht-exponierte Nichterkrankte}}}$$

Bei kleinen Risiken ist die Odds Ratio eine gute Annäherung an das relative Risiko. Zur Veranschaulichung der Risiken *siehe* S A-**22**.

S Synopsis A-**22: Definition von Risiken, ausgehend von einer Vierfeldertafel**

	exponiert	**nicht exponiert**	Summe
erkrankt	a	b	a + b
nicht erkrankt	c	d	c + d
Summe	a + c	b + d	a + b + c + d

Erkrankungsrisiko der Exponierten $= \dfrac{a}{a+c}$

Erkrankungsrisiko der Nicht-Exponierten $= \dfrac{b}{b+d}$

Relatives Risiko $= \dfrac{\frac{a}{a+c}}{\frac{b}{b+d}} = \dfrac{a\,(b+d)}{b\,(a+c)}$

Odds Ratio $= \dfrac{\frac{a}{c}}{\frac{b}{d}} = \dfrac{a\,d}{b\,c}$

Zuschreibbares Risiko $= \dfrac{a}{a+c} - \dfrac{b}{b+d}$

Das **zuschreibbare Risiko** gibt an, welcher Summand dem Risiko für eine bestimmte Krankheit durch eine bestimmte Exposition hinzuaddiert wird.

Zuschreibbares Risiko. Sowohl dem relativen Risiko als auch dem zuschreibbaren Risiko (engl.: **attributable risk**) liegt zugrunde, daß auch Nicht-Exponierte, d. h. auch Personen ohne den betrachteten Risikofaktor, ein bestimmtes **Baseline-Risiko** haben. Das zuschreibbare Risiko gibt an, wieviel durch die Exposition bzw. den Risikofaktor dem Baseline-Risiko additiv hinzugefügt wird. Deshalb wird es auch **Überschußrisiko** genannt. Haben z. B. Nichtraucher ein Baseline-Risiko für Bronchialkarzinom von 0.46 ‰ und ist das dem Rauchen zuschreibbare Risiko für Bronchialkarzinom 4.5 ‰, so haben Raucher ein Bronchialkarzinomrisiko von 4.96 ‰.

Zuschreibbares Risiko
= Risiko der Exponierten – Risiko der Nicht-Exponierten

oder

Risiko der Exponierten
= Risiko der Nicht-Exponierten + zuschreibbares Risiko

Ist das zuschreibbare Risiko 0, so bewirkt die Exposition bzw. der Risikofaktor kein zusätzliches Risiko. Das Risiko ist dann für Exponierte und Nicht-Exponierte gleich.

Vergleich von relativem Risiko, Odds Ratio und zuschreibbarem Risiko

	Risiko der Untersuchungsgruppe bezogen auf die Vergleichsgruppe kleiner	gleich	größer
relatives Risiko	< 1	1	> 1
Odds Ratio	< 1	1	> 1
zuschreibbares Risiko	negativ	0	positiv

Ätiologischer Anteil. Der ätiologische Anteil gibt an, welcher Anteil von Erkrankten oder Verstorbenen eine bestimmte Ätiologie hat. Der ätiologische Anteil bezieht sich auf eine bestimmte Exposition oder einen bestimmten Risikofaktor. Der ätiologische Anteil z.B. beim Bronchialkarzinom für Rauchen ist 0.89, d.h. 89% aller Bronchialkarzinome sind durch das Rauchen bedingt.

Der **ätiologische Anteil** gibt an, welcher Anteil der Erkrankten oder Verstorbenen wegen einer bestimmten Exposition oder wegen eines bestimmten Risikofaktors erkrankt oder verstorben ist.

$$\text{Ätiologischer Anteil} = \frac{\text{relatives Risiko} - 1}{\text{relatives Risiko}} \times \frac{\text{Anzahl der exponiert Erkrankten}}{\text{Anzahl der Erkrankten}}$$

Ein Rechenbeispiel zum relativen und zum zuschreibbaren Risiko bei Kohortenstudien zeigt **S** A-**32** (*S. 93*). Die Berechnung der Odds Ratio und des ätiologischen Anteils bei Fall-Kontroll-Studien wird in *Abschnitt 5.7* (*S. 94*) und **S** A-**34** (*S. 96*) behandelt.

Indexwerte. Das Wort Index wird sehr uneinheitlich gebraucht und bedeutet kaum mehr als »Kenngröße«. Häufig soll ein Übermaß in einer normierten Form ausgedrückt werden. Dies erfolgt meist folgendermaßen:

Indexwerte **Index** heißt allgemein Kenngröße.

$$\text{Index} = \frac{\text{Istwert - Sollwert}}{\text{Sollwert}}$$

zum Beispiel:

◄ **Beispiel für Index**

$$\text{Übergewicht} = \frac{\text{Istgewicht - Sollgewicht}}{\text{Sollgewicht}} = \frac{100\text{ kg} - 60\text{ kg}}{60\text{ kg}} = 0.67 = 67\%$$

3.4 Systematische Fehler und ihre Elimination

Systematische Fehler bei Erhebungen und Registern. Meist ist eine medizinische Erhebung weder als **Totalerhebung** noch als Mikrozensus noch als strenge Zufallsstichprobe möglich. Totalerhebungen sind zu umfangreich und zu teuer oder die Grundgesamtheit ist nur hypothetisch definiert. **Mikrozensus** und **strenge Zufallsstichproben** lassen sich wegen organisatorischer Schwierigkeiten oder aus ethischen Gründen nicht gewinnen. Zwangsläufig entstehen dann bei den Erhebungen **Verzerrungen und systematische Fehler**. Solche systematischen Verzerrungen und Fehler (**Bias**) werden auch als **Störgrößen**, in der Epidemiologie als **Confounder** bezeichnet. Confounder sind somit verdeckte Größen, die die Ergebnisse von Erhebungen und Registern verfälschen und die Vergleichbarkeit von Gruppen beeinträchtigen.

3.4 Systematische Fehler und ihre Elimination

Systematische Fehler bei Erhebungen und Registern Präzise epidemiologische Kenngrößen zu ermitteln ist schwierig, teuer und oft sogar unmöglich.

Typische Confounder. Systematische Verzerrungen gibt es bei Krankheitsregistern, wenn nicht wirklich alle Fälle gemeldet werden. Ist z.B. die Meldequote bei stationären Patienten höher als bei ambulanten Patienten, so sind vermutlich die schweren Fälle im Register überrepräsentiert (**verzerrte Auswahl, selection bias**). Umgekehrt kann es aber z.B. auch sein, daß die besonders schweren Fälle im Register unterrepräsentiert sind, weil sie noch vor der stationären Aufnahme sterben (ebenfalls Selektions-Bias). Werden Patienten über früher eingenommene Arzneimittel, frühere Beschwerden, Befunde oder Krankheiten befragt, so vergessen sie oft, einige Medikamente, Beschwerden, Befunde und Krankheiten anzugeben (**Fehler durch Vergessen, recall bias**), d.h. die Anamnese wird systematisch unterschätzt. Das Ausmaß des Recall-Bias hängt natürlich auch von der Intensität der Befragung und vom Geschick des Interviewers ab (**Objektivität, observer bias**). Schließlich haben signifikante Ergebnisse bessere Chancen publiziert zu werden als nicht signifikante, d.h. in der Literatur sind signifikante Ergebnisse überrepräsentiert (**publication bias**). Betrachtet man also die publizierten Signifikanzniveaus (p-Werte) zusammenfassend, so sind sie – wegen der bevorzugten Publikation signifikanter Ergebnisse – in Wirklichkeit schlechter als angegeben.

Typische Confounder Systematische Verzerrungen entstehen oft durch selektierte Auswahl der Personen (**selection bias**), durch das Vergessen früherer Befunde, Krankheiten und Arzneimitteleinnahmen (**recall bias**), durch den Einfluß des Interviewers oder Beobachters (**observation bias**) und schließlich durch das bevorzugte Publizieren signifikanter Ergebnisse (**publication bias**).

Confounder sind oft auch Unterschiede in
- Geschlechts- und Altersverteilung
- sozioökonomischem Status
- ethnischen Besonderheiten
- Lebensstil.

Weitere wichtige Confounder. In epidemiologischen Studien entsteht Confounding oft durch unterschiedliche **Geschlechts- und Altersverteilung**, ungleichen **sozio-ökonomischen Status**, ethnische Besonderheiten usw. Eine bekannte Störgröße ist auch das **Rauchen**. Zeigt eine Erhebung einen Zusammenhang zwischen z. B. Alkoholkonsum und der Häufigkeit von Bronchialkarzinomen, so kann das daran liegen, daß Personen mit geringem Alkoholkonsum oft Nichtraucher und umgekehrt Personen mit erhöhtem Alkoholkonsum häufig Raucher sind und in Wirklichkeit nicht der Alkohol, sondern das Rauchen die Entstehung von Bronchialkarzinomen begünstigt.

Beispiel wie ein Confounder einen Zusammenhang vortäuschen kann.

In diesem Beispiel ist Rauchen ein Confounder, der einen Zusammenhang von Alkohol und Bronchialkarzinom vortäuschen kann.

Der **Healthy Worker Effect** entsteht dadurch, daß Beschäftigte, um ihrer Arbeit nachgehen zu können, im Durchschnitt gesünder sind als die Gesamtbevölkerung, die auch Kranke einschließt.

Healthy Worker Effect. In der Arbeitsmedizin dürfen in Studien über die Auswirkungen von Arbeitsplatzbedingungen auf die Gesundheit die Beschäftigten nicht mit der Gesamtbevölkerung oder einer Stichprobe daraus verglichen werden. Um ein Arbeitsverhältnis zu haben und um am Tag der Erhebung am Arbeitsplatz erscheinen zu können – zumal an einem gesundheitsbelastenden Arbeitsplatz – müssen die Beschäftigten zumindest einigermaßen gesund sein, während die Gesamtbevölkerung auch kranke und wenig belastbare Personen umfaßt. Der healthy worker effect ist ein Spezialfall des **selection bias. Beispiel:** Langjährig im Dreischichtbetrieb Beschäftigte haben weniger Magen-Darm-Probleme als Anfänger im Dreischichtbetrieb, weil die Krankheitsanfälligen diese Tätigkeit wieder verlassen.

Beispiel für Healthy Worker Effect als Selektions-Bias.

Elimination von Störgrößen Störgrößen bei der Datengewinnung ausschalten! Falls dies nicht möglich ist, können sie nachträglich – teilweise und eingeschränkt – rechnerisch eliminiert werden.

Elimination von Störgrößen. Ideal ist es, wenn bei der Datenerhebung alle – bekannten! – Störgrößen ausgeschaltet werden können. Leider ist dies oft nicht möglich. Deshalb besteht der Wunsch, Confounder nachträglich – wenigstens teilweise und so gut es geht – »herauszurechnen«, zu eliminieren. Dazu wird die Auswirkung des Confounders geschätzt, und dann werden die Daten oder Ergebnisse entsprechend korrigiert.

Bei der **Standardisierung** wird eine gemessene **qualitative Störgröße,** die einen systematischen Fehler bewirkt, rechnerisch eliminiert.

Standardisierung. Die einfachste Form einer nachträglichen Korrektur eines bekannten systematischen Fehlers wird als Standardisierung bezeichnet. Die Vorgehensweise bei der Standardisierung wird am folgenden Beispiel erläutert: Eine fiktive Erhebung über die Häufigkeit von Schnupfen in dem eben zu Ende gegangenen Monat November erbrachte folgende Rohergebnisse:

Beispiel für Standardisierung

		Männer	Frauen	Summe
Schnupfen	ja	31	9	40
	nein	28	32	60
Summe		59	41	100

Daraus ergibt sich eine durchschnittliche Schnupfenhäufigkeit von 40%. Die zugrundeliegende Bevölkerung besteht jedoch zu 48% aus Männern und zu 52% aus Frauen. In der Erhebung waren somit Männer überrepräsentiert. Bei der Standardisierung wird die Befundquote für Männer und Frauen getrennt bestimmt und dann in dem Anteil, wie die beiden Geschlechter in der Bevölkerung vertreten sind, zuammengefaßt.

	Anteil mit Schnupfen in der Erhebung	Anteil in der Bevölkerung	Standardisierter Anteil mit Schnupfen
Männer	31/59	0.48	$\frac{31}{59} \times 0.48 = 0.25$
Frauen	9/41	0.52	$\frac{9}{41} \times 0.52 = 0.11$
Bevölkerung insgesamt			0.36

Hätte man eine hinsichtlich Geschlecht unverzerrte Stichprobe aus der Bevölkerung gezogen und hätten die dann befragten Männer und Frauen die gleichen Antworten gegeben wie die Männer und Frauen, die tatsächlich befragt worden sind, so hätte sich in der Erhebung eine Schnupfenhäufigkeit von 36% ergeben.

Der Vorgang der Standardisierung ist nichts weiter als die Umrechnung der verzerrten Erhebungsergebnisse auf die Bevölkerung. Die Standardisierung der Mortalität zur standardisierten Mortalitätsratio (SMR) ist bereits auf *S. 63* dargestellt. Anstatt Standardisierung wird gelegentlich auch die Bezeichnung **Poststratifikation** verwendet, zur Schichtung *s. Abschnitt 4.3 (S. 70)*.

Poststratifikation = Standardisierung

Weitere Eliminationsverfahren. Läßt sich eine quantitative Störgröße zwar messen, aber nicht konstant halten (z.B. Luftfeuchtigkeit im Freien, Alter des Patienten) und soll der Einfluß dieser Störgröße nachträglich rechnerisch entfernt werden, so wird diese Störgröße als **Kovariate** bezeichnet. Zur Elimination der Kovariaten prüft man zunächst deren Einfluß auf die ebenfalls quantitative Zielgröße mit einer meist linearen Regression. (Verfahren aus der Biomathematik, bei dem von einem als x bezeichneten Merkmal auf ein als y bezeichnetes Merkmal geschlossen wird.) Dann werden alle Einzelwerte der Zielgröße mit der Formel der Regressionsgeraden korrigiert entsprechend dem beim einzelnen Fall ermittelten Wert der Kovariaten.
Alle Verfahren zur nachträglichen Elimination von Störgrößen sind nicht unproblematisch und kaum mehr als ein Notbehelf. Viel aussagekräftiger ist es, die Störgrößen durch eine geeignete Studien- und Versuchsplanung konstant zu halten – falls möglich.

Weitere Eliminationsverfahren Will man eine **quantitative Störgröße** rechnerisch eliminieren, so betrachtet man sie als **Kovariate.**

Interpretation von Erhebungen. Häufig haben Erhebungen und epidemiologische Studien viele Störgrößen, können deshalb von vielen Seiten betrachtet werden und liefern dabei unterschiedliche Ergebnisse. Je mehr Daten erhoben werden und je unsystematischer die Erhebung erfolgte, desto mehr Interpretationsmöglichkeiten stehen offen. Deshalb sollte man sich um einfache Fragestellungen bemühen und dazu eine überlegte und durchdachte biometrische Studien- und Versuchsplanung entwickeln. Die gesamten Abschnitte 4 und 5 dienen diesem Zweck.

Interpretation von Erhebungen
Erhebungen und epidemiologische Studien brauchen eine sorgfältige **biometrische Studien- und Versuchsplanung,** sonst sind die Ergebnisse nicht eindeutig zu interpretieren.

Interpretation statistischer Zusammenhänge. Bei statistisch nachgewiesenen Zusammenhängen ist oft unklar, was Ursache und was Wirkung ist. **Beispiel:** Männliche Nichtraucher älter als 65 Jahre, die täglich (spazieren) gehen, leben länger als vergleichbare Männer ohne Spaziergänge (statistischer Zusammenhang). Außerdem gilt, je länger die Spaziergänge sind, desto höher ist die altersstandardisierte Lebenserwartung (»Dosis«-Wirkungs-Beziehung). Trotzdem: Es bleibt unklar, ob spazieren gehen gesund erhält, oder ob die Gesunden (und damit die mit besserer Prognose) länger spazieren gehen (können). Vermutlich gilt beides.

Statistische Zusammenhänge lassen meist offen, was Ursache und was Wirkung ist. **Beispiel:** Ältere Männer, die viel gehen, leben länger. Frage: Verlängert Gehen das Leben oder gehen Gesunde länger?

> ▶ ***Merke.*** Statistische Zusammenhänge sind bestenfalls ein Hinweis, keinesfalls ein Beweis für Kausalität. Der Nachweis einer Ursache-Wirkungs-Beziehung setzt eine Interventionsstudie voraus (*s. S. 97*).

◀ **Merke**

Als hilfreich für die **Beurteilung eines Kausalzusammenhangs** hat sich ein schon lange bekannter **Kriterienkatalog** (*Bradford-Hill*, 1965) erwiesen:
- Konsistenz – gibt es wiederholte Beurteilungen durch verschiedene Untersuchungen an verschiedenen Populationen?
- Stärke der Assoziation – wie groß ist das Risiko?
- Spezifität – ist der Effekt spezifisch oder gibt es weitere bekannte Ursachen?
- Zeitabfolge – geht die Exposition dem Effekt voraus?
- biologischer Gradient – gibt es eine Dosis-Wirkungs-Beziehung?
- Plausibilität – ist der Effekt glaubhaft und vorhersagbar?
- Kohärenz – »verträgt« sich das Ergebnis mit anderen wissenschaftlichen Daten?
- Analogie – haben ähnliche Substanzen ähnliche Auswirkungen?
- experimentelle Evidenz.

Diese Kriterien sind Hilfen, die nicht immer anwendbar oder erfüllbar sind.

Ein **Kriterienkatalog zur Beurteilung der Kausalität eines statistischen Zusammenhangs** fragt nach:
- Konsistenz
- Stärke der Assoziation
- Spezifität
- Zeitabfolge
- Dosis-Wirkungs-Beziehung
- Plausibilität
- Kohärenz
- Analogie
- experimentelle Evidenz

4 Statistische Vergleichbarkeit

4.1 Wiederholen und Vergleichen

Grundsätze der Statistik Eine **statistische Betrachtung ist notwendig,** wenn bei Wiederholungen trotz gleicher Bedingungen variierende Ergebnisse entstehen. Deshalb muß eine ganze **Gruppe** gleichartiger **Fälle** untersucht werden.

Vergleichs- oder Kontrollgruppe Neben dem **Wiederholen** ist das **Vergleichen** der zweite **Grundsatz der Statistik.**

Für die **Therapieerprobung** ist eine **Vergleichsgruppe** unerläßlich. Eine Vergleichsgruppe ohne aktive Therapie heißt **Kontrollgruppe** und wird zum **Wirksamkeitsnachweis** verwendet. Beim **Überlegenheitsnachweis** erhält die Vergleichsgruppe die bisherige Standardtherapie.

Einfluß-, Stör- und Zielgrößen **Modell:** Die **Zielgröße** wird durch die **Einflußgröße(n),** leider aber auch durch **Störgrößen** bestimmt. Bei therapeutischen Studien sind ein Medikament, eine Dosis oder eine Operationstechnik die Einflußgröße, Zielgröße ist der Therapieerfolg. Bei epidemiologischen Studien ist die Einflußgröße eine Noxe, eine Exposition, eine Arbeitsbedingung oder ein Risikofaktor, Zielgröße ist das Auftreten einer Krankheit. **Störgrößen, Begleitvariablen** sollte man bei allen Fällen möglichst konstant halten. Ist dies nicht möglich, so sollte man sie messen und rechnerisch eliminieren.

4 Statistische Vergleichbarkeit

4.1 Wiederholen und Vergleichen

Grundsätze der Statistik. Die Statistik beschäftigt sich mit Dingen, die manchmal, gelegentlich, häufig oder selten eintreten **(stochastische, zufällige Ereignisse)**. Sie beschäftigt sich nicht mit Dingen, die bei gegebenen Bedingungen nie eintreten oder immer eintreten **(determinierte Ereignisse).** Weiterhin beschäftigt es die Statistik, wenn unter gleichen Bedingungen mal größere, mal kleinere Werte erreicht werden. Entsteht unter den gleichen Bedingungen immer der praktisch gleiche Meßwert, so ist die Statistik entbehrlich. Die Statistik beschäftigt sich also mit Dingen, die variieren. Deshalb genügt es nicht, einmalig zu beobachten oder zu messen; vielmehr muß unter den gleichen Bedingungen wiederholt beobachtet oder gemessen werden. **Die Anzahl der Wiederholungen heißt Fallzahl.** Die Fälle, die unter den gleichen Bedingungen beobachtet bzw. gemessen wurden, bilden eine **Gruppe.**

Vergleichs- oder Kontrollgruppe. Meist ist es reizlos, nur eine einzige Gruppe zu beobachten bzw. zu messen. Gewiß, es mag z.B. für den Direktor der Frauenklinik interessant sein, daß in seinem Haus die perinatale Todesrate 4.1‰ beträgt. Reizvoll wird diese Aussage erst, wenn er weiß, wie hoch die perinatale Todesrate in anderen Kliniken ist und er damit beurteilen kann, ob die eigene Klinik eine größere oder kleinere Rate als andere vergleichbare Kliniken hat. Deshalb legt man bei der Statistik großen Wert auf eine oder mehrere **Vergleichsgruppen.**
Ganz besonders wichtig ist eine Vergleichsgruppe bei der Therapieerprobung. Soll für eine neue Therapie oder ein neues Medikament ein **Wirksamkeitsnachweis** geführt werden, so erhält die eine Gruppe von Patienten die neue Therapie bzw. das neue Medikament, die andere Gruppe erhält keine spezifische Therapie bzw. kein spezielles Medikament. Diese Art der Vergleichsgruppe heißt **Kontrollgruppe.** Gibt es für eine bestimmte Krankheit bereits eine anerkannt wirksame Therapie, so ist für die neue Therapie nicht ein Wirksamkeits-, sondern ein **Überlegenheitsnachweis** zu führen. Dabei erhalten die Patienten der Versuchsgruppe wiederum die neue Therapie bzw. das neue Medikament, die Vergleichsgruppe die bisherige Therapie, das bisher eingeführte Medikament.
Gelegentlich gibt es auch andere Versuchsanordnungen. Will man von mehreren neuen experimentellen Therapien herausfinden, welche die aussichtsreichste ist, so können – etwa in einem Tierversuch – mehrere neue Therapien untereinander verglichen werden. Auch bei Studien zur Dosisfindung oder wenn mehrere Varianten der neuen Therapie geprüft werden, werden Studien mit mehr als zwei Gruppen entworfen.

Einfluß-, Stör- und Zielgrößen. Bei einer Untersuchung geht man von folgendem **Modell** aus:

Zielgröße = Funktion (Einflußgröße(n), Störgrößen)

Die Gruppen werden hinsichtlich der **Zielgröße** miteinander verglichen; die häufigste Zielgröße ist der erreichte Therapieerfolg, z.B. die erreichte Blutdrucksenkung, ob eine Infektion aufgetreten ist, ob der Patient überlebt hat. **Einflußgröße ist die Sache, deren Wirkung untersucht werden soll.** Werden zwei Arzneimittel miteinander verglichen, so sind diese die Einflußgröße, wird ein Arzneimittel in verschiedenen Dosen gegeben, so sind die Dosen Einflußgrößen. Studien mit mehr als einer Einflußgröße, sogenannte faktorielle Studien, sind schwierig und müssen besonders sorgfältig geplant werden.
Leider hängt die Zielgröße nicht nur von der Einflußgröße, sondern auch von zahlreichen bekannten (aber nicht steuerbaren) und unbekannten **Störgrößen** ab. Eine Störgröße, auch als **Begleitvariable** bezeichnet, kann man nur ausschalten, indem man sie in allen Gruppen bei allen Fällen möglichst

konstant hält. Ist dies nicht möglich, sollte man bei jedem Fall (Patienten) die Störgröße messen und – so gut es geht – ihren Einfluß schätzen und rechnerisch eliminieren (»herausrechnen«)..
Bei der Ermittlung der mathematischen Funktion zwischen Einflußgröße und Zielgröße beschränkt man sich oft von vornherein auf eine lineare Funktion. Meist verzichtet man sogar ganz darauf, die Funktion zu ermitteln, d.h. es wird nur untersucht, **ob** die Einflußgröße die **Zielgröße** beeinflußt, aber nicht, **wie** der Zusammenhang zwischen Einflußgröße und Zielgröße ist.

Meist beschränkt man sich darauf, festzustellen, **ob** die Einflußgröße die Zielgröße beeinflußt oder nicht und verzichtet von vornherein darauf, die mathematische Funktion zu ermitteln, **wie** die Einflußgröße die Zielgröße beeinflußt.

Beispiel. Bei einem Typ-II-Diabetiker ist die Zielgröße Blutzuckerspiegel eine Funktion der verordneten Medikamente als Einflußgröße (weil deren Einfluß, deren Wirkung untersucht werden soll) sowie der Störgrößen Nahrungsaufnahme, körperliche Aktivität, aktuelle körperliche Verfassung usw. weil der Arzt diese nicht oder nur eingeschränkt steuern kann.

◀ **Beispiel für Einfluß-, Stör- und Zielgröße**

4.2 Struktur-, Behandlungs- und Beobachtungsgleichheit

4.2 Struktur-, Behandlungs- und Beobachtungsgleichheit

Vermengte Effekte. Vergleicht man zwei Gruppen, z.B. zwei Gruppen, die verschiedene Therapien erhalten haben, so möchte man Unterschiede im Therapieerfolg (Zielgröße) nicht nur feststellen, sondern auch wissen, wodurch die Unterschiede bedingt sind. Unterscheiden sich die zu vergleichenden Gruppen in nur einer Hinsicht, in nur einem einzigen Punkt, so kann nur dieser den Unterschied bewirkt haben. Unterscheiden sich die Gruppen jedoch in mehrerer Hinsicht, so spricht man von vermengten Effekten und es bleibt unklar, wodurch ein beobachteter Unterschied entstanden ist.

Vermengte Effekte Unterscheiden sich Gruppen in mehr als einer Hinsicht, so kann das Ergebnis des Vergleichs mehrere Gründe haben und wegen der vermengten Effekte nicht schlüssig interpretiert werden.

Beispiel: Vergleicht man den Vitalstatus der Neugeborenen (Apgar-Score als Zielgröße) von Erstgebärenden, die an einem Schwangerschaftsgymnastik-Kurs teilgenommen haben, mit dem Vitalstatus von Neugeborenen, deren erstgebärende Mütter nicht an der Schwangerschaftsgymnastik teilgenommen haben, so läßt sich ein beobachteter Unterschied im Apgar-Score nicht als Erfolg der Schwangerschaftsgymnastik interpretieren. Es ist naheliegend, daß Schwangere, die an der Schwangerschaftsgymnastik teilnehmen, in vieler Hinsicht gesundheitsbewußter leben und sich selbst und ihrem Kind zuliebe tendenziell weniger rauchen, weniger Alkohol trinken, sich einer gesünderen Ernährung befleißigen, d.h. die Teilnahme an der Schwangerschaftsgymnastik ist vermengt mit bewußterer Ernährung, gesünderer Lebensweise usw. Deshalb kann anhand dieser Beobachtung nicht festgestellt werden, ob ein eventuell höherer Vitalstatus durch die Schwangerschaftsgymnastik oder durch das ausgeprägtere Gesundheitsbewußtsein dieser Mütter entstanden ist.

◀ **Beispiel für vermengte Effekte**

Aufgabe einer statistischen – oder wie man auch sagt – **biometrischen Studien- und Versuchsplanung** ist es, vermengte Effekte zu vermeiden und damit die Ergebnisse interpretierbar zu machen.
Auch dann, wenn sich zwischen den Gruppen kein Unterschied zeigt, kann bei vermengten Effekten dieser Nicht-Unterschied nicht interpretiert werden. Es könnte sein, daß der eine Effekt die Gruppe A favorisiert, der andere Effekt die Gruppe B, und daß beide Effekte sich gegenseitig neutralisieren.

Die biometrische Studien- und Versuchsplanung vermeidet vermengte Effekte und macht damit die Ergebnisse interpretierbar.

Statistische Vergleichbarkeit. Zwei oder mehrere Gruppen sind untereinander vergleichbar, wenn sie »gleich« sind. Gleich ist hier nicht im mathematischen **(genau gleich)**, sondern im statistischen Sinne **(statistisch gleich)** zu verstehen.

Statistische Vergleichbarkeit Zu unterscheiden ist »gleich« in mathematischer (»genau gleich«) und statistischer (»statistisch gleich«) Bedeutung.

> ***Merke.*** Gleich im statistischen Sinne bedeutet, daß sich die Gruppen möglichst wenig, jedoch höchstens zufällig unterscheiden.

◀ **Merke**

Die statistische Vergleichbarkeit muß sowohl bei der Struktur der Gruppen als auch bei der Behandlung als auch der Beobachtung gegeben sein.

Strukturgleichheit bezieht sich auf die Zusammensetzung der Gruppen, d. h. daß die Gruppen bei Studienbeginn vergleichbar sind.

Strukturgleichheit bedeutet, daß die Gruppen in ihrer Zusammensetzung gleich sind, sich also vor Versuchsbeginn möglichst wenig, jedoch höchstens zufällig unterscheiden. Beispiel: Haben bei der untersuchten Krankheit Männer die schlechtere Prognose als Frauen, dann sollte der Anteil der Männer in allen Gruppen möglichst gleich sein. Altersverteilung, Geschlecht, Krankheitsdauer, Differentialdiagnose, Motivation der Patienten usw. sind wichtige Aspekte der Strukturgleichheit.

Die **Behandlungsgleichheit** fordert, daß alle Patienten in allen Gruppen möglichst in allen Details gleich behandelt werden, ausgenommen die Einflußgröße.

Unter ***Behandlungsgleichheit*** versteht man, daß die Patienten aller Gruppen gleich behandelt werden, ausgenommen die zu untersuchende Einflußgröße. Eine Therapie ist stets eine komplexe Vorgehensweise, die aus Medikamenten, Zuwendung des Arztes, Pflege, Herausnahme des Patienten aus seiner Arbeitsumgebung, Motivation des Patienten usw. besteht. Auch bei der Arzneimittelprüfung werden nicht Medikamente, sondern Therapien verglichen. Um die Behandlungsgleichheit zu erreichen, müssen also alle Komponenten der Therapie bis hin – ich übertreibe nur geringfügig – zum Lächeln der Krankenschwester einheitlich festgelegt und durchgeführt werden.

Um **Beobachtungsgleichheit** zu erreichen, müssen alle Patienten in allen Gruppen, auch in der Vergleichs- oder Kontrollgruppe, nach dem gleichen Schema mit den gleichen Details untersucht und beobachtet werden.

Beobachtungsgleichheit ist gegeben, wenn die Patienten aller Gruppen gleichermaßen und gleich intensiv beobachtet werden. Sowohl Therapieerfolg als auch Therapiemißerfolg als auch unerwünschte Ereignisse müssen mit gleichem Ernst und gleicher Sorgfalt in allen Gruppen erhoben werden. Dies gilt insbesondere dann, wenn die Vergleichsgruppe gar keine ernsthafte Therapie erhält. Naheliegend ist es, daß Patienten, die öfters befragt werden, mehr unerwünschte Ereignisse berichten als Patienten, die seltener einbestellt werden, auch dann, wenn in Wirklichkeit keine unerwünschten Arzneimittelwirkungen bestehen.

Notwendigkeit der Versuchsplanung
Statistische Vergleichbarkeit erfordert sowohl Struktur- als auch Behandlungs- als auch Beobachtungsgleichheit. Diese Voraussetzungen für die Interpretation der Studienergebnisse lassen sich nur durch biometrische Studien- und Versuchsplanung erreichen. Mängel in der Studien- und Versuchsplanung lassen sich im nachhinein nicht mehr beheben.

Notwendigkeit der Versuchsplanung. Nur wenn in einer Studie Struktur-, Behandlungs- und Beobachtungsgleichheit erreicht wurden, lassen sich die gewonnenen Ergebnisse interpretieren. Unterscheiden sich die Gruppen entweder in ihrer Zusammensetzung, wurden sie ungleich behandelt oder unterschiedlich intensiv beobachtet, so sind die Ergebnisse der gesamten Studie wertlos, die Studie wurde vergeblich durchgeführt. Ein Mangel in der Versuchsplanung ist also viel gravierender als etwa ein Mangel in der Auswertung; wird ein Mangel in der Auswertung entdeckt, so wird einfach die Auswertung in richtiger Form wiederholt. Ein gutes Studiendesign erfordert umfangreiche Fachkenntnisse aus dem bearbeiteten Sachgebiet, Kenntnisse aus der Statistik und ist sehr wohl eine wissenschaftliche Leistung. Je mehr Mühe sich jemand bei der Versuchsplanung gibt, desto sicherer und desto leichter lassen sich die gewonnenen Ergebnisse interpretieren.

4.3 Schichtung und Randomisation

4.3 Schichtung und Randomisation

Synonyme ▶

Synonyme zu Schichtung: Blockbildung, Stratifizierung
Synonyme zu Randomisation: Randomisierung, Zufallszuteilung, streng zufällig zuteilen

Strukturgleichheit erreicht man durch **Schichtung und Randomisation.** Die **Randomisation** bewirkt, daß sich die Gruppen hinsichtlich aller bekannter und unbekannter Störgrößen höchstens zufällig unterscheiden.

Wie erreicht man Strukturgleichheit? Um Strukturgleichheit zu erreichen, gibt es zwei Techniken: Durch Schichten wird erreicht, daß sich die Gruppen möglichst wenig, durch Randomisieren, daß sie sich höchstens zufällig unterscheiden. Durch Schichten werden einige wenige bekannte Störgrößen eliminiert, durch Randomisieren sowohl bekannte als auch unbekannte Störgrößen. Somit ist Randomisieren besonders wichtig.

Merke ▶

> ▶ ***Merke.*** Randomisation muß sein, Schichtung soll sein, um Strukturgleichheit zu erreichen.

Schichtung oder Blockbildung. Wenn bekannt ist, daß eine bestimmte vorab meßbare Störgröße die Zielgröße (den Therapieerfolg) erheblich beeinflußt, dann will man es nicht dem Zufall überlassen, ob diese Störgröße in allen Gruppen gleichermaßen auftritt. Vielmehr wird man bei der Zuteilung der Fälle auf die Gruppen darauf achten, es erzwingen, daß die Störgröße alle Gruppen gleichermaßen betrifft.

Durch **Schichtung** wird erreicht, daß sich die Gruppen hinsichtlich einiger weniger bekannter Störgrößen möglichst wenig unterscheiden.

Beispiel. Angenommen, in eine Therapiestudie werden insgesamt 80 Patienten, davon 70 mit Schweregrad I und 10 Patienten mit Schweregrad II und damit erheblich schlechterer Prognose aufgenommen. Dabei könnte es wegen der Seltenheit des Schweregrads II rein zufällig geschehen, daß die eine Gruppe z.B. 8 Patienten, die andere Gruppe aber nur 2 Patienten mit Schweregrad II enthält. Das würde die Strukturgleichheit beeinträchtigen. Deshalb wird man es in dieser Studie nicht dem Zufall überlassen, wie hoch der Anteil der Patienten mit Schweregrad II in der Versuchsgruppe und in der Vergleichsgruppe ist; vielmehr wird man nach Schweregrad schichten. Dazu werden zunächst die 70 Patienten mit Schweregrad I auf die zwei Gruppen aufgeteilt, dann die 10 Patienten mit Schweregrad II. Somit enthält dann jede Gruppe genau 5 Patienten mit Schweregrad II. Diese getrennte Zuteilung nennt man **Schichten, Stratifizieren** oder **Blöcke bilden.** Im Beispiel wurde nach Schweregrad geschichtet. Häufige andere Schichtungskriterien sind Geschlecht, Altersklasse, Stadium einer Erkrankung, Differentialdiagnose, behandelnde Klinik und bestehende Komplikationen.

◀ **Beispiel für Schichtung**

Anzahl der Schichten. In einer Studie kann auch nach mehreren Kriterien geschichtet werden, z.B. kann gleichzeitig nach drei Differentialdiagnosen (etwa akute lymphatische Leukämie, akute myeloische Leukämie und akute undifferenzierte Leukämie) sowie nach dem Infektionsstatus (mit Infektion, ohne Infektion) geschichtet werden. In diesem Beispiel treten dann insgesamt $3 \times 2 = 6$ Schichten auf: ALL mit Infektion, ALL ohne Infektion, AML mit Infektion usw. Die **Gesamtzahl der Schichten ist das Produkt aus der Anzahl der Ausprägungen der Schichtungskriterien.**
In einer Studie darf die Anzahl der Schichten nicht zu groß werden, in jeder Schicht und jeder Gruppe müssen mehrere Fälle sein. Deshalb können nur die zwei oder drei wichtigsten Störgrößen als Schichtungskriterien verwendet werden.

Anzahl der Schichten Wird nach **mehreren Störgrößen** geschichtet, so ergibt sich die Gesamtzahl der Schichten durch Multiplikation. Weil in jeder Schicht mehrere Fälle sein müssen und die Gesamtzahl der Patienten in der Studie begrenzt ist, **kann nur nach wenigen, besonders wichtigen Störgrößen geschichtet werden.**

Randomisieren ist das streng zufällige Zuteilen von Fällen in die Gruppen, wodurch Strukturgleichheit erreicht wird. **»Zufällig«** heißt umgangssprachlich oft auch »ungeplant« oder »man hat sich nichts dabei gedacht«.

Randomisieren Randomisiert wird mit einem strengen Zufallsmechanismus, meist mit von EDV-Programmen erzeugten **Zufallszahlen.**

> ▶ ***Merke.*** In der Statistik bedeutet zufällig immer, daß streng nach einem **Zufallsmechanismus** verfahren wird.

◀ **Merke**

Würfeln als Zufallsmechanismus hat den Nachteil, daß die Zuteilung schlecht nachprüfbar ist. Deshalb werden **Zufallszahlentabellen** oder **Zufallszahlengeneratoren,** das sind EDV-Programme, die Zufallszahlen liefern, verwendet.
Die Randomisation erfolgt in einer Art, daß genau gleich große Gruppen entstehen. Dazu zieht man für jeden Fall eine Zufallszahl. Dann werden die Fälle nach der Größe der Zufallszahl sortiert. Bei 2 Gruppen bilden die n/2 Fälle mit den kleinen Zufallszahlen die eine Gruppe, die Fälle mit den großen Zufallszahlen die andere Gruppe.

◀ Randomisation in 2 genau gleich große Gruppen.

Randomisationsersatz. Neben der Randomisation gibt es eine Reihe anderer Zuteilungsverfahren, die jedoch alle erhebliche Nachteile haben und nicht angewandt werden sollten. Werden alle Patienten, die z.B. an einem geraden Tag in die Klinik aufgenommen werden, der Untersuchungsgruppe, alle Patienten, die an einem ungeraden Tag aufgenommen werden, der Vergleichsgruppe zugeteilt, so besteht der Verdacht, daß die Aufnahme eines Patienten so gelegt wird, daß er in die erwünschte Gruppe kommt. Erfolgt

Randomisationsersatz Die **Randomisation** ist das **beste Verfahren,** wenn Fälle in vergleichbare Gruppen eingeteilt werden sollen. Alle anderen Verfahren der Gruppenzuteilung führen zu weniger gut vergleichbaren Gruppen.

die Zuteilung nach Geburtsdatum, etwa in der Form, daß alle Patienten, die in einem ungeraden Monat (Januar, März, usw.) geboren worden sind, in die Untersuchungsgruppe, alle Patienten, die in einem geraden Monat geboren worden sind (Februar, April, usw.) in die Vergleichsgruppe kommen, so besteht der Verdacht, daß Patienten, die in eine unerwünschte Gruppe kämen, nicht in die Studie aufgenommen werden.

Merke ▶

▶ ***Merke.*** Zuerst muß die Aufnahme eines Patienten in die Studie festgestellt und dokumentiert sein, dann erst darf das Ergebnis der Randomisation den behandelnden Ärzten bekannt werden.

Ein **Randomisationsplan** besteht aus einem Zuteilungsschema (S A-**23**) und einer Patientenliste mit den bereits benutzten Patientennummern (S A-**24**).

Einfache Randomisationspläne. Das Schema, das das Randomisationsverfahren beschreibt und das Ergebnis jeder Zufallszuteilung festhält, heißt Randomisationsplan. Neben dem Zuteilungsschema (S A-**23**) gehört dazu auch eine Patientenliste (S A-**24**), aus der die bereits vergebenen Patientennummern und für jeden Patienten das Ergebnis der Randomisation hervorgeht.
Bei klinischen Studien steht bei der Erstellung des Randomisationsplans meist noch nicht fest, welche Patienten in die Studie aufgenommen werden. Deshalb werden vorab nicht die Patienten selbst, sondern nur die Fallnummern randomisiert. Die Fallnummern werden dann streng in der Reihenfolge, wie die Patienten in die Studie aufgenommen werden, vergeben.

Geschichtete Randomisationspläne
Wird in einer Studie sowohl geschichtet als auch randomisiert, so erfolgt die Zufallszuteilung innerhalb jeder Schicht (S A-**23**).

Geschichtete Randomisationspläne. In den meisten klinischen Studien wird sowohl geschichtet als auch randomisiert. Dann muß die Schichtung in den Randomisationsplan eingebaut werden. Dies erfolgt, indem für jede Schicht getrennt randomisiert wird. S A-**23** zeigt einen Ausschnitt aus einem geschichteten Randomisationsplan. Meist ist vorab nicht bekannt, wieviele Patienten zu den einzelnen Schichten gehören. Deshalb wird der Randomisationsplan für mehr Fälle, als für die Studie geplant sind, ausgelegt.

S Synopsis A-**23: Geschichteter Randomisationsplan: Zuteilungsschema**

Randomisationsplan Virushepatitis

Alter	Diagnose	Gruppe						
≤ 40	Hepatitis	A	B	D	C	A	D	B
	Leberzirrhose	B 6 25.9.98 Ma	C 10 30.9.98 Ma	A	D	B	C	D
	Sonstige Lebererkrankungen	C 1 13.9.98 Ma	B 5 20.9.98 Ma	D	A	C	B	D
> 40	Hepatitis	B 2 13.9.98 Ma	D 4 18.9.98 Ma	C 11 1.10.98 Ma	A	D	A	
	Leberzirrhose	B 8 26.9.98 Ma	D 9 27.9.98 Ma	A	C	A	B	
	Sonstige Lebererkrankungen	D 3 17.9.98 Ma	A 7 26.9.98 Mo	B	C	C	A	

Geschichteter Randomisationsplan nach Aufnahme von 11 Patienten. Die Studie hat 6 Schichten (2 Altersklassen x 3 Differentialdiagnosen) und 4 Gruppen (A, B, C, D).

Bei der Durchführung der Studie füllen sich die Schichten meist unregelmäßig; dies ist ohne Nachteil, weil sich die vielen Fälle stark besetzter Schichten gleichmäßig auf die Gruppen aufteilen, ebenso die wenigen Fälle schwach besetzter Schichten. Ist die für die Studie vorgesehene Fallzahl erreicht, so bleiben in stark besetzten Schichten wenige, in schwach besetzten Schichten viele Felder übrig.

S Synopsis A-**24: Patientenliste nach Aufnahme der ersten 4 Patienten** (gleiches Beispiel wie in **S** A-**23**)

Pat. Nr.	Name	Schichtzugehörigkeit Alter	Diagnose	Therapie	Randomisiert am	durch
1	Amann Heinz	35	sonstige Lebererkrankung	C	13.09.98	Ma
2	Bmann Karl	60	Hepatitis	B	13.09.98	Ma
3	Cmann Helga	71	sonstige Lebererkrankung	D	17.09.98	Ma
4	Dmann Fritz	42	Hepatitis	D	18.09.98	Ma
5						
6						

Organisation der Randomisation. Die **Aufnahme eines Patienten** in eine Studie und seine Zuteilung zu einer der Gruppen (Randomisation) sind wichtige Ereignisse. Sie müssen nach festgelegten Arbeitsverfahren (**SOP = Standard Operating Procedures**) ablaufen und dokumentiert werden.
Bei der **zentralen Randomisation** teilt der behandelnde Arzt dem Statistiker mit, welcher Patient in die Studie aufgenommen worden ist, dann randomisiert der Statistiker. Dieses Verfahren ist zwar etwas umständlich, aber gut nachprüfbar und wird vor allem bei großen Studien mit mehreren teilnehmenden Kliniken angewandt. Muß auch nachts und sonntags schnell randomisiert werden, so kann ein zentraler Computer angewählt werden, der im Dialog randomisiert und protokolliert.
Bei der **Randomisation mit verschlossenen Umschlägen** erstellt der Statistiker zu Studienbeginn für jede Schicht einen Stapel von verschlossenen Briefumschlägen. Jeder Briefumschlag ist mit der Bezeichnung der Studie, der Schicht und einer innerhalb der Schicht laufenden Patientennummer beschriftet. Diese Umschläge gehen in die Klinik. Bei der Aufnahme eines Patienten in die Studie stellt der behandelnde Arzt fest, in welche Schicht dieser Patient gehört, nimmt vom zugehörigen Stapel den obersten Briefumschlag (der Umschlag mit der kleinsten Patientennummer dieser Schicht), reißt ihn auf und erfährt vom Inhalt des Umschlags, in welche Gruppe dieser Patient kommt. Die Zettel oder Klebeetiketten in den Randomisationsumschlägen wurden entsprechend dem Randomisationsplan erstellt. Nicht benutzte Randomisationsumschläge sind am Ende der Studie an den Statistiker zurückzugeben.
Schließlich kann in einer Studie auch **offen randomisiert** werden, d. h. der Randomisationsplan liegt in der Klinik auf, und der behandelnde Arzt randomisiert.

Organisation der Randomisation
Die Aufnahme eines Patienten in die Studie und die Randomisation ist nach einer festgelegten Arbeitsanweisung (**Standard Operating Procedure, SOP**) durchzuführen und zu dokumentieren. Bei **zentraler Randomisation** randomisiert der Statistiker oder ein Computer jeden einzelnen Patienten.

Bei der **Randomisation mit verschlossenen Umschlägen** liegt für jeden Patienten ein Umschlag bereit, der nach Aufnahme des Patienten eröffnet wird und aus dem sich die Gruppenzugehörigkeit dieses Patienten ergibt.

Bei **offener Randomisation** randomisiert der behandelnde Arzt selbst.

4.4 Verbundene Versuchsanordnung

Synonyme: Cross-over-Design, Paarvergleich

Verbundene Versuchsanordnung – Parallelgruppen. Die extremste Form der Schichtung und eine fast perfekte Strukturgleichheit wird dann erreicht, wenn jede Untersuchungseinheit (also jeder Patient, jedes Versuchstier) ihre eigene Kontrolle ist. Dies kann erreicht werden, indem mehrere lokale Behandlungen **gleichzeitig an verschiedenen Stellen,** z. B. am linken und rechten Arm, durchgeführt werden oder indem die Behandlungen **an den gleichen Untersuchungseinheiten nacheinander** durchgeführt werden. Werden die zu vergleichenden Therapien nacheinander ange-

4.4 Verbundene Versuchsanordnung

◀ **Synonyme**

Erhält jeder Patient gleichzeitig oder nacheinander mehrere Behandlungen – gehört also mehreren Gruppen an –, so ist dies eine **verbundene Versuchsanordnung** oder ein **Cross-over-Versuchsplan.** Damit wird eine **perfekte Strukturgleichheit** erreicht, außerdem sind **weniger Patienten** für eine Studie notwendig (**S** A-**25**).

Die übliche unverbundene Versuchsanordnung, bei der in jeder Gruppe **andere** Patienten sind und ein Patient nur 1 Behandlung erhält, heißt **Parallelgruppen.**

wandt, so erhält die eine Gruppe zuerst die Therapie A und dann die Therapie B, während die andere Gruppe zuerst die Therapie B und dann die Therapie A erhält. Wegen des Wechsels der Therapie nennt man diesen Versuchsplan **Cross-over-Design.** Der entscheidende Vorteil der verbundenen Versuchsanordnung liegt in ihrer extrem guten Strukturgleichheit, aber auch in der geringeren Anzahl von Patienten, die benötigt werden, da jeder Patient sinngemäß allen Gruppen gleichermaßen zugehört. Außerdem entfällt durch den **intra**individuellen Vergleich die **inter**individuelle Varianz. Im Gegensatz zur verbundenen Versuchsanordnung nennt man die übliche Versuchsanordnung, bei der jede Gruppe aus **anderen** Patienten bzw. Versuchstieren gebildet wird, eine **unverbundene Versuchsanordnung** oder **Parallelgruppen** (S A-**25**).

S Synopsis A-25: Vergleich Parallelgruppen versus verbundene Versuchsanordnung

(Diese Darstellung unterstellt, daß der Therapieerfolg quantitativ bestimmt werden kann und die Berechnung des Mittelwerts berechtigt ist.)

Parallelgruppen Gruppe A	Gruppe B	**verbundene Versuchsanordnung** Reihenfolge der Behandlungen
Patient 1	Patient 1	Patient 1: A, B
Patient 2	Patient 2	Patient 2: B, A
Patient 3	Patient 3	Patient 3: A, B
.	.	.
.	.	.
Patient n_A	Patient n_B	Patient n: B, A
Insgesamt $n_A + n_B$ Patienten		Insgesamt n Patienten mit n Meßwertpaaren
Jeder Patient bekommt **eine** Behandlung		Jeder Patient bekommt **beide** Behandlungen
In Gruppe A und Gruppe B **verschiedene** Patienten.		Bei beiden Behandlungen die **gleichen** Patienten.
Auswertung: Mittelwert Gruppe A, Mittelwert Gruppe B, dann		**Auswertung:** Für jeden Patienten wird die intraindividuelle Differenz A minus B gebildet, dann
Differenz der Mittelwerte		**Mittelwert der Differenzen**

Wortspiel:
Bei Parallelgruppen interessiert die Differenz der Mittelwerte, bei verbundener Versuchsanordnung der Mittelwert der Differenzen.

Schwierigkeiten der verbundenen Versuchsanordnung Eine verbundene Versuchsanordnung ist **nur manchmal möglich.** Oft kann ein Patient nicht gleichzeitig oder nacheinander verschiedenen Gruppen angehören, oder die verschiedenen Behandlungen beeinflussen sich – trotz **Auslaßphase** bei Cross-over – gegenseitig.

Schwierigkeiten der verbundenen Versuchsanordnung. Eine verbundene Versuchsanordnung läßt sich nur in besonderen Situationen realisieren. Bei lang andauernden Krankheiten, bei Krankheiten, die durch die Therapie geheilt werden, und in vielen anderen Situationen ist eine verbundene Versuchsanordnung aus praktischen oder ethischen Gründen nicht möglich. Werden die Therapien gleichzeitig durchgeführt, so muß gewährleistet sein, daß sich die Therapien nicht gegenseitig beeinflussen oder ausgleichen. Wird z. B. die Wirkung von zwei Lichtschutzmitteln verglichen, und wird das Lichtschutzmittel A an einem, das Lichtschutzmittel B am anderen Arm aufgetragen, so muß sicher sein, daß die Mittel nur lokal wirken und nicht über den Kreislauf ausgetauscht werden.
Beim Cross-over-Design ist zwischen den beiden Therapien eine ausreichend lange **Auslaßphase (Wash-out-Phase)** notwendig, damit die Nachwirkungen der ersten Therapie sich nicht mit der Wirkung der zweiten Therapie vermengen. Bei nacheinander gegebenen verschiedenen Therapien ist auch denkbar, daß z. B. die Therapie B in einem unvorbehandelten Patienten anders wirkt als in einem Patienten, der mit der Therapie A bereits behandelt worden ist. Dieser **Carry-over-Effekt** kann schwierig beurteilbar sein. Verbundene Versuchsanordnungen sind zwar effektiv, aber selten möglich und im Zweifelsfall liefern Parallelgruppen unverfälschte Ergebnisse.

Randomisation bei verbundener Versuchsanordnung. Zunächst erscheint bei verbundener Versuchsanordnung keine Randomisation notwendig, weil ja jede Versuchseinheit beide Behandlungen erhält. Trotzdem sollte randomisiert werden. Bei einem Rechts-/Linksvergleich erhält die Hälfte der Patienten die Therapie A rechts und die Therapie B links, die andere Hälfte der Patienten umgekehrt die Therapie B rechts und die Therapie A links. Durch Randomisation wird festgelegt, welcher Patient das Schema A rechts und B links bzw. B rechts und A links erhält. Beim Cross-over-Design wird durch Randomisation festgelegt, welcher Patient die Reihenfolge A, B und welcher Patient die Reihenfolge B, A erhält.

Randomisation bei verbundener Versuchsanordnung Bei verbundener Versuchsanordnung wird für jeden Patienten **randomisiert**, welche Behandlung an welcher Stelle erfolgt bzw. in welcher Reihenfolge der Patient die Behandlungen erhält.

4.5 Plazebo und Blindversuche

4.5 Plazebo und Blindversuche

Plazebo. Um Behandlungsgleichheit zu erreichen, ist es notwendig, daß die Patienten aller Gruppen dem Anschein nach gleich medikamentiert werden. Erhalten die Patienten der einen Gruppe eine (z.B. bitter schmeckende) Tablette, um die Wirkung dieser Tablette zu erproben, und die Patienten der anderen Gruppe nicht, so ist die Behandlungsgleichheit nicht mehr gegeben. Vielmehr müssen die Patienten der Vergleichsgruppe ebenfalls eine (im Beispiel bitter schmeckende) Tablette erhalten, die jedoch keine Wirksubstanz enthält. **Scheinmedikamente,** die garantiert keine pharmakologische Wirkung haben und nur zum Erreichen der Behandlungsgleichheit dienen, nennt man **Plazebo.** Im Vergleich zum Plazebo nennt man das tatsächliche, wahre Medikament ein **Verum.**

Plazebo Zur Behandlungsgleichheit gehört auch, daß die Patienten der **Kontrollgruppe** ein **Plazebo**, also ein **Scheinmedikament** bekommen. **Verum** ist das tatsächliche Medikament.

Auch im **Tierversuch** kommt man nicht ganz ohne Plazebos aus. Wird z.B. den Ratten der Verumgruppe etwas in die Schwanzvene injiziert, so stellen das Einfangen, die Injektion und die Erhöhung des Volumens eine gewisse Belastung für die Ratte dar. Um Behandlungsgleichheit zu erreichen, erhalten die Tiere der Kontrollgruppe die gleiche Menge physiologische Kochsalzlösung in die Schwanzvene gespritzt. Bei chirurgischen Tierversuchen erhält die Behandlungsgruppe die zu erprobende Operation, die Kontrollgruppe eine **Sham-Operation,** das ist ein Eingriff von vergleichbarer Schwere, der aber nicht die Wirkung der zu untersuchenden Operation hat.

Plazebos gibt es auch im **Tierversuch.**

Plazeboeffekt. Unter Plazebobehandlung kann ein nennenswerter Therapieerfolg erreicht werden. Dies hat mehrere Ursachen. Die wichtigsten davon sind:

- Eine Therapie besteht nicht nur aus einem Medikament, sondern auch aus vielerlei spezifischen und **unspezifischen Maßnahmen,** wie z.B. Bettruhe, Pflege, menschliche Zuwendung des Pflegepersonals und des Arztes, Herausnahme des Patienten aus seiner Alltagssituation und Alltagslast usw.
- Die **Selbstheilungskräfte** des Körpers erreichen eine Besserung oder Spontanheilung.
- Die Krankheit hatte bei Therapiebeginn ohnehin schon ihren Höhepunkt erreicht oder überschritten.
- Durch **Wegfall der Noxe,** die zum Auslösen der Krankheit geführt hat, kann ohne spezifische Arzneimitteltherapie ein guter Therapieerfolg erreicht werden. Wird z.B. ein Medikament gegen Heuschnupfen untersucht und setzt mit Beginn der Behandlung ein Landregen ein, der die Pollen aus der Luft auswäscht, so ergibt sich auch bei Plazebotherapie ein guter Therapieerfolg.
- Schließlich trägt auch der Glaube des Patienten an das Medikament, an den Arzt und an die Medizin zum Therapieerfolg bei. Dies nennt man den **Plazeboeffekt.** Bei subjektiven oder subjektiv beeinflußbaren Zielgrößen kann ein erheblicher Plazeboeffekt auftreten.

Der Wirkungsnachweis eines Arzneimittels ist erst dann gegeben, wenn der Therapieerfolg des Verums den Therapieerfolg unter Plazebo übersteigt.

◀ **Plazeboeffekt Gründe für den Therapieerfolg unter Plazebo**

Für den **Therapieerfolg unter Plazebo** gibt es viele Gründe, nicht nur den Plazeboeffekt.

◀ **Plazeboeffekt**

Der Therapieerfolg unter Plazebo unterstreicht die Notwendigkeit einer **Vergleichsgruppe.**

Unerwünschte Ereignisse (UE) – unerwünschte Arzneimittelwirkungen (UAW). Ebenso wie Therapieerfolg beobachten wir in der Plazebogruppe auch **unerwünschte Ereignisse**. Zur Beurteilung der Arzneimittelverträg-

Unterscheide unerwünschte Ereignisse (UE) und unerwünschte Arzneimittelwirkungen (UAW).

Eine UAW setzt voraus, daß eine bestimmte Art eines unerwünschten Ereignisses (z. B. Durchfall) in der Verumgruppe häufiger auftritt als in der Plazebogruppe.

lichkeit müssen deshalb die unerwünschten Ereignisse in der Verumgruppe mit den unerwünschten Ereignissen in der Plazebogruppe verglichen werden. Erst wenn eine bestimmte Art unerwünschter Ereignisse (z. B. Fieber) in der Verumgruppe häufiger auftritt als in der Plazebogruppe kann von einer **unerwünschten Arzneimittelwirkung** gesprochen werden.

Blindversuche In einem **offenen Versuch** kennen Arzt und Patient die Behandlungsgruppe. Im **Einfachblindversuch** kennt der Arzt die Behandlungsgruppe, der Patient nicht.

Im **Doppelblindversuch** kennt weder der Arzt noch der Patient die Behandlungsgruppe. Im Doppelblindversuch ist die **Behandlungs- und Beobachtungsgleichheit** am besten gegeben.

Anstatt »Blindversuche« heißt es zunehmend **»maskierte Therapien«.**

Nicht immer ist eine Maskierung der Therapiegruppen möglich. Unterschiedliche Applikationsformen sind jedoch kein Hinderungsgrund.

Blindversuche. Bei einem **offenen Versuch** weiß der Patient und weiß der behandelnde Arzt, welcher Therapiegruppe der einzelne Patient zugeordnet ist. Beim **einfachen Blindversuch** weiß der Patient zwar, daß er an einer Studie teilnimmt und welche Behandlungen in den einzelnen Gruppen durchgeführt werden, er weiß aber nicht, in welcher Therapiegruppe er selbst ist. Studien mit einer Plazebogruppe müssen aus naheliegenden Gründen zumindest einfach blind sein.
Beim **doppelten Blindversuch** weiß weder der Patient noch der behandelnde Arzt, welcher Therapiegruppe der einzelne Patient zugeteilt worden ist. Er ist das methodisch beste Werkzeug, um Behandlungs- und Beobachtungsgleichheit zu erreichen. Der behandelnde Arzt könnte – selbst wenn er unsinnigerweise wollte – gar nicht zugunsten einer Therapie subjektiv sein. Im Doppelblindversuch wird der behandelnde Arzt zwangsläufig auch in der Plazebogruppe mit gleichem Ernst und Nachdruck den Therapieerfolg und die unerwünschten Ereignisse ermitteln. Das Wort »Blindversuch« ist unter anderem in Chirurgie und Ophthalmologie unpassend, deshalb wird anstatt von Blindstudien zunehmend von der **Maskierung der Therapien** gesprochen.
Nicht in allen Situationen lassen sich Blindversuche durchführen. Bei chirurgischen Eingriffen sind Doppelblindversuche unmöglich. Aber auch in einer chirurgischen Studie kann das operative Vorgehen (Therapiegruppe) gegenüber dem Arzt maskiert sein, der z.B. 2 Wochen nach der Operation den Erfolg beurteilt. Auch bei allen Therapien, die ein aktives Mitwirken des Patienten erfordern, wie z.B. Diät, Schwangerschaftsgymnastik, sind nicht einmal einfache Blindversuche möglich. Sollen jedoch zwei Medikamente mit unterschiedlicher Applikationsform (Beispiel: Medikament A wird oral gegeben, Medikament B i.m.) miteinander verglichen werden, so erhält Gruppe A Medikament A als Verum und Medikament B als Plazebo, während Gruppe B das Medikament A als Plazebo, Medikament B als Verum erhält. Die Maskierung ist dadurch gewährleistet, daß die Patienten beider Gruppen sowohl eine orale als auch eine i.m. Applikation erhalten.

Organisation von Blindversuchen Bei Doppelblindstudien sind **Verum und Plazebo gleich verpackt.** Die Packungen sind durchnumeriert. Lediglich aus der unter Verschluß liegenden **Codeliste** ist ersichtlich, ob eine Packung Verum oder Plazebo enthält (S A-**26**)

Organisation von Blindversuchen. Bei Arzneimittelversuchen wird die Blindheit dadurch erreicht, daß Verum und Plazebo vom Patienten und vom Arzt nicht zu unterscheiden sind, gleich verpackt sind und die einzelnen Medikamentenpackungen lediglich durchnumeriert werden. Als Ergebnis der Randomisation wird dann nicht mitgeteilt, daß z.B. Patient Max Müller die Therapie B erhält, sondern lediglich, daß er die Arzneimittelpackung Nr. 103 erhält. Welche Arzneimittelpackungsnummer welches Medikament enthält, ist in einer sogenannten **Codeliste** (S A-**26**) enthalten, die als Randomisationsplan vom Statistiker erstellt wird, nach der der Pharmazeut die Verpackung der Medikamente durchführt, die aber sonst streng unter Verschluß liegt.

S Synopsis A-**26: Beispiel für eine Codeliste**

Packungs-Nr. = Patienten-Nr.	101	102	103	104	105	106	usw.
Inhalt	Verum	Plazebo	Plazebo	Verum	Plazebo	Verum	usw.

Für jeden Patienten einer Doppelblindstudie liegt ein verschlossener **Notfallumschlag** bereit. Nur wenn dieser ungeöffnet zurückgegeben wird, ist die Maskierung der Therapiegruppe gewährleistet.

Bei Doppelblindversuchen muß gewährleistet sein, daß in einem Notfall der Arzt die tatsächliche Therapie erfahren kann. Da Notfälle meist nachts und sonntags auftreten und der Zugriff zur Codeliste ohnehin extrem umständlich ist, wird für jeden Patienten eines Doppelblindversuchs ein versiegelter Umschlag, ein sogenannter **Notfallumschlag,** in die Klinik gegeben, in dem die tatsächliche Therapie angegeben ist. Im Notfall kann der behandelnde

Arzt diesen Umschlag aufreißen und erfährt die Therapie. Bei der Auswertung werden alle Patienten, deren Notfallumschlag geöffnet wurde, als **Drop-outs** (*s. S. 101*) gewertet.
Schließlich muß eine Doppelblindstudie so organisiert sein, daß der behandelnde Arzt auch anhand seiner Untersuchungen, Laborbefunde und anderer Befunde nicht erkennen kann, welcher Gruppe der einzelne Patient zugehört und die Maskierung der Therapiegruppe auch tatsächlich gewährleistet ist.
Bei der Auswertung einer Doppelblindstudie muß zuerst entschieden werden, welche Patienten in welche Auswertung eingehen und welche z.B. wegen unvollständiger Behandlung, unzureichender Dokumentation usw. nur teilweise in die Auswertung eingehen. Erst nachdem dies entschieden und festgestellt ist, darf offengelegt werden, welcher Patient welche Behandlung erhalten hat.

Durch das Öffnen des Notfallumschlags wird der Patient zum **Drop-out.**

Bei der Auswertung darf die **Codeliste erst eröffnet** werden, wenn entschieden und dokumentiert ist, welche Patienten wie in die Auswertung eingehen.

4.6 Studienplan

Synonyme: Prüfplan, Prüfprotokoll, Studienprotokoll, study protocol

◀ **Synonyme**

Definition. Ein Studienplan ist eine detaillierte Beschreibung einer geplanten Studie. Er ist sozusagen das Ergebnisprotokoll aller planerischen Entscheidungen für eine Studie und entspricht etwa einem Bauplan, einer Konstruktionszeichnung oder einem elektrischen Schaltplan. Der Studienplan ist das wichtigste Mittel, um Struktur-, Behandlungs- und Beobachtungsgleichheit und damit eine aussagekräftige Studie zu erreichen. Er sollte der **Deklaration von Helsinki** (*s. Literatur*) entsprechen und nach Fertigstellung, aber vor Studienbeginn, einem **Ethikkomitee** vorgelegt werden.

◀ **Definition**

Inhalt eines Studienplans. Ein Studienplan muß etwa die folgenden Punkte umfassen:

Inhalt des Studienplans Ein Studienplan umfaßt die Punkte 1 bis 13.

1. Bisheriger Wissensstand, Fragestellung, Art der Studie. Ausgehend vom bisherigen Wissensstand und den Ergebnissen bisheriger Studien werden die Notwendigkeit und die ethische Vertretbarkeit der geplanten Studie dargelegt. Wichtig ist eine **präzise Fragestellung,** denn nur auf eine präzise Fragestellung ist auch eine präzise Antwort möglich. Außerdem wird dargelegt und begründet, welcher Studientyp (*s. Abschnitt 5.1, S. 83*) durchgeführt werden wird.

1. Bisheriger Wissensstand, Fragestellung, Art der Studie. Wichtig ist eine präzise Fragestellung.

2. Patientenselektion. Zunächst muß festgelegt werden, was als eine **Beobachtungs- bzw. Versuchseinheit** betrachtet wird. Meist ist ein Patient oder ein Versuchstier Beobachtungs- bzw. Versuchseinheit. Bei rezidivierenden Krankheiten oder bei Anfallskrankheiten kann unter bestimmten Umständen jedes Rezidiv bzw. jeder Anfall eine neue Beobachtungseinheit sein. Dies ist nur dann zulässig, wenn jedes Rezidiv, jeder Anfall weitgehend unabhängig von den früheren Rezidiven oder Anfällen verläuft und wenn das Ziel der Therapie die Überwindung des Rezidivs oder die Beherrschung des Anfalls ist. In allen Zweifelsfällen sollte jeder Patient nur einmal in eine Studie aufgenommen werden.
Ein Prüfplan muß eindeutige Vorschriften enthalten, welche Patienten in die Studie aufgenommen und welche Patienten nicht in die Studie aufgenommen werden. Durch diese **Kriterien für die Patientenselektion** wird festgelegt, auf welche Patientenschaft die Ergebnisse der Studie anwendbar sind. Die Kriterien für die Patientenselektion werden meist als **Ein- und Ausschlußkriterien** formuliert. Wichtige Einschlußkriterien sind z.B. Diagnose, Diagnosesicherung, Schweregrad, Anamnesedauer, das Vorliegen bestimmter Befunde, eine bestimmte Altersklasse des Patienten sowie aufgrund gesetzlicher Vorschriften die **Aufklärung und das Einverständnis des Patienten.** Beispiele für Ausschlußkriterien sind Schwangerschaft, Begleiterkrankungen, Begleitmedikationen und das Vorliegen bestimmter Befunde.

2. Patientenselektion Durch **Ein- und Ausschlußkriterien** wird eindeutig festgelegt, welche Patienten in die Studie aufgenommen werden müssen und welche nicht aufgenommen werden dürfen. Damit ist festgelegt, auf welche Patientenschaft die **Ergebnisse der Studie anwendbar** sind.

Beispiele für Einschlußkriterien: Diagnose, Diagnosesicherung, Alter von ... bis ..., Schweregrad und vor allem das Einverständnis des Patienten zur Teilnahme an der Studie.
Beispiele für Ausschlußkriterien: Schwangerschaft, Stillen, Begleiterkrankungen, Unverträglichkeit von in der Studie vorgesehenen Arzneimitteln.

Aufzunehmen sind alle Patienten, die alle Einschluß-, aber keines der Ausschlußkriterien erfüllen.

In die Studie müssen alle Patienten aufgenommen werden, die **alle Einschlußkriterien, jedoch keines der Ausschlußkriterien** erfüllen.
Werden die Selektionskriterien eng gezogen, so hat die Studie eine homogene Patientenschaft und ist damit in der Lage, auch kleinere Unterschiede zu erkennen. Dagegen kann es schwierig sein, eine ausreichende Anzahl von Patienten für die Studie zu finden, außerdem können die Ergebnisse der Studie nur auf die eng begrenzte Patientenschaft, mit der die Studie durchgeführt wurde, verallgemeinert und angewendet werden. Weitgefaßte Selektionskriterien dagegen erlauben eine gute Verallgemeinerungsfähigkeit der Studienergebnisse.

3. Schichtung und Randomisation wurden bereits im Abschnitt 4.3 behandelt.

3. Schichtung und Randomisationsverfahren. Einzelheiten *s. Abschnitt 4.3* (*S. 70*). Im Studienplan müssen die Organisation und die Verantwortlichkeit für die Randomisation festgelegt sein.

4. Behandlungsgruppen Die **Gemeinsamkeiten** aller Behandlungsgruppen müssen im Detail festgelegt sein, damit die **Störgrößen** konstant sind. Selbstverständlich muß auch der **Unterschied** in der Behandlung der Gruppen, d. h. die **Einflußgröße,** definiert sein.

4. Behandlungsgruppen. Im Prüfplan müssen selbstverständlich die **Ausprägungen der Einflußgröße** festgelegt werden, bei Arzneimittelversuchen also die Medikamente jeweils mit Dosis, Applikationsart und Applikationshäufigkeit. Eine Behandlung besteht aber nicht nur aus der Medikation. Im Studienplan muß die **gesamte Behandlung** festgelegt sein, also auch Begleittherapien, supportive Therapien, pflegerische Maßnahmen usw. Für die Interpretation der Ergebnisse der Studie muß im nachhinein klar sein, unter welchen genauen Bedingungen der erreichte Therapieerfolg entstanden ist. Werden z.B. in der Chirurgie zwei Nahttechniken verglichen, so müssen nicht nur die beiden Nahttechniken beschrieben, sondern auch die Art der Operation einschließlich Anästhesie und die prä- und postoperativen Maßnahmen festgelegt werden. Die Ergebnisse der Studie gelten dann für diese Bedingungen. Formal betrachtet sind die Behandlungsunterschiede zwischen den Gruppen die **Einflußgröße,** während die Teile der Behandlung, die für alle Gruppen gleichermaßen gelten, **Störgrößen** sind, die konstant gehalten werden müssen.

5. Definition des Behandlungserfolgs (Zielgröße) Die Zielgröße gibt den Grad des Therapieerfolgs beim einzelnen Patienten an. Sie sollte quantitativ, reliabel, objektiv und valide sein (*s. S. 56*).

Die Wahl der Zielgröße beeinflußt die Bedeutung, aber auch die Kosten und Dauer der Studie erheblich.

5. Definition des Behandlungserfolgs (Zielgröße). Der Therapieerfolg sollte reliabel (nachprüfbar), objektiv (unabhängig vom Beobachter), valide (für den Patienten relevant, *s. S. 56*) und möglichst auch quantitativ (damit mehr Information enthalten ist) bestimmt werden. Etwas salopp unterscheidet man **harte** (reliable, objektive) und **weiche** (subjektive, schlecht nachprüfbare) **Daten.** Je weicher das Kriterium für den Therapieerfolg ist, desto wichtiger ist die Maskierung der Therapiegruppe.
Die Zielgröße legt fest, was im Einzelfall als Therapieerfolg angesehen wird. Die Wahl der Zielgröße kann entscheidenden Einfluß auf die Aussagekraft, aber auch auf die Dauer und auf die Kosten einer Studie haben. Wird z.B. ein lipidsenkendes Medikament geprüft und wird als Zielgröße die Senkung der Lipidwerte innerhalb weniger Wochen gewählt, so ist die Studie einfach, schnell und billig durchzuführen. Wird dagegen der Schweregrad der Arteriosklerose oder die Häufigkeit eines Herzinfarkts in den folgenden 20 Jahren als Zielgröße gewählt, so ist die Studie unvergleichlich aufwendiger und teurer. Dafür bleibt bei der ersten Zielgröße unklar, ob der medikamentös gesenkte Lipidspiegel der Arteriosklerose und ihren Folgekrankheiten entgegenwirkt, während bei der zweiten Zielgröße der Nutzen für den Patienten offensichtlich ist.

Beispiele für Zielgrößen ▶

Beispiele für Therapieerfolgskriterien sind Tod ja/nein, Überlebenszeit, Lebensqualität, geheilt ja/nein, das Eintreten eines Rezidivs oder einer Komplikation (Reinfarkt, Nahtinsuffizienz usw.), die Zeit bis das nächste Rezidiv auftritt, Schweregrad der Erkrankung nach der Therapie bzw. Grad der Heilung, Leistungsfähigkeit des Patienten (Ergometrie, freie Gehstrecke) und Laborwerte.

Die Zielgröße muß wie der gesamte Studienplan vor Studienbeginn festgelegt sein.

Das **Therapieerfolgskriterium muß vor Studienbeginn festgelegt** und im Protokoll niedergeschrieben sein. Zwar werden immer wieder Studien durchgeführt, die viele Daten sammeln, ohne daß eine Zielgröße festgelegt worden ist, diese Studien dürfen aber nur explorativ ausgewertet werden, d.h. sie können nur Hypothesen generieren, keine Beweise liefern (*s. Abschnitt 5.11, S. 103*).

6. *Störgrößen.* Beim Erstellen des Studienplans sollte darüber nachgedacht werden, welche wichtigen Störgrößen es gibt, wie sie im Zaum gehalten werden können und was zu tun ist, wenn bestimmte Probleme (z. B. Fieber, Infektion, Allergie und dergleichen) auftreten. Der Studienplan sollte mögliche Komplikationen und Eventualitäten voraussehen und dafür Handlungsanweisungen geben, damit die Behandlungsgleichheit erhalten bleibt.

6. Störgrößen Die wichtigsten Störgrößen sollten diskutiert und ihre Beherrschung festgelegt sein.

7. *Untersuchungs- und Behandlungsprogramm.* Im Studienplan wird festgelegt, wie ein Patient durch die Studie läuft und wann welche Untersuchungen nach welchem Untersuchungsverfahren vorgenommen werden. S A-**27** gibt ein schematisches Beispiel dafür.

7. Das Untersuchungs- und Behandlungsprogramm ist detailliert festzulegen (**S A-27**).

S Synopsis A-27: Schematisches Untersuchungsprogramm einer klinischen Studie

Tag 0:
- ▷ allgemeine Diagnostik, Sicherung der Diagnose
- ▷ Feststellen, ob der Patient die Ein- und Ausschlußkriterien erfüllt
- ▷ Einverständnis des Patienten einholen
- ▷ Aufnahme des Patienten in die Studie

Tag 1:
- ▷ klinische Untersuchung (Ausgangsstatus)
- ▷ Labor (Ausgangsstatus)
- ▷ Schichtzugehörigkeit feststellen, Randomisation durchführen und Patienten-Nr. zuteilen
- ▷ Beginn der Studienbehandlung

Tag 7:
- ▷ klinische Untersuchung (Verlauf, unerwünschte Wirkungen)
- ▷ Labor (Verlauf, unerwünschte Wirkungen)
- ▷ Komplikationen, unerwünschte Wirkungen

Tag 14:
- ▷ klinische Untersuchung (Verlauf, unerwünschte Wirkungen)
- ▷ Labor (Verlauf, unerwünschte Wirkungen)
- ▷ Komplikationen, unerwünschte Wirkungen
- ▷ erreichter Therapieerfolg (Zielgröße)
- ▷ Besonderheiten
- ▷ Ende der Studienbehandlung

Für den einzelnen Patienten ist Tag 0 der Tag, an dem er in die Studie aufgenommen wird. In einem tatsächlichen Untersuchungsprogramm steht nicht z. B. »Klinische Untersuchung«, sondern genau, welche klinischen Untersuchungen durchzuführen sind; steht nicht z. B. »Labor«, sondern genau, welche Laboruntersuchungen zu veranlassen sind.

8. *Blindversuche.* Im Studienplan wird festgelegt, ob eine Blindstudie geplant und gegebenenfalls wie die **Maskierung der Therapiegruppe gewährleistet** und im Notfall durchbrochen wird. Einzelheiten *siehe S. 76*.

8. Blindversuch wie im vorigen Abschnitt behandelt.

9. *Drop-outs.* Patienten, die in die Studie aufgenommen, aber nicht gemäß dem Studienplan zu Ende behandelt oder zu Ende beobachtet werden konnten, werden als Drop-outs (**»Herausfaller«**) bezeichnet. **Drop-outs und Therapieversager** sind sorgfältig zu unterscheiden. Das Ergebnis der Studie wird unzulässig geschönt, wenn bevorzugt solche Patienten aus der Studie als Drop-outs ausscheiden, die eine schlechte Prognose haben, etwa weil sie wegen mangelndem Therapieerfolg unzufrieden sind und deshalb nicht mehr in die ambulante Behandlung kommen.

9. Drop-outs sind Patienten, die in die Studie aufgenommen worden sind, die aber nicht studienplanmäßig therapiert oder beobachtet wurden.

Beispiele für Drop-outs sind: Wenn der Patient stirbt, noch bevor die Therapie der Studie wirksam werden konnte; wenn er von sich aus die Therapie beendet (**Therapieabbrecher**); wenn die Nachsorge abgebrochen wird, weil der Patient in eine andere Stadt zieht (**lost to follow-up**); wenn sich nachträglich herausstellt, daß der Patient die Kriterien für die Patientenselektion nicht erfüllt oder wenn der Patient sein Einverständnis an der Studie widerruft und man sicher sein kann, daß der Widerruf nicht mit mangelndem Therapieerfolg zusammenhängt. **Todesfälle** sind in aller Regel keine Drop-outs, Todesfälle sind sorgfältig auf Unverträglichkeit der Therapie und potentielle unerwünschte Arzneimittelwirkungen zu untersuchen. Selbst wenn ein Patient an einem Verkehrsunfall stirbt, könnte es sein, daß das verabreichte Medikament die Verkehrstüchtigkeit beeinträchtigt hat. Im

◀ **Beispiele für Drop-outs**

Therapieversager und **Todesfälle** dürfen nicht einfach als Drop-outs gewertet werden.
Zweifelsfälle sind als Therapieversager zu werten.

Studienplan ist möglichst vorausschauend festzulegen, in welchen Situationen ein Fall als Drop-out, in welchen Situationen aber als Therapieversager gewertet wird. Alle Zweifelsfälle sind als Therapieversager, nicht als Drop-outs zu werten (intention to treat principle).

10. Fallzahl, Dauer und Aussagekraft der Studie Aus ethischen und ökonomischen Gründen sollten Studien gerade **so viele Fälle** haben, daß ein eindeutiges und zuverlässiges Ergebnis erreicht wird. Eine zu kleine Fallzahl ist aber ebenfalls unethisch.

10. Fallzahl, Dauer und Aussagekraft der Studie. Einer der schwierigsten Punkte bei der Erstellung des Studienplans ist die Festlegung der Anzahl der Fälle. Studien mit wenigen Fällen sind schnell und billig, können aber kleinere Unterschiede nicht erkennen. Eine Studie sollte so wenige Fälle wie möglich umfassen, jedoch so viele, wie zu einer klaren und sicheren Aussage notwendig sind. Studien, die wegen zu kleiner Fallzahl zu keiner Aussage kommen, sind weitgehend nutzlos und damit auch unethisch. Unter Fallzahl ist stets die **Anzahl der auswertbaren Fälle je Gruppe** zu verstehen. Die Gesamtfallzahl läßt sich reduzieren, indem man sich auf zwei Gruppen beschränkt.

Bei Studien mit **mehrjähriger Laufzeit** ist es sehr schwierig, die Struktur-, Behandlungs- und Beobachtungsgleichheit zu erhalten.

Studien, die eine **Laufzeit** von mehr als etwa zwei Jahren haben, verlangen von allen Beteiligten eine große Ausdauer. Die Laufzeit einer Studie setzt sich zusammen aus der Zeit, bis alle Patienten rekrutiert sind, zuzüglich der Behandlungsdauer und der Nachsorge für den zuletzt aufgenommenen Patienten. Bei langen Laufzeiten ist es extrem schwierig, die Struktur-, Behandlungs- und Beobachtungsgleichheit über Jahre hinweg zu erhalten, weil die diagnostischen Verfahren, Therapien und Therapiekonzepte und auch das Personal wechseln und das Interesse erlahmt.

Multizentrische Studien rekrutieren mehr Patienten in kürzerer Zeit.

Um die Laufzeit einer Studie zu verkürzen, beschränkt man sich einerseits auf zwei Therapiegruppen, andererseits wird die Studie als **multizentrische Studie** (*s. S. 99*) in mehreren Kliniken bzw. Praxen gleichzeitig durchgeführt.

Unter bestimmten Bedingungen ist ein **sequentieller oder gruppensequentieller Versuchsplan** möglich. Dabei wird nach jedem Patienten oder jeweils nach einer bestimmten Anzahl von Patienten geprüft, ob schon eine Signifikanz vorliegt. Damit werden unnötig große Fallzahlen vermieden, aber auch die Effizienz etwas gemindert.

Anstatt im Studienplan eine **feste Fallzahl** festzusetzen, kann auch unter bestimmten Bedingungen ein **sequentieller Versuchsplan** vorgesehen sein. Dabei wird nach jedem auswertbaren Fall geprüft, ob eine Therapie signifikant überlegen ist und die Studie deshalb beendet wird, ob die Studie wegen Nichtsignifikanz abgebrochen oder ob sie fortgesetzt wird. Sequentielle Versuchspläne setzen voraus, daß die Behandlung kurz ist und der Erfolg rasch beurteilt werden kann. Sequentielle Versuchspläne sind weniger effizient als Versuchspläne mit fest vorgegebener Fallzahl, dafür wird aber die Studie sofort beendet, wenn eine Signifikanz gegeben ist. Anstatt nach jedem einzelnen Patienten über Beendigung oder Fortführung der Studie zu entscheiden, kann auch nur nach jeweils z. B. 25 Patienten eine Zwischenauswertung erfolgen (**gruppensequentielles Design**). Dann ist die Maximalfallzahl, nach der die Studie in jedem Fall beendet wird, und die Anzahl der Zwischenauswertungen vorab im Studienplan festzuschreiben. Je mehr Zwischenauswertungen eingeplant sind, desto mehr nähert sich das Design einem sequentiellen Plan mit seiner geringeren Effizienz an, d. h. man benötigt für den Nachweis eines bestimmten Unterschieds zwischen den Gruppen etwas mehr Patienten. Sequentielle und gruppensequentielle Versuchspläne sind empfehlenswert, wenn vor Beginn der Studie unklar ist, welcher Therapieerfolg mit der zu prüfenden Therapie erwartet werden kann und somit die Festsetzung der Fallzahl unsicher ist.

Zwingend notwendig ist die Abschätzung, welchen Unterschied in der Zielgröße zwischen den Gruppen die Studie mit der festgesetzten Fallzahl überhaupt entdecken kann **(Effizienz- oder Power-Berechnung).**

Bestandteil des Prüfplans ist auch die **Abschätzung der Effizienz (Power) der Studie** durch den Statistiker. Dabei wird abgeschätzt, welcher Unterschied im Therapieerfolg bei der vorgesehenen Fallzahl vermutlich entdeckt und statistisch abgesichert werden kann. Diese Abschätzung der Effizienz ist wichtig, weil oft die Planung einer Studie an dieser Stelle abgebrochen wird, da die realistisch zu erwartenden Therapieunterschiede zwischen den Gruppen so klein sind, daß ihre Absicherung eine Fallzahl erfordern würde, die in absehbarer Zeit oder mit vertretbaren Kosten nicht geleistet werden kann. Die Tendenz ist klar: Große Unterschiede im Therapieerfolg sind leicht zu entdecken und mit kleiner Fallzahl zu sichern, während kleine Unterschiede im Therapieerfolg schwierig zu entdecken sind und große Fallzahlen erfordern.

11. Grundsätze der statistischen Auswertung

11. Grundsätze der statistischen Auswertung. Im Prüfplan sollten die Grundzüge der statistischen Auswertung, die zu prüfenden Hypothesen, das gewählte Signifikanzniveau und die zu verwendenden statistischen Verfahren angegeben sein (*s. a. Abschnitt 5.10, S. 101*).

12. Teilnehmer und Verantwortlichkeiten. Im Prüfplan muß geregelt sein:
- Leiter der Studie
- teilnehmende Kliniken bzw. Praxen sowie ein verantwortlicher Arzt für jede Klinik oder Praxis
- Arzneimittellieferant bei Arzneimittelstudien
- ein Koordinator oder Monitor, der darauf achtet, daß genügend Patienten rekrutiert werden, daß das Protokoll eingehalten wird und daß die Erhebungsbogen vollzählig, vollständig und richtig ausgefüllt werden
- wer für spezielle Laboruntersuchungen, für pathologische Untersuchungen oder dergleichen zuständig und verantwortlich ist
- wer der verantwortliche Statistiker oder Biometriker ist und
- welches Ethikkomitee der Studie zugestimmt hat.

12. Teilnehmer und Verantwortlichkeiten

13. Erhebungsbogen. Jede Studie braucht einen Satz spezieller Erhebungsbogen, *s. folgenden Abschnitt.*

13. Die Erhebungsbogen der Studie

Arbeitsaufwand für die Erstellung eines Studienplans. Die Entwicklung eines Studienprotokolls ist schwierig, mühsam, langwierig und nur in Kooperation mit Kliniker, Statistiker und allen an der Studie Beteiligten möglich. Im Studienplan liegt jedoch die gedankliche Arbeit und Wissenschaftlichkeit und ein erheblicher Teil der Arbeit der gesamten Studie. Der Arbeitsaufwand reicht von Wochen (wenn schon ähnliche Studien von der gleichen Mannschaft durchgezogen wurden) bis zu Jahren bei kooperativen Studien, an denen viele Kliniken beteiligt sind.

Der **Arbeitsaufwand für die Erstellung eines Studienplans** reicht von Wochen bis zu Jahren, da er die gesamte gedankliche Konstruktion der Studie enthält.

Wenn Sie als **Dissertation** eine Studie durchführen wollen, schreiben Sie ein gutes und detailliertes Protokoll. Mit dem Studienplan haben Sie die Einleitung und den methodischen Teil Ihrer Dissertation schon fertig, Sie müssen dann »nur« noch die Ergebnisse hinzufügen und diskutieren. Ihr Doktorvater sollte den Prüfplan förmlich akzeptieren, damit sind Sie abgesichert, und ein eventueller Mißerfolg trifft Sie nicht alleine.

◀ **Empfehlung für Doktoranden**

4.7 Datenerhebungsbogen

4.7 Datenerhebungsbogen

Synonyme: Erhebungsbogen, Prüfbogen, Datenformulare, case record forms, CRF, case books

◀ **Synonyme**

Formulartechnik wurde bereits im *Abschnitt 2.4* (*S. 43*) behandelt.

Aufgaben der Formulare. Zunächst dienen die Datenerhebungsbogen zur **primären Datenerfassung** möglichst am Ort und zum Zeitpunkt der Datenentstehung. Bei Studien haben Formulare aber auch die Aufgabe einer **Checkliste.** Allein dadurch, daß z.B. nach dem Hautkolorit gefragt wird, wird der untersuchende Arzt daran erinnert, das Hautkolorit zu beachten und zu dokumentieren. Gelegentlich enthalten die Formulare auch **direkte Hinweise,** z.B. kann an dem Feld, in das die Temperatur eingetragen wird, stehen: »Wenn Temperatur > 38.5°, dann Blutentnahme für bakteriologische Prüfung!« Wird das gleiche Merkmal mehrfach erhoben, so kann eine **Verlaufsdarstellung** in Form einer Fieberkurve nützlich sein, um dem behandelnden Arzt einen Überblick zu verschaffen. Schließlich sind die Erhebungsbogen die Vorlage für die **sekundäre Datenerfassung** (EDV-Eingabe) und – zumindest bei einer Arzneimittelprüfung – **juristische Dokumente,** die beim Bundesinstitut für Arzneimittel und Medizinprodukte hinterlegt werden.

Aufgaben der Formulare Die Datenerhebungsbogen dienen der **primären Datenerfassung,** haben die Funktion einer **Checkliste,** sind Vorlage für die **sekundäre Datenerfassung,** und bei Arzneimittelstudien sind es auch **juristische Dokumente.** Manchmal dienen sie auch noch der **Verlaufsdarstellung.**

Verwendung der erfaßten Daten. Mit den Formularen wird nicht nur die **Zielgröße** erfaßt, obwohl dies natürlich die wichtigste Information ist. Erfaßt werden zunächst **Angaben über den Patienten** (Alter, Geschlecht, Aufnahmedatum, Befunde bei Aufnahme, Diagnose), damit nachgeprüft werden kann, ob der Patient die Selektionskriterien erfüllt und zu Recht in die Studie aufgenommen wurde. Erfaßt werden auch Untersuchungen und die dem Patienten gegebene Therapie, damit nachgeprüft werden kann, ob

Verwendung der erfaßten Daten Mit den Daten der Erhebungsbogen wird geprüft, ob die Patienten den **Ein- und Ausschlußkriterien entsprechen,** ob der **Studienplan eingehalten** wurde, ob die **Gruppen vergleichbar** sind, und natürlich werden auch

Wirksamkeit und Verträglichkeit der Behandlungen erfaßt.

die **Vorschriften des Studienplans eingehalten** wurden und ob die **Gruppen vergleichbar** sind. Schließlich müssen die Erhebungsbogen alle **unerwünschten Wirkungen** der Arzneimittel und der Therapien erfassen. Dazu wird meistens Freitext vorgesehen.

Eine Studie benötigt einen auf sie maßgeschneiderten Formularsatz.

Häufige Formulartypen ▶

Eine Studie benötigt einen auf sie maßgeschneiderten Formularsatz. Die Formularsätze variieren erheblich von Studie zu Studie. Folgende Formulartypen werden häufig verwendet, wobei eine Studie höchst selten alle diese Formulare umfaßt:

- **Aufnahme und Randomisation** (wird einmal ausgefüllt), enthält Patienten-Identifikation, Selektionskriterien, Schichtzugehörigkeit, Kalenderdatum und Ergebnis der Randomisation, Zuteilung der Patientennummer.
- **Anamnese und Erstuntersuchung** (wird einmal ausgefüllt). Der Inhalt ist sehr stark von der Studie abhängig und gelegentlich umfangreich.
- **Tages-, Wochen- oder Monatsberichte** (werden regelmäßig ausgefüllt). Dieser Formulartyp ist notwendig bei längerer Behandlung oder wenn eine Verlaufsdarstellung wichtig ist. Tagesberichte sind sehr aufwendig und sollten nur bei kurzer Behandlungsdauer verlangt werden.
- Formulare für **besondere Ereignisse** (werden unregelmäßig bei Bedarf ausgefüllt), z. B. bei einer Infektion, bei Rezidiv, bei einem Anfall, bei Graft-versus-host-disease, bei Todesfall oder anderen besonderen Vorkommnissen.
- Formulare für **besondere Behandlungen** (werden unregelmäßig bei Bedarf ausgefüllt), z. B. bei Operation, Transfusion, Bestrahlung.
- **Entlassung** aus der stationären Behandlung oder Entlassung aus der Studie (wird einmal ausgefüllt) zur Feststellung des Therapieerfolgs.
- **Nachsorge** (wird wöchentlich, monatlich oder jährlich ausgefüllt), um Spätkomplikationen oder den erst später erkennbaren Therapieerfolg festzustellen. Nachsorgebogen werden auch verwendet, um die Überlebenszeit des Patienten zu ermitteln.
- Formulare für Daten, die **außerhalb der Klinik** (außerhalb der Station oder Ambulanz) oder außerhalb der Arztpraxis entstehen (werden regelmäßig oder unregelmäßig ausgefüllt), z.B. für histopathologische Befunde; für Befunde, die in auswärtigen Labors erstellt werden; für Befunde, die zentral für mehrere Kliniken ermittelt werden, und dergleichen.
- **Abschlußbogen** (wird einmal ausgefüllt). Er ist sozusagen innerhalb der Studie die Epikrise und die Schlußbeurteilung des Therapieerfolgs.

Alle für einen Patienten für die Studie ausgefüllten Formulare bilden die **Studienakte.**

Alle für einen Patienten ausgefüllten Formulare bilden die **Studienakte (case book).** Die Studienakte ist eine **standardisierte Krankenakte.** Aus juristischen Gründen wird jedoch zusätzlich die übliche Krankenakte geführt, weil die Studienakte nur das enthält, was vom Studienplan vorgeschrieben ist.

Umfang einer Dokumentation Ein Formularsatz und eine Dokumentation dürfen **nicht zu umfangreich** sein, sonst besteht die Gefahr, daß sie nicht auf Dauer durchgehalten werden.

Umfang einer Dokumentation. Ein typischer **Anfängerfehler** ist eine zu umfangreiche Dokumentation. Ein Zuviel an Dokumentation läßt die Bereitschaft zum vollständigen und sorgfältigen Ausfüllen schwinden. Ist eine Dokumentation so umfangreich, daß sie im klinischen Alltag nicht über lange Zeit durchgehalten werden kann, und wird sie deshalb abgebrochen, so wäre weniger (Dokumentation) mehr (Information) gewesen. Andererseits läßt eine zu geringfügige Dokumentation nur grobe Aussagen über die Patientenschaft der Studie, über die Vergleichbarkeit der Gruppen und über besondere oder unerwünschte Ereignisse zu.

Datenkontrolle Eine laufende Studie ist regelmäßig zu überwachen **(study monitoring)** auf eine ausreichend große Anzahl Patientenzugänge, Einhaltung des Studienplans und auf Vollzähligkeit, Vollständigkeit und Plausibilität der Daten.

Datenkontrolle. Für die meisten Studien wäre es fatal, wenn die ausgefüllten Formulare einfach bis zum Studienende und Beginn der statistischen Auswertung abgelegt würden. Vielmehr ist eine laufende **studienbegleitende Datenkontrolle (study monitoring)** notwendig. Der Studienkoordinator, ein Studienmonitor, ein Clinical Research Associate oder der Dokumentar und Statistiker der Studie muß laufend den Fortgang der Studie (Fallzahl!) beobachten, mit den klinischen Prüfern die Umsetzung des Studienplans besprechen, fehlende Formulare anmahnen (**Vollzähligkeit**) sowie die eingegangenen Formulare auf **Vollständigkeit, Übereinstimmung mit dem**

Studienplan, Plausibilität und **Widerspruchsfreiheit** prüfen. Bei großen Studien treffen sich alle an der Studie Beteiligten regelmäßig, um alle in der Studie auftretenden Probleme – vor allem die Interpretation des Prüfplans und Dokumentationsprobleme – zu besprechen und einer einheitlichen Lösung zuzuführen.

5 Studien

5.1 Studientypen

Beobachtung – Erhebung – Versuch. Beobachten heißt Zustände bei ohnehin ablaufenden Prozessen festzustellen. Dies erfolgt möglichst ohne Eingriff, ohne Störung, ohne Beeinflussung des Prozesses oder Systems.
Werden Beobachtungen nach statistischen Gesichtspunkten geplant und an vielen Beobachtungseinheiten durchgeführt, so nennt man dies eine **Erhebung** oder ein **Survey.**
Bei einem **Versuch, Experiment** oder einer **Interventionsstudie** wird auch beobachtet, aber nicht völlig spontan ablaufende Prozesse, sondern Prozesse und Vorgänge, die speziell zu diesem Zweck gestartet oder doch zumindest erheblich beeinflußt werden. Dabei werden die Einflußgrößen systematisch variiert und alle anderen Größen (Störgrößen) möglichst konstant gehalten. Häufigste Form der Interventionsstudie ist die randomisierte klinische Studie, bei der streng zufällig entschieden wird, welche der Studienbehandlungen der einzelne Patient bekommt (*s. S. 97*). Beispiele für Versuche sind der Glukose-Toleranztest, eine ergonometrische Belastung oder eine randomisierte Studie zur Erprobung eines Arzneimittels.

5 Studien

5.1 Studientypen

Beobachtung – Erhebung – Versuch
Bei **Beobachtungen** wird der beobachtete Prozeß möglichst nicht beeinflußt. **Erhebungen** sind statistisch geplante Beobachtungen.

Bei einem **Versuch, Experiment** oder einer **Interventionsstudie** wird in den Prozeß erheblich eingegriffen, indem die Einflußgröße systematisch variiert und Störgrößen möglichst konstant gehalten werden.

Prospektive – retrospektive Erhebungen. Bei einer prospektiven (vorausschauenden) Erhebung liegt zunächst die Fragestellung vor, dann wird die Erhebung geplant, dann durchgeführt und schließlich ausgewertet. Es liegt also zuerst die Fragestellung vor und dann wird gezielt behandelt und beobachtet. Bei einer retrospektiven (zurückblickenden) Erhebung ist dies umgekehrt. Dort werden Daten, die für andere Zwecke erhoben und dokumentiert wurden, im nachhinein unter einer dann aufgeworfenen Fragestellung analysiert und ausgewertet. Bei der Stellung der Frage ist also der zu beobachtende Prozeß schon längst abgelaufen. In der Klinik ist die häufigste Form einer prospektiven Erhebung die **prospektive Befunddokumentation** (*s. S. 89*), die häufigste retrospektive Erhebung die **Auswertung von Krankenakten** (*s. S. 87*).

Prospektive – retrospektive Erhebungen Bei **prospektiven Erhebungen** werden die Daten speziell zur Fragestellung gewonnen. Bei **retrospektiven Erhebungen** werden ohnehin vorhandene Daten unter einer nachträglich erhobenen Fragestellung ausgewertet.

Quer- und Längsschnittstudien. Bei Längsschnittstudien, auch **Longitudinalstudien** genannt, werden zeitliche Verläufe studiert, z. B. das Wachstum bei Kindern, die Konstanz der Intelligenz über das Lebensalter usw. Demgegenüber sind Querschnittstudien ohne (nennenswerten) Zeiteinfluß. Sie sind sozusagen Momentaufnahmen. Bei Querschnittstudien werden z. B. Unterschiede zwischen Männern und Frauen erarbeitet, Erfolge von Kurzzeittherapien miteinander verglichen oder die Übereinstimmung von zwei Laborverfahren geprüft. Eine typische epidemiologische Querschnitterhebung ist die Einschulungsuntersuchung.
Ob eine Studie eine Quer- oder eine Längsschnittstudie ist, hängt von der Fragestellung und von der Beobachtungsdauer ab. Retrospektive Erhebungen, prospektive Erhebungen und Versuche können sowohl Längsschnitt- als auch Querschnittstudien sein.

Quer- und Längsschnittstudien Bei **Längsschnitt- oder Longitudinalstudien** wird jeder Studienteilnehmer mehrmals untersucht und beobachtet, es entstehen also **zeitliche Verläufe. Querschnittstudien** dagegen sind Momentaufnahmen (z. B. Einschulungsuntersuchungen).

Epidemiologische Studien. Die beiden wichtigsten Studientypen in der Epidemiologie sind **Kohortenstudien** und **Fall-Kontroll-Studien,** die in den *Abschnitten 5.6 (S. 92)* und *5.7 (S. 94)* behandelt werden.

Kohortenstudien und **Fall-Kontroll-Studien** sind die wichtigsten **Studientypen in der Epidemiologie.**

Feldstudien und **Anwendungsbeobachtungen** sind Erhebungen meist ohne große methodische Ansprüche.

Feldstudien und Anwendungsbeobachtungen. Unter Feldstudien versteht man meist großangelegte epidemiologische Erhebungen. Von der pharmazeutischen Industrie werden in Anwendungsbeobachtungen neue Arzneimittel auf Praktikabilität und Verträglichkeit geprüft, gelegentlich werden damit auch Präparate bekanntgemacht (**Marketingstudien**). An Anwendungsbeobachtungen nehmen viele Ärzte teil, sie wenden die Studienpräparate bei ihren Patienten an und berichten in kurzer Form über Wirksamkeit und Verträglichkeit. Feldstudien und Anwendungsbeobachtungen sind stets offene Studien (keine Blindstudien) und haben meist keine Vergleichsgruppe.

Kontrollierte (gesteuerte) Studien sind randomisierte Studien mit Studienplan und Studienmonitoring.

Kontrollierte (gesteuerte) Studien. Kontrolliert kommt von englisch »to control« und heißt gesteuert, d. h. von seiten der Studie werden alle Details der Behandlung und des Studienablaufs gesteuert. Kontrollierte Studien sind praktisch immer randomisierte Studien mit Vergleichsgruppe. Außerdem gehören zu einer kontrollierten Studie ein ordnungsgemäßer Studienplan (*s. S. 77*) und ein Mindestmaß an Dokumentation (*s. S. 81*). Kontrollierte Studien werden auf *S. 97* besprochen.

Kontrollierte Erhebungen werden nach einem detaillierten Erhebungsplan durchgeführt.

Sorgfältig durchgeführte Erhebungen mit detailliertem Erhebungsplan werden auch als **kontrollierte Erhebungen** bezeichnet und sind damit kontrollierte Studien im weiteren Sinne.

Stufen der Arzneimittelentwicklung an Tieren Das **pharmakologische Screening** prüft, ob eine neu entwickelte Substanz eine Wirkung hat.

In der **pharmakologischen und toxikologischen Prüfung** wird die Wirkung der Substanz genauer untersucht und effektive Dosen und letale Dosen ermittelt.

Die **teratologische Prüfung** untersucht schädliche Einflüsse auf Keimzellen, Embryonen und Feten.

Stufen der Arzneimittelentwicklung an Tieren. Eine neuentwickelte Substanz wird zuerst dem **pharmakologischen Screening** zugeführt. Dabei wird an einigen wenigen Tieren geprüft, **ob** die neue Substanz überhaupt eine pharmakologische Wirkung hat.

In der **pharmakologischen Prüfung** wird dann an verschiedenen Tierspezies genauer untersucht, **welche pharmakologische Wirkung** die Substanz hat. Bei der pharmakologischen Prüfung werden auch erste Dosis-Wirkungsbeziehungen ermittelt, etwa ED_{10}, ED_{50} und ED_{90} (**ED = effektive Dosis,** ED_{10} heißt, daß 10 % der Versuchstiere eine Wirkung zeigen, ED_{50}, daß 50 % der Versuchstiere eine Wirkung zeigen). Die pharmakologische Prüfung kann Monate oder Jahre dauern.

Wenn die pharmakologische Prüfung ein gutes Stück weit gediehen ist, beginnt meist die **toxikologische Prüfung.** Dabei wird geprüft, ab welcher Dosis welche Schäden auftreten. Außerdem werden die LD_1, die LD_{10} und die LD_{50} ermittelt (**LD = letale Dosis,** LD_1 heißt 1 % der Tiere stirbt an dieser Dosis). Eine Substanz ist um so aussichtsreicher, je mehr ED und LD auseinanderliegen. Die **teratologische Prüfung** ist eine Sonderform der toxikologischen Prüfung. Es wird geprüft, ob die Substanz einen schädlichen Einfluß auf Keimzellen, Embryonen und Feten hat.

Sind die vier genannten Stufen der Arzneimittelentwicklung am Tier abgeschlossen, so beginnt die Arzneimittelprüfung am Menschen.

Phasen der Arzneimittelprüfung am Menschen
In Phase I werden an wenigen Gesunden Pharmakokinetik, Bioverfügbarkeit und Verträglichkeit erprobt.
In **Phase II** wird die Wirksamkeit an wenigen Kranken des angestrebten Indikationsgebietes erprobt und die Dosis festgelegt.
In **Phase III** erfolgt in kontrollierten Studien ein Wirkungs- bzw. Überlegenheitsnachweis für das Indikationsgebiet.
Nach der **Zulassung** des Arzneimittels beginnt die **Phase IV** zur Arzneimittelüberwachung mit Anwendungsbeobachtungen.

***Phasen der Arzneimittelprüfung am Menschen* (klinische Prüfung).** In **Phase I** werden die **Pharmakokinetik** (Verlauf der Konzentration der Substanz nach i.v. Gabe), **Bioverfügbarkeit** (Verlauf der Konzentration der Substanz in der geplanten Applikationsform) und **Verträglichkeit** an wenigen gesunden Freiwilligen geprüft. Bei der **Phase II** wird die **Wirksamkeit** an einigen wenigen Kranken des vorgesehenen Indikationsgebiets erprobt. Die Phase II dient auch der Dosisfindung. Die **Phase III** ist ein streng geführter **Wirksamkeits-** bzw. **Überlegenheitsnachweis.** Studien der Phase III sind kontrollierte Studien. Nach Abschluß der Arzneimittelprüfung Phase III wird das Arzneimittel zugelassen.

Die Arzneimittelprüfung **Phase IV** ist die **Arzneimittelüberwachung.** Ziel der dazu durchgeführten Anwendungsbeobachtungen ist es insbesondere, die Zuverlässigkeit der erwünschten Wirkung (bei welchen Personen tritt die erwünschte Wirkung nicht ein?), die Konsequenzen nicht bestimmungsgemäßen Gebrauchs (Beispiel: Ein Kind trinkt eine ganze Flasche Hustensaft auf einmal aus) und seltene unerwünschte Arzneimittelwirkungen zu ermitteln. Manchmal werden Phase-IV-Studien als **»Postmarketing-Studien«** (weil nach der Markteinführung des Medikaments) bezeichnet.

Der Prüfung auf Verträglichkeit dienen nicht nur die Phasen I und IV; selbstverständlich wird man Hinweisen auf unerwünschte Arzneimittelwirkungen in allen Phasen und aus allen Quellen nachgehen.

5.2 Vorsorge und Früherkennung

Präventive – kurative Medizin. Aufgabe der Medizin ist nicht nur die Behandlung von Krankheiten (kurative Medizin), sondern auch die Verhütung und Früherkennung von Krankheiten (*s. Teil C Sozialmedizin, Präventive Medizin, S. 250*).
Bei **Screening-Untersuchungen zur Vorsorge und Früherkennung** von Krankheiten, im Deutschen auch als **Filteruntersuchungen** bezeichnet, wird eine große Anzahl von Personen (z.B. alle Frauen ab 45 Jahre) auf einen bestimmten Befund (z.B. zytologische Veränderungen im Vaginalabstrich) untersucht. Besondere Beachtung haben heute Programme zur Früherkennung von Karzinomen.

5.2 Vorsorge und Früherkennung

Die **präventive Medizin** versucht Krankheiten zu verhüten oder durch Früherkennung eine bessere Prognose zu erreichen (*s. Teil C Sozialmedizin, S. 250*).

Bei **Screening- oder Filteruntersuchungen** wird eine große Anzahl von Personen auf einen bestimmten pathologischen Befund hin (z.B. Hinweis auf Karzinom) untersucht.

S A-**28** zeigt den zeitlichen Ablauf des Tumorgeschehens. S A-**29** gibt die Voraussetzungen, damit eine allgemeine Vorsorgeuntersuchung gerechtfertigt ist.

S A-**28** und S A-**29** zeigen die Voraussetzungen für allgemeine Krebs-Vorsorgeprogramme.

S Synopsis A-**28: Schematischer Ablauf des Tumorgeschehens**

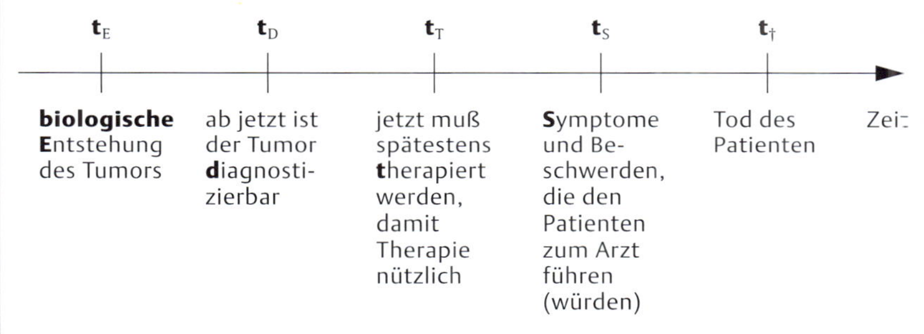

S Synopsis A-**29: Anforderungen an Untersuchungen zur Früherkennung**

Eine allgemeine Vorsorgeuntersuchung ohne speziellen Verdacht ist aus epidemiologischer Sicht nur nützlich, wenn alle folgenden Kriterien erfüllt sind:

1. Die gesuchte Krankheit ist schwerwiegend
2. beginnt ohne Symptome
3. hat eine lange Latenzzeit (t_E bis t_S in S A-**28**)
4. kann während der Latenzzeit nichtinvasiv diagnostiziert werden (d.h. t_D liegt vor t_S)
5. ist während der Latenzzeit gut heilbar (d.h. t_T liegt vor t_S)
6. das Intervall zwischen zwei Vorsorgeuntersuchungen kann ausreichend lang sein (es darf nicht länger sein als t_D bis t_T) und
7. die Krankheit hat nach dem Auftreten des ersten Symptoms, das den Patienten zum Arzt führt (t_S), eine wesentlich schlechtere Prognose (d.h. t_T liegt vor t_S).

Sensitivität und Spezifität. Bei Screening-Untersuchungen ist zunächst die Sensitivität wichtig, tatsächlich Erkrankte (oder Gesuchte) sollen nicht übersehen werden. Falsch-positive Fälle verursachen dagegen »nur« unnötige Kosten, weil aufgrund eines positiven Screening-Befundes keine Diagnose gestellt wird, sondern der Betroffene lediglich einer weiterführenden Diagnostik zugeführt wird. Trotzdem muß bei seltenen Erkrankungen die Spezifität sehr hoch sein, weil sonst zu viele Gesunde auffällig werden. S A-**30** gibt dafür ein Beispiel.

Für Screening-Untersuchungen ist zunächst die **Sensitivität** wichtig, bei seltenen Erkrankungen vor allem aber die **Spezifität**.

Synopsis A-30: Beispiel für eine Untersuchung zur Krankheitsfrüherkennung

Hat das zur Früherkennung benutzte diagnostische Verfahren eine **Sensitivität** von 0.9 und eine **Spezifität** von 0.99 und ist die **Prävalenz** der gesuchten Krankheit 1 Promille (‰), so ist bei 100 000 Untersuchten zu erwarten:

		Vorsorgeuntersuchung auffällig	Vorsorgeuntersuchung unauffällig	Summe
Wirklichkeit	krank	90	10	100
	gesund	999	98 901	99 900
Summe		1 089	98 911	100 000

Zum Rechengang:

1. Bei 1‰ Prävalenz sind von 100 000 Personen 100 krank und 99 900 gesund.
2. Bei einer Sensitivität von 0.9 werden von den 100 Kranken 90 erkannt.
3. Bei einer Spezifität von 0.99 bleiben von den 99 900 Gesunden in der Untersuchung 98 901 unauffällig.
4. Die restlichen Werte ergeben sich durch Differenzbildung oder Summierung.

Aus dem Vierfelderschema ergibt sich die **positive Korrektheit** mit 90/1089 = 0.0826, d. h. trotz der beachtlich hohen Spezifität von 0.99 sind nur 8.26 % der im Screening Auffälligen wirklich krank. Der Grund dafür ist die geringe Prävalenz der gesuchten Krankheit.

In der **Arbeitsmedizin** gibt es Einstellungs- und andere Vorsorgeuntersuchungen. Das **Vorsorgeprogramm der gesetzlichen Krankenkassen** wird in der Sozialmedizin behandelt.

Einstellungsuntersuchungen und andere **arbeitsmedizinische Vorsorgeuntersuchungen** werden in *Teil B Arbeitsmedizin, Abschnitt 1.5, S. 116* behandelt. Das **Leistungsangebot der gesetzlichen Krankenkassen zur Vorsorge und Früherkennung** *s. Teil C Sozialmedizin, Prävention,* ▤ C-**8**, *S. 253.*

5.3 Auswertung aggregierter Daten

Zusammengefaßte, aggregierte Daten lassen keinen Bezug mehr auf einzelne Fälle, Individuen, Personen zu. Durch Verbinden existierender Statistiken versucht man Zusammenhänge zu erkennen. Das Zusammenführen von Gesundheits- und Umweltstatistiken ergibt **ökologische Studien** (mit aggregierten Daten).

Beispiel: Statistiken zum Myokardinfarkt und zum Pkw-Bestand zeigen eine positive Korrelation. Fördert Autofahren den Herzinfarkt? Vielleicht!

Studien mit aggregierten Daten sind schnell und billig, aber nicht aussagekräftig.

5.3 Auswertung aggregierter Daten

Zusammengefaßte, aggregierte Daten. Manche Untersuchungen über Zusammenhänge bauen ihre Statistik nicht auf der Beobachtung eigener Fälle (Patienten, Probanden, Befragte) auf, sondern benutzen bereits existierende, meist publizierte Statistiken. Die Auswertungen von Daten, die keinen Bezug mehr zu Einzelpersonen haben, nennt man Studien mit zusammengefaßten, aggregierten Daten. Durch Verbinden bereits existierender Statistiken wird versucht, neue Erkenntnisse zu gewinnen. Werden Gesundheitsparameter und Umwelt-Statistiken zueinander in Beziehung gesetzt, so spricht man von **ökologischen Studien** (mit aggregierten Daten).

Beispiel. Man nehme eine Statistik zur Inzidenz des Myokardinfarkts, aufgeschlüsselt nach Ländern, und eine Statistik über den Pkw-Bestand je 1 000 Einwohner, ebenfalls aufgeschlüsselt nach Ländern. Betrachtet man die verschiedenen Länder, so zeigt sich, daß Infarkt-Inzidenz und Pkw-Dichte positiv korrelieren, d.h. viele Autos gehen einher mit vielen Herzinfarkten. Der Schluß, Auto fahren fördere den Herzinfarkt (durch Bewegungsmangel? durch Streß und plötzliche Adrenalinstöße ohne körperliche Abreaktion?) ist möglich, aber sehr unsicher. Vielleicht entsteht der Zusammenhang auch nur dadurch, daß viele Autos einen hohen Lebensstandard anzeigen und ein hoher Lebensstandard - warum auch immer – mit einer höheren Inzidenz für Herzinfarkt vermengt ist.

Bewertung. Studien mit aggregierten Daten sind billig und schnell zu erstellen, liefern eine Fülle möglicher Schlußfolgerungen, haben aber nur eine geringe Aussagekraft.

5.4 Retrospektive Auswertung von Krankenakten

5.4 Retrospektive Auswertung von Krankenakten

Notwendigkeit und Zweck. In den Krankenaktenarchiven ruht ein gewaltiger **Schatz ärztlicher Erfahrung.** Durch die retrospektive Auswertung von Krankenakten wird dieser Erfahrungsschatz wenigstens teilweise geborgen und die dort enthaltene Information formalisiert wiedergewonnen. Ohne Diagnosendokumentation und ohne retrospektive Auswertung der Krankenakten sind die Klinikarchive für die medizinische Forschung wertlos.
Die retrospektive Auswertung anderer klinischer Informationsquellen, wie z.B. Op-Berichte, Anästhesieprotokolle, Röntgenberichte, mikrobiologische Befundzettel, Endoskopieberichte usw. entspricht weitgehend der Auswertung der Krankenakten. Wenn im folgenden von Krankenakten gesprochen wird, sind damit alle klinischen Informationsquellen gemeint.
Meist orientiert sich eine retrospektive Auswertung an einer Diagnose, indem die Akten aller Patienten, die in den letzten 5 Jahren z.B. wegen eines Blasenkarzinoms behandelt worden sind, in die Auswertung eingehen. In eine retrospektive Auswertung gehen also nur bestimmte ausgewählte Krankenakten des Archivs ein. Retrospektive Auswertungen dienen der Forschung (medizinische **Dissertationen**); sie dienen aber auch der Qualitätskontrolle der eigenen Arbeit, indem der in der Literatur beschriebene Therapieerfolg mit dem bei der eigenen Klientel erreichten Therapieerfolg verglichen wird.

Notwendigkeit und Zweck Ein **Großteil der ärztlichen Erfahrung** ruht in den Krankenakten. Ohne Diagnosendokumentation und ohne retrospektive Auswertungen sind die Krankenaktenarchive für die Wissenschaft nur **Datenfriedhöfe.**
Die retrospektive Auswertung bezieht sich auf **alle Informationsquellen** in Klinik und Praxis.

Retrospektive Auswertungen sind meist **Dissertationen** zur **Forschung** und **Qualitätssicherung.**

Ablauf einer retrospektiven Auswertung. Die retrospektive Auswertung von Krankenakten setzt eine **Diagnosendokumentation** (*s. S. 45*) voraus, ebenso ein funktionierendes Archiv und nicht zuletzt aussagekräftige, vollständige und übersichtlich geführte Krankenakten. Die Diagnosendokumentation liefert die Patientenidentifikationen der zutreffenden Krankenakten, zumindest jedoch eine Vorauswahl daraus. Sollen in eine retrospektive Auswertung z.B. alle Hepatitispatienten mit Leberbiopsie eingehen, so liefert die Diagnosendokumentation den Zugriff auf die Krankenakten aller Hepatitispatienten, diese müssen im Archiv ausgeliehen und eingesehen werden, wobei dann nur die Fälle, bei denen eine Biopsie dokumentiert ist, in die retrospektive Erhebung eingehen.
Nach Abfrage der Diagnosendokumentation werden die aus den Krankenakten zu erfassenden Merkmale festgelegt und der zugehörige **Erhebungsbogen** entwickelt. Die Entwicklung des Erhebungsbogens erfolgt erst nach der Abfrage der Diagnosendokumentation, weil dann die Fallzahl (üblich sind 50 bis 1000 auswertbare Fälle) schon absehbar ist. Zur Erprobung des Erhebungsbogens empfiehlt sich ein Probelauf, bei dem etwa 10 bis 50 Krankenakten ausgewertet und die Daten auf den Erhebungsbogen übertragen werden. Dann ist der Erhebungsbogen in seiner endgültigen Fassung festzusetzen.
Die **Hauptarbeit** ist die Ausleihe der Krankenakten im Archiv, das Durcharbeiten und **Exzerpieren** der einzelnen Akten und die Übertragung der gewünschten Daten auf den Erhebungsbogen. Möglicherweise sind dabei Angaben zur Anamnese, Begleiterkrankungen, verabreichte Medikamente und ähnliches zu verschlüsseln. Sind alle Erhebungsbogen ausgefüllt, so werden die Daten in eine EDV-Anlage eingegeben **(sekundäre Datenerfassung),** kontrolliert und erforderlichenfalls korrigiert.
Schließlich sind die erfaßten Daten **statistisch auszuwerten,** die gewonnenen Ergebnisse darzustellen, zu diskutieren und in ihrer Aussagekraft zu beurteilen.

Ablauf einer retrospektiven Auswertung Voraussetzungen sind eine **Diagnosendokumentation**, ein Archiv und ordentlich geführte Krankenakten. Eine **Abfrage der Diagnosendokumentation** liefert die Patientenidentifikation der zu bearbeitenden Krankenakten.

Erforderlich ist ein **Erhebungsbogen** mit den auszuwertenden Merkmalen, der für jeden Patienten ausgefüllt wird.

Hauptarbeit ist das **Ausleihen** und **Exzerpieren** der Krankenakten und das **Eintragen** der so gewonnenen Daten in den Erhebungsbogen. Danach folgen die **sekundäre Datenerfassung** und die **statistische Auswertung.**

Anonymisierung. Die Erhebungsbogen sollten möglichst wenige Daten, die zur Identifizierung beitragen, enthalten. Insbesondere sollte auf Name, Vorname, Geburtsname, Anschrift, Geburtstag und Geburtsmonat verzichtet werden. Jeder Erhebungsbogen erhält eine **Signatur,** meist eine **laufende Fallnummer.** Zusätzlich wird eine **Codeliste** geführt, die die studieninterne Signatur (die laufende Nummer) sowie die Angaben, die für den Zugriff auf die Krankenakten im Archiv erforderlich sind, enthält. Die

Anonymisierung Die Erhebungsbogen sollen **anonym** sein und nur eine **studieninterne Fallnummer** haben. Um bei Auffälligkeiten vom Erhebungsbogen wieder auf die Krankenakte kommen zu können, wird eine **Codeliste** angelegt und im Archiv verwahrt.

Codeliste wird beim Ausfüllen der Erhebungsbogen jeweils fortgeschrieben und verbleibt auf Dauer im Krankenaktenarchiv. Tritt während der statistischen Auswertung z. B. beim Patienten 73 eine Besonderheit auf, die durch nochmaliges Studium seiner Krankenakte abgeklärt werden soll, so schlägt man im Archiv in der Codeliste unter der Nr. 73 nach, findet dort die Patientenidentifikation und läßt sich dann die entsprechende Krankenakte geben.

Erhebungsbogen Der **Kopf** des Erhebungsbogens besteht aus Titel der Studie, Klinik, Name des Doktorvaters und des Doktoranden.

Erhebungsbogen. Jeder Erhebungsbogen benötigt als Kopf die Kurzbezeichnung der Studie, die Klinik, den Namen des Doktorvaters und des Doktoranden. Weiterhin sind die Fallnummer, der Name des Ausfüllers (falls mehrere Personen beteiligt sind) und das Datum des Ausfüllens erforderlich. Alle weiteren Merkmale richten sich nach der Fragestellung, der untersuchten Krankheit und den Eigenschaften der Patienten.

Jedes Merkmal braucht die Rubrik **»fehlende Angabe«.**

Empfehlung für Doktoranden ▶

Der Erhebungsbogen sollte alle für die Fragestellung relevanten Merkmale erfassen – um unnötige Arbeit zu ersparen, aber auch nur diese. Er sollte sich auf die Merkmale beschränken, die die Krankenakten tatsächlich liefern können. Trotzdem muß bei jedem Merkmal die Rubrik **»fehlende Angabe«** vorgesehen werden. Außerdem tun **Doktoranden** gut daran, den Erhebungsbogen nach dem Probelauf ihrem Doktorvater vorzulegen und für gut befinden zu lassen. Schließlich wird es zweckmäßig sein, den Erhebungsbogen einem Dokumentar und Statistiker vorzulegen, der den Erhebungsbogen formal überprüft und auf seine Eignung für die sekundäre Datenerfassung prüft.

Ansonsten gilt das in den *Abschnitten 2.4* (*S. 43*) und *4.7* (*S. 81*) Gesagte in vereinfachter Form.

Auswertung Die Auswertung erfolgt mit einem Statistik-Programmsystem. Sie konzentriert sich auf **vielfältige deskriptive Statistiken mit tabellarischer und grafischer Präsentation** der Ergebnisse.

Auswertung. Die statistische Auswertung erfolgt heute ausschließlich mit fertigen **Statistik-Programmsystemen.** Die Auswertung beginnt mit einer separaten Auswertung jedes einzelnen Merkmals (univariate Auswertung). Dabei werden für quantitative Merkmale **größter und kleinster Wert** (Spannweite), **Mittelwert, Median** (mittlerer Wert der der Größe nach sortierten Einzelwerte), **Quantile** (z. B. Quartile: Bereiche, in denen jeweils ein Viertel der Werte liegen; z. B. Dezile: Bereiche, in denen jeweils ein Zehntel der Werte liegen) und eine einfache grafische Darstellung der **Häufigkeitsverteilung** erstellt. Bei qualitativen Merkmalen werden die **Häufigkeiten** ausgezählt und relative Häufigkeiten angegeben. Zweiter Schritt der statistischen Auswertung ist die Aufschlüsselung wichtiger Merkmale für Untergruppen. Weiter können Merkmale zueinander in Beziehung gesetzt werden, bei qualitativen Merkmalen sind dies Kontingenztafeln, bei quantitativen Merkmalen Korrelations- und Regressionsrechnungen. Schließlich sind die gewonnenen Ergebnisse tabellarisch und grafisch darzustellen.

Meist werden **keine statistischen Tests** eingesetzt, wenn doch, dann haben die Signifikanzen keine beweisende, sondern nur orientierende Bedeutung.

Auf **statistische Tests** wird meistens wegen mangelnder Vergleichbarkeit der Gruppen und vielerlei möglicher Hypothesen zu Recht verzichtet. Werden trotzdem statistische Tests durchgeführt, so haben die Signifikanzen fast nie eine »beweisende«, sondern nur eine »orientierende« Bedeutung **(orientierendes Testen),** d. h. bei einer retrospektiven Auswertung wird durch eine Signifikanz eine Hypothese (Fragestellung) erzeugt, jedoch nicht bewiesen (*s. Abschnitt 5.11, S. 103*).

Möglichkeiten und Grenzen retrospektiver Auswertungen Retrospektive Auswertungen sind billig und liefern **in kurzer Zeit große Fallzahlen.**

Möglichkeiten und Grenzen retrospektiver Auswertungen. Retrospektive Auswertungen können **in kurzer Zeit große Fallzahlen** liefern, weil die Daten zumindest im Prinzip schon vorhanden sind. Demgegenüber müßten bei prospektiven Dokumentationen die Daten erst am Patienten gewonnen werden, dies kann bei großen Fallzahlen oder seltenen Krankheiten jahrelang dauern. Bei größeren Fallzahlen können Untergruppen gebildet und verglichen werden. Außerdem sind retrospektive Auswertungen billig. Eine Einverständniserklärung des Patienten ist in der Regel nicht erforderlich, wenn die behandelnden Ärzte einer Klinik oder die von ihnen beauftragten medizinischen Doktoranden die Auswertung durchführen.

Retrospektive Auswertungen eignen sich für **historische Vergleiche** und **seltene Krankheiten.**

Retrospektive Auswertungen eignen sich insbesondere für **historische Vergleiche,** ob z. B. die heutigen Therapien erfolgreicher sind als frühere Therapien. Ebenso kann festgestellt werden, ob das Krankheitsspektrum einer Klinik sich verschiebt, ob etwa aufgrund von Vorsorgeuntersuchungen oder Gesundheitsaufklärung heute mehr Frühstadien erkannt werden als früher oder ob die Komplikationsrate sich erniedrigt hat. Retrospektive Auswertungen eignen sich auch gut, um Zusammenhänge zwischen Merkmalen zu erkennen und darzustellen. Schließlich sind retrospektive Auswertungen gut geeignet für seltene Krankheiten, da eine prospektive Dokumentation seltener Krankheiten lange Rekrutierungszeiten und die Zusammenarbeit vieler Kliniken erfordert.

Das entscheidende Handikap retrospektiver Auswertungen sind meist die Unvollständigkeit der Daten und die unterschiedlichen Untersuchungs- und Meßmethoden, mit denen sie gewonnen worden sind. Der zweite gravierende Nachteil sind die vielen, vielen **vermengten Effekte** (*s. S. 69*), die eine schlüssige Interpretation oft unmöglich machen. Findet man etwas Interessantes, so kommen dafür meist mehrere Gründe und Ursachen in Betracht. Findet man umgekehrt nichts Interessantes, so ist nicht auszuschließen, daß zwei gegenläufige Effekte sich ausgeglichen haben. Schließlich ist bei retrospektiven Auswertungen eine Einflußnahme auf das Untersuchungsprogramm, etwa eine Vereinheitlichung, wie etwas durchzuführen sei, welche Medikamente zu verwenden sind usw., nicht möglich. Außerdem lassen sich neue diagnostische Verfahren, neue Medikamente, neue Therapieformen usw. nicht retrospektiv erarbeiten.

Nachteilig sind die **Unvollständigkeit der Daten** und die **verschiedenen Meßverfahren,** mit denen sie ermittelt wurden. Wegen der **vielen vermengten Effekte** kommen für praktisch alle Ergebnisse jeweils mehrere Ursachen in Betracht.

Retrospektive Auswertungen sind schnell und billig, jedoch sind die Ergebnisse schwierig zu interpretieren und weniger aussagekräftig. Die Stärke retrospektiver Auswertungen liegt in der Überprüfung der **Qualität des eigenen ärztlichen Handelns** und im **Generieren von präzisen Hypothesen.** Die Gewinnung präziser Hypothesen ist für die Forschung von erheblicher Bedeutung. Retrospektive Auswertungen entscheiden darüber, ob eine prospektive Dokumentation, eine Feldstudie oder eine kontrollierte Studie gerechtfertigt ist und sich lohnt.

Wichtigster Zweck der retrospektiven Auswertungen sind die **Sicherung der Güte der ärztlichen Versorgung**, das **Generieren präziser Hypothesen** und die **Entscheidung, ob eine prospektive Studie** sich lohnt.

5.5 Prospektive Befunddokumentationen

Befunddokumentation. In einer Diagnosendokumentation wird nur die Diagnose als zusammenfassende Beurteilung erfaßt. In der Befunddokumentation dagegen werden alle wichtigen Einzelbefunde erfaßt und dokumentiert. Dies ermöglicht wesentlich detailliertere und direktere Abfragen. Eine Befunddokumentation ist eine **direkte Dokumentation,** weil sie die gestellten Fragen direkt und unmittelbar beantwortet. Im Gegensatz dazu ist eine **Diagnosendokumentation** eine **indirekte Dokumentation.** Sie gibt die gewünschte Information (z. B. den Verlauf der ALAT (früher GPT), aufgeschlüsselt nach Hepatitis A, Hepatitis B und Hepatitis C) nicht direkt, sondern liefert lediglich die Verweise auf die betreffenden Krankenakten. In einem zweiten und zeitraubenden Arbeitsgang muß die Information dann den Krankenakten entnommen werden.

5.5 Prospektive Befunddokumentationen

Eine **Befunddokumentation** erfaßt einzelne Befunde und kann auch nach diesen abgefragt werden. Sie kann also **Fragen direkt beantworten** und liefert nicht nur Verweise auf die Krankenakten wie die Diagnosendokumentation.

Spezialdokumentation. Eine Befunddokumentation ist sehr arbeitsaufwendig. Würde sie für alle Patienten durchgeführt, so entstände eine **Totaldokumentation.** Diese ist heute nur für die Befunde und Daten möglich, die ohne Datenerfassung in maschinenlesbarer Form vorliegen, z. B. die vom Laborcomputer erfaßten Werte. Ansonsten verbietet der Arbeitsaufwand für die Datenerfassung Totaldokumentationen. Das Patientenakten-Archiv enthält zwar alle Daten, ist aber in diesem Sinne keine Dokumentation, weil der Zugriff nur unter der Patienten-Identifikation, nicht aber unter Merkmalen möglich ist.

Befunddokumentationen werden praktisch immer als Spezialdokumentationen geführt. In eine Spezialdokumentation gehen nur bestimmte Fälle ein, z. B. alle Patienten mit einer bestimmten Diagnose, weil diese Krankheit speziell erforscht werden soll, oder alle Patienten, bei denen eine bestimmte Therapie angewendet wurde (z. B. eine neuentwickelte Operationstechnik), oder Patienten, bei denen ein bestimmtes diagnostisches Verfahren, z. B. eine Gastroskopie, durchgeführt wurde (etwa weil dieses Verfahren weiterentwickelt werden soll). Eine Basisdokumentation erfaßt von vielen Patien-

Spezialdokumentation Eine Befunddokumentation für alle Patienten ist zu arbeitsaufwendig, deshalb wird sie praktisch nur für **spezielle Patienten** angelegt und heißt dann **Spezialdokumentation.** Eine Spezialdokumentation ist stets auch eine Befunddokumentation. In eine Spezialdokumentation gehen nur Patienten ein mit einer bestimmten Krankheit, einer bestimmten Therapie oder Patienten, die mit einem bestimmten diagnostischen Verfahren untersucht wurden.

ten jeweils nur eine kleine Informationsmenge, während eine Spezialdokumentation von wenigen Patienten jeweils eine große Informationsmenge erfaßt (S A-**31**).

S Synopsis A-**31: Vergleich verschiedener Dokumentationsformen**

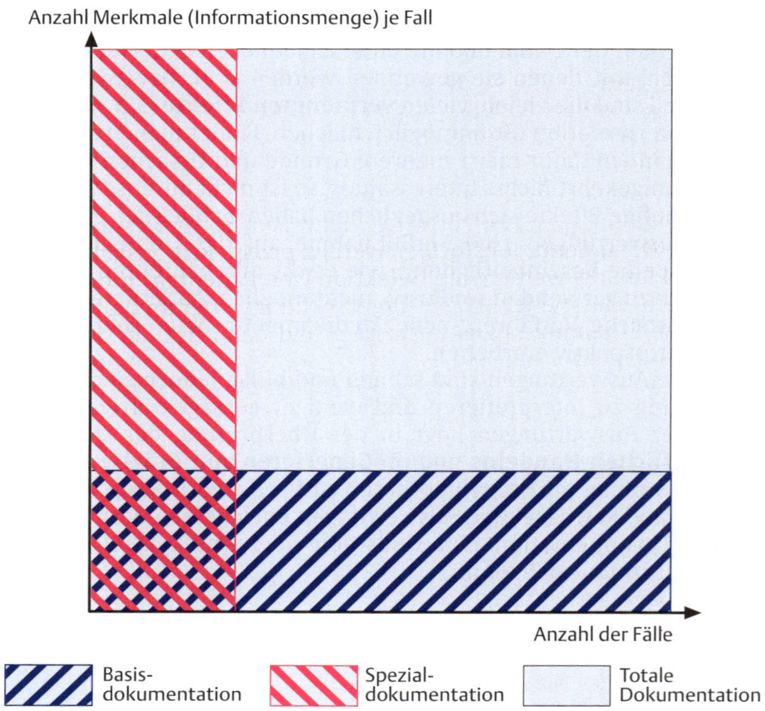

Der **Arbeitsaufwand einer Dokumentation** hängt ab von **der Anzahl der zu dokumentierenden Fälle** multipliziert mit der **Informationsmenge je Fall** und entspricht somit der Fläche. Eine Diagnosendokumentation für alle Patienten mit wenigen Merkmalen erfordert etwa den gleichen Arbeitsaufwand wie eine Dokumentation, in die nur spezielle Patienten eingehen (Spezialdokumentation), die aber von diesen Patienten viele Befunde erfaßt (Befunddokumentation).

Verlaufsdokumentation Wird ein Merkmal am gleichen Patienten mehrmals gemessen und die Werte über der Zeitachse grafisch dargestellt, so ist dies ein (zeitlicher) Verlauf.

Verlaufsdokumentation. Wird am gleichen Patienten ein bestimmtes Merkmal im Laufe der Zeit mehrmals gemessen, so entsteht ein **zeitlicher Verlauf.** Ein Verlauf liefert neben den Einzelwerten auch die Veränderungen und einen Gesamteindruck. Beispiele für Verläufe sind Fieberkurve, Pulskurve, Blutdruckverlauf, Verlauf des Blutzuckerspiegels beim Glukose-Toleranztest.

Verläufe werden grafisch dargestellt. Meist werden die gemessenen Punkte über der Zeitachse aufgetragen und durch Geraden zu einem **Polygonzug** (Vielecklinie) verbunden. Die Verbindung der Meßpunkte mit »schönen«, glatten und physiologisch erscheinenden Kurven ist möglich; abgesehen vom Rechenaufwand erfordern solche glatte Kurven eine mathematische Modellvorstellung oder zumindest eine Abschätzung über die Größe des Zufallsfehlers.

Eine Verlaufsdokumentation ist um so schwieriger durchzuführen, je länger der Verlauf dauert. Entstehen die Daten innerhalb von Stunden oder Tagen am gleichen Ort, so empfiehlt sich zur Datenerfassung ein **Laufzettel.**

Eine Verlaufsdokumentation ist um so schwieriger zu organisieren, je länger der Verlauf dauert; zieht er sich über Monate oder Jahre hin, so sind die Gewinnung und Erfassung der Daten mühsam. Die Datenerfassung erfolgt bei Verläufen, deren Daten an einem Ort innerhalb kurzer Zeit (Stunden bis wenige Wochen) entstehen, durch einen **Laufzettel.** In einen Laufzettel werden für einen bestimmten Patienten alle Daten zu den verschiedenen Zeitpunkten eingetragen, das Formular läuft mit dem Patienten mit, und der bisherige Verlauf ist bereits aus dem Laufzettel ersichtlich. Entstehen dagegen die Daten der einzelnen Meßzeitpunkte an verschiedenen Orten und in großen Zeitabständen, so kann es zweckmäßig sein, für jeden Patienten und **für jeden Untersuchungszeitpunkt ein eigenes Formular** zu verwenden. Die Daten eines Verlaufs werden dann einzeln erfaßt, und der Verlauf wird erst bei der Zusammenführung der Daten im Computer sichtbar. Dafür kann die Dokumentationsstelle z.B. durch Einbestellungen, Anmahnungen oder Abrechnungen organisatorische Hilfestellung geben.

Dauert die Datengewinnung aber Monate oder Jahre oder findet an verschiedenen Orten statt, so ist **für jeden Zeitpunkt ein eigenes Formular** zu verwenden.

Prospektive Dokumentationen. Befunddokumentation, Spezialdokumentation und Verlaufsdokumentation sind keine Gegensätze, sondern verschiedene Aspekte der prospektiven Dokumentation. Spezialdokumentationen sind fast immer Befunddokumentationen. Verlaufsdokumentationen dokumentieren Einzelbefunde (sind also Befunddokumentationen) und beschränken sich auf spezielle Patienten (sind also Spezialdokumentationen). Alle diese Dokumentationsformen werden **prospektiv** ausgeführt, d.h. anhand einer Planung werden die Selektion der Patienten, die Untersuchungszeitpunkte und die jeweiligen Untersuchungsprogramme festgelegt, die zugehörigen Erhebungsbogen entworfen und dann mit der Sammlung des Datenmaterials begonnen. Im Gegensatz zu retrospektiven Auswertungen sind prospektive Dokumentationen **vollzähliger** (alle Fälle), **vollständiger** (alle Daten eines Falles) und haben Daten, die mit einem definierten Untersuchungsprogramm gewonnen worden sind. **Epidemiologische Krankheitsregister** (*s. Abschnitt 2.7, S. 52*) sind ebenfalls prospektive Dokumentationen.

Prospektive Dokumentation
Befund-, Spezial- und Verlaufsdokumentation sind keine Gegensätze, sondern **Aspekte der prospektiven Dokumentation.** Prospektive Dokumentationen sind vollzähliger, vollständiger und einheitlicher als retrospektive Dokumentationen.

Merkmale und Erhebungsbogen. Der entscheidende Nachteil der prospektiven Befunddokumentation, Spezialdokumentation und insbesondere der Verlaufsdokumentation ist der Arbeitsaufwand. Oft werden solche prospektiven Dokumentationen mit großem Optimismus begonnen, dann aber läßt sich der hohe Arbeitsaufwand über die jahrelange Laufzeit der Dokumentation nicht durchhalten. Deshalb sollte man die Anzahl der zu erfassenden Merkmale und Befunde weise beschränken, die Erhebungsbogen so gestalten, daß sie rasch ausgefüllt werden können, und auf eine dauerhafte Organisation Wert legen.

Merkmale und Erhebungsbogen
Prospektive Dokumentationen erfordern **Arbeit über lange Zeit.** Bei umfangreichen Dokumentationen besteht die Gefahr, daß sie nicht lange durchgehalten werden.

Organisation und Datenerfassung. Soll eine prospektive Befunddokumentation eingerichtet werden, so muß man einen Studienplan erstellen, die Erhebungsbogen mit besonderer Sorgfalt entwickeln und erproben und die primäre und sekundäre Datenerfassung organisieren. Die sekundäre Datenerfassung und die Datenkontrolle müssen laufend, zumindestens monatlich oder vierteljährlich durchgeführt werden. Mindestens einmal jährlich sollte ausgewertet werden, nicht zuletzt um die Beteiligten mit den Früchten ihrer bisherigen Arbeit für die weitere Arbeit zu motivieren.

Organisation und Datenerfassung
Prospektive Befunddokumentationen bedürfen einer besonders **rationellen Datenerfassung und Organisation.** Regelmäßige Datenerfassung und Auswertung sind dringend geboten.

Auswertungen. Befunddokumentationen ermöglichen Antwort auf vielerlei Fragestellungen. Wichtige **Fragetypen** sind:

- Anzahl der Patienten, aufgeschlüsselt nach vielerlei Untergruppen, z.B. Postleitzahl des Wohnorts (Einzugsgebiet), Anamnesedauer, Schweregrad, Differentialdiagnose, Art der Therapie und vieles mehr.
- Veränderungen im Laufe der Zeit bei der Anzahl der Patienten, der Anamnesedauer (Wirksamkeit von Früherkennungsmaßnahmen), Veränderungen in der Klientel und Verschiebungen bei den Differentialdiagnosen.
- Zusammenhang zwischen Merkmalen, z.B. Stadien und Geschlecht, Stadien und Anamnesedauer, Differentialdiagnosen und Alter u.v.m., auch aufgeschlüsselt nach Untergruppen. Interessant kann auch sein, scheinbar widersprüchlichen Untersuchungsergebnissen nachzugehen.
- Vergleich des Therapieerfolgs mit Vorjahren, mit anderen Kliniken, mit der Literatur, zwischen Therapieformen, in Abhängigkeit von der Anamnesedauer und vom Schweregrad und vieles mehr.

Auswertungen Mit Befunddokumentationen lassen sich **vielerlei Fragen** bearbeiten.

◄ **Beispiele für Fragetypen**

Diese Auswertungen dienen vorwiegend **wissenschaftlichen Zwecken**, können **Normal- oder Standardwerte** liefern, dienen der **Kontrolle der Qualität** des ärztlichen Handelns, können aber auch interessante **Betriebsstatistiken** liefern.

5.6 Kohortenstudien

Zweck Kohortenstudien sind **epidemiologische Studien,** um den Einfluß von Expositionen, der Lebensführung, weitverbreiteter Genuß- und Arzneimittel oder von prophylaktischen Maßnahmen auf die Gesundheit zu ermitteln.

Festlegung der Kohorte(n) Eine Kohorte ist eine Gruppe von Personen mit der zu untersuchenden Exposition, dem zu untersuchenden Lebensstil oder der zu prüfenden Prophylaxe. Eine **Jahrgangskohorte** umfaßt alle Personen mit gleichem Geburtsjahr.

Bei einer **prospektiven Kohortenstudie** ist die Exposition in der Gegenwart. Es wird geprüft, welche Krankheiten in der Zukunft auftreten.
Bei einer **retrospektiven Kohortenstudie** lag die Exposition in der Vergangenheit, und man prüft die heutigen Krankheiten.

Beobachtungsschema und Beobachtungsdauer Zuerst sind die Personen für die Kohorte(n) zu rekrutieren. Es gibt prospektive Kohortenstudien mit einmaliger und solche mit mehrmaliger oder laufender Untersuchung der Teilnehmer über viele Jahre.

Auswertung Kohortenstudien liefern **Risiken,** dies können **Prävalenzen** oder **Inzidenzen** sein. Das **relative Risiko** oder das **zuschreibbare Risiko** entsteht durch Vergleich zweier Kohorten oder Untergruppen oder durch Vergleich der Kohorte mit der Bevölkerung. Wichtige **Störgrößen** sind rechnerisch zu eliminieren.

5.6 Kohortenstudien

Zweck. Kohortenstudien sind **prospektive, seltener retrospektive Erhebungen** zur Epidemiologie. Sie dienen dem Erkennen der Zusammenhänge zwischen Lebensführung, weitverbreiteten Arznei- und Genußmitteln, der Exposition schädlicher Stoffe (z.B. am Arbeitsplatz) oder prophylaktischer Maßnahmen (Einflußgröße) einerseits und dem Auftreten von Krankheiten (Zielgröße) andererseits. Häufig ersetzen Kohortenstudien Versuche, die aus ethischen Gründen an und mit Menschen nicht durchgeführt werden können.

Festlegung der Kohorte(n). Ursprünglich war eine Kohorte eine römische Heereseinheit von etwa 400–600 Mann. Im Rahmen einer Studie ist eine Kohorte **eine wohldefinierte Beobachtungsgruppe,** die z.B. alle Personen einer Kleinstadt umfaßt (Framingham-Studie) oder alle Arbeiter bestimmter Industriebetriebe, die am Arbeitsplatz bestimmten Expositionen ausgesetzt sind. Eine Kohortenstudie kann eine oder auch mehrere unterschiedlich definierte Kohorten umfassen. Die Größe einer Kohorte kann nur wenige hundert, aber auch mehrere zehntausend Personen umfassen. Alle Personen eines Gebietes und eines Geburtsjahrgangs sind eine **Jahrgangskohorte.**

Prospektive und retrospektive Kohortenstudien. In eine **prospektive Kohortenstudie** werden Personen aufgenommen, die heute einer potentiell schädlichen Exposition oder einer prophylaktischen Maßnahme ausgesetzt sind; dann wird beobachtet, welche Krankheiten in der Zukunft auftreten. In eine **retrospektive Kohortenstudie** gehen Personen ein, die in der Vergangenheit eine bestimmte Exposition oder Prophylaxe hatten, und es wird deren heutiger Gesundheitszustand geprüft. Manche Kohortenstudien haben einen in die Vergangenheit **zurückverlegten Anfang**, beobachten dann aber prospektiv.

Beobachtungsschema und Beobachtungsdauer. Für eine Kohortenstudie müssen zunächst die Personen, die die Selektionskriterien für die Kohorte erfüllen, möglichst vollzählig ausfindig gemacht werden und in die Studie aufgenommen werden. Die Rekrutierungsdauer, d.h. die Zeit, während der Fälle in die Studie aufgenommen werden, kann bei großen Studien bis zu 2 Jahren dauern. Es gibt prospektive Kohortenstudien mit nur einmaliger Untersuchung jedes Teilnehmers zu einem einheitlich festgesetzten Beobachtungszeitpunkt von z.B. 3 Jahren, und es gibt Kohortenstudien, die die Teilnehmer bis zu ihrem Tod beobachten. Bei längerer Beobachtungsdauer besteht das Untersuchungsprogramm meist aus einer Erstuntersuchung, Folgeuntersuchungen in regelmäßigen Zeitabständen (z.B. jährlich) und einer Abschlußuntersuchung.

Auswertung. Kohortenstudien liefern **Risiken,** bei einmaliger Untersuchung des Krankheitszustandes oder **kurzer Beobachtungsdauer** sind dies **Prävalenzen,** bei **langer Beobachtungsdauer** meist die **Inzidenz** während der Studiendauer. Ausgewertet wird jedoch nicht nur die gesamte Kohorte, sondern auch die Risiken – es können Prävalenzen oder Inzidenzen sein – für Untergruppen. Wird die Kohorte im nachhinein aufgeteilt in Personen mit einer bestimmten Exposition und Personen ohne diese Exposition, so kann zum Vergleich dieser zwei Untergruppen das **relative Risiko** und das **zuschreibbare Risiko** berechnet werden. Umfaßt eine Studie mehrere Kohorten, so werden die Kohorten ebenfalls durch relatives Risiko und zuschreibbares Risiko miteinander verglichen.
Ein wichtiger Teil der Auswertung von Kohortenstudien ist die Beurteilung der **Vergleichbarkeit** der Kohorten bzw. der gebildeten Untergruppen einer

Kohorte. Dazu werden (wie in *Abschnitt 3.4, S. 65* besprochen) die wichtigsten Störgrößen gemessen und durch **Standardisierung** oder als **Kovariate** rechnerisch eliminiert.

Beispiele für Kohortenstudien. Weit bekannt ist die **Framingham-Studie**, bei der die gesamte Bevölkerung einer Kleinstadt im US Bundesstaat Massachusetts über viele Jahre hinsichtlich ihrer Lebensgewohnheiten und ihres Gesundheitszustands beobachtet wurde. Sie zeigte u.a., daß Hypertonus ein Risikofaktor für kardiovaskuläre Erkrankungen ist.
Kohortenstudien über den **Gesundheitszustand von Arbeitern**, die am Arbeitsplatz Gummi vulkanisieren, Asbest verarbeiten, Abgasen oder anderen Expositionen ausgesetzt sind, haben viele wichtige Kenntnisse über die Schädlichkeit der jeweiligen Exposition erbracht. Kohortenstudien überprüfen z.B. auch, ob und inwieweit Hypertonie, Übergewicht oder Rauchen die Häufigkeit von koronaren Herzkrankheiten erhöhen. Kohortenstudien werden auch zur Wirksamkeit und zur Wirkungsdauer von **Impfungen** durchgeführt. Andere Kohortenstudien beschäftigen sich mit dem Risiko **medizinischer Maßnahmen** (**S** A-**32**).

Beispiele für Kohortenstudien
Die bekannteste Kohortenstudie ist die **Framingham-Studie**, die u.a. ergab, daß Hypertonus ein Risikofaktor für kardiovaskuläre Krankheiten ist.
Mit Kohortenstudien werden in der Arbeitsmedizin Arbeitsplatzrisiken ermittelt, aber auch Nutzen und Risiken medizinischer Maßnahmen beurteilt.

S Synopsis A-**32: Beispiel für eine Kohortenstudie über das Hepatitisrisiko bei Operation und Transfusion**

Um das **Hepatitisrisiko** einer stationären Behandlung zu ermitteln, wurden folgende Kohorten gebildet:

Kohorte 1: stationäre chirurgische Patienten **ohne Operation** und **ohne Transfusion**
Kohorte 2: stationäre chirurgische Patienten **mit Operation** aber **ohne Transfusion**
Kohorte 3: stationäre chirurgische Patienten **mit Operation** und **mit Transfusion**

Erwartet wurde eine Hepatitisinzidenz von größenmäßig 1%; bei einer Kohorte mit 1000 Patienten waren somit 10 Hepatitisfälle zu erwarten. Alle Patienten der 3 Kohorten durften bei Aufnahme in die Klinik kein HBs-Antigen haben und wurden nach Entlassung aus stationärer Behandlung 12 Monate lang (das ist die maximale Inkubationszeit einer Hepatitis) auf akute und auf subklinisch verlaufende Hepatitis (Serokonversion) ambulant untersucht.

Die Studie brachte folgendes **Rohergebnis:**

	Anzahl der Hepatitiden	Anzahl der beobachteten Personen	errechnetes Risiko
Kohorte 1	7	1205	$r_1 = 0.00581$
Kohorte 2	9	1169	$r_2 = 0.00770$
Kohorte 3	12	954	$r_3 = 0.01258$

Für eine **Operation** gilt:

$$\text{relatives Risiko} = \frac{r_2}{r_1} = \frac{0.00770}{0.00581} = 1.33$$

$$\text{zuschreibbares Risiko} = r_2 - r_1 = 0.00770 - 0.00581 = 0.00189$$

Für **Transfusionen** gilt bei operierten Patienten:

$$\text{relatives Risiko} = \frac{r_3}{r_2} = \frac{0.01258}{0.00770} = 1.63$$

$$\text{zuschreibbares Risiko} = r_3 - r_2 = 0.01258 - 0.00770 = 0.00488$$

Interpretation: Das Hepatitisrisiko während einer stationären Behandlung ohne Operation und ohne Transfusion ist mit 0.58% ziemlich klein, zumal ein Teil der Patienten nach der Entlassung aus stationärer Behandlung infiziert worden sein kann. Eine Operation während der stationären Behandlung erhöht das Risiko um Faktor 1.33 von 0.58% auf 0.77%, dabei kann ein Teil der Risikoerhöhung auch auf die im Mittel längere Verweildauer der operierten Patienten beruhen. Eine oder mehrere Transfusionen erhöhen bei operierten Patienten das Hepatitisrisiko um Faktor 1.63 von 0.77% auf 1.26%. Dabei ist zu berücksichtigen, daß Patienten, die intra- oder postoperativ eine Transfusion benötigen, im Mittel einen schlechteren Allgemeinzustand und/oder einen größeren Eingriff hatten als nicht transfundierte Patienten. Ein Teil des relativen Risikos von 1.63 ist also nicht der Transfusion als solcher anzulasten.

Probleme bei der Durchführung und der Interpretation der Ergebnisse Kohortenstudien mit großen Fallzahlen und langen Beobachtungsdauern erfordern eine **intensive Betreuung der Teilnehmer** und eine **gute Organisation**, um die **Drop-out-Rate** erträglich zu halten.
Die **Mobilität der Bevölkerung** variiert die untersuchte Exposition und erschwert Langzeitstudien.

Probleme bei der Durchführung und der Interpretation der Ergebnisse. Schwierig zu handhaben sind **große Fallzahlen** und **lange Beobachtungsdauern.** Dies führt zwangsläufig zu hohen Ausfallraten **(Drop-outs).** Durch intensive Betreuung und Überzeugungsarbeit sind die Teilnehmer zu motivieren, weiterhin an den vorgesehenen Beobachtungen und Untersuchungen teilzunehmen. Die Mobilität der Bevölkerung erhöht jedoch nicht nur die Drop-out-Rate, sondern bewirkt auch stark **wechselnde Expositionen** beim einzelnen Teilnehmer, z.B. durch Wechsel des Arbeitsplatzes, durch Umzug in eine andere Gegend, durch Veränderung der Lebensgewohnheiten aufgrund von Tagesereignissen oder Kampagnen außerhalb der Kohortenstudie. Schließlich kann die Kohortenstudie selbst durch ihre Betreuung und Untersuchung das Gesundheitsbewußtsein und die Lebensgewohnheiten der Teilnehmer verändern.

Mehrere Kohorten unterscheiden sich meist in mehrfacher Hinsicht **(vermengte Effekte)**, deshalb sind die Ergebnisse von Kohortenstudien **oft nicht eindeutig zu interpretieren.**

Zwei Kohorten oder zwei aus einer Kohorte gebildete Untergruppen lassen sich höchst selten so definieren, daß sie sich nur in einer einzigen Hinsicht unterscheiden. Meist sind viele Einfluß- und Störgrößen miteinander vermengt **(vermengte Effekte).** Damit läßt sich ein beobachteter Unterschied im Gesundheitszustand kaum auf eine einzelne Exposition zurückführen. Wird bei der Auswertung eine Kohorte in Untergruppen eingeteilt, z.B. in eine Untergruppe, die ein bestimmtes Arzneimittel prophylaktisch eingenommen hat, und in eine Untergruppe ohne dieses Arzneimittel und tritt eine bestimmte Erkrankung in der Untergruppe mit Prophylaxe seltener auf, so ist dies noch kein Beweis für die Wirksamkeit des Arzneimittels. Der erfreuliche Effekt könnte auch dadurch entstanden sein, daß die Personen, die das Arzneimittel prophylaktisch einnahmen, ein höheres Gesundheitsbewußtsein haben, vermehrt andere prophylaktische Maßnahmen ergreifen oder auf geringere Exposition achten.

Leistungsfähigkeit und Grenzen Kohortenstudien sind die **wichtigste Form epidemiologischer Studien.**

Leistungsfähigkeit und Grenzen. Kohortenstudien sind die wichtigste Form **epidemiologischer Studien.** Die in prospektiven Kohortenstudien gewonnenen Daten sind ziemlich vollzählig, vollständig und mit definierten Untersuchungsprogrammen erhoben. Sie liefern wichtige formale **Hinweise auf Gesundheitsrisiken.** Wegen der vermengten Effekte liefern Kohortenstudien jedoch selten eindeutige Beweise. Kohortenstudien sind nicht geeignet für sehr seltene Ereignisse wie z.B. schwere, aber sehr selten auftretende Arzneimittelunverträglichkeiten (*s. folgenden Abschnitt*).

5.7 Fall-Kontroll-Studien

5.7 Fall-Kontroll-Studien

Synonym ▶

Synonym: case control studies

Einsatzgebiet Eine Fall-Kontroll-Studie untersucht den Einfluß von Expositionen auf das Auftreten einer seltenen Krankheit (**Studiendesign für seltene Ereignisse**). Fall-Kontroll-Studien werden in der Epidemiologie und zur Ermittlung seltener unerwünschter Arzneimittelwirkungen eingesetzt.

Einsatzgebiet. Untersucht wird der Einfluß von bestimmten **Expositionen** auf das Auftreten eines bestimmten **Defektes,** einer bestimmten Störung oder einer bestimmten Erkrankung. Vorausgesetzt wird, daß die Krankheit auch ohne die untersuchte Exposition auftreten kann und daß die Krankheit sehr selten eintritt. Fall-Kontroll-Studien werden in der **Epidemiologie** heute nicht nur zur Erforschung von gesundheitsschädlichen Bedingungen, sondern auch zur Ermittlung seltener **unerwünschter Arzneimittelwirkungen** verwendet.
Eine Fall-Kontroll-Studie ist das einzige Studiendesign, mit dem sich auch **extrem seltene Defekte** untersuchen lassen. Bei seltenen Ereignissen sind Kohorten-Studien oder randomisierte Studien nicht möglich, weil dafür eine extrem große Fallzahl erforderlich wäre. Angenommen es wird vermutet, daß wegen der Einnahme eines bestimmten Medikaments xyz (= Exposition) bei einem von 10000 Menschen sich eine Agranulozytose entwickelt. Eine Kohortenstudie zu dieser Fragestellung müßte die exorbitant große Fallzahl von 100000 Personen, die das Arzneimittel xyz einnehmen, umfassen.

Aufbau und Ablauf Es werden möglichst viele (alle) **»Fälle«** mit der Krankheit gesucht und in die Studie

Aufbau und Ablauf. In die Fall-Kontroll-Studie sind viele – möglichst alle – **»Fälle«** zu sammeln, wobei unter »Fälle« die Personen verstanden werden, bei denen der Defekt, die Störung oder die Erkrankung (im Beispiel die

Agranulozytose) bereits eingetreten ist. Jedem »Fall« wird eine **»Kontrolle«** zugeordnet, wobei in einer Fall-Kontroll-Studie die »Kontrollen« Personen der Studie sind, bei denen der Defekt, z.B. die Agranulozytose, nicht eingetreten ist. Die »Fälle« und »Kontrollen« sollten sich soweit als irgend möglich entsprechen und insbesondere hinsichtlich der Exposition ohne systematischen Fehler sein. Die Selektion der Kontrollen erfolgt nach vorab festgelegten **Zuordnungskriterien,** z.B. gleiche Klinik (Abteilung, Station), gleiches Geschlecht, gleiche Altersklasse und eine bestimmte Krankheit, die mit der Exposition und dem Defekt nichts zu tun hat.

aufgenommen. Jedem Fall wird eine **»Kontrolle«** (= Kontrollperson ohne die untersuchte Krankheit) zugeordnet.

Die Technik, jedem einzelnen Fall nach bestimmten vorab festgelegten Zuordnungskriterien eine Kontrollperson zuzuordnen und dann jeweils »Fall« und »Kontrolle« als ein **»statistisches Zwillingspaar«** zu betrachten, heißt **matched pairs.** Dem Bilden von matched pairs liegt die im *Abschnitt 4.3* (*S. 70*) behandelte Idee der Schichtung zugrunde. Voraussetzung für das Matching ist, daß die Fälle knapp sind, aber die zu einem Fall passende Kontrolle aus einer Fülle möglicher Kontrollpersonen ausgewählt werden kann. Meist werden Matched pairs trotz der paarweisen Zuordnung wie Parallelgruppen, seltener wie eine verbundene Versuchsanordnung ausgewertet (*s. Abschnitt 4.4, S. 73*). Einem Fall können auch **mehrere Kontrollen** zugeordnet werden. Kontrollen sind leichter zu rekrutieren, andererseits nützt die höhere Fallzahl und damit der kleinere Zufallsfehler in der Kontrollgruppe wenig wegen der unveränderten Fallzahl und des damit unveränderten Zufallsfehlers in der Fallgruppe.

Die Selektion der Kontrollen erfolgt entsprechend den Daten der »Fälle« und nach vorab festgelegten **Zuordnungskriterien (= Matched-pairs-Technik).** Um für jeden Fall eine passende Kontrollperson finden zu können, müssen viele potentielle Kontrollen verfügbar sein.

Bei jedem Fall und jeder Kontrolle wird gleichermaßen untersucht, ob sie exponiert war oder nicht. Die Ermittlung der Exposition erfolgt retrospektiv, deshalb werden Fall-Kontroll-Studien grundsätzlich – auch dann, wenn die Gewinnung der Fälle und Kontrollen prospektiv erfolgt – zu den **retrospektiven Studien** gerechnet.

Bei jedem Fall und bei jeder Kontrollperson wird retrospektiv herausgefunden, welche Expositionen gegeben waren, welche nicht. Fall-Kontroll-Studien sind somit **retrospektive Studien.**

Kohorten- versus Fall-Kontroll-Studien. Beide Studientypen untersuchen die **Wirkung von Expositionen,** Noxen oder prophylaktischen Maßnahmen **auf das Entstehen von Krankheiten.** Fall-Kontroll-Studien sind jedoch in vielerlei Hinsicht die Umkehrung von Kohortenstudien, deshalb nennt man Fall-Kontroll-Studien auch spaßeshalber »trohoc-studies« (cohort rückwärts gelesen) (S A-**33**).

Kohorten- versus Fall-Kontroll-Studien **Beide** Studientypen untersuchen den **Einfluß von Expositionen auf Krankheiten.** Kohorten- und Fall-Kontroll-Studien sind in vieler Hinsicht reziprok.

S Synopsis A-**33: Gegenüberstellung von Kohorten- und Fall-Kontroll-Studie**

	Kohorten-Studie (cohort study)	Fall-Kontroll-Studie (»trohoc« study)
Auswahl der Fälle:	▷ nach Exposition	▷ nach Krankheit
Untersucht wird:	▷ 1 Exposition viele Krankheiten	▷ viele Expositionen 1 Krankheit

Vierfeldertafel:

		Exposition ja	Exposition nein	Summe
Krankheit	ja	a	b	Zahlen vorab festgesetzt
Krankheit	nein	c	d	
Summe		Zahlen vorab festgesetzt		a + b + c + d

	Kohorten-Studie	Fall-Kontroll-Studie
Ergebnisse:	▷ Risiko der Exponierten	
	▷ Risiko der Nicht-Exponierten	
	▷ relatives Risiko	▷ relatives Risiko
	▷ zuschreibbares Risiko	
	▷ ätiologischer Anteil	▷ ätiologischer Anteil

Problematik Das Auffinden der »Fälle« und das Zuordnen der »Kontrollen« ist schwierig. Außerdem läßt sich öfters die **Exposition nur unvollständig** oder unsicher **retrospektiv ermitteln.** Wegen dieser Probleme kann unbemerkt ein systematischer Fehler (= Bias) entstehen und letztlich die durch die Exposition bedingte Gefahr über- oder unterschätzt werden.

Ein zweites Problem ist die **unverzerrte Erfassung** der »Fälle« und »Kontrollen«; z. B. wird das Risiko überschätzt, wenn bevorzugt exponierte »Fälle« für die Studie erfaßt oder bevorzugt nicht exponierte Kontrollen zugeordnet werden.

Problematik. Für eine Fall-Kontroll-Studie sind mindestens etwa 30, besser 50 oder mehr als 100 »Fälle« notwendig, hinzu kommen die »Kontrollen«. Eine Fall-Kontroll-Studie kann mehrere Kliniken umfassen und mehrere Jahre in Anspruch nehmen. Ein Problem liegt in der **retrospektiven Erhebung der Exposition;** oft läßt sich weder anhand der Krankenakten noch durch Befragen des Patienten ermitteln, ob die untersuchte Exposition gegeben war, ob z. B. das Medikament xyz vom Patienten eingenommen worden ist (**recall bias**). Fälle oder Kontrollen, bei denen sich die Exposition nicht ermitteln läßt, scheiden als **Drop-outs** aus der Studie aus und können die Ergebnisse verfälschen.
Ein anderes Problem ist die unverzerrte Erfassung der »Fälle«. Werden z. B. bevorzugt »Fälle« für die Studie rekrutiert, bei denen die Krankheit nicht durch die am meisten interessierende Exposition entstanden ist, so wird das expositionsbedingte Risiko unterschätzt. Dies ist gegeben, wenn z. B. bei »Agranulozytose-Fällen« die durch das Medikament ausgelösten Fälle bevorzugt nicht in die Studie aufgenommen werden, weil sie wegen mangelnder Diagnostik nicht erkannt werden. Durch diesen **Bias (= systematischen Fehler)** würde das Risiko des Medikaments unterschätzt.
Ein anderes Beispiel: Wird nach einem Medikament gefragt, das in der Klinik, in der die Fall-Kontroll-Studie läuft, bevorzugt eingesetzt wird, so wird die Häufigkeit der Exposition in der Kontrollgruppe überschätzt und damit das expositionsbedingte Risiko ebenfalls unterschätzt.

Ein drittes Problem ist das Finden **geeigneter Zuordnungskriterien.**

Ein Bias kann auch durch wenig relevante Zuordnungskriterien (= ungeeignetes Matching) entstehen. Alle diese Probleme sind schwierig vorherzusehen und methodisch kaum lösbar. Trotzdem ist eine Fall-Kontroll-Studie eine geeignete und wirksame Methodik zum Erkennen seltener Defekte aufgrund einer Exposition.

Ergebnis Das in einer Fall-Kontroll-Studie ermittelte Rohergebnis kann als **Vierfeldertafel** dargestellt werden (S A-**33** und S A-**34**).

Ergebnis. Das Rohergebnis einer Fall-Kontroll-Studie läßt sich als **Vierfeldertafel** darstellen. In S A-**33** ist das Rohergebnis einer Fall-Kontroll-Studie in schematischer Form, in S A-**34** das Ergebnis einer fiktiven Fall-Kontroll-Studie als Beispiel dargestellt.

S Synopsis A-**34: Rohergebnis einer fiktiven Fall-Kontroll-Studie**

	Medikament xyz eingenommen	Medikament xyz nicht eingenommen	Summe
Agranulozytose	a = 68	b = 36	104 Patienten
Kontrollen	c = 21	d = 83	104 Patienten

Das Bilden der Summenzeile ist entbehrlich, da das Verhältnis (a + b) : (c + d) willkürlich auf 1 : 1 festgelegt wurde.

Ergebnisse einer Fall-Kontroll-Studie Das Risiko der Exponierten und das Risiko der Nicht-Exponierten läßt sich aus den Daten einer Fall-Kontroll-Studie allein nicht bestimmen.

Ergebnisse einer Fall-Kontroll-Studie. Am interessantesten wären das **Risiko der Exponierten** und das **Risiko der Nicht-Exponierten.** Diese Risiken (Wahrscheinlichkeiten) **können** aus den Daten einer Fall-Kontroll-Studie **nicht bestimmt werden,** es sei denn die Inzidenz der Krankheit, die Größe der Bevölkerung und der Anteil der Fälle aus dieser Bevölkerung, die in die Fall-Kontroll-Studie aufgenommen worden sind, wären aus anderen Quellen bekannt.

Das **relative Risiko** gibt an, um wieviel Mal häufiger die Exponierten einen Defekt erleiden (erkranken) als die Nicht-Exponierten.

Die wichtigste Kenngröße, die eine Fall-Kontroll-Studie ermitteln kann, ist das **relative Risiko.** Allerdings muß dazu angenommen werden, daß die untersuchte Exposition nur selten zu der untersuchten Krankheit führt und damit das relative Risiko etwa gleich groß ist wie die aus einer Fall-Kontroll-Studie direkt berechenbare **Odds Ratio** (*s. S. 63*).

Formel ▶

$$\text{Relatives Risiko} \approx \text{Odds Ratio} = \frac{a \times d}{b \times c} = \frac{68 \times 83}{36 \times 21} = 7.5$$

Im gegebenen Beispiel ist das Risiko, eine Agranulozytose zu bekommen, bei Personen, die das Medikament xyz eingenommen haben, 7.5mal so groß wie bei Personen, die dieses Medikament nicht eingenommen haben.
Als weitere epidemiologische Maßzahl läßt sich der **ätiologische Anteil** ermitteln

$$\text{Ätiologischer Anteil} = \frac{\text{relatives Risiko} - 1}{\text{relatives Risiko}} \times \frac{a}{a+b} = \frac{7.5-1}{7.5} \times \frac{68}{104} = 0.57$$

◀ **Formel**

Der **ätiologische Anteil** gibt an, welcher Anteil aller Krankheitsfälle durch die untersuchte Exposition bedingt ist. Im gegebenen Beispiel werden 57% aller Agranulozytosen durch das Medikament xyz ausgelöst.
Das **zuschreibbare Risiko** läßt sich aus den Daten einer Fall-Kontroll-Studie allein nicht bestimmen.

Der **ätiologische Anteil** gibt an, welcher Anteil aller Krankheitsfälle durch die untersuchte Exposition bedingt ist. Das **zuschreibbare Risiko** läßt sich aus der Fall-Kontroll-Studie allein nicht bestimmen.

5.8 Interventionsstudien, randomisierte Studien

5.8 Interventionsstudien, randomisierte Studien

Synonyme: Controlled studies, kontrollierte Studien, gesteuerte Studien

◀ **Synonyme**

Interventionsstudien sind Versuche, weil die Studie in den Behandlungsablauf eingreift. Bei **diagnostischen Interventionsstudien** wird geprüft, ob in einer bestimmten Situation eine bestimmte Diagnostik (z.B. Mammographie) den Patienten nützt, also die Lebensqualität verbessert und/oder die Überlebenszeit verlängert. Bei **therapeutischen Interventionsstudien** werden bei einer bestimmten Krankheit zwei oder mehrere Therapieschemata miteinander verglichen. Die Entscheidung, welcher Patient welcher Gruppe und damit welchem diagnostischen Verfahren bzw. welcher Therapie zugeordnet wird, erfolgt durch **Randomisation** (*s. Abschnitt 4.3, Seite 70*). »Interventionsstudie« und »randomisierte Studie« sind quasi Synonyme, da die Intervention praktisch immer die Randomisation ist.

Bei **Interventionsstudien** wird durch **Randomisation** in die Behandlung des Patienten eingegriffen. Es gibt **diagnostische und therapeutische Interventionsstudien.**

Kontrollierte Studien. Bei randomisierten Studien ist eine Vergleichsgruppe automatisch gegeben. Ein detaillierter Studienplan (*s. Abschnitt 4.6, S. 77*) ist unerläßlich, in dem der gesamte Studienablauf samt Diagnostik und Therapie geregelt ist. Somit sind randomisierte Studien mit ihren detaillierten Verfahrensvorschriften und hohem Qualiätsstandard **kontrollierte Studien** (*s. S. 84*).

Kontrollierte Studien Randomisierte Studien haben stets eine Vergleichsgruppe, einen detaillierten Studienplan und hohen Qualitätsstandard, sind also kontrollierte Studien.

Voraussetzungen. Randomisierte Studien setzen **präzise Hypothesen** voraus, weil nur zwei oder wenige Therapien oder Therapievarianten in einer Studie geprüft werden können. Außerdem muß die zu prüfende Therapie so aussichtsreich sein, daß eine kontrollierte Studie ethisch vertreten werden kann. Schließlich werden zur Abschätzung der für die Studie notwendigen Fallzahl (üblich sind 30 bis 300 auswertbare Fälle je Gruppe) Angaben über den zu erwartenden Therapieerfolg bei der zu prüfenden Therapie und bei der Vergleichstherapie benötigt.
Werden in einer kontrollierten Therapiestudie noch nicht zugelassene Arzneimittel geprüft – das ist die **Phase III der Arzneimittelprüfung** (*s. S. 84*) – so muß eine Reihe weiterer im Arzneimittelgesetz vorgeschriebener Voraussetzungen erfüllt sein, z.B. Anzeige beim Regierungspräsidium und Versicherungsschutz für die teilnehmenden Patienten.

Voraussetzungen Eine kontrollierte Therapiestudie dient dem **Therapievergleich.** Notwendig sind eine **präzise Hypothese** und ein detaillierter **Studienplan.**

Die **Phase III der Arzneimittelprüfung** besteht aus kontrollierten Studien. Dabei sind weitere Vorschriften zu erfüllen.

Nachweis der Wirksamkeit oder Überlegenheit. Alle im *Abschnitt 4* behandelten Maßnahmen zum Erreichen der Struktur-, Behandlungs- und Beobachtungsgleichheit, also die Bildung einer Vergleichsgruppe, Schichtung, Randomisation, Studienplan, standardisiertes Behandlungsverfahren, blinde Studienführung und einheitliche Dokumentation bei allen Patienten, lassen sich bei kontrollierten Therapiestudien einsetzen. Daraus resultiert – sofern die Studie gut geplant ist und planmäßig verläuft – die bestmögliche Vergleichbarkeit der Gruppen. Die Gruppen unterscheiden sich nur in einer

Wirksamkeits- und Überlegenheitsnachweis Alle im *Abschnitt 4* besprochenen Maßnahmen zur Struktur-, Behandlungs- und Beobachtungsgleichheit lassen sich einsetzen, daraus kann eine sehr gute **Vergleichbarkeit der Gruppen** resultieren.

Zeigt sich ein signifikanter Unterschied zwischen den Gruppen, so läßt sich dieser bei **Vergleich gegen Plazebo als Wirksamkeitsnachweis,** bei **Vergleich gegen eine Standardtherapie als Überlegenheitsnachweis** werten.

einzigen Hinsicht (der Einflußgröße), die Störgrößen haben in allen Gruppen die gleichen Auswirkungen, und somit sind vermengte Effekte vermeidbar. Liefert der statistische Test für die Zielgröße ein signifikantes Ergebnis, so kann dies als statistischer **Nachweis der Wirksamkeit** (Vergleichsgruppe erhielt Plazebo) bzw. **Überlegenheitsnachweis** (Vergleichsgruppe erhielt die bisherige Standardtherapie) gewertet werden.
Randomisierte Therapiestudien sind die letzte Phase der Arzneimittelprüfung vor der **Arzneimittelzulassung.** Sie sind das einzig methodisch wirklich befriedigende Werkzeug für den Vergleich von Therapien und zur Beurteilung des Therapieerfolgs. Dies gilt nicht nur für medikamentöse Therapien, auch der Therapieerfolg einer chirurgischen Vorgehensweise, einer Nahttechnik, einer Narkoseart, eines Dialyseverfahrens oder eines Bestrahlungsplans läßt sich damit überprüfen.

Beurteilung der Verträglichkeit
Bei allen Studientypen sind Hinweise auf Unverträglichkeiten und **unerwünschte Ereignisse** aufzugreifen. Kontrollierte Therapiestudien können wegen ihrer doch eher kleinen Fallzahl **nur häufigere** unerwünschte Ereignisse erkennen, wegen der guten Vergleichbarkeit der Gruppen läßt sich jedoch beurteilen, ob eine unerwünschte Wirkung unter der neuen Therapie häufiger auftritt als unter der Standardtherapie oder spontan unter Plazebo und somit eine **unerwünschte Arzneimittelwirkung** ist.

Beurteilung der Verträglichkeit. Kontrollierte Studien dienen in erster Linie dem Wirksamkeits- bzw. Überlegenheitsnachweis und nur in zweiter Linie der Beurteilung der Verträglichkeit. Wie bei allen Studien, so wird man auch bei kontrollierten Therapiestudien allen auftretenden Verdachtsmomenten auf unerwünschte Arzneimittel- oder Therapiewirkungen nachgehen. Kontrollierte Therapiestudien können wegen der verhältnismäßig kleinen Fallzahl nur häufig auftretende **unerwünschte Ereignisse** erkennen und nur solche, die bei den festgelegten standardisierten Bedingungen auftreten.
Tritt jedoch ein unerwünschtes Ereignis häufiger auf, so kann eine kontrollierte Therapiestudie wegen der guten Vergleichbarkeit der Gruppen aufzeigen, ob das unerwünschte Ereignis unter der zu prüfenden Therapie häufiger auftritt als unter der Standardtherapie oder spontan unter Plazebo und deshalb eine **unerwünschte Arzneimittelwirkung** ist.
Zum Erkennen **seltener unerwünschter Arzneimittelwirkungen** sind Feldstudien, Kohortenstudien und – für extrem seltene Ereignisse – Fall-Kontroll-Studien besser geeignet.

Ethische Fragen Ist eine Zufallsauswahl der Therapie ethisch? Eine **randomisierte Studie** ist ethisch nur vertretbar, wenn bei Studienbeginn kein Beweis vorliegt, welche der Studientherapien die bessere ist. Dann kann aber die Therapie ohnehin nur mehr oder weniger zufällig gewählt werden.

Plazebo ist nur möglich, wenn keine nachgewiesen wirksame Therapie existiert.

Therapiestudien sind auch eine Art **Generationenvertrag:** Heutige Patienten haben Vorteile aus früheren Studien und sind deshalb bereit, zukünftigen Patienten zu helfen.

Selbstverständlich ist jede Teilnahme an Studien **freiwillig** und kann jederzeit ohne Angabe von Gründen **widerrufen** werden.

Unethisch sind mangelhaft geplante, mangelhaft durchgeführte Studien!

Ethische Fragen. Immer wieder wird vorgetragen, es sei unethisch, per **Zufallsmechanismus** festzulegen, welche von zwei oder mehreren Therapien ein bestimmter Patient erhält. Dieser Einwand muß ernst genommen werden. Eine randomisierte Therapiestudie wird aber nur dann durchgeführt und ist nur dann ethisch vertretbar, wenn bei Beginn der Studie niemand überzeugend darlegen kann, welche der in der Studie verwendeten Therapien die bessere ist. Wenn aber ein Arzt nach bestem Wissen und Gewissen nicht entscheiden kann, welche von zwei oder drei Therapien für die Patienten der Studie die bessere ist, dann könnte er selbst auch nur mehr oder weniger zufällig entscheiden.
Plazebogruppen sind nur ethisch vertretbar, wenn keine wirklich wirksame Therapie existiert. Existiert aber bei einer bestimmten Erkrankung in einer bestimmten Situation eine anerkannte wirksame Therapie, so ist diese in der Vergleichsgruppe anzuwenden.
Therapiestudien sind auch eine Art **Generationenvertrag.** Die heutigen Patienten haben Vorteile daraus, daß frühere Patienten bereit waren, an (randomisierten) Therapiestudien teilzunehmen. Somit ist es recht und billig, heutige Patienten um die Teilnahme an randomisierten Therapiestudien zu bitten, deren Ergebnisse dann zukünftigen Patienten zugute kommen.
Selbstverständlich wird man das juristische und ethische Recht jedes Patienten, die Teilnahme an einer Studie abzulehnen, respektieren. Nach der Deklaration von Helsinki, aber auch nach dem deutschen Arzneimittelgesetz müssen die potentiellen Studienteilnehmer über die Studie und ihre Therapien **aufgeklärt** werden und dann ihre **freiwillige Teilnahme** schriftlich oder mündlich gegenüber dem Arzt und einem Zeugen erklären **(informed consent).** Lehnt ein Patient die Teilnahme ab, so dürfen ihm daraus keine Nachteile entstehen. Studienteilnehmer können jederzeit ihr **Einverständnis** mit sofortiger Wirkung und ohne Angabe von Gründen **widerrufen.**
Leider muß immer wieder festgestellt werden, daß Therapiestudien nicht sachgerecht geplant, durchgeführt, ausgewertet oder interpretiert werden. Dies erscheint in meinen Augen unethisch, weil jede Studie den Patienten

eine gewisse Belastung auferlegt, denen aufgrund der Studienmängel kein adäquates Ergebnis gegenübersteht (*s. a. Teil D Rechtsmedizin, Rechtliche Voraussetzungen für klinische Prüfungen und wissenschaftliche Untersuchungen am Menschen, S. 475*).

5.9 Durchführung von Studien

5.9 **Durchführung von Studien**

Multizentrische und kooperative Studien. Die meisten Studien werden nur in einer Klinik oder in einer einzelnen Arztpraxis durchgeführt. Bei **seltenen Erkrankungen** oder bei **großen Fallzahlen** würde eine Studie jedoch zu lange dauern. Dann ist es zweckmäßiger, die Studie als multizentrische Studie in mehreren Kliniken oder Arztpraxen gleichzeitig durchzuführen. Multizentrische Studien werden entweder von einer zentralen Stelle, z. B. von einer pharmazeutischen Firma, initiiert und geleitet oder es schließen sich mehrere »gleichberechtigte« Kliniken oder Praxen zu einer kooperativen Studie zusammen. Der entscheidende Vorteil multizentrischer Studien ist es, daß sie viele Patienten in kurzer Zeit für die Studie rekrutieren.

Multizentrische oder **kooperative Studien laufen in mehreren Kliniken oder Arztpraxen gleichzeitig** und erreichen auch bei seltenen Krankheiten gute Fallzahlen in kurzer Zeit.

In multizentrischen Studien ist es schwieriger, Struktur-, Behandlungs- und Beobachtungsgleichheit zu erreichen. Für die Durchführung multizentrischer Studien gibt es folgende zusätzliche Maßnahmen:

- **minimale Anforderungen:** In den Studienplan können nur solche Beobachtungs- und Untersuchungsverfahren aufgenommen werden, die in allen teilnehmenden Kliniken oder Praxen zuverlässig ausgeführt werden können.
- **Mindestfallzahl je Klinik:** Jede Klinik und Praxis hat ihre Eigentümlichkeiten und ist somit aus statistischer Sicht eine Störgröße. Bringt eine Klinik oder Arztpraxis nur wenige Fälle in die Studie ein, so ist der Nachteil durch die zusätzliche Inhomogenität größer als der Vorteil der wenigen zusätzlichen Patienten.
- **zentrale Einrichtungen:** Alle Maßnahmen, die in den teilnehmenden Kliniken oder Praxen nicht oder nicht mit genügender Einheitlichkeit durchgeführt werden können, sollten von zentralen Einrichtungen für die gesamte Studie übernommen werden. Beispiele für zentrale Einrichtungen einer Studie sind eine zentrale Pathologie, eine zentrale Mikrobiologie, eine gemeinsam durchgeführte Knochenmarksbeurteilung usw.
- Der **Koordinator,** in der pharmazeutischen Industrie auch **Monitor** oder **Clinical Research Associate** genannt, hat die Aufgabe, die Studie laufend zu überwachen und auf eine ausreichende Rekrutierung von Patienten und die Einhaltung des Studienplans zu achten (*s. Monitoring, S. 100*). In großen Studien hat er dazu ein zentrales **Studiensekretariat.** Hat die Studie keinen speziellen Koordinator, so übernimmt der Dokumentar oder Statistiker der Studie diese Aufgabe.
- **Studienvertreter:** In jeder teilnehmenden Klinik ist ein Studienvertreter zu benennen, der einerseits für die Einhaltung des Studienplans in seiner Klinik verantwortlich ist und andererseits die Interessen seiner Klinik gegenüber der Studie vertritt.
- **Arbeitstreffen:** Der Studienleiter, die Vertreter der teilnehmenden Kliniken, der zentralen Einrichtungen, des Studiensekretariats und der Statistiker treffen sich in regelmäßigen Zeitabständen, um alle anstehenden Probleme zu besprechen und einheitliche »**Durchführungsrichtlinien**« für die aufgetretenen Probleme festzulegen.

Diese Maßnahmen können sinngemäß auch eingesetzt werden bei Studien, die zwar in nur einer Klinik laufen, an denen aber mehrere Stationen, Ambulanzen oder Labors beteiligt sind.

Folgende zusätzliche Maßnahmen sollen **Struktur-, Behandlungs- und Beobachtungsgleichheit** in allen teilnehmenden Kliniken oder Praxen erreichen:

- **minimale Anforderungen,** die alle teilnehmenden Zentren gut erfüllen können
- **Mindestanzahl auswertbarer Fälle je Klinik** bzw. Praxis
- **zentrale Einrichtungen** für alle Untersuchungen oder Maßnahmen, die in den einzelnen Kliniken bzw. Praxen nicht einheitlich ausgeführt werden
- ein **Studienkoordinator** und das **Studiensekretariat** müssen die Studie laufend überwachen (*s. Monitoring, S. 100*).
- in jeder Klinik ist ein verantwortlicher **Studienvertreter** als Ansprechpartner zu benennen
- **regelmäßige Arbeitstreffen,** um bei Problemen **Durchführungsrichtlinien** zu schaffen.

Richtlinien. Für die Planung, Durchführung, Auswertung und Berichterstattung von Studien nach dem **Arzneimittelgesetz (AMG)** oder **Medizinproduktegesetz (MPG)** gibt es viele Vorschriften. Um die Ergebnisse von Studien gegenseitig anerkennen zu können haben sich die Europäische Union, Japan und USA zur **International Conference on Harmonization (ICH)** zusammengeschlossen und einheitliche Standards für klinische Studien

Richtlinien Für klinische Studien gibt es heute gesetzliche Vorschriften nach dem **Arzneimittelgesetz (AMG)** und dem **Medizinproduktegesetz (MPG)** sowie internationale Richtlinien.

erarbeitet. Diese wurden von der **Europäischen Arzneimittelbehörde CPMP** und vom **Bundesinstitut für Arzneimittel und Medizinprodukte (BfArM, deutsche Arzneimittelbehörde**) übernommen.

Die wichtigsten internationalen ▶ Richtlinien

Die wichtigsten Richtlinien sind:
E 8: General considerations for clinical trials
E 6: Guideline for Good Clinical Practice (GCP)
E 9: Statistical principles for clinical trials
E 2A: Clinical safety data management: Definitions and standards for expedited reporting
E 2B: Clinical safety data management: Data elements for transmission of individual case safety reports
E 3: Structure and content of clinical study reports.
(www-Adresse s. Literaturverzeichnis)

Good Clinical Practice (GCP) Alle Arbeitsschritte einer klinischen Studie sind nach schriftlichen Arbeitsanweisungen (**Standard Operation Procedures = SOPs**) auszuführen.

Gute klinische Praxis (Good Clinical Practice, GCP). Nach diesem international verbindlichen Regelwerk sind alle Teilaufgaben einer klinischen Studie wie z. B. das Verfahren der Patientenaufnahme in die Studie, die Randomisation, die Beschriftung, Übergabe und Lagerung der Studienmedikamente, Formalien der Datenkontrolle und Datenkorrektur, die Qualitätssicherung usw. nach schriftlich vorliegenden »**Standard operating procedures (SOPs)**« durchzuführen oder speziell für die Studie im Studienplan festzuschreiben. Dies dient der Qualitätssicherung und ermöglicht ein detailliertes Nachprüfen aller Arbeitsgänge und Daten.

Monitoring Jede Studie, insbesondere aber multizentrische Studien, müssen laufend überwacht werden (Monitoring). Wichtige Punkte sind dabei:

Monitoring. Die Durchführung einer Studie muß laufend von einer unabhängigen Stelle überwacht werden (Monitoring). Dazu besucht der Studienkoordinator, ein Beauftragter des Studiensekretariats, ein Clinical Research Associate oder ein Medizinischer Dokumentator, eben jemand, der als »Monitor« bezeichnet wird, turnusmäßig und bei Bedarf alle teilnehmenden Kliniken und Praxen.
Die drei wichtigsten Punkte der Überwachung der Studiendurchführung (Monitoring) und damit auch der **Qualitätssicherung** sind:

- Gewinnt die Studie insgesamt, aber auch jede Klinik oder Praxis eine **ausreichende Anzahl von Patienten?**

- Kommt die **Rekrutierung der Patienten** für die Studie planmäßig voran und kann damit die Studie in der vorgesehenen Laufzeit ordnungsgemäß zu Ende geführt werden? Insbesondere bei multizentrischen Studien ist zu prüfen, ob alle teilnehmenden Kliniken oder Praxen gleichermaßen aktiv rekrutieren. Kommt eine Studie mit den Fallzahlen zu langsam voran, so ist zu prüfen, ob weitere Kliniken oder Praxen in die Studie einbezogen werden können, wie auf andere Art mehr Patienten der Studie zugeführt werden können, ob die Laufzeit der Studie verlängert werden muß oder ob die vorgesehene Fallzahl überhaupt unerreichbar ist und somit die Studie sofort abgebrochen werden sollte.

- Sind die **gewonnenen Daten** sorgfältig dokumentiert, vollzählig, vollständig, plausibel und mit dem Studienplan übereinstimmend?

- Die in der Studie erhobenen Daten sind laufend hinsichtlich Vollzähligkeit, Vollständigkeit, Plausibilität, Widerspruchsfreiheit und Übereinstimmung mit dem Studienplan zu prüfen. Die **Datenkontrolle** muß frühestmöglich erfolgen, damit fehlende Werte nacherhoben, Fehler korrigiert und Implausibilitäten und Widersprüche ausgeräumt und in Zukunft vermieden werden können.

- Wird ein **Studienplan** richtig verstanden und umgesetzt?

- Laufend – vor allem aber zu Beginn einer Studie und wenn eine Klinik oder Praxis sich neu an der Studie beteiligt – ist die Einhaltung des **Studienplans** zu überwachen. Wird der Studienplan, etwa bei multizentrischen Studien, von der einen oder anderen Klinik falsch verstanden, so ist dies möglichst rasch zu erkennen und richtigzustellen.

Das **Gelingen von Langzeitstudien** und von **multizentrischen Studien** hängt oft vom Monitoring ab.

Bei langjährigen Studien und insbesondere bei multizentrischen Studien ist die Durchführung am besten gesichert, wenn ein aktives Studiensekretariat die Studie laufend überwacht, die Datenkontrolle vornimmt, fehlende Werte rasch anmahnt, Abweichungen vom Protokoll sofort meldet und Implausibilitäten in den Daten klärt. Das Gelingen einer größeren Studie hängt nicht zuletzt vom Monitoring und vom Geschick und Engagement des Medizinischen Dokumentars im Studiensekretariat ab.

Schwierigkeitsgrad. Fünf Punkte erschweren die studienplangerechte Durchführung einer Studie. Die Struktur-, Behandlungs- und Beobachtungsgleichheit innerhalb und zwischen den Studienzentren zu erreichen wird um so schwieriger,
- je mehr Kliniken oder Praxen an der Studie teilnehmen
- je länger der einzelne Patient behandelt und beobachtet wird
- je komplizierter und umfangreicher das Untersuchungsprogramm und die Erhebungsbogen sind
- je mehr Personen bzw. Patienten die Studie umfassen soll und
- je länger die Studie insgesamt läuft.

Bei der Studienplanung sollte sehr darauf geachtet werden, daß nicht mehrere dieser erschwerenden Bedingungen zusammenkommen.

Schwierigkeitsgrad einer Studie Die studienplanmäßige Durchführung einer **Studie wird erschwert durch**
- viele Kliniken und Praxen
- lange Behandlungs- und Beobachtungszeit
- komplizierte Untersuchungen und Datenerhebungsbogen
- viele Personen bzw. Patienten
- lange Studienlaufzeit.

5.10 Auswertung von Studien

Auswertungsbericht. In der biometrisch-statistischen Auswertung einer Studie wird nicht nur die Zielgröße für jede Gruppe geschätzt, zwischen den Gruppen verglichen und eventuell getestet. Der Bericht über die statistische Auswertung einer Studie sollte alle die im folgenden genannten Themen – je nach Typ der Studie in abgewandelter Form – behandeln.

Auswertungsbericht Die **statistische Auswertung** einer Studie und der dabei entstehende **Auswertungsbericht** umfassen etwa folgende Themen:

Darstellung der Fragestellung und des Studienplans. Ein Auswertungsbericht wiederholt kurz die Fragestellung sowie die wichtigsten Punkte des Studienplans, damit der Leser des Auswertungsberichts die Studie, ihre Ergebnisse und deren Interpretation verstehen kann, ohne den Studienplan in vollem Umfang gelesen zu haben.

Kurze Wiederholung der **Fragestellung** und der wichtigsten Punkte des **Studienplans.**

Bericht über die Durchführung. Zum Auswertungsbericht gehört zwingend, von wann bis wann die Studie wo und von wem mit welchen Verantwortlichkeiten durchgeführt worden ist. Dabei sind alle Besonderheiten bei der Durchführung und vor allem alle Abweichungen vom Studienplan zu erwähnen und in ihrer Konsequenz zu beurteilen. Weiter ist die Vollzähligkeit, Vollständigkeit und **Güte der gewonnenen Daten** darzustellen und zu bewerten.

Bericht über die Durchführung: Wann, wo, von wem, mit welcher Verantwortlichkeit wurde die Studie **durchgeführt,** welche **Probleme und Abweichungen vom Studienplan** sind aufgetreten? Welche **Datenqualität** wurde erreicht?

Beschreibung der Patientenschaft. Für die Verwendung der Studienergebnisse ist wichtig zu wissen, an welchem Kollektiv von Patienten die Ergebnisse gewonnen worden sind. Ist die Studie mit z.B. postmenopausalen Frauen durchgeführt worden, so können die Ergebnisse der Studie auch nur auf postmenopausale Frauen angewandt werden. Zur Beschreibung der Patientenschaft gehören die Anzahl der Patienten, deren Geschlecht, Alter, Diagnose, Diagnosesicherung, Schweregrad und eben alle Angaben, die für die Fragestellung wichtig sind.

Beschreibung der Patienten der Studie, damit die Ergebnisse diskutiert werden können und klar ist, auf welche Patienten sie anwendbar sind.

Analyse der Drop-outs und Vergleichbarkeit der Gruppen. Die Überprüfung der Vergleichbarkeit der Gruppen ist bei nicht-randomisierten Studien, aber auch bei randomisierten Studien notwendig. Auch bei randomisierten Studien kann die Vergleichbarkeit der Gruppen durch eine mangelhafte Durchführung der Randomisation, durch Drop-outs oder durch mangelnde Behandlungs- und Beobachtungsgleichheit erheblich beeinträchtigt sein. Bei nicht-randomisierten Studien ist die Beurteilung der Vergleichbarkeit ohnehin ein zentraler und vielleicht sogar der schwierigste Teil der Auswertung. Bei der Analyse der Drop-outs ist insbesondere zu prüfen, ob die Drop-out-Raten in den Gruppen unterschiedlich sind und ob in den Gruppen unterschiedliche Gründe zum Herausfallen von Patienten geführt haben. Patienten, die wegen mangelndem Therapieerfolg aus der Studie ausgeschieden sind, dürfen nicht als Drop-outs, sondern müssen (wie schon auf S. 79 dargelegt) als Therapieversager gewertet werden.

Analyse der Drop-outs und Vergleichbarkeit der Gruppen: Bei nicht-randomisierten Studien ist die Beurteilung der **Vergleichbarkeit der Gruppen** ein zentraler Punkt, aber auch bei randomisierten Studien kann sie gestört worden sein. Dazu sind insbesondere die **Anzahl der Drop-outs in den Gruppen** und die **Gründe für das Ausscheiden** zu analysieren.

Intention to Treat (ITT), According to Protocol (ATP) Hat eine Studie mehr als etwa 5 % der aufgenommenen Patienten nicht vollständig nach Studienplan behandelt und beobachtet, so wird sie sowohl nach intention to treat (ITT) mit allen Drop-outs (**full sample analysis**) als auch nach according to protocol (ATP oder PP = per protocol) ohne die Drop-outs ausgewertet. Weichen die Ergebnisse dieser Auswertungen voneinander ab, so ist dies zu diskutieren, und die **Aussagekraft der Studie** ist trotz dieser Diskussion eingeschränkt.

Intention to Treat (ITT) und According to Protocol (ATP). Hat eine Studie eine nennenswerte Anzahl von Drop-outs (etwa > 5 % der aufgenommenen Patienten) so wird sie zweimal ausgewertet. Die **ITT-Auswertung** oder **full sample analysis** schließt alle Drop-outs mit ein. Die Bezeichnung »intention to treat« bedeutet, man hatte die Absicht, einem Patienten eine bestimmte Behandlung zu geben und folglich wird er auch in dieser Behandlungsgruppe ausgewertet, auch dann, wenn schon früh die Behandlung abgebrochen oder unvollständig beobachtet wurde. Ein Problem bei Drop-outs ist der **fehlende Wert für die Zielgröße**. Manchmal wird einfach der letzte beobachtete Wert – und sei es der Wert bei Aufnahme – fortgeschrieben und verwendet (**last value carried forward**), manchmal wird Therapiemißerfolg direkt unterstellt. In die **Auswertung according to protocol** (ATP oder PP = per protocol) gehen nur die Patienten ein, die vollständig nach Studienplan behandelt und beobachtet werden konnten. Kommen beide Auswertungen zu den gleichen sachlich-inhaltlichen Ergebnissen, so können Drop-outs diese Ergebnisse nicht nennenswert verfälscht haben. Zeigt sich aber z. B. in der ATP-Auswertung eine Überlegenheit einer Therapie, in der ITT-Auswertung aber nicht, so ist zu diskutieren, ob die ATP-Ergebnisse geschönt sind und Patienten, die als Drop-outs betrachtet wurden, als Therapieversager hätten gewertet werden müssen. Stimmen ITT und ATP-Ergebnisse nicht überein, so hängt das Ergebnis der Studie offensichtlich von der Wertung der Drop-outs ab und hat somit nur eine **eingeschränkte Aussagekraft**.

Feststellen der Wirksamkeit, Überlegenheit oder der Risiken, kurz, die Auswertung der Zielgröße.

Feststellen der Wirksamkeit bzw. Überlegenheit. Bei randomisierten Studien wird hier die zentrale Fragestellung der Studie mit Hilfe deskriptiver Statistik und eines statistischen Tests beantwortet. Bei Kohortenstudien und Fall-Kontroll-Studien werden anstatt der Wirksamkeit die untersuchten Risiken berechnet.

Beurteilung der Verträglichkeit der verwendeten Arzneimittel bzw. anderer Therapien. In die Auswertung der Verträglichkeit gehen auch alle Drop-outs und vor allem alle Todesfälle ein.

Beurteilung der Verträglichkeit. Bei allen Studien wird man allen Hinweisen auf unerwünschte Therapie- und Behandlungsfolgen nachgehen und insbesondere auf mögliche unerwünschte Wirkungen von Arzneimitteln – auch der nicht speziell zur Prüfung anstehenden Arzneimittel – achten. Besondere Aufmerksamkeit wird man den Todesfällen in der Studie zukommen lassen und prüfen, ob die Gesamt-Todesrate und die einzelnen Todesursachen in den Gruppen unterschiedlich sind. Zur Beurteilung der Verträglichkeit werden auch die vorzeitig aus der Studie ausgeschiedenen Patienten (Drop-outs) einbezogen, ja es muß ausdrücklich geprüft werden, ob eventuell Patienten wegen mangelnder Verträglichkeit aus der Studie ausgeschieden sind.

Explorative Datenanalyse Die meisten Studien liefern viele Daten, das Durchsuchen dieser Daten nach Interessantem heißt **explorative Datenanalyse.** Zeigt sich etwas Besonderes, so ist dies – auch wenn ein statistischer Test signifikant geworden ist – in aller Regel nicht als Tatsache, sondern als **Hypothese** zu werten.

Explorative Datenanalyse. Bei jeder Studie werden nicht nur die eine oder die wenigen Zielgrößen erhoben, sondern eine Reihe zusätzlicher Merkmale. Diese mögen zur Beurteilung der Verträglichkeit dienen, den Verlauf der Erkrankung darstellen, der Kontrolle des Studienplans und vielleicht noch anderen Zwecken dienen. Nachdem diese Daten gesammelt worden sind, wäre es schade, wenn sie nicht ausgewertet würden. Deshalb werden grundsätzlich alle in einer Studie erhobenen Daten deskriptiv-statistisch ausgewertet. Diese Auswertung erfolgt nicht unter einer speziellen Fragestellung, sondern prüft, ob sich irgendwelche interessanten Vorkommnisse aus den Daten ermitteln lassen. Man spricht von explorativer Datenanalyse. Werden bei der explorativen Datenanalyse Tests durchgeführt, so sind diese nicht beweisend, sondern lediglich orientierend (orientierendes Testen, *s. nächster Abschnitt*). Die explorative Datenanalyse dient dazu, neue Hypothesen, neue wichtige Fragestellungen zu finden.

Beurteilung der Aussagekraft Selbst bei sachgerechter und sorgfältiger Planung, Durchführung und Auswertung liefert nicht jede Studie völlig klare und eindeutige Ergebnisse.

Beurteilung der Aussagekraft. Der überzeugende Nachweis einer Therapiewirksamkeit oder -überlegenheit oder die Schädlichkeit einer bestimmten Exposition wird durch viele Unwägbarkeiten, nicht zuletzt durch biologische Variationen, beeinflußt. Deshalb führen auch sachgerecht und sorgfältig geplante, durchgeführte und ausgewertete Studien nicht immer zu klaren und völlig unumstrittenen Ergebnissen. Zur Auswertung einer Studie gehört somit auch die Beurteilung der Aussagekraft, die sich im wesentlichen auf den Studienplan, die Durchführung, die Analyse der Drop-outs, die erreichte Vergleichbarkeit der Gruppen und die Stärke des beobachteten Effekts (Therapiewirksamkeit, Therapieüberlegenheit bzw. Expositionsrisiko) stützt. Dies wird im folgenden Abschnitt vertieft.

Die **Aussagekraft einer Studie** ist in der Zusammenschau zu bewerten, dabei sind ihre Stärken und Schwächen und die einzelnen Tendenzen gegeneinander abzuwägen.

Anlagen zum Auswertungsbericht. Ein statistischer Auswertebericht muß in allen Details nachgerechnet werden können. Außerdem muß auch klar sein, wie die Daten der Studie entstanden sind. Schließlich kommt es sehr wohl vor, daß zu einem späteren Zeitpunkt neue Hypothesen entstehen und daß man die Daten von Studien, die für ganz andere Zwecke durchgeführt worden sind, unter diesen neuen Fragestellungen retrospektiv auswertet. In der Regel umfaßt der Auswertungsbericht einer Studie folgende Anlagen: **Studienplan, Erhebungsbogen,** eine vollständige und beschriftete Anlistung aller gewonnenen **Rohdaten** und schließlich eine **einfache univariate** deskriptiv-statistische **Auswertung** aller erfaßten Merkmale. Bei größeren Studien werden außerdem EDV-Datenträger hinterlegt oder die Daten in eine umfassendere **Fallsammlung-Datenbank** übernommen.

Anlagen des Auswertungsberichts sind meist Prüfplan, Erhebungsbogen, die gewonnenen Rohdaten und eine deskriptiv-statistische Auswertung jedes Einzelmerkmals.

Publikation von Studien. Die Publikation einer Studie sollte nicht nur das Ergebnis und Diskussion, sondern auch das Design, Durchführung und Auswertung darstellen, damit der Leser die Bedeutung der Studie und ihrer Ergebnisse beurteilen kann. Das **CONSORT-Statement** (*s. Literatur*) ist eine Richtlinie dafür. Aber auch Studien, die die Wirksamkeit oder Überlegenheit einer diagnostischen oder therapeutischen Maßnahme nicht aufzeigen konnten, obwohl sie ein geeignetes Design und eine ausreichend große Fallzahl hatten, sollten (in verkürzter Form) publiziert werden, um unnötige Wiederholungen zu vermeiden.

Die **Publikation einer Studie** sollte Design, Durchführung, Auswertung und natürlich Ergebnisse und Diskussion darstellen und die Richtlinie **CONSORT-Statement** erfüllen. Auch aussagekräftige Studien mit »nicht signifikantem Ergebnis« sollten publiziert werden.

5.11 Aussagekraft von Studien

5.11 Aussagekraft von Studien

Konfirmatorische und orientierende statistische Tests. Das **klassische statistische Hypothesen-Testen** hat folgende Voraussetzungen und folgenden Ablauf: Eine präzise Hypothese wird aufgestellt, dann wird eine speziell für diese Hypothese entworfene Studie durchgeführt und schließlich die Hypothese an den dazugewonnenen Daten mit einem einzigen Test getestet und damit die Sachfrage entschieden. Dabei ist unerläßlich, daß die Hypothese unabhängig von den Daten, an denen sie getestet wird, aufgestellt worden ist. Wird für eine Fragestellung mehr als ein Test durchgeführt, so ist eine **Korrektur für multiples Testen** – auch als **α-Adjustierung** bezeichnet – notwendig. Unter diesen – und nur unter diesen – Bedingungen spricht man von einem konfirmatorischen statistischen Test, der die aufgestellte Sachfrage mit der gewählten Irrtumswahrscheinlichkeit entscheidet.

Konfirmatorische und orientierende statistische Tests Das strenge **konfirmatorische (»statistisch beweisende«) Testen** setzt folgenden Ablauf voraus: Eine präzise Hypothese wird aufgestellt, dazu wird eine Studie entworfen und durchgeführt, und dann wird an der Zielgröße ein einziger Test oder mehrere Tests mit Korrektur für multiples Testen durchgeführt.

Vom konfirmatorischen Testen ist das orientierende Testen zu unterscheiden. Sammelt jemand mehr oder weniger systematisch Daten und wertet diese nach interessanten Vorkommnissen aus, so nennt man dies eine **explorative Datenanalyse** oder in schnodderigem Englisch **»data snooping«.** Eine explorative Datenanalyse kann bei allen Studientypen durchgeführt werden. Kennzeichen der explorativen Datenanalyse ist, daß nicht eine einzige Fragestellung vorab festgestellt und dann an den neu und speziell dafür gewonnenen Daten getestet wird, sondern daß alles Interessante in den Daten aufgegriffen wird. Auch bei der explorativen Datenanalyse können statistische Tests angewendet werden. Die dabei verwendete Irrtumswahrscheinlichkeit α (auch α-Risiko oder Signifikanzniveau genannt) ist irreführend, die tatsächliche Irrtumswahrscheinlichkeit liegt wesentlich höher und bei häufig gegebenen Umständen sogar nahe eins. Deshalb werden diese Tests als orientierende Tests bezeichnet. Die Unterscheidung zwischen konfirmatorischem und orientierendem Testen hat nichts mit dem Testverfahren (Chi-Quadrat-Test, Wilcoxon-Test oder t-Test usw.) zu tun. Eine Signifikanz in einem orientierenden Test bedeutet lediglich, daß möglicherweise ein Unterschied vorhanden ist, der durch eine neue speziell dazu geplante Studie mit neu erhobenen Daten dann konfirmatorisch getestet werden kann.

Das **orientierende Testen** in einer explorativen Datenanalyse kann nur Hypothesen generieren. Dies liegt unter anderem daran, daß die Hypothesen am gleichen Datenmaterial gewonnen und getestet werden.

Wovon hängt die Aussagekraft einer Studie ab? Zunächst von der **Fragestellung,** manche Fragen lassen sich ziemlich gut bearbeiten, andere fast gar nicht beantworten.

Wovon hängt die Aussagekraft einer Studie vorwiegend ab? Der Schwierigkeitsgrad einer Studie bei der Planung, Durchführung und Auswertung hängt entscheidend von der Fragestellung ab. Manche Fragestellungen lassen sich mit einer geplanten Studie recht sicher, andere fast gar nicht beantworten. Außerdem hängt die Aussagekraft einer Studie von vielen Komponenten ab, und auch bei einer Studie steckt der Teufel im Detail.

Sachverhalte, die die Aussagekraft einer Studie maßgeblich beeinflussen ▶

Grob orientierend hängt die Aussagekraft einer Studie ab
1. von einem adäquaten Studienplan
2. von der Einhaltung des Studienplans bei der Durchführung möglichst ohne Drop-outs
3. von der erreichten Vergleichbarkeit der Gruppen (Kohorten-Untergruppen und dgl.)
4. Anzahl der auswertbaren Fälle
5. einer adäquaten Auswertung und Interpretation
6. von der Stärke des untersuchten Effekts.

Die **Fehlermöglichkeiten** sind fast unzählbar und hängen sehr von der Fragestellung und vom Studientyp ab.

Häufigste Fehler bei Studien. Die möglichen Fehler bei der Durchführung einer Studie sind fast unzählbar. Da außerdem jede Studie andere Fragestellungen und andere Probleme hat, läßt sich auch das Planen, Durchführen, Auswerten und Interpretieren von Studien nicht erschöpfend darstellen, sondern erfordert gleichermaßen Erfahrung und Phantasie. Die häufigsten Fehler sind meines Erachtens:

Häufigste Fehler bei Studien ▶

- unpräzise Fragestellung
- Studienplan nicht genügend detailliert schriftlich fixiert
- Studienplan bei der Durchführung nicht eingehalten oder abgeändert
- Rekrutierung der Patienten langsamer als geplant
- viele Drop-outs
- keine strenge Unterscheidung der a priori vorliegenden Hypothese und der nachgeschobenen Hypothesen, d. h. keine strenge Unterscheidung zwischen konfirmatorischem und orientierendem Testen
- signifikante Ergebnisse werden häufiger publiziert als nicht signifikante. Dadurch hat ein fälschlich signifikantes Ergebnis eine verhältnismäßig gute Chance, in die Fachöffentlichkeit getragen zu werden (publication bias).
- Fehler bei der statistischen Auswertung sind, falls sie rechtzeitig erkannt werden, nicht so fatal wie Fehler in der Studienplanung und Studiendurchführung, weil die Auswertung verhältnismäßig leicht in berichtigter Form erneut durchgeführt werden kann.

Bedeutung von Studien: Erhebungen und experimentelle Studien sind ein wichtiger **Teil der medizinischen Forschung.** Ohne die Methodik der Studien können Diagnostik und Therapie kaum weiterentwickelt werden. Leider gibt es immer noch Studien, die nicht sachgerecht geplant, durchgeführt und ausgewertet und damit **irreführend und unethisch** sind.

Bedeutung von Studien. Die retrospektive Auswertung von Krankenakten, prospektive Befund- und Verlaufsdokumentationen, Kohortenstudien, Fall-Kontroll-Studien und nicht zuletzt kontrollierte Studien sind heute wichtige Werkzeuge der medizinischen Forschung. Das Einsatzgebiet der Studien geht vom Tierversuch über Studien in Klinik und Arztpraxen bis zu epidemiologischen Studien. Der heutige Standard bei der Arzneimittelprüfung und bei der Arzneimittelüberwachung wäre ohne die methodischen Studien nicht möglich. Leider werden jedoch viele Einzelstudien unzureichend geplant, durchgeführt, ausgewertet und interpretiert, dies ist gleichermaßen unwissenschaftlich und unethisch. Unser Ziel muß es deshalb sein, nicht nur Studien durchzuführen, sondern methodisch aussagekräftige Studien zu liefern.

Arbeitsmedizin

Teil B

Einleitung

Arbeitsmedizin ist kein junger Zweig der Medizin. In Deutschland hat das Fach seine Wurzeln im Bergbau und in der Schwerindustrie, und eben deswegen befindet es sich in einem Umbruch. Die beruflichen Belastungen durch schwere körperliche Arbeit sind seltener geworden, die chemischen Risiken haben in den letzten Jahrzehnten bedeutend zugenommen. Jetzt stehen die Anforderungen an die mentale und die psychische Leistungsfähigkeit immer mehr im Mittelpunkt. Das »Muskelzeitalter« wird abgelöst durch das »Nervenzeitalter« (*Ellwanger*). Die Arbeitsmedizin steht hier wieder an den Anfängen, die Meßinstrumente für eine Bestimmung von Belastung und Beanspruchung sind noch nicht ausreichend entwickelt.

Einen Meilenstein für das Fach in der Bundesrepublik Deutschland stellt das Inkrafttreten des Arbeitssicherheitsgesetzes von 1974 dar. Es definiert die Notwendigkeit, die arbeitende Bevölkerung arbeitsmedizinisch zu versorgen, was zuvor nur in den großen und traditionsreichen Unternehmungen der Fall war. Das Gesetz ist durch das Arbeitsschutzgesetz ergänzt worden, das der Vereinheitlichung des Arbeitsschutzes für alle Beschäftigten in Deutschland, aber auch in der Europäischen Union Rechnung trägt. Das Fach besitzt eine Weiterbildungsordnung, die es gleichberechtigt neben die anderen medizinischen Fachdisziplinen stellt.

Arbeitsmedizin hat keine eigene Methodik. Klinische Grundkenntnisse in den großen Fächern sind Voraussetzung, hinzu kommt aber Spezialwissen aus einer Vielzahl von Disziplinen, so der Chemie und der Schadstoffanalytik, der Leistungsphysiologie, der Sinnesphysiologie, nicht zuletzt der Sozialmedizin einschließlich Epidemiologie und Versicherungsmedizin.

Arbeitsmedizin ist ordentlicher Unterrichtsgegenstand mit ausgearbeitetem Gegenstandskatalog und angemessenem Anteil bei den ärztlichen Prüfungen. Jeder, der sich in das Fach und sein Schrifttum einarbeitet, wird früher oder später den großen, wenn nicht gar bestimmenden Einfluß der Erlanger Arbeitsmedizin auf die Selbstdefinition des Faches an deutschen Universitäten erkennen. Ein speziell auf die Bedürfnisse der Medizinstudenten zugeschnittenes Lehrbuch wie dieses wird sich auch deswegen an den vorliegenden Büchern orientieren müssen. Es wird auch gar nicht der Versuch gemacht, dies zu verbergen: Das von *Valentin* herausgegebene zweibändige »kurzgefaßte« Lehrbuch und auch die anderen dienten vielfach als Arbeitsgrundlage. Jedem Studenten, der nach dem Examen das Fach weiter kennenlernen möchte, seien diese Bücher und das weiterführende arbeitsmedizinische Schrifttum empfohlen.

Das Kapitel Arbeitsmedizin ist dem Andenken an *Joseph Rutenfranz* gewidmet.

1 Wichtige Arbeitsschutz-vorschriften

Das Beschäftigungsverhältnis hat eine zentrale Bedeutung im Leben eines jeden Bürgers im arbeitsfähigen Alter. Der Gesundheitsschutz des Arbeitnehmers am Arbeitsplatz ist Teil des sozialen Fortschritts. Er bezieht sich auf die
- Gestaltung potentiell gefährdender Arbeitsplätze
- besondere Schonung bestimmter Personengruppen (Jugendliche, werdende Mütter, Schwerbehinderte)
- Gestaltung der gesamten Arbeitswelt.

1 Wichtige Arbeitsschutzvorschriften

Das Beschäftigungsverhältnis hat eine zentrale Bedeutung im Leben eines jeden Bürgers im arbeitsfähigen Alter, oft erst richtig erkannt, wenn es aus konjunkturellen oder persönlichen Gründen in Gefahr gerät oder beendet werden mußte. Über das Beschäftigungsverhältnis wird die wirtschaftliche Existenz gesichert. Im Rahmen des sozialpolitischen Fortschrittes wurden viele Regelungen erreicht, die u.a. den Gesundheitsschutz des Arbeitnehmers am Arbeitsplatz zum Inhalt haben. Der Schutz bezieht sich auf die Gestaltung potentiell gefährdender Arbeitsplätze, auf die besondere Schonung bestimmter Personengruppen (Jugendliche, werdende Mütter, Schwerbehinderte) und nicht zuletzt auf die Gestaltung der gesamten Arbeitswelt, u.a. die ärztliche Betreuung. Im folgenden werden die wichtigsten Gesetze und Verordnungen angeführt und z.T. inhaltlich vorgestellt. Sie werden jedoch auch an entsprechender Stelle in den späteren Textelementen im jeweiligen Sachzusammenhang genannt.

1.1 Bedeutsame medizinische Sachverhalte in Gesetzen

Das **Arbeitssicherheitsgesetz** regelt den arbeitsmedizinischen und sicherheitstechnischen Arbeitsschutz. Das **Arbeitsschutzgesetz** ergänzt es, unter Einbeziehung europäischer Regelungen.

In § 3 sind die »Aufgaben der Betriebsärzte« geregelt (*s. S. 114*). Dem **Arbeitsschutzausschuß** gehören Betriebsleitung, Betriebsrat, Betriebsarzt und Sicherheitsingenieure an, er tagt mindestens viermal jährlich.

Das **Chemikaliengesetz** schreibt u.a. vor, in welchem Umfang Chemikalien vor dem In-Verkehr-Bringen getestet werden müssen.
Die Einstufung der Chemikalien erfolgt nach den folgenden Merkmalen:
- sehr giftig, giftig, mindergiftig
- ätzend, reizend
- explosionsfördernd, brandfördernd
- hochentzündlich, leichtentzündlich, entzündlich
- krebserzeugend, fruchtschädigend, erbgutschädigend
- Verursachung sonstiger chronischer Schäden.

Gefahrenhinweise sind als sog. »R-Sätze«, Sicherheitsratschläge als sog. »S-Sätze« aufgeführt.
Das **Gesetz über technische Arbeitsmittel** bezieht **Hersteller** und **Importeure** in die Unfallverhütung mit ein.

1.1 Bedeutsame medizinische Sachverhalte in Gesetzen

Arbeitssicherheitsgesetz (ASiG). Das Gesetz wurde 1973 primär für die gewerbliche Wirtschaft und Betriebe ab einer bestimmten Beschäftigtenzahl geschaffen. Das **Arbeitsschutzgesetz (ArbSchG)** enthält, ergänzend zum ASiG, die Umsetzung der europäischen Rahmenrichtlinien zum Arbeitsschutz. Es regelt – und verlangt – den Arbeitsschutz in allen Betrieben, also auch den Einrichtungen des öffentlichen Dienstes, in öffentlichen Körperschaften, den Streitkräften und auch in Kleinbetrieben. Adressat ist der Arbeitgeber. Für die Beschäftigten ist von Belang, daß sie das **Recht** auf eine regelmäßige Arbeitsmedizinische Vorsorge haben, wenn wegen ihrer Tätigkeit mit einer Gesundheitsgefährdung zu rechnen ist. Wichtigster Paragraph für die medizinische Betreuung ist § 3 »Aufgaben der Betriebsärzte« (*s. Abschnitt 1.4.4, S. 114*). Der **»Arbeitsschutzausschuß«** ist ein Gremium, das mindestens viermal jährlich zusammentreten muß, dem Betriebsleitung, Betriebsrat, Betriebsarzt und Sicherheitsingenieur angehören. Hier werden notwendige Entscheidungen u.a. zum Gesundheitsschutz vorbereitet.

Chemikaliengesetz. Um Arbeitnehmer beim Umgang mit Chemikalien schützen zu können, müssen deren Eigenschaften bekannt sein, und sie müssen in geeigneter, d.h. genormter einprägsamer Form gekennzeichnet sein. Das Gesetz schreibt u.a. vor, in welchem Umfang diese Eigenschaften, z.B. die Kanzerogenität, vor dem In-Verkehr-Bringen getestet werden müssen. Danach erfolgt die Einstufung der Chemikalien nach den folgenden Merkmalen:
- sehr giftig, giftig, mindergiftig
- ätzend, reizend
- explosionsfördernd, brandfördernd
- hochentzündlich, leichtentzündlich, entzündlich
- krebserzeugend, fruchtschädigend, erbgutschädigend
- Verursachung sonstiger chronischer Schäden.

Die Kennzeichnung bedient sich festgelegter Gefahrensymbole. Gefahrenhinweise sind als sog. R-Sätze (R2 »in trockenem Zustand explosionsgefährdend« bis zu R48 »Gefahr ernsthafter Gesundheitsschäden bei längerer Exposition«) und sog. S-Sätze (Sicherheitsratschläge von S1 »unter Verschluß aufbewahren« bis S53 »Exposition vermeiden – vor Gebrauch besondere Anweisungen einholen«) aufgeführt. Die Gefahrstoffverordnung (*s. S. 109*) macht weitere Ausführungen dazu. Das **Gesetz über technische Arbeitsmittel** (kurz: Maschinenschutzgesetz) ist ein wesentliches Element des Unfallschutzes. Es bezieht Hersteller und Importeure in die Verantwortung über die Unfallverhütung ein, indem es sie verpflichtet, nur solche Maschinen und Geräte (= technische Arbeitsmittel) auf den Markt zu bringen, bei deren bestimmungsgemäßer Verwendung Benutzer und Dritte gegen Gefahren weitgehend geschützt sind. Dies entlastet allerdings den Betreiber nicht von seiner Verantwortung für die Unfallverhütung.

Der **Betreiber** von Geräten bleibt trotzdem in der Verantwortung.

Das **Schwerbehindertengesetz** definiert zunächst den Personenkreis »Schwerbehinderte«.

Schwerbehindertengesetz

> ***Definition.*** Schwerbehinderte sind Personen mit einem durch ein ärztliches Gutachten im Versorgungsamt festgestellten Grad der Behinderung (GdB) von mindestens 50% (*s. Teil C Sozialmedizin*).

◀ **Definition**

Außerdem bestimmt das Schwerbehindertengesetz, daß Betriebe mit mehr als 16 Beschäftigten im Regelfall 6% der Arbeitsplätze mit Schwerbehinderten besetzen müssen – anderenfalls ist für jeden nicht besetzten Platz »Strafe« durch eine Ausgleichsabgabe von zur Zeit 150 DM monatlich zu zahlen. Für Schwerbehinderte gelten ein erweiterter **Kündigungsschutz, Zusatzurlaub** und eine **zusätzliche Personalvertretung** durch einen eigenen Obmann.

Im **Jugendarbeitsschutzgesetz** ist eine Reihe von Vorschriften enthalten, die die Beschäftigung von noch nicht Achtzehnjährigen betreffen, unabhängig davon, ob sie noch in der Berufsausbildung sind oder voll berufstätig.

Betriebe mit mehr als 16 Beschäftigten müssen 6% der Arbeitsplätze mit Schwerbehinderten besetzen – andernfalls eine Ausgleichsabgabe (150 DM monatlich) leisten. **Schwerbehinderte haben besonderen Kündigungsschutz, Zusatzurlaub** und eine **zusätzliche Personalvertretung.**

Das Jugendarbeitsschutzgesetz betrifft die Beschäftigung aller noch nicht 18jährigen.

> ***Merke.*** Jugendliche dürfen nicht mehr als 8 Stunden täglich und 40 Stunden wöchentlich beschäftigt werden, außerdem nur in der Zeit von 7–20 Uhr (Ausnahmen sind Gaststätten, Bäckereien, Landwirtschaft etc.).

◀ **Merke**

Weitere Vorschriften betreffen das Verbot von Tätigkeiten, die mit besonderen Gefahren einhergehen, mit Gefährdung der Sittlichkeit, besonderer Hitze- oder Kälteexposition, besonderen Einwirkungen schädigender Noxen, Akkordarbeit, Arbeit unter Tage – wobei es vielfach, wie schon bei der Arbeitszeit, auch Ausnahmen gibt. Die Freistellung zum Berufsschulbesuch ist ebenfalls geregelt. Vom Gesetz wird eine ärztliche **Erstuntersuchung jedes Jugendlichen** verlangt, bevor ein Beschäftigungsverhältnis eingegangen werden darf. Nach einem Jahr hat eine **Nachuntersuchung** stattzufinden. Bescheinigungen über diese Untersuchungen, die von jedem Arzt durchgeführt werden dürfen, müssen dem Arbeitgeber vorgelegt werden.

Weitere Vorschriften betreffen gefährliche oder sittlich gefährdende Tätigkeiten, Kälte- und Hitzearbeit, Akkordarbeit, Arbeit unter Tage.

Die ärztliche Untersuchung jedes Jugendlichen ist **vor und 1 Jahr nach Aufnahme** eines Beschäftigungsverhältnisses erforderlich. Sie kann von jedem Arzt durchgeführt werden.

Das **Mutterschutzgesetz** bestimmt, daß **werdende Mütter von 6 Wochen vor bis 8 Wochen** (Mehrlings-, Frühgeburten: 12 Wochen) **nach der Entbindung nicht beschäftigt werden dürfen** (Schutzfristen). Sie sollen, auch wegen der weiteren Schutzvorschriften, dem Arbeitgeber ihre Schwangerschaft und den mutmaßlichen Tag der Entbindung unverzüglich mitteilen. Auf Verlangen des Arbeitgebers sollen sie das Zeugnis eines Arztes oder einer Hebamme vorlegen. Die Aufsichtsbehörde (Gewerbeaufsichtsamt) wird durch den Arbeitgeber benachrichtigt, der seinerseits die Arbeitsvorschriften bezüglich des Einsatzes der Frauen zu beachten hat.

Das **Mutterschutzgesetz verbietet eine Beschäftigung 6 Wochen vor bis 8 Wochen nach der Entbindung.** Der Arbeitgeber ist über das Bestehen einer Schwangerschaft zu informieren, er informiert das Gewerbeaufsichtsamt und muß die Arbeitsvorschriften bzgl. des Einsatzes der Frauen beachten.

Für werdende Mütter gelten besondere Beschäftigungsverbote, z. B. keine Tätigkeit im Strahlenbereich, kein Tragen schwerer Lasten, nicht auf Beförderungsmitteln, nicht, wenn besondere Gefahr einer Entstehung von Berufserkrankungen gegeben ist.

Für **werdende Mütter gelten bestimmte Beschäftigungsverbote** (z. B. keine Tätigkeit im Strahlenbereich).

Es gibt weiter ein **verschärftes Nachtarbeitsverbot,** einen **besonderen Kündigungsschutz** und eine **Regelung des Mutterschaftsgeldes.** Das Mutterschaftsgeld wird innerhalb der gesetzlichen Schutzfristen gezahlt. Je nach Status, berufstätig, selbständig oder familienversichert, wird das Mutterschaftsgeld unterschiedlich berechnet, als reine Leistung der gesetzlichen Krankenkasse oder in Kombination mit einem Zuschuß des Arbeitgebers. Gemäß Bundeserziehungsgeldgesetz wurde 1993 der bis dahin geltende Mutterschaftsurlaub durch den Erziehungsurlaub abgelöst. Anspruch auf Erziehungsurlaub besteht vom Tag der Geburt an bis zum 24. Lebensmonat des Kindes. Der Anspruch besteht gleichberechtigt für Mutter oder Vater des Kindes. Gleiches gilt für das Erziehungsgeld von max. 600 DM, das unabhängig von der bisherigen Tätigkeit gezahlt wird. Erziehungsgeld erhalten also Hausfrauen, Arbeitnehmerinnen und Beamtinnen gleichermaßen.

Mutterschaftsgeld wird von der gesetzlichen Krankenversicherung für die Zeit der Schutzfrist und des Erziehungsurlaubs bezahlt. **Erziehungsurlaub** wird auf Antrag bis zum 24. Lebensmonat des Kindes gewährt. Hinzu kommen monatlich 600 DM Erziehungsgeld.

Klinischer Fall

Eine 36jährige medizinisch-technische Assistentin arbeitet in der virologischen Diagnostik im Routinelabor. Probenannahme und Probenvorbereitung gehören zu ihren Aufgaben. Nach Mitteilung des Bestehens einer Erstlingsschwangerschaft wird die Beschäftigte vom Arbeitgeber an einen anderen Arbeitsplatz im Labor umgesetzt, da erhöhte Infektionsgefährdung angenommen wird. Sie ist dort mit dem Ansetzen von Nährböden und Zellkulturen beschäftigt. Die Mitteilung mit der Angabe der neuen Tätigkeiten geht an das Gewerbeaufsichtsamt. Die Beschäftigte befürchtet weiterhin eine Gefährdung der Schwangerschaft und wendet sich an den Betriebsarzt und den Personalrat. Der Betriebsarzt sieht keine besondere Gefährdung. Bevor es zu weiteren Auseinandersetzungen kommt, einigt man sich, den ärztlichen Dienst des Gewerbeaufsichtsamtes einzuschalten, da man dort auch große Erfahrung erwarten kann. Dieser bestätigt zwar die Einschätzung des Betriebsarztes bezüglich des Infektionsrisikos; er empfiehlt jedoch eine andere Beschäftigung, damit die Schwangere nicht weiter ihren Ängsten ausgeliefert ist, die auch ein fehlerhaftes Sicherheitsverhalten zur Folge haben könnte.

Das **Arbeitszeitgesetz** macht Vorschriften zur zeitlichen Gestaltung der Arbeit. **Sonderregelungen** in vielen Bereichen machen die Abkehr von 8 Stunden pro Tag möglich (z. B. Bäcker, Jugendliche).
Wichtig ist z. B. die Festlegung einer **Ruhezeit von 12 Stunden zwischen zwei Schichten.**

Arbeitszeitgesetz (ArbZG). Die zeitliche Gestaltung der Arbeit ist weder für Arbeitgeber noch für Arbeitnehmer frei. Die Regelarbeitszeit beträgt nach wie vor maximal 8 h pro Tag. Ausnahmen, mit entsprechendem Zeitausgleich, bestimmen jedoch das Bild. Sonderregelungen gelten für bestimmte Personengruppen (z.B. Bäcker, in der Pflege beschäftigte Personen, Jugendliche). Tarifvertragsabschlüsse, die der Industrie eine hohe Maschinenausnutzung erlauben, nutzen die Ausnahmemöglichkeiten. Im einzelnen sind angesprochen **Nacht- und Schichtarbeit** und **Ruhezeiten** – so muß u.a. die Nachtarbeit nach gesicherten arbeitswissenschaftlichen Erkenntnissen festgelegt werden, mit z.B. mindestens 12 h Ruhe zwischen zwei Schichten, und es werden Aussagen zur Verlängerung der Arbeitszeit auf 10 h täglich gemacht. Im Krankenhaus zählt Bereitschaftsdienst bzw. Rufbereitschaft dann zur Ruhezeit, wenn die Inanspruchnahme in dieser Zeit weniger als 50% beträgt.

Das Betriebsverfassungsgesetz regelt u. a. die Wahl des Betriebsrates (Personalrates). Dieser hat **bei der Bestellung von Betriebsärzten ein Mitbestimmungsrecht.**
Der Betriebsrat nimmt an den regelmäßigen **Betriebsbegehungen** teil.

Betriebsverfassungsgesetz. Der nach diesem Gesetz gewählte Betriebsrat (Personalrat) hat die Interessen der Beschäftigten zu vertreten. Dazu gehört auch ein **Mitbestimmungsrecht bei der Bestellung von Betriebsärzten.** Der Betriebsrat entsendet zwei Mitglieder in den Arbeitsschutzausschuß, nimmt an den regelmäßigen **Betriebsbegehungen** teil und steht ebenfalls in Kontakt mit der Berufsgenossenschaft und der Gewerbeaufsicht. Der Betriebsarzt ist aufgrund der Verwandtschaft vieler Aufgabenfelder verpflichtet, mit dem Betriebsrat zusammenzuarbeiten.

Als **Sozialgesetzbuch (SGB)** werden die Neufassungen der einzelnen Bereiche der **Reichsversicherungsordnung (RVO** von 1911 – Krankenversicherung, Unfallversicherung, Rentenversicherung) bezeichnet. Das Unfallversicherungsgesetz ist das SGB VII.
Wichtige Regelungen sind:
- die Berufskrankheitenverordnung
- die Ermächtigung der Berufsgenossenschaften, Unfallverhütungsvorschriften rechtsverbindlich zu erlassen
- die grundsätzliche Verpflichtung des Arbeitgebers zur Fürsorge gegenüber den Beschäftigten.

Das **Bundesimmissionsschutzgesetz** dient dem Schutz der Nachbarschaft vor schädlichen Einwirkungen z. B. über die Luft. Bezüglich der Wartung der ggf. aufwendigen Technologie hat das Gesetz auch innerbetriebliche Auswirkungen.

Sozialgesetzbuch und Reichsversicherungsordnung (RVO) (*s. Teil C Sozialmedizin*). Die ersten Sozialgesetze (Krankenversicherung, Unfallversicherung, Rentenversicherung) wurden 1911 als Reichsversicherungsordnung (RVO) zusammengefaßt. Derzeit werden die entsprechenden Gesetze nach und nach neu gefaßt und zusammen als Sozialgesetzbuch (SGB) bezeichnet. Das Unfallversicherungswesen ist im SGB VII niedergelegt. Auf einzelne Paragraphen der RVO gehen wichtige Regelungen zurück, so
- die Berufskrankheitenverordnung
- die Ermächtigung der Berufsgenossenschaften, Unfallverhütungsvorschriften (UVV) rechtsverbindlich zu erlassen
- die grundsätzliche Verpflichtung des Arbeitgebers zur Fürsorge gegenüber den Beschäftigten.

Bundesimmissionsschutzgesetz. Das Gesetz soll die Allgemeinheit, die Nachbarschaft vor schädlichen Einwirkungen, z. B. über die Luft, schützen. Daraus ergeben sich Vorschriften an den Betrieb für die Entsorgung. Im Betrieb selbst ist das Gesetz insofern auch wirksam, als es technische Einrichtungen für die Aufbereitung gefährlicher Materialien geben muß, die betreut werden müssen – Anlagen, die u.U. auch versagen und Störfälle bewirken können. In einigen Bereichen ist die Entsorgung so aufwendig geworden, daß auch davon ein Impuls zur Minderung von Schadstoffen ausgeht.

Atomgesetz. Der Schutz einzelner Personen, der Allgemeinheit und der Umwelt vor den Wirkungen ionisierender Strahlen ist in der Strahlenschutzverordnung und der Röntgenverordnung (*s. u.*) geregelt.

Das **Atomgesetz** wirkt im wesentlichen über die Strahlenschutz- und Röntgenverordnung.

1.2 Bedeutsame medizinische Sachverhalte in Verordnungen

1.2 Bedeutsame medizinische Sachverhalte in Verordnungen

Gefahrstoffverordnung. Ihr Ziel ist in § 1 festgelegt: »Zweck dieser Verordnung ist es, durch besondere Regelungen über das In-Verkehr-Bringen von gefährlichen Stoffen und Zubereitungen und über den Umgang mit Gefahrstoffen, einschließlich ihrer Aufbewahrung, Lagerung und Vernichtung, den Menschen vor arbeitsbedingten und sonstigen Gesundheitsgefahren und die Umwelt vor stoffbedingten Schädigungen zu schützen.« Einzelne Vorschriften dieses immer wichtiger werdenden Gesetzeswerkes betreffen den Einsatz von Kanzerogenen und Mutagenen, allgemeine Beschäftigungsverbote (Expositionsverbot für zur Zeit 14 krebserzeugende Stoffe, darunter Asbest) und besondere Beschäftigungsverbote (Jugendliche, Schwangere, Stillende, gebärfähige Frauen), die Notwendigkeit eines Sicherheitsdatenblattes für einen Gefahrstoff oder eine kennzeichnungspflichtige Zubereitung (B-1). **Adressat dieses recht neuen Gesetzeswerkes (1986) ist der Arbeitgeber.**

Die **Gefahrstoffverordnung** soll den Menschen und die Umwelt vor Schädigungen schützen durch Regelungen über das In-Verkehr-Bringen, den Umgang, die Lagerung und Vernichtung von gefährlichen Stoffen.

B-1: Gefahrstoff-VO – Schutzmaßnahmen beim Umgang mit Gefahrstoffen

Paragraph	Schutzmaßnahmen
§ 17	Allgemeine Schutzpflicht
§ 16	Ermittlungen über Gefahrstoffe (vor Einsatz), Kataster
§ 18	Überwachung zur Einhaltung von Grenzwerten (Messung, andere Ermittlungen)
§ 19	Minimierungsgebot, Rangfolge der Schutzmaßnahmen
§§ 20, 21	Betriebsanleitung, Unterweisung, Unterrichtung der Arbeitnehmervertretung
§ 22	Hygienemaßnahmen
§§ 23, 24	Innerbetriebliche Verpackung und Kennzeichnung, Aufbewahrung und Lagerung
§§ 28–34	Arbeitsmedizinische Vorsorgeuntersuchungen

Die **Arbeitsstättenverordnung** dient der Verbesserung der Arbeitsbedingungen und des Arbeitsschutzes. Sie stellt eine **umfassende Grundlage für die Planung, Einrichtung und den Betrieb von Arbeitsstätten dar**. Der Begriff **»Arbeitsstätte«** ist dabei weit gespannt. Er umfaßt:
- Arbeitsräume und Gebäude
- Arbeitsplätze auf dem Betriebsgelände im Freien
- Baustellen
- Verkaufsstände im Freien
- Wasserfahrzeuge und schwimmende Anlagen auf Binnengewässern.

Dazu kommen Räume und bauliche Anlagen, die in einem notwendigen Zusammenhang zur Arbeitsstätte stehen: Verkehrswege, Lager-, Maschinen- und Nebenräume, Pausen-, Bereitschafts-, Liegeräume und Räume für körperliche Ausgleichsübungen, Umkleide-, Wasch- und Toilettenräume (Sanitärräume), Sanitätsräume.
Spezielle **Arbeitsstättenrichtlinien** präzisieren die Gebote und Verbote. Auf Weiteres wird in *Abschnitt 2.3, S. 134* eingegangen.
EU Richtlinien über den **Schutz der Arbeitnehmer gegen Gefährdung durch biologische Arbeitsstoffe** (demnächst in Deutschland »biologische Arbeitsstoffverordnung«) und **Gentechnik-Sicherheitsverordnung.**
Als Noxen gelten: Mikroorganismen, Zellkulturen, Humanendoparasiten, Bestandteile von Organen u.a., die Infektionen, Allergien und toxische Wirkungen hervorrufen können. Einteilung in 4 Risikogruppen:

Die **Arbeitsstättenverordnung** dient der Verbesserung der Arbeitsbedingungen und des Arbeitsschutzes. Der Begriff **»Arbeitsstätte«** umfaßt:

- Arbeitsräume und Gebäude
- Arbeitsplätze auf dem Betriebsgelände im Freien
- Baustellen
- Verkaufsstände im Freien
- Wasserfahrzeuge und schwimmende Anlagen auf Binnengewässern.

Hinzu kommen: Verkehrswege, Lager-, Maschinen- und Nebenräume, Pausen-, Bereitschafts-, Liegeräume und Räume für körperliche Ausgleichsübungen, Sanitärräume, Sanitätsräume.
Die **Arbeitsstättenrichtlinien** präzisieren die Gebote und Verbote (*s. S. 134*).

Biologische Noxen werden in 4 Risikogruppen eingeteilt.

- **Risikogruppe 1:** Es ist unwahrscheinlich, daß sie beim Menschen eine Krankheit hervorrufen.
- **Risikogruppe 2:** Können beim Menschen Krankheiten hervorrufen und eine Gefahr für den Beschäftigten darstellen. Eine Verbreitung in der Bevölkerung ist unwahrscheinlich. Eine wirksame Vorbeugung oder Behandlung ist möglich (geringes Risiko).
- **Risikogruppe 3:** Können schwere Krankheiten beim Menschen hervorrufen und eine ernste Gefahr für Beschäftigte darstellen. Eine Verbreitung in der Bevölkerung ist möglich. Normalerweise ist eine wirksame Vorbeugung oder Behandlung möglich (mäßiges bis hohes Risiko für Beschäftigte, geringes bis mäßiges Risiko für Bevölkerung).
- **Risikogruppe 4:** Können schwere Krankheiten beim Menschen hervorrufen und eine ernste Gefahr für Beschäftigte darstellen. Die Gefahr einer Verbreitung in der Bevölkerung ist unter Umständen groß. Normalerweise ist eine wirksame Behandlung oder Vorbeugung nicht möglich (hohes Risiko für Beschäftigte, hohes [oder unbekanntes] Risiko für Bevölkerung).

Definition ▶

▶ ***Definition.*** **Biotechnologie:** Summe der Techniken und Verfahren, die sich mit der Anwendung biologischer Prozesse zur Gewinnung von Biomasse (z.B. Hefe), Zellprodukten (z.B. Enzymen, organischen Säuren, Arzneimitteln) oder Produkten, die durch mikrobielle Prozesse aus einem Vorprodukt entstehen (z.B. Nahrungsmittel), befassen. Wichtige Prozesse sind Fermentation und Gärung.

Definition ▶

▶ ***Definition.*** **Gentechnologie:** Summe der Techniken und Verfahren zur Veränderung des Erbguts einer Zelle oder eines Organismus durch Übertragung fremder genetischer Information (Transformation: Übertragung freier DNS; Transduktion: Übertragung mittels Viren). Anwendung in Landwirtschaft (Pflanzen, Tiere mit bestimmten Eigenschaften), Pharmazeutik (Arzneimittelproduktion), Medizin (Therapie bestimmter vererbter Krankheiten) und in Grundlagenforschung.

Schutzmaßnahmen in der Gentechnologie
Stufe 1: Grundregeln guter mikrobiologischer Technik
Stufe 2: Freisetzung minimieren
Stufe 3: Zugangsbeschränkungen, Schutzkleidung, Desinfektion
Stufe 4: zweites Containment. Schleuse, Unterdruck, Desinfektion.

Schutzmaßnahmen richten sich nach dem Gefährdungsgrad der eingesetzten Agenzien, mit den folgenden Sicherheitsstufen:

- **Stufe 1:** »Gute mikrobiologische Praxis«, »Gute Technische Produktionsmaßnahmen« (Grundregeln guter mikrobiologischer Technik).
- **Stufe 2:** Minimierungsgebot bezüglich Freisetzung biologischer Agenzien, »Gute mikrobiologische Technik« (GMT-Regeln, ZH 1/341), Aerosole vermeiden, Reinigung und Desinfektion leicht durchführbar.
- **Stufe 3:** Verhinderungsgebot bezüglich Freisetzung biologischer Agenzien im Normalbetrieb, Zugangsbeschränkungen, hermetisch dichte Apparaturen, Autoklavieren von Geräten, Inaktivierung der Abwässer, Schutzkleidung, Schutzimpfung (wenn möglich).
- **Stufe 4:** Verhinderungsgebot bezüglich Freisetzung biologischer Agenzien beim Störfall (Versagen des Primär-Containments, Austreten aus Arbeitsbereich), zweites Containment, Schleuse, vollständiger Kleiderwechsel, Luftfilter, Unterdruck, Inaktivierung aller Abwässer.

Es gelten Beschäftigungsverbote für Jugendliche, für Schwangere und Stillende sowie Empfehlungen für Vorsorgeuntersuchungen (G 42, G 43).

Röntgen- und Strahlenschutzverordnung regeln Überwachung und Betrieb einschließlich des Umgangs mit radioaktiven Stoffen und enthalten Schutzvorschriften für die Beschäftigten.
Die Röntgenverordnung regelt dabei den Umgang mit Röntgenstrahlen, die Strahlenschutzverordnung alle anderen Bereiche, in denen ionisierende Strahlen eine Rolle spielen.

Röntgenverordnung und Strahlenschutzverordnung. Die beiden Verordnungen regeln die technische Überwachung und den Betrieb der entsprechenden Einrichtungen einschließlich des Umgangs mit radioaktiven Stoffen und enthalten Schutzvorschriften für die Beschäftigten. Der Unterschied der beiden Verordnungen besteht lediglich darin, daß die Röntgenverordnung den Umgang mit Röntgenstrahlen regelt, während die Strahlenschutzverordnung für alle anderen Bereiche gilt, in denen ionisierende Strahlen eine Rolle spielen. Auf Grenzwerte und Einzelheiten der gesundheitlichen Vorsorgeuntersuchungen wird in *Abschnitt 4.5.10, S. 185* eingegangen.

Unfallverhütungsvorschriften. Wie bereits erwähnt, sind die **Berufsgenossenschaften** ermächtigt, Unfallverhütungsvorschriften (UVV) rechtsverbindlich zu erlassen. Sie wenden sich an den Arbeitgeber und betreffen jeweils verschiedene Bereiche des Arbeitsschutzes. Z.T. sind sie als UVV gekennzeichnet (z.B. UVV »Betriebsärzte«), z.T. als »Unfallverhütungsvorschriften der gewerblichen Berufsgenossenschaften« (VBG):

- **VBG 1 Allgemeine Vorschriften.** In allgemeiner Form sind die Pflichten der Unternehmer und der Versicherten einschließlich der Schutzziele genannt. Die Arbeitnehmer heißen Versicherte, da die BGen als Versicherungen aufgefaßt werden. Durchführungsbestimmungen verweisen auf technische Regeln und Merkblätter.
- **VBG 100 Arbeitsmedizinische Vorsorge.** Es handelt sich um eine Zusammenfassung zahlreicher Einzelvorschriften für die Durchführung der arbeitsmedizinischen Vorsorge (Erst- und Nachuntersuchungen, ermächtigte Ärzte, Gesundheitskartei, Gesundheitsakte für der Einwirkung von krebserzeugenden Arbeitsstoffen ausgesetzte Arbeitnehmer usw.).
- **VBG 109 Erste Hilfe.** Der Unternehmer ist verpflichtet, die Voraussetzungen für Erste Hilfe zu schaffen. Geregelt wird z.B. die Kapazität des betrieblichen Rettungswesens, Sanitätsraum, Ersthelfer usw. (*s. Abschnitt 5.3, S. 213*)
- **VBG 119 Schutz gegen gesundheitsgefährlichen mineralischen Staub** (*s. Abschnitte 4.7, S. 190* und *4.9.3, S. 203*).
- **VBG 123 UVV Betriebsärzte.** Sie enthält z.B. Regelungen zur betriebsärztlichen Einsatzzeit je Beschäftigten und Betriebsart und zur Qualifikation der Betriebsärzte (*s. Abschnitt 1.4.4, S. 114*).

Die **Berufsgenossenschaften erlassen** rechtsverbindlich **Unfallverhütungsvorschriften** (UVV).
Einige dieser UVVen werden als VBG (Verwaltungsvorschriften der Berufsgenossenschaften) im folgenden vorgestellt:
- **VBG 1 Allgemeine Vorschriften**
- **VBG 100 Arbeitsmedizinische Vorsorge**
  Eine Zusammenfassung zahlreicher rechtsverbindlicher Einzelvorschriften.
- **VBG 109 Erste Hilfe**
- **VBG 119 Schutz gegen gesundheitsgefährdenden mineralischen Staub**
- **VBG 123 Betriebsärzte.** Regelungen zur betriebsärztlichen Einsatzzeit und zur Qualifikation der Betriebsärzte.

1.3 Empfehlungen und Richtlinien internationaler Organisationen

Das »**Recht auf sichere und gesunde Arbeitsbedingungen**« ist in der **Europäischen Sozialcharta** (1961) der Mitgliedstaaten der damaligen Europäischen Gemeinschaft verankert. Die sog. Römischen Verträge wurden 1987 zur »Einheitlichen Europäischen Akte« ergänzt; dabei wurde neu ein § 118 a aufgenommen, der die folgenden sechs Punkte enthält:

- Sicherheit, Gesundheit und Hygiene am Arbeitsplatz
- Mindestvorschriften für Arbeitsplätze und Arbeitsmittel
- Auswahl und Benutzung persönlicher Schutzausrüstung
- Sicherheitskennzeichnung am Arbeitsplatz
- Schutz gegen Gefährdung
  - durch chemische, physikalische und biologische Arbeitsstoffe
  - durch Blei, Asbest oder Kanzerogene bei der Arbeit
- Verbot bestimmter Arbeitsstoffe und/oder Arbeitsverfahren.

Die Europäische Gemeinschaft führte auf dieser Grundlage Aktionsprogramme durch, so z.B. 1988 eines für »Sicherheit, Arbeitshygiene und Gesundheitsschutz am Arbeitsplatz«. Das Jahr 1992 wurde zum Europäischen Jahr für Sicherheit und Gesundheitsschutz am Arbeitsplatz erklärt mit den vier Themen: Luftreinhaltung, Sicherheit, Wohlbefinden, Lärm/Schwingungen.
Verbindlich für die Mitgliedstaaten sind die Richtlinien (directives). Seit 1989 gilt die **»Richtlinie über die Durchführung von Maßnahmen zur Verbesserung der Sicherheit und des Gesundheitsschutzes der Arbeitnehmer bei der Arbeit«**. Die **Mindestvorschriften** müssen in nationales Recht umgesetzt werden. Sie sind z.B. für die Bildschirmtätigkeit und weitere sechs Bereiche formuliert, darunter die Gefährdung durch Kanzerogene, durch Asbest, die manuelle Handhabung von Lasten mit einer Gefährdung der Lendenwirbelsäule. Das **Arbeitsschutzgesetz** ermöglicht, daß diese Regelungen durch eine einfache Rechtsverordnung des Bundes in Deutschland Gültigkeit bekommen, so wie dies mit der seit 1997 gültigen **Bildschirmarbeitsverordnung** geschehen ist.
Auf der erweiterten internationalen Ebene tätig ist die **International Labour Organization (ILO)** mit Sitz in Genf, die u.a. internationale Normen

Das »**Recht auf sichere und gesunde Arbeitsbedingungen**« ist in der **Europäischen Sozialcharta** verankert.
Der § 118 a der »Einheitlichen Europäischen Akte« enthält die folgenden Abschnitte:
- Sicherheit, Gesundheit und Hygiene am Arbeitsplatz
- Mindestvorschriften für Arbeitsplätze und Arbeitsmittel
- Auswahl und Benutzung persönlicher Schutzausrüstung
- Sicherheitskennzeichnung am Arbeitsplatz
- Schutz gegen Gefährdung
  - durch chemische, physikalische und biologische Arbeitsstoffe
  - durch Blei, Asbest oder Kanzerogene bei der Arbeit
- Verbot bestimmter Arbeitsstoffe und/oder Arbeitsverfahren.

Verbindlich für die Mitgliedstaaten der EG sind die Richtlinien (directives), so die zur Verbesserung des Gesundheitsschutzes.
Mindestvorschriften, wie sie für die Bildschirmarbeit und weitere sechs Bereiche formuliert sind, **müssen in nationales Recht umgesetzt werden.** Dies kann **im Rahmen des Arbeitsschutzgesetzes** als Rechtsverordnung erfolgen.
Die **International Labour Organization (ILO)** entwickelt Normen für Gesundheit und Sicherheit am Arbeitsplatz.

für die Gesundheit und Sicherheit am Arbeitsplatz entwickelt. Mitgliedstaaten, darunter Deutschland, verpflichten sich, diesen Normen zu folgen. Die Übereinkommen und die Empfehlungen 161 und 176 über betriebsärztliche Dienste bilden eine Richtschnur für gesetzliche Regelungen über die Einrichtung und den Ausbau der arbeitsmedizinischen Betreuung. Die **Weltgesundheitsorganisation (WHO)** kümmert sich ebenso im Rahmen ihrer **Beratungs- und Weiterbildungsaktivitäten** um den Arbeitsschutz. In ihrem Programmpapier »Gesundheit für alle im Jahr 2000« steht als Target No. 25: »By the year 2000, the health of workers in all Member States should be improved by making work environments more healthy, reducing workrelated disease, injury, and promoting the wellbeing of people at work«.

Auch die **Weltgesundheitsorganisation (WHO)** kümmert sich im Rahmen ihrer **Beratungs- und Weiterbildungsaktivitäten** um den Arbeitsschutz.

1.4 **Organisation und Aufgaben**

1.4.1 **Grundlagen des Arbeitsschutzes**

Juristische Grundlage ist das SGB VII. Gefahren erkennen und beseitigen, Sicherheitsregeln, sicherheitsbewußtes Verhalten – all dies ist Teil des Arbeitsschutzes.

1.4 Organisation und Aufgaben

1.4.1 Grundlagen des Arbeitsschutzes

Juristische Grundlage ist das SGB VII.
Einer Gefährdung der Gesundheit bei der Arbeit soll durch ein Spektrum von Maßnahmen begegnet werden. Schädigende Einwirkungen, chemische, physikalische und biologische, müssen als solche erkannt und beseitigt bzw. reduziert werden. Ebenso müssen durch Sicherheitsregeln das Einüben von bestimmten Verhaltensweisen und die Information über Gefahren sicherheitsbewußtes Verhalten gefördert werden, um menschliches Fehlverhalten, ein ganz wesentlicher Grund für Arbeitsunfälle, möglichst zu vermeiden. **Für den Arbeitsschutz ist der Unternehmer verantwortlich,** an ihn wenden sich die meisten Gesetze. Alle Unternehmen sind in **Berufsgenossenschaften** und **Unfallversicherungsverbänden** zusammengeschlossen – diese gesetzliche Unfallversicherung ist ein Zweig der Sozialversicherung. Aufgabe der gesetzlichen Unfallversicherung ist die **Übernahme der Haftung** des Unternehmers **für Arbeitsunfälle und Berufskrankheiten** gegenüber den Arbeitnehmern. Sie ist auch präventiv tätig durch Arbeitsschutzvorschriften, Aufklärung über Gefährdungen und nicht zuletzt durch die Überwachung des Arbeitsschutzes in den Unternehmen.

Der Unternehmer trägt die Verantwortung für die Umsetzung der Arbeitsschutzverordnungen in die betriebliche Praxis. Alle Unternehmen sind in den **Berufsgenossenschaften und Unfallversicherungsverbänden** zusammengeschlossen. Diese übernehmen für den Unternehmer die **Haftung für Arbeitsunfälle und Berufskrankheiten.** Sie sind auch präventiv tätig.

1.4.2 **Staatlicher Arbeitsschutz**

Die Gesetzgebung im Bereich des Arbeitsschutzes und die Überwachung ihrer Einhaltung sind eine Aufgabe des Staates.
Gewerbeaufsicht, Berufsgenossenschaften und betrieblicher Arbeitsschutz arbeiten in der in der S B-1 **dargestellten Weise zusammen** (Kontrolle und Überwachung einerseits, Meldung andererseits).

1.4.2 Staatlicher Arbeitsschutz

Die Gesetzgebung im Bereich des Arbeitsschutzes und die Überwachung ihrer Einhaltung sind eine Aufgabe des Staates. Dazu ist erforderlich, daß seinen Institutionen die entsprechenden Informationen zugehen. Auf Länderebene sind dem Arbeitsministerium die Gewerbeaufsichtsämter zugeordnet, in denen der »Staatliche Gewerbearzt« und technische Aufsichtsbeamte als Unterbehörde tätig sind. Sie arbeiten mit dem Träger des öffentlich-rechtlichen Arbeitsschutzes, den Berufsgenossenschaften und entsprechenden Einrichtungen, und dem betrieblichen Arbeitsschutz, vertreten durch den Werksarzt und den Sicherheitsingenieur, zusammen (s. S B-**1**).
Der Staat hat einen Teil der Arbeitsschutzaufgaben auf der Basis von Rechtsvorschriften delegiert, z. B. an die Berufsgenossenschaften. Bei der Festlegung von arbeitsmedizinischen Grenzwerten (MAK-Wert u. a.) übernimmt er in der Regel die Angaben der Experten-Kommission der (nichtstaatlichen) Deutschen Forschungsgemeinschaft und verkündet sie rechtswirksam im Rahmen des Systems der technischen Regeln für Gefahrstoffe als TRGS 900. Hier, wie auch in anderen Bereichen, wirken sich jetzt verstärkt die Regelungseinflüsse der Europäischen Union aus, so daß z. B. die Angaben in der TRGS 900 gelegentlich von der MAK-Werte-Liste abweichen (*s. Abschnitt 3.3.1, S. 153*).
Der **Staatliche Gewerbearzt** wacht hoheitlich über die Einhaltung der Arbeitsschutzvorschriften in der gewerblichen Wirtschaft, im Bergbau und in den weiteren Zweigen des Handels und der öffentlichen Hand. Zu den wichtigsten **Arbeitsschutzvorschriften** gehören in diesem Zusammenhang

Der Staat hat einen Teil der Arbeitsschutzaufgaben auf der Basis von Rechtsvorschriften delegiert, z. B. an die Berufsgenossenschaften. Er übernimmt in der Regel als TRGS 900 die Grenzwert-Angaben der Expertenkommission der nicht-staatlichen Deutschen Forschungsgemeinschaft.

Der Staatliche Gewerbearzt überwacht hoheitlich die Einhaltung der Arbeitsschutzvorschriften. Zu diesen gehören u. a. Mutterschutz- und

Synopsis B-1: Gliederung des Arbeitsschutzes

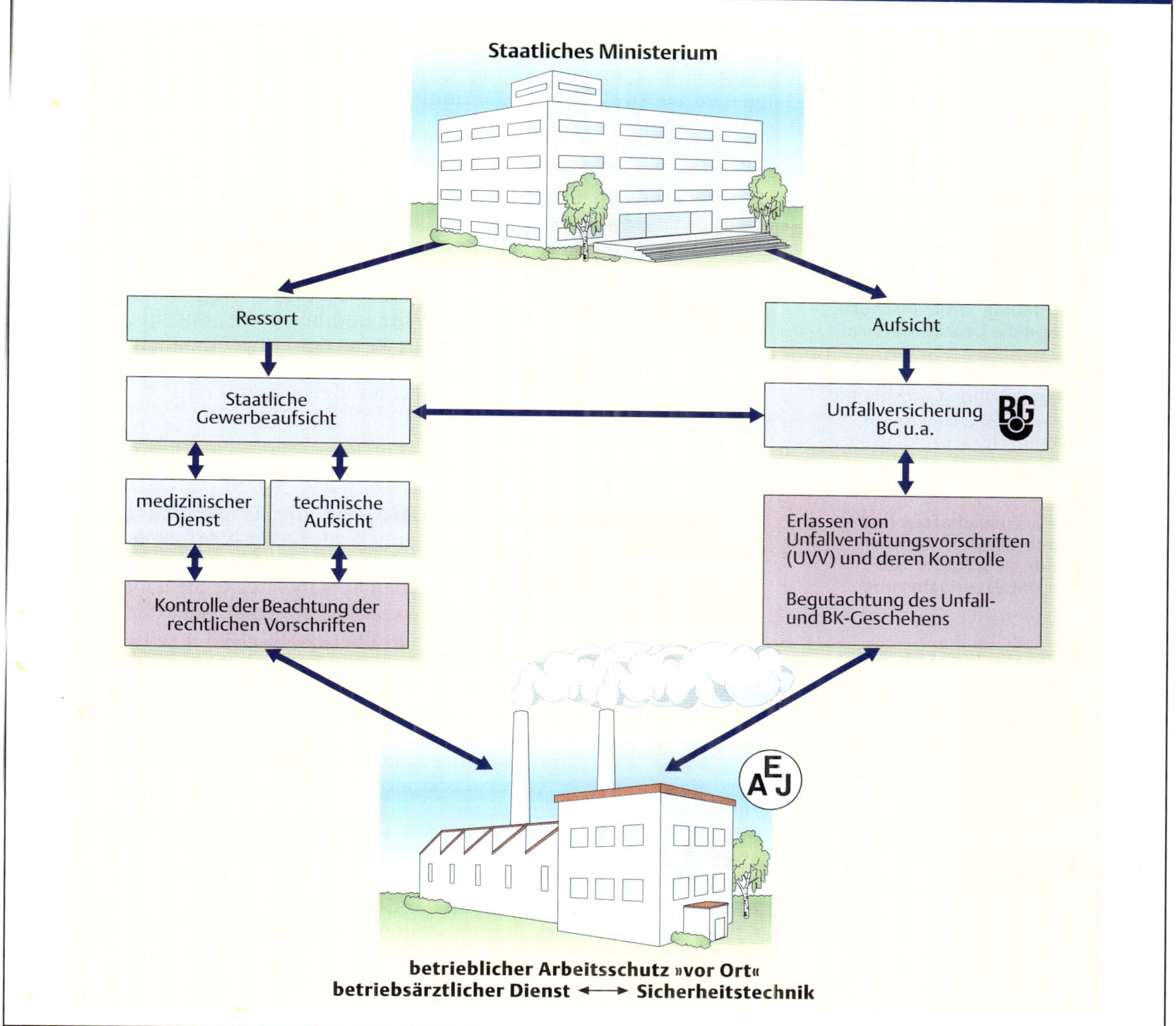

die Verordnungen für besondere Personenkreise (Mutterschutz, Jugendarbeitsschutz, Schwerbehindertengesetz, Heimarbeitsgesetz), zu deren Wahrnehmung er von den Betrieben Meldungen erhalten muß. Weiter gehören das Arbeitssicherheitsgesetz, die Berufskrankheitenverordnung, das Arbeitszeitgesetz sowie die Gewerbeordnung mit all ihren Weiterentwicklungen dazu. **Meldungen über den Verdacht auf das Vorliegen einer Berufskrankheit gehen ihm zu.** Er wird über das Gutachtenverfahren informiert.

Schwerbehindertengesetz, Arbeitssicherheitsgesetz, Berufskrankheitenverordnung. Berufskrankheitenverfahren werden ihm mitgeteilt.

Klinischer Fall

Dem Staatlichen Gewerbearzt fällt die Häufung von Asbestose- und Mesotheliom-Meldungen (BK 4103 und 4105) aus einem Betrieb auf. Bei der daraufhin durchgeführten Revision (Begehung) der Fabrikationsanlagen zur Herstellung von feuerfesten Belägen stellt er fest, daß dort seit 1 Jahr ein Asbestersatzstoff verwandt wird. Die Meldungen gehen also auf die frühere Asbestexposition zurück, die lange Latenzperiode der Erkrankungen (S B-1) wirkt sich erst jetzt aus. Er überprüft die regelmäßige Untersuchung der früher exponierten, nach G1.2 zu überwachenden Personen, die als nachgehende Untersuchung auch noch nach dem Ausscheiden aus dem Erwerbsleben weitergeführt werden muß.

Aus einem weiteren Betrieb liegen Meldungen über Hauterkrankungen vor (BK 5101). Er stellt fest, daß an metallbearbeitenden Maschinen Kühlschmierstoffe verwendet werden, die in einem Kreislauf immer wieder verwendet werden und bei einzelnen Arbeitsvorgängen auch als Nebel versprüht werden. Die langen Verweilzeiten im Kreislauf führen zu einer erheblichen Kontamination mit Bakterien und Pilzen. Die Beschäftigten klagen auch über bronchopulmonale Beschwerden. Der Staatliche Gewerbearzt ordnet, neben einer entsprechenden Beratung des Betriebes, als technische Maßnahmen den häufigeren Wechsel der Flüssigkeit und regelmäßige Reinigung des Systems als Auflagen an. Werden diese nicht befolgt (Termin!), kann er bei einer weiteren Revision ein Bußgeld verhängen.

Der Staatliche Gewerbearzt erteilt Ermächtigungen für die Untersuchungen im staatlichen Zuständigkeitsbereich.
Dies sind die Gefahrstoffverordnung, Röntgenverordnung, Strahlenschutzverordnung und die Druckluftverordnung.
An der Ermächtigung für die anderen Vorsorgeuntersuchungen wirkt er mit.

Für den Arbeitsmediziner ist noch von besonderer Bedeutung, daß der Staatliche Gewerbearzt **Ermächtigungen für die Untersuchung von Beschäftigten** erteilt, **die in besonders überwachten Bereichen tätig sind** – relevant sind die **Gefahrstoffverordnung**, die **Röntgenverordnung**, die **Strahlenschutzverordnung** und die **Druckluftverordnung**. **Hier nimmt der Staat selbst die Überwachung wahr** und beauftragt mit ihrer Durchführung von ihm hierzu ermächtigte Ärzte. An der Ermächtigung für die Durchführung der Vorsorgeuntersuchungen nach den berufsgenossenschaftlichen Grundsätzen, derzeit G1 – G44, wirkt der Gewerbearzt mit.

1.4.3 Berufsgenossenschaften

1.4.3 Berufsgenossenschaften

Die **Berufsgenossenschaften** (BGen) und die **Gemeindeunfallversicherungsverbände** sind **Träger der gesetzlichen Unfallversicherung.**

Die BGen dokumentieren zentral das Berufskrankheiten- und Arbeitsunfallgeschehen. Ferner nehmen sie auch eine Aufsichtsfunktion wahr.
Für anerkannte Berufskrankheiten und Arbeitsunfallfolgen leisten sie Entschädigung (Heilbehandlung, Verletztengeld, Umschulung, Rente).
Sie sind in der Unfallverhütung aktiv.
Von den BGen eingerichtet ist das **Durchgangsarztverfahren.**
Sie unterhalten **eigene Forschungsinstitutionen und Kliniken.**

Die Berufsgenossenschaften erteilen den Betriebsärzten die Ermächtigung für die Untersuchungen nach den »Grundsätzen«.

Die **Berufsgenossenschaften** (BGen) **sind die Träger der gesetzlichen Unfallversicherung** im Geltungsbereich der Gewerbeordnung. In den Einrichtungen der öffentlichen Hand nehmen die **Verbände der Gemeindeunfallversicherungen (GUV)** die gleichen Aufgaben wahr. Sie haben u.a. einen präventiven Auftrag zur Verhütung von Arbeitsunfällen, Berufskrankheiten und weiteren arbeitsbedingten Gesundheitsgefahren.
Die BGen sind branchenorientiert gegliedert, mit einer Zentralstelle (Hauptverband der gewerblichen Berufsgenossenschaften), die z.B. das Berufskrankheitengeschehen und die Arbeitsunfälle umfassend dokumentiert. Auch die BGen nehmen, neben dem Staat, gegenüber den Unternehmungen eine Aufsichtsfunktion wahr, die sich auf Technik (technische Aufsicht) wie auch Gesundheitsschutz erstreckt. Zu ihrer Struktur, Leitung und Finanzierung *siehe Teil C Sozialmedizin.*
Für anerkannte Berufskrankheiten und Arbeits- und Wegeunfälle leisten sie Entschädigung (Heilbehandlung, Verletztengeld, Umschulung, Rente). Dem entspricht, daß Unfallverhütung als besondere Aufgabe angesehen wird. Die BGen erlassen auf der Grundlage des sie dazu ermächtigenden § 708 der Reichsversicherungsordnung rechtsverbindliche **Unfallverhütungsvorschriften (UVV)** für die verschiedenen Gefährdungsbereiche, darunter auch die Vorschrift, die die Einsatzzeiten für Betriebsärzte festlegt. Ebenfalls von den BGen eingerichtet ist das Durchgangsarztverfahren (*s. Sozialmedizin*). Sie unterhalten auch eigene Forschungsinstitutionen und Kliniken.
Für die arbeitsmedizinischen Vorsorgeuntersuchungen nach den von ihnen erlassenen »Grundsätzen« erteilen sie den Betriebsärzten die Ermächtigung. Die Versicherungsträger der öffentlichen Hand erlassen für ihren Bereich separate Vorschriften (**GUV-Vorschriften**).

1.4.4 Betrieblicher Arbeitsschutz

1.4.4 Betrieblicher Arbeitsschutz

Die **GefahrstoffVO** regelt die **Verantwortlichkeit** im betrieblichen Arbeitsschutz, sie **liegt beim Unternehmer.**

Besondere Schutzvorschriften gelten für stillende und werdende Mütter sowie für Jugendliche.

Für den betrieblichen Arbeitsschutz ist der Unternehmer verantwortlich. Er hat, festgelegt in der **Gefahrstoffverordnung,** eine Unterweisungspflicht, er muß die Beschäftigten aufklären über den richtigen Umgang mit Gefahrstoffen, über Maßnahmen bei Stör- und Unfällen. Er muß die entsprechenden Arbeitsplätze überwachen und gegebenenfalls persönliche Schutzausrüstung bereitstellen sowie die arbeitsmedizinischen Vorsorgeuntersuchungen durchführen lassen. Besondere Schutzvorschriften gelten für stillende und werdende Mütter sowie für Jugendliche.
Die Wahrnehmung dieser Aufgaben obliegt in seinem Auftrag Arbeitsmedizinern (Betriebsärzten) **sowie Sicherheitsingenieuren** und anderen

B-2: Auszug aus dem Arbeitssicherheitsgesetz

§ 3 Aufgaben der Betriebsärzte

(1) Die Betriebsärzte haben die Aufgabe, **den Arbeitgeber beim Arbeitsschutz und bei der Unfallverhütung in allen Fragen des Gesundheitsschutzes zu unterstützen.** Sie haben insbesondere

1. den **Arbeitgeber** und die sonst für den Arbeitsschutz und die Unfallverhütung verantwortlichen Personen zu **beraten**, insbesondere bei
   a) der Planung, Ausführung und Unterhaltung von Betriebsanlagen und von sozialen und sanitären Einrichtungen
   b) der Beschaffung von technischen Arbeitsmitteln und der Einführung von Arbeitsverfahren und Arbeitsstoffen
   c) der Auswahl und Erprobung von Körperschutzmitteln
   d) arbeitsphysiologischen, arbeitspsychologischen und sonstigen ergonomischen sowie arbeitshygienischen Fragen, insbesondere des Arbeitsrhythmus, der Arbeitszeit und der Pausenregelung, der Gestaltung der Arbeitsplätze, des Arbeitsablaufs und der Arbeitsumgebung
   e) der Organisation der »Ersten Hilfe« im Betrieb
   f) Fragen des Arbeitsplatzwechsels sowie der Eingliederung und Wiedereingliederung Behinderter in den Arbeitsprozeß
   g) der Beurteilung der Arbeitsbedingungen

2. die **Arbeitnehmer zu untersuchen, arbeitsmedizinisch zu beurteilen und zu beraten** sowie die Untersuchungsergebnisse zu erfassen und auszuwerten

3. die **Durchführung des Arbeitsschutzes und der Unfallverhütung zu beobachten** und im Zusammenhang damit
   a) die Arbeitsstätten in regelmäßigen Abständen zu begehen und festgestellte Mängel dem Arbeitgeber oder der sonst für den Arbeitsschutz und die Unfallverhütung verantwortlichen Person mitzuteilen, Maßnahmen zur Beseitigung dieser Mängel vorzuschlagen und auf deren Durchführung hinzuwirken
   b) auf die Benutzung der Körperschutzmittel zu achten
   c) Ursachen von arbeitsbedingten Erkrankungen zu untersuchen, die Untersuchungsergebnisse zu erfassen und auszuwerten und dem Arbeitgeber Maßnahmen zur Verhütung dieser Erkrankungen vorzuschlagen

4. darauf **hinzuwirken, daß sich alle im Betrieb Beschäftigten den Anforderungen des Arbeitsschutzes und der Unfallverhütung entsprechend verhalten**, insbesondere sie über die Unfall- und Gesundheitsgefahren, denen sie bei der Arbeit ausgesetzt sind, sowie über die Einrichtungen und Maßnahmen zur Abwendung dieser Gefahren zu belehren und bei der Einsatzplanung und Schulung der Helfer in »Erster Hilfe« und des medizinischen Hilfspersonals mitzuwirken

(2) Die Betriebsärzte haben **auf Wunsch des Arbeitnehmers diesem das Ergebnis arbeitsmedizinischer Untersuchungen mitzuteilen**; § 8 Abs. 1 Satz 2 bleibt unberührt

(3) Zu den Aufgaben der Betriebsärzte **gehört es nicht**, Krankmeldungen der Arbeitnehmer auf ihre Berechtigung zu überprüfen

Fachkräften für Arbeitssicherheit, die er anstellt oder deren Dienste er sich über Verträge mit entsprechenden Einrichtungen sichert. Das Arbeitsschutzgesetz und das Arbeitssicherheitsgesetz legen die Bestellung von Betriebsärzten fest. Die Aufgaben der Betriebsärzte sind in § 3 ASiG festgelegt, er ist in B-**2** wiedergegeben.
Eine betriebsärztliche Tätigkeit darf verantwortlich nur nach Erlangen der Fachkenntnisse ausgeübt werden. Dies bedeutet den Erwerb der **Gebietsbezeichnung »Arbeitsmedizin«** nach der jeweiligen Weiterbildungsordnung – in der Regel zwei Jahre klinische Medizin und zwei Jahre nachgeordnete Tätigkeit bei einem Arzt für Arbeitsmedizin mit Weiterbildungsberechtigung und drei 4wöchige theoretische Kurse. Auch möglich ist eine Tätigkeit nach Erwerb der **Zusatzbezeichnung »Betriebsmedizin«**, wobei die Anforderungen an die Weiterbildung niedriger sind.
Betriebsärzte und Fachkräfte für Arbeitssicherheit sind bei der Anwendung ihrer arbeitsmedizinischen und sicherheitstechnischen Fachkunde weisungsfrei. Betriebsärzte sind nur ihrem ärztlichen Gewissen unterworfen und haben die Regeln der ärztlichen Schweigepflicht zu beachten. Sie nehmen an den regelmäßigen Arbeitsschutzausschußsitzungen teil.
Die Organisationsform der betriebsärztlichen Versorgung ist nicht festgelegt. Betriebe können sich eigene Einrichtungen mit angestellten Ärzten und Sicherheitsfachkräften schaffen, sie können sich ebenso überbetrieblichen Zentren anschließen. Die Einsatzzeiten sind in der UVV »Betriebsärzte«

Arbeitsmediziner und Sicherheitsfachkräfte führen im Betrieb den Arbeitsschutz durch in Erfüllung des Arbeitsschutzgesetzes und des Arbeitssicherheitsgesetzes, dessen § 3 hier in der B-**2** wiedergegeben ist.

Arbeitsmedizin ist eine ärztliche Fachdisziplin mit einer Weiterbildungsordnung zum **»Arzt für Arbeitsmedizin«.** Daneben gibt es eine Zusatzbezeichnung **»Betriebsmedizin«.**

Innerhalb ihres Faches sind der Arbeitsmediziner und die Fachkräfte für Arbeitssicherheit weisungsfrei. Sie nehmen an den regelmäßigen Arbeitsschutzausschußsitzungen teil.

Die Organisationsform der betriebsärztlichen Versorgung ist nicht festgelegt. Betriebe können sich eigene Einrichtungen mit angestellten Ärzten

und Sicherheitsfachkräften schaffen oder sich überbetrieblichen Zentren anschließen. Die Einsatzzeiten richten sich nach der Zahl der Beschäftigten und der Gefährdung und sind in der »Unfallverhütungsvorschrift Betriebsärzte« (VBG 123) geregelt.
Bei Kleinbetrieben empfiehlt sich wegen der kurzen Betreuungszeiten z.B. ein Dreijahresrhythmus.
Eine **Einstellungsuntersuchung** wird im Auftrag des potentiellen Arbeitgebers durchgeführt – sie **ist von einer Vorsorgeuntersuchung** im Hinblick auf die Gefährdung an einem bestimmten Arbeitsplatz **zu unterscheiden.**
Nach § 7 des BAT ist dieses Verlangen des Arbeitgebers an den Stellenbewerber zulässig, wobei auch hier die ärztliche Schweigepflicht gilt.

(Unfallverhütungsvorschriften der Berufsgenossenschaften, VBG 123) entsprechend dem Gefährdungsgrad branchen- bzw. tätigkeitsspezifisch festgelegt. In einem Betrieb mit z. B. 3 300 Beschäftigten und einer durchschnittlichen Einsatzzeit von 0,5 Stunden (zwischen 0,1 und 1,2 Stunden pro Arbeitnehmer, je nach Tätigkeit) sind also 1 650 Stunden Betriebsmedizin erforderlich, exakt ein Betriebsarzt.
Bei **Kleinbetrieben** werden die Betreuungszeiten u.U. sehr kurz. Der Betriebsarzt soll im Betrieb jedoch mindestens 1 Stunde pro Arbeitnehmer zur Verfügung stehen. Je nach Gefährdungspotential erfolgt die Betreuung dann nur alle 2 bis 5 Jahre, überwiegend kommt ein Dreijahresrhythmus in Betracht.
Im ASiG nicht geregelt ist die Frage einer **Einstellungsuntersuchung,** die von einer Vorsorgeuntersuchung im Hinblick auf die mögliche Gefährdung an einem bestimmten Arbeitsplatz streng zu unterscheiden ist. Sie wird im Auftrag des Unternehmers, bei dem sich ein Stellenbewerber vorstellt, im Rahmen der Beratung des Unternehmers durchgeführt. Nach § 7 des BAT ist dieses Verlangen des zukünftigen Arbeitgebers an den Stellenbewerber zulässig, wobei auch hier die ärztliche Schweigepflicht bezüglich der Diagnose gilt.

1.5 Verhütung und Früherkennung beruflich bedingter Schäden, Begutachtung

1.5.1 Allgemeine Vorsorgeuntersuchungen

Es gibt eine **Einstellungsuntersuchung**, die auf Verlangen des Arbeitgebers durchgeführt werden muß. Sie soll, überspitzt formuliert, das Risiko für den Arbeitgeber mindern.

Arbeitsmedizinische Vorsorgeuntersuchungen, im Hinblick auf eine bestimmte Tätigkeit durchgeführt, sind in vielen Bereichen **Voraussetzung** für die Aufnahme der Arbeit.

1.5 Verhütung und Früherkennung beruflich bedingter Schäden, Begutachtung

1.5.1 Allgemeine Vorsorgeuntersuchungen

Man muß zwischen einer **Einstellungsuntersuchung** auf Verlangen des Arbeitgebers und den Eignungs-, besser Vorsorgeuntersuchungen unterscheiden. Die Einstellungsuntersuchung soll, überspitzt formuliert, das Risiko für den Arbeitgeber mindern, so wie z. B. die öffentliche Hand es vor Übernahme in das Beamtenverhältnis vorsieht.
Sinn der **Vorsorgeuntersuchungen** ist es, vorausschauend und weiter während der Tätigkeit, Beeinträchtigungen der Gesundheit zu vermindern oder frühzeitig zu erkennen. In der Praxis kann es trotz aller Maßnahmen des technischen Arbeitsschutzes und des Einsatzes persönlicher Schutzausrüstungen zu einer Gefährdung durch biologische, chemische oder physikalische Einwirkungen kommen. Auch sind bestimmte Tätigkeiten mit außergewöhnlichen Unfall- oder Gesundheitsgefahren für den Ausübenden selbst oder für Dritte verbunden. **Vorsorgeuntersuchungen werden immer im Hinblick auf eine bestimmte Tätigkeit durchgeführt,** sie sind in vielen Arbeitsbereichen Voraussetzung für die Aufnahme der Arbeit.

1.5.2 Spezielle Vorsorgeuntersuchungen

Es gibt einen Katalog rechtlich vorgeschriebener Vorsorgeuntersuchungen. Die VBG 100 und die Gefahrstoff-VO führen diese für folgende Personen bzw. Tätigkeiten auf:
- Druckluftarbeiten
- Frauen auf Fahrzeugen (wird demnächst entfallen)
- Jugendliche unter 18 Jahren
- Umgang mit radioaktiven Stoffen
- Umgang mit Röntgenstrahlen.

Neben den staatlichen Vorschriften haben die Unfallversicherungsträger ein eigenes System aufgebaut.

1.5.2 Spezielle Vorsorgeuntersuchungen

Für bestimmte Personen bzw. bei Arbeiten mit außergewöhnlichen Unfall- oder Gesundheitsgefahren gibt es einen **Katalog rechtlich vorgeschriebener Vorsorgeuntersuchungen.** Die Unfallverhütungsvorschrift (UVV) »Arbeitsmedizinische Vorsorge« (VBG 100) und die Gefahrstoffverordnung führen diese Einwirkungen bzw. gefährdenden Tätigkeiten auf. Hinzu kommen die ebenfalls nach staatlichen Rechtsvorschriften festgelegten Vorsorgeuntersuchungen für die folgenden Personenkreise bzw. Tätigkeiten:
- Druckluftarbeiten
- Frauen auf Fahrzeugen (wird demnächst entfallen)
- Jugendliche unter 18 Jahren
- Umgang mit radioaktiven Stoffen
- Umgang mit Röntgenstrahlen.

Die Unfallversicherungsträger haben ein einheitliches System für die Vorsorgeuntersuchungen geschaffen, das als solches keine Rechtsnorm darstellt, doch die rechtlich fixierten Arbeitsschutzvorschriften mit einschließt.

> **Merke.** Für den untersuchenden Arzt stellen die erarbeiteten »Grundsätze« Hinweise dar, die die Entscheidungsmöglichkeit im Einzelfall jedoch nicht einschränken sollen.

◀ **Merke**

Die **berufsgenossenschaftlichen Grundsätze** entsprechen den allgemein anerkannten Regeln der Arbeitsmedizin. Zur Zeit gibt es 44 dieser Grundsätze, G1, unterteilt in G1.1 und G1.2, bis G44; G19 (Laserstrahlung) ist weggefallen. Auf einige dieser Grundsätze wird später ausführlich eingegangen, so auf G20 (Lärm), G25 (Fahr-, Steuer- und Überwachungstätigkeiten), G37 (Bildschirmtätigkeit). Für die Durchführung der Vorsorgeuntersuchungen werden über die Fachkunde hinaus zusätzliche **Anforderungen an besondere Fachkenntnisse und an eine geeignete apparative Ausstattung** des Untersuchers gestellt. Die zuständigen Landesverbände der Berufsgenossenschaften erteilen, in Abstimmung mit dem Staatlichen Gewerbearzt, auf Antrag und nach Erfüllen der Voraussetzungen Ermächtigungen.

Eine Ermächtigung für die Durchführung dieser Vorsorgeuntersuchungen erteilen die Berufsgenossenschaften bzw. der Staatliche Gewerbearzt, wenn Fachkenntnisse und eine entsprechende Ausrüstung vorhanden sind.

Die Untersuchungen gliedern sich in **Erstuntersuchung, Nachuntersuchung** während der Ausübung der Tätigkeit und gegebenenfalls, bei einer Einwirkung kanzerogener Substanzen, **nachgehende Untersuchungen** nach Ende der Exposition. Das Ergebnis der Untersuchung – der ärztliche Schluß aus den Befunden – wird dem Arbeitgeber in der ärztlichen Bescheinigung in standardisierter Form mitgeteilt. Es **lautet**

- keine gesundheitlichen Bedenken
- keine gesundheitlichen Bedenken unter bestimmten Voraussetzungen
- befristete gesundheitliche Bedenken
- dauernde gesundheitliche Bedenken.

Erst-, Nach- und nachgehende Untersuchungen werden durchgeführt, die ärztliche Schlußfolgerung wird in standardisierter Form mitgeteilt:

- keine gesundheitlichen Bedenken
- keine gesundheitlichen Bedenken unter bestimmten Voraussetzungen
- befristete gesundheitliche Bedenken
- dauernde gesundheitliche Bedenken.

»Bestimmte Voraussetzungen« können sein das Tragen von persönlicher Schutzausrüstung, eine korrigierende Brille, Veränderungen am Arbeitsplatz, die Information des unmittelbar Vorgesetzten über eine Behinderung, Ausschluß von Nachtschicht.

»Befristete gesundheitliche Bedenken« können bestehen bis zum Abklingen einer Erkrankung, bis zur Klärung eines medizinischen Sachverhaltes usw.

Unter **»bestimmten Voraussetzungen«** versteht man z. B. das Tragen von Schutzausrüstung oder Ausschluß von Nachtschichtarbeit.

Befristete Bedenken werden z. B. bis zum Abklingen einer akuten Erkrankung geäußert.

Der ermächtigte Arzt braucht nicht immer der Betriebsarzt zu sein, doch wird erwartet, daß er mit diesem dann, im Einverständnis mit dem Untersuchten, Verbindung aufnimmt, damit dieser den Gesundheitsschutz voll wahrnehmen kann.

Die Zahl dieser Vorsorgeuntersuchungen liegt seit Jahren bei über 4 Millionen. Die insgesamt dokumentierten Untersuchungen im Jahr 1996 (alte Bundesländer) verteilen sich wie folgt:

G20	(entspr. VBG 100) – Lärmexposition	18,2 %
G42	(entspr. VBG 100) – Infektionskrankheiten	22,9 %
G37	– Bildschirmtätigkeit	18,3 %
G25	– Fahr-, Steuer- und Überwachungstätigkeit	13,0 %
G24	– Hauterkrankungen ohne Hautkrebs	6,9 %
G26	(entspr. VBG 100) – Atemschutz	6,1 %.

Weitere häufig durchgeführte Vorsorgeuntersuchungen sind G1.1 (silikogener Staub), G39 (Schweißrauche), G40 (krebserzeugende Arbeitsstoffe – allgemein), G41 (Arbeiten mit Absturzgefahr), G29 (Benzolhomologe, Toluol, Xylol). Entsprechend den jeweiligen Anforderungen werden definierte Ansprüche an die kardiopulmonale Leistungsfähigkeit, an das Seh- und Hörvermögen sowie an die Belastbarkeit einzelner Organfunktionen gestellt. **Grundlage ist jedoch immer eine allgemeine Untersuchung mit Feststellung der allgemeinen sowie der Arbeitsanamnese.**

Häufige Vorsorgeuntersuchungen sind solche bei Lärmexposition, bei Fahr-, Steuer- und Überwachungstätigkeiten, bei der Notwendigkeit, Atemschutz zu tragen, und auch die vor Aufnahme einer Bildschirmtätigkeit.

Grundlage ist jedoch immer eine allgemeine Untersuchung mit Feststellung der allgemeinen sowie der Arbeitsanamnese.

S Synopsis B-**2: Beispiele für Kennzeichnungssysteme und Gefahrensymbole**

Die Farbgebung ist einheitlich gestaltet, es gelten die folgenden Zuordnungen: rot = Halt, Verbot; gelb = Vorsicht, mögliche Gefahr; grün = keine Gefahr, Erste Hilfe; blau = Gebotszeichen, Hinweise.

Sicherheitsfarbe Rot – Verbotszeichen

Rauchen verboten | Für Fußgänger verboten | Kein Trinkwasser

Sicherheitsfarbe Gelb – Warnzeichen

Warnung vor feuergefährlichen Stoffen | Warnung vor giftigen Stoffe | Warnung vor gefährlicher elektrischer Spannung

Sicherheitsfarbe Blau – Gebotszeichen

Schutzhelm tragen | Gehörschutz tragen | Atemschutz tragen

Sicherheitsfarbe Grün – Rettungszeichen

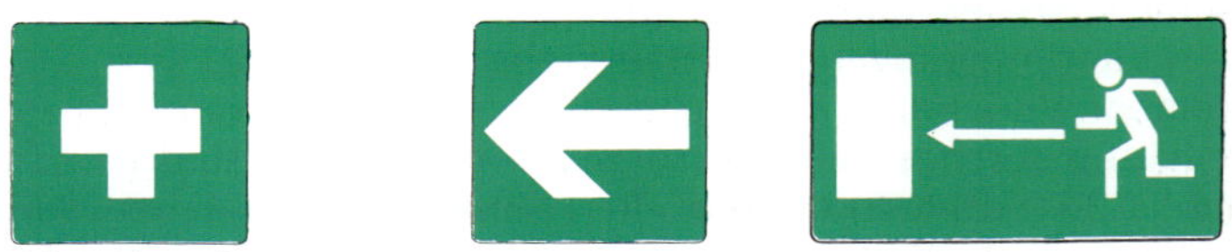

Hinweis auf »Erste Hilfe« | Rettungsweg (Richtungsangabe für Rettungsweg)

1.5.3 Arbeitsschutzmaßnahmen

Sicherheit am Arbeitsplatz erfordert eine ständige Anstrengung aller Beteiligten.

> ▶ ***Merke.*** Bei mindestens 50 % der Unfälle spielt menschliches Fehlverhalten eine wesentliche Rolle.

Es kommt also darauf an, den Faktor »Mensch« von vornherein in alle Überlegungen mit einzubeziehen. Die Berufsgenossenschaften stellen Aufklärungsmaterial zur Verfügung, Sicherheitsfachkräfte werden von den Betrieben eingestellt, in jedem Bereich ist eine Person als Sicherheitsbeauftragter in besonderer Weise verantwortlich. Sicherheitsbewußtes Verhalten und Sicherheitsmaßnahmen sind oft mit Erschwernissen für die Beschäftigten verbunden. Gefahrenstellen, Verkehrswege, Fluchtwege, Notausgänge, Erste-Hilfe-Einrichtungen werden durch ein **Kennzeichnungssystem** (Ideogramme) hervorgehoben. Dieses optisch leicht eingängige Informationssystem (S B-**2**) bedient sich einer einheitlich festgelegten Farbgebung.
Gefahrensymbole kennzeichnen Arbeitsstoffe als gesundheitsschädlich, reizend, ätzend, giftig, brandfördernd, leicht entzündlich, explosiv.
Warnzeichen bedeuten Warnung vor ätzenden Stoffen, elektrischer Spannung, Laserstrahlen, radioaktiven Stoffen bzw. ionisierenden Strahlen und biologischen Gefährdungen (Dreiecke).
Verbotszeichen gelten für: »Betreten verboten«, »Berührung vermeiden«, »Rauchverbot«, »kein Trinkwasser«, »nicht mit Wasser löschen« (rund mit rotem Rand).
Rettungszeichen kennzeichnen Fluchtwege, weisen auf Sanitätseinrichtungen hin wie den Sanitätsraum und die Augendusche (weiße Bildzeichen auf grünem Grund, rechteckig).
Gebotszeichen weisen auf die Notwendigkeit einer persönlichen Schutzausrüstung hin wie Gehörschutz, Handschuhe, Atemschutz (weißes Bildzeichen auf blauem Grund, rund).
Zur regelmäßigen und vollständigen Kontrolle der sicherheitstechnischen Maßnahmen bedient man sich am besten sogenannter **Sicherheitschecklisten.** Für Katastrophen wie Brände, Explosionen usw. müssen **Katastrophenpläne** ausgearbeitet sein, die ein planmäßiges Verlassen des Gefahrenbereichs vorsehen.

Technischer Arbeitsschutz

Der **technische Arbeitsschutz** vermindert Gefahren an den Maschinen wie Funkenflug, Einklemmen der Arme bzw. Hände in Pressen durch Zweihandbedienung oder Lichtschranken, Absaugung von gefährlichen Gasen, Dämpfen und Stäuben, Kapselung gegen Lärmemission, Frischluftanlagen statt Atemschutzmasken. Ebenso zählt dazu der Ersatz schädlicher Arbeitsstoffe durch weniger gefährliche, aktuell z. B. im Falle des Asbests oder des Quarzsandes, des Benzols als Lösungsmittel. Technischer Arbeitsschutz hat Vorrang vor persönlichem Arbeitsschutz.

Persönlicher Arbeitsschutz

Persönlicher Arbeitsschutz betrifft die Arbeitskleidung und Körperschutzmittel wie Brille, Handschuhe, Sicherheitsschuhe, Lärmschutz, Atemschutz, nicht zuletzt Hautschutzprogramme und viele spezifische spezielle Maßnahmen und Ausrüstungsgegenstände der Sicherheitstechnik. An zahlreichen Arbeitsplätzen ist die Anwendung zwingend vorgeschrieben, es ist jedoch davon auszugehen, daß das Tragen oft als lästig empfunden und deswegen abgelehnt wird. Hier sind ständig Motivationsmaßnahmen erforderlich – die schließlich auch über Abmahnungen zum Arbeitsplatzwechsel führen können.

1.5.3 Arbeitsschutzmaßnahmen

◀ **Merke**

Der Faktor »Mensch« ist, da Fehlverhalten eine wesentliche Unfallursache darstellt, in alle Sicherheitsüberlegungen einzubeziehen.

Zur Reduktion dieses Fehlverhaltens und zur weiteren Prävention müssen **Sicherheitsbeauftragte** benannt werden. **Kennzeichnungssysteme** dienen der Erkennung von Gefahren und geben Hinweise für das individuelle Verhalten (S B-**2**).

Sicherheitschecklisten und **Katastrophenpläne** müssen ausgearbeitet sein.

Technischer Arbeitsschutz

Zum **technischen Arbeitsschutz** zählen z. B. Zweihandbedienung, Absaugung, Kapselung, Ersatz schädlicher Arbeitsstoffe.

Technischer Arbeitsschutz hat Vorrang vor persönlichem Arbeitsschutz.

Persönlicher Arbeitsschutz

Persönlicher Arbeitsschutz umfaßt z. B. den Einsatz von Körperschutzmitteln. Er bedeutet oft eine Erschwernis (z. B. das Tragen von Atemschutzgerät oder Lärmschutz). Ständige Motivation und Kontrolle sind erforderlich.

2 Analyse von Arbeitsplatz- und Berufsbelastungen

2.1 Arbeitsphysiologische Aspekte

2.1.1 Belastung und Beanspruchung

Belastungen sind von außen auf den Menschen einwirkende objektivierbare Einflußgrößen.
Die darauf folgenden **individuellen Reaktionen** von Personen verschiedener Konstitution werden **Beanspruchungen** genannt.
Die **individuelle Beanspruchung** wird von Arbeitsmedizinern bewertet.
Hierbei werden neben der **körperlichen Arbeit** auch die **psychische** und **mentale** sowie die **Belastung durch Umwelteinflüsse** berücksichtigt.

2 Analyse von Arbeitsplatz- und Berufsbelastungen

2.1 Arbeitsphysiologische Aspekte

2.1.1 Belastung und Beanspruchung

Belastungen sind von außen auf den Menschen einwirkende, objektivierbare Einflußgrößen. Sie sind in vielen Fällen körperlicher Arbeit gut meßbar, z. B. das Heben eines 20 kg schweren Paketes, das Laufen mit einer bestimmten Geschwindigkeit. Dies sind also von Personen unabhängige Größen. **Belastungen rufen jedoch bei Personen verschiedener Konstitution unterschiedliche Reaktionen** hervor, z. B. eine mehr oder weniger starke Pulsbeschleunigung, eine Erhöhung der Atemfrequenz. **Diese Reaktion wird Beanspruchung genannt.** Das **Belastungs-Beanspruchungs-Konzept** erleichtert den Zugang zur Arbeits- bzw. Leistungsphysiologie. Die individuelle Beanspruchung muß von Arbeitsmedizinern bewertet werden. Dabei ist dann nicht nur **körperliche Arbeit** gemeint, sondern auch die **psychische** und **mentale Belastung** und die **Belastung durch Umwelteinflüsse**.

• **Leistungsfähigkeit**

• **Leistungsfähigkeit**

Merke ▶

> ▶ ***Merke.*** Je höher die Leistungsfähigkeit einer Person ist, desto geringer ist die Beanspruchung bei gleicher Belastung.

Man unterscheidet eine **körperliche,** eine **mentale und eine psychische Leistungsfähigkeit.**

Leistungsfähigkeit selbst ist ein sehr komplexes Phänomen. Die **körperliche Leistungsfähigkeit** wird gewöhnlich untergliedert in:

- Muskelkraft
- motorische Leistungsfähigkeit
- kardiopulmonale Leistungsfähigkeit.

Besonders schwierig erscheint die objektive Erfassung von **mentaler und psychischer Leistungsfähigkeit.**

Die Leistungsbereitschaft hängt von den physiologischen Voraussetzungen und der Stärke des Willenseinsatzes ab.
Die **Leistungsbereitschaft** läßt sich nach einem Schema von Graf untergliedern:
1. automatisierte Leistungen
2. physiologische Leistungsbereitschaft
3. gewöhnliche Einsatzreserven
4. autonom geschützte Einsatzreserven.

Die **Leistungsbereitschaft** hängt von den physiologischen Voraussetzungen und der Stärke des Willenseinsatzes ab.
Ein Schema von *Graf* gliedert die Leistungsbereiche wie folgt:

1. **automatisierte Leistungen** (Aufrechterhaltung der physischen Existenz)
2. **physiologische Leistungsbereitschaft** (in diesem Bereich sollten sich die beruflichen Leistungen abspielen, die Ermüdung wird durch den Schlaf bzw. die Arbeitspause ausgeglichen)
3. **gewöhnliche Einsatzreserven** (Mobilisierung durch besondere Willensanstrengung möglich, die Ermüdung kann bei längerer Arbeit nicht mehr innerhalb eines Tages ausgeglichen werden)
4. **autonom geschützte Einsatzreserven** (ermöglichen z. B. Fluchtreflexe, durch Psychopharmakaeinsatz zugänglich, völlige Erschöpfung als Folge).

• **Körperliche Leistungsfähigkeit**
Sie wird überwiegend als **kardiopulmonale Leistungsfähigkeit** verstanden, als maximale O_2-Aufnahme pro kg Körpergewicht definiert und mittels **Spiroergometrie** gemessen.
Angewandt werden die direkte Methode (mit Gasanalysen) und das **indirekte Schätzverfahren,** das den Anstieg der Herzschlagfrequenz mit zunehmender Leistung zugrunde legt.

• **Körperliche Leistungsfähigkeit**

Sie wird überwiegend als **kardiopulmonale Leistungsfähigkeit** verstanden und in der Leistungsphysiologie als **maximale Sauerstoffaufnahme pro kg Körpergewicht** gemessen. Dazu eignen sich zwei Verfahren: Bei der aufwendigen **direkten** Methode wird die maximale O_2-Aufnahme bestimmt, indem unter Ergometerbelastung Pulsverhalten und die Ventilationsparameter (Atemfrequenz, O_2-Aufnahme, CO_2-Abgabe) gemessen werden. Das **indirekte** Verfahren ist ein **Schätzverfahren** und verzichtet auf die Gasanalyse. Der Wert der maximalen O_2-Aufnahme wird Nomogrammen entnommen, die auf der linearen Beziehung zwischen O_2-Verbrauch und Leistung und dem individuell unterschiedlich steilen Anstieg der Herzfrequenz mit der Leistung beruhen.

Der Parameter »maximale O_2-Aufnahme« ist jedoch kein ideales Maß der körperlichen Leistungsfähigkeit,

Dieser Parameter »maximale Sauerstoffaufnahme« erfaßt jedoch die körperliche Leistungsfähigkeit keineswegs ideal, da sich z. B. gezeigt hat, daß Sportler der verschiedenen Disziplinen, die jeweils Spitzenleistungen

erbringen, sich hierin sehr unterscheiden. So haben Skilangläufer wesentlich höhere Werte als z. B. Ringer.
Zu der körperlichen Leistungsfähigkeit tragen sog. **dimensionale Faktoren** bei wie das Herzvolumen, das Gesamthämoglobin, das Blutvolumen, die Vitalkapazität. Sie werden durch Training in der genannten Reihenfolge verbessert, die maximale O_2-Aufnahmefähigkeit nimmt zu. Sie liegt beim Mann im Alter von 20–30 Jahren bei ca. 45 ml O_2/min/kg Körpergewicht und geht später auf etwa ⅔ zurück, bei Frauen liegt sie im Alter von 20–30 Jahren bei ca. 35 ml/min. Als **funktionelle Kapazität** werden Atemgrenzwert, Atemzeitvolumen, maximales Herzzeitvolumen und das Schlagvolumen bei maximaler Arbeit bezeichnet.
In der Praxis der Arbeitsmedizin müssen Leistungstests vor Aufnahme der Tätigkeit durchgeführt werden, z. B. für Tätigkeiten mit schwerem Atemschutz, unter Hitzebedingungen, bei Arbeiten im Überdruck, entsprechend den Anforderungen der Berufsgenossenschaftlichen Grundsätze. Als immer noch aufwendige, aber unter Sicherheitsvorkehrungen und unter Beachtung der Abbruchkriterien durchführbare Methode hat sich die **Fahrradergometrie** mit einer Stufenbelastung, aufsteigend von 75 oder 100 Watt, durchgesetzt. Die graphisch ermittelte Wattzahl bei einer Pulsfrequenz von 150 wird als **W150** bezeichnet. Ebenso gebräuchlich ist die W170. Die **W170**, also die Leistung bei einer Pulsfrequenz von 170/min, ist ein Maß für die Dauerleistungsfähigkeit. Sie nimmt mit steigendem Lebensalter ab und ist ein Parameter bei der Schätzung der maximalen O_2-Aufnahme. Je besser die Kreislaufverhältnisse und der Trainingszustand, desto größer die Leistung in Watt bei der vorgegebenen Pulsfrequenz. Der Sollwert für die W150 beträgt bei Männern 2mal das Körpergewicht in kg, bei Frauen 1,6mal das Körpergewicht in kg, angegeben in Watt. Abweichungen von mehr als –20 % vom Sollwert bedeuten starken Trainingsmangel oder einen pathologischen Befund.
S B-**3** gibt Beispiele für die Ermittlung der W150.
Die **muskuläre Leistungsfähigkeit** hängt von der Querschnittsfläche der jeweiligen Muskelgruppe ab. Die Messung der Muskelkraft erfordert eine besonders gute Standardisierung, sie erfolgt am besten mit sog. Dynamometern, z. B. einem Handdynamometer zur Messung der Kraft des Händedrucks. Arbeitsmedizinisch relevant ist, ob die **Muskelkraft dynamisch** gefordert ist, d. h., daß sich der Muskel während der Arbeitsleistung verkürzt oder verlängert (konzentrische oder exzentrische Kontraktion) oder ob es sich um **statische, d. h. isometrische Anforderungen (Haltearbeiten)** handelt. Haltearbeit führt wesentlich rascher zu einer Ermüdung, weil die Muskeldurchblutung während der anhaltenden Kontraktion dem Bedarf nicht entspricht. Die muskuläre Leistungsfähigkeit hat ihr Maximum bei einem Alter von 25–30 Jahren, sie liegt bei Frauen um etwa 20 % niedriger als bei Männern. Jede Phase körperlicher Inaktivität führt zu einer sehr raschen Abnahme der Muskelkraft.
Die **motorische Leistungsfähigkeit** umfaßt Eigenschaften wie die Handgeschicklichkeit, Bewegungsgeschwindigkeit, Koordinationsfähigkeit und Körperbeherrschung. Auch das rasche Aufnehmen von Signalen und ihr Umsetzen in eine Bewegung wird darunter verstanden. Sie spielt eine große Rolle in der industriellen Fertigung. Entsprechend der Komplexität gibt es verschiedenartige Testsysteme (z. B. Stich-Loch-Montage, Verfolgungstracking). Die Leistungsfähigkeit in diesem Bereich nimmt im allgemeinen bereits jenseits des 35. Lebensjahres ab.
Die **mentale Leistungsfähigkeit** umfaßt Informationsaufnahme, Wahrnehmung, Informationsverarbeitung und Informationsabgabe. Dabei sind die Konzentrationsfähigkeit und das Erkennen logischer Zusammenhänge (Intelligenz) besonders wichtig, vor allem aber auch die Motivation. Für die Beurteilung stehen psychologische Tests zur Verfügung (z. B. Rechengeschwindigkeit, Übersetzen eines Textes).
Die **psychische Leistungsfähigkeit** ist Gegenstand der Arbeitspsychologie (*s. dazu Abschnitt 2.2, S. 131*).

- **Energieumsatz**

Der **Energieumsatz des menschlichen Körpers** läßt sich am besten durch die **indirekte Kalorimetrie** bestimmen. Hierzu benötigt man

wie sich beim Vergleich verschiedener Sportarten zeigt.

Dimensionale Faktoren sind
- Herzvolumen
- Gesamthämoglobin
- Blutvolumen
- Vitalkapazität.

Sie sind durch Training verbesserbar.
Zur **funktionellen Kapazität** zählen
- Atemgrenzwert
- Atemzeitvolumen
- maximales Herzzeitvolumen
- Schlagvolumen.

In der Praxis der Arbeitsmedizin hat sich die **Fahrradergometrie** zur Erfassung der Leistungsfähigkeit – trotz mancher Einschränkungen in der Aussagekraft – durchgesetzt.
Die **W150** oder die **W170 sind übliche Maße der kardiopulmonalen Leistungsfähigkeit** – die geleistete Wattzahl bei einer Pulsfrequenz von 150 bzw. 170. Die W150 soll bei Männern 2mal das Körpergewicht in kg betragen, bei Frauen 1,6mal. Abweichungen von mehr als –20 % bedeuten Trainingsmangel oder einen pathologischen Befund.

S B-**3** gibt Beispiele für die Ermittlung der W150.

Die **muskuläre Leistungsfähigkeit** beschreibt die Kraft einer Muskelgruppe, z. B. die Kraft des Händedruckes, gemessen mit einem Dynamometer.
Relevant ist, ob die **Muskelkraft dynamisch** gefordert ist (konzentrische oder exzentrische Kontraktion) oder ob es sich um **statische, d. h. isometrische Anforderungen** handelt.
Haltearbeit (isometrische Muskelarbeit) führt zu einer raschen Ermüdung, Inaktivität zu einer raschen Abnahme der Muskelkraft.

Handgeschicklichkeit, Bewegungsgeschwindigkeit, Koordinationsfähigkeit und Körperbeherrschung sind Ausdruck der **motorischen Leistungsfähigkeit.** Die motorische Leistungsfähigkeit läßt sich experimentell testen.

Die **mentale Leistungsfähigkeit** umfaßt Informationsaufnahme, Wahrnehmung, Informationsverarbeitung und -abgabe. Motivation und Intelligenz spielen eine besonders wichtige Rolle.

Die **psychische Leistungsfähigkeit** ist Gegenstand der Arbeitspsychologie (*s. S. 131*).

- **Energieumsatz**

Über die **respiratorische indirekte Kalorimetrie** läßt sich der Energie-

Synopsis B-3: Fahrradergometrie

Beispiele für die Bestimmung der W 150 durch Interpolation bzw. Extrapolation. Das Beispiel oben links entspricht dem Normbereich.

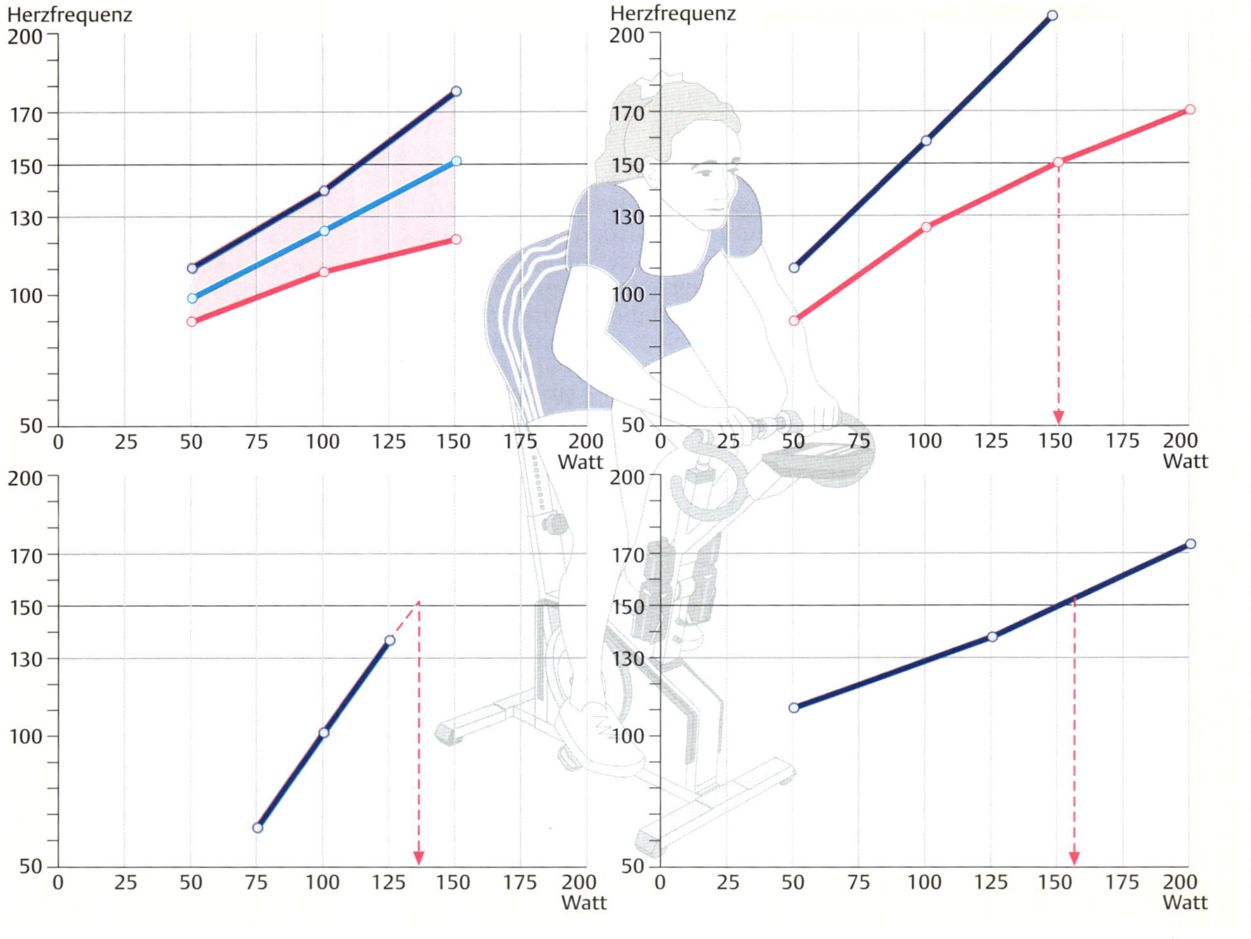

umsatz des menschlichen Körpers bestimmen. Benötigt werden zur Berechnung:
- der nutzbare Brennwert von Kohlehydraten, Fetten und Eiweiß
- das kalorische Äquivalent.

Der **respiratorische Quotient,** das Verhältnis von aufgenommener O_2-Menge zu abgegebenem CO_2, liegt bei durchschnittlicher Ernährung bei 0,85. Die Atemgasanalyse erhöht die Genauigkeit der indirekten Kalorimetrie.

Aus der Bestimmung der aufgenommenen O_2-Menge lassen sich Angaben zum Energieumsatz machen (B-**3**).

- den **nutzbaren Brennwert** der Nährstoffe Kohlehydrate (15,5 kJ/g), Fette (37,7 kJ/g), Eiweiße (14,2 kJ/g) und
- das **kalorische Äquivalent** der einzelnen Nährstoffe. Darunter wird diejenige Energiemenge in kJ verstanden, die 1 l aufgenommenem O_2 bzw. abgegebenem CO_2 äquivalent ist.

Das Verhältnis von aufgenommenem O_2 und abgegebenem CO_2, der respiratorische Quotient RQ, ist bei der Verbrennung von Kohlehydraten 1,0, von Eiweiß 0,8 und von Fett 0,7. Er liegt bei durchschnittlicher Ernährung bei 0,85. Durch eine Atemgasanalyse (O_2-Aufnahme und CO_2-Abgabe) kann er jedoch gemessen und die Genauigkeit der indirekten Kalorimetrie erhöht werden.

Aus der Bestimmung der aufgenommenen O_2-Menge lassen sich damit Angaben zum Energieumsatz machen (B-**3**).

B-3: Angaben zum Energieumsatz bei verschiedenen Tätigkeiten

Grundumsatz	
einschließlich Freizeitbedarf	2000–2300 kcal/Tag (8400–9600 kJ)
Arbeitsumsatz	
Bürotätigkeit	300– 400 kcal/Tag (1200–1600 kJ)
Hausfrau	600–1000 kcal/Tag (1400–4000 kJ)
Erntearbeiter/Waldarbeiter	1500–2400 kcal/Tag (6000–9600 kJ)

Für Schwerarbeit liegt die **Dauerleistungsgrenze** für Männer bei 4–4,2 kcal pro min = 16–17 Joule/min, für Frauen bei 2,6–2,8 kcal pro min. Daraus errechnet sich beim Mann eine Leistung von ca. 1930 kcal pro 8-Stunden-Tag.
Die **Beanspruchung** durch eine Arbeitsbelastung zeigt sich u. a. in der **Erhöhung der Pulsfrequenz,** die weitgehend linear mit der geleisteten Arbeit ansteigt. Die **Ruhepulsfrequenz** (in Arbeitshaltung gemessen) steigt bei der Arbeit auf die **Arbeitspulsfrequenz** an, die Differenz ist der **Arbeitspuls.** Die Rückkehr zur Ruhepulsfrequenz nach der Belastung ist durch die **Erholungspulssumme** charakterisiert, sie gilt als Maß der Ermüdung und der Erholung. Die obere zumutbare Grenze ist erreicht, wenn die Arbeitspulsfrequenz während der Arbeit nicht laufend weiter ansteigt und wenn 15 Minuten nach ihrem Ende die Ruhepulsfrequenz wieder erreicht ist.

Die **Dauerleistungsgrenze** für Schwerarbeit liegt beim Mann bei ca. 4, bei der Frau bei ca. 2,7 kcal pro min. Als Beanspruchungsparameter einer Arbeitsbelastung eignet sich auch der **Anstieg der Pulsfrequenz** bei der Arbeit. Der **Arbeitspuls** ist die Differenz von Arbeitspulsfrequenz und Ruhepulsfrequenz.
Die Rückkehr zur Ruhepulsfrequenz nach der Belastung ist durch die **Erholungspulssumme** charakterisiert. Sie gilt als Maß der Ermüdung und der Erholung.

Die Dauerleistungsgrenze für den 8-Stunden-Arbeitstag liegt bei 30–35 Pulsschlägen über der Ruhepulsfrequenz (Arbeitspulse). Sie ist als Beanspruchungsparameter für Männer und Frauen gleich. – Die Pulsfrequenz hängt freilich auch stark von der emotionalen Belastung ab.

Die **Dauerleistungsgrenze** liegt bei 30–35 Pulsschlägen über der Ruhepulsfrequenz (Arbeitspulse).

Die **maximale Dauerleistungsfähigkeit ist die höchste Leistung, die über 8 Stunden pro Tag durchgehalten werden kann.** Bei Untrainierten ist dies eine Leistung von 30 % der maximalen Sauerstoffaufnahme ohne Einhaltung von Pausen und 50 % mit Einhaltung von Pausen. Trainierte Hochleistungssportler erreichen 70, 80, ja sogar 90 % der maximalen O_2-Aufnahme als Dauerleistung über 8 Stunden.

Die maximale Dauerleistungsfähigkeit ist die höchste Leistung, die über 8 Stunden pro Tag durchgehalten werden kann. Bei Untrainierten ist dies bis 30–50 % der maximalen Sauerstoffaufnahme.

Ein weiterer Begriff ist die **maximale Ausdauerleistungsfähigkeit.** Hierunter wird die höchste Leistung verstanden, die mindestens 5–6 Minuten lang erbracht werden kann, sie hängt entscheidend vom kardiopulmonalen System ab.

Die **maximale Ausdauerleistungsfähigkeit** bezeichnet die höchste Leistung, die über 5–6 Minuten erbracht werden kann.

Der **Wirkungsgrad** der Arbeit kann aus dem Energieaufwand berechnet werden. Hierbei wird der Mensch auf eine mehr oder weniger gute Muskelmaschine reduziert und in seiner Energieverwertung z. B. mit einem Otto-Motor verglichen. Derzeitig eingesetzte Benzinmotoren haben einen Wirkungsgrad von ca. 30 %, d. h. 30 % der eingesetzten Energie werden als Zugleistung wirksam, der Rest bleibt z. B. als Wärme ungenutzt. Der optimale Wirkungsgrad des Menschen beträgt 25–30 %, z. B. beim Radfahren; beim Sandschaufeln dagegen nur 3–6 %. Diese Analyse hat Auswirkungen z. B. für die Gestaltung von Arbeitsplätzen und Arbeitsgeräten (Ergonomie).

Der **Wirkungsgrad** der Arbeit errechnet sich aus dem Verhältnis von eingesetzter Energie und meßbarer Leistung. Er liegt maximal im Bereich von ca. 30 %, z. B. beim Radfahren oder dem Gehen, bei den meisten körperlichen Tätigkeiten weit darunter. Die Analyse des Wirkungsgrades hat Auswirkungen für die Gestaltung von Arbeitsplätzen und Arbeitsgeräten (Ergonomie).

2.1.2 Arbeit und Ermüdung

2.1.2 Arbeit und Ermüdung

Der Begriff Ermüdung wird unmittelbar verstanden, seine arbeitsphysiologische Definition bzw. Messung stellt jedoch ein großes Problem dar. **Im Zustand der Ermüdung ist die Leistungsfähigkeit herabgesetzt.** Die **Muskelermüdung** ist die Leistungsabnahme eines Muskels nach Belastung. Sie kann zumindest teilweise im Labor am Muskelpräparat demonstriert werden, die Hubhöhe nimmt ab, die Kontraktionszeiten nehmen zu, die Latenzzeit ist verlängert. Die Stoffwechselsituation des Muskels verändert sich, ebenso das Elektromyogramm. Es scheint jedoch auch afferente Impulse vom Muskel ins Gehirn zu geben, von wo aus, als Ausdruck der Ermüdung, eine Hemmung motorischer Neurone ausgeht. Die genauen Zusammenhänge sind noch wenig bekannt.

Direkte Messung von Ermüdung ist nicht möglich.
Die **Muskelermüdung** ist die Leistungsabnahme eines Muskels nach Belastung.
Auch bei der **Muskelermüdung** scheint eine zentralnervöse Komponente eine Rolle zu spielen.

Die **allgemeine Ermüdung** kann von einer Muskelermüdung ausgehen, ist jedoch ein subjektiver Zustand des zentralen Nervensystems, der vielfältige Ursachen haben kann und auf der Grundlage einer Summationswirkung entsteht. Solche **Ursachen** können sein eine Augenermüdung, eine allgemeine körperliche Ermüdung nach physischer Beanspruchung des gesamten Organismus, eine mentale Ermüdung nach geistiger Arbeit, eine nervöse Ermüdung nach psychomotorischer Beanspruchung, eine Ermüdung aufgrund von Monotonie oder auch die an den Tag-Nacht-Rhythmus gekoppelte Ermüdung vor der Schlafenszeit.

Die **allgemeine Ermüdung** ist als subjektiver Zustand charakterisiert, der auf vielfältige Weise entstehen kann. Hierzu gehören z. B. Augenermüdung, mentale Ermüdung, Ermüdung durch körperliche Arbeit oder durch Monotonie.

Ein wesentliches Charakteristikum der Ermüdung ist die Reversibilität, d. h. die Überwindung durch Erholung. Symptome der Ermüdung sind die bekannten subjektiven Empfindungen der Mattigkeit und Lustlosigkeit, die

Ermüdung ist reversibel. Symptome der Ermüdung sind subjektive Empfindungen wie Mattigkeit, Lustlosigkeit,

Behinderung des Denkens und der Konzentrationsfähigkeit. Bei **chronischer Ermüdung** reicht die Erholungszeit in der arbeitsfreien Zeit nicht aus. Eine unmittelbare Messung der Ermüdung ist nicht möglich.
Indikatoren der Ermüdung sind eine Herabsetzung der Flimmerverschmelzungsfrequenz des Auges oder der Fingerklopfgeschwindigkeit und anderer psychomotorischer oder mentaler Leistungen. Mit steigender Ermüdung und demzufolge abnehmender Leistungsfähigkeit nimmt die Unfallhäufigkeit zu.

Behinderung des Denkens, der Konzentrationsfähigkeit und der Aufmerksamkeit, eine Abnahme des Leistungswillens und eine meßbare Leistungseinbuße. Bei **chronischer** Ermüdung bestehen diese Empfindungen oder Störungen schon vor Arbeitsbeginn.
Eine Messung der Ermüdung ist unmittelbar nicht möglich. Als **Indikatoren** stehen zur Verfügung eine quantifizierbare Abnahme der **Arbeitsleistung** (Stückzahl), die Messung der bei Ermüdung herabgesetzten Flimmerverschmelzungsfrequenz des Auges oder der Fingerklopfgeschwindigkeit und eine Reihe ähnlicher psychomotorischer oder mentaler Testleistungen. Umfangreiche Untersuchungen z.B. an Fernfahrern oder Fluglotsen, typischen Berufen mit Dauerleistungen, haben gezeigt, daß mit der Ermüdung nicht nur die Arbeitsleistung abnimmt, sondern, leicht nachvollziehbar, auch die Unfallhäufigkeit zunimmt. Es ist Aufgabe der Arbeitszeit- und Pausengestaltung, beidem vorzubeugen.

- **Arbeitszeiten, Pausenformen und -wirkungen**

Die **arbeitsgebundene Zeit** umfaßt die Arbeitszeit, Wegezeit, Arbeitspausen und den Zeitaufwand für Umkleiden, Waschen usw., so daß typischerweise zu einer 8-Stunden-Arbeitszeit noch 2–3 weitere Stunden hinzukommen. Schlafenszeit und persönliche Verfügungszeit (Mahlzeiten usw.) werden mit ca. 10 Stunden veranschlagt (▦ B-**4**).

- Arbeitszeiten, Pausenformen und -wirkungen

Die wöchentliche Arbeitszeit ist in den meisten Bereichen Gegenstand der Verhandlungen der Tarifpartner, sie ist derzeit auf durchschnittlich etwas weniger als 40 Wochenstunden, in der Regel verteilt auf 5 Arbeitstage, festgelegt. Zur eigentlichen Arbeitszeit werden die Ruhepausen, Zeiten für Umkleiden, Waschen usw. sowie die Wegezeit hinzugerechnet und als **arbeitsgebundene Zeit** (anderer Begriff: sozial wirksame Arbeitszeit) zusammengefaßt, so daß typischerweise zu einer 8-Stunden-Arbeitszeit noch 2–3 weitere Stunden hinzukommen. Schlafenszeit und die Zeit zur Erledigung persönlicher Bedürfnisse werden zusammen mit ca. 10 Stunden veranschlagt, so daß an **echter Freizeit** 3–4 Stunden resultieren (▦ B-**4**).

▦ B-4: Tages-Zeit-Budget

Arbeitsgebundene Zeit	= Arbeitszeit + Arbeitspausen + Zeiten für Umziehen, Waschen usw. + Wegezeit
Freizeit	= Schlafenszeit + Zeit zur Erledigung persönlicher Bedürfnisse + echte Freizeit

Die Nutzbarkeit der verbleibenden **echten Freizeit** hängt stark von ihrer Lage im Tagesverlauf (Schichtarbeit!) ab.

Eine **optimale Arbeitsleistung**, unter Vermeidung einer chronischen Ermüdung, **ist Ziel der Pausengestaltung.**

Die Nutzbarkeit der Freizeit hängt allerdings stark von ihrer Lage im Tagesverlauf (Schichtarbeit!) ab. Verkürzungen der Arbeitszeit, wie sie in den letzten Jahren regelmäßig ausgehandelt wurden, wurden durch eine gesteigerte Arbeitsleistung ökonomisch fast durchweg wieder ausgeglichen.
Eine **optimale Arbeitsleistung,** unter Vermeidung einer chronischen Ermüdung, **ist Ziel der Pausengestaltung.**

Merke ▶

▶ ***Merke.*** Der Erholungswert von Pausen ist zu Anfang der Pause besonders hoch und nimmt degressiv ab. Von daher sind Kurzpausen von unter 15 Minuten Dauer als besonders günstig anzusehen.

Pausen, die zu einer Leistungssteigerung führen, werden **lohnende Arbeitspausen** genannt (S B-**4**). Zur weiteren Charakterisierung von Pausen s. ▦ B-**5**.

Dies konnte in zahlreichen **Arbeitszeitstudien** zur Produktivität bei unterschiedlichen Pausenanordnungen gezeigt werden (Pausen zur Leistungssteigerung, d.h. zugleich: lohnende Arbeitspausen) (S B-**4**).
▦ B-**5** gibt einen Überblick über verschiedene Parameter.

▦ B-5: Pausenarten

▷ **Willkürliche Pausen** – kurze Erholzeiten während der Arbeit

▷ **Maskierte Pausen** – leichtere Nebentätigkeiten werden ausgeführt (Reinigungsarbeit, Gang zur Toilette)

▷ **Arbeitsbedingte Pausen** – arbeitsablaufbedingte Wartezeiten

▷ **Vorgeschriebene Pausen** – festgelegte Arbeitsunterbrechungen, z.B. für die Verpflegung

Synopsis B-4: Die Wirkung von zwei Pausenordnungen auf die Arbeitsleistung

Auf der Ordinate sind Stückzahlen pro Zeiteinheit angegeben. 6 Pausen à 3 Minuten bringen einen Leistungsgewinn von 11,1 % je Schicht, es handelt sich also um sog. lohnende Arbeitspausen (nach *Grandjean*, 1979)

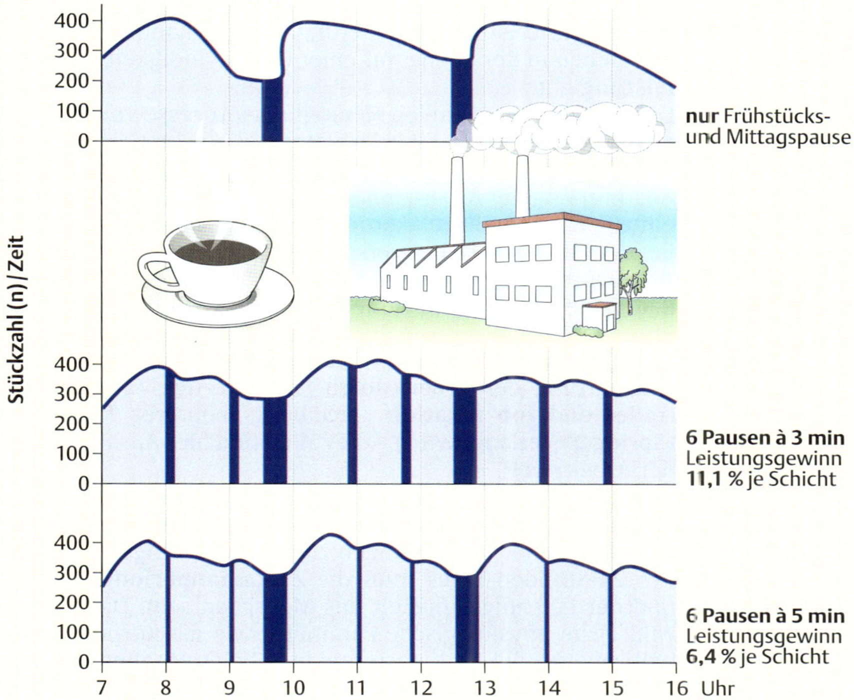

Arbeitszeitstudien beschäftigen sich weiter mit der Analyse der einzelnen Arbeitsvorgänge, ihrer Dauer und der optimalen Ablaufgestaltung unter besonderer Beachtung der Taktzeiten, und dabei auch der zeitlichen Lage der geplanten Arbeitspausen.
Es hat sich in der Praxis gezeigt, daß die Pausen organisiert sein müssen, um einerseits dem Beschäftigten einen anerkannten Rahmen für seine Erholung zu geben, und andererseits, um zu vermeiden, daß alle Pausenmöglichkeiten an das Ende der Arbeitsschicht gelegt werden.

Arbeitszeitstudien beschäftigen sich weiter mit der Analyse der Arbeitsvorgänge, ihrer Dauer und der Ablaufgestaltung. Besondere Beachtung wird der zeitlichen Lage der Pausen geschenkt.
Pausen müssen organisiert sein, um dem Beschäftigten einen anerkannten Rahmen für seine Erholung zu geben.

2.1.3 Besondere Arbeitsformen

Prinzipiell müssen Tätigkeiten im **Zeitlohn- und im Leistungslohn-Verhältnis** unterschieden werden. Angestellte und Beamte werden für die Zeit entlohnt, die sie am Arbeitsplatz zubringen, wobei die Arbeitsaufgabe in ihrer Leistungsanforderung definiert ist. Für gewerbliche Arbeitnehmer mit Leistungslohn besteht die Möglichkeit, durch z. B. eine erhöhte Stückzahl zu einem höheren Lohn zu kommen. Bei dieser **Akkordarbeit** stehen also Leistung und Lohn in einem festen, allerdings nicht notwendigerweise linearen Verhältnis zueinander. Der Tariflohn bezieht sich im allgemeinen zunächst auf die sog. **menschliche Normalleistung (= 100 %)**, im Betrieb ausgedrückt entweder als Stückzahl oder als Zeit für eine bestimmte Arbeitsaufgabe **(Vorgabezeit).**

2.1.3 Besondere Arbeitsformen

Man unterscheidet **Zeitlohn und Leistungslohn.** Beim Leistungslohn steht die Höhe des Lohnes in Beziehung zur Arbeitsleistung (Stückzahl).

Bei **Akkordarbeit** wird eine Leistung und damit auch ein Lohn verabredet, der über die sog. Normalleistung, die als 100 % gesetzt wird, hinausgeht.

Definition ▶

▶ ***Definition.*** Die Normalleistung kann als diejenige Leistung definiert werden, die von jedem hinreichend geeigneten Arbeitnehmer nach genügender Übung und ausreichender Einarbeitung ohne Gesundheitsschädigung auf Dauer erreicht werden kann.

Gehen in der Ebene mit einer Geschwindigkeit von 5 km/h gilt als Beispiel für die **Normalleistung.**

Die Arbeitswissenschaft bemüht sich um die äußerst schwierige Normierung dieser Leistungsanforderung. Als anschauliches Beispiel sei angeführt, daß Gehen in der Ebene mit einer Geschwindigkeit von 5 km/h als **Normalleistung** gilt.

Bei der **»gebundenen Fließbandarbeit«** ist der Arbeitsrhythmus genau festgelegt, Einzelakkord ist nicht möglich.

Die meisten industriellen Herstellungsprozesse vollziehen sich in der Form aneinandergereihter Einzelarbeiten – die Arbeit erfolgt in Takten, mit einer Taktvorgabe. Die sog. **gebundene Fließbandarbeit** erfordert eine genaue Abstimmung der Arbeitsinhalte des einzelnen, ein Gruppenakkord muß vereinbart werden; Einzelakkord ist vielfach nicht möglich.

Negative Auswirkungen der **Fließbandarbeit** wie **Arbeitshetze** für Ungeübte oder Ältere, **Monotonie** und **soziale Isolation** sollen durch **job enlargement** (Erweiterung der Arbeitsinhalte), **job enrichment** (Aufwertung der Arbeit durch höherwertige Tätigkeit wie Qualitätskontrolle) und **job rotation** (Ausübung mehrerer Tätigkeiten) abgebaut werden.

Bei der **Fließbandarbeit,** aber auch am Einzelarbeitsplatz mit nur geringem Arbeitsinhalt, d.h. häufig z.B. alle 3–5 Minuten sich wiederholenden Tätigkeiten, besteht einerseits die Gefahr der **Arbeitshetze,** besonders für ungeübte Kräfte, andererseits die Gefahr der **Monotonie** und der **sozialen Isolation. job enlargement** (Erweiterung der Arbeitsinhalte), **job enrichment** (Aufwertung der Arbeit durch höherwertige Tätigkeit wie Qualitätskontrolle) und **job rotation** (Ausübung mehrerer Tätigkeiten, wie es vom »Springer« verlangt wird) – dies alles sind hier Ansätze einer Humanisierung der Arbeitswelt.

- **Nacht- und Schichtarbeit**

Für zahlreiche Körperfunktionen und die Leistungsfähigkeit des Menschen gibt es einen 24-Stunden-Rhythmus, die **Zirkadianperiodik.** Diese Periodik besteht für zahlreiche Parameter wie Körpertemperatur, Adrenalinspiegel, Reaktionszeit etc. (S B-**5**). In der Nacht ist die Leistungsfähigkeit generell erniedrigt. Zwischen 13 und 15 Uhr ist sie ebenfalls etwas reduziert.

Das steuernde Signal für die Zirkadianperiodik wird **Zeitgeber** genannt. Der wichtigste Zeitgeber im Tierreich ist der **Hell-Dunkel-Wechsel.**

• Nacht- und Schichtarbeit (Wechselschichtarbeit)

Grundlage aller Überlegungen zur zeitlichen Lage der Arbeitszeit innerhalb des 24-Stunden-Tages muß die **Zirkadianperiodik** der Körperfunktionen und der Leistungsfähigkeit des Menschen sein. Diese Periodik besteht für zahlreiche physiologische Parameter wie die Körpertemperatur, den Adrenalinspiegel, die 17-Ketosteroidausscheidung, aber auch für die Reaktionszeit, die Handkraft, die Fingerklopfgeschwindigkeit u.a. (S B-**5**). Vereinfacht kann festgestellt werden, daß während der Nacht die Leistungsfähigkeit niedriger ist als am Tage, wo sie zwischen 13 und 15 Uhr noch einmal eine leichte Reduktion gegenüber dem Mittelwert aufweist. Diese 24-Stunden-Periodik ist im Tierreich ebenfalls bekannt, das steuernde Signal, der sog. **Zeitgeber,** ist dort vor allem der Hell-Dunkel-Wechsel. Es stellt sich die Frage, was beim Menschen als Zeitgeber wirkt und ob eine Anpassung an veränderte Aktivitätszeiten gelingt. Umfangreiche Labor- (Isolations-)Versuche mit Menschen und die Erfahrungen von Flugreisen zeigen, daß eine reine Zeitverschiebung (Verlängerung des Tages bei einem Transatlantikflug in Ost-West-Richtung, Verkürzung bei dem meist in der Nacht durchgeführten Flug in umgekehrter Richtung) eine Adaptationszeit von bis zu 8 Tagen erfordert. Die Adaptation der verschiedenen Funktionen erfolgt dabei nicht synchron, so daß angenommen wird, daß damit die Mißempfindungen und die Leistungsminderung zusammenhängen. Die Adaptation an den lokalen Rhythmus gelingt schließlich.

Eine Zeitverschiebung erfordert eine längere Zeit der Adaptation der verschiedenen Körperfunktionen an die neue Umgebung.

Bei **Nachtarbeit** kann beim Menschen keine Adaptation erfolgen, die sog. Umkehrung kommt nicht zustande. **Der wichtigste Zeitgeber für den Menschen scheint der soziale Bezug zu sein,** d.h. das Bewußtsein vom »normalen Leben« der anderen mit ihren an bestimmte Tageszeiten gebundenen Aktivitäten (z.B. Fernsehprogramme, Sportveranstaltungen).

Bei **Schichtarbeit** mit regelmäßiger Nachtschicht kann eine Adaptation nicht erfolgen. Die Nachtarbeit, um die es dabei im wesentlichen geht, würde eine Umkehrung des biologischen Rhythmus erfordern. Es hat sich herausgestellt, daß der künstliche Hell-Dunkel-Wechsel – mit der ja nur teilweise verwirklichbaren Verdunkelung am Tage – kein ausreichender Zeitgeber ist, auch nicht eine Änderung der Nahrungsaufnahme. **Wichtigster Zeitgeber ist für den Menschen** offensichtlich **der soziale Bezug,** das Bewußtsein vom »normalen« Leben der anderen mit den an bestimmte Tageszeiten gebundenen Aktivitäten (z.B. Fernsehprogramme, Sportveranstaltungen). Untersuchungen an Arbeitern in Nachtschicht über verschieden lange Zeit haben eine Teilanpassung, d.h. eine Abflachung der Rhythmuskurven der oben genannten Parameter ergeben, jedoch bleibt dies letztlich immer frustran und geht auch nach Beendigung der Nachtschichtperiode sofort wieder verloren. Pläne zur Schichtplangestaltung sollten den folgenden Forderungen genügen:

Für die organisatorische Planung von Schichtarbeit mit Nachtschicht gibt es Modelle, die die besondere Belastung durch Nachtarbeit berücksichtigen. Jede Nachtschicht soll von arbeitsfreien

Synopsis B-5: Tagesgänge verschiedener physiologischer Parameter

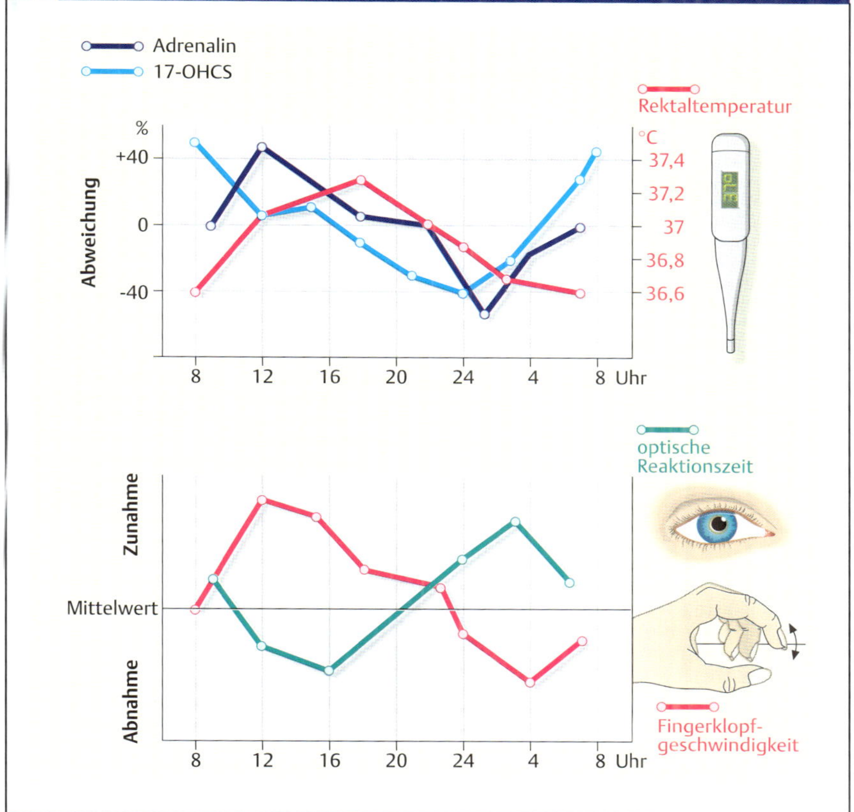

Nachtschichten sollten **nur** einzeln **»eingestreut«** liegen. Jede Nachtschicht sollte von arbeitsfreien 24 Stunden gefolgt sein. Die Länge der Schicht sollte der Arbeitsschwere entsprechen (also nicht unbedingt immer 8 Stunden betragen). Schichtsysteme sollten freie Wochenenden ermöglichen. Die Dauer eines Schichtzyklus sollte wenige Wochen betragen. – Diese Forderungen sind praktisch nirgends verwirklicht.

24 Stunden gefolgt sein. Besonders wichtig sind dabei echte Wochenenden zur Aufrechterhaltung der sozialen Bezüge.

Als **Gründe für die Notwendigkeit von Schicht-(Nacht-)Arbeit** gelten
1. die effektive Nutzung von Funktionsprozessen und Maschinen, also technische und ökonomische Gründe
2. soziale Gründe.

Hinter Punkt 2 verbergen sich vor allem Dienstleistungsbereiche, die als selbstverständlicher Teil der Lebensqualität gelten, wie z.B. das Gesundheitswesen, Verkehrsmittel, Polizei, Gaststätten, Telefondienst, Nachrichtenwesen usw. Man muß also davon ausgehen, daß es die Notwendigkeit weiter geben wird, nachts arbeitende Personen arbeitsmedizinisch zu betreuen.

Gründe für die Notwendigkeit von Schichtarbeit sind:
1. die effektive Nutzung von Funktionsprozessen und Maschinen, also technische und ökonomische Gründe
2. soziale Gründe.

Die Ansprüche an verschiedene Dienstleistungsbereiche machen Nachtarbeit auch in Zukunft erforderlich.

- **Beeinträchtigungen durch Schichtarbeit**

Unter den **Gesundheitsstörungen** bei Schichtarbeitern spielen **Erkrankungen des Magen-Darm-Traktes** eine besondere Rolle. Sie führen vielfach zu einer Aufgabe der Nachtarbeit, so daß unter langjährig in Wechselschicht Beschäftigten der Anteil der Personen mit derartigen Störungen wieder geringer wird. Die Teilanpassung führt aber auch zu sog. **Befindensstörungen,** im wesentlichen **Schlafstörungen und evtl. Appetitlosigkeit. Verkürzung der Schlafzeit und Minderung der Schlafqualität** (im Schlaf-EEG nachweisbar) sind regelmäßig festgestellte Befunde. Die Schlafdauer hängt stark von der Uhrzeit des Schlafbeginns ab und liegt bei Nachtschichtarbeitern durchschnittlich bei 2 bis maximal 5 Stunden. Weitere Beeinträchtigungen ergeben sich im **Familienleben und in den sozialen Bezügen,** da die Teilnahme an gemeinsamen Mahlzeiten und an Gruppenveranstaltungen

- **Beeinträchtigungen durch Schichtarbeit**

Als Folge der Nachtarbeit kann es zu **Magen-Darm-Störungen** kommen und zu den sog. **Befindensstörungen.**

Gravierend sind die fast durchweg festzustellende Reduktion der Schlafzeit und die Probleme in der Familie und dem sozialen Umfeld.

S Synopsis B-**6: Unfall- und Fehlerhäufigkeit in Abhängigkeit von der Tageszeit**

Fehlablesungen (Gasuhren) und Häufigkeit des Einschlafens am Steuer. Man beachte die beiden Gipfel kurz nach der Mittagszeit und während der Nachtzeit (nach *Grandjean*, 1979)

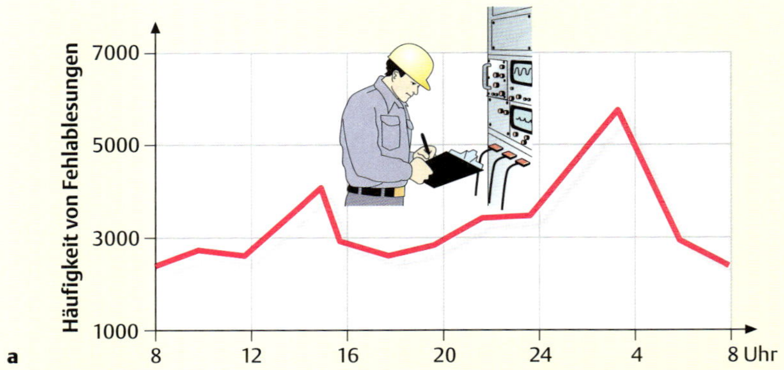

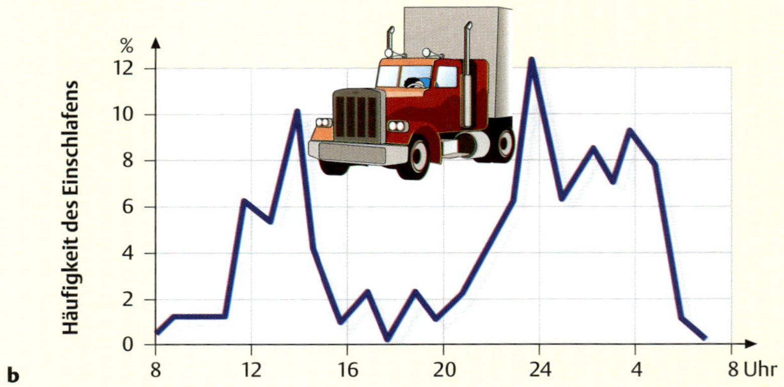

Die Leistungsfähigkeit im Beruf selbst ist erniedrigt. Die Unfall- bzw. Fehlerhäufigkeit ist erhöht (**S** B-**6**).
Für Nachtschicht nicht geeignet sind Jugendliche, alleinstehende Personen und Personen über 50 Jahre sowie Personen mit Vorerkrankungen wie Störungen des Magen-Darm-Traktes, Stoffwechselerkrankungen einschließlich Diabetes, Anfallsleiden, psychische Erkrankungen, Nachtblindheit.

Überwachungs-, Kontroll- und Steuertätigkeiten Aufnahme und Verarbeitung von Information charakterisieren viele Arbeitsplätze der »neuen Technologien«. Beansprucht wird vor allem die Aufmerksamkeit (Vigilanz). **Überwachungstätigkeit** ist erforderlich in Leitwarten, Schaltzentralen, automatisierten Produktionsstraßen und ähnlichen Einrichtungen. Bei **Kontrolltätigkeiten** wird die Qualität eines Produktes überprüft, fehlerhafte Stücke müssen erkannt und entfernt werden. **Steuertätigkeiten** sind Arbeiten, bei denen Produktionsabläufe auf ein Programm abgestimmt werden. In der Beanspruchung sehr ähnlich ist auch die **Fahrtätigkeit.**

erschwert ist. Schließlich ist auch die **Leistungsfähigkeit im Beruf selbst erniedrigt** und die **Unfall- bzw. Fehlerhäufigkeit erhöht** (**S** B-**6**).
Aus dem Gesagten ergeben sich medizinische und soziale Gründe gegen die Aufnahme einer Schichtarbeit mit Nachtschicht. **Jugendliche unter 25, alleinstehende Personen und Personen über 50 Jahre sollten nicht mit einer solchen Tätigkeit anfangen.** Gegen eine Tätigkeit sprechen frühere Erkrankungen des Magen-Darm-Traktes, Stoffwechselerkrankungen, insbesondere Diabetes, Anfallsleiden, psychische Erkrankungen, Nachtblindheit und ebenso ungünstige Wohnbedingungen, die das Schlafdefizit vergrößern.

Überwachungs-, Kontroll- und Steuertätigkeiten. Die moderne Produktionsweise führt dazu, daß viele Arbeitsplätze hauptsächlich durch die Aufnahme von Information und ihre Verarbeitung gekennzeichnet sind, ohne daß dabei eine wesentliche körperliche Arbeit geleistet werden muß. Beansprucht wird bei diesen »neuen Technologien« vor allem die Aufmerksamkeit (Vigilanz). **Überwachungstätigkeit** ist erforderlich in Leitwarten, Schaltzentralen, automatisierten Produktionsstraßen und ähnlichen Einrichtungen, wo Abweichungen von der Norm meist in Form optischer oder akustischer Signale wahrgenommen werden müssen.
Bei **Kontrolltätigkeiten** wird die Qualität eines Zwischen- oder Endproduktes überprüft, fehlerhafte Stücke müssen erkannt und entfernt werden. Unter **Steuertätigkeiten** werden Arbeiten verstanden, bei denen Produktionsabläufe auf ein Programm abgestimmt werden.
In der Beanspruchung sehr ähnlich ist auch die **Fahrtätigkeit** (Autos, Kräne, Straßenbahnen, Gabelstapler u. a.).

Bei der arbeitsmedizinischen **Vorsorgeuntersuchung** für diese Tätigkeiten bestehen nach Grundsatz 25 und entsprechenden Vorschriften in nichtgewerblichen Wirtschaftszweigen besondere Anforderungen an die Leistungsfähigkeit der Sinnesorgane, die Reaktionsfähigkeit und die Konzentrationsfähigkeit. Bei diesen in der Praxis sehr häufig durchgeführten Untersuchungen sind dauernde gesundheitliche Bedenken zu äußern bei Bewußtseins- und Gleichgewichtsstörungen, schlecht eingestelltem Diabetes, sonstigen Stoffwechselstörungen (z.B. Leber- und Schilddrüsenstörungen), beim Bestehen einer Suchtproblematik, Bronchialasthma mit Anfällen, Kreislauferkrankungen, Neigung zu Koliken, Schädigung des ZNS, psychischen Erkrankungen und Einschränkungen der zentralnervösen Belastbarkeit. Auch ist nach mehr als 6wöchiger Erkrankung eine erneute Untersuchung durchzuführen, die ansonsten alle 5, ab dem 50. Lebensjahr alle 3 Jahre erfolgen muß.

Bei **Vorsorgeuntersuchungen für Fahr-, Steuer- und Überwachungstätigkeiten** werden besondere Anforderungen an die Sinnesorgane, die Reaktionsfähigkeit und die Konzentrationsfähigkeit gestellt, eine Reihe von gesundheitlichen Beeinträchtigungen stellt Ausschlußgründe dar. Nach 6wöchiger Erkrankung ist eine erneute Untersuchung durchzuführen. Diese muß ansonsten alle 5, ab dem 50. Lebensjahr alle 3 Jahre erfolgen.

2.1.4 Arbeitsplatzgestaltung

Jeder Arbeitsplatz soll den Eigenschaften des Menschen entsprechen – die Maschine muß an den Menschen angepaßt werden: seinen Körpermaßen, seinen Bewegungsmöglichkeiten, seinen sensorischen Fähigkeiten, seinen Anforderungen an die Umgebungsfaktoren, seiner Intelligenz und seinen Aktionsmöglichkeiten entsprechen. Zusammen betrachtet besteht ein **Mensch-Maschine-System.**

Die Körpermaße des Menschen (Armlänge, Kniehöhe, Sitzhöhe usw.) sind wesentlich für die Gestaltung von Maschinen und Arbeitsplätzen. Dazu gehört z.B. der **normale Greifraum,** der ohne Abheben der Oberarme erreicht wird, und der **maximale Greifraum,** der der Länge des Armes entspricht (S B-7). **Bedienungselemente außerhalb des normalen Greifraums erfordern zusätzliche Haltearbeit.** In der Gestaltung von Büroarbeitsplätzen, aber auch solchen an Maschinen, sind durch die Berücksichti-

2.1.4 Arbeitsplatzgestaltung

Die Maschine muß dem Menschen angepaßt werden. Im sog. **Mensch-Maschine-System** gibt es jeweils besondere Qualitäten beider Komponenten, die aufeinander abgestimmt sein sollten.

Gegenstände werden im **normalen Greifraum** ohne Anheben des Oberarmes erreicht; der **maximale Greifraum** entspricht der Länge des gesamten Armes (S B-7). Bedienungselemente außerhalb des normalen Greifraums erfordern zusätzliche Haltearbeit.

S Synopsis B-7: Illustration des normalen und des maximalen Greifraumes

a Der vertikale Greifraum in der sagittalen Ebene. Die Maßzahlen berücksichtigen die 5. Perzentilen für Körpermaße der kleinen Männer und Frauen. Für seltene Greifbewegungen kann der Greifraum um ca. 15 cm erweitert werden, da die gelegentliche Einbeziehung von Rumpf und Schultern in die Greifbewegung ohne Nachteile möglich ist.

b Maße des horizontalen Greifraumes in cm bei Männern (M) und Frauen (F). Schnitt in normaler Arbeitshöhe (nach *Stier* und *Rutenfranz*).

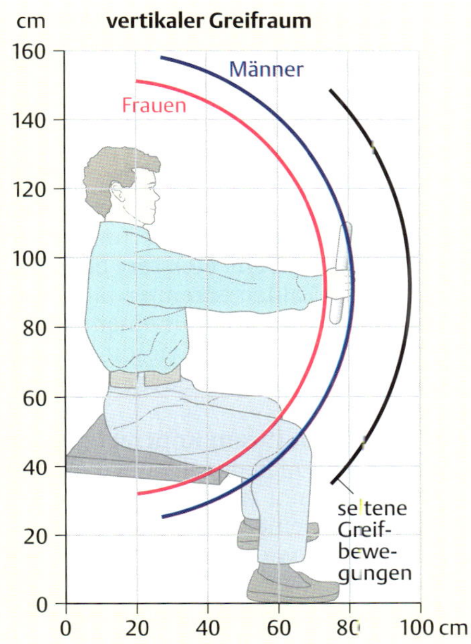

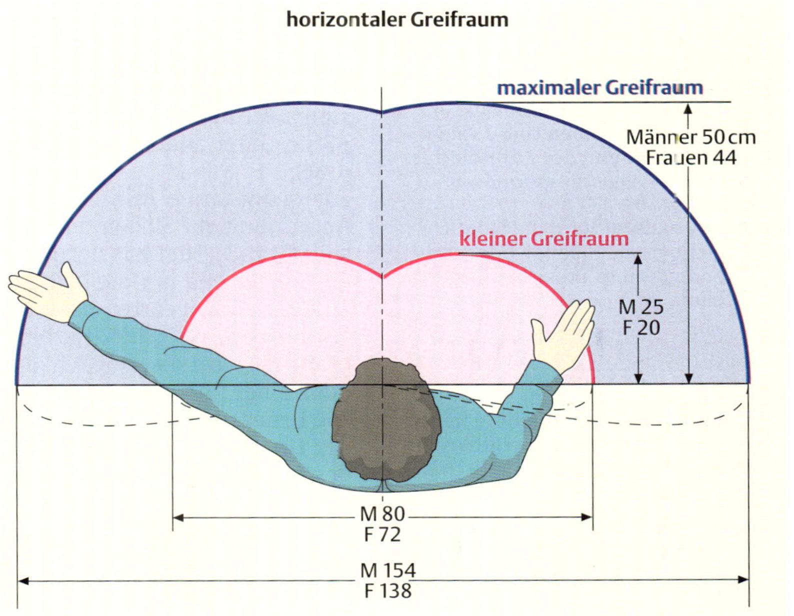

Die **Ergonomie** beschreibt die optimale Anpassung des Arbeitsgerätes an Maße und Funktionsabläufe des Menschen. **DIN-Normen** beschreiben Maße und Eigenschaften besonders häufiger Arbeitsgeräte, z. B. des Bürostuhls (B-**1**). Die DIN-Normen sind so ausgelegt, daß Personen mit Körpermaßen von der 5. bis zur 95. Perzentile der Gesamtverteilung zurechtkommen. Die 5 % Kleinsten und die 5 % Größten benötigen Sonderanfertigungen.

gung der Körpermaße erhebliche Verbesserungen erzielt worden – Beinfreiheit, Blickwinkel zur Lese- und Schreibvorlage, Arbeitshöhe – all dies ist Gegenstand der **Ergonomie.** In Deutschland gelten diesbezüglich die DIN-Normen. Die Variabilität der Körpermaße und auch die unterschiedlichen Distanzen zwischen Auge, Schultergürtel (Krafteinsatz!) und Arbeitsgerät machen eine Verstellbarkeit der Stuhlhöhe und Rückenlehnen, der Tischfläche usw. sinnvoll. Die **DIN-Normen** (B-**1**) sind so ausgelegt, daß Personen mit Körpermaßen von der 5. bis zur 95. Perzentile der Gesamtverteilung zurechtkommen. Die 5 % Kleinsten und die 5 % Größten benötigen besondere Anfertigungen, da sie z. B. mit den Füßen keinen Halt finden oder mit den Knien an die Unterfläche des Schreibtisches anstoßen. Ein großer Teil der Schwierigkeiten mit »Bildschirmarbeitsplätzen« liegt in solchen ergonomischen Problemen. Einige durchschnittlich günstige Maße sind: 38–53 cm für die Sitzhöhe, 74 bis 78 cm für die Tischhöhe für Schreibarbeiten und auch die Höhe einer Tastatur, 110 cm für die Tischhöhe bei Präzisionsarbeiten im Stehen.

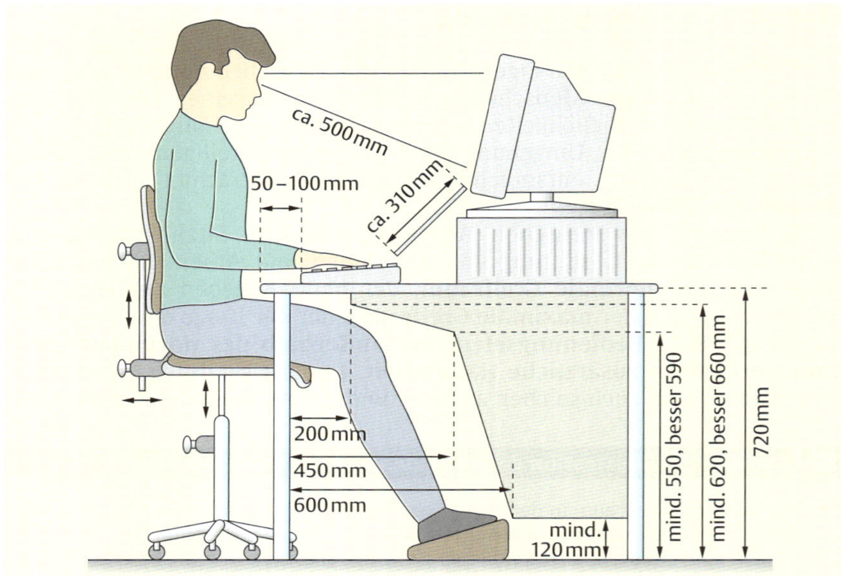

B-1: Büroarbeitsplatz. Beispiel für Abmessungen entsprechend den DIN-Normen.

Anzeigevorrichtungen sollen einheitlich gestaltet sein. Gestaltungsprinzipien können Farben und Formen sein. Für quantitative Angaben sind Zahlen, z. B. in der Anordnung des Zifferblattes oder im offenen Fenster besonders geeignet (B-**8**).
Als **»check reading«** wird die Möglichkeit bezeichnet, die fallende oder steigende Tendenz eines Prozesses leicht festzustellen.

Entscheidend für die Informationsaufnahme ist die **Gestaltung der Anzeigevorrichtungen,** die meist optische Signale sind. Qualitative Vorrichtungen sind z. B. Ampeln mit nur wenigen Bedingungen und festen Plätzen für »Rot«, »Grün« oder anderen Zuordnungen von Farben und Formen (Dreieck, Quadrat).
Für quantitative Angaben müssen meist Zahlen abgelesen werden, deren Anordnung auf Skalen fehlerhafte Ablesungen möglichst vermeiden helfen soll (B-**8**). Hier hat sich besonders das sog. **»offene Fenster«** bewährt, das den Zeiger und nur die beiden benachbarten Zahlen erkennen läßt. Von den anderen Anzeigearten hat sich die kreisförmige Skala mit einer Anlehnung an das vertraute Uhrzifferblatt als ebenfalls günstig erwiesen. Als **»check reading«** wird die Möglichkeit bezeichnet, die fallende oder steigende Tendenz eines Prozesses leicht festzustellen.

Die Erkennbarkeit der Symbole hängt ab von ihrem Kontrast gegenüber der Umgebung und ihrer Form. Sehschärfe 1,0 ist so definiert, daß 2 Punkte mit einem seitlichen Abstand von einer Bogenminute getrennt wahrgenommen werden. Bei der Sehschärfeprüfung, z. B. nach G25, muß eine Sehschärfe von 0,8 erreicht werden. Ca. 10 % aller Männer weisen Störungen des Farbensehens auf.

Die Erkennbarkeit der Symbole hängt ab von ihrem Kontrast gegenüber der Umgebung und ihrer Form. Die Sehschärfe kennzeichnet die Fähigkeit des Auges, zwei Punkte gerade noch als getrennt wahrzunehmen. Die Sehschärfe 1 ist so definiert, daß zwei Punkte mit einem seitlichen Abstand von einer Bogenminute getrennt wahrgenommen werden; dies gelingt nur im fovealen Bereich, also bei einer Fixierung des betrachteten Gegenstandes. Bei der Sehschärfeprüfung, z.B. nach G25, muß eine Sehschärfe von 0,8 erreicht werden. Zu beachten ist, daß etwa 10 % aller Männer Störungen des Farbensehens aufweisen.

Synopsis B-8: Beispiele für Anzeigevorrichtungen und Skalenanordnungen

Oben: geringste Häufigkeit von Fehlablesungen bei »offenem Fenster«,
unten: Auffälligkeit bei einer von insgesamt 6 Skalen, bei normaler Funktion aller Betriebsteile müssen die Zeiger während der verschiedenen Flugphasen auf gleicher Höhe sein (nach *Valentin*, 1985)

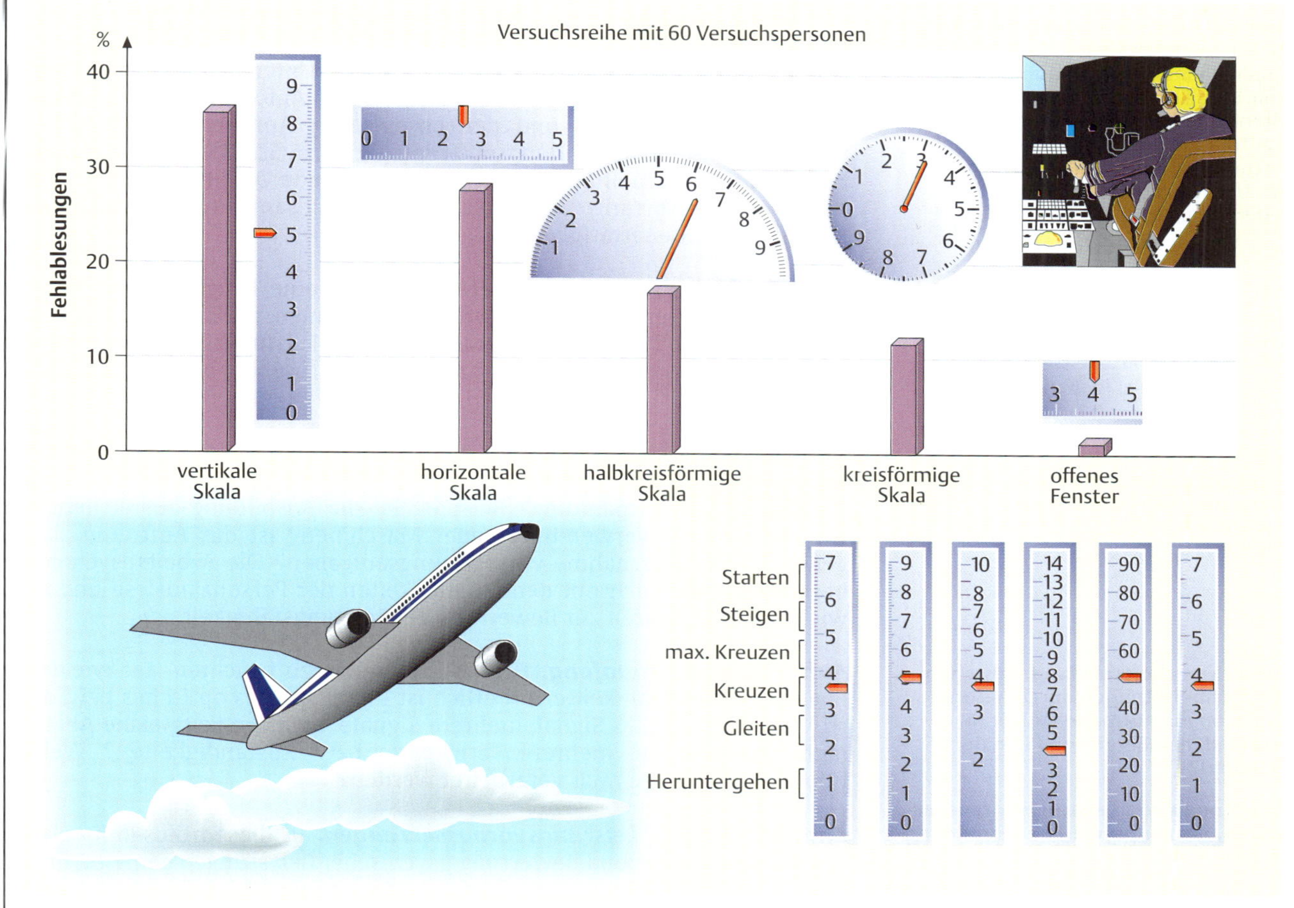

2.2 Arbeitspsychologie

Im § 3 des Arbeitssicherheitsgesetzes ist u.a. auch ausgeführt, daß der Betriebsarzt den Arbeitgeber in arbeitspsychologischen Fragen zu beraten habe.

▶ ***Definition.*** Die Arbeitspsychologie befaßt sich mit dem menschlichen Verhalten und Erleben in allen auf die Arbeit bezogenen Aspekten.

Sie ist ein Zweig der Betriebspsychologie, die ihrerseits noch die – hier nicht angesprochene – Sozialpsychologie des Betriebs umfaßt.
Für die **Analyse des Arbeitsverhaltens** ist unter den Gesichtspunkten der Psychologie eine Untergliederung hilfreich in:

- Aufgabenanalyse
- Anforderungsanalyse
- Leistungsvoraussetzungen
- Leistungsfähigkeit
- Aufmerksamkeitsumfang
- Änderung der Leistungsvoraussetzungen.

Aufgabenanalyse. Was muß an diesem Arbeitsplatz getan (hergestellt, errechnet, überwacht...) werden? Welche materiellen Voraussetzungen sind dazu gegeben?

2.2 Arbeitspsychologie

Der Betriebsarzt hat den Arbeitgeber in arbeitspsychologischen Fragen zu beraten (§ 3, ASiG).

◀ **Definition**

Die **Analyse des Arbeitsverhaltens** erfolgt nach den folgenden Gesichtspunkten:

- Aufgabenanalyse
- Anforderungsanalyse
- Leistungsvoraussetzungen
- Leistungsfähigkeit
- Aufmerksamkeitsumfang
- Änderung der Leistungsvoraussetzungen.

Die **Aufgabenanalyse** dient der Feststellung, **was** an dem Arbeitsplatz getan werden muß.

Anforderungsanalyse: Welche Voraussetzungen muß jemand zur Erfüllung der Aufgabe mitbringen? Festgestellt wird, welche Belastungen und Schwierigkeiten auftreten. Eines der Erfassungssysteme ist das **AET (arbeitswissenschaftliches Erhebungsverfahren zur Tätigkeitsanalyse)**. Die Anforderungen können sein: Planung, Gruppenarbeit, Entscheidungsnotwendigkeiten, Streß durch Zeitdruck, die Qualifikation der Mitarbeiter, Verantwortung, Aufmerksamkeit, Wachsamkeit, Überwachungs-, Kontroll- und Steuertätigkeit.

Anforderungsanalyse. Welche Voraussetzungen muß jemand mitbringen, um der Aufgabe entsprechen zu können? Welche Belastungen und damit welche Schwierigkeiten treten bei dieser Tätigkeit auf? Eines der möglichen Erfassungssysteme hierfür ist das **AET (arbeitswissenschaftliches Erhebungsverfahren zur Tätigkeitsanalyse** nach *Rohmert* und *Landau*), in dem die Anforderungen in einer Skala von 0–100 geschätzt werden. Kriterien dafür sind z. B. das Arbeitssystem selbst (Bedienen, Steuern, dynamische Arbeit) und Umgebungseinflüsse (Lärm usw.). Unter den Gesichtspunkten der Arbeitspsychologie jedoch ganz besonders Anforderungen im Bereich der Arbeitsorganisation und der psychischen Anforderungen (Planung, Gruppenarbeit, Entscheidungsnotwendigkeiten, Streß durch Zeitdruck, besonders hohe Qualitätsansprüche, ungenügende Qualifikation der Mitarbeiter, Verantwortung, Aufmerksamkeit, Wachsamkeit, Überwachungs-, Kontroll- und Steuertätigkeit).

Analyse der Leistungsvoraussetzungen. Hier werden Eigenschaften betrachtet, die Grundvoraussetzungen für bestimmte Tätigkeiten sind (z. B. Schwindelfreiheit, Farbensehen).

Analyse der Leistungsvoraussetzungen. Um eine Tätigkeit, die konkrete Arbeitsaufgabe, erfolgreich durchführen zu können, muß die Arbeitsperson über bestimmte Eigenschaften, eine bestimmte Leistungsfähigkeit verfügen. Beispiel: Schwindelfreiheit als Kranführer, Farbsehen bei Tätigkeiten an Signalanlagen.

Analyse der Leistungsfähigkeit. Entspricht die Leistungsfähigkeit einer Person dem Anforderungsprofil (Ausbildungsstand, Führungseigenschaften)?

Analyse der Leistungsfähigkeit. Entspricht die konkrete Person mit ihrem Können und Wissen dem Anforderungsprofil, insbesondere im Hinblick auf die psychische Anspannung? Beispiel: Ist die Ausbildung ausreichend im Hinblick auf die Verwendung neuer Maschinen? Ist das Auftreten sicher genug für die Übernahme von Führungsaufgaben? Die Arbeitspsychologie beschäftigt sich auch mit den Möglichkeiten der Personalauslese und entwickelt Testverfahren zur Bewertung der Leistungsfähigkeit.

Aufmerksamkeitsumfang: Bestehen Mehrfachbelastungen durch Anforderungen an die Aufmerksamkeit in verschiedenen Bereichen (Signale, Personen)?

Aufmerksamkeitsumfang. Hier ist besonders zu beachten, auf wievielen Ebenen Aufmerksamkeit erforderlich ist – ein einziges optisches bzw. akustisches oder taktiles Signal, mehrere Signale, mehrere zeitgleiche Abläufe, mehrere Personen, mehrere Tätigkeiten bzw. Zuständigkeiten? Welche Informationsmenge muß verarbeitet werden?

Änderungen von Leistungsvoraussetzungen, die zur psychischen Ermüdung führen:
- Monotonie (Arbeitssituationen, die durch Gleichförmigkeit der Tätigkeiten bestimmt sind)
- Sättigung (Einströmen zu vieler gleichartiger Reize)
- Reizarmut (wenige Signale, »wachsame Faulheit«).

Änderungen von Leistungsvoraussetzungen. In diesem Zusammenhang sind die Ermittlung und Bewertung psychischer Belastungen gemeint, die zu einer psychischen Ermüdung führen – **Monotonie** (Erlebnis von Arbeitssituationen, die durch eine große Gleichförmigkeit von Tätigkeiten oder Signalen bestimmt sind) und die sog. **Sättigung** (Einströmen zu vieler gleichartiger Reize in das Bewußtsein) und auch die **Reizarmut** (wenige Signale, Arbeit in Leitwarten »wachsame Faulheit«).

- **Motivation und Arbeitszufriedenheit**

Motivation. Arbeit dient der Befriedigung von Bedürfnissen. Man unterscheidet:
- Grundbedürfnisse, Bedürfnisse nach Kontakt, menschlicher Zuwendung und Anerkennung
- Bedürfnisse nach Selbstentfaltung und Befriedigung individueller Wünsche.

Definition ▶

- **Motivation und Arbeitszufriedenheit**

Motivation. Arbeit wird durchgeführt, um menschliche Bedürfnisse zu befriedigen. Die folgende **Bedürfnishierarchie** wurde vorgeschlagen: Zuallererst die **Grundbedürfnisse** zur Sicherung des Überlebens (Existenz). Dann das **Bedürfnis nach Kontakt, menschlicher Zuwendung und Anerkennung** (»relatedness«), und schließlich das **Bedürfnis nach Selbstentfaltung und Befriedigung individueller Wünsche** (»growth«-Bedürfnisse).

▶ ***Definition.*** Motivation kann verstanden werden als die Bereitschaft, das individuelle Leistungspotential zur Erreichung eines Zieles (einer Bedürfnisbefriedigung) einzusetzen.

Dabei spielen sowohl die Erwartungen an das Arbeitsergebnis eine Rolle wie auch die **Bewertung** der eigenen Anstrengung (persönlicher Nutzen).

Arbeitszufriedenheit. Mitarbeitereinsatz und Arbeitsstrukturierungsmaßnahmen sollen auch der Möglichkeit

Arbeitszufriedenheit. Mitarbeitereinsatz und Arbeitsstrukturierungsmaßnahmen sollen nicht nur der einfachen Leistungssteigerung (Erhöhung der Stückzahl) dienen, sondern auch der Möglichkeit der Persönlichkeitsentwicklung und Selbstentfaltung des Individuums. **Arbeitszufriedenheit ergibt sich aus der Bewertung der mitmenschlichen Beziehungen am Arbeitsplatz (Betriebsklima) und äußert sich auch in der Häufigkeit von Fehlzeiten, Stellenwechseln und schließlich der Produktionsrate.** Für die Arbeitszufriedenheit sind allgemein entscheidend: **Gehalt, Betriebsklima, Kommunikationsstruktur, Arbeitsinhalt und -zeit, Aufstiegschancen, Sicherheit des Arbeitsplatzes.**

der Persönlichkeitsentwicklung und der Selbstentfaltung dienen. Entscheidend für die Arbeitszufriedenheit sind Gehalt, Betriebsklima, Kommunikationsstruktur, Arbeitsinhalt und -zeit, Aufstiegschancen und Sicherheit des Arbeitsplatzes.

Hawthorne-Effekt. In einer Firma dieses Namens in Chicago wurden Untersuchungen zur Leistungssteigerung durch eine große Zahl von Maßnahmen technischer, arbeitsorganisatorischer und finanzieller Natur durchgeführt. Der tatsächlich erzielte positive Effekt (Steigerung der Stückzahl pro Zeiteinheit) blieb erhalten, als die Verbesserungen wieder entfielen! Das Ergebnis verweist auf entscheidende andere Faktoren, die Gegenstand der »human relations«-Forschung sind und hier mit den Begriffen Arbeitsfreude, Arbeitsstolz und Solidaritätsbewußtsein nur plakativ angeführt werden.

Hawthorne-Effekt. Ein aufgrund technischer, arbeitsorganisatorischer und finanzieller Maßnahmen erzielter positiver Effekt (Steigerung der Stückzahl pro Zeiteinheit) blieb erhalten, als die Verbesserungen wieder entfielen. Ein Hinweis auf die Bedeutung anderer Faktoren wie Arbeitsfreude, Stolz und Solidarität.

Streß am Arbeitsplatz

Streß am Arbeitsplatz

> ▶ ***Merke.*** Stressoren sind Belastungsfaktoren, die als positive (Eustreß) oder als inadäquate, mühevolle, über- oder unterfordernde Herausforderung (Distreß) erlebt werden.

◀ **Merke**

Ihre Bewältigung, die Streßabwehr, wird mit dem Begriff des »**Coping**« bezeichnet. Daß Distreß am Arbeitsplatz für bestimmte Personenkreise, so z. B. Arbeitnehmer mit koronarer Herzkrankheit oder im Zustand nach Herzinfarkt, aber auch neurotische Persönlichkeiten, besondere Probleme bietet, ist anerkanntes Wissen. In ▤ B-**6** nach *Graf-Hoyos* wird eine systematische, orientierende Übersicht gegeben:

Streßbewältigung wird mit »**Coping**« bezeichnet.

▤ B-**6** gibt eine systematische Übersicht verschiedener Stressoren.

Es gibt eine ganze Reihe von **arbeitspsychologischen Testverfahren**, auf die hier nicht eingegangen werden kann. Ihre Anwendung ist von besonderer Bedeutung bei der Entwicklung neuer Arbeitsgeräte und Arbeitsverfahren (Mensch-Maschine-System); sie sind auch Teil der Empfehlungen zu den Vorsorgeuntersuchungen nach G25 (Fahr-, Steuer- und Überwachungstätigkeiten) und unerläßlich in einigen Bereichen der Begutachtung (chronische Neurotoxizität!).

Arbeitspsychologische Testverfahren werden eingesetzt bei der Entwicklung neuer Arbeitsgeräte und Arbeitsverfahren. Sie sind auch Teil der Vorsorgeuntersuchung nach G25 und bei der Begutachtung (z. B. chronische Neurotoxizität).

Burned-out-Syndrom. Nach langjähriger, oft hingebungsvoller Tätigkeit in meist menschlich schwierigem Umfeld (Pflegeberufe, Lehrer) kann es zu dieser Reaktion kommen, typischerweise charakterisiert durch
- emotionale Erschöpfung
- Entstehung negativer Einstellung gegenüber Schülern, Patienten, Kunden ...
- negative Selbsteinschätzung.

Das **Burned-out-Syndrom** ist gekennzeichnet durch:
- emotionale Erschöpfung
- Entstehung negativer Einstellung gegenüber Personen
- negative Selbsteinschätzung.

▤ B-**6: Stressoren** (nach *Graf-Hoyos*)

Stressoren aus Arbeitsaufgaben
- ▷ zu hohe qualitative und quantitative Anforderungen
- ▷ fehlende Eignung, mangelnde Berufserfahrung
- ▷ Zeit- und Termindruck
- ▷ Informationsüberfluß
- ▷ Arbeitstempo
- ▷ unklare Aufgabenübertragung, widersprüchliche Instruktionen
- ▷ unerwartete Unterbrechungen und Störungen
- ▷ defekte Arbeitsmittel
- ▷ Fehlende Erholung und Entspannung

Stressoren aus der Rolle
- ▷ Verantwortung
- ▷ Konkurrenzverhalten unter den Mitarbeitern
- ▷ fehlende Unterstützung und Hilfeleistung
- ▷ Enttäuschung, fehlende Anerkennung
- ▷ Konflikte mit Vorgesetzten und Mitarbeitern
- ▷ Belastungen durch Führungspositionen

Stressoren aus der materiellen Umgebung
- ▷ Umgebungseinflüsse: Lärm, mechanische Schwingungen, Kälte, Hitze usw.
- ▷ Gefahren, Notsituationen

Stressoren aus der sozialen Umgebung
- ▷ Betriebsklima
- ▷ Wechsel der Umgebung, der Mitarbeiter und des Aufgabenbereiches
- ▷ strukturelle und räumliche Veränderungen im Betrieb
- ▷ Informationsmangel

Stressoren aus dem »behaviour setting«
- ▷ Isolation
- ▷ Dichte

Stressoren aus dem Person-System
- ▷ Angst vor Aufgaben, Mißerfolgen, Tadel und
- ▷ Sanktionen
- ▷ familiäre Konflikte

2.3 Arbeitsplatz- und Umgebungseinflüsse

2.3.1 Allgemeine Anforderungen an Arbeitsräume

Die **Arbeitsstättenverordnung** wird ergänzt durch **Arbeitsstättenrichtlinien,** in denen die wichtigsten allgemein anerkannten sicherheitstechnischen, arbeitsmedizinischen, hygienischen Regeln sowie gesicherte arbeitsmedizinische Erkenntnisse enthalten sind.

Auch Verkehrswege, Lagerräume und verwandte Orte sowie Sanitär- und Sanitätsräume sind Arbeitsstätten im Sinne der Verordnung.

Mindestanforderungen an Fläche und Luftraum pro Beschäftigten sind definiert:
- Arbeitsraum 8 m^2 Fläche,
- Mindestluftraum 12 m^3 (sitzende Tätigkeit),
- 18 m^3 (schwere körperliche Arbeit)
- Außenluftrate 30 m^3/h pro Person.

Unfallschutz und Hygiene sollen gewährleistet sein.
Der **Nichtraucherschutz** an Arbeitsstätten erfordert eine Betriebsvereinbarung.

2.3.2 Klima am Arbeitsplatz

Einzelfaktoren des »Klimas« sind:
- Luftfeuchtigkeit
- Windgeschwindigkeit
- Lufttemperatur
- Strahlungstemperatur.

Das **Globethermometer** bzw. die mit ihm bestimmte Globetemperatur ermöglicht, mit Hilfe von Diagrammen, die Bestimmung der **Strahlungstemperatur.**

Das Psychrometer dient der Messung von Trocken- und Feuchttemperatur. Aus der Differenz wird die Raumluftfeuchte bestimmt.

2.3 Arbeitsplatz- und Umgebungseinflüsse

2.3.1 Allgemeine Anforderungen an Arbeitsräume

Die **Arbeitsstättenverordnung** ist eine Weiterentwicklung der Arbeitsschutzanforderungen der Gewerbeordnung. Da sie in vielen Punkten nur allgemeine Aufgaben enthält, werden als Ergänzung vom Bundesminister für Arbeit und Sozialordnung **Arbeitsstättenrichtlinien** bekanntgegeben, von denen es zur Zeit 30 gibt. Sie enthalten dann die wichtigsten allgemein anerkannten **sicherheitstechnischen, arbeitsmedizinischen** und **hygienischen Regeln** und **gesicherten arbeitswissenschaftlichen Erkenntnisse.** Sie sind mit zahlreichen detaillierten Angaben und den Bezügen zu DIN-Normen, z. B. auch zum Inhalt von Verbandskästen, ein unentbehrliches Nachschlagewerk.
Als Arbeitsstätten zählen dabei nicht nur die Arbeitsräume, sondern auch Verkehrswege, Lager-, Maschinen- und Nebenräume, Pausen-, Sanitär- und Sanitätsräume. Für den Arbeitsmediziner von besonderem Belang sind die Anforderungen an Sanitätsräume und deren Ausstattung (ab 1000 Mitarbeitern muß ein Sanitätsraum vorhanden sein, bei besonderen Unfallgefahren ab 100 Mitarbeitern), Rettungswege und deren Kennzeichnung (grüne Farbgebung), die Notwendigkeit eines Flucht- und Rettungsplans.
Ein Arbeitsraum muß mindestens 8 m^2 Fläche aufweisen, pro ständig anwesenden Mitarbeiter eine Mindestbewegungsfläche von 1,5 m^2. Der Mindestluftraum soll 12 m^3 bei überwiegend sitzender Tätigkeit, 18 m^3 bei schwerer körperlicher Arbeit sein. Lüftungstechnische Anlagen sollen eine Außenluftrate von 30 m^3/Std. pro Person bis hin zu 65 m^3/Std. pro Person bei schwerer körperlicher Arbeit garantieren. Damit ist sichergestellt, daß die CO_2-Konzentration, ein einfacher Parameter zur Feststellung des Lüftungsbedarfs, nicht in toxische Bereiche steigt.
Aus den Erkenntnissen der **Unfalluntersuchungen** leiten sich Vorschriften über geöffnete Fensterflügel und Glaswände ab, außerdem muß Sonnenschutz gewährleistet werden. Eine besondere Anforderung gilt dem **Nichtraucherschutz,** hier wird auf die **Notwendigkeit von Betriebsvereinbarungen** verwiesen. Wände und Decken sollen leicht zu reinigen oder zu erneuern sein, Fußböden ohne Stolperstellen, eben und rutschhemmend ausgeführt sein – auf weitere wichtige Anforderungen wird im folgenden eingegangen.

2.3.2 Klima am Arbeitsplatz

Klima ist nicht gleich Lufttemperatur. Einzelfaktoren sind:
- Luftfeuchtigkeit,
- Windgeschwindigkeit,
- Lufttemperatur,
- Strahlungstemperatur.

Die **Strahlungstemperatur** gibt den Einfluß der Temperatur der Umschließungsflächen (Wände, Fußböden, Decke) wieder. Vor allem die Strahlungstemperatur ist für die thermische Behaglichkeit von Bedeutung. Es handelt sich um Infrarotstrahlung, die von den sichtbaren Oberflächen der Umgebung aus auf den Körper einwirkt. Die Strahlungstemperatur wird entweder mit einem entsprechenden Gerät direkt gemessen oder mit Hilfe eines sog. **Globethermometer** bestimmt: ein üblicher Thermometer steckt in einer Hohlkugel (Kupfer oder Gummiballon, außen schwarz, zum Strahlungsaustausch mit der Umgebung). Die dort gemessene Temperatur liegt höher als die Lufttemperatur. Diagramme ermöglichen dann das Ablesen der Strahlungstemperatur. Der Begriff **Trockentemperatur** meint die mit einem üblichen Thermometer gemessene Lufttemperatur. Die **Feuchttemperatur** wird bestimmt, indem ein konstanter Luftstrom an der befeuchteten Oberfläche des Quecksilbergefäßes vorbeistreicht. Die hier angezeigte Temperatur (Feuchttemperatur) hängt ab von der Raumluftfeuchte, da die Abkühlung von der Wasserverdunstung abhängt und diese wiederum von der Raumluftfeuchte. Das entsprechende Meßgerät ist ein **Psychrometer.**

Als **Klimasummenmaße** gelten die **Normaleffektivtemperatur** als integrierter Zahlenwert für die Temperaturempfindung von Personen mit Straßenbekleidung, die **Basiseffektivtemperatur** für Personen mit unbekleidetem Oberkörper, schließlich die **korrigierte Effektivtemperatur,** wenn die Wärmestrahlung (Strahlungstemperatur) mit berücksichtigt wird. Zu ihrer Ermittlung gibt es Nomogramme.
Von den Einzelfaktoren kommt der **Luftgeschwindigkeit** wegen der Zuglufterscheinungen Bedeutung zu, die bei sinkender Lufttemperatur und steigender Luftgeschwindigkeit unangenehm empfunden werden. Im Behaglichkeitsbereich z. B. **für Bürotätigkeit wird deswegen eine Luftgeschwindigkeit von nicht mehr als 0,1 m/s angestrebt.**
Die **Luftfeuchtigkeit** spielt erst bei starker körperlicher Belastung eine wesentliche Rolle, wenn nämlich für die Aufrechterhaltung einer physiologischen Körperkerntemperatur eine Wärmeabgabe ganz überwiegend über Schweißverdunstung erfolgt. Sie darf bei normaler Belastung zwischen 40 und 60% relativer Feuchte liegen (unter absoluter Feuchte versteht man die Menge Wasser pro Luftvolumen, unabhängig von der Temperatur).

Klimasummenmaße sind die **Normaleffektivtemperatur** (bezogen auf Personen in Straßenkleidung), **Basiseffektivtemperatur** (unbekleideter Oberkörper) sowie die **korrigierte Effektivtemperatur,** die die Wärmestrahlung mit berücksichtigt.
Der **Luftgeschwindigkeit** kommt wegen der Zuglufterscheinungen Bedeutung zu.
Bei Bürotätigkeit soll die Windgeschwindigkeit nicht mehr als 0,1 m/s betragen.
Eine hohe **Luftfeuchtigkeit** behindert die Wärmeabgabe durch Schwitzen.

Definition. Als **relative Feuchte** bezeichnet man das Verhältnis des aktuellen Wasserdampfpartialdrucks zum höchstmöglichen (Sättigungs-) Partialdruck bei einer gegebenen Lufttemperatur.

◀ **Definition**

Eine besondere Situation ist im Winter gegeben, wenn die Außenluft bei niedriger Temperatur nur wenig Wasser aufnehmen kann. Wird solche Luft aufgeheizt, sinkt, bei gleichbleibender Wassermenge, die relative Feuchte stark ab. Beispiel: Außenluft von 0 °C enthält bei 80% relativer Feuchte 3,6 g Wasser/m³. Wird sie auf 21 °C aufgewärmt, sinkt die relative Feuchte, bei konstantem Wassergehalt, auf 21% ab. Die für die Befeuchtung erforderliche Wassermenge ist zudem noch vom Luftwechsel abhängig. Für einen Büroraum von 50 m³ werden dann weit mehr als 10 Liter Wasser pro Tag benötigt.

Wird kalte Außenluft (Winter) aufgeheizt, sinkt die relative Feuchte. Für einen Büroraum von 50 m³ sind zur Luftbefeuchtung mehr als 10 l Wasser/Tag erforderlich.

Als Regel gilt, daß die Lufttemperatur bei schwerer körperlicher Arbeit, also hohem Energieumsatz mit der Notwendigkeit, viel Wärme abzugeben, niedriger sein soll als z. B. bei Bürotätigkeit.
Die körperliche Aktivität muß also bei der Klimaregulation ebenso bedacht werden wie die technischen Größen. Gleiches gilt für die Bekleidung (*s. u.*).
Empfohlene Klimawerte sind in ▤ **B-7** zusammengestellt.
Die **Bekleidung** dient der Wärmeisolation. Als Parameter für den Isolationswert hat sich das Maß **clo** eingebürgert, wobei 1 clo der üblichen Straßenbekleidung eines Mannes entspricht, 0,1 clo einer Bekleidung mit einer Turnhose und maximal 5 clo (Polarkleidung) möglich sind.
Leider gibt es keine allgemeingültige Behaglichkeitstemperatur, »leider« aus der Sicht der Notwendigkeit der Klimatisation großer Büroräume, Fabrikationseinrichtungen, Versammlungsräume. In umfangreichen Erhebungen **hat sich herausgestellt, daß das Klimaempfinden starke interindividuelle Unterschiede aufweist**. In einer Erhebung an Büroarbeitern ergaben sich die folgenden Befunde: Das Maximum der »Behaglich«-Antworten lag bei etwas mehr als 60%, während gleichzeitig die übrigen Personen zur Hälfte »zu kalt« und zur Hälfte »zu warm« angaben. Der Arbeitsmediziner muß diesen Umstand der von ihm betreuten Belegschaft bekanntmachen

Als Regel gilt, daß die Lufttemperatur bei schwerer körperlicher Arbeit zur Erleichterung der Wärmeabgabe niedriger sein soll als z. B. bei Bürotätigkeit.

Empfohlene Klimawerte sind in ▤ **B-7** zusammengestellt.
Als Parameter für den Isolationswert der Bekleidung dient die Maßeinheit clo. **1 clo ist das Maß für die normale Bekleidung.**
Beim **Behaglichkeitsempfinden gibt es starke interindividuelle Unterschiede**. Es ist nicht möglich, für mehr als ca. 60% der Personen in klimatisierten Räumen als behaglich eingestufte Bedingungen herzustellen.

B-7: Beispiele empfohlener Klimawerte

Art der Tätigkeit	Lufttemperatur °C			relative Luftfeuchte %			Luftbewegung m/s
	Min.	Opt.	Max.	Min.	Opt.	Max.	Max.
▷ Büroarbeit	18	21	24	30	50	70	0,1
▷ leichte Handarbeit im Sitzen	18	20	24	30	50	70	0,1
▷ leichte Handarbeit im Stehen	17	18	22	30	50	70	0,2
▷ Schwerarbeit	15	17	21	30	50	70	0,5
▷ Schwerstarbeit	14	16	20	30	50	70	0,5

An **Hitzearbeitsplätzen** erfolgt die Regulation der Körpertemperatur schon in Ruhe durch Schwitzen (bei geringer Luftbewegung und mittlerer Feuchte bei Lufttemperaturen > 25–30 °C), z. B. an Hochöfen.

und auf die Notwendigkeit einer individuellen Temperaturregulation über die Bekleidung verweisen.
Von einem **Hitzearbeitsplatz** wird gesprochen, wenn schon bei körperlicher Ruhe die Regulation der Körpertemperatur über Schwitzen erfolgt. Dies entspricht, bei geringer Luftbewegung und mittlerer Feuchte, einer Lufttemperatur von über 25–30 °C. Die stärksten Hitzebelastungen an industriellen Arbeitsplätzen gehen meist auf Wärmestrahlung (Hochöfen, glühende Werkstücke) zurück.

Merke ▶

> ▶ ***Merke.*** Folgeerscheinungen der Hitzearbeit sind Ermüdung, Nachlassen der Aufmerksamkeit und der Arbeitsleistung sowie schließlich Hitzekollaps, Hitzeerschöpfung durch Wasser- bzw. Salzverarmung und Hitzschlag (ZNS-Schädigung durch Hirnödem).

Hier bestehen erhebliche Unterschiede in der individuellen Toleranz. Erfahrungen aus Goldminen oder Wüstenmärschen belegen erhebliche individuelle Toleranzunterschiede.
Arbeitstechnische Schutzmaßnahmen sind z. B. Abschirmung, klimatechnische Maßnahmen und Hitzeschutzkleidung sowie Entwärmungspausen.
Eine **Hitzeadaptation** erfolgt z. T. durch eine Steigerung der Schweißmenge bis zu 3 l bei einer Stunde Hitzearbeit. Gleichzeitig sinkt die Salzkonzentration. Die Adaptation geht wieder rasch verloren. Eine erhöhte Flüssigkeitszufuhr muß den Schweißverlust ausgleichen, besondere Salzzufuhr ist in Deutschland nicht erforderlich.

Hier bestehen erhebliche Unterschiede in der individuellen Toleranz, Erfahrungen an großen Populationen stammen z. B. aus Erhebungen in südafrikanischen Goldminen oder aus Wüstenmärschen.
Arbeitstechnische Schutzmaßnahmen sind z. B. Abschirmung, klimatechnische Maßnahmen und Hitzeschutzkleidung sowie Entwärmungspausen. Die Hitzeregulation des Körpers erfolgt im wesentlichen über das Schwitzen, dessen Wirksamkeit an eine niedrige Luftfeuchtigkeit gekoppelt ist. Die Schweißmenge kann bis zu 3 l bei einer Stunde Hitzearbeit betragen. **Eine Hitzeadaptation bewirkt einen Anstieg der Schweißmenge, wobei gleichzeitig die Salzkonzentration sinkt.** Für den Aufenthalt in heißem Klima ist es wichtig zu wissen, daß **die Akklimatisationsphase bis zu drei Wochen dauert** und daß ihr Erfolg bereits nach einer Woche Heimaturlaub wieder verlorengeht. Bei den Vorsorgeuntersuchungen nach den berufsgenossenschaftlichen Grundsätzen G30 (Hitzearbeiten) und G35 (Arbeitsaufenthalt im Ausland unter besonderen klimatischen und gesundheitlichen Belastungen) wird deswegen u. a. besonderer Wert auf die Funktion von Herz und Kreislauf gelegt. Der Schweißverlust muß durch Flüssigkeitszufuhr ausgeglichen werden, eine gesonderte Salzzufuhr ist bei üblicher Ernährung und den Arbeitsbedingungen in Deutschland nicht erforderlich.

Therapie
Kühlen, Flüssigkeitszufuhr (NaCl) und Kreislaufbehandlung.
Kältearbeitsplätze erfordern Schutzkleidung mit besonderer Beachtung der Akren. Eine Abkühlung des Körpers kann durch die inhalierte kalte Luft und Wasserentzug entstehen.

Therapie. Hitzeschäden werden durch Kühlen, Kreislaufbehandlung und Flüssigkeits- und Salzzufuhr therapiert.
Kältearbeitsplätze (z. B. Kühlhäuser) erfordern Schutzkleidung mit besonderer Beachtung der Akren. Problematisch sind die Auskühlung des Körpers über die Temperatur der inhalierten kalten Luft und der Wasserentzug. Die Therapie von Kälteschäden besteht in langsamer Aufwärmung unter Kontrolle von Herz- und Kreislauffunktion.
Für die Klimatisierung gelten die allgemeinen hygienischen Regeln.

Merke ▶

> ▶ ***Merke.*** Der Terminus »Klimaanlage« sollte nur dann gebraucht werden, wenn die Anlage Luftfilterung, Erwärmung und Kühlung, Befeuchtung und Entfeuchtung ermöglicht.

Ein genügend hoher Luftwechsel und Vermeidung von Zugluft (in üblichen Arbeitsräumen 5facher Wechsel pro Stunde) und eine jahreszeitengerechte Klimagestaltung sind erforderlich. Im Sommer soll die Innentemperatur nicht mehr als 4 °C unter der Außentemperatur liegen.

Heizungs- sowie Be- und Entlüftungseinrichtungen sind Teile einer Klimaanlage. Spezielle Probleme aus arbeitsmedizinischer Sicht sind das Vermeiden von Zugerscheinungen, ein genügend hoher Luftwechsel (in üblichen Arbeitsräumen 5fach pro Stunde, bis 20fach z. B. in Tierställen) und die jahreszeitengerechte Klimagestaltung. Dies bedeutet, daß eine hohe Außentemperatur im Sommer auch eine höhere Raumtemperatur erfordert, die Temperaturdifferenz sollte nicht mehr als 4 °C betragen. An einem schwülen und heißen Sommertag (also mit hoher Luftfeuchtigkeit) muß die angesaugte Außenluft stark abgekühlt werden, um ihr durch Unterschreiten des Taupunktes Feuchtigkeit zu entziehen, und anschließend muß sie wieder erwärmt werden, um in dem belüfteten Raum die Temperaturdifferenz nach außen nicht zu groß werden zu lassen. Auf die Problematik aufgrund der großen Streubreite für das Behaglichkeitsempfinden wurde bereits oben hingewiesen.

2.3.3 Licht und Beleuchtung

Das Sehen ist für die Orientierung des Menschen in seiner Umwelt die wichtigste Sinnesempfindung. Die berufliche Tätigkeit in einer oftmals künstlich geschaffenen Umwelt stellt besondere Anforderungen an das Sehorgan. Optimale Beleuchtung ist Voraussetzung für Arbeitsqualität, Arbeitssicherheit und das Vermeiden einer vorzeitigen Ermüdung.
Als **Licht** werden elektromagnetische Wellen mit einer Wellenlänge von 400 (Violett) bis 800 nm (Rot) wahrgenommen. Das Optimum der Empfindlichkeit der Stäbchen (verantwortlich für das Dämmerungssehen) liegt bei 500 nm, das der Zapfen (Helligkeits- und Farbsehen) bei 400 nm für Blau, 550 nm für Grün und 585 nm für Gelb.
Beim Durchtritt von Sonnenstrahlung durch normales Fensterglas kommt es zu einer Verminderung der Lichtintensität und zu einer Absorption des UV-Anteils.
Für das Verständnis der beleuchtungstechnischen Probleme und die Einrichtung einer der jeweiligen Sehaufgabe angepaßten Beleuchtung ist eine Kenntnis der Angaben aus B-**8** erforderlich:

2.3.3 Licht und Beleuchtung

Die künstliche Beleuchtung vieler Arbeitsplätze stellt besondere Anforderungen an das Sehen – mit Konsequenzen für Arbeitsqualität, -sicherheit und das Vermeiden von Ermüdung.
Als Licht werden elektromagnetische Wellen mit einer Wellenlänge von 400 (Violett) bis 800 nm (Rot) wahrgenommen.

Normales Fensterglas vermindert die Lichtintensität und führt zu einer Absorption des UV-Anteils.

Für die Einrichtung einer der jeweiligen Sehaufgabe angepaßten Beleuchtung sind Kenntnisse der folgenden Parameter erforderlich (B-**8**).

B-8: Maßeinheiten zur Beleuchtung

- **Lichtstrom**
  = die gesamte Strahlungsleistung einer Lichtquelle, Einheit: Lumen
- **Lichtstärke**
  = Lichtstrahlung je Raumwinkeleinheit, Einheit: Candela (lat. = die Kerze)
- **Leuchtdichte**
  = Lichtstärke, die von einer leuchtenden (hellen) Fläche ausgeht,
  Einheit: Candela/m^2 = Stilb
  (Helligkeitseindruck, wieviele Kerzen stehen auf einer festgelegten Fläche?)
- **Beleuchtungsstärke**
  = Lichtstrom, der auf einer Fläche auftrifft, Einheit: Lumen/m^2 = Lux
  (Auf eine schwarze bzw. eine weiße Fläche fällt derselbe Lichtstrom.)
- **Reflexionsgrad**
  = Verhältnis von auftreffendem Lichtstrom zu reflektiertem Lichtstrom
  (Der Helligkeitseindruck des Auges von einer weißen und einer schwarzen Fläche differiert, auch wenn der gleiche Lichtstrom auf beide Flächen fällt.)

Von diesen Größen hat **die Beleuchtungsstärke** in der Praxis **die größte Bedeutung,** da sie sich mit einem Luxmeter sehr einfach messen läßt. Einige Mindestwerte der Beleuchtungsstärke, zum Teil entsprechend der Arbeitsstättenverordnung (B-**9**).

Die **Beleuchtungsstärke** (Lux) ist die in der Praxis **wichtigste Maßeinheit.** Mindestwerte der Beleuchtungsstärken sind in B-**9** angegeben.

B-9: Mindestwerte der Beleuchtungsstärken

Flure, Abstellräume	30– 60 Lux
Werkbank, Transportanlagen	120– 250 Lux
Arbeit an Werkzeugmaschinen, Büroarbeiten	250– 500 Lux
Montagearbeit, Spezialarbeiten an dunklen Werkstücken	500–1000 Lux
Feinmechanik, Konstruktionszeichnen	1000–1500 Lux
Elektronik, Operationsmikroskop, Feinarbeit an Kleinstteilen	3000 und mehr Lux

Zum Vergleich einige Angaben zu natürlichen Beleuchtungsstärken: sonniger Tag im Freien ca. 100000 Lux, bedeckter Himmel im Sommer 20000 Lux, Vollmondnacht 0,25 Lux. Bis etwa 1000 Lux wirkt sich, nach umfangreichen Erhebungen, ein ansteigender Beleuchtungspegel positiv aus: höhere Leistung, weniger Ermüdung, weniger Fehler, weniger Unfälle.
Für die **Einrichtung einer künstlichen Beleuchtung** sind folgende Gesichtspunkte maßgebend:
- Helligkeitsverteilung
- gerichtete oder diffuse Beleuchtung
- Blendung
- Lichtfarbe.

Bis etwa 1000 Lux wirkt sich ein ansteigender Beleuchtungspegel positiv aus: höhere Leistung, weniger Ermüdung, weniger Fehler, weniger Unfälle.

Kunstlicht kopiert das natürliche Wellenlängenspektrum nur unvollständig.

Tageslicht stellt das natürliche Spektrum der elektromagnetischen Wellen dar. Kunstlicht kopiert es unvollständig, am ehesten leisten dies Leuchtstofflampen. Ihre Lichtfarbe wird als tageslichtweiß, neutralweiß und warmweiß nach DIN-Normen bezeichnet.

Merke ▶

▶ ***Merke.*** Je höher die Beleuchtungsstärke, desto mehr sollte die Lichtfarbe in Richtung Tageslicht, je niedriger, desto mehr in Richtung der sog. Warmtöne verschoben werden.

Tiefe Räume benötigen in der Regel eine Ergänzungsbeleuchtung. **Schattenbildung** erleichtert die räumliche Orientierung bei der Arbeit an kleinen Objekten.
Ein hoher Rotlichtanteil, z. B. von weißglühenden Glasflüssigkeiten, bewirkt Weitsichtigkeit, hoher Blaulichtanteil Kurzsichtigkeit, die sog **chromatische Aberration**; sie führt bei ungünstiger Lichtqualität zu Fehlsichtigkeiten und muß daher bei der **Beleuchtungsplanung** berücksichtigt werden.
Ältere Menschen haben einen erhöhten Lichtbedarf und längere Dunkeladaptationszeiten.

Tageslicht an einem Arbeitsplatz, von dem aus kein Stück freier Himmel zu sehen ist, benötigt in der Regel eine Ergänzungsbeleuchtung. Die helleren Zonen sollen in Fensternähe bleiben, um möglichst immer eine erkennbare Lichtrichtung im Raum zu haben. **Schattenbildung** erleichtert die räumliche Orientierung bei der Arbeit an kleinen Objekten. Die Anordnung der Leuchten muß eine direkte und über Reflexion an hellen Oberflächen, z. B. des Bildschirms, auch eine indirekte **Blendung** ausschließen. Die Leuchtdichteunterschiede sollen nicht zu groß sein, im Sehfeld sollen nur Leuchtkörper mit geringer Leuchtdichte installiert sein. Stroboskopische Effekte bei Leuchtstofflampen (die Lichtemission erfolgt in »Lichtblitzen«, nicht kontinuierlich) können durch technische Maßnahmen vermieden werden.
Für die **Planung von Beleuchtungseinrichtungen** muß sich der Betriebsarzt vorbereiten und beraten lassen, will er Beschwerden der Mitarbeiter vorbeugen. Zu beachten ist dabei u. a., daß Licht mit hohem Rotlichtanteil (z. B. Strahlung von weißglühenden Glasflüssigkeiten) eine Weitsichtigkeit bewirkt, Licht mit hohem Blauanteil (z. B. Tageslichtweiß) eine Kurzsichtigkeit – die sogenannte **chromatische Aberration.** Da mit steigendem Alter die Akkommodationsbreite des Auges nachläßt, können hier erstmals Beschwerden auftreten. Ebenso sind der beträchtlich **höhere Lichtbedarf und die längere Dunkeladaptationszeit älterer Menschen** zu beachten.

Als **asthenopische Beschwerden** bezeichnet man folgende Symptome: Druck- und Spannungsgefühl der Augen, brennende Augenlider, Verschwimmen der (Bildschirm-) Zeichen, rasche Ermüdung, Schwindel, Kopfschmerz. Sie lassen sich oft durch eine technische Verbesserung, aber auch eine korrekte Brille, verbessern. Mangelnde Leuchtdichte, zu hohe Kontraste, starke Schattigkeit oder Blendeffekte können ebenfalls diese Symptome hervorrufen.

Als **asthenopische Beschwerden** werden die folgenden Symptome bezeichnet: Druck- und Spannungsgefühl der Augen, brennende Augenlider, Verschwimmen der (Bildschirm-) Zeichen, rasche Ermüdung, Schwindel, Kopfschmerz. Es handelt sich dabei nicht um die Zeichen einer Augenerkrankung. Sehr oft wird die Beleuchtung, insbesondere die Beleuchtung mit Leuchtstofflampen, dafür angeschuldigt. Die **Ursache** liegt jedoch meist in unkorrigierten oder nicht ausreichend korrigierten Fehlsichtigkeiten. Am Arbeitsplatz kann eine unzureichende Beleuchtung (mangelnde Leuchtdichte, zu hohe Kontraste, starke Schattigkeit oder Blendeffekte) ebenfalls die Beschwerden hervorrufen.

• Bildschirmarbeitsplätze

• Bildschirmarbeitsplätze

Definition ▶

▶ ***Definition.*** Im Sinne der **Bildschirmarbeitsverordnung** handelt es sich um Arbeitsplätze mit einem Bildschirmgerät, die ausgestattet sein können mit
1. Einrichtungen zur Erfassung von Daten
2. Software, die den Beschäftigten bei der Ausführung ihrer Arbeitsaufgabe zur Verfügung steht
3. Zusatzgeräten und Elementen, die zum Betreiben oder Benutzen des Bildschirmgerätes gehören, oder
4. sonstigen Arbeitsmitteln

sowie die unmittelbare Arbeitsumgebung.

Die **Vorsorgeuntersuchung** nach G37 (Bildschirmarbeitsplatz) gilt dem Sehvermögen vor Aufnahme der Bildschirmtätigkeit.

Beschäftigte im Sinne der Bildschirmarbeitsverordnung sind Personen, die gewöhnlich bei einem **nicht unwesentlichen** Teil ihrer Arbeit ein Bildschirmgerät benutzen. Der Grundsatz 37 (Bildschirmarbeitsplätze) regelt die **Vorsorgeuntersuchung.** Sie ist für die Beschäftigten nicht Pflicht, muß ihnen nach der Bildschirmarbeitsverordnung jedoch angeboten werden. Erfahrungsgemäß gehen die meisten Beschwerden auf unzureichende ergonomische und Beleuchtungsverhältnisse zurück. Beim **Siebtest nach G37 werden die Sehschärfe für die Nähe und die Ferne, die Phorie und das**

räumliche Sehen im Nahbereich geprüft, zusätzlich bei Anforderungen an das Farbunterscheidungsvermögen der Farbensinn. Liegt die Sehschärfe unter 0,8, knüpft der untersuchende Arzt die Erklärung »keine gesundheitlichen Bedenken« an die Voraussetzung, daß der Untersuchte innerhalb von 3 Monaten durch einen Facharzt seiner Wahl (zu Lasten seiner Krankenversicherung) betreut wird. **Führt die ggf. mögliche Korrektur nicht zu einer Sehschärfe von 0,8 oder mehr, so ist eine Ergänzungsuntersuchung durch einen ermächtigten Augenarzt durchzuführen und ggf. eine arbeitsplatzbezogene Sehhilfe zu verordnen,** deren Kosten wiederum von der Krankenkasse zu übernehmen sind.

Bei einer Sehschärfe unter 0,8 sind besondere Maßnahmen, d. h. eine fachärztliche Betreuung, erforderlich, um die Möglichkeit einer Weiterbeschäftigung abzuklären.

Dauernde gesundheitliche Bedenken werden erhoben bei Personen mit in B-**10** aufgelisteten Beeinträchtigungen.

B-10 listet Gründe für dauernde gesundheitliche Bedenken auf.

B-10: Dauernde gesundheitliche Bedenken (Ausschlußgründe) für Bildschirmtätigkeit

- Schwere Gesundheitsschäden z. B. des Bewegungsapparates oder des Nervensystems, wenn kein Ausgleich geschaffen werden kann
- Sehstörungen bei Katarakt, Glaukom, Netzhautveränderung, Augenmuskelstörungen usw.
- Zustand nach Kopftraumen mit Sehstörungen
- Fortschreitende Trübung der Hornhaut, der Linse und des Glaskörpers
- Kurzsichtigkeit höheren Grades mit erkennbaren degenerativen Veränderungen am hinteren Pol
- Netzhauterkrankungen
- Parazentrale oder sektorenförmige Gesichtsfeldausfälle, die das Lesevermögen beeinträchtigen
- Nachuntersuchungen sind bei Personen unter 45 Jahren nach 60 Monaten, bei älteren nach 36 Monaten erforderlich

2.4 Lärm am Arbeitsplatz

2.4 Lärm am Arbeitsplatz

2.4.1 Beurteilungsmaße

2.4.1 Beurteilungsmaße

Definition. Physikalische Definition und Empfindlichkeit des menschlichen Ohres: Lärm kann als unangenehm empfundener Schalldruck (physikalische Einheit: Pa, Pascal) definiert werden.

◀ Definition

- Schalldruck: Gekennzeichnet durch die Amplitude einer Schwingung. Durch die Schwingung entsteht ein Druck. Die Einheit ist Kraft pro Fläche, d. h. 1 n/m², d. h. 1 Pa.
- **Schalleistung:** Leistung eines Schallsenders zum Aussenden von Schallwellen. Schalleistung und Quadrat des Schalldrucks sind einander proportional.
- **Schallintensität:** Leistung pro Flächeneinheit (W/m²).
- **Schalldruckpegel:** Maß der Lautstärke (= Lautstärkepegel) gemessen in dB.

Der **Wahrnehmungsbereich** des menschlichen Ohres für den **Schalldruck** von Tönen und Geräuschen umfaßt zwischen einem eben noch gehörten Ton und der Schmerzgrenze 6 Zehnerpotenzen (Pa), bei der **Schallintensität** (gemessen in W/m²) 12 Zehnerpotenzen. Registriert werden Tonhöhen mit einer Frequenz von 16 Hz–20 000 Hz. Der untere Bezugspunkt der Schallempfindungsskala (Hörschwelle) ist mit 0 dB (= 20 µPa) bei 1 000 Hz festgelegt. Die Skala für Schalldruck und Schallintensität ist logarithmisch eingeteilt, um die obengenannten großen Bereiche leichter darstellen zu können, nicht jedoch die darübergelegte, aber ebenfalls physikalisch definierte dB-Skala (Schalldruckpegel, s. B-**9**).

- **Schalldruck:** Gekennzeichnet durch die Amplitude einer Schwingung, Einheit 1 Pa (Pascal)
- **Schalleistung:** Leistung eines Schallsenders zum Aussenden von Schallwellen
- **Schallintensität:** Leistung pro Flächeneinheit (W/m²)
- **Schalldruckpegel:** Maß der Lautstärke gemessen in dB

**Die Schallempfindungsskala beginnt mit 0 dB bei 1000 Hz.
Registriert werden Tonhöhen mit einer Frequenz von 16 Hz–20 000 Hz.
Die Beziehung zwischen Schalldruck, Schallintensität, Lautstärke (Schalldruckpegel), Frequenz und Phon ist in B-9 dargestellt.**

Merke. Die Lautstärke wird vom Schalldruck bestimmt und als Schalldruckpegel in dB ausgedrückt.

◀ Merke

Synopsis B-9: Kurven gleicher Lautstärke und Beispiele für Lautstärkepegel

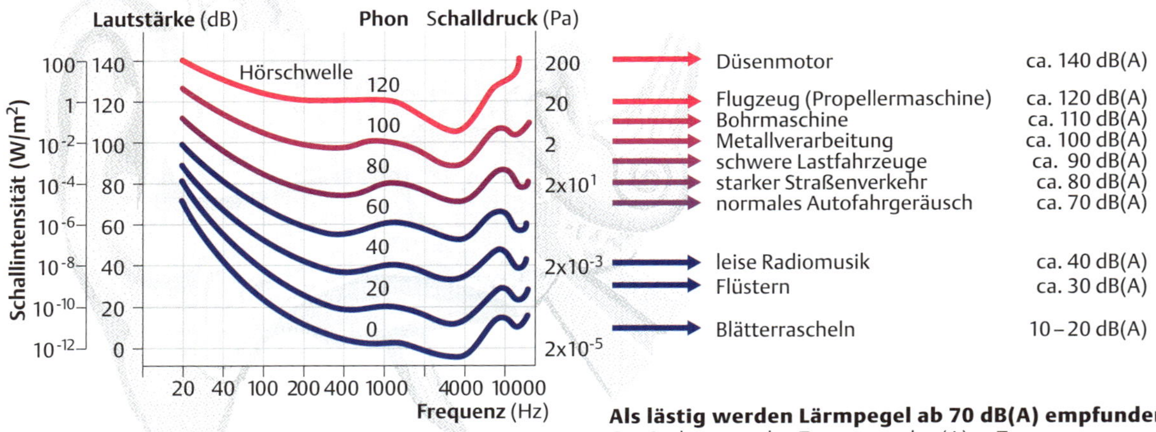

Als lästig werden Lärmpegel ab 70 dB(A) empfunden.
Zur Bedeutung der Zusatzangabe (A) *s. Text.*

Eine Reduktion der Schallintensität auf die Hälfte bedeutet eine Reduktion des Schalldruckpegels um 3 dB.

Die Schmerzgrenze liegt bei 120–130 dB.
Einen Eindruck von der Lautstärke vertrauter Geräusche gibt S B-**9**.

Lärmmessung. Die Lautstärkeempfindung des menschlichen Ohres folgt nicht dem physikalisch meßbaren Schallpegel. **Messungen müssen also bewertet bzw. gefiltert werden. Der sog. A-Filter, der insbesondere die höheren Frequenzen herausfiltert, hat die größte Bedeutung, die Meßgröße wird in dB(A) angegeben.**

Der **Mittelungspegel (äquivalenter Dauerschallpegel)** gilt für die 8-Stunden-Arbeitszeit. Bei seiner Berechnung werden Phasen höherer Lärmbelastung ebenfalls bewertet (*s.* B-**11**).

Das Verhältnis von Schallintensität und Lautstärkeempfinden ist nicht ganz einfach zu illustrieren. Stehen in einer Werkhalle zwei Maschinen, die jede für sich einen Schalldruckpegel von 80 dB erzeugen, so wird, wenn sie beide angeschaltet sind, also die Schallintensität verdoppelt wird, sich eine Steigerung der Lautstärke um den Logarithmus 2 = 0,301 Bel = 3 dB ergeben. Umgekehrt bedeutet die Aufgabenstellung, in einer Werkhalle den Schalldruckpegel um 3 dB zu senken (Schallschutzmaßnahme), die Senkung der Schallintensität auf die Hälfte.
Die **Schmerzgrenze liegt bei 120 – 130 dB,** entsprechend etwa 2×10^6 µPa. Bei einer Frequenz von 1000 Hz entspricht die früher mehr gebrauchte Einheit für den Lautstärkepegel »Phon« der Einheit dB.
Um einen Eindruck von der Lautheit vertrauter Geräusche zu geben, wird auf S B-**9** verwiesen.

Lärmmessung. Die Lautstärkeempfindung des menschlichen Ohres ist für die verschiedenen hörbaren Frequenzen nicht gleich, d. h. sehr niedrige und auch sehr hohe Töne werden erst ab vergleichsweise höheren dB-Zahlen als gleich laut empfunden wie im optimalen Bereich von etwa 1000–4000 Hz. Physikalische Messungen erfassen zunächst nur Schallpegel in dB, sie werden dann aber »bewertet«, d. h. mit Filtern wird frequenzabhängig die Empfindlichkeit der Meßgeräte entsprechend dem Empfinden des menschlichen Ohres angepaßt. **Der sog. A-Filter, der insbesondere die höheren Frequenzen herausfiltert, hat die größte praktische Bedeutung, der gemessene bewertete Schallpegel wird demgemäß in dB(A) angegeben.**
Für die Lärmmessung im Bereich des Arbeitsschutzes ist es ferner von Belang, wie lange Lärm in welcher Intensität einwirkt, es wird von einem **»Mittelungspegel«** über eine 8-Stunden-Arbeitszeit gesprochen (andere Bezeichnung: äquivalenter Dauerschallpegel). Hierzu wurde ein »Bewertungsfaktor« eingeführt. Er läßt für eine Verdoppelung des Lärmpegels von 90 auf 93 dB(A) eine Einwirkungszeitspanne von 4 Stunden, für eine weitere Verdoppelung auf 96 dB(A) von 2 Stunden usw. zu (B-**11**). Daraus kann dann für die 8-Stunden-Arbeitszeit oder auch für die 16-Stunden-Bezugszeit eines Wohngebietes ein Bezugsschallpegel errechnet werden.

B-11: Beispiele für die Angabe des Mittelungspegels. Der Anstieg um 3 dB führt zu einer Halbierung der äquivalenten Einwirkdauer (h)

Pegel L_A (dB)	90	93	96	99	102	105
äquivalente Einwirkdauer (h)	8	4	2	1	0,5	0,25

Für sogenannten **»Impulslärm«** (das sind plötzliche starke Lärmerhöhungen) reicht dieser Mittelungspegel als Maß für die Gefährlichkeit des Lärms nicht aus. Das Ohr stellt sich auf Lärm durch eine sogenannte **Impedanzerhöhung** ein (Anspannung des Musculus stapedius des Mittelohres als ohreigene Schallschutzmaßnahme, die nach dem Impuls einsetzt und etwa 2 Sekunden anhält), kurz aufeinander folgende Lärmimpulse treffen das Ohr jedoch jeweils unvorbereitet. Zwei etwas unterschiedliche Meßverfahren (Impulsschallpegelmessung oder Messung nach dem Takt-Maximalpegelverfahren) bewerten auch solche Lärmbelastungen.

Impulslärm, also kurzfristige Lärmimpulse, auf die sich das Ohr nicht durch **Impedanzerhöhung** einstellen kann, werden ebenfalls gesondert bewertet.

Lärmbekämpfung. Lärmschutz beginnt bei der Planung von Fabrikationsanlagen und dem Kauf von Maschinen. Das Gesetz über technische Arbeitsmittel setzt hier Normen für die Lärmemission. Schallschutzmaßnahmen sind z. B. Kapselung bzw. Schalldämmung. Danach muß zu den persönlichen Gehörschutzmaßnahmen gegriffen werden.

Lärmschutz beginnt bei der Planung von Anlagen, persönliche Gehörschutzmaßnahmen stehen an zweiter Stelle.

> ***Merke.*** Nach der Unfallverhütungsvorschrift »Lärm« müssen die Unternehmer bei einem Bezugsschallpegel von über 85 dB(A) Gehörschutz zur Verfügung stellen.
> Bei Pegeln über 90 dB(A) sind die Arbeitnehmer nach dieser Vorschrift der Berufsgenossenschaft verpflichtet, Lärmschutz zu tragen.

◀ **Merke**

Es kommen in Frage Gehörgangsstöpsel, die eine Dämmung von 25–40 dB(A) bewirken, Gehörschutzkapseln, die bis zu 115 dB(A) ausreichen, schließlich Schallschutzhelme in Verbindung mit Kapseln (z. B. auf dem Vorfeld von Flughäfen oder bei der Waldarbeit mit Sägen) und Schallschutzanzüge, die zusätzliche Schalleinführung über die Schädelknochen reduzieren.

Persönliche Gehörschutzmaßnahmen sind das Tragen von Gehörgangsstöpseln, Gehörschutzkapseln (z. B. auf dem Vorfeld von Flughäfen), Schallschutzhelmen und Schallschutzanzügen.

2.4.2 Auswirkungen von Lärm

Im Vordergrund steht die Schädigung des Cortischen Organs, es entsteht also eine **Innenohrschwerhörigkeit,** die in der Regel beide Ohren annähernd gleich betrifft. Bevor ein irreversibler Hörschaden entstanden ist, durchläuft das Ohr bei Lärmexposition charakteristische Vorstadien der Schädigung: die **Hörermüdung** (definitionsgemäß nach 16 Stunden Lärmpause wieder kompensiert) mit einer vorübergehenden **Hörschwellenverschiebung** (temporary threshold shift). Die nächste Stufe ist die sog. **Hörerschöpfung,** die also nach 16 Stunden Lärmpause noch nachweisbar ist, sie kann sich noch innerhalb eines Jahres bessern. Tritt das nicht ein, handelt es sich um den irreversiblen Hörschaden mit der Zerstörung der Haarzellelemente. **Charakteristisch ist der Beginn bei einer Frequenz um 4000 Hz (C5-Senke).** Das Symbol C wird in der Musik für die Angabe der Tonhöhe (Frequenz in Hz) benutzt. Das Intervall einer Oktave entspricht einer Verdoppelung der Tonhöhe in Hz; C1 entspricht 256 Hz, das 4 Oktaven höhere C5 4096 Hz. Der Beginn der Lärmschwerhörigkeit liegt damit nicht im sog. Sprachfeld, das etwa von 1000–3000 Hz reicht. Eine Beeinträchtigung im sozialen Kontakt in der sprachlichen Verständigung steht also nicht am Anfang, die Lärmschwerhörigkeit wird deswegen subjektiv relativ spät bemerkt. Nach größeren Statistiken ist mit den folgenden Inzidenzen von Hörschäden nach Jahren der Lärmeinwirkung zu rechnen (B-**12**):

2.4.2 Auswirkungen von Lärm

Die Lärmschwerhörigkeit ist eine irreversible Innenohrschwerhörigkeit (Degeneration der Haarzellen). Vorstadien sind **Hörermüdung** und **Hörerschöpfung.**

Charakteristisch ist die C5-Senke (bei 4000 Hz). Sie beginnt nicht im sog. Sprachfeld, deswegen wird eine beginnende Lärmschwerhörigkeit im Alltag nicht frühzeitig bemerkt.
Über die Wahrscheinlichkeit der Entwicklung einer Lärmschädigung orientiert die B-**12**.

B-12: Wahrscheinlichkeit einer Lärmschädigung nach längerer Exposition

Äquivalenter Dauerschallpegel dB(A)	Expositionsdauer in Jahren 5	10	20
80	0%	0%	0%
90	4%	10%	16%
100	12%	29%	42%
110	26%	55%	78%

Extraaurale Auswirkungen sind vorwiegend **Konzentrationsschwierigkeiten,** Blutdruckerhöhung, Zunahme der Herzfrequenz, Abnahme der Magensekretion und der Hautdurchblutung sowie eine Zunahme der Schweißsekretion. Die Arbeitsstättenverordnung nennt 55 dB(A) als Obergrenze für überwiegend geistige, 70 dB(A) bei einfachen und überwiegend mechanischen und 85 dB(A) bei allen anderen Tätigkeiten.
Diagnostik. Lärmschwerhörigkeit wird in der Regel durch die standardisierte **Reintonaudiometrie** festgestellt (S B-**10**). **Zwischen Luft- und Knochenleitung ergeben sich keine Unterschiede,** da es sich hierbei um eine Innenohr- und keine Mittelohrschwerhörigkeit handelt.

Unter den **extraauralen Auswirkungen** von Lärm sind in erster Linie **Konzentrationsschwierigkeiten** zu nennen, weiter Blutdruckerhöhung, Zunahme der Herzfrequenz, Abnahme der Magensekretion und der Hautdurchblutung, Zunahme der Schweißsekretion. Diskutiert wird auch eine **Rolle bei** der **Entstehung von Hypertonien** und eine **Erhöhung der Blutfette.** Die Arbeitsstättenverordnung nennt 55 dB(A) als Höchstbelastung bei überwiegend geistiger Tätigkeit, 70 dB(A) bei einfachen oder überwiegend mechanischen Tätigkeiten und schließlich 85 dB(A) als Obergrenze für alle sonstigen Bereiche.

Diagnostik. Zwar ist bei der einfachen Hörprüfung ein großer Weitenunterschied zwischen Flüstersprache (hohe Frequenzen) und Umgangssprache feststellbar – in der Regel wird eine Lärmschwerhörigkeit durch die standardisierte **Reintonaudiometrie** diagnostiziert, die auch in Reihenuntersuchungen eingesetzt werden kann (S B-**10**). Da es sich um eine Innenohrschwerhörigkeit handelt, ergeben sich bei der Feststellung der Hörschwellen **für Luft- und für Knochenleitung keine Unterschiede.** Bei der Prüfung in dem Frequenzspektrum von 125 bis hin zu 8000 Hz soll sich die besondere Empfindlichkeit im C5-Bereich erkennen lassen (C5-Senke), d.h. bei höheren Frequenzen soll der Hörverlust wieder geringer sein – im Gegensatz zur Altersschwerhörigkeit, die dort ihren Ausgang nimmt. Selbstverständlich müssen andere otologische Erkrankungen ausgeschlossen werden.

S Synopsis B-10: Audiogramme

Typische Audiogramme, angegeben ist jeweils das Testergebnis bei Prüfung der Knochenleitung – es handelt sich also um Fälle von Innenohrschwerhörigkeit

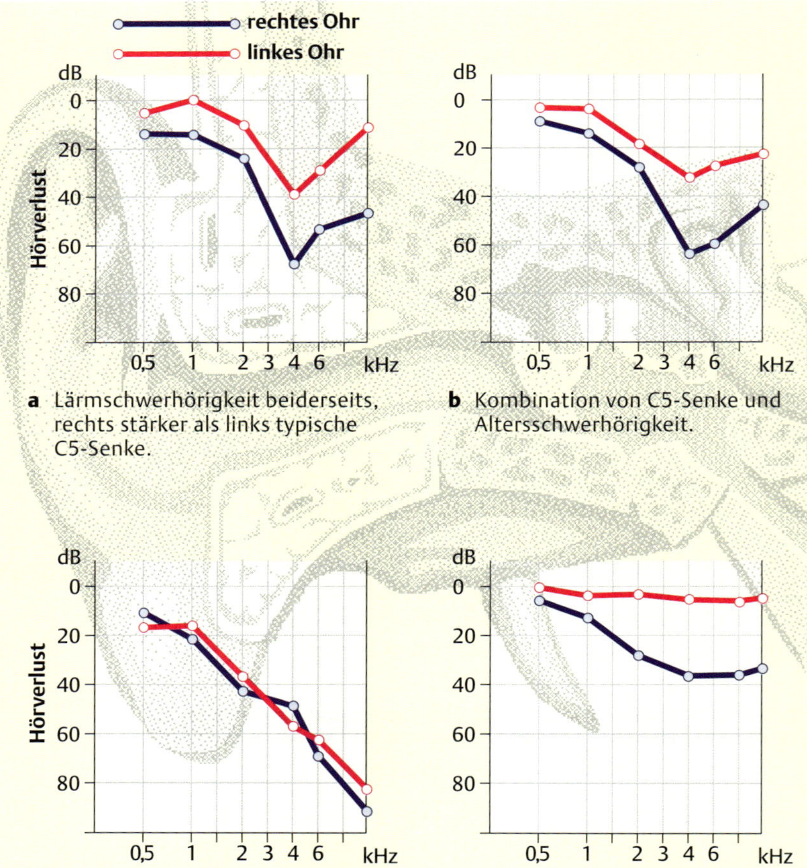

a Lärmschwerhörigkeit beiderseits, rechts stärker als links typische C5-Senke.

b Kombination von C5-Senke und Altersschwerhörigkeit.

c Altersschwerhörigkeit beiderseits.

d Abklärungsbedürftiger Befund am rechten Ohr.

Bei der Testung muß gegebenenfalls das besser hörende Ohr mit einem Geräusch vertäubt werden, um ein »Überhören« zu verhindern.
Der **wichtigste** und von den Berufsgenossenschaften bei der Begutachtung einer Lärmschwerhörigkeit (BK Nr. 2301) **auch verlangte Test** zum Nachweis einer Innenohrschwerhörigkeit **ist der SISI-Test (Short Increment Sensitivity Index).** Er dient dem indirekten Nachweis des sog. »recruitments«. Damit wird das Phänomen bezeichnet, daß das geschädigte Innenohr trotz der geringeren Hörfähigkeit ein besseres Unterscheidungsvermögen für geringgradige Unterschiede in der Lautheit feststellt als ein gesundes. Im Test werden Amplitudenerhöhungen von nur 1 dB angeboten, sie werden bei einer Innenohrschädigung besser, d.h. häufiger, wahrgenommen.

Der **SISI-Test** ist ein besonders sicherer Test zum **Nachweis einer Lärmschwerhörigkeit.** Er beruht darauf, daß das geschädigte Ohr geringgradige Unterschiede der Lautheit besser als das gesunde Ohr erkennt.

Arbeitsrechtliche Situation. Die arbeitsmedizinische Vorsorgeuntersuchung (im gewerblichen Bereich nach dem berufsgenossenschaftlichen Grundsatz G 20) ist für alle Beschäftigten vorgeschrieben, die in einem Lärmbereich tätig sind oder dort eingesetzt werden sollen.

Vorsorgeuntersuchungen sind für alle Beschäftigten vorgeschrieben, die in Bereichen mit einem Beurteilungspegel von 90 dB(A) und mehr arbeiten.

Definition. Als Lärmbereich gelten Arbeitsplätze, an denen der Beurteilungspegel von 90 dB(A) erreicht oder überschritten wird.

◄ **Definition**

Die Untersuchung umfaßt einen Siebtest mit eventuellen Ergänzungsuntersuchungen, in jedem Fall einen Hörtest und eine ärztliche Untersuchung des äußeren Ohres (wichtig im Hinblick auf die Einsatzmöglichkeit von z.B. Ohrstöpseln). Eine bereits bestehende Beeinträchtigung kann einen Ausschlußgrund für einen bestimmten Arbeitsplatz darstellen, so z.B. ein altersbezogener Knochenleitungshörverlust von mehr als 30 dB, Morbus Ménière oder andere Innenohrerkrankungen, die einen begründeten Verdacht für ein individuell erhöhtes Risiko einer Gehörschädigung durch Lärm ergeben. Ebenso wichtig ist jedoch die Dokumentation im Hinblick auf die mögliche Entstehung eines zukünftigen Lärmschadens, also im Hinblick auf eine eventuell erforderliche Begutachtung. Obwohl Lärmschutz dies wirksam verhindert, zeigt sich doch in der Praxis ein großes Problem in der Akzeptanz von Lärmschutzmaßnahmen, an dem Vorgesetzte, Sicherheitsfachkraft, Arbeitsmediziner und Berufsgenossenschaft arbeiten müssen.
Die erste Nachuntersuchung hat vor Ablauf von 12 Monaten zu erfolgen, weil so eine erhöhte individuelle Empfindlichkeit erkannt werden kann; weitere Untersuchungen folgen nach jeweils 36 Monaten, vorzeitige Nachuntersuchungen sind wie bei allen derartigen Regelungen nach längerer Erkrankung, nach ärztlichem Ermessen und auf Wunsch des Arbeitnehmers durchzuführen. Rechtsgrundlage ist die UVV »Lärm« (VBG 121), Beschäftigungsverbote bestehen im Lärmbereich für Jugendliche und für werdende und stillende Mütter.

Die Untersuchung von im Lärmbereich Beschäftigten umfaßt im Siebtest:
- Hörtest
- ärztliche Untersuchung des äußeren Ohres.

Bestehende Gehörschäden können einen Ausschlußgrund für die Beschäftigung im Lärmbereich darstellen.
Die Akzeptanz von persönlichem Schallschutz stellt ein Problem dar, an dem Vorgesetzte, Sicherheitsfachkraft, Arbeitsmediziner und Berufsgenossenschaft arbeiten müssen.

Die erste Nachuntersuchung hat vor Ablauf von 12 Monaten zu erfolgen, um eine individuelle Empfindlichkeit zu erkennen, weitere nach jeweils 36 Monaten.
Für Jugendliche und werdende und stillende Mütter besteht ein Beschäftigungsverbot im Lärmbereich.

Meldung bzw. Anerkennung einer Lärmschwerhörigkeit als Berufskrankheit. Von der BG werden Hinweise für die Erstattung einer ärztlichen Anzeige bei Lärmschwerhörigkeit herausgegeben, erarbeitet von Sachverständigen aus dem Kreis der Gewerbeärzte und HNO-Ärzte. In der Anzeige sollen die relevanten Befunde dargestellt sein, die die berufliche Genese der charakteristischen Lärmschwerhörigkeit vom Haarzellentyp nahelegen.

Ärztliche Anzeigen des Verdachts auf Bestehen einer Lärmschwerhörigkeit müssen bereits relevante Befunde enthalten. **Ein Hörverlust von 40 dB(A) auf dem besser hörenden Ohr wird als Maß gesetzt.**

Merke. Ein im versicherungsrechtlichen Sinne »erheblicher« Hörverlust besteht dann, wenn der alterskorrigierte Hörverlust des besser hörenden Ohres 40 dB bei 2000 Hz beträgt.

◄ **Merke**

Für die Festlegung der MdE gibt es Tabellen. Die Zahl der anerkannten und erstmals entschädigten Lärmschwerhörigkeiten (BK 2301) lag 1996 bei 1252 Fällen.

Die Zahl der anerkannten und erstmals entschädigten Lärmschwerhörigkeiten (BK 2301) lag 1996 bei 1252 Fällen.

2.5 Vibrationen am Arbeitsplatz

Bedeutsam sind Vibrationen mit einer Frequenz von 0,5 bis 1000 Hz.

Vibrationen im Resonanzbereich des Rumpfes und der Organe (0,5–25 Hz) führen zu Mißempfindung und Schmerzen.
Ein **»K-Wert«** beschreibt die subjektive Wahrnehmungsstärke (= bewertete Schwingungsstärke).
0,1 K = Fühlschwelle
6 K = stark spürbar
6–22 K = Schlagbohrer.

2.5 Vibrationen am Arbeitsplatz

Erschütterungen des Körpers oder von Körperteilen entstehen durch den Kontakt mit schwingungserzeugenden Maschinen (z.B. Motorsäge) oder durch den Aufenthalt in selbstschwingenden Einrichtungen (z.B. Gitterroste zwischen Maschinen, auf dem Traktor, dem Gabelstapler). Bedeutsam sind Vibrationen mit einer Frequenz von 0,5 bis 1000 Hz. Sie müssen durch technische Maßnahmen reduziert werden, persönlicher Arbeitsschutz kann hinzukommen (vibrationsdämpfende Handschuhe).

Gesundheitliche Folgen von Erschütterungen des ganzen Körpers sind Störungen des Wohlbefindens und in den Schwingungsbereichen, die der Eigenfrequenz der Organe entsprechen und dort eine **Resonanz** auslösen, Schmerzen. Dies betrifft die Wirbelsäule (3–5 Hz), den Magen (4–5 Hz), das Hand-Arm-System (12–20 Hz), die Augen (20–25 Hz) und die Hautoberfläche (200–300 Hz). Für die arbeitswissenschaftliche Erfassung der Vibrationen wurde ein **Wert »K«** eingeführt, der die subjektive Wahrnehmungsstärke (= bewertete Schwingungsstärke) ausdrückt. 0,1 K sind die Fühlschwelle, 6 K sind stark spürbar. Hubschrauber führen zu einer Beanspruchung zwischen 2 und 31 K, Schlagbohrer zwischen 6 und 22 K.

Zu den BK 2103 (Erkrankungen durch Erschütterungen) und BK 2104 (Durchblutungsstörungen) *s. Abschnitt 4.5.4* und *4.5.5* (*S. 184*).

2.6 Überdruck und Unterdruck

(*s. S. 185*)

2.6 Überdruck und Unterdruck

siehe Abschnitt 4.5.7 (S. 185)

2.7 Nichtionisierende Strahlen und Elektrizität

Mikrowellen sind elektromagnetische Wellen im Bereich von 300 MHz bis 300 GHz und einer Wellenlänge von 1 m bis 1 mm. Sie haben vor allem **thermische Wirkungen.** Ihre Energie läßt molekulare Wirkungen nicht erwarten.
Infrarotstrahlen können nach jahrelanger Einwirkung zu einer Trübung der Augenlinse führen.

Man unterteilt bei der **UV-Strahlung**
UV-A (320–400 nm)
UV-B (280–320 nm)
UV-C (200–280 nm).
Merke ▶

Der Effekt wird verstärkt durch photosensibilisierende Substanzen (z.B. zyklische Kohlenwasserstoffe).

Laserstrahlen haben eine Wellenlänge von 200–1400 nm.

Elektrische Felder mit hoher elektrischer und hoher magnetischer Feldstärke haben biologische Wirkungen, die von der Frequenz und der magnetischen Flußdichte (Tesla) abhängig sind. Veränderliche Felder erregen Nerven- und Muskelzellen.

2.7 Nichtionisierende Strahlen und Elektrizität

Mikrowellen sind elektromagnetische Wellen im Bereich von 300 MHz bis 300 GHz und einer Wellenlänge von 1 m bis 1 mm. **Sie haben in biologischem Material thermische Wirkungen**, z.B. genutzt im Mikrowellenherd, und nichtthermische, die nach wie vor Gegenstand von Untersuchungen sind. Ihre Energie ist sehr gering, so daß eine Primärwirkung auf molekularer Ebene nicht zu erwarten ist.
Infrarotstrahlen (Wärmestrahlung, Wellenlänge 1 mm bis 780 nm) können nach jahrelanger Einwirkung zu einer Trübung der Augenlinse führen. Akut kann es zum Erythem kommen.
Ultraviolettstrahlung wird unterteilt in UV-A (320–400 nm), UV-B (280–320 nm) und UV-C (200–280 nm).

> ▶ ***Merke.*** Erhöhte UV-B-Exposition kann zu den Erscheinungen des Sonnenbrandes führen, letztlich bis hin zur Entstehung von Hauttumoren.

Bei gleichzeitiger Exposition gegenüber sog. photosensibilisierenden Substanzen (zyklische Kohlenwasserstoffe) kann es verstärkt zu Hyperkeratose und Tumoren kommen (*s. BK 5102, S. 160*). UV-Strahlung kann zum sog. Verblitzen führen.
Laserstrahlen (Wellenlänge 200–1400 nm). Gefährdet sind aufgrund der technischen Besonderheiten und des Arbeitsschutzes höchstens die Augen als Folge von Unfällen. In der Retina kann es im Einwirkungsbereich zu Funktionsausfällen kommen.
Elektrische Felder mit hoher elektrischer (V/m) und hoher magnetischer (A/m) Feldstärke haben biologische Wirkungen in experimentellen Systemen, die sowohl von der Frequenz (Hz) wie auch von der magnetischen Flußdichte, gemessen in Tesla (T), abhängig sind. Veränderliche Felder erregen Nerven- und Muskelzellen. Statische Magnetfelder mit Flußdichten unterhalb von 2 T haben keine schädigenden Wirkungen. Indirekte Effekte bei der Anwendung magnetischer Resonanzverfahren (NMR) betreffen ferromagnetische Objekte, z.B. Herzschrittmacher. Der Gefahrenbereich von

Herzschrittmachern beginnt bei 50–100 T. Entsprechende Zonen müssen gekennzeichnet sein. – Epidemiologische Studien zur Auslösung von Krebserkrankungen sind, wo sie erhöhte Leukämiearten angeben, negativ bzw. nicht schlüssig.
Zu den Wirkungen des **elektrischen Stroms** *siehe Abschnitt 5.2.2, S. 212.*

Der Gefahrenbereich für Träger von Herzschrittmachern beginnt bei 50–100 Tesla.
Zu den Wirkungen des **elektrischen Stroms** *s. S. 212.*

2.8 Stäube, Rauche, Dämpfe

Stäube sind disperse Verteilungen fester Stoffe in Gasen, sie gehören mit Rauchen und Nebeln zu den Aerosolen. Die Korngrößen reichen bis zu 200 μm. Als relevante Partikel gelten Partikel mit einem aerodynamischen Durchmesser bis zu 20 μm (*s. u.*).
Rauche entstehen durch thermische und/oder chemische Prozesse. Die Primärteilchen sind sehr viel kleiner als bei Stäuben, sie können aber durch Agglomeration die Größe von teilweise kettenförmigen Staubpartikeln erreichen.
Als **Dämpfe** bezeichnet man allgemeinsprachlich feinstverteilte Flüssigkeitskondensate, wie sie z. B. bei der Abkühlung wasserdampfgesättigter Luft entstehen (Synonym: Nebel). Physikalisch-chemisch sind Dämpfe in gasförmigem Aggregatzustand befindliche Stoffe, bei denen die Gasphase in Berührung mit der flüssigen (oder festen) Phase desselben Stoffes steht. Diese »Dämpfe« sind als Gase unsichtbar (z. B. Schwefelsäuredämpfe).
Die Atmungsorgane verfügen über **Abwehrmechanismen** gegenüber Stäuben.
Für die Funktion der Atemwege als Staubfilter ist die Teilchengröße der Staubpartikel entscheidend, und zwar ihr sog. **aerodynamischer Durchmesser,** der neben dem geometrischen Durchmesser auch die Sinkgeschwindigkeit in ruhender oder strömender Luft berücksichtigt. **Partikel mit einem aerodynamischen Durchmesser von unter 5–10 μm sind alveolargängig,** die meisten dort deponierten Teilchen haben eine Größe zwischen 1 und 2 μm. Partikel mit über 10 μm Durchmesser werden in der Nase, dem Rachen, dem Kehlkopf und dem Bronchialbereich zurückgehalten. Man spricht deswegen vom **einatembaren Staubanteil** und untergliedert in Nasen-Rachen-Kehlkopf-Staub, Tracheobronchialstaub und Alveolar-

2.8 Stäube, Rauche, Dämpfe

Stäube sind disperse Verteilungen fester Stoffe in Gasen. Sie gehören zu den Aerosolen. Relevante Partikel haben einen aerodynamischen Durchmesser bis zu 20 μm.
Rauche entstehen durch thermische und/oder chemische Prozesse. Die Primärteilchen sind kleiner als bei Stäuben, sie können jedoch agglomerieren.
Dämpfe sind feinstverteilte Flüssigkeitskondensate (z. B. Nebel).

Die Atmungsorgane verfügen über **Abwehrmechanismen** gegenüber Stäuben.
Bei der Beurteilung der Staubteilchengröße ist der aerodynamische Durchmesser entscheidend, der neben dem geometrischen Durchmesser auch die Sinkgeschwindigkeit in ruhender oder strömender Luft berücksichtigt.
Partikel mit einem aerodynamischen Durchmesser ≤ 5–10 μm sind alveolargängig.

S Synopsis B-**11: Unterteilung des gesamten Aerosols im Atembereich nach arbeitsmedizinischen Kriterien**

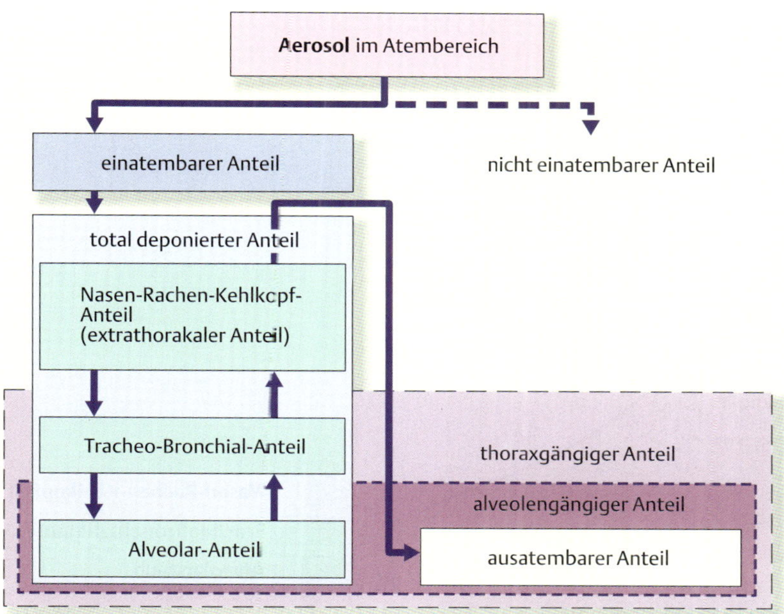

Der thoraxgängige Anteil umfaßt den (intra-)thorakalen und den ausatembaren Anteil. Der thorakal deponierte Anteil umfaßt den tracheobronchialen und den alveolären Anteil.

Der Staubniederschlag erfolgt, abhängig von der Teilchengröße, in den verschiedenen Zonen des Atemtraktes (*s. dazu* S B-**11** und S B-**12**). Die Gesamtmenge in der Lunge am Ende der Exposition bezeichnet man als »lung burden«.
Das Flimmerepithel transportiert den Staubniederschlag kranial.
In den Alveolen phagozytieren die aktivierten **Makrophagen** die phagozytierbaren Staubpartikel.
Toxische Einwirkungen hindern die Reinigungsfunktion (die alveoläre Clearance).

Der lymphogene Abtransport fibrogener Partikel führt auch zu Fibrosierungen des Lungengewebes.

Primär nicht phagozytierbare Fasern, z. B. Asbestfasern von mehr als 3 μm Länge, führen zu einer Fibrose (**Lungenasbestose**).
»Pleurotropie« und fehlende Biodegradation sind wahrscheinlich Ursache für die Entstehung von **Bronchialkarzinomen** und **Mesotheliomen**.

Biobeständigkeit und die Möglichkeit, ebenfalls Faserstäube zu bilden, haben zur Einstufung einer Reihe von anderen Fasern in die Kategorien III A2 und »als ob III A2« der MAK-Kommission (*s. S. 153*) geführt.

staub. Der bisher Feinstaub genannte Anteil wird jetzt als **alveolengängiger Staubanteil** bezeichnet. Diese Einteilung wird durch S B-**11** und S B-**12** illustriert. Die Gesamtmenge in der Lunge am Ende der Exposition bezeichnet man als »lung burden«.
Die Reinigungsleistung der Atemwege erfolgt über das **Flimmerepithel** in einem kranial gerichteten Schleimtransport mit einer Geschwindigkeit von 1 bis 2 cm/min. In den Alveolen selbst kommt es durch die Staubpartikel zu einer Aktivierung der **Makrophagen.** Sie phagozytieren granuläre und die phagozytierbaren (*s.u.*) faserigen Staubpartikel, gelangen zu den terminalen Bronchioli und werden dann weitertransportiert. Diese Reinigungsfunktion (alveoläre Clearance) ist beeinträchtigt bei allen entzündlichen Erkrankungen der Atemwege und bei toxischen Einwirkungen durch Gase wie NO_2, SO_2, Quarzstaub, aber auch Zigarettenrauch. Der **fibrogene Staub führt zu einem Zerfall der Makrophagen,** erneuter Phagozytose und schließlich zur Fibrosierung durch kollagene Fasern – ein **Schwielenknötchen** entsteht.
Als **dritten Reinigungsmechanismus gibt es noch den lymphogenen Abtransport in das Interstitium der Lunge,** auch hier führt die Ansammlung fibrogener Partikel zu einer bindegewebigen Gewebsreaktion. Weitere Schutzmechanismen bestehen im Einschließen in weitgehend zellfreies Narbengewebe und in Coating (Umhüllen mit Eiweiß).
Primär nicht phagozytierbare Fasern, wie z. B. mehr als 3 μm lange Asbestfasern, führen zu einer disseminierten, verteilten, interstitiellen, alveolarseptalen und peribronchiolären Fibrose mit Obliteration des pulmonalen Kapillarbettes – der **Lungenasbestose**. Die fehlende Biodegradation ist sehr wahrscheinlich eine Ursache für die Induktion von **Bronchialkarzinomen** und **Mesotheliomen** des Rippen- und Bauchfells. Es scheint eine »Pleurotropie« bestimmter Fasern zu geben, d. h. Fasern »driften« durch die Alveolen und das Lungengewebe in Richtung Pleura.
Die **Biobeständigkeit** und die prinzipielle Möglichkeit einiger anderer Faserarten, Faserstäube zu bilden, die ein Länge-zu-Durchmesser-Verhältnis von 3 : 1 überschreiten, haben zu deren Einstufung in die Kategorie III A2 bzw. »als ob III A2« der MAK-Kommission geführt (*s. Abschnitt 3.3.1, S. 153*). So eingestuft sind u. a. Aluminiumoxid, Dawsonit, Erionit, Glasfasern, Keramikfasern, Siliziumkarbid, Steinwolle.

S Synopsis B-**12**: **Definitionen der Aerosolanteile in Abhängigkeit vom aerodynamischen Durchmesser**

Die arbeitsmedizinisch wichtigen deponierten Aerosolanteile sind farbig unterlegt. Die für die Meßtechnik relevanten Anteile enthalten auch den ausatembaren Anteil (*s. Pfeilverlauf*).

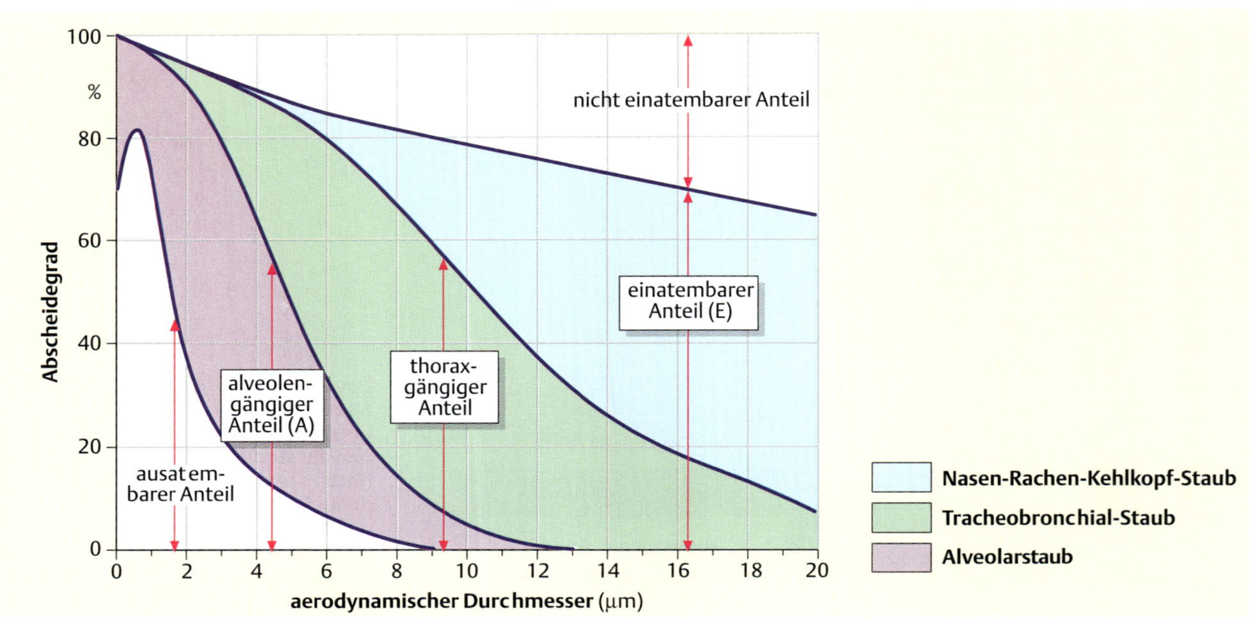

Die biologischen Wirkungen der verschiedenen Staubarten sind also keineswegs gleich. Neben der physikalischen Beschreibung der Staubpartikel bietet sich eine Gliederung der Staubarten nach der vorherrschenden biologischen Wirkung an, so wie es in B-**13** (nach *Reichel* et al., 1985) geschehen ist.

Die Staubkonzentration wird in mg/m³ bzw. bei faserigen Stäuben in Fasern/m³ gemessen. Mittelschwerer Staubanfall liegt bei 10-20 mg/m³, 0,5 mg/m³ gelten als staubfrei. Meßgeräte arbeiten mit einem Vorabscheider für große Partikel, so daß der spezifische alveolengängige Staubanteil separat gemessen werden kann.

Eine Einteilung der Stäube und Rauche nach ihren biologischen Wirkungen ist in B-13 wiedergegeben.

Die Staubkonzentration wird in mg/m³ bzw. bei faserigen Stäuben in Fasern/m³ gemessen.
Es werden Meßgeräte eingesetzt, die spezifisch den alveolengängigen Staubanteil erfassen.

B-13: Einteilung der Stäube und Rauche nach ihrer biologischen Wirkung (nach *Reichel*, 1985)

▷ **Toxisch wirkende Stäube und Rauche** Rhinitis, Bronchitis, Bronchopneumonie, Reflexbronchokonstriktion (Asthma), Emphysem, Lungenödem, stoffspezifische Vergiftungen
▷ **Chemisch irritativ wirkende Stäube und Rauche** Reflexbronchokonstriktion, meist bei hyperreaktivem Bronchialsystem (s. schleimhautreizende Gase und Dämpfe)
▷ **Fibrose verursachende Stäube** z. B. Silikose, Asbestose
▷ **Allergisierende Stäube** • Asthma bronchiale (obstruktive Atemwegserkrankungen), z. B. Bäckerasthma • fibrosierende Alveolitis, z. B. Farmerlunge
▷ **Kanzerogene und mutagen wirkende Stäube und Rauche**
▷ **Depotstäube** ohne erkennbare Wirkung auf das bronchopulmonale System, z. B. Siderose, Barytose (früher: inerter Staub)

Zur Vermeidung einer Exposition gegenüber gesundheitsgefährlichem Staub werden in erster Linie **technische Maßnahmen** gefordert:
- Verwendung geschlossener Systeme
- Absaugung
- Einsatz von Ersatzstoffen bei Schleifprozessen (z. B. Korund statt SiO_2).

Technische Maßnahmen der Staubprophylaxe sind:
- **Verwendung geschlossener Systeme**
- **Absaugung**
- **Einsatz von Ersatzstoffen.**

3 Toxizität von Arbeitsstoffen

3.1 Toxikologische Grundlagen

Die arbeitsmedizinische Toxikologie hat einen Schwerpunkt bei der Feststellung und Bewertung einer Schadstoffaufnahme und einer Schadstoffwirkung.

Grundsätzlich geht es um:
- **Dosis-Wirkungs-Beziehung:** Gibt es einen Schwellenwert? Handelt es sich um ein Konzentrations- oder ein Summationsgift?
- **Kinetik:** Resorption, Verteilung, Speicherung und Ausscheidung in den verschiedenen Kompartimenten. Man unterscheidet:
  Komp. 1: gut durchblutete Organe
  Komp. 2: Muskulatur
  Komp. 3: Fettgewebe
  Komp. 4: schlecht durchblutete Gewebe
- **Metabolismus** und Möglichkeiten des »biologischen Monitoring«
- **Komplexität** aufgrund ggf. additiver, überadditiver usw. Wirkungen
- **Natur der toxischen Auswirkungen.**

Die arbeitsmedizinische Toxikologie dient vor allem den Möglichkeiten der gesundheitlichen Überwachung exponierter Arbeitnehmer. Sie hat deswegen ihren Schwerpunkt bei den diagnostischen Möglichkeiten zur Feststellung und Bewertung einer Schadstoffaufnahme und ggf. einer Schadstoffwirkung.
Grundsätzliche Fragen betreffen:
- **Dosis-Wirkungs-Beziehung:** Gibt es einen Schwellenwert? Handelt es sich um ein sog. »Konzentrationsgift« mit reversibler Wirkung oder um ein »Summationsgift« (neue Einwirkungen treffen auf ein Organsystem, das vorausgehende Einwirkungen nicht vergessen hat – Modell ist die Strahlenexposition)?
- **Kinetik:** Sie ist durch Resorption, Verteilung und Speicherung und Ausscheidung bestimmt. Wie lange nach einer Exposition kann man ggf. noch eine Belastung nachweisen, in welchen Kompartimenten? Man unterteilt:
  - Komp. 1: gut durchblutete Organe, z. B. Gehirn, Leber, Niere
  - Komp. 2: Muskulatur
  - Komp. 3: Fettgewebe (Speicherung persistenter lipophiler Verbindungen)
  - Komp. 4: schlecht durchblutete Gewebe wie Knochen (z. B. Speicherung von Blei und Kadmium), Knorpel, Ligamente
- **Schadstoffmetabolismus:** Wie verwandelt ggf. der Körper den Schadstoff, wonach muß man beim »**biologischen Monitoring**« suchen (in Blut, Urin, Stuhl, Ausatemluft)?
- **Komplexität der Einwirkungen:** Selten handelt es sich in der Praxis um einen einzigen Schadstoff. Es eröffnet sich das weite Feld der additiven, überadditiven usw. Wirkungen
- **Natur der toxischen Auswirkungen:** Entzündung, Reizung, Stoffwechselstörung, allergisierende Wirkung, Krebsinduktion u. a.

3.1.1 Aufnahme von Schadstoffen

Der wichtigste Aufnahmeweg ist die Inhalation.
Bei einigen Substanzen (Stäube, Gase) steht die Wirkung am Respirationstrakt im Vordergrund.
Organspezifische Schädigungen kann es jedoch überall geben (Blei – Hb-Synthese, Kadmium – Knochengewebe).

Die **kutane Resorption** spielt eine Rolle bei Phenol, Anilin, Nitrobenzol, Ethylenglykol, Pflanzenschutzmitteln. In der MAK-Liste wird dies durch ein »H« hervorgehoben.

Der wichtigste Aufnahmeweg für Schadstoffe in der Arbeitswelt ist die **Inhalation**. Wirkungen am Respirationstrakt selbst stehen bei einigen Substanzen im Vordergrund (Stäube, Gase), es kommt jedoch über die Resorption zu einer **Verteilung über den ganzen Körper** und zu organspezifischen Schädigungen, so z. B. schädigt Benzol die Lungen gar nicht, wohl aber das Knochenmark. Blei gelangt über die Bindung an Erythrozyten zum Knochenmark (verursacht dort Hämsynthesestörungen) und in das Knochengewebe selbst. Kadmium lagert sich ebenfalls im Knochen ab.
Die **kutane Resorption** spielt eine untergeordnete Rolle – mit Ausnahme der Tatsache, daß manche Lösemittel noch immer auch zur Hautreinigung eingesetzt werden. Die kutane Resorption spielt eine Rolle bei Phenol, Anilin, Nitrobenzol, Ethylenglykol, bestimmten Pflanzenschutzmitteln. Die Besonderheit der Hautresorption wird in der MAK-Liste durch ein »H« hervorgehoben.

3.1.2 Fremdstoffmetabolismus

Die vielfach nicht wasserlöslichen Fremdstoffe werden in einer **Biotransformation** umgewandelt, um letztlich ausgeschieden zu werden.

Man unterscheidet eine Phase-I- und eine Phase-II-Reaktion (*s. dazu* ▤ B-**14**).

Als Fremdstoffe unterliegen die Arbeitsstoffe, die vielfach als nicht wasserlösliche Moleküle aufgenommen werden, einem Metabolismus. »Ziel« der biochemischen Prozesse ist die Elimination. In einer sog. Phase-I-Reaktion werden lipophile Stoffe in solche mit höherer Reagibilität umgewandelt (s. ▤ B-**14**), dann in der Phase-II-Reaktion an hydrophile körpereigene Substrate gekoppelt und über die Niere oder auch die Galle ausgeschieden. Die **Biotransformation**, wie sie in der Phase-I-Reaktion stattfindet, also die metabolische Veränderung eines Fremdstoffes, kann dabei sowohl zu seiner Entgiftung wie auch zu einer »Giftung« führen.

B-14: Fremdstoffmetabolismus (nach *Norpoth*)

Phase-I-Reaktion	Phase-II-Reaktion
▷ Oxidation (Mitwirkung von p450) z. B. aliphatische Kohlenwasserstoffe, Alkene, Aromate (über Epoxidbildung), Amine (Bildung von Hydroxylaminen)	▷ Glukuronsäurekonjugation z. B. Phenole, Thiole, Amine
▷ Reduktion z. B. aromatische Nitroverbindungen (Dinitrophenolderivate – Pestizide)	▷ Schwefelsäurekonjugation z. B. Phenol, Anilin
▷ Hydrolyse z. B. Karbonsäureester, Phosphorsäureester, Salpetersäure	▷ Glyzinkonjugation z. B. Benzoesäure, Phenylessigsäure
	▷ Azetylierung z. B. aromatische Amine
	▷ Thioethersynthese z. B. Vinylchlorid, Benzol, Acrylnitril

3.1.3 Besondere Risikogruppen – Heteromorphismen

Die individuelle Empfindlichkeit, das individuelle Verhalten (Lebensgewohnheiten), Vorerkrankungen, zusätzliche Expositionen – alle diese Faktoren beeinflussen das Resultat einer Schadstoffeinwirkung. An einige genetisch bedingte Besonderheiten bei Enzymen, die an Phase-I- oder Phase-II-Reaktionen beteiligt sind, muß der Arbeitsmediziner denken, so selten sie auch in der Bevölkerung vorkommen. So gibt es z. B. sog. **»langsame« und »schnelle Azetylierer«** mit unterschiedlichem Risiko, nach einer Exposition gegenüber z. B. Benzidin oder 2-Naphthylamin an Blasenkrebs zu erkranken (langsame Azetylierer haben ein höheres Risiko). Schnelle Azetylierer haben ein höheres Risiko für Kolon- und Rektumtumoren (*s. dazu* B-**15**).

3.1.3 Besondere Risikogruppen – Heteromorphismen

Das Resultat einer Schadstoffeinwirkung hängt auch von vielen individuellen Faktoren ab (Lebensgewohnheiten, Vorerkrankungen, zusätzliche Exposition).
An die seltenen genetischen Besonderheiten der Enzymausstattung muß der Arbeitsmediziner auch denken, so z. B. daran, daß es »langsame« und »schnelle Azetylierer« mit unterschiedlichem Krebsrisiko gibt (*s. dazu* B-15).

B-15: Auswahl genetischer Heteromorphismen (nach *Norpoth*)

Genetische Besonderheit	Erhöhtes Risiko für:	Bei einer Belastung mit:
N-Azetyltransferase-Mangel	Blasenkrebs (langsame Azetylierer)	aromatische Amine und Nitroverbindungen
gesteigerte Induzierbarkeit der der Arylhydrokarbonhydroxylase (AHH)	Lungenkrebs	polyzyklische aromatische Kohlenwasserstoffe (PAH, Rauchen)
Alpha-1-Antitrypsin-Mangel	Lungenemphysem	Zigarettenrauch
Glukose-6-Phosphat-Dehydrogenase-Mangel (G-6-PD-Mangel)	Hämolyse	Met-Hb-Bildner, aromatische Nitro- und Aminoverbindungen
Methämoglobin-Reduktase-Mangel	Methämoglobinämie	Nitrate, Anilin, Nitrobenzol
DNA-Repair-Defekte	Hautkrebs	UV-Strahlen, ionisierende Strahlen, DNA-schädigende Substanzen
Glutathion-Synthetase-Mangel	hämolytische Anämie Azidose	Schadstoffe, die durch GSH-Konjugation ausgeschieden werden
Delta-Aminolävulinsäure-Dehydratase-Mangel	Anämie	Blei

3.1.4 Biologisches Monitoring

Spuren von Fremdstoffen im Organismus (**Substanzreste oder länger bestehenbleibende biochemische Parameter**) dienen dem biologischen Monitoring.

Adduktbildung ist die Bindung eines Stoffes an Makromoleküle. Partner der Bindung sind DNA, RNA und auch das Hämoglobin.
Das biologische Monitoring macht Aussagen über die tatsächliche individuelle Belastung und Beanspruchung.

Fremdstoffe können im Körper Spuren hinterlassen, z.B. in Form von **Substanzresten**, die in bestimmten Geweben auch noch spät (Arsen und Thallium in Haaren, Cadmium in Knochen, Nikotin bzw. sein Metabolit Cotinin in Körperflüssigkeiten, z.B. Urin) oder als **länger bestehenbleibende biochemische Parameter** mit den modernen Methoden der Analytik gefunden werden können (z.B. Benzpyren-DNA-Addukte, Genmutationen wie bei dem N-ras-Gen).
Unter **Adduktbildung** versteht man die Bindung eines Stoffes an Makromoleküle. Diese Bindung ist ein Beleg für die biologisch wirksame Dosis. Als Partner der Bindung dienen DNA und RNA, aber z.B. auch das Hämoglobin. Dieses biologische Monitoring macht also unabhängig von Arbeitsplatz oder Umgebungsbedingungen Aussagen über die tatsächliche individuelle Belastung und Beanspruchung. Es werden Proben genommen, in denen die Fremdstoffe selbst, ihre Metabolite oder spezifische biochemische Parameter gemessen und mit Referenzwerten verglichen werden. Bei der Darstellung der BAT- und EKA-Werte (*s. Abschnitt 3.3.2, S. 156*) wird darauf noch einmal eingegangen.

3.2 Pathophysiologische Auswirkungen

Beanspruchungsreaktionen sind die Metabolisierung und ggf. Ausscheidung der Schadstoffe einschließlich der dazu nötigen Schritte wie z.B. die Induktion des p450-Enzymkomplexes als eine **Adaptationsleistung.**
Bei Überbeanspruchung der Adaptation kommt es zu **Schäden: Funktionsstörungen, Reizung oder Entzündung, Atrophie und Neoplasie, Allergie.**
Beispiel für die Entstehung einer **Entzündung** ist die Einwirkung von Gasen auf die Atemwege.
Typische **Reizgase** sind: Ammoniak, Acrolein, Chlorgas, Formaldehyd, Nitrosegase, Ozon, Phosgen, Phthalsäure, Isozyanate. Stäube von Nickel, Platin, Kobalt, Titan, Vanadium und Zink sowie Säuren und Laugen haben eine **direkte irritative Reizwirkung auf das Bronchialsystem.** Über eine Beziehung zwischen Wasserlöslichkeit und bevorzugtem Wirkungsort im Atemtrakt orientiert S **B-13**.

Im **Atemluft-Kondensat** können Entzündungsparameter erfaßt werden.

Charakteristisch für einige Reizgase, z.B. Phosgen, ist das Auftreten eines Lungenödems nach einer Latenzperiode von 4–12 Stunden. Prophylaktische Kortison-Therapie ist erforderlich.
Metalldampffieber können Kupfer und Zink auslösen. Kobalt, Chrom und Nickel führen zu **allergischen Reaktionen** des Bronchialsystems.

Auch für die toxischen Einwirkungen kann man das **Belastungs-Beanspruchungskonzept** nutzen. Beanspruchungsreaktionen sind die Metabolisierung und ggf. Ausscheidung des Schadstoffes und die vom Körper dafür erforderlichen Schritte, aber auch adaptive Prozesse wie z.B. die Induktion des p450-Enzymkomplexes. Teil der Beanspruchung ist also **zunächst eine Adaptationsleistung** im Rahmen physiologischer Regulationsmechanismen und, wenn Schäden wie z.B. eine Hämolyse eingetreten waren, im Rahmen eines gesteigerten physiologischen Zellumsatzes der Erythropoese.
Wird die Adaptationsfähigkeit überbeansprucht, kommt es zu **reversiblen oder irreversiblen Schäden**. Reversible Schäden können z.B. eine **Reizung** bzw. **Entzündung**, eine **Funktionsstörung** sein, irreversible **Atrophien** und **Neoplasien** und, zumindest prinzipiell, auch **Allergien**.
Als Beispiel für eine vom Einwirkungsort abhängige **Entzündungswirkung** in den Atemwegen dienen Substanzen, wie sie z.B. in Schweißrauchen vorkommen oder als Luftschadstoffe (NO_x, Ozon) geläufig sind.
Die genannten Substanzen werden als **Reizgase** bezeichnet, hinzu kommen, unabhängig vom Schweißrauch, noch Substanzen wie Ammoniak (NH_3), Acrolein, Chlorgas, Formaldehyd, Phosgen ($CoCl_2$), Phthalsäure, Isozyanate sowie die folgenden Metallstäube: Nickel, Platin, Kobalt, Titan, Vanadium, Zink sowie die häufig verwendeten Säuren und Laugen. Sie haben eine **direkte lokale irritative Reizwirkung**, die u.a. zu einer **Reflexbronchokonstriktion** führt. Prototyp ist das Isozyanatasthma. Als Regel gilt, daß hochwasserlösliche Substanzen ihre Wirkung im oberen Teil des Atemtraktes (Larynx, Trachea) entfalten, während wenig wasserlösliche wie Ozon, NO_2, Phosgen in den tiefen Anteilen Schädigungen herbeiführen (S B-**13**).
Neu entwickelt ist eine Methode, das **Atemluft-Kondensat** zu analysieren. Biologisches Monitoring und die Erfassung einer ersten Beanspruchungsreaktion gehen hier ineinander über. Bei Temperaturen um −20 °C kondensieren in einem Auffanggefäß luftgetragene Substanzen der Ausatemluft. Bei Reizungen, Entzündungen und beginnenden immunologischen Reaktionen werden Indikatorsubstanzen, z.B. Leukotriene, nachgewiesen – noch bevor lungenfunktionsanalytisch meßbare Parameter erkennbar sind.
Wichtig und charakteristisch für einige inhalativ wirksame Schadstoffe ist eine Latenzperiode bis zum Eintritt der toxischen Wirkung, z.B. eines Lungenödems von 4–12 Stunden, so z.B. bei Phosgen, Dimethylsulfat und nitrosen Gasen. – **Im Falle einer Intoxikation muß eine prophylaktische Kortison-(Spray-)Therapie betrieben werden.**
Metalle wie Kupfer und Zink und ihre Oxide können das sog. **Metalldampffieber** auslösen, Kobalt, Chrom und Nickel **allergische Reaktionen** des Bronchialsystems.

S Synopsis B-13: **Angriffsorte von Reizstoffen im Atemtrakt in Abhängigkeit von der Wasserlöslichkeit** (nach *Henschler*)

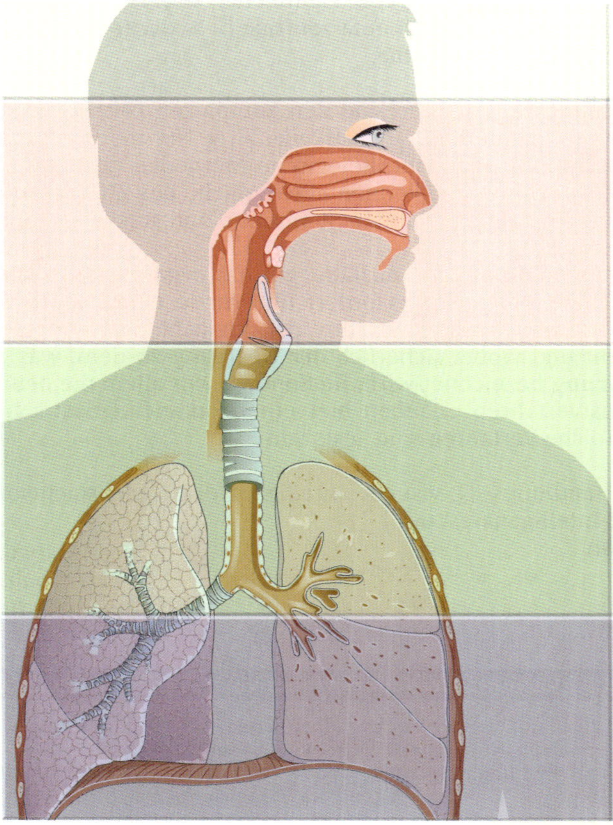

H_2O Löslichkeit	Angriffsorte	Stoffe
hoch	Auge Larynx Trachea	Formaldehyd Acrolein Ammoniak Salzsäuredämpfe Sulfochloride Phthalsäureanhydrid
mittel	Bronchien Bronchiolen	Chlorcyan Schwefelwasserstoff Äthylenimin Schwefeldioxid Phosphorchlorid Arsentrichlorid Isocyanate Chlor, Brom, Fluor Fluorwasserstoff Dimethylsulfat Ozon Vanadiumpertoxid
gering	Bronchiolen Alveolen Kapillaren	Nitrosegase Phosgen Diazomethan Zinknebel Kadmiumoxid Borane Teflon-Verbrennungs-produkte

- Neurotoxische Wirkungen

Das zentrale (ZNS) und das periphere (PNS) Nervensystem spielen als Zielorgan für toxische Arbeitsstoffe eine wichtige Rolle. Zu nennen sind, aufgrund ihrer Lipophilie, eine Reihe von Lösungsmitteln (B-**16**) und, sofern sie die **Blut-Hirn-Schranke** passieren, unter den Schwermetallen vor allem Blei, (Methyl-)Quecksilber, (Trimethyl- bzw. Triethyl-)Zinn, Mangan, Arsen, Thallium.

- **Neurotoxische Wirkungen**

Einige Lösungsmittel (B-**16**) und einige Metalle, sofern sie die **Blut-Hirn-Schranke** passieren, können toxische Wirkungen am ZNS und peripheren Nervensystem ausüben. Unter den Metallen sind dies Blei, Quecksilber, Zinn, Mangan, Arsen, Thallium.

B-**16: Lösungsmittel mit neurotoxischer Wirkung** (Auswahl)

Aliphate	▷ Alkane (z. B. n-Hexan, 2,5-Hexandion, 2,5-Hexandiol) Halogenkohlenwasserstoffe (Vinylchlorid, Tri, Per)
Aromate	▷ Toluol
Alkohole	▷ Ethanol, Methanol
Ketone	▷ Methylethylketon (MEK), Methylisobutylketon (MBK)
Weitere Substanzen	▷ Acrylamid, Acrylnitril, Schwefelkohlenstoff, Nickel- und Eisencarbonyle, Dimethylsulfat, Borwasserstoffe

Auch für diese Substanzen gilt, daß die z. T. erst nach einer **metabolischen Aktivierung**, so z. B. n-Hexan nach seiner Umwandlung in 2,5-Hexandion, Methanol nach seiner Umwandlung in Ameisensäure, ihre toxischen Wirkungen zeigen. Diese können bestehen in Störungen

- der Proteinsynthese
- des axonalen Transportes (Acrylamid, n-Hexan, die sog. **Hexakarbon-Neuropathie**)

Auch hier ist die **metabolische Aktivierung** zu beachten. Beispiele sind: n-Hexan zu 2,5-Hexandion, Methanol zu Ameisensäure.
Prinzipielle Wirkungsarten sind Störungen

- der Proteinsynthese
- des axonalen Transportes

- des Aktionspotentials
- der synaptischen Übertragung
- der Markscheiden.

Man unterscheidet Störungen am ZNS = toxische Enzephalopathie und am PNS = periphere Neuropathie.

- des Aktionspotentials
- der synaptischen Übertragung (Alkylphosphate)
- der Synthese und des Erhalts der Markscheiden.

Man unterscheidet, vor allem aufgrund zahlreicher Untersuchungen an Malern und Lackierern, grundsätzlich eine zentrale (= toxische Enzephalopathie) und eine periphere Neuropathie.

Bei der **toxischen Enzephalopathie** können alle Bereiche des ZNS betroffen sein. EEG und morphologische Methoden ergeben meist erst in fortgeschrittenen Stadien eindeutige Befunde. Zur Einteilung s. B-**17**.
Das **organische Psychosyndrom** ist eine Sonderform ohne neurologische Ausfälle. Seine Diagnostik erfordert einen neuropsychologisch-psychiatrischen Ansatz. Die Abgrenzung von **Befindlichkeitsstörungen** kann schwierig sein.

Toxische Enzephalopathie. Entsprechend den komplexen Leistungen des ZNS sind die Störungen und deren Diagnostik vielfältig. Nur in fortgeschrittenen Stadien ergeben EEG oder morphologische Methoden (z.B. das CT) eindeutige Befunde. Die Störungen können alle Bereiche des ZNS betreffen (pyramidale, extrapyramidale, zerebellare Symptome und solche des autonomen Nervensystems).
Als Sonderform, ohne neurologische Ausfälle, gilt das **organische Psychosyndrom**. Seine sichere Diagnostik erfordert im Prinzip einen neuropsychologisch-psychiatrischen Ansatz, wie aus der Vielzahl der Symptome (B-**17**) hervorgeht und wobei sicherlich der Übergang zu dem, was als **Befindlichkeitsstörung** bezeichnet wird, fließend ist. Vor allem die neuropsychologischen Testverfahren erlauben hier eine exakte Diagnostik und Verlaufskontrolle. Solche Verfahren sind Tests von

Zur Diagnostik dienen Tests von
- Wahrnehmung
- Intelligenz
- Reaktionsverhalten
- Fingerfertigkeit
- Lernleistung
- Kurzzeitgedächtnis u. a.

- Wahrnehmung
- Intelligenz (z.B. Handlungs-IQ, visuelle Intelligenzteste, Mehrfachwort-wahl-Wortschatz-Intelligenztest u.a.)
- Reaktionsverhalten
- Fingerfertigkeit
- Lernleistung
- Kurzzeitgedächtnis u.a.

B-17: Einteilung der lösungsmittelinduzierten toxischen Enzephalopathien

Schweregrad I:	uncharakteristische gesundheitliche Beschwerden: »pseudoneurasthenisches Syndrom«; reversibel; keine neurologischen Befunde
Schweregrad II A:	anhaltende Symptome wie starke Müdigkeit, Initiativeverlust, Labilität usw.; psychopathometrisch nachweisbare Leistungsminderung
Schweregrad II B:	zusätzlich neurologische Zeichen wie Ataxie, Tremor, Polyneuropathie; vollständige Reversibilität fraglich
Schweregrad III:	Demenz mit globalen Einschränkungen der intellektuellen Leistungsfähigkeit; neuroradiologisch diffuse Hirnatrophie nachweisbar; kaum reversibel, nicht progredient

Die **periphere Neuropathie** beginnt meist mit distalsymmetrischen Störungen der Sensibilität (Socken- bzw. Handschuhphänomen). Es besteht eine Trias sensibler, motorischer und vegetativer Symptome.
Zur Diagnostik werden Tests der Nervenleitgeschwindigkeit, der terminalen Überleitungszeit und das EMG eingesetzt. Für Gutachten können Biopsien erforderlich sein.

Die **periphere Neuropathie** beginnt meist mit einer Störung der Sensibilität. Insbesondere für n-Hexan ist das Socken- bzw. Handschuhphänomen beschrieben, die Erscheinungen treten überwiegend **distal-symmetrisch** auf. Weitere Befunde sind Hyperästhesien, Hyperpathien, Spontanschmerzen und Wadenkrämpfe, schließlich eine Trias aus sensiblen, motorischen und vegetativen Symptomen. Zur Diagnostik werden eingesetzt die Tests der Nervenleitgeschwindigkeit (N. ulnaris, motorisch; N. ulnaris, sensibel; N. medianus, sensibel), Tests der terminalen Überleitungszeit, Veränderungen im Elektromyogramm; und schließlich können Biopsien erforderlich werden (Gutachten).

3.3 Arbeitsmedizinisch relevante Belastungskriterien

3.3 Arbeitsmedizinisch relevante Belastungskriterien

Arbeitnehmer können dann vor schädigenden Einflüssen geschützt werden, wenn die Gefahrstoffe identifiziert und quantitativ erfaßt werden. Die Liste der Gefahrstoffe ist lang, sie wächst entsprechend dem wissenschaftlichen und technischen Fortschritt. Für den Gesundheitsschutz ist es erforderlich, Grenzkonzentrationen zu kennen, bei deren Überschreiten Maßnahmen wie

Umstellung des Produktionsverfahrens, Einsatz von Ersatzstoffen, Absaugung, persönlicher Arbeitsschutz usw. ergriffen werden müssen. Die **»Kommission zur Prüfung gesundheitsschädlicher Arbeitsstoffe«** der Deutschen Forschungsgemeinschaft (DFG) legt, entsprechend dem Stand der wissenschaftlichen Erkenntnis, solche Grenzwerte fest, begründet sie ausführlich und legt Meßverfahren fest. Voraussetzung sind ausreichende toxikologische und/oder arbeitsmedizinische bzw. industrie-hygienische Erfahrungen mit dem Stoff. Erfahrungen am Menschen haben bei der Beurteilung grundsätzlich Vorrang vor Tierversuchen. Für die **Festlegung der Grenzwerte** gilt, daß die mit ihnen verbundenen Unsicherheiten für die Gesundheit nur dann hinzunehmen sind, wenn sie jenseits der Schwelle praktischer Vernunft liegen. Sie müssen **so niedrig** angesetzt werden, daß **eine Beeinträchtigung der Gesundheit nach menschlichem Ermessen auszuschließen** ist. Art und Umfang der toxikologischen Untersuchungen sind international weitgehend standardisiert.

Die DFG-Kommission gibt die von ihr erarbeiteten Grenzwertangaben (MAK- und BAT-Werte, *s. u.*) jährlich bekannt. Damit haben sie jedoch noch keine Rechtsgültigkeit. Diese wird erst durch die Bekanntgabe als TRGS 900 (Technische Regel für Gefahrstoffe) durch den Bundesarbeitsminister im Bundesarbeitsblatt geschaffen.

Grenzkonzentrationen für Gefahrstoffe werden von der »**Kommission zur Prüfung gesundheitsschädlicher Arbeitsstoffe**« der DFG festgelegt und begründet.

Die Grenzwerte werden so niedrig angesetzt, daß eine Beeinträchtigung der Gesundheit nach menschlichem Ermessen auszuschließen ist.

Rechtsgültig werden die Grenzwerte der DFG-Kommission durch eine Bekanntgabe (TRGS 900) durch den Bundesarbeitsminister.

3.3.1 Arbeitsmedizinische Grenzwerte (MAK- und TRK-Werte)

3.3.1 Arbeitsmedizinische Grenzwerte (MAK- und TRK-Werte)

◀ Definition

▶ ***Definition.*** Der MAK-Wert **(maximale Arbeitsplatzkonzentration)** ist die höchstzulässige Konzentration eines Arbeitsstoffes als Gas, Dampf oder Schwebstoff in der Luft am Arbeitsplatz, die nach dem gegenwärtigen Stand der Kenntnis auch bei wiederholter und langfristiger, in der Regel täglich 8stündiger Exposition...im allgemeinen die Gesundheit der Beschäftigten nicht beeinträchtigt und diese nicht unangemessen belästigt.

Diese Werte bilden eine Beurteilungsgrundlage, im Einzelfall kann eine Schädigung nicht einfach aus einer Überschreitung abgeleitet werden. Die Einhaltung des MAK-Wertes entbindet auch nicht grundsätzlich von der ärztlichen Überwachung des Gesundheitszustandes exponierter Personen. Die MAK-Werte gelten für gesunde Personen im erwerbsfähigen Alter, für **Schwangere** müssen **weitere Vorsichtsmaßnahmen** ergriffen werden, gerade weil zahlreiche Arbeitsstoffe nicht oder nicht ausreichend auf fruchtschädigende Wirkung untersucht sind. Die Stoffe der **MAK-Liste** (▤ B-**18**) werden deswegen zusätzlich klassifiziert in eine

- Gruppe A – Risiko der Fruchtschädigung sicher nachgewiesen
- Gruppe B – Risiko der Fruchtschädigung wahrscheinlich
- Gruppe C – bei Einhaltung des MAK-Wertes braucht kein Risiko befürchtet werden
- Gruppe D – Einstufung noch nicht möglich.

Eine MAK-Wert-Überschreitung bedeutet im Einzelfall noch keine Schädigung. Auch die Einhaltung entbindet nicht von der ärztlichen Überwachung. Die MAK-Werte gelten für gesunde arbeitsfähige Personen. Für **Schwangere gelten weitere Vorsichtsmaßnahmen.** Die Arbeitsstoffe sind deswegen zusätzlich in 3 Gruppen eingeteilt:

- **Gruppe A** – Fruchtschädigung sicher nachgewiesen
- **Gruppe B** – Fruchtschädigung wahrscheinlich
- **Gruppe C** – MAK-Wert ausreichend
- **Gruppe D** – Einstufung noch nicht möglich.

Expositionsspitzen. Der MAK-Wert ist als 8-Stunden-Mittelwert konzipiert. Die Abweichung nach oben für kürzere Zeitdauern und ihre Häufigkeit pro Schicht werden begrenzt. Für diese Spitzenbegrenzungen – in einer Höhe des 2–10fachen des MAK-Wertes für Zeitdauern zwischen 5 und 60 Minuten – sind die Stoffe entsprechend ihrem Wirkungscharakter als **lokal reizend, resorptiv wirksam** (2 Kategorien), **schwach wirksam** oder **geruchsintensiv** noch einmal 5 Kategorien zugeteilt.

Lösen Arbeitsstoffe häufig **Sensibilisierungen** aus, werden sie durch ein »S« gekennzeichnet. Stoffe mit einer leichten Durchdringungsfähigkeit für die Haut werden durch ein »H« gekennzeichnet. Die **Hautresorption** bedeutet bei manchen Stoffen eine größere Vergiftungsgefahr als die Einatmung, so z. B. bei Anilin, Nitrobenzol, Ethylenglycoldinitrat, Phenolen.

Der MAK-Wert ist als 8-Stunden-Mittelwert konzipiert.

Für **Expositionsspitzen** gelten ebenfalls besondere Begrenzungen, so kann z. B. für 5 Minuten der zweifache MAK-Wert für nur lokal reizende Stoffe erlaubt sein.

Sensibilisierungsmöglichkeit und **Hautresorption** werden durch **»S«** und **»H«** gekennzeichnet, so z. B. Phenol durch ein H, da eine starke Resorption durch die Haut stattfindet.

B-18: Liste von Stoffen mit einem MAK-Wert (Auszug aus der Liste der DFG-Senatskommission)

Stoff	MAK ml/m³	MAK mg/m³	Bemerkungen
▷ Staub			
• allgemeiner Staubgrenzwert		6	Definitionen *s. Text*
• einatembarer Anteil (»Gesamtstaub«)		4	
• alveolengängiger Anteil (»Feinstaub«)		1,5	
▷ Arsenwasserstoff	0,05	0,16	Stoff, der auf Gefährdung in der Schwangerschaft überprüft ist, aber nicht zugeordnet werden kann
▷ Blei		0,1	gemessen als einatembarer Aerosolanteil
▷ 2-Butanon	200	600	H, C
▷ Chlor	0,5	1,5	C
▷ Chlorierte Biphenyle			
• Chlorgehalt 42 %	0,1	1,1	H, III B, B
• Chlorgehalt 54 %	0,05	0,7	H, III B, B
▷ Kohlenmonoxid	30	35	B
▷ Phenol	5	20	H
▷ Phosgen	0,02	0,082	C
▷ Quecksilber	0,012	0,1	als Hg berechnet
▷ Schwefeldioxid	2	5,3	
▷ Styrol	20	86	C
▷ Toluol	50	190	C
▷ Xylol	100	440	alle Isomere, D

A, B, C, D = Klassifikation im Hinblick auf Schwangerschaft (*s. Text*).
H = Gefahr der Hautresorption. III B = Krebserzeugender Arbeitsstoff (*s. Text*).

Merke ▶

▶ ***Merke.*** **Stoffgemische** stellen ein besonderes Problem dar, **die MAK-Werte gelten nur für die Exposition gegenüber dem reinen Stoff.**

MAK-Werte können als Schwellenwerte aufgefaßt werden.
Für kanzerogene Stoffe gilt jedoch die Annahme, daß eine Gefahr bis hin zu kleinsten Dosen besteht.

Verstärkung, gegebenenfalls auch Verminderung der gesundheitsschädlichen Wirkung der Einzelsubstanz in Gemischen ist möglich. Der mangelhafte Kenntnisstand erlaubt auch kein Verfahren zur Errechnung von MAK-Werten für Lösungsmittelgemische.

MAK-Werte bedeuten eine weitgehende Gewähr dafür, daß Gesundheitsschäden nicht auftreten. Sie **können als Schwellenwerte aufgefaßt werden,** d. h., daß von niedrigeren Konzentrationen keine Gefahr ausgeht. **Eine solche toxikologische Charakterisierung kann für kanzerogene Substanzen gegenwärtig nicht gegeben werden.** Mit abnehmender Dosis verringert sich zwar auch die Häufigkeit von Krebs in dem jeweils betrachteten Kollektiv. Jedoch wird hier nicht die sog. Schwellenwerthypothese zugrunde gelegt, sondern es gilt die Annahme, daß – im Gegensatz zu der Situation bei konventionellen Schadstoffen – ein wirkungsfreier Dosisbereich nicht ermittelt werden kann, also eine Gefahr bis hin zu unendlich kleinen Dosen bestehen bleibt. Der Umgang mit erwiesen oder potentiell krebserzeugenden Arbeitsstoffen erfordert deswegen besondere Vorsicht und Maßnahmen der Gesundheitsvorsorge.

Der Umgang mit kanzerogenen Stoffen erfordert deswegen besondere Vorsorgemaßnahmen.

Nach dem ILO-Vertrag sind kanzerogene Substanzen am Arbeitsplatz zu ersetzen (*s. S. 111*).

An erster Stelle steht die vertragliche Verpflichtung Deutschlands, gemäß Konvention 139 der ILO (International Labour Office) kanzerogene Substanzen am Arbeitsplatz zu ersetzen. Auch die europäischen Regelungen (*s. Abschnitt 1.3, S. 111*) sehen dies vor. Soweit dies nicht verwirklicht wird und die Verwendung solcher Stoffe technisch notwendig ist, werden die **kanzerogenen Stoffe in Kategorien eingeteilt** (B-**19**), und es werden sogenannte **technische Richtkonzentrationen (TRK-Werte,** B-**20**) festgelegt.

Kanzerogene Stoffe werden in verschiedene Kategorien eingeteilt (B-**19**), und es werden **TRK-Werte** (B-**20**) angegeben.

B-19: Krebserzeugende Arbeitsstoffe. Einteilung nach der Klassifizierung der Senatskommission für gefährliche Arbeitsstoffe der DFG

A	**eindeutig als krebserzeugend** ausgewiesen	
A1	Stoffe, die beim Menschen **erfahrungsgemäß** bösartige Geschwülste zu verursachen vermögen, z. B.	▷ Arsen ▷ Asbest ▷ Benzol ▷ Buchen- und Eichenholzstaub ▷ Kokereirohgase ▷ Vinylchlorid ▷ Nickel ▷ Zinkchromat
A2	Stoffe, die **bislang nur im Tierversuch** sich als krebserzeugend erwiesen haben, unter Bedingungen, die einer Expositionsmöglichkeit des Menschen am Arbeitsplatz ähnlich sind, z. B.	▷ Acrylnitril ▷ Beryllium ▷ Cadmiumchlorid ▷ Chrom-VI-Verbindungen ▷ Kobalt ▷ Dieselmotoremissionen ▷ Dimethylhydrazin ▷ Ethylenoxid ▷ N-Nitrosoverbindungen
B	Stoffe **mit begründetem Verdacht** auf krebserzeugendes Potential, z. B.	▷ Formaldehyd ▷ Anilin ▷ Tetrachlorethylen (Per) ▷ Acetaldehyd

◀ **Definition**

Definition. Unter der **technischen Richtkonzentration** (TRK-Wert) versteht man die Konzentration eines gefährlichen Arbeitsstoffes als Gas, Dampf oder Schwebstoff in der Luft, die nach dem Stand der Technik erreicht werden kann und die als Anhalt für die zu treffenden Schutzmaßnahmen und die meßtechnische Überwachung des Arbeitsplatzes heranzuziehen ist.

Der Arbeitgeber hat dafür zu sorgen, daß der TRK-Wert als Durchschnittswert über ein Jahr möglichst weit unterschritten wird.

Ihre Einhaltung soll das Risiko einer Beeinträchtigung der Gesundheit vermindern, vermag dieses jedoch nicht völlig auszuschließen. Der Arbeitgeber hat dafür zu sorgen, daß der TRK-Wert als Durchschnittswert über ein Jahr möglichst weit unterschritten wird. Für die Festlegung sind maßgebend

- die Möglichkeit, die Stoffkonzentration im Bereich des TRK-Wertes analytisch zu bestimmen
- der derzeitige Stand der technischen Möglichkeiten (Verfahrens- und Lüftungstechnik)
- arbeitsmedizinische Erfahrungen und toxikologische Erkenntnisse.

Stoffe mit **TRK-Wert** sind in B-**20** zusammengestellt. Sie gelten für eine in der Regel täglich 8stündige Exposition.

TRK-Werte sind derzeit (1997) für etwa 80 Stoffe durch den Ausschuß für Gefahrstoffe beim Bundesministerium für Arbeit und Sozialordnung als TRGS 102 festgelegt (B-**20**). Sie **gelten,** entsprechend dem Vorgehen bei den MAK-Werten, **für eine in der Regel täglich 8stündige Exposition.**

3.3.2 Biologische Arbeitsstofftoleranzwerte (BAT-Werte)

MAK- und TRK-Werte sind Angaben zur Arbeitsumgebung. Im **»biologischen Monitoring«** werden die Stoffe selbst, ihre Metaboliten oder die dadurch im Körper ausgelösten Reaktionen erfaßt.

MAK- und TRK-Werte beziehen sich auf die Konzentration von Schadstoffen am Arbeitsplatz, denen ein Gesunder ausgesetzt ist. Wesentlich für das individuelle Gesundheitsrisiko ist jedoch, wieviel eine Person tatsächlich aufnimmt und wie ihre Stoffwechselsituation dadurch beeinflußt wird. Die durch den Nachweis der Stoffe, ihrer Metaboliten oder der durch sie ausgelösten Reaktionen des Körpers mögliche Überwachung wird als **»biologisches Monitoring«** bezeichnet.

B-20: Liste von Stoffen mit einem TRK-Wert (Auszug aus der Liste der DFG-Senatskommission)

Stoff	TRK ml/m³	TRK mg/m³	Bemerkungen
▷ Arsentrioxid und -pentoxid, arsenige Säuren, Arsensäuren und deren Salze (Arsenite, Arsenate)	–	0,1	berechnet als As im Gesamtstaub
▷ Asbest bei Abbrucharbeiten sowie Sanierungs- und Instandsetzungsarbeiten (TRGS 901)	–	aufgehoben	Definition Faser: Länge > 5 µm, Durchmesser < 3 µm, Länge/Durchmesser > 3 : 1
• Untersuchungspflicht		ab 15000 F/m³	
▷ Benzol			
• Kokereien, Tankfeld, Reparaturen	2,5	8	
• im übrigen	1	3,2	
▷ Beryllium und seine Verbindungen			
• Schleifen von Berylliummetall und -legierungen	–	0,005	berechnet als Be im Gesamtstaub
• im übrigen	–	0,002	
▷ 1-Chlor-2,3-epoxypropan (Epichlorhydrin)	3	12	
▷ Chrom (VI)-Verbindungen (in Form von Stäuben/Aerosolen), ausgenommen die in Wasser praktisch unlöslichen, wie z. B. Bleichromat, Bariumchromat			berechnet als CrO_3 im Gesamtstaub
• Lichtbogenhandschweißen mit umhüllten Stabelektroden	–	0,1	
• im übrigen	–	0,05	
▷ Dieselmotor Emissionen			
• Nicht-Kohlebergbau unter Tage und Bauarbeiten unter Tage	–	0,3	
• im übrigen	–	0,1	
▷ Ethylenoxid	1	2	
▷ Holzstaub		2	Holzstaub als Gesamtstaub. Eine Unterscheidung von Staubproben nach verschiedenen Holzarten ist z. Z. in der Routine analytisch nicht möglich
▷ Hydrazin	0,1	0,13	
▷ Nickel als Nickelmetall, Nickelsulfid und Sulfidische Erze Nickeloxid und Nickelkarbonat	–	0,5	berechnet als Ni im Gesamtstaub
Nickelverbindungen in Form atembarer Tröpfchen	–	0,05	
▷ Ozon	0,1	0,2	
▷ Vinylchlorid			
• bestehende Anlagen VC- und PVC-Herstellung	3	8	
• im übrigen	2	5	

Definition ▶

▶ ***Definition.*** Als **biologischer Arbeitsstofftoleranzwert** (BAT-Wert) wird die höchstzulässige Menge eines Arbeitsstoffes bzw. Arbeitsstoffmetaboliten oder die dadurch ausgelöste Abweichung eines biologischen Indikators von der Norm bezeichnet, die nach dem gegenwärtigen Stand der wissenschaftlichen Kenntnis im allgemeinen die Gesundheit der Beschäftigten auch dann nicht beeinträchtigt, wenn sie durch Einflüsse des Arbeitsplatzes regelhaft erzielt wird.

Es werden dadurch über die Aufnahme über die Atemwege hinaus noch andere, das Ausmaß der Arbeitsstoffbelastung des Organismus bestimmende Faktoren berücksichtigt, z. B. die Schwere der körperlichen Arbeit (Atemminutenvolumen), Hautresorption oder Abweichungen des Stoffwechsel- und Ausscheidungsverhaltens eines Arbeitsstoffes. Zudem zeigen die Arbeitsstoffe in der Arbeitsplatzluft oft zeitliche Schwankungen, denen die biologischen Werte mehr oder minder gedämpft folgen können.
BAT-Werte gibt es zur Zeit für etwa 45 Arbeitsstoffe, einige Beispiele sind in B-**21** aufgeführt. Sie können nur für solche Stoffe aufgestellt werden, die

in nennenswertem Maße in den Organismus eintreten und dann dort im Blut und seinen Bestandteilen oder im Harn selbst nachgewiesen werden können (die »innere Belastung«) oder dort charakteristische Veränderungen auslösen (Beanspruchungsindikatoren).

Klassisches Beispiel ist die Exposition gegenüber Blei, das einerseits selbst im Blut nachgewiesen wird, dessen biologische Wirkung durch einen Anstieg der δ-Aminolävulinsäure im Urin als Indikator einer Beanspruchung erfaßt wird. Die Werte selbst geben dann, im Rahmen spezieller ärztlicher Vorsorgeuntersuchungen erhoben, eine Grundlage für die Beurteilung der Bedenklichkeit oder Unbedenklichkeit der aufgenommenen Arbeitsstoffmengen. Die Untersuchung bzw. der Zeitpunkt der Probennahme soll die Expositionsverhältnisse am Arbeitsplatz sowie das pharmakokinetische Verhalten des jeweiligen Stoffes berücksichtigen. In der Regel wird insbesondere bei kumulierenden Stoffen die Probengewinnung am Ende eines Arbeitstages nach einer langen Arbeitsperiode (Arbeitswoche) dieser Forderung Rechnung tragen.

In gedanklicher Parallele zu den BAT-Werten in Relation zu den MAK-Werten wurden für krebserzeugende Arbeitsstoffe mit ihren TRK-Werten **Expositionsäquivalente für krebserzeugende Arbeitsstoffe (EKA-Werte)** aufgestellt. EKA-Werte sind mehrere Konzentrationsangaben, in der Regel im Urin, denen bestimmte Luftkonzentrationen des Arbeitsstoffes gegenübergestellt sind bzw. entsprechen, d. h. es handelt sich um Korrelationen. Stoff- bzw. Metabolitenkonzentrationen im biologischen Material, die höher liegen als es der Stoffkonzentration in der Arbeitsplatzluft entspricht, weisen auf zusätzliche, in der Regel perkutane Aufnahmen hin. Solche Korrelationen gibt es bisher nur für eine sehr begrenzte Zahl von krebserzeugenden Arbeitsstoffen wie Alkalichromate, Arsen, Benzol, Kobalt, Ethylenoxid, Nikkel, Vinylchlorid. ▤ B-**22** gibt Beispiele für Vinylchlorid und Benzol wieder.

Biologische Arbeitsstofftoleranzwerte **(BAT-Werte)** gibt es zur Zeit für etwa 45 Arbeitsstoffe. ▤ B-**21** gibt einige Beispiele.

Die Menge an z. B. **Blei im Blut gibt die »innere Belastung«** an, der **Anstieg der δ-Aminolävulinsäure** ist ein Parameter der **Beanspruchung** des Organismus.

Die Probengewinnung im biologischen Monitoring soll am Ende einer Arbeitsperiode erfolgen.

Expositionsäquivalente für krebserzeugende Arbeitsstoffe (**EKA-Werte**) sind, in gedanklicher Nähe zu den BAT-Werten, Konzentrationsangaben (in der Regel im Urin), die mit bestimmten Luftkonzentrationen korrelieren.
Beispiele für Vinylchlorid und Benzol sind in ▤ B-**22** wiedergegeben.

> ▶ ***Merke.*** MAK-, TRK- und BAT-Werte beziehen sich ausschließlich auf die Exposition am Arbeitsplatz. Sie dienen als Beurteilungskriterien für die gesundheitliche Überwachung im Rahmen der arbeitsmedizinischen Vorsorge. Eine Übernahme der Werte für die Beurteilung langdauernder Belastungen in der allgemeinen Umwelt, etwa der freien Atmosphäre oder der Lebensmittel, denen die gesamte Bevölkerung ausgesetzt sein kann, ist nicht möglich. Hierfür werden eigene Kategorien geschaffen (*s. u.*)

◀ **Merke**

Solche Grenzwerte, etwa als maximale Raumluftkonzentration **(MRK)** bezeichnet, müssen weit niedriger sein. Maximale Immissionskonzentrationen **(MIK-Werte) gelten für Umwelt-Luftverunreinigungen,** um die Bevölkerung (einschließlich Kinder und Kranke) bzw. die Nachbarschaft von Emittenten vor gesundheitlichen Gefahren oder Belästigungen zu schützen (*s. Teil E Hygiene*).

Zur Beurteilung der individuellen gesundheitlichen Relevanz einer nachgewiesenen externen Belastung wurde für die Umweltmedizin das Konzept des **Human-Biomonitoring (HBM)** erstellt. Begonnen wurde mit der Festlegung sogenannter HBM-I- und HBM-II-Werte für Blei, Cadmium, Toluol und PCP. Werte für andere Stoffe werden folgen. Der HBM-Wert ist eine Stoffkonzentration, die in einem Körpermedium nachweisbar ist, bei deren Überschreitung

HBM I – eine gesundheitliche Beeinträchtigung nicht ausreichend sicher ausgeschlossen werden kann

HBM II – eine gesundheitliche Beeinträchtigung möglich ist.

Der Bereich zwischen diesen beiden Werten kann als ein Bereich erhöhter Aufmerksamkeit, vermehrter Kontrolle und intensiverer Prävention angesehen werden. Bei Überschreiten von HBM II besteht absoluter Handlungsbedarf.

Neben der individuellen Diagnostik ist das Biomonitoring Gegenstand epidemiologischer Studien. Außerdem lassen sich mit HBM Entwicklungstrends in der Schadstoffbelastung des Menschen aufzeigen.

MRK- und **MIK-**Werte (maximale Raumluftkonzentration und maximale Immissionskonzentration) **gelten für allgemeine Umweltbedingungen.**

Mit dem **Human Biomonitoring (HBM)** lassen sich die gesundheitlichen Risiken einer externen Schadstoffbelastung des Einzelnen bewerten. Stoffkonzentrationen eines Körpermediums (HBM-Werte) wurden für einzelne Substanzen festgelegt. Bei Überschreiten von **HBM I** ist eine gesundheitliche Beeinträchtigung nicht mehr sicher auszuschließen. Bei Überschreiten von **HBM-II** ist die Gefahr einer gesundheitlichen Schädigung gegeben.

B-21: Biologische Arbeitsstofftoleranzwerte (BAT-Werte). Auszug aus der Liste der DFG-Senatskommission.

Arbeitsstoff	Parameter	BAT-Wert	Untersuchungsmaterial	Zeitpunkt der Probennahme
Aluminium [7429-90-5)	Aluminium	200 µg/l	H	b
Blei [7439-92-1]	Blei	700 µg/l 300 µg/l (Frauen < 45 J.)	B	a
	δ-Aminolävulinsäure	15 mg/l 6 mg/l (Frauen < 45 J.)	H	a
Dichlormethan [75-09-2]	CO-Hb	5 %	B	b
Fluorwasserstoff [7664-39-3] und anorganische Fluorverbindungen (Fluoride)	Fluorid	7,0 mg/g Kreatinin	H	b
	Fluorid	4,0 mg/g Kreatinin	H	d
Kohlenmonoxid [630-08-0]	CO-Hb	5 %	B	b
Lindan (γ-1,2,3,4,5,6-Hexachlorcyclohexan) [58-89-9]	Lindan	20 µ/l	B	b
	Lindan	25 µg/l	P/S	b
Methanol [67-56-1]	Methanol	30 mg/l	H	c, b
Nitrobenzol [98-95-3]		100 µg/l	B	c
Phenol [108-95-2]	Phenol	300 mg/l	H	b
Quecksilber [7439-97-6], metallisches und anorganische Quecksilberverbindungen	Quecksilber	50 µg/l	B	a
	Quecksilber	200 µg/l	H	a
Quecksilber, organische Quecksilberverbindungen	Quecksilber	100 µg/l	B	a
Styrol [100-42-5]	Mandelsäure	600 mg/g Kreatinin	H	b
	Mandelsäure plus Phenylglyoxylsäure	1,0 g/l	H	b
Tetrachlorethen (Perchlorethylen) [127-18-4]	Tetrachlorethen	1 mg/l	B	d
	Tetrachlorethen	9,5 ml/m³	AL	d
Toluol [108-88-3]	Toluol	1,7 mg/l	B	b
Xylol [1330-20-7]	Xylol	1,5 mg/l	B	b
	Tolursäure (= Methylhippursäure)	2 g/l	H	b

Untersuchungsmaterial: AL = Alveolarluft, B = Vollblut, E = Erythrozyten, H = Harn, P/S = Plasma/Serum. Zeitpunkt der Probennahme: a = keine Beschränkung, b = Expositionsende bzw. Schichtende, c = bei Langzeitexposition: nach mehreren vorangegangenen Schichten, d = vor nachfolgender Schicht

B-22: Beispiele für EKA-Werte (Expositionsäquivalente für krebserzeugende Arbeitsstoffe).

Vinylchlorid Probe: Luft (ml/m³)	 (mg/m³)	Probennahmezeitpunkt: **nach mehreren vorangegangenen Schichten** Harn, Thiodiglykolsäure (mg/24 h)
1	2,6	1,8
2	5,2	2,4
4	10	4,5
8	21	8,2
16	41	10,6

Probennnahmezeitpunkt: **Expositionsende bzw. Schichtende**

Benzol Probe: Luft (ml/m³)	 (mg/m³)	Vollblut Benzol (µg/m³)	Harn S-Phenylmerkaptursäure (mg/Kreatinin)	Harn trans, trans-Muconsäure (mg/l)
0,3	1,0	0,9	0,010	–
0,6	2,0	2,4	0,025	1,6
0,9	3,0	4,4	0,040	–
1,0	3,3	5	0,045	2
1,2	4,0	–	0,055	–
2	6,5	14	0,090	3
4	13	38	0,180	5
6	19,5	–	0,270	7

4 Berufskrankheiten

4 Berufskrankheiten

Der Zusammenhang von beruflicher Tätigkeit mit bestimmten Erkrankungen ist schon seit dem Altertum bekannt. In deutscher Sprache erschien 1524 die 1473 entstandene Arbeit von *Ellenbog* »Von den gifftigen besen Tempfen und Reuchen der Metal« und 1567 das vermutlich 1533 geschriebene Buch von *Paracelsus* (1493–1541) mit dem Titel »Von der Bergsucht oder Bergkrankheiten drey Bücher – inn dreyzehn Traktat verfaßt und beschrieben worden«. Noch berühmter, vor allem international, ist das Werk von *Ramazini* (1631–1724) »De morbis artificium diatriba« (1713), in dem Erkrankungen von über 40 Berufssparten dargestellt werden.
Nicht alle in diesen frühen Werken beschriebenen Erkrankungen lassen sich uns heute geläufigen Syndromen eindeutig zuordnen: Die »Bergsucht« ist wahrscheinlich eine Kombination von Silikose, Tbc und Schwermetallvergiftungen. Die »colica pictonum«, die »Devonshire-Kolik« und die »Hüttenkrätze« sind als chronische Bleivergiftungen aufzufassen, die in der Steingutfabrikation in der Gegend von Poitiers in Frankreich, in der Grafschaft Devonshire in England und in Deutschland in gleicher Weise auftraten.

Der Zusammenhang von beruflicher Tätigkeit mit bestimmten Erkrankungen ist schon seit dem Altertum bekannt.
Ramazinis Buch »De morbis artificium diatriba« (1713) gilt als historisches Hauptwerk der Arbeitsmedizin.

4.1 Gesetzliche Definitionen

4.1 Gesetzliche Definitionen

Im neuen Arbeitsschutzgesetz ist von **arbeitsbedingten Gesundheitsstörungen** die Rede und von **arbeitsbedingten Erkrankungen**. Dies sind die damit gültigen Oberbegriffe. Durch die arbeitsmedizinische Vorsorge sollen, unabhängig vom Berufskrankheitenrecht, Ursachenaufklärung und Früherkennung geleistet werden. Der Arbeitnehmer hat einen Anspruch auf den betrieblichen Gesundheitsschutz, und er hat bei Arbeitsunfall oder wenn sich eine Berufskrankheit entwickelt, Anspruch auf eine Entschädigungsleistung.
Erste gesetzliche Regelungen zu Berufsunfällen oder Krankheiten gibt es in den Knappschaftsvereinigungen der zweiten Hälfte des 18. Jahrhunderts. In der Sozialgesetzgebung Ende des 19. Jahrhunderts wurde in Deutschland das Risiko eines **Arbeitsunfalls** in der Unfallversicherung abgedeckt. Erkrankungen, für die der Unfallbegriff nicht zutraf, konnten ihnen nur mit Schwierigkeiten gleichgestellt werden. Erst 1928 wurde eine gesetzliche Regelung gefunden, in der durch Verordnung bestimmte Krankheiten als Berufskrankheiten bezeichnet werden. Dieses Prinzip gilt heute noch – es kommt also auf die genaue Definition des Begriffes »**Berufskrankheit**« an.

Oberbegriffe im Arbeitsschutzgesetz sind »arbeitsbedingte Gesundheitsstörungen« und »arbeitsbedingte Erkrankungen«.

Der Arbeitnehmer hat bei einem Arbeitsunfall oder bei einer Berufskrankheit Anspruch auf eine Entschädigung.

Das Berufskrankheitenwesen hat seine ersten Anfänge bei der Knappschaft (2. Hälfte des 18. Jahrhunderts).
Die Berufsunfallversicherung ist Teil der Sozialgesetzgebung vom Ende des 19. Jahrhunderts.
1928 wurde eine gesetzliche Regelung für die Berufskrankheit gefunden. Der Begriff Berufskrankheit gilt für bestimmte Krankheiten, die in der ▤ B-**23** angegeben sind.

▶ ***Definition.*** Als Berufskrankheit sind diejenigen Erkrankungen anzusehen, die auf berufliche Einwirkungen zurückzuführen sind und als solche durch die Gesetzgebung als entschädigungspflichtig anerkannt sind. Sie sind in der Berufskrankheitenverordnung angeführt (▤ B-**23**).

◀ **Definition**

Die Liste der ehemaligen DDR umfaßt, in ähnlicher Gliederung, 93 Positionen. Die Definition über eine Liste mag zunächst starr und unverständlich restriktiv erscheinen. Es sei deswegen gleich darauf hingewiesen, daß die sog. **General- bzw. Öffnungsklausel** (früher § 551 Abs. 2 RVO, jetzt § 9 SGB VII) es erlaubt, neue Erkenntnisse über den Zusammenhang einer Erkrankung mit betrieblichen Einwirkungen, also »potentielle Berufskrankheiten« oder **»Quasi-Berufskrankheiten«,** zu berücksichtigen. Zeitliche Lücken zwischen einer solchen Erkenntnis und der Anpassung der Berufskrankheitenverordnung können dadurch geschlossen werden. Demnächst wird Lungenkrebs in die Liste aufgenommen werden, wenn in Analogie zu den 25 »Faserjahren« Arbeit (*s. S. 198*) 100 Benzo-a-pyren-Jahre (100 $\mu g/m^3 \times$ Jahre) nachgewiesen sind.
Mit der Aufnahme in die Liste wird das Eintreten einer beruflichen Schädigung generell als möglich anerkannt und die Erkrankung prinzipiell als entschädigungswürdig befunden. So war es ein bedeutender Schritt, bei einer

Die Generalklausel § 9 SGB VII (Öffnungsklausel) erlaubt es, auch eine neue »Nicht-Listen-Erkrankung« als Berufskrankheit zu behandeln.

Mit der Aufnahme einer Krankheit in die Liste wird das Eintreten einer beruflichen Schädigung generell als möglich

B-23: Liste der Berufskrankheiten (1993)

Nr.	Krankheiten
1	**Durch chemische Einwirkungen verursachte Krankheiten**
11	**Metalle und Metalloide**
1101	Erkrankungen durch Blei oder seine Verbindungen
1102	Erkrankungen durch Quecksilber oder seine Verbindungen
1103	Erkrankungen durch Chrom oder seine Verbindungen
1104	Erkrankungen durch Cadmium oder seine Verbindungen
1105	Erkrankungen durch Mangan oder seine Verbindungen
1106	Erkrankungen durch Thallium oder seine Verbindungen
1107	Erkrankungen durch Vanadium oder seine Verbindungen
1108	Erkrankungen durch Arsen oder seine Verbindungen
1109	Erkrankungen durch Phosphor oder seine anorganischen Verbindungen
1110	Erkrankungen durch Beryllium oder seine Verbindungen
12	**Erstickungsgase**
1201	Erkrankungen durch Kohlenmonoxid
1202	Erkrankungen durch Schwefelwasserstoff
13	**Lösemittel, Schädlingsbekämpfungsmittel (Pestizide) und sonstige chemische Stoffe**
1301	Schleimhautveränderungen, Krebs oder andere Neubildungen der Harnwege durch aromatische Amine
1302	Erkrankungen durch Halogenkohlenwasserstoffe
1303	Erkrankungen durch Benzol oder seine Homologe oder durch Styrol
1304	Erkrankungen durch Nitro- oder Aminoverbindungen des Benzols oder seiner Homologe oder ihrer Abkömmlinge
1305	Erkrankungen durch Schwefelkohlenstoff
1306	Erkrankungen durch Methylalkohol (Methanol)
1307	Erkrankungen durch organische Phosphorverbindungen
1308	Erkrankungen durch Fluor oder seine Verbindungen
1309	Erkrankungen durch Salpetersäureester
1310	Erkrankungen durch halogenierte Alkyl-, Aryl- oder Alkylaryloxide
1311	Erkrankungen durch halogenierte Alkyl-, Aryl- oder Alkylarylsulfide
1312	Erkrankungen der Zähne durch Säuren
1313	Hornhautschädigungen des Auges durch Benzochinon
1314	Erkrankungen durch para-tertiär-Butylphenol
1315	Erkrankungen durch Isocyanate, die zur Unterlassung aller Tätigkeiten gezwungen haben, die für die Entstehung, die Verschlimmerung oder das Wiederaufleben der Krankheit ursächlich waren oder sein können
1316	Erkrankungen der Leber durch Dimethylformamid
1317	Polyneuropathie oder Enzephalopathie durch organische Lösungsmittel oder deren Gemische
	Zu den Nummern 1101 bis 1110, 1201 und 1202, 1303 bis 1309 und 1315: Ausgenommen sind Hauterkrankungen. Diese gelten als Krankheiten im Sinne dieser Anlage nur insoweit, als sie Erscheinungen einer Allgemeinerkrankung sind, die durch Aufnahme der schädigenden Stoffe in den Körper verursacht werden, oder gemäß Nummer 5101 zu entschädigen sind.
2	**Durch physikalische Einwirkungen verursachte Krankheiten**
21	**Mechanische Einwirkungen**
2101	Erkrankungen der Sehnenscheiden oder des Sehnengleitgewebes sowie der Sehnen- oder Muskelansätze, die zur Unterlassung aller Tätigkeiten gezwungen haben, die für die Entstehung, die Verschlimmerung oder das Wiederaufleben der Krankheit ursächlich waren oder sein können
2102	Meniskusschäden nach mehrjährigen andauernden oder häufig wiederkehrenden, die Kniegelenke überdurchschnittlich belastenden Tätigkeiten
2103	Erkrankungen durch Erschütterung bei Arbeit mit Druckluftwerkzeugen oder gleichartig wirkenden Werkzeugen oder Maschinen
2104	Vibrationsbedingte Durchblutungsstörungen an den Händen, die zur Unterlassung aller Tätigkeiten gezwungen haben, die für die Entstehung, die Verschlimmerung oder das Wiederaufleben der Krankheit ursächlich waren oder sein können
2105	Chronische Erkrankungen der Schleimbeutel durch ständigen Druck
2106	Drucklähmungen der Nerven
2107	Abrißbrüche der Wirbelfortsätze
2108	Bandscheibenbedingte Erkrankungen der Lendenwirbelsäule durch langjähriges Heben oder Tragen schwerer Lasten oder durch langjährige Tätigkeiten in extremer Rumpfbeugehaltung, die zur Unterlassung aller Tätigkeiten gezwungen haben, die für die Entstehung, die Verschlimmerung oder das Wiederaufleben der Krankheit ursächlich waren oder sein können
2109	Bandscheibenbedingte Erkrankungen der Halswirbelsäule durch langjähriges Tragen schwerer Lasten auf der Schulter, die zur Unterlassung aller Tätigkeiten gezwungen haben, die für die Entstehung, die Verschlimmerung oder das Wiederaufleben der Krankheit ursächlich waren oder sein können
2110	Bandscheibenbedingte Erkrankungen der Lendenwirbelsäule durch langjährige, vorwiegend vertikale Einwirkung von Ganzkörperschwingungen im Sitzen, die zur Unterlassung aller Tätigkeiten gezwungen haben, die für die Entstehung, die Verschlimmerung oder das Wiederaufleben der Krankheit ursächlich waren oder sein können
2111	Erhöhte Zahnabrasion durch mehrjährige quarzstaubbelastende Tätigkeit
22	**Druckluft**
2201	Erkrankungen durch Arbeit in Druckluft
23	**Lärm**
2301	Lärmschwerhörigkeit
24	**Strahlen**
2401	Grauer Star durch Wärmestrahlung
2402	Erkrankungen durch ionisierende Strahlen

B-23: Fortsetzung

Nr.	Krankheiten
3	**Durch Infektionserreger oder Parasiten verursachte Krankheiten sowie Tropenkrankheiten**
3101	Infektionskrankheiten, wenn der Versicherte im Gesundheitsdienst, in der Wohlfahrtspflege oder in einem Laboratorium tätig oder durch eine andere Tätigkeit der Infektionsgefahr in ähnlichem Maße besonders ausgesetzt war
3102	Von Tieren auf Menschen übertragbare Krankheiten
3103	Wurmkrankheiten der Bergleute, verursacht durch Ankylostoma duodenale oder Strongyloides stercoralis
3104	Tropenkrankheiten, Fleckfieber
4	**Erkrankungen der Atemwege und der Lungen, des Rippenfells und Bauchfells**
41	**Erkrankungen durch anorganische Stäube**
4101	Quarzstaublungenerkrankung (Silikose)
4102	Quarzstaublungenerkrankung in Verbindung mit aktiver Lungentuberkulose (Siliko-Tuberkulose)
4103	Asbeststaublungenerkrankung (Asbestose) oder durch Asbeststaub verursachte Erkrankungen der Pleura
4104	Lungenkrebs oder Kehlkopfkrebs • in Verbindung mit Asbeststaublungenerkrankungen (Asbestose) • in Verbindung mit durch Asbeststaub verursachter Erkrankung der Pleura oder • bei Nachweis der Einwirkung einer kumulativen Asbestfaserstaub-Dosis am Arbeitsplatz von mindestens 25 Faserjahren (25 · 10^6 [Fasern/m^3] · Jahre)
4105	Durch Asbest verursachtes Mesotheliom des Rippenfells, des Bauchfells oder des Perikards
4106	Erkrankungen der tieferen Atemwege und der Lungen durch Aluminium oder seine Verbindungen
4107	Erkrankungen an Lungenfibrose durch Metallstäube bei der Herstellung oder Verarbeitung von Hartmetallen
4108	Erkrankung der tieferen Atemwege und der Lungen durch Thomasmehl (Thomasphosphat)
4109	Bösartige Neubildungen der Atemwege und der Lungen durch Nickel oder seine Verbindungen
4110	Bösartige Neubildungen der Atemwege und der Lungen durch Kokereirohgase
4111	Chronische obstruktive Bronchitis oder Emphysem von Bergleuten unter Tage im Steinkohlebergbau bei Nachweis der Einwirkung einer kumulativen Dosis von in der Regel 100 Feinstaubjahren ([mg/m^3] x Jahre)
42	**Erkrankungen durch organische Stäube**
4201	Exogen-allergische Alveolitis
4202	Erkrankungen der tieferen Atemwege und der Lungen durch Rohbaumwoll-, Rohflachs- oder Rohhanfstaub (Byssinose)
4203	Adenokarzinome der Nasenhaupt- und Nasennebenhöhlen durch Stäube von Eichen- oder Buchenholz
43	**Obstruktive Atemwegserkrankungen**
4301	Durch allergisierende Stoffe verursachte, obstruktive Atemwegserkrankungen (einschließlich Rhinopathie), die zur Unterlassung aller Tätigkeiten gezwungen haben, die für die Entstehung, die Verschlimmerung oder das Wiederaufleben der Krankheit ursächlich waren oder sein können
4302	Durch chemisch-irritativ oder toxisch wirkende Stoffe verursachte obstruktive Atemwegserkrankungen, die zur Unterlassung aller Tätigkeiten gezwungen haben, die für die Entstehung, die Verschlimmerung oder das Wiederaufleben der Krankheit ursächlich waren oder sein können
5	**Hautkrankheiten**
5101	Schwere oder wiederholt rückfällige Hauterkrankungen, die zur Unterlassung aller Tätigkeiten gezwungen haben, die für die Entstehung, die Verschlimmerung oder das Wiederaufleben der Krankheit ursächlich waren oder sein können
5102	Hautkrebs oder zur Krebsbildung neigende Hautveränderungen durch Ruß, Rohparaffin, Teer, Anthrazen, Pech oder ähnliche Stoffe
6	**Krankheiten sonstiger Ursache**
6101	Augenzittern der Bergleute

anerkannt und die Erkrankung prinzipiell als entschädigungswürdig befunden.

der letzten Neufassungen bandscheibenbedingte Erkrankungen (BK 2108, 2109 und 2110) mit aufzunehmen. In der ehemaligen DDR waren diese Erkrankungen schon lange in der Liste (DDR BK-Nr. 70) und machten dort 1993 etwa 20% aller Anzeigen aus!

Merke ▶

> **Merke.** Die Tatsache des Vorliegens einer Berufskrankheit ergibt sich für den Unfallversicherungsträger aus der gutachterlichen Feststellung einer kausalen Beziehung zwischen festgestellter Erkrankung und der beruflichen versicherten Tätigkeit.

Die **einschränkenden Voraussetzungen**, z. B. wiederholte Rückfälligkeit oder die Unterlassung der Tätigkeit, sind zu beachten (*s. S. 220*).

Als haftungsbegründende Kausalität muß die gefährdende Tätigkeit, als haftungsausfüllende Kausalität der dadurch entstandene Gesundheitsschaden gegeben sein. Zu beachten sind die in der Liste jeweils **einschränkenden Voraussetzungen**, so z. B. bei den Hauterkrankungen die Schwere, die wiederholte Rückfälligkeit und die Unterlassung aller entsprechenden Tätigkeiten (*s. Abschnitt 6, S. 220*).

4.1.1 Berufskrankheitenverordnung

4.1.1 Berufskrankheitenverordnung

Merke ▶

> **Merke.** Bei dem Verdacht des Vorliegens einer Berufskrankheit besteht **Anzeigepflicht** – die **ärztliche Anzeige über eine Berufskrankheit.**

Adressat der Anzeige ist der jeweilige Träger der gesetzlichen Unfallversicherung oder der Staatliche Gewerbearzt.
Die gutachterliche Abklärung eines Verdachtes erfolgt im Auftrag des Unfallversicherungsträgers unter Beachtung der Fragen der **Kausalität** und mit dem Ziel einer Festlegung der Minderung der Erwerbsfähigkeit (MdE) in %.

Auch in dieser ersten Meldung ist der Verdacht durch die Wiedergabe von Untersuchungs- oder Meßergebnissen bereits zu begründen. **Adressat der Anzeige ist der jeweilige Träger der gesetzlichen Unfallversicherung** (Berufsgenossenschaften, Gemeindeunfallversicherungsverbände, Ausführungsbehörden des Bundes und der Länder und einige weitere) **oder der Staatliche Gewerbearzt.** Diese für den medizinischen Arbeitsschutz zuständigen Stellen untersuchen den Versicherten dann selbst oder geben Gutachten in Auftrag. Das Gutachten muß die Kausalität klären, die Krankheit nach der Liste oder nach § 9 SGB VII einordnen, die Minderung der Erwerbsfähigkeit (MdE) in Prozent festlegen und eventuell auf Verbesserungsnotwendigkeiten im Arbeitsschutz hinweisen. Die Belegung des **Kausalzusammenhangs**, insbesondere bei Erkrankungen mit langer Latenzzeit, ist die wichtigste und oft schwierigste Aufgabe für den Gutachter. Auf die Bedeutung der hierbei verwandten Begriffe und die eigentliche Begutachtungskunde wird in *Abschnitt 6, S. 220* eingegangen.

Das Berufskrankheitenverfahren beruht auf der **Berufskrankheitenverordnung**, in deren Anlage 1 die Berufskrankheiten aufgelistet sind.
Weitere Aussagen betreffen z. B. den Arbeitsschutz, die Heilbehandlung und die Rentenleistung.
Geeignete Mittel können sein: technische Schutzmaßnahmen, persönliche Schutzmaßnahmen, Heilbehandlung, Arbeitsplatzwechsel oder Berufshilfe sowie das Hautarztverfahren.
Die Begutachtung, die von den Versicherungsträgern in Auftrag gegeben wird, erfolgt nach Abschluß der medizinischen Maßnahmen, spätestens 2 Jahre nach dem Unfall. **Eine Entschädigung beginnt ab einer MdE von 20%** (*s. S. 223*). Neben der **Dauerberentung** gibt es eine **Berentung auf Zeit** und die Möglichkeit einer **Nachuntersuchung.** Im Konfliktfall ist die Sozialgerichtsbarkeit zuständig.

Das **Berufskrankheitenverfahren** beruht auf der **Berufskrankheitenverordnung**, in deren Anlage 1 die Berufskrankheiten aufgelistet sind. Die Liste wird laufend weiterentwickelt. In § 3 **der Berufskrankheitenverordnung** ist ausgesagt, daß der Träger der Unfallversicherung bei der Gefahr des Entstehens einer Berufskrankheit, ihres Wiederauflebens oder ihrer Verschlimmerung dieser Gefahr mit allen geeigneten Mitteln entgegenzuwirken hat. Geeignete Mittel können sein: technische Schutzmaßnahmen, persönliche Schutzmaßnahmen, Heilbehandlung, Arbeitsplatzwechsel oder Berufshilfe sowie das Hautarztverfahren. Weiter werden dort Aussagen zum finanziellen Ausgleich gemacht, wenn die Tätigkeit vom Versicherten eingestellt werden muß, und es wird die Rente wegen Minderung der Erwerbsfähigkeit genannt.
Die Begutachtung, die von den Versicherungsträgern aufgrund der Verdachtsmeldung in Auftrag gegeben wird, erfolgt im allgemeinen nach Abschluß der medizinischen Maßnahmen, spätestens jedoch 2 Jahre nach dem Unfall. Es gibt keine spezifischen Begutachtungsärzte, allerdings »Pilotprojekte« einzelner Berufsgenossenschaften, mit bestimmten Ärzten eng zusammenzuarbeiten. **Eine Entschädigung beginnt ab einer MdE (Minderung der Erwerbsfähigkeit,** *s. Abschnitt 6.2.4, S. 223*) **von 20%.** Außer der oben dargestellten definitiven Berentung gibt es, wenn Änderungen noch zu erwarten sind, die Möglichkeit einer **Berentung auf Zeit** und einer **Nachuntersuchung.** Im Konfliktfall ist die Sozialgerichtsbarkeit zuständig.

4.1.2 Epidemiologie der Berufskrankheiten

Methodisch kennt die arbeitsmedizinische Epidemiologie keine Besonderheiten. Es wird diesbezüglich auf den *Teil C Sozialmedizin (Abschnitt 1, S. 226)* verwiesen. Kohorten- und Fallkontrollstudien in Betrieben haben zur Identifizierung zahlreicher Noxen als kausalen Faktor geführt, so z. B. für Benzol (Leukämie), Vinylchlorid (die krebserzeugende Eigenschaft), Bischlordimethylether (Lungenkrebs) u. a.

Eine Statistik des Berufskrankheitengeschehens in Deutschland wird von den Berufsgenossenschaften geführt. Dabei ist zu unterscheiden zwischen:

1. der Zahl der angezeigten (Verdachts-)Fälle,
2. der Zahl der »dem Grunde nach« anerkannten, aber nicht zu einer Entschädigung führenden Berufskrankheiten und
3. der Zahl der jährlich erstmals entschädigten Fälle.

Über die Zahlen informieren S B-**14** und ▤ B-**24**.

4.1.2 Epidemiologie der Berufskrankheiten
Kohorten- und Fall-Kontrollstudien haben zur Identifikation zahlreicher Noxen als kausalen Faktor geführt (Benzol – Leukämie; Vinylchlorid – Karzinogenität; Bischlordimethylether – Lungenkrebs).

Die Berufskrankheitenstatistik wird von den Unfallversicherungsträgern geführt. Etwa 20 % der jährlich angezeigten Verdachtsfälle führen zu einer Anerkennung.
Über das Berufskrankheitengeschehen informieren S B-14 sowie ▤ B-24.

S Synopsis B-**14: Zahl der Anzeigen über eine Berufskrankheit (Verdacht auf Bestehen einer Berufskrankheit) und der erstmals entschädigten Berufskrankheitenfälle in den Jahren 1980-1996**

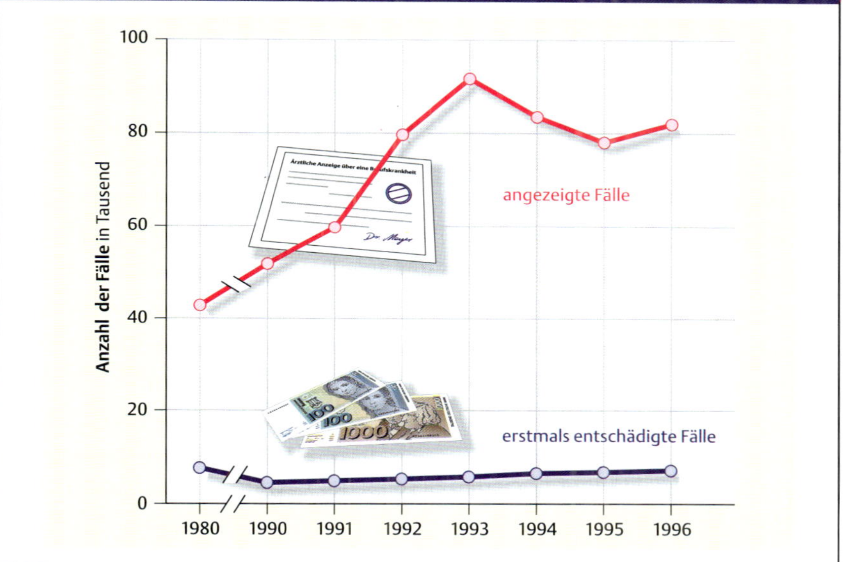

> **Merke.** Hauterkrankungen nehmen jetzt die erste Stelle bei den Meldungen ein, gefolgt von Lendenwirbelsäulenerkrankungen und Lärmschwerhörigkeit, und auch die Zahl der obstruktiven Atemwegserkrankungen hat laufend zugenommen. Es ist nicht ohne weiteres möglich, aus dieser Entwicklung auf die Verhältnisse an den Arbeitsplätzen unmittelbar rückzuschließen, da die einzelnen Erkrankungen unterschiedlich lange Latenzperioden haben und die Meldungen auch nach subjektiven Kriterien und relativ unverbindlich erfolgen können.

◀ Merke

Trotzdem ergeben sich wichtige Hinweise auf Gefährdungsbereiche, wenn die Meldungen den verschiedenen Berufssparten zugeordnet werden. So stammen von den Lärmschwerhörigkeitsmeldungen 40 % aus der metallverarbeitenden Industrie, 20 % aus dem Bergbau, bei den Hauterkrankungen etwa 50 % aus dem Baugewerbe (!), 12 % aus dem Gesundheitsdienst und 10 % aus der metallverarbeitenden Industrie.

Die Zahl der entsprechend § 551 Abs. 2 der RVO bzw. neuerdings § 9 des SGB VII (Generalklausel, »Quasi-Berufskrankheiten«) jährlich erstmals entschädigten Fälle lag lange Zeit bei 20–30 pro Jahr. Es handelte sich in den letzten Jahren z. B. um Schädigungen der Atemorgane durch Phthalsäureanhydride

Die Zahl der jährlich entschädigten Fälle nach § 551 Abs. 2 bzw. § 9 des SGB VII (Generalklausel) ist klein.

und um Krebserkrankungen; zuletzt (1996) war die Zahl mit 380 deutlich höher.

B-24: Die häufigsten Berufskrankheiten in der Rangfolge der 1996 erstmals entschädigten Fälle; 1980 und 1990 Angaben nur von den alten Bundesländern

	1980		1990		1996	
	Verdachtsmeldung	erstmals entschädigt	Verdachtsmeldung	erstmals entschädigt	Verdachtsmeldung	erstmals entschädigt
Lärm (2301)	15594	2581	9085	973	11724	1152
Asbest (LungenCa) (4104)	52	19	602	128	1683	694
Haut (5101)	10931	397	18717	678	19765	545
Mesotheliom (4105)	48	36	441	286	709	510
Silikose (4101)	3805	1001	2483	433	3450	499
obstruktive Atemwegserkrankungen (4301/02)	1621	142	6396	355	6488	489
Asbestose (4103)	385	96	2075	304	3791	456
Miniskuserkrankungen (2102)	1169	450	1738	276	2258	356
Lendenwirbelsäulenerkrankungen (2108)	–	–	–	–	12606	312
ionisierende Strahlung (2402)	19	3	53	2	923	289
sämtliche Berufskrankheiten	40866	5613	51105	4008	82349	7076

Bei den Verdachtsanzeigen stehen die Hauterkrankungen an erster Stelle. Bei ihnen, wie auch den Schädigungen der Lendenwirbelsäule, ist die Anerkennungsquote bezüglich einer Entschädigungspflicht (»erstmals entschädigt«) besonders niedrig (Achtung: zwischen Verdachtsmeldung und Abschluß der Begutachtung vergeht mehr als 1 Jahr). Die Anerkennungsquote ist bei Mesotheliom besonders hoch. Die 1996 aufgeführten Erkrankungen durch ionisierende Strahlung gehen fast ausschließlich auf Fälle in den neuen Bundesländern zurück (Uran-Bergbau der Wismut AG).

4.1.3 Unspezifische Arbeitsplatzeinflüsse als Mitursache berufsunabhängiger Erkrankungen

Tätigkeitsbezogene (work related) Erkrankungen fallen nicht unter das Berufskrankheitenrecht.
Sie sind ätiologisch multifaktoriell bedingt und stehen **nicht** notwendigerweise in **ursächlichem** Zusammenhang zur Arbeit, so z. B. das unspezifische respiratorische Syndrom und muskuloskelettale Erkrankungen im Zusammenhang mit Kälte und schwerer körperlicher Arbeit.

Definition und rechtliche Einordnung der arbeitsbedingten Erkrankungen werden heftig diskutiert, zumal das Berufskrankheitenrecht **international** auch **unterschiedlich** gestaltet ist. Epidemiologische Untersuchungen sind erforderlich.
Der »**healthy worker effect**« beschreibt das Phänomen, daß Personen im Arbeitsverhältnis, also eine selektierte prinzipiell arbeitsfähige Personengruppe, in der Statistik »gesünder« erscheinen als die Gesamtpopulation.

4.1.3 Unspezifische Arbeitsplatzeinflüsse als Mitursache berufsunabhängiger Erkrankungen

Unabhängig von den arbeitsbedingten Erkrankungen einschließlich der Berufskrankheiten gibt es noch den Bereich der Erkrankungen, zu deren Entstehung oder Verschlimmerung die Verhältnisse am Arbeitsplatz als ein Faktor beitragen, sog. **tätigkeitsbezogene (work related) Erkrankungen**. Sie stehen so als ätiologisch stets multifaktoriell bedingte Erkrankungen nur in einer gewissen, nicht notwendigerweise ursächlichen Beziehung zum Beruf, zur Arbeit oder zu Arbeitsbedingungen (WHO-Definition). Es handelt sich um ein problematisches Feld mit großem Forschungsbedarf; berufliche und außerberufliche Risikofaktoren müssen abgewogen werden. Als typisch können das chronisch unspezifische respiratorische Syndrom, muskuloskelettale Erkrankungen im Zusammenhang mit z. B. Kälte und schwerer körperlicher Arbeit, Verhaltensstörungen und psychosomatische Syndrome genannt werden.
Um Definition und rechtliche Einordnung der arbeitsbedingten Erkrankungen wird international gerungen, u. a. weil sich das Berufskrankheitenrecht in den einzelnen Ländern unterscheidet. Es geht, verkürzt ausgedrückt, darum, ob Arbeitsplatzbedingungen wesentliche Mitverursacher bestimmter Erkrankungen sind. Dies kann nur durch epidemiologische Studien entschieden werden, bei denen der sog. »**healthy worker effect**« berücksichtigt werden muß. Darunter ist zu verstehen, daß Erkrankungshäufigkeiten in der arbeitenden Bevölkerung niedriger sein müssen als in der Allgemeinbevölkerung, bei der ja auch alle aus gesundheitlichen Gründen nicht arbeitenden Personen in der Statistik berücksichtigt werden. Die Arbeitnehmerschaft ist insofern eine selektierte Population – aufgrund der Vorsorgeuntersuchung und aufgrund der Tatsache, daß immer wieder Personen mit gesundheitlichen Störungen beruflicher oder außerberuflicher Ursache ausscheiden.

4.2 Durch Metalle und Metalloide verursachte Berufskrankheiten

4.2.1 Blei und seine Verbindungen

Historisch. Blei ist ein Klassiker unter den toxischen Arbeitsstoffen und ein Prototyp zugleich. Seine Giftwirkung wurde in Frankreich als »colica pictonum«, in England als Devonshire-Kolik, in Deutschland wahrscheinlich als Hüttenkrätze beschrieben, wobei in England und Frankreich die Verwendung von Bleifarben für das Geschirr zur Bleiaufnahme führte.

Exposition. Anorganisches Blei. Heutzutage liegen die hauptsächlichen **Gefahrenquellen** in den Arbeitsverfahren zur Gewinnung von Blei und seiner Verwendung bei der Herstellung von Farben, Akkumulatoren, Batterien, Glas.

Organische Bleiverbindungen haben hauptsächlich durch den Einsatz von Antiklopfmitteln (Bleitetraethyl, Bleitetramethyl) beim Benzin eine Rolle gespielt. Sie sind lipophil.

Resorption. Die Aufnahme erfolgt im wesentlichen durch Inhalation, d. h. Arbeitsschutzmaßnahmen sollten in einer Absaugung und auch in persönlichem Atemschutz bestehen. Organische Verbindungen können auch perkutan aufgenommen werden. Oral aufgenommenes Blei wird schlecht resorbiert.

Verteilung und Elimination. Nach oraler oder inhalativer Aufnahme verteilt sich Blei kurzzeitig über das Blut, wo es zu 90% an Erythrozyten gebunden ist, im Organismus. Langzeitspeicher ist vor allem das Knochengewebe (Austausch mit Kalziumionen), eine Ausscheidung findet über die Galle und den Urin statt. **Die lipophilen organischen Bleiverbindungen reichern sich vor allem im ZNS, aber auch in der Nebenniere an.**

Toxizität. Bei **anorganischem Blei** zeigt sich die toxische Wirkung in seiner Eigenschaft als Enzyminhibitor, die sich am ehesten in der Störung der Hämsynthese und der daraus resultierenden hypochromen Anämie manifestiert. Hier handelt es sich um eine **Hemmung der δ-Aminolävulinsäuredehydratase**, aber auch noch um weitere Angriffspunkte. Als Folge kommt es zu einer vermehrten Ausscheidung von δ-Aminolävulinsäure und Koproporphyrin III im Urin. Die Folge der verschiedenen Wirkungen in Abhängigkeit von dem Blut-Blei-Spiegel zeigt S B-**15**.
Organische Bleiverbindungen können aufgrund ihrer Anreicherung im ZNS zu einer **Enzephalopathie** mit sehr unterschiedlichen Erscheinungsformen führen.

Klinische Zeichen. Anorganisches Blei. Die **klinische Symptomatologie** beginnt mit
- uncharakteristischen Allgemeinsymptomen wie Müdigkeit, Reizbarkeit, Abgeschlagenheit und
- Magen-Darm-Störungen
- der bläulich-schwärzliche Bleisaum am Zahnfleisch (Bleisulfid) ist heute kaum noch zu finden.

Die **klassische Trias der Bleivergiftung** besteht aus:
- Darmkoliken
- Anämie mit der nur selten zu beobachtenden berühmten basophilen Tüpfelung der Erythrozyten
- Radialislähmung (Fallhand aufgrund einer peripheren Neuropathie).

Organische Bleiverbindungen. Hier stehen
- Störungen des zentralen Nervensystems und der
- Kreislaufregulation (Nebennieren!) im Vordergrund.

4.2 Durch Metalle und Metalloide verursachte Berufskrankheiten

4.2.1 Blei und seine Verbindungen

Über die chronische Bleivergiftung wird in mehreren europäischen Ländern historisch berichtet.

Anorganisches Blei
Gefahrenquellen sind die Herstellung von Blei und seine Verwendung in der Farben-, Glas-, Batterien-, Akkumulatoren-Industrie.

Organische Bleiverbindungen (z. B. Antiklopfmittel) sind **lipophil**.

Die **inhalative Aufnahme** steht im Vordergrund. Organische Verbindungen können auch **perkutan** aufgenommen werden. Oral aufgenommenes Blei wird schlecht resorbiert.

Blei ist im Blut zu 90% an die Erythrozyten gebunden, Langzeitspeicher ist das Knochengewebe.
Organisches Blei reichert sich auch im ZNS und der Nebenniere an.

Die **Hemmung der δ-Aminolävulinsäuredehydratase** (wichtiges Enzym der Hämsynthese) ist die wichtigste Enzymwirkung des anorganischen Bleis. δ-ALA wird vermehrt im Urin ausgeschieden. Die Folge der verschiedenen Wirkungen zeigt in Abhängigkeit vom Blut-Blei-Spiegel S B-**15**.

Organische Bleiverbindungen führen zu einer **Enzephalopathie**.

Klinische Symptome einer Intoxikation mit **anorganischem Blei** sind:
- Müdigkeit, Reizbarkeit, Abgeschlagenheit
- Magen-Darm-Störungen
- bläulich-schwärzlicher Bleisaum am Zahnfleisch.

Die **klassische Trias** der Bleivergiftung besteht aus
- Darmkoliken
- Anämie mit basophiler Tüpfelung der Erythrozyten
- Radialislähmung.

Organische Bleiverbindungen bewirken
- Störungen des ZNS
- Störungen der Kreislaufregulation (Nebennieren!).

S Synopsis B-**15: Indikatoren einer gesundheitsgefährdenden Bleiinkorporation** (nach *Norpoth*)

Beziehung zwischen Blut-Blei-Spiegel (in µg/100 ml Blut) und der Reihenfolge des Ansprechens diagnostisch relevanter Parameter der Bleiinkorporation. Jenseits der hellblauen Zone (rote Markierung) ist mit voller Ausprägung der Symptome zu rechnen.

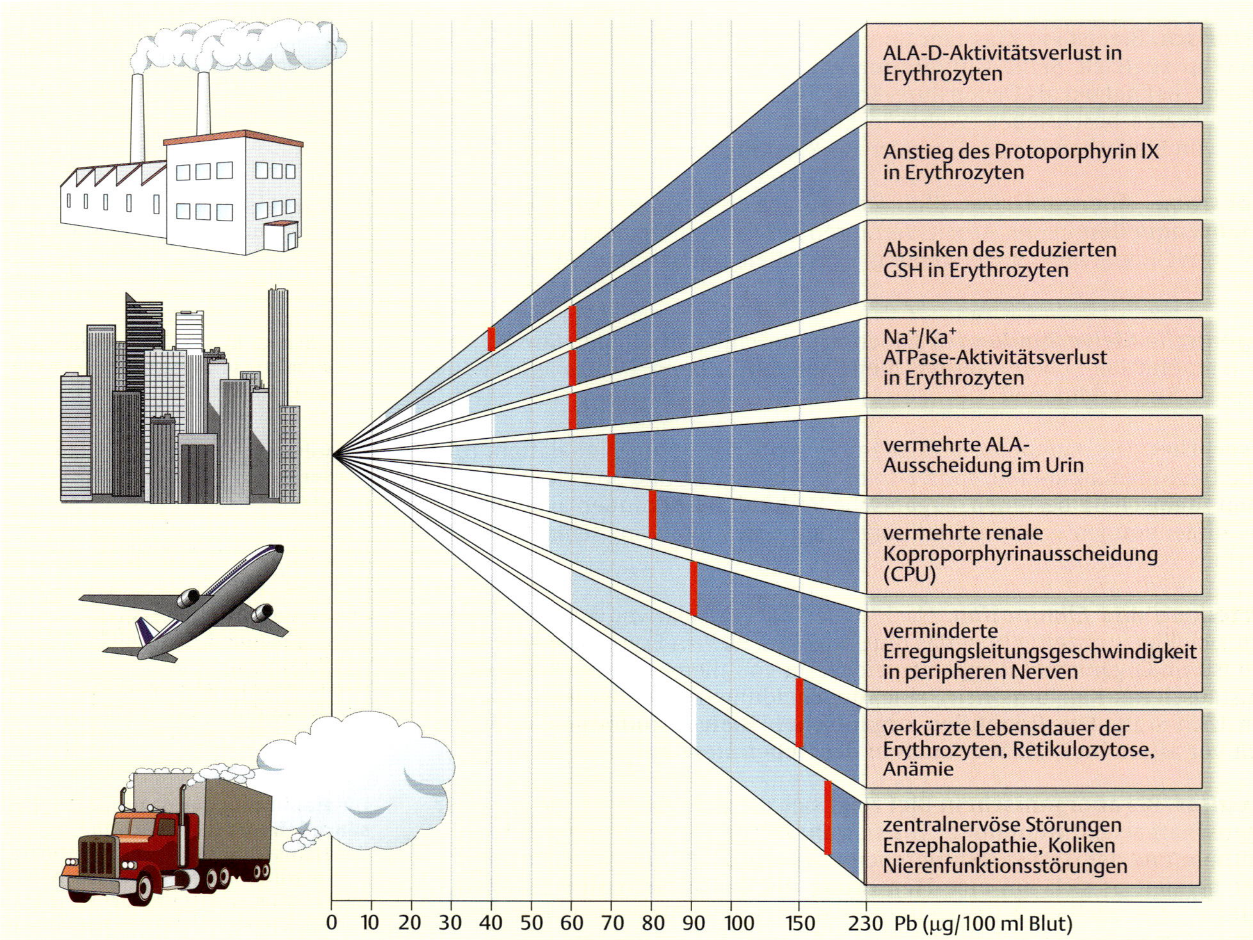

δ-ALA-Bestimmung im Urin ist die geeignete Frühdiagnose der Bleiintoxikation.

Hinzu kommt das biologische Monitoring (Bleibestimmung im Blut und im Urin).

Ausschlußkriterien nach den Regeln für die **arbeitsmedizinischen Vorsorgeuntersuchungen** (*s. S. 116*) sind Erkrankungen der Leber, Niere, des Blutes, des Nervensystems, der endokrinen Organe, des Magen-Darm-Traktes und der Gefäße.

Diagnostik. Entscheidend für die **Frühdiagnose sind die Bestimmung der δ-ALA im Urin und die direkte Bestimmung der Bleikonzentration im Vollblut** (HBM-I-Wert 15 µg/dl, HBM-II-Wert 25 µg/dl, *s. a. Human biomonitoring, S. 156*).
Beide Parameter werden auch im Rahmen des arbeitsmedizinischen biologischen Monitoring herangezogen, der BAT-Wert für Vollblut beträgt beim Mann 700 µg/l, bei der Frau 300 µg/l für Blei, für δ-ALA 15 bzw. 6 mg/l Urin. Der MAK-Wert ist auf 0,1 mg/m^3 zweiwertiges Blei festgelegt.
Bei der **arbeitsmedizinischen Vorsorgeuntersuchung** (*s. Abschnitt 1.5.2, S. 116*) werden dauernde gesundheitliche Bedenken geäußert bei Erkrankungen der Leber, der Nieren, des Blutes, des peripheren und zentralen Nervensystems, der endokrinen Organe, des Magen-Darm-Traktes und der Gefäße. Schon nach 1–2 Monaten soll die erste Nachuntersuchung stattfinden, spätere in Abständen von 3 bis 12 Monaten. Für Personen, die am Arbeitsplatz Bleialkylen ausgesetzt sind, gelten ähnliche Empfehlungen (G3) mit noch stärkerer Beachtung vorbestehender Erkrankungen des Herz-Kreislauf-Systems, der Atemwege und des Nervensystems einschließlich Geisteskrankheit und Drogensucht. Die Prävention besteht, wenn es schon zu einer Bleifreisetzung am Arbeitsplatz kommt, im wesentlichen in Absaugung und Beseitigung des Bleistaubes und, zur Vermeidung einer oralen Aufnahme, in hygienischen Maßnahmen.

Die **Therapie** einer Bleivergiftung besteht in einer Förderung der Bleiausscheidung durch Gabe von **Na_2Ca-EDTA** oder von **D-Penicillamin**.
Die Zahl der jährlich erstmals entschädigten Krankheitsfälle ist seit der Einführung verbesserter Technologien und einer engen arbeitsmedizinischen Vorsorge ständig gesunken, sie lag 1996 bei 5 Fällen, die Zahl der Verdachtsmeldungen lag bei 148.

Die **Therapie** einer Bleivergiftung besteht in der Gabe von **Na_2Ca-EDTA**- oder **D-Penicillamin**.
Verbesserte Technologien und arbeitsmedizinische Vorsorge haben zu einem starken Rückgang der Berufskrankheitsfälle geführt.

4.2.2 Quecksilber

Quecksilber wird u. a. bei der Herstellung von Thermometern, in der Elektroindustrie, in der Hochvakuumtechnik und bei der Sprengstoffherstellung eingesetzt. Amalgame sind Lösungen von Metallen in Quecksilber (zahnärztliche Praxen!). Weiter werden Quecksilberverbindungen bei verschiedenen chemischen Prozessen benutzt, als Beiz- und Imprägniermittel. Aufgrund des hohen Dampfdruckes kann es leicht zu einer inhalativen Aufnahme kommen.
Quecksilber reagiert mit den SH-Gruppen der Enzyme und führt zu einer **Eiweißdenaturierung**. Es reichert sich in der **Leber** und den **Nieren**, aber auch im **ZNS** an. Die **akute Vergiftung** äußert sich in einer Reizung der Luftwege (Tracheobronchitis, Bronchopneumonie), **gastroenteritischen Erscheinungen** (z. B. blutige Diarrhöen) und **Nierenversagen**.
Bei subchronischen und **chronischen Vergiftungen** stehen Ulzerationen der Mundschleimhaut und die Folgen einer Nierenschädigung mit Diurese, Albuminurie und Hämaturie im Vordergrund. Bei chronischen Vergiftungen wurden in der Vergangenheit charakteristische Erkrankungen beschrieben: Erethismus mercurialis (im wesentlichen psychische Auffälligkeiten), Tremor mercurialis (Zittern der Finger und der Arme, Zitterschrift), Sensibilitätsstörungen und »Psellismus mercurialis« (Stottern und verwaschene Sprache).
Inwieweit es zu einer chronischen Quecksilberintoxikation durch Amalgam in Zahnfüllungen kommen kann, ist Gegenstand heftiger Diskussionen. Intoxikationen des zahnärztlichen Personals sind nicht bekannt.
Wichtig sind auch die Vergiftungen mit organischem Quecksilber. Alkylverbindungen sind gut lipoidlöslich und reichern sich im ZNS an. Methylquecksilber ist fruchtschädigend (teratogen).
Für die allgemeine Prävention und die arbeitsmedizinische Vorsorge gelten die üblichen Grundsätze, es gibt einen MAK-Wert und einen BAT-Wert für Blut. Die Zahl der Berufskrankheiten ist sehr klein.

4.2.2 Quecksilber

Gefahrenquellen können sein die Herstellung von Thermometern, Sprengstoffen, Umgang in der Elektroindustrie und bei der Hochvakuumtechnik. **Amalgame** (zahnärztliche Praxen!) sind Lösungen von Metallen in Quecksilber. Hoher Dampfdruck führt zu inhalativer Aufnahme.
Quecksilber bewirkt eine **Eiweißdenaturierung**, es reichert sich in **Leber** und **Nieren** und **ZNS** an.
Zeichen einer **akuten Vergiftung**
- Tracheobronchitiden
- Bronchopneumonien
- Gastroenteritis
- Nierenversagen.

Erscheinungen einer **chronischen Quecksilbervergiftung** waren:
- Ulzerationen der Mundschleimhaut
- Nierenschädigung
- Störungen des ZNS: Erethismus mercurialis, Tremor mercurialis, Psellismus mercurialis.

Organische Quecksilberverbindungen können sich im ZNS anreichern.
Methylquecksilber ist teratogen.
Es gibt einen MAK-Wert und einen BAT-Wert für Blut.

4.2.3 Chrom und seine Verbindungen

Chrom spielt eine wichtige Rolle bei industriellen Arbeitsplätzen, es wird u. a. eingesetzt bei der Galvanotechnik, bei der Herstellung von Anstrichstoffen und Lacken und tritt dann auch bei der Bearbeitung der gefärbten Materialien auf, in der Glasindustrie, beim Gerben und Imprägnieren, in der Plastikindustrie. Es ist weiterhin ein toxikologisch wichtiger Bestandteil des Zements. **Von Bedeutung** für toxische Wirkungen sind fast nur die **6wertigen Chromverbindungen.**
Die schädigende Wirkung des Chroms beruht auf seiner oxidierenden, d. h. **ätzenden Wirkung auf Haut und Schleimhäuten,** es wirkt **sensibilisierend (Kontaktekzem)** und ist **kanzerogen** (Chromatlungenkrebs). Die akute Vergiftung führt zu den »Chromgeschwüren«, zu Schleimhautulzerationen und Intoxikationen der Nieren, Leber, des Knochenmarks. Charakteristisch ist eine **Ulzeration an der Nasenscheidewand**, die bis hin zu einem Septumdefekt gehen kann, Ursache hierfür ist die Verschmutzung der Finger.
Eine Chromatstaubexposition kann zu einer »Chromatstaublunge« und zum Bronchialkrebs führen.
Für die zahlreichen Chrom-(VI-)Verbindungen (Zinkchromat, Kalziumchromat) gilt entsprechend ihrer Kanzerogenität ein TRK-Wert.
Bei den **Berufskrankheiten** spielt Chrom eine wichtige Rolle im Rahmen des **allergischen Kontaktekzems**, vor allem bei Maurern (Zement!), andere Erkrankungen durch Chrom sind selten. 1996 gab es 10 erstmals entschädigte Fälle und 75 Verdachtsmeldungen.

4.2.3 Chrom und seine Verbindungen

Chrom kommt in fast allen industriellen Bereichen vor – Galvanotechnik, Farbstoffherstellung und -verwendung, Glasindustrie. Wichtig ist seine Anwesenheit im Zement.
6wertige Chromverbindungen sind toxikologisch am wichtigsten.

Chrom hat eine **Ätzwirkung**, ist ein potentes **Allergen** und kann **Lungenkrebs** induzieren.
Charakteristisch ist das **Ulkus der Nasenscheidewand**, Ursache hierfür ist die Verschmutzung der Finger.

Die Inhalation kann zur Chromatstaublunge und zum Bronchialkrebs führen.
Für alle Chrom-(VI-)Verbindungen gibt es einen TRK-Wert.
Häufigste Berufserkrankung nach Chromexposition ist das **allergische Kontaktekzem** vor allem bei Maurern.

4.2.4 Cadmium und seine Verbindungen

Cadmium wird verwandt in der Stahl- bzw. Metallindustrie, bei der Herstellung von Farben und von Akkumulatoren. Expositionsgefahr besteht auch beim Schweißen.

Die inhalative Aufnahme führt zu **Reizungen der Atemwege** bis hin zum Lungenödem, u. U. mit einer Latenzzeit.
Nierenschäden treten ebenfalls auf, es kommt, bei chronischer Intoxikation, zu einer **Gelbfärbung der Zahnhälse**, zu Anosmie und Lungenemphysem.

Tierexperimentelle Resultate sprechen für eine **Kanzerogenität.**
Die Überwachung geschieht durch biologisches Monitoring und durch Messung der β_2-Mikroglobuline im Urin

4.2.4 Cadmium und seine Verbindungen

Cadmium wird in vielen Legierungen verwendet zum Oberflächenschutz anderer Metalle. Eine besondere Bedeutung hat es als Farbstoffkomponente (Cadmiumgelb, Cadmiumrot) für Keramik und Kunststoffe, es wird bei der Herstellung von Nickel-Cadmium-Akkumulatoren gebraucht. Gefahren ergeben sich bei seiner Gewinnung und beim Umgang mit cadmiumbehandelten Metallen (z. B. Schweißen).
Cadmium wird im wesentlichen durch Inhalation aufgenommen. **Akute Vergiftungsfolgen sind entzündliche Reizerscheinungen am Nasopharynx bis hin zur Entwicklung eines Lungenödems**, u.U. erst nach einer langen Latenzzeit. **Bei chronischer Intoxikation kommt es zur Gelbfärbung der Zahnhälse (Cadmiumsaum), evtl. zu einer Anosmie und zum Lungenemphysem.** Nierenschäden führen zu einer Proteinurie mit einer vermehrten Ausscheidung von β_2-Mikroglobulinen. Die in Japan beschriebene Itai-Itai-Krankheit mit einer schweren Osteoporose war auf Cadmium zurückzuführen.
Da tierexperimentelle Hinweise auf eine **Kanzerogenität** vorliegen, gibt es keinen MAK-Wert. Cadmiumchlorid ist in die Kategorie III A2 eingestuft (*s. Kap. 3*). Die arbeitsmedizinische Betreuung erfolgt durch eine Kontrolle von Nieren- und Lungenfunktion, am besten jedoch durch biologisches Monitoring, d. h. den Nachweis von Cadmium im Blut und im Urin (HBM-Werte) und die Messung der Ausscheidung der β_2-Mikroglobuline. Da die Ausscheidung von Cadmium über Jahre geht, ist eine BAT-Wert-Überschreitung auch bei im Moment fehlender Exposition möglich.

4.2.5 Mangan und seine Verbindungen

Mangan spielt in der Eisen-, Farben- und Batterieherstellung eine Rolle. Beim Schweißen ist an das Entstehen von **Mangandämpfen** zu denken.

Reizungen der Atemwege bis hin zu **Manganpneumonien** und neurologische Störungen können auftreten (Manganismus), ein parkinsonähnliches Krankheitsbild.
Zur Vorsorge dienen biologisches Monitoring (Blut und Urin) und neurologische Untersuchungen.

4.2.5 Mangan und seine Verbindungen

Eine Expositionsmöglichkeit besteht bei der Herstellung von Manganlegierungen und anderen Manganverbindungen, die in der Eisenindustrie, in der Farben- und Batterieherstellung eine Rolle spielen. Mangan wird als Oxidationsmittel und Katalysator eingesetzt. Beim Schweißen mit manganummantelten Elektroden können **Mangandämpfe** eingeatmet werden.
Bei der inhalativen Aufnahme kann es zu Reizungen der Atemwege bis hin zur Entwicklung von Manganpneumonien kommen. Jahrelange Aufnahme kann neurologische Störungen verursachen (»Manganismus«), ein parkinsonähnliches Krankheitsbild (»Hahnentritt«-Gang, Maskengesicht, Stottern), und psychomotorische Veränderungen.
Die arbeitsmedizinische Vorsorge besteht aus biologischem Monitoring (Mengenbestimmung im Blut und Urin) und neurologischer Untersuchung.

4.2.6 Thallium und seine Verbindungen

Thallium kommt vor im Flugstaub und bei der Herstellung von Farben, Insektiziden und pyrotechnischen Artikeln.
Die überwiegend orale Aufnahme führt zu einer **Anreicherung in Nieren, Knochen, Leber, Gehirn**. Die **Haar-Analyse** ist für den **Expositionsnachweis** wichtig.
Die **akute Vergiftung** führt zu gastrointestinalen Erscheinungen, Blutdruckanstieg, Hyperämie. Eine **aufsteigende Polyneuropathie** beginnt mit Schmerzen an den Füßen (**burning feet**), Schlaflosigkeit, Lähmungen.
Nach 2–3 Wochen Haarausfall.
Es gibt auch eine **chronische Intoxikation** mit gastrointestinalen Störungen, Schlaflosigkeit, Sehstörungen. Haar- und Nagelwachstum (Lunulastreifen) sind gestört.

4.2.6 Thallium und seine Verbindungen

Thallium kommt in Flugstaub bei der Aufbereitung von Mineralien vor und wird eingesetzt bei der Herstellung von Farben, Insektiziden und pyrotechnischen Artikeln. Es wird auch in der Glasindustrie (optische Gläser) benutzt.
Die Aufnahme erfolgt ganz überwiegend oral. Es kommt zu einer Anreicherung in den Nieren, im Knochen, der Leber und auch im Gehirn. Für den **Expositionsnachweis** wichtig ist die **Ablagerung in den Haaren**.
Die **akute Vergiftung** führt zunächst zu einer vielfältigen Vergiftungssymptomatik mit Übelkeit, zunächst Obstipation und schließlich ausgeprägter Gastroenteritis, Blutdruckanstieg und Hyperämie des Gesichts, der oberen Atemwege und der Augenbindehäute. Eine **aufsteigende Polyneuropathie ist gekennzeichnet durch eine Hyperästhesie (burning feet**, d. h. Schmerzen an den Füßen), Schlaflosigkeit und auch Lähmungen. 2–3 Wochen nach der Intoxikation fallen die Haare büschelweise aus (Ausnahme mittlere Augenbrauenpartien). Lunulastreifen können an Finger- und Zehennägeln auftreten.
Bei **chronischer Intoxikation** entsteht ein Krankheitsbild mit Appetitlosigkeit, Gewichtsabnahme, Stomatitis, Gastritis, Schlaflosigkeit und Sehstörun-

gen. Auch hier sind das Haar- und Nagelwachstum (Lunulastreifen) betroffen. Über Merkstörungen wird berichtet.
Die wichtigste **Diagnosesicherung** besteht im **Thalliumnachweis** in **Urin, Haaren** und **Nägeln**. 1993 wurde gerade noch eine Verdachtsmeldung auf Bestehen einer Berufskrankheit registriert.

Die **Diagnosesicherung** besteht im **Thallium-Nachweis** in **Urin, Haaren** und **Nägeln**.

4.2.7 Vanadium und seine Verbindungen

Vanadium spielt eine Rolle bei der Verhüttung von Erzen; Thomasschlacke, die bei der Entfernung von Phosphorsäure aus Roheisen durch Kalkzugabe anfällt, enthält Vanadium. Es ist Bestandteil verschiedener Erdöle. Bei seiner Anwendung in der Stahlveredelung kann es zu einer inhalativen Aufnahme kommen, die **akut** Augenbrennen und eine **Schleimhautreizung** an den Luftwegen zur Folge hat und eine grünschwarze Verfärbung der Zunge.
Chronische Exposition führt zu Bronchitiden und bronchialasthmaähnlichen Zuständen und zu Parkinsonismus.

4.2.7 Vanadium und seine Verbindungen

Inhalative Aufnahme von Vanadium führt zu einer **Schleimhautreizung** mit Augenbrennen und grün-schwarzer Zungenverfärbung.
Chronische Exposition führt zu Bronchitiden, Bronchospastik und zu Parkinsonismus.

4.2.8 Arsen und seine Verbindungen

Auch Arsen ist in Erzen bzw. Mineralien enthalten, bei deren Verhüttung es frei wird. Selbst eingesetzt wird es bei der Herstellung von Pigmenten und Anstrichmitteln und in der Glasindustrie. Toxisch sind die 3- oder 5wertigen Verbindungen, z. B. Arsenik (As_2O_3) und das Gas Arsenwasserstoff, das dann entsteht, wenn Wasserstoff mit Arsen zusammenkommt. Die **Aufnahme** erfolgt vor allem inhalativ, das Haar ist ein diagnostisch wichtiger Speicher.
Die **akute** Arsenvergiftung führt zu Störungen im Atemtrakt, im ZNS und im Magen-Darm-Trakt (Durchfälle). Arbeitsmedizinisch eher von Bedeutung ist die **chronische** Reizwirkung auf Haut und Schleimhäute (Rhinitis sicca, Nasenseptumperforation) und, nach Resorption, die Entstehung von flächenhaften Hautpigmentierungen (Arsenmelanose) und Hyperkeratosen mit der Möglichkeit der malignen Entartung (Spinaliome, aber auch Bronchialkarzinome), Wachstumsstörungen der Fingernägel (brüchige Nägel mit hellen Querstreifen, den Meesschen Bändern) und motorischen und sensiblen Nervenstörungen (**Polyneuropathie**). Es existiert ein TRK-Wert.
Arsenwasserstoff-(AsH_3-)Vergiftungen zeigen sich als schwere Allgemeinstörungen (Übelkeit, Leibschmerzen, Unruhe, Zyanose); charakteristisch sind, im Zusammenhang mit einer Hämolyse, Nierenschmerzen und dunkler Urin. Die chronische Einwirkung ist durch die gleichen Symptome gekennzeichnet, zusätzlich bestehen Knochenschmerzen, **die Atemluft riecht nach Knoblauch**. Das Blutbild zeigt eine Anämie mit vielfältigen Erythrozytenformen und eventuell eine Leukozytose.
Für Arsenwasserstoff gibt es einen MAK-Wert (0,05 ppm), Atemschutz muß getragen werden.

4.2.8 Arsen und seine Verbindungen

Arsenexposition gibt es in der Hüttenindustrie, bei der Verwendung von Pigmentfarben und in der Glasindustrie.
Die **Aufnahme** erfolgt vor allem inhalativ, das Haar ist ein diagnostisch wichtiger Speicher.
Die **akute Arsenvergiftung** bewirkt Störungen im
- Atemtrakt (Bronchialkarzinome)
- ZNS
- Magen-Darm-Trakt (Durchfälle).

Die **chronische Arsenvergiftung:**
- Rhinitis sicca, Nasenseptumperforation
- Arsenmelanose
- Hyperkeratosen, Spinaliome
- Wachstumsstörungen der Fingernägel (Meessche Bänder)
- Polyneuropathie.

Es existiert ein TRK-Wert.
Arsenwasserstoff führt zu vielfältigen Allgemeinstörungen, eine Hämolyse mit Nierenschmerzen und dunklem Urin führt zu einer Anämie.
Charakteristisch ist der **Knoblauchgeruch der Atemluft**. Es gibt einen MAK-Wert.

4.2.9 Phosphor und seine Verbindungen

Zu einer Exposition kommt es bei der Phosphorgewinnung (giftig sind vor allem der weiße und der gelbe Phosphor) und bei der Verwendung in der chemischen Industrie (Schädlingsbekämpfungsmittel, Pharmaka, Feuerwerkskörper, **nicht** mehr bei der Herstellung von Streichhölzern).
Bei den **akuten Vergiftungen** sind die lokalen Erscheinungen an den äußeren und inneren Oberflächen entscheidend. Schlecht heilende Brandwunden und Nekrosen an der Hand, gastrointestinale Reizungen mit Erbrechen und Durchfall, Kreislaufschock und, nach wenigen Tagen, Leber- und Nierenschäden charakterisieren das klinische Bild. Es besteht Ähnlichkeit mit der Tetrachlorkohlenstoff-Vergiftung, zur differentialdiagnostischen Sicherung kann Phosphor selbst durch Lumineszenz, z. B. im Urin nachgewiesen werden.
Die **chronische Intoxikation** ist extrem selten, sie erfolgt über die inhalative Aufnahme von Dämpfen. Abmagerung, Schleimhautblutungen und

4.2.9 Phosphor und seine Verbindungen

Zu einer Exposition kommt es bei der Gewinnung und dem Einsatz in der chemischen Industrie, giftig sind vor allem der weiße und der gelbe Phosphor.
Das klinische Bild der **akuten Vergiftung** ist durch die Reizung (bis hin zu Nekrosen) der äußeren und inneren Oberflächen gekennzeichnet (Hautnekrosen, Gastroenteritis). Es kann zum Kreislaufschock kommen und zu Leber- und Nierenschäden. Phosphor kann durch Lumineszenz nachgewiesen werden.
Die **chronische Intoxikation** ist extrem selten. Sie erfolgt inhalativ.

B-25: Übersicht zu den akuten und chronischen Auswirkungen von Metallen und Metalloiden auf verschiedene Organsysteme

	Atemwege	Schleimhäute	Haut	Blut (Anämie)	ZNS	Peripheres Nervensystem	Leber	Magen/Darm	Niere	Bemerkung
Blei										
anorganisch akut								+++		metallischer Mundgeschmack
anorganisch chronisch			+	+++	(+)	+++		++	++	Bleikolorit, Bleisaum am Zahnfleisch
organisch chronisch					+++				++	Übermüdung, Ohrensausen
Quecksilber										
anorganisch akut	++				+++			+++	+++	
anorganisch chronisch		++		++	++			++	++	Schreckhaftigkeit
organisch akut					+++			+++	+++	
organisch chronisch		++		++	++			++	++	
Chrom, insbes. 6wertig akut	+	+++	+++		++		++	++	++	Chromatlungenkrebs, Nasenscheidewandperforation
chronisch	+++	++	++							Chromat-Staublunge
Cadmium akut	+++	+++						++	+++	Cadmiumsaum der Zahnhälse
chronisch	+++	++					++		++	
Mangan akut	+++	++								»Psellismus« (*s. Text*)
chronisch					++		++			Gangstörungen
Vanadium akut	++	+++								grünschwärzliche Zunge
chronisch	++		++	+						
Thallium akut	++				+++	+++			+++	Myokardschädigung, Haarausfall
chronisch					+++	+++				psych. Störungen, »burning feet«
Arsen akut	+++				++	++		++		Hyperkeratosen, Hautkrebs
chronisch			+++	+	+	+++	++		++	Meessche Nagelbänder
Arsenwasserstoff akut	++			+++			++	++	+++	Knoblauchgeruch der Atemluft
chronisch			+++	+	+	+++	++		++	
Phosphor akut			+++		+++		+++	++	+++	Kreislaufschock, Knochenveränderungen, Phosphatkiefernekrose
chronisch		++	++					++		
Phosphorwasserstoff akut	+++							+++		Mattigkeit, Ohrensausen,
chronisch							+		+	Erregungszustände
Beryllium akut	+++	++					+		+	Berylliose = chronische
chronisch	+++		+++				+		+	interstitielle Lungenfibrose
Nickel akut		+	+++		+					Allergie, Kopfschmerzen
chronisch	++	++	+++		+					Bronchial-Ca, Nasennebenhöhlen-Ca

schließlich auch eine Osteoporose mit verkalkten Querstreifen nahe den Epiphysen werden gesehen. Aus dem letzten Jahrhundert bekannt ist die Osteomyelitis des Kiefers (Phosphorkiefernekrose).
Die Zahl der Berufskrankheiten ist sehr niedrig.

Die Phosphorkiefernekrose ist das historische Beispiel.

4.2.10 Beryllium und seine Verbindungen

Das Erdalkalimetall Beryllium findet in der modernen Technik als sehr harter, nichtmagnetischer Stoff mit hohem Wärmeleitvermögen viele Anwendungen (Elektroindustrie, Keramikindustrie). Zu Einwirkungen kann es kommen beim **Einatmen der wasserlöslichen Berylliumsalze** und des **Feinstaubs**, wie er beim Schleifen und anderen Bearbeitungsvorgängen entsteht.
Akute Intoxikationen haben Entzündungen im oberen Respirationstrakt zur Folge, die bis zur **toxischen Bronchopneumopathie** gehen können.
Es gibt auch eine **allergische Berylliumdermatitis** aufgrund der Exposition gegenüber den Salzen.
Für die **chronische Intoxikation** charakteristisch ist die **interstitielle Lungenfibrose**, die eine Entwicklung bis hin zum Lungenemphysem nehmen kann. Die röntgenologische Beurteilung erfolgt nach der ILO-Klassifikation (kleine rundliche Schatten im Mittel- und Unterfeld).
Beryllium ist im Tierversuch kanzerogen und von der MAK-Kommission in die Liste III A2 eingestuft. Es hat einen TRK-Wert.

In ▤ B-**25** sind noch einmal die wichtigsten Informationen zu den Metallen und Metalloiden zusammengefaßt.

4.2.10 Beryllium und seine Verbindungen

Zu einer Exposition kann es in der Elektro- und Keramikindustrie bei Bearbeitungsvorgängen kommen – **Feinstaub** entsteht.
Die Salze sind **wasserlöslich.**

Die **akute Intoxikation** kann bis zur **toxischen Bronchopneumopathie** führen.
Es gibt auch eine **allergische Berylliumdermatitis.**
Für die **chronische Intoxikation** charakteristisch ist die **interstitielle Lungenfibrose**.

Beryllium ist ein III-A2-Stoff mit einem TRK-Wert.

In ▤ B-**25** sind die wichtigsten Informationen zu den Metallen und Metalloiden zusammengefaßt.

4.3 Erstickungsgase

4.3.1 Allgemein

4.3 Erstickungsgase

4.3.1 Allgemein

▶ ***Definition.*** Als Erstickungsgase werden Gase bezeichnet, die entweder den Sauerstoff in der Atemluft verdrängen **(äußere Erstickung)** oder, infolge einer Reaktion im Organismus, Stoffwechselvorgänge so blockieren, daß Sauerstoff für die »innere« Atmung nicht zur Verfügung steht **(innere Erstickung).**

◀ **Definition**

Eine **äußere Erstickung** beginnt dann, wenn der Sauerstoffgehalt um $^1/_3$ absinkt, ein Gehalt von weniger als 7% in der Atemluft ist tödlich. Relevante Gase sind Stickstoff, Kohlendioxid, Methan, Propan, Butan. **Innere Erstickungen** werden erwirkt durch z.B. Kohlenmonoxid, Blausäure, Schwefelwasserstoff, die über verschiedene Mechanismen die Zellatmung blockieren.

Stickstoff, CO_2, Methan, Propan, Butan bewirken über eine Verdrängung des Sauerstoffs der Luft eine **äußere Erstickung**. CO, Blausäure, Schwefelwasserstoff bewirken eine **innere Erstickung.**

4.3.2 Kohlenmonoxid

Das farb-, geruch- und geschmacklose Gas – etwa gleich schwer wie Luft – kann überall da auftreten, wo kohlenstoffhaltige Substanzen unvollständig verbrennen. Besondere Gefährdung besteht in Kokereien, Motorenprüfständen, bei Bränden. Kohlenmonoxid ist Bestandteil verschiedener Nutzgase.

4.3.2 Kohlenmonoxid

CO entsteht bei unvollständiger Verbrennung. Es ist Bestandteil der Nutzgase. Seine Hb-Bindung führt zu mangelndem O_2-Transport.

▶ ***Merke.*** Die Giftwirkung beruht auf der Bindung an Hämoglobin, das entstehende COHb steht für den Sauerstofftransport nicht mehr zur Verfügung.

◀ **Merke**

Die Vergiftungszeichen sind die eines Sauerstoffmangels: Kopfschmerz, Tachykardie, Ohrensausen, Schwäche, Atemnot, Bewußtlosigkeit, Tod. Nach einer akuten Vergiftung werden u.U. **Langzeitfolgen** am ZNS (im EEG nachweisbar) und **am Herzen** gefunden, das EKG zeigt z.B. ST-Senkungen. Wiederholte CO-Vergiftungen können, als chronische Vergiftungen, zu Kopf-

Die **akute Vergiftung** verläuft unter den Zeichen des O_2-Mangels.

Langzeitfolgen können im ZNS (EEG) und am **Herzen** (EKG) gefunden werden.

Die **Diagnose** einer CO-Vergiftung wird durch den **Nachweis von COHb** gesichert.

Technische Präventionsmaßnahmen stehen an erster Stelle. Die **Therapie** Vergifteter besteht in **Sauerstoff-Beatmung.**

schmerzen, Müdigkeit und Schwindelgefühl und vielfältigen Befindensstörungen führen.
Die Diagnose wird durch die Umstände am Arbeitsplatz nahegelegt, gesichert wird sie durch die COHb-Bestimmung. Dabei ist zu beachten, daß Raucher einen erhöhten COHb-Spiegel aufweisen.
Der Prävention dient die Verbesserung der Verbrennungstechnik, Herabsetzen des CO in den verschiedenen Gasen und die regelmäßige Kontrolle des MAK-Wertes, der 0,003 % CO in der Atemluft beträgt.
Die **Therapie** Vergifteter besteht in Sauerstoffbeatmung. 1990 wurden acht Fälle erstmals entschädigt (alte Bundesländer).

4.3.3 Schwefelwasserstoff

H_2S ist ein Fäulnisprodukt organischen Materials. Es **blockiert die Zellatmung.**
H_2S kann überall auftreten, wo organisches Material in Fäulnis übergeht (Abwasser, Schlamm, Silos), aber auch in der Industrie.
H_2S hat eine **narkotische und enzephalotoxische Wirkung,** reizt die Atemwege und die Haut. Ein organisches Psychosyndrom kann sich entwickeln.

Bei der Rettung Vergifteter, z. B. in Schächten und Silos, ist an die Gefährdung der Retter zu denken (Anseilen, Atemschutzgerät).

4.3.3 Schwefelwasserstoff

Schwefelwasserstoff (H_2S) ist ein farbloses, süßlich riechendes und brennbares Gas, das etwas schwerer als Luft ist. Dies ist einer der Gründe, warum im Bergbau früher Hunde mitgeführt wurden, die, da näher am Boden, Vergiftungszeichen früher aufwiesen. H_2S kann überall auftreten, wo organisches Material in Fäulnis übergeht (Abwasser, Schlamm, Silos), aber auch in der chemischen Industrie, Zuckerindustrie, in Gaswerken, Bergwerken, der Metallindustrie. Die Giftwirkung beruht auf einer Blockierung von Enzymen der intrazellulären Atmungsvorgänge.
Die Vergiftung mit hohen Konzentrationen von H_2S bewirkt eine sofortige Lähmung des **Atemzentrums.** Ansonsten kommt es zu einer narkotischen bzw. enzephalotoxischen Wirkung und zu Reizerscheinungen an Haut und Schleimhäuten, insbesondere der Atemwege, bis hin zum Lungenödem. Am ZNS kann es zu Dauerschäden in Form des organischen Psychosyndroms kommen.
Solche Vergiftungen können sich in Schächten und Silos ereignen. Bei der Rettung ist an die Gefährdung der Retter zu denken, die gesichert (angeseilt) sein müssen und ein Atemschutzgerät mit Sauerstoffzufuhr tragen sollten. Der MAK-Wert beträgt 10 ppm, Berufskrankheiten sind sehr selten.

4.4 Lösungsmittel, Schädlingsbekämpfungsmittel (Pestizide) und sonstige chemische Stoffe

4.4.1 Lösungsmittel, allgemein

Organische Lösungsmittel haben einen niedrigen Siedepunkt und eine hohe Flüchtigkeit. Sie sollen Fette, Lipide, Harze und Polymere, also wasserunlösliche Substanzen, aufnehmen.

Hauptbestandteile dieser Lösungsmittelgemische sind:
- aliphatische Kohlenwasserstoffe (z. B. Hexane, Tetrachlorkohlenstoff)
- aromatische Kohlenwasserstoffe (Toluol, Xylole)
- halogenierte Kohlenwasserstoffe (z. B. Dichlormethan, Trichlorethylen)
- Alkohole, Ketone (z. B. Aceton) und
- Ester (z. B. Butylacetat).

Die hohe Flüchtigkeit der Lösungsmittel führt zu ihrer **Aufnahme mit der**

4.4 Lösungsmittel, Schädlingsbekämpfungsmittel (Pestizide) und sonstige chemische Stoffe

4.4.1 Lösungsmittel, allgemein

Organische Lösungsmittel sind eine Gruppe von chemischen Verbindungen, die zwischen 0 und 250 °C in flüssiger Form vorliegen und wasserunlösliche Substanzen aufnehmen können. Die wichtigsten physikalisch-chemischen Eigenschaften sind ein niedriger Siedepunkt und die hohe Flüchtigkeit (hoher Dampfdruck). Die ▤ B-**26** nennt die wichtigsten, überwiegend als Lösemittel eingesetzten flüchtigen organischen Kohlenwasserstoffe **(VOC = volatile organic compounds),** gegliedert nach Siedepunktsbereichen. Gelöst werden sollen Fette, Harze und Polymere in den verschiedensten Anwendungsbereichen der Metall-, der Lack-, der Gummi-, der Druck-, der Kunststoff-, der Textil- und der chemischen Industrie (▤ B-**26**). Meist werden jetzt Lösungsmittelgemische eingesetzt. Ihre **Hauptbestandteile** sind:
- **aliphatische Kohlenwasserstoffe (z. B. Hexane, Tetrachlorkohlenstoff)**
- **aromatische Kohlenwasserstoffe (z. B. Toluol, Xylole)**
- **halogenierte Kohlenwasserstoffe (z. B. Dichlormethan, Trichlorethylen)**
- **Alkohole, Ketone (z. B. Aceton) und**
- **Ester (z. B. Butylacetat).**

Die Gesundheitsgefährdung durch Lösungsmittel hängt mit ihrer meist hohen Flüchtigkeit und dem hohen Fettlösungsvermögen zusammen. Die hohe Flüchtigkeit führt zur **Aufnahme** (bei vielen Substanzen auch wieder Abgabe) **über die Atemwege**, die **Fettlöslichkeit** über eine Haut-

B-26: Flüchtige organische Substanzen, nach Siedepunkt gegliedert. Industriell wichtige Gase und Partikel und deren Einsatzbereich (nach *Weber*)

VOC	Emission	Quelle
Permanente Gase	NO, NO_2, O_3, SO_2, CO, CO_2	offene Gasflammen, Motoren, Kaminöfen, UV-Lichtquellen, Schaltkontakte, Hochspannungsquellen
	Ethylen, Isopren	pflanzliche Vorräte bei der Lagerung
	Formaldehyd, Acetaldehyd, etc.	biologische Oxidations-, unvollständige Verbrennungsprodukte
HVOC Sdpkt: –50 °C	Propan, Butan, Pentan, Freone 11, 12, 22, 134a, etc.	Gaskocher, Erdgas, Treibgase, Kühlmittel, Wärmetauscher, Treibmittel in medizinischen Sprays (Asthma-, Cortisonspray)
	i, n-Pentan, i-Hexan	niedrig siedender Petrolether, Wundbenzin
	Diethylether	Narkosemittel, Lösemittel
	Methylenchlorid	Abbeizmittel, Lösemittel
VOC Sdpkt: 50–150 °C	Benzol, Toluol, Ethylbenzol, Styrol, Xylole	Lösemittel, Verbrennungsprodukte, (Zigaretten, Zigarrenrauch, Holz-, Kohle-, Gasfeuer)
	Ethanol-Lösung (70 %) Isopropanollösung	Oberflächendesinfektion, Hautdesinfektion
	Propionaldeyhd, Butyraldehyd	biologische Oxidations-, unvollständige Verbrennungsprodukte
	Essigsäureester mit Methanol, Ethanol, n-, i-Propanol, Butanol etc.	Klebstoffe, Lacke, Entfettungsmittel, Kosmetika, Nagellackentferner, etc. Lösemittel
	Ketone: Diethylketon, Methylisobutylketon, 2-Butanon, Cyclohexanon, etc.	
	Pyridin, n-Methylpyrrolidon Tetrahydrofuran, Dioxan, DMF, etc.	polare Lösemittel
	Terpene: α, β Pinen, Δ3-Caren, Limonen, etc.	Holz, Holzprodukte, Extrakte, Brennholz, Torf, Stroh, Pflanzenfasern, Sisal etc.
	Mineralölfraktionen: Aliphaten, Aromaten-Mischung	verschiedene Siedegrenzbenzine ohne n-Hexan und Benzol
LVOC Sdpkt: 150 °C – 250 °C	Glykolether, -ester Ethylen-, Propylenglykol mittlere Fettsäureester	Filmbildner auf Lacken, mittelschwerflüchtige Lösemittel, Farbpasten, Druckfarben. Lösevermittler, visköse Produkte
SVOC Sdpkt: 250 °C und höher	Phthalate (Ester, Alkohole), Weichmacher von Kunststoffen, oligomere Polymere	Weichmacher in organischen Polymermaterialien, Niederpolymere
SVOC	Insektizide, Fungizide, Pestizide, Netzmittel, Pyrethroide, Dichlorfluanid, Chlorpyrifos, Organophosphate, Dichlorvos, Propoxur, etc. historisch: PCP (–1989), Lindan, PCB, DDT (DDR: – 1984!)	organische Schädlingsbekämpfungsmittel als Fraß-, Kontaktgift etc. Pflanzenschutzmittel: Pyrethroide, Altlasten von langlebigen, akkumulierenden Organochlorverbindungen
Staub, Sediment: Schwebstoffe	Mineralfasern, Asbestfasern, Textilfasern, (Kerzen-) Rußpartikel, Mineralpigmente, Pilzsporen, bakterielle Besiedlung auf organischem Material, Korrosionsstäube etc.	Reservoirfunktion (Sink) für mittel- bis schwerflüchtige Verbindungen, »dynamischer Puffer«, Feinstaubreservoir, Aufmischung durch Bodenstaubsauger

VOC = volatile organic compounds, HVOC = highly volatile -, LVOC = low volatile -, SVOC = slow volatile -

schädigung auch zur Aufnahme über die Haut. Im Organismus kommt es zu einer **Anreicherung im Fettgewebe und im Nervensystem;** außerdem wird die Leber als das wichtigste Fremdstoffe metabolisierende Organ beansprucht.

Die **Giftwirkung** ist zweiphasig. Zunächst kann es als **unspezifische Sofortwirkung** zu **Reizerscheinungen** an den Schleimhäuten kommen und zu einer **narkotischen Wirkung am ZNS** (Rausch, Suchtgefahr, »Schnüffeln«), dann nach einem erscheinungsfreien Intervall zu den spezifischen Organwirkungen. Diese **zweite Phase ist bestimmt durch den Metabolismus**

Atemluft, die **Fettlöslichkeit** zu einer Anreicherung im Fettgewebe und im Nervensystem.

Die Giftwirkung ist zweiphasig. Die **akuten Symptome** einer Vergiftung können **Schleimhautreizungen** und eine **narkotische Wirkung** sein.

Die **zweite Phase** ist durch den Metabolismus eines Fremdstoffes und die **spezifischen Organwirkungen** bestimmt. Das beim Metabolismus vieler Lösungsmittel entstehende **Epoxid** ist für viele Schädigungen verantwortlich. Diese betreffen vor allem die **Leber**, aber z. B. auch das **Nervensystem**, die **Nieren** und das **Reizleitungssystem**.

Die **chronische Lösungsmittelexposition** kann über wiederholte toxische Wirkungen zu einer **toxischen Enzephalopathie** führen.

und das für die einzelnen Substanzen spezifische **Zeitintervall** (abhängig von der biologischen Halbwertszeit). **Durch die Biotransformation können aus relativ harmlosen Fremdstoffen toxische Metabolite gebildet werden.** Das dabei auch gebildete **Epoxid** ist als **besonders reaktionsfähiges Molekül** für viele Schädigungen verantwortlich. Die von diesen Metaboliten ausgehenden spezifischen Organwirkungen betreffen vor allem die Leber (z. B. Tetrachlorkohlenstoff, Tetrachlorethan), aber auch das periphere und das zentrale Nervensystem, die Niere (z. B. Tetrachlorkohlenstoff) oder auch das Reizleitungssystem des Herzens.

Bei der **chronischen Exposition** gegenüber Lösungsmitteln geht es um die Frage, ob wiederholte Einwirkungen mit narkotischen und ähnlichen Wirkungen auf das ZNS zur Entwicklung einer **toxischen Enzephalopathie** führen können. Besondere Aufmerksamkeit haben vor allem skandinavische Studien an Malern und Lackierern gefunden, die ein »chronic painters' syndrome« beschrieben haben. – Ein Kausalzusammenhang zwischen Erkrankung und Exposition ist in vielen Gutachten bestätigt worden (BK 1317).

4.4.2 Schädlingsbekämpfungsmittel

Dies sind:
- **Insektizide**
- **Fungizide**
- **Askarizide**
- **Nematozide**
- **Pestizide** (Pflanzenschutzmittel).
- **Herbizide** (Unkrautvernichtungsmittel).

Die Stoffgruppe der organischen Phosphorverbindungen wirkt als Cholinesterasehemmer, also als indirekte Parasympathikomimetika.

Chlorierte Kohlenwasserstoffe sind neurotoxisch, werden im Organismus angereichert und nur langsam ausgeschieden. Ihre Anwendung hat zu einer weltweiten Nachweisbarkeit geführt. Bekannteste Vertreter sind:
- **DDT** (in Europa verboten)
- **DDD**
- **Hexachlorcyclohexan**
- **polychlorierte Biphenyle.**

Carbamate, ebenfalls Cholinesterasehemmer, sind nur kurzzeitig wirksam.

4.4.2 Schädlingsbekämpfungsmittel

Schädlingsbekämpfungsmittel sind **Insektizide, Fungizide, Askarizide** und **Nematozide,** also chemische Substanzen, die gegen Schädlinge aller Art gerichtet sind, die Nutzpflanzen bzw. Ernten gefährden. Als **Pestizide** werden alle Pflanzenschutzmittel bezeichnet, als **Herbizide** die sog. Unkrautvernichtungsmittel.

Eine Stoffgruppe stellen die **organischen Phosphorverbindungen** dar, von denen es die giftigeren Oxo- und die Thioverbindungen gibt. Eine bekannte Substanz ist das Triorthokresylphosphat, das als Nervengift wirkt (Demyelinisierung motorischer Nerven und Rückenmarksbahnen). Wirkungsprinzip der als Insektizide eingesetzten organischen Phosphorverbindungen, darunter Parathionethyl = E 605, ist die **Hemmung der Cholinesterase** (indirekte Parasympathikomimetika).

Chlorierte Kohlenwasserstoffe sind ebenfalls weit verbreitet als Schädlingsbekämpfungsmittel. Ihre Giftwirkung geht mit einer Anreicherung im Fettgewebe, besonders im fett- und lipidreichen Nervengewebe einher und beruht auf einer **Störung des zentralen Nervensystems.** Als Wirkungsmechanismus kommt die Bildung freier Radikale, die Bildung von Epoxiden und von CO in Betracht. Sie werden meist sehr langsam abgebaut und entsprechend langsam ausgeschieden. Bekannteste Vertreter sind das (in Europa nicht mehr angewandte) DDT, DDD, die verschiedenen Hexachlorcyclohexane (z. B. α-HCH) und die polychlorierten Biphenyle (PCB).

Carbamate sind Abkömmlinge der Aminoameisensäure und wirken ebenfalls als Cholinesterasehemmer. Ihre Wirkung tritt rasch ein und ist von kurzer Dauer. Es kommt zu keiner Anreicherung im Organismus.

4.4.3 Aromatische Amine

Benzidin, β-Naphthylamin, 4-Aminodiphenyl sind Kanzerogene. Nach langjähriger Exposition kann es zu **Blasenkarzinomen** kommen.

4.4.3 Aromatische Amine

Zu dieser Substanzklasse, die in der Farbenindustrie eine große Rolle spielt, gehören die schon **klassischen Kanzerogene Benzidin, β-Naphthylamin, 4-Aminodiphenyl**. Nach langjähriger Exposition kommt es neben der Methämoglobinbildung und Anämieentwicklung zur Entstehung von **Blasenkarzinomen**.

Merke ▶

> ***Merke.*** Präventive Maßnahmen beinhalten deswegen auch regelmäßige Harnanalysen.

4.4.4 Halogenkohlenwasserstoffe

Halogenierte Methan-, Ethan- und Ethylenverbindungen werden **in nahezu allen Wirtschaftszweigen eingesetzt.**

4.4.4 Halogenkohlenwasserstoffe

Die **Anwendungsbereiche der Halogenkohlenwasserstoffe sind äußerst vielfältig,** in allen Industriezweigen, im Handwerk, in der Landwirtschaft, der Medizin, der chemischen Industrie – überall findet diese Substanzklasse

B-27: Symptomatik der wichtigeren Halogenkohlenwasserstoffvergiftungen (nach *Hagen*, aus *Jansen* 1982)

			ZNS	Peripheres Nervensystem	Leberschädigungen	Nierenschädigungen	Magen-, Darmschädigungen	Schleimhautschädigungen	Hautschädigungen	Anämie	Bemerkungen
Aliphatische Reihe	Methylchlorid	akut	+++!	++			+++				! = Latenzzeit
		chronisch	++		+	+	+	+	++		
	Methylbromid	akut	++					+			! = Latenzzeit
		chronisch	+++!	+		+			++		
	Methylenchlorid	akut	++	+	(+)						
		chronisch	++	+	(+)						
	Trichlormethan	akut	+++	+	++						
		chronisch	++	+			+++				
	Tetrachlorkohlenwasserstoff	akut	+++				++	++			! = Latenzzeit
		chronisch	++	+	+++!	+++!	++		+		
	Trichlorethan	akut	+++	+			+	++			
		chronisch	++	+			+				
	Tetrachlorethan	akut	+++	++	+++!			+++			! = Latenzzeit
		chronisch		+++	+++	+	+++		++	+	Monozytose +++
	Trichlorethylen	akut	+++	+			++	++		(+)	
		chronisch	+++						++	(+)	
	Bromethylen	akut	++					+++			
		chronisch	+					+++			
Aromatische Reihe	Monochlorbenzol	akut	++					(+)			
		chronisch								(+)	
	Dichlorbenzol	akut	+++		++			++		++	
		chronisch	+++		++			++	++		
	gechlorte Naphthaline	akut		++					+++		Akne
		chronisch				++			+++		
	DDT	akut	+++								
		chronisch	++	+++	+	+				+?	
	HCH	akut	+++		+			++	+		
		chonisch	++								

(+) = sehr gering, + = mäßig, ++ = deutlich, +++ = ausgeprägt

Besonders hervorzuheben sind: **Methylenchlorid, Vinylchlorid, »Tri«, »Per«, Freone.**

Anwendung als Lösungsmittel, Pestizid, Feuerlöschmittel, Gefrierflüssigkeit, Treibgas, Narkosemittel, Weichmacher und Ausgangsmaterial (Monomere) für Kunststoffe. Chemisch handelt es sich fast ausschließlich um chlorierte (manchmal auch fluorierte oder bromierte) Verbindungen von Methan, Ethan und Ethylen.

Zur Humantoxizität s. B-**27**.

Die Symptomatik der wichtigsten Halogenkohlenwasserstoffvergiftungen wird in B-**27** dargestellt. Auf einige wenige Substanzen sei dennoch gesondert hingewiesen:

Dichlormethan (Methylenchlorid) ist ein weitverbreitetes Lösemittel. Es besteht die Gefahr der **COHb-Bildung**.

Dichlormethan (= Methylenchlorid). Ein weit verbreitetes Lösemittel (MAK-Wert 100 ppm), es ist oft mit Chloroform verunreinigt. Die Metabolisierung führt u.a. zu Kohlenmonoxid, deswegen besteht die Gefahr einer COHb-Bildung, die weitgehend für die Toxizität verantwortlich ist.

Klinischer Fall

Ein 39jähriger Maurer mit unauffälliger Vorgeschichte verrichtet Beschichtungsarbeiten im Hochbau. Er wird nach mehrstündigen Abbeizarbeiten mit einem methylenchloridhaltigen Produkt in ungelüfteten Hallenräumen bewußtlos aufgefunden. Intensivmedizinische und mehrwöchige klinische Behandlung wegen toxischem Lungenödem (akute Methylenchloridvergiftung).
14 Monate nach dem Unfall fallen verstärkte Ermüdbarkeit, verminderte Merkfähigkeit, Schlafstörungen und gelegentlich Kopfschmerzen auf. Internistischer, klinisch-chemischer und neurologisch-psychiatrischer Untersuchungsbefund sind unauffällig.
Diagnose: 1. Zustand nach Methylenchlorid-Intoxikation als Arbeitsunfall. 2. Organisches Psychosyndrom sehr leichter Ausprägung
Bewertung: Berufskrankheit 1302 (Erkrankung durch Halogenkohlenwasserstoffe), Einschätzung der MdE < 20% (mitgeteilt von *Triebig* und *Grobe,* 1987).

Vinylchlorid ist, im Gegensatz zu seinem Polymer PVC, **kanzerogen** (u.a. Hämangiosarkome der Leber). Weitere Schädigungen sind Leberzellschäden, Splenomegalie und Akroosteolysen, sklerodermieähnliche Hautveränderungen, Raynaudsches Syndrom.

Monochlorethylen (= Vinylchlorid) ist das Monomer des selbst untoxischen Polyvinylchlorids (PVC). Der TRK-Wert lag 1987 bei 3 ppm für Altanlagen, sonst bei 2 ppm. Die Vinylchloridkrankheit ist seit langem bekannt (Leberzellschäden, Splenomegalie, Akroosteolyse der Fingerendglieder, sklerodermieähnliche Hautveränderungen, Raynaudsches Syndrom der Finger), die **kanzerogene Wirkung** (u.a. Hämangiosarkome der Leber) ist epidemiologisch gesichert.

Trichlorethylen (»Tri«) führt zur Tri-Sucht und zu Schädigungen an Herz, Leber und Nieren. Für die rauschartigen Zustände ist der Metabolit Trichlorethanol verantwortlich.

Trichlorethylen (»Tri«), MAK-Wert 50 ppm, ein wichtiges Entfettungsmittel in der Metallindustrie. Es führt zu rauschartigen Zuständen **(Tri-Sucht),** aber auch zu Schädigungen an Herz, Leber und Nieren. Metabolite sind Trichlorethanol, das für die zentralnervösen Effekte verantwortlich gemacht wird, und Trichloressigsäure, wegen deren langer Halbwertszeit Kumulationsgefahr besteht. Wechselwirkungen mit Alkohol, Barbituraten, Toluol können auftreten.

Klinischer Fall

Ein Lehrling entfettet in einem Waschbecken Apparategehäuse vor dem Lackieren, neben einem Abzug sitzend. Da ihm übel wird, wird er in eine Klinik gebracht, wo noch Übelkeit, Schwindelgefühl und Kraftlosigkeit in den Beinen festgestellt wird. Nach 2 Tagen Beobachtung ist er beschwerdefrei.
Die Arbeitsplatzbesichtigung ergab, daß das Lösemittel Tri-haltig war. Absaugschlitze waren hinter dem Becken in der Wand angebracht sowie einen halben Meter darüber. Die Tri-haltigen Dämpfe wurden beim Auswaschen selbst eingeatmet, außerdem enthielt die gesamte Raumluft infolge der großen Abdunstflächen der Gehäuse Tri in den MAK-Wert 5fach übersteigender Konzentration. An der Verursachung der Übelkeit durch Tri konnte kein Zweifel bestehen. Die Absaugung war nicht fachgerecht angebracht, da Tri-Dämpfe schwerer als Luft sind.

Tetrachlorethylen (»Per«) ist weniger toxisch als Tri und soll es ersetzen. Es wird stark im Körper angereichert und unverändert wieder abgeatmet.

Tetrachlorethylen (»Per«) wird in der Metallindustrie zunehmend statt »Tri« eingesetzt, der MAK-Wert beträgt 50 ppm. In den letzten Jahren ist es besonders bekannt geworden als das Lösemittel in chemischen (Kleider-)Reinigungen. Per wird stark angereichert, jedoch unverändert wieder abgeatmet.

Klinischer Fall

Ein junger Mann arbeitete seit ca. 2 Jahren in einer chemischen Schnellreinigung, dabei auch verantwortlich für die Wartung der Maschinen. Seit 1 Jahr besteht Appetitlosigkeit, nach einer längeren körperlichen Belastung traten Beschwerden wie Husten und Atemnot auf. Mit der Verdachtsdiagnose Bronchopneumonie erfolgte wegen einer zunehmenden Verschlechterung des Allgemeinzustandes eine Krankenhauseinweisung. Im Krankenhaus entwickelten sich innerhalb von wenigen Tagen ein Ikterus und eine Anurie, der Tod erfolgte im Herz-Kreislauf-Versagen. Die Sektion ergab ein Lungenödem, Leberzell- und Herzmuskelnekrosen.
Am Arbeitsplatz wurde eine Per-Konzentration von 250 ppm festgestellt. Per tropfte infolge einer Undichtigkeit auf heiße Rohre und verdampfte. Stark verschmutzte Kleidungsstücke wurden in einem geschlossenen Raum mit Per vorbehandelt. Die entsprechenden arbeitsschutzrechtlichen Vorschriften, auf die hier nicht näher eingegangen werden kann, wurden demnach nicht eingehalten. – An einer chronischen Per-Vergiftung ist nicht zu zweifeln.

Frigene (Freone) sind fluor- und chlorhaltige Derivate von Methan und Ethan und werden vorwiegend als Treibgas und Gefrierflüssigkeit eingesetzt. Die Substanzen haben eine geringe Humantoxizität, jedoch eine erhebliche ökologische Bedeutung (Zerstörung der Ozonschicht).

Frigene (Freone) sind Derivate von Methan und Ethan, sie werden als Treibgas und Gefrierflüssigkeit eingesetzt.

Die **Therapie** der akuten Vergiftungen mit halogenierten Kohlenwasserstoffen, die ganz überwiegend inhalativ zustande kommen, erfolgt durch **Frischluftzufuhr, O_2-Gabe** und eventuell **Sedation.** Ansonsten gilt die übliche Kontrolle des Kreislaufs und die **Lungenödemprophylaxe (Kortison**, zunächst inhalativ). Bei den Vorsorgeuntersuchungen sollen Personen mit ZNS-Erkrankungen, Leberschäden, Stoffwechselerkrankungen und Alkoholabusus von einer gefährdenden Beschäftigung ausgeschlossen werden. Eine Überwachung am Arbeitsplatz durch die Kontrolle der Arbeitsplatzkonzentrationen (MAK- bzw. TRK-Werte) und durch biologisches Monitoring ist erforderlich.

Lungenödemprophylaxe mit inhalativ verabreichtem Kortison, Frischluftzufuhr, O_2-Gabe und evtl. Sedation sind therapeutische Maßnahmen bei akuter Intoxikation.

Eine Überwachung durch Kontrolle der MAK- und TRK-Werte und durch biologisches Monitoring ist erforderlich.

Chlorierte zyklische Kohlenwasserstoffe werden in großer Zahl als Pflanzenschutzmittel eingesetzt (*s. o.*), besonders bekannte Vertreter sind die polychlorierten Biphenyle (PCB). **Akute Vergiftungen** gehen mit Schwindel, Tremor, Verwirrtheit bis hin zu Krämpfen als Zeichen der Intoxikation des peripheren und des zentralen Nervensystems einher. Lebertoxizität und Hauterkrankungen (Chlorakne) kommen vor.

Die **chronische Intoxikation** führt über eine Kumulation zu allgemeiner Schwäche, Leberschäden, Polyneuropathie. Knochenmarkschädigung wurde beschrieben. In der Öffentlichkeit spielt die mögliche Verunreinigung mit geringsten Mengen des hochgiftigen 2,3,7,8-TCDD (»Seveso-Gift«) eine große Rolle. Vorsorgeuntersuchungen sollten neben der organspezifischen Diagnostik (ZNS und peripheres Nervensystem, Leberfunktion, Lymphozytentypisierung) auch die Bestimmung der Substanzen selbst im Blut umfassen.

Chlorierte zyklische Kohlenwasserstoffe werden in großer Zahl als Pflanzenschutzmittel eingesetzt. Die **akute Vergiftung** mit den chlorierten zyklischen Kohlenwasserstoffen (z. B. PCB) besteht in neurologischen Erscheinungen (Schwindel, Verwirrtheit, Tremor, Krämpfe).
Bei **chronischer Einwirkung** kommt es zu **Leberschäden, Chlorakne** und **Polyneuropathien, Knochenmarkschädigung.**

4.4.5 Benzol

4.4.5 Benzol

Benzol ist das klassische Lösungsmittel, das jetzt weitgehend durch seine weniger giftigen Homologe ersetzt wird. Aufgrund seiner **Toxizität für das blutbildende System** und seiner **leukämogenen Eigenschaft** wurde der TRK-Wert auf 1 bzw. 2,5 ml/m^3 in besonderen Bereichen festgesetzt, es besteht Deklarationspflicht entsprechend der Gefahrstoffverordnung. Zu einer Exposition kommt es überall da, wo mit Benzin, das bis zu 5% Benzol enthält, umgegangen wird, und in der chemischen Industrie, wo Benzol als Ausgangsmaterial dient.

Benzol ist das klassische Lösungsmittel, das jetzt weitgehend durch seine weniger giftigen Homologe ersetzt wird. **Es ist hämatotoxisch und leukämogen.** Es spielt jetzt vor allem als Ausgangsmaterial und als Bestandteil des Benzins eine Rolle. Benzin enthält bis zu 5% Benzol.

Wirkungsweise. Aufgenommenes Benzol wird etwa zur Hälfte wieder ausgeatmet, im übrigen metabolisiert, wobei ein Epoxid als Zwischenstufe entsteht, zu Phenol und Dihydroxybenzol, Phenylmerkaptursäure und Mukonsäure umgewandelt und dann nach Kopplung über den Urin ausgeschieden. Welcher Metabolit für die Toxizität verantwortlich ist, ist noch nicht vollständig geklärt.

Der Metabolismus des Benzols führt über ein Epoxid zu Phenol und weiteren Abbauprodukten.

Die **akute** Intoxikation zeigt sich in zentralnervösen Erscheinungen, die **Langzeitwirkung** in einer Schädigung des Knochenmarks (Panmyelopathie), einer Leukämie und einer Enzephalopathie.

Bei der Vorsorgeuntersuchung sind **Vorschäden des blutbildenden Systems** und auch der **Leber** (Metabolismus!) zu beachten.
Eine Benzolbelastung wird durch den **Nachweis der Substanz im Blut** und durch den **Phenolnachweis** und, spezifischer, **Phenylmerkaptursäure** oder **Mukonsäure im Urin dokumentiert**.
Erkrankungen durch Benzol sind in die Liste der Berufskrankheiten aufgenommen.

Toluol und **Xylol** sind weit weniger giftig als Benzol und haben dieses als Lösungsmittel weitgehend abgelöst.

Ein **biologisches Monitoring** ist über die Bestimmung der Hippur- (Toluol) bzw. Methylhippursäure (Xylol) im Harn möglich.

Die **akute Vergiftung** äußert sich in Erregungszuständen und nachfolgendem Schwindel, Kopfschmerzen usw.
Bei **chronischer Vergiftung** steht wieder das sog. organische Psychosyndrom im Vordergrund, dann die Knochenmarkstoxizität mit Anämie, eventuell Thrombopenie und Leukopenie, schließlich eventuell Panmyelopathie oder Leukämie.
Arbeitsmedizinische **Vorsorgeuntersuchungen** sind nach G8 erforderlich, wobei Erkrankungen der blutbildenden Organe, Infektabwehrschwäche und Alkoholabhängigkeit (metabolische Kapazität der Leber!) als Ausschlußkriterien gelten. Regelmäßige Nachuntersuchungen und, wie bei allen Kanzerogenen, nachgehende Untersuchungen sind vorgeschrieben. Für ein biologisches Monitoring kommen der **Benzolnachweis im Blut** und von Phenol (wenig spezifisch) bzw. **Phenylmerkaptursäure oder Mukonsäure im Harn** in Betracht. Es bestehen Beschäftigungsverbote für Jugendliche und für werdende und stillende Mütter. **Erkrankungen durch Benzol sind in die Liste der Berufskrankheiten aufgenommen.** Die Zahl der 1996 erstmals entschädigten Fälle (Bk 1303, also zusammen mit Styrol) beträgt 476.

Benzolhomologe. Technisch bedeutsam sind **Toluol** (Methylbenzol) und die **Xylole** (1,2-, 1,3- und 1,4-Dimethylbenzol), sie sind weit weniger giftig als Benzol. Beide Substanzen werden in großem Umfang als Reinigungs- und Lösemittel eingesetzt, außerdem als Beimengung zum Benzin.
Der Metabolismus unterscheidet sich von dem des Benzols. **Toluol** wird überwiegend zu Benzolsäure oxidiert und dann entweder an Glukuronsäure gekoppelt oder, an Glycin gebunden, als **Hippursäure** im Urin ausgeschieden. **Xylol** wird als **Methylhippursäure** ausgeschieden. Diese beiden Abbauprodukte dienen auch für das biologische Monitoring. Die akuten und die chronischen Vergiftungserscheinungen gleichen, bis auf die Blutbildveränderungen, denen des Benzols, es sind allerdings weit höhere Konzentrationen erforderlich.

Styrol (= Vinylbenzol = Phenylethylen) ist eine benzolartig riechende brennbare Flüssigkeit, das Monomer des inerten Polystyrol. Zum MAK- und BAT-Wert (biologisches Monitoring) *siehe* ▦ B-**18** *und* B-**21**. Wirkungen sind Reizungen der Schleimhaut im Gesicht und im oberen Respirationstrakt. Ein kanzerogenes Potential ist nicht belegt.

4.4.6 Nitro-, Aminoverbindungen des Benzols, seiner Homologe und ihrer Abkömmlinge

Nitro- und Aminoverbindungen spielen als Farbstoffe, Sprengstoffe, Unkrautvernichtungsmittel eine wichtige Rolle.

Aromatische Amino- und Nitroverbindungen bewirken eine **Methämoglobinbildung**.
Die **Anämie** kommt durch **Hämolyse** zustande, charakteristisch sind **Heinzsche Innenkörper.**
Eine besondere Gefährdung besteht für Personen mit einem G-6-PD-Mangel.
Einige Verbindungen sind auch **hepatotoxisch** und wirken über ihre Metaboliten auf die Blasenschleimhaut **kanzerogen**.

4.4.6 Nitro-, Aminoverbindungen des Benzols, seiner Homologe und ihrer Abkömmlinge

NO_2-Gruppen am Benzolkern machen die **Nitroverbindungen** aus, NH_2-Gruppen die **Aminoverbindungen.** Bekannte Nitroverbindungen sind Farbstoffe, Sprengstoffe (z. B. Trinitrotoluol TNT) und Unkrautvernichtungsmittel. Aminoverbindungen spielen bei der Herstellung von Farbstoffen (Anilin = Aminobenzol) und zahlreichen organischen Substanzen eine wichtige Rolle.
Eine Gesundheitsgefährdung beim Umgang mit den aromatischen Amino- und Nitroverbindungen geht von der **Methämoglobinbildung** aus, nachdem sie im Organismus zu aktiven Metaboliten umgewandelt wurden. Es kann zur Entwicklung eines O_2-Mangels kommen. Die **Anämie** kommt **durch Hämolyse** zustande, **Heinzsche Innenkörper** sind charakteristisch. Besonders gefährdet sind Personen mit G-6-PD-Mangel, da dieses Enzym, zusammen mit der Methämoglobinreduktase, die Rückverwandlung des Methämoglobins in Hämoglobin bewerkstelligt. Einige Nitro- und Aminoverbindungen des Benzols sind **auch hepatotoxisch.** Über die Ausscheidung der Metaboliten kann es zu Blasenschleimhautreizungen bis hin zur Entwicklung von **Blasenkarzinomen** kommen (s. *o.*).

4.4.7 Schwefelkohlenstoff

Umgang mit Schwefelkohlenstoff haben Personen, die mit seiner Herstellung beschäftigt sind oder es als Lösungsmittel bei der Fettextraktion aus Samen, Knochenabfällen, Wolle und Häuten einsetzen. Zur Anwendung kommt die Substanz sonst noch bei der Extraktion von Schwefel aus Stein und in der Synthetikfaserproduktion.
Bei einer **akuten Vergiftung** steht die Wirkung auf das ZNS im Vordergrund – Euphorie, Erregungszustände und Bewußtlosigkeit. Die **chronische Gesundheitsschädigung** äußert sich als Schädigung des vegetativen, des zentralen und des peripheren Nervensystems mit Sensibilitätsstörungen, Parästhesien und Polyneuropathie/Enzephalopathie sowie psychischen Veränderungen, vorwiegend depressiver Art. Sehstörungen und Störungen der peripheren Durchblutung im Sinne einer Gefäßsklerose können auftreten.
Die arbeitsmedizinische Vorsorge erfolgt durch Erst- und kurzfristige Nachuntersuchungen mit besonderer Beachtung von Erscheinungen aus den angeführten Bereichen, Belastungs-EKG und jährliche Augenhintergrundspiegelung. Ausschlußgründe sind entsprechende Vorbefunde. Jugendliche und werdende und stillende Mütter dürfen nicht beschäftigt werden. Die Zahl der Berufserkrankungen ist gering.

4.4.7 Schwefelkohlenstoff

Schwefelkohlenstoff wird bei der Fettextraktion aus biologischen Materialien eingesetzt.
Die **akute** Vergiftung ist durch Störungen des ZNS charakterisiert.
Bei **chronischen** Vergiftungen kommt es zu **Sehstörungen, Sensibilitätsstörungen, Polyneuropathien und psychotischen Veränderungen.** Auch eine Gefäßsklerose kann auftreten.

Bei der arbeitsmedizinischen Vorsorge muß geachtet werden auf:
- peripheres und zentrales Nervensystem
- Belastungs-EKG
- jährliche Augenhintergrunduntersuchung.

4.4.8 Methanol

Methanol (Methylalkohol) wird als Lösungsmittel verwendet, zur Vergällung des Ethylalkohols und als Ausgangsprodukt bei der Herstellung von Formaldehyd und von Anilinfarben.

Symptome der Vergiftung. Die orale Aufnahme ist meist Folge der Verwechslung mit Ethylalkohol; schon 30 ml können tödlich sein. Auch die inhalative Aufnahme führt zu **Rauscherscheinungen** und Erkrankung des zentralen und peripheren Nervensystems, Kreislaufdysregulation, nephrotoxischen und hepatotoxischen Erscheinungen. Besonders wichtig ist die **Schädigung der Sehnerven** mit nachfolgenden Sehstörungen, vor allem des Farbensehens, **bis hin zur Erblindung.** Ein Teil des aufgenommenen Methanols wird abgeatmet, das übrige im Körper zu Formaldehyd oxidiert, das sich zu **Ameisensäure** umsetzt. Eine **Azidose** ist die Folge.
Die **Therapie** besteht daher in einer **Alkalitherapie**, Kreislaufüberwachung und, bei oraler Aufnahme, Gabe von Kohle.
Bei der arbeitsmedizinischen Vorsorgeuntersuchung werden eine neurologische Untersuchung, ein Sehtest mit Farbtüchtigkeitsprüfung und ein Leberenzymstatus empfohlen. Bei Personen mit entsprechenden Vorerkrankungen, Stoffwechselerkrankungen und erhöhtem Alkoholkonsum werden dauernde gesundheitliche Bedenken erhoben. Es bestehen Beschäftigungsverbote für Jugendliche und werdende und stillende Mütter. Berufserkrankungen sind äußerst selten.

4.4.8 Methanol

Methanol findet als Lösungsmittel und Ausgangsprodukt bei der Herstellung von Formaldehyd und Anilinfarben Verwendung.

Auch die Aufnahme von Methanol, oft aufgrund einer Verwechslung mit Ethanol, führt zu Rauscherscheinungen und Leber- und Nierenschäden.
Typisch sind Sehstörungen, die bis zur Erblindung führen können.

Ameisensäure ist der toxische Metabolit des Methanols. Die dadurch verursachte Azidose muß durch eine **Alkalitherapie** bekämpft werden.
Bei der **arbeitsmedizinischen Vorsorgeuntersuchung** werden eine neurologische Untersuchung, ein Sehtest mit Farbtüchtigkeitsprüfung und ein Leberenzymstatus empfohlen.

4.4.9 Organische Phosphorverbindungen

Phosphorsäureester spielen eine Rolle als **Additive, Schmier- und Lösungsmittel, Weichmacher, Härter, Beschleuniger usw. und als Schädlingsbekämpfungsmittel.** Die Wirkung letzterer beruht auf einer **Hemmung der Cholinesterase. Trikresylphosphat** hat Massenvergiftungen nach oraler Aufnahme verunreinigter Nahrungsmittel und Getränke verursacht, es bewirkt zunächst Übelkeit und Erbrechen und nach längerem Intervall schwere Störungen des peripheren und des zentralen Nervensystems.
Typische Cholinesterasehemmstoffe auf Thiophosphorsäurebasis sind, in der Landwirtschaft viel eingesetzt, **E 605, Parathion, Systox** und viele andere, durchweg hochtoxische Handelspräparate. Die Blockierung der Cholinesterase führt zu einem Anstieg des Acetylcholinspiegels mit Auswirkungen an den Augen (enge Pupillen), der glatten Muskulatur (Spasmen des Magen-Darm-Traktes und der Bronchen), der sekretorischen Drüsen (Spei-

4.4.9 Organische Phosphorverbindungen

Vergiftungen mit **Phosphorsäureestern,** die in der Industrie und als Schädlingsbekämpfungsmittel eingesetzt werden, kommen vor allem in der Landwirtschaft vor.
Die Symptome erklären sich aus dem Anstieg des Acetylcholinspiegels (Störungen des peripheren und zentralen Nervensystems).
Typische Cholinesterasehemmstoffe sind E 605, Parathion und Systox.

Die **Diagnose** kann durch eine Bestimmung der Cholinesteraseaktivität in Erys oder Vollblut gesichert werden.

Die **Therapie** besteht in Toxogonin- und Atropingabe.

chel und Tränenfluß, Bronchialsekretion). Die **Diagnose** kann durch eine **Bestimmung der Cholinesteraseaktivität** in Erys oder Vollblut gesichert werden.
Die **Therapie** erfolgt durch Toxogonin- und Atropingabe.

4.4.10 Fluor und seine Verbindungen

Das Gas Fluor spielt in der Arbeitswelt keine Rolle.
Die **Flußsäure** und ihre Salze, die **Fluoride,** finden Verwendung in der Metall-, Glas- und Farbenindustrie.
Sie führen an Haut und Schleimhäuten zu **tiefen Gewebszerstörungen.**
Folgen der inhalativen Aufnahme:
- Steigerung des Tränenflusses
- Lungenödem bei oraler Aufnahme
- Übelkeit
- blutiges Erbrechen, Speichelfluß
- gastroenteritische Erscheinungen.

Die chronische Einwirkung führt zu **Störungen des Kalzium- und des Kohlenhydratstoffwechsels (Fluorose).** Die Knochenerkrankung betrifft vor allem Becken und Wirbelsäule (Osteoporose, Osteosklerose und eine übermäßige Knochenbildung mit Verkalkungen der Bänder).
Zur **Vorsorgeuntersuchung** gehören Thoraxröntgenaufnahme und Spirometrie. Der Nachweis von mehr als 5 mg Fluorid/l **Urin** führt zu einer Überwachungspflicht.

Die **Therapie** der Verätzung besteht in der örtlichen Gabe von **Natriumbikarbonat** und einer Umspritzung mit **10%igem Kalziumglukonat**.

Das Gas Fluor selbst spielt in der Arbeitswelt keine Rolle, um so mehr seine wäßrigen Lösungen, die Flußsäure (HF) und ihre Salze, die Fluoride. Sie finden Verwendung in der Metallindustrie, der Glasindustrie, beim Galvanisieren, in der Petroleum- und der Farbenindustrie.
Fluorwasserstoff, Flußsäure und Fluoride wirken örtlich ätzend auf die Haut sowie auf die Schleimhäute der Augen und der Luftwege. Flußsäure durchdringt die Haut und führt zu **tiefen und starken Gewebszerstörungen,** die u.U. erst nach mehreren Stunden ohne deutliche Initialsymptome eintreten. Die inhalative Aufnahme führt zu Tränenfluß, **bronchitischen Erscheinungen** bis hin zum **Lungenödem,** die orale Aufnahme zu Übelkeit, blutigem Erbrechen, Speichelfluß und **gastroenteritischen Erscheinungen.** Bei **chronischer** Einwirkung kommt es zu Störungen im Kalzium- und Kohlehydratstoffwechsel **(Fluorose)** und zu Zahnerkrankungen. Die Knochenerkrankung mit bevorzugter Lokalisation am Becken und in der Wirbelsäule kann röntgenologisch in Stadien eingeteilt werden, wobei zunächst Osteoporose und -sklerose nebeneinander bestehen, schließlich eine elfenbeinartige übermäßige Knochenbildung (Eburnisation) mit Verkalkungen, vor allem des Bandapparates, auffällt.
Die arbeitsmedizinische Vorsorgeuntersuchung (G34) beinhaltet eine Röntgenaufnahme des Thorax und eine Spirometrie; Vorerkrankungen der Atemwege und des Skelettsystems begründen dauernde gesundheitliche Bedenken.
Fluorid selbst wird im Urin nachgewiesen, eine Ausscheidung von mehr als 5 mg/l Urin führt zur Überwachungspflicht. Gummischutzkleidung und Schutzbrille sind dringend erforderlich.
Die **Therapie** bei akuter Verätzung besteht in örtlicher Behandlung mit **Natriumbikarbonat** und einer Umspritzung mit **10%igem Kalziumglukonat**, nach oraler Aufnahme Magenspülung. Berufserkrankungen sind sehr selten. Beschäftigungsverbote bestehen für Jugendliche und werdende oder stillende Mütter.

4.4.11 Salpetersäureester

Bei der Herstellung von Sprengstoffen kann es zur Aufnahme von z. B. **Nitroglykol** oder **Nitroglyzerin** kommen. Diese Substanzen wirken blutdrucksenkend, Schwindel, Kopfschmerzen, Hitzegefühl sind die Folgen. Aufgrund der Gewöhnung im Verlauf der Arbeitswoche kommt es zum erneuten Auftreten am Montag (**Montagskrankheit**).

Beim Herstellen von Sprengstoffen kann es zur Inhalation oder perkutanen Resorption von z.B. **Nitroglykol** oder **Nitroglyzerin** kommen. Diese Substanzen haben den aus der Pharmakologie bekannten blutdrucksenkenden Effekt mit den bei einer akuten Intoxikation typischen Allgemeinsymptomen wie Schwindel, Kopfschmerzen, Hitzegefühl. Bei chronischer Intoxikation fallen eine Gewöhnung im Verlauf der Arbeitswoche auf und das erneute Auftreten der Symptome am Montag (**Montagskrankheit**).

4.4.12 Erkrankungen durch halogenierte Alkyl-, Aryl- oder Alkylaryloxide

Epichlorhydrin, Pentachlorphenol und Dichlormethylether sind wichtige toxische Substanzen dieser Substanzklassen. Sie werden als Pflanzenschutz-, Holzschutz- und Desinfektionsmittel eingesetzt. Dichlormethylether steht im Verdacht, Bronchialkarzinome zu verursachen.
Die **Chlorhydrine** haben eine starke Reizwirkung bis hin zur Auslösung von

Auch diese Substanzen werden als **Pflanzenschutz-, Holzschutz- und Desinfektionsmittel** eingesetzt. Besonders bekannt ist das **Epichlorhydrin** als Ausgangssubstanz für die Epoxidharze, die u.a. als Klebstoffe Verwendung finden. Pentachlorphenol war ein bekanntes Holzschutzmittel, es ist seit kurzem verboten. Schließlich steht **Dichlormethylether im Verdacht, Bronchialkarzinome zu verursachen.**
Die **Chlorhydrine,** insbesondere das Epichlorhydrin, haben eine starke Reizwirkung auf Haut und Schleimhäute, auch treten allergische Erscheinungen und Asthma bronchiale durch die sog. »Aminohärter« auf. Die inhalative Ver-

giftung kann zu einem Lungenödem führen. Ansonsten kommt es bei chronischer Einwirkung zu Schädigungen im ZNS, an Leber und Nieren.
Die **Chlorphenole** führen zu Leberschäden und zu einer akneartigen Hauterkrankung (»Chlorakne«), die der »Perna-Krankheit« entspricht. Weiter werden Störungen des ZNS und des Wärmehaushaltes beschrieben.

Asthma-bronchiale-Erscheinungen und Lungenödem.
Die **Chlorphenole** führen neben Leberschäden zur »Chlorakne«.

4.4.13 Erkrankungen durch halogenierte Alkyl-, Aryl- oder Alkylarylsulfide

Dichlorethylsulfid ist das Senfgas der beiden Weltkriege (Gelbkreuzkampfstoff). Es handelt sich um eine reizende Flüssigkeit, die zu tiefen Ulzera führt. Inhalation der Dämpfe führt zu Bronchitiden und Lungenödemen, Magen-Darm-Störungen und Nephritiden. Eine Exposition kommt nur noch im Rahmen von Beseitigungen der Substanz und als Unfall vor. **Die hiervon abgeleiteten Lost-Verbindungen sind Kanzerogene**, die Latenzzeiten sind kurz.

4.4.13 Erkrankungen durch halogenierte Alkyl-, Aryl- oder Alkylarylsulfide

Dichlorethylsulfid (Senfgas) ist eine reizende Flüssigkeit, die zu tiefen Ulzera führt. Die Inhalation führt zu Bronchitiden und Lungenödemen. Die chemisch vom Senfgas abgeleiteten **Lost-Verbindungen sind Kanzerogene.**

4.4.14 Erkrankungen der Zähne durch Säuren

Langjährige Einwirkungen von Säuren führen zu einer **Zerstörung des Zahnschmelzes, die Zähne werden dunkel und kürzer und empfindlich**. Die Säuren können von außen zugeführt sein wie bei Beschäftigten in der Metallindustrie, in Akkumulatorenfabriken o. ä. (Fluß-, Salz-, Schwefel-, Salpetersäure), in der Nährmittel- oder Textilindustrie kann es zur Aufnahme organischer Säuren kommen (Zitronensäure, Ameisensäure, Oxalsäure).
In der Mundhöhle selbst entstehen Säuren aus Zucker oder Hefen (**Zuckerbäckerkaries**).

4.4.14 Erkrankungen der Zähne durch Säuren

Langjährige Einwirkungen von Säuren führen zu einer **Zerstörung des Zahnschmelzes.** Von außen zugeführte Säuren, an entsprechenden Arbeitsplätzen, können sein Fluß-, Salz-, Schwefel-, Salpeter- oder Zitronensäure, Ameisensäure und Oxalsäure. In der Mundhöhle selbst entstehen Säuren aus Zucker oder Hefen (**Zuckerbäckerkaries**).

4.4.15 Benzochinon

Benzochinon ist Ausgangsstoff für die Herstellung von p-Benzochinon und Hydrochinon (Antiseptika, Reduktionsmittel, Photo-Entwickler). Die Schädigung betrifft, bei chronischer Einwirkung, die Kornea und die Konjunktiven und führt zu Hornhautverfärbungen und Trübungen, im Extremfall zu irreversibler Vaskularisierung.

4.4.15 Benzochinon

Es ist der Ausgangsstoff für Antiseptika, Reduktionsmittel und Photo-Entwickler.
Bei chronischer Einwirkung kommt es zu Schädigungen der Kornea.

4.4.16 p-t-Butylphenol

Para-tertiär-Butylphenol wird vielfältig in der chemischen Industrie (Lacke, Emulgatoren, Netzmittel) und in der Mineralölherstellung eingesetzt. Bei seiner Herstellung kommt es (bei längerem Kontakt) zu **Hautdepigmentierungen (»Weißfleckung«** an exponierten und nichtexponierten Körperstellen), zu **Leberfunktionsstörungen** und einer (nach Ende der Exposition reversiblen) **Strumaentwicklung. Bei akuter Intoxikation entsteht eine Kontaktdermatitis.**

4.4.16 p-t-Butylphenol

Bei seiner Herstellung in der chemischen Industrie kann es zu Hautdepigmentierungen (»Weißfleckung«) kommen sowie zu **Störungen der Leber** und zur **Strumaentwicklung. Bei akuter Intoxikation entsteht eine Kontaktdermatitis.**

4.4.17 Berufskrebs

Bei der Darstellung der möglichen Gefährdungen durch die verschiedenen Arbeitsstoffe wurde jeweils auch auf die Kanzerogenität hingewiesen. Die Berufskrebs-Thematik, d. h. die Entstehung von Krebs durch eine Einwirkung am Arbeitsplatz, soll hier noch einmal zusammengefaßt dargestellt werden. Grundsätzlich gibt es keine Besonderheiten dieser Krebsarten gegenüber den Tumoren auf sonstiger Grundlage.
Nach der Einschätzung der führenden Krebsforscher, Experimentatoren wie auch Epidemiologen, liegt der Anteil der durch berufliche Ursachen bedingten Krebserkrankungen bei 1–10% aller Krebserkrankungen. Hieran hat nach der Einschätzung von *Doll* und *Peto* (1981) Asbest einen ganz erhebli-

4.4.17 Berufskrebs

Grundsätzlich gibt es keine Besonderheiten der Berufskrebse gegenüber Tumoren anderer Grundlage.

Der Anteil der durch berufliche Ursachen bedingten Krebserkrankungen wird auf 1–10% aller Krebserkrankungen geschätzt.

Nimmt man andere exogene Faktoren einschließlich des Lebensstils (life style) wie Rauchen und Alkohol hinzu, dürfte der Anteil bei 90 % liegen.
Die Berufskrankheitenverordnung nennt Krebserkrankungen und Erkrankungen durch eine Exposition gegenüber Substanzen mit ebenfalls möglicher kanzerogener Wirkung.

chen Anteil (*s. u.*). Werden exogene Faktoren ganz allgemein, einschließlich der Besonderheiten des Lebensstiles (life style) wie persönliche Gewohnheiten (Rauchen, Alkoholkonsum) mit einbezogen, dürfte der Anteil der exogen verursachten Tumoren bei 90 % liegen.
Die Berufskrankheitenverordnung enthält derzeit 15 Nennungen (von insgesamt 67), bei denen entweder ausschließlich die Krebserkrankung gemeint ist (BK 4104, Asbestose in Verbindung mit Lungenkrebs; BK 4105, Mesotheliom; BK 5102, Hautkrebs; BK 4203, Adenokarzinom der Nasenhöhlen durch Staub von Eichen- oder Buchenholz) oder eine Erkrankung aufgrund einer bestimmten Exposition, bei der auch die Möglichkeit einer Tumorentwicklung besteht (z. B. BK 1301, Erkrankungen durch aromatische Amine; BK 2402, Erkrankungen durch ionisierende Strahlen; BK 1103, Erkrankungen durch Chrom oder Verbindungen).

B-**28** gibt einen Überblick über das Berufskrebsgeschehen auf der Grundlage der Statistik der Berufsgenossenschaft.

Die nachfolgende B-**28** gibt einen Überblick über die anerkannten beruflich bedingten Krebserkrankungen in Deutschland nach einer Zusammenstellung der Berufsgenossenschaften für die Jahre 1978–1994.
Diese Aufstellung enthält die nach einer Begutachtung anerkannten Berufskrankheitenfälle, die Zahl der Meldungen liegt auch hier etwa 5fach höher.

Mit einer hohen Dunkelziffer ist zu rechnen. Die aufgelisteten 7846 Fälle sind etwa 0,1 % aller Krebstodesfälle im erfaßten Zeitraum.

Daneben ist noch mit einer erheblichen Dunkelziffer zu rechnen, da sich die Zusammenstellung ausschließlich auf die den Berufsgenossenschaften bekanntgewordenen Krebserkrankungen beruflicher Ursache stützt. Den hier aufgelisteten 7846 Fällen stehen in dem Erfassungszeitraum von 17 Jahren insgesamt etwa 4 Mill. Krebstodesfälle in der Gesamtbevölkerung Deutschlands gegenüber.

4.5 Durch physikalische Einwirkungen verursachte Berufskrankheiten

4.5.1 Allgemeines

Die Lärmschwerhörigkeit ist die weitaus wichtigste Berufskrankheit aufgrund einer physikalischen Einwirkung.
Druck, Erschütterung und Vibrationen sind Belastungsfaktoren, denen vor allem durch eine ergonomische Gestaltung der Arbeitsmittel und Automatisierung vorgebeugt werden muß.

Die Lärmschwerhörigkeit ist die weitaus wichtigste Berufskrankheit aufgrund einer physikalischen Einwirkung. Druck, Erschütterung und Vibrationen sind Belastungsfaktoren, denen präventiv vor allem durch eine ergonomische Gestaltung der Arbeitsmittel und Automatisierung vorgebeugt werden muß, auch durch persönliche Schutzausrüstung (z. B. Handschuhe). Ungünstig sind vor allem Belastungen, die durch Haltearbeit (Muskeln und Sehnen) und durch nicht achsengerechte Beanspruchung der Gelenke zustande kommen. Bevor es zu einer Anerkennung als BK kommt, muß eine langjährige Belastung nachgewiesen sein und die eingehende Arbeitsanamnese die Abgrenzung von außerberuflichen Ursachen möglich machen.

4.5.2 Sehnenscheidenerkrankungen

Die **Tendovaginitis** im Bereich des Handgelenks kommt bei allen Tätigkeiten mit einseitiger, langdauernder mechanischer Beanspruchung vor.
Eine Tendovaginitis kann als Berufskrankheit nur anerkannt werden, wenn sie »zur Unterlassung aller Tätigkeiten gezwungen hat, die für die Entstehung, die Verschlimmerung oder das Wiederaufleben der Krankheit ursächlich waren oder sein können«. Wegen einschränkender Bedingungen (*s.* B-**23**) führen nur ganz wenige Meldungen zu einer Anerkennung als BK.

Das Krankheitsbild ist, vor allem im Bereich des Handgelenkes, außerordentlich geläufig. **Die Tendovaginitis kommt bei allen Tätigkeiten mit einseitiger, langdauernder, mechanischer Beanspruchung vor,** Anfänger sind besonders betroffen. Die Beschwerden an der oberen Extremität an einem Büroarbeitsplatz können jedoch äußerst vielfältige Ursachen haben!
In der Regel handelt es sich bei der Tendovaginitis um akute Zustände, die eine kurze Arbeitsunfähigkeit zur Folge haben. Für die Anerkennung als Berufskrankheit muß die Erkrankung »...zur Unterlassung aller Tätigkeiten gezwungen haben, die für die Entstehung, die Verschlimmerung oder das Wiederaufleben der Krankheit ursächlich waren oder sein können«. Diese Einschränkung für die Anerkennung als Berufskrankheit taucht in gleicher Formulierung auch bei anderen BKen auf (*s.* B-**23**, *S. 160*).
In der Praxis gibt es eine riesige Diskrepanz zwischen Meldung und Anerkennung, nur etwa 1 % aller BK-Meldungen führt zur Anerkennung dieser äußerst problematischen Berufskrankheiten.

B-28: Beruflich verursachte Krebserkrankungen 1978-1994 nach dem verursachenden Arbeitsstoff

Rangfolge	Arbeitsstoff	BK-Nr.	Zahl der Fälle	%	Überwiegend betroffenes Organ	Überwiegende Berufsgruppe
1	Asbest	4104 4105	5385	68,6	Lunge, Pleura, Peritoneum, Kehlkopf	Schlosser, Bauberufe, Chemieberufe, Isolierer, Textilberufe, Mineralaufbereiter u.v.a.
2	Ionisierende Strahlen	2462	825	10,5	Lunge, Pleura, Haut, Knochenmark	Bergleute, Ärzte
	darunter:					
	Uran und Folgeprodukte		658	8,4		
	Röntgenstrahlen		23	0,3		
	Radium- und Folgeprodukte		18	0,2		
3	Aromatische Amine	1301	501	6,4	ableitende Harnwege	Chemieberufe, Schlosser, Maler Lackierer
4	Polyzyklische aromatische Kohlenwasserstoffe (Leitsubstanz: Benzo[a]pyren)	5102 4110	255	3,3	Haut, Nase, Kehlkopf, Lunge	Chemieberufe, Straßenbau, Dachdecker
	darunter:					
	Peche, Teere, Teeröl in Bitumen		105	1,3		
	Kokereirohgase		104	1,3		
5	Eichen-/Buchenholzstaub	4203	208	2,7	Nasennebenhöhlen	Holzberufe
6	Silikotische Schwiele	4101 4102	199	2,5	Lunge	Bergleute, Keramiker, Former
7	Benzol und seine Homologe	1303	153	2,0	Knochenmark	Chemieberufe, Maler, Lackierer, Kfz-Führer
8	Chrom und seine Verbindungen	1103	104	1,3	Lunge	Chemieberufe, Galvaniseur, Maler, Lackierer
9	Arsen und seine Verbindungen	1108	85	1,1	Lunge	Chemieberufe, Metallerzeuger
10	Halogenierte Alkyl-Aryl-Oxide	1310	51	0,7	Lunge	Chemieberufe
	darunter:					
	TCDD		21	0,3		
11	Halogenkohlenwasserstoffe	1302	39	0,5	Leber	Chemieberufe
	darunter:					
	Vinylchlorid		28	0,4		
12	Nickel und seine Verbindungen	4109	30	0,4	Lunge, Haut, Knochenmark	Metallberufe, Chemieberufe
13	übrige		11	0,1		
	Insgesamt		**7846**	**100,0**		

Präventivmaßnahmen sind:
- die Vermeidung einseitiger Muskelbeanspruchung
- richtige Sitzgestaltung
- ergonomische Gestaltung der Maschinen
- Kurzpausen mit Lockerungsübungen.

Der **Prävention** sollen dienen:
- die Vermeidung einseitiger Muskelbeanspruchung
- richtige Sitzgestaltung
- ergonomische Gestaltung der Maschinen
- Kurzpausen mit Lockerungsübungen.

4.5.3 Meniskusschäden

4.5.3 Meniskusschäden

Bei Bergleuten sind Meniskusschäden aufgrund der Beanspruchung der Kniegelenke als anerkannte BK immer noch relativ häufig.

Jetzt haben auch Angehörige anderer Berufe mit ähnlicher Belastung Versicherungsschutz (z. B. Fliesenleger, Dachdecker).

Die Berufskrankheit entsteht bei Bergleuten aufgrund der bei ihnen in der klassischen Hauertätigkeit ungewöhnlichen Beanspruchung der Kniegelenke. Die Zahl der Meldungen und der Anerkennungen als Berufskrankheit geht zwar zurück, ist aber z. B. im Jahr 1993 mit 301 erstmals entschädigten Fällen (alte Bundesländer) doch häufig. Die frühere Einschränkung auf die Tätigkeit als Bergmann ist aufgehoben, so daß jetzt Angehörige anderer, aber ähnlich belasteter Berufszweige (Fliesenleger, Dachdecker, Bergführer) gleichen Versicherungsschutz haben.

4.5.4 Erkrankungen durch Erschütterung bei Arbeiten mit Druckluftwerkzeugen

4.5.4 Erkrankungen durch Erschütterung bei Arbeiten mit Druckluftwerkzeugen

Bei Arbeiten mit rüttelnden Druckluftwerkzeugen kann es zu degenerativen Skelettveränderungen kommen.
Prädilektionsstellen sind:
- Os lunatum (Malazie)
- Os naviculare
- Ellen-Speichen-Gelenk
- akromioklavikuläres Schultergelenk.

Es handelt sich um eine **relativ häufige Berufskrankheit.**

Bei Arbeiten mit Werkzeugen oder Maschinen, die schnelle regelmäßige Schwingungen oder evtl. Rückstoßerschütterungen auf die Arme übertragen, kann es zu degenerativen Gelenkveränderungen an den Ellbogen und den Handgelenken und zu Nekrosen in den Handwurzelknochen kommen. Prädilektionsstellen sind das **Os lunatum** (Lunatummalazie) und das **Os naviculare** sowie das **distale Ellen-Speichen-Gelenk** und das **akromioklavikuläre** Schultergelenk. Röntgenologisch finden sich Hyperostosen, Exostosen, Bildung von Vakuolen und eine Umstrukturierung des Knochengerüstes. Die **Prävention** besteht in einer Verbesserung der Werkzeuge. Es handelt sich um eine relativ **häufige Berufskrankheit.**

4.5.5 Vibrationsbedingte Durchblutungsstörungen an den Händen

4.5.5 Vibrationsbedingte Durchblutungsstörungen an den Händen

Das vibrationsbedingte vasospastische Syndrom der Finger (Weißfingerkrankheit) tritt zunächst vor allem im Winter auf (Forstwirtschaft). Prädisponierende Faktoren sind neben der Kälteexposition Nikotinabusus und eine individuelle Disposition. Als **eigenständige Berufskrankheit** setzt eine Anerkennung voraus, daß alle entsprechenden Tätigkeiten unterlassen werden.
Bei Grad 4 kommt es zu nicht tolerablen Attacken auch im Sommer, Berufswechsel ist erforderlich. Differentialdiagnose ist das Raynaud-Syndrom.

Zu **Durchblutungsstörungen der Finger** (Weißfingerkrankheit) kann es in einem Frequenzbereich von 20–800 Hz kommen, wenn hochtourige Werkzeuge wie Polier- und Schleifmaschinen, Preßlufthämmer und Motorsägen insbesondere in der kalten Jahreszeit (Forstwirtschaft) bedient werden. Prädisponierende Faktoren sind neben der Kälteexposition Nikotinabusus und möglicherweise eine individuelle Disposition. – Diese Auswirkung wird als **eigenständige Berufskrankheit** behandelt (vibrationsbedingtes vasospastisches Syndrom = VVS, BK Nr. 2104), die allerdings selten ist. Für das VVS wurde eine Stadieneinteilung von 0–4 eingeführt. Bei dem Grad 4 kommt es zu häufigen, nicht tolerablen Attacken auch im Sommer, ein Berufswechsel ist erforderlich. Bei der Differentialdiagnose müssen andere Durchblutungsstörungen abgegrenzt werden (Raynaud-Syndrom). – Die Anerkennung als Berufskrankheit kann, wie bei den Sehnenscheidenerkrankungen, nur erfolgen, wenn alle entsprechenden Tätigkeiten unterlassen werden.

4.5.6 Weitere Berufskrankheiten durch mechanische Einwirkungen

4.5.6 Weitere Berufskrankheiten durch mechanische Einwirkungen

Hierzu zählen **Schleimbeutelerkrankungen durch Druck, Drucklähmungen von Nerven bei Zwangshaltungen und Abrißbrüche der Wirbelfortsätze beim Schippen.**

Hierzu zählen **Schleimbeutelerkrankungen durch Druck, Drucklähmungen von Nerven bei Zwangshaltungen** und **Abrißbrüche der Wirbelfortsätze beim Schippen.** Sie sind jetzt durchweg selten.

4.5.7 Druckluft

Unter Überdruck arbeiten müssen Taucher und die Beschäftigten bei Tunnelbauten, wenn das Eindringen von Wasser durch Überdruck verhindert wird, sowie die Arbeiter in sog. Caissons (Senkkästen, die unter Wasser gebracht werden). Gefahren bestehen beim Übergang von Normaldruck zu Überdruck durch sog. Barotraumen und dann beim Druckabfall. Ein **Barotrauma** entsteht, wenn sich der Druckausgleich in den Organen (Mittelohr und Innenohr, an den Nasennebenhöhlen, an den Zähnen, im Abdominalbereich und an der Lunge) nicht gleichmäßig vollzieht. Es handelt sich um **Blutungen, evtl. Einrisse an Membranen und seröse Ergüsse.**
Auf die vielen Gefahrenmomente bei der Sauerstoffversorgung der Taucher kann hier nicht eingegangen werden. Erwähnenswert ist, daß Preßluftatmung nur bis zu einer Wassertiefe von 50 m möglich ist, da bei größeren Tiefen die Gefahr einer Stickstoffnarkose (Tiefenrausch = Atemgasintoxikation) besteht. In größeren Tiefen müssen Helium-Sauerstoff-Gemische verwandt werden.
Der Stickstoff bietet auch das Hauptproblem bei der Dekompression (dem Druckabfall beim Auftauchen bzw. Ausschleusen). Unter dem hohen Druck wird vermehrt Stickstoff in den Körperflüssigkeiten gelöst, vor allem in lipoidhaltigen Geweben. Er muß wieder abgeatmet werden. Wenn zu rasch dekomprimiert wird, besteht die Gefahr der Gasblasenbildung **(Gasembolie)** vor allem in Blut, Liquor und der Gelenkflüssigkeit **(Caisson-Krankheit).** Die Beschwerden treten kurze Zeit nach der Dekompression auf. Es kommt zu Juckreiz (»Taucherflöhe«), subkutanen Emphysemen, Gelenk- und Muskelstörungen (»bends«), Dyspnoe, Ohrensausen, Schwindel, Zahnschmerzen, Schwerhörigkeit, insgesamt Ménière-artigen Erscheinungen und zum sogenannten Tiefenrausch. **Spätschäden** betreffen die großen Gelenke, z. B. in Form **aseptischer Knochennekrosen.**
Wichtigste **therapeutische** Maßnahme ist die **sofortige Rekompressionsbehandlung,** für die entsprechende Einrichtungen (Krankenschleuse) aufgesucht werden müssen.
Die **Prävention** besteht in genauer Beachtung der in der Druckluftverordnung niedergelegten Schleusenzeiten und der Unfallverhütungsvorschrift (UVV) »Taucherarbeiten« (VBG 39). Die arbeitsmedizinische Vorsorge nach G31 stellt sehr hohe Anforderungen an die verschiedenen physischen Leistungsparameter und an die Sinnesorgane. Eine Probeschleusung ist erwünscht. Dank der intensiven Überwachung ist die Zahl der Berufskrankheiten sehr klein.

4.5.7 Druckluft

Unter Druckluft arbeiten Taucher, Caisson-Arbeiter und Beschäftigte im Tunnelbau, wenn dort auf diese Weise das Eindringen von Wasser verhindert werden muß.
Barotraumen entstehen beim Druckanstieg als Folge eines ungenügend raschen Druckausgleichs in den Organen: **Blutungen,** evtl. **Einrisse an Membranen** und **seröse Ergüsse** in Ohr, Nebenhöhlen, Abdominalbereich, Lunge.
Preßluft reicht beim Tauchen nur bis zu einer Tiefe von 50 m, darunter droht eine Stickstoffintoxikation (Tiefenrausch).
Unter den Überdruckbedingungen löst sich vermehrt Stickstoff in den Körperflüssigkeiten. Bei der Dekompression kann es zu **Gasembolien** kommen, die zu Juckreiz (Taucherflöhe), subkutanen Emphysemen, Gelenk- und Muskelstörungen (»bends«), Dyspnoe, Ohrensausen, Schwindel, Zahnschmerzen, Schwerhörigkeit und sog. Tiefenrausch führen.
Spätschäden betreffen die großen Gelenke z. B. in Form von **aseptischen Knochennekrosen.**

Therapeutisch hilft nur die sofortige **Rekompression** (Wiedereinschleusung).
Dank der intensiven Überwachung (Prävention) ist auf diesem Gebiet die Zahl der Berufskrankheiten sehr klein.

4.5.8 Erkrankungen durch Lärm

Siehe Abschnitt 2.4.2 (S. 141).

4.5.8 Erkankungen durch Lärm

(s. S. 141)

4.5.9 Erkrankungen durch Wärmestrahlung

Siehe Abschnitt 2.3.2 (S. 134).

4.5.9 Erkrankungen durch Wärmestrahlung

(s. S. 134)

4.5.10 Ionisierende Strahlen

Beruflicher Umgang mit Strahlenquellen besteht vor allem in der Medizin bei Diagnostik und Therapie sowie in den Laboratorien (Isotope), dann aber auch im industriellen Bereich, z. B. bei der Materialprüfung und überall dort, wo radioaktive Substanzen auftreten (Uranbergbau, Atomindustrie).

4.5.10 Ionisierende Strahlen

Außer in der Medizin werden Strahlenquellen auch in der Industrie (z. B. Materialprüfung) eingesetzt.

B-29: Dosiseinheiten für ionisierende Strahlung

Becquerel (Bq)	Zerfälle pro Sekunde, Quellstärke
Gray (Gy)	Energiedosis. Maß der eintreffenden Energie in J/kg Materie
Sievert (Sv)	Äquivalentdosis. Maß der im Gewebe wirksamen Dosis.

Berufliche Strahlenschäden sind selten. Man unterscheidet stochastische, d. h. zufällig verteilte (Leukämien, Tumoren), und nichtstochastische, dosisabhängige Schäden (akute Strahlensyndrome). Beim **akuten Strahlensyndrom** kommt es nach ca. 7–10 Tagen zu einer deutlichen Zerstörung des Knochenmarks und des Magen-Darm-Traktes. Dies betrifft den Dosisbereich bis zu 10 Gy Ganzkörperdosis. Deutlich höhere Dosen haben einen Soforteffekt auf das ZNS.

Beruflich bedingte Strahlenschäden sind aufgrund umfangreicher und gut kontrollierter technischer Schutzmaßnahmen äußerst selten. Generell spricht man von stochastischen und nichtstochastischen Strahlenschäden, wobei »stochastisch« bedeutet, daß die Schäden in großen Populationen nur nach Wahrscheinlichkeiten, also zufällig verteilt, auftreten. Stochastische Schäden sind z. B. das Auftreten von myeloischen Leukämien und Tumoren. Nichtstochastische sind direkte, dosisabhängig auftretende Folgen der Strahlenexposition: z. B. das akute Strahlensyndrom, das sich in Blutungsneigung, Infektionen, Durchfällen und Übelkeit äußert. Es geht zurück auf die nach 7–10 Tagen deutliche Zerstörung des Knochenmarks und des Magen-Darm-Traktes nach Dosen zwischen 2 und 10 Gy Ganzkörperdosis und bei einer Strahlenqualität mit niedrigem LET-Wert (linear energy transfer). Höhere Dosen haben eine Sofortwirkung auf das ZNS. Lokal treten Hautschädigungen auf (Erythem, Strahlendermatitis).

Nach einem Unfall ist die physikalische Dosisabschätzung nötig. Daneben gibt es die **biologische Dosimetrie** (Untersuchung von Knochenmark und Blut).
Bei einer Kontamination sind die für die vermutete Strahlenqualität spezifischen Meßmethoden einzusetzen (z. B. Szintillationsmessung, Ganzkörperzähler).
Chronische Strahlenschäden sind u. a. Atrophie des Epithels und Kataraktentwicklung sowie Tumoren.

Bei einem Strahlenunfall ist eine sofortige Dosisabschätzung erforderlich. Sie kann durch eine physikalische Berechnung erfolgen (Rekonstruktion der Unfallbedingungen) und auch durch den Versuch einer **biologischen Dosimetrie**, im wesentlichen durch die Untersuchung des Knochenmarks und des peripheren Blutes (Zellzahl, Mikronuklei, Chromosomenaberrationen). Bei einer Kontamination mit radioaktiven Substanzen ist eine für die vermutete Strahlenqualität geeignete Meßmethode (z. B. Szintillationsmessung, **Ganzkörperzähler**, wie er in großen Zentren zur Verfügung steht) einzusetzen.
Folgen chronischer Strahleneinwirkung sind u. a. atrophische Veränderungen des Epithels, eine Kataraktentwicklung sowie Tumoren. Die teratogene Wirkung ionisierender Strahlen bedroht vor allem Feten im ersten Trimenon. Sichere biologische Zeichen einer bestehenden niedrigen Strahlenbelastung gibt es nicht.

Merke ▶

▶ ***Merke.*** Bei den stochastischen Strahlenwirkungen geht man, wie bei der Festlegung der TRK-Werte für kanzerogene Chemikalien, davon aus, daß es keine Schwellendosis gibt.

Bei der Strahlenschutzuntersuchung wird insbesondere das **Blutbild** beachtet. **Die Lymphozyten reagieren am sensibelsten.** Chromosomenanalysen bleiben Begutachtungsfällen vorbehalten. Zur Strahlenschutzüberwachung gehört auch eine **Bestimmung der Radioaktivität im Urin.**
Die **Strahlenschutzverordnung** und die **Röntgenverordnung** legen Richtlinien für die technische und medizinische Überwachung fest.
Grenzwerte für die Belastung beruflich strahlenexponierter Personen: sie betragen pro Jahr z. B. für Hände und Unterarme 500 mSv bei Beschäftigten im Kontrollbereich, 150 mSv im betrieblichen Überwachungsbereich. **Die Gonadendosen liegen jeweils 10fach niedriger.** Die Gesamtsumme über die Lebensarbeitszeit darf 400 mSv effektive Dosis, nach Gewichtung der Teilkörperdosen, nicht überschreiten.

Besondere Aufmerksamkeit kommt dem **Blutbild** zu: **eine Lymphozytenreduktion gilt als der sensibelste Parameter, es folgen Retikulozytopenie und Thrombozytopenie.** Spezifischer sind Chromosomenanalysen aus Lymphozyten des peripheren Blutes oder von Knochenmarkzellen. Diese Untersuchungen bleiben jedoch Begutachtungsfällen vorbehalten. Zur Strahlenschutzüberwachung gehört auch eine Kontrolle der Inkorporation durch eine Bestimmung der **Radioaktivität im Urin.**
Die **Strahlenschutzverordnung** und die **Röntgenverordnung** enthalten Genehmigungs- und Überwachungsvorschriften (bautechnischer und apparatetechnischer Strahlenschutz) und legen Grenzwerte fest. In jedem entsprechenden Betrieb ist ein Strahlenschutzverantwortlicher zu benennen. Die Tätigkeit in Strahlenschutzbereichen ist nur ärztlich überwachten Beschäftigten gestattet. Es werden, mit abnehmender Expositionsgefährdung, **Sperrbereiche, Kontrollbereiche und betriebliche Überwachungsbereiche** unterschieden. Die Körperdosen der beruflich strahlenexponierten Personen dürfen bestimmte **Grenzwerte** nicht überschreiten, sie betragen z. B. im Kontrollbereich 500 mSv für Hände und Unterarme, 50 mSv für Keimdrüsen, Gebärmutter und rotes Knochenmark, für Personen im betrieblichen Überwachungsbereich liegen sie niedriger, bei 150 bzw. 15 mSv im Kalenderjahr. In 3 aufeinanderfolgenden Monaten dürfen unabhängig vom Kalenderjahr die Körperdosen die Hälfte der Jahresgrenzwerte nicht überschreiten. Die Summe der in allen Kalenderjahren (Lebensarbeitszeit) ermittelten effektiven Dosen darf 400 mSv nicht überschreiten, die Teilkörperdosen werden für diese Berechnung gewichtet.

Die Untersuchung erfolgt durch ermächtigte Ärzte.

Die ärztliche Überwachung erfolgt durch ermächtigte Ärzte, die in festgelegten Mindestabständen die Beschäftigten untersuchen, eine Gesundheitsakte führen und ggf. gesundheitliche Bedenken in einer Bescheinigung äußern. Bedenken begründen sich z. B. durch Hauterkrankungen, Knochenmarkinsuffizienz, Immunschwäche, psychische Erkrankungen.

Die Zahl der jährlichen Verdachtsmeldungen auf das Vorliegen einer Berufskrankheit (BK 2402) lag in den alten Bundesländern lange bei etwa 50, ist jedoch nach Einführung der gesamtdeutschen Statistik 1993 auf 628, 1996 auf 923 angestiegen; erstmals entschädigt wurden 1993 88, 1996 289 Fälle (im wesentlichen bedingt durch die Radonexposition bei der Wismut-AG in den ersten 10 Nachkriegsjahren).

Die Zahl der BK ist im wesentlichen durch die Radonexposition bei der Wismut-AG angestiegen

Klinischer Fall

Ein 1914 geborener Arzt arbeitet während des 2. Weltkrieges als Assistenzarzt in einer Unfallklinik und wirkt dort bei Marknagelungen mit. Dabei wird ein Röntgengerät mit einem Kryptoskop (Bildschirm) eingesetzt, das er bedient. Es kommt zu einer Rötung an den Fingern vor allem der rechten Hand, die ein Jahr nach Beendigung der Tätigkeit als atrophische Hautveränderungen und Nagelverunstaltungen beschrieben werden. Diese schreiten fort, so daß 1972 eine Teilamputation am Zeigefinger vorgenommen werden muß. 1981 wurden erste Symptome eines Bronchialkarzinoms festgestellt, das dann 1983 zum Tode führt.

Begutachtung: Die physikalischen Angaben zu der verwendeten Röntgenröhre und die Zahl der Operationen machen eine Strahlendosis an den Fingern von mehreren 1000 Rad wahrscheinlich. Diese Größenordnung wird auch durch die »biologische Dosimetrie«, das beobachtete Strahlenerythem, untermauert. Die MdE wird 1972 mit 50% eingestuft. Die Strahlenbedingtheit des zusätzlich aufgetretenen Bronchialkarzinoms ist ebenfalls abzuklären. Rekonstruktionen, Berechnungen und Messungen ergeben eine Strahlenbelastung der Lunge in Gewebstiefen von 5 bzw. 10 cm von 500–600 bzw. 200–250 Rad. Diese Dosen sind geeignet, ein Bronchialkarzinom zu induzieren. Das Bronchialkarzinom wird als weitere Erkrankung im Sinne der BK 2402 »Erkrankungen durch ionisierende Strahlen« eingestuft. Die MdE beträgt 100%.

4.6 Durch Infektionserreger oder Parasiten verursachte Berufskrankheiten sowie Tropenkrankheiten

4.6 Durch Infektionserreger oder Parasiten verursachte Berufskrankheiten sowie Tropenkrankheiten

4.6.1 Allgemeines

4.6.1 Allgemeines

Außer der Hepatitis und der Tuberkulose, die gesondert abgehandelt werden, gibt es eine Reihe von Infektionskrankheiten, die beruflich bedingt sein können. Hierzu zählen von Tieren auf Menschen übertragbare Krankheiten (BK 3102, Zooanthroponosen), die verschiedenartigen Tropenkrankheiten (BK 3104) und die Besonderheit der Wurmkrankheit der Bergleute, verursacht durch Ancylostoma duodenale oder Strongyloides stercoralis (BK 3103), die allerdings in Deutschland nicht mehr vorzukommen scheint.

Außer der Hepatitis und der Tbc gibt es einige weitere Infektionskrankheiten, die beruflich bedingt sein können (Zooanthroponosen, Tropenkrankheiten, Wurminfektion der Bergleute).

Im Vordergrund stehen Infektionsgefährdungen in den Bereichen Gesundheitsdienst, landwirtschaftliche Produktion (und Lebensmittelweiterverarbeitung) und Tätigkeit im außereuropäischen subtropischen und tropischen Ausland. Der Prävention dienen die in der B-**30** angeführten Schutzimpfungen (*s. a. Teil E Hygiene, S. 581*).

Besondere Gefährdungen bestehen im Gesundheitsdienst, in der landwirtschaftlichen Produktion und in den Tropen. Zu den möglichen Schutzimpfungen s. B-**30**.

B-30: Schutzimpfungen

Tetanus	alle Arbeitnehmer
Hepatitis A Hepatitis B Poliomyolitis Diphtherie	Medizinisches Personal, Tropengänger
FSME (= Frühsommer-Meningoenzephalitis) Tollwut	Beschäftigte in Land- und Forstwirtschaft*
Gelbfieber Cholera Typhus Japan-Enzephalitis*	Tropengänger*

* in Endemiegebieten

4.6.2 Zooanthroponosen

Bruzellose, Tbc, Erysipeloid, Listeriose, Milzbrand, Salmonellose, Leptospirose, Tollwut, Psittakose, Rickettsiose, Toxoplasmose, Echinokokkose, Dermatomykose – alle diese Erkrankungen können in bestimmten Berufen beruflich bedingt sein, so bei Tierpflegern, Tierärzten, Metzgern, Landwirten und medizinischem Personal.

Gegen Lyssa kann gefahrlos geimpft werden.

4.6.2 Zooanthroponosen

Gefährdet für die von Tieren auf Menschen übertragbaren Erkrankungen sind alle Personen mit beruflichem Umgang mit Tieren, also Tierpfleger, Tierärzte, Metzger, Landwirte, medizinisches Personal. Es handelt sich überwiegend um die folgenden **Erkrankungen:** Bruzellose, Tbc, Erysipeloid (Rotlauf), Listeriose, Milzbrand, Salmonellosen, Leptospirose, Tollwut (Lyssa), Psittakose, Rickettsiosen, Dermatomykosen, Toxoplasmose, Echinokokkose. Hier kommt der Arbeitsanamnese eine spezifische Bedeutung zu, da sich aus dem Krankheitsverlauf keine Besonderheiten der beruflichen Genese ergeben.
Unter der BK-Nr. 3102 erfolgten im Jahre 1996 91 Verdachtsmeldungen. Die Prophylaxe besteht in hygienischen Maßnahmen; gegen Lyssa kann jetzt gefahrlos geimpft werden.

4.6.3 Tropenkrankheiten

Bestimmte Erreger oder Überträger der Tropenkrankheiten sind für das dortige Klima spezifisch. Eine besondere Rolle spielen auch die vielfach schlechten Lebensbedingungen der dort lebenden Menschen.

Amöbiasis, Malaria, Bilharziose, Filariose sind die häufigsten bei Auslandsaufenthalten erworbenen Tropenkrankheiten.

4.6.3 Tropenkrankheiten

Als Tropen werden die Länder bezeichnet, die um den Äquator innerhalb der Wendekreise liegen. Sie zeichnen sich durch hohe Jahresdurchschnittstemperaturen mit nur geringen Tages- und Jahresabweichungen aus. Als Tropenkrankheiten werden die Krankheiten bezeichnet, deren Erreger oder Überträger sich in solchem Klima halten können, zum Teil aber auch Krankheiten, die mit den vielfach schlechten Lebensbedingungen dort lebender Menschen zusammenhängen.
Tropenkrankheiten waren früher vor allem für Seeleute und in der Luftfahrt Beschäftigte von Bedeutung, heute kommen alle diejenigen hinzu, die im Rahmen von sonstigen Auslandsaktivitäten in diesen Ländern arbeiten. Es ist Aufgabe der Arbeitsmedizin, die Beschäftigten über diese Erkrankungen und ihre Prophylaxe zu unterrichten. **Die häufigsten Erkrankungen sind die Amöbiasis, Malaria, Bilharziose, Filariose.**

4.6.4 Infektionskrankheiten im Gesundheitswesen und ähnlichen Einrichtungen

Für Beschäftigte im Gesundheitswesen und anderer Berufe, die Umgang mit infektiösem Material haben, wird ein **erhöhtes Infektionsrisiko** angenommen.

Für die **Anerkennung als Berufskrankheit** gelten die folgenden Voraussetzungen:

- Nachweis der **Infektionsquelle**
- die **Inkubationszeit** muß »stimmen«
- es muß sich um eine **Neuansteckung** handeln.

Die häufigsten Berufskrankheiten sind die Hepatitis B und die Tbc.

Zur Infektion durch das HIV gelten die gleichen Überlegungen wie bei der Hepatitis B.

4.6.4 Infektionskrankheiten von Versicherten im Gesundheitswesen oder ähnlichen Einrichtungen

Eine über das Risiko der Gesamtbevölkerung hinausgehende Gefährdung für Infektionskrankheiten besteht für **alle Personen, die im Gesundheitswesen selbst mit Erkrankten bzw. ihrem infektiösen Material zu tun haben,** als auch bei denen, die in sonstigen Bereichen mit besonders gefährdeten Bevölkerungsgruppen oder technischen Einrichtungen wie z.B. Abwasser und Kläranlagen beschäftigt sind.
Für die Anerkennung als Berufskrankheit (BK 3101) sind zur Belegung des kausalen Zusammenhangs zwischen Tätigkeit und Erkrankung **von besonderer Bedeutung:**

- Nachweis der **Infektionsquelle;** dabei wurde lange Zeit davon ausgegangen, daß im Einzelfall die Quelle auch nicht gefunden werden kann, die berufliche Ansteckung aber doch wahrscheinlich bleibt.
- Die **Inkubationszeit,** d.h. das Zeitintervall zwischen Beginn der Erkrankung und dem Kontakt mit der Infektionsquelle muß mit der bekannten Inkubationsdauer übereinstimmen.
- Es muß sich um eine **Neuansteckung** handeln.
  Die häufigsten Berufskrankheiten in diesem Sinne waren in den letzten Jahren die **Hepatitis B** und die **Tuberkulose**, gefolgt von **Hepatitis A** und **C**.
- 1996 erfolgten insgesamt 1091 Verdachtsmeldungen, es wurden 82 Fälle erstmals entschädigt.

Neu ins Blickfeld der Arbeitsmedizin ist die Infektion mit dem HIV (Human Immunodeficiency Virus) gekommen. Die Infektionsgefahren für die Beschäftigten, vor allem im Gesundheitswesen, wie auch die Bedingungen für eine berufliche Tätigkeit infizierter Personen gleichen denen bei Hepatitis B (*s. dort*). Darüber hinaus geltende einheitliche Regelungen gibt es trotz der umfangreichen öffentlichen Diskussion nicht.

Hepatitis

Die **Hepatitis A** ist meist auf kontaminierte Nahrungsmittel zurückzuführen, **der Infektionsweg ist oral.** Die Krankheit heilt ohne Übergang in eine chronische Verlaufsform aus und hinterläßt eine lebenslange Immunität. Eine Immunisierung vor Reisen in durchseuchte Länder ist empfehlenswert, ebenso bei pflegerischen Berufen, die viel mit Exkrementen umgehen müssen, die arbeitsmedizinische Bedeutung außerhalb des Gesundheitswesens gering. Eine entsprechende Vorsorgeuntersuchung wurde in den Grundsatz G42 aufgenommen.

Die **Hepatitis B** erfordert die ganze Aufmerksamkeit des Arbeitsmediziners, besonders im Bereich des Gesundheitswesens (G42). Sie wird vom Hepatitis-B-Virus hervorgerufen, die Infektion erfolgt parenteral, in erster Linie durch Blut (oder sexuell), die Inkubationszeit beträgt 40–200 Tage. Sie ist die **häufigste berufsbedingte Infektionskrankheit im medizinischen Bereich,** in 5–10% der Fälle kommt es zu einer chronisch verlaufenden Erkrankung. Eine Verlaufskontrolle ist möglich durch die serologische Bestimmung der HBV-Antigene (HB_s, HB_c) und der entsprechenden Antikörper (Anti-HB_s, Anti-HB_c, Anti-HB_e).

Die **Prophylaxe** besteht in der dreimaligen Schutzimpfung mit dem jetzt gefahrlosen Hepatitis-B-Impfstoff mit dem HB_s-Antigen nach einer serologischen Bestimmung der Immunitätslage. Hier gibt es nur einen sehr kleinen Teil »non-responder«. Ist es zu einer Exposition gegen das Virus gekommen (Hautverletzungen bei der Bearbeitung von HB_s-Ag-positivem Material, wie z. B. Blut, Plasma, Serum oder bei Kontakt von Schleimhäuten einschließlich der Bindehaut mit infektiösem Material), so muß so rasch wie möglich der Anti-HB_s-Titer bestimmt werden, wenn kein Wert aus den letzten 12 Monaten vorliegt. Ein **Titer unter 10 U/l ist unzureichend.** Das weitere Vorgehen ist in **S** B-**16** schematisch dargestellt. Antikörper-negative Personen sollen innerhalb von 6 Stunden nach einer Infektionsgefährdung (Nadelstich bei medizinischem Personal!) eine passive Immunisierung mit Hepatitis-B-Immunglobulin (HBIG) erhalten.

Chronische HB_s-Antigen-Träger sind potentiell infektiös, für sie stellt sich im Rahmen der arbeitsmedizinischen Vorsorge die Frage des geeigneten Arbeitseinsatzes zum Ausschluß einer Gefährdung Dritter. Das Ausmaß der Infektiosität läßt sich durch die Bestimmung des Anti-HB_e-Titers eingrenzen: ist er hoch, so ist die Infektiosität gering. Eine weitere Hilfe bietet die Bestimmung der HBV-DNA-Menge im Serum. Strikte Beachtung der Hygienevorschriften (Handschuhe, besondere Nahttechnik, Handpflege, Vermeidung verletzungsträchtiger Techniken) reduziert das Infektionsrisiko für die Patienten.

> ▶ ***Merke.*** Eine generelle Notwendigkeit, HB_s-Ag-positive Personen vom Umgang mit Patienten auszuschließen, besteht nicht, solange diese Regeln eingehalten werden (*Jilg* et al., 1988).

Hepatitis C, D, E. Von diesen Hepatitisformen hat die Gefahr einer Infektion mit dem C- und dem D-Virus eine Bedeutung im Gesundheitswesen. Die Immunisierung gegen das Hepatitis-B-Virus schützt gegen Hepatitis D, nicht jedoch gegen den Typ C. Hepatitis-C-infizierte Personen sind wie Hepatitis-B-Träger zu betreuen, ihre Infektiosität ist jedoch weit geringer.

Hepatitis

Die **Hepatitis A** spielt wegen des meist gutartigen Verlaufs und der geringen beruflichen Ansteckungsmöglichkeit keine große Rolle.

Im Gesundheitswesen sind die **Hepatitis-B**-Diagnostik und die Prophylaxe besondere Aufgabe des Arbeitsmediziners. **Die Erkrankung ist die häufigste berufsbedingte Infektionskrankheit.**

Die Schutzimpfung gilt jetzt als gefahrlos.

Ein Anti-HB_s-Titer unter 10 U/l ist unzureichend.
Das Vorgehen bei einer Virusexposition ist in **S** B-**16** wiedergegeben.

Chronische HB_s-Antigenträger sind potentiell infektiös. Das Ausmaß der Infektiosität läßt sich serologisch eingrenzen.
HB_s-Antigenträger müssen besonders streng die Hygienevorschriften beachten, um andere nicht zu gefährden (Handschuhe, Nahttechnik, Handpflege, Vermeidung verletzungsträchtiger Techniken).

◀ **Merke**

Tuberkulose

Die Zahl der Tuberkulosekranken ging in der BRD bis 1988 kontinuierlich zurück, **seitdem stagniert sie**. Die Erkrankten bilden eine wichtige Infektionsquelle für die Beschäftigten im Gesundheitswesen, für sie ist ein erhöhtes Infektionsrisiko wahrscheinlich. Hinzu kommt die zunehmende Entwicklung von resistenten Keimen.

Die arbeitsmedizinische Vorsorge (G42) schreibt eine Testung der Immunitätslage (Tine-Test) und eine Thorax-Röntgenkontrolle vor. In der Praxis

Tuberkulose

Trotz des allgemeinen Rückgangs bilden die Erkrankten ein Infektionsrisiko für die im Gesundheitswesen Beschäftigten.

S Synopsis B-**16: Vorgehen bei einer Hepatitis-B-Virus-Exposition** (z. B. Nadelstichverletzung)

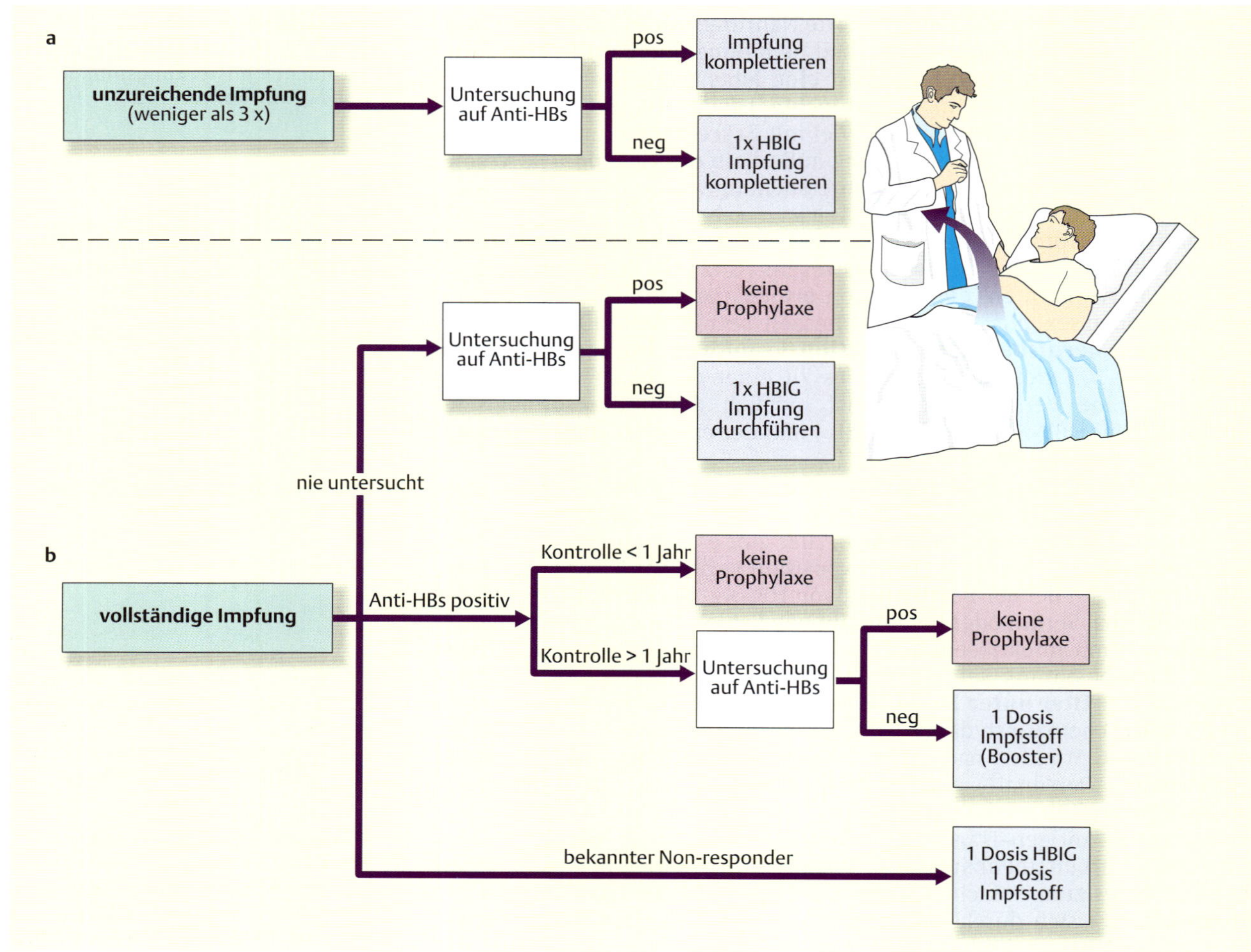

Bei Personen mit häufigem Kontakt mit TBC-Erregern sind jährliche Nachuntersuchungen erforderlich.

wird die Röntgenuntersuchung nur bei positivem Tine-Test und unklarem Impfstatus durchgeführt. Bei Personen mit negativem Tine-Test führt eine Primärinfektion innerhalb von 6–8 Wochen zu einer Konversion. Bei Personen mit häufigem Kontakt mit TBC-Erregern sind jährliche Nachuntersuchungen erforderlich.

Merke ▶

▶ ***Merke.*** Die Lungentuberkulose steht in der Häufigkeit der beruflich bedingten Infektionskrankheiten an zweiter Stelle.

4.7 Lungenerkrankungen infolge anorganischer Stäube

Pneumokoniosen sind Lungenerkrankungen infolge inhalativer Staubaufnahme. **Handelt es sich um anorganischen Staub, spricht man von Pneumokoniosen im engeren Sinn.**

4.7 Lungenerkrankungen infolge anorganischer Stäube

Pneumokoniosen sind Lungenerkrankungen als Folge inhalativer Staubaufnahme und -ablagerung. Die Stäube können anorganischer (Pneumokoniosen im engeren Sinn) oder organischer Natur sein. Die Silikose der Bergarbeiter ist die klassische Staublungenerkrankung, sie hat im Bereich der Knappschaft die dort relativ frühzeitige Etablierung der Arbeitsmedizin erzwungen. Die sozio-ökonomische Bedeutung war früher weit größer als heute. So war die mittlere Lebensdauer der in den Bergwerken Beschäftigten aufgrund der Silikose und anderer verwandter Erkrankungen (Silikotuberkulose) erschreckend niedrig.

Diagnostik und Pathophysiologie. Für die Arbeitsmedizin spezifisch ist das gezielte Erheben einer lückenlosen **Berufs- und Arbeitsplatzanamnese.** Hierbei muß nach belastenden Tätigkeiten gefragt werden, es kann nicht davon ausgegangen werden, daß die Beschäftigten alle Schadstoffe benennen können. Rückfragen in den Betrieben oder beim Gewerbeaufsichtsamt werden oft erforderlich. Zu fragen ist insbesondere nach Expositionen gegenüber den in B-**31** aufgeführten Stoffen.

Diagnostik und Pathophysiologie
Eine lückenlose Erhebung der **Berufs- und der Arbeitsplatzanamnese** unter Nennung der möglichen Schadstoffe ist erforderlich. Die häufigsten Stoffe sind in B-**31** aufgeführt.

31: Häufigste Schadstoffe, die eine Pneumokoniose induzieren können

- Quarzhaltige mineralische Stäube
- Asbest
- Mehle
- Formaldehyd, nitrose Gase, Isozyanate, Halomethan
- Aluminium, Hartmetalle, Thomasphosphat
- Heu, Flachs, Rohbaumwolle
- Chrom, Cadmium, Mangan, Arsen, Beryllium, Nickel, Fluor
- Uran

Der **Röntgenuntersuchung** kommt dann eine große Bedeutung zu. Es gibt hierzu eine **internationale Klassifikation des International Labour Office in Genf (ILO-Klassifikation).** Sie ist rein deskriptiv und ermöglicht die internationale Vergleichbarkeit, Vergleichsfilme werden zur Verfügung gestellt (Standardfilmsatz der ILO, *s. dazu* B-**17**). Dazu gehört auch als erstes Kriterium die Beurteilung der Bildqualität. Die Hauptelemente der Klassifikation bilden die Beschreibung der kleinen Schatten, ihrer Form und Größe (Kennzeichnung in Kleinbuchstaben von p–u), großer Schatten (Großbuchstaben ABC) und deren Lokalisation. Pleurabefunde werden nach ähnlichen Prinzipien erfaßt (Verdickungen an der Brustwand oder am Zwerchfell, Obliteration, Verkalkung). Für zusätzliche Befunde ist Raum gegeben. Das ganze System ist kodierfähig (*s. dazu* B-**2**). **Die ILO-Klassifikation nimmt jedoch das Ergebnis der Begutachtung nach dem Berufskrankheitenverfahren nicht vorweg. Dies beruht vielmehr auf der Beurteilung der gestörten Organfunktionen (Atmung und Kreislauf,** *s. u.*).

Ausschlaggebende Bedeutung hat die **Röntgenuntersuchung.**
Es gibt eine rein deskriptiv ausgelegte und gut kodierbare **Röntgenklassifikation der ILO (ILO = International Labour Office in Genf)**, (*s.* B-**17**). Danach werden die verschiedenen Schattenbildungen der Lunge und die Veränderungen der Pleura erfaßt (B-**2**).

Die Begutachtung im Berufskrankheitenverfahren berücksichtigt im wesentlichen Funktionseinschränkungen.

Entsprechend dem Hauptangriffspunkt inhalierter Schadstoffe lassen sich **Funktionsstörungen der Bronchien, des Lungenparenchyms oder von beiden** feststellen. Langdauernde Störungen führen oft zu Bronchopneumopathien, also Mischformen, die klinisch als **chronisches unspezifisches respiratorisches Syndrom (CURS)** imponieren.

Lang andauernde schädliche Einwirkungen führen zu Störungen an Bronchien und Lungen, den sog. Bronchopneumopathien. Klinisch imponieren sie als **chronisches unspezifisches respiratorisches Syndrom (CURS).**

Obstruktive Ventilationsstörungen kennzeichnen die Bronchopathien, der Atemwegsquerschnitt ist reduziert, der Atemwegswiderstand (resistance) erhöht. Das geeignete Meßverfahren ist die **Ganzkörperplethysmographie,** das einfachere Verfahren die **Oszilloresistometrie.** Gute Mitarbeit des Probanden erfordert die **exspiratorische Spirometrie** (Tiffeneau-Test, forciertes exspiratorisches Volumen in der ersten Sekunde).

Obstruktive Ventilationsstörungen kennzeichnen die **Bronchopathien.** Sie werden in der arbeitsmedizinischen Praxis spirometrisch erfaßt. Das geeignetere Meßverfahren ist allerdings die **Ganzkörperplethysmographie.**

Restriktive Ventilationsstörungen kennzeichnen die Pneumopathien. Die Lungendehnbarkeit ist infolge von Fibrosen herabgesetzt. Die Bestimmung der Compliance mit dem Ösophagus-Druckkatheter bleibt Begutachtungsfällen vorbehalten, in der Praxis werden indirekte Methoden angewandt, die Bestimmung der **Vitalkapazität** und des **Atemgrenzwertes** sowie evtl. der Diffusionskapazität.

Beim **Lungenemphysem, einer häufigen Komplikation der Pneumokoniosen,** ist das Residualvolumen erhöht, ausgedrückt als Prozent der Totalkapazität. Die Erfassung ventilatorischer Verteilungsstörungen erfordert ebenfalls Spezialuntersuchungen. Schließlich resultieren Gasaustauschstörungen; als Partialinsuffizienz wird eine arterielle Hypoxämie bezeichnet, bei einer Globalinsuffizienz ist neben dem erniedrigten Partialdruck für O_2 der für CO_2 erhöht und der pH in den sauren Bereich verschoben.
Alle Lungenfunktionsstörungen führen zu einer **Rechtsherzbelastung.**

Restriktive Ventilationsstörungen kennzeichnen die Pneumopathien. Die Lungendehnbarkeit ist herabgesetzt. **Vitalkapazität** und der **Atemgrenzwert** werden zur Erfassung der restriktiven Ventilationsstörungen bestimmt. **Komplikationen** sind das **CURS,** das **Emphysem** und schließlich eine **Globalinsuffizienz des Gasaustausches** mit **Cor pulmonale.** Alle Lungenfunktionsstörungen führen zu einer **Rechtsherzbelastung.**

Synopsis B-17: Silikose – Standardfilmsatz des International Labour Office, Genf (ILO)

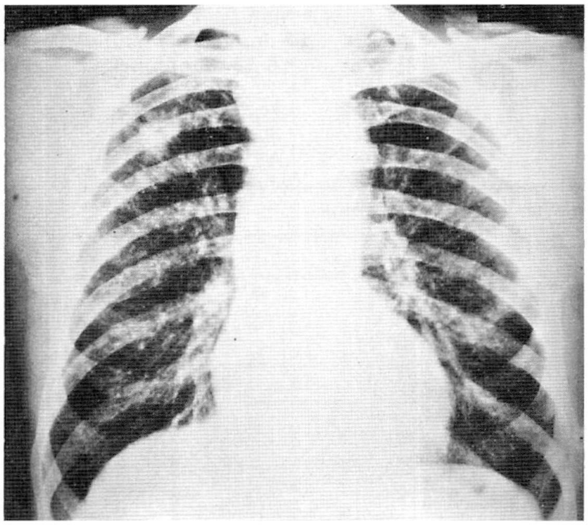

a Silikose-Röntgenbefund: Mittlere Streuungsdichte bds. (2/2). Kleine rundliche Schatten (p/q). Bildgüte 2 (Film zu hell, Pleura schlecht zu erkennen). Schattenbildung gleichmäßig R und L. Einzelne große Schatten (A). Keine Pleuraveränderungen. **Musterbild der ILO,** zur Kennzeichnung *s. Text* und **B-2**.

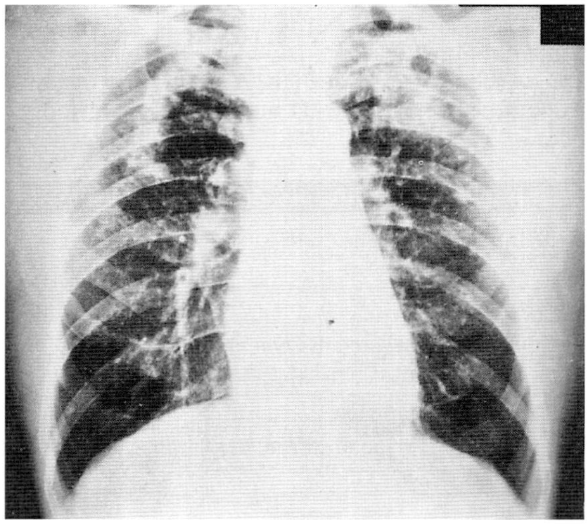

b Silikose mit mittlerer bzw. geringer Streuungsdichte (2/1). Kleine rundliche Schatten rechts, mittelgroße links (p/q). Schattenbildung rechts und links gleichmäßig verteilt. Mehrere große Schatten (B). Keine Pleuraveränderungen. Sonst wie **a**.

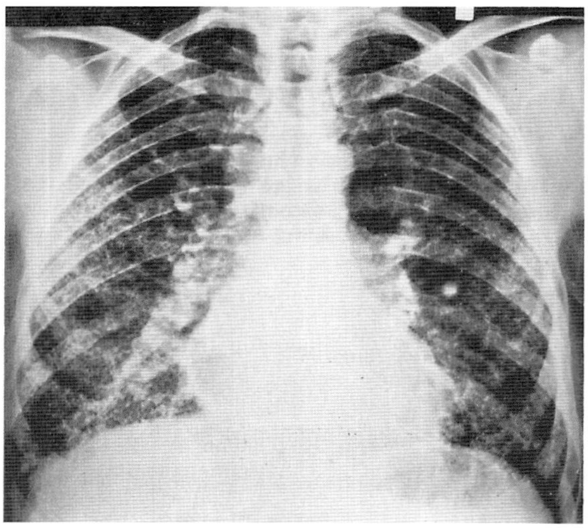

c Silikose mit hoher Streuungsdichte bds. (3/3). Unregelmäßige kleine Schatten mittleren Kalibers bds. (t/t). Bildgüte 1. Gleichmäßiger Befall R und L. Keine große Schatten, keine Pleuraverdickungen oder -verkalkungen. Sonstiges: Vergrößerung hilärer Lymphknoten = hi, Honigwabenlunge = ho, unscharfe Herzkontur = ik, Verdacht auf Tuberkulose = tb. Sonst wie **a**.

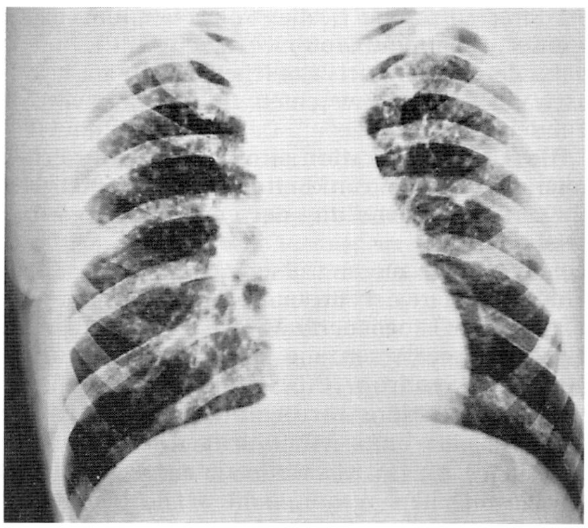

d Silikose mit mittlerer Streuungsdichte bds. (2/2). Rundliche kleine Schatten mit einem Durchmesser von über 3 mm bds. (r/r). Bildgüte 2 (Film zu hell, Kontrast zu hoch, Herzschatten leicht nach links verlagert). Gleichmäßiger Befall R und L. Keine Pleuraveränderungen. Sonst wie **a**.

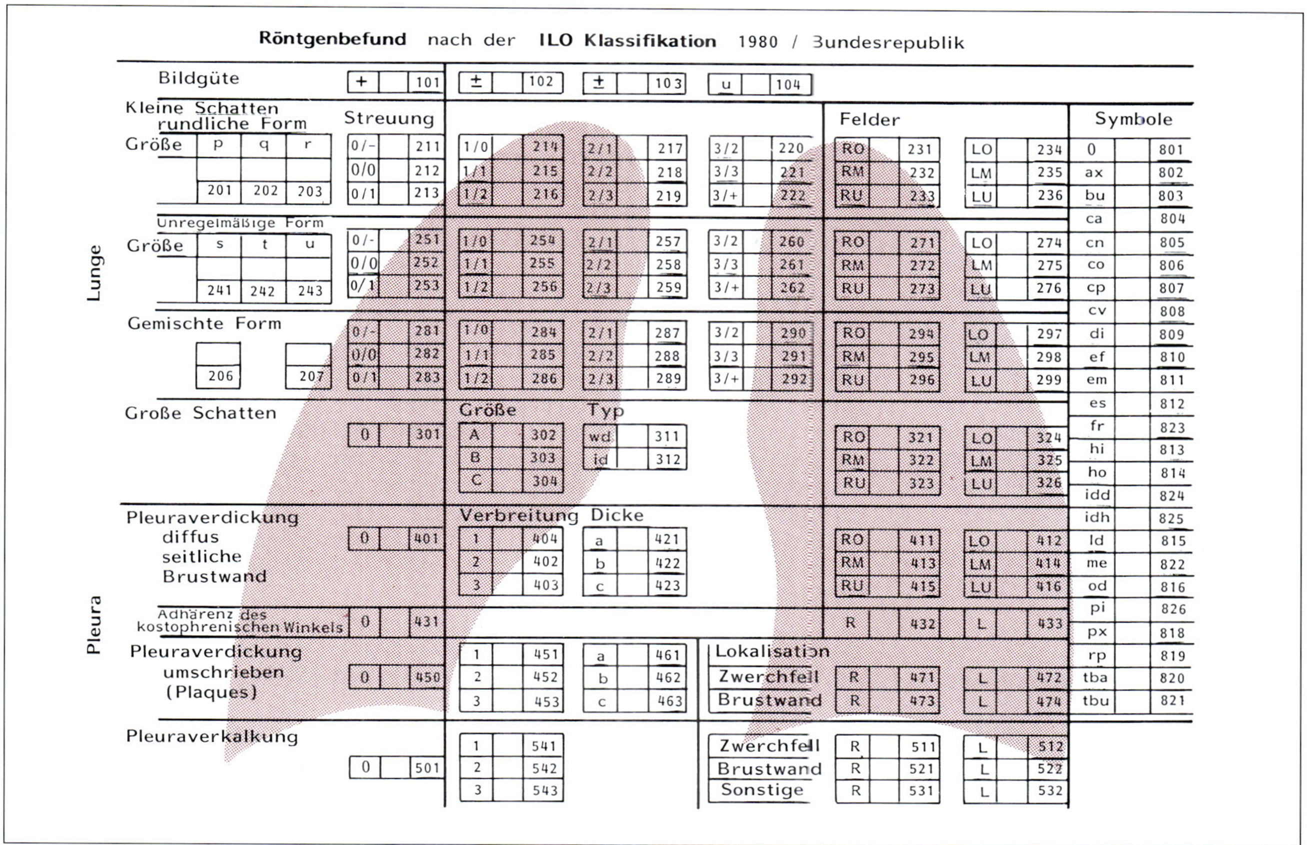

B-2: **Formblatt der Röntgenbefundung entsprechend der ILO-Klassifikation** (*Erläuterung s. Text*).

Maßnahmen der Prävention. Erst wenn die technischen Maßnahmen (Verwendung geschlossener Systeme, Absaugung, Einsatz von Ersatzstoffen) nicht ausreichen, um den MAK-Wert einzuhalten bzw. den TRK-Wert zu unterschreiten, müssen als **persönliche Arbeitsschutzmaßnahmen** Staubmasken getragen werden. Die Notwendigkeit hierfür sollte nur zeitlich begrenzt bestehen.
Die arbeitsmedizinische Vorsorgeuntersuchung gilt insbesondere der Lungenfunktion und dem Herz-Kreislauf-System. Die Empfehlungen der Berufsgenossenschaften sind einwirkungsbezogen aufgelistet. B-**32** nennt 10 verschiedene »Grundsätze«, bei denen die Substanzen selbst oder die Tätigkeiten mit der Möglichkeit inhalativer Schadstoffaufnahme aufgeführt sind. Die Nachuntersuchungsfristen liegen zwischen 3 und 60 Monaten. Bei kanzerogenen Stoffen sind auch nachgehende Untersuchungen festgelegt (also nach Beendigung der Tätigkeit).

Maßnahmen der Prävention: Erst wenn technische Schutzmaßnahmen nicht ausreichend sind, um die Grenzwerte (MAK, TRK) zu unterschreiten, müssen Staubmasken getragen werden.
In 10 verschiedenen »Grundsätzen« sind die Vorsorgeuntersuchungen bei inhalativer Schadstoffaufnahme niedergelegt (B-**32**).
Nachsorgeuntersuchungsfristen liegen zwischen 3 und 60 Monaten.

B-32: »G«-Grundsätze für Vorsorgeuntersuchungen bei inhalativer Schadstoffaufnahme

G1.1	Quarz
G1.2	Asbest
G15	Chrom-VI-Verbindungen
G23	Inhalation von Allergenen und chemisch irritativen Stoffen
G27	Isozyanate
G32	Cadmium oder seine Verbindungen
G34	Fluor oder seine anorganischen Verbindungen
G38	Nickel oder seine Verbindungen
G39	Schweißrauche
G40	Krebserzeugende Arbeitsstoffe, allgemein

Die **Therapie** muß sich auf symptomatische Maßnahmen beschränken:
- Infektbekämpfung
- Spasmolyse
- Sekretolyse
- Atemgymnastik.

Ein Fortschreiten der Erkrankung kann jedoch nicht sicher verhindert werden.

In der Liste der Berufskrankheiten in B-**23** sind 13 verschiedene Pneumokoniosen im engeren Sinn aufgeführt. Die Zahl der Silikosefälle geht laufend zurück. 1996 wurden 491 Fälle erstmals entschädigt.

Die Zahl der Beschäftigten mit gesundheitsgefährdender Staubexposition **(mineralischer Staub, Mehlstaub, Asbest)** dürfte etwa 1 Million betragen.
Die Hälfte der Leistungsausgaben der BGen entfällt auf diesen Bereich.

Therapie. **Eine spezifische kausale Therapie gibt es nicht,** Versuche mit Polyvinylpyridin-N-Oxid, tierexperimentell in der Verhinderung einer fibrosierenden Gewebsreaktion durchaus verheißungsvoll, sind nicht erfolgreich verlaufen. Es bleibt bei einer Beendigung der weiteren Exposition und möglichst auch des Zigarettenrauchens, ohne daß dadurch ein Fortschreiten sicher verhindert werden kann, da eine Beseitigung aufgenommener Partikel nicht gelingt. Die **symptomatische Therapie** konzentriert sich auf Infektbekämpfung, Spasmolyse, Sekretolyse, Atemgymnastik.
In der Liste der Berufskrankheiten (B-**23**) sind 13 berufsbedingte Pneumokoniosen im engeren Sinn aufgeführt. Lange Zeit lag unter den gemeldeten Berufskrankheiten die **Silikose** an erster Stelle. **Die Zahl der erstmals entschädigten Fälle betrug im Jahr 1970 1295, 1996 noch, unter Einschluß der neuen Bundesländer, 491.** Entsprechend ist der Bestand der anerkannten Fälle von Silikose insgesamt von über 80000 im Jahr 1969 auf unter 20000 seit 1993 zurückgegangen.
Die Zahl der durch **mineralischen Staub** gefährdeten Arbeitnehmer wird auf 500000 geschätzt, mehrere 100000 hatten eine Exposition gegenüber **Asbest. Mehlstaub**-gefährdet sind weitere etwa 200000 Personen. Von den Gesamtausgaben der Berufsgenossenschaften für Entschädigungsleistungen (1996 ca. 14 Milliarden DM) und für Heilbehandlungen (1996 ca. 4,2 Milliarden DM) entfällt etwa die Hälfte auf berufsbedingte Erkrankungen der Lunge und der Atemwege.

4.7.1 Quarzstaublungenerkrankung (Silikose)

»Silikogener« Staub enthält kristalline Kieselsäure (SiO_2), Quarz. **Quarz ist in der Kohle und in Gestein enthalten, zu einer Exposition kommt es deswegen in vielen Berufen.**

Wichtige Faktoren bezüglich der Gesundheitsgefährdung sind:
- die Staubkonzentration
- die Korngrößenverteilung (Feinstaub!)
- die stoffliche Zusammensetzung (Quarzanteil)
- die Expositionsdauer.

Eine Silikose entwickelt sich gewöhnlich nach jahrelanger Exposition und ist zuerst im Röntgenbild erkennbar.
Röntgenologische Stadien sind: netzförmige, feinfleckige Zeichnung, (Stadium I), Schneegestöber und Schrotkornlunge (Stadium II), größere Verschattungen, Schrumpfungszeichen (Regenstraßen) (Stadium III).

Zur Diagnose gehört auch der Nachweis einer Exposition am Arbeitsplatz. Charakteristische Röntgenbefunde sind in B-**17** dargestellt.
Zeichen einer Restriktion stehen am Anfang der pathologischen Lungenfunktionsteste.

4.7.1 Quarzstaublungenerkrankung (Silikose)

Die Silikose ist der Prototyp einer knötchenförmigen Lungenfibrose. Die Erkrankung kann überall da auftreten, wo **»silikogener Staub«** eingeatmet wird, **also nicht nur im Bergbau** bei der Kohlegewinnung (Quarzanteil der Kohle 2–7%) oder im Erzbergbau. Gefährdet sind auch Beschäftigte im Steingewerbe (Steinbrüche), in der keramischen Industrie, in Gießereien (Former arbeiten mit quarzhaltigem Formsand), im Baugewerbe, beim Sandstrahlen. Die Fibrose entsteht als Reaktion auf die Deposition kristalliner Kieselsäure (SiO_2) in den Alveolen.
Wichtige Faktoren bezüglich der Gesundheitsgefährdung sind:
- die Staubkonzentration
- die Korngrößenverteilung (Feinstaub!)
- die stoffliche Zusammensetzung (Quarzanteil)
- die Expositionsdauer.

Als akute Silikose wird, nach sehr hoher Exposition, ein sehr rascher Verlauf innerhalb von Monaten bezeichnet. Üblicher ist die **Entwicklung nach jahrelanger Exposition,** wobei **die ersten Anzeichen im Röntgenbild den klinischen Symptomen lange vorausgehen.** Diese sind für die Silikose keineswegs spezifisch. Es handelt sich um langsam zunehmende Atemnot, Belastungsdyspnoe, bronchitische Schübe usw. **Röntgenologisch** läßt sich die Erkrankung in drei Stadien (I–III) einteilen, wobei die Veränderungen von einer netzförmigen, feinfleckigen Zeichnung über die sog. Schneegestöber- oder Schrotkornlunge bis hin zu großen Verschattungen und den röntgenologischen Zeichen von Schrumpfungsprozessen (Regenstraßen) reichen.
Die **Diagnose** gründet sich auf die Berufs- bzw. Arbeitsplatzanamnese (Staubmeßdaten!), die Dokumentationen der arbeitsmedizinischen Überwachung bei den Vorsorgeuntersuchungen (G1.1) und den Röntgenbefund. Die charakteristischen Veränderungen sind in B-**17** dargestellt.
Die **Lungenfunktionsteste** ergeben zunächst eine Restriktion, zu der dann obstruktive Veränderungen und erhebliche Störungen des Gasaustausches hinzukommen. Schließlich folgen das Emphysem und die Zeichen der kardiopulmonalen Partial- und der Globalinsuffizienz.

Arbeitsmedizinische Prävention. Das verursachende Prinzip ist der alveolengängige quarzhaltige Feinstaub. Durch technische Maßnahmen soll gewährleistet werden, daß der MAK-Wert am Arbeitsplatz eingehalten wird. Als besonders gefährlich gelten Korngrößen von 0,5–5,0 µm. Die in B-**33** abgedruckten Konzentrationen für die einatembare Fraktion (Gesamtstaub) und den alveolengängigen Anteil wurden aufgrund epidemiologischer Untersuchungen festgelegt.

Die Einhaltung des MAK-Wertes (B-**33**) muß durch technische Maßnahmen gewährleistet werden. Als besonders gefährlich gelten Korngrößen von 0,5–5,0 µm.

B-33: MAK-Werte für Stäube

Allgemeiner Staubgrenzwert (»Gesamtstaub«)	4,0 mg/m³
– alveolengängiger Anteil (»Feinstaub«)	1,5 mg/m³

Die **Vorsorgeuntersuchung** nach G1.1 gilt den belasteten Organsystemen. Entsprechend sind die Atmungs- und Kreislauforgane einschließlich einer Röntgenaufnahme des Thorax zu beurteilen und eine Lungenfunktionstestung durchzuführen. Dauernde gesundheitliche Bedenken werden erhoben bei erheblichen Störungen in diesen Parametern, Über- bzw. Untergewicht, Thoraxdeformitäten, die die Atmung beeinträchtigen, chronischer Bronchitis, kardialen Störungen einschließlich Hochdruck und sonstigen Beeinträchtigungen der körperlichen Widerstandskraft. **Nachuntersuchungen** sind zunächst alle 3 Jahre vorgesehen. Werden hierbei röntgenologisch Befunde erhoben, die eindeutig auf die Quarzbelastung zurückgeführt werden, müssen, in Abhängigkeit vom Alter und der Dauer der bisherigen Tätigkeit, ebenfalls dauernde gesundheitliche Bedenken erhoben werden, d. h. ein Wechsel auf einen Arbeitsplatz ohne Exposition ist erforderlich.

Die **Vorsorgeuntersuchungen** gelten insbesondere den Atmungs- und Kreislauforganen. Eine **Röntgenthoraxaufnahme** und eine **Lungenfunktionstestung** gehören dazu.

Nachuntersuchungen sind zunächst alle 3 Jahre vorgesehen. Ein röntgenologischer Silikosenachweis bei einer Nachuntersuchung begründet dauernde gesundheitliche Bedenken, d. h. ein Arbeitsplatzwechsel ist erforderlich.

▶ ***Merke.*** Der röntgenologisch eindeutige Befund ist erste Grundlage für die Meldung und die Beurteilung des Vorliegens einer Berufskrankheit (BK Nr. 4101). Sie kann damit »dem Grunde nach« anerkannt werden. Eine Rentenleistung gibt es jedoch auch hier erst ab einer MdE von 20%.

◀ **Merke**

Bei der Einschätzung der MdE ist der Röntgenbefund allein nicht ausschlaggebend. Sie richtet sich nach dem Beschwerdebild und den nachweisbaren Funktionsminderungen:
- respiratorische (Partial-)Insuffizienz
- Einschränkung der Vital- und der Totalkapazität
- Funktionsbeeinträchtigung von Herz und Kreislauf durch die Rechtsherzbelastung.

Für die Einschätzung der MdE sind jedoch vor allem das Beschwerdebild und die Funktionsminderung entscheidend.

Silikose und Bronchialkarzinom. Ob eine Silikose ein prädisponierender Faktor für die Entwicklung eines Bronchialkarzinoms ist, ist umstritten – im Gegensatz zur Asbestose (*s. u.*). Ein ursächlicher Zusammenhang zwischen Silikose und Bronchialkarzinom ist im Gutachten dann anzunehmen, wenn bioptisch oder bei der Autopsie als Ausgangspunkt des Tumors eine silikotische Schwiele oder Kaverne festgestellt werden kann.

Silikose und Bronchialkarzinom
Ein ursächlicher Zusammenhang zwischen Silikose und Bronchialkarzinom wird angenommen, wenn als Ausgangspunkt des Tumors eine silikotische Schwiele oder Kaverne festgestellt wird.

4.7.2 Silikotuberkulose

4.7.2 Silikotuberkulose

Erfahrungsgemäß stellt die **Silikose eine Prädisposition für die Entwicklung einer Lungentuberkulose** dar. Bis zu 20% der Personen mit Silikose erkranken hieran. Die Silikotuberkulose als Berufskrankheit wird gesondert ausgewiesen, die Eingruppierung in die BK Nr. 4102 gilt jedoch nur, solange der tuberkulöse Prozeß aktiv ist. Ist die Tbc ausgeheilt, bleibt die BK 4101 (d. h. die Silikose) weiter bestehen. Die Zahl der erstmals entschädigten Fälle liegt in den letzten Jahren um 100 pro Jahr, während es z. B. Anfang der 50er Jahre um 800 waren. Eine prophylaktische Chemotherapie und eine BCG-Impfung für tuberkulinnegative Beschäftigte wurden diskutiert; im übrigen gelten dieselben technischen und medizinischen Präventivmaßnahmen wie bei den quarzstaubgefährdeten Personen und den an Silikose Erkrankten. Die antituberkulöse Chemotherapie entspricht der sonst üblichen.

Die Silikose ist eine Prädisposition für die zusätzliche Entwicklung einer Lungentuberkulose. Eine eigene BK ist die Silikotuberkulose, solange die Tbc aktiv ist. Die Erkrankungszahlen gehen zurück.

4.7.3 Asbeststaublungenerkrankung (Asbestose)

Die Asbestose ist der Prototyp einer diffusen Lungenfibrose.
Asbest ist ein faseriges Mineral. Es eignet sich aufgrund seiner physikalischen Eigenschaften für vielfältige Verwendungen (B-**34**).
Zur **beruflichen Exposition** kann es kommen in der **Asbestzementindustrie,** beim **Herstellen von Bremsbelägen, Isoliermaterial, Dichtungen, Filtern** usw. Der Abrieb wurde eingeatmet.
Seit dem vollständigen Verwendungsverbot von Asbest sind ausschließlich die Sanierer gefährdet.
Alveolargängige Asbestfasern haben eine Länge von unter 100 µm und einen Durchmesser von unter 3 µm. Sie können nicht phagozytiert werden. Fremdkörperriesenzellen und Asbestkörperchen werden histologisch gefunden. Es entwickelt sich eine fibröse Verdickung der Alveolarsepten und eine girlandenförmige Pleuraverkalkung. **Entscheidend ist die Form, nicht die chemische Zusammensetzung der Faser.**
Zum **Beschwerdebild** gehören Belastungsdyspnoe, Reizhusten, zäher Auswurf. Restriktive Ventilationsstörungen und Störungen des Gasaustausches als Beeinträchtigungen der Lungenfunktion treten relativ spät auf.
Die ILO-Klassifikation findet auch hier Anwendung. Charakteristisch sind **unregelmäßige kleine Fleckschatten** vor allem in den Mittel- und Unterfeldern, eine Netzzeichnung und eine Pleurafibrose bis hin zu hyalinen und verkalkten Pleuraplaques. **Die Therapie ist symptomatisch.**

4.7.3 Asbeststaublungenerkrankung (Asbestose)

Die Asbestose ist der Prototyp einer diffusen Lungenfibrose. Asbest ist ein faseriges Mineral (Chrysotil = Magnesiumsilikat = Weißasbest, Krokydolith = Natriumeisensilikat = Blauasbest, ferner Amosit und Antophyllit). Seine Hitzebeständigkeit, Spinnbarkeit, mechanische Festigkeit und Elastizität haben es zu einem äußerst vielfältig verwendeten Werkstoff werden lassen (*s. dazu* B-**34**). Zu einer Exposition und inhalativen Aufnahme kann es kommen bei Beschäftigten der **Asbestzementindustrie,** bei der **Herstellung von Bremsbelägen und Dichtungen, Filtern, Textilien, Isolationsmaterial** und auch **Kunststoffen.** Diese Materialien werden in vielen Gewerbezweigen angewandt, **der Abrieb kann eingeatmet werden. Seit dem vollständigen Verwendungsverbot von Asbest beziehen sich diese Gefährdungen ausschließlich auf die bei den Sanierungen Beschäftigten.**
Die Asbestfasern können sehr verschiedene Formen haben, alveolargängig sind sie mit einer Länge von weniger als 100 µm und einem Durchmesser von unter 3 µm. Die Fasern können nicht vollständig phagozytiert werden und spießen sich in das **Lungeninterstitium,** von dort können sie auch zur **Pleura** weiterwandern.
Histologisch werden Fremdkörperriesenzellen gefunden und die sog. Asbestkörperchen, Kristallnadeln mit einer eisenhaltigen Eiweißhülle (positiv in der Berliner-Blau-Reaktion). Es entwickeln sich eine fibröse Verdikkung der Aveolarsepten und eine girlandenförmige Pleuraverkalkung. **Für diese pathogene Wirkung ist in erster Linie die Form der Faser und nicht die chemische Zusammensetzung verantwortlich.** Dies spielt auch bei der Suche nach Ersatzstoffen, z. B. dem Einsatz der Glasfaser, eine wichtige Rolle.
Das **klinische Bild** der Asbestose ist nicht spezifisch: eine stadienabhängige Belastungsdyspnoe, Reizhusten, zäher, schleimiger Auswurf. Oft besteht auskultatorisch **Knisterrasseln.** Die Lungenfunktion bleibt lange Zeit relativ unbeeinträchtigt, im Vordergrund stehen dann **restriktive Ventilationsstörungen und Störungen des Gasaustausches.** Die weitere Entwicklung gleicht derjenigen der Silikose. **Röntgenologisch kann auch hier die ILO-Staublungenklassifikation angewandt werden.** In der Befundbeschreibung kommt noch die Erfassung der sog. Streuung der kleinen Schatten in einer Skala von 0–3 hinzu. Es handelt sich um unregelmäßige kleine Fleckschatten vor allem in den Mittel- und Unterfeldern, eine zunehmende Netzzeichnung und pleurale Veränderungen (Pleurafibrose), die über hyaline Pleuraplaques bis hin zu Verkalkungen führen können. Die **Therapie ist** ebenso **symptomatisch** und auf die Komplikationen bezogen wie bei der Silikose.

B-34: Asbesthaltige Endprodukte, auf die bei Sanierungsarbeiten zu achten ist (nach *Reichel*, 1982)

Asbesttextilindustrie	Fäden, Garne, Bänder, Schnüre, Geflechte, Matten, feuerfeste Textilien, Treibriemen, Förderbänder
Reibbelagindustrie	Brems- und Kupplungsbeläge etc.
Asbestpapier- und Filztuchindustrie	Filterpapier, Filtermatten, Asbestpapier, Asbestpappen etc.
Schiffbauindustrie	Isoliermaterial, Hitzeschutz, Antidröhnmittel
Fahrzeugbau	Isolierungen, Unterbodenschutz, Antidröhnmittel
Chemische Industrie	Füll-, Haft- und Bindesubstanz in Farben, Fußbodenbeläge, plastische Massen
Hoch- und Tiefbau	Asbestzementprodukte, hitzeabweisende Isolierungen (Spritzverfahren), Rohrleitungsbau
Kautschuk- und Gummiindustrie	Dichtungsmaterial, Füllstoffe für Autoreifen

Synopsis B-18: Latenzperiode am Beispiel Asbestexposition und Tod durch Mesotheliom

Zeitintervall zwischen der Asbestexposition (ca. 1000 Frauen in der Gasmaskenherstellung in England) und dem Eintreten des Todes wegen eines Mesothelioms (Pleura und Peritoneum). Jedes Symbol (■) repräsentiert einen Todesfall (nach *Jones* et a ., 1980).

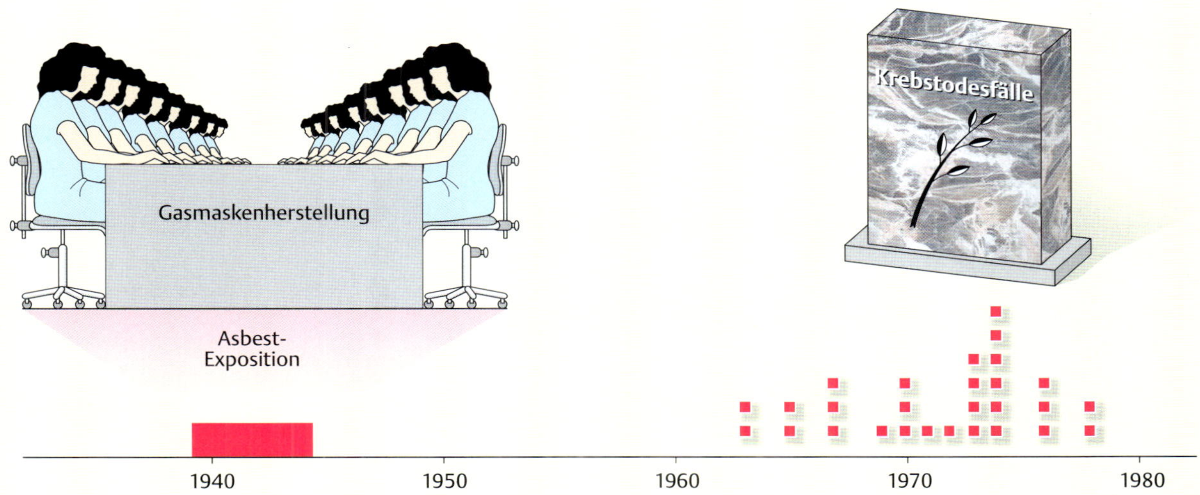

Prävention. Es existieren mehrere technische Vorschriften. Da Asbest auch zur Tumorentwicklung führt, gilt ein TRK-Wert von 250 000 F/m³. Die Fasern sind wie folgt definiert: Länge > 5 μm, Durchmesser < 3 μm, Länge : Durchmesser > 3 : 1.
Beschäftigte an gefährdeten Arbeitsplätzen werden nach dem Grundsatz G1.2 arbeitsmedizinisch überwacht. Der Untersuchungskatalog und die Ausschlußkriterien bei diesen Vorsorgeuntersuchungen entsprechen denen bei Silikosegefährdung.
Die Asbestose ist erst in den letzten Jahrzehnten in ihrer Bedeutung voll erkannt worden. **Die Zahl der BK-Anzeigen steigt seit 1960 laufend an,** 1980 waren es 385, 1996 bereits 3791. 1996 wurden 456 Fälle erstmals entschädigt. Eine Anerkennung als BK setzt Befunde von Krankheitswert voraus; eine MdE ab 20 % wird dann angenommen, wenn aufgrund der apparativen Lungenfunktionsanalyse Ausfälle nachgewiesen werden.

Prävention
Da **Asbest zur Tumorentwicklung führt,** gilt ein TRK-Wert von 250 000 F/m³. Diese Fasern sind wie folgt definiert: Länge > 5 μm, Durchmesser < 3 μm, Länge : Durchmesser > 3 : 1.
Die Zahl der Asbestose-BK-Anzeigen steigt laufend an.
Bei einer MdE ab 20 % müssen Funktionsausfälle der Lunge nachgewiesen werden.

4.7.4 Tumoren durch Asbesteinwirkung

Das **Pleuramesotheliom** gilt jetzt als Prototyp eines durch die sog. krebserzeugenden Arbeitsstoffe hervorgerufenen bösartigen Tumors. Außer der Asbestose können sich bei den exponierten Beschäftigten zusätzlich **Bronchialkarzinome** (Lungenkrebs, BK Nr. 4104) und **Mesotheliome** (durch Asbest verursachtes Mesotheliom des Rippenfells, des Bauchfells oder des Perikards, BK Nr. 4105) entwickeln. **Die Latenzperioden sind außerordentlich lang.** Im Falle des Mesothelioms wurde eine Latenzperiode von 18, maximal von fast 40 Jahren dokumentiert, z. B. bei einer Gruppe von etwa 1000 Frauen, die im 2. Weltkrieg in Nottingham in der Gasmaskenherstellung beschäftigt waren (S B-**18**). Die Entwicklung von Lungenkrebs wird durch das zusätzliche Zigarettenrauchen (B-**3**) so stark gefördert, daß der Hinweis auf **das erhöhte Risiko der Raucher** in die entsprechenden Warnungen Eingang gefunden hat.
Die **Prävention** kann nicht anders sein als bei der Asbestose. Im technischen Bereich sind große Anstrengungen unternommen worden, um Asbestersatzstoffe zu entwickeln und einzusetzen. Starker öffentlicher Druck auf die Gesetzgebung hat dazu geführt, daß Asbest in Deutschland nicht mehr verarbeitet werden darf. – Die Vorsorgeuntersuchungen werden, wie bei allen Tumorrisiken, ergänzt durch die **nachgehenden Untersuchungen**

4.7.4 Tumoren durch Asbesteinwirkung

Durch Asbest verursachte **Bronchialkarzinome** und **Mesotheliome** werden als eigenständige Berufskrankheiten behandelt.
Die Latenzperioden sind sehr lang (S B-**18** für die Entwicklung von Mesotheliomen).

Zigarettenrauchen bedeutet ein zusätzliches hohes Risiko (B-3).

In den letzten Jahren wurden Asbest-Ersatzstoffe entwickelt. Asbest ist in Deutschland als Arbeitsstoff verboten.

Die Vorsorgeuntersuchungen enthalten **»nachgehende Untersuchungen«** alle 5 Jahre auch nach dem Ausscheiden.

alle 5 Jahre auch nach dem Ausscheiden vom Arbeitsplatz bzw. vom Berufsleben.

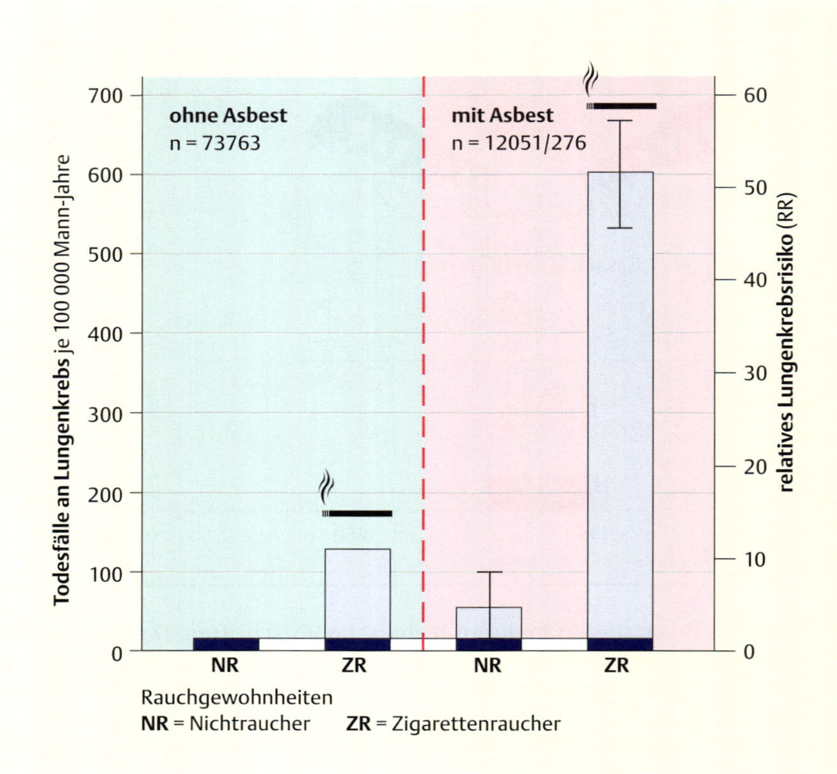

B-**3**: **Synergismus von Zigarettenrauchen und Asbestfaserstaub-Einwirkung auf das Lungenkrebs-Todesfallrisiko.** Das relative Risiko der nichtrauchenden Bevölkerung (linke Säule) wurde gleich 1 gesetzt. Rauchen steigert es etwa um das Zehnfache. Beim Zusammentreffen ist das Risiko etwa 50fach erhöht (nach *Hammond*, 1978).

Für die Anerkennung als BK müssen eine Minimalasbestose und 25 »Faserjahre« nachweisbar sein.

Über die vermuteten Auswirkungen der Inhalation für die zukünftige Entwicklung der drei Berufskrankheiten s. B-**4**.

Für die Anerkennung als Berufskrankheit muß eine sog. Minimalasbestose als Zeichen einer langjährigen Asbeststaubexposition bestehen, und es wird der Nachweis einer sog. kumulativen Faserdosis am Arbeitsplatz von mindestens 25 »Faserjahren« verlangt (1 Faserjahr entspricht einer einjährigen Exposition, 8 h pro Arbeitstag, gegenüber 1×10^6 Fasern/m^3; bei niedrigerer Exposition erhöht sich die Zahl der Jahre und umgekehrt). Die Zahl der Anzeigen ist für beide Berufskrankheiten in den letzten Jahren stark angestiegen. Erstmals entschädigt wurden im Jahre 1996 694 Karzinomfälle und 510 Mesotheliomfälle. Die MdE wird mit 100% eingestuft. Über die vermuteten Auswirkungen der Asbestinhalation für die zukünftige Entwicklung der drei Berufskrankheiten *siehe* B-**4**.

4.7.5 Metallstäube

Berylliose Das Erdalkalimetall Beryllium findet u. a. in der Elektroindustrie Anwendung. Bei einer akuten inhalativen Aufnahme kann es zu **Hautreizungen, Metallfieber** und einer **Berylliumpneumonie** mit rostbraunem Auswurf kommen, bei langdauernder Einwirkung zu einer **Lungenfibrose (Berylliose).**

4.7.5 Metallstäube

Berylliose. Beryllium ist ein Erdalkalimetall, das, z. B. als Beryllium-Kupfer, wegen seiner besonderen physikalischen Eigenschaften (leicht, hart, nicht magnetisch, hohes Wärmeleitvermögen) in der Elektroindustrie und anderen modernen Industrien Anwendung findet. Nach akuter inhalativer Aufnahme von Dämpfen und Stäuben kommt es zu Reizungen der Haut und des bronchopulmonalen Systems (Metallfieber bis hin zur Berylliumpneumonie mit rostbraunem Auswurf) und, nach langdauernder Einwirkung, zu einer **Lungenfibrose (Berylliose).** Tierexperimentell gibt es Hinweise auf eine Kanzerogenität.

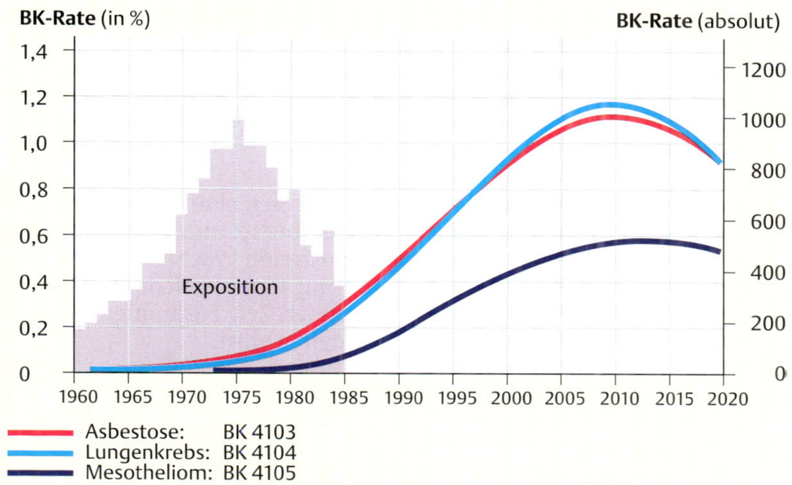

B-**4: Hochrechnung der Zahlen asbestinduzierter Berufserkrankungen bis zum Jahr 2020** (nach *Coenen* und *Schenk*, 1991).

Die **Diagnose** ergibt sich aus der Expositionsanalyse und den klinischen Zeichen einer chronischen Lungenerkrankung (zunächst restriktive, dann zunehmend auch obstruktive Veränderungen mit Entwicklung eines Emphysems). Differentialdiagnostisch kommt eine Vielzahl anderer mit einer Fibrose einhergehenden Lungenerkrankungen in Betracht. Die Berylliose ist eine äußerst seltene Berufserkrankung.

Die Berylliose ist eine äußerst seltene Berufserkrankung.

Hartmetalle. Gefahrenquellen sind die Orte der Herstellung von Hartmetall-Legierungen für Bohrer, Schneidwerkzeuge, die aus **Kohlenstoff und Kobalt, Chrom, Wolfram und Titan** bestehen. Es kann sich eine fibrosierende Pneumokoniose mit einem CURS entwickeln. Möglicherweise ist Kobalt hierfür von besonderer Bedeutung. Röntgenologisch finden sich unregelmäßige lineare als auch rundliche Schatten, bevorzugt in den Mittel- und Oberfeldern.

Hartmetalle Chronische Aufnahme von Kohlenstoff, Kobalt, Chrom, Wolfram und Titan, die für Hartmetall-Legierungen verwendet werden, kann zu einer Pneumokoniose führen.

4.8 Pneumokoniosen infolge organischer Stäube

4.8.1 Exogen-allergische Alveolitis

Hierzu gehört die Farmer- oder Drescherkrankheit, die bis vor kurzem allein unter der BK Nr. 4201 aufgeführt war. Dieser Gruppe von Erkrankungen liegt eine **allergische Reaktion im Lungenparenchym** zugrunde, die durch Antigene in organischen Stäuben, z. B. Pflanzenpartikel, Pilze, Taubenstallmist, ausgelöst wird. Entsprechend spricht man von »Vogelhalterlunge«, »Luftbefeuchterkrankheit«, »Bagassosis« (verschimmelte Zuckermelasse), »Käsearbeiterlunge« (B-**35**). Der Antigenkontakt führt innerhalb von Stunden zu einer Typ-III-Reaktion nach der Einteilung von *Coombs* und *Gell* (Immunkomplexreaktion). **Dyspnoe, Husten und Fieber** sind die Folge. Sie sollen nach 1 Tag wieder abgeklungen sein. Chronische Einwirkungen führen dann zu einer **Lungenfibrose.** Bei Schwierigkeiten in der Differentialdiagnose kommt ein **inhalativer Provokationstest in** Betracht.

4.8 Pneumokoniosen infolge organischer Stäube

4.8.1 Exogen-allergische Alveolitis

Die »Vogelhalterlunge«, »Luftbefeuchterkrankheit«, »Käsearbeiterlunge«, »Drescherlunge« sind **allergische Erkrankungen der Lunge,** die durch inhalierte Antigene verschiedener Art ausgelöst sind (B-**35**).
Akute Symptome sind **Dyspnoe, Husten** und **Fieber (Typ-III-Immunkomplex-Reaktion). Chronische** Einwirkungen führen zu einer **Lungenfibrose.**
Zur Diagnoseklärung kann ein **inhalativer Provokationstest** dienen.

Abzugrenzen ist das **»Organic Dust Toxic Syndrome«** (ODTS), das keine allergische Ursache hat, sondern eine Reaktion auf eingeatmete toxische Komponenten darstellt, z.B. Endotoxine bzw. »microbial volatile organic compounds«, MVOCs.

4.8.2 Baumwoll-, Rohflachs- oder Rohhanfstaub (Byssinose)

Stäube von Rohbaumwolle, Flachs oder Hanf können eine Alveolitis auslösen. Charakteristisch ist die Symptomatik nach expositionsfreiem Wochenende (Montagsdyspnoe). Ursache ist vermutlich eine Entleerung der wiederaufgefüllten Mastzellspeicher.

4.8.2 Baumwoll-, Rohflachs- oder Rohhanfstaub (Byssinose)

Stäube von Rohbaumwolle, Flachs oder Hanf können eine vermutlich toxisch bedingte Lungenreaktion (obstruktive Ventilationsstörung) auslösen, für die vor allem das Auftreten nach dem expositionsfreien Wochenende, die Montagsdyspnoe, charakteristisch ist. Dies soll mit einem Wiederauffüllen der Mastzellspeicher während der expositionsfreien Zeit zusammenhängen, so daß eine erneute Mediatorenfreisetzung möglich wird.
Zur Prävention dienen der MAK-Wert (1,5 mg/m^3 für Rohbaumwolle) und das Tragen von Masken bei kurzzeitigen Expositionen.

4.8.3 Stäube von Eichen- oder Buchenholz

Bei Beschäftigten der Holzindustrie treten gehäuft Adenokarzinome der Nasenhöhlen auf. Ursache sind vermutlich Holzinhaltsstoffe von Eichen- und Buchenholz.

Die Erkrankung ist 1988 in die BK-Liste aufgenommen worden.

4.8.3 Stäube von Eichen- oder Buchenholz

Epidemiologische Untersuchungen der letzten Jahre in vielen Ländern haben ergeben, daß bei **Beschäftigten der Holzindustrie, vor allem bei der Möbelherstellung, Tumoren der Nasenhöhlen gehäuft auftreten.**
Histologisch handelt es sich ganz überwiegend um **Adenokarzinome.** Das verursachende Prinzip konnte bisher nicht identifiziert werden, es spricht jedoch vieles dafür, daß es sich nicht um Konservierungsstoffe und ähnliches handelt, sondern um spezifische Holzinhaltsstoffe von Eichen- und Buchenholz. Nachdem in der BRD 1978–1986 22 Tumorfälle nach § 551 Abs. 2 RVO bestätigt wurden, wurde die Erkrankung 1988 als BK 4203 in die BK-Liste aufgenommen.

B-35: Berufsbedingte Respirationsallergosen

Krankheit	Staubexposition	Antigen
Bakterienantigene:		
▷ **Farmerlunge** (häufigste Form)	schimmeliges Heu	Aktinomyzeten
▷ **Befeuchterlunge**	Luftbefeuchter	Bacillus cereus
▷ Pilzarbeiterlunge	Kompost der Pilzkulturen	Aktinomyzeten
Pilzsporenantigene:		
▷ Malzarbeiterlunge	schimmelige Gerste	Aspergillus
▷ Papierarbeiterlunge	Papierstaub	Schimmelpilze
▷ Sägearbeiterlunge	Sägemehl	Schimmelpilze
▷ Käsewäscherlunge	schimmeliger Käse	Penicillium
▷ Obstbauernlunge	Obststaub	Penicillium
▷ Spätleselunge	Weinrebenschimmel	Botrytis cinerea
▷ Müllarbeiterlunge	Biomüll	Aspergillus
Tierische Antigene:		
▷ **Vogelhalterlunge**	Vogelexkremente, Federnstaub	Antigene von Tauben und Ziervögeln
Pflanzliche Antigene:		
▷ Pilzsporen-Alveolitis	Speisepilzkulturen	Pilzsporen
Chemikalien:		
▷ Isocyanat-Alveolitis	Polyurethanherstellung, Isocyanatkleber und -lacke	Isocyanate*

* Isocyanate können sowohl ein allergisches Asthma bronchiale (häufiger) als auch eine exogen-allergische Alveolitis (seltener) verursachen.

4.9 Obstruktive Atemwegserkrankungen

4.9.1 Allergisierende Arbeitsstoffe

Prototyp der durch Allergene verursachten obstruktiven Atemwegserkrankungen ist das Bäckerasthma. Gleichartige Erkrankungen werden durch eine Vielzahl als Stäube auftretender pflanzlicher und tierischer Allergene verursacht, so durch Mehle, Stäube verschiedener Holzarten und pflanzliche Nahrungs- und Futtermittel, Gummi arabicum sowie durch Tierhaare, Federn, aber auch Antibiotika und Fermente.

Die Entstehung ist durch eine Sensibilisierung mit einer nachfolgenden Antigen-Antikörper-Reaktion bedingt, die **ganz überwiegend als allergische Sofortreaktion (Typ-I-Reaktion)** über Mediatoren zur Entzündungsreaktion und zu einem **Bronchospasmus** führt. Seltener sind die sog. Typ-III-Reaktionen mit einem verzögerten Wirkungseintritt.

In einem **ersten Stadium** steht die **Rhinopathie** mit Niessalven, starker Sekretion und Schwellung der Nasenschleimhäute im Vordergrund; mehr als 90% aller Erkrankten durchlaufen diese Phase, davon mehr als die Hälfte schon nach weniger als 5 Berufsjahren (Mehlstauballergie der Bäcker).

Es folgt der sog. **Etagenwechsel** hin zu den tieferen Atemwegen mit Bronchospasmus, d.h. einer anfallsweise auftretenden obstruktiven Ventilationsstörung mit den klinischen Zeichen einer exspiratorischen Dyspnoe. Dieser Übergang kann sehr rasch erfolgen, aber auch Jahre dauern. Während arbeitsfreier Zeiten bestehen keine Beschwerden.

Schließlich kommt es zu Sekundärkomplikationen mit einer **unspezifischen Hyperreagibilität des Bronchialsystems,** so daß auch andere Noxen Atembeschwerden herbeiführen. Es kann sich nun eine chronische obstruktive Ventilationsstörung mit bronchitischen Infekten, also das Bild des CURS, entwickeln.

Die **Diagnose** ergibt sich aus der **Arbeitsplatzanamnese** und der Allergietestung. Wichtiger als Hauttestungen ist der **inhalative Provokationstest, möglichst unter Arbeitsplatzbedingungen.** Der Patient bringt seine Arbeitsstoffe in die Klinik mit und benutzt sie dort möglichst so wie am Arbeitsplatz, nachdem seine Lungenfunktionsparameter zuvor (Ausgangswert) festgestellt wurden. Als serologischen Nachweis für spezifische Antikörper gibt es den **RAST** (Radio-Allergo-Sorbens-Test). Eine **Therapie** basiert auf der symptomatischen Behandlung nach Meiden des Allergens.

Die **Prävention** besteht in Staubschutzmaßnahmen, MAK-Werte existieren für diese allergisierenden Stoffe jedoch nicht. Bei der Berufsberatung (Jugendarbeitsschutzuntersuchung!) sollte Atopikern von entsprechenden Berufen abgeraten werden. Die Vorsorgeuntersuchung (G23) ist keine bindende Vorschrift, die spezielle Untersuchung beinhaltet einen Abhusteversuch, eine Thorax-Röntgenaufnahme und eine Messung des Atemwegswiderstandes nach dem Oszillationsprinzip.

Für die **versicherungsrechtliche Beurteilung** der Berufskrankheit ist die **einschränkende Bedingung** wichtig: »... **Atemwegserkrankungen, die zur Unterlassung aller Tätigkeiten gezwungen haben,** die für die Entstehung, die Verschlimmerung oder das Wiederaufleben der Krankheit ursächlich waren oder sein können«.

> ▶ ***Merke.*** Ein Rentenanspruch wird also nur verwirklicht, wenn der Erkrankte den Umgang mit dem allergisierenden Arbeitsstoff tatsächlich gemieden hat.

Die Zahl der BK-Meldungen (BK 4301) ist in den letzten Jahren stetig gestiegen, von 1366 im Jahr 1980 auf 4300 im Jahr 1996. Die Zahl der erstmals entschädigten Fälle lag 1996 bei 248. Es handelt sich um eine überwiegend in den ersten Berufsjahren auftretende Berufserkrankung, **über 50% der bestätigten Fälle trafen Beschäftigte im Alter von unter 30 Jahren.** Deswegen kommt den Maßnahmen der medizinischen, vor allem aber auch der **beruflichen Rehabilitation** eine große Bedeutung zu. So durchliefen 1980

4.9 Obstruktive Atemwegserkrankungen

4.9.1 Allergisierende Arbeitsstoffe

Mehle, Holzstäube, Futtermittelstäube, Tierhaare, Federn, auch Antibiotika und Fermente können **allergisch bedingte obstruktive Atemwegserkrankungen** verursachen, **Prototyp ist das Bäckerasthma.**

Überwiegend kommt es als **allergische Sofortreaktion** zu einem **Bronchospasmus,** seltener sind die Typ-III-Reaktionen.

Bei 90% der Erkrankten steht eine **Rhinopathie** am Anfang – schon nach wenigen Berufsjahren.

Der sog. **Etagenwechsel** führt zur obstruktiven Ventilationsstörung.

Die expositionsfreie Zeit ist beschwerdefrei.

Sekundär kann sich eine **unspezifische Hyperreagibilität des Bronchialsystems** entwickeln mit der Folge des **CURS.**

Arbeitsplatzanamnese, RAST und **inhalativer Provokationstest unter Arbeitsplatzbedingungen** sichern die Diagnose.

Die **Therapie** basiert auf der symptomatischen Behandlung nach Meiden des Allergens.

Die **Prävention** besteht in Staubschutzmaßnahmen. Für allergisierende Stoffe gibt es keine MAK-Werte.

Die Vorsorgeuntersuchung ist keine bindende Vorschrift.

◀ **Merke**

Die Zahl der BK-Fälle ist in den letzten Jahren gestiegen.

Da die Hälfte der Fälle Personen unter 30 Jahren sind, spielt die berufliche Rehabilitation eine große Rolle.

mehr als 40% der 563 der dem Grunde nach anerkannten Fälle eine qualifizierte berufliche Rehabilitationsmaßnahme, die meisten davon in Form einer Umschulung. Hinzu kommen die zahlreichen Arbeitsplatzwechsel, auch bei den mit einer Ablehnung geendeten Berufskrankheitenverfahren.

4.9.2 Chemisch-irritativ oder toxisch wirkende Arbeitsstoffe

Prototyp ist das **Isozyanatasthma** (*s.* B-**13**, *S. 151*).

4.9.2 Chemisch-irritativ oder toxisch wirkende Arbeitsstoffe

Prototyp einer chemisch-irritativ oder toxisch verursachten obstruktiven Atemwegserkrankung ist das **Isozyanatasthma**. Eine Vielzahl chemischer Stoffe kann in Form von Gasen (Reizgasen), Dämpfen, Rauchen oder Stäuben toxische Einwirkungen am Arbeitsplatz haben (*s. dazu auch* B-**13**, *S. 151*). Von großer Bedeutung ist das Vorgehen bei einer akuten Intoxikation. Entsprechend der Wirkungsart der Noxe ein oberes und ein unteres Syndrom zu unterscheiden, und eine mögliche Latenzperiode ist zu beachten. Die B-**37** gibt einen Überblick zum empfohlenen Vorgehen.

B-36: Vorkommen inhalativer Reizstoffvergiftungen (nach *Diller*, 1997)

Vorkommen	Noxe
Chemische Industrie, chemische Laboratorien	**Chlor, Phosgen, Nitrosegase,** Ammoniak, Ozon, Phosphorchloride, Schwefeldioxid, Schwefelwasserstoff, Selenwasserstoff, Thionylchlorid, Vanadiumpentoxid, Nickelcarbonyl, **Flußsäuredämpfe, Hydrazine**
Kunststoffindustrie	Salzsäuredämpfe, **Isocyanate**, Phthalsäure, Formaldehyd, PTFE-Verbrennungsprodukte (Teflon)
Kautschukindustrie	Salzsäuredämpfe, Borwasserstoffe, **Isocyanate**
Lackindustrie u. -verarbeitung	Isocyanate, **Phthalsäure-Anhydrid**
Sprengstoffindustrie	Nitrosegase
Textil- und Zellstoffindustrie	Chlor, Chlordioxid
Schaumstoffherstellung	Isocyanate, tertiäre aliphatische Amine
Seifenfabrikation	Acrolein
Kühltechnik	**Ammoniak**, Schwefeldioxid
Kunstfaserindustrie	Essigsäure, Schwefelkohlenstoff
Glasindustrie	**Flußsäure**, Fluorsulfonsäure
Ölraffinerien	Vanadiumpentoxid, Ammoniak, Schwefelwasserstoff
Düngemittelherstellung	Ammoniak, Nitrosegase, **Flußsäure**
Aluminiumproduktion	fluorhaltige Stäube
Galvanisierungsbetriebe	**Nitrosegase**
Sprenggase (Bergwerk)	Nitrosegase
Kläranlagen	Schwefelwasserstoff
Schädlingsbekämpfung	Chlorpikrin, flüchtige Fluorverbindungen, Formaldehyd, Perchlormethylmerkaptan, Phosphorwasserstoff, **Phosphorchloride**
Schweißen	Ozon, **Nitrosegase, Phosgen** (aus halogen-kohlenwasserstoffhaltigen Entfettungsmitteln), Metalloxidrauche, PTFE-Verbrennungsprodukte (Teflon)
Schwimmbad	**Chlor**
Feuerwehr	Brandgase von biologischem Material (Nitrosegase, Acetaldehyd, Ammoniak, Acrolein) oder von synthetischen Stoffen (**Salzsäuredämpfe**, Chlor, Phosgen, Isocyanate, Fluorwasserstoff, Schwefeldioxid)
Bundeswehr	Zinkoxid u. -chlorid (Nebelkerzen)
Landwirtschaft	**Schwefelwasserstoff** (Jauchegruben), Nitrosegase (Silos)
Haushalt	Chlorgas (Toilettenreiniger), Schwefelwasserstoff (Jauchegruben), PTFE-Verbrennungsprodukte (überhitzte Teflonpfannenbeschichtungen), Ammoniak (Reiniger), Imprägniersprays (Perfluorcarbon-Polymere), Acrolein (überhitzte Fette)
Lichtpausen-Geräte	Ammoniak

B-37: Vorgehen bei Reizgasintoxikation (nach *Diller*, 1997)

Akute Reizgasinhalation
symptomatische Therapie
- Antitussiva (z.B. Codein phos. 50 mg)
- Bronchodilatatoren (Sympathikomimetika, Theophylline)
- Sedierung (Beruhigung, Aufklärung, ggf. Benzodiazepine)
- Kamillen-Inhalationen
- Sauerstoff-Atmung?
- Antibiotika?

Therapie des oberen Syndroms:
- ▷ O_2-Gabe
- ▷ Hustenstillung, z.B. Codeinum phosphoricum Tbl.
- ▷ Corticoid-Spray **ohne** Inhalationshilfe: z.B. initial 3 Hübe, alle 15–30 Minuten erneut 3 Hübe

Therapie des unteren Syndroms:
drohendes Lungenödem:
- ▷ Kortikoid-Spray, 4 Hübe initial, weiter alle 5–10 Minuten 2 Hübe mit Inhalationshilfe
- ▷ Kortison i.v. – 250 mg Solu-Decortin H i.v., evtl. wiederholt

manifestes Lungenödem:
- ▷ Kortikoid-Spray wie oben, ggf. über Tubus
- ▷ Kortison i.v. – 500–1000 mg Solu-Decortin H i.v., evtl. wiederholt
- ▷ Intubation, Absaugung, Überdruckbeatmung

Die **Prävention** besteht in der Einhaltung des MAK-Wertes. **Die Substanzen kommen jedoch häufig in Gemischen vor**, so daß Kombinationswirkungen auch bei Unterschreiten von MAK-Werten möglich sind. Für die Differentialdiagnostik und die versicherungsrechtliche Behandlung gelten die gleichen Gesichtspunkte wie bei den obstruktiven Atemwegserkrankungen mit allergischer Ursache.

Die Prävention über die Einhaltung des MAK-Wertes hilft nicht, wenn Gemische einwirken.

4.9.3 Gutartige Pneumokoniosen

Als **gutartige Pneumokoniosen** bzw. Speicherkrankheiten werden Zustände des Atemtraktes bezeichnet, bei denen **Stäube im Lungengewebe abgelagert werden, ohne daß es zu Gewebsreaktionen mit Krankheitsfolgen kommt.** Sie sind generell rückbildungsfähig, pulmokardiale Funktionsausfälle bestehen nicht. Dazu zählt die **Siderose** z.B. bei Schweißern (Ablagerung von Eisenoxid). Im Röntgenbild werden kleine Schatten gesehen, der Befund zeigt **nach Beendigung der Exposition eine Rückbildungstendenz.** Weitere derartige Speicherkrankheiten sind die Antimon-Pneumokoniose, die Barytose, die Kaolinlunge (Aluminiumsilikat), Ockerlunge (eisenhaltiger Feldspat), die Zinnoxidlunge (Stannose).

4.9.3 Gutartige Pneumokoniosen

Die **Lungensiderose** (z.B. bei Schweißern) ist eine gutartige Speicherkrankheit infolge Inhalation von Eisenoxid mit **Rückbildungstendenz nach Expositionsstopp.** Weitere Speicherkrankheiten werden verursacht durch Antimon, Baryt, Kaolin, eisenhaltigen Feldspat, Zinnoxid.

4.10 Berufsbedingte Hauterkrankungen

4.10 Berufsbedingte Hauterkrankungen

> ***Merke.*** Unter den Berufskrankheitenmeldungen (Verdacht auf Bestehen einer Berufskrankheit) stehen seit kurzem die Hauterkrankungen an der ersten Stelle, sie nahmen in den letzten Jahren laufend zu.

◀ **Merke**

Über Berufe mit deutlich erhöhtem Risiko für die Entwicklung von Kontaktekzemen und die dort wirksam werdenden Allergene bzw. irritativen Substanzen orientiert B-**38.** Verantwortlich hierfür ist die Exposition der Beschäftigten gegenüber chemischen, physikalischen und biologischen Noxen in einem direkten Kontakt mit der Haut oder den Schleimhäuten. Offensichtlich nimmt die Zahl der Substanzen mit hautschädigender Wirkung zu, die in der Arbeitswelt zur Anwendung kommen. Der Weg zu dieser Hautschädigung ist nicht einheitlich. Für eine erste Orientierung sei die Ein-

Über Berufe mit einer besonderen Hautgefährdung orientiert B-**38.** Die Hautschädigungen lassen sich orientierend einteilen in
- **akut-toxisches Ekzem**
- **toxisch-degeneratives Ekzem**
- **allergisches Kontaktekzem.**

B-38: Allergene/Irritanzien (Auswahl) in Berufen mit deutlich erhöhtem Erkrankungsrisiko für Kontaktekzeme (nach *Diepgen* et al.)

Berufe/Berufsbereiche	Einwirkungen	Allergene/chemisch irritative Substanzen
Friseure	Dauerwellenmittel Haarfarben Blondiermittel Haarwaschmittel Gummihandschuhe	Ester und Salze der **Thioglykolsäure** **p-Phenylendiamin,** p-Toluylendiamin u. a. **Färbemittel,** Parabene, Persulfate Cocamidopropylbetain, Konservierungsstoffe, Duftstoffe Acceleratoren, **Naturlatex**
Bäcker, Konditoren	Teige Aromen, Gewürze Konservierungsmittel, Antioxidanzien	Weizen- und Roggenmehl u. a., **Enzyme** (insbesondere Amylasen) **Zimt,** Vanille, Bittermandel, Anis, Zitrusfrüchte u. a. Benzoesäure, Sorbinsäure, Gallate
Galvanik	galvanische Bäder	**Nickel-** und **Chromationen**
Gärtner, Floristen	Zierpflanzen Pflanzenschutzmittel	**Primeln,** Chrysanthemen, Tulpen u. a. Carbamate, **Thiurame,** Pyrethrum, Lindan u. a.
Bauarbeiter, Maurer, Fliesenleger	Zement, Frischbeton Kunststoffe	**Chromationen** unausgehärtete **Epoxidharze** und Härter, Isocyanate
Metallarbeiter	Kühlschmierstoffe, Metallionen Metallkleber	Konservierungsstoffe (**Formaldehyd**abspalter, Triazine, Isothiazolinone), Ethanolamine, **Kolophonium** (Tallöl) **Nickel, Kobalt, Chromat,** alkalische Lösungen, **Epoxidharze,** Acrylate
Kunststoffarbeiter	unausgehärtete Kunstharze	**Epoxidharze** und andere Härter, Acrylate, **Kobaltbeschleuniger,** Peroxide, Melamin-, Harnstoff-, Phenol-**Formaldehydharze,** Isocyanate, Phthalate
Köche, Küchenhilfen	Lebensmittel Reinigungsmittel	Mehl, Fleisch, Fische, **Krustentiere**, Gemüse, Gewürze u. a. Konservierungsstoffe, Duftstoffe
Heil- und Pflegeberufe	Desinfektionsmittel Medikamente Gummihandschuhe	**Formaldehyd,** Glutaraldehyd, Chlorkresol, Phenole u. a. Antibiotika, Lokalanästhetika, Phenothiazine, (Photoallergene), **ätherische Öle** **Acceleratoren, Naturlatex**
Zahntechniker	Dentalchemikalien	Acrylate, Eugenol, **Nickel, Kobalt,** Palladium, Amalgam, Gold
Leder-, Fellverarbeitung	Gerbstoffe, Farben	**Chromationen,** Tannin, **parasubstituierte Amine** u. a.
Holzbearbeiter, Tischler, Zimmerer	Hölzer Klebstoffe Beizen, Holzschutzmittel	Kiefer, Fichte, Palisanderarten, Teak, Makoré, Mahagoni u. a. **Chromationen,** Azofarbstoffe u. a.
Maler, Lackierer, Fußbodenleger	Farben, Kunstharze Klebstoffe	**Chromationen,** Terpentin und -ersatzstoffe, Farbpigmente **Formaldehydharze, Kolophonium,** Epoxide, Acrylate, Lösemittel
Löter, Elektroniker	Lötmittel Metallkleber, Metalle	**Kolophonium** Epoxidharze, Acrylate, **Nickel-, Kobalt-, Chromationen**
Reinigungsdienste	Detergenzien Desinfektionsmittel Gummihandschuhe	Tenside und Reinigungsmittel Formaldehyd, Glutaraldehyd, Phenole u.a., Duftstoffe **Acceleratoren, Naturlatex**
Fotolaboranten	Farbentwickler Fotochemikalien	**p-Phenylendiamin,** Hydrochinon, Metol Chromationen, Entwicklungsbäder
Gummihersteller und -verarbeiter	Gummi, Gummizusatzstoffe	**Naturlatex, Thiurame,** Carbamate, Benzothiazole, Thioharnstoffe
Landwirtschaftliche Berufe	Futtermittelstäube Tierhaare Desinfektionsmittel Pflanzenschutzmittel	Getreide, Medikamente u. a., Futtermittelzusätze

Die wichtigsten Substanzen sind durch Fettdruck hervorgehoben

teilung in **das akut-toxische Ekzem, das toxisch-degenerative Ekzem und das allergische Kontaktekzem** angeführt.
Die Haut als Organ hat aus arbeitsmedizinischer Sicht vor allem die Funktion, das Körperinnere vor der direkten Einwirkung der verschiedenen Noxen zu schützen **(Barrierefunktion).** Dies geschieht durch den mechanischen Schutz der Hornschicht und durch einen Schutzfilm aus Lipoiden mit einem leicht sauren pH; hinzu kommt das Vermeiden eines Flüssigkeitsverlustes. Die Barrierefunktion ist z. B. gefährdet, wenn die Haut sehr oft gewaschen werden muß, wenn Lösungsmittel bzw. Detergenzien auf die Haut gelangen, die den Schutzfilm zerstören, oder bei Arbeiten im alkalischen Milieu. Auch UV-Strahlung, mechanische Noxen und hauteigene Sekrete (Speichel, Wundsekret) entfetten die Haut. Es kann dann leichter zu einer Aufnahme von schädigenden Arbeitsstoffen durch die Haut kommen.

Die **Barrierefunktion der Haut** (Hornschicht, Lipoidfilm, leicht saurer pH) ist insbesondere **durch Lösungsmittel gefährdet.**

Hautschädliche Stoffe. Zunächst sind Laugen und Säuren zu nennen, die eine **Ätzwirkung** haben und so zu einer direkten Zerstörung führen; als weiteres alle Wasch- und Lösungsmittel, die die Lipidschicht **»lösen«** oder allergisierende Inhaltsstoffe haben, von Benzol, Xylol, Toluol, bis hin zu Terpentin, chlorierten Kohlenwasserstoffen, Detergenzien und Reinigungsmitteln. Eine Vielzahl von Metallen wie Nickel, Kobalt, Arsen, 6wertiges Chrom ist überwiegend über eine **Allergisierung** wirksam. In den sog. Kühlschmierstoffen sind diese und zahlreiche weitere Substanzen enthalten. Physikalische Einwirkungen treten demgegenüber zurück (ionisierende und nichtionisierende Strahlen, Mikrotraumen durch winzige Partikel). Eine Sonderrolle spielen **hautpathogene Mikroorganismen** in einigen speziellen Berufen.

Hautschädliche Stoffe können unterschiedlich wirken:
- **direkt zerstörend** (Ätzwirkung wie Säuren oder Laugen)
- **»lösend«** wie alle Wasch- und Lösemittel, so z. B. Benzol, Xylol, Toluol, Terpentin, chlorierte Kohlenwasserstoffe, Detergenzien und sonstige Reinigungsmittel
- **allergisierend** wie Formalin, Chromate, Nickel, Kobalt, Gummi, Chemikalien, Epoxidharze.

Hautpathogene Mikroorganismen spielen ebenfalls in einigen Berufen eine Rolle.

4.10.1 Toxisch und allergisch bedingte Hauterkrankungen

Das **toxische Kontaktekzem** wird durch primär toxische Noxen ausgelöst und betrifft alle Personen, die mit diesen Substanzen in Kontakt geraten. Es handelt sich um Säuren, Laugen, Strahlen, Reizgase (z. B. Tränengas), Metacrylate, auch um einige organische Lösungsmittel, Mineralöle und Reinigungsmittel sowie Lacke. **Der Kontakt kommt dabei meist durch Unfälle zustande,** wobei ein Unfall auch der Umgang mit unverdünnten Konzentrationen sein kann. Die Hautveränderungen treten im Kontaktbereich rasch nach der Exposition auf – **Rötung, Blasenbildung, Erosionen, Krusten und Schuppenbildung** sind die klinischen Erscheinungsformen.
Das **toxisch-degenerative Kontaktekzem** (Abnutzungsdermatose = cumulative insult dermatitis) entsteht ebenfalls auf der Grundlage eines Kontaktes mit den genannten primär toxischen bzw. »irritierenden« Stoffen. Es steht jedoch hierbei die **wiederholte Einwirkung kleiner Dosen** im Vordergrund, die allmählich zu einer Schädigung der Hornschicht und zu einem Versagen der natürlichen Schutz- und Abwehrfunktion führt, insbesondere wenn vom Hauttyp her eine **Disposition** (Sebostase, Atopie, Dyshidrosis) besteht und kein Hautschutz betrieben wird. Das Maurerekzem ist das typische Beispiel eines toxisch-degenerativen Kontaktekzems.
Die **klinische Erscheinungsform** an den Kontaktstellen, meist Finger-, Hand- oder Unterarmpartien, besteht in Trockenheit, Rauheit, Schuppung, seltener exsudativen Veränderungen, schließlich oft schmerzhafter Rhagadenbildung. Diese Ekzemform ist häufig, man findet sie in vielen hautbelasteten Berufen: Metallberufe, Bauindustrie, in der Kunststoffindustrie, in holzverarbeitenden Berufen. Sie sind in der Liste der ▦ B-**38** enthalten.
Die **Therapie** kann sehr langwierig sein, auch wenn der Kontakt zu der Noxe nicht weiter besteht.

4.10.1 Toxisch und allergisch bedingte Hauterkrankungen

Das **toxische Kontaktekzem** entwikkelt sich obligat bei allen exponierten Personen an der Stelle des Hautkontaktes. Ursache können sein Säuren und Laugen, Strahlen, Reizgase, organische Lösemittel, Reinigungsmittel, Lacke. Der Kontakt kommt meist durch Unfälle zustande. **Rötung, Blasenbildung, Erosionen, Krusten** und **Schuppenbildung** sind die klinischen Erscheinungsformen.
Das **toxisch-degenerative Kontaktekzem** entsteht ebenfalls auf der Grundlage eines Kontaktes mit diesen Stoffen. Es steht jedoch die wiederholte Einwirkung kleiner Dosen im Vordergrund.
Die **Disposition** scheint eine Rolle zu spielen. Das Maurerekzem ist das typische Beispiel eines toxisch-degenerativen Kontaktekzems.
In ▦ **B-38** sind die Berufe mit einer besonderen Hautgefährdung aufgeführt.

Die **Therapie** kann sehr langwierig sein, auch wenn der Kontakt zu der Noxe nicht weiterbesteht.

Klinischer Fall

Ein 60jähriger Bauhilfsarbeiter, seit 33 Jahren im Tiefbau tätig, klagte schon vor 15 Jahren über trockene Haut, Rötungen und Rhagadenbildung an Handrücken und Fingerspitzen. Er wurde vom Hautarzt behandelt, der ihm auch wegen einer besonderen Lichtempfindlichkeit der Haut – Sonnenbrände traten rasch auf, die Haut bräunte nicht – Sonnenschutzsalbe verordnet. Bei Hauttestungen vor ca. 5 Jahren seien berufsspezifische Sensibilisierungen festgestellt, die Meldung an die Berufsgenossenschaft (Verdacht auf Bestehen einer BK 5101) jedoch nicht weiter verfolgt worden. Seit 4 Jahren bestehen auch Hautveränderungen im Gesicht, die nach Sonnenexposition zunehmen.
Aus dem **Untersuchungsbefund:** Bei Epikutan- und Prick-Testungen (Europ. Standard, Gummihilfsstoffe, Lack-Plastik-Kleber-Reihe, Konservierungsstoffe, Epoxidharze, Acrylharze) ergeben sich die folgenden Sensibilisierungen: Kaliumdichromat, von den Gummihilfsstoffen: Tetramethyldiuramdisulfid, 1.3-Diphenylguanidin, von den Konservierungsstoffen: Benzoesäure, Sorbinsäure, p-Hydroxybenzoesäuremethylester sowie gegen Chrom-III-Chlorid.
Diagnose: Vulgäres Ekzem mit Sensibilisierungen. Die Sensibilisierungen sind einerseits typisch für das Baugewerbe (Kaliumdichromat, Gummihilfsstoffe), andererseits auch von Bedeutung für die Salbenbehandlung der Lichtempfindlichkeit. Gegen Hexachlorophen konnte eine Photoallergie nachgewiesen werden.
Aus der **Begutachtung:** Die für das Baugewerbe typischen Sensibilisierungen sind bei dem Patienten mit überwiegender Wahrscheinlichkeit im Beruf erworben. Bei der detaillierten Anamnese läßt sich eine wiederholte Rückfälligkeit der Erkrankung dokumentieren (*s. u.*). Die Erkrankung zwingt zur Aufgabe der Tätigkeit (auch Lederhandschuhe werden nicht vertragen – Chrom-III-Chlorid ist ein Ledergerbmittel). An dem Vorliegen einer BK 5101 besteht kein Zweifel trotz der erheblichen dispositionellen Komponente. Die Minderung der Erwerbsfähigkeit (MdE) ist erst nach Abklingen der akuten Hautveränderungen in einem stationären Heilverfahren beurteilbar.

Dem **allergischen Kontaktekzem** liegt eine Sensibilisierung zugrunde. Wahrscheinlich existiert eine genetische Disposition. Es kann auf der Grundlage einer **Abnutzungsdermatose** entstehen.
Häufig nachweisbare Sensibilisierungen bestehen gegenüber Kaliumdichromat, Kobalt, Nickel, Epoxidharzen, Formaldehyd (S **B-19**). Die Sensibilisierung erstreckt sich dann auf **alle Hautbereiche.**

Das **allergische Kontaktekzem** kann auf der Grundlage einer Abnutzungsdermatose entstehen, pathogenetisch beruht es jedoch auf einer Sensibilisierung. Es gibt wahrscheinlich eine genetische Disposition, Personen mit einer Atopie entwickeln gehäuft Allergien. Der Sensibilisierungvorgang kann im einzelnen sehr rasch ablaufen (in diesem Sinn potente Sensibilisatoren sind Dinitrochlorbenzol, p-Phenylendiamin, Primin) oder auch erst nach vielen Berufsjahren z. B. zum Maurerekzem führen (Kaliumdichromat, Kobalt, Nickel, Epoxidharze, Formaldehyd, S **B-19**). Die Sensibilisierung erstreckt sich dann auf alle Hautbereiche, also nicht nur die primären Kontaktstellen. »Aufflammreaktionen« können auch nach oraler oder parenteraler Antigenzufuhr auftreten (hämatogenes Kontaktekzem).

Über die Hauptursachen des allergischen Kontaktekzems informiert S **B-19**.
Das Meiden des Allergens ist Voraussetzung für die Heilung. Allerdings können nach Eliminierung des Allergens die Kontaktekzeme weiterbestehen.
Mehle und Tierhaare sind häufige Allergene bei der sog. **Proteindermatitis.**

Über die Hauptursachen des allergischen Kontaktekzems informiert S **B-19**. In den letzten Jahren hat **Latex** einen der ersten Plätze erobert.
Das Meiden des Allergens ist Voraussetzung für die Heilung. Allerdings können auch nach Eliminierung des Allergens chronisch-allergische Kontaktekzeme autonom weiterbestehen. Das sog. »Hardening« der Haut, eine Gewöhnung an den Allergenkontakt, ist die Ausnahme.
Bei der **Proteindermatitis** handelt es sich ebenfalls um eine allergische Kontaktdermatose nach einer Sensibilisierung gegenüber hochmolekularen Proteinen (Mehle, Tierhaare), die sich besonders rasch nach dem Kontakt ausbildet. Nach Antigenkarenz klingen die klinischen Erscheinungen auch rasch wieder ab.

Für die Entstehung von Kontaktekzemen allgemein bedeutsame Faktoren sind in **B-39** aufgelistet.

Für die Entstehung von Kontaktekzemen gelten die in **B-39** aufgeführten Faktoren als bedeutsam.

B-39: Für die Entstehung eines Kontaktekzems bedeutsame Faktoren

- ▷ Allergene Potenz der Substanz
- ▷ Häufigkeit und Dauer des Kontaktes
- ▷ Konzentration der Substanz
- ▷ Größe der exponierten Hautfläche
- ▷ Permeabilität der exponierten Haut

Synopsis B-19: Hauptursachen des beruflich erworbenen allergischen Kontaktekzems (BK 5101) des Jahres 1996 nach Angaben der Berufsgenossenschaften (Angaben in % des Gesamtkollektivs)

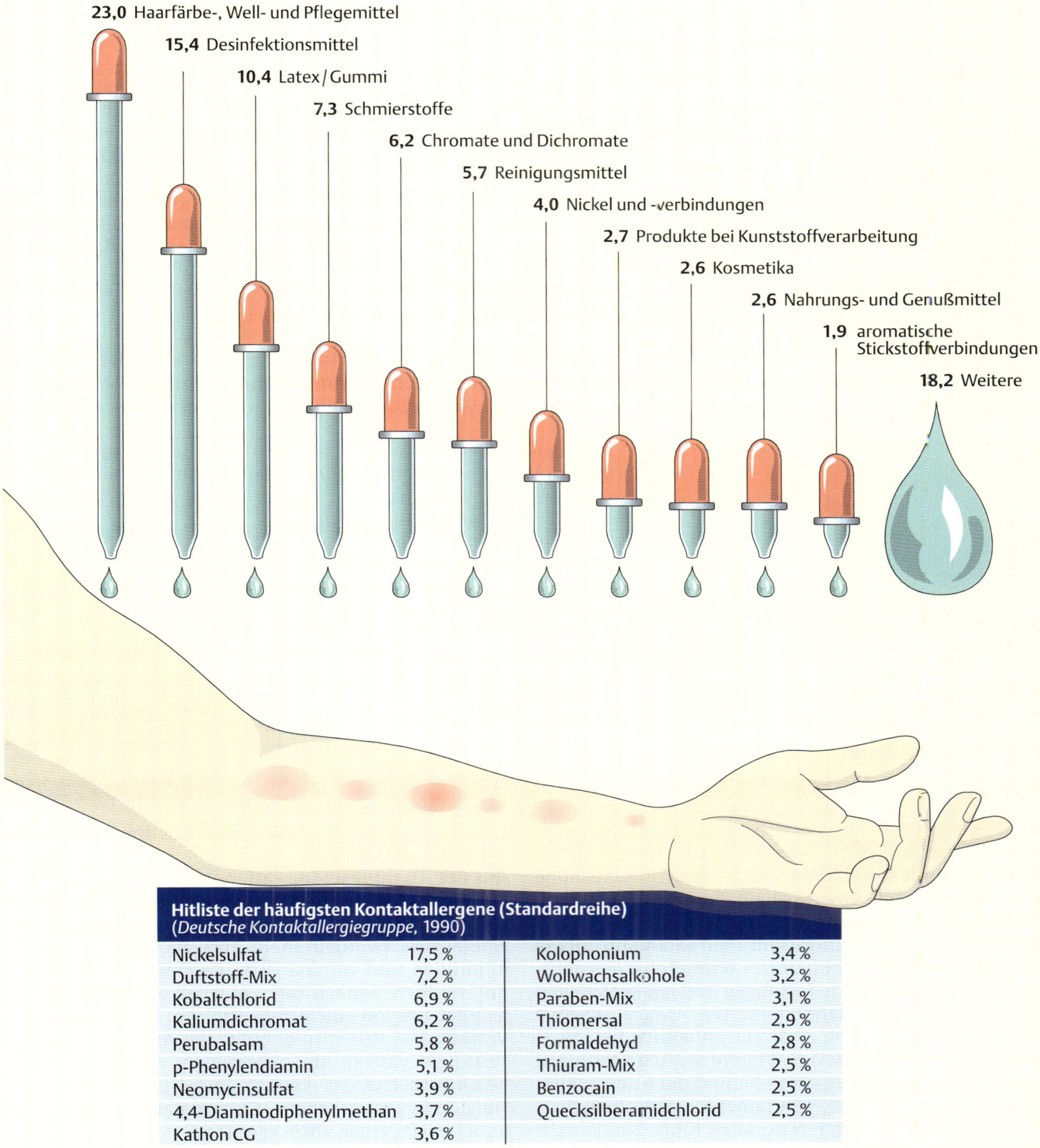

Hitliste der häufigsten Kontaktallergene (Standardreihe)
(Deutsche Kontaktallergiegruppe, 1990)

Nickelsulfat	17,5 %	Kolophonium	3,4 %
Duftstoff-Mix	7,2 %	Wollwachsalkohole	3,2 %
Kobaltchlorid	6,9 %	Paraben-Mix	3,1 %
Kaliumdichromat	6,2 %	Thiomersal	2,9 %
Perubalsam	5,8 %	Formaldehyd	2,8 %
p-Phenylendiamin	5,1 %	Thiuram-Mix	2,5 %
Neomycinsulfat	3,9 %	Benzocain	2,5 %
4,4-Diaminodiphenylmethan	3,7 %	Quecksilberamidchlorid	2,5 %
Kathon CG	3,6 %		

4.10.2 Spezielle arbeitsmedizinische Aufgabenstellung
Spezielle arbeitsmedizinische Aufgaben sind:
- Prävention durch Berufsberatung, Vorsorgeuntersuchung und Aufstellen eines Hautschutzplans
- diagnostische Sicherung
- ggf. Durchführung des Berufskrankheitenverfahrens.

Bereits bei der Jugendarbeitsschutzuntersuchung sollte versucht werden, eine Hautgefährdung zu erkennen. Atopikern sollte von Berufen abgeraten werden, bei denen Allergisierungen häufig sind (Friseur, Bäcker, Metallarbeiter, Ernährungs- und Krankenpflegeberufe).
Prognostische Teste sind wenig aussagekräftig.
Die **Berufsanamnese** und die genaue **Exploration der Arbeitssituation** geben oft ausreichende Hinweise auf das Bestehen eines »Berufsekzems«.

4.10.2 Spezielle arbeitsmedizinische Aufgabenstellung

Die **spezielle arbeitsmedizinische Aufgabenstellung** besteht in der Prävention durch Berufsberatung, der arbeitsmedizinischen Vorsorge und in einem Hautschutzplan, der **diagnostischen Sicherung** durch Identifizierung des bzw. der Allergene bei Verdacht auf das Vorliegen eines allergischen Geschehens und gegebenenfalls in der Durchführung des Berufskrankheitenverfahrens.

Prävention. Bereits bei der Jugendarbeitsschutzuntersuchung sollte versucht werden, eine Hautgefährdung zu erkennen. Dies ist in besonderem Maße bei Personen mit atopischer Diathese der Fall. **Atopikern sollte von Berufen abgeraten werden, bei denen Allergisierungen häufig sind,** so Friseur, Bäcker, Metallarbeiter, ja auch Berufe aus den Bereichen Ernährung und Krankenpflege. Die arbeitsmedizinische Vorsorgeuntersuchung (nach G24) bietet in diesem Zusammenhang keine weiteren Gesichtspunkte. **Es hat sich leider herausgestellt, daß Hautfunktionstests (z.B. Alkali-Resistenz-Test) nur geringen prognostischen Wert besitzen.** Es bleibt dann, konsequente Hautschutzprogramme in allen potentiell gefährdenden Berufen einzuführen und durchzusetzen.

Diagnostische Sicherung. **Die Verdachtsdiagnose »Berufsekzem« wird im allgemeinen bereits durch Anamnese und Befund erhärtet oder entkräftet.** Bei der speziellen Berufsanamnese gilt es bestimmte Faktoren aufzudecken:
- den zeitlichen Zusammenhang zwischen Arbeit und Erkrankung, so z.B. Erholung am Wochenende oder während des Urlaubs und ein Wiederauftreten bei Aufnahme der Arbeit
- den Befall der exponierten Hautpartien
- die Art der Stoffe am Arbeitsplatz
- die Erkrankung anderer Personen am gleichen Arbeitsplatz
- das Fehlen einer Exposition in der Freizeit.

Die **Sicherung der Diagnose erfolgt durch die Hauttestung** (Epikutan-, Prick-Test).

Der Nachweis einer Sensibilisierung erfordert eine **Hauttestung** (Epikutantest, Pricktest). Es empfiehlt sich, daß der Patient selbst Proben seiner Arbeitsmaterialien zur Testung mitbringt. Um angesichts der Fülle potentieller Allergene rasch zu einem Testergebnis zu kommen, haben die Hautärzte eine **Teststrategie** entwickelt, die die Häufigkeit der Allergisierungen und die in den jeweiligen Berufen wichtigen Allergene berücksichtigt.

Klinischer Fall

Eine 25jährige OP-Schwester arbeitet seit 3 Monaten als Instrumenteur. Sie trägt übliche latexhaltige OP-Handschuhe. In den letzten 2 Wochen vor der Untersuchung traten jeweils nach einer halben Stunde Rötung und Quaddeln an den Händen auf.
Diagnostik: Ein Epikutantest mit dem »Standard-Block« und dem »Block Gummihilfsstoffe« zeigte keine Sensibilisierung. Erst bei Scratch-Testungen mit verschiedenen innen befeuchteten Handschuharten traten positive Sofortreaktionen auf, und zwar ausschließlich bei latexhaltigem Handschuhmaterial. Weitere Scratch-Testungen ergaben wieder einen negativen Befund mit Gummihilfsstoffen (Dithiocarbamate, Thiurame, Mercaptobenzthiazole, Thiokresol). Lediglich Naturlatex führte zu den klinisch bekannten Erscheinungen. Die serologische Untersuchung zeigte ein erhöhtes Gesamt-IgE, der RAST-Test auf Latex war positiv.
Aus der Anamnese: Die Patientin hatte als Kind regelmäßig Rhinitiden von Mai bis September. Nach einer dreijährigen Hyposensibilisierung gegen Pollen bestand zuletzt Beschwerdefreiheit. Aber auch jetzt noch treten Rhinitiden und asthmatische Beschwerden bei Kontakt mit Hunden, Katzen oder Meerschweinchen auf. – Es handelt sich um eine Atopikerin.
Verlauf: Die Patientin benutzt seit Monaten die bei der Testung negativen »hypoallergenen« Handschuhe und ist beschwerdefrei. Sie könnte auch auf Handschuhe mit vollständig künstlichem Gummimaterial, z.B. Styrol-Butadien-Polymer, zurückgreifen.

Bei dem Berufskrankheitenrecht muß berücksichtigt werden, daß auch außerberufliche Noxen, z.B. Nickel (Haushalt, Modeschmuck), zu Ekzemen führen können. Es muß deshalb eine berufliche Exposition erwiesen sein.

Für das Berufskrankheitenrecht wichtig ist der Nachweis, daß es sich tatsächlich um eine berufliche Noxe handelt. Beim Bestehen einer Nickelallergie z.B. ist dies äußerst problematisch, da Nickel auch in jedem Haushalt und vor allem auch beim Modeschmuck vorkommt. Entscheidend ist die Dominanz der beruflichen Exposition.

4.10.3 Hautarzt-Bericht und Berufskrankheitenverfahren

Merke. Der erstbehandelnde Arzt eines Patienten mit einer möglicherweise beruflich bedingten Hauterkrankung ist verpflichtet, diesen einem Hautarzt vorzustellen (Hautarztverfahren).

Das entsprechende »Abkommen Ärzte-Berufsgenossenschaften« soll dazu dienen, schon **im Vorfeld des Entstehens einer Berufskrankheit** den Versicherten einer richtigen fachärztlichen Behandlung zuzuführen. Grundlage für dieses Vorgehen ist § 3 der Berufskrankheitenverordnung (Verpflichtung zur Verhütung von Unfällen bzw. Berufskrankheiten »mit allen geeigneten Mitteln«). Der Hautarzt ergreift prophylaktische und therapeutische Maßnahmen. Führt dies nicht zu einer Heilung und erhärtet sich der Verdacht eines kausalen Zusammenhanges zwischen Arbeitstätigkeit und Hautleiden, so ist eine ärztliche Anzeige über eine Berufskrankheit zu erstatten.

Definition. Hauterkrankungen sind in der Liste der Berufskrankheiten unter der Nr. 5101 aufgeführt:
»Schwere oder wiederholt rückfällige Hauterkrankungen, die zu einer Unterlassung aller Tätigkeiten gezwungen haben, die für die Entstehung, die Verschlimmerung oder das Wiederauftreten der Krankheit ursächlich waren oder sein können«.

»Schwer« im Sinne dieser Formulierung bedeutet, daß eine **klinische fachärztliche Behandlung erforderlich** ist, daß es sich um eine schwerwiegende Kontaktsensibilisierung handelt und daß eine Behandlung über einen Zeitraum von mehr als 6 Monaten stattgefunden hat. **»Wiederholte Rückfälligkeit« heißt, daß zwei Rückfälle – also drei Erkrankungsperioden – vorlagen,** es also Phasen der Arbeitsfähigkeit oder zumindest einen Arbeitsversuch gab. Ist ein solcher (d.h. ein Expositionsversuch) nicht zumutbar, erfüllt dies auch die Definition des Begriffes »schwer«. – Angesichts dieser strengen Definition der Berufskrankheit verwundert es nicht, daß der hohen Zahl der Verdachtsmeldungen (1996: 19705) weniger als 10% dem Grunde nach anerkannte (1996: 1849) bzw. erstmals entschädigte Entschädigungsfälle (1996: 545) gegenüberstehen.

4.10.4 Hautschutz

Jeder Arbeitsmediziner muß für die von ihm betreuten Arbeitnehmer ein Hautschutzprogramm erarbeiten. Dies beginnt bei einem mechanischen Schutz, d.h. in der Regel der Auswahl geeigneter **Handschuhe,** enthält **Maßnahmen zum Schutz der Horn- und Lipidschicht,** der **Reinigung** und der **Pflege,** und kann in speziellen Fällen auch auf einer **chemischen Inaktivierung der Schadstoffe** beruhen (Chromatschutz, Kationenaustauscher, Formaldehydschutz).
Bei Handschuhen besteht die Gefahr der Bildung einer feuchten Kammer (Mazeration der Haut) und auch der Allergisierung. So ist bei Handschuhen aus Leder daran zu denken, daß chromgare Lederware selbst sensibilisieren kann. Eng sitzende (luftdichte) Handschuhe, in der Regel aus Latex bzw. PVC, fördern Hyperhidrose und Mazeration. **Patienten mit chronischem Hautekzem sollen nur Vinylhandschuhe tragen.** Bei der Hautreinigung sind Scheuermittel und Lösungsmittel zu vermeiden, weil sie die Hornschicht beanspruchen. **Der Arzt muß der weit verbreiteten Unsitte entgegenwirken, daß die am Arbeitsplatz meist auch vorhandenen berufsspezifischen Lösungsmittel selbst zur Reinigung benutzt werden** (Per, Brennspiritus usw.). Seifen haben den Nachteil, daß sie die Haut stark entfetten und alkalisieren, was nach dem Waschvorgang durch eine Hautpflege ausgeglichen werden muß. **Im allgemeinen sind Syndets,** das sind seifenfreie Spezialreinigungsmittel auf der Basis **syn**thetischer **Det**ergenzien, für die Reinigung besser geeignet.

4.10.3 Hautarzt-Bericht und Berufskrankheitenverfahren

◄ **Merke**

Führen die Maßnahmen des Hautarztes nicht zu einer Heilung und erhärtet sich der Verdacht einer beruflichen Ursache, so ist eine Anzeige über eine Berufskrankheit zu erstatten.

◄ **Definition**

»Schwer« bedeutet u.a. die Notwendigkeit einer klinischen Behandlung, eine schwerwiegende Sensibilisierung und eine Mindestbehandlungszeit von 6 Monaten.
»Wiederholte Rückfälligkeit« heißt, daß zwei Rückfälle, also drei Erkrankungsperioden vorgelegen haben.
Der Anteil der dem Grunde nach anerkannten bzw. erstmals entschädigten Berufskrankheiten der Haut macht weniger als 10% der jährlichen Verdachtsmeldungen aus.

4.10.4 Hautschutz

Ein umfassendes **Hautschutzprogramm,** vom Handschuh bis zur Schadstoff inaktivierenden Schutzsalbe, muß vom Betriebsarzt für die von ihm betreuten Arbeitnehmer entwickelt werden.

Aber auch **Handschuhe bieten Probleme** (feuchte Kammer, Sensibilisierung). Patienten mit chronischem Hautekzem sollen nur Vinylhandschuhe tragen.
Berufsspezifische Lösungsmittel bei der Hautreinigung sind zu verbieten. Syndets (seifenfreie Spezialreiniger, **syn**thetische **Det**ergenzien) sind im allgemeinen geeigneter als Seifen.

4.10.5 Sonstige berufsbedingte Hauterkrankungen

Unter den häufigen Hauterkrankungen ist noch die Akne zu nennen. **Zahlreiche Arbeitsstoffe sind komedogen.** Häufig vorkommende Akneformen sind die **Ölakne** und die **Chlorakne** durch chlorierte Kohlenwasserstoffe.
Trichophytie und **Candidiasis** sind die wichtigsten Dermatomykosen bei Personen mit beruflichem Tierkontakt oder Arbeit in feucht-warmem Milieu.

Unter den häufigen Hauterkrankungen ist noch die **Akne** zu nennen. **Zahlreiche Arbeitsstoffe sind komedogen, so verschiedene Öle, Teer, Asbest und viele chlorierte Kohlenwasserstoffe** (Chlorakne durch z. B. Tetrachlordibenzolchinon, Perchlornaphthalin, Trichlorphenol). Es entwickelt sich das bekannte Bild mit Komedonen, Knoten und Abszessen. Betroffen sind vor allem Personen mit seborrhoischem Hauttyp und unzureichender Hautpflege.
Dermatomykosen kommen in der **Landwirtschaft** und in anderen Berufen mit **Tierkontakt** vor (meist Trichophytie) sowie in allen **Berufen mit feucht-warmem Milieu** (Badebetriebe, Spülküchen, aber auch Untertagebau), hauptsächlich als Candidiasis.

4.10.6 Hautkrebs

Die Haut ist Kanzerogenen ausgesetzt wie **Strahlen und verschiedenen chemischen Noxen,** so **Teer** und **Teerinhaltsstoffen** (aromatische Kohlenwasserstoffe wie Benzpyren, Anthrazen u. a.). Als Vorstadien werden u. U. Teerwarzen beobachtet. Histologisch handelt es sich bei den Tumoren meist um **Spinaliome.**
Von 1978–1992 wurden insgesamt 74 Hautkrebsfälle (BK 5102) bestätigt.

Die Haut ist kanzerogenen Substanzen in Form von Strahlen (UV, ionisierende Strahlen) und chemischen Noxen ausgesetzt. Hier sind es vor allem **Teere, Peche, Ruße, Mineralöle** und andere **Substanzen mit aromatischen Kohlenwasserstoffen** wie Anthrazen, Methylcholanthren, Benzpyren usw. Als Prävention kommen, wie üblich, alle Maßnahmen zur Vermeidung des Hautkontaktes in Betracht sowie Lichtschutz und Körperhygiene. Als Vorstadien werden u. U. »Teerwarzen« beobachtet. **Histologisch** handelt es sich **meist** um **Spinaliome.** Die Zahl der im Rahmen des Berufskrankheitenverfahrens (BK 5102) in den Jahren 1978–1992 insgesamt bestätigten Hautkrebsfälle beträgt 74.

5 Arbeitsunfälle

5.1 Allgemeines

Definition ▶

▶ ***Definition.*** Als Unfall wird ein plötzliches von außen kommendes Ereignis definiert, das eine Gesundheitsschädigung zur Folge hat.

Ein **Arbeitsunfall** liegt dann vor, wenn der Unfall sich in **kausalem Zusammenhang mit der beruflichen Tätigkeit** ereignet und der Zeitraum sich auf **höchstens eine Arbeitsschicht erstreckt.**
Wegeunfälle sind Arbeitsunfällen gleichgestellt. Der Versicherungsschutz gilt für Unfälle auf einem mit einer versicherten Tätigkeit zusammenhängenden Weg zum und vom Ort der Tätigkeit.
Ein Umweg bleibt versichert, da das Ziel die Arbeitsstätte bleibt – im Gegensatz zum **Abweg,** für den von der Tätigkeit unabhängige Gründe vorliegen.
Berufskrankheiten entwickeln sich in der Regel allmählich – im Gegensatz zu dem an ein zeitlich begrenztes Ereignis gebundenen Arbeitsunfall.

Ein **Arbeitsunfall** liegt dann vor, und das ist versicherungsrechtlich von größter Bedeutung, wenn der Unfall sich **in kausalem Zusammenhang mit der beruflichen Tätigkeit,** also im Rahmen des versicherten Beschäftigungsverhältnisses, ereignet und der **Zeitraum** sich auf **höchstens eine Arbeitsschicht** erstreckt.
Wegeunfälle sind den Arbeitsunfällen gleichgestellt. **Der Versicherungsschutz gilt für Unfälle auf einem mit einer versicherten Tätigkeit zusammenhängenden Weg zum und vom Ort der Tätigkeit.** Hierbei mußte präzise festgelegt werden, wo beim Weg zur Arbeit der nicht versicherte häusliche Bereich endet; dies ist der Fall beim »Durchschreiten der Außentür des bewohnten Gebäudes oder der Etagentür eines Mehrfamilienhauses«. **Ein »Umweg« bleibt versichert,** wenn er zum Zwecke einer Fahrgemeinschaft eingeschlagen wird oder z. B. um ein Kind in fremde Obhut zu bringen; **das Ziel beim Umweg bleibt** jedoch **die Arbeitsstätte.** Beim **»Abweg«** ändert sich die Richtung, und es ist dann wieder zu fragen, ob dies in kausalem Zusammenhang mit der versicherten Tätigkeit erfolgt oder ob davon unabhängige Gründe vorliegen. Die Abgrenzung der Arbeits- und Wegeunfälle von den – ansonsten versicherungsrechtlich auch wie Unfälle behandelten – Berufskrankheiten liegt darin, daß bei diesen die verursachende berufliche Einwirkung nicht an ein zeitlich eingegrenztes Ereignis gebunden ist, sondern daß sich die Berufskrankheiten als Folge ungünstiger Arbeitsplatzfaktoren in der Regel allmählich entwickeln. Im übrigen *siehe dazu Abschnitt 4.*

> **Merke.** Arbeits- und Wegeunfälle sind den Trägern der gesetzlichen Unfallversicherung zu melden, wenn sie eine über drei Tage hinausgehende Arbeitsunfähigkeit zur Folge haben oder zum Tode führen.

◀ **Merke**

Statistiken zeigen seit 1961 eine stetige Abnahme aller Arbeitsunfälle. Etwa 10% der Arbeitsunfälle sind Wegeunfälle. Die Zahl der Unfälle mit tödlichem Ausgang hat sich von 1970 bis 1990 halbiert. 1996 wurden 1,5 Millionen Arbeitsunfälle registriert, davon verliefen 1868 tödlich, 748 als tödliche Wegeunfälle.

Die meisten gemeldeten Arbeitsunfälle ereignen sich im Baugewerbe, in der Holzindustrie und im Bergbau (etwas mehr als 100 Unfälle pro 1000 Beschäftigte), die wenigsten im Gesundheitsdienst (20 pro 1000 Beschäftigte).

Die Zahl der Arbeitsunfälle, insbesondere der mit tödlichem Ausgang, nimmt ab.
Arbeitsunfälle sind am häufigsten im Baugewerbe, der Holzindustrie und im Bergbau.

Die **Gesamtaufwendungen der Unfallversicherungsträger liegen bei etwa 17 Milliarden DM.** Davon entfallen 1996 14 Milliarden auf Bar- und Sachleistungen an Verletzte und Hinterbliebene (davon 85% wegen Unfallfolgen und nur 15% wegen Berufskrankheiten), 4,2 Milliarden auf Heilbehandlungen und ergänzende Leistungen und etwa 1,1 Milliarden auf die Propagierung von Unfallverhütungsmaßnahmen in den Betrieben, aber auch in anderen Lebensbereichen. Weitere indirekte Unfallkosten sind Lohnfortzahlungen, Betriebsstörungen, Produktionsausfälle – abgesehen von dem individuellen Leiden der Betroffenen.

Die Gesamtaufwendungen der Unfallversicherungsträger liegen 1996 bei ca. 17 Milliarden DM. Davon entfielen 45% auf Rentenleistungen.

Indirekte Unfallkosten sind Lohnfortzahlungen, Betriebsstörungen und Produktionsausfälle.

Unfallverhütung und Unfallforschung spielen deswegen eine wichtige Rolle. **Unfälle werden verursacht** – so ein Schlagwort der Unfallverhütung. **Gefahren sind schon vor einem Unfall vorhanden,** sie werden meist dann wirksam, wenn mehrere Ursachen zusammenkommen. Technische, organisatorische und Verhaltensursachen ergeben zusammen das sog. Ursachenbild. Entgegen herkömmlicher Annahmen ist bei dieser Betrachtungsweise das menschliche Verhalten (nicht unbedingt Fehlverhalten) nicht die bestimmende und oftmals allein genannte Unfallursache, sondern es ist einzuordnen in die Reihe der Faktoren, die das Wirksamwerden einer Gefahr begünstigen können.

»Unfälle werden verursacht«, die **Gefahren sind schon vor einem Unfall vorhanden.** Wenn diese wirksam werden, ist das menschliche Verhalten ein in der Regel keineswegs allein bestimmender Faktor.

Rekonstruktion und **Analyse eines Unfallgeschehens** gehen von der Frage nach dem **genauen Unfallort** aus, ordnen das Unfallgeschehen in einen **zeitlich-organisatorischen Zusammenhang** und beschreiben **Tätigkeit bzw. Bewegung des Verletzten vor dem Unfallereignis.** Der zentrale Punkt ist das sog. **»Außer-Kontrolle-Geraten ungesicherter Energie«,** eine abstrakte Beschreibung des Prozesses, der das Wirksamwerden einer Gefahr darstellt. Eine Registrierung der Verlaufsform des Unfallereignisses, eine Auflistung der beteiligten Gegenstände und das Erfassen weiterer Randbedingungen (z. B. der Platzverhältnisse) schließen die Unfallanalyse ab.

Die **Unfallanalyse** gliedert sich in die Fragen nach dem Unfallort, dem zeitlich-organisatorischen Zusammenhang, den Tätigkeiten und Bewegungen des Verletzten vor dem Unfall. Das **»Außer-Kontrolle-Geraten ungesicherter Energie« ist das zentrale Unfallereignis.**

Wirksamste Unfallverhütungsmaßnahme ist die Gefahrenbeseitigung durch die Sicherheitstechnik. Technische Maßnahmen greifen auch dann, wenn der Mensch, allgemein ausgedrückt, Fehler macht. Die Unfallforschung weist immer wieder darauf hin, daß nicht der stets aufmerksame, überlegt handelnde, konzentriert arbeitende Mensch der Normalfall ist, sondern der Mensch, dessen Aufmerksamkeit abgelenkt sein kann, der unter Zeitdruck handelt und der nicht immer über den notwendigen Überblick verfügt. An ihm ist zu messen, ob Unfallverhütungsmaßnahmen wirksam sind oder nicht.

Damit sind einige »menschengebundene« Ursachen angesprochen. Jüngere Menschen haben mehr Unfälle als ältere, Frauen weniger als Männer. Dabei spielen die folgenden in B-**40** aufgeführten Charakteristika eine Rolle:

Wirksamste Unfallverhütung bietet die Sicherheitstechnik.
Technische Maßnahmen greifen auch dann, wenn der Mensch Fehler macht. Menschen können abgelenkt sein, unter Zeitdruck stehen, nicht immer über den notwendigen Überblick verfügen (»menschengebundene« Ursachen).
Jüngere Menschen haben mehr Unfälle als ältere, Frauen weniger als Männer (B-**40**).

B-40: »Menschengebundene« Faktoren im Unfallgeschehen

Junge Menschen	Ältere Menschen
▷ mangelnde Erfahrung	▷ Erfahrung
▷ Bewegungs- und Spieltrieb	▷ Verantwortungsbewußtsein
▷ relative Sorglosigkeit und Risikofreude	▷ erhöhte Vorsicht
▷ Geltungsdrang	▷ vielfach weniger gefährliche Tätigkeiten
▷ Aggressivität	

Die weitaus meisten Verletzungen betreffen die Hände, dann folgen Füße und Kopf.

Die weitaus meisten Verletzungen betreffen die Hände, dann folgen Füße und Kopf. – Über die technischen und persönlichen Arbeitsschutzmaßnahmen zur Verhütung von Unfällen und Verletzungen siehe die folgenden Abschnitte.

Merke ▶

Merke. Bei allen Verletzungen, die eine Arbeitsunfähigkeit von mehr als 3 Tagen erwarten lassen, muß der Betrieb den Verletzten einem Durchgangsarzt (nicht dem Betriebsarzt) vorstellen, der über das weitere Vorgehen entscheidet und den D-Arzt-Bericht erstellt.

Weiteres dazu im *Abschnitt Unfallversicherung in Teil C Sozialmedizin* (stationäre Behandlung nach dem »Verletztenartenverfahren«). Auch die eventuell erforderlichen und von den Berufsgenossenschaften durchgeführten Maßnahmen der medizinischen und eventuell beruflichen Rehabilitation sind dort besprochen.

5.2 Verletzungsarten

5.2.1 Mechanisch bedingte Unfälle

Die meisten Unfälle haben mechanische Ursachen
Körperschutzmittel (Schutzhelm, Brille, Handschuhe, Schürze, Stahlkappen) sowie optische und akustische Signale können die Unfallhäufigkeit reduzieren.
Auch die Vorsorgeuntersuchungen dienen dem Unfallschutz (Seh- und Hörteste etc.).

Die **meisten** Unfälle haben **mechanische Ursachen.** Umstürzende oder sonst außer Kontrolle geratende Gegenstände quetschen Finger und Hände, fallen auf die Füße. Beschäftigte stolpern oder gleiten ab, werden angefahren. Technische Schutzmaßnahmen und optische oder akustische Signale vermögen die Unfallhäufigkeit zu reduzieren, insbesondere auch geeignete Körperschutzmittel. Diese sind in vielen Bereichen zwingend vorgeschrieben (Schutzhelm, Brille, Handschuhe, Schürze). Insbesondere die Einführung von Sicherheitsschuhen mit Stahlkappen hat zu einer erheblichen Reduktion der Fußverletzungen geführt. Weitere Maßnahmen der Prävention sind Sehteste für Beschäftigte mit Fahr-, Steuer- oder Überwachungstätigkeiten (G25) und auch Vorsorgeuntersuchungen für Arbeiten mit Absturzgefahr (G41).
Für Prävention und Therapie von Verbrennungen und Verbrühungen sowie akute Schäden durch ionisierende und nichtionisierende Strahlen gibt es keine über den allgemeinen Unfallschutz hinausgehenden spezifischen arbeitsmedizinischen Gesichtspunkte.

5.2.2 Unfälle durch elektrischen Strom

Unfälle durch **elektrischen Strom** hängen in ihrer Schwere von Art (Wechselstrom, Gleichstrom), Spannung und Stärke, Weg und Flußdauer des Stromes ab.

Schwachströme (bis zu 65 Volt) sind ungefährlich.

Schwachströme haben eine Spannung bis zu 65 Volt. Sie werden in der Nachrichtentechnik (Gleichstrom) verwendet und haben bei Kontakt keine gefährdenden Auswirkungen. **Starkströme** werden unterteilt in solche mit Niederspannung (bis zu 1000 Volt), so wie sie in die Haushaltungen geliefert werden (220 Volt, 50 Hz Wechselstrom), und solche mit Hochspannung (über 1000 Volt), so wie sie in der Industrie und in den Hochspannungsleitungen (meist 380 kV) und in den Umschaltstationen anzutreffen sind.

Niederspannungsunfälle (bis 1000 V) führen zu Muskelkontraktionen, Herzarrhythmien, Kammerflimmern; **Hochspannungsunfälle** (über 1000 V) zu Verbrennungen und Gewebsnekrosen.
Das Schädigungsausmaß nimmt mit der Stromstärke (Ampere) zu.
Ab einem Starkstrom von 15 mA kommt es zum »Klebenbleiben«, ab 50 mA drohen Bewußtlosigkeit und Kammerflimmern (Tod).

Niederspannungsunfälle führen zu Muskelkontraktionen, Herzarrhythmien, Kammerflimmern; Hochspannungsunfälle zu Verbrennungen und Gewebsnekrosen. Das Schädigungsausmaß nimmt mit der Stromstärke (Ampere) zu. Ein selbständiges Loslassen des Kontaktes ist bei Wechselstrom bis zu einer Stromstärke von 15 mA möglich, darüber kommt es zu dem bekannten »Klebenbleiben«. Ab 50 mA besteht die Gefahr der Bewußtlosigkeit und des Herzkammerflimmerns (Tod). Gleichstrom ist etwas weniger gefährlich.
Unfälle im hohen Stromstärkebereich (oberhalb 3 A) führen zu Herz-Kreislauf-Stillstand, Verbrennungen und Verkochungen. Das Ausmaß der

Gewebszerstörungen, auch im Bereich des ZNS, hängt auch hier von der Einwirkungsdauer ab.
Stromunfälle haben immer noch eine hohe Letalität. Die Schutzmaßnahmen müssen technischer Natur sein. Bei einem Unfall ist bei Atemstillstand und bei Herzstillstand die sofortige Hilfeleistung entscheidend: Stromkreisunterbrechung, Atemspende und Herzmassage nach den Regeln der Notfallmedizin, ebenso das Vorgehen bei Verbrennungen und tiefen Gewebszerstörungen.

Bei Stromstärken oberhalb 3 A kommt es zu Herz-Kreislauf-Stillstand, Verbrennungen und Verkochungen. Stromkreisunterbrechung, Atemspende und Herzmassage nach den Regeln der Notfallmedizin sind die adäquaten Hilfeleistungen.

5.2.3 Unfälle durch chemische Substanzen

Bei Hautkontakt mit Säuren oder Laugen kommt es in erster Linie zu **Verätzungen.** Verdünnung und Neutralisation der Noxe sind die geeigneten Sofortmaßnahmen. Die nachfolgende ▦ B-**41** gibt eine Übersicht über die Gefährdungen und die notwendigen Sofortmaßnahmen.
Auf Reizstoffinhalation wurde bereits eingegangen. Auf die Besonderheit der wenig wasserlöslichen Stoffe wie NO_2 und Phosgen, die in die Alveolen vordringen und dort evtl. nach stundenlanger Latenzperiode zu einem Lungenödem führen, wird noch einmal hingewiesen.

5.2.3 Unfälle durch chemische Substanzen

Säuren oder Laugen führen zu Verätzungen. Verdünnung und Neutralisation sind die geeigneten Schutzmaßnahmen. Für weitere Gefährdungen s. ▦ B-41.
Wenig wasserlösliche Reizstoffe wie NO_2 und Phosgen können noch nach einer stundenlangen Latenzperiode zu einem Lungenödem führen.

5.3 Erste Hilfe

Der Unternehmer hat die Voraussetzungen für die Erste Hilfe zu schaffen (VBG 109).
Aufgabe des Arbeitsmediziners bzw. des Betriebsarztes ist es, die Erste Hilfe im Betrieb organisatorisch sicherzustellen. Dazu gehören die Aufstellung von Einsatzplänen (Erste Hilfe bzw. Katastrophenplan), die Schulung von

5.3 Erste Hilfe

Der Unternehmer hat die Voraussetzungen für die Erste Hilfe zu schaffen. **Der Betriebsarzt stellt die Erste Hilfe organisatorisch sicher.** Dazu gehören die Aufstellung eines **Katastrophen-**

▦ B-**41: Übersicht zu Unfällen durch chemische Substanzen** (aus *Jansen*, 1982) (zu Symptomatik und Therapie der Reizgasvergiftungen *s.* ▦ B-**37**, *S. 203*)

Toxische Substanz	Symptomatik	Therapie
Flußsäureverätzung Phenolverätzung	verkochtes Aussehen, Schmerzen (Krämpfe, Atemnot, Schock, Nierenversagen)	Hautreinigung m. Ca-Glukonat 3 % s.c.: 1. Hyaluronidase + Novocain 2. Ca-Glukonat 20 % + Novocain 4 % Hautreinigung m. Polyäthylenglykol 400; symptomatisch: Glukoseinfusion, Intubation, O_2-Beatmung
ZnO, CdO	Fieber, Alveolitis, Pneumonie	symptomatisch
CO	Kopfschmerzen, Sehstörungen, Schwindel, Brechreiz, Müdigkeit, Erregung, Verwirrtheit, Kollaps, Koma	O_2-Atmung + 5 % CO_2 (evtl. 2 atü), Coffein, Antibiotika, Austauschtransfusion, Novocain 0,5 in 500 ml NaCl
HCN	Schwindel, Erbrechen, Kopf-, Herzschmerzen, Atemnot (frisch-rote Hautfarbe!), Herzstillstand	O_2-Atmung (evtl. assistiert), 10 ml Na-Thiosulfat 10 % i.v., DMAP i.v.
Aromatische Nitro- und Aminoverbindungen Methämoglobinbildner (Nitrat, Nitrit, aromat. Amine)	Zyanose, Euphorie Zyanose	Na-Thiosulfat 10 % i.v. (evtl. Valium i.v., Austauschtransfusion) Toluidinblau
Insektizide Phosphorsäure-Ester Carbamate	Kopfschmerzen, Übelkeit mit Schweißausbruch, Koliken, Durchfälle, Bronchospasmus, Miosis, Koma, Krämpfe	Atropinsulfat i.v., Toxogonin (Valium, Coffein)
Lösemittel Alkohol, Äther, Ester, Aldehyde, Ketone, Benzol und Homologe, Halogenwasserstoffe (Trichloräthylen) (Tetrachlorkohlenstoff) VC Chloropren	(Lokalreiz) Erregung, Rausch, Narkose (neurale Spätfolgen), Gefäßverschlüsse, neurologische Ausfälle, Lungenblutung, Leber-Nierenschädigung (Karzinogenese)	O_2-Atmung + 5 % CO_2, Valium, Phenobarbital, Cortison, Plasmaexpander

plans, die **Schulung von Ersthelfern**, deren Zahl vorgeschrieben ist, und die **Bereitstellung von Informationen.** Alle Erste-Hilfe-Maßnahmen sind im Verbandbuch einzutragen.
Eine **regelmäßige Erste-Hilfe-Schulung** wird von der Aufsichtsbehörde verlangt.
Die **Rettungskette** setzt sich zusammen aus den Sofortmaßnahmen am Unfallort, der Notfallmeldung, der Ersten Hilfe, Beteiligung des Rettungsdienstes und der definitiven Versorgung im Krankenhaus.

Ersthelfern, die Bereitstellung von Information (Telefonnummern) an zentralen Verkehrswegen. Als **Ersthelfer** müssen je nach Betrieb 5 oder 10% der Mitarbeiter ausgebildet sein, ein **Betriebssanitäter** muß ab einer Beschäftigtenzahl von 500 vorhanden sein. **Alle Erste-Hilfe-Maßnahmen sind in dem Verbandbuch im Erste-Hilfe-Kasten einzutragen.** Der Ersthelfer muß die lebensrettenden Sofortmaßnahmen beherrschen und Entscheidungen über die weitere Versorgung treffen können. Eine regelmäßige Schulung wird deswegen von den Aufsichtsbehörden verlangt.
Die **Rettungskette** setzt sich zusammen aus den Sofortmaßnahmen am Unfallort, der Notfallmeldung, der Ersten Hilfe (außer den Sofortmaßnahmen sind dies z. B. Schienung, Lagerung, Schmerz- und Schockbekämpfung), Beteiligung des Rettungsdienstes und der definitiven Versorgung in einem für das Verletzungsartenverfahren zugelassenen Krankenhaus.

5.4 Arbeitsunfälle und chronische Leiden

Arbeitsunfälle können zur Exazerbation chronischer Erkrankungen führen. So kann es in besonderen Situationen zu einem Infarkt auf der Grundlage einer Koronararterienstenose oder zu einem Bandscheibenvorfall auf der Grundlage eines Wirbelsäulensyndroms kommen. Hier stellen sich schwierige gutachterliche Fragen.

5.4 Arbeitsunfälle und chronische Leiden

Arbeitsunfälle können zur Exazerbation chronischer Erkrankungen führen. Gemeint ist damit, daß zwischen einem plötzlichen Ereignis am Arbeitsplatz und dem Eintreten z. B. eines Herzinfarktes auf der Grundlage einer Koronararterienstenose eine kausale Beziehung bestehen könnte. Weitere Beispiele sind eine chemische Intoxikation, die, auf der Grundlage einer chronischen Hepatitis oder einer Zirrhose, zu einer akuten Leberzellschädigung führt, oder auch ein Bandscheibenvorfall auf der Grundlage eines Wirbelsäulensyndroms bei einer plötzlich notwendigen Ausweichbewegung. Hier stellen sich regelmäßig schwierige Fragen bei der Begutachtung.

Merke ▶

▶ ***Merke.*** Es kommt auf die Abwägung an, ob es sich um den spontanen Verlauf der Grundkrankheit handelt, oder ob der Arbeitsunfall tatsächlich als »wesentliche Teilursache« für die Exazerbation angesehen werden muß.

5.5 Bestehende chronische Leiden als Risikofaktor – berufliche Einsatzfähigkeit

Der Betriebsarzt betreut Arbeitnehmer, die nicht arbeitsunfähig, nicht berufs- oder erwerbsunfähig **sind. Das heißt aber nicht, daß er es nur mit »gesunden« Personen zu tun hat!**
Etwa 10% der Personen im erwerbsfähigen Alter bezeichnen sich als chronisch krank.
Der Betriebsarzt muß sich in besonderem Maß um chronisch Kranke kümmern. Dies tut er durch eine Anpassung der gesamten Arbeitssituation an die verbliebene Leistungsfähigkeit und durch die (Mit-)Steuerung des Arbeitseinsatzes.

5.5 Bestehende chronische Leiden als Risikofaktor – berufliche Einsatzfähigkeit

Der Betriebsarzt hat Arbeitnehmer zu betreuen, die dem Arbeitsmarkt zur Verfügung stehen. Das bedeutet nicht, daß sie alle gesund sind. Relevant ist lediglich die Tatsache, daß die Personen weder arbeitsunfähig noch berufs- oder erwerbsunfähig sind. Gesundheitliche Beeinträchtigungen weisen etwa 15% der Gesamtbevölkerung auf, etwa 10% derer im erwerbsfähigen Alter; davon etwa die Hälfte bezeichnet sich als chronisch krank (*s. Teil C Sozialmedizin*). Hierzu zählen auch alle Personen mit einer Behinderung, zu deren Rehabilitation die Arbeitsmedizin mit aufgerufen ist. Die Beeinträchtigungen werden vielfach dazu führen, daß vor Erreichen der Altersgrenze Berufsunfähigkeit oder Erwerbsunfähigkeit festgestellt werden muß (*s. Teil C Sozialmedizin*). Zwei Vorgehensweisen müssen sich ergänzen: Die eine besteht in einer Anpassung der gesamten Arbeitssituation an die verbliebene Leistungsfähigkeit, die andere in einer gesundheitlichen Betreuung und Überwachung chronisch Kranker und in der Steuerung ihres Arbeitseinsatzes bzw. in der beruflichen Beratung. Der Arbeitsmediziner hat dabei auch die Interessen des Arbeitgebers (den er zu beraten hat, *s. Abschnitt 1.1, S. 106*) und der Allgemeinheit (Gefährdung Dritter!) zu bedenken.
Im folgenden werden einige Erkrankungsgruppen besprochen, die für die Arbeitsmedizin von besonderer Bedeutung sind.

Herz- und Kreislauferkrankungen
Hypertonie führt in aller Regel zum Ausschluß von Tätigkeiten mit schwerer körperlicher Belastung und Tätigkeiten nach G25.

Herz- und Kreislauferkrankungen

Eine **Hypertonie** führt wegen der Gefahr einer Leistungsminderung des Herzens, eines Infarktes oder eines Apoplexes zum Ausschluß von Tätigkeiten mit starker körperlicher Belastung, aber auch zur Nichteignung bei der Beurteilung nach G25 (Fahr-, Steuer- und Überwachungstätigkeiten). **Zustände**

nach Herzinfarkt sind zunächst nach der kardialen Leistungsfähigkeit in bezug auf schwere körperliche Tätigkeiten zu beurteilen, dann werden aber auch, je nach Schwere des Falles, der äußeren Umstände und der Persönlichkeitsstruktur (z.B. Typ-A-Verhalten) Akkordarbeit, Nachtarbeit, Tätigkeiten mit hoher Verantwortung und psychischer Belastung auszuschließen sein. Generell gilt für Zustände nach Herzinfarkt eine Nicht-Eignung für Tätigkeiten nach G25. **Beschäftigte mit Herzschrittmacher** müssen auf die Gefahren aufgrund energiereicher Felder hingewiesen werden, sie dürfen in solchen Bereichen nicht eingesetzt werden (Kennzeichnung durch Gefahrensymbole!).

Nach einem **Herzinfarkt** ist zunächst die kardiale Leistungsfähigkeit für schwere körperliche Tätigkeit zu beurteilen, wobei Akkordarbeit, Nachtarbeit, Tätigkeiten mit hoher Verantwortung und psychischer Belastung kontraindiziert sein können. Auszuschließen sind Tätigkeiten nach G25. **Beschäftigte mit Herzschrittmachern** dürfen in Bereichen mit energiereichen Feldern nicht eingesetzt werden.

Klinischer Fall

Ein 56jähriger gelernter Elektriker muß dienstlich auch Kollegen befördern und elektronische Anlagen betreuen. Er soll nach G25 (Fahr-, Steuer- und Überwachungstätigkeit) untersucht werden. Bei der Ergometrie, bei einer Belastungsstufe von 125 Watt, äußert er Druckschmerzen im Brustbereich – die Untersuchung wird abgebrochen. Das EKG zeigt einen intermittierenden AV-Block ersten Grades und eine T-Abflachung unter der Belastung. Der Verdacht auf das Bestehen einer koronaren Herzerkrankung wird ausgesprochen, der Beschäftigte auf seine Risikofaktoren hingewiesen (es besteht auch eine mäßige Hypercholesterinämie). Auf nochmaliges Befragen gibt er dabei auch an, schon gelegentlich Beklemmungsgefühle verspürt und ein Herzstolpern bemerkt zu haben.
Die Fahrerlaubnis nach G25 wird bis zu einer vorgezogenen Nachuntersuchung in 6 Monaten aufgehoben, eine Vorstellung bei einem Facharzt dringend empfohlen. Bei der Nachuntersuchung beim betriebsärztlichen Dienst wird aufgrund des Belastungs-EKG der zuvor erhobene Befund bestätigt. Der Beschäftigte sucht endlich einen Facharzt auf, der aufgrund jetzt vorhandener ST-Streckensenkungen unter der Belastung die Verdachtsdiagnose bestätigt und eine Koronarangiographie durchführen lassen möchte, die der Beschäftigte allerdings ablehnt.
Zwei Wochen später erleidet er eine Herzattacke, er wird in ein großes Krankenhaus aufgenommen. Nach einer Angiographie wird eine verengte Koronararterie dilatiert. – Nach weiteren zwei Monaten Wiedervorstellung beim betriebsärztlichen Dienst. Diesem erlauben es die mitgebrachten kardiologischen Befunde, die Fahrerlaubnis unter Beibehaltung einer engmaschigen Kontrolle (vorgezogene Nachuntersuchungen) zu erteilen.

Diabetes mellitus

Von arbeitsmedizinischer Bedeutung ist der medikamentös behandlungsbedürftige Diabetes. **Gut einstellbare und gut eingestellte (!) Diabetiker sind als bedingt gesund zu betrachten.** Rein diätetisch einstellbare Diabetiker können jeder Art von Beschäftigung nachgehen. Zu einer Reihe von Berufen ist einem Diabetiker, insbesondere wenn er insulinabhängig ist oder wenn Zweiterkrankungen drohen, nicht zu raten, bei einigen gilt Diabetes als Ausschlußgrund – so bei Tätigkeiten nach G25 aus Gründen der allgemeinen Sicherheit (z.B. auch wegen der Gefahr der Hypoglykämie bei »straff« eingestelltem Diabetes). Um der eigenen Sicherheit willen sollten Diabetiker nicht an gefährlichen oder gefährdenden Arbeitsplätzen tätig sein (Dachdecker, Starkstromelektriker, Hochofenarbeiter, Feuerwehr). Schwierigkeiten, Diät zu halten bzw. ein regelmäßiges Leben zu führen, ergeben sich in Ernährungsberufen (Herstellung und Verteilung von Lebensmitteln), Berufen mit Reisetätigkeit, Nacht- und Schichtarbeit. Für die Einstellung in den öffentlichen Dienst gelten besondere Richtlinien, die die genannten Hinweise enthalten. Der Arbeitsmediziner sollte bei Diabetikern von der Möglichkeit **vorgezogener Nachuntersuchungen** Gebrauch machen, ebenso von der Möglichkeit, die Eignung an bestimmte Voraussetzungen zu knüpfen. Diese könnten sein der Nachweis einer regelmäßigen fachärztlichen Überwachung und die Information von Arbeitskollegen (Sicherheitsrisiko beim Eintreten von Stoffwechselentgleisungen!).

Diabetes mellitus
Bei Tätigkeiten nach G25 gilt der medikamentös zu behandelnde Diabetes als Ausschlußgrund.
Gut einstellbare und gut eingestellte Diabetiker sind als bedingt gesund zu betrachten. Rein diätetisch einstellbare Diabetiker können jeder Art von Beschäftigung nachgehen.
Aus Sicherheitsgründen sollten Diabetiker in einigen Berufen nicht tätig sein, so Dachdecker, Starkstromelektriker, Hochofenarbeiter, Feuerwehrmann.
Probleme ergeben sich auch in Ernährungsberufen, Berufen mit Reisetätigkeit, mit Nacht- und Schichtarbeit.
Vorgezogene Nachuntersuchungen und das Aussprechen der Eignung »unter bestimmten Voraussetzungen« sind Möglichkeiten der Überwachung durch den Betriebsarzt.

Klinischer Fall

Eine 30jährige verheiratete, kinderlose Frau möchte sich innerhalb des öffentlichen Dienstes beruflich verändern, um die Fahrzeit zur Arbeitsstätte wesentlich zu verkürzen. Sie bewirbt sich als Telefonistin. Es ist vorgesehen, daß dieser Telefondienst in absehbarer Zeit im Schichtbetrieb mit Nachtschichten versehen werden muß. Der Arbeitgeber verlangt, entsprechend § 7 des BAT, eine Einstellungsuntersuchung. Den Betriebsarzt informiert die junge Frau über ihren seit 15 Jahren bestehenden Diabetes mellitus, der auch ihrem letzten (derzeitigen) Arbeitgeber bekannt ist. Sie arbeitet bei diesem auch als Telefonistin, allerdings ohne Schichtbetrieb. Unterlagen des behandelnden Arztes mit Blutzuckertagesprofil legt sie mitsamt einer Bescheinigung über regelmäßige Kontrollen, die Güte der Einstellung und ihre persönliche Zuverlässigkeit vor. Sie bestimmt den Blutzucker täglich selbst und injiziert zweimal täglich entsprechend der Blutzuckerhöhe festgelegte Insulinmengen selbst. Zu Entgleisungen im Sinne einer Hyper- oder Hypoglykämie ist es in den letzten Jahren nicht gekommen. Es bestehen keine Diabetes-Folgeerkrankungen. Die Patientin besitzt einen Führerschein, auch einen Schwerbehindertenausweis.

Ärztliche Stellungnahme: Der Betriebsarzt äußert gegen die Einstellung als Telefonistin, ohne Nachtschicht, keine Bedenken unter den folgenden Voraussetzungen: Mitteilung über das Bestehen der Erkrankung an den unmittelbaren Vorgesetzten und an einen Arbeitskollegen, mit dem ein persönliches Vertrauensverhältnis besteht. Klärung der räumlichen Voraussetzungen für die Glukosebestimmung und die Insulininjektion. Stündliche Telefonkontakte während der Phasen der Spätschicht, während der es zu langen Zeiten ohne Außenkontakte kommen könnte. Erneute Einschaltung des Betriebsarztes, wenn die Frage der Nachtschicht ansteht (hier ist mit gesundheitlichen Bedenken zu rechnen). – Die Beschäftigte wird entsprechend dem Beschäftigungsgebot für Schwerbehinderte auf die 6%-Quote angerechnet.

Zerebral- und Anfallsleiden
Die verbesserten therapeutischen Möglichkeiten bei Epilepsie führen dazu, daß Anfallskranke meist arbeitsfähig sind.

Zerebral- und Anfallsleiden

Epilepsie ist nicht gleich Epilepsie! Es gibt sehr unterschiedliche Anfallsleiden – von Myoklonien bis zum Grand mal – mit entsprechenden Unterschieden in der Arbeitsfähigkeit. Mit der Verbesserung der Versorgung von Patienten mit Schädel-Hirn-Traumen erhöht sich die Zahl der Personen mit Spätfolgen, unter denen die posttraumatische Epilepsie – auch die wieder in verschiedenen Formen – recht häufig ist. Die gleichzeitig erreichte Verbesserung der medikamentösen antiepileptischen Therapie führt meist dazu, daß Anfallskranke arbeitsfähig sind. Sie müssen ständig neurologisch betreut sein.

Merke ▶

> ***Merke.*** Für die Beurteilung der beruflichen Möglichkeiten von Anfallskranken sind die Häufigkeit der Anfälle und die Sicherheit des Vorkommens und die Länge einer Aura entscheidend.

Die klassische Formel der arbeitsmedizinischen Beurteilung (keine schwere körperliche Arbeit, keine Arbeit unter Zeitdruck etc.) wird dem Einzelfall oft nicht gerecht.

Allerdings ist Epilepsie ein Ausschlußgrund für Tätigkeiten nach G25 (Fahr-, Steuer- und Überwachungstätigkeiten).

Fortschritte im Arbeitsschutz und in der Therapie ermöglichen, unter Beachtung der jeweiligen Anfallsart, eine weit weniger restriktive Haltung als früher.

Die klassische Formel bei der arbeitsmedizinischen Beurteilung von Anfallskranken lautet »keine schwere körperliche Arbeit, keine Arbeit unter Zeitdruck, also auch keine Akkordarbeit, Fließbandarbeit, kein Arbeiten an laufenden Maschinen, auf Leitern oder Gerüsten, an offenen Gräben oder Schächten, keine Arbeit unter extremen Umwelteinflüssen oder mit massivem Publikumsverkehr«. Tätigkeiten mit anfallsauslösenden Elementen sollen also ausgeschlossen werden, wie auch solche mit der Gefahr der Eigen- oder Fremdgefährdung. **Epilepsie ist dann auch ein genereller Ausschlußgrund für Tätigkeiten nach G25** (Fahr-, Steuer- und Überwachungstätigkeiten). Konsequent behandelte Epilepsiepatienten sind jedoch jetzt weit weniger restriktiv zu beurteilen, wenn sie eine niedrige Anfallsfrequenz haben oder anfallsfrei geworden sind. Dem kommt auch der große Fortschritt im Arbeitsschutz entgegen, so daß an früher gefährlichen Maschinen heute kein erhöhtes Unfallrisiko mehr besteht (Lichtschranken, Zwei-Hand-Bedienung von Pressen!). Es hängt alles von der individuellen Betrachtung ab. So z.B. wird eine Tätigkeit im Kontroll- und Prüfwesen bei Grand-mal-Anfällen mit Aura möglich, bei psychomotorischen Anfällen dagegen nicht möglich sein.

Klinischer Fall

Ein 38jähriger medizinisch-technischer Assistent kommt zur Einstellungsuntersuchung. Er hatte im Alter von 17 Jahren einen ersten Grand-mal-Anfall und befindet sich seitdem in neurologischer Betreuung mit medikamentöser Therapie. Nach der Ausbildung hatte er zwischen seinem 24. und 35. Lebensjahr insgesamt 6 Anfälle mit unregelmäßiger Aura (Schwindelgefühl). Die Umstände der Anfälle sprachen für Schlafmangel als Auslöser, was durch ein Schlafentzugs-EEG mit den Zeichen einer erhöhten Krampfbereitschaft bestätigt wurde. Der letzte Anfall vor 3 Jahren war durch eine gastrointestinale Erkrankung mit Brechdurchfall ausgelöst (Spiegelabfall wegen fehlender Medikamenteneinnahme). Seit 4 Jahren vollbeschäftigt bei letztem Arbeitgeber, wobei als »bestimmte Voraussetzungen« für die Beschäftigung festgelegt worden war, daß nicht mehr als 3 Nachtdienste pro Monat geleistet werden müssen, um eine Mindesterholungszeit von 7 Tagen zu ermöglichen. – Gegen die geplante Beschäftigung werden »keine Bedenken« unter eben diesen Voraussetzungen erhoben, wobei noch die Auflage gemacht wird, auch bei Magen-Darm-Problemen sofort den Arzt aufzusuchen.

Hepatopathie

In der Praxis der Arbeitsmedizin stehen die **Alkoholschädigung der Leber** und die **chronischen Hepatitiden** im Vordergrund. Hinzu kommen alle übrigen Lebererkrankungen einschließlich der Zirrhose mit Umgehungskreislauf und Ösophagusvarizen. Eine eingeschränkte Leberfunktion kann negative Auswirkungen auf den Fremdstoffmetabolismus haben, so daß Personen mit entsprechender Schadstoff-(Lösungsmittel-)Exposition am Arbeitsplatz u. U. ein erhöhtes Risiko für eine Verschlimmerung des Leidens aufweisen.

Hepatopathie
Personen mit eingeschränkter Leberfunktion haben an Arbeitsplätzen mit einer Schadstoffexposition u.U. ein erhöhtes Risiko für eine Verschlimmerung des Leidens (Fremdstoffmetabolismus!).

Chronisch Leberkranke weisen ganz allgemein eine reduzierte körperliche Leistungsfähigkeit auf, eine toxische hepatogene Enzephalopathie führt schließlich auch zu einer geistigen Reduktion. Eine starke körperliche Belastung – schweres Heben, häufiges Bücken – kann bei Personen mit Ösophagusvarizen eine Blutung auslösen. Daraus resultiert, daß chronisch Leberkranke keine schweren körperlichen Tätigkeiten ausüben, Arbeitsplätze in geschlossenen Räumen und die Möglichkeit zu einer regelmäßigen Lebensführung erhalten sollten, also z. B. auch keine Tätigkeit im Schichtdienst, keine Tätigkeit als Reisender ausüben sollten.

Chronisch Leberkranke haben im allgemeinen eine reduzierte Leistungsfähigkeit. Sie sollten keine schweren körperlichen Tätigkeiten ausüben, Arbeitsplätze in geschlossenen Räumen erhalten und weder in Schichtarbeit noch als Reisende eingesetzt werden.

Klinischer Fall

Ein 46jähriger Maurer, 176 cm groß, Körpergewicht 94 kg, ist als Fahrer in der Personenbeförderung beschäftigt. Bei der Untersuchung nach G25 (Fahr-, Steuer- und Überwachungstätigkeiten) gibt er an, 20–40 Zigaretten pro Tag zu rauchen, 4 Jahre zuvor eine Pankreatitis durchgemacht zu haben, es seien auch Ösophagusvarizen festgestellt worden. Der Alkoholkonsum wird mit 1–4 Flaschen Bier pro Tag angegeben. Im Labor zeigt sich eine Erhöhung der Triglyzeride und der Gamma-GT auf 80 U/l. Die Risikofaktoren werden mit dem Beschäftigten besprochen, die Fahrerlaubnis mit der Auflage einer verkürzten Nachuntersuchungsfrist erteilt.
Ein Jahr später fallen bei der Vorstellung die erhöhten Fehlzeiten auf, die Laborparameter sind wesentlich verschlechtert (Gamma-GT 200 U/l). Die Fahrerlaubnis wird nicht erteilt, die Beantragung einer medizinischen Rehabilitationsmaßnahme empfohlen. Diese wird noch im gleichen Jahr durchgeführt. Der Kurbericht bestätigt eine chronische Pankreatitis, es liegt jedoch kein Leberparenchymschaden vor. Auch gab es während des Aufenthaltes keine Auffälligkeiten bez. des Alkoholkonsums. Das Körpergewicht ist um 2 kg reduziert.
Bei der wenige Wochen nach Beendigung der Kur erfolgten Wiedervorstellung beim betriebsärztlichen Dienst Foetor alcoholicus, erhöhte Gamma-GT Werte, Wiederanstieg des Körpergewichtes. Ausführliches Gespräch mit der Aufforderung, eine Suchtberatungsstelle aufzusuchen. Keine Erlaubnis zur Personenbeförderung.
Wiedervorstellung beim betriebsärztlichen Dienst nach 3 und 4 Monaten. Dabei Rückgang und schließlich Normalisierung der Laborbefunde. Ein Personalgespräch (beteiligt sind der Beschäftigte, der Arbeitgeber, der Betriebsrat und der Betriebsarzt) endet mit einer formalen Vereinbarung, die Fahrerlaubnis wird mit der Auflage einer halbjährlichen Vorstellung beim betriebsärztlichen Dienst erteilt. – Die psychosozialen Hintergründe eines solchen Falles einer Suchterkrankung sind selbstverständlich immer auch zu beachten; sie wurden hier nicht dargestellt.

Alkohol- und Drogenabhängigkeit
Sie stellen **ein nahezu tägliches Problem** bei der Prävention und der Betreuung einzelner dar.
Der Betriebsarzt kann sich bei der Beurteilung auf Laborparameter stützen, sollte sie jedoch nicht zum alleinigen Kriterium machen. Eine CDT-Erhöhung ist alkoholspezifisch.

Alkohol- und Drogenabhängigkeit

Angesichts der hohen Prävalenz der Alkoholabhängigkeit (*s. Teil C Sozialmedizin*) ist es kein Wunder, daß auch der Betriebsarzt sich **nahezu täglich** mit der Betreuung alkoholkranker und alkoholgefährdeter Arbeitnehmer auseinandersetzen muß – in der betrieblichen Prävention allgemein und bei der arbeitsmedizinischen Beurteilung einzelner. Er kann sich dabei auf Laborparameter stützen, sollte sie aber nicht zum alleinigen Kriterium machen. Die Bestimmung des CDT (carbohydrate deficient transferrin) erlaubt eine sichere Diagnose des Alkoholmißbrauchs.

Merke ▶

> ***Merke.*** Alkohol- und Drogenkonsum disqualifizieren für Tätigkeiten mit hoher Verantwortung, für gefährliche Tätigkeiten (Arbeiten auf Gerüsten, in Schächten usw.), für Fahr-, Steuer- und Überwachungstätigkeiten (G25) u. ä. Tätigkeiten mit einer Gefährdung für den Beschäftigten selbst und für andere.

Bei bis zu 30 % der Arbeitsunfälle ist Alkohol im Spiel.

Bei bis zu 30 % der Arbeitsunfälle ist Alkohol im Spiel.

Erkrankungen des Bewegungsapparates

Erkrankungen des Bewegungsapparates

Merke ▶

> ***Merke.*** Entzündliche und degenerative Erkrankungen des Bewegungsapparates sind die häufigsten Diagnosen bei der Feststellung von Erwerbs- bzw. Berufsunfähigkeit (*s. Teil C Sozialmedizin*).

Bandscheibenbedingte Erkrankungen der Hals- und Lendenwirbelsäule sind jetzt in die Berufskrankheitenliste aufgenommen.

Sie stellen besondere Anforderungen an den Arbeitsmediziner in der Prävention, in der Mitwirkung beim Arbeitseinsatz und schließlich in der Begutachtung. Durch die Aufnahme bandscheibenbedingter Erkrankungen der Hals- und Lendenwirbelsäule (BK 2108, 2109 und 2110, jeweils mit einschränkenden Bedingungen) in die Liste der Berufskrankheiten ist die Aufmerksamkeit für diesen Bereich weiter gestiegen.

Schwere, körperliche Arbeit, insbesondere Zwangshaltung, trägt zur Entwicklung von Wirbelsäulenschäden bei (B-**5**).

Schwere körperliche Arbeit, insbesondere wenn sie mit Zwangshaltungen verbunden ist, trägt generell zur Entwicklung von Wirbelsäulenschäden bei, so z. B. bei Montagearbeiten, Fliesenlegen, Tätigkeiten am Bau und in der Krankenpflege (B-**5**).

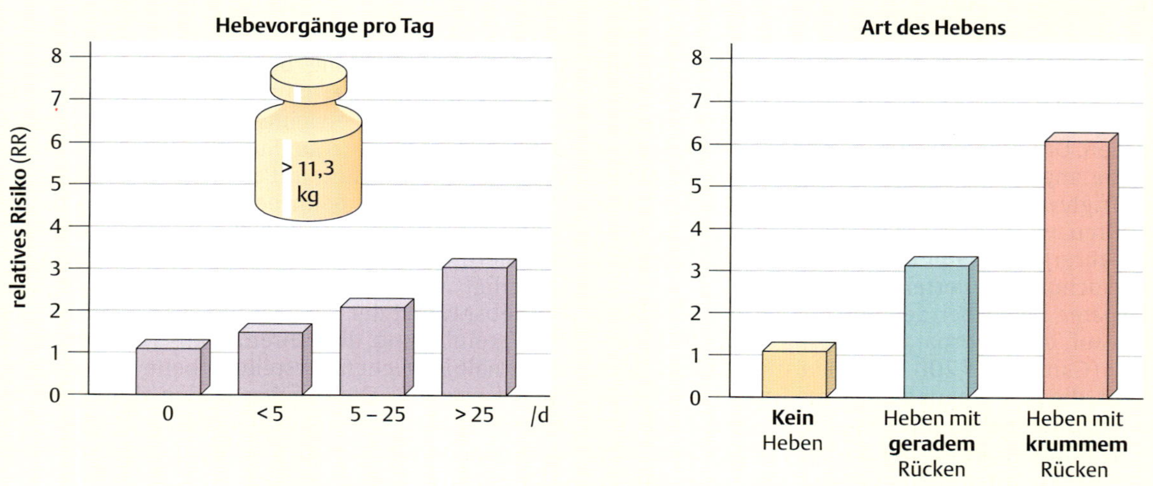

B-5: Das relative Risiko für einen lumbalen Diskusprolaps in Abhängigkeit von der Zahl der Hebevorgänge (über 11,3 kg Gewicht) und von der Art des Hebens (nach *Kelsey* et al., 1984).

> **Merke.** Das Tragen muß geübt werden! Die Kurzformel lautet: eng am Körperstamm tragen und beim Aufheben oder Absetzen in die Knie gehen statt den Rücken zu beugen.

◀ **Merke**

Mit erhöhtem Risiko für die Entwicklung bandscheibenbedingter Erkrankungen geht das regelmäßige Heben und Tragen der in B-**42** genannten Lasten einher.

Lasten, deren regelmäßiges Heben und Tragen mit erhöhtem Risiko einhergeht, sind in B-42 genannt.

B-42: Lasten, deren regelmäßiges Heben und Tragen ein erhöhtes Risiko für die Entwicklung von Bandscheibenschäden bedeutet

Alter Jahre	**Last in kg** Frauen	Männer
15 – 17	10	15
18 – 39	15	25
ab 40	10	20

Leider bereitet die sog. objektive Feststellung einer bestehenden Beeinträchtigung große Schwierigkeiten, Röntgenbefunde, klinisches Bild und subjektive Beschwerdesymptomatik müssen nicht übereinstimmen. Rückenbeschwerden werden auch als Ausdruck von Arbeitsunzufriedenheit geäußert. Für Entscheidungen über eine besondere Arbeitsplatzgestaltung, eine Umsetzung, eine Rehabilitationsmaßnahme oder eine vorzeitige Berentung werden sich auf Dauer die Angaben des Beschäftigten durchsetzen.
Je nach Lokalisation werden einzelne Tätigkeiten unzumutbar, so z. B. Berufe mit häufigem Treppensteigen und langen Wegen bei Koxarthrose. **In den meisten Fällen ist es** jedoch **falsch, vollständig auf Tätigkeiten im Sitzen auszuweichen.** Die formelhafte Angabe »leichte bis zeitweise mittelschwere Arbeit in geschlossenen oder temperierten Räumen, **in wechselnder Körperhaltung von Gehen, Stehen und Sitzen«** trifft zwar den Kern der Sache, nur eben ist in den seltensten Fällen ein solcher Arbeitsplatz, z. B. im Bürobereich, für die meist nicht mehr jungen Beschäftigten vorhanden.

Die Objektivierbarkeit der Beschwerden ist ein großes Problem. Rückenbeschwerden werden auch als Ausdruck von Arbeitsunzufriedenheit geäußert.

In vielen Fällen ist Arbeit mit einem Wechsel zwischen Gehen, Sitzen und Stehen zu empfehlen.
Solche Arbeitsplätze sind für die meist nicht mehr jungen Beschäftigten allerdings nur selten vorhanden.

> **Merke.** Nur für die Begutachtung im Berufskrankheitenverfahren sind der kausale Bezug zwischen der Tätigkeit und der Erkrankung und die Abgrenzung vom normalen Alterungsvorgang entscheidend.

◀ **Merke**

Es gibt sehr wohl epidemiologische Studien, die einen Zusammenhang festgestellt haben. Sie waren ein Grund für die Aufnahme in die Berufskrankheitenliste, ein anderer der, daß es in der DDR schon lange eine BK 70 »Verschleißerscheinungen der Wirbelsäule« gab mit freilich sehr niedriger Anerkennungsquote.

In der DDR gab es schon lange eine BK »Verschleißerscheinungen der Wirbelsäule«. Die Anerkennungsquote war niedrig.

Entzündlich-rheumatische Gelenk- und Wirbelsäulenerkrankungen

Gemeint sind vor allem die chronische Polyarthritis und die ankylosierende Spondylitis (Morbus Bechterew) als typische Erkrankungen mit in Schüben fortschreitendem Verlauf. Sie bedeuten eine oft erhebliche Beeinträchtigung, jedoch keineswegs automatisch Arbeitsunfähigkeit. Hier sind je nach Gelenkbefall entsprechende Hilfen am Arbeitsplatz erforderlich, die der Arbeitsmediziner begründen muß. Beispiele sind besondere Stühle und höhenverstellbare Arbeitstische für Bechterew-Kranke, veränderte Tastaturen bzw. Bedienungsknöpfe für Personen mit bewegungseingeschränkten Hand- oder Fingergelenken. Diese Maßnahmen sind eine Domäne der Rehabilitation. Arbeiten unter Witterungseinflüssen und in Zugluft, Nässe oder Kälte sind zu vermeiden, ebenso Arbeiten mit Erschütterungen, Kraftanforderungen an die Gliedmaßen, einseitigen Haltearbeiten. Bewegung selbst ist, außer im entzündlichen Schub der Erkrankung, zu befürworten, solange sie gelenkachsengerecht erfolgt.

Entzündlich-rheumatische Gelenk- und Wirbelsäulenerkrankungen
Es handelt sich meist um Krankheitsbilder mit schubweisem Verlauf (chronische Polyarthritis, Morbus Bechterew).
Je nach Gelenkbefall sind Hilfen am Arbeitsplatz erforderlich (z. B. besondere Stühle, höhenverstellbare Tische u. a.).

Zu vermeiden sind Arbeiten in Zugluft, Nässe oder Kälte, Arbeiten mit Erschütterungen, Kraftanforderungen, Haltearbeit.

Der Arbeitsmediziner muß sich einer ausreichenden therapeutischen Betreuung der Beschäftigten vergewissern und ggf. sozialrechtliche Möglichkeiten erwägen (Schonarbeitsplatz, Schwerbehindertengesetzgebung, vorzeitige Berentung).

Der Arbeitsmediziner sollte sich bei jeder Art von gesundheitlicher Beeinträchtigung über die therapeutische Betreuung des Arbeitnehmers vergewissern, bei der Suche nach einem geeigneten Arbeitsplatz mitwirken und neben medizinischen und beruflichen Rehabilitationsmaßnahmen ggf. auch die sozialrechtlichen Möglichkeiten mit dem Arbeitnehmer besprechen (Schonarbeitsplatz, Schwerbehindertengesetzgebung, vorzeitige Berentung).

6 Begutachtung

6.1 Allgemeine Grundlagen

Die Unfallversicherung ist ein Teil des Systems der sozialen Sicherung. Bei ihr geht es, im Rahmen der Begutachtung, ausschließlich um Arbeits- und Wegeunfälle sowie um Berufskrankheiten.

6 Begutachtungskunde

6.1 Allgemeine Grundlagen

Die Unfallversicherung ist Teil des Systems der sozialen Sicherung *(s. Sozialmedizin).* In diesem Gesamtsystem spielen Gesundheit und Krankheit (des Versicherten) eine zentrale Rolle, da große Teile des Systems errichtet wurden, um Risiken aufgrund einer Beeinträchtigung der Gesundheit aufzufangen. Bei den Berufsgenossenschaften, es gibt mehr als 40 gewerbliche und mehr als 20 landwirtschaftliche Berufsgenossenschaften, eine See-Unfallversicherung sowie Eigenunfallversicherungen im Bereich der öffentlichen Arbeitgeber, geht es um die Arbeits- einschließlich der Wegeunfälle und die Berufskrankheiten. Hierfür gilt das Berufskrankheitenrecht.

6.2 Begutachtung

6.2.1 Begriffe

Der ärztliche Gutachter muß nicht nur seine medizinischen Fachkenntnisse anwenden, sondern auch die jeweiligen Rechtsbegriffe kennen.

▤ B-**43** bietet Definitionen von Begriffen aus dem Sozialrecht. Für die Begutachtung im Berufskrankheitenrecht sind nur die ersten vier von Bedeutung.

6.2 Begutachtung

6.2.1 Begriffe

Es ist für den ärztlichen Gutachter erforderlich, nicht nur seine medizinischen Fachkenntnisse anzuwenden, sondern auch in seinen Schlußfolgerungen mit dem jeweiligen Rechtsgebiet kompatibel vorzugehen und die jeweilige Fragestellung streng zu beachten. Dies zeigt sich dann auch im Gebrauch der passenden Rechtsbegriffe.
In ▤ B-**43** sind einige Begriffe aus dem Sozialrecht definiert, wobei jeweils angegeben ist, in welchem Zweig sie Gültigkeit haben. Für die Begutachtung im Rahmen des Berufskrankheitenrechts gelten hiervon die ersten vier, die weiteren Definitionen dienen nur der Ergänzung.

B-43: Definition wichtiger Begriffe aus der Arbeitsmedizin bzw. aus dem Sozialrecht

Arbeitsunfall

- ▷ Ein Unfall, den der Versicherte bei der versicherten Tätigkeit erleidet.
  Als Unfall wird ein von außen auf den Menschen einwirkendes zeitlich begrenztes (längstens in einer Arbeitsschicht), schädigendes Ereignis verstanden.
- ▷ Ein Rechtsbegriff der Unfallversicherung.

Wegeunfall

- ▷ Einem Arbeitsunfall gleichgestellter Unfall auf einem mit einer versicherten Tätigkeit zusammenhängenden Weg zum und vom Ort der beruflichen Tätigkeit.
- ▷ Ein Rechtsbegriff der Unfallversicherung.

Berufskrankheit

- ▷ Erkrankung, die auf berufliche Einwirkungen zurückzuführen und als solche durch die Gesetzgebung als entschädigungspflichtig anerkannt ist.
- ▷ Ein Rechtsbegriff der Berufskrankheitenverordnung.

Minderung der Erwerbsfähigkeit (MdE)

- ▷ In der Unfallversicherung: Ausmaß des gesundheitlichen Schadens im Hinblick auf die Nutzung der eigenen Arbeitskraft auf dem allgemeinen Arbeitsmarkt.
- ▷ Im sozialen Entschädigungsrecht: Ein Maß für die Auswirkungen eines Mangels an funktioneller Intaktheit, an körperlichem, geistigem und seelischem Vermögen.
  In beiden Fällen bedeutet dies trotz der Bezeichnung keine juristische Einschränkung einer Erwerbstätigkeit.

Grad der Behinderung (GdB)

- ▷ Jeder regelwidrige Zustand, jede Gesundheitsstörung körperlicher oder seelischer Art, gleichgültig welcher Ursache. Die Einschätzung des GdB in Prozent wird im Schwerbehindertengesetz verlangt. Ein GdB von 50 % und mehr führt zu einer Einstufung als Schwerbehinderter. Kein Bezug zur Erwerbsfähigkeit!

Schwerbehinderung

- ▷ Personen mit einem GdB von 50 % und mehr werden als Schwerbehinderte eingestuft. Unter besonderen Bedingungen können Personen mit einem GdB von 30 % und mehr ihnen gleichgestellt werden.

Weitere in Begutachtungen wichtige Begriffe:

Arbeitsunfähigkeit

- ▷ Ein Zustand, in dem der Versicherte wegen seines Gesundheitszustandes oder nur mit der Gefahr, diesen zu verschlimmern, nicht mehr in der Lage ist, die zuletzt verrichtete Tätigkeit auszuüben.
- ▷ Ein Rechtsbegriff der Krankenversicherung.

Berufsunfähigkeit (BU)

- ▷ Berufsunfähig ist der Versicherte, der einen ihm zumutbaren Beruf nicht mehr ausüben kann und dessen Erwerbsfähigkeit durch Krankheit oder Behinderung auf weniger als die Hälfte derjenigen von körperlich, geistig und seelisch gesunden Versicherten mit ähnlicher Ausbildung und gleichwertigen Kenntnissen und Fähigkeiten gesunken ist.
- ▷ Ein Rechtsbegriff der Rentenversicherung.

Erwerbsunfähigkeit (EU)

- ▷ Erwerbsunfähig ist der Versicherte, der wegen Krankheit oder Behinderung auf nicht absehbare Zeit außerstande ist, eine Erwerbstätigkeit in gewisser Regelmäßigkeit auszuüben oder Arbeitsentgelt oder Arbeitseinkommen zu erzielen, das ein Siebtel der monatlichen Bezugsgröße übersteigt.
  Bezugsgröße 1992: 500 DM (alte Bundesländer), 300 DM (neue Bundesländer).
- ▷ Ein Rechtsbegriff der Rentenversicherung.

Krankheit

- ▷ Ein regelwidriger Körper- oder Geisteszustand, dessen Eintritt entweder allein die Notwendigkeit einer Heilbehandlung oder zugleich oder ausschließlich Arbeitsunfähigkeit zur Folge hat.
  Ein Begriff der Krankenversicherung.

arbeitsbedingte Erkrankungen

- ▷ Ein im Arbeitsschutzgesetz gebrauchter Begriff, der über den der Berufskrankheit hinausgeht.
  Arbeitsbedingt sind z. B. Hauterkrankungen, die wegen der einschränkenden Bedingungen *(s. dort)* nicht als Berufskrankheit anerkannt werden können.
  Der Begriff wird überwiegend ohne Bezug zu einem Rechtssystem verwendet.

6.2.2 Zusammenhang zwischen schädigendem Ereignis und Gesundheitsschaden

Der Zusammenhang von Ursache und Wirkung ist in den verschiedenen Rechtsgebieten von unterschiedlicher Qualität. Im **Strafrecht** gilt die sog. **Äquivalenztheorie**, d.h. alle Teilumstände (Bedingungen), die für das Zustandekommen eines Schadens durch eine Straftat von Bedeutung sind (nicht weggedacht werden können), gelten als gleichwertig (äquivalent). Die Beweislast für eine Schuld liegt beim Staat, Rechtsfolge ist eine **Strafe**.
Im **Zivilrecht** werden die einzelnen Bedingungen (Umstände), die zu einem Schaden geführt haben, unter den Gesichtspunkten der allgemeinen Erfahrung bewertet. Die Frage wird gestellt, ob ein Ereignis, eine Handlung, eine Unterlassung in angemessener (adäquater) Verknüpfung mit dem Tatbestand (dem Schaden) steht, es gilt die sog. **Adäquanztheorie.** Als Beispiel sei die zivilrechtliche Haftung eines behandelnden Arztes genannt, der trotz der Möglichkeit, eine Röntgenaufnahme zu machen, diese unterläßt, eine Fraktur nicht erkennt und auch nicht behandelt. Das Unterlassen ist mit dem

6.2.2 Zusammenhang zwischen schädigendem Ereignis und Gesundheitsschaden

Im Strafrecht gilt die Äquivalenztheorie; alle Teilumstände beim Zustandekommen einer Straftat werden gleichwertig betrachtet.
Im Zivilrecht gilt die Adäquanztheorie; jeder Umstand beim Zustandekommen eines Schadens wird unter dem Gesichtspunkt einer angemessenen (adäquaten) Verknüpfung mit dem Tatbestand, nach allgemeiner Erfahrung, beurteilt.
Z. B. haftet ein Arzt nach dem Zivilrecht, wenn er eine Röntgenaufnahme, die eine Fraktur zeigen würde, nicht macht und deswegen auch nicht richtig vorgeht.

Die Rechtsfolge im Zivilrecht ist eine **Schadensersatzleistung.**
Im **Sozialrecht** gilt die weit einschränkendere Theorie der **wesentlichen Bedingung.** Es muß eine »besondere Beziehung« zwischen Ereignis und dem Erfolg (dem Schaden) nachgewiesen werden.
»Haftungsbegründende Kausalität« bedeutet, daß der Unfall bzw. die Berufskrankheit tatsächlich im **Zusammenhang mit einer versicherten Tätigkeit** steht.
Haftungsausfüllende Kausalität bedingt, daß das Ereignis und der Gesundheitsschaden in kausalem Zusammenhang stehen.
Hohe Wahrscheinlichkeit (der Vollbeweis) wird für jedes einzelne Element gefordert:
- versicherte Tätigkeit
- Unfallereignis bzw. schädigende Einwirkung
- Vorliegen eines Gesundheitsschadens.

Der **Kausalzusammenhang** zwischen Unfallereignis bzw. schädigender Einwirkung und Gesundheitsschaden muß **wahrscheinlich** sein.

Wahrscheinlich heißt, daß nach geltender ärztlich-wissenschaftlicher Lehrmeinung **mehr für als gegen** einen Zusammenhang spricht.

Nicht-Behandeln und dem daraus entstehenden Schaden adäquat verknüpft. Die Rechtsfolge für den Arzt ist eine **Schadensersatzleistung.**
Im Sozialrecht werden die Kausalzusammenhänge noch einschränkender bewertet. Ursache sind nicht mehr alle oder nur adäquate Bedingungen, sondern nur die Bedingungen, die kausal **wesentlich** eingestuft werden. Es ist eine »besondere Beziehung« zu dem Erfolg (Schaden) nachzuweisen. Diese **wesentliche Bedingung** muß jeweils konkret im Einzelfall bewiesen werden. Dem Begriff »wesentlich« gelten dann die gutachterlichen Überlegungen.
Das schädigende Ereignis, also im Bereich der Unfallversicherung der Arbeitsunfall oder die Berufskrankheit, muß für die Zwecke einer Begutachtung zuerst als relevant im Sinne des Sozialrechtes eingestuft werden können. Dazu gehört zum einen, daß es sich tatsächlich um eine versicherte Tätigkeit gehandelt hat, daß die sog. **haftungsbegründende Kausalität** als Voraussetzung für die Haftung der Unfallversicherung vorliegt. Zum anderen ist dann Inhalt der medizinischen Beurteilung, ob die schädigende Einwirkung mit dem eingetretenen Gesundheitsschaden in ursächlichem Zusammenhang steht, ob also die sog. **»haftungsausfüllende Kausalität«** vorliegt. Die Bewertung dieses Zusammenhangs darf dann nicht nur **»möglich«** lauten. **Hohe Wahrscheinlichkeit (der Vollbeweis)** wird gefordert für jeden der folgenden, zunächst isoliert zu betrachtenden Tatbestände: versicherte Tätigkeit, Unfallereignis bzw. schädigende Einwirkung, Gesundheitsschaden. **Der Kausalzusammenhang zwischen schädigender (beruflicher) Einwirkung und Gesundheitsschaden muß mindestens wahrscheinlich sein,** d. h., daß bei vernünftiger Abwägung aller Umstände die auf die berufliche Verursachung deutenden Faktoren so stark überwiegen, daß darauf die Entscheidung gestützt werden kann. **Die Möglichkeit eines** Zusammenhangs, alleine also nicht ausreichend, **verdichtet sich dann zur Wahrscheinlichkeit, wenn nach der geltenden ärztlich-wissenschaftlichen Lehrmeinung mehr für als gegen einen Zusammenhang spricht** und ernste Zweifel hinsichtlich einer anderen Verursachung ausscheiden. **Neue Erkenntnisse** können aufgrund der in *Abschnitt 4.1 (S. 159)* genannten Generalklausel in die Begutachtung eingehen. Ist es trotzdem zu einer Ablehnung gekommen, muß gewartet werden, bis es erneut weitere bzw. andere neue Erkenntnisse gibt.

6.2.3 Ursache und Verschlimmerung

Die Entstehung einer Krankheit wird auch dann angenommen, wenn zuvor ein Vorschaden bestand, dieser aber noch keinen Krankheitswert im Sinne einer funktionellen Beeinträchtigung hatte. Der Versicherungsschutz besteht für den Beschäftigten in seinem bei Antritt der Arbeit bestehenden gesundheitlichen Zustand.
Die **Verschlimmerung** einer vorbestehenden klinisch manifesten Störung (Krankheit) kann **vorübergehend, anhaltend begrenzt** oder **richtunggebend** sein.
Als Beispiel sei eine Hepatopathie nach Lösungsmittelinhalation bei außerberuflich bedingter vorbestehender Leberparenchymschädigung genannt.
Von konkurrierender Kausalität spricht man, wenn die schädigende berufliche Einwirkung nur **Teilursache** ist (z. B. Rauchen und berufliche Noxen beim Entstehen eines CURS).
Die berufliche Noxe kann trotzdem **wesentliche** Ursache sein; dann tritt, solange ein eindeutiges Überwiegen anderer Faktoren nicht nachgewiesen wird, der Versicherungsschutz ein.

6.2.3 Ursache und Verschlimmerung

Der Krankheitsbegriff der gesetzlichen Unfallversicherung ist identisch mit dem funktionellen Begriff der gesetzlichen Krankenversicherung, d. h. eine bloße Abweichung von der Norm (z. B. bei einzelnen Laborparametern) reicht zu seiner Ausfüllung nicht aus. Das bedeutet, daß eine **Entstehung einer Krankheit auch dann angenommen werden muß, wenn zuvor ein Vorschaden bekannt war,** dieser aber bis zu dem Ereignis hin noch keine funktionelle Bedeutung und damit keinen Krankheitswert im Sinne einer manifesten Störung hatte (Beispiel: Meniskusabriß als Unfallereignis, Degenerationszeichen am Meniskus als Zeichen eines Vorschadens). **Der Versicherungsschutz besteht für den Beschäftigten in seinem bei Antritt der Arbeit bestehenden gesundheitlichen Zustand.**
Eine **Verschlimmerung** einer Krankheit durch eine berufliche Ursache **setzt vorbestehende klinisch manifeste Störungen voraus.** Diese Vorschädigung würde möglicherweise schicksalhaft auch ohne zusätzliche (berufliche) Ereignisse voranschreiten. Eine Verschlimmerung kann deswegen **vorübergehend** sein, sie kann **anhaltend begrenzt** sein (d. h. in der Höhe überschaubar) und schließlich auch **richtunggebend,** wenn der gesamte Ablauf der Krankheit nachhaltig beschleunigt wird und einen anderen schweren Verlauf nimmt. **Beispiel:** Hepatopathie nach Lösungsmittelinhalation bei außerberuflich bedingter vorbestehender Leberparenchymschädigung.
Wenn für das Eintreten eines Unfalls oder die Entstehung einer Berufskrankheit nicht alleine eine berufliche Ursache besteht, sondern die schädigende Einwirkung nur **Teilursache** ist, spricht man von **konkurrierender Kausalität,** z. B. Rauchen und berufliche Noxen beim Entstehen eines CURS, degene-

rative Prozesse und Druckluftschäden an den Gelenken. Auch hier kommt es darauf an, ob die **wesentliche** Ursache dem geschützten Bereich (der versicherten Tätigkeit) zuzuordnen ist. Das bedeutet also in der Praxis, daß außer den beruflichen, die nicht umstritten sein dürfen, durchaus auch andere exogene (eigenes Handeln) oder endogene Faktoren ursächlich mitgewirkt haben können. Solange ihr eindeutiges Überwiegen sich nicht sicher feststellen läßt, also die Mitursachen z. B. annähernd gleichwertig zu sehen sind, tritt der Versicherungsschutz ein.

Der Weg von der Verdachtsmeldung auf Bestehen einer Berufskrankheit bis hin zu einer Anerkennung mit Entschädigungspflicht ist also lang und hürdenreich. In B-**6** sind die einzelnen Hürden noch einmal dargestellt. Neben all dem hier zuvor Ausgeführten müssen auch die sog. **»einschränkenden Bedingungen«** beachtet werden. Zahlreiche Berufskrankheitendefinitionen enthalten z. B. den Satz ». . ., die zur Unterlassung aller Tätigkeiten gezwungen haben, die für die Entstehung, die Verschlimmerung oder das Wiederaufleben der Krankheit ursächlich waren oder sein können« (z. B. BK 1315, 2101, 2104, 2108, 2109, 2110, 4301, 4302, 5101). Die neuen BKen 2108 und 2109 »greifen« nur, wenn »langjähriges Heben oder Tragen schwerer Lasten« belegt ist usw.

Der Weg von der Verdachtsmeldung bis hin zur Anerkennung einer Berufskrankheit mit Entschädigungspflicht ist in B-**6** mit seinen Hürden dargestellt. **Die Anerkennung zahlreicher BKen ist an das Bestehen bzw. Einhalten sog. einschränkender Bedingungen geknüpft.**

6.2.4 Minderung der Erwerbsfähigkeit (MdE)

Eine Begutachtung hat häufig die abschließende Aufgabe, die sog. MdE festzulegen. **Als 100 % gilt diejenige individuelle Erwerbsfähigkeit, die vor der Gesundheitsschädigung vorhanden war. Weitere Bezugsgröße ist der allgemeine Arbeitsmarkt,** auf dem der Betroffene sich mit seinen Fähigkeiten einen Erwerb verschaffen muß. Beurteilt werden muß in der Unfallversicherung nicht das Ausmaß eines Körperschadens oder eines »Gebrechens«, sondern **die Differenz zwischen der zuvor vorhanden**

6.2.4 Minderung der Erwerbsfähigkeit (MdE)

Als 100 % gilt diejenige individuelle Erwerbsfähigkeit, die vor der Gesundheitsschädigung vorhanden war. Weitere Bezugsgröße ist der **allgemeine Arbeitsmarkt.**
Beurteilt wird die Differenz der zuvor vorhanden gewesenen und der nach einer Berufskrankheit bzw. einem

B-44: Erfahrungswerte für die Einschätzung der MdE in der Unfallversicherung (Beispiele)

Gliedmaßenverluste	
▷ Verlust der rechten Hand eines Rechtshänders	60 %
▷ Verlust eines Unterschenkels	40 %
▷ Verlust aller Zehen an einem Fuß	20 %
Querschnittslähmung	
▷ unvollständige schwere Halsmuskelschädigung mit gewichtigen Teillähmungen beider Arme und Beine mit Störungen der Blasen- und Mastdarmfunktionen	60–80 %
▷ unvollständige Brustmarkschädigung und Teillähmungen beider Beine ohne Störung der Blasen- und Mastdarmfunktionen	30–60 %
Posttraumatische Epilepsie z. B. Anfälle selten und nur nachts	20–100 %
Beidseitige Taubheit	70 %
Hörverlust von 50 % (mittelgradige Schwerhörigkeit)	30 %
Einseitige Blindheit	25 %
Bronchopulmonale Erkrankungen (entscheidend ist die pulmokardiale Funktionseinbuße)	
▷ mäßiggradige Einschränkung von Ventilation und Atemmechanik, Belastungsdyspnoe	30–50 %
▷ mittelschwere Einschränkung von Ventilation mit Atemmechanik, Ruhedyspnoe	50–80 %
▷ Cor pulmonale mit Neigung zur Dekompensation	80–100 %

Arbeitsunfall verbliebenen Arbeitsmöglichkeit (Erwerbsfähigkeit).
Eine Rentenleistung wird ab einer MdE von 20 % gewährt.
Beispiele für die Einschätzung der MdE in ▤ B-**44**.

gewesenen und der nach einer Berufskrankheit bzw. einem Arbeitsunfall verbliebenen Arbeitsmöglichkeit (Erwerbsfähigkeit). Trotzdem wird man sich bei der Festlegung an Erfahrungswerte bei bestimmten Erkrankungen bzw. Unfallfolgen wie Verlust eines Fingers, Bäcker-Asthma usw. orientieren können. **Eine Rentenleistung (Entschädigung) wird ab einer MdE von 20% gewährt.** ▤ B-**44** gibt einige Beispiele für die Einschätzung einer MdE.

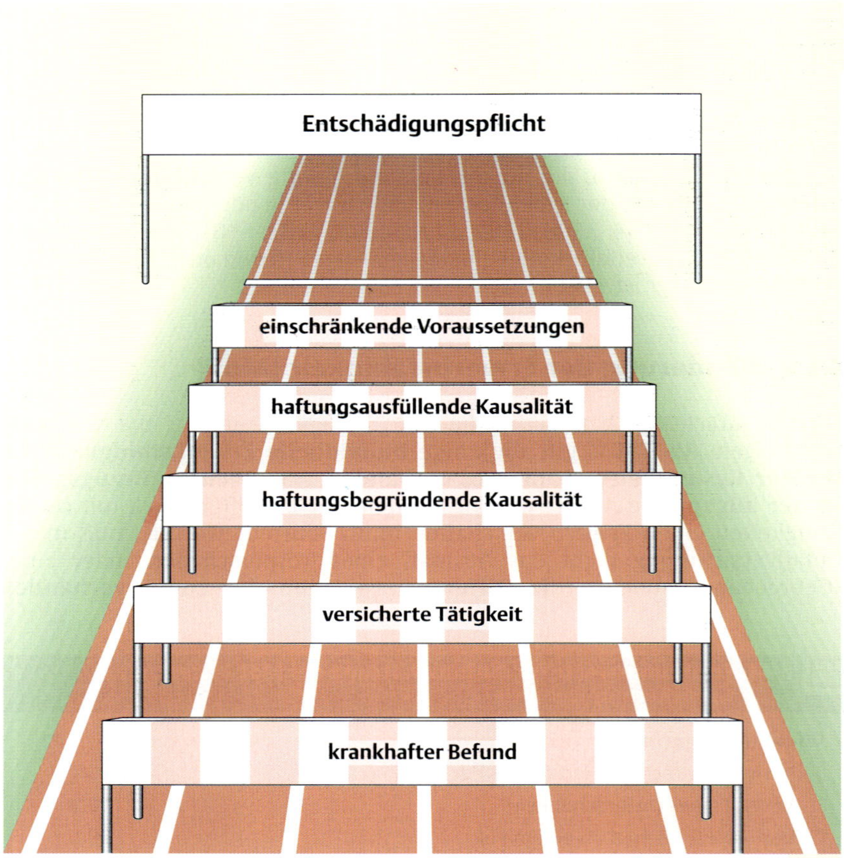

B-**6: Die fünf »Hürden« von der Verdachtsmeldung bis zur Anerkennung einer entschädigungspflichtigen Berufskrankheit** (nach *Bittighofer*).

7 **Rehabilitation**

s. Teil C Sozialmedizin

7 Rehabilitation

Ausführliche Darstellung *siehe Teil C Sozialmedizin.*

Teil C

Sozialmedizin

Einleitung

Sozialmedizin als eigenständiges Fach der Medizin in Deutschland läßt sich wohl am besten aus den Ursprüngen der sozialen Bewegung im 19. Jahrhundert erklären, als Einzelpersönlichkeiten und dann auch Staatsorgane es als wesentlich erachteten, die Lage der arbeitenden Menschen zu verbessern. Viele Beispiele aus dieser Zeit wie die Schrift von *Salomon Neumann* »Die öffentliche Gesundheitspflege und das Eigentum« (1847) oder *Rudolf Virchows* Berichte über die Typhusepidemie in Oberschlesien im selben Jahr stellen einen kausalen Zusammenhang zwischen der wirtschaftlichen Notlage der Betroffenen und ihrem schlechten Gesundheitszustand dar; die Wohnverhältnisse und mangelnde Hygiene werden mit dem Ausbruch von Seuchen in Zusammenhang gebracht. Ein Entwicklungsweg führt von daher zur Allgemeinen Hygiene.
Ein anderer mündet zunächst in die Sozialgesetzgebung unter der Kanzlerschaft Bismarcks und wurde lange Zeit mit dem Terminus **»Versicherungsmedizin«** beschrieben. Dahinter verbirgt sich das sog. Netz der sozialen Sicherung. Es dient primär der Absicherung gegenüber Risiken der wirtschaftlichen Existenz, enthält aber auch von Anfang an in der Krankenversicherung, der Unfall- und der Rentenversicherung auch ganz wesentliche gesundheitsbezogene Elemente. Ein bedeutender Vordenker der Sozialmedizin um die Jahrhundertwende war *Alfred Grotjahn*, der vom Staat die Abstellung der gesundheitlichen Mißstände erwartete und eine staatlich gelenkte gesundheitliche Fürsorge forderte. Er ergänzte die Allgemeine Hygiene bzw. Sozialhygiene als überwiegend rein naturwissenschaftlich betriebene Disziplinen durch eine Orientierung an Volkswirtschaftslehre und Sozialwissenschaft und erkannte »Sozialhygiene« erst dann als soziale Medizin an, wenn »kulturhistorische, psychologische, nationalökonomische und politische Erwägungen mit in die Kalkulation einbezogen werden«. Das große Sammelwerk von *Mosse* und *Tugendreich* »Krankheit und soziale Lage« (1913) tut dies mit einem großen Methodenarsenal, vor allem durch die Kombination von Sozialdaten und medizinischer Epidemiologie.
Dieser Hintergrund definiert das Fach. Der Gegenstandskatalog spiegelt die momentane Auffassung seiner Vertreter davon wider, was Medizinstudenten lernen sollten. Er ist ein Kompromiß, auch in der Gewichtung der einzelnen Aspekte und Disziplinen. Da ist zunächst die **Epidemiologie, die die Verteilung und Häufigkeiten von Krankheiten in menschlichen Populationen beschreibt und ätiologische Faktoren in der Pathogenese von Krankheiten definiert.** Darauf aufbauend liefert sie **Daten für Planung, Durchführung und Beurteilung von Maßnahmen zur Vorbeugung, Bekämpfung und Behandlung von Krankheiten und für die Festlegung von Prioritäten** (Internationale Epidemiologische Gesellschaft). Einen weiteren Schwerpunkt stellt, ausgehend von der Sozialhygiene, die Thematik **Krankheitsverhütung, Gesundheitsbildung, Betreuung von Risikogruppen und die Gestaltung gesundheitsgerechter Lebens- und Arbeitsbedingungen** dar, letzteres in enger Beziehung zur Arbeitsmedizin. Daraus ergibt sich als weitere Aufgabe, **das Gesamtsystem der gesundheitlichen Versorgung und seine ökonomischen Bedingungen zu analysieren und Vorschläge für seine Weiterentwicklung zu machen.**
Sozialmedizin hat also keine eigene Methodik, wendet aber Biomathematik, Kenntnisse der klinischen Medizin und der medizinischen Grundlagenforschung, der Anthropologie, der Psychologie, der Wirtschaftswissenschaft, der Soziologie und der Rechtswissenschaft an, um die, in einer sehr umfassenden Definition, gesundheitliche Situation der Bevölkerung direkt durch Maßnahmen im Gesundheitswesen und indirekt durch Eingriffe in die materiellen und immateriellen Umweltbedingungen zu verbessern.

1 Epidemiologie

1.1 Aufgaben

1.1.1 Epidemiologie

Sie beschreibt Verteilung und Häufigkeit von Merkmalen in Populationen, wie z. B. Krankheiten, Laborparameter, Verhaltensweisen und demographische Charakteristika. Sie ist die **Lehre von Erkrankungen und Gesundheitsstörungen im Bevölkerungsbezug. Zeitliche und räumliche Zusammenhänge werden in Zusammenhangsmaßen ausgedrückt.**

1 Epidemiologie

1.1 Aufgaben

1.1.1 Aufgaben der Epidemiologie

Die Epidemiologie beschreibt, als wichtige Grundlagenwissenschaft der Sozial- und Präventivmedizin, **Verteilung und Häufigkeit von Merkmalen in Populationen.** Die wichtigsten Merkmale sind Erkrankungen oder Gesundheitsstörungen, aber auch normale oder pathologische Laborparameter oder Verhaltensweisen sowie demographische Charakteristika. Epidemiologie ist, verkürzt, die **Lehre von Erkrankungen und Gesundheitsstörungen im Bevölkerungsbezug.**
Historischer Ausgangspunkt sind die Infektionskrankheiten, deren »epidemische« Natur aufgeklärt wurde. Jetzt geht es um alle, vorwiegend jedoch um die weitverbreiteten Erkrankungen. Über die Aufklärung zeitlicher und räumlicher Zusammenhänge kommt man zu **Zusammenhangsmaßen**, die für die Ursachenforschung von Bedeutung sind, so z. B. in der Umweltepidemiologie. **Aufgabe der Epidemiologie ist es auch, Effektivität und Effizienz von Interventionsmaßnahmen, also etwa von Gesundheitsförderungsmaßnahmen in der Präventivmedizin, zu untersuchen.**

1.1.2 Statistische Beziehung und Ursache-Wirkungs-Beziehungen

1.1.2 Statistische Beziehung und Ursache-Wirkungs-Beziehungen

Die Ergebnisse epidemiologischer Studien werden in Form epidemiologischer Assoziationsmaße ausgedrückt, z. B. als standardisierte Mortalitätsratio (SMR) oder relatives Risiko o. ä. (*s.a. Teil A Medizinische Statistik*).

Merke ▶

▶ ***Merke.*** Die statistischen Zusammenhänge sind per se kein Beleg für eine Kausalbeziehung. Ob sie eine solche bedeuten, muß jeweils zusätzlich ermittelt werden.
Die kausale Bedeutung eines Faktors läßt sich letztlich nur experimentell beweisen, z. B. in einer Interventionsstudie.

Die Beziehung kann sein eine
- Alles-oder-nichts-Beziehung (z. B. die Pollen-Allergie)
- direkte Beziehung (der Einfluß löst unmittelbar die Krankheit aus)
- indirekte Beziehung (ein Zwischenglied in einer Kausalkette ist nötig, z. B. Bluthochdruck – Arteriosklerose – Herzinfarkt).

Angesichts der meist gegebenen **Multikausalität** gilt ein pragmatischer Kausalitätsbegriff.

Meist hat man es mit einer **Multikausalität** zu tun. Der Kausalitätsbegriff wird dementsprechend pragmatisch gehandhabt:

Definition ▶

▶ ***Definition.*** Ein kausaler Zusammenhang liegt vor, wenn ätiologische Faktoren Teil des Komplexes bilden, der die Wahrscheinlichkeit der Erkrankung erhöht bzw. deren Verminderung oder Fehlen diese senkt.

Ein **Kriterienkatalog zur Beurteilung der Kausalität einer Korrelation** fragt nach:
- Konsistenz
- Stärke der Assoziation
- Spezifität
- Zeitabfolge
- Dosis-Wirkungs-Beziehung
- Plausibilität
- Kohärenz

Als hilfreich für die **Beurteilung eines Kausalzusammenhangs** hat sich ein schon lange bekannter **Kriterienkatalog** (*Bradford-Hill,* 1965) erwiesen:
- Konsistenz – gibt es wiederholte Beurteilungen durch verschiedene Untersuchungen an verschiedenen Populationen?
- Stärke der Assoziation – was ist die Größe des Risikos?
- Spezifität – ist der Effekt spezifisch oder gibt es weitere bekannte Ursachen?
- Zeitabfolge – geht die Exposition dem Effekt voraus?
- biologischer Gradient – gibt es eine Dosis-Wirkungs-Beziehung?
- Plausibilität – ist der Effekt glaubhaft und vorhersagbar?
- Kohärenz – »verträgt« sich das Ergebnis mit anderen wissenschaftlichen Daten?

- Analogie – haben ähnliche Substanzen ähnliche Auswirkungen?
- experimentelle Evidenz.

Es ergibt sich aus dieser Darstellung, daß diese Kriterien Hilfen darstellen. Sie sind nicht in jedem Fall erfüllbar oder anwendbar.

- Analogie
- experimentelle Evidenz.

1.1.3 Epidemiologie und Gesundheitsberichterstattung

Gesundheitsberichterstattung (GBE) ist neu, aber notwendig für eine vorausschauende Gesundheitspolitik. Eine umfassende Beschreibung der Versorgungsstruktur und des Gesundheitszustandes der Bevölkerung ist Voraussetzung für die immer erforderliche Prioritätensetzung. GBE läßt sich thematisch untergliedern in

- Soziodemographie
- Gesundheitszustand der Bevölkerung
- Ressourcen des Gesundheitswesens
- Kosten und Finanzierung des Gesundheitswesens.

Mit der Ausnahme des Gesundheitszustandes der Bevölkerung lassen sich diese Themenbereiche, also die Frage der personellen und institutionellen Struktur, auf der Grundlage der amtlichen Statistiken recht gut erfassen. Zum Teil sind sie als **Primärerhebung** vorhanden, wie z. B. beim **Mikrozensus**, der eine repräsentative Stichprobe von 1 % der Bevölkerung erfaßt, zum Teil müssen sie als **Sekundäranalysen** aus den bestehenden Daten gewonnen werden. Hinzu kommen gezielte Sondererhebungen wie der nationale Gesundheitssurvey oder spezielle langfristig angelegte Forschungsprojekte wie das WHO-Projekt MONICA (Monitoring Trends and Determinants of Cardiovascular Diseases).

1.1.3 Epidemiologie und Gesundheitsberichterstattung (GBE)

GBE als umfassende Beschreibung der Versorgungsstruktur und des Gesundheitszustandes der Bevölkerung ist für die Gesundheitspolitik und eine Prioritätensetzung notwendig.
Themen sind:

- Soziodemographie
- Gesundheitszustand der Bevölkerung
- Ressourcen des Gesundheitswesens
- Kosten und Finanzierung.

Eine **Primärerhebung** ist z.B. der Mikrozensus.
Sekundäranalysen: Hinzu kommen Sondererhebungen (Nationaler Gesundheitssurvey, MONICA, Projekte der WHO usw.).

Indikatoren für den Gesundheitszustand der Bevölkerung sind:

Mortalitätsindikatoren
- Lebenserwartung von Neugeborenen und bestimmten Altersgruppen
- Müttersterblichkeit
- Kindersterblichkeit, Säuglingssterblichkeit, perinatale Mortalität, Anteil von Neugeborenen mit einem Mindestgeburtsgewicht von 2500 g
- Mortalität für bestimmte auszuwählende Krankheiten.

Morbiditätsindikatoren
- Inzidenz und Prävalenz für bestimmte auszuwählende Krankheiten
- Trendunterschiede im Gesundheitszustand einzelner Bevölkerungsgruppen
- Karies-Index bei Kindern, Anteil von über- und untergewichtigen Kindern
- Grad der Durchimpfung gegen bestimmte Krankheiten
- subjektiver Gesundheitszustand, gesundheitsrelevante Verhaltensweisen, Pflegebedürftigkeit, Activities of Daily-living-Skalen.

Risikoindikatoren
- Konsum von Tabakwaren und Alkohol pro Kopf, Anteil von Nichtrauchern und starken Rauchern
- Pro-Kopf-Verbrauch von Proteinen, Lipiden und Kohlenhydraten.

Indikatoren für den Gesundheitszustand
- Mortalitätsindikatoren
- Morbiditätsindikatoren
- Risikoindikatoren.

Indikatoren der Krankheitsfolgen
- Frühberentlichkeit
- Anteil von Personen mit Behinderung/Schwerbehinderung
- Arbeitsunfähigkeit
- Berufskrankheiten.

Indikatoren der Krankheitsfolgen

Diese Indikatoren müssen nach **soziodemographischen Gesichtspunkten** differenziert werden
- Alter und Geschlecht
- Region
- sozioökonomische Merkmale.

Soziodemographische Gesichtspunkte

Datenquellen (Statistiken):
- Todesursachenstatistik
- Statistik der Schwangerschaftsabbrüche
- Statistik der meldepflichtigen Krankheiten

Datenquellen (Statistiken)

- Musterungsuntersuchungen
- Krankheitsregister
- Daten der Krankenversicherungen
- Daten des Medizinischen Dienstes der Krankenversicherung
- Krankenhausstatistik
- Statistik zur häuslichen Pflege
- Statistik der Rentenversicherungen
- Statistik der Arbeitslosenversicherung
- Statistik der gesetzlichen Unfallversicherung.

Zustandsbeschreibungen (gezielte Erhebungen)

Zustandsbeschreibungen (gezielte Erhebungen):
- gesundheitliche Lage der Bevölkerung
- gesundheitliche Risiken
- Gesundheitsschutz
- gesundheitliche Vorsorge
- Einrichtungen im Gesundheitswesen
- Beruf und Beschäftigte
- Ausgaben und Finanzierung.

Demographie (Bevölkerungsstatistik)

Eine übliche Darstellungsart des Bevölkerungsaufbaus ist die Bevölkerungspyramide.

Demographie (Bevölkerungsstatistik)

Der Bevölkerungsaufbau läßt sich am anschaulichsten in der Form der »Bevölkerungspyramide« darstellen, eine in Deutschland bis zur Jahrhundertwende und jetzt nur noch für Länder der dritten Welt zutreffende

S Synopsis C-**1: Altersaufbau der Bevölkerung Deutschlands am 1. 1. 1996**

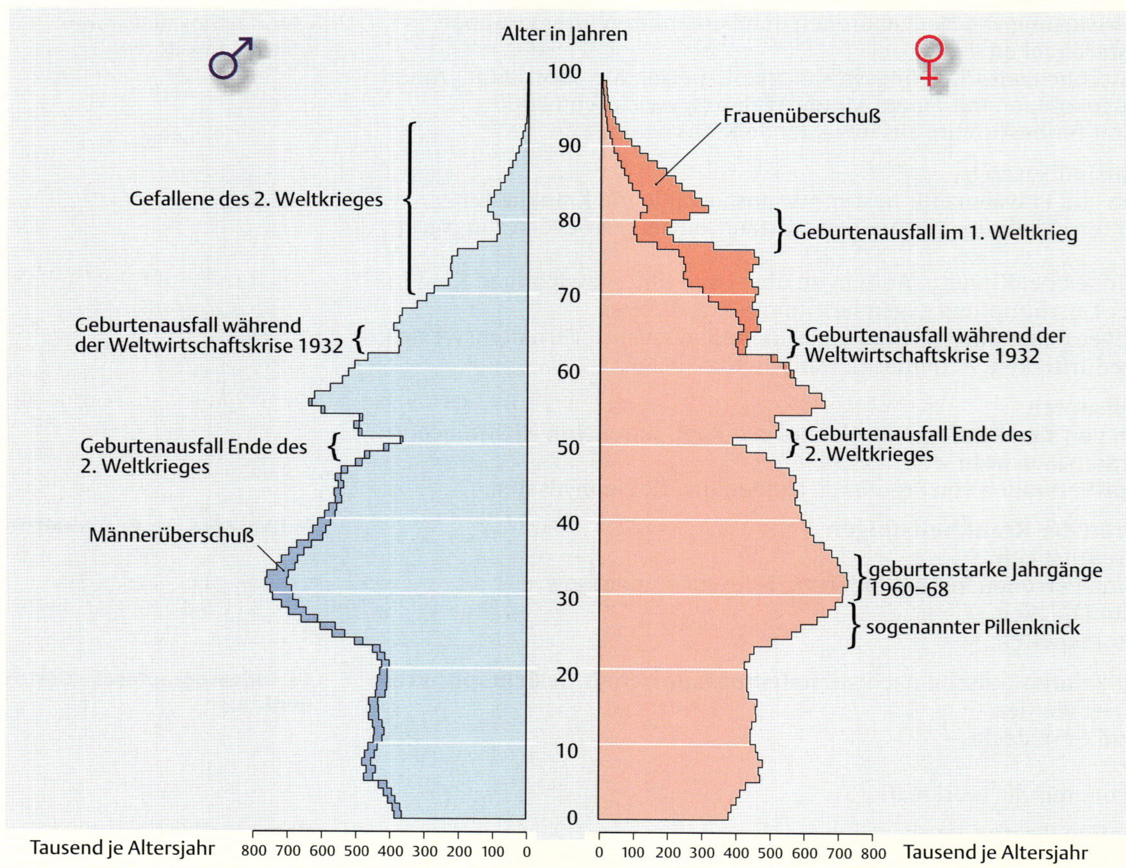

Bezeichnung. Die Form der Pyramide entstand bzw. entsteht, weil alle Neugeborenen in die Bevölkerung eintreten »im Alter null«, die Todesfälle sich aber bei unterschiedlichem Alter ereignen, in Drittweltländern eben auch schon unmittelbar nach der Geburt. Die Breite der Pyramide ergibt sich aus der Zahl der Personen in der jeweiligen Altersstufe. Aus dem gegenwärtigen **Altersaufbau** der Bevölkerung der Bundesrepublik lassen sich leicht ablesen (S C-1):

- die Geburtenausfälle im 1. und im 2. Weltkrieg
- das Überwiegen der Frauen bei den über 60jährigen als Folge der Todesfälle männlicher Personen (Soldaten) im 2. Weltkrieg und der höheren Lebenserwartung der Frauen
- ein Geburtenausfall während der Weltwirtschaftskrise um 1932
- der starke Rückgang der Geburtenrate seit etwa 1970.

Ein **dynamisches Gleichgewicht** einer Bevölkerung besteht, wenn die Zahl der Geburten (und der Zuwanderungen) der Zahl der Todesfälle (und der Abwanderungen) einer Zeiteinheit entspricht. In der BRD bestand seit 1972 ein Ungleichgewicht, seit etwa 1975 besteht ein Geburtendefizit von jährlich 10 000–150 000, das durch die Zuwanderung wieder ausgeglichen wird. Dies ist auch in Gesamtdeutschland so, wo 1993/94 ein besonders starker Geburtenrückgang in den neuen Bundesländern auffiel. Die **Geburtenrate** wird auf die Zahl der Frauen in einer Altersstufe bezogen angegeben. Sie liegt derzeit für 20jährige Frauen bei 37,3 ‰, d. h. im Mittel gebären 1000 20jährige Frauen in diesem Lebensjahr 37,3 Kinder (Lebendgeburten). Die **Sterberate** bezeichnet die Zahl der Todesfälle pro Jahr in einer definierten Population. Sie liegt für 25–30jährige Männer bei 1,2 ‰, d. h. von 1000 Männern in diesem Alter stirbt pro Jahr durchschnittlich einer.

Die mittlere Lebenserwartung ist im 20. Jahrhundert stark angestiegen, vor allem aufgrund des Rückgangs der Säuglings- und Kindersterblichkeit (C-1).

Ihre Breite ergibt sich aus der Zahl der Personen in der jeweiligen Altersstufe. Zur Zeit erkennt man aus dem **Alteraufbau** (S C-1):

- Geburtenausfälle in den Weltkriegen
- Überwiegen der Frauen bei den über 60jährigen
- Geburtenausfall während der Weltwirtschaftskrise
- Geburtenrückgang seit 1970.

Das **Gleichgewicht** besteht, wenn die Zahl der Geburten (und Zuwanderungen) der Zahl der Todesfälle (und Abwanderungen) entspricht. Seit 1975 etwa besteht ein Geburtendefizit von jährlich 10 000–150 000, das durch die Zuwanderung wieder ausgeglichen wird. Dies ist auch in Gesamtdeutschland so, wo 1993/94 ein besonders starker Geburtenrückgang in den neuen Bundesländern auffiel. Die **Geburtenrate** wird auf die Zahl der Frauen in einer Altersstufe bezogen. Die **Sterberate** bezeichnet die Zahl der Todesfälle pro Jahr in einer definierten Population. Die mittlere Lebenserwartung ist im 20. Jahrhundert stark angestiegen, vor allem aufgrund des Rückgangs der Säuglings- und Kindersterblichkeit (C-1).

C-1: Mittlere Lebenserwartung (Jahre)

	1901/10		1993/95	
	m	w	m	w
Neugeborene	44,8	48,3	73,0	79,8
60jährige	13,1	14,2	18,1	22,5

Morbiditäts- und Mortalitätsstatistiken

Informationen über das Krankheitsgeschehen entstammen Studien wie z.B. dem **Nationalen Gesundheitssurvey,** sie werden außerdem in Abständen im Rahmen des **Mikrozensus** von der Bevölkerung erfragt und können den **Statistiken der gesetzlichen Krankenversicherungen** (GKV) entnommen werden. Die GKV publiziert allerdings nur Daten zur Arbeitsunfähigkeit, die sich demgemäß nur auf die Beschäftigten beziehen, und zur stationären Behandlung ihrer Versicherten. In C-2 sind Angaben zu den häufigsten Arbeitsunfähigkeitsdiagnosen nach dem ICD-Schlüssel zusammengestellt.

Morbiditäts- und Mortalitätsstatistiken

Informationen zur Morbidität entstammen dem **Mikrozensus, dem Nationalen Gesundheitssurvey** und anderen Studien sowie den **Statistiken der gesetzlichen Krankenversicherung (GKV).**

Die GKV publiziert Daten zur Arbeitsunfähigkeit und zur stationären Behandlung (C-2).

C-2: Arbeitsunfähigkeitsdiagnosen (GKV 1993)

ICD Nr.	Diagnose	Fälle pro 10 000 Versicherte Männer	Frauen
720–724	Dorsopathien	1380	970
460–466*	akute Infekte der Atmungsorgane	1160*	1230*
480–487	Pneumonie und Grippe	770	885
490–496	chronisch obstruktive Lungenerkrankungen	905	1080
725–729	Rheuma, ohne Rücken	440	330
530–537	Krankheiten der Speiseröhre, des Magens und des Dünndarms	375	305
710–719	Arthropathien und verwandte Affektionen	310	175

* Angaben von 1990

Über die meldepflichtigen Infektionskrankheiten informieren die **Statistiken nach dem Bundesseuchengesetz.**
Weitere Informationen entstammen den **Vorsorgeuntersuchungen** (U1–U9) und der **Schuleingangsuntersuchung.**

Über das Infektionskrankheitengeschehen (meldepflichtige Erkrankungen) informieren die **Statistiken nach dem Bundesseuchengesetz** – hier muß allerdings mit erheblichen Dunkelziffern gerechnet werden.
Weitere Informationen zur Gesamtbevölkerung fallen an bei den **Vorsorgeuntersuchungen bei Säuglingen und Kleinkindern** (U1–U9) und bei der **Schuleingangsuntersuchung** (z.B. zur Häufigkeit des Pseudokrupp). Für die männliche Bevölkerung im Alter von 18 Jahren sind die Ergebnisse der Musterungsuntersuchung verfügbar. Nur sehr eingeschränkt gibt es Befunde aufgrund der Dokumentation nach dem Jugendarbeitsschutzgesetz, das zwei Untersuchungen vorschreibt, wenn Jugendliche unter 18 Jahren eine Ausbildung antreten.

Die **Unfallversicherungsträger** informieren über das **Arbeitsunfall- und Berufskrankheitengeschehen.**

Die **Berichtsbände der Unfallversicherungsträger** (Berufsgenossenschaften und Gemeindeunfallversicherungsverbände) geben Auskunft über das Arbeitsunfall- und Berufskrankheitengeschehen. Bei den arbeitsmedizinischen Vorsorgeuntersuchungen werden tätigkeitsbezogene Befunde registriert und in begrenztem Maß für eine Auswertung dokumentiert.

Die **Mortalitätsstatistik** beruht auf den **Todesbescheinigungen.**

Die **Mortalitätsstatistik** entsteht aufgrund der von Ärzten ausgefüllten **Todesbescheinigung**, die vom regional zuständigen Gesundheitsamt gesammelt und überprüft und an die Statistischen Landesämter gesandt werden. Dort werden sie mit den Sterbefallzählkarten der Landesämter zusammengeführt. Die Qualität dieser Datenquelle hängt von vielen Faktoren ab:

Merke ▶

Merke. Es soll das **Grundleiden** angegeben werden, das letztlich zum Tod geführt hat, nicht z.B. die final eingetretene basale Pneumonie.

Die in den alten Bundesländern niedrige Obduktionsfrequenz erschwert die Diagnosegenauigkeit.
Herz-Kreislauf-Erkrankungen sind etwas überrepräsentiert.

Die Diagnosegenauigkeit hängt z.B. von der Obduktionsfrequenz ab, die in den letzten Jahren vor allem in den alten Bundesländern abgesunken ist. Kontrolluntersuchungen zeigen dann auch, daß Krankheiten des Herz-Kreislauf-Systems in den Statistiken etwas überrepräsentiert sind, während Infektionskrankheiten zu selten genannt werden.

C-3: Mortalitätsstatistik (1995)

ICD Nr.	Diagnose	Anzahl der Fälle 1995
001–999	alle zusammen	885 000
390–459	**Kreislauferkrankungen**	430 000
410–414	▷ ischämische Herzerkrankungen	186 000
410	▷ akuter Myokardinfarkt	88 000
430–438	▷ zerebrovaskuläre Erkrankungen	101 000
140–208	**bösartige Neubildungen**	213 000
153, 154	▷ des Dickdarms und Mastdarms	30 000
162	▷ der Luftröhre, Bronchien und Lunge	37 000
174, 175	▷ der Brustdrüse	19 000
460–519	**Krankheiten der Atmungsorgane**	54 000
520–579	**Krankheiten der Verdauungsorgane**	42 000
E800–E949	**Unfälle**	39 000
E810–825	▷ Kfz-Unfälle	9 000
E950–E999	**Selbstmord und Selbstbeschädigung**	13 000

Aufschlußreich ist eine Darstellung der wichtigsten Todesursachen in den einzelnen Lebensaltersstufen (C-3).
Bei den jungen Menschen rücken Kfz-Unfall und Suizid an die erste und zweite Stelle. Es ergibt sich eine hohe Zahl an »verlorenen Lebensjahren«.

C-**3** nennt die häufigsten Todesursachen für die Bevölkerung Deutschlands 1995. Aufschlußreich ist die Rangfolge der einzelnen Todesursachen in verschiedenen Altersabschnitten. So steht z.B. bei jungen Leuten (Alter 15–25 Jahre) an erster Stelle der Kraftfahrzeugunfall (n = 2587 im Jahre 1994), gefolgt von Suizid und neoplastischen Erkrankungen. Niedrige Fallzahlen in jungen Altersklassen gewinnen an Bedeutung, wenn man »verlorene Lebensjahre« mit berücksichtigt. Zum Wandel der Todesursachenstatistik *siehe* S C-**2.**

S Synopsis C-**2: Zum Wandel der Todesursachenstruktur** (nach *Niehoff*)

Todesursachenstruktur der Gestorbenen der Sterbetafel 1906, nach dem Alter, Männer

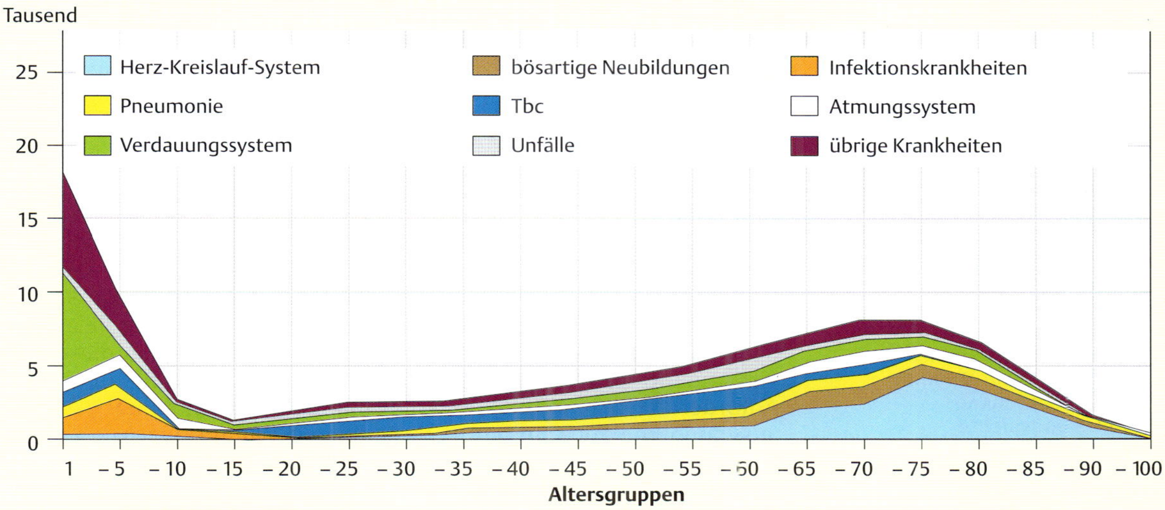

Todesursachenstruktur der Gestorbenen der Sterbetafel 1985, nach dem Alter, Männer

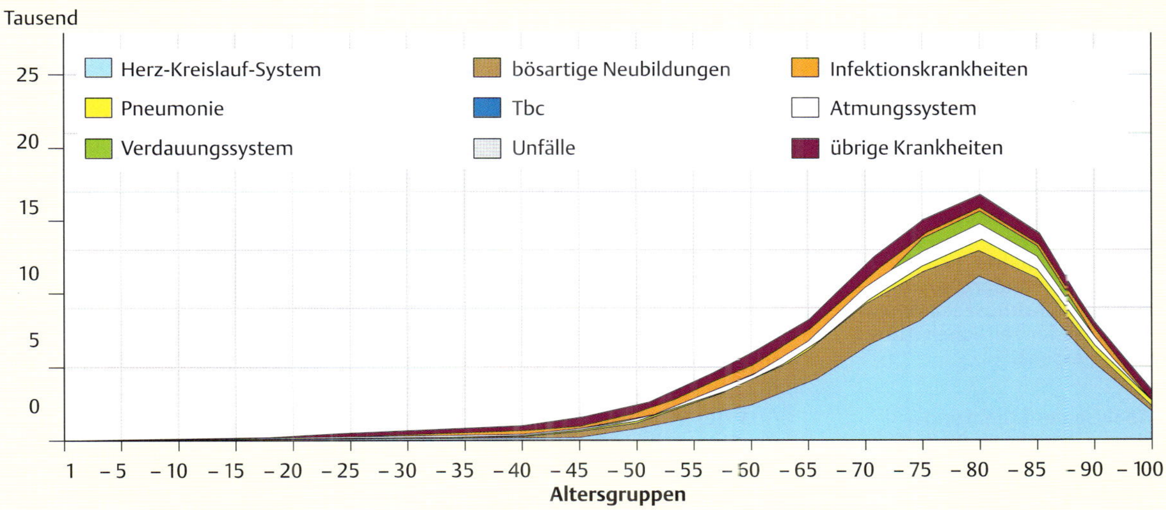

Der **Nationale Gesundheitssurvey** ist eine 1984–86 erstmals durchgeführte und 1987–89 sowie 1991 wiederholte Repräsentiverhebung zur deutschen Bevölkerung im Alter von 25–65 Jahren (alte Bundesländer). Er ist Teil der Deutschen Herz-Kreislauf-Präventionsstudie (DHP). Seine Daten geben Auskunft über die Häufigkeit (Prävalenz), mit der bestimmte Krankheiten bzw. Krankheitsmerkmale, Risikofaktoren, Beschwerden und gesundheitsrelevante Verhaltensweisen in der Bevölkerung vorkommen.

Krebsregister werden in vielen Ländern geführt, unterstützt von der **WHO** und der **International Agency for Research on Cancer (IARC)** in Lyon. Sie sind in der Lage, ethnische, kulturelle, geographische bzw. Umgebungseinflüsse, Einflüsse der Ernährung usw. zu registrieren. Werden Korrelationen festgestellt, können diese wesentliche Hinweise auf die Ätiologie der Krebserkrankung liefern. In der Bundesrepublik gibt es den **Krebsatlas als Mortalitätsstatistik** und drei größere **lokale Krebsregister**, das des **Saarlandes**, das von **Hamburg**, das **Register für Onkologische Nachsorge in Nord-**

Der **Nationale Gesundheitssurvey** ist eine Repräsentativerhebung zur deutschen Bevölkerung im Alter von 25–65 Jahren (alte Bundesländer). Er ist Teil der Deutschen Herz-Kreislauf-Präventionsstudie.

Es gibt viele **Krebsregister**, z. T. von der **WHO** und der **IARC** unterstützt bzw. geführt.

Der **Krebsatlas der BRD** ist eine **Mortalitätsstatistik**, mehrere lokale **Register** dienen der Erfassung aller **Neuerkrankungen** an Krebs.

Das **flächendeckende Krebsregister der DDR** wird in den neuen Bundesländern weitergeführt. Ein Krebsregistergesetz verpflichtet alle Bundesländer dazu.

rhein-Westfalen sowie kleinere in Nordbaden, das Krebsregister Baden-Württemberg und das **Sonderregister für kindliche Tumoren der Universität Mainz.** Von diesen werden **Neuerkrankungen** registriert, Aussagen zur Inzidenz werden möglich. Sie dienen ebenfalls als Grundlage zur Verbesserung der Nachsorge. Das flächendeckende **Krebsregister der ehemaligen DDR** wird weitergeführt. Das Krebsregistergesetz verpflichtet alle Bundesländer, Register zu etablieren.

1.2 Soziale Umwelt und Krankheit

Das gegenwärtige Zeitalter gilt als das der **zweiten industriellen Revolution.** Es ist u. a. charakterisiert durch:
- Abnahme körperlicher Belastungen im Beruf und zu Hause
- ständige Verfügbarkeit von Nahrung und Genußmitteln
- hohe Anforderungen an mentale Leistungsfähigkeit und Mobilität
- Abbau sozialer Schranken
- hohe Bevölkerungsdichte
- Abnahme der Kinderzahl
- Berufstätigkeit der Frauen
- Zunahme alter Menschen.

All diese Änderungen können als »Streß« erlebt werden. Es ist Aufgabe der **Sozialanamnese**, Einflüsse dieser Art zu erfassen.

1.2 Soziale Umwelt und Krankheit

Die Bedingungen der menschlichen Existenz ändern sich ständig. Die Änderungen während des Ausgangs des 20. Jahrhunderts lassen sich durch Zustände und Entwicklungen kennzeichnen, die hier nur schlagwortartig angeführt werden – mit dem Blick auf ihre Beziehung zu Krankheit und Gesundheit. Gemeint sind die beginnenden Auswirkungen der sog. **zweiten industriellen Revolution** mit einer Abnahme körperlicher Belastungen bei der Arbeit (zu Hause und im Beruf), die niemals zuvor in diesem Ausmaß vorhandene Verfügbarkeit von Nahrung und Genußmitteln für (fast) alle, die Anforderungen an mentale Leistungsfähigkeit und Mobilität (in der Berufsausübung wie auch im beruflich bedingten Wohnortwechsel), der weitgehende Abbau sozialer Schranken, die Bevölkerungsdichte, die Abnahme der Kinderzahl, die Berufstätigkeit der Frauen, die Zunahme der Zahl alter Menschen. Solche Änderungen können als »Streß« erlebt werden, insbesondere wenn sie nach Abschluß der die Persönlichkeit prägenden Lebensphase erlebt werden. Es ist eine der Aufgaben einer **Sozialanamnese,** auch Einflüsse dieser Art zu erfassen.

1.2.1 Einflüsse soziokulturell vermittelter Lebensstile

Gesellschaftliche Normen gelten z. B. für die positive Bewertung »reichhaltigen« Essens, Sanktionierung des Alkoholkonsums und bis vor kurzem auch des Zigarettenrauchens.
In einer Generation haben sich die Eßgewohnheiten geändert, sowohl hinsichtlich der Nahrungszusammensetzung als auch der zeitlichen Aufteilung (Kantinenessen).

Aus der Analyse der Ernährungsgewohnheiten lassen sich **Risikofaktoren** für den Herzinfarkt ableiten.

Die **Übernahme von Statussymbolen** (Auto, Urlaubsreisen, technische Ausstattung im Privatleben) bis hin zum finanziell nicht abgesicherten Hausbau kann **Streßfaktoren** bedingen.

Jetzt beginnt sich jedoch eine **positive Bewertung gesundheitsfördernden Verhaltens** abzuzeichnen (Eßverhalten, körperliche Aktivität).

1.2.1 Einflüsse soziokulturell vermittelter Lebensstile

Gesellschaftliche Normen charakterisieren kulturelle Einheiten. In den abendländisch geprägten Ländern, insbesondere auch in Deutschland, gilt z. B. gutes »reichhaltiges« Essen, früher ein Privileg reicher Leute, noch immer als Zeichen sozialen Wohlstandes, als Zeichen, etwas erreicht zu haben. Alkoholkonsum ist sanktioniert, Zigarettenrauchen galt bis vor kurzem noch bei Frauen und Jugendlichen als Zeichen der Emanzipation. Die **Eßgewohnheiten** haben sich innerhalb einer Generation drastisch verändert. Dies gilt sowohl für die Aufteilung der Mahlzeiten – mittags meist Kantinenessen, wo sich nur allmählich Wahlmöglichkeiten ergeben – als auch für die Nahrungszusammensetzung.
Aus der Analyse der Ernährungsgewohnheiten lassen sich **Risikofaktoren** für den Herzinfarkt ableiten. Die Zahl der Personen mit Übergewicht ist höher als je zuvor. Übergewicht ist ein Risikofaktor für Herzinfarkt, für Bluthochdruck und für Diabetes mellitus. Verhaltensweisen sind auch durch die bewußte oder unbewußte **Übernahme von Statussymbolen** gekennzeichnet. Solche sind z. B. die Verfügbarkeit eines Autos, auch für die abendliche Freizeitgestaltung, das Rauchen Jugendlicher, schließlich auch das Sexualverhalten oder strapaziöse Urlaubsreisen. Als weitere soziale Normen wirken vielfach Anschaffungszwänge für Auto, technische Hilfen im Haushalt, Fernseher, PC, Stereoanlage u. a., schließlich auch der Hausbau – ohne daß die materielle Basis immer für alles geschaffen wäre. Auch hier kann **Streß** entstehen, der gesundheitliche Auswirkungen haben kann. Die koronare Herzkrankheit und der Infarkt beim Hausbau sind solche möglichen Folgen.
Dieser etwas einseitigen Auslese stehen **neue Bewegungen** entgegen, die dem Übergewichtigen Freude an körperlicher Aktivität und veränderte Eßgewohnheiten nahebringen, den Alkoholkranken nicht in seinem alten »Freundeskreis« rückfällig werden lassen wollen, bei Freizeitveranstaltungen nicht Bier als billigstes Getränk anbieten. **Eine positive Bewertung gesundheitsfördernder Verhaltensweisen beginnt sich abzuzeichnen.**

1.2.2 Einflüsse soziodemographischer Variablen

Viele **soziodemographische** Untergliederungen der Wohnbevölkerung sind hilfreich für die Erkennung und Zuordnung von gesundheitlichen Risiken: Banal ist die Unterscheidung nach **Alter** und nach **Geschlecht,** schon weniger die nach dem **Beschäftigungsverhältnis** und dem **Einkommen** (Schüler, in der Ausbildung, außer Haus, berufstätig, im Haushalt, Rentner, Arbeitslose, Selbständige, Arbeiter als Einzelperson im Leistungslohn, im Gruppenakkord) oder auch nach **Bildungsabschluß, Familienstand bzw. privaten Lebensverhältnissen.** Diese Merkmale werden, wenn sie zu einer Untergliederung führen, **Diskriminatoren** genannt. Sie sind dies z. B. bei der Analyse des Konsumverhaltens (Alkohol, Zigaretten) oder des Krankenstandes. Es besteht z. B. eine Übersterblichkeit der Männer beim Bronchial-Ca, bei der koronaren Herzkrankheit, bei Leberzirrhose oder ein höherer Krankenstand bei gewerblichen Arbeitnehmern als bei Landwirten, bei Müttern mit Kleinkindern als bei anderen Frauen.

1.2.2 Einflüsse soziodemographischer Variablen
Soziodemographische Variablen sind Alter, Geschlecht, Art des Beschäftigungsverhältnisses, Höhe des Einkommens, Bildungsabschluß, Familienstand usw.
Diese Variablen sind **Diskriminatoren** (für eine Untergliederung taugliche Merkmale) für das Konsumverhalten, den Krankenstand u.a.m. Z. B. besteht eine Übersterblichkeit der Männer für das Bronchial-Ca, für die koronare Herzerkrankung, für Leberzirrhose.

Definition. Diskriminatoren nennt man Merkmale, die bei soziologischen Untersuchungen eine Untergliederung ermöglichen.

◀ **Definition**

Der Bedeutungswandel früher wichtiger soziodemographischer Variablen zeigt sich bei der Entwicklung der **Säuglingssterblichkeit** (C-**4**). »Ehelich« und »nichtehelich« war in den 60er Jahren noch ein deutlicher Diskriminator, »Ausländer« und »Deutscher« hingegen nicht. Den Rückgang der Säuglingssterblichkeit sieht man in allen Gruppen, der Unterschied »ehelich« und »nichtehelich« ist (beinahe) aufgehoben. 1994 lag die Säuglingssterblicheit insgesamt bei 7/1000. Auch die **Müttersterblichkeit** geht in den letzten 20 Jahren stark zurück (C-**5**).

Die Bedeutung früher relevanter soziodemographischer Variablen wie ehelich/unehelich, Ausländer/Deutscher hat z. B. bei der Säuglingssterblichkeit abgenommen (C-**4**).
Auch die **Müttersterblichkeit** geht in den letzten 20 Jahren stark zurück (C-**5**).

Definition. **Säuglingssterblichkeit:** Im ersten Jahr Verstorbene (ohne Totgeborene) je 1000 Lebendgeborene.
Perinatale Sterblichkeit: Totgeborene plus in den ersten 7 Lebenstagen Verstorbene je 1000 Lebend- und Totgeborene.
Lebendgeburt: Nach der Trennung vom Mutterleib war mindestens eines der folgenden Merkmale vorhanden:
- Herzschlagen
- Nabelschnurpulsieren
- natürliche Lungenatmung.

Totgeburt: Keines der 3 Merkmale, Gewicht mindestens 500 g.
Fehlgeburt: Keines der 3 Merkmale, Gewicht weniger als 500 g.
Müttersterblichkeit: Tod jeder Frau während der Schwangerschaft oder innerhalb von 42 Tagen nach Beendigung der Schwangerschaft, unabhängig von Dauer und Sitz der Schwangerschaft. Dabei gilt jede Ursache,
- die in Beziehung zur Schwangerschaft oder deren Behandlung steht (oder durch diese verschlimmert wird)
- nicht aber Unfall und zufällig Ereignisse.

Angabe in Fällen pro 100 000 lebendgeborene Kinder.

◀ **Definition**

C-4: Säuglingssterblichkeit

		1965–1970	1985–1990
nichtehelich	männlich	50/1000	ca. 15/1000
	weiblich	40/1000	ca. 10/1000
ehelich	männlich	25/1000	ca. 8/1000
	weiblich	20/1000	ca. 7/1000
Ausländer insgesamt		26/1000	9/1000
Deutsche insgesamt		23/1000	8/1000

C-5: Müttersterblichkeit

	1960	1975	1980	1995
früheres Bundesgebiet	106,3	39,6	7,3	4,7
DDR bzw. neue Bundesländer	–	23,1	16,2	10,7
Niederlande	–	10,7	8,8	6,1*
Portugal	–	42,9	19,6	7,1**

* 1993
** 1992

Die Verschiebung in der Altersstruktur (C-1) mit der Verdoppelung des Altenquotienten hat erhebliche Auswirkungen auf das Gesundheitswesen, sowohl im Krankheitsspektrum wie auch bei der Finanzierung.

Die **Verschiebungen in der Altersstruktur der Bevölkerung** sind aus **C-1** abzulesen. Die leicht erkennbare relative Zunahme älterer Personen hat erhebliche Auswirkungen auf das Gesundheitswesen sowohl im Krankheitsspektrum als auch auf die soziale Sicherung. Der sog. **Altenquotient**, d.h. die Anzahl der Personen mit 60 Jahren und mehr je 100 Personen im Alter von 20–59 Jahren, also die Relation der Flächen des unteren Kreises zu der der mittleren in **C-1**, wird weiter steigen, von 35 im Jahr 1998 zu voraussichtlich 70 im Jahr 2030. Da das System der sozialen Sicherung über die Beitragsleistung der im Arbeitsleben stehenden, d.h. der mittleren Altersgruppe, finanziert wird (*s. später*), ergeben sich hieraus Probleme.

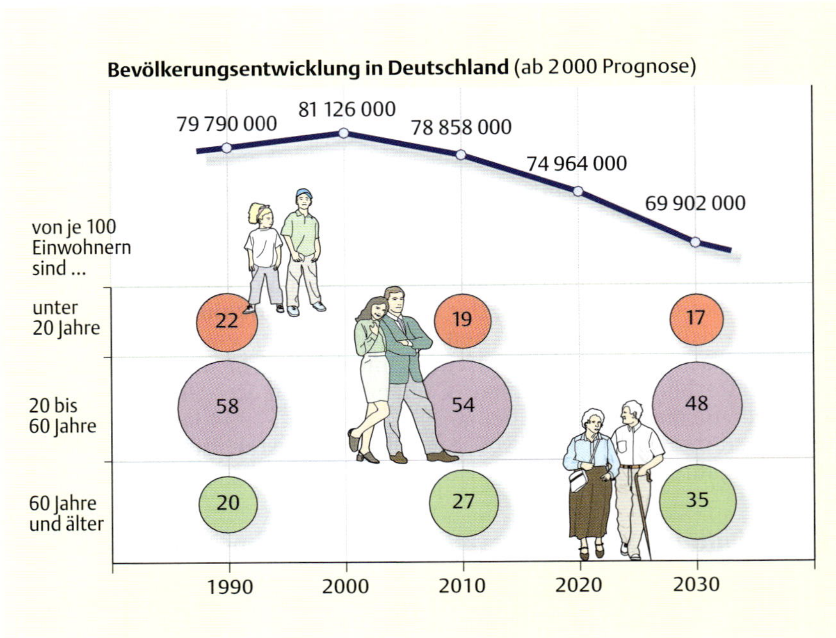

C-1: Bevölkerungsprognose für Deutschland mit Änderung des Altersaufbaus. Die Darstellung geht von einer weiteren Zuwanderung aus.

Die **Sozialschichtung** ist nicht mehr so ausgeprägt wie in Zeiten großer Unterschiede zwischen »arm« und »reich«. Trotzdem bestehen Zusammenhänge zwischen z.B. niedrigem Ausbildungsstand und körperlicher Arbeit einerseits und Verschleißerkrankungen des Bewegungsapparates oder auch Alkoholkonsum andererseits.
Als **soziale Mobilität** wird die Veränderung der Stellung im sozialen Gefüge der Gesellschaft bezeichnet.

Die **Sozialschichtung** ist nicht mehr so ausgeprägt wie in Zeiten großer Unterschiede zwischen »arm« und »reich« und zwischen »ungebildet« und »gebildet«. Soziale Unterschiede zwischen Arbeitern (gewerblichen Arbeitnehmern) und Angestellten sind weitgehend ausgeglichen. Trotzdem bestehen z.B. statistische Zusammenhänge zwischen niedrigem Ausbildungsstand und körperlicher Arbeit einerseits und Verschleißerkrankungen des Bewegungsapparates oder auch Alkoholkonsum andererseits.
Als **soziale Mobilität** wird die Veränderung der Stellung im sozialen Gefüge der Gesellschaft bezeichnet, also z.B. der Wechsel aus handwerklichen Berufen, und eben auch der persönlichen Verankerung in einer solchen Schicht, hin zu akademischen Berufen oder das »Abgleiten« eines Suchtkranken und möglicherweise seiner Familie. Konfliktpotentiale können sich hier leicht ergeben – bei »sozialer Inkongruenz«, z.B. bei der Partnerwahl.

1.2.3 Einflüsse des sozialen Wandels

1.2.3 Einflüsse des sozialen Wandels

Die »**zweite industrielle Revolution**« ist gekennzeichnet durch eine **Abnahme der Arbeit im Primärbereich** (landwirtschaftliche Produktion) **und auch im Sekundärbereich** (Handarbeit) und eine **Zunahme im Tertiärbereich** (Dienstleistungen).

Mit dem Begriff »sozialer Wandel« werden Veränderungen bezeichnet, die im vorigen Abschnitt schon angesprochen wurden. Hinter ihnen steht der Prozeß der sog. **zweiten industriellen Revolution,** also Änderungen der Produktion und des Handels und der damit zusammenhängenden Arbeits- und Lebensbedingungen. **Die Arbeit wird nicht mehr überwiegend im sog. Primärbereich (landwirtschaftliche Produktion) oder im Sekundärbereich (Handarbeit) geleistet, sondern im sog. Dienstleistungsbereich**

(Tertiärbereich), in dem mehr als die Hälfte der Beschäftigten tätig ist. Der Begriff Schwerarbeit wurde geschaffen für körperlich schwere Arbeit, definiert durch den hohen Kalorienverbrauch. Heute werden die größten Belastungen im Bereich der Informationsaufnahme und -verarbeitung gesehen. Deutschland ist eine **Arbeitnehmergesellschaft** geworden, die mit einer kleinen Gruppe sehr Armer (die sogenannte »Neue Armut«) und einer ebenso kleinen Gruppe sehr Reicher zur **Konsumgesellschaft** wird.

Schwerarbeit, ursprünglich begrifflich für körperliche Tätigkeit gedacht, wird zunehmend im Bereich von Informationsaufnahme und -verarbeitung geleistet.
Arbeitnehmergesellschaft und **Konsumgesellschaft,** so bezeichnet die Sozialwissenschaft den gesellschaftlichen Zustand.

▶ ***Merke.*** Die Freizeit stellt vielfach ebenso eine Beanspruchung dar, so daß die funktionelle Aufteilung: Arbeit ist gleich Belastung, Freizeit ist gleich Erholung, wegen der zunehmenden Bedeutung der Freizeitaktivitäten nicht mehr vorausgesetzt werden kann (Freizeit-Streß).

◀ **Merke**

Dieser Wandel geht einher mit verändertem Wohnen: Schlafburgen am Rande größerer Städte ohne Freizeitmöglichkeiten; verlängerte Wegezeit – sie ist ein erheblicher Faktor im Tageszeit-Budget (*s. Teil B Arbeitsmedizin*); isoliertes Wohnen in Kleinwohnungen. Die Haushaltsgröße zeigt das Problem auf: 30% leben in Einpersonen-Haushalten, 29,4% in Zweipersonen-Haushalten, 18% in Dreipersonen-Haushalten. Ein häuslicher Pflegefall in der Familie ist von daher schwer zu bewältigen. Beengt leben, nach einem Wohnflächenstandard von 1971, etwa 25% der Haushalte.

Der Wandel erstreckt sich auch auf das Wohnen:
- Schlafburgen am Stadtrand ohne Freizeitmöglichkeiten
- verlängerte Wegezeit
- isoliertes Wohnen in Kleinwohnungen.

1.2.4 Sozialmedizinische Bedeutung der Arbeitswelt

1.2.4 Sozialmedizinische Bedeutung der Arbeitswelt

Das Arbeitsverhältnis spielt in unserer Kultur für die Selbstdefinition in der Gesellschaft eine wesentliche Rolle, oft erst erkannt, wenn es bedroht oder weggefallen ist – durch die konjunkturelle Entwicklung, Krankheit oder Alter. Über Arbeit wird der Lebensunterhalt gesichert, Arbeit schafft damit auch mehr Unabhängigkeit, fördert das Selbstbewußtsein. Die Emanzipation der Frau vollzieht sich zum großen Teil über eine Erwerbstätigkeit.
Vergleicht man den Einfluß der Belastungen durch die der Arbeitswelt zuzuordnenden Faktoren und durch den persönlichen Lebensstil, so kommt man für Morbidität, Frühberentlichkeit und Mortalität in Deutschland zu der Feststellung, daß zumindest der Slogan »Arbeit macht krank« in die sozialpolitische Mottenkiste gehört. **Lebensstilfaktoren**, natürlich auch durch die Berufstätigkeit beeinflußt, haben mittlerweile einen größeren Einfluß auf Gesundheit und Krankheit. Trotzdem besteht hier ein großer Forschungsbedarf, gerade z.B. zur Bedeutung arbeitsplatzbedingter Faktoren für die medizinisch begründete Frühberentlichkeit. Das Berufskrankheitengeschehen (*s. Teil B Arbeitsmedizin*) zeigt mit Ausnahme der Hauterkrankungen eine Abnahme der nach den Kriterien der Berufsgenossenschaften anerkannten Berufskrankheiten und auch der Berufsunfälle. Es ist jedoch sicherlich kein umfassender Indikator für die im Arbeitsverhältnis begründeten gesundheitlichen Belastungen.

Das Arbeitsverhältnis spielt in unserer Kultur eine wesentliche Rolle für die Selbstdefinition in der Gesellschaft. Dies gilt für die Sicherung des Lebensunterhaltes und damit verbundene größere Unabhängigkeit wie auch das Selbstbewußtsein. Die Emanzipation der Frau vollzieht sich zum großen Teil über eine Erwerbstätigkeit.
Belastungen durch die Arbeitswelt sind denen durch den persönlichen **Lebensstil** gegenüberzustellen.
Forschungsbedarf besteht hinsichtlich der Bedeutung arbeitsplatzbedingter Faktoren für die Frühberentlichkeit.
Das Berufskrankheitengeschehen ist kein umfassender Indikator für die gesundheitlichen Belastungen am Arbeitsplatz.

Der **arbeitsmedizinischen Epidemiologie** verdankt die Medizin zahlreiche Erkenntnisse zu kausalen Zusammenhängen, z.B. über die Bedeutung der Exposition gegenüber Asbest, Benzol, Vinylchlorid u.a., aber auch Erkenntnisse zu Auswirkungen von Nachtarbeit auf das Unfallgeschehen. Schließlich spiegeln solche Studien auch ganz andere kulturelle Einflüsse wider: Arbeitsunfähigkeitshäufigkeiten liegen z.B. in Japan um 2%, in Deutschland um 5%. Sie sind auch – gegenläufig – von der Arbeitsmarktlage beeinflußt. Arbeitsunfähigkeitszeiten können auch, gleiche Belastungen durch die »eigentlichen« Arbeitsbedingungen vorausgesetzt, Indikatoren für das Betriebsklima sein.
Die Arbeitswelt ist ein Ort, an dem Menschen in größerer Zahl regelmäßig zusammenkommen und erreichbar sind – auch für präventivmedizinische Vorhaben. Hierzu wurden **Modelle der betrieblichen Prävention** entwikkelt, die sich z.B. mit dem Bewegungsapparat und den Risikofaktoren des Herzinfarktes befassen. Die hohen Kosten durch den Ausfall eines Mitarbeiters z.B. aufgrund eines Herzinfarktes machen solche Programme auch für

Beispiele für Kausalzusammenhänge zwischen Exposition und Erkrankung aus der **arbeitsmedizinischen Epidemiologie:** Asbest, Benzol, Vinylchlorid als kanzerogene Noxen, Nachtarbeit und Unfallhäufigkeit.
Es gibt erhebliche Unterschiede in der Rate der Arbeitsunfähigkeit: Japan 2%, Deutschland 5%. Arbeitsunfähigkeitszeiten können auch Indikatoren für das Betriebsklima sein.
Die Arbeitswelt (Erreichbarkeit von Gruppen) eignet sich für präventivmedizinische Vorhaben. Die **Modelle der betrieblichen Prävention** »lohnen« sich, wenn man die hohen Kosten durch Arbeitsausfall berücksichtigt.

den Arbeitgeber und die Krankenkassen interessant. Nach verschiedenen Berechnungsarten liegen die betrieblichen Kosten für den dreimonatigen Ausfall eines Mitarbeiters zwischen 50 000 und 100 000 DM.

1.2.5 Sozialanamnese

Neben der Biographie und dem subjektiven Erleben der Lebenssituationen sollten auch die **psychosozialen Lebensbedingungen** erfaßt werden. Diese umfassen die berufliche Situation, mögliche Konflikte hier oder in der Familie und im Freundeskreis, wirtschaftliche Nöte, Wohnbedingungen, Suchtverhalten und Freizeitbeschäftigungen.

Die Sozialanamnese soll, neben der individuellen Biographie des Betroffenen und seinem subjektiven Erleben der Lebenssituation, seine allgemeinen Lebensbedingungen und die aktuelle Lebenssituation erfassen. Die zuvor angesprochenen **Bereiche der sozialen Umwelt** müssen berücksichtigt werden. Als Beispiele seien angeführt die berufliche Situation, mögliche Konflikte hier oder in der Familie und im Freundeskreis, wirtschaftliche Nöte, Wohnbedingungen, Suchtverhalten, Freizeitbeschäftigungen und vieles mehr. Auf psychosomatische Krankheitszusammenhänge wird verwiesen.

1.3 Sozialmedizinische Aspekte von Krankheit

In der Sozialmedizin geht es um:
- die Häufigkeit von Erkrankungen
- die organisatorischen Möglichkeiten ihrer Erkennung und auch Heilung
- die Auswirkung der Erkrankung auf die soziale Existenz der Betroffenen
- die Bedeutung der großen Erkrankungsgruppen für das System der sozialen Sicherung.

Für die Zukunft wird eine Zunahme nicht unmittelbar lebensbedrohlicher, aber pflege- und damit kostenintensiver Erkrankungen erwartet.

Diagnose, Pathogenese, Pathophysiologie und Therapie von Krankheiten sind Gegenstand der medizinischen Spezialdisziplinen, in der Sozialmedizin sind es
- die Häufigkeit von Erkrankungen
- die organisatorischen Möglichkeiten ihrer Erkennung und auch Heilung
- die Auswirkung der Erkrankung auf die soziale Existenz der Betroffenen
- die Bedeutung der großen Erkrankungsgruppen für das System der sozialen Sicherung.

Für die Zukunftsperspektive wesentlich ist vor allem die erwartete Zunahme der nicht unmittelbar lebensbedrohlichen Erkrankungen, die dennoch sehr pflege- und damit auch kostenintensiv sind (seelische Störungen, Erkrankungen des Bewegungsapparates, des Herz-Kreislauf-Systems).

1.3.1 Koronare (ischämische) Herzkrankheiten (ICD 410–414)

Darunter werden vor allem **Angina pectoris** und der **Herzinfarkt** verstanden.

Wird systematisch nach Symptomen der KHK gesucht, finden sich diese bei ca. 15–20 % der über 40jährigen.
Die **Inzidenz des Herzinfarktes** liegt bei **ca. 330/100 000 bei den Männern und bei 120/100 000 bei den Frauen.**
Herz-Kreislauf-Erkrankungen (ICD 390–459) sind Todesursache Nr. 1. Sie bestimmen weitgehend die mittlere Lebenserwartung.
Bei Männern zeigt sich seit 1980 ein leichter Rückgang der Herzinfarkt-Mortalität, bei Frauen noch eine absolute Zunahme.
Herz-Kreislauf-Erkrankungen machen etwa 30 % der vorzeitigen Berentungen aus, bei den medizinischen Rehabilitationsmaßnahmen sind sie die zweithäufigste Indikation.

Hierunter werden vor allem die **Angina pectoris** und **der Herzinfarkt** verstanden. Beide Erkrankungen haben in den Industrienationen eine hohe Aufmerksamkeit erhalten.
Im Mikrozensus 1982, der sich damit befaßte, haben 283 000 Personen (d. h. ca. 0,4 %) angegeben, an ischämischen Herzkrankheiten zu leiden, etwa gleich viele Männer wie Frauen und etwa gleich viele Personen unter wie über 65 Jahren. Zusätzliche 660 000 Personen (d. h. ca. 1,1 %) gaben sonstige Herzerkrankungen an. Damit leiden etwa 10 % der sich selbst als krank bezeichnenden Personen (dies tun ca. 15 % der Bevölkerung) an Erkrankungen des Herz-Kreislauf-Systems. Wird jedoch systematisch nach Symptomen ischämischer Herzkrankheiten gesucht, so können sie bei 15–20 % der über 40jährigen gefunden werden.
Die Inzidenz des Herzinfarktes liegt in Deutschland bei den Männern bei ca. 330/100 000, bei den Frauen bei 120/100 000. Da ja nicht alle Infarkte letal verlaufen, ist die Fallhäufigkeit (Prävalenz) höher: 460/100 000 bei den Männern 150/100 000 bei den Frauen (Zahlen der MONICA-Studie) bezogen auf die Altersgruppe der 25–75jährigen, d. h. etwa zwei Drittel der Gesamtbevölkerung. International gibt es große Unterschiede, so z. B. für die Inzidenz bei den Männern: in Innsbruck 130/100 000, in Helsinki 380/100 000.
Bei der **Todesursachenstatistik** stehen die **Herz-Kreislauf-Erkrankungen an erster Stelle.** Das mittlere Todesalter bei Herz-Kreislauf-Erkrankungen mit ca. 70 Jahren bei den Männern und mehr als 75 Jahren bei den Frauen entspricht der **mittleren Lebenserwartung** recht genau. Beim Herzinfarkt selbst, der etwa 10 % aller Todesursachen ausmacht, zeigt sich für die Männer seit 1980 ein leichter Rückgang der Sterbefälle. Bei den Frauen stiegen die absoluten Zahlen laufend an, bei ihnen jedoch im wesentlichen durch die

stark gestiegene Lebenserwartung bedingt. 1989 standen 43 000 Todesfälle bei den Männern 33 000 bei den Frauen gegenüber (alte Bundesländer).
Die soziale Bedeutung dieser Erkrankungen läßt sich deutlich an der Zahl der Berufs- und Erwerbsunfähigkeitsrenten und der medizinischen Rehabilitationsmaßnahmen durch die Rentenversicherungsträger ablesen. 1990 wurden etwa 200 000 vorzeitige Berentungen ausgesprochen, davon bei den Männern 27% wegen dieser Erkrankungsgruppe. Bei den Rehabilitationsmaßnahmen machen sie bei einer Gesamtzahl von 780 000 im Jahr 1991 etwa 14% aus, insbesondere in Form von Anschlußheilverfahren. Sie sind damit die zweithäufigste Indikation (Zahlen der alten Bundesländer).
Informationen zu den Risikofaktoren entstammen der Framingham-Studie, der Lipid-Klinik-Studie und vielen weiteren regionalen Registern, darunter auch der von *Nüssel* durchgeführten Studie in Eberbach und Wiesloch sowie Neckargmünd (bei Heidelberg). Aus der Fülle der Informationen kann nur wenig herausgegriffen werden.
Unter den **Risikofaktoren** spielen eine bestimmende Rolle:

- **Übergewicht, insbesondere Gewichtszunahme nach dem 25. Lebensjahr**
- **Hypercholesterinämie und Hypertriglyzeridämie**
- **Hypertonie**
- **Diabetes bzw. abnorme Glukosetoleranz**
- **Rauchen**
- **mangelnde körperliche Aktivität.**

Zu diesen physiko-chemischen Faktoren kommen psychosoziale Faktoren hinzu. Hierzu rechnen **belastende Situationen in Familie und Beruf, die zu Aggression, Spannung, Angst und Sorge führen.** Diskutiert werden **auch die Persönlichkeitszüge des sog. Typ-A-Verhaltens.** Damit sind Persönlichkeitsmerkmale mit einer besonderen Affinität für die Entstehung eines Herzinfarktes gemeint. Dies sind:

- ein anhaltendes intensives Bemühen, selbstgewählte, aber meist schlecht definierte Ziele zu erreichen
- eine tiefe Neigung zu kompetitivem Verhalten
- ein andauerndes Bedürfnis nach Anerkennung und Vorwärtskommen
- ein unentwegtes Engagement in verschiedensten Funktionen mit ständigem Druck durch Zeitlimits
- eine tief verankerte Gewohnheit, die Ausführung körperlicher und geistiger Tätigkeiten zu beschleunigen und
- eine außerordentliche geistige und körperliche Aufmerksamkeit und Bereitschaft.

Hinzu kommen Faktoren, die zur sog. **soziokulturellen Inkongruenz** beitragen wie Unterschiede zwischen Land- und Stadtbevölkerung (die Stadtbevölkerung erkrankt dreimal häufiger an KHK als die Landbevölkerung), Unterschiede in der sozialen Herkunft der Ehepartner, rascher Übergang in neue soziale Situationen und anderes mehr.

> ▶ ***Merke.*** In der Rehabilitation stehen wegen der multifaktoriellen Genese der koronaren Herzkrankheit körperliches Leistungstraining, Ernährungs- und Bewegungsberatung, Konfliktbewältigung, das Finden einer neuen Lebenseinstellung sowie medikamentöse Langzeittherapie gleichberechtigt nebeneinander.

Aufgrund der Ergebnisse zahlreicher Studien ist es gelungen, **Risikofaktoren** zu definieren:

- Übergewicht
- Hypercholesterinämie
- Hypertriglyzeridämie
- Hypertonie
- Diabetes mellitus
- Rauchen
- mangelnde körperliche Aktivität.

Zu diesen Faktoren kommen psychosoziale Faktoren hinzu.
Zu den psychosozialen Faktoren rechnen belastende Situationen in Familie und Beruf, die zu Aggression, Spannung, Angst und Sorge führen, auch die Persönlichkeitszüge des sog. **Typ-A-Verhaltens.**

Hinzu kommen Faktoren, die zur sog. **soziokulturellen Inkongruenz** beitragen wie Unterschiede in der sozialen Herkunft der Ehepartner, rascher Übergang in neue soziale Situationen.

◀ **Merke**

1.3.2 Apoplektischer Insult (ICD 436)

Obwohl die Krankheiten des zerebrovaskulären Systems (ICD 430–438) insgesamt etwa gleich häufig Todesursache sind wie der akute Myokardinfarkt (jeweils ca. 80 000 Gestorbene pro Jahr in den alten Bundesländern), hat es lange gedauert, bis ihnen eine entsprechende Aufmerksamkeit zukam. Der apoplektische Insult selbst macht mehr als die Hälfte dieser Todesfälle aus; es sind entsprechend der überwiegend betroffenen Altersgruppe doppelt so viele Frauen wie Männer.

1.3.2 Apoplektischer Insult (ICD 436)

Es sterben etwa gleich viele Personen an Erkrankungen des zerebrovaskulären Systems wie am Herzinfarkt (ca. 80 000 pro Jahr in den alten Bundesländern). Der apoplektische Insult macht etwa die Hälfte dieser Todesfälle aus, die absoluten Zahlen liegen bei Frauen doppelt so hoch wie bei Männern.

In der Gruppe der 25- bis 64jährigen ist die Inzidenz bzw. Attackenrate bei Männern doppelt so hoch wie bei Frauen.

Über die Morbidität geben Studien Auskunft (z. B. die MONICA-Studie der WHO). Hier zeigt sich in der untersuchten Population der 25- bis 64jährigen bei den Männern eine gegenüber Frauen doppelt so hohe Inzidenz (erstmalige Ereignisse) bzw. Attackenrate (es können mehrere Attacken pro Jahr auftreten). Es sind 127 Attacken pro 100 000 bei den Männern, 53/100 000 bei den Frauen.
Als Prävention kommt besonders die Bekämpfung des Bluthochdrucks in Frage.

Die Rehabilitation hat bei dieser Erkrankung eine herausragende Bedeutung.

Die herausragende Bedeutung der Erkrankung liegt in den Erfordernissen der Rehabilitation. Entsprechend dem höheren Lebensalter der meisten Betroffenen geht es vor allem um das Wiedererlangen einer selbständigen Lebensführung, verkürzt mit dem Schlagwort »Reha vor Pflege« ausgedrückt. Stationäre und ambulante Rehabilitationsmaßnahmen durch Logopäden bei Sprachstörungen und durch Krankengymnasten und Ergotherapeuten haben zu belegbaren Fortschritten geführt.

Logopädie, Krankengymnastik und Ergotherapie haben zu großen Fortschritten geführt.

1.3.3 Hypertonie (ICD 401–405)

1.3.3 Hypertonie (ICD 401–405)

Auch hier steht am Anfang die Definition. Ab welchem, wie oft und wie gemessenem Wert für den systolischen und diastolischen Druck spricht man von Hypertonie? Die **WHO** hat die folgenden Werte für Personen ohne Einnahme von Antihypertensiva vorgeschlagen:

Definition ▶

Definition
- Normotonie bei $< 140/< 90$ mmHg
- Grenzwerthypertonie bis 160/95 mmHg
- Hypertonie $> 160/95$ mmHg

Als kontrolliert hyperton (Einnahme von Antihypertensiva) gelten Personen mit Werten unter 160 mmHg systolisch und 95 mmHg diastolisch.
Im nationalen Untersuchungssurvey 1991 ergaben sich die Untersuchungsergebnisse der C-**2**.

Die Blutdruckwerte des nationalen Survey sind in C-2 wiedergegeben.

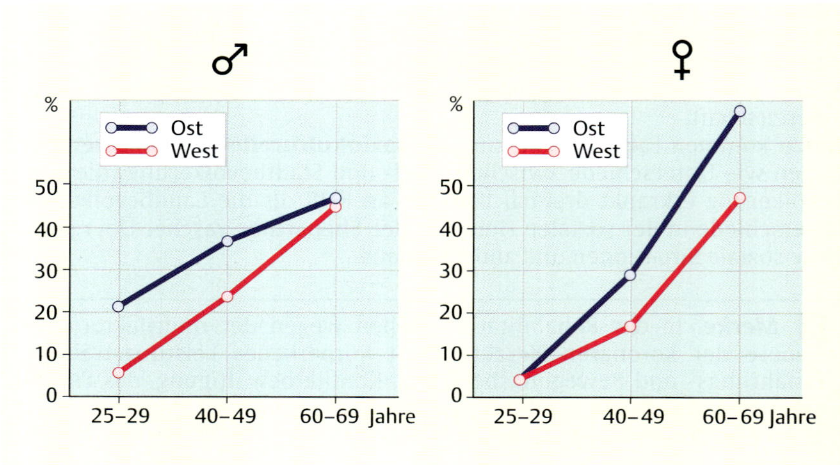

C-2: Altersabhängige Prävalenz von erhöhtem Blutdruck (hyperton und kontrolliert hyperton). (Survey 1991, Männer und Frauen, alte und neue Bundesländer).

Die Prävalenz ist bei Männern höher als bei Frauen. Sie übertrifft Befragungsergebnisse bei weitem.

Die Prävalenz der Hypertonie ist also **bei Männern höher als bei Frauen**, vor allem in den jüngeren Lebensaltern. In den letzten Jahren hat sich hier keine Veränderung ergeben. Diese Zahlen sind etwa zehnfach höher, als wenn die Bevölkerung selbst nach dem Bestehen eines Hochdrucks gefragt wird (Mikrozensus). Daraus kann nur abgeleitet werden, daß der **Bluthochdruck als Volkskrankheit immer noch viel zuwenig bekannt ist.**

Bluthochdruck ist als Volkskrankheit immer noch zuwenig bekannt.

Wegen dieser großen Bedeutung des Hochdruckes sind frühzeitige Erfassungsprogramme erforderlich. Ihr Wert hängt, außer von einer hohen Erfassungsquote, auch von der Qualität der Messung ab. Laien müssen deswegen im Blutdruckmessen geschult werden.

Erfassungsprogramme unter Beteiligung geschulter Laien sind erforderlich.

1.3.4 Hypercholesterinämie

1.3.4 Hypercholesterinämie

Merke. Cholesterinwerte über 180 mg/dl vor dem 30. Lebensjahr und über 200 mg/dl danach bedürfen der ärztlichen Aufmerksamkeit.

◀ Merke

Die Cholesterinbestimmung ist vom 36. Lebensjahr an Programmteil der Gesundheitsvorsorgeuntersuchung (§ 25 SGB V). Ob nun 200 oder 220 mg/dl als untere Normgrenze anzusehen sind, spielt eine untergeordnete Rolle.

Die Cholesterinbestimmung ist Teil der Gesundheitsvorsorgeuntersuchung (§ 25 SGB V).

Definition. Man spricht bei den Cholesterinwerten von 200–250 mg/dl von mäßiggradiger, bei Werten zwischen 250 und 300 mg/dl von deutlicher Hypercholesterinämie.

◀ Definition

Die Bewertung ist abhängig vom sonstigen Risikofaktorenprofil (LDL-Cholesterin über 155 mg/dl ?, HDL-Cholesterin unter 35 mg/dl ?, Triglyzeride über 200 mg/dl ?). Im Untersuchungssurvey 1991 fand sich die Verteilung (C-**3**).

Die Bewertung richtet sich auch nach dem sonstigen Risikofaktorenprofil (LDL, HDL, Triglyzeride).
Zu den Cholesterinwerten im nationalen Survey s. **C-3.**

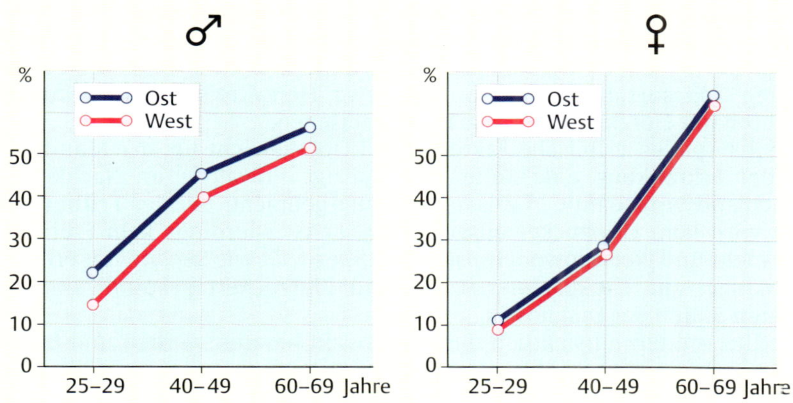

C-3: Altersabhängige Prävalenz von erhöhtem Gesamtcholesterin (≧ 250 mg/dl). (Survey 1991, Männer und Frauen, alte und neue Bundesländer).

Die Hypercholesterinämie ist also in jüngeren Jahren bei den Männern häufiger als bei den Frauen, nach dem 50. Lebensjahr ist es umgekehrt.
Zwischen der Höhe der Serumkonzentration des Gesamtcholesterins bzw. des LDL-Cholesterins und der Inzidenz der koronaren Herzkrankheit (Morbidität und Mortalität) besteht ein positiver, zur Höhe des HDL-Cholesterins ein negativer Zusammenhang. Die dominierende Rolle eines erhöhten LDL-Cholesterins als kausaler Risikofaktor der koronaren Herzkrankheit ist unstrittig.

Die dominierende Rolle des erhöhten LDL-Cholesterins als kausaler Risikofaktor der koronaren Herzkrankheit ist unstrittig.

Merke. Die Behandlung der Hypercholesterinämie (und sonstiger Dyslipidämien) bedarf der konsequenten **Korrektur aller beeinflußbarer Risikofaktoren:** Übergewicht, Rauchen, Hypertonie, Diabetes mellitus, körperliche Inaktivität.

◀ Merke

Die weitaus meisten Langzeitinterventionsstudien machen die **Abhängigkeit der KHK-Mortalität von Ernährungseinflüssen** (u. a. den Cholesterinspiegel betreffend) deutlich.

In einer Doppel-Blindstudie, bei der eine medikamentöse Senkung des LDL-Cholesterins erzielt wurde, sank die Herzinfarktrate auf die Hälfte ab.

Es ist in vielen Studien in verschiedenen Kulturkreisen nachgewiesen, daß **die Ernährungsweise für die erhöhten Cholesterinspiegel von Bedeutung** ist. Der Gehalt an Cholesterin selbst und an gesättigten Fettsäuren trägt zur Erhöhung bei. Die weitaus meisten Langzeit-Interventionsstudien machen die Abhängigkeit der KHK-Mortalitätsraten von Ernährungseinflüssen deutlich.
Als ein Beispiel für eine medikamentöse **Interventionsstudie** sei ein Ergebnis des »Coronary Prevention Trial 1984« angeführt: Ziel der Studie war es, Zusammenhänge zwischen dem einzelnen Risikofaktor Hypercholesterinämie und der Entstehung neuer Herzinfarkte festzustellen. In einer Doppel-Blindstudie an etwa 4000 Personen zeigte sich, daß die Gruppe, bei der eine medikamentöse Senkung des LDL-Cholesterins erzielt wurde, wesentlich weniger pathologische Veränderungen entwickelte, ja daß die Häufigkeit von Infarkten auf die Hälfte absank.

1.3.5 Diabetes mellitus (ICD 250)

In der BRD (alte Bundesländer) leiden nach Angaben des Mikrozensus 740 000 Personen, davon zwei Drittel Frauen, an Diabetes mellitus.
Diabetes hat weltweit eine Prävalenz von 1–3 %. Die Inzidenz liegt bei 3–6/1000 pro Jahr.
Diabetes selbst (z. B. Coma diabeticum) ist eine seltene Todesursache, trägt jedoch zu anderen Todesursachen wie Herz-Kreislauf-Erkrankungen bei (Apoplexie, Herzinfarkt).
Ethnische Faktoren und Übergewicht sind wesentliche Faktoren bei der Manifestation des Diabetes.
Zur **Früherkennung** wird der Zuckernachweis im Urin (kein Frühsymptom!) herangezogen.
Eine ärztliche Berufsberatung für Diabetiker erscheint notwendig.

1.3.5 Diabetes mellitus (ICD 250)

In der Bundesrepublik haben 1982, über den Mikrozensus errechnet, 740 000 Personen (d. h. etwa 1,2 %), darunter zwei Drittel Frauen, angegeben, zuckerkrank zu sein. Bei der gleichen Erhebung gaben bei der Frage nach Diätnahrung 1,1 Millionen an, wegen Zuckerkrankheit Diät regelmäßig oder zumindest gelegentlich zu nehmen.
In der Weltbevölkerung wird mit einer Prävalenz des Diabetes zwischen 1–3 % gerechnet, in Deutschland, in recht guter Übereinstimmung mit subjektiven Angaben des Mikrozensus, mit 2 % und zusätzlich ca. 1 % Verdachtsfällen. Die jährliche Inzidenz liegt bei etwa 3/1000 bei den unter 40jährigen und steigt bei den über 50jährigen auf etwa das Doppelte an. In der Todesursachenstatistik spielt die Angabe Diabetes quantitativ keine große Rolle, hierbei dürfte jedoch der Beitrag der Grunderkrankung Diabetes zu den anderen Todesursachengruppen, wie etwa Herz-Kreislauf-Erkrankungen mit koronarer Herzkrankheit, das Bild verwischen.
Eindeutig spielen ethnische Faktoren und Übergewicht bei der Manifestation der Erkrankung eine Rolle. Die niedrige Prävalenz im Nachkriegsdeutschland wird damit in Zusammenhang gebracht. Bei der **Früherkennung** wird vom Urinzucker ausgegangen. Er ist allerdings kein Frühsymptom mehr und weist sowohl hinsichtlich Spezifität wie Sensitivität erhebliche Mängel auf. Glukosetoleranztest und Blutzuckertagesprofil sind die nächsten Stufen der Diagnostik.
Diabetiker sollten hinsichtlich der Berufswahl beraten werden und Berufe mit der Gefahr einer erhöhten Nahrungsmittelzufuhr (Lebensmittelherstellung, Gaststättengewerbe) sowie solche, die eine unregelmäßige Lebensführung bedingen, nicht ergreifen. Zu den weiteren beruflichen Besonderheiten *siehe Teil B Arbeitsmedizin.*

1.3.6 Rheumatische Erkrankungen (ICD 710–739)

Hierunter werden die entzündlichen und die degenerativen Erkrankungen verstanden. **Sie spielen aufgrund ihrer hohen Prävalenz bei gleichzeitig sehr niedriger Mortalität eine ganz herausragende Rolle im Gesundheitswesen.**
An »Rheuma« leiden (Angaben aus dem Mikrozensus) 450 von 10 000 der 40–65jährigen.

21 % der Arbeitsunfähigkeitsfälle in der GKV entfallen auf die Diagnose

1.3.6 Rheumatische Erkrankungen (ICD 710–739)

Diese Krankheitsgruppe umfaßt eine Vielzahl von Diagnosen, so daß besser von **»Krankheiten des Skeletts, der Muskeln und des Bindegewebes«** gesprochen wird. Es sind also sowohl entzündliche wie auch degenerative Erkrankungen gemeint. **Sie spielen wegen ihrer hohen Prävalenz bei gleichzeitig sehr niedriger Mortalität eine ganz herausragende Rolle im Gesundheitswesen.**
Nach subjektiven Angaben leiden (Mikrozensus 1982) 1,8 Millionen der 9,4 Millionen »Kranken« an »Rheuma«, davon ca. 60 % Frauen. Die Prävalenz bei den 40- bis 65jährigen beträgt ca. 450/10 000. Nach dem Kauf von »Rheumamitteln« innerhalb der letzten 4 Wochen befragt, gaben 1,7 Millionen der männlichen Bevölkerung (insgesamt 29,5 Millionen) und 2,9 Millionen der weiblichen Bevölkerung (insgesamt 32,2 Millionen) dies an, etwa 60 % entfielen auf rezeptpflichtige Medikamente.
Dieser hohen »Prävalenz der Beeinträchtigung« entsprechen Zahlen der gesetzlichen Krankenversicherung. **21 % der Arbeitsunfähigkeitsfälle der**

Pflichtversicherten fallen auf diese Krankheitsgruppe. Damit ist dies die **häufigste Diagnose, gekoppelt mit einer überdurchschnittlichen Dauer des einzelnen Falls.**
Dorsopathien stehen quantitativ im Vordergrund, dann folgen Arthropathien, Osteopathien und die primär chronische Polyarthritis.

»Erkrankungen des Bewegungsapparates«. Dies ist die **häufigste Diagnose, gekoppelt mit einer überdurchschnittlichen Dauer des einzelnen Falles.**

> ***Merke.*** 1996 wurden ca. 77000 vorzeitige Berentungen wegen Erkrankungen der Bewegungsorgane ausgesprochen, das sind etwa 28% aller Renten wegen Berufs- oder Erwerbsunfähigkeit. **Bei den medizinischen Rehabilitationsmaßnahmen sind sie mit ca. 40% aller Verfahren die häufigste Diagnosegruppe.**

◀ **Merke**

Bewegungstherapie, medizinische Bäder, Schmerztherapie, Gewichtsabnahme, ergotherapeutische Maßnahmen, psychologische Hilfen bilden die wesentlichen Inhalte der Maßnahmen, die angesichts der meist chronischen Inhärenz zum Fortschreiten der Erkrankung oft nur eine Adaptation an die Behinderung erzielen können. Dazu tragen in der Nachbetreuung auch die lokalen Gruppen der Rheuma-Liga und andere soziale Einrichtungen bei.

Die Progressionstendenz der meisten dieser Erkrankungen führt dazu, daß vielfach nur eine Adaptation an die Behinderung erzielt werden kann.

1.3.7 Bösartige Neubildungen (ICD 140–208)

Die bösartigen Neubildungen haben einen hohen Stellenwert im Bewußtsein der Bevölkerung und im Gesundheitswesen. In Deutschland steht **»Krebs«** als Gruppendiagnose in der **Todesursachenstatistik** mit ca. 25% der Gesamtsterblichkeit **an zweiter Stelle.** Diese Krebsfälle verteilen sich auf die einzelnen Organe wie in **C-4** angegeben.
Bei der Analyse der Häufigkeitsentwicklung dieser Krankheitsgruppe ist es besonders wichtig, die demographischen Einflüsse zu berücksichtigen.

1.3.7 Bösartige Neubildungen (ICD 140–208)

Die Diagnose »Krebs« steht in der Todesursachenstatistik an zweiter Stelle. Die Aufschlüsselung der Krebsarten ist in **C-4** wiedergegeben.

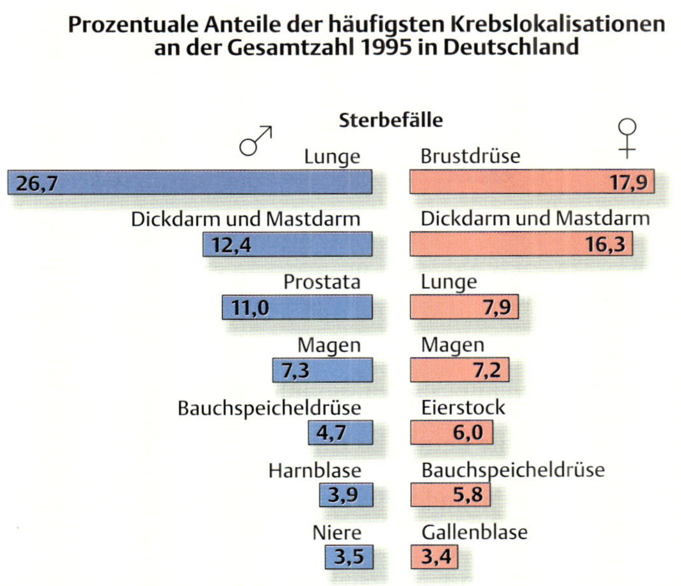

C-4: Häufigkeitsverteilung der Todesursache Krebs (Mortalität), betroffene Organsysteme.

Merke ▶

> **Merke.** Krebs ist überwiegend eine Erkrankung des höheren Lebensalters. Wenn es also immer mehr alte Menschen gibt, wird es mehr Krebsfälle geben, ohne daß in den einzelnen Altersgruppen das Krebsrisiko zuzunehmen braucht.

Im Saarland z. B., das als Modell für die alten Bundesländer herangezogen werden muß, ist die Gesamttumorinzidenz, berücksichtigt man die demographischen Änderungen in den letzten Jahren, gleich geblieben (◘ C-5).

In der Epidemiologie des Krebses ist es deswegen besonders wichtig, die Daten auf eine Standardbevölkerung umzurechnen.
Das **Krebsregister des Saarlandes** muß bei der Darstellung der Inzidenz als Modell für die alten Bundesländer herangezogen werden. Die Gesamttumorinzidenz lag 1979–82 bei 442/100 000 Männer und 412/100 000 Frauen. Damit war eine Zunahme um jeweils ca. 5 % gegenüber der vorangehenden 4-Jahres-Periode festzustellen. Der Anstieg erklärt sich jedoch vollständig durch die Änderung des Altersaufbaus der Bevölkerung, da **70 % der Neuerkrankungen jenseits des 60. Lebensjahres** auftreten und der Anteil älterer Personen zunahm (◘ C-5).

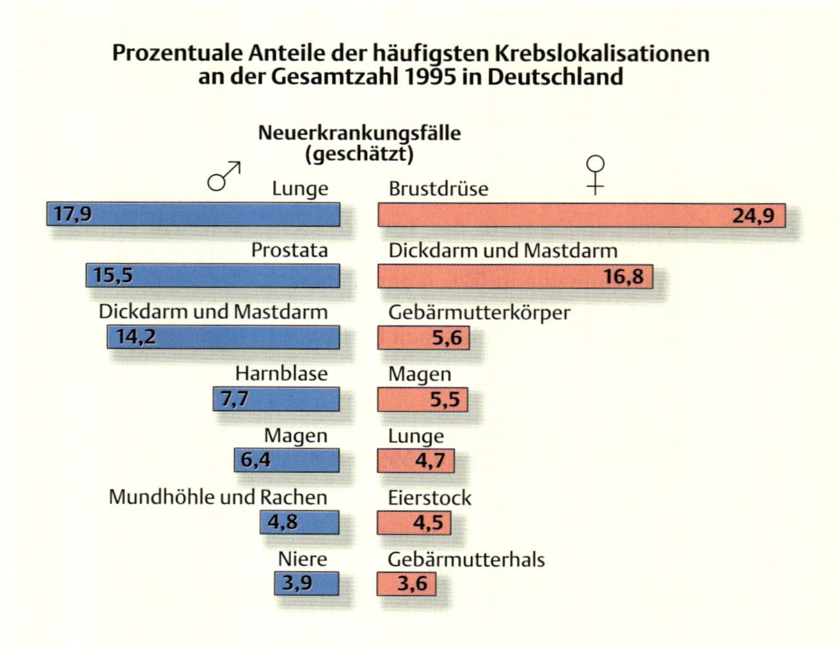

◘ C-5: Häufigkeitsverteilung der Neuerkrankungen an Krebs (Inzidenz), betroffene Organsysteme.

Im einzelnen nehmen ab:
- Bronchialkarzinom des Mannes
- Prostatakarzinom
- Uteruskarzinom
- Magenkarzinom des Mannes.

Zugenommen haben:
- kolorektale Tumoren der Frau und des Mannes
- Mammakarzinom der Frau
- Bronchialkarzinom der Frau.

In den Statistiken der Krankenversicherung spielen die Krebserkrankungen eine relativ geringe Rolle.

Insgesamt verbirgt sich hinter diesen Gesamtzahlen beim Magenkarzinom und beim Bronchialkarzinom der Männer sowie beim Prostatakarzinom ein leichter Abwärtstrend. **Eine deutliche Zunahme besteht bei den kolorektalen Tumoren.** Bei den Frauen ist eine Zunahme des Mammakarzinoms, der kolorektalen Tumoren und des Bronchialkarzinoms zu verzeichnen. Gleich geblieben ist die Zahl der Ovarialkarzinome, die Uteruskarzinome nahmen an Zahl ab.
In den Statistiken der Krankenversicherung spielen die Krebserkrankungen im Vergleich zu den Erkrankungen von Herz/Kreislauf und Bewegungsapparat **eine relativ geringe Rolle.** So machen sie z. B. im Bereich der gesetzlichen Krankenversicherung (GKV) bei den Arbeitsunfähigkeitsfällen weniger als 1 % aus, bei den Krankenhausfällen der Pflichtversicherten 2–3 %, bei den Krankenhausfällen der männlichen Rentner ca. 1 %, denen der weiblichen immerhin ca. 8 %.

Krebsfrüherkennungsmaßnahmen gehören zum Leistungskatalog der GKV (*s. Abschnitt 5.4, S. 282*).
Im Jahr 1989 konnten durch sie in den alten Bundesländern ca. 8400 Krebserkrankungen aufgedeckt werden. Bei den Frauen entfallen 54% auf die Mamma, 39% auf gynäkologische Tumoren im engeren Sinne; bei den Männern 56% auf Prostatakarzinome und 29% auf kolorektale Tumoren. **Diese Tumorfälle haben eine günstigere Stadienverteilung**, insbesondere gilt dies für die Zervixkarzinome, von denen 78% Carcinomata in situ waren.
Auch das **kolorektale Screening** *(s. S. 252)* hat trotz der niedrigen Beteiligungsquote eine **eindeutige Früherkennungswirkung**, auch wenn bei den Frauen weniger als 5%, bei den Männern weniger als 10% der jährlich erwarteten Darmkrebserkrankungen so entdeckt wurden; bei den Frauen etwa 10% der Mammakarzinome. Hinzu kommt die Aufdeckung einer großen Zahl von Korpuskarzinomen, die nicht Teil des Früherkennungsprogramms sind. Die zahlenmäßig kleinste Gruppe stellen die Hautkrebserkrankungen dar mit ca. 100 Krebsdiagnosen bei den untersuchten Frauen und etwa 330 bei den Männern.
Die **Beteiligung am Krebsfrüherkennungsprogramm muß gesteigert werden.** Auffallend ist insbesondere die sinkende Beteiligung der Frauen ab dem 50. Lebensjahr. Wenn bedacht wird, daß **70% aller Krebserkrankungen nach dem 60. Lebensjahr auftreten,** so gibt es keinen Grund, hier nachlässiger zu werden.

Krebsfrüherkennungsmaßnahmen gehören zum Leistungskatalog der GKV.
1989 konnten durch die Vorsorgeuntersuchungen ca. 8400 Krebserkrankungen aufgedeckt werden. Bei den Frauen entfallen davon 90% auf gynäkologische Tumoren.
Beim **kolorektalen Screening** werden bei Frauen unter 5%, bei Männern unter 10% der erwarteten Tumorfälle entdeckt.
Bei den Mammakarzinomen der Frau wurden etwa 10% der erwarteten Neuerkrankungen entdeckt.
Die Beteiligung am Krebsfrüherkennungsprogramm muß gesteigert werden. Dies gilt insbesondere für Ältere, **da 70% aller Krebserkrankungen nach dem 60. Lebensjahr auftreten.**

> ▶ ***Merke.*** Es wird angenommen, daß **drei Viertel aller krebsbedingten Todesfälle mit externen Faktoren in Zusammenhang stehen** und demzufolge theoretisch verhindert werden könnten.

◀ **Merke**

In ihrem Bericht aus dem Jahr 1981 (»The causes of cancer«) sind *Doll* und *Peto* zu dem Schluß gekommen, daß in den Vereinigten Staaten 30% aller durch Karzinome verursachten Todesfälle auf Tabakgenuß, 35% auf Ernährungsgewohnheiten (wenn auch mit einem bedeutenden Unsicherheitsfaktor), 4% auf die Ausübung bestimmter Berufe, 3% auf Alkoholkonsum, 2% auf die Umweltverschmutzung usw. zurückzuführen sind. Solche Angaben werden für einzelne Länder sehr verschieden sein und auch die unterschiedlichen Lebensgewohnheiten (z. B. hinsichtlich des Alkoholgenusses) widerspiegeln. So werden in Frankreich mehr als 10% aller krebsbedingten Todesfälle mit dem Alkoholkonsum in Zusammenhang gebracht. In Schweden, das ein großes Programm zur Bekämpfung des Tabakkonsums durchführt, rechnet man, daß etwa 10% aller Karzinome durch Tabak verursacht werden.

Für einzelne Länder gibt es unterschiedliche Einschätzungen der Faktoren:
USA *(Doll* und *Peto):*
- 30% Tabak
- 35% Ernährungsgewohnheiten
- 4% berufliche Exposition
- 3% Alkohol
- 2% Umweltverschmutzung.

In Frankreich werden 10% aller Krebsfälle mit dem Alkoholgenuß in Zusammenhang gebracht.
In Schweden rechnet man, daß 10% aller Karzinome durch Tabak verursacht werden.

1.4 Gesundheitsrelevante Verhaltensweisen und sozialmedizinische Aspekte von Unfällen

1.4 Gesundheitsrelevante Verhaltensweisen und sozialmedizinische Aspekte von Unfällen

1.4.1 Rauchen

1.4.1 Rauchen

Der Tabakkonsum hat in der Bundesrepublik lange Jahre zugenommen, ist jedoch bei den Zigaretten seit 1976 konstant bei etwa 2000 (35% ohne Filter) je Einwohner und Jahr. Andere Formen von Tabak (Zigarillo, Zigarren, Feinschnitt und Pfeifentabak) spielen, sofern nicht inhaliert wird, keine wesentliche zusätzliche Rolle. **40% der männlichen und 27% der weiblichen Bevölkerung sind Raucher.** Der Anteil der Jugendlichen, die mehr als 20 Zigaretten pro Tag rauchen, liegt bei 15–17jährigen bei 13%, bei den 18–20jährigen bei 32%. Arbeiter rauchen mehr als Angestellte und Beamte, an den Berufsschulen wird besonders viel geraucht, und Frauen mit höherer Schulbildung rauchen mehr als diejenigen mit Hauptschulabschluß. In kleinen Gemeinden wird wesentlich weniger geraucht als in Großstädten.

Der Tabakkonsum liegt seit ca. 10 Jahren konstant bei etwa 2000 Zigaretten je Einwohner und Jahr.
40% der männlichen und 27% der weiblichen Bevölkerung sind Raucher.

Arbeiter rauchen mehr als Angestellte und Beamte, Frauen mit höherer Schulbildung rauchen mehr als diejenigen mit Hauptschulabschluß.

Merke ▶

> **Merke.** Zigarettenrauchen stellt ein wesentliches Gesundheitsrisiko dar. Es ist die verbreitetste Ursache für Krebserkrankungen, und dies wissen auch rund zwei Drittel aller Deutschen. (83 % aller Franzosen, Ergebnis der Meinungsumfrage der EG-Kommission 1987).

Mindestens 80 % der Bronchialkarzinome sind durch Rauchen bedingt. Leichte Zigaretten und Filterzigaretten bewirken eine Reduktion des Krebsrisikos des Rauchers.
Das relative Krebsrisiko für Raucher ist für die Organe der »Rauchstraße«, aber auch für andere Krebsarten und Organerkrankungen berechenbar erhöht.

Aus zahlreichen retrospektiven und prospektiven Analysen geht hervor, daß **mindestens 80% der Bronchialkarzinome durch Rauchen** bedingt sind und daß ein Einstellen des Zigarettenkonsums zu einer allmählichen Abnahme des erhöhten Krebsrisikos führt. Auch konnte gezeigt werden, daß sog. Leichtzigaretten (herabgesetzter Gehalt an Nikotin und Kondensat) und ein Filter ein geringeres Krebsrisiko bedeuten.
Das relative Risiko von Rauchern für eine Reihe von Erkrankungen ist deutlich erhöht:
- Bronchialkrebs 10,8fach
- Bronchitis und Emphysem 6,1fach
- Kehlkopfkrebs 5,4fach
- Mundhöhlenkrebs 4,1fach
- Ösophaguskarzinom 3,4fach
- Magen- und Bronchialulkus 2,8fach
- Herz-Kreislauf-Erkrankungen 2,6fach
- Leberzirrhose 2,2fach
- Blasenkrebs 1,9fach
- koronare Herzkrankheit 1,7fach
- Hochdruck 1,5fach
- Nierenkrebs 1,5fach.

Epidemiologische Studien belegen ein **höheres Krebsrisiko und eine erhöhte Inzidenz kardiovaskulärer Erkrankungen auch für Passivraucher.**
Die schädlichen Folgen des Rauchens sind in der Bevölkerung bekannt.
Rauchen ist ein erworbenes Verhaltensmuster. Sichere Konzepte für eine Raucherentwöhnung gibt es nicht.

Abgesehen von der Belästigung des Nichtrauchers ist es aufgrund epidemiologischer Studien sehr wahrscheinlich, daß **auch das Passivrauchen eine erhöhte Tumorinzidenz und eine wesentlich erhöhte Inzidenz an kardiovaskulären Erkrankungen zur Folge hat.**
Die Kenntnis von der schädigenden Wirkung des Zigarettenrauchens ist in der Bevölkerung vorhanden. Für die Raucherentwöhnung gibt es jedoch noch keine sicheren Konzepte. Für das Entstehen der Rauchgewohnheiten lassen sich eindeutige soziale Faktoren feststellen. Rauchen ist sicher keine Sucht im strengen Sinn, sondern ein **erworbenes Verhaltensmuster.**
Immerhin belegt die Tatsache, daß sich 11–12 % der Bevölkerung als frühere Raucher bezeichnen, daß zumindest einem Teil die Entwöhnung gelingt.

1.4.2 Alkoholkonsum

1.4.2 Alkoholkonsum

Alkohol ist ein weithin akzeptiertes Genußmittel.

Der Alkoholkonsum steigt seit einigen Jahren nicht mehr.

Alkoholische Getränke sind Genußmittel, sie haben einen hohen symbolischen Wert und wirken als soziale Schmiermittel. Bier gilt als Arbeitsgetränk.
Der Gesamtverbrauch an alkoholischen Getränken in der Bundesrepublik ist bis zum Jahr 1976 angestiegen, seitdem jedoch insgesamt, mit der Ausnahme von Schaumwein, leicht rückläufig. Der Konsum von Bier je potentiellen Verbraucher (Personen im Alter von 15 Jahren und mehr) liegt bei etwa 170 l pro Jahr, der von Wein bei etwa 28 l, der von Branntwein, also hochprozentigen alkoholischen Getränken, bei 3 l reinen Alkohols. **Eine Flasche Wein (1 l) enthält meist 100–120 g, eine Flasche Bier (0,5 l) etwa 25 g reinen Alkohols.**

Eine Flasche Wein (1 l) enthält 100 bis 120 g, eine Flasche Bier (0,5 l) etwa 25 g reinen Alkohols.
30–35 % der Bevölkerung nehmen täglich bzw. mehrmals pro Woche Alkohol zu sich. Hauptanlässe des Alkoholkonsums sind neben Festen der Fernsehkonsum. Aber **auch am Arbeitsplatz wird von bis zu 40 % der Beschäftigten getrunken.**

30–35% der Bevölkerung nehmen regelmäßig, d.h. mehrmals pro Woche Alkohol zu sich, täglich tun dies 14,4% in den neuen, 7,9% in den alten Bundesländern. Die häufigsten Anlässe des Alkoholkonsums sind Gäste bzw. Einladungen oder auch der häusliche Familienkreis, Essen im Restaurant und bei Festen bzw. öffentlichen Veranstaltungen. 43% der Alkoholtrinker trinken beim Fernsehen. **Am Arbeitsplatz wird** den eigenen Angaben nach von 11%, **nach Fremderhebungen von bis zu 40% der Beschäftigten getrunken.**

Von einer gesundheitlichen Alkoholgefährdung ausgehen muß man
- beim Mann ab einer Konsummenge von 60 g reinen Alkohols täglich, das entspricht etwa 1,2 l Bier oder 0,6 l Wein
- bei Frauen ab einer Menge von 40 g, nach neueren Erkenntnissen sogar ab 20 g.

Demnach sind auf der Grundlage der eigenen Angaben 14% der männlichen und 5% der weiblichen Bevölkerung als gefährdet anzusehen. Die Zahl der tatsächlich behandlungsbedürftigen Alkoholiker wird auf 3% der Bevölkerung, d.h. etwa 2,5 Millionen Personen geschätzt, darunter sind 3–4mal mehr Männer als Frauen.
Folgekrankheiten der Alkoholkrankheit sind vor allem Erkrankungen von Leber, Gallenwegen, Pankreas und ZNS bis hin zum mentalen Abbau.

Von einer gesundheitlichen Alkoholgefährdung ausgehen muß man
- **beim Mann ab einer Konsummenge von 60 g reinen Alkohols täglich, das entspricht etwa 1,2 l Bier oder 0,6 l Wein**
- **bei Frauen ab einer Menge von 40 g, nach neueren Erkenntnissen sogar ab 20 g.**

2–3% der Bevölkerung gelten als behandlungsbedürftig alkoholabhängig. Erkrankungen der Leber, der Gallenblase, des Pankreas und des ZNS sind Folgen des Alkoholkonsums.

Merke. Die Mortalität an Leberzirrhose bei Männern unter 40 Jahren hat zugenommen, ebenso die Zahl der vorzeitigen Berentungen. Zwischen der Höhe des regionalen Alkoholverbrauchs und der Häufigkeit dieser Erkrankungen besteht eine eindeutige Beziehung.

◀ **Merke**

Lokale Todesursachenregister belegen eine Häufung von Todesfällen an Leberzirrhose, Pankreasinsuffizienz usw. in Gegenden mit hohem Wein- oder Bierkonsum.
Insgesamt rechnet man mit ca. 40 000 Toten pro Jahr als Folge des Alkoholkonsums. An etwa 40% aller tödlichen Unfälle sind alkoholbeeinflußte Verkehrsteilnehmer beteiligt.
Etwa 20% der tödlichen Kraftfahrzeugunfälle im Straßenverkehr (im Jahr 1996 insgesamt 9100) sind kausal auf Alkoholeinfluß zurückzuführen, ebenso zwischen 5 und 30% aller Unfälle in Betrieben. **»Alkohol am Steuer«** ist mit über 90% aller Fälle die **wichtigste Begründung für** den strafrechtlichen **Führerscheinentzug.** Der volkswirtschaftliche Schaden liegt in der Höhe von 15–30 Milliarden DM pro Jahr (vorzeitige Berentung, Behandlungskosten, Unfallkosten, Produktionsausfall – alle Zahlen beziehen sich auf die alten Bundesländer).
Auf die einzelnen **Phasen der Alkoholkrankheit** wird hier nicht eingegangen.

Weitere Folgen des Alkoholkonsums sind an den Unfallzahlen im Verkehr und im Betrieb abzulesen.
Insgesamt rechnet man mit ca. 40 000 Toten pro Jahr.
An etwa 40% aller tödlichen Unfälle sind alkoholbeeinflußte Verkehrsteilnehmer beteiligt.
Der volkswirtschaftliche Schaden liegt in der Höhe von 15–30 Milliarden DM pro Jahr.

Am Ende der Alkoholkrankheit stehen meist der Verlust des ethischen Wertbewußtseins, Führerscheinentzug und ein sozialer Abstieg mit der Konsequenz des Ausschlusses aus der Gemeinschaft (Kündigung, Scheidung).
Es ist bittere Erfahrung der Ärzte und Suchthelfer, daß oft erst in diesem Stadium Krankheitseinsicht entsteht, die wichtigste Voraussetzung für eine erfolgreiche Rehabilitation.
In Deutschland gibt es derzeit ca. 1100 ambulante Beratungs- und Behandlungsstellen für Suchtkranke, über 300 stationäre Therapieeinrichtungen mit ca. 16 000 Plätzen und ca. 200 Einrichtungen zur Nachsorge.

Am Ende der Alkoholkrankheit stehen meist der Verlust des ethischen Wertbewußtseins, Führerscheinentzug und ein sozialer Abstieg mit der Konsequenz des Ausschlusses aus der Gemeinschaft (Kündigung, Scheidung).
Meist erst in diesem Stadium des sozialen Abstiegs besteht Krankheitseinsicht.

Das Ausmaß des Alkohol- und des übrigen Drogenproblems macht es erforderlich, in jeder größeren Einrichtung Mitarbeiterschulungen durchzuführen und **Suchthelfer** einzusetzen. Die **Deutsche Hauptstelle gegen die Suchtgefahr (DHS)** ist in der Lage, bei der Etablierung von Hilfsprogrammen zu beraten, sie ist die Dachorganisation der in der Abwehr der Suchtgefahr (Prävention, Therapie, Rehabilitation) tätigen Einrichtungen der Freien Wohlfahrtspflege. In allen größeren Orten gibt es Suchtberatungen und Selbsthilfegruppen (Blaues Kreuz, Kreuzbund, Guttempler, Anonyme Alkoholiker u.a.), insgesamt ca. 10 000 Einrichtungen dieser Art. Sicherer Arbeitsplatz, intakte Familie, fester Freundeskreis und der Besuch einer Selbsthilfegruppe tragen wesentlich zu einem Therapieerfolg bei.

Die **Deutsche Hauptstelle gegen die Suchtgefahren** (DHS) ist in der Lage, alle Einrichtungen bei der Etablierung von Suchtprogrammen zu beraten. **In allen großen Orten gibt es Suchtberatungsstellen und Selbsthilfegruppen**, insgesamt sind es ca. 10 000. Sicherer Arbeitsplatz, intakte Familie, fester Freundeskreis und der Besuch einer Selbsthilfegruppe tragen wesentlich zu einem Therapieerfolg bei.

1.4.3 Ernährung

Die Kenntnis von Ernährungsgewohnheiten entstammt u. a. **nationalen Verzehrsstudien.**
Ein Beispiel gibt ▤ C-6.

1.4.3 Ernährung

Die Kenntnis von den Ernährungsgewohnheiten entstammt **nationalen Verzehrsstudien, Ernährungsberichten** oder sog. **Wirtschaftsrechnungen** (Gesamtverbrauch, umgerechnet auf die Bevölkerung). Danach verzehrt der durchschnittliche Bürger pro Monat die in ▤ C-**6** angegebenen Mengen.

C-6: Verbrauch an Nahrungsmitteln pro Monat und Person 1990 (alte Bundesländer)

Haushaltstyp	I	II	III	im Mittel pro Person
Fleisch und Fleischwaren	9,5 kg	13,0 kg	12,0 kg	12,0 kg
Fisch	0,5 kg	0,4 kg	0,4 kg	0,4 kg
Milch	10,0 l	19,6 l	22,3 l	18,2 l
Käse	2,4 kg	3,4 kg	4,5 kg	3,4 kg
Eier	32 St.	40 St.	42 St.	39 St.
Butter und Fette tierischen Ursprungs	1,1 kg	1,1 kg	1,7 kg	1,2 kg
Fette pflanzlichen Ursprungs	1,3 kg	1,8 kg	1,3 kg	1,6 kg
Obst und Obsterzeugnisse	4,2 kg	5,4 kg	6,3 kg	5,3 kg
Kartoffeln und Gemüse	9,0 kg	7,9 kg	7,3 kg	8,0 kg
Brot und und Backwaren	7,7 kg	11,8 kg	12,2 kg	11,1 kg
Zucker und Süßwaren	2,0 kg	1,9 kg	2,1 kg	2,0 kg
Getreide und Getreideerzeugnisse	1,9 kg	3,1 kg	3,4 kg	2,9 kg

Haushaltstyp I: Zweipersonenhaushalte von Rentnern und Sozialhilfeempfängern mit geringem Einkommen
II: Vierpersonenhaushalt, mittleres Einkommen des Ehemannes
III: Vierpersonenhaushalt von Beamten und Angestellten mit höherem Einkommen
Errechnet auf der Grundlage eines Verhältnisses von I : II : III wie 1 : 3 : 1.

Die aufgenommene und die ausreichende durchschnittliche **Kalorienmenge** beträgt:
bei **Männern** 4 100 kcal/Tag mit einer **Reduktionsmöglichkeit auf 2 400;** bei **Frauen** 3 000 bzw. **2 000 kcal/Tag. Empfohlen wird eine Reduktion des Fettanteils der Nahrung auf die Hälfte.**
Für die Definition des Normalgewichtes diente meist die **Formel nach Broca**:
Körpergröße in cm minus 100 = Normalgewicht in kg.
Jetzt wird häufiger der **Body Mass Index (BMI)** benutzt, der Quotient aus Körpergewicht in kg und dem Quadrat der Körpergröße in m.

Resultat:
< 25 = Normalgewicht
25–30 = Übergewicht
> 30 = starkes Übergewicht.
◘ C-**6** nennt die Verteilung 1991.

Aus andersartigen Informationen stammt die Kenntnis der **aufgenommenen Kalorienmenge**, wobei im folgenden in Klammern die als ausreichend aufgenommene Menge genannt ist. Männer 4 100 kcal/Tag (Reduktion auf 2 400 kcal/Tag), Frauen 3 000 kcal/Tag (Reduktion auf 2 000 kcal/Tag). Bei Männern wird 1/6, bei Frauen etwa 1/12 der Nahrungsenergie in Form alkoholischer Getränke aufgenommen! Beim Fettanteil der Nahrung ist bei Männern eine Reduktion von gegenwärtig 152 g/Tag auf 75 g/Tag, bei Frauen von 124 g/Tag auf 60 g/Tag empfohlen, ebenso bei Cholesterin eine Reduktion von derzeit ca. 200 mg/Tag auf einen maximalen Ballaststoffanteil von 35–40 g/Tag.
Jedenfalls resultiert aus der Überernährung Übergewichtigkeit. Für die Definition des Normalgewichtes diente früher meist die **Formel nach Broca:** Körpergröße in cm minus 100 = Normalgewicht in kg.
Als Idealgewicht wird das Unterschreiten beim Mann um 10 %, bei der Frau um 15 % bezeichnet. Jetzt wird häufiger der für beide Geschlechter einheitliche **Body Mass Index** (**BMI**) benutzt. Er wird gebildet als Quotient aus dem Körpergewicht in kg und dem Quadrat der Körpergröße in m.

Resultat: < 25 = Normalgewicht
25–30 = Übergewicht
> 30 = starkes Übergewicht.

C-**6** gibt einige Informationen zum Körpergewicht nach dem nationalen Gesundheitssurvey 1991.

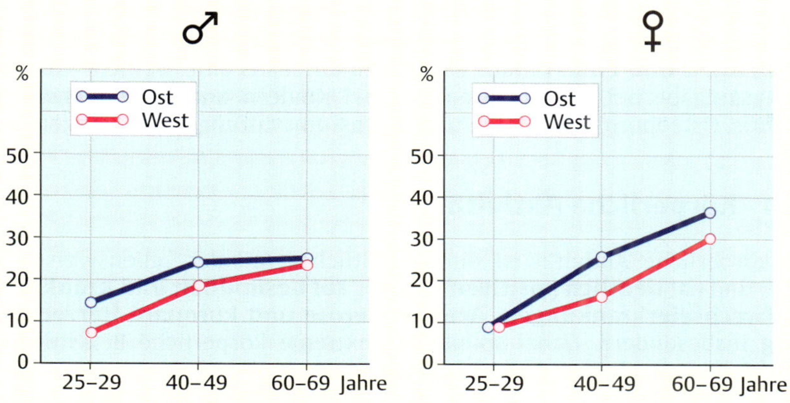

C-6: **Altersabhängige Prävalenz von erhöhtem Körpergewicht,** definiert als starkes Übergewicht, BMI > 30 kg/m² (Survey 1991, Männer und Frauen, alte und neue Bundesländer).

Nimmt man, anders als in C-6, den BMI von 25 als Grenze, sind 77% der Männer und 53% der Frauen übergewichtig. Das Übergewicht bei Jugendlichen geht oft mit einem Übergewicht der Mütter einher.

Danach sind 77 % der Männer und 53 % der Frauen übergewichtig.

> ***Merke.*** Übergewichtige haben ein erhöhtes Risiko für KHK, Hypertonie, Apoplexie, Diabetes sowie für degenerative Skeletterkrankungen.

◀ **Merke**

Die Hauptursache der Übergewichtigkeit liegt in der **Überernährung.** Aufgenommene Kalorien werden nicht verbrannt, sondern in Form von Körperfett abgelagert. Daher spielen Ernährungsgewohnheiten und die in vielen Berufen und vielen sozialen Schichten vorherrschende **Einschränkung der körperlichen Aktivität** die entscheidenden Rollen.
Der zunehmende Wohlstand mit einer **ständigen Verfügbarkeit von Nahrung und die vielfach vom Hungergefühl unabhängige Aufnahme** sind sicher von Bedeutung.
Ob die **Umstellung der Nahrungszusammensetzung** eine Rolle spielt, ist unklar. In dem kurzen Zeitraum von 1955–1985 ergab sich eine bemerkenswerte Änderung: eine Abnahme bei Kartoffeln (auf etwa 40%) und bei Trinkmilch, eine Verdoppelung bei Fleisch, eine Zunahme bei Zucker, Gemüse, Obst und Südfrüchten.
Die Gefährdungen durch eine Überernährung, die zu den Risikofaktoren der Herz-Kreislauf-Erkrankungen beitragen (Hypercholesterinämie u.a.), sind zuvor genannt worden.
Untergewicht sollte in Deutschland, abgesehen von krankheitsbedingten Zuständen, keine Rolle mehr spielen. Dennoch sind **etwa 20% aller Frauen und 7% aller Männer untergewichtig.** Während bei jungen Leuten das Schönheitsideal der Hauptgrund ist, spielen bei alten Menschen Versorgungsprobleme und der Umgang mit der Einsamkeit eine Rolle.
Jeder Arzt muß sich mit den Fragen der **alternativen Ernährungsformen** beschäftigen, unter denen der **Vegetarismus** mit seinen verschiedenen Formen besonders wichtig ist:
- strenge Vegetarier (USA: Veganer): keinerlei tierische Produkte
- Lakto-Vegetarier: Milchprodukte werden konsumiert
- Lakto-Ovo-Vegetarier: Milchprodukte und Eier werden konsumiert.

Überernährung und Bewegungsmangel werden als Hauptursachen für Übergewichtigkeit angesehen.
Eine weitere Ursache liegt sicher in der ständigen Verfügbarkeit von Nahrung und der vielfach vom Hungergefühl unabhängigen Nahrungsaufnahme.

In den letzten 30 Jahren hat sich der Verbrauch an Kartoffeln und Trinkmilch verringert, der an Fleisch, Zucker, Gemüse, Obst und Südfrüchten hat zugenommen.

Etwa 20 % aller Frauen und 7 % aller Männer sind untergewichtig.
Während bei jungen Leuten das Schönheitsideal der Hauptgrund ist, spielen bei alten Menschen Versorgungsprobleme und der Umgang mit der Einsamkeit eine Rolle.
Die Kenntnis **alternativer Ernährungsformen** ist für den Arzt wichtig geworden.
Formen des **Vegetarismus**:
- strenge Vegetarier (keinerlei tierische Produkte)
- Lakto-Vegetarier (Milchprodukte werden konsumiert)
- Lakto-Ovo-Vegetarier (Milchprodukte und Eier werden konsumiert).

Ein Vorteil ist u. a. die größere Ballaststoffaufnahme.
Bei strengen Vegetariern besteht die Gefahr eines Mangels an Eisen, Kalzium, Vitamin B_1, B_2, B_6, B_{12} und D und Zink.

Vegetarier nehmen **mehr Ballaststoffe** (Pektine, Kleie, Zellulose, schwer abbaubare Kohlehydrate) auf; vermutlich steht damit auch das geringere Risiko, an einem Kolonkarzinom zu erkranken, im Zusammenhang. Sie nehmen weiter mehr Betakarotin, mehrfach ungesäuerte Fettsäuren, mehr pflanzliche Öle und mehr Vitamin C zu sich. **Mangelzustände, insbesondere bei den strengen Vegetariern, betreffen Eisen, Kalzium, Vitamin B_1, B_2, B_6, B_{12}, D und Zink.** Daraus ergibt sich durchaus eine ärztliche Überwachungsaufgabe bei Schwangeren und bei Kindern und Jugendlichen, um Rachitis, Osteoporose, Anämien und Wachstumsstörungen abzufangen.

1.4.4 Körperliche Aktivität

Es besteht ein deutlich positiver Einfluß auf Stoffwechselerkrankungen, Arteriosklerose und koronare Herzerkrankung.

Meßsysteme erlauben eine **Quantifizierung der körperlichen Aktivität:**

- **Physical activity index.**
- **Metabolische Äquivalente**
  Die Basis bildet die O_2-Aufnahme/kg Körpergewicht/min.

Die körperliche Aktivität und das Zurechtkommen im Alltag läßt sich in sog. ADL-Skalen (activities of daily living) erfassen.
In Deutschland am meisten gebraucht wird der Barthel-Index.

- **Qalys**
  Gewonnene Lebensjahre, korrigiert mit einem Faktor für die Lebensqualität.

1.4.4 Körperliche Aktivität

Die körperliche Aktivität ist ein wesentlicher Teil der Lebensweise (life style) und hat **deutlich positiven Einfluß auf Gesundheit und Krankheit – Stoffwechselerkrankungen, Arteriosklerose und koronare Herzerkrankung** insbesondere. Dabei spielt eine extreme körperliche Belastung im Berufsleben eine immer geringere Rolle.
Für die Bewertung des Einflusses der körperlichen Aktivität sind Meßsysteme entwickelt worden, die eine einheitliche Quantifizierung über die verschiedenen Betätigungen erlauben:

- **Physical activity index.** Die üblichen Aktivitäten werden nach dem Energieverbrauch in kcal/Woche addiert. Dabei »zählt« z. B. 1,6 km Gehen 100 kcal, 100 Treppenstufen steigen 40 kcal; spezifische Aktivitäten werden je nach Sportart mit 5, 7,5 oder 10 kcal/min bewertet.
- **Metabolische Äquivalente.** Es gibt Referenzwerte für verschiedene Tätigkeiten auf der Basis der O_2-Aufnahme/kg Körpergewicht/min. 1 Äquivalent entspricht dem Ruhezustand eines 70 kg schweren Mannes mit einer O_2-Aufnahme von 3,5 ml/min.

Die Beurteilung der körperlichen Aktivität bzw. die Möglichkeit dazu, spielt auch eine wichtige Rolle bei der Begutachtung (z. B. für die Pflegeversicherung, *s. S. 293*) und bei der Messung des Erfolgs von Rehabilitationsmaßnahmen, bei denen nicht einzelne physiologische Parameter, sondern das **Zurechtkommen im Alltag** im Vordergrund steht:

- **ADL-Skalen** (activities of daily living). Meßinstrumente zur Beschreibung der Selbständigkeit im Alltag, die sich überwiegend auf körperliche Fähigkeiten beziehen, aber dann auch Befinden, Ängstlichkeit usw. mit einbeziehen. In Deutschland am meisten gebraucht wird der **Barthel-Index**. Er bezieht sich auf folgende Bereiche:
  - Essen
  - Bett/(Roll-)Stuhltransfer
  - Waschen
  - Toilettenbenutzung
  - Baden
  - Gehen auf Flurebene bzw. Rollstuhlfahren
  - Treppensteigen
  - An- und Auskleiden
  - Stuhlkontrolle
  - Urinkontrolle.
- **Qalys.** Hier geht es nicht mehr um die körperliche Aktivität bzw. Integrität, sondern um ggf. zusätzliche, z. B. durch eine Therapie erreichte Lebensjahre, deren Zahl rechnerisch durch einen Faktor für die Lebensqualität korrigiert wird.

1.4.5 Sozialmedizinische Aspekte von Unfällen
Zur Häufigkeit der Unfallarten s. ▤ C-7.

1.4.5 Sozialmedizinische Aspekte von Unfällen

Die Häufigkeit der wichtigsten Unfallarten geht aus ▤ **C-7** hervor:

C-7: Unfallstatistik 1996

	Tödliche Unfälle	Unfallverletzte
Verkehr	ca. 9100	500000
Arbeit	ca. 1100	1740000
Schule	18	1450000
zu Hause und in der Freizeit	ca. 11500	4780000
insgesamt, d. h. mit sonstigen	ca. 23500	ca. 8500000

Dabei ist anzumerken, daß es keine einheitliche Erfassung aller Unfälle gibt, die Zusammenstellung in C-7 entstammt verschiedenen Quellen, so z. B. der amtlichen Todesursachenstatistik, den Statistiken der gesetzlichen Unfallversicherung und der Straßenverkehrsunfallstatistik. Bei den tödlichen Verkehrsunfällen sind die tödlichen Arbeits- und Wegeunfälle zur Hälfte mit eingerechnet. Bei den Angaben zur Zahl der Unfallverletzungen wurden ebenfalls ein Teil der Arbeits- und Wegeunfälle und ein Teil der Schulwegeunfälle dem Bereich »Verkehr« zugeordnet. Die Gesamtzahl der Unfälle bedeutet, daß etwa 10% der Wohnbevölkerung einmal im Jahr eine Verletzung erleiden.
Zu **Arbeits- und Wegeunfällen** *siehe Teil B Arbeitsmedizin, S. 210.*

Angaben zur Unfallhäufigkeit entstammen der amtlichen Todesursachenstatistik, den Statistiken der gesetzlichen Unfallversicherung und der Straßenverkehrsunfallstatistik.

Etwa 10% der Wohnbevölkerung erleiden einmal jährlich eine Verletzung.
Zu **Arbeits-** und **Wegeunfällen** *s. Teil B Arbeitsmedizin, S. 210.*

Unfälle im häuslichen Bereich und in der Freizeit. Mit etwa 11500 tödlichen Unfällen und etwa 4,8 Millionen Verletzungen steht dieser Bereich in der Häufigkeit an zweiter Stelle. **Die Ursache im häuslichen Bereich sind überwiegend Stürze,** besonders bei alten Menschen, mehr bei Frauen als bei Männern. **Im Bereich der Freizeit ereignet sich etwa die Hälfte der in C-7 angegebenen Verletzungen – ganz überwiegend beim Sport.** Darunter liegt die Sportart Fußball an erster Stelle, mit ca. 500000 Verletzungen pro Jahr, gefolgt vom Skifahren mit etwa 350000 Verletzungen pro Jahr (geschätzt). Die Kosten dieser Unfälle gehen zu Lasten der gesetzlichen Krankenversicherung mit Ausnahme des Berufssports, wo Unfallversicherungsschutz besteht.

Im häuslichen Bereich sind Stürze die überwiegende Unfallursache. Im Freizeitbereich spielen die Sportverletzungen eine große Rolle – etwa 500000 pro Jahr beim Fußball, etwa 350000 beim Skifahren.
Die Kosten dieser Unfälle gehen zu Lasten der GKV. Beim Berufssport besteht Unfallversicherungsschutz.

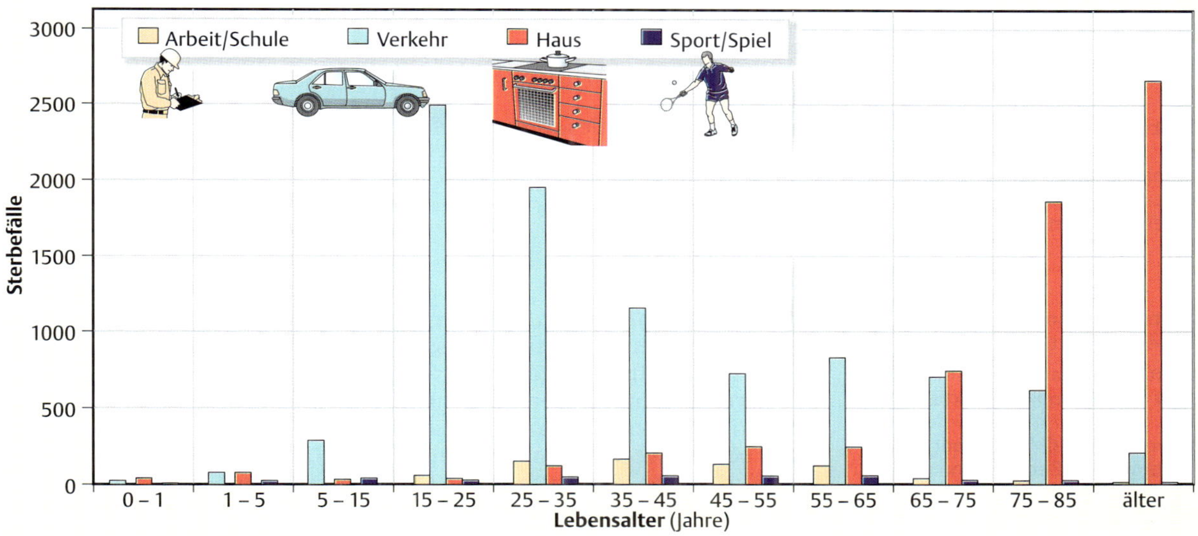

C-7: Bedeutung der Unfallarten als Todesursache in den verschiedenen Altersklassen. Zu beachten ist, daß die Verkehrsunfälle in der Altersgruppe 15–25 Jahre die häufigste Todesursache darstellen. Gezeigt wird auch die steigende Bedeutung der häuslichen Unfälle ab 65 Jahre und besonders in der Altersgruppe ab 75 Jahre.

Verkehrsunfälle. Die Zahl der tödlichen Verkehrsunfälle geht Jahr für Jahr zurück. In der Altersgruppe der 15–25jährigen stellen tödliche Verkehrsunfälle mit 40% aller Todesfälle die häufigste Todesursache dar. Bezogen auf 100000 Kraftfahrzeuge haben Gurtpflicht und neue Sicherheitstechnik am Auto einen Rückgang um fast 80% gebracht, bezogen auf das Rekordjahr 1970 mit 19200 Unfalltoten. Insbesondere die Gurtpflicht hat sich als erfolgreich erwiesen. Es bleibt die hohe Zahl von 130000 schwer Verletzten, typisch z. B. die an der linken Körperhälfte (entgegenkommender Verkehr!) bei jugendlichen Motorradfahrern.
Unter den Ursachen der Unfälle in der Freizeit und im Straßenverkehr muß vor allem der **Alkoholeinfluß** genannt werden *(siehe Abschnitt 1.4.2, S. 244).*
C-**7** stellt für tödliche Unfälle beeindruckend die Unfallart in Beziehung zum Lebensalter.

Die Zahl der tödlichen Verkehrsunfälle geht Jahr für Jahr zurück.
Gurtpflicht und neue Sicherheitstechnik haben einen absoluten Rückgang trotz steigender Kraftfahrzeugdichte bewirkt.

Es bleibt die hohe Zahl von 130000 schwer Verletzten.

Wichtigste Unfallursache ist der Alkoholeinfluß (C-7).

2 Gesundheitsbildung und Krankheitsverhütung

2.1 Prävention

2.1.1 Gesundheitsbildung und primäre Prävention

Primäre Prävention heißt **Krankheitsursachen vermeiden und ausschalten.**
Der hohe Stellenwert von Gesundheit zeigt sich oft erst dann, wenn sie fehlt.
Leitziele der Gesundheitserziehung: gesundes Leben gestalten – Risiken bewältigen – mit Beeinträchtigungen leben lernen.
Die Fortschritte der Medizin haben die Bedeutung gesundheitsgerechten Verhaltens eine Zeitlang in den Hintergrund gedrängt. Die Veränderungen in Mortalität und Morbidität sowie **die Grenzen der kurativen Medizin lassen jetzt wieder Prävention und Gesundheitsförderung in den Vordergrund treten.**

Gesundheitsbildung dient als Oberbegriff für
- Gesundheitsaufklärung
- Gesundheitserziehung und
- Gesundheitsberatung.

Gesundheitsaufklärung ist im wesentlichen Wissensvermittlung.

Dabei soll man nicht ausschließlich mit den negativ besetzten Risikofaktoren arbeiten.
Eine positive Grundhaltung ermöglichen die folgenden Begriffe und Inhalte:
- naturnahe Ernährung
- Bewegung
- humane Gestaltung der Arbeitswelt und der Arbeitsplätze
- gesundheitsfördernde Tätigkeit während der Freizeit
- Konfliktbewältigung und Streßabbau in allen Lebenslagen
- Kenntnisse von den eigenen Bedürfnissen
- Entwicklungen von Werthaltungen, die der Gesundheit dienen
- Wissen und Inanspruchnahme von öffentlichen und privaten Vorsorgemöglichkeiten
- bewußter Umgang mit Behinderung.

Gesundheitserziehung. Der Begriff Erziehung ist vielfach noch über

2 Gesundheitsbildung und Krankheitsverhütung

2.1 Prävention

2.1.1 Gesundheitsbildung und primäre Prävention

Primäre Prävention geht von der Vorstellung aus, daß **Präventivmaßnahmen bei einem Gesunden** Erkrankungen weniger wahrscheinlich machen. Verhütung von Krankheiten, Vorbeugung sollten selbstverständliches Bestreben eines jeden Mitgliedes einer jeden Gesellschaft sein. Als Aufgabe der Medizin tut sich die sog. primäre Prävention jedoch schwer – als klassische Aufgabe des Arztes wird vielfach noch immer das Heilen angesehen. **Primäre Prävention heißt Krankheitsursachen vermeiden und ausschalten.** In der Praxis zeigt sich jedoch, daß Gesundheit oft erst dann einen hohen Stellenwert bekommt, wenn sie offenkundig fehlt. Daß es sich lohnt, etwas für seine Gesundheit zu tun, ist Gesunden schwierig zu vermitteln. Die großen Ziele der Gesundheitserziehung sind: **gesundes Leben gestalten – Risiken bewältigen – mit Beeinträchtigungen leben lernen.**
Die Fortschritte der Medizin haben lange Zeit die Wichtigkeit gesundheitsgerechten Verhaltens überdeckt. Erst jetzt, nachdem sich die **Mortalität** und das **Morbiditätsspektrum** zu den therapeutisch schwieriger zu beeinflussenden Erkrankungen verschoben haben und **Grenzen der kurativen Medizin** bewußt werden, **tritt die Idee der primären Prävention und damit auch der Gesundheitsförderung wieder vermehrt in den Vordergrund.**

Maßnahmen der Gesundheitsbildung. Begriffliche Schwierigkeiten (»Erziehung« Erwachsener) sollten nicht abschrecken. Gesundheitsbildung läßt sich in drei Teilbereiche gliedern:
- Gesundheitsaufklärung
- Gesundheitserziehung
- Gesundheitsberatung.

Gesundheitsaufklärung. Sie entspricht im wesentlichen Wissensvermittlung. Das Wissen um gesundheitsschädigende und -fördernde Faktoren ist Voraussetzung für eine Beeinflussung des Gesundheitsverhaltens. Wichtig in der Vermittlung ist hierbei, nicht ausschließlich mit den – negativ besetzten – Risikofaktoren zu arbeiten wie Rauchen, Alkohol, Fett, Kalorien, Salz, Streß oder Bewegungsmangel, sondern Begriffe und Inhalte in den Vordergrund zu rücken, die eine positive Grundhaltung ermöglichen, so z. B.:
- menschengemäße Naturstoffe und menschengemäße Nahrungsmittelzubereitung bis hin zur Pflege der sozialen Komponente des täglichen Essens
- menschengemäße Bewegungsformen wie Wandern, Joggen, Tanzen, Schwimmen und altersgerechte Sportarten
- humane Gestaltung der Arbeitswelt durch Unfallschutz und menschengerechte Struktur der Arbeitsplätze
- Erweiterung des Freizeitangebotes bezüglich gesundheitsfördernder Tätigkeiten
- Methoden der Konfliktbewältigung und des Streßabbaus in Familie und Beruf
- Grundkenntnisse über die Bedürfnisse von Körper, Seele und Geist
- Vorstellung über die soziale Stellung und das eigene, persönliche Lebenskonzept, Entwicklung von Werthaltungen, die der menschlichen Gesundheit dienen
- Wissen um öffentliche und private Belange der Vorsorge, Inanspruchnahme der Möglichkeiten und Einrichtungen
- bewußter Umgang mit eigener und fremder Behinderung.

Gesundheitserziehung. Der Begriff Erziehung ist eng mit dem Begriff Schule und Lernen (-müssen) verknüpft. Es muß allmählich gelingen, auch

hier eine positive Besetzung zu erreichen, so wie es mit dem Begriff »lebenslanges Lernen im Beruf« teilweise schon gelungen ist. Die pädagogische Aufgabe der Gesundheitserziehung stellt sich für Lehrer und Eltern im Sinne eines Einübens von – später – selbstverständlichen Verhaltensweisen (z. B. Zähneputzen im Kindergarten, Ernährungsfragen, Hygiene).
Die **wesentlichen Aspekte** der Gesundheitserziehung sind:
- Stärkung der persönlichen Verantwortung
- Stärkung des sozialen Engagements
- Hilfestellung dort, wo der einzelne überfordert ist.

»Schule« negativ besetzt. Eine positive Einstellung muß erreicht werden, wie es z. B. mit dem Begriff »lebenslanges Lernen im Beruf« gelungen zu sein scheint.
Die wesentlichen Aspekte der Gesundheitserziehung sind: Stärkung der **persönlichen Verantwortung** und des **sozialen Engagements, Hilfestellung dort, wo der einzelne überfordert ist.**

Gesundheitsberatung. Dies sind alle Maßnahmen, mit denen sich Ärzte, aber z. B. auch Diätassistenten und Physiotherapeuten, an Patienten wenden, um deren vielleicht schon gefährdete Gesundheit zu erhalten.
Das **Gesundheitsverhalten der Bevölkerung** wird vom Wissen um Risikofaktoren beeinflußt und ist durch Versuche charakterisiert, ihnen zu begegnen. Fast jeder Raucher hat versucht, sich das Rauchen abzugewöhnen, jeder Übergewichtige, sein Gewicht zu reduzieren.
Die **kognitive Dissonanz-Theorie** beschreibt das Phänomen, daß eben andere Faktoren das Verhalten bestimmen und daß dann das Gesundheitswissen verdrängt wird (Beispiel: Ärzte, die rauchen). Langfristig möchten jedoch alle Menschen Verhalten und Wissen in Einklang bringen.
Ein weiterer theoretischer Ansatz ist das **»Health-believe-Modell«**, in dem hauptsächlich die Überzeugung von der Richtigkeit bestimmter Verhaltensweisen vermittelt werden soll. Schließlich kann Gesundheitsverhalten über eine **Orientierung an glaubwürdigen Personen,** Meinungsführern, Persönlichkeiten des öffentlichen Lebens, d. h. an **Bezugspersonen,** propagiert werden, denen nachgeeifert wird und die sich als Prominente für Gesundheitsaktionen zur Verfügung stellen.

Gesundheitsberatung findet in der Praxis von Ärzten, aber auch bei den paramedizinischen Berufen statt (z. B. Diätassistenten).

»Kognitive Dissonanz« ist das Phänomen, daß trotz des Gesundheitswissens doch andere Faktoren das Verhalten bestimmen (Beispiel: Ärzte, die rauchen).
Das **»Health-believe-Modell«** baut auf Überzeugungsarbeit.
Eine weitere Möglichkeit der Gesundheitsförderung besteht im **Schaffen positiver Bezugspersonen –** prominente Personen, denen nachgeeifert wird.

Institutionen der Gesundheitsbildung. Die Struktur des Gesundheitswesens ist vorwiegend an Diagnostik und Therapie ausgerichtet. Gesundheitsbildung kommt bisher in den Systemen der sozialen Sicherung nur peripher vor:
So bei der »Beratung« und der »Gruppenarbeit« durch den niedergelassenen Arzt, in den stationären Rehabilitationsmaßnahmen der Rentenversicherungsträger – da allerdings als jetzt ganz wesentliches Element.
Dieser Bereich der gesundheitlichen Betreuung der Bevölkerung wird auch als »Verhaltensmedizin« bezeichnet, da das Sich-Verhalten in enger Beziehung zu den meisten Risikofaktoren steht: Alkoholkonsum, Rauchen, Übergewicht, Bewegungsmangel. Die **»3-Ebenen-Konzeption der Praxisärzte«** macht eine Vorgehensweise durch die niedergelassenen Ärzte deutlich:
1. Tätigkeitsebene: individuelle Sprechstundenbetreuung
2. Tätigkeitsebene: Gruppenarbeit mit Praxispatienten
3. Tätigkeitsebene: ärztlich verantwortete Gemeindearbeit.

Als öffentliche Aufgabe wird Gesundheitsbildung gefördert durch eine Vielzahl von Organisationen, die in der **»Bundeszentrale für gesundheitliche Aufklärung«** zusammengefaßt sind. Dort, in den einzelnen Ländern und in den vielen landes- und bundesweit arbeitenden Verbänden wie den **Wohlfahrtsverbänden,** dem **Deutschen Roten Kreuz,** dem **Deutschen Bäderverband,** der **Deutschen Hauptstelle gegen die Suchtgefahren,** den **Kneippvereinen,** vielen **Selbsthilfegruppen** und den **Volkshochschulen,** werden Grundsätze der Arbeit diskutiert und Empfehlungen und Materialien ausgearbeitet und zur Verfügung gestellt. In jedem Gesundheitsamt soll sich eine Abteilung der Gesundheitsbildung widmen. An Handreichungen, Tips, Materialien, Checklisten und sonstigen Hinweisen für die praktische Arbeit fehlt es nicht.
Man bezeichnet diese Vorgehensweise, die sich als Massenaufklärung an die Gesamtbevölkerung wendet, **Bevölkerungsstrategie** der Prävention.

Institutionen der Gesundheitsbildung. Die Strukturen des Gesundheitswesens sind vorwiegend an Diagnostik und Therapie ausgerichtet. Gesundheitsbildung gibt es in der Beratung und der »Gruppenarbeit« durch den Hausarzt und als wesentliches Element bei den Heilmaßnahmen der Rentenversicherungsträger.
Die **3-Ebenen-Konzeption der Praxisärzte:**
1. Tätigkeitsebene: individuelle Sprechstundenbetreuung
2. Tätigkeitsebene: Gruppenarbeit mit Praxispatienten
3. Tätigkeitsebene: ärztlich verantwortete Gemeindearbeit.

In der **»Bundeszentrale für gesundheitliche Aufklärung«** arbeiten die folgenden Verbände in der Gesundheitsbildung zusammen: Wohlfahrtsverbände, Deutsches Rotes Kreuz, Deutscher Bäderverband, Deutsche Hauptstelle gegen die Suchtgefahren, Kneippvereine, Selbsthilfegruppen, Volkshochschulen.
In jedem Gesundheitsamt soll sich eine Abteilung der Gesundheitsbildung widmen.
Die **Bevölkerungsstrategie** der Prävention wendet sich an die Gesamtbevölkerung.

Verhältnisprävention, Gesundheitsvorsorge, Verhaltensprävention. Als **Verhältnisprävention** bezeichnet man hygienische Maßnahmen, ausreichende Ernährung und Kleidung, gesunde Arbeitsplatzbedingungen, Urlaub und Erholung.

Verhältnisprävention umfaßt unspezifische Maßnahmen der allgemeinen Hygiene, der Ernährung usw., auch Urlaub und Erholung.

Maßnahmen der **Gesundheitsvorsorge** gelten spezifischen Gefährdungen. Hierzu zählen die **Impfprogramme**, die **Jodprophylaxe**, die **Malariaprophylaxe.** Sie wenden sich an die Gesamtbevölkerung (unpersönliche Maßnahmen) oder an bestimmte Gruppen.
Man unterscheidet **gezielte** (Jod, Malariaprophylaxe) von **ungezielten** (Unfallschutz) Maßnahmen.

Eine besondere Schwierigkeit für den Erfolg der primären Prävention besteht darin, daß zur Vermeidung zahlreicher Erkrankungen gesundheitsgefährdende Verhaltensweisen geändert werden müssen (Verhaltensprävention).

Maßnahmen der **Gesundheitsvorsorge** sind demgegenüber spezifischer und richten sich gegen definierte Gefährdungen: die **Impfprogramme** für Kinder und bei Reisen in infektionsgefährdende Gegenden, die spezifische Prophylaxe wie z. B. die Zugabe von **Jod in jodarmen Gegenden** zum Salz oder auch zum Trinkwasser, die medikamentöse **Malaria-Prophylaxe,** Vitamin-D-Gaben zur Rachitis- und die (umstrittene) Fluoridgabe zur Kariesprophylaxe, die Beseitigung kanzerogener Stoffe am Arbeitsplatz und weitere Maßnahmen des Arbeits- und Unfallschutzes. Solche **gezielten** (Jod, Malaria) oder **ungezielten** (Unfallschutz) **Maßnahmen** richten sich also an spezifische Populationen (Impfschutz vor Auslandsreisen, aber auch die genetische Beratung) wie auch als unpersönliche Maßnahmen an die Gesamtbevölkerung. Gesundheitsgefährdende Verhaltensweisen zu beeinflussen, die nachgewiesenermaßen ein erhöhtes Krankheitsrisiko mit sich bringen – Zigaretten- und Alkoholkonsum, Über- oder falsche Ernährung – gehört ebenfalls in den Bereich der primären Prävention (**Verhaltensprävention**). Hier in vielfach komplexe Zusammenhänge einzugreifen, erfordert oft Maßnahmen, die nur gesamtgesellschaftlich, politisch gewollt, verantwortet und geleistet werden können, so z. B. ein Verbot der Zigarettenreklame, die Einführung bzw. Erhöhung der Tabak- oder der Getränkesteuer für alkoholische Getränke und vieles mehr, sicherlich dabei auch die Bekämpfung der Arbeitslosigkeit.

2.1.2 Sekundäre Prävention

Die **sekundäre Prävention** geht von der Existenz von Risikofaktoren und der Erkennbarkeit von Frühformen von Erkrankungen aus.
Die Kenntnis der **Risikofaktoren** ermöglicht eine **Individual- oder Hochrisikostrategie** der Prävention.
Filteruntersuchungen bzw. **Screening-Tests** sollen gefährdete Personen herausfiltern.
Der Gesetzgeber hat die sekundäre Prävention mit der regelmäßigen Untersuchung von Säuglingen und den Vorsorgeuntersuchungen bei erwachsenen Frauen und Männern (Krebsvorsorge und ärztliche Gesundheitsuntersuchung) als Aufgabe erkannt und in das Leistungsangebot der gesetzlichen Krankenversicherung aufgenommen (▤ C-**8**).
Programme zur Früherkennung werden an die folgenden Bedingungen geknüpft:
1. wirksame Behandlung von Krankheiten
2. erfaßbare Vor- und Frühstadien
3. genügend eindeutig erfaßbare Krankheitszeichen
4. genügend Ärzte und Einrichtungen.

Die **Schuleingangsuntersuchung** dient der Feststellung der Schulreife. Ihr entstammen z. B. epidemiologische Erkenntnisse über Pseudokrupperkrankungen.

Neben den festen Programmen gibt es die Möglichkeit, in einzelnen Kampa-

2.1.2 Sekundäre Prävention

Ursächliche Faktoren, die im eigentlichen Sinn ätiologische Bedeutung haben, kennen wir für viele in den Industriestaaten häufig vorkommende Erkrankungen nicht genau genug. Trotzdem haben epidemiologische Untersuchungen in vielen Fällen zur Identifizierung von **Risikofaktoren** geführt, die das relative Risiko für eine Erkrankung erhöhen (LDL-Fraktion des Cholesterins für die koronare Herzkrankheit, Hypertonie für Apoplexien). Es handelt sich also um bereits pathologische Einzelbefunde, deren Erhebung in einer **Individual- oder Hochrisikostrategie** Personen in eine ärztliche Versorgung bringen soll. Außer den Risikofaktoren gibt es auch echte **Vor- bzw. Frühstadien von Erkrankungen,** die in Vorsorgeuntersuchungen erkannt werden können. Sie zu erheben und dann zu intervenieren ist Aufgabe der sekundären Prävention. **Filteruntersuchungen** haben den Zweck, mit Screening-Tests die Risikopopulationen herauszufinden bzw. durch eine Früherkennung bessere Heilungschancen zu erwirken.
Der Gesetzgeber hat Früherkennungsprogramme in das Leistungsangebot der gesetzlichen Krankenversicherung aufgenommen (▤ C-**8**). Sie sollten durchgeführt werden, wenn es sich (§ 25 des SGB V)
1. um Krankheiten handelt, die wirksam behandelt werden können
2. Vor- oder Frühstadien erfaßbar sind
3. die Krankheitszeichen genügend eindeutig zu erfassen sind
4. genügend Ärzte und Einrichtungen dafür vorhanden sind.

Bei der Krebsvorsorge für Erwachsene handelt es sich also um die Früherkennung von Krebsformen, für die eine Untersuchung großer Bevölkerungsgruppen im Screening mit relativ einfachen Methoden möglich ist, bereits in Erkrankungsstadien ohne zwingende subjektive Symptome und ohne die Notwendigkeit eines körperlichen Eingriffs wie eine Blutentnahme oder einer Röntgenaufnahme.
Die **Schuleingangsuntersuchung** dient der Feststellung der Schulreife. Sie gibt aber weiteren wertvollen Aufschluß über den Gesundheitszustand eines Jahrgangs. So entstammen ihr z. B. Kenntnisse über die Häufigkeit des Pseudokrupp.
Die **Röntgenreihenuntersuchung** war lange Zeit die Maßnahme zur **Früherkennung der Lungentuberkulose.** Hier konnte das **Programm beendet** werden, nachdem die Inzidenz der Tuberkulose laufend absank (auf weniger als 20 000 Neuerkrankungen pro Jahr) und die Auswertung weniger als 5 Erkrankungsfälle pro 10 000 Untersuchungen ergab.
Neben den Krebsfrüherkennungsmaßnahmen sind noch Programme vorstellbar und werden immer wieder in besonderen Kampagnen propagiert

C-8: Vorsorgeuntersuchungsmaßnahmen im Leistungsangebot der GKV

- **Untersuchungen von Kindern** von der Geburt bis zur Vollendung des 5. Lebensjahres (U1-U9) und eine Untersuchung von **Jugendlichen** zwischen dem 10. und 13. Lebensjahr (U10).
- Der Umfang der **jährlichen Krebsvorsorgeuntersuchungen** ist nach dem Lebensalter gestaffelt. Früherkennungsuntersuchungen schließen ein ab dem Alter von:
  - **bei Frauen**
    20 Jahren – Genitale
    30 Jahren – zusätzlich Brust und Haut
    45 Jahren – zusätzlich Kolon und Rektum
  - **bei Männern**
    45 Jahren – äußere Geschlechtsorgane, Prostata, Haut, Kolon und Rektum.

  Sowohl bei Mann als auch bei Frau umfaßt die Untersuchung die Inspektion und Palpation des Genitales, der inguinalen Lymphknoten, die digitale Austastung des Rektums, Schnelltest auf okkultes Blut, eine Urinuntersuchung und eine Beratung.
  Bei Frauen ist im Programm zusätzlich eine zytologische Untersuchung von Abstrichen von Portio und Zervixkanal und bei der Untersuchung der Mammae die Palpation der axillären Lymphknoten miteingeschlossen.
- Die **ärztliche Gesundheitsuntersuchung** ab dem Alter von 35 alle 2 Kalenderjahre für alle bezieht sich auf Risikofaktoren im Bereich des Stoffwechsels (Cholesterin, Blutzucker) und damit der Früherkennung von Herz-Kreislauf- und Nierenerkrankungen sowie Diabetes.
- **Verhütung von Zahnerkrankungen** durch Gruppen- (bis zum 12. Lebensjahr) und Individualprophylaxe (12.–20. Lebensjahr; zweimal jährlich).

und durchgeführt: Die Suche nach Harnzuckerausscheidern (Diabetes-Screening), Blutdruckmessungen in Sportstätten und Schulen. Weitere Vorsorgeuntersuchungen, bei denen Gruppen regelmäßig erreicht werden, sind die arbeitsmedizinischen Vorsorgeuntersuchungen sowie die sportärztlichen Untersuchungen.

gnen große Bevölkerungskreise zu errreichen, z.B. die Suche nach Harnzuckerausscheidern (Diabetes-Screening), Blutdruckmessungen in Schulen und Sportstätten.

Der Erfolg der Präventionsmaßnahmen, so wie sie als Leistungen des Gesundheitssystems angeboten werden, hängt ab von der Qualität der Tests und Untersuchungsmethoden, vor allem aber von der Teilnahmerate.

Der Erfolg der Präventionsmaßnahmen hängt vor allem von der Teilnahmerate und der Qualität der Tests ab.

Sie ist fast 100% bei Neugeborenen (U1), die in der BRD zu 99% im Krankenhaus geboren werden und damit gut erreichbar sind, z. B. für die Suche nach dem Vorliegen einer Phenylketonurie. Dieser Test (Guthrie-Test) ist zudem einfach und besitzt eine fast 100%ige Sensitivität und Spezifität. Die niedrige Inzidenz von 10 pro 100 000 Neugeborenen läßt angesichts der Schwere der nicht erkannten Erkrankung den Aufwand und einen aufgrund von Mängeln in der Durchführung relativ hohen Anteil falsch-positiver Testergebnisse gerechtfertigt erscheinen. Insgesamt liegt die Teilnahmerate bei den Vorsorgeuntersuchungen für Kinder bei über 90%. Hier stellt sich allerdings die Frage, ob die Risikogruppen auch erreicht werden.

Die Teilnahmerate ist nahezu 100% bei den Neugeborenen und im Schnitt bei allen Vorsorgeuntersuchungen bei Kindern (U2–U9) über 90%.

Bei den Krebsvorsorgeuntersuchungen Erwachsener liegt die jährlich erfaßte Teilnahmequote bei der **Vorsorgeuntersuchung für Frauen bei 34%**, bei den **Männern bei nur 14%**. 1970 hatte die Beteiligungsquote der Männer schon einmal 18% betragen. Über einen längeren Zeitraum als ein Jahr liegt die Quote mit Sicherheit wesentlich höher, da nicht immer nur die gleichen Personen teilnehmen. Erfolge im Sinne einer erhöhten Rate früh erkannter Tumoren lassen sich belegen.

Die Analyse des Teilnahmeverhaltens zeigt auch bei den Erwachsenen Beziehungen zur Alters- und Sozialstruktur. So gehen jüngere Frauen wesentlich häufiger als ältere, berufstätige seltener als nichtberufstätige. Auch bei den Männern nimmt die Teilnahme mit zunehmendem Alter ab. Angestellte beteiligen sich generell etwas häufiger als gewerbliche Arbeitnehmer. – Es hat sich weiter gezeigt, daß Einladungen zu den Vorsorgeuntersuchungen durch die Kassen die Teilnahmefrequenz erhöhen. Als Konsequenz solcher Analysen gibt es Empfehlungen zur Steigerung der Inanspruchnahme (▤ C-**9**).

Bei den Krebsvorsorgeuntersuchungen Erwachsener liegt die jährlich erfaßte Teilnahmequote bei der Vorsorgeuntersuchung für Frauen bei 34%, bei den Männern bei nur 14%. Jüngere Frauen beteiligen sich wesentlich häufiger als ältere, berufstätige seltener als nichtberufstätige. Auch bei den Männern nimmt die Teilnahme mit zunehmendem Alter ab. Angestellte beteiligen sich generell etwas häufiger als gewerbliche Arbeitnehmer.
Zur Steigerung der Inanspruchnahme von Vorsorge s. ▤ C-**9**.

Eine echte Bewertung der **Effizienz von Früherkennungsmaßnahmen** im Sinne einer Verhütung oder rechtzeitigen Therapie von Erkrankungen kann nicht gegeben werden, da meist zuviele Einflüsse Inzidenz und Prävalenz

Zuviele Einflüsse erschweren die Bewertung der Effizienz von Früherkennungsmaßnahmen.

C-9: Empfehlungen zur Erhöhung der Inanspruchnahme der Vorsorgeuntersuchungen (*Berghof* und *Flatten*, 1987)

- Günstigere Termingestaltung für Krebsfrüherkennungsuntersuchungen zur Vermeidung von Wartezeiten
- Angebote von Abendsprechstunden für Berufstätige
- Ausrichten der Beratungsinhalte auf Sinn und Zweck der Krebsfrüherkennungsuntersuchung mit Information über Risiken, aber auch Abbau von Ängsten vor der Untersuchung
- Wissensvermittlung über präventives Verhalten bei Berücksichtigung individueller Probleme
- Berücksichtigung der Informationsdefizite bei Ausländern und Angehörigen der Grundschicht

Die Säuglingssterblichkeit z. B. ist in Deutschland auf 7/1000 Lebendgeborene 1991 gesunken.

von Erkrankungen bestimmen. Die **Säuglingssterblichkeit** ist jedenfalls in Deutschland von ca. 30/1 000 in den 60iger Jahren auf 5,3/1 000 Lebendgeborene 1995 gesunken, ebenso sank die Müttersterblichkeit. Die Mortalität aufgrund eines Zervixkarzinoms hat erheblich abgenommen.

2.1.3 Tertiäre Prävention

Tertiäre Prävention entspricht Rehabilitation. Die Rezidivprophylaxe ist Teil der tertiären Prävention.

2.1.3 Tertiäre Prävention

Der Begriff tertiäre Prävention wird synonym mit Rehabilitation gebraucht, der das nachfolgende Kapitel gewidmet ist. Es handelt sich von der Konzeption her um alle Maßnahmen, den Krankheitsverlauf nach seiner Akutphase und der entsprechenden Therapie weiter zu beeinflussen. Die Rezidivprophylaxe ist also auch Teil der tertiären Prävention.

3 Rehabilitation

3.1 Zielsetzungen und Definitionen

Rehabilitation stellt sich als Gemeinschaftsaufgabe, um allen Menschen entsprechend ihren Fähigkeiten zu helfen, einen angemessenen Platz in der Gesellschaft einzunehmen.

Dazu gehört auch eine **dauerhafte Eingliederung in das Berufsleben.** Der Gedanke der Rehabilitation umfaßt auch die Vorbeugung.

Die **WHO** hat eine **International Classification of Impairments, Disabilities and Handicaps** vorgelegt, die jetzt weiterentwickelt wurde. In der **ICIDH-2** geht es um die Begriffe »gesundheitliche Integrität« (functioning), das Leistungsbild (activity) und um die Möglichkeit der Teilhabe und Eingliederung (participation).

3 Rehabilitation

3.1 Zielsetzungen und Definitionen

Der moderne Gedanke der Rehabilitation, wie er z. B. im Rehabilitationsangleichungsgesetz (1974) zum Ausdruck kommt, geht davon aus, daß alle Menschen, die körperlich, geistig oder seelisch behindert sind, ihre Behinderung oder deren Folgen jedoch aus eigener Kraft nicht überwinden können, der Unterstützung der Gemeinschaft bedürfen. Diese Hilfe soll es den Menschen ermöglichen, ihre **Fähigkeiten und Kräfte zu entfalten und einen angemessenen Platz in der Gemeinschaft zu finden**; dazu gehört im entsprechenden Alter vor allem **auch eine dauerhafte Eingliederung in das Berufsleben.** Um die Betroffenen vor dem drohenden Verlust ihrer Stellung in der Gemeinschaft zu bewahren, umfaßt der moderne Gedanke der Rehabilitation auch die **Vorbeugung.**

Die **Weltgesundheitsorganisation** macht zu den Begriffen Rehabilitation und Behinderung Vorgaben mit einer 1980 veröffentlichten **International Classification of Impairments, Disabilities and Handicaps** – ICIDH-1. Es geht um mehr als rein körperliche medizinische Befunde. Nach der neuen **ICIDH-2** von 1997 gilt: Am Anfang steht die Feststellung der »gesundheitlichen Integrität«, bezogen auf die körperlichen, geistigen und seelischen Funktionen und Strukturen (früher impairment, jetzt: functioning). Daraus ergibt sich ein Muster an Störungen der Aktivitäten, Tätigkeiten und Leistungen (positives und negatives Leistungsbild; früher disability, jetzt: activity). Dies wiederum hat Auswirkungen auf alle relevanten Lebensbereiche einer Person, ihre Möglichkeiten der Partizipation (Teilhabe, Eingliederung; früher handicap, jetzt: participation). Die ICIDH-2 hat also versucht, alle diskriminierenden und stigmatisierenden Begriffe, im Deutschen wäre dies »Behinderung«, zu vermeiden. Es ist Aufgabe des Arztes, diese Aspekte integrierend in seinem Rehakonzept *(s. Abschnitt 3.5, S. 258)* zu beachten.

Behinderung wird in den einzelnen Zweigen des sozialen Sicherungssystems Deutschlands in verschiedenen Begriffen **nach ärztlicher Begutachtung** zum Ausdruck gebracht:
- **Grad der Behinderung** (GdB) im Schwerbehindertenrecht
- **Berufs- bzw. Erwerbsunfähigkeit** (BU bzw. EU) in der Rentenversicherung
- **Pflegebedürftigkeit** (Stufe I, II und III) in der Pflegeversicherung
- **Minderung der Erwerbsfähigkeit** (MdE) im Unfallversicherungsrecht und bei der Kriegsopferversorgung.

Rehabilitation hat natürlich auch ein kuratives Ziel. Da dies jedoch keineswegs immer erreichbar ist, d.h. von einer chronischen Beeinträchtigung des Betroffenen ausgegangen werden muß, besteht das besser erreichbare Ziel im wesentlichen darin, im Bewußtsein um diesen Tatbestand dem genannten Ideal möglichst nahezukommen und eine optimale Adaptation zu erreichen.

Formal wird Behinderung im sozialen Sicherungssystem wie folgt zum Ausdruck gebracht:
- **Grad der Behinderung** (GdB) im Schwerbehindertenrecht
- **Berufs- bzw. Erwerbsunfähigkeit** im Rentenversicherungsrecht
- **Pflegebedürftigkeit** in der Pflegeversicherung
- **Minderung der Erwerbsfähigkeit** im Unfallversicherungsrecht und bei der Kriegsopferversorgung.

Das kurative Ziel ist nicht immer erreichbar, Rehabilitation anerkennt diesen Tatbestand und zieht den Fortbestand einer Behinderung in ihre Überlegungen mit ein.

3.2 Grundsätze der Rehabilitation und rechtliche Grundlagen

Rehabilitation ist zu einem festen Bestandteil des Gesundheitssystems geworden. Seit der Rentenreform von 1956 gilt in der Sozialgesetzgebung für die **Rentenversicherung** der Grundsatz **»Rehabilitation geht vor Rente«**, d.h. es soll versucht werden, durch eine medizinische Reha-Maßnahme den vorzeitigen Übertritt »in die Rente« zu vermeiden.

Die **rechtlichen Grundlagen (Rehabilitationsangleichungsgesetz)** regeln die primäre Zuständigkeit im Sinne einer Vorleistungspflicht der Rentenversicherung für die medizinische Rehabilitation sowie die der Arbeitsverwaltung für die berufliche Rehabilitation. Auf weitere Träger und besondere Regelungen wird nachfolgend eingegangen. Die Rentenversicherung ist aktiv, um ein vorzeitiges Ausscheiden der Versicherten aus dem Erwerbsleben (Erwerbsunfähigkeit und Berufsunfähigkeit, *s. u.*) zu verhindern.

Es wäre falsch und würde dem umfassenden Anliegen der Rehabilitation nicht entsprechen, sie vollständig und ausschließlich den nachfolgend beschriebenen Einrichtungen der medizinischen, der beruflichen und der sozialen Rehabilitation (und der dafür notwendigen Bürokratie) zuzuordnen. Rehabilitation findet auch, ins Alltagsleben integriert, am Wohnort statt, ja sie muß dort nach der stationären Phase dringend weitergeführt werden – oft im Sinne einer Verhaltensmedizin. Die Ergotherapie im Altenheim leistet einen Beitrag zur Rehabilitation, der Kochkurs zur Ernährungsumstellung gehört dazu, ebenso die Koronarsportgruppe und die Behindertensportgruppe im Verein.

3.2 Grundsätze der Rehabilitation und rechtliche Grundlagen

Der Grundsatz »Reha vor Rente« erfordert vor einer vorzeitig drohenden Erwerbsunfähigkeit eine Prüfung, ob eine Reha-Maßnahme zu einer Verlängerung der Erwerbsfähigkeit führen könnte.

Die rechtliche Grundlage der Rehabilitation bildet das **Rehabilitationsangleichungsgesetz.**

Vorleistungspflicht haben:
- bei der medizinischen Reha die Rentenversicherung
- bei der beruflichen Reha die Arbeitsverwaltung.

Rehabilitation findet auch ambulant, ins Alltagsleben integriert, statt (Ergotherapie im Altenheim, Koronarsport als Beispiele).

3.3 Gesetzliche Leistungsträger der Rehabilitation

Träger der Rehabilitation können alle Gliederungen des sozialen Netzes sein. Die Zuständigkeit ergibt sich aus dem Versicherungsstatus der Betroffenen und dem Versicherungszweck (▤ C-**10**).

Medizinische Rehabilitationsmaßnahmen werden durchgeführt von:
- der **Rentenversicherung**
- den **Berufsgenossenschaften** als dem Träger der Unfallversicherung
- den **Versorgungsämtern**
- subsidiär (aushilfsweise, wenn bei keinem anderen Sozialversicherungszweig Ansprüche bestehen) von der **Sozialhilfe** und von den **gesetzlichen Krankenkassen.**

Alle Träger der Rehabilitation bilden zusammen die Bundesarbeitsgemeinschaft für Rehabilitation.

3.3 Gesetzliche Leistungsträger der Rehabilitation

Träger können alle Teile des sozialen Netzes sein (▤ C-**10**).

Medizinische Rehabilitation gibt es
- bei der **Rentenversicherung**
- bei den **Berufsgenossenschaften**
- bei den **Versorgungsämtern**
- bei der **Sozialhilfe** (subsidiär) und den **Krankenkassen.**

Merke ▶

> **Merke.** Bei der medizinischen Rehabilitation stehen Maßnahmen der Rentenversicherungsträger im Vordergrund, bei der beruflichen Rehabilitation die der Bundesanstalt für Arbeit. In allen Fällen einer kausalen Beziehung zur beruflichen Tätigkeit (Arbeitsunfall, Berufserkrankung) ist die Unfallversicherung Träger der medizinischen und beruflichen Rehabilitation.

C-**10** orientiert über die Leistungsträger und die Zahl der Maßnahmen.

Die Angaben der C-**10** orientieren über die Leistungsträger und die »Zuständigkeit« der angeführten 6 Teilbereiche des Netzes der sozialen Sicherung für die medizinische, die berufliche und die soziale Rehabilitation und Existenzsicherung. Nicht gesondert ausgewiesen sind Maßnahmen zur schulischen Rehabilitation, die nur von der gesetzlichen Unfallversicherung, dem Versorgungswesen und der Sozialhilfe durchgeführt werden. Zu beachten ist das strenge Kausalitätsprinzip bei der gesetzlichen Unfallversicherung mit der daraus resultierenden vollständigen Zuständigkeit. Wenn kein anderer Rechtsträger gefunden werden kann, gilt das Subsidiaritätsprinzip, d.h. das ersatzweise Eintreten der Sozialhilfe. Die C-**10** orientiert außerdem über die Zahl der durchgeführten Maßnahmen im Jahr 1994. Danach kam es, bedingt durch die schlechte Konjunktur und gesetzgeberische Maßnahmen (z.B. Zuzahlungsregelungen), zu einem erheblichen Rückgang mit deutlichen Auswirkungen auf die Einrichtungen der Rehabilitation.

C-10: Das gegliederte System der Rehabilitation. »Zuständigkeit« und Zahl der 1994 durchgeführten Maßnahmen.

Träger	**Maßnahmen ingesamt**	**davon**		
		medizinische Maßnahmen	**berufsfördernde Maßnahmen**	**Rehabilitation und Existenzgründung**
Gesetzliche Krankenversicherung	388 000	388 000	–	–
Gesetzliche Unfallversicherung	107 000	81 000	20 000	7 000
Gesetzliche Rentenversicherung	978 000	902 000	76 000	–
Kriegsopferversorgung und Kriegsopferfürsorge	65 000	17 000	350	47 000
Bundesanstalt für Arbeit	321 000	–	321 000	–
Sozialhilfe	49 000	10 000	1 000	38 000
insgesamt	1 923 000	1 399 000	432 000	92 000

3.4 Berechtigte Personenkreise, Einleitung und Ablauf der Rehabilitationsverfahren

3.4 Berechtigte Personenkreise, Einleitung und Ablauf der Rehabilitationsverfahren

Alle Behinderten haben Anspruch auf Rehabilitation.

Die Zahl der Behinderten wird auf 5 Millionen geschätzt.

Grundsatz ist die Wiedereingliederung in das soziale Leben.
Die Reha-Ziele sind individuell festzulegen. Es kann die Berufstätigkeit sein, aber auch die möglichst selbständige Gestaltung des Privatlebens. Bei einem **Anschlußheilverfahren** (AHV) nach Herzinfarkt können das körperliche Training und die Krankheitsverarbeitung im Vordergrund stehen, in einem anderen Fall die Vermeidung von Pflege (**Reha vor Pflege**).
Der Antrag auf eine Rehabilitationsmaßnahme wird vom Versicherten

Anspruch auf Rehabilitation haben **alle** Behinderten, gleichgültig, welche Ursache der Behinderung zugrunde liegt. Hilfe kann erforderlich werden infolge eines Kriegsleidens, eines Verkehrs- oder Arbeitsunfalls, ferner bei Personen, die durch Krankheit oder Verschleißerscheinungen aus ihrem bisherigen Berufsleben herausgerissen werden, oder auch schon bei von Geburt an Behinderten. Die Zahl der behinderten Mitbürger wird auf über 5 Millionen geschätzt.
Nach der Akutbehandlung, ambulant oder stationär, werden Maßnahmen ergriffen, die eine rasche Wiedereingliederung in das soziale Leben ermöglichen sollen. Dies kann das Berufsleben sein, aber, z.B. bei Rentnern, auch die selbständige Gestaltung des Privatlebens. Es ist deswegen erforderlich, das individuelle Reha-Ziel festzulegen. Nach einem Herzinfarkt kann Rehabilitation als **Anschlußheilverfahren (AHV)** dem körperlichen Training und der Krankheitsverarbeitung dienen, bei einem Hochbetagten nach Schlaganfall der Wiedergewinnung der Selbständigkeit im ganz persönlichen Bereich, der Vermeidung von Pflege (**Reha vor Pflege**).
Rehabilitationsmaßnahmen müssen vom Versicherten selbst beantragt werden, d.h. er tritt durch seine Unterschrift als Antragsteller dem Kostenträger gegenüber auf und leitet somit das Verfahren selbst ein. Es findet also eine **Eigenselektion** statt, die z.B. bei der medizinischen Rehabilitation

durch die ärztlichen Gutachten in geringem Umfang gelenkt werden kann (bis zur Krise ab 1998 wurden etwa 90 % der medizinisch begründeten »Kuranträge« schließlich bewilligt). Im Bereich der beruflichen Rehabilitation sind die Eingriffsmöglichkeiten der Arbeitsverwaltung wesentlich größer. Nach der Antragstellung werden also vom jeweiligen Kostenträger durch Gutachten Prüfungen der medizinischen, beruflichen und auch versicherungsrechtlichen Voraussetzungen vorgenommen (S C-3). **Die Zuweisung zu einer Maßnahme erfolgt durch den Kostenträger.**
Die Rehabilitationsmaßnahmen bedürfen der Zustimmung des Betroffenen. Er wiederum ist verpflichtet, bei ihrer Durchführung nach Kräften mitzuwirken (§ 4 Rehabilitationsangleichungsgesetz) und bestimmte Zuzahlungen (sozial gestaffelt) zu leisten.

gestellt. Nach Prüfung durch den Kostenträger erfolgt die Zuweisung. Der Ablauf ist in S **C-3** dargestellt. Der Versicherte ist nach seiner Zustimmung zur Mitwirkung nach seinen Kräften und zu Zuzahlungen verpflichtet.

S Synopsis C-**3: Das stationäre Heilverfahren der Rentenversicherungsträger**

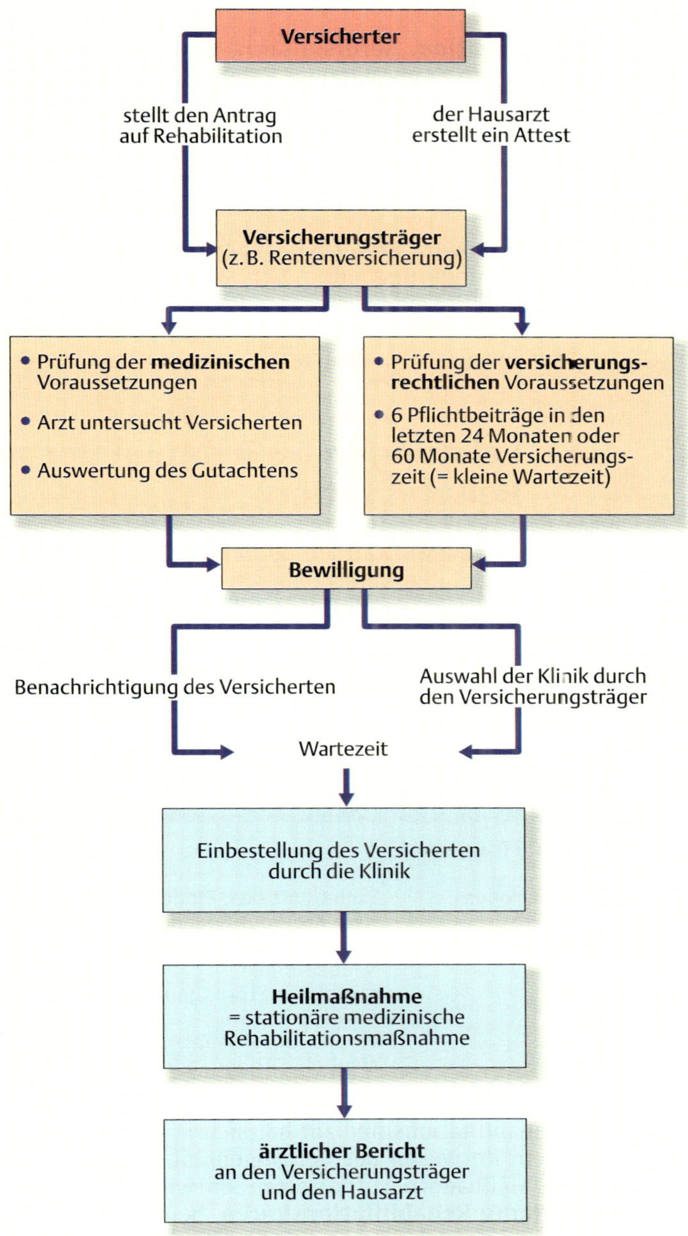

Voraussetzungen für Rehabilitationsmaßnahmen sind Mindestwartezeiten, eine positive ärztliche Beurteilung und eine entstandene oder drohende Minderung der Erwerbsfähigkeit.

Voraussetzung für medizinische Reha-Maßnahmen sind neben den versicherungsrechtlichen Bedingungen (allgemeine Wartezeit von 5 Jahren; aber auch, wenn innerhalb der letzten 2½ Jahre Pflichtbeiträge entrichtet wurden) eine entstandene Minderung oder prognostisch drohende erhebliche Gefährdung der Erwerbsfähigkeit.

Merke ▶

▶ ***Merke.*** Die Maßnahmen werden durchgeführt, wenn durch sie die Erwerbsfähigkeit wesentlich gebessert oder wiederhergestellt oder die erhebliche Gefährdung beseitigt oder Berufs- bzw. Erwerbsunfähigkeit abgewendet werden kann. Hinzu kommen Maßnahmen bei besonderer beruflicher Gesundheitsgefährdung.

Der Gesetzgeber hat es also hier vermieden, von »Krankheit« zu sprechen, sondern den Begriff »Erwerbsfähigkeit« benutzt, deren Einbuße auch Gegenstand der (Renten-) Versicherung ist.

Definition ▶

▶ ***Definition.*** **Berufsunfähig** sind Versicherte, deren **Erwerbsfähigkeit** wegen Krankheit oder Behinderung auf **weniger als die Hälfte** derjenigen von körperlich, geistig und seelisch gesunden Versicherten mit ähnlicher Ausbildung und gleichwertigen Kenntnissen und Fähigkeiten gesunken ist.

Definition ▶

▶ ***Definition.*** **Erwerbsunfähig** sind Versicherte, die wegen Krankheit oder Behinderung auf nicht absehbare Zeit außerstande sind, eine Erwerbstätigkeit in gewisser Regelmäßigkeit auszuüben oder Arbeitsentgelt oder Arbeitseinkommen zu erzielen, das **ein Siebtel** der monatlichen Bezugsgröße erreicht.

3.5 Leistungen im Rahmen der medizinischen Rehabilitation

3.5 Leistungen im Rahmen der medizinischen Rehabilitation

Der interdisziplinär erstellte **Reha-Plan** bildet die Grundlage der Maßnahme. Die Durchführung erfolgt in Reha-Kliniken bzw. Berufsförderungswerken. Zu den Indikationen der Verfahren s. ▦ C-**11**.

Für jeden Rehabilitanden soll ein Reha-Plan erstellt werden, in den die Erkenntnisse der verschiedenen Untersuchungen eingearbeitet werden. Hierbei müssen in der Regel Medizin, Psychologie, Ausbildungswesen, Sozialer Dienst usw. zusammenarbeiten. Die Maßnahmen selbst werden dann in Rehabilitationskliniken bzw. Berufsförderungswerken durchgeführt. Die Indikationen der Maßnahme aller Kostenträger sind in ▦ C-**11** zusammengestellt.

C-11: Indikationen der medizinischen Rehabilitationsmaßnahmen aller Kostenträger, 1996, alte Bundesländer

Anzahl insgesamt		**1399000**
Indikationen	▷ Skelett, Muskel, Bindegewebe	564000
	▷ Herz-Kreislauf-Organe	206000
	▷ Frakturen, Verletzungen	116000
	▷ Neubildungen	115000
	▷ psychische Störungen	107000
	▷ Atmungsorgane	84000
	▷ Verdauungsorgane und Stoffwechsel	75000
	▷ Alkohol-, Drogen- und Medikamentenabusus	37000

Ein Teil der Rehabilitationsmedizin geht auf das Kurwesen mit seinen lokalen Heilmitteln (Moor, Wasser u. a.) zurück. Es gibt auch jetzt noch sog. **ambulante Rehabilitationskuren,** bei denen der Gesichtspunkt der Erholung im Vordergrund steht.

Die Rehabilitationsmedizin hat sich in den letzten 30 Jahren überwiegend aus dem Kurwesen der Vergangenheit und vorzugsweise auch an solchen Orten (Heilbädern, Luftkurorten) entwickelt. So gibt es auch jetzt noch sog. **ambulante Rehabilitationskuren**, bei denen lokale Heilmittel (z. B. Moor, Wasser u. a.) in Anspruch genommen werden. Hier steht der Gesichtspunkt der Erholung im Vordergrund, so z. B. bei den Müttergenesungskuren.

Der **Schwerpunkt** der modernen Rehabilitationsmedizin liegt jedoch eindeutig **bei der stationären medizinischen Heilbehandlung einschließlich der Anschlußheilbehandlung.** Für diese Heilverfahren haben sich Reha-Einrichtungen in verschiedener Trägerschaft entwickelt, die ein sehr unterschiedliches Spektrum an Maßnahmen entsprechend den jeweiligen medizinischen Indikationen anbieten. Sie werden im Rahmen von Verträgen von den Kostenträgern belegt. In ihnen werden ggf. bereits auch berufliche und soziale Reha-Maßnahmen eingeleitet. Dazu gehört auch die ggf. vom Hausarzt zu leistende stufenweise Wiedereingliederung in den Arbeitsprozeß.

Akutklinik. Im Vordergrund steht der **immobile Patient** mit einem akuten Krankheitszustand. Dort werden die Diagnostik, pathophysiologische Analyse, Erarbeitung und Einleitung einer Therapie mit Blick auf die akute Einzelerkrankung durchgeführt. Vorgesehen ist eine **kurze Verweilzeit.** Die Weiterversorgung erfolgt ambulant, meist durch niedergelassene Ärzte.

Reha-Klinik und berufliche Reha-Einrichtungen. Im Vordergrund steht hier der **mobile Patient** mit einem chronischen Krankheitszustand bzw. mit einer Behinderung. Dort werden vor allem die Diagnostik des Funktionsausfalles und die **Erfassung des »positiven und negativen Leistungsbildes«** unter Berücksichtigung der bisherigen und der zu erwartenden beruflichen und sozialen Situation durchgeführt. Ferner werden dort (gegebenenfalls) eine Langzeittherapie und Therapieüberwachung sowie ein Funktions- und Verhaltenstraining unter den Bedingungen einer möglichst alltagsähnlichen Belastung eingeleitet. In der Reha-Klinik ist deshalb eine **längere Verweildauer** mit festgelegten Zeiten die Regel, was eine Erarbeitung eines systematischen »Reha-Plans« ermöglicht. Wenn erforderlich, werden berufliche und/oder soziale Reha-Maßnahmen eingeleitet. Im Vordergrund der Betrachtung stehen die »stationären medizinischen Rehabilitationsmaßnahmen«, die als **Kuren von 3–6 Wochen** durchgeführt werden. Sie sollen dem behandelnden Arzt die Möglichkeit geben, chronische Erkrankungen bzw. Beschwerden, die mit ambulanter Therapie nicht ausreichend behandelt werden können, eine Zeitlang intensiv mit allen gegebenen Mitteln stationär kurmäßig zu behandeln. Oft sind zuerst erneut exakte Diagnostik und Funktionsprüfung erforderlich, dann Verordnung von medikamentösen, physikalischen, balneologischen, bewegungstherapeutischen, diätetischen und verhaltenstherapeutischen Behandlungen sowie gesundheitserzieherische Maßnahmen.

Wiederholungen solcher Heilmaßnahmen sind **nach 4 Jahren möglich,** allerdings werden Maßnahmen aller Sozialversicherungsträger auf diese Zeit angerechnet. **Ausnahmen** bilden Maßnahmen bei besonderen Indikationen wie z. B. Morbus Bechterew, Querschnittslähmung.

Während diese stationären Rehabilitationsmaßnahmen für Personen durchgeführt werden, die im Sinne der Krankenversicherung nicht arbeitsunfähig sind (Erwerbsunfähigkeit droht), sind die **»Anschluß-Heilverfahren«** für Personen gedacht, die »im Anschluß« an eine stationäre Krankenhausbehandlung oder intensive ambulante Behandlung durch eine Spezialmaßnahme rascher wieder in das Arbeitsleben zurückkehren sollen. **Ziele** dieser AHV-Verfahren, die nicht später als drei Wochen nach dem Aufenthalt im Akutkrankenhaus beginnen sollen, sind eine **Abkürzung der (teuren) Krankenhausverweilzeit und eine Verkürzung der Rekonvaleszenz** im Sinne der »Wiederherstellung der Erwerbsfähigkeit« durch gezielte Behandlungsmethoden in Einrichtungen, die sich auf bestimmte Indikationen beschränkt haben. AHV-Verfahren kommen in Frage nach Herzinfarkt, nach Wirbelsäulen- oder Endoprothesenoperationen, nach Amputationen (Gehschule), nach akutem Gelenkrheumaschub usw. Solange die akute Erkrankung im Vordergrund steht und der Patient noch nicht »kurfähig« ist, bleibt die Krankenversicherung Kostenträger.

Weitere medizinische Reha-Maßnahmen der Rentenversicherung stellen **Maßnahmen bei besonderer beruflicher Gesundheitsgefährdung,** die **Kinderheilverfahren** und die sog. **Krebsnachsorgekuren** dar. Letztere können innerhalb der ersten drei Jahre nach der Akutbehandlung zur Sicherung

Der **Schwerpunkt** ist jetzt die **stationäre medizinische Heilbehandlung einschließlich der Anschlußheilbehandlung** (AHB). Reha-Einrichtungen in verschiedener Trägerschaft bieten ein Spektrum medizinischer Maßnahmen an. Sie werden von den Kostenträgern belegt. In ihnen können schon berufliche und soziale Reha-Maßnahmen eingeleitet werden. Der Hausarzt hat ggf. über eine stufenweise Wiedereingliederung in den Arbeitsprozeß zu entscheiden.

Der **Akutklinik** mit möglichst kurzer Verweilzeit und oft immobilen Patienten **steht** die **Reha-Einrichtung gegenüber,** in der meist mobile (kurfähige) Patienten unter weit über die Organerkrankung hinausreichenden Gesichtspunkten (Beruf, sonstiges soziales Umfeld, Erhaltung oder Wiederherstellung einer möglichst weitgehenden Selbständigkeit, Defektkompensation) längerfristig behandelt werden.

Den Regelfall stellt die 3wöchige stationäre medizinische Rehabilitationsmaßnahme dar, die bis auf 6 Wochen verlängert werden kann.

Wiederholungen sind alle 4 Jahre möglich, Ausnahme bilden z. B. Morbus Bechterew oder Querschnittslähmungen.

Arbeitsunfähigkeit ist nicht Voraussetzung für medizinische Rehabilitationsmaßnahmen. Ist, im Anschluß an eine akute Erkrankung, z. B. Herzinfarkt, oder eine sonstige stationäre Behandlung, z. B. eine Endoprothesenoperation, eine medizinische Rehabilitation zur Wiedererlangung der Erwerbsfähigkeit erforderlich, so kommen **»Anschluß-Heilverfahren«** in Betracht, die sich an die Akutbehandlung anschließen. Ziele des AHV-Verfahrens sind eine **Abkürzung der Krankenhausverweildauer und eine Verkürzung der Rekonvaleszenz.**

Es gibt noch **Krebsnachsorgekuren** und **Kinderheilverfahren** und **Maßnahmen bei besonderer beruflicher Gesundheitsgefährdung.**

Eine Krebsnachsorgekur kann genehmigt werden, wenn eine solche Maßnahme erfolgversprechend ist **(keine Metastasierung)** und progno-

stisch kein schlechter Verlauf vorliegt. Der Patient muß kur- und reisefähig sein.
Zur Sicherung eines Heilerfolges und für Rentner führt auch die gesetzliche Krankenversicherung Rehabilitationsmaßnahmen durch.
Wichtig ist bei den alten Menschen die Ermöglichung einer selbständigen Lebensführung.

des Erfolges gewährt werden, wenn eine solche Maßnahme erfolgversprechend ist, z. B. wenn keine Metastasen und prognostisch kein schlechter Verlauf vorliegen. Der Patient muß kur- und reisefähig sein.
Die gesetzliche Krankenversicherung führt unabhängig von diesem Verfahren auch medizinische Rehabilitationsmaßnahmen durch, einmal als Erholungskuren zur Sicherung eines Heilerfolges, dann aber auch für **Rentner**, bei denen nach den Kriterien der Rentenversicherung die Erwerbsfähigkeit als Gesichtspunkt ja entfallen muß. Hier sind die Übergänge zwischen stationärer Krankenhausbehandlung und Rehabilitationsmaßnahme fließend. Wichtig ist bei alten Menschen die bereits erwähnte Ermöglichung einer selbständigen Lebensführung (Reha vor Pflege).

Die medizinische Rehabilitation hat einen hohen Stellenwert in der Gesundheitsversorgung. Die Verfahren bieten auch die Möglichkeit, sich mit Problemen der Lebensführung zu befassen.

Diese medizinische Rehabilitation mit ihren zahlreichen Einrichtungen – Schwerpunktkliniken, Kurkliniken, Fachkliniken – hat einen erheblichen Stellenwert im Gesamtsystem der gesundheitlichen Versorgung der Bevölkerung und wird von der klassischen, kurativ ausgerichteten Medizin auch kritisch gesehen. Begriffe wie »Kurlaub« leisten Mißverständnissen Vorschub. Es ist jedoch **auch Ziel der Rehabilitationsmaßnahmen, den Versicherten die Möglichkeit zu geben, sich aus den Belastungen, die sich durch die Behinderung und ihre vielfältigen Folgen ergeben, einmal zu lösen** und Probleme der Lebensführung wie Genußverhalten, Bewegungsmangel und anderes zu erkennen und anzugehen. Eine gute Rehabilitationseinrichtung wird dazu Hilfestellungen geben. Systematische Untersuchungen zeigen, daß der größte Teil der vorzeitig aus dem Erwerbsleben ausscheidenden Versicherten die Möglichkeit einer Rehabilitationsmaßnahme nicht wahrgenommen hat. Es scheint weitaus mehr »Underuser« als »Overuser« zu geben!

Der größte Teil der Frührentner hat an keiner Rehabilitationsmaßnahme teilgenommen. Es scheint mehr »Underuser« als »Overuser« zu geben.
Der **Wert dieser Rehabilitationsmedizin wird vielfach kritisch beurteilt.** Eine Erfolgsbeurteilung ist angesichts der überwiegend chronischen Leiden, z. B. rheumatischen Erkrankungen, medizinisch objektiv schwierig. Längerfristig könnte ein Rückgang der Zahl der vorzeitigen Berentungen ein Erfolgskriterium darstellen.

Die medizinische Rehabilitation bedeutet zweifellos für die Versicherten einen sozialen Fortschritt. Die Erfolgsbeurteilung von Maßnahmen bei chronisch verlaufenden Erkrankungen oder langdauernden Behinderungen muß möglich werden, z. B. auch durch einen Rückgang des Anteils der sog. Frührentner (Personen, die Renten wegen Erwerbs- oder Berufsunfähigkeit beziehen). Vielfach ist jedoch allein der Aufschub in der Progredienz der Erkrankung der Erfolg.

C-12: Zugang an Renten wegen verminderter Erwerbsfähigkeit 1996 und Gründe für die Rentengewährung (Krankheit bzw. betroffenes Organsystem)

Männer (n = 177 000)		Frauen (n = 105 000)	
Skelett, Muskel, Bindegewebe	27 %	Skelett, Muskel, Bindegewebe	28 %
Herz-Kreislauf-Krankheiten	21 %	Neurosen, Psychosen	26 %
Neurosen, Psychosen	16 %	Herz-Kreislauf-Krankheiten	11 %
Krebs	10 %	Krebs	13 %
Atemwegserkrankungen	4 %	Nervenleiden	5 %

Vor der Bewilligung eines Antrages auf vorzeitige Berentung besteht der Rentenversicherungsträger oft auf der Durchführung einer medizinischen Rehabilitationsmaßnahme.
Der Erfolg solcher Maßnahmen ist oft zweifelhaft.

Der Grundsatz »Rehabilitation vor Rente« führt u. a. auch dazu, daß ein Rentenbegehren – also die Beantragung einer BU- oder EU-Rente – erst einmal abgelehnt wird, bevor nicht geklärt ist, ob eine medizinische Reha-Maßnahme zu einer Verlängerung des aktiven Erwerbslebens führen könnte. Solche Versicherte sind dann praktisch gezwungen, eine Maßnahme zu beantragen, an deren Erfolg sie möglicherweise nicht interessiert sind. Nach Ablauf der medizinischen Rehabilitationsmaßnahme muß der Antrag auf BU- oder EU-Rente erneut behandelt werden.

Die Rentenversicherer führen eine **Statistik über die Diagnosen,** die zu Renten wegen Erwerbsminderung (BU- und EU-Renten) führen (C-**12**).

Die Rentenversicherungen führen **eine Statistik über die Diagnosen, die zu diesen Renten wegen Erwerbsminderung führen.** Bei den Männern sind es überwiegend Erkrankungen des Bewegungsapparates und des Herz-Kreislauf-Systems, bei den Frauen steht ebenfalls der Bewegungsapparat an erster Stelle (C-**12**).

▶ ***Merke.*** **Für die Dauer der medizinischen Rehabilitationsmaßnahme (bis zu 6 Wochen) leistet der Arbeitgeber Lohnfortzahlung.** Für längere Zeiträume wird vom Rentenversicherungsträger entweder **Übergangsgeld** gezahlt oder, im Falle von Arbeitsunfähigkeit, **Krankengeld** durch die Krankenversicherung.

◀ **Merke**

3.6 Leistungen im Rahmen der beruflichen, schulisch-pädagogischen und sozialen Rehabilitation

3.6 Leistungen im Rahmen der beruflichen, schulisch-pädagogischen und sozialen Rehabilitation

Eine umfassende Rehabilitation muß neben den medizinischen Aspekten von Anfang an auch die Arbeitswelt des Betroffenen mitbedenken. In vielen Fällen wird eine Rückkehr in den zuletzt ausgeübten Beruf nicht möglich sein, z. B. bei einem Fliesenleger nach Bandscheibenoperation, einem Asthmatiker im Straßenbau, einer Atopikerin mit Allergie als Friseuse.

Anträge auf berufliche Rehabilitationsmaßnahmen sind an die Arbeitsverwaltung (Arbeitsamt) zu stellen. Die Maßnahmen können mit einer **innerbetrieblichen Umsetzung** oder Annahme einer anderen Beschäftigung im selben Betrieb bereits ausreichend sein. Die Sozialgesetzgebung ermöglicht hier **Hilfen zur Erhaltung eines Arbeitsplatzes** durch technische Hilfen, **Anlernhilfe bei Aufnahme einer neuen Tätigkeit** (d. h. finanzielle Zuschüsse auf Zeit an den Arbeitgeber zum Ausgleich einer herabgesetzten Leistungsfähigkeit des Beschäftigten), **Arbeitserprobung,** schließlich gibt es hier ein umfassendes System zur **Berufsfindung und Umschulung** (S C-4). Hierzu sind eventuell Berufseignungstests erforderlich, die u. U. die Notwendigkeit einer **Vorschulung** ergeben. Die ärztliche Aufgabe besteht in einer Beurteilung der beruflichen Möglichkeiten des Betroffenen aus medizinischer Sicht, hinzu kommen psychologische und berufsbezogene Beurteilungen.

Anträge auf berufliche Rehabilitationsmaßnahmen sind an die Arbeitsverwaltung zu stellen.
Berufliche Rehabilitation reicht von der **Umsetzung im Betrieb, technischen Hilfen am Arbeitsplatz, Arbeitserprobung** bis hin zur **Umschulung** im Berufsförderungswerk und Neuvermittlung (**S C-4**).

Der Arzt beurteilt die beruflichen Möglichkeiten des Betroffenen. Hinzu kommen psychologische und berufsbezogene Beurteilungen.

In der Bundesrepublik gibt es ein ausgebautes Netz von **Berufsförderungswerken**, in denen Berufe neu erlernt werden. Sie haben in der Regel auch eine ärztliche Abteilung für die laufende Betreuung. Bei diesen berufsfördernden Leistungen ist **in der Regel die Bundesanstalt für Arbeit federführend.** Von der Rentenversicherung wird die berufliche Rehabilitation aus medizinischen Gründen derzeit nur für Mitglieder finanziert, die bereits mehr als 15 Jahre Beitragsleistungen entrichtet haben. Weitere Träger können die Kriegsopferversorgung, die Unfallversicherung und die Sozialhilfe sein.

In **Berufsförderungswerken** werden neue Berufe erlernt.

Die Bundesanstalt für Arbeit ist bei der beruflichen Rehabilitation federführend.

Klinischer Fall

Ein 35jähriger Maurer erleidet bei einem Sturz vom Baugerüst eine Wirbelfraktur und eine Knieverletzung. Er wird in einer BG-Unfallklinik medizinisch versorgt. Es resultiert jedoch eine Bewegungseinschränkung der Wirbelsäule und auch des Kniegelenks. Ein Jahr nach dem Unfall stellt sich heraus, daß eine Tätigkeit am Bau nicht mehr möglich ist, nachdem ein Arbeitsversuch von 2 Wochen Dauer wieder zur Arbeitsunfähigkeit führte. Die Berufsgenossenschaft, die die Kosten der Heilbehandlung übernommen hat und Verletztengeld zahlt, fordert ihn auf, beim Arbeitsamt den Antrag auf eine Umschulungsmaßnahme zu stellen. Dort werden seine Neigung und auch seine Eignung für den Beruf des Bauzeichners festgestellt, eine Vorschulung erscheint aufgrund der Leistungen bei den Tests nicht erforderlich. Ärztlicherseits bestehen gegen den neuen Zielberuf keine Bedenken. Bis Antritt der neuen Berufsausbildung im Berufsförderungswerk ist allerdings noch eine Wartezeit zu überbrücken, während der er weiterhin Verletztengeld bezieht. Die Ausbildung selbst ist problemlos. Nach ihrem Abschluß wird er als Bauzeichner in der alten Firma angestellt. Seine Familie konnte von dem Übergangsgeld während der Ausbildungszeit leben, außerdem bezieht er wegen der Unfallfolgen eine BG-Rente aufgrund der gutachtlich festgestellten Minderung der Erwerbsfähigkeit von 30 %.

Personen, die am allgemeinen Arbeitsmarkt nicht, noch nicht oder nicht mehr unterkommen können, aber noch ein Mindestmaß an wirtschaftlich verwertbaren Arbeitsleistungen erbringen, sollen eine angemessene

Werkstätten für Behinderte sind eine Arbeitsmöglichkeit für Personen, die noch ein Mindestmaß an wirtschaftlich

Synopsis C-4: Die berufliche Rehabilitation

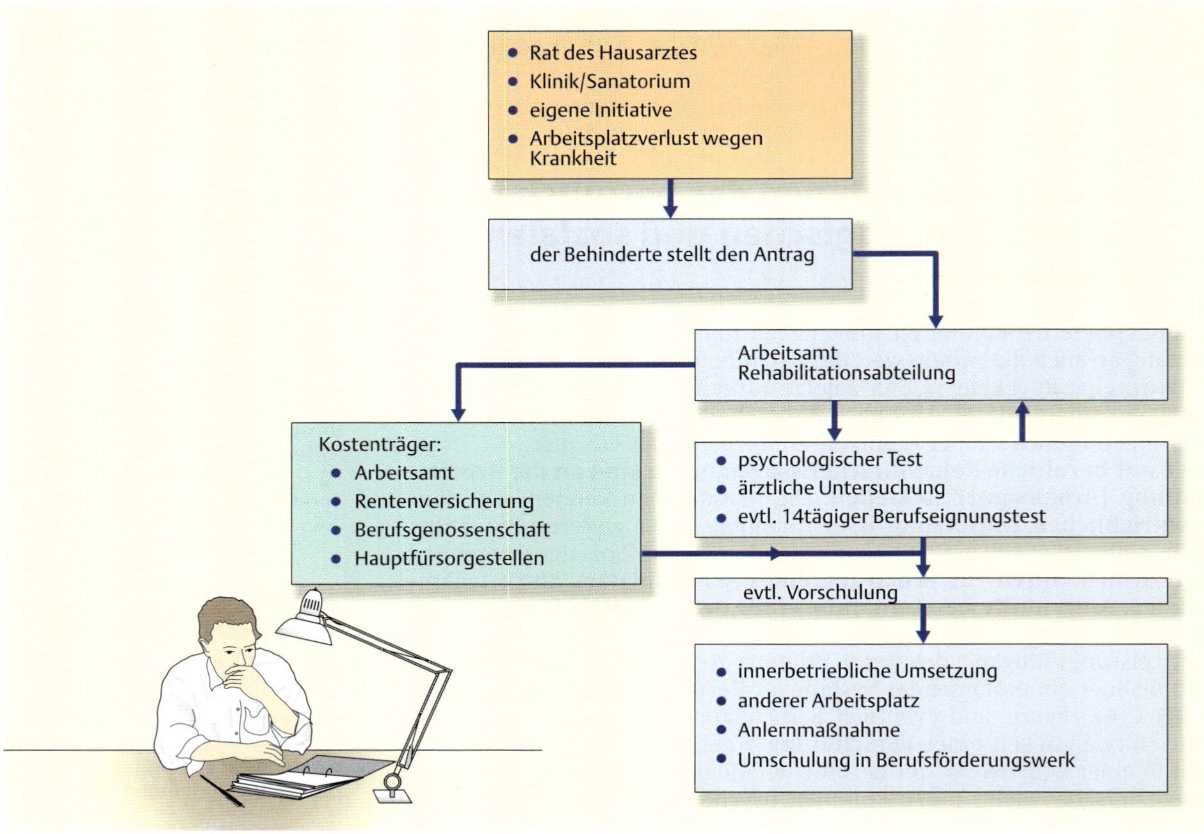

verwertbarer Arbeitsleistung erbringen, aber im allgemeinen Arbeitsmarkt nicht unterkommen.

Berufsbildungswerke vermitteln eine Erstausbildung für behinderte Jugendliche.

Die Bundesanstalt für Arbeit soll ein Garant dafür sein, daß auf dem Arbeitsmarkt tatsächlich ein Bedarf an dem jeweiligen Zielberuf besteht.

Beschäftigung in einer **Werkstätte für Behinderte** erhalten. In den Werkstätten soll eine pädagogische, soziale, psychologische und medizinische Betreuung gewährleistet sein.

Für Jugendliche, die wegen einer Behinderung eine Ausbildung selbständig nicht erlangen können, besteht ein Netz von **Berufsbildungswerken.** Auch bei ihnen ist ein ärztliches Gutachten erforderlich, das positive und negative Aussagen zur Leistungsfähigkeit machen soll.

Die Bundesanstalt für Arbeit soll ein Garant dafür sein, daß auf dem Arbeitsmarkt tatsächlich ein Bedarf an dem jeweiligen Zielberuf besteht. Sie führt Umschulungen auch aus rein arbeitsmarktpolitischen Gründen durch.

Klinischer Fall

Eine jetzt 19jährige Frau hat nach dem Besuch der Hauptschule versucht, den Realschulabschluß zu erreichen, ist jedoch gescheitert. Eine Lehre als Fleischereieinzelhandelskauffrau mußte sie nach 3 Monaten wegen »Hautausschlägen« abbrechen. In einer zweiten Lehre im Bäckereigewerbe erging es ihr ebenso. Eine dann erst durchgeführte Allergietestung ergab eine starke Reaktion auf Formaldehyd und auf Kolophonium. Der behandelnde Arzt rät zu einem Berufswechsel. Das Arbeitsamt entscheidet sich bei der Beratung für eine Berufsfindungsmaßnahme in einem Berufsbildungswerk, wo Neigung und Eignung für Zielberufe mit geringer Allergisierungswahrscheinlichkeit (z. B. Büro) festgestellt werden können. In der Zwischenzeit versucht die junge Frau erneut, den Realschulabschluß zu erreichen, der ihr ein größeres Berufsspektrum eröffnen würde. Offen bleibt in diesem Fall, ob eine Atopie vorliegt, ob diese bei der Jugendarbeitsschutzuntersuchung erkannt wurde und ggf. bei der Berufsberatung durch den untersuchenden Arzt eine Rolle gespielt hat.

Es kann für Behinderte erforderlich sein, daß sie außerhalb des allgemeinen öffentlichen Systems Sonderschulen (z.B. zur heilpädagogischen Behandlung) besuchen oder, z.B. nach Jahren überwiegend praktischer beruflicher Tätigkeit, vor dem eigentlichen Erlernen eines neuen Berufs sich wieder schulische Grundkenntnisse aneignen müssen, um in der Ausbildung bestehen zu können. Dem dient u.a. die erwähnte Vorschulung.
Unter sozialer Rehabilitation wird z.B. die finanzielle Unterstützung bei der Beschaffung eines Kraftfahrzeugs, einer Wohnung oder bei der Durchführung von Behindertensport verstanden.
Bargeldleistungen werden zur Sicherung des Lebensunterhaltes für die Betroffenen und deren Familien gewährt, außerhalb der Sozialhilfe nach festen Sätzen in Bezug auf den entgangenen Nettoverdienst (Übergangsgeld). Außerdem sind die Behinderten während der Zeit der Rehabilitation in der **Sozialversicherung** versichert (also Kranken-, Unfall-, Arbeitslosenversicherung sowie Altersversicherung).

Berufsförderungsmaßnahmen sind oft erst nach Vorschulung möglich. **Unter sozialer Rehabilitation wird z.B. die finanzielle Unterstützung bei der Beschaffung eines Kraftfahrzeuges, einer Wohnung oder bei der Durchführung von Behindertensport verstanden.**

Hinzu kommen **Bargeldleistungen** (Übergangsgeld) und die **Übernahme der Sozialversicherungsbeiträge** (Kranken-, Unfall-, Arbeitslosen- und Altersversicherung).

3.7 Einrichtungen der Rehabilitation

Im medizinischen Bereich existieren **Rehabilitationskrankenhäuser,** die z.T. in privater Hand geführt werden und dann mit den Kostenträgern Verträge schließen, z.T. den Rentenversicherungsträgern und den Wohlfahrtsverbänden selbst gehören. An vielen Kliniken wurden Rehabilitationsabteilungen geschaffen. Daneben gibt es **Kurkliniken** und Sanatorien, abgestuft nach dem Grade der medizinischen Versorgung. Die **Berufsförderungs- und Berufsbildungswerke** sind überwiegend als Stiftungen organisiert (z.B. Stiftung Rehabilitation Heidelberg als die größte derartige Einrichtung in Deutschland), ebenso die **Werkstätten für Behinderte.**

3.7 Einrichtungen der Rehabilitation

Rehabilitationskrankenhäuser gibt es in verschiedener Trägerschaft, entsprechend sind die Verträge mit den Kostenträgern.

Berufsförderungs- sowie Berufsbildungswerke und **Werkstätten für Behinderte** sind überwiegend als Stiftungen organisiert.

4 Medizinische Versorgung

4.1 Grundbegriffe

Die medizinische Versorgung teilt sich in einen **ambulanten** und einen **stationären Bereich** mit nur wenig Zwischenformen und durchaus erkannten Problemen des Übergangs von der einen Form zur anderen *(s.u.)*. Die ambulante Versorgung ist zur Domäne der »niedergelassenen« Ärzteschaft (Vertragsärzte der Krankenkassen) und anderer **Leistungserbringer** geworden (Krankengymnasten, Logopäden u.a.). Ambulanzen von Kliniken haben nur in Spezialfällen teil an dieser Versorgungsform; Polikliniken als Einrichtungen in institutioneller Trägerschaft waren in der DDR der Regelfall, sind jetzt jedoch Ausnahme.

4 Medizinische Versorgung

4.1 Grundbegriffe

Man unterscheidet einen **ambulanten** und einen **stationären Bereich** der medizinischen Versorgung.
Die ambulante Versorgung ist Domäne der niedergelassenen Ärzte (Vertragsärzte der Krankenkassen).

Polikliniken sind nach der Wiedervereinigung eine Ausnahme.

Kriterien für die medizinische Versorgung. Objektive Maße für das notwendige Ausmaß der Versorgung, d.h. vor allem die Zahl der Krankenhausbetten und der in freier Praxis tätigen Ärzte und anderer Angehöriger der Gesundheitsberufe, gibt es nicht. Hilfskonstruktionen sind Durchschnittszahlen im regionalen Vergleich, die Erreichbarkeit einer Klinik bei Unfällen oder Geburtskomplikationen, die Unterbringungsmöglichkeit Schwerkranker, die Zeit zwischen Unfallmeldung und Notarztversorgung, die Unterbringungsmöglichkeit akut psychisch Kranker u.ä. Die Gesetzgebung hat den Versorgungsstand des Jahres 1992 in weiten Bereichen praktisch als Norm festgeschrieben.
Für das Ausmaß der Betreuung des einzelnen Patienten gibt es Richtlinien, die grundsätzlich die medizinische Notwendigkeit in den Vordergrund stellen. **Die ärztliche Leistung muß ausreichend, zweckmäßig und wirtschaftlich sein, sie darf das Maß des Notwendigen nicht überschreiten (Wirtschaftlichkeitsgebot, § 12 des SGB V).**

Objektive Kriterien für das notwendige Ausmaß der medizinischen Versorgung (Zahl der Krankenhausbetten, der praktizierenden Ärzte usw.) **gibt es nicht.** Hilfskonstruktionen sind:
- Durchschnittszahlen im regionalen Vergleich
- Erreichbarkeit von Kliniken bei Unfällen oder Geburtskomplikationen
- der Zeitraum zwischen Unfallmeldung und Notarztversorgung
- die Unterbringungsmöglichkeit Schwerkranker
- die Unterbringungsmöglichkeit psychisch Kranker.

Die ärztliche Leistung muß ausreichend, zweckmäßig und wirtschaftlich sein, sie darf das Maß des Notwendigen nicht überschreiten (Wirtschaftlichkeitsgebot, § 12 des SGB V). Mehr als 90 % der Bevölkerung sind in der GKV.

Mehr als 90 % der Bevölkerung sind über die Mitgliedschaft in einer gesetzlichen Krankenversicherung (GKV) versorgt. Die hohe Inanspruchnahme der Versorgungsangebote und die gleichzeitige Leistungsausweitung haben zu einer Kostensteigerung geführt *(s. Abschnitt 6.2.1, S. 298)*, die Anlaß war, die Mitwirkungspflicht des Versicherten an seiner Genesung stärker zu betonen und über u. a. Selbstbeteiligungen Einspareffekte anzustreben *(s. Abschnitt 5.4, S. 282)*.

4.2 Inanspruchnahme von Versorgungseinrichtungen und Leistungserbringern

4.2.1 Inanspruchnahme und Information

Die Inanspruchnahme medizinischer Leistungen durch alte Menschen ist überdurchschnittlich hoch (C-**8**). Bei bestimmten Gruppen, so z. B. den Angehörigen der Landwirtschaftlichen Krankenkassen, war die Arbeitsunfähigkeitsrate niedrig (2,8 %), ca. halb so hoch wie in der übrigen Bevölkerung.

4.2 Inanspruchnahme von Versorgungseinrichtungen und Leistungserbringern

4.2.1 Inanspruchnahme und Information

Der Bedarf an medizinischen Leistungen ist in erster Linie stark altersabhängig. Alte Menschen haben mehr Beschwerden und sind krankheitsanfälliger als junge. Der Bedarf wächst also mit der Zunahme der Zahl alter Menschen. Dies zeigt sich z. B. in der Zahl der Arztkontakte (ambulante Versorgung) mit einem Durchschnittswert von 3,2 (Männer) bzw. 4,2 (Frauen) pro Quartal und nahezu einer Verdoppelung bei den 70jährigen (C-**8**). Er ist jedoch auch stark vom individuellen Verhalten und von der Zugehörigkeit zu einer Gruppe abhängig. So war zum Beispiel die Rate der Arbeitsunfähigkeit in der Landwirtschaftlichen Krankenkasse mit durchschnittlich 2,8 % etwa halb so groß wie die in der übrigen Bevölkerung.

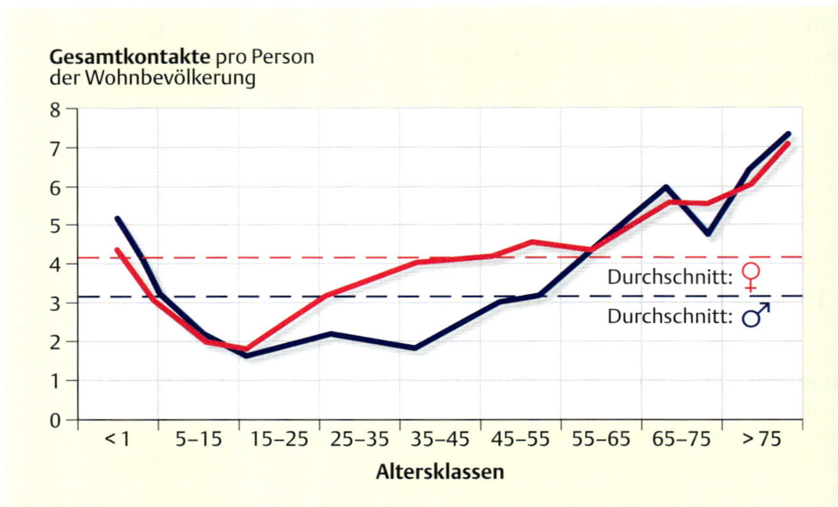

C-8: Durchschnittliche Zahl der Arztkontakte (ambulant) pro Quartal und Person der Wohnbevölkerung nach Alter und Geschlecht (EVaS-Studie 1981/82).

Die **primäre Nachfrage** wird vom Betroffenen ausgelöst, in der Regel durch den Gang zum Arzt.
Die **sekundäre Nachfrage** gilt den Spezialeinrichtungen (meist durch Überweisung).
Vor allem das Ausmaß der sekundären Nachfrage hängt stark von gesetzlichen Regelungen der Finanzierung ab.
Zu Verzögerungen der Inanspruchnahme kommt es fast nur noch bei Sonderpersonenkreisen (Obdachlose, alte Alleinstehende).
Die Inanspruchnahme hängt vom Informationsstand der Betroffenen ab.

Bei der Nachfrage nach Leistungen unterscheidet man die **primäre Nachfrage** durch den Betroffenen, vor allem also der **Gang zum Arzt der Primärversorgung** (Hausarzt, Internist, Gynäkologe, Pädiater), und die **sekundäre Nachfrage,** durch diesen Kontakt ausgelöst, die medizinischen Spezialeinrichtungen gelten kann (Überweisung in eine Akut-Klinik, zum Facharzt, in ein Sonderkrankenhaus), aber auch anderen Gesundheitseinrichtungen (Krankengymnastik, Suchtberatung). Die Finanzierungsmöglichkeiten der GKV beeinflussen das Angebot an solchen Einrichtungen (z. B. ist das Entstehen von Dentallabors abhängig von der Kostenübernahme für Zahnersatz. Aktuell nach den sog. Reformgesetzen ist das Schließen eines Teils dieser Labors abzusehen). Die umfassende soziale Absicherung der Beschäftigten führt dazu, daß es nur noch bei besonderen Personenkreisen (z. B. Obdachlose, alte alleinstehende Personen) zu Verzögerungen der Inanspruchnahme kommt.

Die Inanspruchnahme hängt entscheidend von der **Information** der Betroffenen über ihre Möglichkeiten und Rechte ab. Sucht- oder Familienberatungsstellen und Selbsthilfegruppen können erst dann aufgesucht werden, wenn Adresse und Öffnungszeiten bekannt sind. Die meisten Kommunen geben jetzt entsprechende Broschüren (»Anlaufstellen«) heraus.

Die meisten Kommunen geben Broschüren über »Anlaufstellen« heraus.

4.2.2 Probleme spezieller Bevölkerungsgruppen

4.2.2 Probleme spezieller Bevölkerungsgruppen
11 % der Männer und 19 % der Frauen in der BRD sind über 65 Jahre alt (1995 – 12,7 Millionen). Drei Viertel der über 70jährigen Frauen leben allein.

Alte Menschen. Die Zahl der Deutschen über 65 Jahre betrug 1995 12,7 Millionen. Damit sind **11 % der Männer und 19 % der Frauen über 65 Jahre** alt. Von den über 60jährigen sind zwei Drittel der Frauen und ein Fünftel der Männer allein lebend (ledig, verwitwet oder geschieden), bei den über 70jährigen drei Viertel der Frauen und ein Drittel der Männer. Entsprechend den bekannten Unterschieden in der mittleren Lebenserwartung kommen auf 1 000 über 65jährige Männer ca. 1 900 Frauen gleichen Alters. Mehr als 80 % der über 65jährigen leben räumlich getrennt von der nachfolgenden Generation.
Alte Menschen sind auch häufiger pflegebedürftig: Man rechnet mit 3 % aller Personen über 60 Jahre, mit 10 % aller 70–80jährigen und 20 % aller über 80jährigen.
Die relative Zunahme älterer Menschen und deren Vereinzelung (Vereinsamung) erfordern neue Formen des gesellschaftlichen Lebens und neue Einrichtungen: Altenwohnheim, Altenhäuser, Altenpflegeheime, geriatrische Krankenhäuser, Altentagesstätten, Altenklubs. Sie entstehen in vielfältiger Trägerschaft an allen größeren Orten. Trotzdem zeigt es sich, daß **alte Menschen in erster Linie als Vertrauenspersonen bei Kummer und Sorgen die eigenen Kinder angeben,** erst danach mit weitem Abstand werden Bekannte und schließlich öffentliche soziale Einrichtungen genannt. Die demographische Entwicklung steht diesem auf eine emotionale Bindung hinweisenden Bedürfnis entgegen: weniger Kinder und deren größere berufliche Mobilität werden weiter zur Vereinzelung beitragen.
Nach den Angaben im Mikrozensus 1982 bezeichneten sich 36 % der über 65jährigen innerhalb des erfragten 4-Wochenzeitraums als krank bzw. gesundheitlich beeinträchtigt, davon 87 % als chronisch. Hinzu kommt häufig eine Multimorbidität, d. h. das gleichzeitige Vorkommen von verschiedenen Erkrankungen. Es ist deswegen kein Wunder, daß **die Krankheitskosten der gesetzlichen Krankenversicherung (GKV) je Rentner mehr als doppelt so hoch sind wie für die übrigen Mitglieder** (6470 DM pro Rentner, 3680 DM pro Beitragszahler im Jahr 1995; *s. Abschnitt 6.2.1, S. 298*).

Mehr als 80 % der über 65jährigen leben räumlich getrennt von der nachfolgenden Generation.
Etwa 10 % aller 70–80jährigen und 20 % aller über 80jährigen gelten als pflegebedürftig.
Altenwohnheime, Altenhäuser, Altenpflegeheime, geriatrische Krankenhäuser, Altentagesstätten und Altenklubs sollen der Zunahme alter Menschen Rechnung tragen.

Als Vertrauenspersonen geben alte Menschen zuerst die eigenen Kinder an. Weniger Kinder und größere berufliche Mobilität werden die Vereinzelung verstärken.

Ein Drittel der über 65jährigen bezeichnet sich selbst als krank. Häufig besteht Multimorbidität.

Die GKV muß für jeden Rentner doppelt soviel ausgeben wie für die übrigen Mitglieder.

Pflegebedürftige. Pflegebedürftigkeit kann bei Behinderung (u. U. von Geburt an) oder bei Krankheit bestehen.

▶ ***Definition.*** Regelmäßiger Pflegebedarf liegt dann vor, wenn pro Woche mehrfach Bedarf an Unterstützung bei der Ausführung von körperbezogenen alltäglichen Verrichtungen besteht.

◀ **Definition**

Zur Einstufung der Grade der Pflegebedürftigkeit in der Pflegeversicherung (Pflegestufen I, II, III) *s. Abschnitt 5.6.6, S. 293*.
Die Beeinträchtigungen der Aktivität der Pflegebedürftigen beziehen sich auf die folgenden Bereiche:
- Körperpflege und Hygiene
- Nahrungszubereitung und -aufnahme
- Haushaltsführung
- Mobilität in der Wohnung
- Kommunikation und außerhäusliche Mobilität.

Die Zahl der Pflegebedürftigen beträgt 1,2 Mill. in Privathaushalten, 450 000 in stationären Einrichtungen. Etwa 20 % der über 80jährigen sind pflegebedürftig. Gegenwärtig kommt auf 31 Personen zwischen 20 und 65 Jahren ein Pflegebedürftiger. Die demographischen Veränderungen werden dazu führen, daß diese Relation im Jahr 2030 15 : 1 sein wird.

Pflegebedürftigkeit bezieht sich auf folgende Bereiche:
- Körperpflege und Hygiene
- Nahrungszubereitung und -aufnahme
- Haushaltsführung
- Mobilität in der Wohnung
- Kommunikation und außerhäusliche Mobilität.

Es gibt 1,2 Mill. Pflegebedürftige in Privathaushalten, 450 000 in Stationen. Gegenwärtig kommen auf einen Pflegebedürftigen 31 Personen zwischen 20 und 65 Jahren, im Jahr 2030 wird die Relation 1 : 15 sein.

Hilfen von ambulanten Diensten und teilstationären Einrichtungen werden zunehmend in Anspruch genommen.

Merke ▶

Stationäre Einrichtungen werden als Altenpflegeheime und als Pflegeabteilungen in Sonderkrankenhäusern geführt. Die Kosten für Pflegesätze können nur von wenigen Bedürftigen selbst aufgebracht werden, (Pflegeversicherung, *s. Abschnitt 5.6.6, S. 293).*

In Deutschland leben etwa 6 Millionen Ausländer. Den größten Anteil stellen die Türken, gefolgt von den Jugoslawen und Angehörigen der anderen Mittelmeerländer. In den Stadtstaaten Berlin und Hamburg sowie in den Großstädten Frankfurt, Offenbach und Stuttgart ist der Ausländeranteil am höchsten.
Hotel- und Gaststättengewerbe, Bauwirtschaft, Reinigungsdienste u.a. sind auf ausländische Arbeitskräfte angewiesen.
Angehörige der Mittelmeerländer zeigen Erkrankungen, die in Deutschland sonst selten sind (z.B. Wurminfektionen).
Die Tuberkulosehäufigkeit bei Ausländern ist doppelt so hoch wie bei der deutschen Bevölkerung. Die Infektion der Ausländer erfolgt überwiegend erst im Gastland.
Bei der Arbeitsübernahme durch ausländische Arbeiter ist das Risiko für diese Gastarbeiter und nicht das von ihnen ausgehende zu bedenken.
Das Ulcus duodeni tritt bei Gastarbeitern wie auch Angehörigen anderer Sondergruppen häufiger auf. Dies mag die vielfältigen Probleme im psychosozialen Bereich reflektieren, die Sprachschwierigkeiten, Unverständnis für kulturelle Eigenheiten und vieles mehr umfassen.

Pflegebedürftige, die nicht in Heimen leben, erhalten zu etwa 70% Hilfe von einer im Haushalt lebenden Person (zu je 20% von Tochter bzw. Ehefrau, zu je ca. 10% von der Mutter, dem Ehemann oder der Schwiegertochter). **Hilfen von ambulanten Diensten und teilstationären Einrichtungen** werden zunehmend in Anspruch genommen (Schwester/Pfleger von ambulanten Diensten, Sozialstationen, private Schwestern/Pfleger, Pflegehelfer, Schwesternhelferinnen, Zivildienstleistende, ehrenamtliche Helfer).

▶ ***Merke.*** Bei den Leistungen der Sozialstationen überwiegen die der Krankenpflege. Sie kann in der gesetzlichen Krankenversicherung abgerechnet werden, wenn sie als Behandlungspflege zur Vermeidung von Krankenhausaufenthalt oder zur Sicherung der ärztlichen Behandlung ärztlich verordnet wurde. Ansonsten werden die Leistungen über die Pflegeversicherung abgerechnet.

Zu den **Angeboten für Pflegebedürftige** gehören ergänzend mobile Hilfsdienste, Essen auf Rädern, Reinigungs- und Waschdienste, bei denen überwiegend Zivildienstleistende eingesetzt werden.
Stationäre Einrichtungen werden als **Altenpflegeheime** und als **Pflegeabteilungen in Sonderkrankenhäusern** geführt. Da die Kosten für einen solchen Platz 3000–4000 DM pro Monat betragen, können wenige der Pflegebedürftigen für die Kosten selbst aufkommen. Die Pflegeversicherung hat hier Entlastung gebracht (zur Pflegeversicherung *s. Abschnitt 5.6.6, S. 293).*

Ausländer. In Deutschland leben etwa 6 Millionen Ausländer, mehr als die Hälfte davon in einem Beschäftigungsverhältnis – die Gastarbeiter. Den größten Anteil stellen die Türken, die zur islamischen Religionsgemeinschaft gehören, dann folgen die Bürger des ehemaligen Jugoslawien und die Angehörigen der anderen Mittelmeerländer. Den höchsten Ausländeranteil an der Gesamtbevölkerung haben die Stadtstaaten Berlin und Hamburg, unter den Großstädten Frankfurt/M. und Stuttgart.
Zahlreiche Gewerbezweige sind auf ausländische Arbeitskräfte angewiesen, so insbesondere das Hotel- und Gaststättengewerbe, die Bauwirtschaft, auch die Reinigungsdienste. Zu Zeiten der Anwerbung wurden die Bewerber in ihren Heimatländern vor der Einreise ärztlich untersucht. Angehörige der Mittelmeerländer zeigen Erkrankungen, die in Deutschland sonst selten sind, so eine höhere Erkrankungsrate an Wurminfektionen (Trichuris).
Die Tuberkulosehäufigkeit ist bei Ausländern etwa doppelt so hoch wie bei den Deutschen, sie ist jedoch in den letzten 20 Jahren in gleicher Weise zurückgegangen. Das Zentralkomitee zur Bekämpfung der Tuberkulose stellte 1984 dazu fest: »Die überwiegende Mehrzahl der Tuberkulose-Erkrankungen von Ausländern erfolgt erst im Gastland. **Bei der Arbeitsübernahme durch ausländische Arbeiter ist das Risiko für diese Gastarbeiter und nicht durch das von ihnen ausgehende zu bedenken«** und weiter: »Es ist nicht zu erwarten und nach den bisherigen Erfahrungen auch unwahrscheinlich, daß die Tuberkulose der Gastarbeiter eine neue Erkrankungswelle in der Bundesrepublik auslösen wird. Aus epidemiologischer Sicht wird lediglich die Selbsteradikation der Seuche verzögert.«
Unter den anderen Erkrankungen spielt das **Ulcus duodeni** eine besondere Rolle. Es ist, bei Gastarbeitern ebenso wie in anderen Sondergruppen (Arbeitslose, Heimatvertriebene, Angehörige unterer Gesellschaftsschichten), häufiger als bei einheimischen Arbeitern. Gerade diese Erkrankung reflektiert die vielfältigen Probleme dieser Population, die von Sprachschwierigkeiten, Unverständnis der Umgebung für kulturelle Eigenheiten (Religion, Familienverband, Kindererziehung, Verhältnis der Geschlechter zueinander) bis zur Unterstellung von Arbeitsunwilligkeit reichen. Auf Probleme der Angehörigen des Islam im Zusammenhang mit dem Ramadan (Fastenmonat) hat *Schmahl* aufmerksam gemacht *(Schmahl* et al., 1988).
Die **Altersstruktur der ausländischen Arbeitnehmer** ist von der deutschen Population verschieden, es gibt weit weniger alte Menschen. Die Statistiken der Krankenversicherung zeigen **keine erhöhte krankheitsbedingten Fehlzeiten**, wohl aber belegen die Unfallstatistiken eine **erhöhte Arbeits-**

unfallhäufigkeit. Über das Beschäftigungsverhältnis sind ausländische Arbeitnehmer und ihre Familien voll in das System der sozialen Sicherung eingebunden. Im Fall von Arbeitslosigkeit ohne Versicherungszeiten oder des Fehlens einer Arbeitsgenehmigung bleibt die Sozialhilfe.
Die Sondergruppe der Asylbewerber weist einerseits das Krankheitsspektrum der Herkunftsländer auf, andererseits die vielfältigen gesundheitlichen Probleme, die sich aus der jeweiligen sozialen Lage ergeben. Hierbei stellt die Tuberkulose wieder ein Problem dar. Die gesundheitliche Versorgung erfolgt über die Sozialhilfe.

Die Gastarbeiter haben eine günstigere Altersstruktur, **keine erhöhten Aufwendungen in der GKV**, aber eine **erhöhte Unfallhäufigkeit**.
Sie sind in das System der sozialen Sicherung voll eingebunden.
Die gesundheitliche Versorgung der Asylbewerber erfolgt über die Sozialhilfe.

4.3 Einrichtungen der ambulanten, teilstationären und stationären Versorgung

4.3.1 Primärversorgung

Ausmaß und Struktur des Gesundheitswesens sollen jedem, der medizinische Hilfe benötigt, eine umfassende Versorgung gewährleisten. Die **ambulante Primärversorgung** wird im gegenwärtigen System hauptsächlich vom »Hausarzt« geleistet, der Allgemeinarzt bzw. Arzt ohne Gebietsbezeichnung ist, aber auch Kinderarzt oder Internist sein kann (letztere mußten sich ab 1994 bzw. 1996 entscheiden, ob sie an der hausärztlichen oder der fachärztlichen Versorgung teilnehmen). Er muß, da ca. 90% der Bevölkerung einer gesetzlichen Krankenversicherung angehören, Vertragsarzt der Krankenkassen sein.

Die gesundheitliche **ambulante Primärversorgung** erfolgt für 90% der Bevölkerung, die der GKV angehören, durch den niedergelassenen Arzt (Vertragsarzt der Krankenkassen).

Die **Freiheit der Arztwahl** enthält ein Element der Eigenverantwortlichkeit des Patienten. Es soll sich ein Vertrauensverhältnis zwischen Arzt und Patient entwickeln können. Eine Überweisung an Gebietsärzte (**Sekundärversorgung**) ist in vielen Behandlungsfällen notwendig. Als **Tertiärversorgung** gilt die ambulante Versorgung oder auch nur konsiliarische Betreuung in einer Spezialambulanz, wie es sie z.B. in der DDR in Form der Dispensaires gab. Gemeint sind Diabetiker- oder Rheumasprechstunden, die Einschaltung onkologischer Zentren u.a.
Die ambulante Versorgung vollzieht sich in unterschiedlichen **Organisationsformen:**

- **Einzelpraxis:** Ein Arzt als Inhaber der Praxis betreibt in freier Berufsausübung mit eigenem wirtschaftlichen Risiko eine Praxis.
- **Gemeinschaftspraxis:** Mehrere Ärzte schließen sich zusammen und betreiben Teile der Praxis gemeinsam, z.B. technische Geräte und Labor, teilen sich die Kosten für Mitarbeiter. Die Abrechnung mit den Leistungsträgern erfolgt gemeinschaftlich, der Verdienst (der Überschuß) wird nach vertraglicher Übereinkunft aufgeteilt. Eine Gemeinschaftspraxis stellt besondere Ansprüche an Kollegialität, schafft aber auch durch Diensteinteilung usw. Freiraum für Weiterbildung.
- Die **Praxisgemeinschaft** stellt demgegenüber einen Zusammenschluß von Einzelpraxen dar, die z.B. ein Labor gemeinschaftlich nutzen, eventuell auch Räume, Großgeräte oder auch nichtärztliches Personal. Die Abrechnung erfolgt jedoch individuell.

Die **Freiheit der Arztwahl** enthält ein Element der Eigenverantwortlichkeit des Patienten.
Sekundärversorgung nennt man die Weiterbehandlung durch Gebietsärzte.
Tertiärversorgung ist die Betreuung durch Spezialambulanzen (z.B. Diabetiker- oder Rheumasprechstunde). **Die ambulante Versorgung** vollzieht sich in unterschiedlichen Organisationsformen:
In der **Einzelpraxis** ist der Arzt Inhaber.

In einer **Gemeinschaftspraxis** werden **Teile der Einrichtung gemeinsam betrieben.** Der Verdienst wird nach einem vertraglichen Schlüssel aufgeteilt.

In der **Praxisgemeinschaft** werden **Teile gemeinschaftlich genutzt** (z.B. Labor, Geräte usw.), die Abrechnung der für den Patienten erbrachten Leistung erfolgt jedoch individuell.

Diese sogenannte freiberufliche Tätigkeit wird auch von den Vertragsärzten in der fachärztlichen Versorgung so ausgeübt. Für bestimmte Gebiete hat sich das **Belegarztsystem** entwickelt, in dem niedergelassene Ärzte über Betten in einer stationären Einrichtung verfügen. So hat z.B. die Hälfte aller HNO-Ärzte Belegbetten, bei den Augenärzten und den Gynäkologen sind es 20–25%. Sie rechnen ihre Leistungen ebenfalls selbst mit den Kostenträgern ab, in der GKV über die Kassenärztliche Vereinigung (KV), und bezahlen von sich aus die stationäre Unterbringung, die meist nur einige Tage dauert.

Im **Belegarztsystem** rechnen die Ärzte mit den Leistungsträgern ab und bezahlen die Kosten für die stationäre Unterbringung von sich aus.

Zusätzlich gibt es Einrichtungen mit ebenfalls ambulanten Patienten, die als **Poliklinik** z.B. Teile von klinischen Hochschuleinrichtungen sind und als solche neben den Versorgungs- auch Lehr- und Forschungsaufgaben haben. Auch die ambulante Nachsorge durch Krankenhausärzte bzw. Krankenhausambulanzen mit Kassenzulassung zählt hierzu.

Polikliniken sind Einrichtungen der ambulanten Versorgung und Nachsorge an Hochschulkliniken und großen Krankenhäusern.

Merke ▶

> **Merke.** Die ambulante ärztliche Versorgung ist über die Kassenärztlichen Vereinigungen und deren Vertrag mit den Krankenkassen an den ärztlichen Berufsstand gebunden.

Nicht-Ärzte (Psychologen, Krankengymnasten, Sehschule u. a.) sind auf Überweisung angewiesen.
Die ambulante Versorgung mit derzeit ca. 750 Einwohnern auf einen niedergelassenen Arzt wird als gesichert angesehen.

Nur Ärzte können die Versicherten an Nicht-Ärzte überweisen, so an Psychologen, an Krankengymnasten usw. und an andere Einrichtungen wie z. B. eine Sehschule, die ihrerseits dann mit den Kassen abrechnen.
Die ambulante Versorgung wird als durchweg gesichert angesehen, zusätzliche Niederlassungen wurden durch das Gesundheitsstrukturgesetz beschränkt. Es kommen derzeit auf einen niedergelassenen Arzt ca. 750 Einwohner.

4.3.2 Sozialstationen

4.3.2 Sozialstationen

Sozialstationen und Gemeindekrankenpflegeeinrichtungen leisten einen Beitrag zur ambulanten Versorgung, vor allem bei alten und hilfsbedürftigen Personen.

Eine weitere Möglichkeit der ambulanten Versorgung stellt die Einschaltung von **Sozialstationen** oder Gemeindekrankenpflegeeinrichtungen dar, die Patienten zu Hause versorgen. Für diese Art der Betreuung Kranker besteht, vor allem wegen der Änderungen in der Sozialstruktur der Bevölkerung und auch aus Kostengründen, ein großer Bedarf. Soziale Dienste hat es schon immer gegeben, auf karitativer Basis, auf der Ebene der Familie, im Beruf.

Die moderne Sozialgesetzgebung mit den geregelten Ansprüchen und Rechten hat zu einer **Professionalisierung** der Sozialarbeit geführt.

Die moderne Sozialgesetzgebung, mit geregelten Rechten und Ansprüchen, hat zu ihrer **Professionalisierung** geführt, so daß es jetzt Fachhochschulausbildungsgänge mit einer Differenzierung für die verschiedenen Einsatzbereiche gibt. In allen ist die intime Kenntnis der Sozialgesetzgebung mit ihren Hilfsmöglichkeiten und psychologisches Verständnis Voraussetzung erfolgreicher Arbeit.

Sozialstationen haben als Aufgabe:
- **Krankenpflege**
- **Altenpflege**
- **Haus- und Familienpflege**
- **weitere Hilfen**, z. B. Vermittlung von »Essen auf Rädern« und sozialen Kontakten.

Unter dem Begriff »**Sozialstation**« versteht man die Bündelung ambulanter pflegerischer Dienste eines bestimmten Einzugsbereichs in einer Zentrale in einem Leistungsangebot in
- **Krankenpflege**, z. B. nach Entlassung aus dem Krankenhaus, z. B. als Behandlungspflege
- **Altenpflege**, z. B. zu Vermeidung einer Unterbringung in einem Pflegeheim oder als aktivierende Pflege
- **Haus- und Familienpflege**, z. B. bei Geburten
- **weiteren Hilfen**, z. B. Vermittlung von »Essen auf Rädern« und sozialen Kontakten.

Klinischer Fall

Eine 89jährige alleinlebende Frau ist seit Jahren wegen einer Herzinsuffizienz bei absoluter Arrhythmie, Bluthochdruck und Asthma bronchiale in hausärztlicher Betreuung. Sie bezieht »Essen auf Rädern«. Eine akute Verschlechterung mit Ruhedyspnoe und massiven Beinödemen machen einen vierwöchigen Klinikaufenthalt erforderlich. Dort erfolgen Ödemausschwemmung und medikamentöse Neueinstellung. Die Patientin wird heparinisiert entlassen. Eine Angehörige kann für einige Tage in die Wohnung kommen. Sie organisiert zusammen mit der Sozialstation und auf der Grundlage von Verordnungen der Hausärztin zuerst einen zweimaligen täglichen Besuch durch die Krankenschwester (Injektionen) und dreimal wöchentlich den Besuch eines Zivildienstleistenden. Es gelingt, die Patientin davon zu überzeugen, einen Wohnungsschlüssel an die Sozialstation zu übergeben. Nach zwei Wochen ist durch Absprache erreicht, daß täglich entweder die Ärztin, die Krankenschwester oder der Zivildienstleistende in die Wohnung kommen. Die Patientin kann nach vier Wochen erstmals das Haus verlassen. Die Besuchsfrequenz wird auf drei bis vier Termine pro Woche reduziert. Angehörige organisieren tägliche Telefonkontakte, die Versorgung mit einem am Körper zu tragenden Notruftelefon wird diskutiert. Als vier Monate nach der Klinikentlassung über 20 Stunden keine telefonische Kontaktaufnahme gelingt, informiert eine Angehörige die Sozialstation. Eine mit der Situation vertraute Mitarbeiterin findet die Patientin tot in der Wohnung. Die Umstände deuten auf einen plötzlichen Herztod hin.

Träger der Sozialstationen sind meist Verbände der freien Wohlfahrtspflege, z. B. Caritas, Arbeiterwohlfahrt oder Diakonisches Werk.

Träger der Sozialstationen sind meist Verbände der freien Wohlfahrtspflege, Kirchen, aber auch Kommunen; die weitaus meisten werden vom Caritas-Verband, der Arbeiterwohlfahrt und vom Diakonischen Werk betrieben.

Die Finanzierung der Leistungen erfolgt über die Pflegeversicherung, die gesetzliche Krankenversicherung *(s. dort)*, direkte Bezahlung durch die Leistungsempfänger, die sie gegebenenfalls unterstützende Sozialhilfe und durch staatliche bzw. kommunale Zuschüsse. Die Träger werben regelmäßig um Spenden.
Die gesetzliche Krankenversicherung hat ebenfalls einen Sozialdienst aufgebaut.
Es gibt noch viele Tätigkeitsfelder in größerer Entfernung zum System der gesundheitlichen Versorgung, jedoch ganz offensichtlich von großer Bedeutung auch dafür: Drogen- und Alkoholberatung, Bewährungshilfe, Heimerziehung, Familien- und Jugendfürsorge, Schwerbehindertenfürsorge, Arbeit in Sozialstationen bzw. Selbsthilfeeinrichtungen als Gruppenarbeit und als Einzelfallhilfe (Hilfe zur Selbsthilfe). Entsprechend werden Sozialarbeiter von den Sozial- und Jugendämtern der Kommunen, des öffentlichen Gesundheitswesens und sozialen Einrichtungen in anderer Trägerschaft beschäftigt.
Unter **Gemeinwesenarbeit** versteht man die Hilfestellung für sozial unterprivilegierte Gruppen oder die ganze Bevölkerung in überschaubaren Wohngebieten.

Die Finanzierung der Leistungen erfolgt durch Abrechnung mit der Pflegeversicherung, der GKV, direkt mit den Leistungsempfängern und ggf. der Sozialhilfe.
Zuschüsse durch öffentliche Mittel werden gegeben.
Auch die Krankenkassen haben einen sozialen Dienst.

Drogen- und Alkoholberatung, Bewährungshilfe, Heimerziehung, Familien- und Jugendfürsorge, Schwerbehindertenfürsorge – all dies sind weitere Tätigkeitsfelder der Sozialarbeit.

Gemeinwesenarbeit ist die Hilfe für unterprivilegierte Gruppen oder die ganze Bevölkerung in überschaubaren Wohngebieten.

4.3.3 Stationäre Versorgung

Die **etwas mehr als 3500 Krankenhäuser,** davon 60% für akut Kranke, haben zusammen eine Bettenkapazität von 840000 **Betten.** Damit stehen **pro 10000 Einwohner 105 Betten** zur Verfügung. Die Trägerschaft teilen sich öffentliche (mehr als die Hälfte), freie gemeinnützige und, zu weniger als 10%, private Träger. Tendenziell geht die Zahl der **Akutkrankenhäuser** zurück, die der Sonderkrankenhäuser nimmt zu, wobei hier gleichzeitig eine Verkleinerung der jeweiligen Einrichtung angestrebt wird. Als **Sonderkrankenhäuser** gelten die nur noch wenigen Tuberkulosekrankenhäuser, Häuser für Psychiatrie einschließlich der Heil- und Pflegeanstalten, für Neurologie für Suchtkranke, Rheuma, geriatrische Erkrankungen, Kurkliniken sowie die Abteilungen in Justizvollzugsanstalten.
Entsprechend dem **Krankenhausfinanzierungsgesetz** haben sich, lokal abhängig von Bevölkerungsdichte und Verkehrsverbindungen, die folgenden Versorgungsstufen und Betriebstypen entwickelt: **Maximalversorgung** mit allgemeiner und spezieller Versorgung in allen Grunddisziplinen und in der Mehrzahl der Spezialdisziplinen, wobei lokal auch die Aufgaben der Zentral- und Regelversorgung wahrgenommen werden. **Zentralversorgung** mit den meisten Grund- und Spezialfächern und einem differenzierten Angebot in den Grunddisziplinen, **Regelversorgung** und **Grundversorgung.** In dieser Reihung nimmt die Zahl der vertretenen Disziplinen ab; Innere Medizin, Chirurgie und Gynäkologie/Geburtshilfe sind immer vorhanden. Die Zahl der Betten nimmt von 1000–1500 Betten bei der Maximalversorgung zu ca. 200 Betten bei Einrichtungen der Grundversorgung ab.
Die Inanspruchnahme der Krankenhausbehandlung nimmt laufend zu. 1970 waren rechnerisch 1461 von 10000 Einwohnern, 1983 dagegen 1821 einmal im Krankenhaus. **Die mittlere Verweildauer ist jedoch stark zurückgegangen, im Akutbereich von 18,3 Tagen 1970 auf 12,4 Tage 1989.** Beispiele für einzelne Bereiche: HNO – 6 Tage; Chirurgie – 12; Innere Medizin – 15; Psychiatrie – 70; Kinder- und Jugendpsychiatrie – 147 Tage mittlere Verweildauer.
Sozialarbeit ist integraler Bestandteil des Krankenhauses. Die Aufgabe besteht schwerpunktmäßig darin, Probleme des häuslichen Umfeldes während des Aufenthalts und bei der Entlassung zu regeln, insbesondere bei alten, eventuell alleinstehenden oder pflegebedürftigen Patienten. Dazu gehört auch die **Vermittlung zu Nachsorgeeinrichtungen und in Selbsthilfegruppen.** Eine besondere Aufgabe stellt sich in den Einrichtungen der medizinischen und beruflichen Rehabilitation, wo das Beziehungsnetz Krankenversicherung, Pflegeversicherung, eventuell Unfallversicherung, Rentenversicherung, Arbeitsamt, Arbeitgeber für den Laien oft undurchschaubar geworden ist.

4.3.3 Stationäre Versorgung

Pro 10000 Einwohner stehen in der BRD 105 Krankenhausbetten zur Verfügung (in ca. 3500 Krankenhäusern), etwa 2/3 davon in **Akutkrankenhäusern** die übrigen in Sonderkrankenhäusern. Als **Sonderkrankenhäuser** gelten: Tuberkulosekrankenhäuser, Häuser für Psychiatrie einschließlich der Heil- und Pflegeanstalten, für Neurologie, für Suchtkranke, Rheuma, geriatrische Erkrankungen, Kurkliniken sowie die Abteilungen in Justizvollzugsanstalten.
Die Krankenhausstruktur sollte lokal von der Bevölkerungsdichte und den Verkehrsverbindungen abhängig gemacht werden. **Krankenhausfinanzierungsgesetz und Bundespflegesatzverordnung regeln die Einstufung der Krankenhäuser in verschiedene Betriebstypen, von der Maximalversorgung bis hin zur Grundversorgung.**

Die **Inanspruchnahme der Krankenhausbehandlung nimmt laufend zu,** die mittlere Verweildauer ist stark zurückgegangen von 18,3 Tagen 1970 auf 12,4 Tage im Jahr 1989.

Sozialarbeit im Krankenhaus dient z. B. der Regelung des häuslichen Umfeldes nach der Entlassung vor allem älterer und alleinstehender Personen (Vermittlung zu Nachsorgeeinrichtungen und zu Selbsthilfegruppen).
Sozialarbeit im Bereich der medizinischen und beruflichen Rehabilitation soll den einzelnen in den Möglichkeiten des Sozialversicherungswesens beraten.

4.3.4 Teilstationäre Versorgung

In sog. **Tageskliniken** leben und arbeiten Personen, vor allem solche mit psychiatrischen Erkrankungen, die im Alltag Schwierigkeiten haben und ärztlicher Betreuung bedürfen. Es gibt auch Einrichtungen, in denen Erkrankte ihre Freizeit und ihre Schlafenszeit verbringen und von denen aus sie einer geregelten Arbeit nachgehen.

Für besondere Personenkreise, insbesondere an psychiatrischen Erkrankungen Leidende, wurden **teilstationäre Einrichtungen** geschaffen. In sog. **Tageskliniken** leben und arbeiten Personen, die im Alltag Schwierigkeiten haben und weiter ärztlicher Betreuung bedürfen. Sie verbringen die Nacht und Teile der Freizeit in häuslicher Umgebung. Umgekehrt gibt es Einrichtungen, in denen Erkrankte ihre Freizeit und ihre Schlafenszeit verbringen, während sie tagsüber einer geregelten Arbeit nachgehen. Beide Formen sind im Sinne einer Rehabilitation wichtige Übergangsformen.

4.4 Berufe des Gesundheitswesens

4.4.1 Ärzteschaft

Die **Zahl der berufstätigen Ärzte** ist laufend gestiegen. Über die Gesamtzahl orientiert C-**9**. Ca. 113 000 arbeiten im **ambulanten Bereich**, 135 000 in **Krankenhäusern.**

Die **Zahl der berufstätigen Ärzte** (C-**9**) ist in den letzten Jahren laufend gestiegen, in den alten Bundesländern von 1970 100 000 auf 1990 195 000. In den neuen Bundesländern arbeiteten 1990 etwa 41 000 Ärzte. 1996 arbeiteten etwa 113 000 im **ambulanten Bereich** (überwiegend als Vertragsärzte) – ca. 60 % als Gebietsärzte und ca. 40 % als Ärzte für Allgemeinmedizin bzw. praktische Ärzte.
In den **Krankenhäusern** arbeiteten 1996 rund 135 000 Ärzte, z. T. als Fachärzte, z. T. in der Weiterbildung.

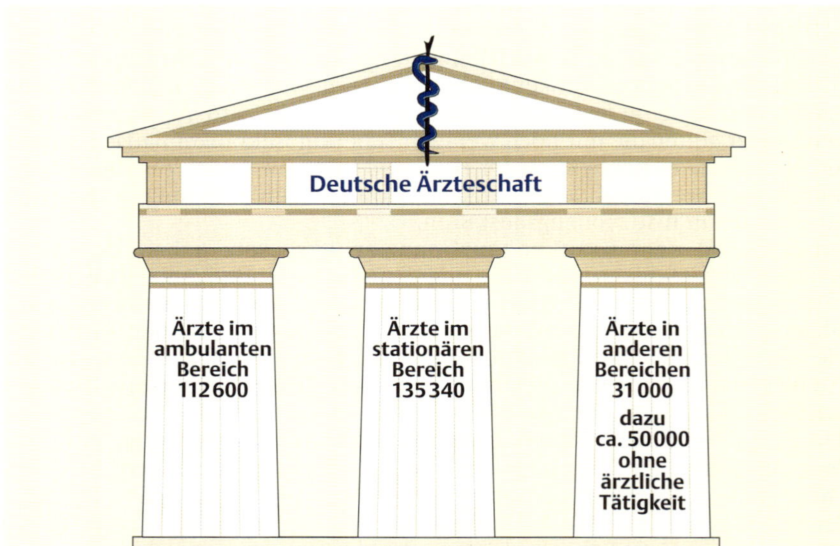

C-9: Zahl und Tätigkeitsfeld von Ärztinnen und Ärzten in Deutschland.

Die Arztdichte liegt zwischen 375 und 272 Einwohner je Arzt.

Die Zahl der Ärzte wird wegen der hohen Zahl der Studienplätze in der nächsten Zeit weiter zunehmen. Eine Reduktion der Studienplätze wurde deswegen gefordert. Das Gesundheitsstrukturgesetz von 1992 wird dazu führen, daß es mehr Ärzte ohne Weiterbildung (begrenzte Weiterbildungskapazität in den Krankenhäusern) und ohne kassenärztliche Niederlassung gibt.
Die **Arztdichte** liegt in Deutschland zwischen 375 Einwohnern (Brandenburg) und 272 Einwohnern (Bayern) je berufstätigem Arzt.

4.4.2 Ärztliche Standesorganisationen, ärztliche Selbstverwaltung

Die Organisation des Gesundheitswesens in Deutschland wird von den Bundesländern wahrgenommen. Die Bundesregierung hat eine Aufsichtsfunktion bei der vertragsärztlichen Versorgung im Rahmen der gesetzlichen Krankenversicherung.
Alle Ärzte unterliegen mit der Erteilung der Approbation der **Bundesärzteordnung**, in der die Grundprinzipien der ärztlichen Berufsausübung dargestellt sind. Alle Ärzte sind **Pflichtmitglieder** der auf Länderebene organisierten **Ärztekammern**, Körperschaften des öffentlichen Rechts.
Die Kammern sind zuständig für die
- Vertretung und Förderung der Berufsinteressen der Ärzte
- Überwachung der Erfüllung der Berufspflichten
- Weiterbildung zum Fach-(Gebiets-)arzt (Weiterbildungsordnungen)
- Fortbildung
- Förderung der ärztlichen Ausbildung
- Pflege des Gemeinsinns innerhalb des Berufs (Kollegialität)
- Wahrung der Berufsehre
- Mitwirkung bei in Betracht kommenden Gebieten der öffentlichen Gesundheitspflege und der Volkswirtschaft
- Durchführung der Berufsausbildung und beruflichen Fortbildung in den Hilfsberufen des Arztes.

Die Landesärztekammern (LÄK) wählen ihren Vorstand über sog. Vertreterversammlungen. Die Vorstände der LÄK lassen sich beraten durch Sachausschüsse, so z.B. einen »Weiterbildungsausschuß«, einen Ausschuß für »Umwelt und Gesundheit«, »Sozial- und Präventivmedizin« usw.
Zur Koordinierung der Aufgaben auf Bundesebene haben die LÄKen die **Bundesärztekammer** als Arbeitsgemeinschaft der deutschen Ärztekammern gebildet, **keine** Körperschaft des öffentlichen Rechts. Der **Deutsche Ärztetag,** bestehend aus den Delegierten der LÄKen, faßt Beschlüsse, die in der Regel dann von den LÄKen übernommen werden. Auch bei der Bundesärztekammer arbeiten »ständige Ausschüsse« (Fachausschüsse). Die Bundesärztekammer nimmt über ihren »Wissenschaftlichen Beirat« zu besonderen Themen öffentlich und zur Orientierung der Ärzteschaft Stellung.
Für die **vertragsärztliche Versorgung** im Rahmen der gesetzlichen Krankenversicherung (GKV) ist es erforderlich, daß die Ärzteschaft den Krankenkassen bzw. ihren Verbänden in einer Organisationsform als Vertragspartner gegenübertritt. Sie tut dies über die **Kassenärztliche Bundesvereinigung (KBV)** bzw. die **Kassenärztlichen Vereinigungen der Länder (KVen)** als Organisationen des öffentlichen Rechts.

> ▶ ***Merke.*** Die KVen haben einen **Sicherstellungsauftrag** für die ambulante ärztliche Versorgung und einen **Gewährleistungsauftrag** für die gesetzes- und vertragsgemäße Arbeit ihrer Mitglieder gegenüber den Krankenkassen.

Verträge zwischen den Krankenkassenverbänden und den Kassenärztlichen Vereinigungen (auf Bundes- oder auf Länderebene) betreffen, im Rahmen einer **gemeinsamen Selbstverwaltung**, Regelungen bzw. Orientierungen für den Alltag der Berufsausübung des Kassenarztes, soweit sie nicht schon im SGB V und im Gesundheitsstrukturgesetz (GSG) festgelegt sind (z.B. Krankentransport-Richtlinien, Heil- und Hilfsmittelkataloge usw.), und nicht zuletzt die kassenärztliche Gebührenordnung über den »einheitlichen Bewertungsmaßstab« (EBM). Im EBM werden ärztliche Leistungen mit Punktwerten belegt, über die dann die Abrechnung erfolgt. Zur gemeinsamen Selbstverwaltung gehören weiter zweistufige Ausschüsse für die Zulassung zur Kassenpraxis und Ausschüsse für die Prüfung der Wirtschaftlichkeit ärztlicher Behandlung und Arzneimittelverordnung.
Der **Bundesausschuß der Ärzte und Krankenkassen** wird durch die Kassenärztliche Bundesvereinigung und die Spitzenverbände der Gesetzlichen Krankenversicherung gebildet. Beide Seiten stellen je neun Vertreter. Hinzu

4.4.2 Ärztliche Standesorganisationen, ärztliche Selbstverwaltung

Die Organisation des Gesundheitswesens wird von den Bundesländern wahrgenommen.

Die **Bundesärzteordnung** regelt die Grundprinzipien der ärztlichen Berufsausübung.
Alle Ärzte sind **Pflichtmitglieder** der **Ärztekammern** auf Landesebene.
Die Ärztekammern sind zuständig für die
- Berufsinteressen der Ärzte
- Überwachung der Berufspflichten
- Weiterbildung
- Fortbildung
- Förderung der Ausbildung
- Pflege des Gemeinsinns
- Wahrung der Berufsehre
- politische Mitwirkung im Gesundheitswesen
- Hilfsberufe des Arztes.

Die Vertreterversammlungen wählen den Vorstand der Landesärztekammern (LÄK).
Die Bundesärztekammer ist eine Arbeitsgemeinschaft der LÄKen.
Beschlüsse der Deutschen Ärztetage und der Bundesärztekammer werden in der Regel von den LÄKen übernommen.

Die Bundesärztekammer hat einen »Wissenschaftlichen Beirat«.
Die Ärzteschaft bildet **Kassenärztliche Vereinigungen** (KVen), um als Vertragspartner der GKV gegenübertreten zu können.

◀ **Merke**

Es gibt, im Rahmen einer **gemeinsamen Selbstverwaltung, Verträge zwischen den Krankenkassenverbänden und den KVen.**
Sie enthalten, als Richtlinien formuliert, Orientierungen zum Berufsalltag, z. B. zum Krankentransport u. a.
Weiter werden geregelt die **Gebührenordnung** über den »einheitlichen Bewertungsmaßstab« (EBM, Punktbewertung der ärztlichen Leistung), die **Zulassung** und die **Wirtschaftlichkeitsprüfung.**

Der Bundesausschuß der Ärzte und Krankenkassen beschließt die zur Sicherung der ärztlichen Versorgung erforderlichen Richtlinien.

Das Bundesgesundheitsministerium hat die Aufsicht über den Ausschuß.

kommen zwei unparteiische stellvertretende Vorsitzende und ein unparteiischer Vorsitzender. Die Aufsicht über den Bundesausschuß übt das Bundesgesundheitsministerium aus.
Zu den Aufgaben des Gremiums heißt es im Gesetz:
»Die Bundesausschüsse beschließen die zur Sicherung der ärztlichen Versorgung erforderlichen Richtlinien über die Gewähr für eine ausreichende, zweckmäßige und wirtschaftliche Versorgung der Versicherten . . .« Sie sollen insbesondere Richtlinien beschließen über die

- ärztliche Behandlung
- Maßnahmen zur Früherkennung von Krankheiten
- ärztliche Betreuung bei Schwangerschaft und Mutterschaft
- Einführung neuer Untersuchungs- und Behandlungsmethoden
- Verordnung von Arznei-, Verband-, Heil- und Hilfsmitteln, Krankenhausbehandlung und häuslicher Krankenpflege
- Beurteilung der Arbeitsunfähigkeit
- Verordnung von im Einzelfall gebotenen medizinischen Leistungen und die Beratung über die medizinischen, berufsfördernden und ergänzenden Leistungen zur Rehabilitation
- Bedarfsplanung
- medizinischen Maßnahmen zur Herbeiführung einer Schwangerschaft
- Maßnahmen nach dem § 24 a (Empfängnisverhütung) und § 24 b (Schwangerschaftsabbruch und Sterilisation).

Die Ärzteschaft hat ein **eigenes System der Alterssicherung**, die **ärztlichen Versorgungswerke.**

Die Ärzteschaft hat sich ein **eigenes System der Alterssicherung** geschaffen, die **ärztlichen Versorgungswerke.** Die Mitgliedschaft dort ersetzt die Pflichtmitgliedschaft in einer gesetzlichen Rentenversicherung.

4.4.3 Heil- und Heilhilfsberufe

- Krankenschwester, Krankenpfleger; Kinderkrankenschwester, Kinderkrankenpfleger
- Krankenpflegehelfer Ausbildungsdauer 1 Jahr
- Altenpfleger, Familienpfleger Ausbildungsdauer 3 Jahre
- Hebamme und Entbindungspfleger Ausbildungsdauer 3 Jahre Zuständigkeit: regelrechte Geburt und Wochenbett
- Technischer Assistent Ausbildungsdauer 3 Jahre mit zahlreichen Weiterbildungsmöglichkeiten
- Logopäde Ausbildungsdauer 3 Jahre
- Orthoptisten Ausbildungsdauer 3 Jahre
- Ergotherapeut Ausbildungsdauer 3 Jahre
- weitere nichtärztliche Berufe
  - Diätassistenten
  - Rettungsassistenten
  - Gesundheitserzieher
  - Desinfektoren
  - Gesundheitsingenieure
  - Gesundheitsaufseher und Hygiene-Inspektoren
  - Arzthelferin
  - Medizinische Dokumentare
  - Masseure, Medizinische Bademeister
  - Krankengymnasten

4.4.3 Heil- und Heilhilfsberufe

Im folgenden werden die derzeitigen Berufsbilder kurz aufgelistet:

- Krankenschwester, Krankenpfleger; Kinderkrankenschwester, Kinderkrankenpfleger
- Krankenpflegehelfer. Ausbildungsdauer 1 Jahr
- Altenpfleger, Familienpfleger. Ausbildungsdauer 3 Jahre
- Hebamme und Entbindungspfleger. Ausbildungsdauer 3 Jahre. Die Hebamme **leitet die regelrechten Vorgänge bei Geburt und Wochenbett**, der Arzt muß zu allen regelwidrigen Zuständen herangezogen werden. Nach der Geburt hat die Hebamme das Neugeborene zu versorgen und, falls nicht am Krankenhaus tätig, das Kind während der folgenden 10 Tage mindestens einmal täglich zu besuchen
- Technischer Assistent. Ausbildungsdauer 3 Jahre. Es gibt medizinisch-technische Laboratoriumsassistenten, medizinisch-technische Radiologieassistenten und veterinärmedizinisch-technische Assistenten. Weiterbildungsmöglichkeiten: Leitender Assistent, Lehrassistent, Fachassistent (z. B. Hämatologie, Mikrobiologie)
- Logopäde. Ausbildungsdauer 3 Jahre. Logopädie ist die Lehre von den angeborenen oder erworbenen Sprech- und Sprachstörungen
- Orthoptisten. Ausbildungsdauer 3 Jahre. Aufgabe ist die Mitwirkung bei der Prävention, Diagnose und Therapie von Störungen des ein- und beidäugigen Sehens und der Sehschwäche (Sehschule)
- Ergotherapeut (Beschäftigungs- und Arbeitstherapeut). Ausbildungsdauer 3 Jahre
- weitere nichtärztliche Berufe im Gesundheitswesen:
  - Diätassistenten
  - Rettungsassistenten
  - Gesundheitserzieher
  - Desinfektoren
  - Gesundheitsingenieure
  - Gesundheitsaufseher und Hygiene-Inspektoren
  - Arzthelferin
  - Medizinische Dokumentare
  - Masseure, Medizinische Bademeister
  - Krankengymnasten

- Heilpädagogen
- Sozialarbeiter, Sozialpädagogen.

Insgesamt beträgt die Zahl der im Gesundheitswesen Beschäftigten rund 2,0 Millionen; C-**10** gibt die offizielle Statistik des Jahres 1995 wieder. Nicht aufgeführt sind die ca. 6000 Ergotherapeuten und ca. 5000 Sozialarbeiter in den Krankenhäusern. Die Zahl der Hebammen beträgt etwa 8000.

- Heilpädagogen
- Sozialarbeiter, Sozialpädagogen.

Die Zahl der im Gesundheitswesen Beschäftigten beträgt ca. 2,0 Mill. (C-**10**).

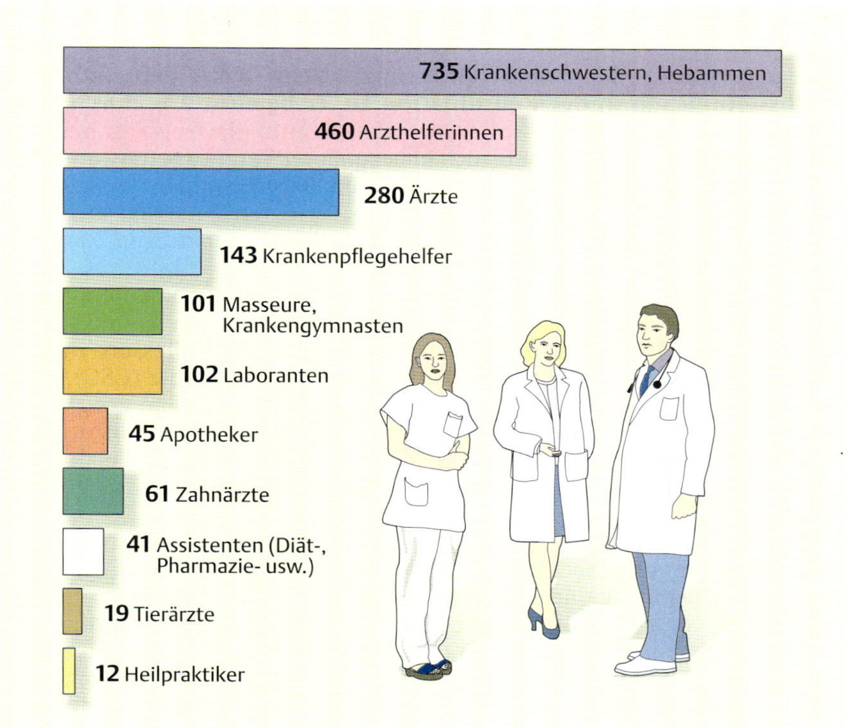

C-**10: Zahl der Beschäftigten im Gesundheitswesen** in Tausend (1995).

4.4.4 Heilpraktiker

In seinen Grundzügen gilt immer noch das »Gesetz über die berufsmäßige Ausübung der Heilkunde ohne Bestallung« von 1939. Demnach führt, **wer die Erlaubnis zur Ausübung der Heilkunde erhält, ohne Arzt zu sein, die Berufsbezeichnung »Heilpraktiker«.** Die Berufsausübung im Umherziehen ist nicht erlaubt. Die Erteilung der Erlaubnis erfolgt nach einer Prüfung durch die Verwaltungsbehörde (Regierungspräsidium) unter Beteiligung des Amtsarztes. Hauptschulabschluß und Vollendung des 25. Lebensjahres sind Voraussetzung.

Die Ausbildung zum Heilpraktiker ist nicht gesetzlich geregelt, es gibt private Ausbildungsstätten mit unterschiedlichem Lehrangebot. Die Prüfung kann sich deswegen auch nicht auf einen positiv das erforderliche Wissen darstellenden Gegenstandskatalog beziehen, vielmehr gibt es eine Art »Negativliste« von Erkrankungen bzw. Tätigkeiten, die gekannt werden müssen, da **bestimmte Tätigkeiten ausdrücklich nicht erlaubt** sind:

- Untersuchung auf Geschlechtskrankheiten oder Leiden der Geschlechtsorgane und ihre Behandlung, Kastrationen
- Geburtshilfe
- Heilbehandlung einschl. der Zahnheilkunde
- Behandlung meldepflichtiger übertragbarer Krankheiten
- Verschreibung von Betäubungsmitteln, Arzneimitteln, Impfstoffen, Seren
- Durchführung der Leichenschau
- Zusammenarbeit mit einem Arzt.

Die Zahl der berufstätigen Heilpraktiker ist in den letzten Jahren kontinuierlich gestiegen.

4.4.4 Heilpraktiker

Wer die Erlaubnis zur Ausübung der Heilkunde erhält, ohne Arzt zu sein, führt die Berufsbezeichnung Heilpraktiker.
Die Erlaubnis erfordert eine Prüfung durch die Verwaltungsbehörde und den Amtsarzt.
Die Ausbildung ist nicht gesetzlich geregelt.
Die Prüfung erstreckt sich auf Kenntnisse zu Gebieten bzw. Tätigkeiten, die ausdrücklich **nicht erlaubt** sind:

- an den Geschlechtsorganen
- Geburtshilfe
- Heilbehandlung einschl. Zahnheilkunde
- Behandlung meldepflichtiger Krankheiten
- Verschreibung bestimmter Medikamente
- Durchführung der Leichenschau
- Zusammenarbeit mit einem Arzt.

Merke ▶

▶ *Merke.* Die Ärzteschaft muß wissen, daß nahezu jeder chronisch Kranke, insbesondere der Krebskranke, auch Erfahrungen mit Heilpraktikern macht.

4.5 Kooperation im Gesundheitswesen

4.5 Kooperation im Gesundheitswesen

Der Arzt hat eine Schlüsselfunktion, er bewirkt 95% der Leistungen der GKV.

Das gegenwärtige Krankenversicherungssystem weist dem Arzt eine Schlüsselfunktion in der Koordination zu, er bewirkt z. B. durch seine Unterschrift mehr als 95% aller von den Krankenkassen finanzierten Leistungen. Er steht deswegen auch in besonderer Verantwortung und muß die spezifischen Möglichkeiten der anderen Berufsgruppen *(s. Abschnitt 4.4.3)* kennen und für die Patienten (»seine« Patienten?) nutzbar machen – durch Rezepte, Überweisungen, Hilfe bei Rehabilitationsanträgen, Krankenhauseinweisung u. a.

Zur Verbesserung der Kooperation, etwa zwischen ambulanter und stationärer Versorgung, hat das GSG neuartige Regelungen vorgesehen, so z. B. in der vorstationären Diagnostik und der nachstationären Behandlung durch das Krankenhaus. Auch wird das ambulante Operieren gefördert.
Ärzte werden in den Fragen der Diagnostik und der medikamentösen Therapie die Federführung behalten, sie in Fragen der Pflege, der physikalischen Therapie, der Ergotherapie, der Logopädie den jeweiligen Berufsgruppen anvertrauen.

Die Kooperation zwischen den Einrichtungen, etwa der ambulanten Versorgung als solcher und dem Krankenhaus – in beide Richtungen – muß durch Austausch der Unterlagen und rasche Kommunikation verbessert werden, aus Zeit- und Kostengründen. Das Gesundheitsstrukturgesetz (GSG) hat in diesem kritischen Bereich neuartige Regelungen vorgesehen, etwa durch eine vorstationäre Behandlung (vor allem Diagnostik; ist die vollstationäre Behandlung erforderlich?) und ebenso eine nachstationäre Behandlung durch das Krankenhaus. Auch wird das ambulante Operieren im Krankenhaus gefördert.
Im Krankenhaus selbst ist die **strukturierte Kommunikation** zwischen den Berufsgruppen Voraussetzung erfolgreichen Arbeitens. Ärzte werden in den Fragen der Diagnostik und der medikamentösen Therapie die Federführung behalten, sie in den Fragen der Pflege und vielfach auch der Durchführung der physikalischen Therapie, der Ergotherapie, der Logopädie den jeweiligen Berufsgruppen anvertrauen. Ein Sozialarbeiter wird die Voraussetzungen für häusliche Pflege oder die Wiedereingliederung besser abklären können als der in der Weiterbildung stehende Stationsarzt, der seinerseits diesem die medizinischen Informationen als Voraussetzung seiner Tätigkeit geben muß.

Teamarbeit gibt es insbesondere schon in Rehabilitationskliniken und Einrichtungen für psychisch Kranke.

Teamarbeit zeichnet insbesondere die Arbeit in Rehabilitationskliniken und in Einrichtungen für psychisch Kranke aus. Auch in der Fortbildung sollten interdisziplinäre, d. h. die unterschiedlichen Berufsgruppen betreffende Veranstaltungen nicht mehr die große Ausnahme sein.

4.6 Art und Bedeutung nichtprofessioneller Hilfesysteme

4.6 Art und Bedeutung nichtprofessioneller Hilfesysteme

Es gibt eine Fülle von Problemlösungen unterhalb der Inanspruchnahme des professionellen Gesundheitssystems (Bauchweh, Kopfweh, vorübergehende Übelkeit, Schwindel).

In den weitaus meisten Fällen von mangelndem körperlichen Wohlbefinden wird ärztlicher Rat nicht in Anspruch genommen. Bauchweh, Kopfweh, vorübergehende Übelkeit, Schwindel sind solche Beschwerdebilder. Das Laiensystem übernimmt selbst Verantwortung. Es gibt eine Fülle von Problemlösungen unterhalb der Inanspruchnahme des professionellen Gesundheitssystems.

Die überwiegend naturwissenschaftlich-technischen Fortschritte der Medizin bergen die Gefahr des Verlustes von mitmenschlicher Hilfe und Zuwendung.
Auch als Gegenreaktion und aus einer gesellschaftskritischen Haltung heraus entstanden **Selbsthilfegruppen und -organisationen**, z. T. vor dem Hintergrund »alternativer« Überlegungen. Selbsthilfegruppen dienen mehr dem Gespräch in der Gruppe der Betroffenen.

Das etablierte System der gesundheitlichen Versorgung mit seinem Schwergewicht auf den – naturwissenschaftlich-technischen – Fortschritten der medizinischen Wissenschaft birgt auch die Gefahr von Mängeln in sich: der Verlust allgemeiner und einfacher Behandlungsmethoden und zusätzlich der Verlust von Raum für unmittelbar persönliche mitmenschliche Hilfe (Moeller, 1981). Aus dieser Erkenntnis heraus und vielfältigen anderen Bedürfnissen und Notwendigkeiten, auch im Zusammenhang mit der Protestbewegung der 70er Jahre und dem Bedürfnis nach »alternativen Modellen«, entstanden Laiengruppen, **Selbsthilfeorganisationen** und **Selbsthilfegruppen.** Persönliche Kontakte und Freundschaftsangebote, verbunden mit Hilfen zur Bewältigung des Alltags, machen den Wesenskern der Laienhilfe aus. Während bei den Selbsthilfegruppen das Gespräch in der Gruppe der Betroffenen im Vordergrund steht, geht es bei den Selbsthilfeorganisationen oft zusätzlich um ein nach außen gerichtetes Ziel, um konkrete Verbesserungen der sozialen, der ökonomischen Situation durch eine Beeinflussung der Gesetzgebung. Als wichtige Beispiele derartiger Einrichtungen sind zu nennen die Rheuma-Liga, die Multiple Sklerose Gesellschaft, Neurodermitis-Gruppen, ILCO-Selbsthilfegruppen (Träger eines Anus praeter und/oder Colitis-ulcerosa-Patienten), Mukoviszidose Elternkreis, Selbsthilfegruppen brustoperierter Frauen, Infarktsportgruppen, schließlich die am längsten bekannte Gruppe der Anonymen Alkoholiker und die AIDS-Hilfen. In nahezu jeder größeren Stadt ist ein Zugang möglich.

Selbsthilfeorganisationen vertreten zusätzlich nach außen gerichtete Ziele, z. B. durch eine Beeinflussung der Gesetzgebung.
Beispiele sind: Rheuma-Liga, Multiple Sklerose Gesellschaft, ILCO-Selbsthilfegruppe, Mukoviszidose Elternkreis, Anonyme Alkoholiker, AIDS-Hilfen und viele weitere Zusammenschlüsse Betroffener.

Die Art der Zusammenarbeit mit den Fachleuten (Medizinern) wird vielfach besonders kritisch gesehen. Die Selbsthilfe ist auf Unabhängigkeit von diesen, die gelegentlich auch als Repräsentanten eines abgelehnten Systems angesehen werden, angelegt. Für die Fachleute darf Mitarbeit nicht heißen, in den Selbsthilfegruppen nun wieder Verantwortung und Steuerung zu übernehmen; ihr Wissen und Können sollen sie auf andere Art, genauer gesagt nicht mehr »im Rahmen von Abhängigkeitsbeziehungen« zur Verfügung stellen.

Medizinische Fachleute sollten sich in diesen Selbsthilfeorganisationen auf eine beratende Funktion beschränken. Sie werden gelegentlich als Repräsentanten eines abgelehnten Systems angesehen.

5 Grundfragen der sozialen Sicherung und des sozialen Rechtes

5 Grundfragen der sozialen Sicherung und des sozialen Rechtes

5.1 Lebensrisiken und ihre Auswirkungen auf die biologische und psychosoziale Existenz der Betroffenen

5.1 Lebensrisiken und ihre Auswirkungen auf die biologische und psychosoziale Existenz der Betroffenen

Der Umgang mit Lebensrisiken charakterisiert Individuen, aber auch Kulturen. Von Individuen aus gesehen gibt es prinzipiell **vermeidbare Risken**, die zum Lebensstil gehören, wie das Genußverhalten, Autofahren, riskante Sportarten, und es gibt **schicksalhaft erlebte Risiken** mit nur geringer persönlicher Beeinflußbarkeit wie Krankheit, Gesundheitsgefährdung durch Arbeitsplatz- und Umweltbelastung, Arbeitslosigkeit, Zerstörung und Tod. Während die Lebensstil-Risiken subjektiv überwiegend verkleinert werden – oder nur für andere gültig erklärt werden, bilden die genannten großen anderen Risiken eine Herausforderung an das ganze Gesellschaftssystem. Chronische Krankheiten und Arbeitslosigkeit bedeuten eine schwere Belastung für die Selbstverwirklichung von Individuen.

Man kann unterscheiden zwischen
- **vermeidbaren** Risiken (z. B. beim Genußverhalten) und
- **schicksalhaften** (als schicksalhaft erlebte) Risiken wie Krankheit, Gesundheitsgefährdung durch Arbeitsplatz etc.

Es kennzeichnet moderne Gesellschaften, für diese Risiken Regelungen zu schaffen, wozu »früher« im Verbund der jeweiligen Lebensgemeinschaft – Stammesverbund, Großfamilie – keine Kodifizierungen notwendig waren. Modern in diesem Sinne war auch das Römische Reich, in dem es Einrichtungen wie eine Krankenversicherung und eine Altersversicherung bereits gab. Das derzeitige soziale Sicherungssystem dient dazu, Risiken aufzufangen, wie sie in ▤ C-**13** aufgelistet sind. In diesen Bereich hat die Gesellschaft, hat der Staat entsprechend seinem Selbstverständnis, wie es z. B. im Grundgesetz zum Ausdruck kommt, ein Gesetzeswerk geschaffen, das als sog. **Sozialgesetzbuch** laufend weiterentwickelt wird.
Als letztes ist das Risiko »Pflegebedürftigkeit« in die Sozialgesetzgebung aufgenommen worden (**Pflegeversicherung**, SGB XI).

Zur Bewältigung der Risiken in der generellen Daseinsvorsorge haben moderne Gesellschaften kodifizierte Regelungen geschaffen, Gesetzeswerke, wie sie im folgenden dargestellt werden.
Derzeitige soziale Sicherungssysteme dienen dazu, Risiken, wie in ▤ C-**13** aufgelistet, auch aufzufangen.
Das entsprechende Gesetzeswerk, das auf dem im Grundgesetz formulierten Selbstverständnis des Staates aufbaut, ist das **Sozialgesetzbuch**.
Der neueste Zweig des sozialen Sicherungssystems ist die **Pflegeversicherung**.

C-13: »Lebensrisiken« und ihre Absicherung im Netz der sozialen Sicherung in der BRD

Risiken – Versicherungszweck	Institution
▷ Krankheitskosten (Behandlungskosten im weitesten Sinne) ▷ Lohnausfall wegen Krankheit	Gesetzliche Krankenversicherung
wie oben, sofern kausal mit der Erwerbstätigkeit verbunden	Gesetzliche Unfallversicherung
keine Erwerbstätigkeit ▷ wegen zu hohen Alters ▷ wegen Erwerbs- bzw. Berufsunfähigkeit	Rentenversicherung
keine Erwerbstätigkeit, da keine Arbeit verfügbar, gegebenenfalls auch wegen fehlender Qualifikation oder wegen Behinderung	Arbeitslosenversicherung
Benachteiligung bzw. Einschränkung als Folge staatlich erzwungener Risiken/Ausgleich von Behinderung	Versorgungswesen
Pflegebedürftigkeit	Pflegeversicherung
Sicherung einer menschenwürdigen Existenzgrundlage	Sozialhilfe

5.2 Prinzipien der sozialen Sicherung und ihre Zuordnung zu den verschiedenen Trägern

Die Sozialgesetzgebung unter der Kanzlerschaft Bismarcks (1880–1890) führt zu den ersten drei Säulen des gegliederten Systems der sozialen Sicherung. Dieses sind:
1883 Krankenversicherung
1884 Unfallversicherung
1889 Invaliditäts- und Altersversicherung.

Eigenverantwortung und Eigenvorsorge sollen nicht abgelöst werden, wenn die Fähigkeit dazu vorhanden ist.

Die **Novemberbotschaft** des Kaisers vom 17.11.1881 bringt zum Ausdruck, daß es Pflicht einer staatserhaltenden Politik ist, daß auch die besitzlosen Klassen den Staat als wohltätige Einrichtung und auch ihren Interessen dienende Institution auffassen können.

5.2 Prinzipien der sozialen Sicherung und ihre Zuordnung zu den verschiedenen Trägern

Das heutige sog. »gegliederte System« der sozialen Sicherung geht zurück auf die sozialreformerische Gesetzgebung unter der Kanzlerschaft (1880–1890) Bismarcks, schließlich 1911 zusammengefaßt unter dem Obertitel »Reichsversicherungsordnung (RVO)«:

1883 Krankenversicherung
1884 Unfallversicherung
1889 Invaliditäts- und Altersversicherung.

Dieses Gesetzgebungswerk hat – bis heute erfolgreich – den sozialen Wandel, wie er durch die industrielle Revolution im 19. Jahrhundert bewirkt wurde, aufgefangen und früher bestehende rein karitative Elemente der Armen- und Krankenfürsorge durch geregelte Rechtsansprüche abgelöst.
Eigenverantwortung und Eigenvorsorge von Individuen sollen dadurch nicht abgelöst werden, wenn die Fähigkeit dazu vorhanden ist. Es hat sich jedoch gezeigt, daß die Masse der Bevölkerung vor allem wegen der politischen und ökonomischen Entwicklungen der letzten 100 Jahre dazu nicht in der Lage ist.
Die Gesetze Ende des 19. Jahrhunderts sind auch als Antwort des Staates auf die sozialen Unruhen zu sehen, die zur Organisation der Arbeiterschaft führten und das Staatswesen zu erschüttern drohten. So kann das »Gesetz gegen die gemeingefährlichen Bestrebungen der Sozialdemokratie« von 1878 ebenso als Maßnahme in diesem Zusammenhang gesehen werden wie vorherige Regelungen zur Kinderarbeit. Die **»Novemberbotschaft«** oder »Kaiserliche Botschaft« vom 17. November 1881 ebnete dem Gesetzgebungswerk den Weg:
»Daß der Staat sich in höherem Maße als bisher seiner hilfsbedürftigen Mitglieder annehme, ist nicht bloß eine Pflicht der Humanität des Christentums, von welchen die staatlichen Einrichtungen durchdrungen sein sollen, sondern auch eine Aufgabe staatserhaltender Politik, welche das Ziel zu verfolgen hat, auch in den besitzlosen Klassen der Bevölkerung, welche zugleich die zahlreichsten und am wenigsten unterrichteten sind, die Anschauung zu pflegen, daß der Staat nicht bloß eine notwendige, sondern auch eine wohltätige Einrichtung sei. Zu dem Ende müssen sie durch erkennbare direkte Vorteile, welche ihnen durch gesetzgeberische Maßregeln zuteil werden, dorthin geführt werden, den Staat nicht als eine lediglich zum Schutze der besser situierten Klasse der Gesellschaft erfundene, sondern als eine auch ihren Bedürfnissen und Interessen dienende Institution aufzufassen«.

Weitere **Meilensteine der Sozialgesetzgebung** sind in C-**14** angeführt.

Weitere **Meilensteine der Sozialgesetzgebung** s. C-**14**.

C-14: Meilensteine der Sozialgesetzgebung

Kranken- und Unfallversicherung, Rente	
1923/24	Reichsknappschaftsgesetz
1956	Rentenversicherungsneuregelungsgesetz
1974	Rehabilitationsangleichungsgesetz
1977	20. Rentenanpassungsgesetz
1988	Gesundheitsreformgesetz (SGB V)
1993	Gesundheitsstrukturgesetz und nachfolgende Neuordnungsgesetze
Arbeitslosenversicherung und -hilfe	
1914	erste Richtlinien über die Erwerbslosenfürsorge
1927	Gesetz über die Arbeitslosenvermittlung und Arbeitslosenfürsorge
1969	Arbeitsförderungsgesetz
Pflegeversicherung	
1994	Verabschiedung des Gesetzes

In ihrer inneren Struktur sind die einzelnen Zweige dieses Systems der sozialen Sicherung nach verschiedenen Prinzipien aufgebaut:

Die einzelnen Sicherungssysteme sind nach verschiedenen Prinzipien aufgebaut:

Versicherungsprinzip. Eine Gefahrengemeinschaft (Solidargemeinschaft) zahlt Beiträge, um einen Risikoausgleich herbeizuführen. Der Eintritt des Versicherungsfalles begründet einen Leistungsanspruch, die Mittel werden aus dem Pool der gesamten Beitragsgelder entnommen. Beispiel: Krankenversicherung, Kraftfahrzeugversicherung.

Versicherungsprinzip Ein Leistungsanspruch besteht aufgrund der eigenen Beiträge (Kranken-, Renten- und Arbeitslosenversicherung).

Versorgungsprinzip. Die öffentliche Hand (der Staat) leistet Wiedergutmachung, wenn ein Bürger, der sich den Gesetzen entsprechend verhält und dabei zu Schaden kommt, ein Opfer an Gesundheit erbringt. Eine gesonderte Beitragsleistung existiert nicht, die Mittel werden aus Steuergeldern aufgebracht. Beispiel: Kriegsopferversorgung, Wehrdienstbeschädigung, Impfschäden (nach vorgeschriebenen oder staatlich empfohlenen Impfungen).

Versorgungsprinzip Allgemeine Steuergelder werden eingesetzt, um Schäden wiedergutzumachen, die bei einer Leistung für den Staat entstanden sind. Beispiel: Kriegsopferversorgung, Wehrdienstbeschädigung, Impfschäden (nach vorgeschriebenen oder staatlich empfohlener Impfungen).

Fürsorgeprinzip. Individuelle Hilfen aus öffentlichen Mitteln zur Ermöglichung eines menschenwürdigen Lebens. Leistungen erfolgen »subsidiär«, d. h. wenn andere Einrichtungen des sozialen Netzes keine Zuständigkeit haben.
Beispiel: **Sozialhilfe**.

Fürsorgeprinzip Individuelle Hilfen aus öffentlichen Mitteln zur Ermöglichung eines menschenwürdigen Lebens. Beispiel: **Sozialhilfe**

In der Praxis haben sich **Mischformen** dieser Prinzipien ergeben, so **z. B. in der gesetzlichen Unfallversicherung:** Arbeitnehmer, die einen Arbeitsunfall erlitten haben bzw. an einer Berufserkrankung leiden, werden nach dem Versorgungsprinzip entschädigt, sie zahlen selbst keine Beiträge. Die in den Berufsgenossenschaften zusammengeschlossenen Firmen (Arbeitgeber) finanzieren die Leistungen untereinander nach dem Versicherungsprinzip, der Beitrag wird in Form von jährlichen Umlagen erhoben.
Die Kranken-, Unfall- und Rentenversicherung hat der Staat ganz, die Arbeitslosenversicherung zu zwei Drittel als Aufgabe an **Einrichtungen der Selbstverwaltung** delegiert. Er selbst beschränkt sich auf die Schaffung des gesetzlichen Rahmens (und zahlt, sofern politisch notwendig, Zuschüsse). Die Selbstverwaltungsorgane werden paritätisch mit Vertretern der Arbeitgeber und Arbeitnehmer besetzt, höchstes Organ ist die **Vertreterversammlung**. Sie wählt einen ebenfalls paritätisch zusammengesetzten **Vorstand** (C-**5**). Die **Sozialwahlen** werden alle sechs Jahre durchgeführt, sofern die Zahl der Kandidaten die der Bewerber übersteigt. In der Regel einigen sich die Arbeitgeberverbände und auch die Arbeitnehmervertretungen (Gewerkschaften) auf die Entsendung von Personen entsprechend der Mitgliederstärke der Organisation.
Die Ärzteschaft ist an dieser Selbstverwaltung nicht beteiligt. Sie schafft sich ihrerseits Organe *(s. Abschnitt 4.4.2, S. 271)*, um als Vertragspartner auftreten zu können.

Als **Mischform** kann die **gesetzliche Unfallversicherung** gesehen werden: Arbeitnehmer zahlen keine Beiträge, sie werden nach dem Versorgungsprinzip entschädigt. Für die Arbeitgeber ist sie eine Versicherung, in die sie Beiträge einzahlen.

Der Staat hat die Kranken-, Unfall- und Rentenversicherung ganz, die Arbeitslosenversicherung zum Teil an **Einrichtungen der Selbstverwaltung** delegiert.
Zur Selbstverwaltung in der Sozialversicherung s. C-**5**.

Sozialwahlen finden alle 6 Jahre statt.

Synopsis C-**5: Die Selbstverwaltung in der Sozialversicherung**

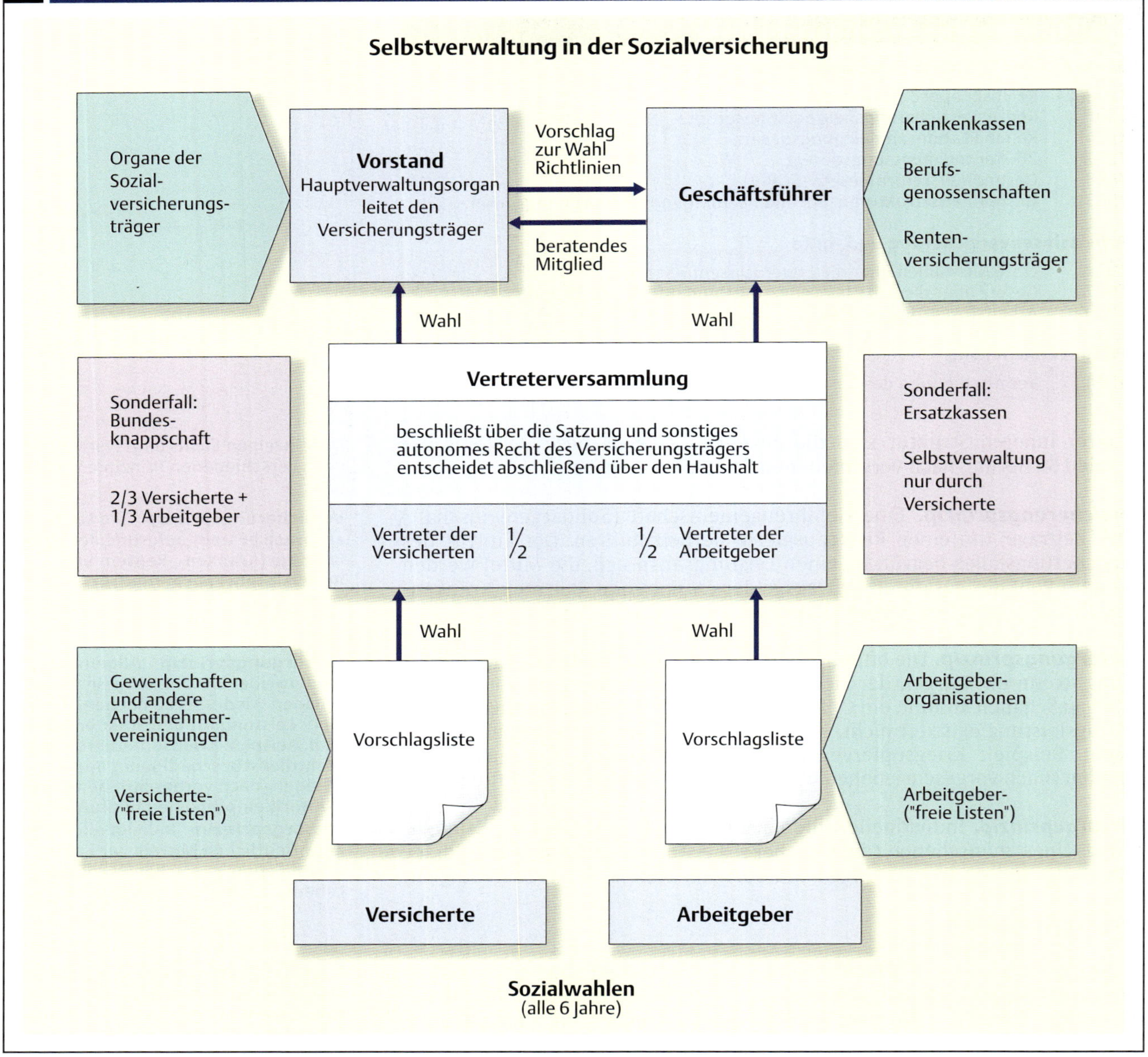

5.3 Träger der sozialen Sicherung und ihre Finanzierung

Als die **4 Träger der sozialen Sicherung** gelten seitdem
- **Krankenversicherung**
- **Unfallversicherung**
- **Rentenversicherung** und
- **Arbeitslosenversicherung.**

Versorgungswesen und **Sozialhilfe** ergänzen es. Die **Pflegeversicherung** ist seit 1995 in Kraft.
C-**15** zeigt Struktur und Aufgabenstellung der Sozialversicherungszweige. S C-**6** zeigt in der bekannten Netzstruktur die finanziellen Größenordnungen.

5.3 Träger der sozialen Sicherung und ihre Finanzierung

Als die **4 Träger der sozialen Sicherung** gelten seitdem
- **Krankenversicherung**
- **Unfallversicherung**
- **Rentenversicherung** und
- **Arbeitslosenversicherung.**

Hinzu kommen das **Versorgungswesen** und als Auffangnetz die **Sozialhilfe.** Die **Pflegeversicherung** ist seit 1995 in Kraft. Das gesamte Gesetzeswerk wird im Sozialgesetzbuch zusammengefaßt, für Streitfälle ist das Sozialgericht zuständig.
C-**15** faßt die wesentlichen Elemente der Struktur und Aufgaben der Sozialversicherungszweige zusammen, S C-**6** zeigt in dem bekannten Schaubild die Netzstruktur und die finanziellen Größenordnungen.

C-15: Übersicht über das System der sozialen Sicherung, Stand von 1995. Die Darstellung dient der Orientierungshilfe, sie ist keinesfalls vollständig

	Gesetzliche Krankenversicherung 1883	Gesetzliche Unfallversicherung 1884	Rentenversicherung 1889	Arbeitsförderung 1927/1969	Versorgungswesen	Sozialhilfe	Pflegeversicherung 1994
Versichertes Risiko	Arbeitsunfähigkeit wegen Krankheit, Krankheitskosten	wie Krankenversicherung, aber berufsbezogen	Alter, vorzeitige Erwerbsunfähigkeit	keine Erwerbstätigkeit, da ohne Arbeit	Kriegsfolgen, Wehrdienstbeschädigung, Impfschäden	soziale Existenz, Auffangnetz	Pflegebedürftigkeit
Zusätzliche Stichworte	Versicherungsprinzip	strenge Kausalität	Versicherungsprinzip, »Generationenvertrag«	Versicherungsprinzip	»Dank des Vaterlandes«, »Knochentaxe«	Fürsorgeprinzip, »Menschenwürde«	Versicherungsprinzip
Träger	Selbstverwaltung	Selbstverwaltung	Selbstverwaltung	Staat	Staat	Kommune	wie Krankenversicherung
Verwaltung	paritätisch Arbeitgeber und Arbeitnehmer	paritätisch Arbeitgeber und Arbeitnehmer	paritätisch Arbeitgeber und Arbeitnehmer	drittel-paritätisch: Bund, Arbeitgeber, Arbeitnehmer	Staat	Kommune	
Finanzierung	paritätisch	Arbeitgeber	paritätisch, Bundeszuschuß, Umlageverfahren	paritätisch, Bundeszuschuß	Steuermittel	Steuermittel	paritätisch
Beitragshöhe (1998)	~ 13 %	branchenspezifisch	ca. 20 %	~ 6 %			1,7 %
Leistungen	Vorsorge, medizinische Behandlungskosten, Heil- und Hilfsmittel, Krankengeld ...	wie bei Krankenversicherung, kausal Verletztengeld, Rente	Altersrente, EU- und BU-Rente, medizinische Reha, evtl. berufliche Reha, Übergangsgeld	Arbeitslosengeld, -hilfe, Schlechtwettergeld . . ., berufliche Reha	Renten, medizinische und berufliche Reha	Unterhaltsgeld, Wohngeld, sonstige Hilfe, Krankenhilfe, Reha	Leistungen bei häuslicher Pflege und bei stationärer Pflege
Ärztliche Aufgaben	Vorsorge, ärztliche Behandlung, Med. Dienst (MDK)	ärztliche Behandlung, Gutachten (MdE)	Begutachtung, medizinische Reha	Begutachtung vor beruflicher Reha	Begutachtung, MdE, Kriegsleiden, GdB, allgemeine Behinderung	wie bei Krankenversicherung	Begutachtung Pflegestufen I, II, III
Anmerkungen	Solidargemeinschaft, finale Betrachtung	Arbeitgeber-Versicherung, Arbeitnehmerversorgung, BG-Grundsätze MdE, betriebsärztliche Betreuung	Rentenhöhe beitragsbezogen, finale Betrachtung, regionale LVAen für gewerbliche Arbeitnehmer, BfA für Angestellte, Vorleistungspflicht bei medizinischer Reha	Vorleistungspflicht bei beruflicher Reha	Schwerbehinderten-Gesetz, Opferentschädigungsgesetz, Versorgungsprinzip	subsidiär, da keine Versicherungs- bzw. Versorgungsansprüche, Fürsorge	Harmonisierung der Begutachtung durch den MDK

Die Masse der Bevölkerung ist dadurch gegen Notlagen durch Krankheit, Alter, Tod des erwerbstätigen Familienmitgliedes, Arbeits- und Erwerbsunfähigkeit gesichert.
Für bestimmte Berufsgruppen gibt es Sonderregelungen der sozialen Sicherung, so für Beamte, Selbständige und Künstler.

Das System der sozialen Sicherung hat seit mehr als 100 Jahren seine Aufgaben erfüllt. In der Rentenversicherung ergab sich ein Übergang von der Kapitaldeckung zum Umlageverfahren *(s. u.)*.
Das Sozialbudget machte 1997 mit etwa 1260 Milliarden DM ca. ein Drittel des Bruttosozialproduktes aus (S C-6, S C-7).

Die Masse der Bevölkerung ist durch dieses Gesetzeswerk gegen Notlagen aus Gründen von Krankheit, Alter, Tod des erwerbstätigen Familienmitgliedes, Arbeitslosigkeit, Erwerbsunfähigkeit gesichert. Für bestimmte Berufsgruppen, wie Selbständige oder Beamte, gibt es Sonderregelungen. So ist es z.B. unter bestimmten Umständen möglich, ersatzweise einer privaten Krankenversicherung beizutreten oder statt der allgemeinen Rentenversicherung einem berufsständischen Altersversorgungswerk anzugehören (z.B. **Ärzteversorgung, Künstleraltersversorgung**). **Für Beamte gibt es das Beihilfewesen,** das Krankheitskosten zu einem Teil (als »Beihilfe«) ersetzt. Eingangs wurde festgestellt, daß dieses System der sozialen Sicherung nunmehr seit mehr als 100 Jahren seine Aufgaben ohne prinzipielle Änderung der Strukturen erfüllt hat. Dabei hat sich allerdings bei der Rentenversicherung ein Übergang von der Kapitaldeckung zum Umlageverfahren ergeben *(s. u.)*. Jetzt ist es Aufgabe der Sozialpolitik, das System weiter zu reformieren, da viele gesellschaftliche Entwicklungen dies nötig zu machen scheinen. Als Beispiel hierfür sei genannt die dramatische Veränderung der Altersstruktur der Bevölkerung und dabei nicht nur die relative Zunahme der älteren Menschen, sondern auch die Verkürzung der Lebensarbeitszeit mit einem durchschnittlich späteren Beginn der Arbeitsaufnahme. Solche Veränderungen haben Auswirkungen auf das Gesundheitswesen und auf die

S Synopsis C-**6: Das soziale Netz.** Direkte Sozialleistungen im Jahre 1995 in Milliarden DM

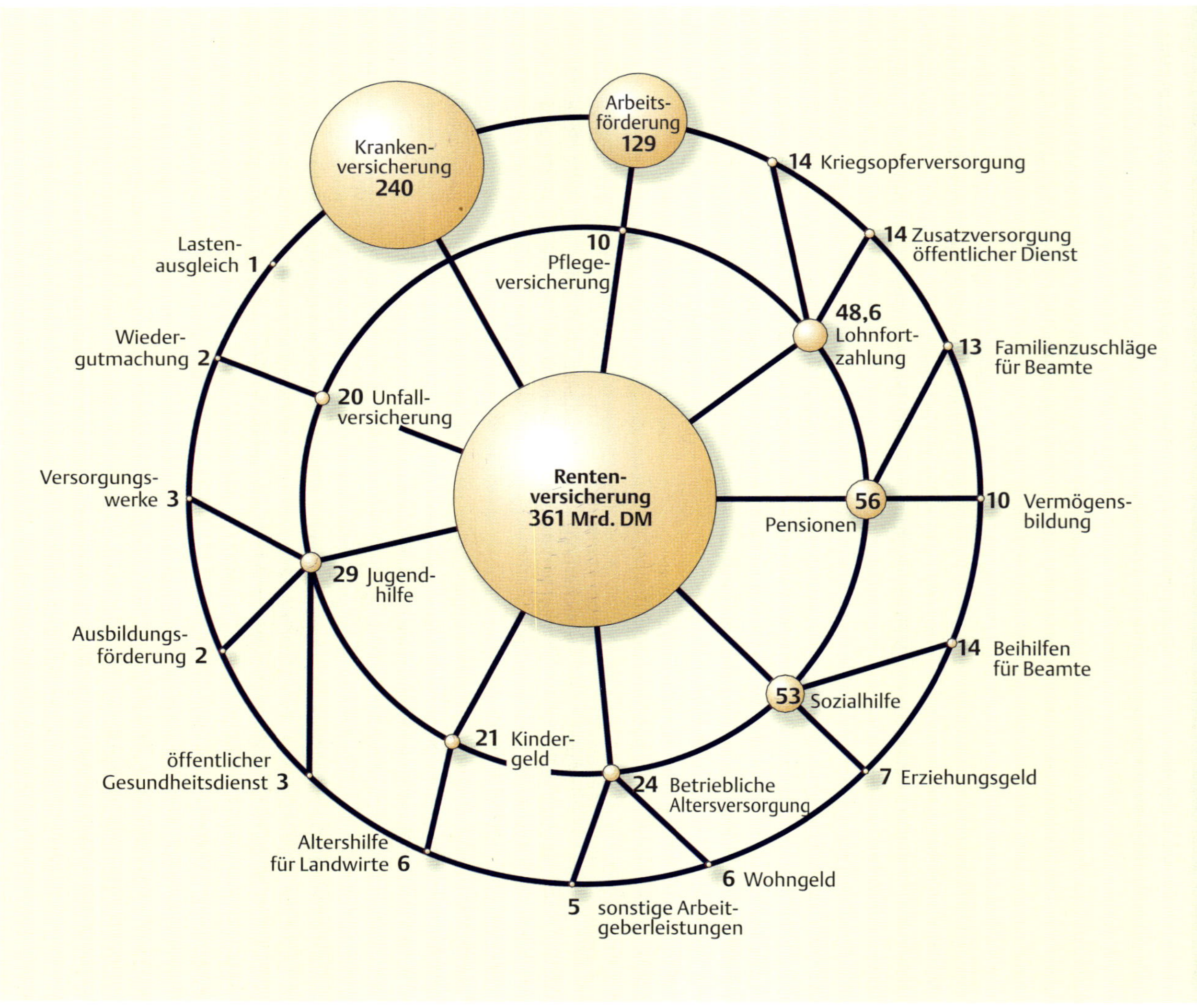

Gesamtsumme des sog. Sozialbudgets, das 1997 mit etwa 1260 Milliarden DM ca. ein Drittel des Bruttosozialproduktes ausmachte (S C-6, S C-7). Dieses Sozialbudget wird in seinen wichtigsten Anteilen durch Beiträge aufgebracht, die an das Arbeitseinkommen der Beschäftigten gekoppelt sind. Das Gesamtsystem der sozialen Sicherung bzw. seine Finanzierung könnte auch anders aufgebaut sein mit noch stärkeren staatlichen Elementen (so z. B. in Großbritannien aus Steuern mit dem National Health Service und einer Grundrente zur Alterssicherung), mit einer sog. Maschinensteuer, d. h. einem Sozialbeitrag aus unternehmerischer Tätigkeit ohne stärkeren Personaleinsatz, mit wesentlich stärkerer Individualvorsorge u.a.m. Die Schweiz hat für die Rentenversuche ein 3-Säulen-Modell aus Steuern, Beiträgen und privater Vorsorge entwickelt. Die USA betreiben mit Medicaid und Welfare lediglich Verelendungsschutz.

Es wird überwiegend durch Beiträge aufgebracht, die an die Arbeitseinkommen der Beschäftigten gekoppelt sind.

S Synopsis C-7: **Anstieg der Ausgaben für das soziale Netz in der Bundesrepublik Deutschland 1960–1994**

In diesem Zeitraum sind die Ausgaben für Gesundheit von 27 % auf 34 % gestiegen. Der Anteil des Sozialbudgets am Bruttosozialprodukt ist seit 20 Jahren stabil. 1992 erstmalige Darstellung für die alten und die neuen Bundesländer zusammen. Bei den Angaben blieb die Inflation ohne Berücksichtigung.

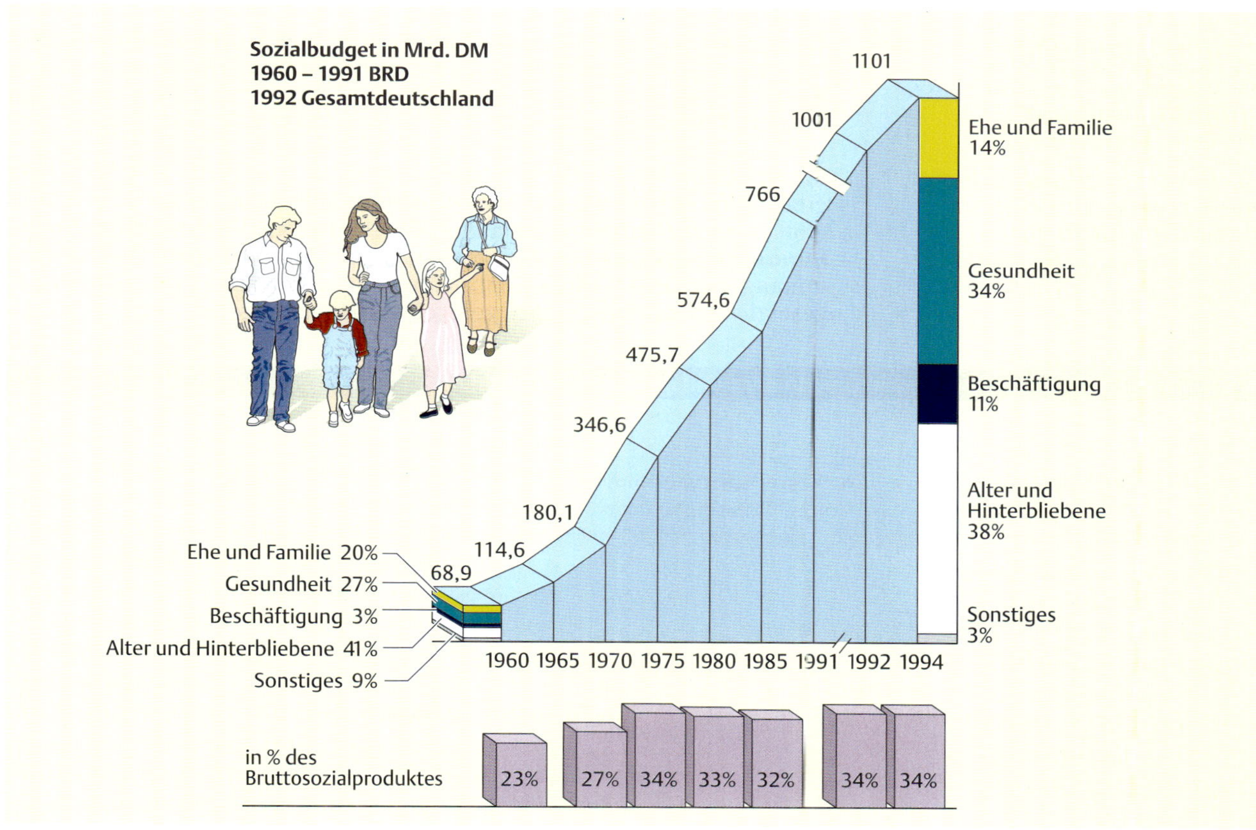

Die **Grundprinzipien der sozialen Sicherung** in Deutschland finden als **Zielvorstellung in § 1 des Sozialgesetzbuches** ihren Ausdruck:

1. Sicherung eines menschenwürdigen Daseins
2. gleiche Voraussetzungen für die freie Entfaltung der Persönlichkeit, insbesondere auch für junge Menschen
3. Schutz und Förderung der Familie
4. Erwerb des Lebensunterhaltes durch eine frei gewählte Tätigkeit
5. Abwendung oder Ausgleich besonderer Belastungen des Lebens, auch durch Hilfe zur Selbsthilfe.

Die **Grundprinzipien der sozialen Sicherung** finden in der **Zielvorstellung des § 1 des Sozialgesetzbuches** ihren Ausdruck:

1. Sicherung eines menschenwürdigen Daseins
2. gleiche Voraussetzungen für die freie Entfaltung der Persönlichkeit, insbesondere auch für junge Menschen
3. Schutz und Förderung der Familie
4. Erwerb des Lebensunterhaltes durch eine frei gewählte Tätigkeit
5. Abwendung oder Ausgleich besonderer Belastungen des Lebens, auch durch Hilfe zur Selbsthilfe.

5.4 Gesetzliche Krankenversicherung
Versicherter Personenkreis
Prinzipiell sind alle Beschäftigten krankenversicherungspflichtig. Familienleistungen sichern einen Schutz der Familie der Versicherten.

5.4 Gesetzliche Krankenversicherung

Versicherter Personenkreis. **Alle Arbeitnehmer,** die eine Beschäftigung gegen Entgelt ausüben, und deren Jahresarbeitsverdienst eine bestimmte Summe (Versicherungspflichtgrenze 73 800 DM bzw. in den neuen Bundesländern 63 900 DM, d. h. 75 % der Beitragsbemessungsgrenze der Rentenversicherung) nicht übersteigt, sind kraft Gesetzes krankenversichert. Welcher Versicherung *(s. u.)* sie sich anschließen, ist ihnen überlassen (**Wahlfreiheit**). Die Versicherten erhalten für den unterhaltsberechtigten Ehegatten und Kinder, sofern diese kein regelmäßiges Einkommen und damit ein eigenes Versicherungsverhältnis haben, **Familienleistungen,** d. h. alle haben den gleichen Versicherungsschutz. Es gibt, wenn die gesetzliche Mitgliedschaft endet, die Möglichkeit einer freiwilligen Weiterversicherung, auch für **Selbständige. Rentner** bleiben in der gesetzlichen Krankenversicherung, eine automatische Mitgliedschaft ist jedoch an Voraussetzungen, wie z. B. Vorversicherungszeiten während des Arbeitslebens, geknüpft.

Selbständige können sich freiwillig versichern. Auch Rentner bleiben in der Krankenversicherung.

Für **bestimmte Personengruppen** (nur vorübergehender Aufenthalt, Bürgerkriegsflüchtlinge, Vertriebene) gibt es **Vorversicherungszeiten.**

Für **bestimmte Personengruppen** gibt es eine einjährige Wartezeit für Leistungen (**Vorversicherungszeit**), so bei nur vorübergehendem Aufenthalt im Inland, Bürgerkriegsflüchtlingen, Vertriebenen. Für sie ist in der Regel die Sozialhilfe der Träger.

Die wichtigsten **gesetzlichen Krankenkassen** (**S** C-**8**) sind:
- die Allgemeinen Ortskrankenkassen
- Betriebskrankenkassen
- Innungskrankenkassen
- Ersatzkassen
- landwirtschaftliche Krankenkasse
- die Seekasse und
- die Bundesknappschaft.

Träger der gesetzlichen Krankenversicherung (**S** C-**8**) sind zunächst die Allgemeinen Ortskrankenkassen (AOK), die flächendeckend in der Bundesrepublik tätig sind. Unternehmen ab einer bestimmten Beschäftigtenzahl können **Betriebskrankenkassen** eröffnen, **Innungskrankenkassen** versichern Angehörige bestimmter Handwerksbetriebe. Die Mitgliedschaft in **Ersatzkassen** für Angestellte oder für Arbeiter ersetzt die Mitgliedschaft in einer Ortskrankenkasse, Betriebs- oder Innungskrankenkasse, schließlich gibt es noch **landwirtschaftliche Krankenkassen,** die **Seekasse** und die **Bundesknappschaft** als Krankenversicherung im Bergbau. Der Leistungsumfang der verschiedenen Einrichtungen ist zu über 90 % gleich und in gesetzlichen Vereinbarungen geregelt (Regelleistungen).

S Synopsis C-**8: Die Krankenversicherung in der Bundesrepublik Deutschland**

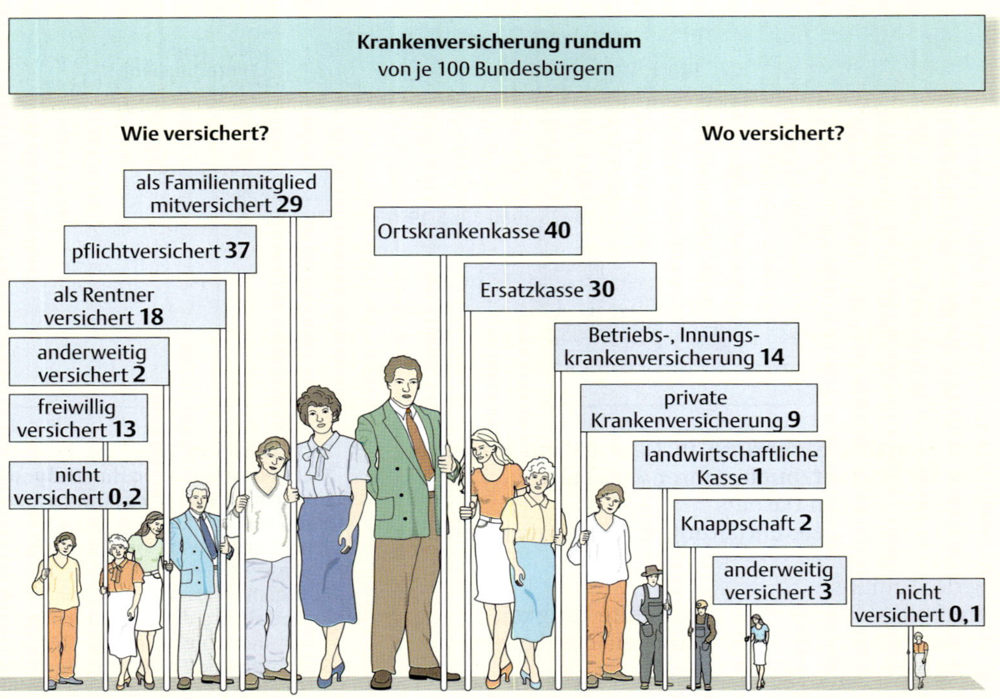

Links die Art der Mitgliedschaft, rechts die verschiedenen Versicherungsträger. Einen privaten Krankenversicherungsschutz hatten 1995 7 Millionen Bürger.

> **Merke.** Die Versicherten der gesetzlichen Krankenversicherung bilden eine Solidargemeinschaft, d.h. der Beitrag aller ist, als Prozent des Einkommens errechnet, gleich, ebenso haben alle Versicherten gleichen Leistungsanspruch.

◀ **Merke**

Leistungen. Die Leistungen der gesetzlichen Krankenkassen erfolgen teils als Natural- bzw. **Sachleistung,** teils als **Geldleistung** für die Versicherten. Die wichtigsten Leistungen sind in ▦ C-**16** zusammengestellt.
In diesem Leistungskatalog sind als typische **Sachleistungen** enthalten: die Vorsorgeuntersuchungen, die ärztliche Behandlung, die Krankenhauspflege, das Arzneimittel, die zahnärztliche Behandlung, die Bereitstellung von Heil- und Hilfsmitteln – der Versicherte erhält die Leistung, die Versicherung rechnet über ihre Verträge mit den Erbringern der Leistung bzw. deren Organisation (z.B. die Kassenärztliche Vereinigung) ab. **Geldleistungen** sind das Krankengeld nach mehr als 6 Wochen Arbeitsunfähigkeit (80% des Entgelts, nachdem der Arbeitgeber Lohnfortzahlung geleistet hat) und die Entbindungskostenpauschale.
In der **privaten Krankenversicherung** kommt der Versicherte in der Regel zunächst selbst für die Kosten der Leistung auf und rechnet dann mit seiner Versicherung ab, die also ausschließlich Geldleistungen erbringt **(Kostenerstattungsprinzip).** Die privaten Krankenversicherungen sind nicht nach dem Solidarprinzip aufgebaut – die Höhe der Beitragsleistung wird nach dem erwarteten Risiko des einzelnen und dem vereinbarten Leistungsumfang festgelegt (**Äquivalenzprinzip**), Beitragsrückerstattung als Element des Versicherungsvertrages. In der GKV gibt es z.Z. eine Erprobungsregelung.

Leistungen Die Leistungen erfolgen als Sachleistung und als Geldleistung. Die wichtigsten Leistungen sind in ▦ C-**16** zusammengestellt.
Der Leistungskatalog enthält **Sachleistungen** (z.B. ärztliche Behandlung, Vorsorgeuntersuchungen, Krankenhauspflege, Arzneimittel) und **Geldleistungen** (z.B. **Krankengeld, nach mehr als 6 Wochen Arbeitsunfähigkeit** 80% des Entgelts, **Entbindungskostenpauschale).**

Die **private Krankenversicherung** arbeitet nach dem **Kostenerstattungsprinzip.**
Die Höhe der Beitragsleistung in der privaten Krankenversicherung richtet sich nach dem erwarteten Risiko des einzelnen **(Äquivalenzprinzip).** Beitragsrückerstattung ist möglich.

Organisation der Krankenkassen. Die Krankenkassen als Träger der gesetzlichen Krankenversicherung sind Körperschaften des öffentlichen Rechts. Sie nehmen eine öffentliche Aufgabe in eigener Verantwortung unter staatlicher Aufsicht wahr. Die von dieser Krankenversicherung Betroffenen (Versicherte und Arbeitgeber) sind über eine **Selbstverwaltung** an der Durchführung der Krankenversicherung aktiv beteiligt. Bei den Ersatzkassen bestimmen die Versicherten alleine, ohne Beteiligung der Arbeitgeber, die Selbstverwaltung.
Der **Beitragssatz,** der i.d.R. **zur Hälfte vom Arbeitnehmer** und **zur Hälfte vom Arbeitgeber** getragen wird, wird von der Selbstverwaltung (Vertreterversammlung) festgelegt – wird also nicht bei allen Kassen gleich hoch sein. Er lag 1998 bei ca. 13% des Bruttoentgelts. Für die krankenversicherten Rentner zahlt der Rentenversicherungsträger einen Beitrag von 6,7% der Rente, die Hälfte davon wird von der Rentenleistung abgezogen (trotzdem decken diese Beiträge nur etwa 50% der Leistungsausgaben der gesetzlichen Krankenversicherung für diesen Personenkreis).
Die **Ersatzkassen** haben eine davon abweichende Struktur. Sie sind bundesweit einheitlich organisiert, also auch mit einheitlichem Beitragssatz.
Die Öffnung der einzelnen gesetzlichen Krankenkassen für alle Arbeitnehmer (Wahlfreiheit) fördert den Wettbewerb. Kassen mit einer günstigen Mitgliederstruktur – z.B. hohes Einkommen der Mitglieder, wenige Rentner – konnten mit einem niedrigeren Beitragssatz auskommen. Um gleiche Bedingungen zu schaffen, wurde der **Risikostrukturausgleich** (RSA) geschaffen *(s. S. 300)*.
Seit der Einführung des RSA haben sich die Beitragssätze der einzelnen Versicherungen weitgehend angeglichen, der Wettbewerb findet nicht mehr über den Beitragssatz statt.

Organisation der Krankenkassen
Die gesetzlichen Krankenkassen arbeiten nach dem Prinzip der Selbstverwaltung.

Der **Beitragssatz,** festgelegt von der Vertreterversammlung, wird **je zur Hälfte von den Versicherten und von den Arbeitgebern aufgebracht.** Er ist regional unterschiedlich und lag 1998 bei ca. 13% des Bruttoentgelts.
Für die Rentner zahlt der Rentenversicherungsträger die Hälfte des Beitrages.
Ersatzkassen sind in ihrer Organisation und im Beitragssatz bundesweit einheitlich.

Seit Einführung des Risikostrukturausgleichs haben sich die Beitragssätze der Versicherungen weitgehend angeglichen.

C-16: Leistungen der Gesetzlichen Krankenversicherungen

1. Leistungen zur Förderung der Gesundheit und zur Krankheitsverhütung

Verhütung von Zahnkrankheiten durch
- ▷ Gruppenprophylaxe (Kindergarten und Schule)
- ▷ Individualprophylaxe (zwei Untersuchungen pro Jahr vom 6.–20. Lebensjahr)

Medizinische Vorsorgeleistungen
- ▷ ambulante Vorsorgeleistungen
- ▷ stationäre Vorsorgekur
- ▷ Mütterkur

2. Maßnahmen zur Früherkennung von Krankheiten

Versicherte ab dem Alter von 35 Jahren haben jedes zweite Jahr Anspruch auf eine ärztliche Gesundheitsuntersuchung zur Früherkennung von Krankheiten; insbesondere Herz-Kreislauf- und Nierenerkrankungen sowie Zuckerkrankheit.

Vorsorgeuntersuchungen für:
- ▷ Kinder neun Untersuchungen von der Geburt bis zur Vollendung des 6. Lebensjahres
- ▷ Frauen einmal jährlich ab dem Alter von 20 Jahren zur Früherkennung von Krebserkrankungen
- ▷ Männer einmal jährlich ab dem Alter von 45 Jahren zur Früherkennung von Krebserkrankungen

3. Leistungen bei Krankheit
- ▷ ärztliche Behandlung
  unbegrenzt bei freier Arztwahl
- ▷ Arzneimittel
  volle Kostenübernahme (nicht bei Bagatell-Erkrankungen) bei Arzneien mit Festbetragsregelung, bei allen anderen Zuzahlung.
- ▷ Heilmittel
  volle Kostenübernahme abzüglich 10 % Eigenanteil (ab 18 Jahren)
- ▷ Hilfsmittel
  Kostenübernahme bis zum vertraglich vereinbarten Preis bzw. bis zum Festbetrag
- ▷ Krankenhauspflege
  unbegrenzt (Zuzahlung)
- ▷ häusliche Krankenpflege
  anstelle der Krankenhausbehandlung
- ▷ Haushaltshilfe
  Ersatzkraft oder Zuschuß
- ▷ zahnärztliche Behandlung
- ▷ Reisekosten bei stationärer Behandlung, Rettungsfahrten zum Krankenhaus und Krankentransporten und Fahrten zu einer ambulanten Behandlung unter bestimmten Voraussetzungen (mit Eigenanteil)
- ▷ Krankengeld
  bis zu 78 Wochen innerhalb von drei Jahren für die gleiche Erkrankung (80 % des Regellohns)
- ▷ Krankengeld bei Erkrankungen eines Kindes unter 8 Jahren
  für höchstens 10 Arbeitstage je Kind und Kalenderjahr (Alleinerziehende: 20)
- ▷ medizinische Reha-Maßnahmen:
  bei ambulanter Reha-Kur Zuschuß, stationäre Reha-Kur mit Eigenanteil pro Tag

Der Umfang der Kostenübernahme variiert stark *(s. dazu S. 257)*

4. Mutterschaftshilfe
- ▷ ärztliche Betreuung
  während der Schwangerschaft, bei und nach der Entbindung kostenfrei
- ▷ Hebammenhilfe
  während der Schwangerschaft, bei und nach der Entbindung kostenfrei
- ▷ Arznei- und Heilmittel
  kostenfrei
- ▷ Entbindungsanstaltspflege
  für 6 Tage – danach wenn notwendig Krankenhauspflege
- ▷ Mutterschaftsgeld
  als laufende oder einmalige Geldleistung
- ▷ Haushaltshilfe, Hauspflege
  wenn dies wegen Schwangerschaft oder Entbindung notwendig ist

5. Sonstige Hilfen
- ▷ Beratung zur Empfängnisregelung
  Kosten der Untersuchung und Verordnung von empfängnisregelnden Mitteln, das Mittel selbst bis zum 20. Lebensjahr
- ▷ nicht rechtswidrige Sterilisation und Schwangerschaftsabbruch
  Kosten der ärztlichen Beratung; bei Sterilisation oder Schwangerschaftsabbruch Leistungen wie bei Krankheit
- ▷ Beratung und Aufklärung im Rahmen der sekundären Prävention und Rehabilitation

6. Sterbegeld

auslaufend

Vertragsbeziehungen Die Krankenkassen schließen Verträge mit den Leistungsträgern, so mit den Krankenhausträgern und der Ärzteschaft, die als Kassenärztliche Vereinigung (KV) organisiert ist. Es besteht eine Kooperationspflicht.
Die KV in dem jeweiligen Bundesland erteilt die Zulassung zur Kassenarzttätigkeit.
Die Beziehungen zwischen Versichertem, Arzt, Krankenkasse und KV sind in **C-9** dargestellt. Grundlage hierfür ist das SGB V.

Vertragsbeziehungen. Die Gesetzlichen Krankenkassen schließen mit den Erbringern von Leistungen für die Versicherten Verträge, so mit den Krankenhausträgern, mit den Herstellern von Heil- und Hilfsmitteln und mit der Ärzteschaft, die zu diesem Zweck die Kassenärztlichen Vereinigungen (KV) bildet, Körperschaften des öffentlichen Rechtes. **Die KV in dem jeweiligen Bundesland erteilt die Zulassung zur Kassenarzttätigkeit.** Sie ist den Kassen gegenüber Gewährleistungsträger. Die Beziehungen zwischen Versicherten, Arzt, Krankenkasse und KV sind in C-**9** dargestellt. Grundlage dieser Verträge bilden die Vorschriften des SGB V, insbesondere mit dem § 72, der eine Kooperationspflicht festlegt.
Ein Beispiel für die Kooperation ist die Vereinbarung von **Richtgrößen** für das Volumen der je Arzt verordneten Leistungen (arztgruppenspezifisch und indikationsbezogen), insbesondere für Arzneimittel, Verband- und Heilmittel.

S Synopsis C-9: **Beziehungen zwischen Patienten (Versichertem), Arzt, Kassenärztlicher Vereinigung (KV) und Gesetzlicher Krankenversicherung (GKV)**

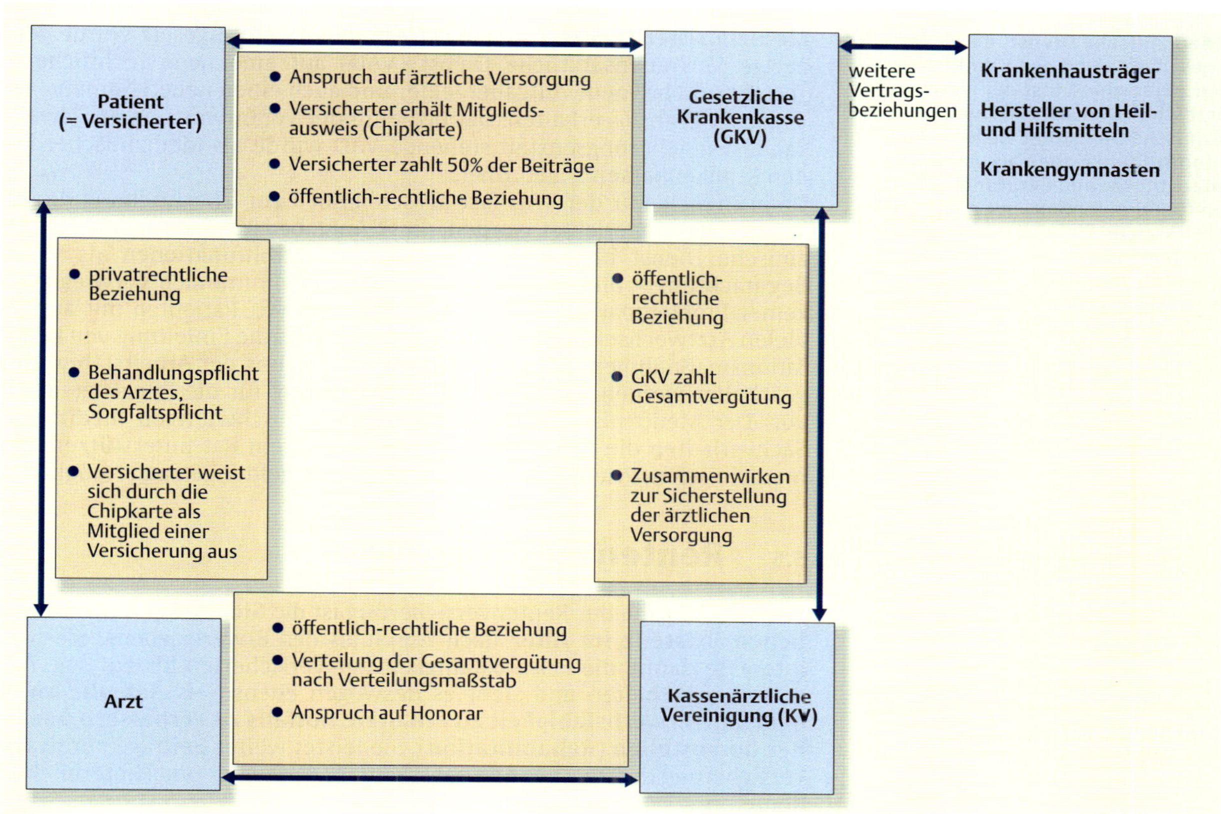

Die Abrechnung zwischen dem Arzt, vertreten durch die KV, und den Krankenkassen erfolgt über Krankenschein, Überweisungsschein, Notfallschein und Vorsorgeuntersuchungsscheine bzw. über die Krankenversichertenkarte.

Die **Wirtschaftlichkeit** der diagnostischen Maßnahmen, der Arzneiverordnung, der Verschreibung physikalischer Therapieanwendungen usw. **wird von seiten der KV laufend überprüft (KV-Prüfungsausschuß). Die Kassen wirken an diesen Prüfungen mit** und haben auch die Möglichkeit, Auffälligkeiten ihrerseits zu melden. Eine »unwirtschaftliche« oder »nicht notwendige« Verordnungsweise kann schließlich zu teilweisem Entzug des Kassenhonorars führen.

Die §§ 11, 12 und 27 des SGB V wenden sich bei der Definition des Anspruchs auf vertragsärztliche Versorgung an alle drei Partner, den Versicherten, den Arzt und die Krankenkasse:

§ 11 SGB V. Die Versicherten haben Anspruch auf Leistungen
- zur Förderung der Gesundheit
- zur Verhütung von Krankheiten
- zur Früherkennung von Krankheiten
- zur Behandlung einer Krankheit.

§ 12 SGB V. Die Leistungen (der Krankenversicherung) müssen ausreichend, zweckmäßig und wirtschaftlich sein; sie dürfen das Maß des Notwendigen nicht überschreiten. Leistungen, die nicht notwendig oder unwirtschaftlich sind, können Versicherte nicht beanspruchen, dürfen die Leistungserbringer nicht bewirken und die Krankenkassen nicht bewilligen.

Die Abrechnung erfolgt über Kranken-, Überweisungs-, Notfall- und Vorsorgeuntersuchungsschein bzw. die Krankenversichertenkarte.

Die Wirtschaftlichkeitskontrolle erfolgt durch die KV in Prüfungsausschüssen. Die Kassen wirken an diesen Prüfungen mit und können Auffälligkeiten ihrerseits melden. Eine »unwirtschaftliche« oder »nicht notwendige« Verordnungsweise kann schließlich zu teilweisem Entzug des Kassenhonorars führen.

Die §§ 11, 12 und 27 des SGB V definieren Ansprüche und Leistungen für den Versicherten, den Arzt und die Kasse.

§ 11 SGB V Die Versicherten haben Anspruch auf Leistungen
- zur Förderung der Gesundheit
- zur Verhütung von Krankheiten
- zur Früherkennung von Krankheiten
- zur Behandlung einer Krankheit.

§ 12 SGB V Die Leistungen müssen ausreichend, zweckmäßig und wirtschaftlich sein; nicht notwendige oder unwirtschaftliche Leistungen dürfen weder beansprucht noch verordnet noch bewilligt werden.

§ 27 SGB V Versicherte haben Anspruch auf Krankenbehandlung.

§ 27 SGB V. Versicherte haben Anspruch auf Krankenbehandlung, wenn sie notwendig ist, um eine Krankheit zu erkennen, zu heilen, ihre Verschlimmerung zu verhüten oder Krankheitsbeschwerden zu lindern.

Der **Medizinische Dienst**, durch das GRG geschaffen und den Krankenkassen zugeordnet, löst den Vertrauensärztlichen Dienst (VÄD) ab. Der Medizinische Dienst hat weniger Prüf- und Kontrollfunktionen als vielmehr Begutachtungs- und Beratungsaufgaben (bei Problempatienten wie z. B. Langzeitkranke, Einleitung von Reha-Maßnahmen u. a.).
Er nimmt die Begutachtung für die Pflegeversicherung vor. Er sichert den Krankenkassen medizinischen Sachverstand.

Medizinischer Dienst. Durch das Gesundheitsreformgesetz wurde der bisherige Vertrauensärztliche Dienst (VÄD) auf eine neue rechtliche Basis gestellt und hat neue Aufgabenfelder und auch einen neuen Namen – Medizinischer Dienst – erhalten. Der bisher in der Verantwortung der jeweiligen Landesversicherungsanstalt stehende VÄD wurde als Medizinischer Dienst den Krankenkassen zugeordnet.
Ursprünglich war der VÄD fast ausschließlich zur Überwachung des Krankenstandes eingerichtet worden, diese Aufgabe ist z. T. entfallen. Der Medizinische Dienst hat weniger Prüf- und Kontrollfunktionen als vielmehr Begutachtungs- und Beratungsfunktionen. Er nimmt sich vorwiegend einzelner Problempatienten an (z. B. Langzeitkranke, Patienten mit auffallend vielen Arztwechseln usw.), prüft gegebenenfalls die Einleitung von Rehabilitationsmaßnahmen, kann jedoch auch zur Prüfung der Arbeitsfähigkeit eingeschaltet werden. Er nimmt die Begutachtung für die Pflegeversicherung vor. Der Medizinische Dienst soll weiter bei schwierigen medizinischen Sachverhalten die Krankenkassen mit fachlichem Rat unterstützen, um an medizinischen Prioritäten ausgerichtete Entscheidungen zu ermöglichen.

5.5 Rentenversicherung

5.5 Rentenversicherung

Außer der **Sicherung der wirtschaftlichen Existenz im Alter** sieht es die Rentenversicherung als Aufgabe an, eine **bedrohte Erwerbsfähigkeit durch Rehabilitationsmaßnahmen zu bessern bzw. wiederherzustellen.**

Primäre Aufgabe der Rentenversicherung ist die **Sicherung der wirtschaftlichen Existenz im Alter** nach Abschluß des Erwerbslebens. Sie hat ein Interesse daran, die Erwerbsfähigkeit der Versicherten bis zur sog. Altersgrenze zu erhalten und sieht es deswegen ebenso als **Aufgabe an, eine bedrohte Erwerbsfähigkeit zu erhalten, notfalls zu verbessern oder wieder herzustellen (Rehabilitation).** Sie leistet weiter Beiträge zur Krankenversicherung der Rentner und zahlt Witwer-/Witwen- und Hinterbliebenen-Rente.

Träger sind
- **die Landesversicherungsanstalten**
- **die zentrale Bundesversicherungsanstalt für Angestellte**
- **die Knappschaft und**
- **andere einzelne berufsständische Einrichtungen.**

Träger der **Rentenversicherung der Arbeiter** sind die **regionalen Landesversicherungsanstalten**, die **Bundesbahn-Versicherungsanstalt** und die **Seekasse. Für Angestellte** ist die **Bundesversicherungsanstalt** für Angestellte zuständig, für die im **Bergbau Beschäftigten die Bundesknappschaft.** Die Handwerkerversicherung liegt bei der Rentenversicherung der Arbeiter. Die Altershilfe für Landwirte hat die in landwirtschaftlichen Berufsgenossenschaften errichteten **landwirtschaftlichen Alterskassen** als Träger. Alle sind Körperschaften des öffentlichen Rechts mit einer Selbstverwaltung und unterstehen der staatlichen Aufsicht.

Versicherungspflicht besteht für alle Beschäftigten.

Selbständige können sich als freiwillige Mitglieder versichern.
Die nichtmedizinischen Leistungen der Rentenversicherung faßt ▤ **C-17** zusammen.

Mitglied der Rentenversicherung können seit 1972 grundsätzlich alle Bundesbürger sein. Versicherungspflicht besteht für alle Arbeiter und Angestellten, die oberhalb der Freigrenze (seit 1999 630,– DM) gegen Entgelt beschäftigt sind, und alle Auszubildenden. Selbständige können sich als freiwillige Mitglieder versichern.
Die nichtmedizinischen Leistungen der Rentenversicherung faßt ▤ **C-17** zusammen (auch hier sind kurzfristig Änderungen möglich).

C-17: Rentenarten im Überblick (ohne Darstellung der jeweiligen Voraussetzungen; Renten wegen verminderter Erwerbsfähigkeit können auch befristet gewährt werden – Rente auf Zeit)

Altersrenten	Renten wegen verminderter Erwerbsfähigkeit
▷ Regelaltersrente	▷ Rente wegen Berufsunfähigkeit
▷ Altersrente für langjährig Versicherte	▷ Rente wegen Erwerbsunfähigkeit
▷ Altersrente für Schwerbehinderte, Berufsunfähige oder Erwerbsunfähige	▷ Rente für Bergleute
▷ Altersrente wegen Arbeitslosigkeit	**Renten wegen Todes**
▷ Altersrente für Frauen	▷ Witwen- oder Witwerrente
▷ Altersrente für langjährig unter Tage beschäftigte Bergleute	▷ Erziehungsrente
	▷ Waisenrente

Organisation. Die Rentenversicherung ist eine **Selbstverwaltungseinrichtung.** Aufsichtsbehörde ist das Sozialministerium. Die **Beiträge** werden je zur Hälfte von den Arbeitnehmern und den Arbeitgebern aufgebracht, die Höhe wird gesetzlich bundeseinheitlich festgelegt, z. Z. ca. 20% bis zur **Beitragsbemessungsgrenze** von 1997 98400 DM bzw. 85200 DM (neue Bundesländer). **Diese Beiträge, zu denen ein Zuschuß aus der Bundeskasse (Bundesgarantie) kommt, werden über die laufenden Arbeitseinkommen aufgebracht und im Umlageverfahren als Renten ausbezahlt** (der sog. »**Generationenvertrag**«). Eine gesetzlich festgelegte Mindestreserve, das Geldvolumen zur Finanzierung der Renten für einen bestimmten Zeitraum, wurde mehrfach herabgesetzt. Angefangen hat die Rentenversicherung mit einem Beitragssatz von 1,7% des Bruttoverdienstes. Daraus sollte sich eine **Kapitaldeckung** ergeben, Mittel, die sich während des Erwerbslebens ansammeln, um dann im Alter zur Verfügung zu stehen. Es hat sich jedoch ein **Umlageverfahren** mit einer geringen Mindestreserve entwickelt, bei dem die eingehenden Beiträge zeitgleich als Renten ausbezahlt werden. Die gegenwärtige Finanzkrise hat die folgenden, keinesweg ausschließlichen demographischen Hauptursachen:

Reduktion der Einnahmen:
- schlechte Arbeitsmarktsituation
- Beschäftigungsverhältnisse ohne Sozialabgaben
- vorzeitige Berentungen
- verzögerter Eintritt in Beschäftigungsverhältnisse.

Verwendung der Ausgaben
- Zunahme der Lebensjahre im Rentenalter, d. h. längerer Rentenbezug
- vorzeitige Berentungen
- sog. Fremdleistungen wie Kriegsfolgelasten, Anrechnungszeiten für Berufsausbildung und Kindererziehung, West-Ost-Transferleistungen.

Vor diesem Hintergrund einer bedrängten Finanzsituation ist der Druck auf Leistungen der Rentenversicherung zur Rehabilitation zu sehen, für die ca. 3% der Gesamtaufwendungen, d. h. 1994 6,9 Milliarden DM, aufgewendet werden (▦ C-**18**).

C-18: Leistungen der Rentenversicherung auf medizinischem Sektor

▷ Medizinische Rehabilitationsmaßnahmen für Versicherte (einschließlich nachgehender sozialer Maßnahmen zur Sicherung des Heilerfolges)

▷ Berufliche Rehabilitationsmaßnahmen (nach mindestens 15 Jahren Beitragsleistung, mit Übergangsgeld)

▷ Ergänzende Leistungen: Haushaltshilfe, Reisekosten, Rehabilitationssport, Lernmittel u. a. bei beruflichen Rehabilitationsmaßnahmen

▷ Sonstige Leistungen (Kann-Leistungen): Eingliederungshilfe zur Sicherung des Reha-Erfolges, medizinische Reha bei besonders gesundheitsgefährdender Beschäftigung, Krebsnachsorgekuren, Kinderheilverfahren

Organisation Auch die **Rentenversicherung ist eine Selbstverwaltungseinrichtung.** Die **Beiträge** werden **je zur Hälfte von Arbeitgebern und Arbeitnehmern** aufgebracht.

Die Beiträge werden unmittelbar im Umlageverfahren als Renten ausbezahlt, »Generationenvertrag«. Es gibt eine Bundesgarantie (Zuschuß aus der Bundeskasse).
Ursprünglich war an ein **Kapitaldeckungsverfahren** gedacht worden.

Gründe für die Finanzkrise sind:
- schlechte Arbeitsmarktsituation
- Beschäftigungsverhältnisse ohne Sozialabgaben
- vorzeitige Berentung
- verzögerter Eintritt in Beschäftigungsverhältnisse
- Zunahme der Lebensjahre im Rentenalter
- sog. Fremdleistungen.

Für Leistungen zur Rehabilitation gibt die Rentenversicherung etwa 3% ihrer Gesamtaufwendungen aus (▦ **C-18**).

5.6 Weitere Zweige des sozialen Sicherungssystems

5.6.1 Unfallversicherung

Aufgabe der Unfallversicherung ist es, die Beschäftigten in den Unternehmen während der Arbeit, aber auch auf dem Wege von und zur Arbeitsstätte zu schützen. Sie gibt zu diesem Zweck z. B. die Unfallverhütungsvorschriften heraus und überwacht, zusammen mit der Gewerbeaufsicht, deren Einhaltung. Bei Eintritt des Versicherungsfalles werden der Versicherte selbst, aber auch Angehörige und Hinterbliebene versorgt. Entscheidend ist die im Gutachten belegte Kausalbeziehung zwischen beruflicher Tätigkeit und dem eingetretenen Schaden.
Versichert sind alle Personen, die in einem Arbeits-, Dienst- oder Ausbildungsverhältnis stehen, auch in Schulen und Universitäten und Kinder in Kindergärten. Für Beamte gelten besondere Unfallfürsorgevorschriften.

5.6 Weitere Zweige des sozialen Sicherungssystems

5.6.1 Unfallversicherung

Schutz der Arbeitnehmer **während** der Arbeit, aber auch **beim Weg zur** und **von der Arbeit** ist Aufgabe der **Unfallversicherung** soweit eine **Kausalbeziehung** zwischen beruflicher Tätigkeit und eingetretenem Schaden besteht.
Versichert sind alle Personen in einem Beschäftigungsverhältnis, auch Schüler, Studenten und Auszubildende.
Leistungen der Unfallversicherungen sind: Heilbehandlung (ohne zeitliche Begrenzung), **Übergangsgeld**

(entspricht dem Krankengeld der GKV), **Umschulungsmaßnahmen, Unfallrente** ab einer MdE von 20%. Bei einer MdE von 100% (Vollrente) werden zwei Drittel des bisherigen Arbeitsverdienstes gezahlt.

Die **Leistungen entsprechen** weitgehend denen der **Krankenversicherung,** gehen zum Teil darüber hinaus, z.B. besteht keine zeitliche Begrenzung einer **Heilbehandlung.** Dem Krankengeld entspricht das **Übergangsgeld. Unfallrente** wird ab einer Minderung der Erwerbsfähigkeit (MdE) ab 20% bezahlt. Bei einer MdE von 100% (Vollrente) werden zwei Drittel des bisherigen Arbeitsverdienstes gezahlt; hinzu kommt, im Fall von Hilflosigkeit, Pflegegeld. Die Rentenhöhe wird der Entwicklung der Lebenshaltungskosten angepaßt.

Merke ▶

Merke. Die Unfallrente hat eine Entschädigungsfunktion und bedeutet keine Beschränkung in der Erwerbstätigkeit.

Organisation Es gibt zahlreiche branchenspezifische Unfallversicherungsträger, die Berufsgenossenschaften, sowie Eigenversicherungen der öffentlichen Hand. Die **Finanzierung erfolgt aus Beiträgen der Arbeitgeber,** die Verwaltung ist paritätisch.

Organisation. Die Unfallversicherung wird von den nach Branchen zusammengefaßten gewerblichen und landwirtschaftlichen Berufsgenossenschaften, der Knappschaft, der Seeberufsgenossenschaft sowie den sog. Eigenunfallversicherungsträgern (Gemeindeunfallversicherungsverband, Bund, Länder, Gemeinden) durchgeführt. **Die Finanzierung erfolgt aus den Beiträgen der Unternehmer, die Verwaltung ist paritätisch.** Von den Gesamtaufwendungen wird etwas mehr als die Hälfte für Renten an Verletzte und Hinterbliebene aufgebracht, ca. 20% für Heilbehandlungen und ergänzende Leistungen (z.B. berufliche Rehabilitation), etwa 6% für Unfallverhütung und Prävention.

Durchgangsarztverfahren Das »D-Arzt«-Verfahren regelt die Versorgung Unfallverletzter. »D-Ärzte« sind von den Berufsgenossenschaften zugelassene Ärzte bzw. Ambulanzen. **Jeder Arbeits- und Wegeunfall ist nach einer Erstversorgung ab einem gewissen Schweregrad, bzw. wenn Arbeitsunfähigkeit zu erwarten ist, einem »D-Arzt« vorzustellen.** Er muß einen **Durchgangsarztbericht** erstellen und über die optimale Weiterversorgung entscheiden (Spezialklinik, Facharzt etc.).

Durchgangsarztverfahren. Die Berufsgenossenschaften haben eine einheitliche Abwicklung aller Arbeitsunfälle und Berufskrankheitenverfahren organisiert. **Jeder Unfall in beruflichem Zusammenhang (Arbeits- und Wegeunfall) ist nach einer Erstversorgung ab einem gewissen Schweregrad, bzw. wenn Arbeitsunfähigkeit zu erwarten ist, einem Durchgangsarzt vorzustellen** (»D-Arzt«, Ermächtigung durch die Berufsgenossenschaften). Das sind Ärzte in freier Praxis oder chirurgische bzw. orthopädische Krankenhausambulanzen, die in der Regel ebenfalls zugelassen sind. Dort wird entschieden, wie die optimale Weiterbehandlung erfolgen kann – Rückverweisung, Übernahme in eine Spezialklinik (Verletztenarten-Verfahren), Facharzt-Verfahren. Außerdem muß ein **Durchgangsarztbericht** erstellt werden, der für die spätere Begutachtung von großer Bedeutung ist. Die Berufsgenossenschaften unterhalten selbst einige hochspezialisierte Kliniken.

5.6.2 Arbeitslosenversicherung

5.6.2 Arbeitslosenversicherung

Die **Bundesanstalt für Arbeit** hat neben der Arbeitslosenversicherung vor allem beschäftigungspolitische Aufgaben wie Förderung der beruflichen Bildung, Arbeitsvermittlung, Berufsberatung usw.

Die **Bundesanstalt für Arbeit,** die das Arbeitsförderungsgesetz einschließlich der Arbeitslosenversicherung durchführt, hat heute nicht nur die Aufgabe, im Falle von Arbeitslosigkeit mit finanziellen Leistungen den Lebensunterhalt der Arbeitslosen und ihrer Angehörigen zu sichern. Im Vordergrund ihrer Arbeit stehen Maßnahmen zur Sicherung eines größtmöglichen Beschäftigungsstandes (Arbeitsbeschaffung) wie Förderung der beruflichen Bildung, Arbeitsvermittlung, Berufsberatung, Förderung der Arbeitsaufnahme (z.B. bei älteren Arbeitnehmern Übernahme von bis zu 50% des Tariflohnes), berufliche Rehabilitation (*s. dort*) und weitere spezielle Hilfen.

Der **Beitrag** zur Arbeitslosenversicherung wird **je zur Hälfte vom Arbeitgeber** und **vom Arbeitnehmer** aufgebracht.
Die Leistungen sind in ▤ C-**19** zusammengefaßt.

Versichert aufgrund der Beitragsleistung (z.Z. 6,8%, zu gleichen Teilen vom Entgelt einbehalten und vom Arbeitgeber dazugezahlt) sind alle Arbeitnehmer sowie auch Wehrdienstleistende, Strafgefangene, Personen während beruflicher Rehabilitationsmaßnahmen. Leistungen werden nach einer Anwartschaft (360 Tage in einem Arbeitsverhältnis während der letzten 3 Jahre) erbracht (▤ C-**19**).

Die Beiträge zur Krankenversicherung werden für die Zeit der Arbeitslosigkeit von der Bundesanstalt für Arbeit übernommen.

In der Zeit der Arbeitslosigkeit übernimmt die Bundesanstalt für Arbeit die Beitragsleistung zur gesetzlichen Krankenversicherung ganz, die Krankenversicherung besteht also unverändert weiter. Stellt der Arzt Arbeitsunfähigkeit fest, so erhält der Arbeitslose Krankengeld in gleicher Höhe wie Arbeitslosengeld bzw. Arbeitslosenhilfe für die Dauer von 6 Wochen vom Arbeitsamt, danach durch die Krankenversicherung.

C-19: Leistungen der Arbeitslosenversicherung

Arbeitslosengeld, z. Z. für ein Jahr mit einer Verlängerung für ältere Arbeitslose bis zu 32 Monaten

Arbeitslosenhilfe – wenn kein Anspruch auf Arbeitslosengeld (mehr) besteht

Kurzarbeitergeld, Schlechtwettergeld, Wintergeld

Leistungen im Rahmen der beruflichen Rehabilitation – hierauf wird in *Abschnitt 3.5 (S. 258)* eingegangen.

Klinischer Fall

Eine etwa 40jährige Frau erkrankt an einer malignen Lymphogranulomatose, nachdem sie viele Jahre als medizinisch-technische Assistentin in einem Krankenhauslabor gearbeitet hat. Sie wird arbeitsunfähig geschrieben und erhält die üblichen therapeutischen Maßnahmen. Die soziale Sicherung besteht in 6 Wochen Lohnfortzahlung und anschließend Krankengeld. Die Arbeitsunfähigkeit dauert 1½ Jahre (78 Wochen, d. h. die Höchstdauer der Krankengeldleistung durch die Krankenversicherung). Die Patientin stellt zwischendurch schon den Antrag auf Berufsunfähigkeitsrente, der genehmigt wird. Diese Rentenart erlaubt einen Hinzuverdienst. Nach Ablauf der 78 Wochen beginnt sie eine andere berufliche Tätigkeit, muß jedoch weiter therapiert werden. 3 Jahre nach der Erstdiagnose besteht erneute Arbeitsunfähigkeit wegen depressiver Verstimmung und Polyneuropathie. Erneute Arbeitsunfähigkeit seit 70 Wochen. Beantragung einer medizinischen Rehabilitationsmaßnahme, die genehmigt wird. Während der Rehabilitationsmaßnahme Beratung durch den Sozialen Dienst.

Es bestehen die folgenden Perspektiven:
A: Bei Fortbestand der Arbeitsunfähigkeit: Antrag auf Sozialhilfe, da die Krankengeldleistung durch die Krankenversicherung nach 78 Wochen endet, oder: Weitergewährung der Berufsunfähigkeitsrente und Beantragung einer Umwandlung in eine Erwerbsunfähigkeitsrente.
B: Bei Arbeitsfähigkeit: Wiederaufnahme der letzten Tätigkeit und Weiterbezug der BU-Rente oder: Wiederaufnahme der Tätigkeit als MTA und Wegfall der BU-Rente, oder: »unterhalbschichtige« Tätigkeit als MTA und Weiterbezug der BU-Rente.
C: Antrag auf Umschulung: Zuständigkeit der Rentenversicherung, da schon 18 Jahre Beitragsleistungen entrichtet wurden.
Die Patientin hat inzwischen einen Schwerbehindertenausweis, also besonderen Kündigungsschutz.
Dieser Fall soll auch demonstrieren, wie komplex die Realität in der Sozialmedizin und wie künstlich die Auftrennung in Lehrbuchkapitel ist.

5.6.3 Sozialhilfe

Aufgabe der Sozialhilfe ist es, dem Empfänger ein menschenwürdiges Leben zu ermöglichen. Träger sind die Kommunen. Die Gewährung der Hilfe – auf die ein **Rechtsanspruch** besteht – durch die Sozialämter wird von einer wesentlichen Bedingung abhängig gemacht: **sie wird »subsidiär« bezahlt.** Das bedeutet, daß bei Bestehen einer Notlage nur dann geholfen wird, **wenn die anderen vorrangigen Leistungsträger nicht in Frage kommen,** z. B. Krankenkasse, Rentenversicherung, Arbeitsverwaltung, Berufsgenossenschaft, Versorgungsamt, oder wenn private Versicherungsansprüche bestehen. Des weiteren werden **familiäre Möglichkeiten** (Eltern oder Kinder) und Vermögenswerte mit ins Kalkül gezogen, die Vermögensverhältnisse sind zu offenbaren. Das Sozialamt versteht sich hier als Anwalt des in Not Befindlichen gegenüber seiner Familie. Es ist Absicht des Bundessozialhilfegesetzes, eine Beeinträchtigung der späteren Leistungsfähigkeit des Hilfeempfängers abzuwenden. Eine zeitliche Limitierung wird von vornherein, entsprechend der Vorstellung von »Hilfe zur Selbsthilfe« angestrebt. In gewissem Umfang ist dies auch verwirklicht: Etwa die Hälfte der Empfänger hat eine Bezugsdauer von unter 1 Jahr, ein Drittel von 1–5 Jahren. Noch länger beziehen 23 % Sozialhilfe.
Sozialhilfeempfänger sind überwiegend Langzeitarbeitslose ohne Anspruch an die Arbeitsverwaltung, Bezieher von Kleinrenten, vom Ernährer verlassene Familien (S C-**10**).
Im Gegensatz zu geläufigen Vorstellung ist der Anteil der Sozialhilfeempfänger (in Deutschland im Mittel 33 pro 1000 Einwohner) in den neuen Bundesländern wesentlich niedriger als in den alten, da in den neuen Ländern derzeit noch andere Sozialleistungsträger (Arbeitsverwaltung) vorrangig Leistungen erbringen. 15–20 % der Hilfeempfänger sind ausländische Staatsbürger.

5.6.3 Sozialhilfe

Aufgabe der Sozialhilfe ist es, dem Empfänger ein menschenwürdiges Leben zu ermöglichen. Träger sind die Kommunen.
Sozialhilfe wird nach dem Bundessozialhilfegesetz »subsidiär« geleistet, d. h. wenn vorrangige andere Sozialversicherungsträger nicht in Frage kommen.
Familiäre Möglichkeiten (Eltern oder Kinder) **werden berücksichtigt und** Vermögensverhältnisse müssen offenbart werden.

Sozialhilfe soll Hilfe zur Selbsthilfe sein. Etwa die Hälfte der Empfänger hat eine Bezugsdauer unter einem Jahr.

Langzeitarbeitslose ohne Ansprüche, Kleinrentner, vom Ernährer verlassene Familien sind die häufigsten Sozialhilfeempfänger (S C-**10**).

Synopsis C-10: Zahl der Sozialhilfeempfänger in Millionen und Gründe für die Sozialhilfeleistung

In der Zeit von 1970–1986 hat sich die Zahl der Sozialhilfeempfänger verdoppelt. Die Aufwendungen stiegen von 1970 3,3 Milliarden DM auf 53,3 Milliarden im Jahr 1995. Ab 1993 gelten die Angaben für Gesamtdeutschland.

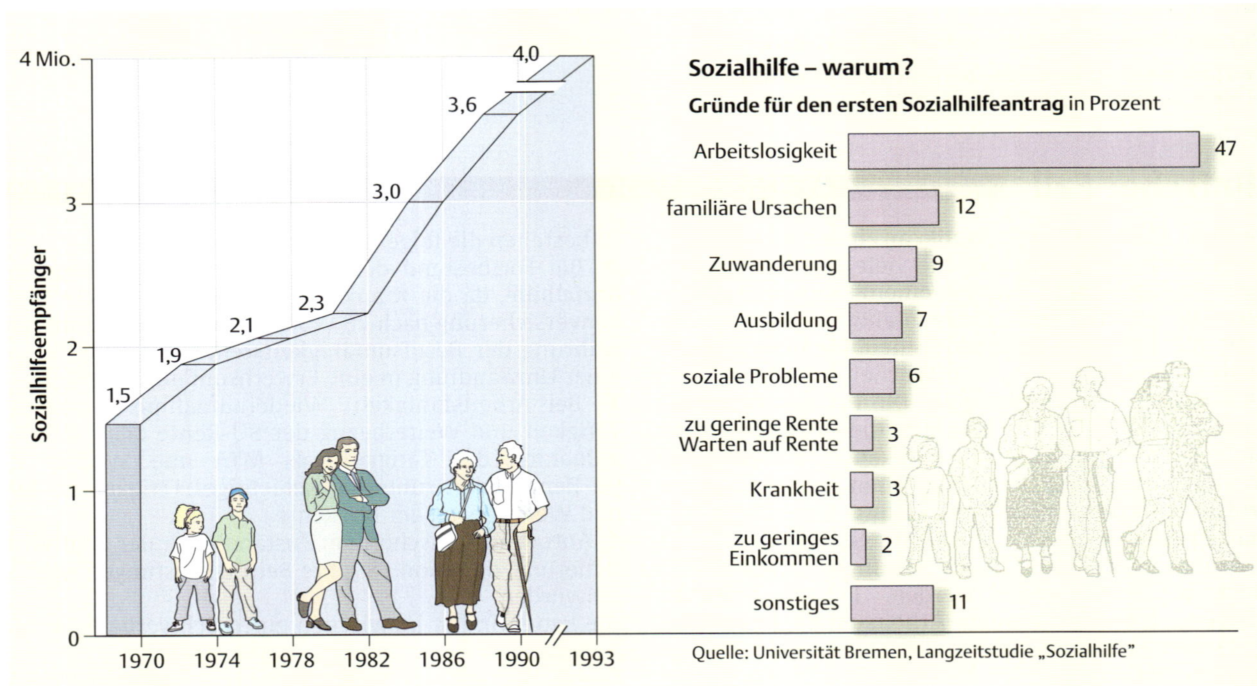

Über die **Leistungen** der Sozialhilfe orientiert C-**20**.
Die Höhe der Geldleistung richtet sich nach den **Sozialhilfesätzen**.
Die Regelsätze für den täglichen Bedarf werden jährlich der wirtschaftlichen Entwicklung angepaßt. Sie betragen z. Z. z. B. 271 DM pro Monat für ein Kleinkind, und 541 DM für den Haushaltsvorstand.
Die Gesamtleistungen für eine durchschnittliche Familie betragen etwa zwei Drittel des Nettoeinkommens eines entsprechenden Arbeitnehmerhaushaltes.

Die **Leistungen** werden in jedem erdenklichen Lebensbereich als **Hilfen zum Lebensunterhalt** einschließlich der Miete oder **Hilfen in besonderen Lebenslagen** gewährt (C-**20**).
Die Regelsätze für den täglichen Bedarf (Ernährung, Kleidung, Betrieb elektrischer Geräte usw.) werden der wirtschaftlichen Entwicklung angepaßt und betragen monatlich z. Z. 541 DM für den Haushaltsvorstand und 271 DM für ein Kleinkind bis 7 Jahre bzw. 298 DM bei alleinerziehendem Elternteil. **Die durchschnittlichen Gesamtleistungen für eine von der Sozialhilfe »abhängige« Familie betragen etwa zwei Drittel des Nettoeinkommens eines durchschnittlichen Arbeitnehmerhaushaltes.** Der Ausgabenanstieg, den die Kommunen zu bewältigen hatten, ist durch die Einführung der Pflegeversicherung gestoppt worden. Ca. 16% der Sozialhilfeausgaben waren Hilfen zur Pflege.

C-20: Hilfe in besonderen Lebenslagen nach dem Bundessozialhilfegesetz

- Ausbildungshilfe
- vorbeugende Gesundheitshilfe
- Hilfe zur Pflege
- Hilfe zur Weiterführung des Haushaltes
- Altenhilfe
- Krankenhilfe (Sozialhilfebehandlungsschein statt Krankenschein), Hilfe bei Schwangerschaft
- Hilfe zur Familienplanung
- Hilfe für werdende Mütter und Wöchnerinnen
- Blindenhilfe
- Maßnahmen zur Wiedereingliederung ins Erwerbsleben
- Vorleistungen bei Rentenantragsverfahren oder zur Verhinderung einer Therapieverzögerung bei unklarer Kostenübernahme

Beispiele

◀ Beispiele

- Ein »Stadtstreuner«, arbeitslos und ohne festen Wohnsitz, ferner ohne Kranken- und Rentenversicherungsansprüche (da nicht in Arbeit), wird akut krank auf der Straße aufgelesen. Arzt- und Krankenhauskosten übernimmt die Sozialhilfe »subsidiär«, da keine anderen Kostenträger vorhanden sind.
- Eine alte Witwe mit kleiner Rente kann sich nach einem Schlaganfall nicht mehr selbst in ihrer kleinen Wohnung versorgen. Sie muß ins Alterspflegeheim eingewiesen werden. Die Kosten in Höhe der Differenz zwischen der Rente, ergänzt durch den Festbetrag aus der Pflegeversicherung, sofern die Rentnerin einer GKV angehört, und dem Pflegeheimsatz übernimmt die Sozialhilfe. Ein angemessenes Taschengeld wird berücksichtigt.
- Ein junger Ägypter kommt auf Besuch zu deutschen Freunden, die ihn bei einer Ägyptenreise kennenlernten. Er wird während seiner Urlaubsreise in Deutschland das Opfer eines Autounfalls. Arzt- und Krankenhauskosten werden von der Sozialhilfe übernommen, da er keine ausreichenden eigenen Mittel hat.
- Ein ab Geburt schwerbehindertes Kind muß in dauernde Anstaltspflege gegeben werden. Falls keine andere Versicherung zuständig ist, übernimmt die Sozialhilfe die gesamten Kosten auf Lebenszeit, soweit den Eltern diese Belastung weder ganz noch teilweise zuzumuten ist.
- Ein 22jähriger HIV-positiver Fixer wird mittellos aufgefunden, eine aktive Lungentuberkulose wird festgestellt. Im Rahmen der Tuberkulosefürsorge wird er, notfalls über einen Gerichtsbeschluß auf der Grundlage des Bundesseuchengesetzes, in ein Tuberkulosekrankenhaus eingewiesen. Die Kosten übernimmt die Sozialhilfe.

5.6.4 Versorgungswesen

Das Versorgungswesen wurzelt in der **Kriegsopferversorgung** und umfaßt als solche kausal Heilbehandlung und Rentenleistungen für Kriegsverletzte und an Kriegserkrankungsfolgen leidende Soldaten und auch Zivilpersonen. Noch hinzu kommen Leistungen für Wehrdienstbeschädigte bei der Bundeswehr (z. B. Knalltraumen) und für Zivildienstleistende, Impfschäden (die frühere Pockenschutzimpfung!), Personen mit Ansprüchen nach dem **Opferentschädigungsgesetz**.

Die **Körperbeschädigten-Renten (»KB-Renten«)** werden aufgrund ärztlicher Begutachtungen in den Versorgungsämtern festgelegt. Dabei geht es immer um den Kausalzusammenhang der festgestellten Schädigung mit dem im Versorgungsrecht anerkannten Ereignis, bei alten »KB«-Schäden und einer Nachbegutachtung z. B. um die Frage nach »richtungweisender, ursächlicher Verschlimmerung« oder um die Frage nach dem – dann versicherungsrechtlich nicht relevanten – »Altersverschleiß« oder dem Vorliegen einer »schicksalhaften, vom ›KB‹-Leiden unabhängigen Zweiterkrankung«. **Leistungen erfolgen ab einer MdE von 30%.** Da bei einem Großteil der Begutachtungen nach dem 2. Weltkrieg die Festlegung einer MdE aufgrund von Gliedmaßenverlusten nach tabellarischen Empfehlungen erfolgte, hat der Volksmund den einprägsamen Ausdruck **»Knochentaxe«** gefunden. **Heilbehandlungen und weitere medizinische, berufsbezogene und soziale Maßnahmen werden von den Hauptfürsorgestellen, Abteilungen der Landeswohlfahrtsverbände, organisatorisch betreut.** Die Finanzierung dieser Maßnahmen erfolgt im wesentlichen durch die Einnahmen aus der Schwerbehinderten-Umlage, die alle Betriebe für nicht besetzte Schwerbehindertenplätze bezahlen müssen.

5.6.4 Versorgungswesen

Das Versorgungswesen umfaßt jetzt außer der **Kriegsopferversorgung** noch weitere Aufgaben, die mit Schädigungen aufgrund staatlicher Anforderungen an den einzelnen zusammenhängen (z. B. Wehrdienst-/ Zivildienstbeschädigte, Impfschäden). Hinzu kommt das **Opferentschädigungsgesetz.**
Die **Körperbeschädigten-Renten** werden aufgrund von ärztlichen Begutachtungen, die einen Kausalzusammenhang zwischen der festgestellten Schädigung und dem im Versorgungsrecht anerkannten Ereignis prüfen sollen, festgelegt. **Leistungen erfolgen ab einer MdE von 30%.**

Die **Landeswohlfahrtsverbände** betreuen die Heilmaßnahmen.

5.6.5 Schwerbehinderung

Bei der Begutachtung nach dem Schwerbehindertengesetz wird ein »**Grad der Behinderung**« **(GdB)** festgestellt. Das Bezugssystem ist die gesamte soziale Existenz, nicht etwa die Erwerbsfähigkeit.
Ab 50 % Grad der Behinderung (GdB) erfolgt die Einstufung als Schwerbehinderter. Daraus ergeben sich steuerliche und sonstige Vergünstigungen (Kündigungsschutz, Zusatzurlaub), jedoch **keine** verkürzte Arbeitszeit. **Mit Erwerbsfähigkeit hat dies nichts zu tun!**
Etwa 8 % der Bevölkerung haben einen Schwerbehindertenausweis.

Betriebe müssen Schwerbehinderte beschäftigen (6 %-Quote).

Beispiele ▶

5.6.5 Schwerbehinderung

Seit 1975 sind die Versorgungsämter auch mit der Untersuchung und Erfassung **aller** Schwerbehinderten – unabhängig von den Ursachen – befaßt und stellen die **Schwerbehindertenausweise** aus. Die Begutachtung erfolgt final, d. h. alle Behinderungen werden zusammen bewertet und in Bezug auf die gesamte soziale Existenz in einem »Grad der Behinderung« (GdB) ausgedrückt. **Beträgt der GdB 50 % und mehr, so berechtigt dies zur Einstufung als Schwerbehinderter.** Daraus ergeben sich steuerliche und sonstige Vergünstigungen (z. B. besonderer Kündigungsschutz, Zusatzurlaub, jedoch keine Verkürzung der Arbeitszeit). **Mit Erwerbsfähigkeit hat dies nichts zu tun**! Beispiel: Einstufung bei einer völligen Erblindung mit dem GdB von 100 %, jedoch volle Erwerbsfähigkeit z. B. als Telefonist.
Die Zahl der Schwerbehinderten liegt bei etwas mehr als 8 % der Bevölkerung. Ganz überwiegend ist eine durch Krankheit bedingte Behinderung der Anerkennungsgrund, darunter mit 40 % die Diagnose von Herz-Kreislauf-Erkrankungen.
Ab einer Beschäftigtenzahl von 16 Personen muß jeder Betrieb Schwerbehinderte beschäftigen (6 %-Quote).

Beispiele

- Herr X, Verwaltungsangestellter, hat einen festgestellten Kriegsschaden von 25 % wegen Verkürzung des rechten Beines nach Schußbruch = keine KB-Rente. Er hat Jahre später einen Arbeitsunfall erlitten mit Verlust von drei Fingern der linken Hand = 20 % seitens der Berufsgenossenschaft = kleiner Rentenanspruch. Er hat 1974 noch eine Magenoperation mitgemacht (= schicksalhaftes Leiden).

Unter Berücksichtigung aller Behinderungen wird er als Schwerbehinderter anerkannt (50 % GdB = Schwerbehindertenausweis). Trotzdem bekommt er nach wie vor:
keine KB-Rente, 20 % Rente von der Berufsgenossenschaft (wie bisher) und keine BU- oder EU-Rente, da die Erwerbsfähigkeit als Verwaltungsbeamter nicht unter 50 % eines vergleichbaren Gesunden abgesunken ist. Er arbeitet seit Genesung nach wie vor ganztägig.
Aber er wird als Schwerbehinderter auf die »6 %-Quote« des Betriebs anerkannt.

- Herr Z., Maurer, hat eine Wehrdienstbeschädigung mit einer MdE von 30 % wegen Verlust eines Auges (= WDB-Grundrente von 30 %).
  Er hat wenige Jahre später einen Berufsunfall: Verlust des linken Unterschenkels, begutachtet als MdE von 40 % (= BG-Rente von 40 %).
  Als Maurer ist Herr Z. jetzt »BU« (berufsunfähig) bei der Rentenversicherung (hier: LVA), weil seine Erwerbsfähigkeit auf »weniger als die Hälfte eines Gesunden abgesunken ist« – durch die Amputation. (Als Büroangestellter wäre er nicht BU; es kommt auf den Bezugsberuf an.)

Die BU-Rente wäre für den Lebensunterhalt nicht ausreichend. Nach dem Grundsatz »Reha vor Rente« stellt er auf Drängen der Rentenversicherung einen Antrag auf Umschulung in einen kaufmännischen Beruf, der auch genehmigt wird. Da Herr Z. noch keine 15 Jahre Beiträge zur Rentenversicherung gezahlt hat, übernimmt das Arbeitsamt die Kosten. Der Eignungstest ergibt die Notwendigkeit einer Vorschulung vor der Umschulungsmaßnahme. In der Wartezeit lebt er von der BG-Rente und von Arbeitslosengeld. Der Antrag auf einen Schwerbehindertenausweis führt zu einer Begutachtung beim Versorgungsamt. Dort werden die beiden Behinderungen auf 40 % Grad der Behinderung (GdB) »zusammengezogen«, d. h. Herr Z. bekommt keinen Schwerbehindertenausweis.

5.6.6 Pflegeversicherung

5.6.6 Pflegeversicherung

Die gestiegene Lebenserwartung mit einem als hoch empfundenen Anteil alter Menschen *(s. Abschnitt 1.2.2, S. 234)*, aber auch der medizinische Fortschritt (z. B. Überleben mit Querschnittslähmung, Überleben nach Schlaganfall) haben das Lebensrisiko der Pflegebedürftigkeit deutlich werden lassen. Man rechnet derzeit mit etwa 1,2 Mill. Pflegebedürftigen in Privathaushalten und 450 000 in Pflegeheimen. Dort trug bisher ganz überwiegend die Sozialhilfe die über das persönliche Leistungsvermögen hinausgehenden Kosten.

Das Risiko, während des Lebens pflegebedürftig zu werden, hat erheblich an Bedeutung gewonnen (gestiegene Lebenserwartung).

Die **Pflegeversicherung** dient der Unterstützung der häuslichen Pflege durch Angehörige, die Pflegegeld erhalten und in dieser Tätigkeit auch sozialversichert sind, und sie leistet einen Beitrag zur Finanzierung der professionellen Pflege zu Hause und in stationären Einrichtungen.

Die **Pflegeversicherung** dient dem Ausbau der ambulanten Pflege und leistet einen Beitrag zur stationären Pflege.

Die **Leistungen** der Pflegeversicherung richten sich nach der Stufe der Pflegebedürftigkeit. Entscheidend ist die Hilfebedürftigkeit bei den Verrichtungen des täglichen Lebens und der zeitliche Mindestaufwand der pflegenden Person hierfür, nämlich:

- **Körperpflege**
- **Ernährung**
- **Mobilität.**

Die **Leistungen** der Pflegeversicherung richten sich nach der Stufe der Pflegebedürftigkeit.

Die Einstufung erfolgt durch den **Medizinischen Dienst** der Krankenversicherung.

- **Pflegestufe I** – erheblich pflegebedürftig. Zeitaufwand mindestens **90 Minuten** täglich, Hilfebedarf **mindestens einmal täglich** in **mindestens zwei** der genannten Bereiche
- **Pflegestufe II** – schwerpflegebedürftig. Zeitaufwand mindestens **drei Stunden** täglich, Hilfebedarf **mindestens dreimal täglich** in **drei** genannten Bereichen
- **Pflegestufe III** – schwerstpflegebedürftig. Zeitaufwand mindestens **fünf Stunden** täglich, Hilfebedarf **mindestens dreimal täglich**, **Betreuung rund um die Uhr**, regelmäßig auch nachts
- **Härtefall** – darüber hinausgehend, nachts anteilig mindestens zwei Stunden.

Die **Begutachtung erfolgt durch den Medizinischen Dienst der GKV. Pflegestufen** sind
- Stufe I erheblich pflegebedürftig
- Stufe II schwerpflegebedürftig
- Stufe III schwerstpflegebedürftig.

Bei häuslicher Pflege liegt das Pflegegeld zwischen monatlich 400 DM (Stufe I) und 1300 DM, die monatlichen Sachleistungen bei bis zu 2800 DM (Härtefälle 3750 DM). Bei stationärer Pflege werden die Pflegekosten bis maximal 2800 DM erstattet (Härtefälle 3300 DM), nicht die Kosten für die reine Unterkunft und die Verpflegung.

Die Pflegeversicherung hat mit ihren Leistungen die Sozialhilfe bei deren Aufwendungen für die stationäre Pflege teilweise entlastet.

Die Pflegeversicherung ist eine **Pflichtversicherung analog der GKV**, die sie als Institution auch durchführt. Die Beiträge werden von Arbeitnehmern und Arbeitgebern aufgebracht. Die Finanzierung erfolgt im **Umlageverfahren** entsprechend dem Generationenvertrag bei der Rentenversicherung.

Die Pflegeversicherung ist eine **Pflichtversicherung**, finanziert im **Umlageverfahren**.

5.6.7 Beamtenversorgung

5.6.7 Beamtenversorgung

Beamte unterliegen nicht der gesetzlichen Kranken-, Unfall-, Renten- und Arbeitslosenversicherung. Die entsprechenden Risiken sind im Beamtenversorgungsgesetz (Alterssicherung und Versorgung der Hinterbliebenen) und in der Beihilfeordnung abgedeckt (allgemeine Steuermittel).

Beamte unterliegen nicht der gesetzlichen Kranken-, Unfall-, Renten- und Arbeitslosenversicherung.

Der **Leistungsumfang der Beihilfe** erstreckt sich auf alle Krankheitskosten, bei denen je nach Familiengröße und -status 50–80 % der Kosten erstattet werden.

Der **Leistungsumfang der Beihilfe** erstreckt sich auf alle Krankheitskosten, bei denen je nach Familiengröße und -status 50–80 % der Kosten erstattet werden.

Für den Restbetrag kann eine private Krankenversicherung abgeschlossen werden, der gesamte Erstattungsbetrag endet jedoch bei 100 %. Für die übrigen Krankheitskosten (Krankenhausaufenthalt, Zahnbehandlung, Kieferorthopädie, Heilkuren, Sanatoriumsaufenthalte usw.) gelten vergleichbare Regelungen.

Bundespost und Bundesbahn haben Betriebskrankenkassen für Arbeiter, für Angestellte und die einfachen Beamten.

Bundespost und Bundesbahn haben Betriebskrankenkassen für Arbeiter, für Angestellte und die einfachen Beamten.

5.7 Grundzüge der sozialmedizinischen Begutachtung

5.7 Grundzüge der sozialmedizinischen Begutachtung

Die **Arbeitsunfähigkeitsbescheinigung** ist ein Dokument für die GKV und den Arbeitgeber, inhaltlich bedeutet sie die **Verordnung von Arbeitsruhe.**

Rentner können nicht »arbeitsunfähig« geschrieben werden.

Der Begriff Arbeitsunfähigkeit ist an die Wahrscheinlichkeit der Reversibilität gekoppelt. Arbeitsunfähigkeit ist nicht abstufbar.

Arbeitsunfähigkeit – ein **Begriff der GKV.** Die vielfach »Krankschreibung« genannte Maßnahme stellt die häufigste ärztliche Begutachtung für die Zwecke der Krankenversicherung und den Arbeitgeber dar. Es handelt sich eigentlich um die **Verordnung von Arbeitsruhe,** da der Patient wegen Krankheit nicht mehr in der Lage ist, seine derzeitige Arbeit auszuüben. Das bedeutet zugleich, daß z. B. Rentner nicht »arbeitsunfähig« geschrieben werden. Mit dieser Bescheinigung löst der Arzt (in der ambulanten Versorgung, im Krankenhaus – nie jedoch der Betriebsarzt!) eine Reihe von Maßnahmen aus: Lohnfortzahlung bis zu 6 Wochen durch den Arbeitgeber, danach Auszahlung von Krankengeld durch die GKV, Beginn der 78-Wochen-Frist für ein und dieselbe Erkrankung. Der Begriff Arbeitsunfähigkeit ist an die **Wahrscheinlichkeit einer Reversibilität** gekoppelt. Er ist nicht abstufbar. Bei Grenzfällen ist die Möglichkeit der Verschlimmerung durch die Gesamtumstände der Arbeitstätigkeit zu bedenken, weiter die Möglichkeit der Ansteckung von Kontaktpersonen (Erkältungskrankheiten!), aber auch, z. B. bei einer Sehnenscheidenentzündung bei einer Schreibkraft, die Möglichkeit, das Maschinenschreiben zu untersagen, jedoch andere Tätigkeiten durchaus ausüben zu lassen.

Berufs- und Erwerbsunfähigkeit sind Begriffe der Rentenversicherung. Der Antrag auf eine Rente wegen Erwerbsminderung (BU- oder EU-Rente) führt zu einer Begutachtung durch die Rentenversicherung oder, im Konfliktfall, durch einen neutralen Gutachter. Auch die GKV kann ein solches Verfahren anstoßen.
Anhand des positiven und des negativen Leistungsbildes wird über BU oder EU entschieden – ohne weitere Abstufungen.
BU-Rente erlaubt noch Erwerbstätigkeit. Ein besonderer Gesichtspunkt bei der Beurteilung »berufsunfähig« ist die sog. »Verweisbarkeit«. Darunter wird das Verweisen auf andere Tätigkeiten verstanden, auch solche unterhalb der beruflichen Qualifikation.

Ab 1999 soll es einheitlich »Renten wegen Erwerbsminderung« geben.

Berufs- und Erwerbsunfähigkeit. Dies sind **Begriffe der Rentenversicherung.** Der Arzt soll seinem Patienten den Rat geben, einen Antrag auf eine Rente wegen Erwerbsminderung zu stellen, wenn er glaubt, daß Berufsunfähigkeit oder Erwerbsunfähigkeit vorliegt (Definition *s. Abschnitt 3.4, S. 258).*
Die Rentenversicherung hat entsprechend dem Grundsatz »Reha vor Rente« die Prüfung der Möglichkeit einer Rehabilitation vor die Gewährung der Rentenleistung gestellt. Das Gutachten wird von einem Gutachter der Rentenversicherung oder – im Konfliktfall – von einem neutralen Gutachter erstellt. Die GKV kann das Begutachtungsverfahren auch anstoßen, wenn sie bei lange anhaltender Krankheit nicht mehr von der Wahrscheinlichkeit der Reversibilität *(s. o.)* überzeugt ist.
Das ärztliche Gutachten hat vor allem ein sog. »positives« und ein »negatives Leistungsbild« zu definieren (Was kann noch geleistet werden? Was kann und was darf nicht mehr getan werden?). Im Falle von Berufsunfähigkeit, die ja noch eine Erwerbstätigkeit zuläßt, ist außer acht zu lassen, ob auf dem Arbeitsmarkt entsprechende Tätigkeiten erhalten werden können. Als Resultat der Begutachtung werden, ohne die Möglichkeit einer weiteren Abstufung, Berufs- bzw. Erwerbsunfähigkeit bestätigt oder abgelehnt. Ein besonderer Gesichtspunkt bei der Beurteilung »berufsunfähig«, d. h. aber auch der Ablehnung einer Erwerbsunfähigkeit, ist die sog. Verweisbarkeit. Darunter wird das Verweisen auf andere Tätigkeiten, auch solche unterhalb der beruflichen Qualifikation verstanden – dies wird zunehmend bejaht. In der Praxis jedoch überwiegen die Erwerbsunfähigkeitsrenten bei weitem.
Im Rentenreformgesetz ist ab 1999 nur noch eine einheitliche Rente wegen Erwerbsminderung vorgesehen.

Schwerbehinderung Im **Versorgungsrecht** geht es in finaler Betrachtungsweise um die Begutachtung des **Grades der Behinderung** (GdB).

Schwerbehinderung. Im **Versorgungsrecht** geht es in finaler, d. h. alle Behinderungen zusammen erfassender, Betrachtungsweise um die Begutachtung des **Grades der Behinderung** (GdB) durch die Versorgungsverwaltung auf der Grundlage eines ärztlichen Gutachtens durch deren ärztlichen Dienst.

Definition ▶

Definition. Im Versorgungswesen wird Behinderung definiert als »jeder regelwidrige körperliche, geistige oder seelische Zustand, der nicht nur vorübergehend zu einer Funktionsbeeinträchtigung führt und wenigstens das Ausmaß von 10% ausmacht«.

Das Bezugssystem ist die gesamte soziale Existenz, also nicht der ausgeübte Beruf (besondere berufliche Betroffenheit kann berücksichtigt werden). Reine Alterserscheinungen sind nicht zu berücksichtigen, sie stellen keine Regelwidrigkeit dar. Für die Beurteilung sind Tabellen (C-**21**) vorgegeben die auch seelische Begleiterscheinungen (z.B. Entstellung des Gesichtes Verlust der weiblichen Brust) schon berücksichtigen. Außergewöhnliche seelische Begleiterscheinungen oder auch Schmerzzustände, die eine Behandlung erfordern, führen zu einer höheren Bewertung.

Das Bezugssystem ist die gesamte soziale Existenz.
Für die Beurteilung sind Tabellen vorgegeben (C-**21**).
Außergewöhnliche Begleiterscheinungen oder besondere berufliche Betroffenheit führen zu einer höheren Bewertung.

C-21: Beispiele für eine Einschätzung des »GdB« durch die Versorgungsverwaltung

▷ Verlust des Kehlkopfes	70–80%
▷ Schweres Stottern	30%
▷ Schwere Form der Hypertonie, je nach Organbeteiligung	50–100%
▷ Colitis ulcerosa mit Beeinträchtigung des Kräftezustandes, Durchfälle	50–70%
▷ Verlust der Gebärmutter in jungen Lebensjahren bei noch bestehendem Kinderwunsch	20%
▷ Versteifung eines Hüftgelenkes	
• in günstiger Stellung	30%
• in ungünstiger Stellung	40–60%
▷ Degenerative Veränderung der Wirbelsäule	
• mit anhaltender Funktionsbehinderung und häufig rezidivierenden starken, langanhaltenden Nerven- und Muskelreizerscheinungen	20–30%
• mit schwerer Funktionsbehinderung	50–70%

▶ ***Merke.*** Mehrere Behinderungen dürfen nicht einfach addiert werden. Die Begutachtung der Gesamtbehinderung geht von derjenigen mit dem höchsten Grad aus und prüft, inwieweit die anderen zum Gesamtausmaß beitragen.

◀ **Merke**

So wird z.B. ein GdB von 40% aufgrund einer Acne conglobata nicht zu einer Schwerbehinderung (GdB von 50% und höher), wenn bei dem Patienten noch eine Beinverkürzung von 4–6 cm (alleine GdB von 20%) hinzukommt. Auf der anderen Seite gibt es die Möglichkeit der **Schwerstbehindertenzulage.** Für ihre Berechnung aufgrund der ärztlichen Begutachtung gibt es ein Punktbewertungssystem.

Es gibt die Möglichkeit einer **Schwerstbehindertenzulage.**

Kriegsbeschädigten-Renten-Recht, Wehrdienstbeschädigung (WDB) und Zivildienstbeschädigung (ZDB), Gesetz über die Entschädigung von Opfern von Gewalttaten (OEG). Die Festsetzung und Abwicklung der resultierenden Renten aufgrund einer Begutachtung werden vom **Versorgungsamt** durchgeführt. Es wird eine Minderung der Erwerbsfähigkeit (MdE) festgestellt (da nach dem 2. Weltkrieg häufig Gliedmaßenverluste zu beurteilen waren – die »Knochentaxe«). Der MdE-Begriff taucht hier also ebenso auf wie bei der Unfallversicherung!

Kriegsbeschädigten-Renten-Recht, Wehrdienstbeschädigung (WDB) und Zivildienstbeschädigung (ZDB), Gesetz über die Entschädigung von Opfern von Gewalttaten (OEG). Die Begutachtung wird vom Versorgungsamt durchgeführt und in einer MdE ausgedrückt.

Berufsunfallversicherung. Bei der Begutachtung für die Berufsgenossenschaften und die anderen Träger der Unfallversicherung (z.B. Gemeindeunfallversicherungsverbände) wird eine zeitlich begrenzte oder dauernde **Minderung der Erwerbsfähigkeit** (MdE) in Prozenten festgestellt. Bezugssystem ist die Erwerbsfähigkeit auf dem allgemeinen Arbeitsmarkt. Auch hierfür gibt es wieder Anhaltspunkte. Konsequenz der Einstufung ist eine Rentenleistung ab einer MdE von 20%. Der Gutachtenauftrag wird vom Versicherungsträger frei vergeben (s. *Teil B Arbeitsmedizin).*
C-**22** faßt die wichtigsten Gesichtspunkte für die ärztliche Begutachtung im System der sozialen Sicherung noch einmal zusammen.

Berufsunfallversicherung Bezugssystem für die Festlegung einer **Minderung der Erwerbsfähigkeit** (MdE) ist der allgemeine Arbeitsmarkt.

Zu den wichtigsten Gesichtspunkten der Begutachtung im System der sozialen Sicherung s. C-**22**.

C-22: Ärztliche Begutachtung im System der sozialen Sicherung

	Fragestellung/ Anliegen	Erwartete Aussagen	Gutachter	Bemerkungen
Krankenversicherung	arbeitsfähig? Maßnahmen der Prävention und Rehabilitation	ja/nein ja/nein	behandelnder Arzt Medizinischer Dienst der GKV	keine Abstufung = Verordnung von Arbeitsruhe, Reversibilität wahrscheinlich
Pflegeversicherung	pflegebedürftig? Einstufung in die jeweiligen Pflegestufen	ja/nein wenn ja: Pflegestufe I–III	Medizinischer Dienst der GKV	Pflegestufe I = erheblich pflegebedürftig Pflegestufe II = schwer-pflegebedürftig Pflegestufe III = schwerst-pflegebedürftig Orientierung vor allem am erforderlichen zeitlichen Aufwand pro Tag
Rentenversicherung	Erwerbsunfähigkeit? (EU) Berufsunfähigkeit? (BU) Maßnahmen der medizinischen Rehabilitation	ja/nein ja/nein ja/nein	Gutachter im Auftrag der RV z. T. auch eigener Dienst der RV	EU – keine weitere Abstufung, Bezug allgemeiner Arbeitsmarkt, keine Erwerbstätigkeit mehr zulässig BU – Bezug Tätigkeit in zumutbarem Beruf, reduzierte Erwerbstätigkeit möglich
Unfallversicherung	Berufsunfallfolge? Berufskrankheit? Minderung der Erwerbsfähigkeit	bez. des Kausalzusammenhangs: ja/nein ja/nein Quantifizierung der MdE	Gutachter im Auftrag der Versicherung (Berufsgenossenschaft)	MdE – Bezug allgemeiner Arbeitsmarkt, keine Einschränkung der Erwerbstätigkeit
Soziales Entschädigungsrecht, insbesondere Kriegsopferversorgung	Kriegsfolge? Wehrdienst- bzw. Zivildienstbeschädigung? Impffolgen (Bundesseuchengesetz)?	bez. des Kausalzusammenhangs: ja/nein. Quantifizierung der MdE	Ärztliche Abteilung des Versorgungsamtes	MdE – hier anders als bei der Unfallversicherung! Kein Bezug zur Erwerbstätigkeit! »Maß für die Auswirkungen eines Mangels an funktioneller Intaktheit«
Schwerbehindertengesetz	Feststellung des Grades der Behinderung (GdB)	Quantifizierung des GdB	Ärztliche Abteilung des Versorgungsamtes	finale Betrachtung (also keine Frage nach Kausalität), jeder regelwidrige Zustand, d. h. jede Gesundheitsstörung körperlicher, geistiger oder seelischer Art, Berücksichtigung besonderen beruflichen Betroffenseins möglich.

6 Ökonomische Probleme in Gesundheit und Krankheit (Gesundheitsökonomie)

6.1 Das Gesundheitssystem in der Volkswirtschaft

Das Bruttosozialprodukt, d.h. die Summe aller Leistungen der Wirtschaft und der öffentlichen Hand, betrug 1994 weit über 3000 Milliarden DM; etwa ein Drittel davon, 34% *(s.* **S** C-**7**, *S. 281),* fiel auf die sozialen Sicherungssysteme, davon wieder 34% waren Ausgaben für Gesundheit. Der **Anteil der Gesundheitskosten** ist in den letzten Jahren stärker gestiegen als das Bruttosozialprodukt insgesamt, er macht, wie sich aus den obigen Zahlen ergibt, **derzeit ca. 10%** aus (Großbritannien: 7,5%, USA: 13%). **Das Gesundheitswesen stellt somit einen erheblichen volkswirtschaftlichen Faktor dar** – vor allem auch in beschäftigungspolitischer Hinsicht. Zu den 2,0 Millionen Beschäftigten im Gesundheitswesen selbst kommen noch 2,5 Millionen Beschäftigte im Gewerbe, Handwerk und Verwaltung, die mit Gesundheitsgütern befaßt sind.

Die Definition dessen, was als Gesundheitsleistung betrachtet wird, ist teilweise willkürlich. Nicht einbezogen werden Leistungen im »erweiterten« Gesundheitsbereich wie Maßnahmen zur Lärmbekämpfung, zur Reinhaltung von Luft, Wasser und Erde, zum Arbeitsschutz, Rentenzahlungen bei Berufs- und Erwerbsunfähigkeit sowie Leistungen an Angehörige und Hinterbliebene. Dazugezählt werden die teils als Beiträge, teils als Steuern aufgebrachten Ausgaben der gesetzlichen Krankenversicherung, der privaten Krankenversicherung, der gesundheitlichen Leistungen der öffentlichen Hand wie Beamtenbeihilfe, Leistungen der Sozialhilfe, Ausgaben für Ausbildung und Forschung, Leistungen der beruflichen und sozialen Rehabilitation, bei Mutterschaft, Krankengeld und Lohnfortzahlung.

6 Ökonomische Probleme in Gesundheit und Krankheit (Gesundheitsökonomie)

6.1 Das Gesundheitssystem in der Volkswirtschaft

Etwa ein Drittel des Bruttosozialproduktes entfällt auf das System der sozialen Sicherung.

Der Anteil der Gesundheitsleistungen am Bruttosozialprodukt beträgt etwa 10% (Großbritannien 7,5%, USA 13%). Damit stellt das Gesundheitswesen einen erheblichen wirtschaftlichen Faktor dar, auch in beschäftigungspolitischer Hinsicht.

Die Abgrenzung von Gesundheitsleistungen ist zum Teil willkürlich. **Nicht einbezogen** werden Maßnahmen zur Lärmbekämpfung, zum Arbeitsschutz, Rentenzahlungen bei Berufs- und Erwerbsunfähigkeit.

Dazugezählt werden z.B. die Ausgaben der gesetzlichen und privaten Krankenversicherung, die Beamtenbeihilfe, Ausgaben für Ausbildung und Forschung, Leistungen der beruflichen und sozialen Rehabilitation und anderes mehr.

S Synopsis C-**11: Finanzströme im Gesundheitswesen der Bundesrepublik Deutschland**

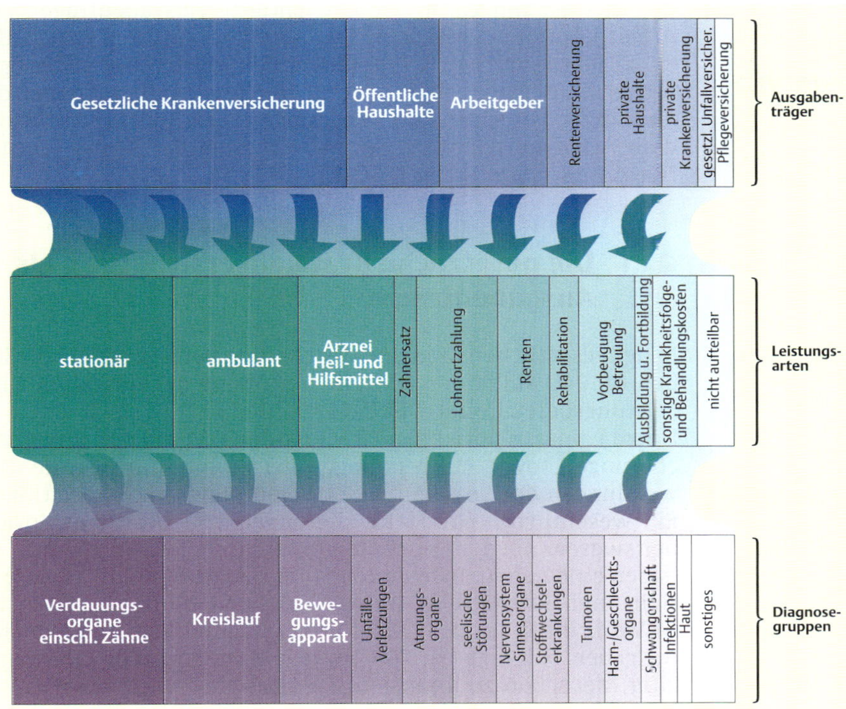

Die Kosten für die Gesundheit haben sich so entwickelt auf der Grundlage der
- Leistungsgesetze
- demographischen Entwicklung mit gesteigertem Bedarf
- freien Berufswahl.

Die Nachfrage in Gesundheitsfragen ist schwer beeinflußbar. Eine Konkurrenz der Anbieter über den Preis findet nur wenig statt.
Die Gesundheitsausgaben stiegen überproportional zum Wirtschaftswachstum.
Wirtschaftliche Rezession und Arbeitslosigkeit verändern langfristig das Gesundheitsbudget.
Bei Arbeitslosigkeit werden die Krankenversicherungsbeiträge von der Bundesanstalt für Arbeit übernommen.

Für 1995 ergab sich das Bild der S C-**11.** Die Anteile der jeweiligen **Ausgabenträger** am Gesamtaufkommen in Deutschland von 507 Milliarden DM der **Leistungsarten** und die **Verteilung nach Diagnosegruppen** sind dort durch die Breite des jeweiligen Feldes dargestellt.
Die Zuteilung von derzeit 10% des Bruttosozialproduktes zu »Gesundheit« ist im Wirtschaftssystem Deutschlands bisher keine politische Entscheidung, sie hat sich auf der Grundlage der Leistungsgesetze, der demographischen Entwicklung mit ihrem gesteigerten Bedarf und der freien Berufswahl ergeben. Die Bürger sind in der Nachfrage nach Gesundheitsleistungen und deren ständig verbesserter Qualität wenig beeinflußbar, die Anbieter konkurrieren nur in sehr geringem Ausmaß über den Preis. Preisverhandlungen werden in Gremien ohne große Transparenz geführt.
Solange die Gesundheitsausgaben proportional zum Wirtschaftswachstum zunehmen, bleibt »alles im Lot«. Dies ist aber nicht der Fall, die Ausgaben stiegen in den letzten 15 Jahren jährlich um 6–10%. Der Krankenversicherungsbeitrag als Teil des verfügbaren Einkommens mußte von 4,1% 1971 auf 6,5% erhöht werden (*s. später*). Wirtschaftliche Rezession und Arbeitslosigkeit verändern das Gesundheitsbudget. Der negative Einfluß hat zunächst keine Auswirkungen für den einzelnen und nur geringe für das System, da z.B. Krankenversicherungsbeiträge von der Bundesanstalt für Arbeit übernommen werden. Sie liegen jedoch entsprechend dem gegenüber dem normalen Gehalt niedrigeren Arbeitslosengeld ebenfalls niedriger, und langfristig stehen dann der Bundesanstalt für Arbeit insgesamt auch weniger Mittel zur Verfügung.

6.2 Finanzierung des Gesundheitssystems

Die Kosten werden aufgebracht durch Beiträge zu Versicherungen, Steuern und private Mittel. Sie verteilen sich auf
- öffentliche und private Arbeitgeber
- private Haushalte (Lohnabzug und Zuzahlungen)
- öffentliche Haushalte.

Über Ausgabenträger und Verwendungszweck orientiert S C-**11**.
Der Anteil der privaten Haushalte steigt aufgrund von Zuzahlungen bei
- Heil- und Hilfsmitteln
- stationären Aufenthalten
- Arzneimitteln.

6.2 Finanzierung des Gesundheitssystems

Die **Kosten für das Gesundheitssystem** werden durch **Beiträge zu Versicherungen** (Krankenversicherung, Unfallversicherung), **Steuern** (z.B. Krankenhausbau, Beihilfe für Beamte, Sozialhilfe) und **private Mittel** aufgebracht. Sie werden zu etwa 2/5 bei den öffentlichen und den privaten Arbeitgebern als deren Anteil, zu 2/5 in den privaten Haushalten (Lohnabzug und Zuzahlungen) und zu 1/5 direkt in den öffentlichen Haushalten (Sozialhilfe, Beihilfe, öffentlicher Gesundheitsdienst) ausgewiesen (*s.* S C-**11**).
Die GKV ist mit ca. 47% der wichtigste Ausgabenträger, gefolgt von den Arbeitgebern und dem Staat. Der Anteil der privaten Haushalte stieg von z.B. 8,5% 1985 auf mehr als 10% 1990, z.T. bereits als Folge des ersten Reformgesetzes (SGB V); er wird weiter zunehmen z.B. aufgrund der vermehrten Zuzahlung bei stationären Leistungen, bei Heil- und Hilfsmitteln und auf dem Arzneimittelsektor. Zur Verwendung der Mittel (Leistungsarten und Diagnosegruppen) *siehe* S C-**11**.

6.2.1 Die gesetzliche Krankenversicherung als Ausgabenträger

Die Leistungsausgaben der GKV betrugen 1995 ca. 240 Mrd. DM. Sie sind in der S C-**11** dargestellt. Die demographische Entwicklung ist ein wesentlicher Grund für die angebliche »Kostenexplosion«. Alte Menschen machen als Rentner 29% der Mitglieder der GKV aus, leisten 17% der Beitragszahlungen und beanspruchen 41% der Ausgaben.

6.2.1 Die gesetzliche Krankenversicherung als Ausgabenträger

In der gesetzlichen Krankenversicherung betrugen 1995 die Leistungsausgaben ca. 240 Milliarden DM. Die Verteilung der Ausgaben auf die einzelnen Leistungsbereiche zeigt S C-**11**.
Hinzu kommen noch etwa 20 Milliarden DM von den privaten Krankenversicherungen sowie Aufwendungen der Beihilfe für Beamte, Gesundheitsaufwendungen der Sozialhilfe, der Versorgungsämter, der Unfallversicherung. Ein wesentlicher Grund für die angebliche »Kostenexplosion im Gesundheitswesen« liegt bei der demographischen Entwicklung. Alte Menschen haben eine höhere Inanspruchnahme (Arztkontakte), höhere Bedürfnisse an Heil- und Hilfsmitteln, Krankenhausbehandlung und Arzneimitteln. In der GKV erbringen sie ca. 17% der Beitragszahlungen, sind jedoch zu 41% an den Ausgaben beteiligt (zu 29% an der Mitgliederzahl). Da der relative Anteil alter Menschen zunimmt, muß es bei gleichbleibender Leistung zu einem Kostenanstieg kommen.

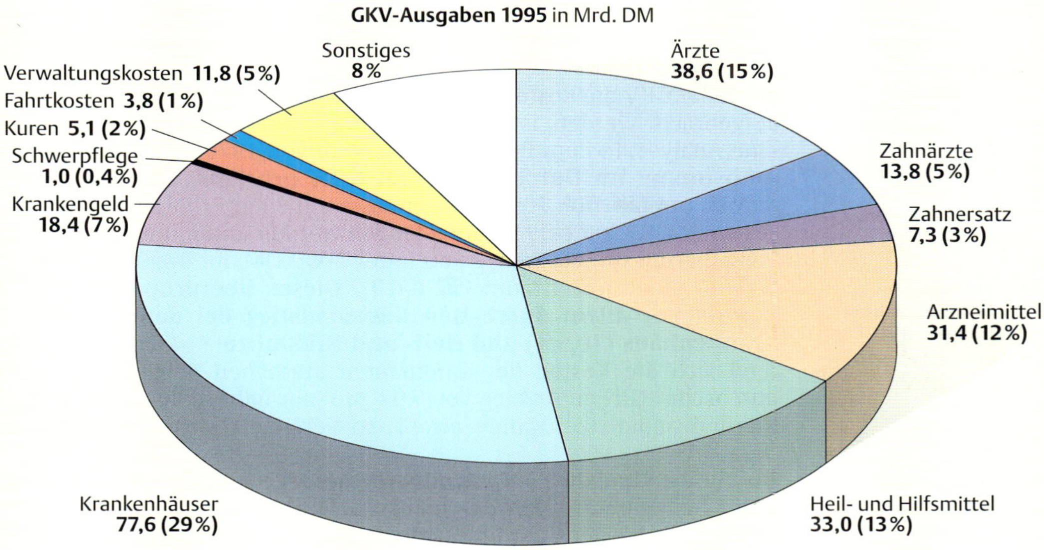

C-11: Ausgaben der gesetzlichen Krankenversicherungen für die verschiedenen Leistungsbereiche. Rund 30% der Kosten entfallen auf die Krankenhausbehandlung. Angaben für Deutschland 1995.

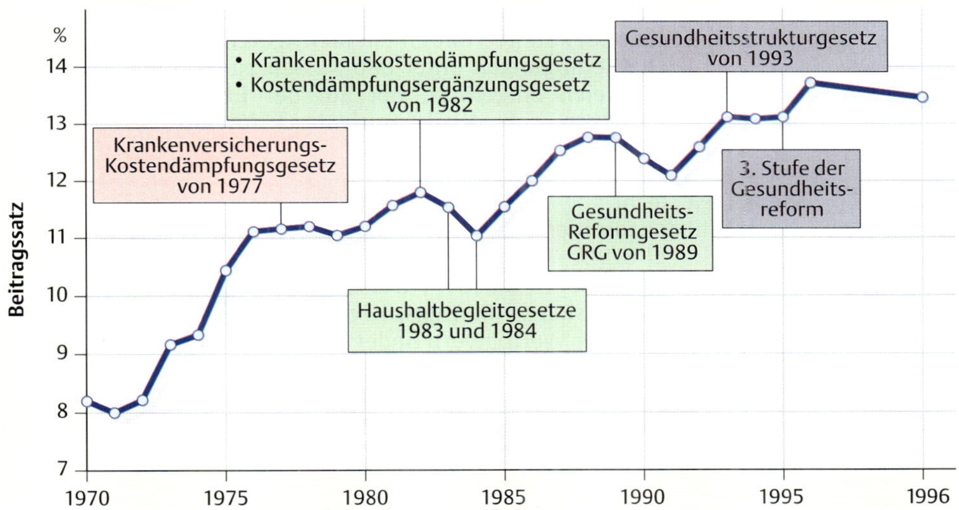

C-12: Durchschnittlicher Beitragssatz in der gesetzlichen Krankenversicherung in den Jahren 1970–1996. Die gesetzlichen Kostendämpfungsmaßnahmen haben immer nur vorübergehend eine Senkung bzw. Stagnation der Beiträge gebracht.

◀ **Merke**

Merke. Die Verteilung dieser Ausgaben auf die einzelnen Leistungsbereiche (C-**11**) ergibt, daß nahezu 30% aller Kosten im Krankenhaus entstehen. Es folgen die ambulante ärztliche Behandlung, Arzneimittel, Zahnbehandlung, Zahnersatz, Heil- und Hilfsmittel und Krankengeld.

Zwei Drittel der Kosten im Krankenhaus sind Personalkosten.

Bei der **Krankenhauspflege** sind die Kosten für ärztliche Leistungen und Arzneimittel mit einbezogen. **Zwei Drittel der Kosten im Krankenhaus sind Personalkosten**, weniger als ein Sechstel entfällt auf den medizinischen Bedarf.

Die Grundlohnsumme, nach der sich über den Beitragssatz die Einnahmen der GKV richten, **stieg 1970–86** im Durchschnitt **um 6,9 % jährlich,** die Ausgaben der GKV jedoch um 10,2 %. Daraus ergab sich die Notwendigkeit, den Beitragssatz und die Versicherungspflichtgrenze zu erhöhen.
Der größte absolute Kostenanstieg ergab sich beim Krankenhaus. Starke relative Anstiege zeigen auch die Kosten für Heil- und Hilfsmittel und die für Zahnersatz.

Da in der GKV die Kosten über die Beitragssätze als Prozent der Lohnsumme aufgebracht werden, ist die Grundlohnsumme der adäquate Parameter für eine Analyse. In dem Erhebungszeitraum von 1970–1986 **stieg die Grundlohnsumme im Durchschnitt um 6,9 % pro Jahr, die Gesamtausgaben jedoch um jährlich 10,2%.** Dies mußte mit einer Erhöhung des Beitragssatzes von ca. 8 % auf ca. 12 % aufgefangen werden und mit einer Anhebung der Versicherungspflichtgrenze von unter 2000 DM auf 4200 DM pro Monat in dem genannten Zeitraum (◘ C-**12**). **Dieser überproportionale Anstieg kommt vor allem durch den Kostenanstieg bei dem Leistungsfaktor Krankenhaus (10,9 %) und Heil- und Hilfsmittel (14,6 %) zustande,** während sich die Kosten der ambulanten ärztlichen Behandlung mit einem durchschnittlichen Anstieg von 7,9 % pro Jahr nahezu kostenneutral zeigten. Werden andere Zeiträume erfaßt, so verändert sich das Resultat nur in Details.

Die niedrigen Ausgaben für die Vorsorgemaßnahmen sind konstant geblieben.

Die Aufwendungen für **Gesundheitsvorsorge und Krankheitsfrüherkennung** hängen stark von der Inanspruchnahme ab. Sie sind seit 1975 mit weniger als 1 % der Gesamtaufwendungen nahezu konstant geblieben.

Risikostrukturausgleich (RSA)

Nach Öffnung der GKV wurde der Risikostrukturausgleich geschaffen, um Ungleichgewichte zwischen den Kassen aufgrund unterschiedlicher Mitgliederstruktur auszugleichen. Für die Risikoäquivalenz werden folgende Parameter berücksichtigt
- Alter
- Geschlecht
- Zahl der Familienmitglieder
- Zahl der BU/EU-Rentner
- Einkommen der Mitglieder (Grundlohn)

Risikostrukturausgleich (RSA)

Die Öffnung der einzelnen Einrichtungen der GKV (AOK, Ersatzkassen, *s. S. 282*) für alle Arbeitnehmer fördert den Wettbewerb unter ihnen. Die oben dargestellten Kosten sind auch von der Mitgliederstruktur abhängig, Kassen mit einer »günstigen« Struktur (hohes Einkommen der Mitglieder, wenig Alte u. a.) konnten mit einem niedrigeren Beitragssatz auskommen.
Um gleiche Bedingungen unter den Kassen zu schaffen, wurde der Risikostrukturausgleich eingeführt, der auf der **Einnahmenseite** durch Ausgleichszahlungen eine **Risikoäquivalenz** für die folgenden Parameter schafft:
- Alter
- Geschlecht
- Zahl der Familienmitglieder
- Zahl der BU/EU-Rentner
- Einkommen der Mitglieder (Grundlohn).

Seitdem haben sich die Beitragssätze der einzelnen GKV-Kassen weitgehend angeglichen, der Wettbewerb findet nicht mehr über den Beitrag statt.

6.2.2 Ausgaben für die Arzneimittelversorgung
Die Höhe der Arzneimittelausgaben wird vom Verordnungsverhalten der Ärzte und den Arzneimittelpreisen bestimmt.
Merke ▶

6.2.2 Ausgaben für die Arzneimittelversorgung

Die Höhe der Arzneimittelausgaben wird vom Verordnungsverhalten der Ärzte und den Arzneimittelpreisen bestimmt.

> ▶ ***Merke.*** Für die Wirtschaftlichkeit einer Arzneimittelverordnung ist vor dem Preis der therapeutische Nutzen entscheidend.

Die Arzneimittelindikationen sind in ◘ C-**13** dargestellt.

Der Arzt soll stets prüfen, ob sich der angestrebte Erfolg auch durch preisgünstige Arzneimittel erreichen läßt.
Die Zahl der Arzneimittelverordnungen für die GKV-Versicherten lag 1991 bei 770 Millionen mit Kosten von 24,4 Milliarden DM. Die Indikationen verteilen sich wie in ◘ C-**13** dargestellt.

Der **Arzneimittelverbrauch hat sich seit 1979 etwa verdoppelt.**

Zu Anzahl und Indikationen der Arzneimittelverordnungen *siehe* ◘ C-**13.** Der **Arzneimittelverbrauch** hat sich seit 1979 etwa verdoppelt (1979: 270 DM je Einwohner, berechnet nach dem Apothekenumsatz). Die starke Altersabhängigkeit zeigt ◘ C-**14**.

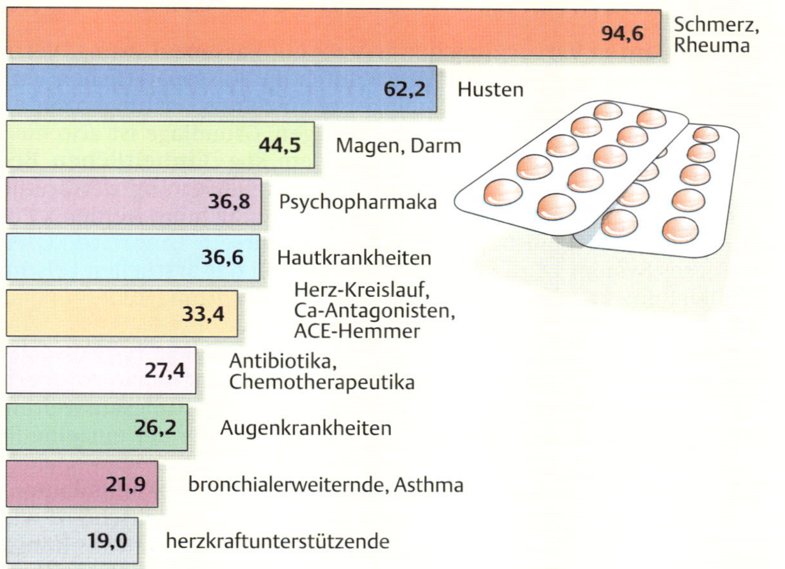

C-13: Anzahl der häufigsten Arzneimittelverordnungen für GKV-Versicherte in Millionen (Beispiel von 1991).

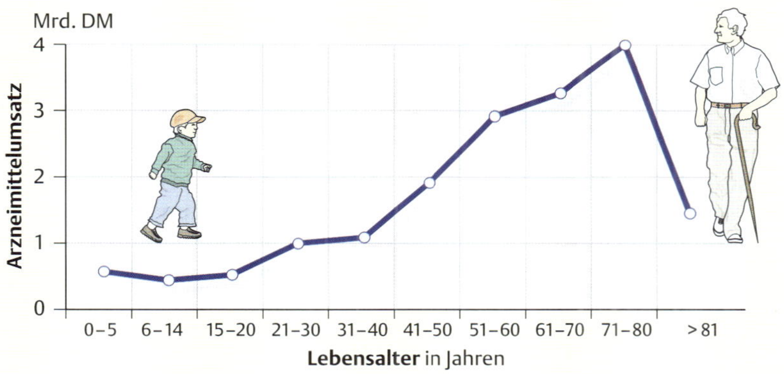

C-14: Arzneimittelumsatz in der gesetzlichen Krankenversicherung nach Lebensaltersgruppen (Beispiel vom Jahr 1987).

Ansätze zur **Kosteneinsparung** gibt es, z. T. sind sie im Gesundheitsstrukturgesetz (1992/93) festgeschrieben. Eine Einsparmöglichkeit ist die Verordnung preisgünstiger **Generika** anstelle der Originalpräparate des Erstanbieters. Die Forschungs- und Entwicklungskosten des Erstanbieters sollten während der Zeit des Patentschutzes ausgeglichen sein. Dann soll der Arzneimittelmarkt überschaubarer gemacht werden, um die pharmakologisch-therapeutische und preisliche Transparenz wesentlich zu verbessern. Die **unabhängige Transparenzkommission** hat für verschiedene Indikationsgebiete **Transparenzlisten** erstellt.
Der Bundesausschuß der Ärzte und Krankenkassen befaßt sich mit der Herausgabe von **Preisvergleichslisten. Festbeträge** für **Gruppen wirkstoffgleicher Arzneimittel** werden festgesetzt. Der Versicherte muß die Mehrkosten tragen, wenn das verordnete Mittel im Preis den des Festbetrages übersteigt. Die Ärzteschaft selbst bemüht sich in ihren **Prüfungsausschüssen**, eine wirtschaftliche Verordnungsweise durchzusetzen. Die **Festlegung eines Arzneimittelbudgets** hat zu einer Eindämmung der Kosten mit Auswirkungen auf den verordnenden Arzt bei den Arzneimitteln geführt, z. T. durch eine Verlagerung aus der GKV in den privaten Haushalt.

Eine Einsparmöglichkeit bei den Arzneimittelkosten ist die Verordnung der **Generika.**
Der Arzneimittelmarkt soll insgesamt überschaubarer gemacht werden.

Die **Transparenzkommission** erstellt für verschiedene Indikationsgebiete **Transparenzlisten.**
Preisvergleichslisten werden vom Bundesausschuß der Ärzte und Krankenkassen herausgegeben. Für wirkstoffgleiche **Arzneimittel** gibt es **Festbeträge.**
Die Ärzteschaft selbst bemüht sich in **Prüfungsausschüssen,** eine wirtschaftliche Verordnungsweise durchzusetzen.
Die **Festlegung eines Arzneimittelbudgets** hat zu einer **Eindämmung der Arzneimittelkosten** geführt.

6.3 Finanzierung der Gesundheitsversorgung
In der **ambulanten Versorgung** erfolgt die **Vergütung durch die KVen,** die auf der Grundlage der Einzelleistungen der GKV eine Gesamtrechnung vorlegen – **Einzelleistungsvergütung.**
Die ärztlichen Leistungen werden mit Punkten bewertet (**Einheitlicher Bewertungsmaßstab**).

Den Kosten einer **Leistungsausweitung** wurde durch die sog. **Deckelung** begegnet. Der Zuwachs der Gesamtvergütung wurde an den Zuwachs der Lohnsumme gekoppelt.

Andere Vergütungsarten sind eine **Fallpauschale** oder die **Gehaltszahlung** an angestellte Ärzte.
Das GSG sieht eine **hausärztliche Grundvergütung** vor.
Die Krankenkassen vergüten auch die Leistungen anderer »Leistungserbringer« wie Lieferanten von Heil- und Hilfsmitteln, Krankengymnasten u. a.

Privatärztliche Leistungen werden nach der **Gebührenordnung für Ärzte (GOÄ)** abgerechnet.

In der **stationären Versorgung** gilt die **dualistische Finanzierung.** Die **Investitionen** (Bau und Ausstattung) werden von der öffentlichen Hand getragen, für die **Nutzung des Krankenhauses** durch die Mitglieder bezahlen die Krankenkassen. Pflegesätze und Festbeträge für bestimmte Sonderleistungen wurden ausgehandelt.
Jetzt werden Steigerungsraten an die Einkommensentwicklung gekoppelt.
Die Krankenhäuser haben ein finanziell festgeschriebenes Gesamtbudget.
Fallpauschalen (z. B. unkomplizierte Appendektomien) und **Sonderentgelte** (z. B. Knochenmarktransplantationen) sollen eine größere Rolle spielen).
Auch wird das **ambulante Operieren** im Krankenhaus gefördert.

Der **Finanzierungsschwerpunkt** der Gesundheitsversorgung liegt bei Diagnostik und Therapie, d. h. in der **kurativen Medizin.**

6.3 Finanzierung der Gesundheitsversorgung

In der **ambulanten Versorgung** durch Ärzte mit Kassenzulassung (Vertragsärzte) erfolgt die Vergütung der Ärzte durch die Kassenärztlichen Vereinigungen, die ihrerseits auf der Grundlage der einzelnen Leistungen der Ärzteschaft der GKV eine Gesamtrechnung vorlegen. Grundlage ist also die **Einzelleistungsvergütung.** Sie erfolgt nach dem sog. **Einheitlichen Bewertungsmaßstab** auf der Grundlage einer Punktebewertung der ärztlichen Leistungen. Für eine gründliche körperliche Untersuchung werden x Punkte angesetzt, für eine Beratung einige weniger, für ein Langzeit-EKG einige mehr. Dieses System würde es erlauben, die Zahl der ärztlichen Leistungen zu erhöhen, um so zu einer höheren Individualvergütung zu kommen. Den Kosten einer solchen **Leistungsausweitung** wurde durch die sog. **Deckelung** begegnet, indem die Gesamthöhe der Vergütung an den Zuwachs der Lohnsumme gekoppelt wurde – mit Ausnahmen wie ambulantes Operieren oder Vorsorgeleistungen. Konsequenz ist, daß eine Leistungsausweitung zu einer niedrigeren Bewertung der Einzelleistung führt – der einzelne Punkt bedeutet weniger Geld.
Andere Modelle der Vergütung ärztlicher Leistungen in der ambulanten Versorgung sind eine **Fallpauschale** (Vergütung pro Krankenschein, wie sie nach dem 2. Weltkrieg lange Zeit Gültigkeit hatte) und wie sie als **hausärztliche Grundvergütung** im GSG vorgesehen ist oder eine **Gehaltszahlung an Ärzte,** die als Angestellte eines Trägers tätig sind (Polikliniken, wie sie in der ehemaligen DDR die Regel waren; eigene Ambulanzen der Krankenkassen; National Health Service in Großbritannien).
Die Krankenkassen arbeiten auch mit anderen »Leistungserbringern« zusammen – Lieferanten von Heil- und Hilfsmitteln, Krankengymnasten, Logopäden, Rettungsdiensten und in einigen Bereichen auch Sozialstationen.
Privatärztliche Leistungen werden nach der **Gebührenordnung für Ärzte** (GOÄ) abgerechnet, die Mindest- und Höchstsätze aufführt. Die Patienten erhalten eine danach erstellte Rechnung und rechnen mit ihrer Versicherung ab.
In der **stationären Versorgung** gilt die **dualistische Finanzierung:** Es ist zu unterscheiden zwischen der **Finanzierung der Investition** selbst, also dem Bau des Krankenhauses und seiner Ausstattung und der **Finanzierung seiner Nutzung.** Die »Bereitstellung« des nutzungsfähigen Krankenhauses war bisher Aufgabe der öffentlichen Hand (Staat, Kreis, Kommune). Die Krankenkassen bezahlen für ihre Mitglieder die Nutzung. Der Regelfall war bisher die vertragliche Vereinbarung von Tagessätzen (= Pflegesatz), ergänzt durch Festbeträge für bestimmte (Sonder-)Leistungen wie z. B. eine Knochenmarktransplantation. Die Selbstkosten des Krankenhauses wurden so gedeckt. Durch das GSG wurden neue Regelungen geschaffen: **Die Gesamtbudgets der Krankenhäuser wurden festgeschrieben,** die jährliche Steigerungsrate an das beitragspflichtige Einkommen der Krankenkassenmitglieder gekoppelt. Für später wurde in weit stärkerem Maße als bisher das System der **Fallpauschalen** und **Sonderentgelte** festgelegt. So kann es z. B. im Krankenhaus A eine Appendektomie mit definierten Zusatzbedingungen zum Preis von x DM oder Punktwerten geben, im Krankenhaus B jedoch ... Alternativ haben die Pauschalvergütungen einen vergleichbaren Effekt, wenn unter mehreren Krankenhäusern mit ihrer im weiteren Sinne möglicherweise unterschiedlichen Qualität gewählt werden kann. Auch wird das **ambulante Operieren** im Krankenhaus gefördert.
Das gesamte System der Gesundheitsversorgung hat seinen **Finanzierungsschwerpunkt** bei Diagnostik und Therapie, also in der **kurativen Medizin.** Die Ausgaben für Prävention und gesundheitliche Beratung einerseits und für Rehabilitation andererseits machen unter 5 % der Gesamtkosten aus.

6.4 Steuerungselemente im Gesundheitssystem

Eine Bedarfsplanung für das gesamte Gesundheitswesen existiert bisher nicht. Dem stehen auf dem Personalsektor vor allem die nur durch die **Ausbildungskapazitäten** begrenzte freie Berufswahl entgegen. Die **Beschränkung der Niederlassungsfreiheit** für Ärzte in der ambulanten Versorgung und ein **Ende der Zulassung mit dem 68. Lebensjahr** sind Ausdruck der durch das SGB V und das GSG verstärkten Steuerung.

6.4 Steuerungselemente im Gesundheitssystem

Steuerungselemente sind eine **Begrenzung der Ausbildungskapazität,** eine **Einschränkung der Niederlassungsfreiheit** und ein **Ende der Zulassung mit dem 68. Lebensjahr.**

> ▶ ***Merke.*** Die Kassenärztlichen Vereinigungen haben einen Bedarfsplan auf Länderebene aufzustellen und ordnen bei Bestehen einer Überversorgung Zulassungsbeschränkungen an.

◀ **Merke**

Eine Überversorgung besteht dann, wenn der allgemeine bedarfsgerechte Versorgungsgrad um 10% überschritten ist. Dessen Definition wiederum obliegt den Bundesausschüssen der Ärzte und Krankenkassen.

Eine Überversorgung besteht dann, wenn der allgemeine bedarfsgerechte Versorgungsgrad um 10% überschritten ist.

C-23: Formen der Selbstbeteiligung und Einschätzung ihrer Auswirkungen (nach *König*)

Formen der Selbstbeteiligung	Prinzip	Beispiele für Selbstbeteiligungen in der GKV (Stand: 1.1.1999)	Einsparung von Verwaltungskosten	Anreiz zur Vorbeugung	Anreiz zu sparsamer Inanspruchnahme
▷ Leistungsausschluß	Patient trägt Kosten vollständig selbst	▷ Brillengestelle (bereits ab 1.1.1997)	X	X	X
▷ Proportionale Selbstbeteiligung	Patient trägt festen Prozentsatz der Kosten selbst	▷ Heilmittel (15%), Hilfsmittel (20%)		X	X
▷ Selbstbeteiligung als Gebühr	Patient trägt pro Schadensereignis einen festen Betrag selbst	▷ Arzneimittel (8, 9, 10 DM) ▷ Verbandsmittel (8 DM) ▷ Krankenhausbehandlung (17 DM pro Tag für max. 14 Tage) ▷ AHB (17 DM pro Tag für max. 14 Tage) ▷ stationäre Reha (25 DM pro Tag) ▷ Fahrtkosten (25 DM)			(X)
▷ Selbstbehalt oder Abzugsfranchise	Patient trägt Kosten je Periode bis zu einer bestimmten Höhe selbst		X	X	X
▷ Indemnitätsregelungen	Patient trägt Kosten selbst, die einen bestimmten Betrag je Leistung überschreiten			X	X
▷ Versicherungssummenbegrenzung	Patient trägt Kosten selbst, die eine maximal versicherte Schadenssumme je Periode übersteigen				X
▷ Bonus-Malus-Regelung	verschiedene Selbstbeteiligungsstufen, in die der Versicherte nach Schadensfreiheit eingeordnet wird			X	X
▷ Beitragsrückerstattung	bei Schadensfreiheit wird eine Rückzahlung gewährt	Erprobungsregelung/ Gestaltungsleistung		X	X

Steuerungsmöglichkeiten sind die Vertragsabschlüsse der Leistungsträger mit den Herstellern von Heil- und Hilfsmitteln, mit der Kassenärztlichen Bundesvereinigung und mit den Krankenhausträgern.

Seit Januar 1993 werden die Abschlüsse der letzten Jahre nach der Festlegung im GSG fortgeschrieben.

Über eine Selbstbeteiligung der Versicherten wird eine Beeinflussung des Nachfrageverhaltens versucht (▤ C-**23**). **Die Selbstbeteiligung widerspricht grundsätzlich dem Solidarprinzip.** Sie betrifft vor allem den Personenkreis, der das Gesundheitswesen am meisten beansprucht, die Kranken und die Alten.

Für eine Steuerung ausreichende Marktmechanismen auf **Angebotsseite** existieren nur in wenigen Bereichen. Dies wären z. B. die Konkurrenz der Krankenhäuser um eine Belegung, ein Wettbewerb der Pharmahersteller über den Preis. Die gesetzlichen Krankenkassen »steuerten« bisher über ihre Vertragsabschlüsse, so mit

- den Herstellern von Heil- und Hilfsmitteln
- mit der Kassenärztlichen Bundesvereinigung – über die Höhe der Gesamtvergütung
- mit den Krankenhausträgern.

Dabei dienen die Abschlüsse der letzten Jahre bei den beiden letztgenannten Bereichen als Basis für die Fortschreibung, wie sie im GSG festgelegt ist.
Auf **Nutzerseite** erfolgt eine Steuerung z. B. durch die Streichung von Indikationen (Mittel bei Kopfschmerzen, Husten, sog. Bagatellerkrankungen), eventuell eine Beitragsrückerstattung und durch die verschiedenen Formen der **Selbstbeteiligung** (▤ C-**23**). Diese sollte idealerweise einen Anreiz zur Vorbeugung und zur sparsamen Inanspruchnahme darstellen, hat derzeit aber eher den Charakter eines Instruments zur Erhöhung der Einnahmen über Gebühren. Grundsätzlich widerspricht sie dem Solidarprinzip der GKV und stellt durch die finanzielle Belastung der Kranken, d. h. auch der Alten, ein Problem der Verteilungsgerechtigkeit dar.
Weitere **Elemente der Diskussion** sind befristete Kostenübernahmeerklärungen durch die Kassen und die im GSG festgelegte engere Verzahnung von ambulanter und stationärer Versorgung.
Der Wirtschaftlichkeitsprüfung und der Qualitätssicherung in allen Bereichen der gesundheitlichen Versorgung werden nun in Gesetzen und Verträgen breiter Raum gegeben.

6.5 **Evalution**

6.5 Evaluation

Harte Kriterien für Gesundheit sind die mittlere Lebenserwartung oder die Mortalitätsrate. Es sind aber noch Maße für eine gesundheitliche Beeinträchtigung oder die Lebensqualität, z. B. als beeinträchtigungsfreie Lebenserwartung (QALYS), erforderlich.

Deutschland und insbesondere die USA stehen bei einem Vergleich des (hohen) Aufwandes für Gesundheit und der mittleren Lebenserwartung unter den westlichen Industrienationen ungünstig da.

Bei der Evaluation wird unterschieden in:

- **Strukturevaluation**, d. h. die Analyse der Einrichtungen
- **Prozeßevaluation**, d. h. Analyse der Abläufe
- **Ergebnisevaluation**, d. h. Bewertung des Erfolges.

Gesundheit hat in der Gesellschaft einen sehr hohen Stellenwert. Die ökonomische Betrachtungsweise endet da, wo menschliches Leben (finanziell) bewertet werden müßte.

Der Ertrag medizinischer Leistung ist ein Mehr an Gesundheit. Harte Kriterien für Gesundheit sind z. B. die mittlere Lebenserwartung oder die Mortalitätsrate, weiter Unfallziffern oder der Anteil an gesundheitlich begründeten vorzeitigen Berentungen. Für besondere Bereiche (niedrig entwickelte Gesundheitssysteme) haben die Säuglings- und Müttersterblichkeit und die perinatale Sterblichkeit Gültigkeit.
Zu bewerten ist weiter die Zahl der gewonnenen Lebensjahre, ergänzt bzw. rechnerisch korrigiert durch einen Faktor für die Lebensqualität (QALYS) *(s. S. 248).*
Im **Aufwand für Gesundheit,** gemessen als Anteil am Bruttosozialprodukt, steht Deutschland im Mittelfeld vergleichbarer Staaten. In Geld ausgedrückt: Der Gesundheitsaufwand in US-Dollar pro Einwohner beträgt in

- den USA 2566 US-Dollar
- Deutschland 1487 US-Dollar
- Japan 1171 US-Dollar
- Großbritannien 974 US-Dollar
- Griechenland 402 US-Dollar
- der Türkei 132 US-Dollar.

Bei der **Evaluation** unterscheidet man:

- **Strukturevaluation,** die Analyse der strukturellen Bedingungen; so z. B. ambulante versus stationäre Versorgung, Einrichtung von Spezialambulanzen, Krankenhäusern von verschiedener Größe und Zuschnitt, Struktur des Rettungssystems, die Qualifikation des Personals, Anschaffung und Auslastung von Großgeräten usw.
- **Prozeßevaluation,** die Analyse der Abläufe im jeweiligen System.
- **Ergebnisevalution,** die Bewertung des »Erfolges«, des Wirkungsgrades.

Gesundheit hat in der Gesellschaft einen sehr hohen Stellenwert. Trotzdem müssen medizinische Maßnahmen wie z. B. die Vorsorgeuntersuchungen in ihren Kosten ausgewiesen werden, und ein Nutzen muß diesen gegenübergestellt werden. Da Nutzen hierbei wiederum als finanzielle Dimension ausgewiesen werden müßte, hat man vorgeschlagen, statt von Nutzen von der erzielten Wirkung zu sprechen.

Die Messung von Kosten und Ergebnissen erfolgt als:
- Kosten-Minimierungs-Analyse = Vergleich des Aufwands für identische Ergebnisse
- Kosten-Effektivitäts-Analyse = Berücksichtigung eines Effektes (z.B. Blutdrucksenkung) bei alternativen Vorgehensweisen
- Kosten-Nutzwert-Analyse = qualitätsbewertete Lebensjahre (QALYS) als Effekt bei alternativen Vorgehensweisen
- Kosten-Nutzen-Analyse = finanzielle Bewertung der Effekte.

Im Falle der Krebsvorsorgeuntersuchungen wäre die Wirkung die frühzeitige Entdeckung von x Tumorfällen pro y Untersuchungen, deren Kosten berechnet werden. Solche Studien gibt es. Die **Grenzanalyse** bestimmt die zusätzlichen Kosten pro zusätzlich entdecktem Fall bei Testwiederholung, die sog. **Grenzkosten.** Pro »Runde« wird jedoch die Zahl der zusätzlich entdeckten Fälle niedriger werden. Die Grenzkosten schnellen in die Höhe. Ob eine solche Maßnahme »lohnt«, bleibt der gesellschaftlichen Bewertung überlassen.

Man unterscheidet:
- Kosten-Minimierungs-Analyse
- Kosten-Effektivitäts-Analyse
- Kosten-Nutzwert-Analyse
- Kosten-Nutzen-Analyse.

Die **Grenzanalyse** bestimmt die zusätzlichen Kosten pro zusätzlich entdecktem Fall bei Testwiederholungen **(Grenzkosten).**

Effektivität. Entsprechend der Komplexität des Leistungsbereichs der medizinischen Versorgung gibt es kein einheitliches Vorgehen zur Steigerung der Effektivität. **Berufliche Fortbildung** ist zunächst zu nennen, können doch die Krankenkassen und die kassenärztlichen Vereinigungen zeigen, daß es Berufsanfängern besonders schwer fällt, das Gebot der Wirtschaftlichkeit zu befolgen, bei der Diagnostik wie auch der Therapie. Im diagnostischen Bereich gibt es deswegen **Vereinbarungen zur Basis- und Stufendiagnostik,** d.h. die Menge der Laborteste pro Besuch in der ambulanten Praxis wird begrenzt (junge Ärzte neigen zur »Laborflöte«, die in Krankenhäusern oft üblich ist). Aber auch sozialmedizinische Weichenstellungen werden oft nicht genügend beachtet. Die gemeinsame Nutzung von Geräten, die Bildung von Laborgemeinschaften u.a. sind unter dem Kostendruck selbstverständlich geworden. **Im Krankenhausbereich wird durch Rationalisierung, Einführung von EDV und betriebswirtschaftliche Maßnahmen eine höhere ökonomische Effizienz angestrebt, wesentlich bleibt jedoch auch hier das Management der medizinischen Versorgung durch den Arzt.** Schon vor dem GSG forderte die **Bundespflegesatzverordnung vom Krankenhaus eine vermehrte wirtschaftliche Eigenverantwortlichkeit.**

Das Gesundheitssystem ist zu einem Dienstleistungssystem geworden. Die **Nachfrage** nach medizinischen Leistungen führt zu einer **Inanspruchnahme** des Systems der gesundheitlichen Versorgung. Quantitativ läßt sich dies ausdrücken als Zahl der Arztkontakte (ambulant oder stationär) pro Zeiteinheit pro Einwohner. Die Bundesbürger gehen innerhalb eines Jahres durchschnittlich elfmal zum Arzt. **Zum Teil wird das Ausmaß der Inanspruchnahme vom Arzt gesteuert** (Art und Umfang diagnostischer und therapeutischer Maßnahmen, Überweisung ...). **Es ist auch abhängig vom Angebot an medizinischen Leistungen und ihrer örtlichen Verfügbarkeit sowie von der ökonomischen persönlichen Betroffenheit des Nachfragers.** So zeigt sich tendenziell, daß die Kosten der gesetzlichen Krankenversicherung pro Versicherten in Bezirken mit hoher Arztdichte eher steigen, d.h. ein erhöhter Angebotsdruck (Zahl der Ärzte und der anderen Angehörigen der Gesundheitsberufe) geht mit einer erhöhten Inanspruchnahme einher, die sog. Angebots-induzierte Nachfrage. Der nahezu vollständige Krankenversicherungsschutz ohne persönliches finanzielles Risiko steigert ebenfalls die Inanspruchnahme und erleichtert sie auch.

Die Inanspruchnahme der medizinischen Versorgung ist nicht gleichzusetzen mit »krank sein«. **Der Krankenstand wird meist als Anteil der arbeitsunfähigen Versicherten am Kollektiv der Pflichtmitglieder der gesetzlichen Krankenversicherung mitgeteilt.** Er liegt bei ca. 5% und hat sich in den letzten Jahren fast nicht verändert. Nicht erfaßt werden die Kurzerkrankungen bis zu 3 Tagen Dauer, die keine ärztliche Arbeitsunfähigkeitsbescheinigung erfordern.

Effektivität Zu einer Effektivitätssteigerung können beitragen
- die berufliche Fortbildung,
- ein gezieltes Vorgehen bei Diagnostik und Therapie,
- gemeinsame Nutzung von Geräten.

Auch im Krankenhaus sollen betriebswirtschaftliche Gesichtspunkte zur Geltung kommen. Die Bundespflegesatzverordnung verlangt vom Krankenhaus wirtschaftliche Eigenverantwortlichkeit im Rahmen des Gesamtbudgets.

Die **Inanspruchnahme** des Systems der gesundheitlichen Versorgung ist auch abhängig vom Angebot und der persönlichen ökonomischen Betroffenheit des Nachfragers. Die Kosten der GKV sind in Bezirken mit überdurchschnittlicher Arztdichte höher.
Zum Teil wird das Ausmaß der Inanspruchnahme vom Arzt gesteuert.
Ein **erhöhter Angebotsdruck** (Zahl der Angehörigen der Gesundheitsberufe) geht mit einer erhöhten Inanspruchnahme einher. Der nahezu vollständige Krankenversicherungsschutz ohne persönliches finanzielles Risiko steigert (erleichtert) ebenfalls die Inanspruchnahme.

Die Inanspruchnahme ist nicht gleichzusetzen mit »krank sein«.
Als **Krankenstand** ist der Anteil der arbeitsunfähigen Versicherten am Kollektiv der Pflichtmitglieder der GKV definiert. Er liegt bei 4–5%.
Kurzerkrankungen bis zu 3 Tagen Dauer werden nicht erfaßt. Sie erfordern keine ärztliche Arbeitsunfähigkeitsbescheinigung.

Rechtsmedizin

Teil D

1 Thanatologie

1.1 Tod

Definition. Thanatologie befaßt sich mit Begriffen des Todes (Scheintod, klinischer Tod, endgültiger Tod, Hirntod), mit den Kriterien zur Todesfeststellung (sichere und unsichere Todeszeichen), mit Vorgängen im Organismus vor dem Tod (Agonie) sowie nach dem Tod (frühe und späte Leichenveränderungen), mit der Untersuchung von Leichen (Leichenschau, Obduktion, Identifizierung), mit den Todesarten (natürlicher und unnatürlicher Tod).

1.1.1 Begriffe des Todes

Es gibt verschiedene Todesbegriffe:
Individualtod, klinischer Tod, Hirntod, endgültiger Tod, Scheintod.
Mit dem **Individualtod** endet die Existenz eines Menschen. Der Begriff Individualtod wird (nicht unwidersprochen) auch mit dem Begriff Hirntod gleichgesetzt.

Mit dem **Individualtod** endet die Existenz eines Menschen.

Merke. Wichtig ist die Unterscheidung des klinischen Todes vom endgültigen Tod.

Bei **klinischem Tod** zeigen sich die Pupillen lichtstarr, oft erweitert, es besteht Muskelerschlaffung, die Reflexe fehlen, Spontanatmung und Herz- und Kreislauftätigkeit sistieren. Wesentlich ist, daß eine Reanimation noch gelingen kann. Die Wiederbelebungszeit des Gehirns nach einem Zirkulationsstillstand beträgt 5–10 Minuten. Auch der Herzmuskel reagiert empfindlich auf Sauerstoffmangel.
Dem klinischen Tod folgt der **endgültige Tod** mit irreversiblem Stillstand von Atmung und Kreislauf und mit Auftreten von sicheren Todeszeichen.

Bei **klinischem Tod** bestehen: Lichtstarre, oft Erweiterung der Pupillen – Muskelerschlaffung – Reflexverlust – Sistieren von Atmung und Kreislauf.
Die Reanimationszeit des Gehirns beträgt 5–10 Minuten.
Irreversibler Stillstand von Atmung und Kreislauf bedeutet **endgültigen Tod.**

Merke. Unsichere Todeszeichen sind:

- Blässe der Haut
- Abnahme der Körperwärme
- Atemstillstand
- Herz-Kreislauf-Stillstand
- fehlende Pupillenreaktion
- fehlende Reflexe
- Muskelatonie.

Die Feststellung mindestens eines sicheren Todeszeichens wird bei der Leichenschau (*s. Abschnitt 1.3, S. 318*) verlangt.

Bei der Leichenschau ist mindestens ein sicheres Todeszeichen festzustellen.

Merke. Sichere Todeszeichen, in der Reihenfolge des üblichen Auftretens, sind:

- Totenflecken (Livores)
- Totenstarre (Rigor mortis)
- Autolyse und Fäulnis.

Beweisend für den **Hirntod** sind
- das **gemeinsame** Auftreten von Symptomen des zerebralen Funktionsausfalls
- das isoelektrische Null-Linien-EEG
- angiographisch nachgewiesener Zirkulationsstillstand
- erniedrigte hirnarteriovenöse Sauerstoffdifferenz.

Bei isoliertem **Hirntod,** d.h. nach endgültigem Ausfall der Gehirnfunktion, der erfaßbar ist mittels:
- klinisch-neurologischem Befund
- Null-Linien-EEG bei mehrmaliger einstündiger Ableitung über einen Zeitraum von 12 Stunden
- Angiographie der Hirnarterien zum Nachweis des bleibenden Zirkulationsstillstandes
- Nachweis einer erniedrigten hirnarteriovenösen Sauerstoffdifferenz

darf auch bei Fortbestehen bzw. künstlicher Aufrechterhaltung anderer Körperfunktionen das Ende der menschlichen Existenz (Individualtod) angenommen werden.

Der **Hirntod**, d.h. der irreversible Verlust sämtlicher Hirnfunktionen, bedeutet das Ende der menschlichen Existenz.
Die Anforderungen an die Feststellung des Hirntodes sind in dem Protokollformular in D-**1** enthalten.

Die zuverlässige Feststellung des Hirntodes ist wichtig für die Transplantationsmedizin. Bei den Anforderungen an die Feststellung des Hirntodes handelt es sich um Richtlinien ärztlicher Expertenkommissionen (Richtlinien des wissenschaftlichen Beirats der Bundesärztekammer, 1997, *s. Protokollformular zur Feststellung des Hirntodes,* D-**1**). Die beiden den Hirntod feststellenden und dokumentierenden Ärzte müssen gemäß den Anforderungen der »Richtlinien zum Inhalt der Weiterbildung« über eine mehrjährige Erfahrung in der Intensivbehandlung von Patienten mit schwerer Hirnschädigung verfügen.
Beim sog. apallischen Syndrom sind die Hirnstammfunktionen erhalten, jedoch der Kortex schwer, manchmal teilweise reversibel, geschädigt.

1.1.2 Scheintod

Merke ▶

> **Merke.** Bei Scheintod sind wichtige Lebensäußerungen, nämlich
> - Atmung
> - Körperwärme
> - Puls
> - Reflexe
>
> nicht wahrnehmbar (Vita reducta bis Vita minima).

Bei Scheintod fehlen sichere Todeszeichen. Ein EKG ist eine Entscheidungshilfe.

Sog. **Lebensproben** haben keine praktische Bedeutung.

Durch Kälteeinwirkung kann es bei Scheintoten zu Starre der Gliedmaßen kommen.

Bei Scheintod fehlen sichere Todeszeichen. Dadurch ist eine Unterscheidung von Scheintod und endgültigem Tod, den der Leichenschauer festzustellen hat, möglich. Ein EKG ist eine Entscheidungshilfe.
Sog. **Lebensproben,** wie Rötung der Haut bei Auftropfen von heißem Siegellack auf die Haut oder Beschlagen eines vor Mund und Nase gehaltenen Spiegels, haben keine praktische Bedeutung. Nur äußerst selten wird eine Freilegung und Öffnung der Arteria radialis bei einem Toten zum Beweis fehlender Blutzirkulation von den Angehörigen verlangt. Eine bei ausgekühlten Scheintoten vorkommende Starre der Gliedmaßen darf nicht irrtümlich als Totenstarre gewertet werden.

Merke ▶

> **Merke.** Ursachen eines Scheintodes sind nach einer **A-E-I-O-U Merkregel** (*Bahrmann* et al.):
> A = Anämie, Anoxämie, Alkohol
> E = Epilepsie, Elektrizität
> I = Injury (Schädeltrauma)
> O = Opium (Betäubungsmittel, Barbiturate)
> U = Urämie, Unterkühlung.
>
> Eine andere Merkhilfe mit dem Merkwort BEACHTEN (*Arbab-Zadeh* et al.) lautet:
> B = adeunfall
> E = pilepsie
> A = lkoholintoxikation
> C = oma (diabeticum, uraemicum, hypoglycaemicum usw.)
> H = irnblutung
> T = rauma
> E = lektrizität
> N = arkotika.

Auch bei CO-Vergiftung kann es zu Symptomen eines Scheintodes kommen.

Auch bei einer CO-Intoxikation ist eine Scheintod-Symptomatik möglich.

Protokoll zur Feststellung des Hirntodes

Name ______ Vorname ______ geb. ______ Alter ______

Klinik ______

Untersuchungsdatum ______ Uhrzeit ______ Protokollbogen-Nr. ______

Voraussetzungen

1.1 Diagnose ______

Primäre Hirnschädigung ______ supratentoriell ______ infratentoriell ______

Sekundäre Hirnschädigung ______

Zeitpunkt des Unfalls/Krankheitsbeginns ______

1.2 Folgende Feststellungen und Befunde bitte beantworten mit ja oder nein

Intoxikation	ausgeschlossen:	______
Relaxation	ausgeschlossen:	______
Primäre Hypothermie	ausgeschlossen:	______
Metabolisches und endokrines Koma	ausgeschlossen:	______
Schock	ausgeschlossen:	______
Systolischer Blutdruck	______	mmHg

2. Klinische Symptome des Ausfalls der Hirnfunktion

2.1 Koma ______

2.2 Pupillen weit/mittelweit
Lichtreflex beidseits fehlt ______

2.3 Okulo-zephaler Reflex (Puppenkopfphänomen)
beidseits fehlt ______

2.4 Korneal-Reflex beidseits fehlt ______

2.5 Trigeminus-Schmerzreaktion beidseits fehlt ______

2.6 Pharyngeal-/Tracheal-Reflex fehlt ______

2.7 Apnoe-Test bei art. p_aCO_2 ______ mmHg erfüllt ______

3. Irreversibilitätsnachweis durch 3.1 oder 3.2

3.1 Beobachtungszeit:
Zum Zeitpunkt der hier protokollierten Untersuchungen bestehen die obengenannten Symptome seit ______ Std.

Weitere Beobachtung ist erforderlich mindestens 12/24/72 Stunden ja ______ nein ______

3.2 Ergänzende Untersuchungen

3.2.1 Isoelektrisches (Null-Linien-)EEG, 30 Min. abgeleitet:	ja	nein	Datum	Uhrzeit	Arzt
3.2.2 Frühe akustisch evozierte Hirnstamm-potentiale Welle III–V beidseits erloschen	ja	nein	Datum	Uhrzeit	Arzt
Medianus-SEP beidseits erloschen	ja	nein	Datum	Uhrzeit	Arzt

3.2.3 Zerebraler Zirkulationsstillstand beidseits festgestellt durch
Dopplersonographie ______ Perfusionsszintigraphie ______ Zerebrale Angiographie ______
Datum ______ Uhrzeit ______ untersuchender Arzt ______

Abschließende Diagnose

Aufgrund obiger Befunde, zusammen mit den Befunden der Protokollbögen Nr. ______, wird der Hirntod und somit der **Tod des Patienten** festgestellt am ______ um ______ Uhr.

Untersuchender Arzt ______ ______
Name Unterschrift

D-1: Protokoll zur Feststellung des Hirntodes.

Forensischer Fall

Eine ältere Frau wird leblos, blaß in ihrer Großstadtwohnung aufgefunden. Der herbeigerufene Arzt erklärt sie für tot, die Ursache des Todes läßt er offen. Die vermeintlich Tote wird in das rechtsmedizinische Institut der Stadt gebracht. Dort stellen die aufnehmenden Mitarbeiter noch Lebenszeichen fest. Die Frau wird rasch in eine Intensivstation gebracht und therapiert. Sie stirbt aber nach einigen Tagen. Es lag eine Schlafmittelvergiftung vor. Gegen den ersten zugezogenen Arzt wurde ein Strafverfahren eingeleitet.

1.1.3 Agonie

Definition ►

Eine **kurze Agonie** sieht man z. B. bei Aortenruptur, Reflextod. **Minutenlange Agonie** tritt z. B. bei Verbluten, Ersticken, manchen Vergiftungen auf. Eine **lange Agonie** ist z. B. bei Schädel-Hirn-Traumen und Entzündungsprozessen zu finden.

1.1.4 Intermediäres Leben

Definition ►

In der Phase des intermediären Lebens bestehen Zellfunktionen über den Tod hinaus noch fort. Beispiele sogenannter **supravitaler Erscheinungen** sind: Bildung eines Muskelwulstes oder postmortale Pupillen- und Hautreaktionen.

Merke ►

Ein positiver Ausfall der Prüfung der **mechanischen Muskelerregbarkeit** ist nur in den ersten Stunden nach dem Tode zu beobachten.
Das Phänomen der **postmortalen Pupillenreaktionen** kann mit Miotika und Mydriatika geprüft werden.
Mimische Ausdrucksvorgänge enden mit dem Tod.

1.1.3 Agonie

▶ ***Definition.*** In einer zeitlich unterschiedlich langen Phase kündigt sich in der Agonie durch Beeinträchtigungen von Atem-, Kreislauf- und Herzfunktion der bevorstehende Tod an.

Eine **kurze Agonie** sieht man z. B. bei Aortenruptur, Reflextod.
Minutenlange Agonie tritt z. B. bei Verbluten, Ersticken, manchen Vergiftungen auf.
Eine **lange Agonie** ist z .B. bei Schädel-Hirn-Traumen und Entzündungsprozessen zu finden.

1.1.4 Intermediäres Leben

▶ ***Definition.*** Als intermediäres Leben bezeichnet man den Zeitraum zwischen Individualtod und Absterben der letzten Zelle.

In derjenigen Phase des intermediären Lebens nach Eintritt des Todes, die etwa bis zum Eintritt der vollen Totenstarre, aber auch noch darüber hinaus anzusetzen ist, können Zellen und Zellverbände (Muskel) noch Funktionen, sog. **supravitale Erscheinungen,** zeigen.

▶ ***Merke.*** Supravitale Erscheinungen sind:
- mechanische Erregbarkeit des Leichenmuskels (idiomuskulärer Muskelwulst)
- elektrische Erregbarkeit des Leichenmuskels
- postmortale Pupillenreaktionen bei Verabreichen von Arzneistoffen
- »Gänsehaut« bei Hautreizung mit Histaminchlorid.

Zur Prüfung der **mechanischen Erregbarkeit** wird durch Schlag mit einem harten Gegenstand auf die Haut über einem Muskel, z. B. M. biceps, eine als Wulst imponierende Muskelkontraktion ausgelöst **(bis etwa 6–8 Stunden p.m.).**
Die **elektrische Erregbarkeit** wird mit faradischem, zerhacktem Gleichstrom geprüft, wozu zwei Elektroden z. B. beiderseits neben den Augen angesetzt werden **(Reaktionen der Gesichtsmuskulatur bis etwa 4–5 Stunden p.m.).**
Pupillenreaktionen werden mit pupillenverengenden Mitteln (Azetylcholin als Miotikum) oder mit Mydriatika (Adrenalin als Sympathikomimetikum) ausgelöst, die in die vordere Augenkammer injiziert **(bis etwa 15–17 Stunden p.m. positiv)** oder subkonjunktival eingebracht werden (meist nur einige Stunden p.m. positiv).
Die **Reizung der Mm. arrectores pili der Haut** gelingt nur wenige Stunden p.m. und gilt als unsicheres Phänomen.
Mimische Ausdrucksvorgänge enden mit Todeseintritt, letzte Empfindungen des Sterbenden lassen sich also aus dem Gesichtsausdruck nicht ablesen.

1.2 Leichenveränderungen (Leichenerscheinungen)

1.2.1 Frühe Leichenveränderungen

> **Merke.** Die frühen Leichenveränderungen sind:
> - Totenflecken (Livores)
> - Erkalten
> - Totenstarre (Rigor mortis).
>
> Sie haben Bedeutung für die Todeszeitbestimmung.

Die Begriffe »frühe Leichenveränderungen« und »sichere Todeszeichen« sind nicht identisch!
Die **Abnahme der Körpertemperatur** ist abhängig von der Bekleidung, der Körpermasse, vom Fettpolster, von Umgebungstemperatur und Feuchtigkeit (rascheres Auskühlen im Wasser!). Sie erfolgt vor allem infolge Wärmeabgabe durch Strahlung und Leitung.
Totenflecken (Leichenflecken) entstehen durch Absinken des Blutes (Hypostase) aufgrund der Schwerkraft in tiefergelegene Kapillaren und kleine Venen. Anfänglich fleckförmig, dehnen sie sich nach und nach aus, sie konfluieren.
Sie können nach Ausprägungsgrad und Farbe in Abhängigkeit von der Todesart variieren. An den Aufliegestellen, wo die Kapillaren und Venen komprimiert sind, fehlen Totenflecken, was meist am Rücken der Fall ist.

> **Merke.** Bei plötzlichem Tod sind erste Totenflecken frühestens nach 20–30 Minuten zu erwarten, voll ausgeprägt (komplett) sind sie erst nach etwa 6–12 Stunden.

Es findet sich eine geringe Ausprägung bei Blutverlust bis hin zum weitgehenden Fehlen von Totenflecken bei Tod durch Verbluten.
Totenflecken sind gewöhnlich von blaugraurötlicher bis violetter Farbe, erklärbar durch einen Sauerstoffverbrauch im Gewebe nach dem Tod mit Abnahme der O_2-Sättigung des Blutes. Sie sind **anfangs verschieblich** und dadurch zunächst leicht wegdrückbar, nach etwa einem halben Tag lassen sie sich nur noch teilweise wegdrücken (D-**1**). In den ersten Stunden nach dem Tod sind sie dagegen noch mit mäßigem Fingerdruck wegdrückbar (D-**2**). Sie »wandern« auch wegen der Verschieblichkeit in den ersten Stunden bei Lageveränderung der Leiche, z. B. von der Körpervorderseite, bei Bauchlage des Toten, nach Umwenden der Leiche zum Rücken oder umgekehrt. Daraus kann u. U. auf Veränderungen der Lage der Leiche geschlossen werden. Bei späterem Umwenden der Leiche bleiben die Totenflecken an den Stellen ursprünglicher Ausbildung ganz oder teilweise bestehen, weil Blut in den kleinen Gefäßen entweder eingedickt ist oder Blutfarbstoff in das umgebende Gewebe diffundierte.

1.2 Leichenveränderungen (Leichenerscheinungen)

1.2.1 Frühe Leichenveränderungen

◄ **Merke**

Die **Abnahme der Körpertemperatur** ist von vielen Faktoren abhängig: Umgebungstemperatur, Bekleidung, Körpermasse, Fettpolster, Feuchtigkeit der Umgebung.
Totenflecken entstehen durch Absinken (Hypostase) des Blutes. Sie können nach Ausprägungsgrad und Farbe in Abhängigkeit von der Todesart variieren.
An den Aufliegestellen der Leiche fehlen Totenflecken

◄ **Merke**

Totenflecken sind gewöhnlich von blaugraurötlicher bis violetter Farbe.
Die Farbe der Totenflecken wird von der Sauerstoffsättigung des Blutes bestimmt.
In den ersten Stunden nach dem Tod sind die Totenflecken verschieblich (D-**1**). Erfolgen Lageänderungen, so können die Totenflecken »wandern« (D-**2**).
Eindicken des Blutes und/oder Diffusion von Blutfarbstoff führen zum Verlust der Verschieblichkeit der Totenflecken.

D-1: Anhaltszahlen zum zeitlichen Auftreten der frühen Leichenerscheinungen post mortem

Totenflecken **Beginn:** nach 20–30 min **Konfluieren:** nach 2–6 h **vollständige Ausprägung:** nach 6–12 h **Umlagerungsfähigkeit:** 6–12 h (nach 6 h nur teilweise). **Wegdrückbarkeit mit hartem Gegenstand:** bis 20 h (teilweise – 36 h), nach 12 h nur teilweise	**Erkalten** Bei Zimmertemperatur Abnahme der Rektaltemperatur um etwa 1 °Celsius pro Stunde (von verschiedenen Faktoren, u. a. der Körpermasse, abhängig). Im Wasser raschere Temperaturabnahme (bis 3–6 °C/h). **Totenstarre** **Beginn:** nach ca. 2–4 h. **Vollständige Ausbildung:** nach 6–8 h (6–12 h) **Wiederauftreten nach künstlicher Lösung:** bis 8 h (6–10 h) **Spontane Lösung:** nach 2–3 Tagen (bis 300 h p.m.)

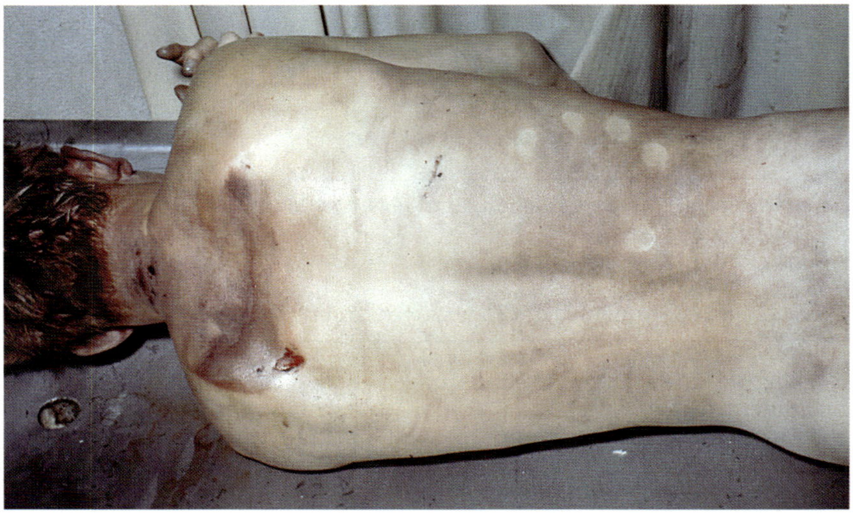

D-**2: Totenflecken (Livores)** von blaugraurötlicher bis violetter Farbe, infolge von Absinken des Blutes in die tiefgelegenen Kapillaren und Venen, hier bei einer in Rückenlage aufgefundenen Leiche an den rückwärtigen Körperabschnitten. Livores fehlen durch Kompression der Gefäße an den Aufliegestellen, hier unterhalb der Schulterblätter und im Gesäßbereich. Sie sind anfangs verschieblich und dadurch zunächst vollständig, im weiteren Verlauf nur noch teilweise wegdrückbar, was durch Fingerdruck an der rechten unteren Rückenhälfte geprüft wurde. Solange die Totenflecken wegdrückbar sind, »wandern« sie bei Lageänderung ganz oder teilweise an die nunmehr tiefergelegenen Körperstellen. Die Totenflecken eignen sich zur Schätzung der Todeszeit und können durch ihre Farbe (z. B. hellrot bei CO-Vergiftung) und Intensität (geringe Ausprägung bei Ausblutung) auch Hinweise auf die Todesursache geben.

Die **Totenstarre** ist mit ATP-Zerfall ohne oxidative Erholungsphase zu erklären.
Die Totenstarre betrifft die gesamte glatte und quergestreifte Muskulatur. Die Muskelfasern erstarren nicht gleichzeitig. Eintritt und Lösung sind temperaturabhängig. Höhere Umgebungstemperaturen führen zu schnellerer Ausbildung der Totenstarre als niedrige.
Das Lösen der Totenstarre wird mit Fäulnisvorgängen erklärt. Solange nicht **alle** Muskelfasern erstarrt sind, kann sich die Starre nach gewaltsamer Lösung wiederbilden (D-**3** u. D-**4**). Dadurch ist eine gewisse Eingrenzung der Todeszeit möglich (*s.* D-**1**).

Die **Nystensche Regel** beschreibt die **Ausbreitung der Totenstarre am Leichnam**. Diese Regel trifft jedoch auf zahlreiche Ausnahmefälle **nicht** zu.
Kataleptische Totenstarre kommt sehr selten vor. Bei ungewöhnlichen Haltungen der Gliedmaßen von Toten muß an eine Änderung der Lage der Leiche **post mortem** nach Starreeintritt gedacht werden.

Die **Totenstarre** der Muskulatur wird mit Adenosintriphosphat-(ATP-)Zerfall ohne oxidative Erholungsphase erklärt, wodurch ein Weichmachereffekt von ATP zur Trennung der Aktin- und Myosinketten fehlt. Die Totenstarre betrifft die gesamte, die quergestreifte und die glatte Muskulatur. Eintritt und Lösung sind temperaturabhängig. Die schnellere Ausbildung der Totenstarre bei höherer Umgebungstemperatur wird auf erhöhten Verbrauch von O_2 und rascheren Abbau von ATP zurückgeführt. Die Lösung der Starre wird mit Fäulnisvorgängen im Leichnam in Verbindung gebracht. Die Muskelfasern erstarren nicht gleichzeitig.
Die Starre kann in den ersten Stunden nach gewaltsamer (künstlicher) Lösung (»Brechen der Starre«) – auf niedrigerem Niveau – wieder auftreten, solange noch nicht alle Muskelfasern erstarrt sind (D-**3** u. D-**4**). Dadurch ist eine gewisse Eingrenzung der Todeszeit möglich (*s.* D-**1**). Die Prüfung der Starre erfolgt an den Gelenken. Den Grad der Starre während Ausbildung und Lösung zu beurteilen setzt Erfahrung voraus, spezielle Meßmethoden haben noch nicht allgemein Eingang in die Praxis gefunden.
Auf *Nysten* (1811) zurückgeführt wird die **Reihenfolge des Erstarrens und auch des Lösens:** Nach Beginn an Nacken und Unterkiefer geht die Starre auf Schultergürtel und die oberen Extremitäten über, zuletzt auf die unteren Gliedmaßen (Nystensche Regel). Es gibt aber viele Ausnahmen.
Es soll eine sog. **kataleptische Totenstarre** geben, die schlagartig unter Fixierung der Körperhaltung bei Todeseintritt einsetzt. Sie kommt aber, wenn überhaupt, nur sehr selten vor. Bei Haltungen der Gliedmaßen entgegen der Schwerkraft muß in aller Regel an Veränderungen der Lage der Leiche nach Starreeintritt gedacht werden.
Die Totenstarre darf nicht mit Kälteerstarrung der Muskulatur verwechselt werden. Auch Versteifungen von Gelenken können zu Täuschungen führen.

Merke ▶

▶ ***Merke.*** Zur Todeszeitbestimmung (Liegezeit der Leiche) eignen sich vorrangig die frühen Leichenveränderungen (Totenflecken, Erkalten und Totenstarre) und supravitale Zeichen. Fäulniserscheinungen eignen sich dazu nicht!

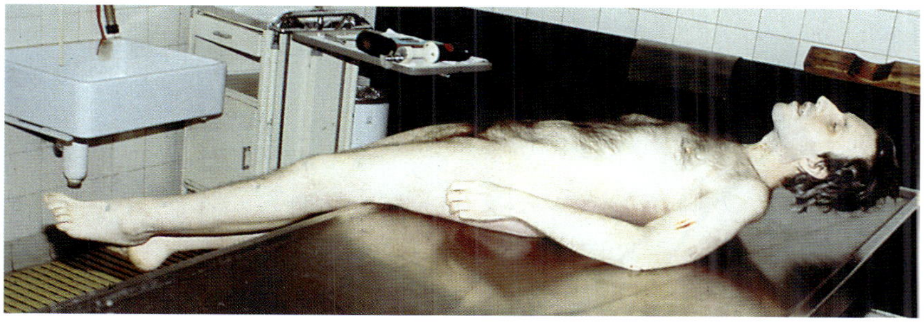

D-3: Bizarre Körperhaltung durch eingetretene Totenstarre (Rigor mortis) als Folge postmortaler Vorgänge in der Muskulatur. Der Rigor mortis ist eines der 3 sicheren Todeszeichen und eignet sich zur Schätzung der Todeszeit, nach gewaltsamem Lösen der Starre in den ersten Stunden nach dem Tod kehrt die Starre teilweise wieder. Die Totenstarre ist an allen Gelenken zu prüfen. Die Ausbreitungsregel nach *Nysten* hat viele Ausnahmen. Die Starre darf nicht mit Kälteerstarrung der Muskulatur und Versteifungen von Gelenken verwechselt werden. Sie betrifft die glatte und quergestreifte Muskulatur. Unmittelbar nach dem Tod tritt zunächst eine Muskelerschlaffung ein, die auch die mimische Muskulatur einbezieht, so daß aus dem Gesichtsausdruck keine Schlüsse auf seelische Vorgänge im Todeszeitpunkt gezogen werden können.

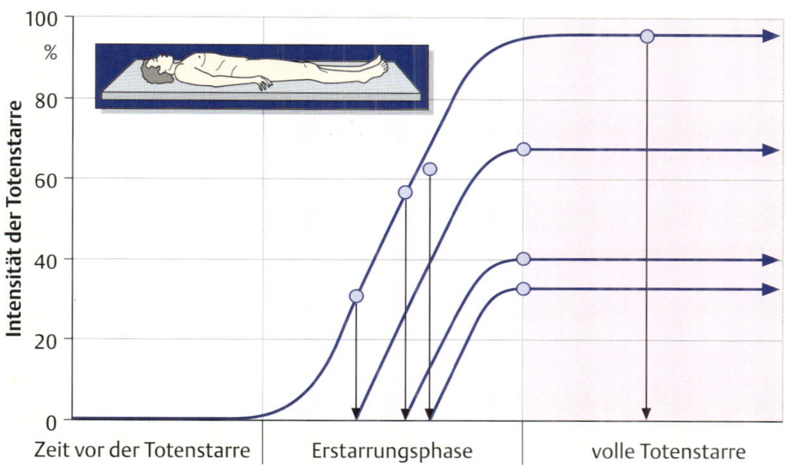

D-4: Schematische Darstellung der Entwicklung der Totenstarre bis zum Eintritt voller Starre (nach *Zink*). Es erstarren nicht alle Fasern gleichzeitig. Während der Erstarrungsphase tritt daher nach gewaltsamem Lösen, gekennzeichnet durch die nach abwärts zeigenden Pfeile, eine Muskelerstarrung wieder ein, jedoch auf um so niedrigerem Niveau, je später die Starre gelöst wird. Nach Erstarren aller Muskelfasern tritt nach gewaltsamer Lösung die Starre nicht wieder ein. Das Phänomen kann zur Schätzung der Todeszeit herangezogen werden.

Wertvoll kann die wiederholte Messung der Abnahme der Körpertemperatur, und zwar der Rektaltemperatur sein, die Auswertung der Meßergebnisse setzt allerdings spezielle Erfahrungen voraus.

Durchschnittlich nimmt bei Zimmertemperatur die Temperatur des Leichnams, nachweisbar durch tiefe rektale Messung der Mastdarmtemperatur, in der Stunde um 1–2 °C ab, bis die Umgebungstemperatur erreicht ist. Im Wasser kann die Temperatur bei Leichen rascher abnehmen (s. D-**1**). Am Anfang und Ende der Kurve (D-**5**) pflegt der Abfall langsamer zu sein. Es wurden Fälle mit postmortalem Temperaturanstieg (Infektionskrankheiten, zentralnervöse Schäden) beobachtet, in denen die Abkühlung nicht bei 37 °C begann. Auch kann der Tod nach Unterkühlung eintreten und daher schon die Ausgangstemperatur tiefer als 37 °C liegen. Bei Schätzung der Todeszeit aufgrund der Messung der Temperatur der Leiche ist dies zu beachten. Bei Leichen, die im Sommer im Freien liegen, kann es u.U. nach Abkühlung in

Durchschnittlich nimmt die Mastdarmtemperatur der Leiche bei Zimmertemperatur in der Stunde zwischen 1–2 °C ab. Am Anfang und Ende der Kurve (D-5) pflegt der Abfall langsamer zu sein.

Bei Schätzung der Todeszeit (Leichenliegezeit) ist zu beachten, daß bei Todeseintritt die Körpertemperatur

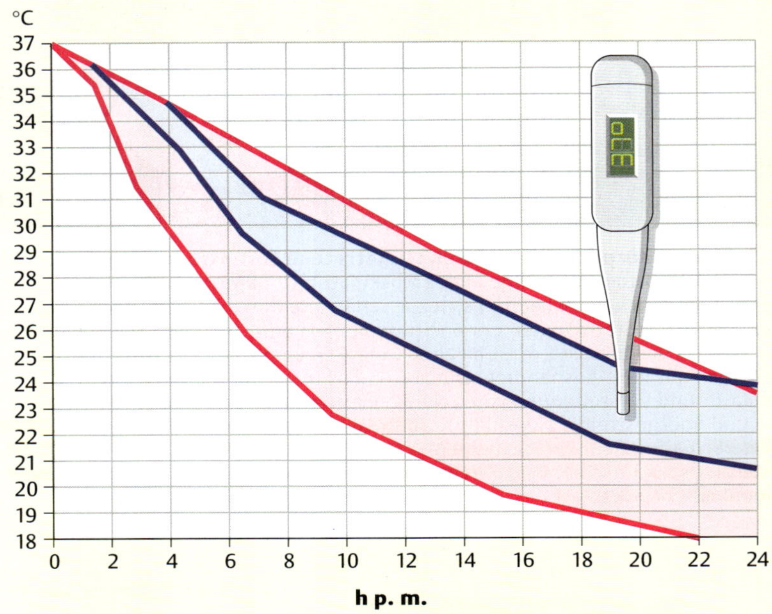

D-**5: Schematische Darstellung der Abnahme der Mastdarmtemperatur nach Todeseintritt** (nach *B. Mueller*). Die roten Kurven sollen die Variabilitätsgrenzen des Temperaturabfalls in den Sommermonaten, die blauen in den Wintermonaten zeigen. Im Durchschnitt nimmt die Mastdarmtemperatur bei der Leiche in der Stunde zwischen 1 bis 2 ° Celsius ab, wobei eine Reihe von Faktoren von Bedeutung ist. Mit Annäherung an die Umgebungstemperatur wird die Kurve flacher.

u. U. unter 37 °C liegen kann, aber auch darüber.
Von Angaben zur Todeszeitbestimmung kann der Verlauf der Ermittlungen abhängen (Alibi). In D-**1** sind Anhaltszahlen zum Nachweis früher Leichenerscheinungen post mortem aufgeführt. Anhaltspunkte zur Bestimmung der Todeszeit (Leichenliegezeit) können sich aufgrund der Füllung des Magens und u. U. der Blase ergeben.

der Nacht durch Sonneneinstrahlung am Tage wieder zur Erwärmung des Körpers kommen.
Von Angaben zur Todeszeitbestimmung kann der Verlauf der Ermittlungen abhängen, z. B. bei Überprüfung des Alibis eines Tatverdächtigen.
In D-**1** sind Anhaltszahlen zum Auftreten der frühen Leichenerscheinungen post mortem aufgeführt.
Im Rahmen einer Obduktion können sich weitere Anhaltspunkte zur Todeszeitbestimmung ergeben: Füllung bzw. Entleerung des Magens und u. U. der Harnblase.

1.2.2 Totenflecken

Reiskorngroße Blutungen in der Haut, sog. **Vibices**, sind eine **postmortale Erscheinung.** Sie liegen im Bereich der Totenflecken.
Kennzeichnend für eine tödliche **CO-Vergiftung,** mit Werten meist über 50 % CO-Hb, ist die **hellrote Farbe,** diese Farbe tritt jedoch **auch postmortal bei Kälteeinwirkung** auf die Leiche auf sowie (seltener) bei **Zyankalivergiftungen.**
Bei äußerer Erstickung können die Totenflecken auffallend dunkel sein.
Eigenartige Muster von Totenflecken können sich z. B. durch Faltenbildungen von Kleidung ergeben.

1.2.2 Totenflecken (Besonderheiten)

Unter **Vibices** versteht man im Bereich von Totenflecken gelegene, meist nur reiskorngroße Blutungen in der Haut, die oft bei stark ausgeprägten Totenflecken zu sehen sind.
Wichtige Hinweise auf die Todesursache kann die **hell- bis kirschrote Farbe der Totenflecken** an allen Stellen ihres Auftretens bei tödlicher **CO-Vergiftung** (mit Werten meist über 50 % CO-Hb) geben. **Diese Färbung kann aber auch postmortal** (z. B. in Kühlräumen mit 4 °C Raumtemperatur) **durch Kälteeinwirkung** – mit Diffusion von Sauerstoff durch die Haut, besonders die nasse Haut – an der Leiche entstehen, nicht selten ist die Färbung nur an bestimmten Zonen zu sehen. Seltener ist diese rote Farbe bei **Zyankalivergiftung** zu sehen. Bei äußerer Erstickung, auch bei Schlafmittelvergiftungen, können die Totenflecken auffallend intensiv und dunkel (blauviolett) sein.
Eigenartige Muster von Totenflecken können sich z. B. durch Druck von Falten an Kleidungsstücken ergeben, auf denen der Leichnam liegt.

Hypostatische Blutansammlungen können schon in der Agonie auftreten, u. a. an den tieferliegenden Wangenabschnitten, ein Phänomen, das als Zeichen schlechter Vorbedeutung von den alten Ärzten als »Kirchhofrosen« bezeichnet wurde.

Hypostatische Blutansammlungen können schon in der Agonie auftreten.

1.2.3 Hautveränderungen, Vitalreaktionen

Bei Hautabschürfungen kommt es einige Stunden post mortem zu Eintrocknungen, die sich deutlich von der Umgebung abheben. Ihre Farbe ist meist gelblich bis bräunlich. Vital entstandene Schürfwunden können Blutschorf (Krusten) zeigen, doch ist dies ebenso wie die Hautvertrocknung kein Beweis für vitale Entstehung. Die Lippenschleimhaut zeigt auch ohne Verletzungen Vertrocknungserscheinungen, solche zeigen sich auch am Skrotum. Hautvertrocknungen können Verletzungsmuster, die zu Lebzeiten (vital, von vita = Leben) entstanden, verstärkt hervortreten lassen.

1.2.3 Hautveränderungen, Vitalreaktionen

Hautabschürfungen führen einige Stunden post mortem zu Eintrocknungen, Verletzungsmuster heben sich dadurch von der Umgebung ab.

Forensischer Fall

Ein Kind gerät unter den Anhänger eines Lkw und wird dabei getötet. Am Kopf tastet man bei Untersuchung der Leiche einen Schädelbruch. Außerdem zeigt sich als gelbrötliche Vertrocknung an einer Gesichtshälfte der Abdruck des Reifenprofils als ein Hinweis dafür, daß das Kind am Kopf überrollt worden war.

▶ ***Merke.*** Vertrocknungen sind zur Schätzung der Leichenliegezeit nicht geeignet.

◀ Merke

Verletzungen, bei denen eine Entstehung durch Tierfraß, durch Einwirkung von Schiffsschrauben bei Wasserleichen (D-6), postmortal bei Wiederbelebungsversuchen (Rippenfrakturen), bei Bergung und Transport von Leichen in Frage kommt, wird man makroskopisch und mikroskopisch von vitalen Verletzungen – soweit möglich – abzugrenzen versuchen.

Tierfraß, Verletzungen durch Schiffsschrauben und andere postmortal entstandene Verletzungen wird man auch histologisch von vitalen Verletzungen abzugrenzen versuchen (D-6).

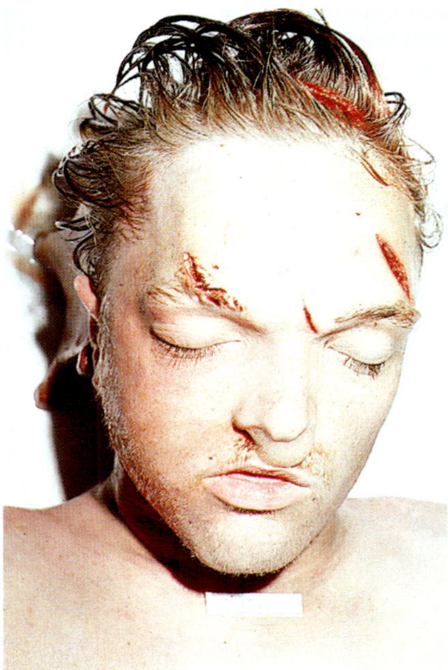

D-6: **Postmortal entstandene Schiffsschraubenverletzungen am Kopf bei einer im Wasser treibenden Leiche.** Glattrandige Durchtrennung der Haut mit paralleler Anordnung der Wunden. Wichtig ist der Versuch einer Unterscheidung solcher Wunden von vital (zu Lebzeiten) entstandenen. Ein Schaumpilz vor den Nasenöffnungen findet sich häufig bei frischen Wasserleichen.

Zu den **allgemeinen »Vitalreaktionen«** gehören:
- Blutaspiration
- Blutverschlucken
- Fettembolie
- Luftembolie

Zu den **allgemeinen Vitalreaktionen** gehören:
- Blutaspiration
- Blutverschlucken
- Fettembolie
- Luftembolie

- Einatmung von Gasen, z. B. CO
- Ausblutung
- Katecholaminerhöhung im Blut.

- CO-Aufnahme bei Verbrennungsvorgängen
- Ausblutung
- Streßreaktionen, z. B. Katecholaminerhöhungen im Blut bei Ersticken.

Lokale Vitalreaktionen sind:
- Blutunterlaufungen
- Schwellungen
- leukozytäre Reaktionen
- biochemische Befunde.

Zu den **lokalen »Vitalreaktionen«** an Wunden gehören:
- Blutunterlaufungen
- Schwellungen an Wundrändern
- leukozytäre (entzündliche) Reaktionen
- biochemisch erfaßbare Veränderungen, z. B. Histaminprobe an Strangmarken.

Merke ▶

> ▶ ***Merke.*** Nicht sehr ausgeprägte Blutungen im Gewebe können u. U. auch noch nach dem Tode entstehen, wenn es zu Gewalteinwirkungen auf den Leichnam kommt.

1.2.4 Spätere Leichenerscheinungen

Autolyse, Verwesung bzw. Fäulnis sind spätere Leichenerscheinungen. Sie sind von Todesart und Umgebungstemperatur abhängig und **zur Todeszeitbestimmung ungeeignet.**
Bei der Fäulnis fällt zuerst eine Grünverfärbung der Haut (durch Sulfhämoglobinbildung) im Unterbauchbereich auf.
Auftreibungen des Leibes entstehen durch Fäulnisgase. An der Haut treten Blasen auf, die leicht einreißen (◘ D-**7**). Durch Fäulnisvorgänge kann das Venennetz der Haut sichtbar werden (◘ D-**8**).

Vergiftungsgefahr durch Fäulnisprodukte besteht beim Berühren einer Leiche nicht.

Bei Blasenbildungen an der Haut kommen Fäulnis, Hitze und Kälte und Barbituratvergiftungen als wichtige Ursachen in Betracht.

Caspersche Regel: Fäulnisvorgänge, die an der Luft in 1 Woche eintreten, werden bei Wasserleichen erst nach 2 Wochen, im Erdgrab nach 8 Wochen beobachtet.
Mumifizierung (◘ D-**9**) und **Fettwachsbildung** erlauben nur grobe Schätzungen der Mindestliegezeit einer Leiche.

1.2.4 Spätere Leichenerscheinungen

Spätere Leichenerscheinungen sind **Autolyse,** durch Eigenenzyme des Körpers, und **Verwesung** bzw. **Fäulnis** durch Bakterientätigkeit. Sie sind von Todesart und Umgebungsbedingungen abhängig. Da sie ohne feste Regeln ablaufen, sind sie **zur Todeszeitbestimmung ungeeignet.**
Als erstes Zeichen der Fäulnis, bedingt durch Bakterien aus dem Darm, findet sich zumeist im Unterbauchbereich eine Grünverfärbung der Haut, beruhend auf der Bildung von Sulfhämoglobin.
Auftreibungen des Leibes entstehen durch Fäulnisgase: u. a. CH_4, CO_2, H_2S, NH_3. An der Haut treten Blasen auf, die leicht einreißen (◘ D-**7**). Ausfließen rötlicher Fäulnisflüssigkeit aus Körperöffnungen (Nase, Mund) kann Blutungen vortäuschen. Durch Fäulnisvorgänge kann das Venennetz der Haut sichtbar werden (◘ D-**8**), sog. »Durchschlagen des Venennetzes«.
Die Aufspaltung von Eiweißkörpern in Aminosäuren bei der Fäulnis bezeichnet man als Proteolyse.
Vergiftungsgefahr durch Eiweißfäulnisprodukte (Ptomaine) beim Berühren von Leichen besteht nicht, trotzdem sind die Vorschriften der Hygiene zu beachten, besonders bei septischen Erkrankungen wie z. B. Typhus!
Bei Blasenbildungen an der Haut sind außer Fäulnis als wichtige Ursachen in Betracht zu ziehen:
- Hitzeeinwirkung
- Erfrierung
- Barbituratvergiftung (Druckblasen u. a. über Knöcheln, Kniegelenken).

Die **Caspersche Regel** besagt, daß Fäulnisvorgänge, die an der Luft in 1 Woche ablaufen, bei Leichen im Wasser im allgemeinen erst nach 2 Wochen, bei Leichen im Erdgrab erst nach 8 Wochen zu entstehen pflegen.
Die selteneren Erscheinungen der lederartigen Vertrocknung, der sog. **Mumifizierung bei heißtrockener Umgebung** (nach etwa einem halben Monat bis zu Jahren) (◘ D-**9**) und der **Bildung von Fettwachs (Adipocire)** bei Einwirkung von Feuchtigkeit und Nässe (nach 6 Wochen bis zu Jahren),

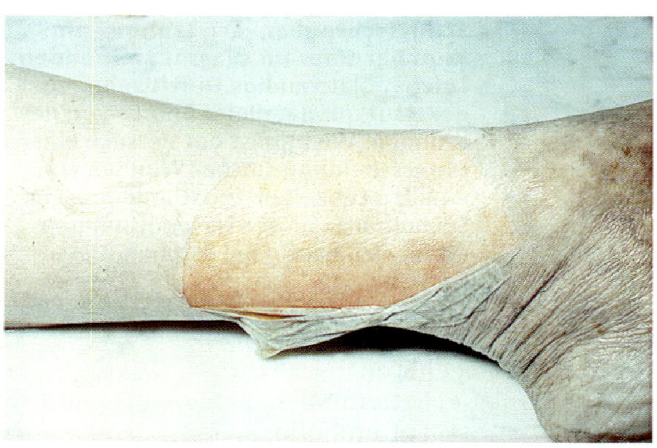

◘ D-7: Fäulniszeichen sind neben Totenflecken und Totenstarre ein sicheres Todeszeichen. Fäulnisblasen, hier am Unterschenkel, können einreißen. Blasen sind auch bei Hitzeeinwirkung, Erfrierung, Schlafmittelvergiftung (Druckblasen) zu beobachten.

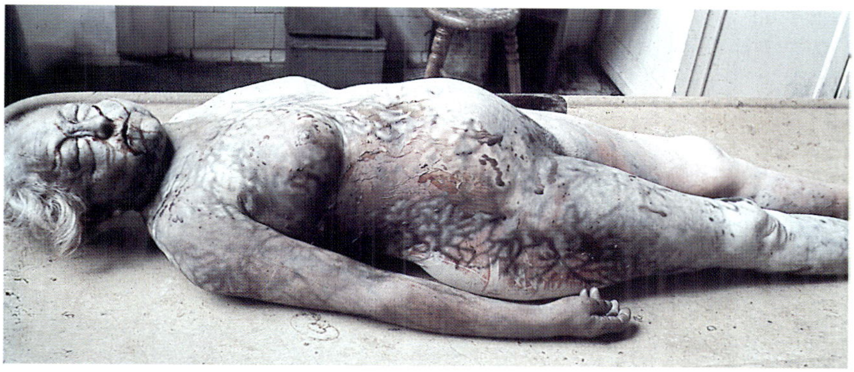

D-8: **Fortgeschrittene Fäulnis** mit massiver Auftreibung vor allem der Bauchhöhle, aber auch Gedunsensein des Gesichtes mit Schwellung der Augenlider, dazu Abfließen von Fäulnisflüssigkeit aus Mund und Nasenöffnungen und Fäulnisblasen an der Haut, die z. T. eingerissen sind. Sog. Durchschlagen des Venennetzes infolge von Fäulnisvorgängen in den Gefäßen. Bei Tod während der Schwangerschaft kann durch Fäulnisgase eine Frucht ausgestoßen werden (Sarggeburt).

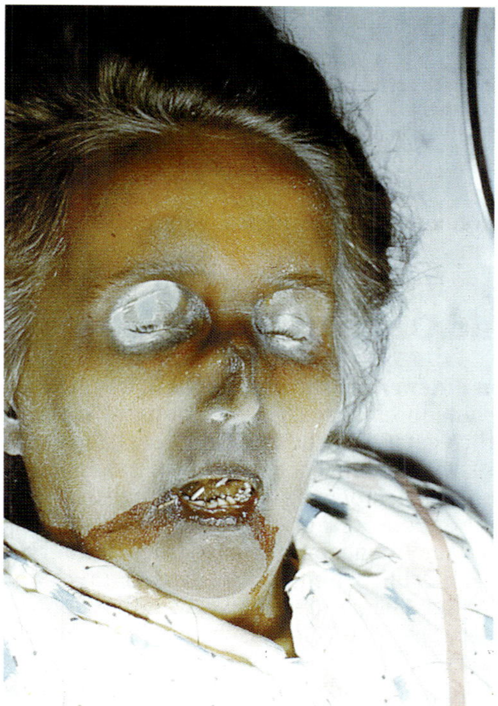

D-9: **Lederartige Vertrocknung, sog. Mumifizierung,** an der Gesichtshaut und Schimmelbefall an den Augenlidern. Abrinnspuren von rötlicher Fäulnisflüssigkeit aus der Mundhöhle können zu Verwechslung mit Blutabsonderungen führen. In der Mundhöhle sind einzelne Fliegenmaden sichtbar, deren Länge Rückschlüsse auf die Leichenliegezeit zulassen kann.

mit Erhalt der äußeren Konturen der Leiche, erlauben nur grobe Schätzungen der Mindestliegezeit. Letzteres gilt auch für die Skelettierung. Bei der Fettwachsbildung wird Körperfett nach Hydrolyse und Verflüssigung in gesättigte Fettsäuren und deren Alkalisalze umgewandelt.
Zur Beurteilung der Wasserliegezeit von Wasserleichen *s. Abschnitt 3.6 (S. 402)*. Verletzungen entstehen postmortal, wenn die Leiche in fließenden Gewässern in Bauchlage im Wasser über Steine, Geröll treibt (D-**10**).
Fliegenmaden, die aus den oft bald nach dem Tode abgelegten Eiern schlüpfen, können schon nach wenigen, u. U. 1–2 Wochen eine vollständige Skelettierung herbeiführen. Aus ihrer Länge in Millimetern kann auf das Schlüpfalter in Tagen geschlossen werden. Damit können vorsichtige Rückschlüsse auf die Leichenliegezeit erfolgen. Durch Ausscheidungen können Fliegenmaden die Leichenhaut bräunlich verändern, was als Verätzung fehlgedeutet

Verletzungen entstehen postmortal, wenn die Leiche in fließenden Gewässern in Bauchlage im Wasser über Steine, Geröll treibt (D-10).
Fliegenmaden können innerhalb von einigen Wochen eine völlige Skelettierung herbeiführen, dies gilt aber auch für alle möglichen anderen Tiere.
Aus der Länge von Fliegenmaden kann auf das Schlüpfalter in Tagen geschlossen werden.

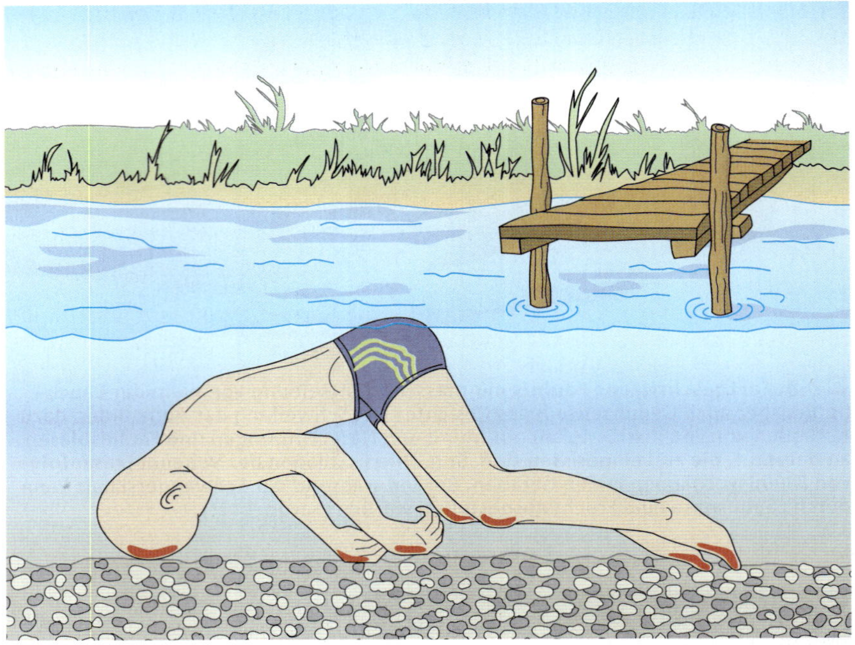

D-10: **Lokalisation postmortaler Treibverletzungen bei Wasserleichen,** die gewöhnlich in Bauchlage treiben und dabei z. B. am Grund von Gewässern Schürfverletzungen, bevorzugt an den rot angegebenen Stellen, erleiden können.

werden kann. Zur Skelettierung können im Freien auch alle möglichen anderen Tiere beitragen wie z. B. Katzen, Hunde, Füchse, Ameisen.

1.3 Leichenschau und Obduktion

Jede Leiche ist von einem Arzt zu untersuchen. Die Bestimmungen sind nicht bundeseinheitlich.
Die Todesbescheinigung wird vom Standesbeamten zur Beurkundung des Sterbefalles und Anfertigung der Sterbeurkunde benötigt.
Die Leichenschau ist in der Regel von den nächsten Angehörigen zu veranlassen.

1.3 Leichenschau und Obduktion

Jede menschliche Leiche ist von einem Arzt zu untersuchen. Die Bestimmungen über die Leichenschau sind, durch Ländergesetzgebung geregelt, in den Bundesländern nicht einheitlich gefaßt. Die bei der Leichenschau auszufüllenden Formulare werden Leichenschauschein/Todesbescheinigung genannt. Der Tod eines Menschen ist nach dem Personenstandsgesetz dem Standesbeamten anzuzeigen. Ihm sind die Formulare vorzulegen.
Die Leichenschau (besser, wenn auch ungebräuchlich: Leichenuntersuchung) ist in der Regel von den Hinterbliebenen zu veranlassen, und zwar sobald der Tod eingetreten ist. Außer Ehegatten oder Verwandten können auch andere Personen verpflichtet sein, eine Leichenschau zu veranlassen, wenn sie durch räumliche oder persönliche Beziehung vom Todesfall erfahren.

1.3.1 Aufgaben des Leichenschauers

Zur Leichenschau ist jeder niedergelassene Arzt verpflichtet.

1.3.1 Aufgaben des Leichenschauers

Die Leichenschau kann von jedem Arzt vorgenommen werden. Zur Leichenschau verpflichtet ist aber jeder niedergelassene Arzt, der in eigener Praxis den ärztlichen Beruf ausübt, in Krankenhäusern und Entbindungsheimen sind es die dort tätigen Ärzte. Die Vorschrift, die Leichenschau unverzüglich durchzuführen (wie im Land Baden-Württemberg), hat wohl den Sinn, bei Scheintod noch Reanimationsmaßnahmen veranlassen zu können. Sie kann zu der Forderung im Widerspruch stehen, daß Todesbescheinigung/Leichenschauschein nur bei sicheren Zeichen des Todes auszustellen sind, deren Auftreten Zeit benötigt. Allerdings erscheinen Totenflecken schon bald nach dem Tode. Manche Vorschriften nennen auch Fristen für die Leichenschau, z. B. innerhalb von längstens 24 Stunden nach dem Tod. Hier wird vorausgesetzt, daß die Feststellung des Todes vor der Leichenschau erfolgt ist.

Die Leichenschau muß über die Feststellung des klinischen Todes hinausgehen. Aufgabe des Leichenschauers ist die Feststellung
- des endgültigen Todes anhand mindestens eines sicheren Todeszeichens (Totenflecke, Totenstarre, Fäulniserscheinungen)
- der Todeszeit
- der Todesart (natürlich oder nicht natürlich)
- der zum Tode führenden Erkrankungen und der Todesursache

anhand seiner Untersuchungen, sowie aufgrund von Laienbeobachtungen und von Befunden und Auskünften des behandelnden Arztes bzw. Heilpraktikers.
Der Leichenschauer darf laut Bestattungsgesetz zum Ausfüllen des Leichenschauscheins/der Todesbescheinigung vom behandelnden Arzt und auch vom Heilpraktiker Auskünfte und Unterlagen fordern (Bestattungsgesetz).
Der Leichenschauer wird sich, wenn der Todeszeitpunkt unbekannt ist, nur mit Vorsicht zur Todeszeit äußern oder im Leichenschauschein vermerken: »Zuletzt gesehen...; tot aufgefunden...«.

Bei der Leichenschau sollen neben Feststellung des sicheren Todes die Todeszeit, Todesart (natürlich/unnatürlich) und Todesursache festgestellt werden.

Der Leichenschauer darf Auskünfte über den Krankheitsverlauf vor dem Tod vom behandelnden Arzt, auch Heilpraktiker, fordern.

Merke. Ein Entkleiden der Leiche sollte immer erfolgen, außer bei Erkennbarkeit oder Verdacht eines nichtnatürlichen Todes, wo es unterbleiben soll, um nicht wichtige Spuren zu zerstören.

◀ **Merke**

Unverzichtbar ist ein Entkleiden der Leiche, wenn Angaben zuverlässiger Personen fehlen, wie es zum Tod kam. Eine gute Anleitung zur Durchführung der Leichenschau bildet eine von *Vock* und *Schwerd* erarbeitete »Checkliste« (D-**13**).
Je nach Bundesland enthält die Todesbescheinigung Fragen zum Vorliegen übertragbarer Krankheiten (*vgl.* D-**11**, D-**12**). Bei Seuchenfällen muß der Amtsarzt vom Leichenschauer auf schnellstem, meist telefonischem Weg verständigt werden.
Bei Leichen, die vom Sterbeort (Wohnung, Krankenstation) in eine Leichenhalle verbracht werden, soll die Leichenschau vor der Überführung erfolgen. Auch wenn der Tote noch nicht identifiziert ist, muß der Arzt die Leichenschau durchführen und mit dem Leichenschauschein nach Landesrecht verfahren.

Eine gute Anleitung zur Durchführung der Leichenschau bildet eine Checkliste in D-**13**.

Je nach Bundesland enthält die Todesbescheinigung Fragen zum Vorliegen übertragbarer Krankheiten (*vgl.* D-**11**, D-**12**).

Bei Seuchenfällen muß der Leichenschauer den Amtsarzt verständigen.

Merke. Der Leichenschauer muß, unabhängig von der Todesart, bei Feststellung sicherer Todeszeichen einen Leichenschauschein ausfüllen.

◀ **Merke**

Der Notarzt wird in der Regel zu einem Zeitpunkt tätig, zu dem nur klinische Zeichen des Todes vorhanden sind, während die sicheren Todeszeichen noch fehlen. Schon deshalb dürfte seine Verpflichtung, den Leichenschauschein auszustellen, entfallen. Der Notarzt wird im Interesse anderer wichtiger Pflichten die Leichenschau einem andern Arzt übertragen lassen. Wie jeder Arzt wird der Notarzt beim geringsten Zweifel am Eintritt des Todes Wiederbelebungsversuche einleiten und die sofortige Krankenhauseinweisung veranlassen, ehe vielleicht voreilig der Tod festgestellt wird und Reanimationsversuche unterbleiben.
Der Leichenschauschein/die Todesbescheinigung ist in den Bundesländern unterschiedlich gestaltet (D-**11**). Eine Vereinheitlichung ist vorgesehen, mit der auch die unterschiedlichen Bezeichnungen (Leichenschauschein/Todesbescheinigung) wegfallen werden. Derzeit ist Bremen das einzige Bundesland, das vom Arzt nicht verlangt, sich im Leichenschauschein zur Todesart (natürlich/nicht natürlich/ungeklärt) zu äußern, allerdings muß er Auffälligkeiten (wie Platzwunden, Blutergüsse oder Medikamentenfunde) notieren. Die Bescheinigung wird vom Standesamt zur Beurkundung des Sterbefalles und Ausfertigung der Sterbeurkunde benötigt. Ohne diese Beurkundung darf keine Bestattung erfolgen. Die Bestattung darf in der Regel nicht früher als 48 Stunden und nicht später als 96 Stunden nach dem Tod erfolgen. Der sog. vertrauliche, zur Wahrung der ärztlichen Schweigepflicht verschließbare Teil mit Diagnosen, der an das Gesundheitsamt geht, dient zur Erstellung von Gesundheitsstatistiken in den statistischen Landesäm-

Der Notarzt wird im Interesse anderer wichtiger Pflichten die Leichenschau nicht durchführen.

Der Leichenschauschein ist in den Bundesländern unterschiedlich gestaltet (D-**11**).

Ohne Beurkundung des Sterbefalles darf keine Bestattung erfolgen.

Der vertrauliche Teil des Leichenschauscheins dient statistischen Zwecken. Die Angaben zur Todesursache sollen dabei eine Ursachenkette erkennen lassen (*s. Formular in* D-**12**).

Todesbescheinigung (Land Bayern) – Vorderseite

WICHTIG!

Für die Anmeldung des Sterbefalles möglichst Geburts- und Heiratsurkunde (und bei Eheschließungen nach dem 31. Dez. 1957 Abschrift oder Auszug aus dem Familienbuch) und amtlichen Personalausweis des Verstorbenen zum Standesamt mitbringen.

Vom Standesbeamten auszufüllen!
Standesamt ______
Eintragung vollzogen
Sterbebuch Nr. ______
Eintragung vorgemerkt
Vormerkliste Nr. ______

* Zutreffendes im entsprechenden ☐ ankreuzen.

Todesbescheinigung[1]

I. Personalangaben (Familienname – Ehename – ggf. Geburtsname und Vorname)

______

Geschlecht geboren am: ______ in ______
☐ männlich ☐ weiblich
Wohnung (Anschrift – Gemeinde – Straße und Hausnummer)

______
Kreis ______

Ort des Todes (Anschrift – Gemeinde – Straße und Hausnummer)

______
Kreis ______

Zeitpunkt des Todes (Tag, Monat, Jahr, Uhrzeit)
______ Uhr

Für Neugeborene, die innerhalb der ersten 24 Stunden gestorben sind, Lebensdauer in Stunden ______

II. Todesart* natürlicher Tod . . . ☐
nicht natürlicher Tod[2] (Unfall, Selbstmord, Tod durch strafbare Handlung oder sonstige Gewalteinwirkung) . . . ☐
nicht aufgeklärt, ob natürlicher oder nicht natürlicher Tod . . . ☐

III. Zuletzt behandelnder Arzt ______

______
Name, Anschrift und Fernsprechnummer des Arztes, der Anstalt

IV. War der Verstorbene an einer übertragbaren Krankheit im Sinne des Bundes-Seuchengesetzes erkrankt?* ja ☐ nein ☐
Wenn ja, sind besondere Verhaltensmaßregeln bei der Aufbewahrung, Einsargung, Beförderung und Bestattung zu beachten?* ja ☐ nein ☐

Die Leiche wurde von mir heute zur Feststellung der Todesursache sorgfältig untersucht. Sichere Zeichen des Todes wurden von mir wahrgenommen. — Diese und die umseitigen anderen Angaben auf Grund des von mir gewonnenen Urteils nach bestem Wissen gemacht zu haben, bezeuge ich mit eigenhändiger Unterschrift.

______, den ______ 19____

______
Unterschrift und Stempel des Arztes, der die Leichenschau vorgenommen hat

1. **Auch für Totgeborene ausfüllen!** Das sind totgeborene oder während der Geburt verstorbene Leibesfrüchte von mindestens 1000 Gramm Gewicht.
2. Es genügen bereits Anhaltspunkte, die für einen nicht natürlichen Tod sprechen.

Vordruck **5500.80** - 11/P - Pa 50 - Todesbescheinigung 2fach - (1) - nach amtl. Muster, MBek v. 19. 11. 1970
Erstausfertigung über StAmt an Amtsarzt (selbstdurchschreibendes Papier) (MABl S. 858, ber. 1979 S. 774)
Carl Link Verlag · Kolpingstr. 10, 8640 Kronach · 8000 München u. § 3 BestV 1970

D-**11 a: Todesbescheinigung** (Vorderseite).

Die Zuverlässigkeit der Diagnose in Leichenschauscheinen ist nicht groß.

tern. Die Angaben zur Todesursache sollen dabei eine Ursachenkette erkennen lassen, das Formular in D-**12** gibt ein Beispiel.
Allerdings ist die Zuverlässigkeit der Diagnosen in Leichenschauscheinen nicht als groß einzuschätzen, wenn sie nicht auf Obduktionsbefunden beruhen. Man schätzt, daß die Diagnosen in über 60% der Fälle fehlerhaft sind. Hinter der Diagnose »Herzschlag« können sich die verschiedenartigsten Krankheitsursachen, auch äußere Einwirkungen (Elektrotod, Vergiftung) verbergen.

Todesbescheinigung – Rückseite

Rückseite ohne Durchschrift ausfüllen
Zuerst Seitenteile nach innen falzen, dann von unten nach oben umschlagen!

Bitte nach Ausfüllung zukleben!

V. Todesursache[1]

A. Klinisch

(Bitte den Krankheitsablauf in der richtigen Kausalkette angeben, mit dem Grundleiden an letzter Stelle)

Zeitdauer zwischen Krankheit und Tod

1. Welche Krankheit oder Verletzung hat den Tod **unmittelbar** herbeigeführt?[1] a) ______ ______
als Folge von:
Welche Krankheiten oder Verletzungen lagen der Angabe unter a) . . . . b) ______ ______
als Folge von:
unter b) . . . . c) ______ ______
ursächlich zugrunde?
Grundleiden

2. Welche **anderen** wesentlichen Krankheiten bestanden zur Zeit des Todes? ______

B. Sektionsbefund

(Bitte den Krankheitsablauf in der richtigen Kausalkette angeben, mit dem Grundleiden an letzter Stelle)

1. Welche Krankheit oder Verletzung hat den Tod **unmittelbar** herbeigeführt?[1] a) ______ ______
als Folge von:
Welche Krankheiten oder Verletzungen lagen der Angabe unter a) . . . . b) ______ ______
als Folge von:
unter b) . . . . c) ______ ______
ursächlich zugrunde?
Grundleiden

2. Welche **anderen** wesentlichen Krankheiten bestanden zur Zeit des Todes? ______

1. Hierunter fällt nicht die Art des Todeseintritts, z. B. Versagen des Herzens oder Kreislaufs, Atemlähmung, Verblutung, allgemeine Schwäche, sondern die Krankheit, Schädigung oder Komplikation, welche den Tod herbeigeführt hat.

VI. Zusatzangaben

A. Bei Unfall, Vergiftung und Gewalteinwirkung einschl. Selbstmord

1. Äußere Ursache der Schädigung (nähere Angaben über den Hergang): ______

2. Unfallkategorie *
a) Arbeits- oder Dienstunfall (ohne Wegeunfall) . . ☐
b) Schulunfall (ohne Wegeunfall) . . . . . ☐
c) Verkehrsunfall (einschl. Wegeunfall zu a und b) . . . . . ☐
d) Häuslicher Unfall . . . ☐
e) Sport- oder Spielunfall (außer bei schulischer Veranstaltung oder im Haus) . . . ☐
f) Sonstiger Unfall ______ (nähere Angaben) ______

B. Bei Kindern unter 1 Jahr und Totgeborenen:

1. Wo wurde das Kind geboren *
a) im Krankenhaus ☐ b) zu Hause ☐ c) oder wo sonst? ______

2. Gewicht ______ g und Länge ______ cm bei der Geburt.
3. Mehrlingsgeburt? ja ☐ nein ☐*

C. Bei Frauen (im gebärfähigen Alter): Ist bekannt, ob die Verstorbene
1. schwanger war? ja ☐ __ Monat nein ☐*
2. in den letzten 3 Monaten entbunden hat? ja ☐ ______ (Datum) nein ☐

* Zutreffendes im entsprechenden ☐ ankreuzen.

D-**11 b: Todesbescheinigung** (Rückseite).

Forensischer Fall

Ein Arzt stellt als Todesursache »Blutsturz infolge einer Lungenkrankheit« fest, er nimmt natürlichen Tod an. Als die Bestatter die Leiche in den Sarg legen, fällt aus dem Rücken ein Projektil vom Kaliber 7.65. Es handelte sich um Tod durch Schuß.

Jede Leichenschau muß bei ausreichender Beleuchtung erfolgen, damit nicht wichtige Befunde übersehen werden.

Leichenschauschein – Vorderseite (Land Baden-Württemberg)

Leichenschauschein

Vom Standesbeamten auszufüllen!
Standesamt: ....
Sterbebuch-Nr.: ....
Vormerkliste-Nr.: ....

Bitte den Leichenschauschein umgehend dem Standesamt vorlegen. Verstöße hiergegen können geahndet werden.

Familienname (Ehename) und ggf. abweichender Geburtsname	Vorname
Geburtsdatum (nicht bei Totgeburten)	Geschlecht männl. ☐ weibl. ☐
Geburtsort (Gemeinde und Kreis)	
Wohnort (Gemeinde und Kreis) Straße und Hausnummer	
Ort des Todes/der Totgeburt (Gemeinde und Kreis, Straße und Nr., ggf. Name des Krankenhauses)	
Zeitpunkt des Todes/der Totgeburt (Tag, Monat, Jahr)	Uhrzeit Uhr
Anhaltspunkte für nicht natürlichen Tod: ja ☐ nein ☐	

Bei Totgeburten und Kindern unter 1 Jahr:

Die Geburt/Totgeburt erfolgte im Krankenhaus (Entbindungsanstalt): ja ☐ nein ☐

Gewicht und Größe bei der Geburt/Totgeburt: .... g .... cm.

Mehrlingsgeburt: ja ☐ nein ☐

Für Neugeborene, die innerhalb der ersten 24 Stunden gestorben sind:

Lebensdauer in Stunden: ....

Die Leiche wurde von mir sorgfältig untersucht. Den Leichenschauschein habe ich nach bestem Wissen ausgefüllt.

Der Arzt

Ort, Datum | Name und Anschrift (deutlich schreiben oder Stempel) | Unterschrift

Der Leichenschauschein dient statistischen Zwecken. Die Angaben über die Todesursachen sind vertraulich. Der Leichenschauschein wird deshalb vom Arzt verschlossen, bevor er weitergegeben wird. Er darf nur vom Gesundheitsamt geöffnet werden.

D-**12 a: Leichenschauschein** (Vorderseite)

Leichenschauschein – Rückseite

Achtung! Zuerst Deckblatt des Selbstklebestreifens abziehen, dann Seitenteile nach innen falzen, von unten nach oben umschlagen und zukleben.

Vertraulicher Teil

Todesursachen (Bitte möglichst **Ursachenkette** angeben. **Keine Endzustände** eintragen, wie z. B. Herz- und Kreislaufversagen, Atemlähmung)

		ggf. Zeitdauer zwischen Krankheitsbeginn und Tod
1. Unmittelbare Todesursache: (z. B. Pneumonie)	....	....
2. Diese ist Folge von: (z. B. Lungenembolie)	....	....
3. Hierfür ursächl. Grundleiden: (z. B. Thrombose)	....	....
Andere wesentliche Krankheitszustände im Zeitpunkt des Todes: (z. B. Diabetes)	....	

Obigen Eintragungen liegt ein Sektionsbefund zugrunde: ja ☐ nein ☐

Bei Unfall ☐ Vergiftung ☐ Gewalteinwirkung ☐ Selbsttötung[1)]☐

1. Nähere Angaben über den Hergang, ggf. auch über Art der beteiligten Fahrzeuge: ....

2. Unfallkategorie[1)]
   - a) Verkehrsunfall ☐
     der Verstorbene war
     - Fahrer ☐
     - Mitfahrer ☐
     - Radfahrer ☐
     - Fußgänger ☐
     - Sonstiges ☐
   - b) Arbeits- oder Dienstunfall ☐
   - c) Schulunfall ☐
   - d) Sport-/Spielunfall ☐
   - e) häuslicher Unfall ☐
   - f) sonstiger Unfall ☐

[1)](ggf. können mehrere Kästchen angekreuzt werden)

Bei Frauen: Ist bekannt, ob
1. eine Schwangerschaft vorlag? ja ☐ .... Monat, nein ☐ ,
2. in den letzten 3 Monaten eine Entbindung erfolgte?
ja ☐ am .... nein ☐ .

D-**12 b: Leichenschauschein** (Rückseite).

Was muß der Arzt bei der Leichenschau beachten?

Name: Vorname: geb.:

(Leichenschau muß auch bei nichtidentifizierten Leichen durchgeführt werden! Meldepflicht beachten!)

Wohn-/Fundort:

Zeitpunkt der Leichenschau (Datum, Uhrzeit):

Sofern der Tod nicht unter Beobachtung eingetreten ist:

I. Verstorbene/r entdeckt von:
Wurde die Lage der Leiche verändert? Reanimationsmaßnahmen? Injektionen? Intubation u. a.?

II. Umfeld (Lokalität, Alkoholflaschen, Zigaretten, Medikamente, Spritzen,
Hinweis auf Krankheiten, z. B. Krankenschein, Rezepte, Strangwerkzeug, Waffen)

III. Lage der Leiche (Rücken – Bauch – rechte/linke Seite – Kopf nach rechts/ links/ Kopftieflage ja/nein
Besonderheiten der Extremitätenstellung)

IV. Bekleidung (Zustand, Beschädigungen, Verschmutzungen, Blutanhaftungen, Flüssigkeitsdurchtränkungen o. ä.)

V. Maßnahmen während der Leichenschau (Kleider ein- oder aufgeschnitten, hochgeschlagen, aufgerissen, geöffnet, ausgezogen)

VI. Beschreibung der Leiche

1. Totenstarre (Kiefergelenk: schwach – stark ausgeprägt/gelöst;
Arme und Hände: schwach – stark ausgeprägt/gelöst;
Beine und Füße: schwach – stark ausgeprägt/gelöst)

2. Totenflecken (nicht – gering – mittel – stark ausgebildet;
Farbe: hell – dunkel, rot, blauviolett; wegdrückbar ja/nein;
Verteilung entsprechend der Leichenlage, also an den abhängigen Körperpartien ja/nein)

3. Weitere Leichenveränderungen (Fäulnis, Madenbefall, Tierfraß, Waschhautbildung, Mumifizierung, Skelettierung)

4. Geruch (Druck auf linken Rippenbogenrand in der Medioklavikularlinie; an Mund und Nase riechen.
Aromatischer Geruch = Verdacht auf Alkohol;
knoblauchartiger Geruch = Verdacht auf E 605)

5. Kopf (behaarten Kopf inspizieren, Verletzungen? Tasten nach Frakturen)

6. Augen (Bindehäute inspizieren, Taschenlampe! Ektropionieren!
Punktförmige Blutungen? – Pupillen: anisokor, nicht – rund, eng – mittelweit – weit – Sonstiges?)

7. Nase (Nasengerüst nicht intakt,
Blutung rechts/links, Abrinnspuren,
Verlauf? – Schaumpilz ja/nein. – Sonstiges?)

8. Ohren (Blutung rechts/links, Ohröffnung – Abrinnspuren. Verletzungen, punktförmige Blutungen hinter den Ohren? – Sonstiges?)

9. Mund (geöffnet – geschlossen; Schaumpilz ja/nein; Erbrochenes ja/nein;
Blutung oder Flüssigkeitsaustritt ja/nein – Abrinnspuren, Verlauf? – Lippeninnenseite unverletzt;
Ätzspuren. – Sonstiges? – Mundhöhle: frei – ja/nein; Inhalt?
Zunge: hinter – zwischen den Zahnreihen; unverletzt; Gebiß)

10. Hals (Nackeninspektion! Abnorme Beweglichkeit des Halses ja/nein;
Würgemale ja/nein; Strangulationsfurche ja/nein;
Strangulationswerkzeuge unverändert lassen!)

11. Thorax (Verletzungen?)

12. Bauch (Verletzungen?)

13. Genitale (Urinabgang ja/nein; Blutungen? Fremdkörper)

14. After (Kotabgang, Blutungen? Sonstiges?)

15. Arme, Hände (Strommarken, alte/frische Injektionsstellen; Verletzungen;
alte/frische suizidale Probierschnitte am Handgelenk, Verfärbungen,
Fingernägel und Nagelbett inspizieren! Befunde rechts/links?)

16. Beine und Füße (Strommarken, Verletzungen, Hautblasen, z. B. bei Barbituratintoxikation?)

17. Rücken (Verletzungen?)

18. Ernährungszustand (wichtig bei Säuglingen, Kleinkindern und alten Menschen. – Pflegezustand?)

19. Sonstige Bemerkungen (Fotografien, Asservierungen, Information durch mit- bzw. vorbehandelnde Ärzte u. a.)

Polizei informiert um: Uhr durch

Bei nichtnatürlicher Todesart, nichtgeklärter Todesart sowie bei unbekannten Toten unverzüglich Polizei benachrichtigen!

D-**13: Formular für die Durchführung einer Leichenuntersuchung** *(nach Vock/Schwerd).*

Forensischer Fall

Ein Arzt wird nachts zur Leichenschau gerufen. Der Tote hatte sich im Badezimmer erhängt, war von den Angehörigen aber abgenommen und in den Flur gelegt worden. Dem Arzt wurde von einem Herzleiden des älteren Mannes berichtet. In dem schlecht beleuchteten Flur übersah der Arzt die Strangfurche am Hals und bescheinigte natürlichen Tod. Erst dem Leichenbestatter fiel beim Abholen der Leiche die Strangfurche auf, er veranlaßte die Hinzuziehung der Polizei.

Der Arzt hat sich, nach der Berufsordnung, »hinreichende Aufzeichnungen« über das Ergebnis der Leichenschau zu machen. Leichenschauschein und Todesbescheinigung erhält zur unverzüglichen Weiterleitung an das Standesamt derjenige, der die Leichenschau veranlaßt hat.

▶ ***Merke.*** Vorsätzliches oder leichtfertiges Ausstellen einer falschen Bescheinigung kann als Ordnungswidrigkeit verfolgt werden.

◀ **Merke**

Mit der Ausfüllung des Leichenschauscheins ist die Leiche noch nicht zur Bestattung freigegeben. Bei Anhaltspunkten für nichtnatürlichen Tod erfolgt die Freigabe durch die Staatsanwaltschaft.
Vor **Feuerbestattungen** ist in den meisten Bundesländern eine zweite ärztliche Leichenschau derzeit noch vorgeschrieben.
Blutentnahmen bei der Leiche sollen aus der Vena femoralis erfolgen (*s. Abschnitt 10.3.3, S. 448*).

Mit der Ausfüllung des Leichenschauscheines ist die Leiche noch nicht zur Bestattung freigegeben.
Vor Feuerbestattungen ist in den meisten Bundesländern eine zweite ärztliche Leichenschau vorgeschrieben.

1.3.2 Todesart

1.3.2 Todesart

▶ ***Definition.*** **Natürlicher Tod** ist ein Tod infolge von Krankheiten, Mißbildungen, Lebensschwäche. Bei Tod im Krankenhaus liegt meist ein »natürlicher Tod« vor, wenn nicht etwa ein Behandlungsfehler oder ein Fremd- bzw. Eigenverschulden zur Debatte stehen, bei denen staatsanwaltschaftliche Ermittlungen in Betracht kommen.

◀ **Definition**

▶ ***Definition.*** Der Begriff **nichtnatürlicher** (= unnatürlicher) **Tod** kommt aus der Strafprozeßordnung. Er ist nicht klar definiert, es besteht entweder Fremdverschulden, wie vorsätzliche und fahrlässige Körperverletzung, Tötung einschließlich Vergiftung, oder eigenes Verschulden wie Unfall ohne Fremdeinwirkung, Suizid.

◀ **Definition**

Es handelt sich bei nichtnatürlichem Tod um Fälle, bei denen staatsanwaltschaftliche Ermittlungen in Betracht kommen. Bei unerwartetem, plötzlichem Tod ist grundsätzlich die Möglichkeit eines nichtnatürlichen Todes in die Überlegungen einzubeziehen. Leider sehen es die Leichenschauscheine bisher nicht in allen Bundesländern vor, die Diagnose natürlicher/nichtnatürlicher Tod – als nicht entscheidbar – offenzulassen (*vgl.* ◘ D-**12** u. D-**13**).

Nicht in allen Bundesländern sehen die Leichenschauscheine vor, die Diagnose natürlicher/nichtnatürlicher Tod – als nicht entscheidbar – offenzulassen (*vgl.* ◘ D-12 u. D-13).

▶ ***Merke.*** Bei Anhaltspunkten für nichtnatürlichen Tod, z. B. Verdacht einer strafbaren Handlung, eines Selbstmordes, eines Unglücksfalls oder bei Auffindung **unbekannter** Toter, hat der Leichenschauer sogleich die Polizei zu verständigen!

◀ **Merke**

Die Auffindungssituation soll bei nichtnatürlichem Tod möglichst unverändert bleiben. Soweit Rettungsversuche in Frage kommen, haben diese natürlich Vorrang. Der Leichenschauer soll Sorge dafür tragen, daß wichtige Untersuchungsgegenstände aus dem Umfeld des Toten (z. B. ein Abschiedsbrief oder ein Trinkglas bei Vergiftungsverdacht) nicht beseitigt werden.

Bei Verdacht auf nichtnatürlichen Tod soll der Leichenschauer dafür sorgen, daß bis zum Eintreffen der Polizei an der Leiche und in der Umgebung keine Veränderungen vorgenommen werden;

ein Entkleiden der Leiche soll unterbleiben.

Bei nichtnatürlichem Tod sollte eine Obduktion durch den Leichenschauer angeregt werden, vor allem um den ursächlichen Zusammenhang zwischen einem Ereignis, z. B. einem Unfall, und dem Tode sicher zu klären. Manchmal treffen mehrere Ereignisse zusammen, z. B. eine schwere Organerkrankung und ein Verkehrsunfall.

Forensischer Fall

Eine Frau mittleren Alters wird tot in ihrem Pkw aufgefunden, der leicht von der Straße abkam. Man nimmt zunächst einen plötzlichen Tod durch Herzversagen, also natürlichen Tod an. Die vorsorglich durchgeführte Obduktion ergibt als Todesursache eine HCN-Vergiftung. Die Totenflecken waren dabei übrigens sehr intensiv, jedoch nicht hellrot.

Schwierig kann die Beurteilung für den Leichenschauer sein, wenn z. B. eine hypertone Massenblutung zum Tod führte und im Zusammenhang damit noch ein Sturz mit Verletzung am Kopf erfolgte.

1.3.3 Identifizierung

Für die Identifizierung der Leiche ist neben dem Zahnstatus die Bestimmung von Geschlecht, Körpergröße und individuellen Besonderheiten besonders wichtig.

Zur Schätzung des Alters eignen sich:

- **das Gebiß (Zahnentwicklung; Abnutzung, jedoch mit großen Schwankungen; Zahnersatz)**
- **die Haarbeschaffenheit (grau, schütter),**
- **Hautfaltenbildungen, Auftreten brauner Flecken an der Haut.**

An Leichenteilen können Geschlechtsbestimmungen und Blutgruppenbestimmungen zur Identifizierung in Frage kommen sowie DNA-Nachweis.
Bei Skelettfunden kann u. a. die Körpergröße durch Messen langer Röhrenknochen ermittelt werden, das Geschlecht anhand der Beckenform, das Alter an Verknöcherungen z. B. der Rippenknorpel.
Röntgenbilder können zur Identifizierung beitragen.
Obduktionen können für die Identifizierung wichtige Befunde liefern.

1.3.3 Identifizierung

Bei frischen Leichen führen meist Vergleiche mit Lichtbildern, auch die Art der Kleidung, Schmuckstücke sowie besondere Merkmale (Narben, Tätowierungen) und Fingerabdrücke zur Identifizierung.
Besonders wichtig ist die Erhebung des Zahnstatus, die gewöhnlich auch bei Brandleichen noch möglich ist, dazu die Feststellung von Geschlecht, Körpergröße, individuellen Besonderheiten.

Zur Schätzung des Alters eignen sich:

- das Gebiß (Zahnentwicklung; Abnutzung, jedoch mit großen Schwankungen; Zahnersatz)
- die Haarbeschaffenheit (grau, schütter)
- Hautfaltenbildungen
- Auftreten brauner Flecken an der Haut.

Liegen nur Leichenteile vor, so kann zur Geschlechtsbestimmung der Nachweis von Sexchromatin in Frage kommen, auch Blutgruppenbestimmungen kommen in Betracht sowie DNA-Bestimmung.
Am Skelett können das Geschlecht anhand der Beckenform und des Knochenbaus ermittelt werden, ferner die Körpergröße durch Messen einzelner langer Röhrenknochen anhand von Tabellen und Formeln, auch individuelle Besonderheiten (z. B. alte Frakturstellen). Weiter können Schätzungen des Alters aus Verknöcherungen von Schädelnähten, Epiphysenlinien, Rippenknorpeln und auch der Leichenliegezeit (anhand von Zerfallserscheinungen am Knochen) erfolgen. Ein Vergleich von Röntgenbildern zu Lebzeiten mit solchen, die nach dem Tod angefertigt werden, kommt in Frage.
Auch bei der Obduktion können sich für die Identifizierung wichtige Befunde ergeben, z. B. Zeichen operativer Eingriffe.

Forensischer Fall

Unter einer Autobrücke wird die teilweise verkohlte Leiche einer jungen Frau gefunden. Die Obduktion ergibt trotz der Brandeinwirkung noch Spuren gewaltsamer Erstickung an den Halsorganen. Außerdem wird eine Gravidität Mens III festgestellt. Ein in der Nähe des Leichenfundortes gefundener Zeitungsrest und ein Schmuckanhänger mit einem Namen führen zu Umfragen bei Gynäkologen des Verteilungsgebietes der Zeitung. Es gelingt innerhalb eines Tages eine Identifizierung der Toten.

1.3.4 Leichenrecht, Organentnahme

> ▶ ***Merke.*** Eine Leiche ist weder Person noch Sache, dennoch ist sie vor unerlaubten Eingriffen geschützt.

Die unbefugte Wegnahme einer Leiche oder von Teilen einer Leiche wird als Störung der Totenruhe strafrechtlich verfolgt. Angehörige haben ein gewisses (ideelles) Verfügungsrecht über einen Leichnam.

Eine von dem Spender vor dem Tode oder von den Angehörigen erteilte Einwilligung nach dem Tode des Spenders gestattet die Organentnahme zur Transplantation, bei unnatürlichem Tod mit Zustimmung der Staatsanwaltschaft. Gesetzlich geregelt ist die Organspende bisher nicht. Ärzte halten es im Grunde für unzumutbar, Verwandte eines Hirntoten zu fragen, ob sie der Entnahme verpflanzbarer Organe wie Herz, Niere, Hornhaut zustimmen, wenn kein Spenderausweis vorliegt. Doch sollte die Organentnahme nur mit deren Zustimmung erfolgen, gegebenenfalls nach Beratung der Angehörigen über die Hirntoddiagnostik.

1.3.4 Leichenrecht, Organentnahme

◀ **Merke**

Die Organentnahme ist bei Einwilligung des Spenders vor dem Tode oder seiner Angehörigen nach dem Tode zulässig.

1.3.5 Obduktionen (Leichenöffnungen)

Klinische Obduktionen bei Tod im Krankenhaus sind an sich nicht rechtswidrig, auf jeden Fall bei Einwilligung des Patienten vor dem Tod erlaubt. Vorformulierte Einwilligungserklärungen in Krankenhausaufnahmeverträgen sind zulässig. Eine Entscheidung, eventl. ein Widerspruch der Angehörigen innerhalb einer gewissen Frist (etwa ein halber Tag), sollte abgewartet werden.

Die auf Antrag der Staatsanwaltschaft von einem Richter nach der Strafprozeßordnung (StPO) angeordnete Obduktion zur Klärung von Todesart (natürlicher/unnatürlicher Tod) und -ursache ist erzwingbar. Sie muß von zwei Ärzten durchgeführt werden, ein Staatsanwalt kann, muß aber nicht anwesend sein. Dem behandelnden Arzt kann die Anwesenheit gestattet werden, er kann auch zur Anwesenheit aufgefordert werden, um aus der Krankengeschichte Aufschlüsse zu geben (§ 87 StPO). Es sind alle drei Körperhöhlen (Kopf-, Brust-, Bauchhöhle) zu öffnen.

Eine Exhumierung (Ausgrabung) schon beerdigter Leichen kann zur Klärung von Todesart und -ursache gerichtlich angeordnet werden. Die Erfolgsaussichten lassen sich im voraus nicht zuverlässig bestimmen. Knochenverletzungen nach Verkehrsunfällen lassen sich unbegrenzt lang nachweisen. Metallgifte wurden bis zu Jahren nach dem Tode nachgewiesen, organische Gifte von einigen Wochen bis zu Jahren (*s. Abschnitt 9, S. 432*). Auch natürliche Todesursachen wie Koronarverschluß, Gefäßruptur, Lungenembolie lassen sich oft lange nachweisen.

Auch bei Seuchenverdacht (Bundesseuchengesetz) kann vom Gesundheitsamt eine Obduktion angeordnet werden. Bei Feuerbestattungen kann sie ebenfalls verlangt werden.

Berufsgenossenschaften und gesetzliche Versicherungen können nach der Reichsversicherungsordnung (RVO) zur Klärung der Leistungspflicht Obduktionen verlangen, bei denen aber die Angehörigen des Verstorbenen um Einverständnis gebeten werden. Die Zustimmung holt der Versicherer ein. Verweigerung der Zustimmung kann zum Verlust der Leistungen führen. Auch private Versicherungen können auf einer Obduktion bestehen.

Ergeben sich bei einer nichtgerichtlichen Obduktion Anhaltspunkte für nichtnatürlichen Tod, so ist (nach einer Regelung im Land Bayern) die Sektion abzubrechen und Meldung bei Staatsanwaltschaft oder Polizei zu machen.

1.3.5 Obduktionen (Leichenöffnungen)

Klinische Obduktionen sind nicht rechtswidrig, sollten aber nur bei Einwilligung vor dem Tod bzw. mit Zustimmung der Angehörigen erfolgen.

Keiner Zustimmung von Angehörigen bedürfen die gerichtliche Obduktion (gemäß StPO) zu Klärung der Todesart und -ursache und Obduktionen bei Seuchenverdacht oder vor Feuerbestattung.

Eine Exhumierung kann zur Klärung von Todesart und -ursache gerichtlich angeordnet werden.
In exhumierten Leichen wurden Metallgifte bis zu Jahren, organische Gifte Wochen bis Jahre nachgewiesen.

Bei Seuchenverdacht und vor Feuerbestattungen kann eine Obduktion angeordnet werden.
Berufsgenossenschaften und Versicherungen können zur Klärung der Leistungspflicht Obduktionen verlangen. Verweigerung der Zustimmung kann zum Verlust der Leistungen führen.

Bei Anhaltspunkten für nichtnatürlichen Tod während einer nichtgerichtlichen Obduktion ist diese abzubrechen, Staatsanwalt oder Polizei sind zu informieren.

1.4 Plötzlicher Tod aus natürlicher Ursache
Der Tod tritt hierbei unerwartet, oft aus scheinbarer Gesundheit, und meist auch rasch ein.

Bei plötzlichem Tod ist stets auch ein nichtnatürlicher Tod in Betracht zu ziehen.
Zum plötzlichen Tod im Säuglingsalter führen besonders häufig Infekte der Atemwege, oft mit geringen Krankheitssymptomen.
Eine Obduktion sollte stets angestrebt werden, auch um die Eltern zu entlasten.

1.4 Plötzlicher Tod aus natürlicher Ursache

Der Tod tritt hierbei unerwartet, oft aus scheinbarer Gesundheit, und meist auch rasch ein.
Solche Fälle sind in der Regel für den Leichenschauer nicht klar zu beurteilen. Er sollte daher im vertraulichen Teil des Leichenschauscheins zur Todesursache schreiben: »Ohne Sektion nicht feststellbar«. Stets ist ein unnatürlicher Tod in Betracht zu ziehen.
Die Ursachen des plötzlichen, unerwarteten Todes im frühen Kindesalter (Sudden Infant Death Syndrome = SIDS), innerhalb des 1. (–2.) Lebensjahres, sind nicht immer genügend zu klären, es spielen meist wohl mehrere Faktoren eine Rolle. Die Häufigkeit solcher Todesfälle wird auf 2–3 je 1000 Lebendgeborene geschätzt. Auf der Suche nach Vorboten des plötzlichen Kindstodes wurden Apnoe-Episoden gefunden. Sehr oft bestehen bei SIDS Infekte der Atemwege (wie Kapillarbronchitis) mit zu Lebzeiten nur geringen Symptomen. Es werden auch Enteritis, Otitis, manchmal Meningitis, Enzephalitis gefunden. Nicht selten liegt bei Zuziehung des Arztes der Tod schon Stunden zurück. Auch ohne äußerlich sichtbare Verletzungsspuren kann ein unnatürlicher Tod vorliegen. Eine Obduktion sollte stets angestrebt werden, auch um die Eltern zu entlasten, z.B. vom Vorwurf mangelnder Betreuung.

Merke ▶

▶ ***Merke.*** Ein gesunder Säugling kommt kaum um, wenn er mit dem Kopf unter weiche Bedeckung gerät, im Sterbevorgang »wühlen« sich allerdings manchmal Säuglinge regelrecht unter das Bettzeug.

Forensischer Fall

Ein 6 Monate alter Säugling leidet seit 2 Tagen an katarrhalischen Erscheinungen. Die Mutter gibt ihm am Abend gegen 22 Uhr eine Flasche. Die Nacht verläuft scheinbar ruhig. Am Morgen gegen 7 Uhr findet die Mutter das Kind tot im Bett liegen, teilweise unter der Bettdecke. Die Obduktion läßt eine intensive Rötung der Trachea, Blutaustritte unter Pleura und Perikard, Zeichen einer Blutverteilungsstörung an der Leber erkennen. Die virologische Untersuchung des Leichenblutes ergibt Hinweise auf eine frische Influenza-Infektion.

Bei Erwachsenen sind Herz- und Gefäßkrankheiten, Erkrankungen der Atmungsorgane und des Gehirns die häufigsten Ursachen eines unerwarteten Todes.
Relativ häufig führt eine Lungenembolie zum unerwarteten Tod.

Bei Erwachsenen steht bei unerwartetem Tod im Vordergrund der Herz- und Gefäßtod auf dem Boden einer oft generalisierten Atherosklerose (z.B. Koronarverschluß), gefolgt von Tod bei Erkrankungen der Atmungsorgane (z.B. Lungenentzündung), des Gehirns (z.B. infolge Apoplexie, Aneurysmablutung) und seiner Häute, seltener des Verdauungstraktes (z.B. Ösophagusvarizenblutung) und des Urogenitalsystems (z.B. Urämie). Relativ häufig führt eine Lungenembolie zum unerwarteten Tod! Sehr rasch pflegt der sog. Bolustod zu verlaufen (*s. S. 402*). Auch Coma diabeticum, Coma hepaticum, allergischer Schock können zu unerwarteten Todesfällen führen.

Forensischer Fall

Eine ältere Patientin eines psychiatrischen Krankenhauses bricht beim Abräumen der Tische nach dem Mittagessen plötzlich zusammen. Der Tod tritt ganz akut ein. Wiederbelebungsversuche sind erfolglos. Bei der Obduktion wird festgestellt, daß ein offenbar hastig beim Hinaustragen der Essensreste verschlungenes Fleischstück sektpfropfenartig den Kehlkopfeingang verschließt.

Bei Verdacht des Todes im zerebralen Anfall ist auf Zungenbiß zu achten.
Bei Frauen im gebärfähigen Alter ist auch an eine Abtreibung zu denken.
Generell sollte bei unerwartetem Tod eine Obduktion zur Aufklärung von Todesart und -ursache angestrebt werden.
Dem Leichenschauer steht die Anordnung einer Obduktion nicht zu.

Bei Verdacht des Todes im zerebralen Anfall ist auf Zungenbiß zu achten, der, falls entstanden, aber meist nur bei der Obduktion nachweisbar ist.
Bei Frauen im gebärfähigen Alter ist an einen Zusammenhang mit einer Gravidität (z.B. an Ruptur bei Eileiterschwangerschaft, auch an illegale Abtreibung) zu denken.
Wie bei Kindern sollte bei unerwartetem Tod von Erwachsenen eine Obduktion zur Aufklärung der Todesart (natürlich, nichtnatürlich) und der genauen Todesursache angestrebt werden. Die Anordnung einer Obduktion steht allerdings dem Leichenschauer nicht zu.

2 Forensische Traumatologie

2 Forensische Traumatologie

Definition. Ziel der **forensischen Traumatologie als Wissenschaft** ist die Erarbeitung von Regeln über die Zusammenhänge zwischen den Erscheinungsformen von Verletzungen, ihren Ursachen und den modifizierenden Einflußfaktoren sowie den Verletzungsfolgen.

◀ **Definition**

Auf solche Erkenntnisse gründen in der **forensisch-traumatologischen Praxis** z.B. Rekonstruktionen der kinematischen und dynamischen Verletzungsursachen, die Bestimmung des Verletzungsalters, auch die Bewertung der Kausalität von Verletzungen für Krankheitszustände oder den Todeseintritt und damit die Abgrenzung der Verletzungsfolgen von verletzungsunabhängigen Gesundheitsstörungen. Mit der Bereitstellung wissenschaftlicher Erkenntnisse zur Klärung solcher Fragen gewinnt die forensische Traumatologie eine herausragende Bedeutung nicht nur für strafrechtliche, sondern auch für zivil- und versicherungsrechtliche Verfahren.

2.1 Rechtsbegriffe, Rechtsbereiche, Kausalitätsfragen

2.1 Rechtsbegriffe, Rechtsbereiche, Kausalitätsfragen

Verletzungen mit und ohne Todesfolge sind unter rechtlichen Gesichtspunkten, insbesondere unter dem Kriterium des Verschuldens, in drei große Gruppen einzuteilen – Verletzungen durch fremde Hand, Verletzungen durch eigene Fahrlässigkeit oder »höhere Gewalt« und vorsätzliche Selbstverletzungen oder Selbsttötungen.

- Verletzungen durch fremde Hand:
  - vorsätzlich
  - fahrlässig

Wer einen anderen verletzt oder tötet, kann strafrechtlich verfolgt und bestraft werden; zivilrechtlich hat er möglicherweise für Schadensersatz und Schmerzensgeld zu haften. Nicht durch fremde Hand zustande gekommene Verletzungen werden im Sozialversicherungsrecht und im privaten Unfallversicherungsgesetz als Unfall gewertet, wenn sie nicht absichtlich herbeigeführt wurden. Vorsätzliche Selbstverletzungen können strafrechtlich unter dem Gesichtspunkt der Vortäuschung einer Straftat relevant sein. Ärztliche Aufgabe kann es neben Diagnostik und Therapie sein, Verletzungen unter diesen rechtlichen Rahmenbedingungen richtig zu interpretieren, zu dokumentieren und die Kausalität zwischen den angegebenen schädigenden Ereignissen und den Verletzungsfolgen zu beurteilen.

- Selbstverletzungen:
  - vorsätzlich
  - fahrlässig
  - durch »höhere Gewalt«.

2.1.1 Strafrechtliche Einteilung von Körperverletzungs- und Tötungsdelikten

2.1.1 Strafrechtliche Einteilung von Körperverletzungs- und Tötungsdelikten

Straftaten gegen das gesetzlich geschützte Rechtsgut Leben sind in den §§ 211 bis 229 des Strafgesetzbuches (StGB) beschrieben und als **Verbrechen** (§§ 211, 212) bzw. **Vergehen** (§§ 213, 216, 217, 218, 219, 222) qualifiziert. Im wesentlichen werden folgende Körperverletzungs- und Tötungsdelikte unterschieden (▤ D-**2**).

Verbrechen sind Straftaten, die mit einer Mindeststrafe von 1 Jahr Haft bedroht sind.
Vergehen sind Straftaten, die mit Geldstrafe oder Mindestfreiheitsstrafe unter 1 Jahr bedroht sind (▤ D-**2**).

D-2: Straftaten gegen die Gesundheit oder das Leben

Tötung	vorsätzlich	§ 211	Mord
		§ 212	Totschlag
		§ 216	Tötung auf Verlangen
		§ 217	Kindstötung
		§ 218	Schwangerschaftsabbruch
	fahrlässig	§ 222	fahrlässige Tötung
Verletzung	vorsätzlich	§ 223	vorsätzliche Körperverletzung
		§ 223 a	gefährlich
		§ 224	schwer
		§ 226	mit Todesfolge
	fahrlässig	§ 230	fahrlässige Körperverletzung

Fahrlässige Tötung im Rahmen ärztlicher Tätigkeit

Beispiel: Als fahrlässige Tötung kann ärztliches Handeln gewertet werden, wenn ein Patient vom behandelnden Arzt nicht an eine Spezialklinik überwiesen wird und deshalb stirbt. Fahrlässigkeit setzt Pflichtwidrigkeit und Vorhersehbarkeit des unerwünschten Ergebnisses voraus. Die **Pflichtwidrigkeit** muß vorwerfbar sein. Pflichtwidrig handelt der Arzt, der Behandlungsmaßnahmen ergreift, die vorhersehbare Gefahren mit sich bringen, denen er nicht gewachsen ist.

Fahrlässige Tötung im Rahmen ärztlicher Tätigkeit

Beispiel. Als fahrlässige Tötung kann ärztliches Handeln gewertet werden, wenn beispielsweise ein Patient bei unsicherer Diagnose und/oder mangelnder Erfahrung des behandelnden Arztes nicht in eine Spezialklinik überwiesen wird und deshalb stirbt. Der Tatbestand ist selbst dann erfüllt, wenn der Tod wegen der Schwere der Erkrankung auch in der Spezialklinik nicht hätte abgewendet werden können, aber wenigstens um einen Tag hinausgeschoben worden wäre. **Fahrlässigkeit setzt Pflichtwidrigkeit und Vorhersehbarkeit des unerwünschten Ergebnisses** (hier des Todeseintritts) voraus. Die Pflichtwidrigkeit muß vorwerfbar sein.
Pflichtwidrig handelt z.B. ein Arzt, der Behandlungsmaßnahmen ergreift, die vorhersehbare Gefahren mit sich bringen, denen er nicht gewachsen ist. Vorwerfbar ist auch das pflichtwidrige Unterlassen der ärztlichen Beaufsichtigung von ärztlichem Hilfspersonal.

Kriterien der schweren Körperverletzung:
Verlust
- eines wichtigen Gliedes
- des Sehvermögens
- des Gehörs
- der Sprache
- der Zeugungsfähigkeit oder der Gebärfähigkeit
- dauernde Entstellung
- Siechtum
- Lähmung
- Geisteskrankheit.

außerdem:

Schwere Körperverletzung – Bedeutung für den Arzt. Bei der Zuordnung von Verletzungsfolgen zu den Tatbestandsmerkmalen des § 224 ist das **ärztliche Gutachten** oft von entscheidender Bedeutung. Die schwere Folge der Körperverletzung muß für den Täter zumindest im Sinne der Fahrlässigkeit vorhersehbar gewesen sein. Ist die Folge nur auf eine anatomische Besonderheit zurückzuführen, fehlt es an der Vorhersehbarkeit.
Welche Folgen nach § 224 als schwer zu klassifizieren sind, ist durch die Rechtsprechung in vielen Einzelentscheidungen präzisiert worden, die im konkreten Fall berücksichtigt werden müssen.
So ist beispielsweise als schwere Körperverletzung der Verlust des Endgliedes des rechten oder linken Daumens, auch der Verlust des Zeigefingers der rechten Hand angesehen worden, nicht aber der Verlust des Mittelfingers der linken Hand oder des Ringfingers der rechten Hand.
Der Verlust der Zeugungs- bzw. Gebärfähigkeit durch Körperverletzung kommt bei Greisen und bei Frauen nach den Wechseljahren nicht in Betracht. Im konkreten Fall muß nachgewiesen werden, daß vor der schweren Körperverletzung Zeugungs- bzw. Gebärfähigkeit bestanden hat.

2.1.2 Unfall, »Unglücksfall«

Unfall im Rechtssinne ist ein zeitlich begrenztes, plötzliches, unfreiwilliges Ereignis, das für eine Körperverletzung oder den Tod eines Menschen ursächlich wurde.

2.1.2 Unfall, »Unglücksfall«

Unfall ist ein zeitlich begrenztes, plötzliches, unfreiwilliges Ereignis, das für eine Körperverletzung oder den Tod des Menschen ursächlich ist.
Im **Strafrecht** wird der Unfallverursacher unter den Gesichtspunkten der fahrlässigen Körperverletzung oder der fahrlässigen Tötung verfolgt. Der Unfallbegriff erscheint vor allem im Zusammenhang mit dem unerlaubten Entfernen vom Unfallort (Fahrerflucht). Ärztliche Aufgabe kann es sein, zur Schuldfähigkeit des flüchtigen Unfallverursachers (z.B. infolge von Schädelhirnverletzungen, Alkohol-, Drogen- oder Medikamentenbeeinflussung) Stellung zu nehmen.
Im **Sozialversicherungsrecht** wird geregelt, unter welchen Voraussetzungen Versicherten bei einem Arbeitsunfall soziale Leistungen zu gewähren sind (*vgl. Teil B Arbeitsmedizin*). Durch eine privatrechtliche **Unfallversicherung** kann in der Form einer Kapitalversicherung oder einer Rentenversicherung der mögliche dauernde oder zeitweilige Wegfall der Erwerbsfähigkeit durch einen Unfall versichert werden. Im **Zivilrecht** haftet derjenige, der Verletzungen vorsätzlich oder fahrlässig verursacht hat. Der Haftungsumfang betrifft den Schadensersatz für die aus den Verletzungen erwachsenen Nachteile (Heilungskosten, Vermögensausgleich wegen Minderung der Erwerbsfähigkeit [MdE]). Bei Körperverletzungen durch unerlaubte Handlung – dazu zählt auch der ärztliche Eingriff ohne Einwilligung des aufgeklärten Patienten oder der fehlerhafte Eingriff – hat der Schädiger ein angemessenes Schmerzensgeld zu zahlen.

Kausalitätsprinzipien:
Voraussetzung für jede Bestrafung oder gesetzliche Schadensersatzleistung ist, daß das schädigende Ereignis den Schaden verursacht hat (Ursächlichkeit oder Kausalität).
Ursache ist jede Bedingung, die nicht hinweggedacht werden kann, ohne daß zugleich der »Erfolg« (Verletzungen, Schäden) entfiele (conditio sine qua non). Diese Bedingungstheorie, die von der Gleichwertigkeit jeder einen Schaden herbeiführenden Bedingung ausgeht **(Äquivalenztheorie)**, wird im Strafrecht angewendet. Im Zivilrecht gilt die Theorie des adäquaten Zusammenhangs zwischen Ursache und Schaden **(Adäquanztheorie).** Danach scheiden solche Kausalverläufe aus, die dem Verantwortlichen »billigerweise« nicht mehr zugerechnet werden können. Der Schaden muß vorhersehbar sein. Daß der Verletzte – z.B. wegen altersbedingter Osteoporose – eine besonders hohe Verletzlichkeit (Knochenbrüchigkeit) aufwies, steht dem adäquaten Kausalzusammenhang nicht entgegen. Die Adäquanztheorie gilt auch für private Unfallversicherungen.
Im Sozialrecht werden als Ursache nur solche Bedingungen eingestuft, die für das Ergebnis **wesentlich** sind **(Theorie der wesentlichen Bedingung [Relevanztheorie]**; *vgl. Begutachtungskunde im Teil B Arbeitsmedizin).*

Kausalitätstheorien und Rechtsbereiche
- Äquivalenztheorie im Strafrecht
- Adäquanztheorie im Zivilrecht und privaten Unfallversicherungsrecht
- Relevanztheorie im Sozialrecht.

2.1.3 Suizid, Suizidversuch, Selbstbeschädigung

Die Klassifikation Suizid oder Suizidversuch stützt sich auf die Erhebung der Vorgeschichte, die Berücksichtigung von Zeugenaussagen und die Analyse von Verletzungsbefunden oder toxikologischen Untersuchungsergebnissen (*vgl. insbesondere die Abschnitte Scharfe Gewalt [S. 343], Schußverletzungen [S. 383], Erhängen, Ertrinken [S. 390] und Forensische Toxikologie [S. 432]*). Es ist jeweils zu prüfen, ob die Todesumstände grundsätzlich durch eigene Hand herbeigeführt werden konnten. Gegen Suizid sprechen Abwehrverletzungen oder Kombinationen von Verletzungen, von denen jede zur Handlungsunfähigkeit führt. Nicht immer gelingt eine eindeutige Zuordnung. Differentialdiagnostisch sind Unfälle und Verletzungen durch fremde Hand abzugrenzen. Suizid und Suizidversuch sind straffrei, gleiches gilt für die Beihilfe zur Selbsttötung. Tötung auf Verlangen (§ 216 StGB) ist dagegen unter Strafe gestellt. Aktive Sterbehilfe (z.B. Injektion eines tödlich wirkenden Pharmakons durch den Arzt auf Wunsch des Intensivpatienten, um diesen von seinem Leiden zu befreien) erfüllt den Tatbestand des § 216. Auch das Unterlassen der Rettung eines wegen Suizidversuchs bewußtlosen Patienten durch den Arzt in Respektierung seines Selbsttötungswillens kann nach einer umstrittenen Entscheidung des Bundesgerichtshofs (4.7.1987 – 3 StR 96/84) den Tatbestand des § 216 erfüllen. Linderung des Todeskampfes durch hochdosierte Schmerzmittel ist dagegen straffrei und ärztliche Pflicht, selbst wenn als Nebenwirkung der vorzeitige Eintritt des Todes in Kauf genommen wird (passive Sterbehilfe). Die Abgrenzung ist trotz der aktuellen Richtlinien der Bundesärztekammer zur ärztlichen Sterbebegleitung nicht einfach.

2.1.3 Suizid, Suizidversuch, Selbstbeschädigung

Straffrei bleiben
- der Suizid
- der Suizidversuch
- die Beihilfe zu Suizid oder Suizidversuch
- die passive Sterbehilfe.

Strafbar ist
- die Tötung auf Verlangen §216 (aktive Sterbehilfe)
- die unterlassene Hilfe für einen Suizidenten.

2.2 Stumpfe Gewalt

2.2 Stumpfe Gewalt

▶ ***Definition.*** Als Verletzungen durch stumpfe Gewalt gelten solche durch flächenhaften Kontakt des Körpers mit unterschiedlichsten Oberflächen, z.B. Straße, Erdreich, Armaturentafel, Hand, Faust. In der Regel hinterläßt die stumpfe Gewalteinwirkung an der Haut keine typische, der einwirkenden Fläche entsprechend geformte Spur.

◀ **Definition**

Man unterscheidet bei der Einwirkung mechanischer Energie auf den menschlichen Körper stumpfe Gewalt, scharfe Gewalt und stumpfkantige sowie halbscharfe Gewalt.
Es wird vom Arzt erwartet, daß er durch Analyse des Verletzungsmusters und der Verletzungsschwere eine Klassifikation der Art der mechanischen Einwirkung, evtl. auch ihrer Richtung und – grob – auch ihrer Intensität vornimmt.

Verletzungen durch mechanische Einwirkungen:
- stumpf
- stumpfkantig
- halbscharf
- scharf.

Typische Fragestellungen:
- Art und Ursache der Verletzung
- Richtung der Gewalteinwirkung
- Intensität der Gewalteinwirkung
- Kausalität für Tod oder Körperschaden.

Traumatomechanik **Direkte Verletzungen** entstehen durch Druck-, Zug-, Scher- oder Torsionsbeanspruchungen. Von **indirekten Verletzungen** spricht man, wenn Verletzungsort und Ort der Gewalteinwirkung deutlich voneinander entfernt sind.

Traumatomechanik. **Direkte Verletzungen** entstehen am Ort der stumpfen Gewalteinwirkung durch Druck-, Zug-, Scher- oder Torsionsbeanspruchungen, meist durch Kombinationen dieser Wirkformen. Von **indirekten Verletzungen** spricht man, wenn Verletzungsort und Ort der Gewalteinwirkung deutlich voneinander entfernt sind.
Stumpfe Gewalteinwirkung hinterläßt in der Regel keine geformte Verletzung.

Beispiel ▶

Beispiel. Das Schleudertrauma der Halswirbelsäule beim Heckaufprall ist ein indirektes Trauma. Die direkte Gewalteinwirkung am Rücken des Insassen im Sinne einer Druckbeanspruchung bleibt am Ort der flächenhaften Krafteinleitung in der Regel ohne Folgen.

Verletzungsformen bei stumpfer Gewalt sind in D-**3** wiedergegeben.

Verletzungsformen bei stumpfer Gewalt. Je nach Intensität und Ort der Einwirkung treten Verletzungen als Kontinuitätsdurchtrennungen von Geweben an folgenden Strukturen auf (D-**3**).

D-3: Verletzungsarten durch stumpfe Gewalt

an der Haut	am Bewegungsapparat	an Organen
Schürfung Décollement Blutunterlaufung Riß-Quetschwunde	Fraktur Luxation Band-/Sehnen-/Meniskusriß Muskelquetschung/-riß Bandscheibenriß	Kommotio Kontusion Riß Zertrümmerung

Merke ▶

Merke. Klinisch wichtig ist die traumatologische Erfahrung, daß schwere Organverletzungen vorliegen können, ohne daß an der Haut Merkmale der stumpfen Gewalteinwirkung auffallen.

Forensischer Fall

Sturz eines 19jährigen Motorradfahrers (Helmträger). Aufprall gegen eine grasbewachsene Böschung, primär nicht bewußtlos, keine auffallenden äußeren Verletzungen. Keine Verletzungseinsicht, dennoch Röntgendiagnostik und klinische Überwachung. Nach zwei Stunden plötzlich therapierefraktärer Blutdruckabfall, Tod. Obduktionsdiagnose: zweizeitige Aortenruptur bei stumpfem Rumpftrauma. Das Thoraxröntgenbild mit der für Aortenruptur pathognomonischen Mediastinalverbreiterung war von dem behandelnden Arzt erst nach dem Tode zur Kenntnis genommen worden (D-**14**).

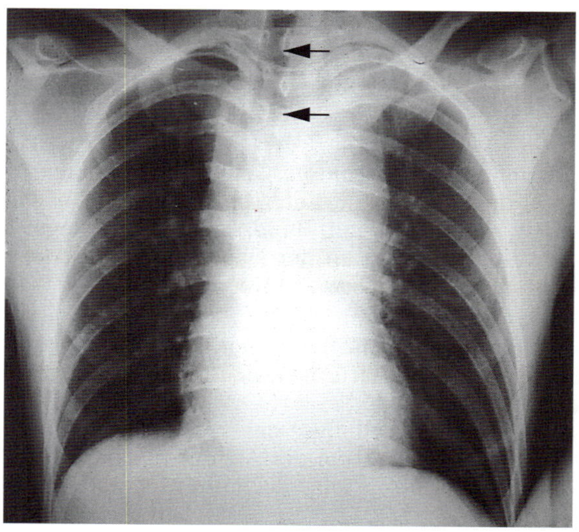

D-14: Gedeckte Aortenruptur bei stumpfem Rumpftrauma: massive Verbreiterung des oberen Mediastinums links und rechts. Verdrängung der Trachea nach rechts (→). Kein Hinweis für einen bereits bestehenden Brusthöhlenerguß. Z. Z. der Röntgenaufnahme unauffällige Kreislaufsituation des Patienten *(Forensischer Fall).*

2.2.1 Hautverletzungen durch stumpfe Gewalt, Hautschürfwunde (Hautabschürfung)

2.2.1 Hautverletzungen durch stumpfe Gewalt, Hautschürfwunde (Hautabschürfung)

◀ Definition

▶ ***Definition.*** Die **Hautabschürfung** entsteht bei tangentialem Angriff einer flächenhaften oder auch kantigen Struktur durch Abtragung der Kutis.

- Die ganz oberflächliche Schürfung nur epithelialer Schichten bleibt ohne Blutung (D-**15**), es kann aber zu **Serumaustritt** kommen.
- Die bis in das Korium (»Exkoriation«) reichende Schürfung blutet und bildet einen Wundschorf.
- Bei Ablösung des Koriums von der Subkutis, ausgehend von einer Schürfung oder Riß-Quetschwunde, spricht man von »Ablederung« (»Avulsio«) (D-**17**).

Forensische Bedeutung. Forensisch wesentlich kann die Analyse der Schürfrichtung bei einer Hautabschürfung sein. Sie ergibt sich aus der oft ausgeprägten Parallelstreifigkeit der Hautschürfwunden in Verbindung mit der Lokalisation und Abtragerichtung der abgeschürften Epithellagen, die vor dem einwirkenden Gegenstand hergeschoben werden.

Forensisch wichtig ist die **Analyse der Schürfrichtung.**

Cave: Ganz oberflächliche Schürfungen können durch Vertrocknung und Verfärbung (honiggelb bis rotbraun) den Eindruck schwerer Verletzungen erwecken.

DD an der Leiche: Einschneiden, Beurteilung des Ausmaßes der unter der Schürfung liegenden Quetschung.

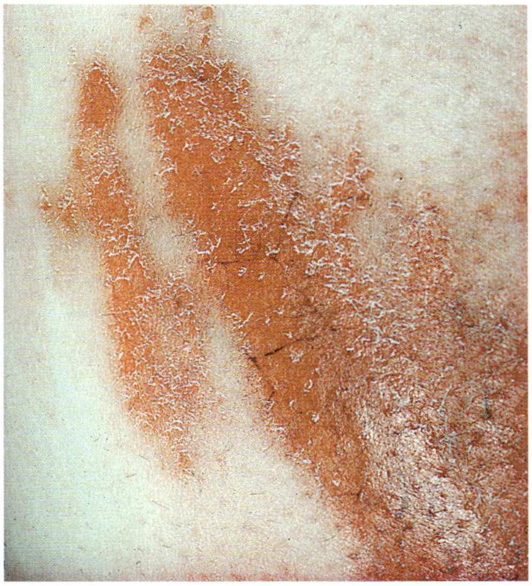

D-**15: Oberflächliche Hautschürfung:** überwiegend gerichtete Abtragung der oberflächlichen Epithelschichten von unten nach oben. Richtung der schürfenden Gewalteinwirkung ebenfalls von unten nach oben. Beachte die vermehrte Transparenz der Haut durch postmortale Vertrocknung mit Sichtbarwerden korialer Blutgefäße. Die rötlich-gelbliche Verfärbung ist kein Wundschorf.

Forensischer Fall

Die Hautabschürfung an der Stirn eines Verletzten, der behauptet, einen Dachlattenschlag von oben nach unten erhalten zu haben, läßt eine senkrechte Parallelstreifigkeit mit Ansammlung von abgeschürften Epithelschuppen am unteren Wundrand erwarten. Werden bei der Untersuchung die Epithelschuppen am oberen Wundrand gefunden, so ist abzuklären, ob die Verletzung entgegen der Angabe durch Sturz entstanden ist, wobei die Stirn des Verletzten von oben nach unten an einer Oberfläche entlang schürfte, so daß die abgeschürften Epithelien sich am oberen Wundrand ansammeln mußten.

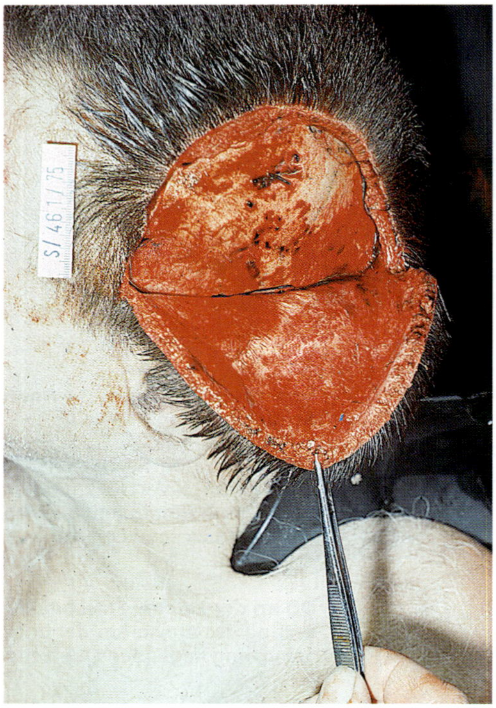

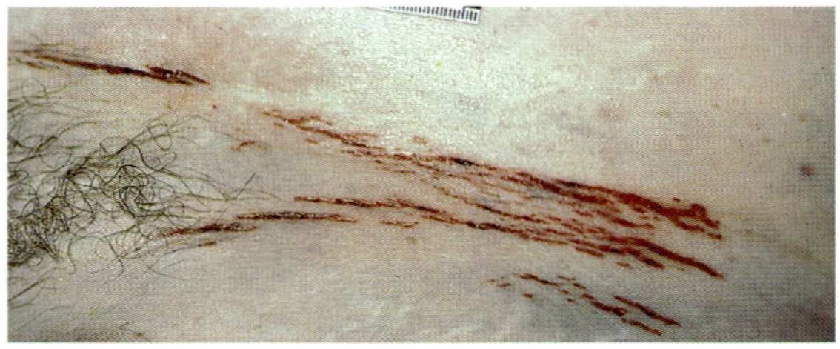

D-16: Dehnungsrisse der Leistenregion: Querverlaufende, den Spaltbarkeitslinien der Haut entsprechende Einrisse der Epidermis bei hochdynamischer Belastung. Hier: Fußgängerunfall. Angefahrenwerden von hinten. Dynamische Überstreckung der Leistenregion.

D-17: Ablederung (Avulsio) der Kopfschwarte von der Galea bei stumpfer tangentialer Gewalteinwirkung von oben nach unten: beachte die relativ scharfrandigen, jedoch nicht schneidend, sondern durch Riß entstandenen Wundränder. Am abgehobenen Hautlappen Schmutzantragungen.

Synopsis D-**1: Überrollverletzungen**

Ablösung/Abschiebung der Epidermis von der Subkutis ohne Eröffnung der Haut = Gewebstaschenbildung (Décollement). Durch Zerquetschung von subkutanem Fettgewebe und Zerreißung subkutaner Blutgefäße entsteht eine Blut- bzw. Gewebstasche. Quer zur Überrollrichtung bilden sich oberflächliche Dehnungsrisse der Haut. Gleichzeitig kann es zu Reifenabdruckmarken kommen (= geformte Verletzung, *vgl. Abschnitt 2.2.2, S. 338).*

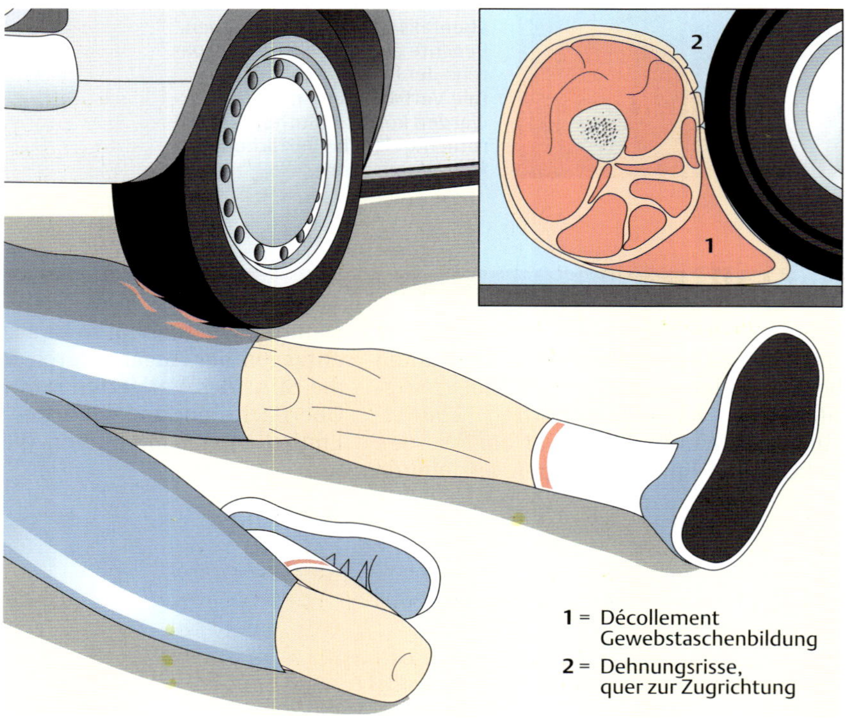

Décollement

Décollement

▶ ***Definition.*** »Décollement« wird die flächenhafte Ablösung/Abschiebung der Haut vom Unterhautfettgewebe (Fettgewebstaschenbildung) oder von Faszien bezeichnet, wenn die Haut selbst nicht einreißt.

◀ **Definition**

Klinische Bedeutung. Hierbei entstehen Gewebshöhlen, in denen sich große, gelegentlich unterschätzte Blutansammlungen bilden, die ohne chirurgischen Eingriff oft nicht vollständig resorbiert werden können und zu Entzündungen neigen (**S** D-**1**).

Klinische Bedeutung Es entstehen Gewebshöhlen, in denen sich große (unterschätzte) Blutansammlungen bilden (**S** D-**1**).

Traumatomechanik. Ursache für Décollements sind tangential angreifende, stumpfe oder geformte Gewalteinwirkungen bei gleichzeitiger erheblicher senkrechter Druckkomponente, am häufigsten Überrollverletzungen. Zerreißt die Haut bei sonst gleichen Verletzungsfolgen wie beim Décollement, so entsteht eine Hautlappenbildung, die am Kopf als »Skalpierungsverletzung« bezeichnet wird (D-**17**). (Skalpierung der Indianer dagegen: Folge scharfer Gewalt).

Traumatomechanik Ursachen sind tangential angreifende Gewalteinwirkungen bei gleichzeitiger senkrechter Druckkomponente (z. B. Überrollverletzungen). Zerreißt die Haut, so entsteht eine Hautlappenbildung (D-**17**).

Dehnungsrisse

Dehnungsrisse

▶ ***Definition.*** Dehnungsrisse der Haut sind Folge indirekter stumpfer Gewalteinwirkungen. Sie entstehen durch dynamische Zugbelastung als oberflächliche, meist sich in der Epidermis erschöpfende Zerreißungen, in der Regel quer zur Zugrichtung, deren Ausrichtung sich auch nach den Spaltbarkeitslinien der Haut orientiert (D-**16**).

◀ **Definition**

Blutunterlaufung

Blutunterlaufung

▶ ***Definition.*** Die Blutunterlaufung (Hämatom) der Haut entsteht bei Druck-, Zug- oder Scherbelastungen, auch bei Kombinationen dieser Belastungsarten, wenn Blutgefäße in der Haut oder unter der Haut einreißen.

◀ **Definition**

Man spricht von **Sugillationen** (D-**19** und D-**22**) bei umschriebenen Blutungen im Korium, von **Suffusionen** bei größeren, dünnschichtig-flächenhaft ausgebreiteten Blutungen in der Subkutis und, oft weitgehend synonym, von **Hämatomen** bei größeren Blutungen in der Subkutis und in Faszienspalten sowie im angrenzenden Weichgewebe.

Sugillation ist die umschriebene Blutung im Korium.
Suffusion ist eine größere, dünnschichtig-flächenhafte Blutung in der Subkutis.
Das **Hämatom** ist eine größere Blutung in der Subkutis, in den Faszienspalten und im Weichgewebe.

Beurteilungsprobleme. Die Größe einer Blutunterlaufung hängt von der Intensität der Gewalteinwirkung ab, aber auch – und oft vor allem – von der Textur und dem Gefäßreichtum der betroffenen Region, weiter dem Kaliber der verletzten Gefäße, von der Gefäßwandbeschaffenheit und der Blutungsneigung der verletzten Person (hämorrhagische Diathese!), schließlich von der Überlebenszeit bzw. der seit Verletzungsentstehung verstrichenen Zeit. Unmittelbar nach der Verletzung ist der Bluterguß oft gering ausgeprägt, er nimmt in den ersten Stunden in der Regel deutlich zu (D-**18**).

Beispiele. Trotz geringer Gewalteinwirkung kann es zu großen Blutungen bei Verletzung lockerer Gewebsbezirke wie Augenlid, Vulva, Skrotum oder bei Gerinnungsstörung kommen, etwa bei einem chronischen Alkoholiker, der im trunkenen Zustand häufig stürzt oder anstößt und als Opfer einer Schlägerei angesehen werden kann. Oder aber: trotz schwerer Gewalteinwirkungen sehr schwache Blutungen bei kurzer Überlebenszeit und raschem Blutdruckabfall durch inneren Blutverlust infolge Aortenruptur.

Beispiele

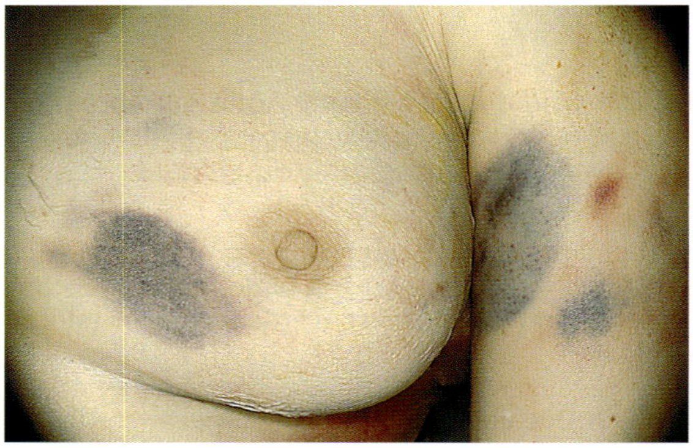

D-18: **Hämatome unterschiedlichen Alters nach eher schwachen stumpfen Gewalteinwirkungen ohne innere Verletzungen bei Gerinnungsstörung infolge Leberzirrhose.** DD Mißhandlung durch den Ehemann. Beachte im inneren oberen Quadranten spontane petechiale Hautblutungen bei Gerinnungsstörung.

Merke ▶

Merke. Wenn nur das äußere Verletzungsmuster ausgewertet wird, kann es – wegen der Vielzahl möglicher Einflüsse auf das Verletzungsbild – leicht zu Fehlschlüssen kommen.

Doppelstriemen Schläge mit runden Stöcken führen in typischen Fällen zu **parallelstreifigen Blutunterlaufungen.**

Doppelstriemen. Schläge mit runden Stöcken führen in typischen Fällen zu parallelstreifigen Blutunterlaufungen der Kutis oder Subkutis. Bei der Analyse der Schlagzahl muß diese Sonderform beachtet werden (*s.* D-**49**, *S. 381*).

Alter von Blutunterlaufungen Durch Abbau des Blutfarbstoffes treten Hautverfärbungen auf, die zur **groben Altersschätzung** der Verletzung herangezogen werden können:
- bis zu 6 Tagen blauviolette Farbe
- nach 6–8 Tagen grünliche Farbkomponenten
- danach gelbliche Farbanteile.

Alter von Blutunterlaufungen. Durch Abbau des Blutfarbstoffs (Biliverdin → Bilirubin) treten Hautverfärbungen über den Blutunterlaufungen auf, die zur groben Altersschätzung der Verletzung herangezogen werden können. Bis zu 6 Tagen überwiegt meist die blauviolette Farbe, nach 6–8 Tagen treten grünliche, danach gelbliche Farbkomponenten in den Vordergrund. Bei größeren Blutunterlaufungen lassen sich diese Farbänderungen am besten in Randbezirken beobachten. Je nach Topik und Ausdehnung der Blutunterlaufungen unterliegen die Farbänderungen jedoch starken zeitlichen Schwankungen.

Riß-Quetschwunde der Haut

Riß-Quetschwunde der Haut

Definition ▶

Definition. **Riß-Quetschwunden** (»Platzwunden«) entstehen durch Druck-, Zug- oder Scherbelastungen, meist durch Kombinationen dieser Belastungsarten, wenn die von der Topik bestimmte Reißfestigkeit der Haut überschritten ist. Sie orientieren sich oft nach den Spaltbarkeitslinien der Haut. Am leichtesten entstehen Riß-Quetschwunden in Regionen, an denen die Haut ohne Zwischenlagerung von Weichgeweben (Muskulatur) auf Knochen liegt, besonders am Kopf, am Kinn, im Bereich der Stirn, an der Schienbeinkante (S D-2).

Die **Riß-Quetschwunde:**
- durchsetzt (meist) alle Hautschichten
- der Wundrand ist (meist) unregelmäßig
- am Wundrand finden sich Quetschungs- bzw. Schürfungssäume
- im Wundspalt lassen sich Gewebebrücken nachweisen (D-**5**).

Morphologie und Differentialdiagnostik. Die Riß-Quetschwunde kann – je nach Intensität der mechanischen Einwirkung – alle Hautschichten bis hin zum Unterhautfettgewebe durchsetzen. Der Wundrand ist mehr oder weniger unregelmäßig, manchmal fast glatt. Je nach Ausprägung der Druck- und Scherkomponente finden sich am Wundrand Quetschungs- bzw. Schürfungssäume. Im Wundspalt lassen sich **»Gewebsbrücken«** nachweisen, die aus Geweben größerer Elastizität oder Zugfestigkeit bestehen, meist Blutgefäßen, Bindegewebssträngen oder Nerven. Der Nachweis solcher **Gewebsbrücken** (D-**5**) erlaubt die differentialdiagnostische Abgrenzung der glattrandigen Rißwunde ohne stärkere Quetschungskomponente von der Schnittwunde, bei der die Gewebsbrücken im Wundspalt durchtrennt werden. (*vgl. Abschnitt 2.3.1, S. 344*) (S D-**2**).

Der Nachweis von Gewebsbrücken erlaubt die differentialdiagnostische Abgrenzung der glattrandigen Rißwunde ohne stärkere Quetschung von der Schnittwunde, bei der die Gewebsbrücken durchtrennt werden (S D-**2**).

Bei stärkeren Scherkomponenten bilden sich vom Wundgrund der Rißwunde ausgehende Ablösungen (Ablederung, Gewebstaschen), die, wie auch der Nachweis von Fremdkörpern im Wundspalt, bei der Rekonstruktion der Verletzungsentstehung wesentlich sein können.

S Synopsis D-**2: Morphologische Unterschiede zwischen Riß- und Quetschwunde im Vergleich zur Schnittwunde**

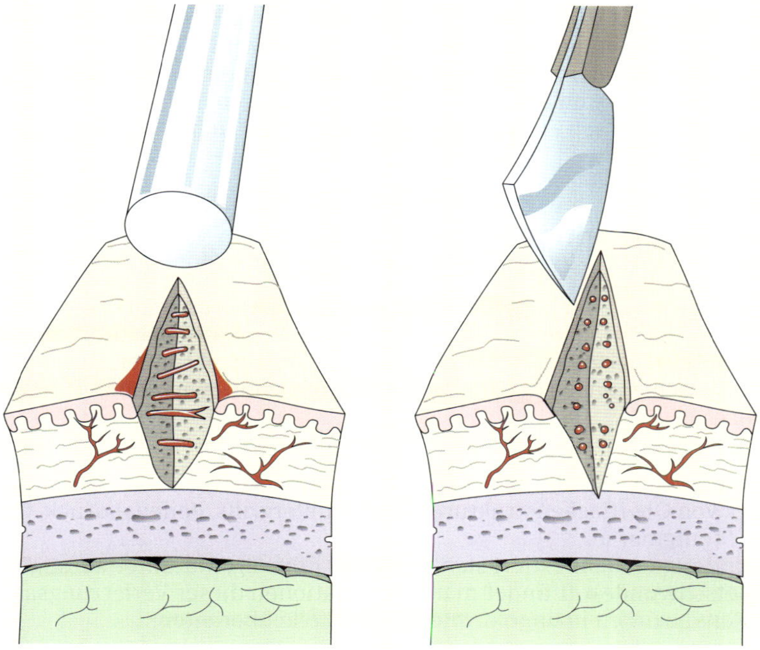

Bei der **Riß- und Quetschwunde** finden sich am oft relativ glatten Wundrand Quetschungs- und Schürfungssäume, außerdem Gewebsbrücken im Wundspalt. Die **Schnittwunde** zeichnet sich durch einen ausgesprochen glatten Wundrand aus, die Wundrandschürfungen oder Quetschungen fehlen, ebenso die Wundbrücken in der Tiefe.

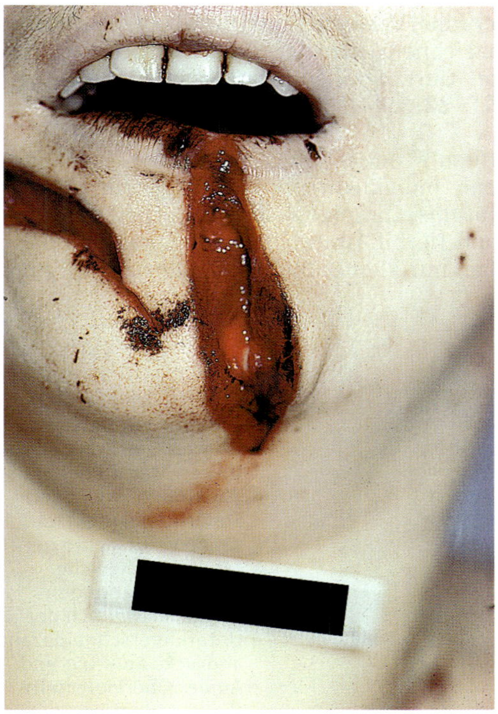

Messerschnittwunden im Rahmen einer vorsätzlichen Tötung: glatter Wundrand ohne Schürfung.
Nebenbefund: Lippen- und Gesichtszyanose als Folge vorangegangenen Würgens: am Hals (unscharf erkennbar) Würgemale.

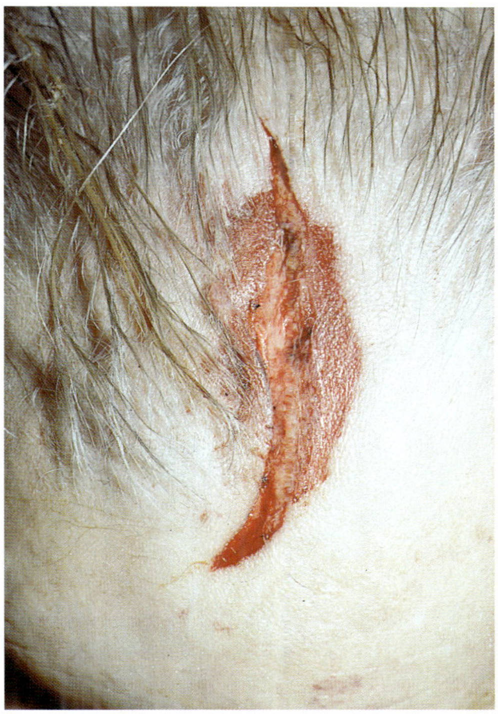

Riß-Quetschwunde am Stirnhaaransatz: deutlich ausgeprägte Schürfung und Wundrandquetschung mit Rißausläufern der Wunde nach parietal und zur Stirn hin über die Quetschungszone hinaus. Im oberen Wundwinkel Gewebsbrücken gerade noch erkennbar.

Forensischer Fall

Eine ältere Frau wird mit einer Riß-Quetschwunde am Hinterkopf in der Badewanne ertrunken tot aufgefunden. Differentialdiagnostisch ist abzuklären, ob sie sich die Riß-Quetschwunde beim Sturz auf den Wannenrand zugezogen hat. In diesem Falle wäre eine Ablederung der Kopfschwarte oberhalb der Wunde zu erwarten. Die Wundanalyse ergibt eine Ablederung von oben nach unten und im Wundgrund Lacksplitter, Befunde, die den Verdacht auf eine Fremdeinwirkung lenken. Nach umfangreichen Ermittlungen wird der Täter entdeckt, der zugibt, die Frau zunächst mit einem lackierten Eisenstab auf den Hinterkopf geschlagen und sie im bewußtlosen Zustand in die Wanne gelegt zu haben.

2.2.2 Stumpfkantige (geformte) Gewalt

Definition ▶

2.2.2 Stumpfkantige (geformte) Gewalt

▶ ***Definition.*** Durch charakteristische Form (»Wundmarke«, »Werkzeugspur«) der Hautverletzung gekennzeichnete, nicht scharfe Gewalteinwirkung. Die Wundmarke stellt oft nur einen partiellen, eventuell durch Verschiebungen deformierten Abdruck der einwirkenden Oberfläche dar.

Beispiele ▶
Winkelstrukturen eines Hammers, Abdruck einer Schraube, Reifenabdruck, Gurt- oder Strangmarke.
Die Wundmarke ist häufig eine **Kombination** von Hautschürfung, Blutunterlaufung und Riß-Quetschwunde.

Beispiele. Winkelstrukturen eines Hammers, Abdruck einer Schraube, Abdruck von Oberflächenstrukturen eines Kühlergrills, Reifenabdruck, Gurtmarke, Strangmarke.
Die Wundmarke manifestiert sich als Hautschürfung, Blutunterlaufung oder Riß-Quetschwunde, oft findet man Kombinationen dieser Verletzungsarten, die in Randbezirken in ungeformte Wundanteile überleiten.

Sonderformen

Textilanpreßspuren. Sugillationen, die dem Maschenwerk der verschiedenen Textilien entsprechen (Gurt, Kleidung, Strangulationswerkzeug) (D-**22**).

Bißspuren. Durch Zahnbogen, Kronenabdruck, evtl. auch Stellungsanomalien gekennzeichnete Schürfungen oder Blutunterlaufungen (D-**19**).

Sonderformen

Textilanpreßspuren. Durch geordnet verteilte punktförmige Epidermisblutungen (Sugillationen) gekennzeichnete, dem Maschenwerk der angepreßten Textilien (Kleidungsstücke, Gurt, Strangulationswerkzeuge) entsprechende Blutunterlaufungen (D-**22**, *S. 341*).

Bißspuren. Durch Zahnbogen und Kronenabdruck der Zähne, gegebenenfalls auch Stellungsanomalien (Individualmerkmale!) gekennzeichnete geformte Schürfungen oder Blutunterlaufungen (D-**19**). Die Unterscheidung zwischen Menschenbiß und Tierbiß ist durch morphologische Analyse möglich, kann aber bei Vorliegen nur kleiner Bißfragmente schwierig oder unmöglich sein.

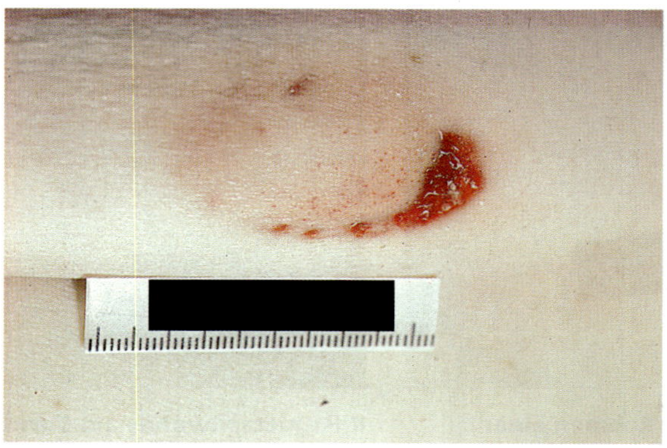

D-19: Menschliche Bißspur am inneren oberen Quadranten der linken Mamma einer 75jährigen Frau: durch Schürfung der Einzelzähne verursachte gerichtete oberflächliche Epithelabtragungen rechts, im Bereich der Unterkieferschneidezahnabdrücke konfluierend. An der Oberkieferseite (links) teilgeformte Hämatome. Petechiale Blutungen (Sugillationen) zwischen den Kieferabdrücken durch Sogeinwirkung. Sexualmord!

Traumatomechanik. Die stumpfkantige Verletzung ist im typischen Fall Folge einer orthogonalen (zum Schwerpunkt der betroffenen Körperregion ausgerichteten) Druckbelastung. Wenn gleichzeitig eine Scherkraft wirkt, resultiert meist eine nur einseitig geformte (halbgeformte) Wundmarke.

Forensische Bedeutung. Geformte Hautmarken erlauben einen differenzierteren Rückschluß auf den Kontaktpartner als Verletzungsfolgen durch stumpfe Gewalt, sie können deshalb entscheidend zur Rekonstruktion eines Verletzungsvorgangs beitragen.

Forensische Bedeutung Geformte Hautmarken erlauben einen besseren, für die Rekonstruktion oft entscheidenden Rückschluß auf den Kontaktpartner als Verletzungen durch stumpfe Gewalt.

Beispiele. Geformte Abdruckmarken der Lenkradnabe als differentialdiagnostische Entscheidungshilfe bei der Zuordnung zur Sitzposition im Fahrzeug, wenn bei mehreren Insassen der Fahrer nicht feststeht.

◀ **Beispiele**

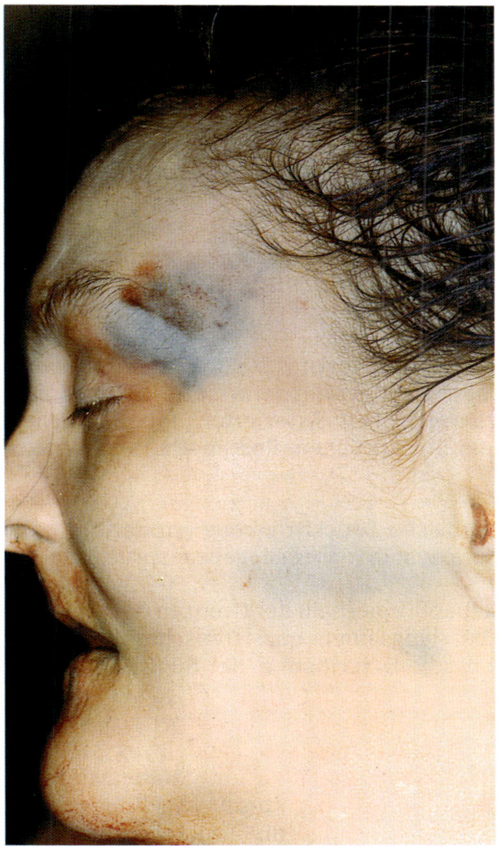

D-**20: Stumpfkantige Gewalteinwirkung durch Schlag mit der Seitenfläche einer Hammerfinne:** relativ scharf abgegrenzt an der linken Augenbraue mit umgebender Blutunterlaufung, unscharf abgegrenzt bandförmig quer über der linken Wange. Überlebenszeit 3 Stunden. Tod durch inneres Verbluten bei Milzruptur.

Nachweis der Benutzung eines Werkzeugs und damit Qualifikation als gefährliche Körperverletzung, wenn eine Wundmarke beispielsweise einem Hammer zugeordnet werden kann (D-**20**, D-**21**).

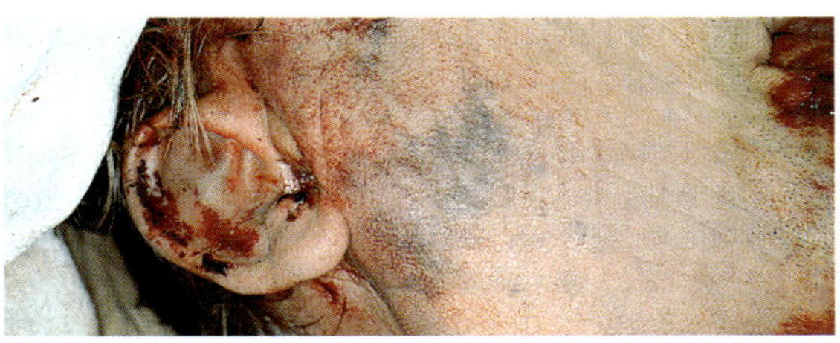

D-**21: Tötung durch Fußtritte: Profilabdruck eines Sportschuhs an der rechten Wange.**

Hinweis. Geformte Hautmarken sollten bei unklaren Sachverhalten grundsätzlich fotografisch (mit beigelegtem Maßstab) dokumentiert werden. Nicht selten erscheint eine Wunde zunächst ungeformt, charakteristische

Hinweis Geformte Hautmarken (D-**20**, D-**21**) sollten fotografisch dokumentiert werden.

Formgebungen werden erst erkannt, wenn ein gedanklicher Rekonstruktionsversuch unternommen oder ein Geschehensablauf diskutiert wird, bei dem das Entstehen einer geformten Wundmarke erwartet werden kann.

2.2.3 Stumpfes Trauma und Verletzungsfolgen

2.2.3 Stumpfes Trauma und Verletzungsfolgen

Definition ▶

▶ ***Definition.*** Als stumpfe Traumen bezeichnet man Verletzungen innerer Organe nach stumpfen bzw. stumpfkantigen, jedenfalls nicht perforierenden Gewalteinwirkungen.

Aus klinischer Sicht kann je nach Intensität, Richtung und Ort der Gewalteinwirkung eine harmlose Verletzung resultieren, aber auch ein schweres Polytrauma.

Mit der Diagnose »stumpfes Trauma« wird eine sehr grobe Klassifikation vorgenommen, die weder für Diagnostik und Therapie noch für die rechtliche Einordnung besonders hilfreich ist. Denn aus **klinischer Sicht** kann – je nach Intensität, Richtung und Ort der Gewalteinwirkung – eine harmlose Verletzung resultieren, aber auch ein schweres Polytrauma mit akuter Lebensbedrohung.

Vorkommen Verkehrsunfälle, Arbeits- und häusliche Unfälle, Stürze, Schlägereien.

Vorkommen. Stumpfe Traumen kommen am häufigsten bei Verkehrsunfällen vor, weiter bei Arbeits- und häuslichen Unfällen, Sportunfällen, Stürzen und Schlägereien.

Formen: Stumpfes Thorax-, Bauch-, Rumpf- und Schädel-Hirn-Trauma.

Formen. Stumpfes Thoraxtrauma, stumpfes Bauchtrauma, stumpfes Rumpftrauma, stumpfes Schädel-Hirn-Trauma (*s. Abschnittt 2.5.2, S. 354*), stumpfes Extremitätentrauma (*s. Abschnitt 2.5, S. 354*).

Stumpfes Thoraxtrauma Commotio und Contusio cordis, Lungenkontusion, Herzbeutel- und Herzkammerrisse, Aortenruptur, Bronchusabrisse, Pneumothorax usw.

Stumpfes Thoraxtrauma. Commotio und Contusio cordis, Lungenkontusion, Herzbeutel- und Herzkammerrisse, Herzklappenrisse, Aortenrupturen, Bronchusabrisse, Lungenanspießungen bei dislozierten Rippenbrüchen, paradoxe Atmung bei Serien- und Stückbrüchen, Pneumothorax, Hämatothorax usw.

Traumatomechanik Meist dynamische Druckbelastung (stoßartig) mit Deformation der Thoraxwand und der Thoraxorgane.

Traumatomechanik. Meist dynamische Druckbelastung (stoßartige Belastung) mit Deformation der Thoraxwand (dabei Biegebeanspruchung der Rippen) und der Thoraxorgane.
Das Ausmaß der Deformation bleibt oft innerhalb der Grenzen der physiologischen Deformationstoleranz bei langsamer, quasistatischer Belastung; verletzungserzeugend ist die zu rasche Deformation, der die Gewebe nicht ohne Zerreißung folgen können:
Bei Fußgängerunfällen oder Arbeitsunfällen, wenn der Körper von Maschinenteilen getroffen wird, auch bei Schlägereien, handelt es sich um Beschleunigungstraumen, bei Pkw-Insassenunfällen und Stürzen dagegen um Verzögerungstraumen, bei denen der Körper abrupt abgebremst wird. In beiden Fällen reagieren die Thoraxwand und die Thoraxorgane wegen Unterschieden in ihren elementaren mechanischen Eigenschaften – Masse, Elastizität, Plastizität, Belastungsgrenze – und wegen unterschiedlich fester Fixierung im Thorax inhomogen. Es resultieren deshalb neben den direkten, stoßartigen Deformations- und Biegungsbeanspruchungen auch indirekte Zug- und Scherbelastungen, die das Verletzungsmuster kennzeichnen. Bei flüssigkeitsgefüllten Hohlorganen kommen Beanspruchungen durch hydrodynamische Druckwirkung hinzu (bei Herzriß und erhaltenem Herzbeutel: Herzbeuteltamponade).

Stumpfes Bauchtrauma Z. B. Leber-, Milz-, Nierenkontusionen und -risse. Ruptur der Aorta und der Cava, Pankreaskontusion und -risse usw.

Stumpfes Bauchtrauma. Stumpfe Gewalteinwirkung gegen den Bauch mit Verletzungen innerer Organe, z. B. Leber-, Milz-, Nierenkontusionen und -risse unterschiedlicher Größe dieser Organe, seltener Darm- und Magenrisse, Pankreaskontusionen und -risse; Gefäßverletzungen am Nierenstiel, an der Leberpforte, seltener Zerreißungen der Bauchaorta und der unteren Hohlvene.

Vorkommen Verkehrs-, Arbeits- und Sportunfälle.

Vorkommen. Verkehrs-, Arbeits- und Sportunfälle, Überrollverletzungen, Schlägereien.

Klinischer Hinweis. Beim stumpfen Thorax- oder Bauchtrauma kommt es immer wieder vor, daß Organverletzungen (insbesondere Milzrisse oder Aortenrisse) zunächst unerkannt bleiben, wenn Organkapsel oder adventitielles Gewebe einen massiven Blutaustritt in Körperhöhlen verhindert, so daß klinisch zunächst kein Schockzustand beobachtbar ist. Zu einem späteren Zeitpunkt kann dann die Kapsel oder das Hüllgewebe reißen und zu einem – für den Kliniker überraschenden – plötzlichen Kreislaufzusammenbruch führen. Man spricht in solchen Fällen von **»zweizeitiger Verletzung«**. Derartige Verläufe sind gelegentlich Anlaß, behandelnden Ärzten unzureichende Diagnostik und Therapie vorzuwerfen (engmaschige sonographische Überwachung!).

Klinischer Hinweis Beim stumpfen Thorax- oder Bauchtrauma kann es vorkommen, daß Organverletzungen (Milzriß, Aortenriß) zunächst unerkannt bleiben, weil die Organkapsel zunächst einen Blutaustritt in Körperhöhlen verhindert. Zu einem späteren Zeitpunkt kann die Kapsel reißen und der Patient an einer massiven inneren Blutung versterben (**»zweizeitige Verletzung«**).

Traumatomechanik. Grundsätzlich gleiche Einwirkungen wie beim stumpfen Brustkorbtrauma: Beschleunigungs- und Verzögerungstraumen, meist direkte stoßartige Deformationen, selten indirekte Beanspruchungen.

Traumatomechanik Einwirkungen wie beim stumpfen Thoraxtrauma.

Stumpfes Rumpftrauma. Vielfach werden Brust- und Bauchbereich gleichzeitig belastet, etwa beim Sturz, beim Verkehrsunfall, beim Überrollunfall, so daß kombinierte Verletzungen in der Brust- und Bauchhöhle entstehen. In solchen Fällen kommt es öfter zu **Zwerchfellrupturen** mit den daraus entstehenden pathophysiologischen Besonderheiten (Atemstörungen, Lungenkompression durch Verlagerung von Bauchorganen in den Thorax).

Stumpfes Rumpftrauma Vielfach werden Brust- und Bauchbereich gleichzeitig betroffen (Verkehrsunfall, Überrollunfall). In diesen Fällen kommt es häufiger zu **Zwerchfellrupturen.**

Forensische Bedeutung stumpfer Traumen

Forensische Bedeutung stumpfer Traumen

> ***Merke.*** Häufig sind äußerlich kaum Verletzungen festzustellen, obwohl schwere innere Traumatisierungen vorliegen. Dies verleitet zu Fehldiagnosen, besonders bei stumpfen Traumen bekleideter Körperregionen (auf Textilanpreßspuren achten!) (D-**22**).

◄ **Merke**

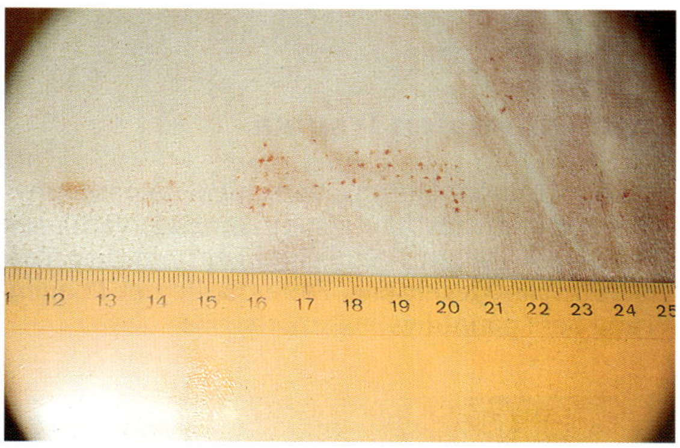

D-22: »Textilanpreßmuster«: Punktförmige intrakutane Hautblutungen (petechiale Blutungen), den Maschen eines Wollpullovers entsprechend, über dem Schulterblatt. Sturz aus dem 8. OG auf Rasen. Keine weiteren, äußerlich sichtbaren Verletzungen, daher zunächst Vermutung eines natürlichen Todes. Todesursache: stumpfes Thoraxtrauma, multiple Lungenrisse, intrathorakales Verbluten. Rot-blau-Verfärbung rechts: flächenhafte Totenflecken, unterbrochen von streifenförmigen Aussparungen durch Kleiderfalten.

Forensischer Fall

Verkehrsunfall als Fahrer, 90 Grad Seitenkollision. Flankenschmerz. Äußerlich keine Verletzungsspuren. Rö.: Bruch der 10. und 11. Rippe links in der hinteren Axillarlinie. Zunächst kreislaufstabil. Nach zwei Stunden ohne engmaschige Kreislaufkontrolle anscheinend »plötzlich« Blutdruckabfall, irreversibler Kreislaufstillstand. Obduktionsdiagnose: Milzruptur, offenbar zweizeitig verlaufend. Möglicher rechtlicher Vorwurf: Fahrlässige Tötung durch Unterlassen einer geeigneten Diagnostik, die bei der bekannten Anamnese und dem röntgenologischen Verletzungsbefund eine in Betracht zu ziehende Milzruptur hätte ausschließen oder bestätigen können (z.B. durch Peritoneallavage, Ultraschalluntersuchung, Hb- u. Hk-Kontrolle, engmaschige Blutdruckkontrolle).

Merke ▶

▶ ***Merke.*** Bei jeder Traumatisierung, insbesondere beim stumpfen Trauma, ist die Unfallanamnese von diagnostisch entscheidender Bedeutung: Ein schwerer Unfall muß den Verdacht ernster innerer Verletzungen erwecken, selbst wenn äußerer Befund und klinisches Bild des Patienten zunächst unauffällig erscheinen: daher sorgfältige Überwachung. Die Kenntnis der für bestimmte Unfälle typischen Verletzungsmuster fördert die diagnostische Strategie und reduziert die Zeit bis zur Erkennung innerer Verletzungen, sie verbessert deshalb die Überlebenschance des Patienten.

Reanimationsverletzungen
- Rippenserienbrüche
- Pneumothorax
- Mediastinalemphysem
- Herzkontusion
- Lungenkontusion
- Leberkontusion/Riß (D-23)
- Magenriß.

Reanimationstrauma als iatrogene Form der stumpfen Gewalt. Als Folge äußerer Herzmassage werden – besonders bei älteren Patienten mit Osteoporose und Emphysemthorax, aber auch bei inadäquater Reanimation – Rippenserienbrüche und Brustbeinbrüche festgestellt, die Rippenbrüche meist parasternal, manchmal in den Axillarlinien und selten im dorsalen Bereich. Durch Lungenanspießung bei dislozierten Frakturen kann es zum Pneumothorax kommen, der sich bei Überdruckbeatmung während der Reanimation – nicht selten unerkannt – zum Spannungspneumothorax entwickelt und damit den Erfolg der Reanimation vereitelt.
Weitere Beispiele iatrogener Verletzungen bei der Reanimation: Herzkontusion, Herzbeuteltamponade, selten Aortenrupturen. Lungenkontusion, Leberruptur (D-**23**), Magen- und Darmrupturen. Bei Lungenanspießung: Haut- und Mediastinalemphysem. Selten: Verletzungen der Carotiden oder der Vertebralarterien.

2.2.4 Todesursachen beim stumpfen Trauma

Akut:
- hämorrhagischer Schock
- Schocklungensyndrom
- Fettembolie
- Verbrauchskoagulopathie
- Spannungspneumothorax.

2.2.4 Todesursachen beim stumpfen Trauma

Als Todesursachen stehen, je nach Traumatisierung, verschiedene pathophysiologische Vorgänge im Vordergrund: am häufigsten: inneres Verbluten (hämorrhagischer Schock) (D-**24**), akutes Schocklungensyndrom, Verbrauchskoagulopathie bei intravasaler Gerinnung, Fettembolie der Lungen, mechanische Atembehinderung bei Spannungspneumothorax.

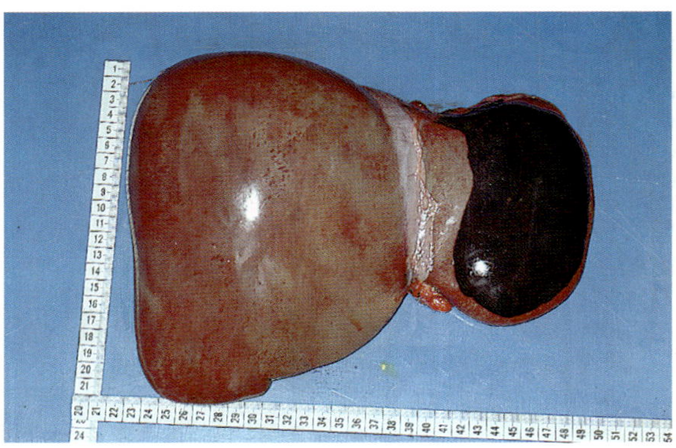

D-23: Subkapsuläres Leberhämatom bei Blutungen aus gedeckten Leberrissen. Zustand nach kardiopulmonaler Reanimation.

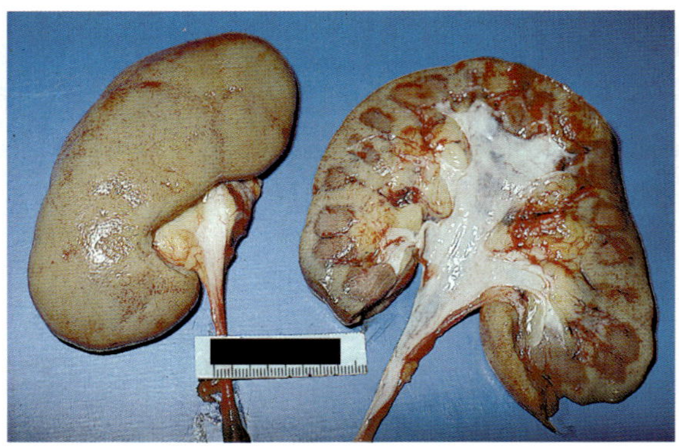

D-24: Tod durch Verbluten: beachte die blasse Organfarbe der Nieren. Relative Hyperämie der Pyramiden als Hinweis auf eine Schockreaktion.

Spättodesfälle weisen am häufigsten eine chronische Schocklunge, eine Pneumonie oder eine Lungenarterienembolie auf. Akute und chronische Folgen bei Schädel-Hirn-Trauma *s. Abschnitt 2.6 (S. 357).*

Subakut:
- Pneumonie
- Lungenarterienembolie
- Sepsis.

2.3 Scharfe Gewalt

2.3 Scharfe Gewalt

Definition. Scharfe Gewalt liegt bei mechanischer Einwirkung scharfer oder spitzer Gegenstände vor, also bei Verletzungen durch Messer, Schere, Nadel und andere Werkzeuge oder Gegenstände mit vergleichbaren Eigenschaften, auch Glassplitter, abgeschlagene Flaschen, Wurfsterne. Ebenfalls zur scharfen Gewalt, manchmal auch als halbscharfe Gewalt bezeichnet, zählt die Einwirkung von Äxten, Beilen, Hakken und vergleichbaren Werkzeugen. Die Abgrenzung von der stumpfkantigen, geformten Einwirkung ist nicht immer eindeutig möglich.

◀ **Definition**

Verletzungsformen durch scharfe Gewalt sind Stich- und Schnittverletzungen, durch halbscharfe Gewalt Hiebverletzungen. Perforierende Stichverletzungen mit stumpfen Werkzeugen nennt man Pfählungsverletzungen.

Vorkommen. Unfälle (Verletzungen durch Windschutzscheiben – oder Scheinwerferglas, Sturz in Fenster- oder Glasfüllungen von Türen, Werkzeugverletzungen in der Landwirtschaft: Säge, Häcksler u.a.). Tätliche Auseinandersetzungen unter Einsatz von Messern oder ähnlichen Waffen. Suizide (Pulsaderschnitt, Karotisschnitt, Körperstiche).

Verletzungsformen
Stich- und Schnittverletzungen **(scharfe Gewalt).** Stichverletzungen mit stumpfem Werkzeug nennt man **Pfählungsverletzung.**
Vorkommen Unfälle (Sturz in Fenster, Werkzeugverletzungen), Messerstichverletzungen, Suizidversuch mit Pulsaderschnitt.

Forensische Bedeutung. Durch die Klassifikation einer vorsätzlichen Körperverletzung als Folge scharfer Gewalteinwirkung ist ein Tatbestandsmerkmal der »gefährlichen Körperverletzung« erfüllt. Wegen der erhöhten Strafandrohung kommt der Differentialdiagnose und damit der zuverlässigen Abgrenzung einer Verletzung durch scharfe Gewalt von einer durch stumpfe oder stumpfkantige Gewalt, insbesondere also von der Riß-Quetschwunde, erhebliche Bedeutung zu.
Weiter ist die Unterscheidung der Selbstbeibringung im Rahmen suizidaler Handlungen von der Fremdbeibringung wesentlich, auch die Differenzierung der Selbstverstümmelung von unabsichtlichen scharfen Verletzungen (Unfall; Versicherungsrecht!). Schließlich muß der Rechtsmediziner gelegentlich auch zur Frage der Handlungsfähigkeit nach Stichverletzungen Stellung nehmen (▤ D-**4**).

Forensische Bedeutung Durch die Klassifikation einer vorsätzlichen Körperverletzung als Folge scharfer Gewalteinwirkung ist ein Tatbestandsmerkmal der gefährlichen Körperverletzung erfüllt. Wegen der hohen Strafandrohung kommt der Abgrenzung einer Verletzung durch **scharfe Gewalt** von einer durch **stumpfe Gewalt** erhebliche Bedeutung zu (▤ D-**4**).

D-4: Indizien für die Täterschaft bei Stichverletzungen

Selbstbeibringung	Fremdbeibringung
▷ Einzelstiche	▷ multiple Stiche
▷ entblößte Haut	▷ verschiedene Stichregionen
▷ geringe Stichtiefe	▷ gebrochener Stichkanal
▷ Herzregion	▷ große Stichtiefe
	▷ Kleiderstiche

Klinischer Hinweis. Bei Stichverletzungen ist immer die Gefahr lebensbedrohlicher Verletzungen innerer Organe zu bedenken. Sondierungen des Wundkanals liefern keine zuverlässige Information über die Wundtiefe (wegen kulissenartigen Verschlusses des Stichkanals).
Auch fehlende Schockzeichen sind kein zuverlässiges Indiz für Unversehrtheit innerer Organe. Deshalb: geeignete Diagnostik, im Zweifel Revision, auf jeden Fall lückenlose Überwachung in Operations- und Reanimationsbereitschaft.

Klinischer Hinweis Bei Stichverletzungen ist immer an die Gefahr lebensbedrohlicher Verletzungen innerer Organe zu denken.
Deshalb Veranlassung von geeigneter Diagnostik und lückenlose Überwachung.

Forensischer Fall

35jähriger Patient mit Stichverletzung über der Herzregion wird in der chirurgischen Ambulanz aufgenommen. Er ist ansprechbar und hat keine Schockzeichen. Die Thorax-Röntgenübersichtsaufnahme zeigt keine Besonderheiten. Blutdruck, Erythrozytenzahl und Hämoglobin im Normbereich.

Der Patient wird stationär aufgenommen. Nach 2 Stunden bei sporadischer Kontrolle wird er leblos aufgefunden. Sofort eingeleitete Reanimationsmaßnahmen bleiben erfolglos. Obduktionsbefund: Herzbeuteltamponade bei Stich in die Vorderwand des rechten Herzventrikels.

2.3.1 Verletzungsformen und -folgen

Stichverletzungen

Definition ▶

Die Stichwunde ist meist schlitzförmig und klafft in der Regel. Die Wundränder sind glatt. Der Stichkanal ist häufig in der Tiefe kulissenartig verschlossen.

Rekonstruktive Aspekte Typische Fragestellungen: Messer oder anderes Werkzeug, Klingenbreite, Klinge ein- oder zweischneidig, Klingenlänge, Stichwucht, Selbstbeibringung oder Fremdbeibringung? (s. D-**27**).

2.3.1 Verletzungsformen und -folgen

Stichverletzungen

▶ ***Definition.*** Stichverletzungen sind glattrandige Verletzungen, deren Hautwundlänge (in der Regel) kleiner ist als die Wundtiefe. Man unterscheidet den Hauteinstich vom Stichkanal und dem in seltenen Fällen vorhandenen Ausstich.

Morphologie. Die Hautdurchtrennung bei der Stichwunde ist meist schlitzförmig. Die Wunde klafft je nach Hauttopik mehr oder weniger stark. Die Wundränder sind sehr glatt, Gewebsbrücken in der Wundtiefe kommen nicht vor. Der Stichkanal ist häufig durch tiefere Gewebsschichten kulissenartig verschlossen.

Rekonstruktive Aspekte. Vom Arzt wird erwartet, daß er aus der Wundform Schlüsse auf das Tatwerkzeug zieht. Typische Fragestellungen: Messer oder anderes Werkzeug, Klingenbreite, Klinge ein- oder zweischneidig, Klingenlänge, Stichwucht, Selbstbeibringung oder Fremdbeibringung?
Die Zuordnung einer Stichwunde zu einem Messer oder einem andersartigen messerähnlichen Werkzeug kann schwierig sein: spitze, im Schaftbereich aber runde oder kantige Gegenstände können schlitzförmige Hautwunden erzeugen, die fast wie Stichwunden aussehen, bei denen es sich eigentlich aber um glattrandige Rißwunden handelt. Die Ränder solcher nicht durch Messer erzeugten Stichwunden weisen bei genauer Analyse häufig einen Schürfsaum auf. Aber auch bei Messerstichen können – zumindest einseitig – Schürfsäume entstehen, wenn der Stich schräg zur Haut-

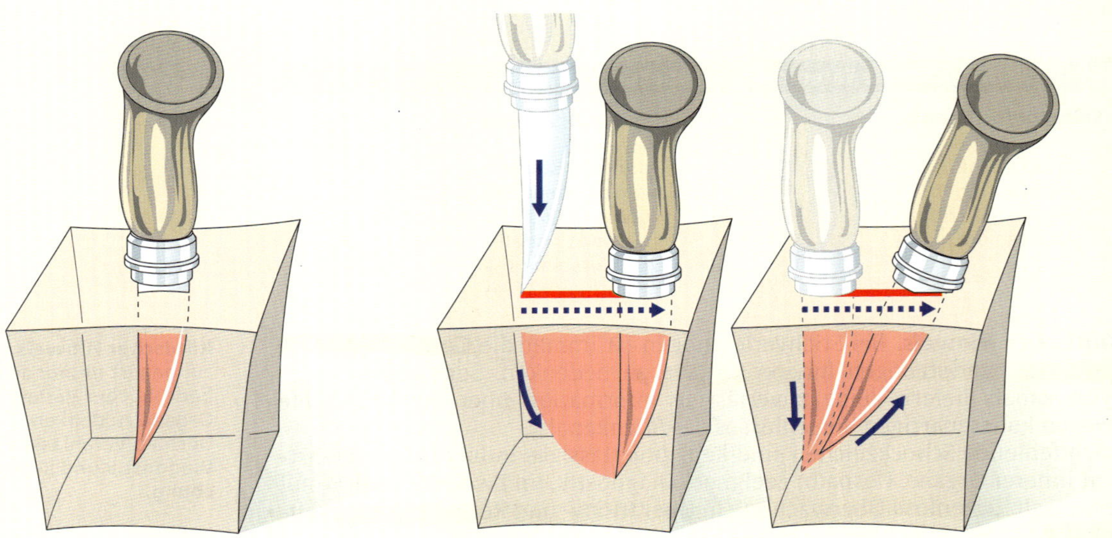

D-**25: Entstehung kombinierter Schnitt-/Stichwunden im Vergleich zur reinen Stichwunde.** Durch Bewegung des Opfers oder Verziehen der Klinge beim Herausziehen kommt es zur schnittartigen Erweiterung der Hautwunde.

oberfläche geführt wird und eine erhebliche Druckwirkung auf den Wundrand erzeugt hat.
Die Klingenbreite läßt sich aus der Hautwunde selbst nur in seltenen Fällen exakt ableiten. Die Elastizität der Haut führt – je nach Topik in unterschiedlichem Maße – fast regelmäßig zur Kontraktion der Wundhauptachse bei gleichzeitigem Wundklaffen. Die Weite des Stichkanals in tiefergelegenen Gewebsschichten, insbesondere in Knorpel oder Knochengewebe läßt oft einen besseren Rückschluß auf die Messerbreite zu. Dennoch ist die Hauptachse der Hautstichwunde nicht grundsätzlich kleiner, als die Klingenbreite es erwarten läßt: Oft wird der Hautstich durch Schnitt erweitert (z. B. bei Positionsänderungen zwischen Täter und Opfer während des Stichvorgangs), so daß eine größere Hautstichwunde entsteht, als es der Klingenbreite entspricht (D-**25**).
Wird bei solchen Vorgängen die Klinge gleichzeitig gedreht, so entstehen »Schwalbenschwanzformen« eines Wundwinkels.

Die Klingenbreite läßt sich aus der Hautwunde nur in seltenen Fällen exakt ableiten. Die Elastizität der Haut führt zur Kontraktion der Wundhauptachse bei gleichzeitigem Wundklaffen.
Die Weite des Stichkanals in tiefergelegenen Gewebsschichten, insbesondere in Knorpel oder Knochengewebe läßt oft einen besseren Rückschluß auf die Messerbreite zu.
Bei Positionsänderungen zwischen Täter und Opfer während des Stichvorgangs entstehen größere Stichwunden als es der Klingenbreite entspricht (D-25).

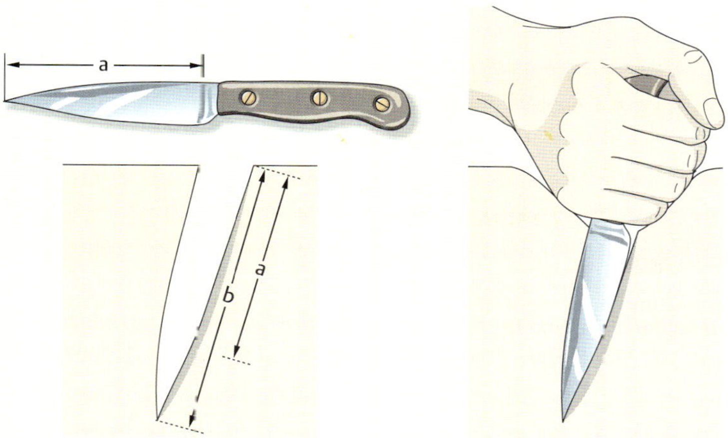

D-**26**: **Stichkanaltiefe und Klingenlänge:** beim wuchtigen Stich wird durch Deformation der Körperoberfläche ein tieferer Stichkanal erzeugt als hinsichtlich der Klingenlänge zu erwarten wäre.

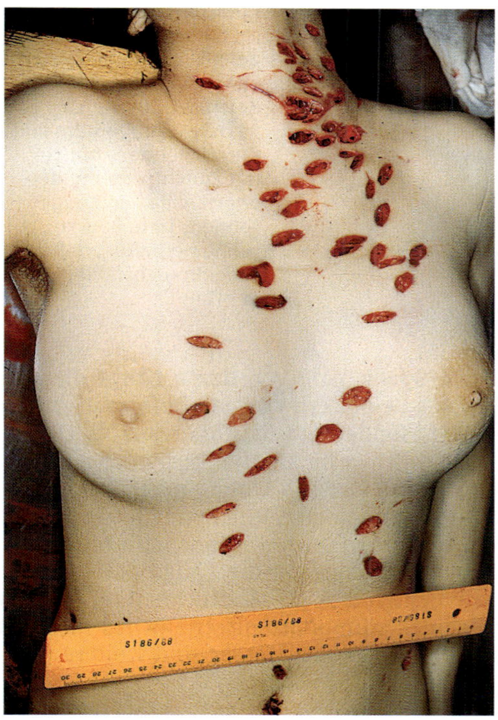

D-**27**: **Sexualmord: vielfache, teilweise gruppierte Stichverletzungen am Hals und Oberkörper,** nicht dargestellt auch am Unterkörper und am Rücken. Parallelität der Hauptachsen der Hautwunden spricht für Zustechen aus gleicher Richtung auf das sich nicht bewegende Opfer. Beachte die Unterschiede der Wundwinkel und die mehrfach erkennbaren, dem stumpfen Wundwinkel zuzuordnenden Prellmarken (*vgl.* D-**28 a** u. **b**), weiter das unterschiedliche Klaffen der Wunden in Abhängigkeit zur Hauttopik.

Bei besonders breiten Messerrücken mit ausgeprägt scharfkantigen rechtwinkligen Konturen entstehen manchmal kleine Zipfelbildungen durch den Messerrücken, die nicht mit »Schwalbenschwanzbildungen« verwechselt werden dürfen (D-28).

Die Ein- oder Zweischneidigkeit des Messers läßt sich aus der Analyse der Wundwinkel ableiten. Auf der scharfen Seite des Messers entstehen in der Regel spitzwinklig zulaufende Wundwinkel, auf der Messerrückenseite unregelmäßigere, etwas breitere Wundwinkel, die häufig Schürfungssäume und Eintrocknungen erkennen lassen. Bei besonders breiten Messerrücken mit ausgeprägt scharfkantigen rechtwinkligen Konturen entstehen manchmal kleine Zipfelbildungen durch den Messerrücken, die nicht mit »Schwalbenschwanzbildungen« verwechselt werden dürfen (D-**28**).

Die Länge des Stichkanals ist kein sicheres Maß für die Klingenlänge: Zum einen ist zu beachten, daß bei nicht vollständigem Einführen der Messerklinge selbstverständlich ein kürzerer Stichkanal entsteht, als es der Klingenlänge entspricht.

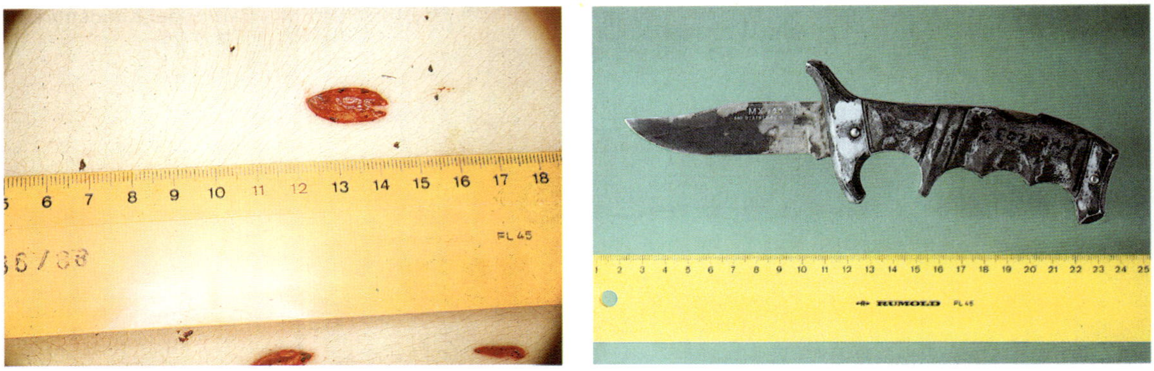

D-**28 a, b: Stichverletzungen mit dem Messer:** einschneidig, mit 3 mm breitem Rücken und geschwungenem Heft. Beachte die Zipfelbildung am Wundwinkel rechts (entspricht der Rückseite der Klinge) und die Prellmarke im Abstand von etwa 12 mm rechts der Stichwunde (entspricht dem oberen Heftanteil und führte zur Identifizierung der Waffe).

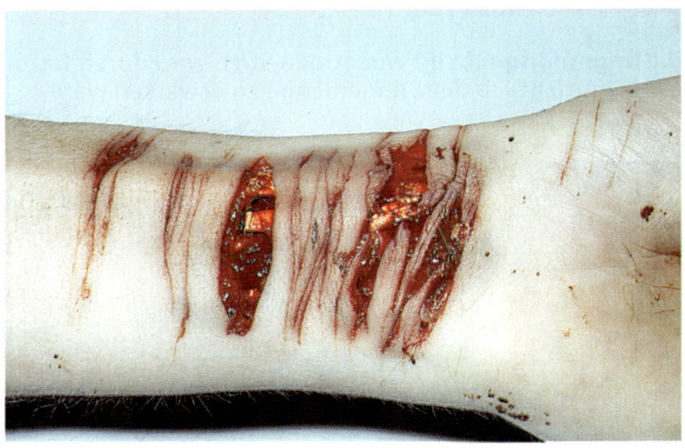

D-**29: Typische »Pulsaderschnitt-Verletzung«, erzeugt durch eine Rasierklinge bei hoher Selbstaggression** (gleichartige Schnitte am rechten und linken Handgelenk und an den Innenknöcheln beider Sprunggelenke). Zusätzlich Selbsterhängung. Im Bild tiefreichende Schnitte mit Durchtrennung der oberflächlichen Beugesehnen. Tiefe Beugesehnen erhalten, daher Teilgebrauchsfähigkeit der Hand.

Es kommen auch Stichkanäle vor, deren Länge die der Klinge überschreiten, wenn der Stich zu einer erheblichen Deformation der Oberfläche geführt hat (D-**26**). Die Länge des Stichkanals kann auch Hinweise auf die Stichwucht geben.

Zum anderen kommen jedoch auch Stichkanäle vor, deren Länge die der Klinge überschreiten, wenn der Stich zu einer erheblichen Deformation der getroffenen Oberfläche geführt hat, besonders im Bauchbereich (D-**26**). Die Länge des Stichkanales kann auch Hinweise auf die Stichwucht geben: Ist der Stichkanal kürzer als die Klinge, so war das Messer nicht voll eingedrungen. Dies kann ein Hinweis auf relativ geringe Stichwucht sein, wenn das Stichkanalende nicht durch harte Strukturen (Knochen) bestimmt wurde. Überschreitet die Stichkanallänge dagegen die Länge der Messerklinge, so spricht dies für einen wuchtigen Stich. Abdruckmarken in der Umgebung des Hautstichs als Folge des stumpfen Auftreffens des Messergriffs oder der Parierstange zwischen Klinge und Messer sind weitere Hinweise für heftiges Auftreffen.

Schnittwunden

Schnittwunden

▶ ***Definition.*** Schnittwunden sind scharfrandige Haut- bzw. Gewebedurchtrennungen, deren Länge größer ist als die Wundtiefe. Im Wundspalt werden keine Gewebsbrücken gefunden (differentialdiagnostisches Unterscheidungskriterium von der Riß-Quetschwunde).

◀ **Definition**

Morphologie. In Abhängigkeit zur Tiefe der Wunde und zur Hauttopik klaffen Schnittwunden mehr oder weniger stark. Bei schrägem Ansatz der Messerklinge entstehen entsprechend der Schnittrichtung Hautlappenbildungen. Die Wundwinkel sind bei einer einzigen Schnittaktion in der Regel spitzwinklig. Zipfelbildungen im Wundwinkel sprechen für mehrfaches Ansetzen. Erstreckt sich ein Schnitt über Hautfalten, die bei geänderter Körperhaltung verstreichen oder anders liegen, so können auch bei einer einzigen Schnittaktion Unterbrechungen resultieren, die den Eindruck mehrfacher Schnitthandlungen erzeugen. Gleiches gilt auch für Schnitte und Stiche durch Kleiderfalten (D-**5**).

Morphologie Schnittwunden klaffen meist. Bei schrägem Ansatz der Klinge entstehen Hautlappen. Die Wundwinkel sind bei einer Schnittaktion spitzwinklig, Zipfelbildungen im Wundwinkel sprechen für mehrfaches Ansetzen (D-**5**).

Sonderformen

Sonderformen

Pulsaderschnitte. **Parallele Schnitte, meist in Mehrzahl, oft mit Probierschnitten** an der Innenseite des Handgelenks. Diese Schnitte sind oft oberflächlich, so daß die geschützt liegenden Schlagadern unverletzt bleiben. Derartige Pulsaderschnitte sind ein starkes Indiz, wenn auch kein Beweis für suizidale Beibringung (D-**29**).

Pulsaderschnitte: Parallele Schnitte mit Probierschnitten an der Innenseite des Handgelenkes. Meist oberflächlich gelegen. Starkes Indiz auf Suizid (D-**29**).

Abwehrverletzungen. An der Innenseite der Hand oder der Finger liegende, oft sehr tiefe, bis auf das Handskelett reichende Schnitte durch Abwehrhandlungen des Opfers gegen die Klinge des vom Täter geführten Messers. Solche Abwehrverletzungen sind ein starkes Indiz für Fremdeinwirkung (D-**30**).

Abwehrverletzungen: An der Innenseite der Hand oder der Finger gelegene, oft tiefe Schnitte. Starkes Indiz für Fremdeinwirkung durch z. B. Messer des Täters (D-**30**).

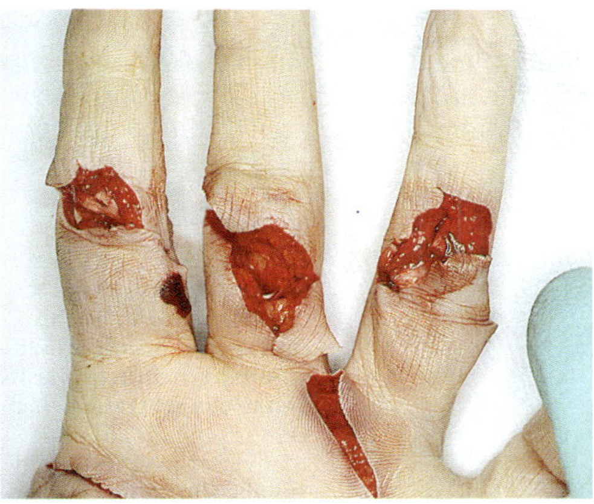

D-**30: Typische Abwehrverletzungen durch Griff in die Messerklinge eines Angreifers** mit Durchtrennung der Fingerbeugesehnen.

D-5: Indizien für die Täterschaft bei Schnittverletzungen

Selbstbeibringung	Fremdbeibringung
▷ Probierschnitte	▷ tiefe Schnitte
▷ Parallelschnitte	▷ Schnittrichtung unterschiedlich
▷ geringe Schnitt-Tiefe	▷ Kleiderschnitte
▷ entblößte Haut	▷ Abwehrschnitte
▷ Blutabrinnspuren vertikal	▷ Blutabrinnspuren horizontal

Pfählungsverletzungen

Definition ▶

Pfählungsverletzungen

▶ ***Definition.*** Pfählungsverletzungen entstehen beim Eindringen länglicher stumpfer Gegenstände in den Körper. Sie weisen an den Wundrändern in der Regel ausgeprägte Quetschungen und Schürfungen auf. Auch die Wundkanäle sind unregelmäßiger als bei Stichwunden. Je nach Spitzenbeschaffenheit und Durchmesser des pfählenden Gegenstandes können alle Übergangsformen bis hin zur reinen Stichwunde beobachtet werden.

Beispiele. Perforierende Bauchverletzung beim Sturz eines Radfahrers auf eines der Lenkergriffenden.
Sexualverbrechen: Stoß einer Flasche in Scheide oder Anus mit Perforation.

Hiebverletzungen

Definition ▶

Hiebverletzungen

▶ ***Definition.*** Als Hiebverletzungen bezeichnet man Haut- und Gewebedurchtrennungen mittels scharfer oder halbscharfer Gegenstände (z. B. Säbel, Beil), denen im Regelfall dynamische Schlageinwirkungen zugrunde liegen. Deshalb findet man oft knöcherne Verletzungen, die hinsichtlich Form und Lage den Hautwunden ähnlich sind. Die Hautwunden können morphologisch Schnittwunden weitgehend ähneln (glatte Ränder, keine Gewebsbrücken, spitze Wundwinkel), oft finden sich jedoch Schürfungen an den Wundrändern, Blutunterlaufungen unter dem Wundgrund und im Bereich der Wundwinkel kleine Wundausläufer mit den Eigenschaften von Riß-Quetschwunden.

Folgen und Todesursachen von Stich- und Schnittwunden

Häufigste Todesursache ist der akute hämorrhagische Schock durch Blutverlust

Bei Eröffnung von Halsvenen besteht die Gefahr einer Luftembolie (◘ D-**32**).

Folgen und Todesursachen von Stich- und Schnittwunden

Die Folgen von Stich- und Schnittwunden richten sich nach dem Ausmaß der Verletzungen betroffener Organe oder Gefäße. Häufigste Todesursache ist der akute hämorrhagische Schock durch Blutverlust in Körperhöhlen und/oder nach außen.
Bei Eröffnung von Halsvenen besteht die Gefahr einer Luftembolie des Herzens (*s.* ◘ D-**32**), bei gleichzeitiger Eröffnung der Trachea kann es zur Blutaspiration kommen. Blutaspirationen können auch die Folge von Lungenverletzungen sein.

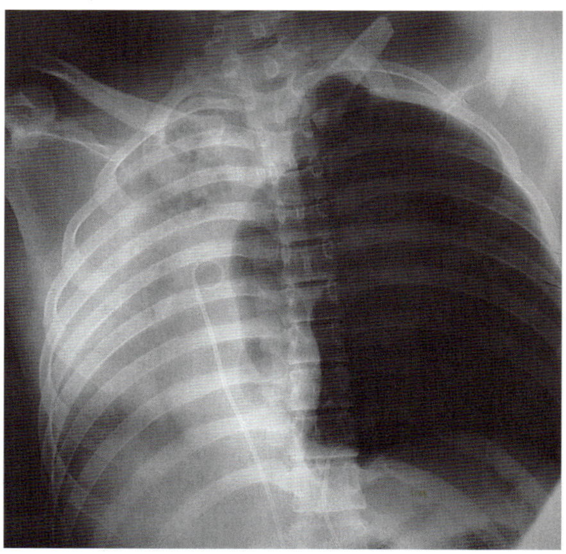

◘ D-**31: Linksseitiger Spannungspneumothorax bei oberflächlicher, nicht unmittelbar lebensbedrohlicher Lungenstichverletzung** nach Versorgung einer Leberstichverletzung mit abdomineller Blutung. Die Entwicklung des Spannungspneumothorax wurde nicht erkannt und wirkte tödlich. Beachte die deutliche Verschiebung der Mediastinalorgane über die Mittellinie zur rechten Thoraxhälfte und das Fehlen einer intrathorakalen Blutung links. Im der rechten Herzkammer ein durch die rechte Schenkelvene hochgeschobener Druckmeßkatheter.

Perforierende Thoraxverletzungen bergen die Gefahr eines Pneumothorax oder Spannungspneumothorax (D-**31**), kombiniert mit einem Hämatothorax. Bei längeren Überlebenszeiten treten Sekundärkomplikationen in den Vordergrund, bei Bauchstichverletzungen beispielsweise Peritonitis besonders nach Eröffnen des Magen-Darm-Kanals.

Perforierende Thoraxverletzungen bergen die Gefahr eines Pneumothorax (D-**31**), kombiniert mit einem Hämatothorax. Nach Bauchstichverletzungen ist eine Peritonitis möglich.

2.4 Vitale Reaktionen

Definition. Nur am Lebenden zu beobachtende Reaktionen auf verschiedenste Einflüsse (Trauma, Intoxikationen, Lage im Wasser u.a.), die beweisen, daß die Schädigung nicht erst postmortal entstanden ist.

◀ **Definition**

Forensische Bedeutung. Will man aus Verletzungsmustern und Schädigungsbefunden auf den Ablauf eines Tatgeschehens oder auf die Todesursache schließen, so muß sichergestellt sein, daß die zu interpretierenden Befunde zu Lebzeiten entstanden sind. Postmortale Entstehung von Schädigungen kommt z.B. unbeabsichtigt beim Leichentransport in Betracht, oder bei mehrphasigen Unfallabläufen, bei denen ein Körper erneut mechanisch belastet wird, nachdem in einer vorangegangenen Phase bereits der Tod eingetreten ist, aber auch als Folge absichtlicher postmortaler Einwirkungen, um von der wahren Todesursache abzulenken und einen günstig erscheinenden Geschehensablauf vorzutäuschen.

Forensische Bedeutung Es muß sicher sein, daß die Veränderungen an der Leiche zu Lebzeiten entstanden sind.
Postmortale Veränderungen an einer Leiche kommen z.B. beim Leichentransport in Betracht oder bei mehrphasigen Unfallabläufen.

Beispiele

- Eine Frau wird erwürgt. Der Täter legt die Leiche mit dem Hals auf eine Eisenbahnschiene, um die charakteristischen Strangulationsmerkmale am Hals von dem schwereren Verletzungsmuster des Überrolltwerdens durch einen Zug zu verdecken und den Verdacht einer Selbsttötung zu erwecken.
- Ein Fußgänger wird beim Überqueren der Fahrbahn erfaßt, zu Boden geschleudert und später von einem weiteren Fahrzeug überrollt. Hier stellt sich die Frage, ob der Tod schon vor der Überrollung eingetreten war.

◀ **Beispiele**

Merke. Grundsätzlich gilt, daß es um so schwieriger ist, Schädigungen der Vital- oder Postmortalphase zuzuordnen, je kürzer sie überlebt werden oder je früher postmortal sie entstehen.

◀ **Merke**

Man unterscheidet allgemeine und lokale vitale Reaktionen.

2.4.1 Allgemeine vitale Reaktionen

Sie sind Anzeichen dafür, daß vor allem Kreislauf, Atmung oder humorales System auf schädigende Einflüsse reagiert haben. Dazu zählen z.B. Ausblutung, Fettembolie, Luftembolie, Aspiration, Katecholamindifferenzen in Kopfblut und peripherem Blut.

Sie sind Anzeichen dafür, daß Kreislauf, Atmung oder humorales System auf schädigende Einflüsse reagiert haben.

Ausblutung

Die **Ausblutung** ist eine allgemeine vitale Reaktion bei Organ- und/oder Gefäßverletzungen. Bei der Leichenschau können schwach ausgeprägte blasse Totenflecken bereits auf eine Ausblutung hinweisen. Im Rahmen der Obduktion findet man blutarme Organe, die durch blasse Farbe und niedriges Organgewicht gekennzeichnet sind: besonders Schilddrüse, Niere (»Schockniere«, D-**24**, *S. 342*), Lungen, Milz. Fehlen diese Befunde, wie im Beispiel der Eisenbahnüberrollung einer erwürgten Frau, so stellt sich die Frage nach der alternativen Todesursache. Im Beispiel könnten Stauungsblutungen in den Augenbindehäuten als vitale Zeichen auf die richtige Diagnose hinweisen.

Die **Ausblutung** ist eine allgemeine vitale Reaktion bei Organ- und/oder Gefäßverletzungen. Bei der Obduktion findet man blutarme Organe mit einem geringen Organgewicht (insbesondere Schilddrüse, Niere, Lungen, Milz) (*s.* D-**24**, *S. 342*).

Fettembolie

Die Fettembolie der Lungenkapillaren setzt ebenfalls Kreislauftätigkeit voraus (Frakturen, Fettleberkontusion usw.) (S D-3).

Fettembolie

Die **Fettembolie** der Lungenkapillaren setzt ebenfalls Kreislauftätigkeit voraus. Bei stumpfen Traumen mit Fettgewebsquetschungen, Frakturen, Fettleberkontusionen, auch bei allgemeiner Schockreaktion, kommt es zur Fettmobilisierung und zur Einschwemmung von Fett in die Blutbahn. Die Fetttropfen bleiben im Lungenkapillarsystem stecken und können hier histologisch nachgewiesen werden (S D-3).

S Synopsis D-**3: Fettembolie**

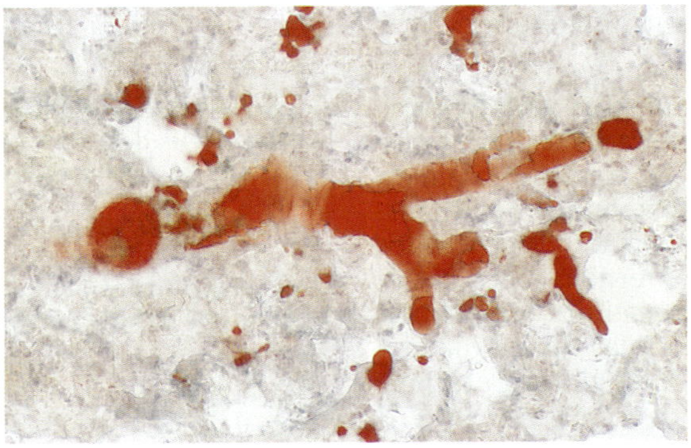

Fettembolie der Lunge: »hirschgeweihartig« aufgezweigte Fetttröpfchen in den Lungenkapillaren.

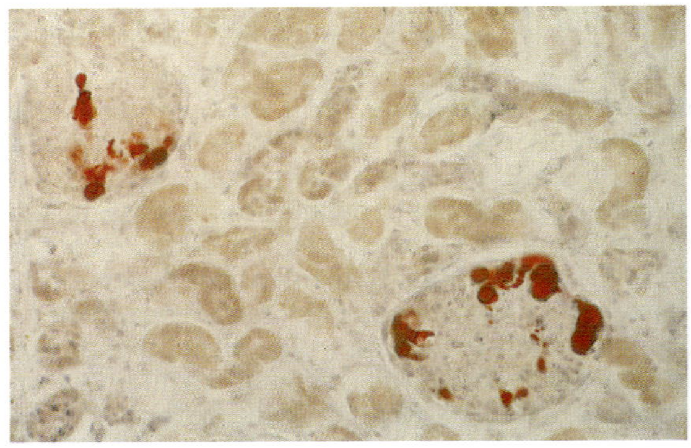

Fettembolie der Niere: Fetttröpfchen in den Nierenkapillaren.

Fettembolie im histologischen Bild: Darstellung der Neutralfette in Kapillaren durch Sudan-III-Färbung.

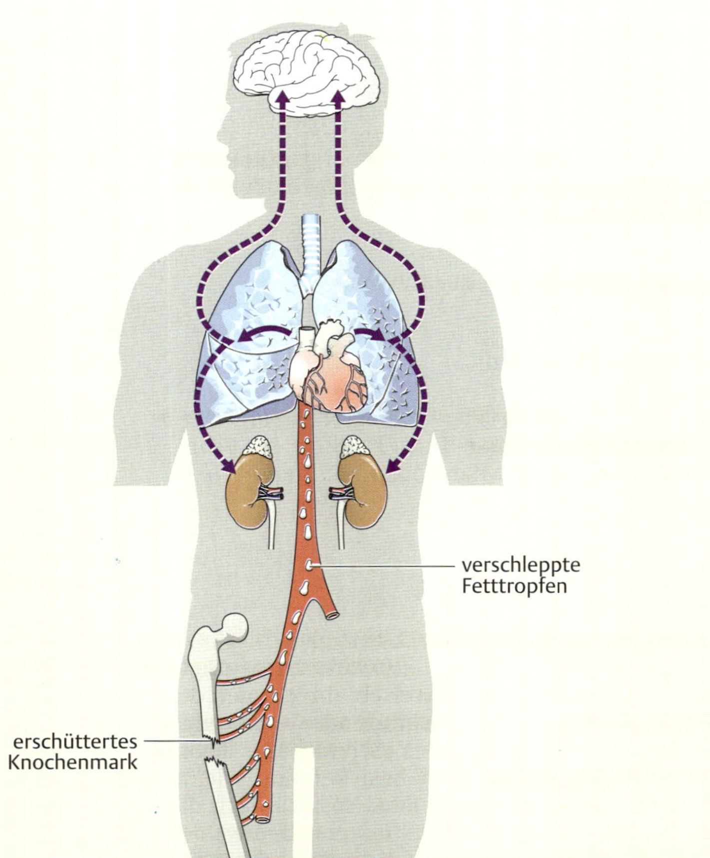

Pathogenese der Fettembolie bei Extremitätenfrakturen: Einschwemmung von Fetttropfen (im Bild grobschematisch viel zu groß dargestellt, real ≦ 0,1 mm) aus dem Knochenmark, auch aus subkutanen Fettgewebsquetschungen, in das venöse Gefäßsystem. Verteilung über das rechte Herz in die Lungen (Lungenfettembolie) und von hier in den großen Kreislauf (Fettembolie der Nieren, Fettembolie des Gehirnes, Purpura cerebri). Bei offenem Foramen ovale und Rechts-links-Shunt gleichzeitiges Auftreten der Fetttropfen im großen und kleinen Kreislauf. Die Fettembolie in den Lungenkapillaren und in den Organen des großen Kreislaufs setzt Herzaktion und Kreislauftätigkeit voraus, sie ist deshalb ein vitales Zeichen.

Luftembolie

Die **Luftembolie** der rechten Herzkammer ist eine weitere allgemeine vitale Reaktion, deren Nachweis auf Kreislauftätigkeit schließen läßt. Sie wird klinisch oft verkannt. Vorkommen: Schädelfrakturen mit Eröffnung von Diploe-Venen oder von Sinus der harten Hirnhaut. Schnitt- oder Stichverletzungen mit Eröffnung der Halsvenen. Infolge des venösen Unterdrucks in der Diastole vor allem bei aufrechter Körperhaltung wird Luft eingesaugt und in den rechten Ventrikel transportiert. Die Luftembolie wird bei der Routinesektion häufig übersehen. Eine gute Screening-Methode stellt die Röntgenuntersuchung des Thorax dar. Differentialdiagnostisch müssen fäulnisbedingte Gasansammlungen ausgeschlossen sein (D-**32**).

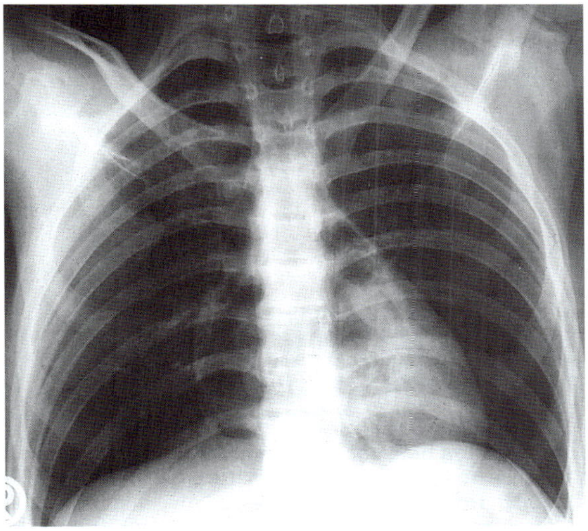

D-**32: Massive Luftembolie des rechten Herzvorhofs bei offener Schädelbasisfraktur mit Eröffnung des Sinus sigmoideus.** Ansaugen von Luft unter dem negativen venösen Druck über die offene Schädelfraktur, Transport ins rechte Herz bei intaktem Kreislauf, akute Rechtsherzinsuffizienz. (Gefahr der Luftembolie u. a. auch bei Schnittverletzungen am Hals, bei Hals- und Hirnoperationen!) Die Luftembolie des Herzens ist ein vitales Zeichen. Differentialdiagnostisch müssen Fäulnisgasbildungen abgegrenzt werden (dann im Regelfall Fäulnisemphysem in der Pektoralismuskulatur erkennbar).

Luftembolie

Die Luftembolie ist eine allgemeine vitale Reaktion, die auf Kreislauftätigkeit schließen läßt (z. B. Schädelfrakturen mit Eröffnung der Diploe-Venen). Sie wird häufig übersehen. Nachweis durch Röntgenaufnahme (D-**32**).
Luftembolie/Fäulnisgasbildung im Herzen: Luftembolie – rechte Herzkammer, Fäulnisgasbildung beide Herzkammern, aber auch Gewebe, z. B. Fäulnisgas-Emphysem des Brustmuskels.
Beweisende Untersuchung: Gasanalyse!

Aspiration

Die **Aspiration** von Blut in die Lungen bei Schädel-Hirn-Traumen, auch bei blutenden Verletzungen im Nasen-Rachen-Raum, läßt auf vorhandene Atemtätigkeit zum Zeitpunkt der Verletzungsentstehung schließen. Nur die tiefe, der Schwerkraft entgegengerichtete Aspiration im Lungenparenchym kann als vitales Zeichen gelten, sie ist von passivem postmortalem Hineinlaufen in die hypostatischen Abschnitte zu unterscheiden (D-**33**).
Beim Tod durch Brandeinwirkung sind die **Einatmung von Ruß** und die **Kohlenmonoxid**-Beladung des Hämoglobins wichtige vitale Reaktionen. Auch das **Verschlucken von Blut** bei Schädelbasisfraktur oder von Wasser beim Ertrinken (bei längerer postmortaler Lage in mindestens 3 m Wassertiefe auch passives avitales Eindringen von Wasser in Magen und Lunge!) kann als Hinweis auf vitales Entstehen gewertet werden. Ebenso spricht der **Schaumpilz** eines aus dem Wasser geborgenen Toten für vitales Ertrinken.
Der mikroskopische Nachweis von **Kieselalgen (Diatomeen)** in der Lunge ist kein Zeichen für vitale Reaktion beim Ertrinken, da Diatomeen auch passiv in die Lunge gelangen können. Findet man sie jedoch **in anderen Organen** (z. B. Leber, Gehirn, Knochenmark) und kann man eine gleichartige Verteilung verschiedener Diatomeen-Spezies nachweisen wie in dem Gewässer, aus dem der Tote geborgen wurde, so spricht dies für vitale Reaktion und einen Ertrinkungstod.

Aspiration

Aspiration von Blut in die Lungen bei Schädel-Hirn-Traumen läßt auf vorhandene Atemtätigkeit zum Zeitpunkt der Verletzung schließen (D-**33**).
Weitere vitale Zeichen:
- Einatmung von Ruß
- Kohlenmonoxidbelastung des Hämoglobins
- Verschlucken von Wasser beim Ertrinken
- Schaumpilz.

Kieselalgen in der Lunge sind **kein** Zeichen für vitale Reaktion. Finden sie sich jedoch **in anderen Organen**, spricht dies für **vitale Reaktion**.

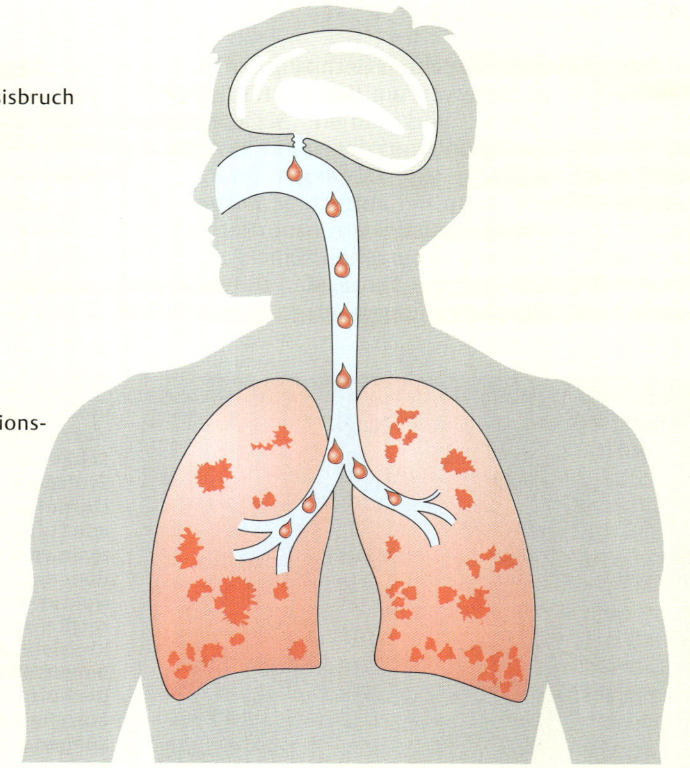

D-33: Pathogenese der Blutaspiration bei Schädelbasisfraktur: Eindringen von Blut aus der Schädelbasisfraktur (auch aus Gesichtsschädelfrakturen) in die oberen Atemwege und Aspiration bis in die peripheren Bronchialäste und Alveolen bei erhaltener Atmung (patho-anatomisch: Marmorierung der Lunge). Ohne Atemtätigkeit keine bis in die Peripherie reichende Aspiration. Passives Eindringen in die Luftröhre und die Hauptbronchien ist auch postmortal möglich.

Humorale Zeichen

Humorale Zeichen sind z. B. **Ausschüttung von Katecholaminen, Phosphatiden** und **Histaminen** in der Agonie.

Humorale Zeichen

Zu den **humoralen Zeichen** der vitalen Reaktion gehört die **Ausschüttung von Katecholaminen, Phosphatiden** und **Histaminen** im Rahmen der Agonie. Die Abhängigkeit der Konzentration dieser Substanzen im Blut von bestimmten Agonieformen und Todesursachen wurde mehrfach, teilweise mit wechselnden Ergebnissen, untersucht. In der Praxis rechtsmedizinischer Obduktionen spielt die humorale Reaktion als vitales Zeichen oft eine zu geringe Rolle.

Merke ▶

> ***Merke.*** Die diagnostische Wertigkeit vitaler Reaktionen wird durch Reanimationsmaßnahmen beeinträchtigt. Herz-Kreislauf-Massage kann das Ausmaß von Ausblutungszeichen steigern und das Bild der Lungenfettembolie modifizieren. Bei postmortaler künstlicher Beatmung kann Blut aus dem Rachenraum und dem Tracheobronchialsystem in die Lunge verlagert werden. Auch Luftembolien des Herzens und Pneumothorax-Bildung sind im Rahmen der Reanimation postmortal möglich!

Bei dissoziiertem Hirntod kommen durch spontane Kreislauftätigkeit natürlich Vitalreaktionen allgemeiner und lokaler Art (*s. dort*) vor, die im Hinblick auf den mit dem Hirntod eingetretenen Individualtod rechtlich als postmortal zu werten sind.

2.4.2 Lokale vitale Reaktionen

Hierbei handelt es sich um örtlich begrenzte Gewebsreaktionen auf Verletzungen und Schädigung, vor allem um Blutung und Entzündung.

2.4.2 Lokale vitale Reaktionen

Örtlich begrenzte Gewebsreaktionen auf Verletzungen und Schädigung, vor allem um Blutung und Entzündung.

Blutung

Eine lokale Blutung als Folge von Gefäßzerreißungen ist **kein sicheres vitales Zeichen**, sie kann auch postmortal durch mechanische Gewalt, unter besonderen Bedingungen auch spontan entstehen, besonders bei Verletzungen in den abhängigen Körperpartien, in denen die Totenflecken auftreten. Prinzipiell könnte das erhebliche Ausmaß einer Blutung ein Zeichen ihrer vitalen Entstehung sein, im allgemeinen ist bei der Beurteilung jedoch die in Betracht kommende Überlebenszeit der Verletzung nicht bekannt oder extrem kurz, so daß das Kriterium des Ausmaßes der Blutung versagt. Einfache Unterscheidungsmerkmale wie »Auswaschbarkeit« oder »Verdrängung von Umgebungsgewebe« führen beim Unerfahrenen zu unzuverlässigen Schlußfolgerungen hinsichtlich der Vitalität. Histologisch spricht das gleichzeitige Vorliegen eines Ödems im Bereich der Blutung für vitale Entstehung, ebenso Entzündungsreaktionen (*s. u.: Wundalterbestimmung*).

Blutung

Eine lokale Blutung ist **kein sicheres vitales Zeichen**, da sie auch postmortal durch Gewalt oder auch spontan entstehen kann.

Entzündung

Zu Lebzeiten entstandene Verletzungen setzen in aller Regel typische Reaktionen der betroffenen Gewebe in Gang, deren morphologische Beschaffenheit und zeitlicher Ablauf mehrfach untersucht sind. Der Nachweis von Wundheilungsvorgängen durch histologische und histochemische Methoden gilt als **vitales Zeichen** und erlaubt eine **Altersbestimmung der Verletzung**.

Entzündung

Der Nachweis von Wundheilungsvorgängen durch histologische Methoden gilt als **vitales Zeichen** und erlaubt eine **Altersbestimmung** der **Verletzung**.

2.4.3 Wundalterbestimmung

Zur Abschätzung des Alters einer Wunde wurden verschiedene histologische, immunhistologische und enzymhistochemische Verfahren erarbeitet, deren Ergebnisse – zusammengefaßt und vereinfacht – tabellarisch angegeben werden (D-**6**). Altersbestimmung von Hämatomen *vgl. Abschnitt 2.2.1, S. 335.*

2.4.3 Wundalterbestimmung

Zur Abschätzung des Alters einer Wunde wurden verschiedene histologische und enzymhistochemische Verfahren erarbeitet, deren Ergebnisse tabellarisch angegeben werden (D-**6**).

D-6: Wundalterbestimmung

Verletzungen	Befunde
1. Stunde	Blutung, Schwellung, Ödem, Degranulation von Mastzellen, erstes Auftreten von Granulozyten. Nachweisbarkeit von ATPase, unspezifischen Esterasen und Aminopeptidase
2. Stunde	Auftreten spärlicher Granulozyteninfiltrate. Nachweisbarkeit von Glukuronidase in der peripheren Wundzone
2.–4. Stunde	Auftreten von Makrophagen.
4.–6. Stunde	Zunehmend Makrophagen. Dichte granulozytäre Infiltration
6.–8. Stunde	Rückgang der Granulozyten zugunsten der Makrophagen, Zellzerfall
8.–12. Stunde	Maximum der Makrophagenreaktion, Nachweis alkalischer Phosphatase in der peripheren Wundzone
12.–16. Stunde	Weitgehender Schwund der Granulozyten, überwiegend Makrophagen (Phagozytose), Erythrophagie
16.–32. Stunde	Auftreten von Fibroblasten, beginnende Kapillarneubildung
32.–72. Stunde	Bildung von Granulationsgewebe, Auftreten von Hämosiderin
3.–4. Tag	Bildung kollagener Fasern, Auftreten von Mastzellen, evtl. Fremdkörperriesenzellen
4.–10. Tag	Abnahme des zelligen Infiltrats, stärkeres Auftreten kollagener und Retikulinfasern, Wundkontraktion
2.–4. Woche	Kollagenvermehrung, Narbenbildung

2.5 Knochenbrüche

Knochenbrüche entstehen meist als Folge **stumpfer Gewalteinwirkung**. Andere Ursachen sind die **scharfe Gewalt** oder auch **Schußeinwirkung. Die Analyse der Bruchform** und das **Bruchverteilungsmuster** geben Hinweise auf den Geschehensablauf.

2.5 Knochenbrüche

Knochenbrüche entstehen meist als Folge **stumpfer Gewalteinwirkung,** gelegentlich aber auch im Zusammenhang mit **scharfer Gewalt** oder durch **Schußeinwirkung** (Schußbruch), nicht selten indirekt, fernab des Orts der Gewalteinwirkung. Die **Analyse der Bruchform** und des Bruchverteilungsmusters kann wesentliche Gesichtspunkte zur Rekonstruktion des Geschehensablaufs liefern.
Die Bruchfestigkeit der Knochen nimmt beim Erwachsenen mit dem Alter stark ab, sie ist darüber hinaus von der Konstitution (konkret: Form, Kompaktafläche, Spongiosa-Struktur) und vom Gesundheitszustand (Osteoporose, Osteomalazie, Tumoren, Metastasen [Spontanfraktur!]) abhängig.

Allgemeine akute Frakturkomplikationen: Blutverlust, hämorrhagischer Schock, Fettembolie, Nervenverletzungen, Lungenanspießung → Pneumothorax.

2.5.1 Biegungsbrüche der unteren Extremität

2.5.1 Biegungsbrüche der unteren Extremität

Der Biegungsbruch im Schaftbereich von Schien- und Wadenbein, auch Oberschenkel, mit charakteristischem, dreieckigem **Bruchkeil** (Messerer-Dreieck oder Messerer-Keil) ist forensisch von besonderer Bedeutung.
Die Spitze des Bruchdreiecks kann als Spitze des Vektorpfeiles der einwirkenden Kraft aufgefaßt werden, sie zeigt damit die Einwirkungsrichtung an (◘ D-**34**; *vgl. Abschnitt Verletzungen bei Fußgängerunfällen, S. 361*).
Im Bereich der Epiphysen treten keine typischen Keilbrüche auf.

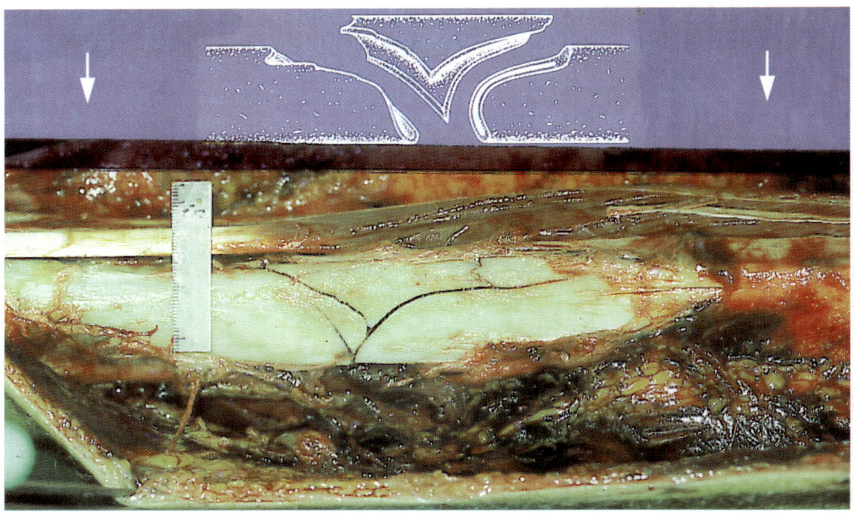

◘ **D-34: Typische Keilfraktur (Messerer-Fraktur) am Femur bei Anstoß von oben** (entsprechend der Pfeilrichtung).

2.5.2 Schädelbrüche

Nach der **Lokalisation** unterscheidet man: **Kalotten-, Basis-** und **Gesichtsschädelfrakturen.** Nach der **Ausbreitungsgeometrie: Längs-, Quer-, Ring-** und **Trümmerbrüche.**
Nach dem Umfang von **Dislokationen: Linearbrüche, Impressionsfrakturen, Lochbrüche** und **Scharnierbrüche.**
Nach der **Gewalteinwirkung: Biegungs-, Berstungs-** und **geformte Brüche** (S D-**4**).

2.5.2 Schädelbrüche

Formen. Die Einteilung der Schädelbrüche folgt unterschiedlichen Klassifikationskriterien.
Nach der Lokalisation werden **Kalotten-, Basis-** und **Gesichtsschädelfrakturen** unterschieden, nach der Ausbreitungsgeometrie **Längs-, Quer-, Ring-** und **Trümmerbrüche,** nach dem Vorhandensein und dem Umfang von Dislokationen **Linearbrüche, Impressionsfrakturen, Lochbrüche, Scharnierbrüche,** nach der Art der Gewalteinwirkung **Biegungs-, Berstungs- und geformte Brüche** (S D-**4**). Darüber hinaus sind die Brüche bei hohem Schädelinnendruck zu erwähnen, die durch hydrodynamische Sprengwirkung bei Kopfschüssen entstehen können *(vgl. S. 386)*.

S Synopsis D-**4: Bruchformen des Schädels**

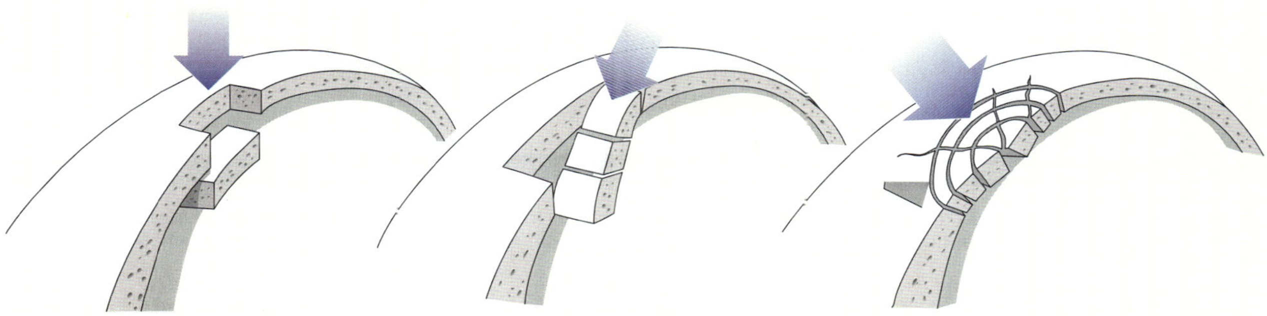

Lochbruch bei rechtwinkligem Auftreffen eines kantigen Gegenstandes (z.B. Hammer)

Terrassenbruch bei schrägem Auftreffen eines kantigen Gegenstandes (z.B. Beilrücken)

Globusbruch mit radiären und konzentrischen Bruchlinien bei Einwirkung eines stumpf-konvexen Gegenstandes (Kugel oder Vergleichbares)

Der **Schädelbasisringbruch** ist eine Sonderform des Biegungsbruches bei indirekter Gewalteinwirkung. Er verläuft ringförmig um das Foramen occipitale magnum. Bei Bruchverläufen durch die Felsenbeine können Karotisverletzungen auftreten und rasch lebensfordernd werden. Nach dem Pathomechanismus unterscheidet man bei dislozierten Ringfrakturen die **Stauchungsringfraktur** von der **Traktionsringfraktur,** erstere als Folge axialer Kompression meist vom Schädeldach her (z.B. Kopfsprung ins seichte Wasser), die zweite Form als Folge von Zugbelastungen (D-**35**).

Der **Schädelbasisringbruch** verläuft ringförmig um das Foramen occipitale magnum (D-**35**).

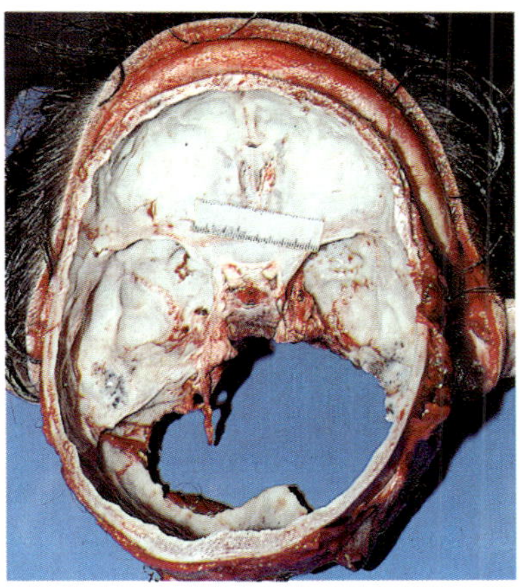

D-**35: Schädelbasisringbruch: indirekter Traktionsbruch eines Motorradfahrers mit Helmschutz bei gegenläufiger Frontalkollision mit Pkw.** Die durch die Helmmasse erhöhte kinetische Energie des Kopfes (negative Helmwirkung!) mußte bei Verzögerung am Rumpf über die Schädelbasis und die Hinterhauptskondylen aufgenommen werden. Dabei wurden die Zugbelastungsgrenzen der Basis der hinteren Schädelgrube überschritten. Zwei konkurrierende Todesursachen: Abriß des Hirnstamms; Aortenruptur.

Forensischer Fall

Gegenläufige Frontalkollision zwischen Motorrad und Pkw; der Rumpf des Kradfahrers wird durch Aufprall gegen den Pkw direkt verzögert, der Kopf indirekt über die Bandverbindungen zwischen Wirbelsäule und Schädelbasis. Die Zugfestigkeit der kollagenen Bänder kann größer sein als die Bruchfestigkeit der Schädelbasis gegenüber den Zugbelastungen, daher ringförmige Ausrißfraktur. Dieser Mechanismus wird durch die Masse eines Schutzhelms gefördert, weil der Helm über den Kinnriemen mit dem Kopf fest verbunden ist und so die zu verzögernde Gesamtmasse des Kopfes erhöht.

Faustregel für die Rekonstruktion

Puppesche Regel ▶

Faustregel für die Rekonstruktion

Puppesche Regel. Bei mehrfachen Schädelkalottenbelastungen läßt sich die Reihenfolge der Einwirkungen durch Analyse der »Kreuzungsphänomene« bestimmen. Die von einem nachträglich erzeugten Bruchzentrum ausstrahlenden Bruchlinien enden an denen, die durch die vorausgegangene Einwirkung bereits vorhanden waren (S D-**5**).

S Synopsis D-5: Rekonstruktion zweizeitiger Schädelbrüche

Zunächst Schlag auf den Hinterkopf (oberhalb der sog. Hutkrempenlinie) mit Globusbruch und radiären Bruchausläufern. Danach Sturz auf den Hinterkopf mit radiär ausstrahlenden Bruchlinien, die an den zunächst entstandenen Bruchlinien enden.

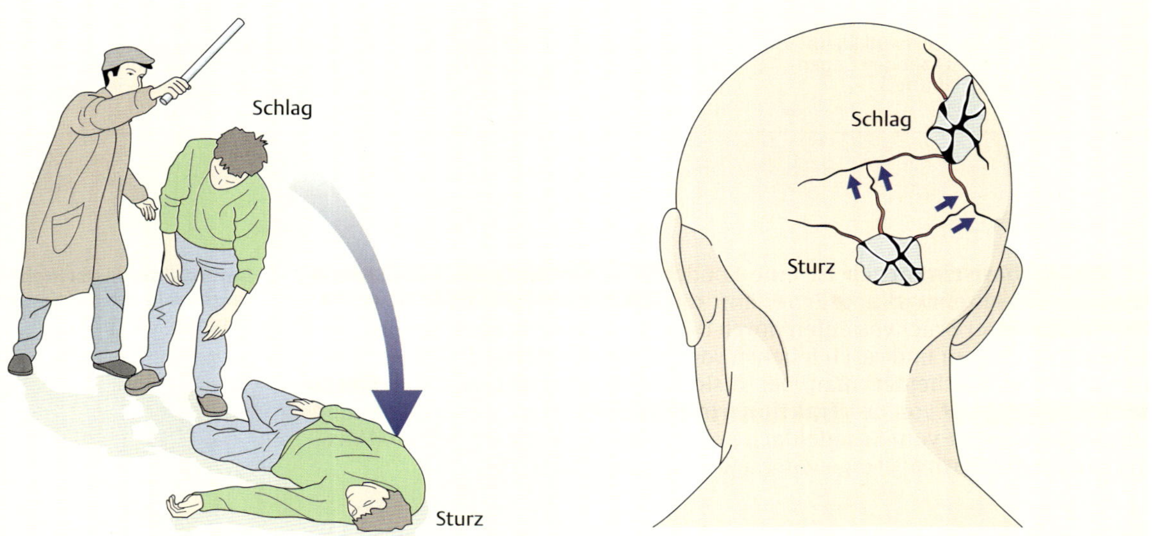

Hauptbruchrichtung der Biegungs- und Berstungsbrüche

Querdruck erzeugt Querbruch, Längsdruck erzeugt Längsbruch (S D-**6**: Querbruch/Längsbruch).

Hauptbruchrichtung der Biegungs- und Berstungsbrüche

Querdruck erzeugt Querbruch. Längsdruck erzeugt Längsbruch (S D-**6**: Querbruch/Längsbruch).
Der »Druck« führt zur Schädeldeformation und erzeugt dabei Zugspannungen, die senkrecht auf der Druckachse stehen. Entlang dieser Zugspannungen reißt der Schädel, da Knochengewebe generell gegenüber Zugbelastungen weniger widerstandsfähig ist als gegenüber Druckbelastungen.

Verletzungsgrenze. Der (ungebremste, reaktionslose) Sturz aus aufrechter Körperhaltung auf eine unnachgiebige Unterlage kann eine lineare okzipitale Biegungsfraktur des Schädels erzeugen.
Die Bruchgrenze hängt vom Alter und der individuellen Belastbarkeit des beanspruchten Schädelbezirks ab. Die Dicke des Schädelknochens variiert sehr stark, z. B. zwischen 1–3 mm im Schläfenbereich und bis zu 15 mm am Hinterhaupt. Ausgedehnte okzipitale Berstungsfraktursysteme bei normaler Schädelstärke (ca. 5 bis 8 mm) sprechen für energiereichere Belastungen, als sie beim Sturz auf ebener Erde auftreten können (→ beschleunigter Sturz, Sturz aus der Höhe).

S Synopsis D-**6: Pathomechanik der Schädelbasisfraktur**

Querdruck erzeugt Querbruch; Längsdruck erzeugt Längsbruch. Im Schema sind statische, doppelseitig angreifende stumpfe Gewalteinwirkungen dargestellt (Kompression). Bei dynamischen stumpfen Gewalteinwirkungen genügt auch eine einseitige Belastung zur Erzeugung vergleichbarer Berstungsbrüche. Die Pfeile veranschaulichen die Pathomechanik: Die druckbedingte Deformation des Hirnschädels in Längs- bzw. Querrichtung erzeugt Zugspannungen, die zur Berstungsfraktur führen.

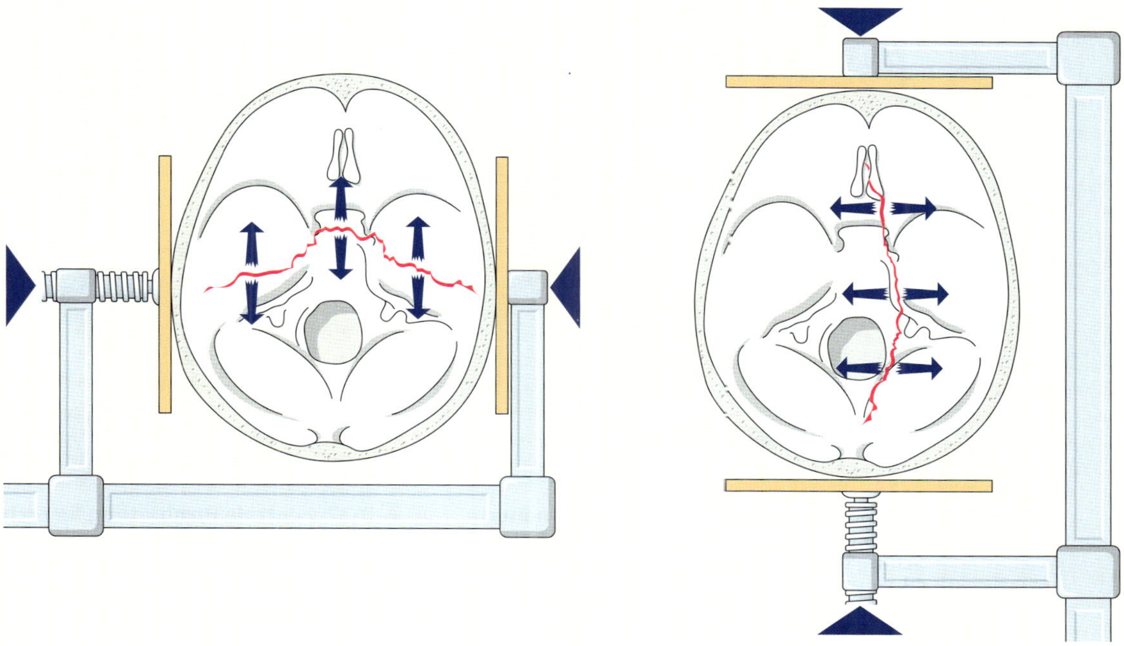

2.6 Schädel-Hirn-Trauma

Grundsätzlich unterscheidet man offene und gedeckte Schädel-Hirn-Traumen. Bei den **offenen Schädel-Hirn-Traumen** liegt eine offene Verbindung zwischen Außenwelt und Schädelinnerem vor, mit der Folge möglicher **bakterieller Kontamination** und dem Eindringen von Luft in die Schädelhöhle, die bei gleichzeitiger Eröffnung venöser Gefäße eine **Luftembolie** des Herzens verursachen kann (D-**32**, *S. 351*).
Bei **gedecktem Schädel-Hirn-Trauma** besteht keine sichtbare Verbindung. Diese grobe Einteilung trifft aber nicht für »gedeckte« frontobasale Schädelfrakturen zu. Hier kann beispielsweise bei Siebbeinfrakturen eine aufsteigende Infektion aus der Nasenhöhle und damit indirekt von außen erfolgen (D-**36**).

2.6 Schädel-Hirn-Trauma (SHT)

Bei den **offenen SHT** kann es infolge gleichzeitiger Eröffnung venöser Gefäße zu einer **Luftembolie** und einer **bakteriellen Kontamination** kommen (D-**32**, *S. 351*).

Bei den **gedeckten frontobasalen** Schädelfrakturen, z. B. Siebbeinfrakturen, kann es ebenfalls zu einer Infektion von außen kommen (D-**36**).

2.6.1 Verletzungen von Hirnhäuten und Hirn

Nach der Dauer und Intensität der Hirnfunktionsstörung unterscheidet man unter klinischen Gesichtspunkten Commotio und Contusio cerebri. Nach pathoanatomischen Gesichtspunkten lassen sich intrakranielle Verletzungen in Hirnhautblutungen (epidurales Hämatom, subdurales Hämatom (D-**38**), Rindenprellungsherde (Hirnkontusionen, D-**36**), zentrale Hirnblutungen (D-**37**) und Hirnsubstanzdefekte (Quetschungen, Zerrungen, Zertrümmerungen) einteilen. Die Folgen solcher Verletzungen hängen grundsätzlich von der Entwicklung eines lokalen und generalisierten Hirnödems ab. Einzelheiten zu Ursachen, Formen und Folgen intrazerebraler Verletzungen sind aus Neurologie, Neurochirurgie und Neuropathologie bekannt. Im folgenden werden einige forensisch wesentliche Zusammenhänge näher besprochen.

2.6.1 Verletzungen von Hirnhäuten und Hirn

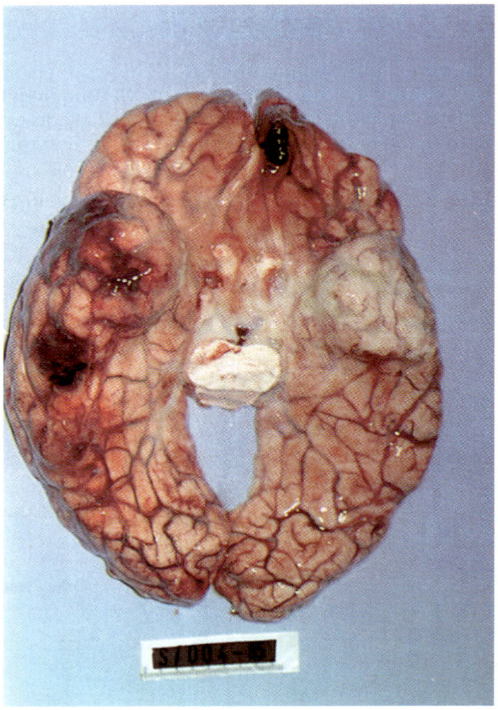

D-36: **Frontobasale Hirnkontusion links, temporobasale Hirnkontusion rechts bei Schlag mit 0,5-l-Bierflasche auf die Parieto-Okzipitalregion links.** Überlebenszeit einige Tage: als Komplikation basale bakterielle Meningitis in der Cisterna pontis und temporo-polar links, aufsteigend aus einer Siebbeinfissur.

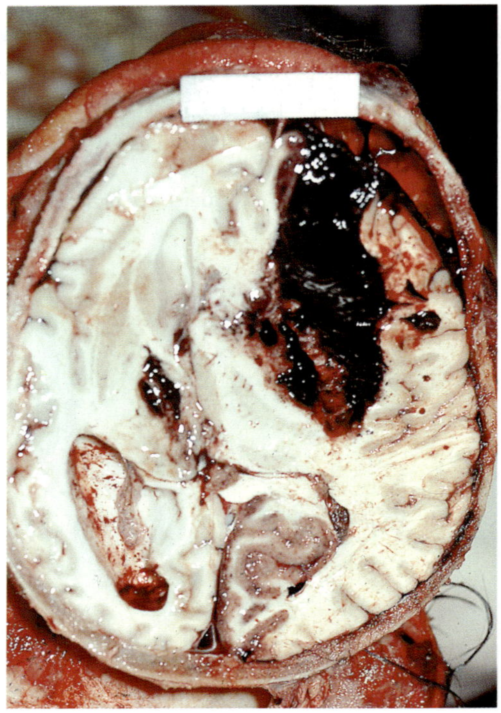

D-37: **Zentrale Hirnblutung im rechten Frontalhirn, der rechten äußeren Kapsel und im hinteren Thalamostriatum links.** Exzessive Hirnschwellung rechts mit Verschiebung der Mittellinie nach links. Hämorrhagischer Hirnrindeninfarkt der rechten medialen Okzipitalrinde bei durch Hirndruck bedingter venöser Abflußstörung. (Arbeitsunfall: Sturz aus 4 m Höhe auf Erdreich; Schädelbasis- und Kalotten-Berstungsfraktur, Überlebenszeit vier Tage. Differentialdiagnostisch problematisch: Abgrenzung einer Massenblutung als Sturzursache.)

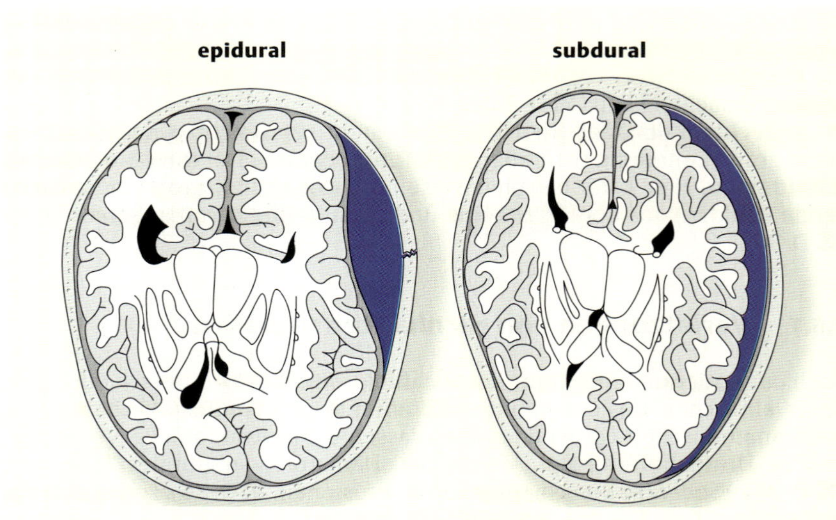

D-38: **Epidurale (links) und subdurale (rechts) Blutung,** jeweils mit Verlagerung der Mittellinie und Verlegung der blutungsseitigen Ventrikel. Beachte die eher bikonvexe Form der Epiduralblutung (Ausbreitung durch Verwachsungen zwischen Dura und Tabula interna gehemmt, arterielle Wühlblutung) im Gegensatz zu der mehr flächenhaften Form der Subduralblutung (Ausbreitung zwischen Dura und Arachnoidea weniger behindert, venöse Blutung).

2.6.2 Forensische Bedeutung von Schädel-Hirn-Traumen

Die Analyse der Verletzungsmuster an Kopf und Gehirn kann bei der Rekonstruktion von Tat- oder Unfallabläufen relevant sein.
Die nicht rechtzeitig oder überhaupt nicht erkannte Schädel-Hirn-Verletzung ist hin und wieder Anlaß für Behandlungsfehlervorwürfe und fordert deshalb forensische Stellungnahmen. Oft ist vor allem im Haftungs-, Versicherungs- und Versorgungsrecht die Kausalität eines Schädel-Hirn-Traumas für später auftretende Defektzustände zu klären, etwa für einen Hirnabszeß, eine traumatische Epilepsie, ein organisches Psychosyndrom, einen Hirntumor und ähnliches.
Schließlich ist die Nachweisbarkeit oder Ausschließbarkeit eines Schädel-Hirn-Traumas hin und wieder entscheidend für die Klärung der Schuldfähigkeit eines Tatverdächtigen bei Straftaten.

2.6.2 Forensische Bedeutung von Schädel-Hirn-Traumen
Die nicht rechtzeitig erkannte oder übersehene Schädel-Hirn-Verletzung kann Anlaß für Behandlungsfehlervorwürfe sein.
Oft ist im Haftungs-, Versicherungs- und Versorgungsrecht die Kausalität eines SHT für später auftretende Defektzustände zu klären (Hirnabszeß, Epilepsie).

Rekonstruktive Aspekte

Die morphologisch faßbare Ausprägung und Verteilung von Verletzungsbefunden an Schädel und Gehirn können Hinweise auf Art, Richtung und Intensität der Gewalteinwirkung geben.

Rekonstruktive Aspekte

Die Morphologie und Verteilung von Verletzungsbefunden an Schädel und Gehirn können Hinweise auf Art, Richtung und Intensität der Gewalteinwirkung geben (D-39).

Beispiel. So spricht etwa die Kombination einer Riß-Quetschwunde am Hinterkopf (Hutkrempenlinie; D-**39**) mit frontobasalen Rindenprellungsherden am Hirn für eine intensive stumpfe oder stumpfkantige Gewalteinwirkung, die am Hinterkopf angesetzt hat.

◀ Beispiel

Auf weitere Rekonstruktionsmöglichkeiten aus Frakturmustern am Schädel wurde bereits hingewiesen. Manchmal ist auch die Frage der Handlungsfähigkeit nach Hirntraumen für die Unterscheidung zwischen Einwirkung durch fremde Hand, Unfall oder Suizid wesentlich.

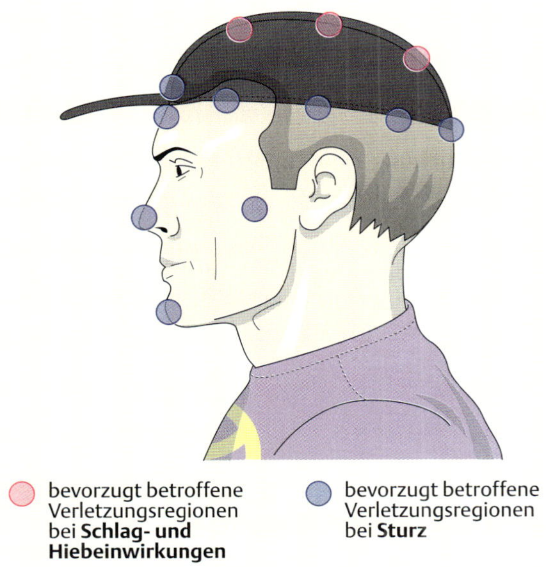

D-**39: Hutkrempen-Regel: Die blauen Kreise markieren bevorzugt betroffene Verletzungsregionen bei Sturz, die roten Kreisflächen solche bei Schlag- und Hiebeinwirkungen. Die Einteilung hat nur Indizcharakter!** Unter besonderen Umständen sind auch auf der Scheitelhöhe Sturzverletzungen und im Hutkrempenbereich Schlag- und Hiebverletzungen möglich.

Differentialdiagnostische Probleme

Schädel-Hirn-Traumen werfen häufig erhebliche differentialdiagnostische Probleme auf. Dies gilt besonders für stärker alkoholisierte Patienten, die gleichzeitig Verletzungen fraglicher Intensität am Kopf aufweisen. Hier wird gelegentlich die **Fehldiagnose Trunkenheit** gestellt; Störungen des Bewußtseins, der Orientierung oder auch der Koordination werden in solchen Fällen auf die Alkoholisierung zurückgeführt. Bei unzureichender

Differentialdiagnostische Probleme

Bei alkoholisierten Patienten, die gleichzeitig Verletzungen am Kopf aufweisen, wird mitunter die **Fehldiagnose Trunkenheit gestellt.**
Die Entlassung eines solchen Patienten im freien Intervall kann tödliche Folgen haben und den **Straf-**

tatbestand derAussetzung erfüllen (§ 221 StGB).

Überwachung solcher Patienten bleiben Verschlechterungen der neurologischen Symptomatik nach einem **freien Intervall** als Folge sich vergrößernder subduraler, epiduraler, zentraler Blutungen oder eines Hirnödems unerkannt und verlaufen gelegentlich tödlich (fahrlässige Tötung durch Unterlassen!) *(vgl. Abschnitt 10.3.2, S. 447)*.
Die Entlassung eines solchen alkoholisierten Patienten mit fraglichem Schädel-Hirn-Trauma kann den **Straftatbestand der Aussetzung** gemäß § 221 StGB erfüllen.

Schädel-Hirn-Trauma und Handlungs- bzw. Schuldfähigkeit

Besondere forensische Bedeutung hat das sich der Bewußtlosigkeit häufig anschließende **Durchgangssyndrom**. Hier sind die Patienten **handlungsfähig**, obwohl die uneingeschränkte Erkenntnis- und Steuerungsfähigkeit noch nicht wiederhergestellt ist. Straftaten, die in einem solchen **besonnenen Dämmerzustand** durchgeführt werden, bleiben straffrei, wenn von aufgehobener Schuldfähigkeit auszugehen ist.

Schädel-Hirn-Trauma und Handlungs- bzw. Schuldfähigkeit

Schädel-Hirn-Traumen können die Schuldfähigkeit beeinflussen. Schuldunfähigkeit (§ 20 StGB) liegt zweifellos vor, wenn ein Patient nach Gewalteinwirkung gegen den Schädel bewußtlos ist. Besondere forensische Bedeutung hat jedoch das sich solcher Bewußtlosigkeit häufig anschließende **Durchgangssyndrom**, in dem die Patienten bereits handlungsfähig sind, obwohl die uneingeschränkte Erkenntnis- und Steuerungsfähigkeit noch nicht wiederhergestellt ist. Straftaten, die in einem solchen **»besonnenen Dämmerzustand«** durchgeführt werden – etwa Unfallflucht oder Körperverletzungsdelikte – bleiben straffrei, wenn von aufgehobener Schuldfähigkeit auszugehen ist, oder aber sie werden mit einer geringeren Strafe geahndet, falls die Schuldfähigkeit erheblich beeinträchtigt war (§ 21 StGB).

Merke ▶

▶ ***Merke.*** Diese Möglichkeit eines Straferlasses oder einer Strafmilderung führt in der Praxis nicht selten zur **Schutzbehauptung** eines Durchgangssyndroms nach Schädel-Hirn-Trauma, die den forensischen Gutachter vor erhebliche Beurteilungsprobleme stellt, wenn der erstuntersuchende Arzt bei seiner Dokumentation nicht zwischen objektiv verwertbaren Befunden, subjektiven Angaben und anamnestischen Schilderungen unterscheidet.

Beispiel

Ein betrunkener Kraftfahrer kommt von der Straße ab und bleibt mit seinem Fahrzeug im Straßengraben stekken. Er verläßt das Fahrzeug und ist im Rahmen polizeilicher Fahndungen während der gesamten Nacht nicht ermittelbar. Er meldet sich am nächsten Tag bei seinem Arzt, berichtet von einer Erinnerungsstörung, einem fraglichen Unfall, von Kopfschmerzen, Schwindelgefühlen und Erbrechen oder Brechreiz. Der Arzt stellt die Diagnose »Gehirnerschütterung«, läßt den Patienten stationär überwachen, ggf. erfolgt noch eine neurologische Konsiliaruntersuchung, die aufgrund der anamnestischen Angaben die Diagnose einer Commoti cerebri bestätigt.
Leider wird in solchen ärztlichen Attesten manchmal nicht hervorgehoben, daß es sich um Verdachtsdiagnosen handelt, die alleine auf Angaben des Patienten basieren. Oft sind keine Verletzungen am Kopf beschrieben. Es bleibt dann die Frage offen, ob sorgfältig nach Verletzungen gesucht worden ist.

Retrospektiv bleiben dem Gutachter nur wenige Kriterien zur Überprüfung fraglicher Schutzbehauptungen
- Art und Dynamik des Unfallereignisses (Technisches Gutachten!)
- objektivierbare Merkmale der Gewalteinwirkung am Kopf?
- Analyse des Verhaltens nach dem Trauma.

Retrospektiv bleiben dem forensischen Gutachter nur wenige **Kriterien zur Überprüfung solcher fraglicher Schutzbehauptungen:** Analyse der Intensität des fraglichen Unfallereignisses; Abschätzung der aus dynamischen Gesichtspunkten denkbaren Art, Richtung und Intensität der Gewalteinwirkung gegen den Kopf; Fahndung nach ojektivierbaren Verletzungsbefunden am Kopf; Analyse des ggf. durch Zeugen geschilderten Verhaltens auf faßbare Merkmale gestörter Orientierung, Steuerungsfähigkeit oder Erkenntnisfähigkeit.

2.7 Verletzungen bei Straßenverkehrsunfällen

2.7 Unfall

Von Bagatellverletzungen abgesehen, werden die meisten Verletzungen ärztlich befundet. Die rechtliche Bedeutung der Verletzungen ist im Zeitpunkt der Erstuntersuchung meist noch nicht bekannt. Da es später bei straf-, zivil- oder versicherungsrechtlichen Auseinandersetzungen oft auf Details ankommt, sollte die **Befundbeschreibung durch den erstuntersuchenden Arzt sorgfältig und ausführlich,** evtl. durch **fotografische Dokumentation und/oder Skizzierung** ergänzt sein und sich auf Art, Lokalisation und Schwere der Verletzungen beziehen, aber auch die Abgrenzung typischer Verletzungsmuster umfassen. Oft sind diese ärztlichen Verletzungsbeschreibungen einzige Grundlage für die Rekonstruktion der Umstände, die zu den Verletzungen geführt haben.

Empfehlungen an den Kliniker
- **präzise Beschreibung der äußeren und inneren Verletzungen** nach Ort, Art, Schwere und Alter
- **fotografische Dokumentation** bei rekonstruktionsrelevanten Formen oder Skizzierung.

2.7.1 Fußgängerunfall

2.7.1 Fußgängerunfall

▶ ***Definition.*** Kollision zwischen Fahrzeug und Fußgänger im Straßenverkehr (Pkw, Lkw, Motorrad, Fahrrad u. a.). Der Sturz des Fußgängers ohne Kontakt mit einem Fahrzeug ist kein Fußgängerunfall im Sinne eines Verkehrsunfalles.

◀ **Definition**

Aus rechtlicher Sicht ist bei tödlichen Überfahrunfällen zunächst die Frage zu klären, ob der Betroffene beim Überfahren noch gelebt hat. Dann interessiert, ob dem Überfahren ein Anfahrvorgang oder andere Gewalteinwirkungen vorausgegangen sind. Von wesentlicher Bedeutung ist schließlich die Klärung der Verkehrstüchtigkeit des Fußgängers im Hinblick auf Alkohol, Medikamente, Drogen oder Krankheiten.

Forensische Fragestellungen bei Überfahrunfall
- Lebte der Fußgänger beim Unfall?
- Hatte er vor dem Überfahren Anfahrverletzungen oder andere Verletzungen?
- Stand er unter Alkohol-, Tabletten-, Drogeneinfluß?
- Hatte er gravierende Vorerkrankungen?
- War eine Beeinträchtigung der Verkehrstüchtigkeit unfallursächlich?

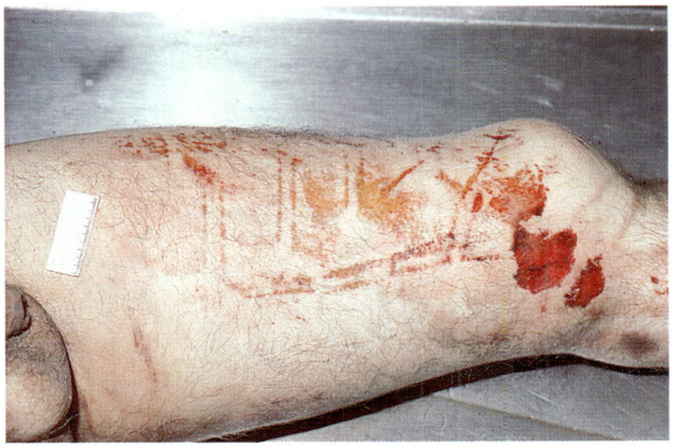

D-40: Längsüberrollen des linken Oberschenkels mit Reifenabdruckmarken (Traktor).

Rekonstruktive Aspekte. Die dem Überfahren zugeordneten Verletzungen müssen auf Vitalität geprüft werden. Zur Frage des **Anfahrens vor dem Überfahren** oder anderen vorausgegangenen **Gewalteinwirkungen** ist eine Analyse des Gesamtverletzungsmusters (*vgl. Anfahrunfall unten*) erforderlich. Man erwartet durch das Reifenüberrollen bandförmige breite Quetschungen auf einer Seite bei flächigen Quetschungen und Schürfungen auf der anderen Körperseite, im günstigsten Fall **Profilabdruckspuren** (D-**40**) an den Kleidern und/oder am Körper, die evtl. eine Zuordnung zu einem bestimmten Reifentyp erlauben. Auf der Aufrollseite entstehen oft **Décollements** (*vgl.* S D-**1**, *S. 334*). Beim Überfahren im Sinne einer Kompression des Körpers zwischen Bodenstrukturen und Straße findet man auf der dem Fahrzeug zugewandten Körperseite Schürfungen und Quetschungen mit typischer Verschmutzung durch **Unterbodenschutzmaterial** und Ölmaterial, manchmal auch **Hitzeeinwirkungen** durch den Auspufftopf, aber auch ausgedehnte Riß-Quetschwunden und Ablederungen, manchmal

Verletzungarten beim Überfahren
- Reifenprofilspuren (D-**40**)
- Décollements an der Aufrollseite (S D-**1**, *S. 334*)
- Hitzeeinwirkung durch den Auspuff
- Antragungen von Unterbodenschutzmaterial und Unterbodenschmutz
- geformte Prellmarken durch Bodengruppenteile.

geformt durch Kontakt mit **charakteristischen Bodengruppenteilen**. Auf der anderen Körperseite, die der Straße zugewandt ist, entstehen in der Regel ausgedehnte flächige Schürfungen, die manchmal bei längerem **Mitschleifen** zu einer Abtragung großer Bezirke von Weichgewebe und einer Abschmirgelung von Knochensubstanzen führen können. Die Verletzungsmuster werden durch **Rotation** und **Walken** des Körpers oft kompliziert und schwer deutbar.
Häufigste Ursachen des Überfahrunfalls: Trunkenheit des Fußgängers und/oder des Pkw-Fahrers bei Dunkelheit und nasser Fahrbahn.

Merke ▶

> ▶ ***Merke.*** Gelegentlich stirbt ein Fußgänger des plötzlichen natürlichen Todes und wird dann im engen zeitlichen Zusammenhang angefahren oder überfahren (kurz danach, während, auch kurz zuvor). Die Klärung strafrechtlicher, versicherungsrechtlicher und zivilrechtlicher Fragen in solchen Fällen ist außerordentlich schwierig und manchmal nicht möglich **(non liquet!).**

Anfahrunfälle
Anfahrunfall des Fußgängers in aufrechter Haltung:
Typische Anstoßverletzungen:
Frakturen der unteren Gliedmaßen
Beckenfrakturen
Schädelfrakturen (S D-**7**)
Unterschenkelfrakturen können auch unter der Stoßstangenhöhe liegen (»Abtauchen der Stoßstange beim Bremsen«).

Anfahrunfälle. **Anfahrunfall des Fußgängers in aufrechter Haltung: Typische Anstoßverletzungen** sind Frakturen der unteren Gliedmaßen durch **primären** Stoßstangenkontakt, Oberschenkelfrakturen (*vgl.* D-**34**, *S. 354*), Beckenfrakturen durch das Aufladen auf die Motorhaube und Schädelfrakturen durch Anstoß gegen Rahmenteile der Windschutzscheibe (S D-**7**).
Die Unterschenkelfrakturen können in Stoßstangenhöhe oder darunter, selten auch darüber liegen. Einerseits ist das »Abtauchen der Stoßstangen« beim Bremsen zu bedenken, zum anderen die Bruchfestigkeit, die im unteren Unterschenkeldrittel etwas geringer sein kann als in Stoßstangenhöhe.

Rekonstruktive Aspekte Einflußfaktoren des Verletzungsmusters beim Anfahren eines Fußgängers:

Rekonstruktive Aspekte. Das Gesamtverletzungsmuster beim Fußgängerunfall unter den Bedingungen des aufrechten Erfaßtwerdens ist von zahlreichen Faktoren abhängig und **außerordentlich variabel**, es kann daher hier

S Synopsis D-**7**: **Fußgängerunfall**

Kinematik des Fußgängerunfalls – Anfahren von hinten: durch Dreiecke sind die Regionen mit dem höchsten Verletzungsrisiko markiert: Unterschenkel, Becken/Oberschenkel, Schädel. In der Abwurfphase können weitere Verletzungen entstehen, die häufig weniger schwerwiegend sind als die Anfahr- oder Aufladeverletzungen.

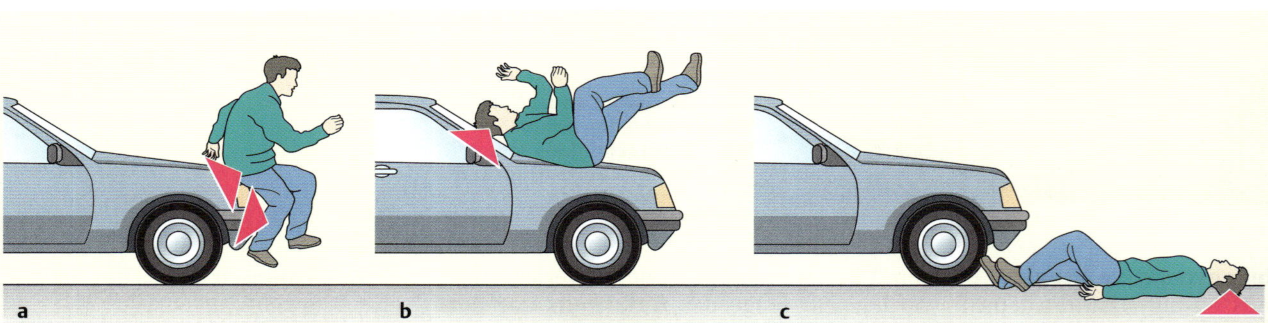

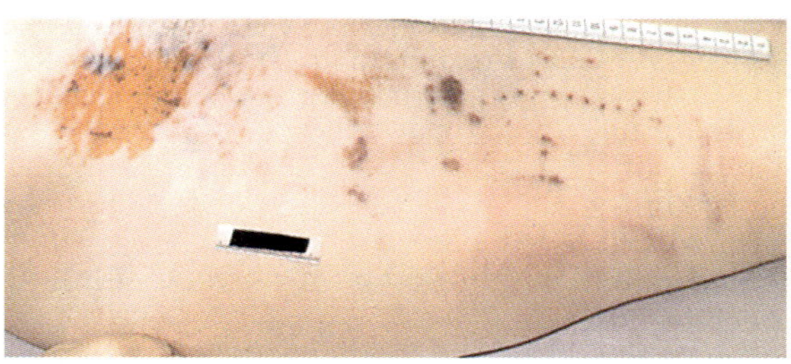

Aufprall des Kühlergrills gegen die Vorderseite des Oberschenkels mit geformter Abdruckmarke.
Dabei dynamische Überstreckung des Oberschenkels nach hinten mit typischen (nicht durch direkte Einwirkung entstandenen!) Dehnungsrissen in der rechten Leiste, postmortal bernsteinfarben eingetrocknet. Beachte die Schwellung des Oberschenkels durch Oberschenkelkeilfraktur (*vgl.* D-**34**, *S. 354*).

nicht systematisch abgehandelt werden: Entscheidend ist die **Kontaktgeometrie** zwischen Körper und Fahrzeug im Kollisionszeitpunkt (S D-7). Das Verletzungsmuster wird von der **Kollisionsgeschwindigkeit** (D-41) und der **Fahrzeugform** (Ponton-, Keil-, Kastenform) bestimmt. Weiter ist die **Richtung** wesentlich, unter der die primäre Stoßwirkung den Körper erfaßt hat. Dann ist das Verhalten des Körpers nach dem Stoßstangenkontakt in der **sekundären Phase** von Bedeutung:
Rotationen um die Hoch- und Querachse können beim Aufladevorgang auf die Motorhaube oder beim Anstoß gegen die Windschutzscheibe Körperbereiche exponieren, die in der primären Anstoßphase nicht gefährdet waren. Darüber hinaus kann in **tertiären Unfallphasen** (Abwurfphase; nachfolgendes Überrollen nach primärer aufrechter Erfassung) das primäre Verletzungsmuster von Folgeverletzungen überlagert werden, so daß eine Rekonstruktion sehr schwierig wird. Schließlich ist auch das **Lebensalter** des

Kontaktgeometrie zwischen Fußgänger und Fahrzeug (S D-7)
Kollisionsgeschwindigkeit (D-41).
Frontform des Fahrzeugs, Richtung des Primärstoßes, Lebensalter und Konstituion des Fußgängers.

Unfallursachen beim Anfahren eines Fußgängers:
Verkehrsuntüchtigkeit oder Verkehrsunerfahrenheit des Fußgängers (häufig auch des Kfz-Führers). Deshalb am häufigsten betroffen: Kinder, alte Menschen, Betrunkene, Medikamenten- und Drogenbeeinflußte.

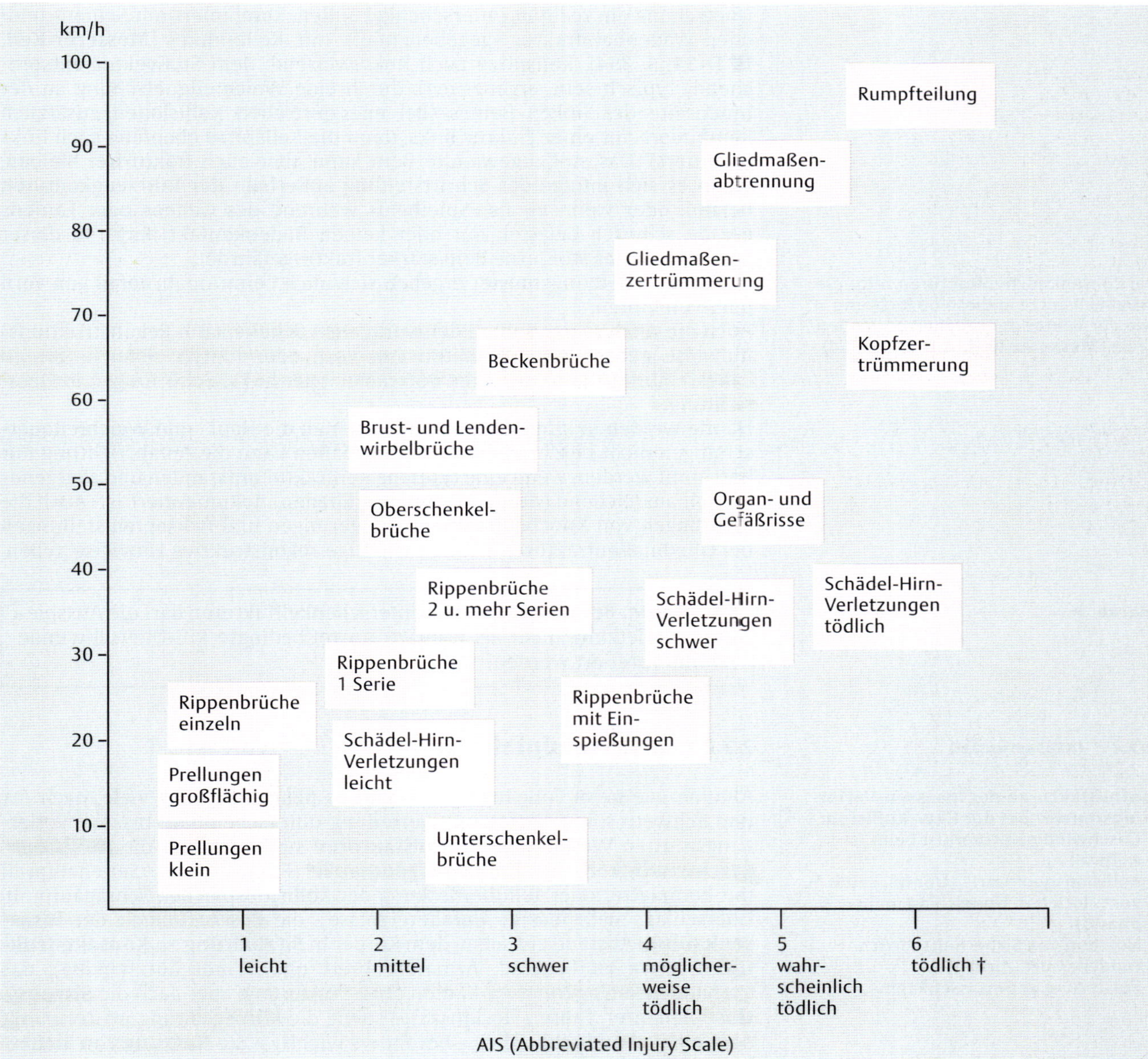

D-41: Gesamtverletzungsschwere bei Fußgänger/Pkw-Kollisionen. Abschätzung der Kollisionsgeschwindigkeit aus der Verletzungsschwere. (Vereinfachende Darstellung! Wesentlich ist – neben der Kollisionsgeschwindigkeit – die »Aggressivität« der Fahrzeugfrontstrukturen und das Lebensalter des Unfallopfers)

Unfallopfers für die Schwere und Ausdehnung der Verletzungen von Bedeutung (Zunahme der Verletzungsintensität durch altersbedingt reduzierte Verletzungstoleranz bei gleicher Belastungsschwere).

Forensische Aspekte Wichtig ist die **Klärung der Anfahrrichtung** (ob der Fußgänger von rechts oder links kam, als er erfaßt wurde). Beim Betreten der Fahrbahn von rechts trifft den Fahrer in der Regel kein Schuldvorwurf. Beim Überqueren von links besteht innerorts bei üblicher Straßenbreite genügend Zeit abzubremsen. Für die Analyse der Anfahrrichtung ist die **Auswertung der Kombination von Fraktur und Weichteilverletzung entscheidend.**

Forensische Aspekte. Die wichtigste rechtsmedizinische Frage ist die nach der **Anfahrrichtung,** insbesondere, ob der Fußgänger von rechts oder links die Straße überqueren wollte, als er erfaßt wurde. **Entscheidende rechtliche Konsequenz:** Beim Betreten der Fahrbahn von rechts trifft den Kraftfahrer in der Regel kein Schuldvorwurf, wenn der Fußgänger so rasch in die Fahrspur trat, daß nicht reagiert werden konnte. Beim Überqueren von links dagegen besteht innerorts (Geschwindigkeit 50 km/h) bei üblicher Straßenbreite genügend Zeit, vor der Kollision abzubremsen. Für die Analyse der Anfahrrichtung ist die **Auswertung der Kombination von Frakturen und Weichteilquetschungen entscheidend**.

Beispiel. Beim Anfahren von rechts z. B. kann – je nach Schrittstellung – eine Quetschung am rechten Unterschenkel außen, kombiniert mit Schien- und/oder Wadenbeinfraktur (gegebenenfalls mit Keilbildung **[Messerer-Keil,** D-**34**, *S. 354*], Keilspitze nach links weisend, dem Stoßvektor entsprechend) typisch sein, ergänzt evtl. durch eine Weichteilquetschung an der Innenseite des linken Beines (bei energiereichen Kollisionen zusätzlich kombiniert mit einer Fraktur links, dann die Keilspitze ebenfalls nach links orientiert). Das stoßzugewandte Bein kann aber auch frakturfrei bleiben, wenn es sich infolge der Schrittstellung außerhalb der Fahrzeugkonturen befand, oder wenn es als »Spielbein« während des Gehens oder Laufens gerade schwach belastet war oder keinen Bodenkontakt hatte. In dieser Situation ist das stoßferne Bein stärker frakturgefährdet.

Bei Röhrenknochenfrakturen zeigt die Bruchkeilspitze in dieselbe Richtung wie der Vektor der brucherzeugenden Kraft **(Messerer-Keil,** D-**34**, *S. 354*).

Typische Verletzungsmuster ergeben sich auch beim Anfahrunfall von vorn oder von hinten.
Auch die Analyse der Sohlen der getragenen Schuhe kann Rekonstruktionshinweise geben. Beim Anfahren von vorn oder hinten: Schürfungen in Längsrichtung! Beim Anfahren von rechts oder links: Schürfungen in Querrichtung.
Häufig werden in klinischen Befundberichten die Haut- und Weichteilquetschungen nicht beschrieben. In solchen Fällen kann die Anfahrrichtung nur bestimmt werden, wenn eine typische Keilfraktur entstanden und röntgenologisch ausreichend (Aufnahme in zwei Ebenen) dokumentiert ist. Auch die Richtungen von Knochenfragmentverlagerungen und Achsenfehlstellungen bei Gliedmaßenfrakturen können wichtige rekonstruktive Hinweise geben.

Merke ▶

▶ ***Merke.*** Bei ausspießenden Unterschenkelfrakturen darf die Ausspießungsverletzung nicht als primäre, anstoßbedingte Riß-Quetschwunde fehlinterpretiert werden!

2.7.2 Insassenunfall

2.7.2 Insassenunfall

Einflußfaktoren der Insassen-Verletzungsmuster bei der Pkw-Kollision:
- Geschwindigkeitsverlust beim Aufprall
- Kollisionsgeometrie (frontal, seitlich, vom Heck her, Überschlag mehrphasig)
- Nutzung von Sicherheitsvorrichtungen (Gurt, Airbag)
- Polsterung der Insassenkabine.

Ähnlich wie beim Fußgängerunfall gibt es nahezu beliebig viele, nach Art und Schwere sowie Verletzungsverteilung unterscheidbare Insassenverletzungsmuster. Wesentliche **Einflußfaktoren** sind auch hier die **Kollisionsgeschwindigkeit**, die **Kollisionsgeometrie** (Front-, Heck-, Seitenaufprall mit kompletter oder Teilüberdeckung der Kollisionspartner, Schrägaufprall, Überschlag, mehrphasige Unfallereignisse), die Beschaffenheit der **Insassenkabine** (Abstand zwischen dem Körper in **Sitzhaltung** zu **Kontaktstrukturen**, etwa zu Lenkrad, Armaturenbrett und Windschutzscheibe), das Vorhandensein aggressiver Kanten ohne Polsterung, aber auch die **Sitzposition** (Beifahrer, Fahrer, Heckinsasse) sowie die Körperhaltung im Zeitpunkt der Kollision und schließlich – besonders wichtig – die **Nutzung von Sicherheitseinrichtungen** (3-Punkt-Gurt, Beckengurt, Airbag) bei typischer oder gestörter Funktion dieser Einrichtungen. Verletzungsart und -schwere werden auch durch **anthropometrische Faktoren** der individuellen Belastungstoleranz wie **Alter**, Körpermasse, Körperlänge, Knochenfestigkeit wesentlich bestimmt. Durch Herausschleudern kann es zu weiteren komplexen Verletzungsmustern kommen. Der häufigste Unfalltyp ist die Frontalkollision im Gegenverkehr mit Teilüberdeckung der Fahrzeugfronten (S D-8).

Häufigster Pkw-Kollisionstyp: Frontalkollision mit Teilüberdeckung (S D-8)

S Synopsis D-8: **Insassenkinematik bei der Frontalkollision**

a Ohne Gurt: zunächst ungehinderte Translation, dann Aufprall der Knie gegen die Armaturentafel, des Brustkorbs gegen das Lenkrad, des Kopfes gegen die Windschutzscheibe, ohne daß zuvor ein wesentlicher Abbau der kinetischen Energie stattfand.
b Angegurtet: durch Gurtwirkung verzögerte Translation, Vermeidung des Knie- und Lenkradanpralls sowie der Windschutzscheibenverletzungen. Bei energiereichen Frontalkollisionen kommt es häufig zu einem – dynamisch allerdings abgeschwächten – Anprall des Fahrers gegen das Lenkrad, seltener auch (vor allem in kleinen Fahrzeugen) des Beifahrers und des Fahrers gegen die Armaturentafel. Die gezeigte Kinematik gilt nur bei korrekt angelegtem Gurt!
c Unter der **Schutzwirkung des Airbag** wird die Vorwärts-/Abwärtsbiegung der Hals- und oberen Brustwirbelsäule reduziert. Der bei höherdynamischen Kollisionen trotz Gurt mögliche Kopfanprall wird durch den Airbag verhindert, statt dessen gedämpfter Anprall des Kopfes gegen den Airbag.
Wichtig: Trotz Ausstattung des Fahrzeugs mit Airbag sollte grundsätzlich der Sicherheitsgurt angelegt werden, da bei mehrphasigen Unfallereignissen der Airbag nur in einer Phase wirksam ist.

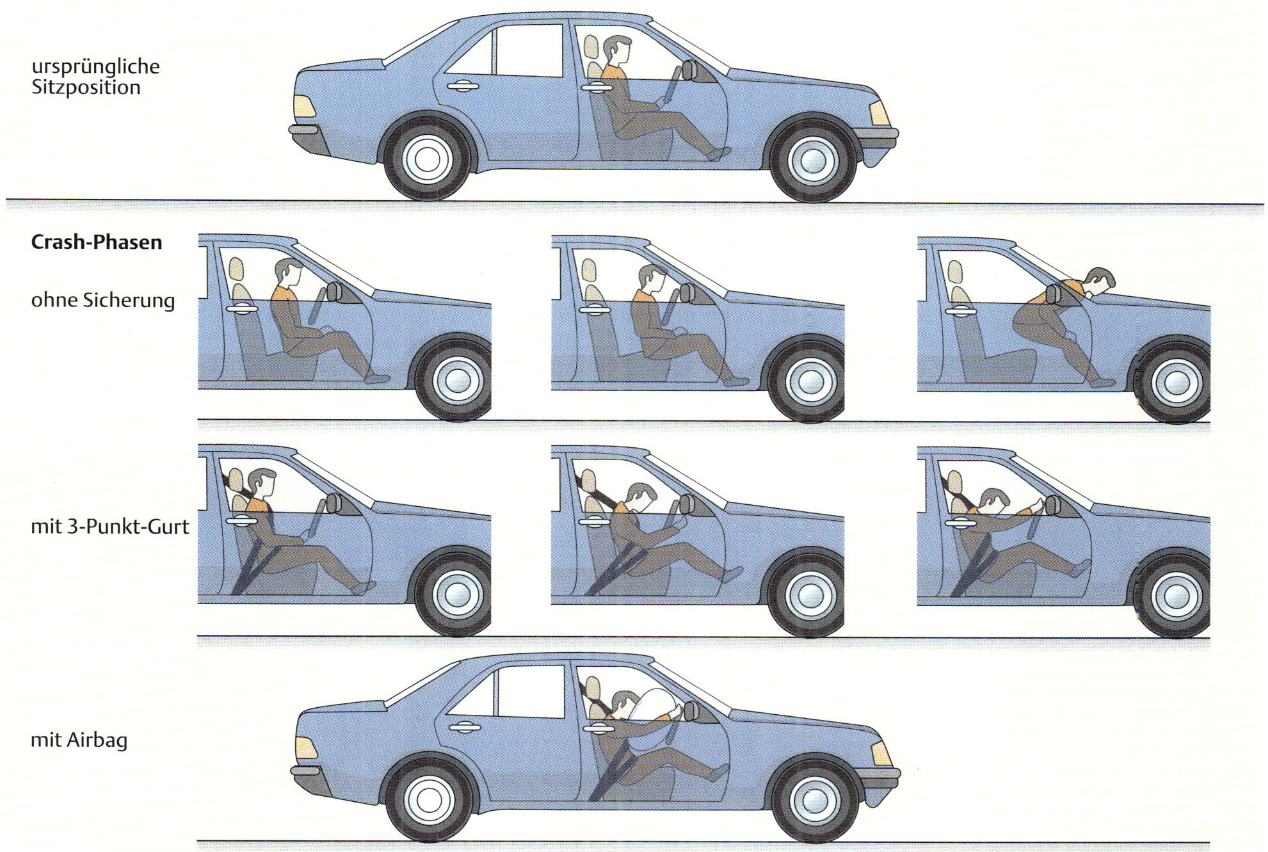

Durch Abstützversuche des Fahrers am Lenkrad kann es zu Stauchungsfrakturen eines oder beider Handgelenke oder der Unterarme kommen. Typisch ist auch die Luxation eines oder beider Daumen im Grundglied. Nach Abrutschen (im allgemeinen können bei Frontalkollisionen nur Geschwindigkeitsänderungen von 10 bis 15 km/h abgestützt werden) besteht die Gefahr eines Aufpralles der Hände und Unterarme gegen die Windschutzscheibe mit entsprechenden Prellungen oder auch Glassplitterverletzungen.

Gefährlichster Unfalltyp bei gleicher Geschwindigkeitsänderung:
- 90° Seitenkollision, stoßseitig sitzender Insasse, Aufprall in Insassenhöhe
- Herausschleuderung.

Verletzungsmuster des nicht angegurteten Beifahrers bei der Frontalkollision Ähnlich wie beim Fahrer!

Typische Unterschiede:
- Form der Thoraxprellmarke (Lenkradform/Armaturenbrettform)
- Kopfverletzungen beim Beifahrer oft stärker als beim Fahrer
- beim Beifahrer häufiger **Glassplitterverletzungen** als beim Fahrer
- keine Pedalverletzungen beim Beifahrer.

Verletzungsmuster des nicht angegurteten Beifahrers bei der Frontalkollision

Das Verletzungsmuster des nicht angegurteten Beifahrers ähnelt dem des Fahrers, es unterscheidet sich insbesondere durch das Fehlen von Verletzungen durch den Lenkradaufprall, an deren Stelle auf der Beifahrerseite **Armaturenaufprallverletzungen** auftreten. Bei großflächigen und gepolsterten Armaturentafeln können Prellmarken an der Haut des Rumpfes uncharakteristisch und der Umfang innerer Verletzungen geringer sein als auf der Fahrerseite. Allerdings fehlt im Regelfall auf der Beifahrerseite die Reduktion der Aufprallenergie durch Abstützkräfte, und der Körper erreicht die Armaturentafel mit größerer Relativgeschwindigkeit, als auf der Fahrerseite, so daß auf der Beifahrerseite auch schwerere Verletzungen entstehen können. Weiter erreicht das Gesicht häufiger die Windschutzscheibe als auf der Fahrerseite, es kommt auch nicht zu der ausgeprägten Ventralflexion des Kopfes wie beim Fahrer, so daß auf der Beifahrerseite häufiger und intensiver mit **Glassplitterverletzungen** im Gesicht zu rechnen ist. Mittelfußluxationsfrakturen wie auf der Fahrerseite durch Pedaleinwirkungen entfallen. Wenn der Spritzwandboden im Fußraum Verformungen aufweist, kann es zu Frakturen und/oder Luxationen, besonders der Sprunggelenke kommen (Prellschlagverletzung).

Verletzungsmuster bei Gurtbenutzung
- gurttypische Prellmarke an Thorax und Becken (◘ D-**42**)
- Rippenserienbrüche unter der Gurtmarke, entsprechend des Gurtverlaufs.

Verletzungsmuster bei Gurtbenutzung

Typisch für die Frontalkollision des Angegurteten ist die Prellmarke des Gurtes (**»Gurtmarke«**), die bei ausreichenden Kollisionsenergien und nicht zu dicker Kleidung als charakteristische Blutunterlaufung, etwa entsprechend dem Gurtverlauf und der Gurtbreite über den Rumpf und quer über das Becken erscheint. Solche Blutunterlaufungen sind häufig am zweiten und dritten Tag nach dem Unfall deutlicher zu sehen als am Unfalltag selbst, sie treten jedoch keinesfalls immer in charakteristisch zuordenbarer Weise auf (◘ D-**42**).

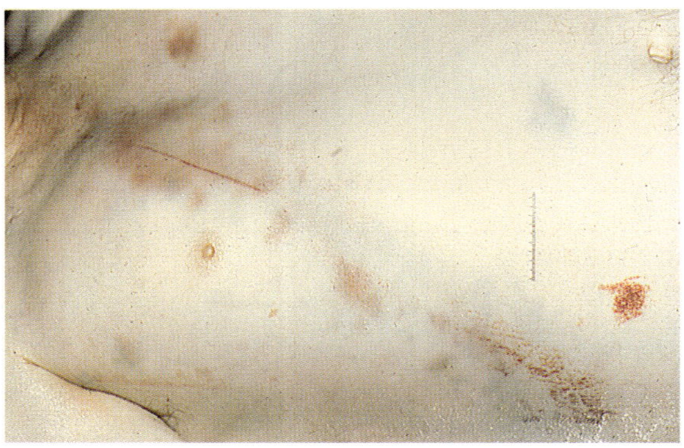

a

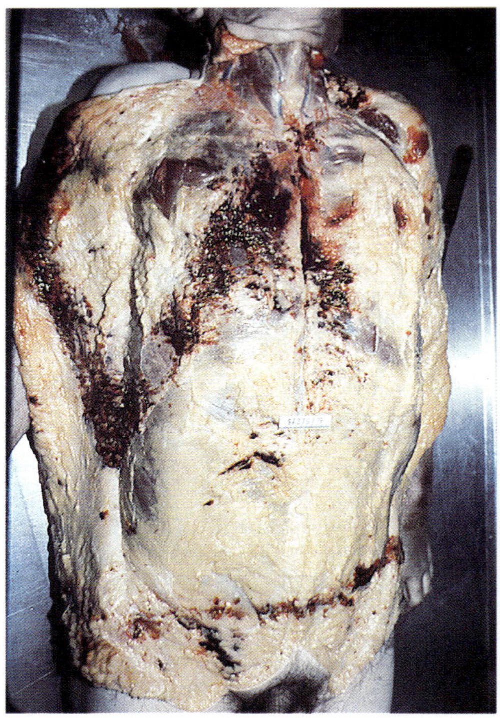

b

◘ D-**42 a, b: Typische Schultergurtmarke eines Pkw-Fahrers:** Frontalkollision gegen Betonlichtmast, Aufprallgeschwindigkeit 80 km/h.
Nach Darstellung des Unterhautfettgewebes charakteristische Hämatome entsprechend dem Schultergurt- und Beckengurtverlauf.

Unter den Gurtmarken kommt es bei schwereren Frontalkollisionen – bei Erwachsenen oberhalb von Geschwindigkeitsänderungen von 40 km/h – mit zunehmender Regelmäßigkeit zu **Rippenfrakturen**, die ebenfalls entsprechend dem Gurtverlauf angeordnet sein können, beim Fahrer also (im Falle der Linkssteuerung) von links oben nach rechts unten, beim Beifahrer umgekehrt.

Negative Gurtwirkungen. Nach großen Unfallstatistiken ist in weniger als 1% mit negativen, d.h. Verletzungsart und -schwere steigernden Gurtwirkungen zu rechnen. Man findet sie insbesondere bei unkorrekter Lage des Gurtes, zu weichen Sitzpolsterungen (z.B. im Sinne des **»Untertauchens«**: Hochrutschen des Beckengurts in den Bauchbereich → Darm-, Nierenverletzungen), aber auch bei Mehrfachunfällen, wenn der Gurt das Aussteigen des Fahrers nach der ersten Kollision behindert hat. **Weitere extreme Ausnahmebeispiele:** Überschlagunfall: der herausgeschleuderte nicht angegurtete Insasse überlebt (zufällig!), der im Fahrzeug verbleibende angegurtete Insasse erleidet beim Aufschlag des Fahrzeuges tödliche Verletzungen. Nach der Statistik trifft den Herausgeschleuderten ein höheres Risiko tödlicher Verletzungen

Negative Gurtwirkung in weniger als 1 % der Fälle:
- bei inkorrekter Gurtlage
- begünstigt durch weiche Sitzpolster und dicke Kleidung
- bei extremen Unfallsituationen und seltenen Ereignissen.

Ausnahmen der Gurttragepflicht. Die gesetzliche Gurttragepflicht sieht Ausnahmen vor, die nach ärztlicher Attestierung genehmigt werden. Anerkannt wurden z.B. Minderwuchs (150 cm), Schwangerschaft, Herzschrittmacher.
Cave. Gefahr haftungsrechtlicher Ansprüche gegen den attestierenden Arzt bei zu großzügiger, nicht begründeter Auslegung der Indikationsmöglichkeiten zur Befreiung von der Gurttragepflicht.

Ausnahmen der Gurttragepflicht: gemäß ärztl. Attest möglich, wenn durch Gurttragen Verletzungen oder Funktionsstörungen zu befürchten sind.
Cave: Gefahr haftungsrechtlicher Ansprüche gegen den attestierenden Arzt.

Empfehlung: Im Hinblick auf die hohe Schutzwirkung des Gurtes äußerste Zurückhaltung bei solchen Ausnahmeattesten.

Empfehlung: Im Hinblick auf die hohe Schutzwirkung des Gurtes äußerste Zurückhaltung bei solchen Ausnahmeattesten.

◀ **Merke**

> ▶ ***Merke.*** Die traumatologische Erfahrung spricht eindeutig dafür, das Gurttragen auch bei Schwangerschaft und Herzschrittmachern, auch bei sonstigen krankhaften Veränderungen zu empfehlen, da im Regelfall die Belastung des Nichtangegurteten größer ist als die des Angegurteten.

Verletzungsmuster bei der Heckkollision

Der Verletzungsmechanismus ist für den Insassen im angestoßenen Fahrzeug durch stumpfe Gewalteinwirkungen gegen den Rücken gekennzeichnet. Auch in Fahrzeugen mit Kopfstütze – allerdings in geringerem Umfang als in solchen ohne – kommt es zu einer Belastung der Halswirbelsäule durch Beschleunigung des Rumpfes bei anfänglichem Verharren des Kopfes durch seine träge Masse. Durch diese Dynamik wird eine Retroflexion des Kopf-Halswirbelsäulensystems eingeleitet.
Das typische Verletzungsmuster besteht in einer **Distorsionsverletzung der Halswirbelsäule**, dem sogenannten Schleudertrauma der Halswirbelsäule, bei dem oft keine röntgenologischen Befunde objektiviert werden können; in geeigneten Fällen sind Fehlhaltungen des Halswirbelsäulenskeletts nachweisbar, klinisch oft Muskelverspannungen und Druckschmerzhaftigkeiten der Nervenwurzeln, auch ausstrahlende Schmerzen in den Hinterkopf (Gleichgewichtsstörungen, Hörstörungen und Konzentrationseinbußen). Der Begriff Schleudertrauma sollte vermieden werden, da er keine Verletzung sondern – wenn auch nur grob – einen Verletzungsmechanismus bezeichnet, der in der Vorstellung des Verletzten oft als bedrohlich gedeutet wird.
Pathoanatomisch finden sich bei schweren Heckaufprallen Zerrungsblutungen des vorderen Längsbandes der Wirbelsäule, ventrale Bandscheibenrisse und -einblutungen, gelegentlich auch – selten – Dornfortsatz-Stauchungsbrüche. Wenn man systematisch danach sucht, findet man manchmal Intimarisse der Vertebralarterien, para-arterielle Blutungen und Thrombosierungen der Vertebralarterien und ihrer Äste. Akute Gerinnselbildungen in

Verletzungsmuster bei der Heckkollision
- Distorsionsverletzung (Schleudertrauma) der Halswirbelsäule
- Zerrung der ventralen Bänder
- Bandscheibeneinrisse
- Stauchungsfrakturen der Dornfortsätze
- funktionelle Langzeitbeschwerden durch Läsionen der Nervenwurzeln und/oder der Vertebralarterien.

Probleme bei der Begutachtung
- zu knappe Dokumentation der Befunde bei Erstuntersuchung
- unzureichende Unterscheidung zwischen Angaben und Befunden
- fehlende Kennzeichnung der Diagnose »HWS-Distorsion« als Verdachtsdiagnose
- fehlende Quantifizierung der Kollisionsschwere (durch Befragung des Patienten könnte die Beschädigungsschwere eruiert werden).

Belastungsgrenze für HWS-Distorsionen: Freiwilligenversuche haben ergeben, daß bei Heckkollisionen mit Geschwindigkeitsänderungen von 4–8 km/h bereits vorübergehende Beschwerden auftreten können.
Bei Verkehrsunfällen kann das Verletzungsrisiko höher sein und sich bei noch geringeren Geschwindigkeitsänderungen verwirklichen.
Wesentliche Gefährdungskriterien: Kopfhaltung, Muskelanspannung, Abstand Kopf–Kopfstütze; muskuläre Reaktion, psychische Verarbeitung, Vorschäden.

den Vertrebralarterien können nach Distorsion der Halswirbelsäule auch zum plötzlichen Tod führen. In solchen Fällen wird die eigentliche Todesursache sicher häufig verkannt.
Begutachtungen von fraglichen Distorsionsverletzungen der Halswirbelsäule werfen vor allem bei Diskrepanzen zwischen geringer Unfalldynamik und starken, langwierigen Beschwerden Beurteilungsprobleme auf.
Die biomechanischen Belastungsgrenzen der Halswirbelsäule sind weit weniger untersucht als die anderer Körperregionen, da die Höhe der mechanischen Belastung am Ort der Verletzung – im Bereich der Wirbelkörper, der Bänder, Gelenke, aber auch der intersegmentalen Muskeln, der Gefäße und der Nervenäste – nur mit großen Einschränkungen rekonstruiert werden kann.
Die Haltung der Halswirbelsäule spielt für die Belastungstoleranz eine entscheidende Rolle, auch das Vorbereitetsein auf die Kollision mit der Möglichkeit reaktiver Muskelanspannungen.
Erkenntnisse aus Freiwilligenversuchen, wonach Heckaufpralle bei 15–20 km/h Geschwindigkeitsveränderung verletzungsfrei toleriert werden, sind daher auf den konkreten Einzelfall nicht übertragbar.

S Synopsis D-**9: Vertebralarterienverletzung mit Blutung und Thrombosierung nach Frontalkollision**

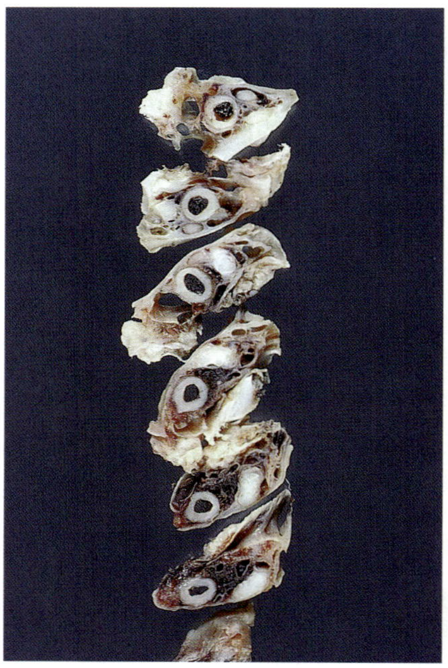

Tödliche Vertebralarterienthrombose bei Bagatelltrauma. Frontalkollision gegen das Heck eines vorausfahrenden Fahrzeugs, Geschwindigkeitsänderung beim Aufprall ca. 10–15 km/h. Die angegurtete Fahrerin des auffahrenden Fahrzeugs stieg zunächst scheinbar unverletzt aus, kollabierte aber nach einigen Minuten und verstarb trotz intensiver reanimativer Bemühungen nach ca. 2 Stunden. Todesursache: akute Vertebralarterienthrombose rechts.

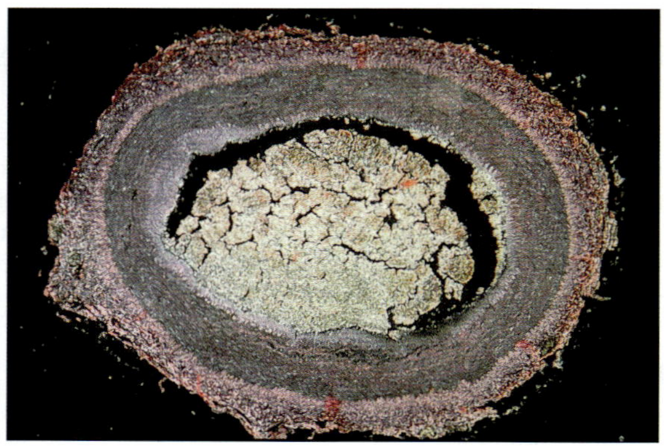

Querschnitte durch die Vertebralarterie rechts mit periarteriellen Blutungen und lichtungsverschließendem Thrombus. Thrombose in der Lichtung der Arteria vertebralis, Polarisationsmikroskopie.

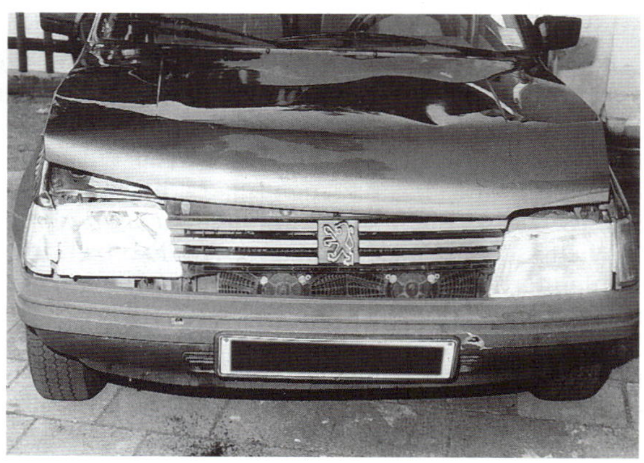

Beschädigungen des auffahrenden Fahrzeugs.

2.7.3 Verletzungsmuster von Zweiradfahrern

Die häufigsten Verletzungen des verunglückten Zweiradfahrers sind neben Schürfungen und Prellungen **Gliedmaßenfrakturen**, besonders im Bereich der vorstehenden Körperteile, also der Knie- und Ellbogenregion, und das **Schädel-Hirn-Trauma**. Die Anzahl und Schwere von Schädelverletzungen der Kradfahrer werden durch Helmbenutzung auf etwa die Hälfte reduziert. Allerdings erleiden nur etwa 55 % aller verunglückten Kraftfahrer Schädel-Hirn-Verletzungen. Vergleichsweise selten treten Verletzungen innerer Organe auf.

Das **Verletzungsmuster** wird vor allem durch die Unfallart geprägt (Alleinunfall; Sturz ohne Anstoß, Sturz mit Körperanstoß gegen unnachgiebige Hindernisse, etwa Bordsteinkante, Leitplanke; Kollision mit anderen Fahrzeugen, hier wieder von unterschiedlicher Auswirkung die Kollision im Fahrzeugfrontbereich, über den der Kraftfahrer abgewiesen werden kann, gegenüber der Kollision gegen den Fahrzeugseitenbereich, an dem der Kraftfahrer flächig anprallt und die gesamte Kollisionsenergie aufzunehmen hat) (S D-**10**).

Auch für die Aufsassen (Fahrer, Sozius) einspuriger Fahrzeuge (Kraftrad, Kraftroller, Fahrrad) gilt, daß die Verletzungsmuster in Abhängigkeit von der konkreten Unfallsituation außerordentlich variabel sein können.

2.7.3 Verletzungsmuster von Zweiradfahrern

Einflußfaktoren auf das Verletzungsmuster bei einem Zweiradunfall
- Kollisionsgegner
- Kollisionsgeschwindigkeit
- Abwurfverletzungen
- Nutzung von Sicherheitseinrichtung
- Schutzhelm
- Schutzkleidung.

Typische Verletzungen beim Zweiradunfall
- Gliedmaßenfraktur (Knie, Ellenbogen)
- Schädelfrakturen
- Wirbelsäulenbrüche
- stumpfe Rumpftraumen (S D-**10**).

S Synopsis D-**10: Typische Phasen einer Pkw/Motorradkollision** (stark schematisiert)

Beachte die Regionen der stärksten Verletzungsgefährdung: Gliedmaßen, Kopf (Verletzungsrisiko durch Helmschutz reduziert) und Rumpf.

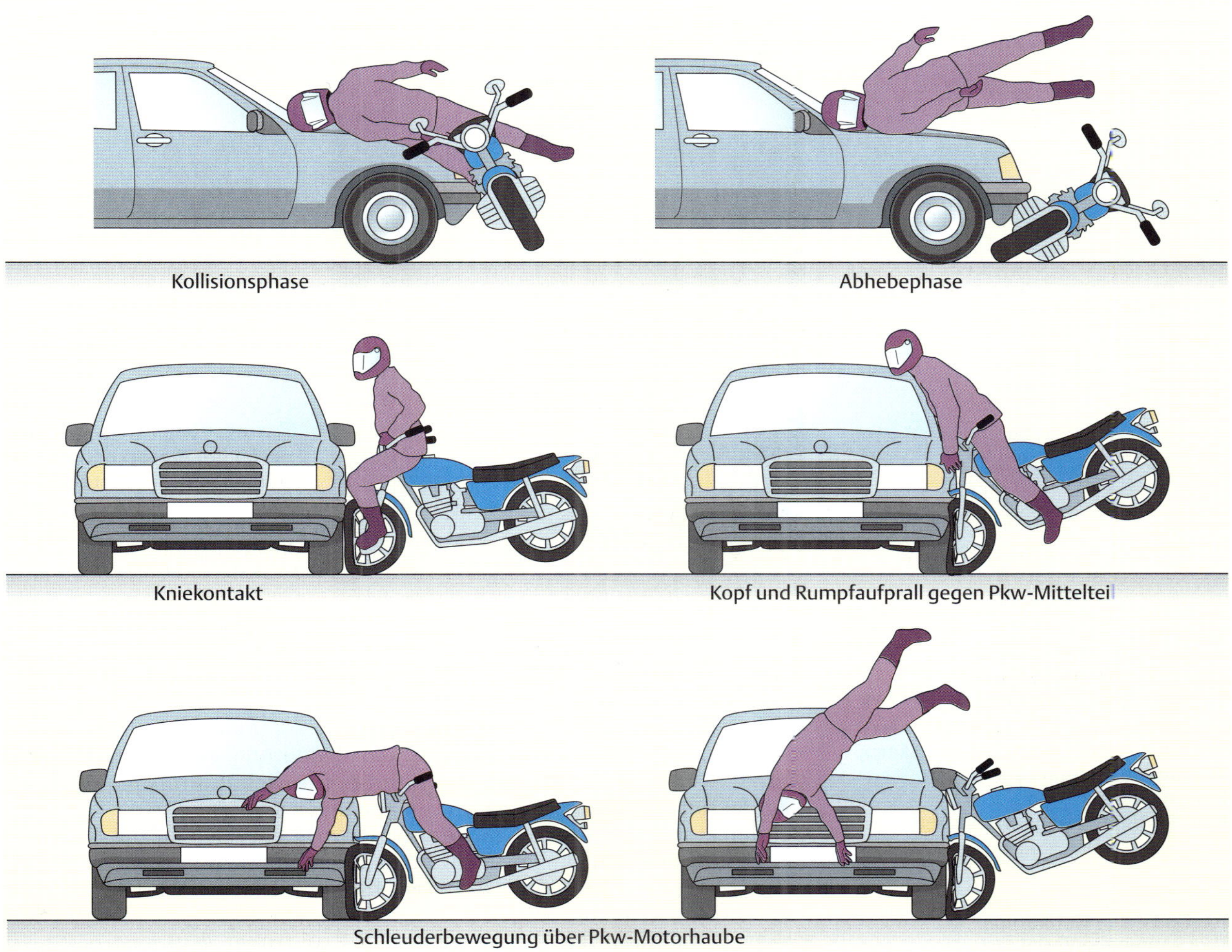

Hohe Schutzwirkung des Helmes
- gegen Schädel-Hirn-Verletzungen (ca. 50 %)
- weniger gegen HWS-Verletzungen
- gar nicht gegen Gliedmaßen- und Rumpfverletzungen.

Forensische Fragestellung:
Helm getragen oder nicht?

Dafür sprechen
- Helm nach dem Unfall noch auf dem Kopf (dokumentieren!)
- Kinnriemenmarke (◙ D-**43**)
- fehlende Schürfung oder Prellung am Kopf
- geringfügiges Schädel-Hirn-Trauma trotz schwerem Unfall.

Zur Klärung:
technische Untersuchung des Helmes auf Belastungsspuren (z. B. Zusammenpressung der Stoßpolsterung).

Frage der Helmbenutzung. Ähnlich wie die Frage der Gurtbenutzung beim Insassenunfall stellt sich beim Kraftradunfall die Frage der Helmbenutzung aus straf-, zivil- und versicherungsrechtlicher Sicht. Gelegentlich soll der Arzt durch Analyse der Verletzungsmuster zur Klärung dieser Frage beitragen. Nur wenn der Verunglückte den Helm nach dem Unfallereignis noch auf dem Kopf trägt, bleibt an der Helmbenutzung kein Zweifel. Wenn der Helm jedoch entfernt vom Unfallopfer an der Unfallstelle vorgefunden wird, kann er entweder beim Kopfanprall **vom Kopf abgeschleudert** worden sein oder auch schon vorher (bei ungenügender Paßform oder nicht geschlossenem Kinnriemen), so daß der Kopfkontakt trotz vorherigen Helmtragens ungeschützt erfolgte. Es ist aber auch möglich, daß der Helm von vornherein nur am Fahrzeug, **nicht aber auf dem Kopf mitgeführt** wurde. **Im Zweifel sollte der Helm technisch untersucht werden.** Bei der Analyse des Verletzungsmusters spricht das Fehlen von Schädel-Hirn-Traumen, auch leichterer Kopfverletzungen wie Schürfungen und Prellungen, für Helmbenutzung. Fast alle Fahrer/Beifahrer motorisierter Zweiräder weisen mindestens Prellungen oder Schürfungen am Kopf auf, wenn sie keinen Helm benutzt haben. Charakteristisch für Helmbenutzung ist eine **Kinnriemenmarke am Hals oder an der Kinnunterseite** (◙ D-**43**).
Eine Verletzung, die durch Helmtragen manchmal induziert oder aggraviert wird, ist die Schädelbasisringfraktur (◙ **35**, *S. 355*) und die Verletzung der Halswirbelsäule.

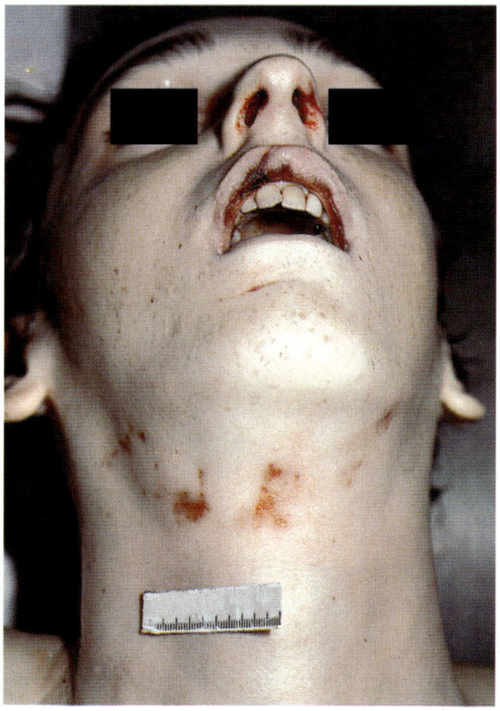

◙ D-**43: Typische Kinnriemenmarke bei Motorradunfall mit Helmabschleuderung.** Halsmitte: Abdruckmarke der Helmschließe; im linken oberen Halsdreieck: schräg verlaufende Abdruckmarke (Textilabdruck) des Kinnriemens.

2.7.4 Rekonstruktion – grundsätzliche Gesichtspunkte

Ziele der Rekonstruktion des Geschehensablaufs aus Verletzungsmustern:
- Klärung der Schuldfrage
- Klärung der Haftung
- Klärung der Kostenübernahme.

Fragestellung an den Arzt:
- Ist das Leiden Unfallfolge?
- Wie kamen die Verletzungen zustande?

2.7.4 Rekonstruktion – grundsätzliche Gesichtspunkte

Aus rechtlicher Sicht ist die Rekonstruktion von Unfallereignissen aus Verletzungsmustern oft von entscheidender Bedeutung, weil **Schuldvorwurf, Haftungsfragen,** die **Kostenübernahme für Rehabilitationsleistungen** und **Versicherungsleistungen** davon abhängen können.
Bei der Erörterung des Fußgängerunfalls wurde bereits auf die Bedeutung der **Anfahrrichtung** hingewiesen. Manchmal soll der medizinische Sachverständige auch zur **Kollisionsgeschwindigkeit** Stellung nehmen. Schließlich taucht nicht selten die Frage auf, mit welchen **Verletzungen bei hypothetischen Unfallabläufen** – etwa wenn ein Pkw früher gebremst hätte – zu rechnen gewesen wäre.

Beim Insassenunfall kommt es auf die **Sitzposition** und die **Nutzung von Sicherheitsvorrichtungen** an.
Nutzung des Sicherheitsgurts? Schmerzensgeld und Rehabilitationsleistung können gekürzt werden, wenn Verletzungen wegen Nichtanlegens des Sicherheitsgurts aufgetreten sind. Für den Fall, daß aufgrund des Verletzungsmusters die Nutzung des Sicherheitsgurts unwahrscheinlich ist, stellt sich die Frage, welche Verletzungen trotz Anlegen des Sicherheitsgurtes entstanden wären.

- Sitzposition?
- Anfahrrichtung?
- Bei welcher Geschwindigkeit?
- Wurden Sicherheitseinrichtungen benutzt?
- Welche Folgen wären durch Sicherheitseinrichtungen (Gurt/Helm) vermeidbar gewesen?

Beispiele. Wenn bei einem Unfall eines mit zwei Personen besetzten Pkw einer der Insassen tödlich verletzt wird, erklärt der Überlebende oft, er sei Beifahrer gewesen. Oder: Wenn der Fahrer alkoholisiert, der Beifahrer nüchtern war, gibt sich der Beifahrer als Fahrer aus.
Wegen der Komplexität der Unfallereignisse und der Vielfalt denkbarer Verletzungen setzt die Beantwortung solcher Fragen umfangreichen Sachverstand sowie kinematisches und dynamisches Vorstellungsvermögen voraus.

◀ **Beispiele**

Verkehrsunfälle sollten in der Regel **interdisziplinär** rekonstruiert werden, d.h. unter Ausnutzung verkehrstechnischen und traumatologischen Wissens.
Von großem Nutzen ist es, wenn Kontaktstellen zwischen Körper und Fahrzeug anhand von **Spurenmerkmalen** zuverlässig zugeordnet werden können, etwa im Sinne des Nachweises von eingeklemmten Haaren zwischen Windschutzscheibe und Scheibenholm bei Vorliegen einer Riß-Quetschwunde am Kopf. Hilfreich ist auch der Nachweis einer charakteristischen, bestimmten Karosseriestrukturen zuordenbaren **geformten Prellmarke** am Körper. Bei der rechtsmedzinischen Untersuchung getöteter Unfallopfer ist die Suche nach solchen Merkmalen selbstverständlich; im Rahmen der klinischen Aufnahmediagnostik wird häufig nicht auf rekonstruktive Aspekte geachtet, da diagnostische und therapeutische Aufgaben im Vordergrund stehen.
Fehlen charakteristische Kontaktspuren, so kommt es auf die Analyse der Hauptrichtungen der schwersten Gewalteinwirkungen und ihrer Abfolge an. Auf der Basis des Ergebnisses der technischen Unfallrekonstruktion müssen Art und Schwere der Körperverletzungen unter Berücksichtigung der mechanischen Eigenschaften der betroffenen Körperregionen bestimmten Unfallphasen zugeordnet werden. Dies gelingt nicht immer. Vor eindeutigen Zuordnungen in zweifelhaften Fällen ist zu warnen.
Die Rekonstruktion komplexer Unfallereignisse muß dem erfahrenen, traumatomechanisch weitergebildeten ärztlichen Sachverständigen vorbehalten bleiben. Im Hinblick auf die weitreichenden rechtlichen Folgen käme es einem **Übernahmeverschulden** gleich, wenn der Unerfahrene sich äußerte und zu fehlerhaften Ergebnissen gelangte.

Methoden der Rekonstruktion
- Dokumentation der Verletzungen
- Analyse des Verletzungsmusters
- Spurensicherung
- Zuordnung der Befunde zu Phasen des Geschehensablaufs.

Meist unersetzlich:
technische Rekonstruktion
- der Belastungsrichtung
- der Belastungsdynamik
- der Belastungskinematik.

Forderung an eine zuverlässige Rekonstruktion
- Erfassung aller relevanten Befunde und Spuren
- Zuordnung aller Spuren oder Befunde zum angenommenen Geschehensablauf
- Ausschluß alternativer Geschehensabläufe aus denselben Spuren- und Befundkonstellationen.

Cave: Pseudorekonstruktionen ohne ausreichende Berücksichtigung der Spuren- und Befundkonstellationen.

2.8 Spurensicherung

(Spurenanalyse s. *Abschnitt 8, S. 426*)

2.8 Spurensicherung
(Spurenanalyse s. *Abschnitt 8*)

▶ ***Definition.*** Spuren im engeren Sinne sind rekonstruktionsrelevante Materialanhaftungen an Opfer, Täter, Tatwerkzeug oder tatortbezogenen Gegenständen; sie können **biologischer** oder **nichtbelebter** Natur sein.

◀ **Definition**

Im weiteren Sinne stellen auch alle **Verletzungen** Spuren dar, wenn sie Rückschlüsse auf Art, Intensität oder Richtung mechanischer Gewalteinwirkungen zulassen. Spuren sind auch Folgen von **Hitzeeinwirkungen**, ebenso **Strommarken**, aber auch **pharmakologische und toxikologische Substanzen** im oder am Körper, selbst **patho-anatomische Organ- oder Gewebsveränderungen** können als Spuren interpretiert werden, etwa das Fremdkörpergranulom oder die Lungensilikose.
Für rekonstruktive Fragestellungen sind zunächst die Eigenschaften von Spuren wesentlich, die **individualspezifische** oder auch **gruppenspezifische** (Mensch, Tierart) Rückschlüsse auf die Spurenquelle zulassen. Bei

Biologische Spuren im engeren Sinne sind:
Blut, Sperma, Speichel, Mageninhalt, Urin, Kot, Vaginalsekret, Haare, Haut, Organteile.

Im weiteren Sinne:
Verletzungen, Hitzeeinwirkung, Strommarken, pharmakologische und toxikologische Substanzen im Körper, Krankheiten.
Spureneigenschaften
Zur Identifizierung der Spurenquelle:
- Gruppenspezifität
- Individualspezifität.

Zur Rekonstruktion des Geschehensablaufs:
- Richtung einer Einwirkung
- zeitliche Abfolge der Einwirkung
- Kombination von Spuren.
- Alter der Spuren.

einer rötlichen flüssigen Spur stellt sich zunächst die Frage, ob es sich um Blut oder eine andere gefärbte Substanz handelt, falls Blut, um Tier- oder Menschenblut, falls Menschenblut, um das Blut welches Menschen.
Weitere wesentliche Eigenschaft von Spuren, insbesondere von Spurenkonstellationen, ist ihre Aussagekraft für die **örtliche und zeitliche Rekonstruktion** von Tatgeschehen. Bei unbekanntem Tatablauf ergibt sich aus dem Spurenbild und der Berücksichtigung aller Merkmale eine Arbeitshypothese des Tatablaufs, in die alle Spurenbefunde eingepaßt werden müssen. Zuverlässig ist die Rekonstruktion dann, wenn
- alle relevanten Spuren erfaßt wurden
- alle Spuren in das angenommene Tatgeschehen hineinpassen und
- die Gesamtkonstellation der Spuren eine andere Interpretation nicht zuläßt.

In der Rechtsmedizin sind vor allem biologische Spuren relevant: Blut- und Gewebsspuren, Sperma- und Speichelspuren, Haarspuren, Mageninhalt.

Beispiel ▶

Beispiel. Bei einem Sexualdelikt mit Verletzungen an Opfer und Täter können sich am Opfer Blut-, Sperma-, Haar- und Speichelspuren des Täters befinden, darüber hinaus auch Textilspuren der Kleidung des Täters, am Täter dagegen Blut- und Haarspuren des Opfers, auch textile Spuren der Kleidung des Opfers. Die genannten Spurenbestandteile können am Körper, aber auch an der Kleidung nachweisbar sein. Der Nachweis individualspezifischer Eigenschaften ist entscheidend bei der Überführung des Täters im Sinne einer naturwissenschaftlichen Beweisführung, er gelingt durch Methoden der Serologie, der DNA-Technologie, evtl. auch der Mikroskopie.

Blutspuren erlauben aus Form, Anordnung, Lage und Menge oft entscheidende Rückschlüsse auf den Tatablauf. Hinsichtlich der Form unterscheidet man:
Tropfspuren

Spritzspuren

Wischspuren

Aus dem **Trocknungsgrad** kann mit Einschränkung auf das **Alter** geschlossen werden. Dies gilt auch für den **Vitalitätsnachweis von Spermien** oder bei vorhandenen **Wunden**.

Blutspuren erlauben aus Form, Anordnung, Lage und Menge am Tatort oft entscheidende Rückschlüsse auf den Tatablauf.
Hinsichtlich der Form unterscheidet man grob Tropfspuren, Spritzspuren und Wischspuren (*vgl.* D-**74**, *S. 429*).
Tropfspuren sind rundlich, sie entstehen bei mehr oder weniger senkrechtem Auftreffen von Blut auf glatten Flächen. Mit zunehmender Fallhöhe bilden sich stärker ausgezogene gezackte Ränder und Nebentropfen aus. Ausläufer deuten auf die Bewegungsrichtung beim Auftreffen hin.
Spritzspuren treten bei schrägem Auftreffen von Bluttropfen auf. Sie zeigen im charakteristischen Fall die Form von Ausrufezeichen, wobei der Punkt des Ausrufezeichens in Spritzrichtung nach dem Strich angeordnet ist.
Wischspuren oder **Schmierspuren** sind Folge des streifenden Kontakts blutbehafteter Träger (blutender Wunden, blutdurchtränkter Kleider) mit dem Spurenträger.
Aus dem **Trocknungsgrad** der Blutspur kann mit Einschränkung auf das Alter geschlossen werden. Ebenso können sich Hinweise auf den zeitlichen Ablauf des Tatgeschehens aus Kreuzungen und Überlagerungen von Spuren unterschiedlichen Materials ableiten lassen, auch aus dem **Vitalitätsnachweis** von Spermien bei Sexualverbrechen oder etwa aus **Altersbestimmungen von Wunden** und anderem mehr.

Sachgemäße Spurensicherung

Allgemeine Gesichtspunkte der Spurensicherung
- fotografische Dokumentation, evtl. Skizzierung vor Asservierung
- Asservierung, Verpackung und Beschriftung jeder einzelnen Spur
- Protokollierung
- adäquate Lagerung
- rasche Abgabe an Labor.

Möglichkeiten der Spurensicherung
Trockene Spuren:
- mit Spurenträger
- als Trockenmaterial
- Aufnahme auf feuchte Watte.

Sachgemäße Spurensicherung

Grundsätzlich sind alle voneinander örtlich getrennt vorliegenden Spuren einzeln zu sichern und nach Herkunft und Zeitpunkt der Asservierung zu **identifizieren.** Dies geschieht durch Kennzeichnung der Verpackung und **Protokollierung. Fotografische Dokumentation** und/oder **Skizzierung** sind dringend zu empfehlen.
Insbesondere biologische Spuren müssen wegen der Gefahr der Zersetzung wichtiger Merkmale möglichst bald dem Untersuchungslabor übergeben werden.

Trockene Blutspuren sind mit dem Spurenträger zu sichern, wenn unmöglich, durch Abkratzen der Blutschüppchen, wenn dies ebenfalls nicht gelingt, durch Abnahme mittels angefeuchteter Watte (0,9%ige NaCl-Lösung), Verbandmull oder sauberer Leinenläppchen. Die angefeuchteten Spurenträger sind anschließend zu trocknen.

Flüssige Blutspuren können mit Einmalspritzen oder Pipetten aufgenommen werden.
Trockene Sperma- und Speichelspuren sind ebenfalls mit textilen Trägern aufzunehmen, die mit 0,9%iger NaCl-Lösung angefeuchtet wurden, und anschließend zu trocknen.
Aus der Scheide gesicherte Sekretspuren sollen sowohl auf Objektträgern ausgestrichen und durch Trocknung fixiert werden (Färbung erst im Speziallabor!) als auch auf Wattestieltupfern aufgenommen und getrocknet werden. Bei Erfahrung des Untersuchers ist eine mikroskopische Beurteilung der Beweglichkeit unverzüglich vorzunehmen.

Feuchte Spuren:
mit Spritze oder Pipette
Blutspuren für serologische Untersuchungen:
kühl lagern (+4 °C)

Vaginalspuren:
- Objektträgerabstrich
- evtl. Spritzen- oder Pipettenasservierung.

Haar- und Faserspuren, auch sonstige unbelebte Mikrospuren, können an tatrelevanten Körperregionen durch Andrücken und Abziehen von **Klebefolien** gesichert werden, etwa Handflächen- und Halsbereich.

Faser- und Mikrospuren:
Klebefolienabzüge.

Feuchtspuren wie z.B. Vaginalsekret, die für eine **DNA-Analyse** vorgesehen sind, sollten möglichst frühzeitig tiefgekühlt (mindestens −20 °C) werden. Bei ausreichendem Spurenmaterial sollte grundsätzlich die Möglichkeit einer DNA-Analyse durch zweckentsprechende Asservierung offengehalten werden.

Spuren für DNA-Analysen:
tiefkühlen (−20 °C)

2.9 Vergewaltigung (früher Notzucht)

2.9. Vergewaltigung (früher Notzucht)

▶ ***Definition.*** Vergewaltigung bedeutet nach geltendem Recht Nötigung zum Beischlaf durch Gewaltanwendung oder Drohung mit Gefahr für Leib oder Leben einer Frau. Die Tat richtet sich gegen die sexuelle Selbstbestimmung der Frau, unabhängig von deren Alter, Geschlechtsreife, Ruf.

◀ **Definition**

Mit Eindringen des männlichen Gliedes in den Scheidenvorhof ist die Tat (Beischlaf) vollendet.
Die bloße Berührung des äußeren Genitales der Frau durch das männliche Glied wird als ein Versuch des Verbrechens bestraft.
Ein Beischlaf in der Ehe gegen den Willen der Frau kann strafrechtlich nach gesetzlicher Neuregelung anders als bisher auch als Vergewaltigung verfolgt werden.
Es ist sinnvoll, betroffene Frauen auf Beratungsstellen für vergewaltigte Frauen hinzuweisen, die bei der wichtigen psychosozialen Betreuung und Nachsorge helfen.
Vergewaltigungsdelikte können mit dem Tod des Opfers enden. Es kann zum einen beim Überwinden des Widerstandes der Frau zu Verletzungen kommen, die tödlich ausgehen, z.B. bei Würgehandlungen. Andererseits werden Tötungen auch zur Verdeckung der Straftat begangen, um einen Tatzeugen zu beseitigen.

Mit Eindringen des männlichen Gliedes in den Scheidenvorhof ist die Tat (Beischlaf) vollendet.
Die bloße Berührung des äußeren Genitales der Frau durch das männliche Glied wird als ein Versuch des Verbrechens bestraft.
Ein Beischlaf in der Ehe gegen den Willen der Frau kann strafrechtlich auch als Vergewaltigung verfolgt werden.

Zur Tötung des Opfers kann es während des Tatgeschehens, aber auch zur Verdeckung der Straftat kommen.

2.9.1 Beweissicherung

2.9.1 Beweissicherung

Im Falle einer Anzeige muß nicht nur der Täter, sondern auch das Opfer gemäß § 81c StPO eine Untersuchung zur Beweiserhebung dulden.
Die Untersuchung der Frau sollte in Anwesenheit einer weiteren Person bei Kindern z.B. der Mutter, erfolgen. Zur Beweissicherung empfiehlt sich folgendes Vorgehen:
1. Kurze Befragung des Opfers u.a. nach letztem normalem Verkehr und letzter Regel, Reinigung, Alkohol- und Medikamenteneinnahme mit Kurzbericht über den Tatablauf.
2. Beurteilung der seelischen Verfassung: wach, müde, bewußtseinsverändert, gelassen, erregt, depressiv.
3. Körperliche Untersuchung, gegliedert in Allgemein- und Genitalbefund, und Sicherung von Kleidungsstücken, an denen sich Spermaspuren und andere Spuren befinden können, zur spurenkundlichen Untersuchung. Bei der Untersuchung sind Spuren von Erdschmutz, Gras, Blut, Harn, Textilfasern nach ihrer Lokalisation zu beschreiben und zu sichern.

Täter und Opfer müssen bei Ermittlungen eine Untersuchung dulden.

Die Untersuchung muß sich gliedern in:
1. Befragung
2. Beurteilung der seelischen Verfassung
3. körperliche Untersuchung. Dabei muß eine Spurensicherung erfolgen.

Forensischer Fall

Eine 38jährige Frau war auf dem Heimweg vom Büro auf einem dunklen Wiesenweg vom Täter angefallen worden. Er faßte sie am Hals, auf ihre Hilfeschreie hin fügte er ihr Schläge in das Gesicht und am Kopf bei und riß sie dann zu Boden, wobei die Kleidung durch Erde und Gras beschmutzt wurde. Der Wehrlosen zerriß er die Unterkleidung, nach gewaltsam durchgeführtem Verkehr ließ er vom Opfer ab und floh. Die Untersuchung ergab Blutergüsse im Gesicht, Würgespuren am Hals, Kratzspuren an den Oberschenkeln. In dem eine Stunde nach der Tat entnommenen Scheidensekret waren bewegliche Spermien nachweisbar.

Untersuchungen auf Aids setzen bei der geschädigten Frau deren Zustimmung voraus, nicht aber bei dem Täter. Bei der Untersuchung ist neben dem Befund am Genitale auf Verletzungen in der Umgebung des Genitales und am übrigen Körper zu achten. Tiefersitzende Hämatome können erst Stunden oder Tage nach der Tat sichtbar werden (D-44).

Untersuchungen des Blutes zum Ausschluß einer bereits vorbestehenden Aids-Infektion sind sinnvoll, setzen aber die Zustimmung der Frau voraus. Bei der körperlichen Untersuchung ist auf Verletzungen des äußeren und inneren Genitales und auch seiner näheren Umgebung wie am Oberschenkel entstanden bei Auseinanderdrücken der Beine, an der Bauchhaut, entstanden bei gewaltsamem Abstreifen der Kleidung, zu achten, ebenso auf Verletzungen am übrigen Körper, z. B. am Hals durch eine Würgehandlung, an den Armen durch Festhalten, am Mund beim Versuch des Täters, Schreie zu verhindern (D-**44**). Abwehrverletzungen können sich als Zeichen der Gegenwehr an den Händen finden. Tiefersitzende Blutungen können allerdings oft erst nach Stunden oder Tagen sichtbar werden, weshalb Nachuntersuchungen notwendig werden können.

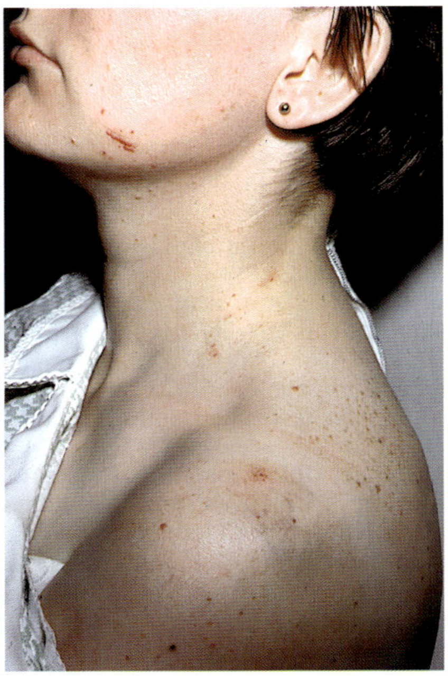

D-44: Schürfungen am linken Unterkiefer und über der linken Schulter sowie Blutunterlaufungen an der linken Halsseite bei Vergewaltigungsversuch mit gewaltsamem Herabstreifen von Kleidungsstücken. Tiefersitzende Blutungen können oft erst nach Stunden oder Tagen sichtbar werden.

Hymenalverletzungen liegen gewöhnlich in den hinteren Quadranten. Sie heilen in kurzer Zeit narbig aus.

Natürliche Kerben des Hymens dürfen nicht mit Deflorationsverletzungen verwechselt werden.

Die Hymenweite (für einen oder mehr Finger durchgängig) ist zu beschreiben. Bei elastischem Gewebe kann Eindringen des Gliedes ohne Defloration möglich sein. Hymenalverletzungen liegen in der Regel schräg nach der einen oder anderen Seite in den hinteren Quadranten des Hymens, sie können schon innerhalb einer Woche narbig ausheilen. In frischem Zustand erscheinen sie als leicht blutig bedeckte, gerötete, geschwollene Schleimhautrisse, die meist bis zum Ansatz des Hymens reichen. Es gibt sehr unterschiedliche Formen des Hymens. Natürliche Kerben, die nicht bis zur Scheidenwand reichen, dürfen nicht mit Deflorationsverletzungen verwechselt werden.

Untersuchungen von Scheidenwand und Zervix unter Spekulumeinstellung dienen zum Ausschluß von Verletzungen des inneren Genitales. Dabei ist die

Entnahme von Genitalsekret aus dem hinteren Scheidengewölbe, von der Zervix, evtl. auch aus dem Zervikalkanal durchzuführen.
Sperma kann auch den Schamhaaren anhaften oder an der Haut in der Umgebung des Genitales, wo es bei Antrocknung feucht abgenommen werden kann. Nebenbefunde können wichtig sein, z.B. die Übertragung einer frischen Gonorrhö.
Eine sofortige mikroskopische Untersuchung von Abstrichmaterial nach Zusatz von etwas physiologischer NaCl-Lösung dient zur Entscheidung der wichtigen Frage, ob bewegliche Spermien nachzuweisen sind, was nur 5–8 Stunden der Fall zu sein pflegt (D-**45**).
Vor dem Versand von Spurenmaterial (Objektträgerausstrich) zur Untersuchung an ein Labor muß es luftgetrocknet werden, damit nicht durch bakterielle Einflüsse Spuren zerstört werden. Eine Aufbewahrung frischer Spuren kann in der Tiefkühltruhe erfolgen, ohne daß dadurch serologische Untersuchungen verhindert würden.

Genitalsekret ist aus dem hinteren Scheidengewölbe, von der Zervix, evtl. auch aus dem Zervikalkanal zu entnehmen.

Scheidenabstriche sind zunächst mikroskopisch auf das **Vorhandensein beweglicher Spermien** zu untersuchen. Sie müssen vor dem Versand zu weiteren Untersuchungen luftgetrocknet werden (D-**45**).
Bei längerer Lagerung von Spuren für serologische Untersuchung ist Tiefkühltemperatur (−18 °C) zu wählen.

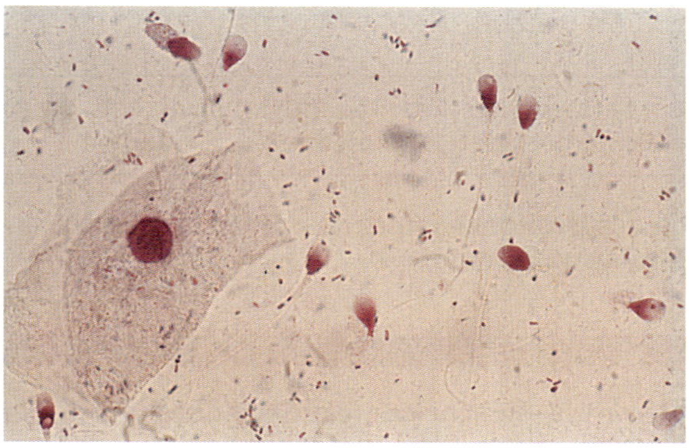

D-**45**: **Lichtmikroskopischer Nachweis normal geformter Spermien in einem Vaginalabstrich, mit erkennbaren Scheidendeckzellen, einige Stunden nach einem Notzuchtsdelikt.** Die Dauer der Beweglichkeit der Spermien ist von verschiedenen Faktoren abhängig. Unbewegliche Spermien finden sich im Durchschnitt 1–2 Tage nach der Kohabitation, in der Leiche gelingt der Spermanachweis meist wesentlich länger (30 Stunden bis zu 3 Wochen, u.U. sogar noch länger). Sperma enthält bei sog. Ausscheidern Blutgruppensubstanzen, was zur Identifizierung eines Täters beitragen kann.

2.9.2 Sperma

Im Labor erfolgt eine fermentchemische Vorprobe auf Sperma zum **Nachweis von saurer Phosphatase**, z.B. mit Phosphatesmo-Reagenzstreifen. Die Vorprobe ist allein nicht beweisend für Samenflüssigkeit. Die Probe kann noch positiv sein, wenn der mikroskopische Spermiennachweis nicht mehr gelingt, sie nimmt etwa 60 Stunden nach der Kohabitation stark ab. Sie kann aber auch schon Stunden nach einem Verkehr negativ werden.
Beweisend für Sperma ist erst der Nachweis der Spermatozoen (Samenfäden oder Köpfe von Samenfäden) im Mikroskop (D-**45**). Zum Spermanachweis werden verschiedene Färbungen angegeben, z.B. Akridinorange bei Untersuchung im Fluoreszenzmikroskop. Unbewegliche Spermatozoen sind im Durchschnitt bis 1–2 Tage nach der Kohabitation mikroskopisch nachweisbar.
In der Leiche gelingt der Spermanachweis länger als bei der lebenden Frau (max. 3 Wochen), sofern nicht Fäulnis die Befunderhebung stört.
Sperma enthält wie andere Körperflüssigkeiten (Speichel, Vaginalsekret) Blutgruppensubstanzen, wenn der Täter, wie 75–85% der Menschen, Ausscheider ist.
Sehr wichtig zur Überführung eines Tatverdächtigen ist die DNA-Analyse geworden (*vgl. Abschnitt 8.4, S. 430*).

2.9.2 Sperma

Zur Vorprobe auf Sperma dient der **Nachweis saurer Phosphatase**. Die Vorprobe allein ist nicht beweisend für Samenflüssigkeit. Sie nimmt ca. 60 Stunden nach der Kohabitation stark ab. **Beweisend für Sperma ist der Nachweis von Spermatozoen** (D-**45**).
Unbewegliche Spermien finden sich im Durchschnitt bis 1–2 Tage p. cohabit.

In der Leiche gelingt der Nachweis von Spermien bis zu etwa 2–3 Wochen. Sperma enthält bei Ausscheidern ebenso wie der Speichel **Blutgruppensubstanzen.**

2.9.3 Identifizierung

Bei einem Tatverdächtigen ist auf Abwehrspuren zu achten, vom Glied ist Spurenmaterial abzunehmen. Scheidendeckzellen können sich unter dem Präputium finden.
Neben der Kleidung sind Blut, Speichel, Haarproben für spätere Untersuchungen wichtig.

Bei dem Tatverdächtigen ist auf die Übertragung von Spuren des Opfers (Textilfasern, Haare) zu achten. Genitalsekret der Frau, das stärkehaltige, durch Lugol-Lösung anfärbbare polygonale Scheidenzellen enthält, kann am Genitale des Tatverdächtigen z. B. unter dem Präputium nachweisbar sein. Die Abnahme der Spuren beim Tatverdächtigen erfolgt mit physiologischer Kochsalzlösung oder mit Wasser vom Glied direkt auf den Objektträger. Auf Abwehrspuren wie Kratzeffekte an der Haut ist auch beim Tatverdächtigen zu achten, auch auf Zeichen von Drogen-, Medikamenten- und/oder Alkoholeinwirkung. Die Sicherung von Blut zum Blutgruppen-, Alkohol- und Medikamenten-/Drogennachweis, von Harn, Speichel (auf Filterpapier), Scham- und eventl. Kopfhaaren sowie der Kleidungsstücke des Tatverdächtigen dient der Beweissicherung. Vom Opfer übertragene Schamhaare können durch Auskämmen der Schambehaarung des Täters gesichert werden (und umgekehrt). Auch Bißspuren können zur Identifizierung eines Täters führen.

Der Tatverdächtige muß eine Aids-Diagnostik dulden.

Eine Aids-Diagnostik darf beim Tatverdächtigen in jedem Fall, auch ohne seine Zustimmung, durchgeführt werden.

Merke ▶

> ▶ ***Merke.*** Wichtig ist ein Befragen des Tatverdächtigen nach dem letzten ungeschützten Verkehr und der letzten Reinigung des Genitales.

Die meisten Täter kommen aus dem Bekanntenkreis der betroffenen Frau. Die Rückfallgefahr ist bei Sexualstraftätern groß.

Forensischer Fall

Ein 23jähriger Mann wird unter dem Verdacht, ein vollendetes Notzuchtdelikt verübt zu haben, untersucht. Er weist am entkleideten Körper keine Verletzungsspuren auf. In einem Gliedabstrich werden lugolpositive Scheidendeckzellen nachgewiesen. Es werden, wie beim Opfer, eine Speichelprobe und eine Blutprobe des Mannes gesichert. Die serologische Untersuchung ergibt bei ihm Ausscheidereigenschaft und Blutgruppe A. Das Opfer ist B-Ausscheider, im Scheidenabstrich der Frau zeigt sich eine positive Phosphatasereaktion, mikroskopisch das Vorhandensein von Spermien und serologisch von A-Blutgruppensubstanz. Außerdem fand sich als Nebenbefund ein Befall mit Filzläusen. Auch beim Opfer wurde eine Filzlaus in der Schambehaarung gefunden. Die Indizien führten zu einem Geständnis des Täters.

Bei gewaltsamen sexuellen Handlungen an Männern gelten ähnliche Untersuchungsprinzipien wie bei Notzuchtdelikten.

Anmerkung. Gewaltsame sexuelle Handlungen an Männern, z. B. erzwungener Afterverkehr, der vereinzelt zu Verletzung der Analschleimhaut führen kann, sind als »sexuelle Nötigung« strafbar. Die Prinzipien der Untersuchung und Spurensicherung ähneln denen bei Vergewaltigung einer Frau. Zur Nachweisdauer von Sperma im Rektum fehlt es an gründlichen Untersuchungen.

2.10 Neugeborenes und Kindestötung

Definition ▶

> ▶ ***Definition.*** Kindestötung ist vorsätzliche Tötung eines **unehelichen** Kindes durch die leibliche Mutter während oder gleich – das bedeutet im allgemeinen bis zu einigen Stunden, sehr selten Tagen – nach der Geburt.

Die mildere Beurteilung der Kindestötung im Vergleich zu anderen Tötungsdelikten soll Notlagen durch außereheliche Schwangerschaft und Geburt bei ledigen und verheirateten Frauen Rechnung tragen, bei denen außereheliche Beziehungen zu der Schwangerschaft führten.

Rechtsgrundlage

§ 217 StGB: Kindestötung
I Eine Mutter, welche ihr nichteheliches Kind in oder gleich nach der Geburt tötet, wird mit Freiheitsstrafe nicht unter 3 Jahren bestraft.
II In minder schweren Fällen ist die Strafe Freiheitsstrafe von 6 Monaten bis zu 5 Jahren.
Die Geburt beginnt mit den Eröffnungswehen. Täterin kann nur die Mutter sein, u. U. auch durch Unterlassen der nötigen Geburtsvorbereitungen.

> ▶ ***Merke.*** Strafrechtlich gesehen beginnt also die menschliche Existenz mit den ersten (Eröffnungs-)Wehen, zivilrechtlich dagegen später, mit der Vollendung der Geburt, die erst zur Rechtsfähigkeit des Menschen führt.

Die Definition von Lebendgeburt, Totgeburt, Fehlgeburt ergibt sich aus dem Personenstandsgesetz (BGBl. I S. 493).
Die Bestimmung lautet: »(1) Eine **Lebendgeburt,** für die die allgemeinen Bestimmungen über die Anzeige und die Eintragung von Geburten gelten, liegt vor, wenn bei einem Kinde nach der Scheidung vom Mutterleib entweder das Herz geschlagen oder die Nabelschnur pulsiert oder die natürliche Lungenatmung eingesetzt hat.
(2) Hat sich keines der genannten Merkmale gezeigt, beträgt das Gewicht der Leibesfrucht jedoch mindestens 500 Gramm, so gilt sie im Sinne des § 24 des Gesetzes als ein **totgeborenes** oder in der Geburt verstorbenes **Kind.**
(3) Hat sich keines der in Absatz 1 genannten Merkmale des Lebens gezeigt und beträgt das Gewicht der Leibesfrucht weniger als 500 Gramm, so ist die Frucht eine **Fehlgeburt.** Sie wird in den Personenstandsbüchern nicht beurkundet.«

Rechtsgrundlage

Die Geburt beginnt mit den Eröffnungswehen.

◀ **Merke**

1) Als **Lebendgeburt** gilt ein Kind, das nach Scheidung vom Mutterleib eigene Herzaktionen hatte, bei dem die Nabelschnur pulsiert oder die natürliche Lungenatmung eingesetzt hat.
2) Ein **totgeborenes Kind** hat keines der oben genannten Merkmale gezeigt, wiegt jedoch mindestens 500 g
3) Eine **Fehlgeburt** wiegt weniger als 500 g und zeigt keine der in 1) genannten Merkmale.

2.10.1 Tod in der Neugeborenenperiode

Zum Tod in der Neugeborenenperiode können natürliche Ursachen führen wie Mißbildungen, Asphyxie bei Nabelschnurumschlingung, Fruchtwasseraspiration, intrakranielle Blutungen oder auch Infekte wie Toxoplasmose. Zum Nachweis entsprechender Befunde sind im Anschluß an eine Obduktion meist histologische Untersuchungen erforderlich.
Die Sektionstechnik weicht von der beim Erwachsenen ab. Die Schädelöffnung erfolgt zur besseren Erkennung von Geburtstraumen mit intrakranieller Blutung üblicherweise mittels Korbhenkelschnitt. An den Nabelschnurenden ist zu unterscheiden, ob ein Riß oder ein Schnitt zur Trennung führte. (Lungen- und Magen-Darm-Schwimmproben *s. u.)*
Bei der Untersuchung des Neugeborenen ist auf Zeichen des Neugeborenseins, des Gelebthabens, der Reife (s. Lehrbücher der Geburtshilfe) sowie auf pathologische Befunde, die einen natürlichen Tod erklären können, zu achten. **Die Lebensfähigkeit wird etwa mit der 28.–30. Schwangerschaftswoche erreicht.**

Zeichen des Neugeborenseins sind:
- die Beschaffenheit der Nabelschnur
- bei fehlender Reinigung Anhaftungen von Blut und Vernix caseosa
- eine unterschiedlich stark ausgeprägte Geburtsgeschwulst.

2.10.1 Tod in der Neugeborenenperiode

Natürliche Ursachen können zum Tod in der Neugeborenenperiode führen, z. B. Mißbildungen, Infekte, intrakranielle Blutungen.
Die Schädelöffnung erfolgt bei Neugeborenen üblicherweise mit **Korbhenkelschnitt** (Erkennung von Geburtstraumen mit intrakranieller Blutung).
Bei tot aufgefundenen Neugeborenen ist zu achten auf:
- Zeichen des Neugeborenseins
- der Reife
- des Gelebthabens
- auf pathologische Befunde als mögliche Erklärung für einen natürlichen Tod.

Zeichen des Neugeborenseins sind:
- die Beschaffenheit der Nabelschnur
- bei fehlender Reinigung Anhaftungen von Blut und Vernix caseosa
- eine Geburtsgeschwulst.

2.10.2 Gelebthaben

Zur Klärung, ob ein Neugeborenes gelebt hat, ist es wichtig zu prüfen, ob die Lungen infolge von Atemtätigkeit des Kindes entfaltet und lufthaltig sind. Bei Beatmung der Lunge wird die **Schwimmprobe** im Wasser oder besser in einer NaCl-Lösung positiv (◘ D-**46**).

2.10.2 Gelebthaben

Entfaltung und Luftgehalt der Lungen **(Schwimmprobe)** sind Zeichen des Gelebthabens (◘ D-**46**).

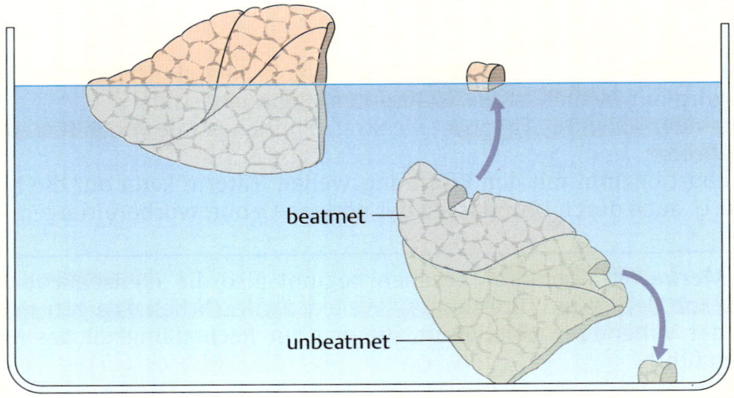

D-46: Positive Schwimmprobe der Lunge, links bei voller, rechts bei teilweiser Entfaltung als Zeichen des Gelebthabens. Falsch positive Befunde gibt es bei Fäulnislungen, gefrorenen Lungen, auch Reanimationsversuche können zum Eindringen von Luft in die Lungen führen. Auch falsch negative Befunde kommen vor.

Merke ▶

Merke. Zu beachten ist bei der Lungenschwimmprobe:
- Fäulnislungen und gefrorene Lungen schwimmen
- Reanimationsversuche können zum Eindringen von Luft führen
- in teilbeatmeten Lungen kann die Luft resorbiert werden
- die Probe ist negativ, wenn das Kind vor Einsetzen der Atmung getötet wurde, z. B. durch Hineingebären in Flüssigkeiten.

Die **Magen-Darm-Schwimmprobe** eignet sich bei positivem Ausfall zur Schätzung der Zeitdauer des Gelebthabens. Ca. 6 h nach der Geburt findet sich Luft im Dünndarm, nach ca. 12 h im Dickdarm (D-**47**).
Eine **Untersuchung des Nabels** kann zur Beurteilung der Lebensdauer beitragen. Zur Untersuchung auf Reife dient auch die Feststellung sog. **Knochenkerne** (D-**48**).

Die **histologische Beurteilung** zur Klärung einer Beatmung der Lungen setzt große Erfahrung voraus. **Luft in Magen und Dünndarm** mit positiver **Schwimmprobe** ist ebenfalls ein Befund, der für Gelebthaben spricht (D-**47**). Nach der Geburt gelangt durch den Schluckakt schnell Luft in den Magen, sie findet sich nach etwa 6 Stunden auch im Dünndarm, nach weiteren 6 Stunden im Dickdarm, zunehmend wird dabei auch das Mekonium ausgeschieden. Eine Demarkation des Nabelringes beginnt schon in den ersten Lebensstunden. Eine **Untersuchung des Nabels** kann zur Beurteilung der Lebensdauer beitragen. Zur Untersuchung auf Reife dient bei Durchführung einer Sektion auch die Feststellung sog. **Knochenkerne** (D-**48**).

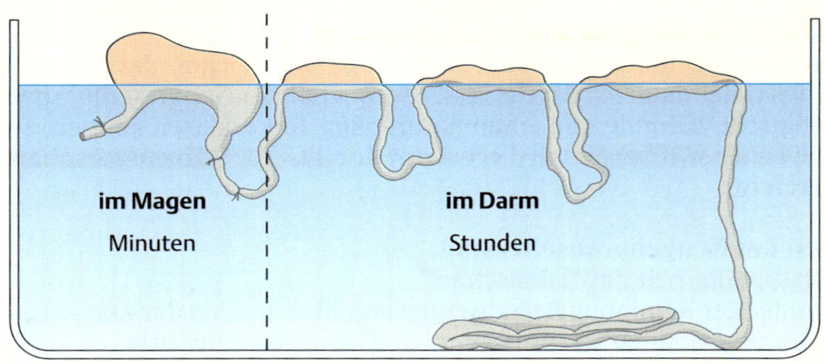

D-47: Positive Magen-Darm-Schwimmprobe durch Verschlucken von Luft in den Magen (innerhalb von Minuten) und Vordringen in den Darm (innerhalb von Stunden). Die Probe eignet sich zur **Beurteilung des Gelebthabens** und der **Zeitdauer des Gelebthabens nach der Geburt.** Falsch positive Befunde können durch Fäulnisgase entstehen.

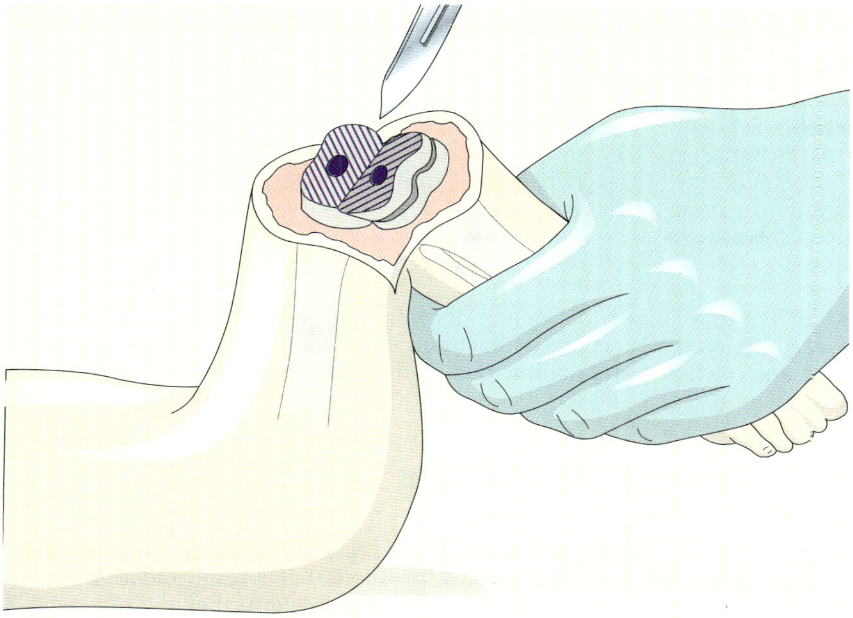

D-48: Untersuchung der **Knochenkerne**, hier am Beispiel der Knochenkerne der Femurepiphyse, bei der Sektion eines Neugeborenen. Ihr Vorhandensein gilt als ein **Reifezeichen.**

2.10.3 Kindestötung als Spezialdelikt

Der Mutter wird eine abnorme Verfassung durch uneheliche Schwangerschaft und Geburt zugebilligt. Sie wird daher milder als bei Mord (§ 211 StGB) oder Totschlag (§ 212 StGB) bestraft. Täterinnen sind meist infantile, in der Regel ledige junge Frauen, die die Schwangerschaft verdrängen. Dabei kann auch die Umgebung getäuscht werden, oft verbergen die Mütter erstaunlich gut die durchgemachten Anstrengungen nach der Geburt. Das Delikt ist selten geworden, es kommt eher im ländlichen Raum als in Städten vor.

2.10.3 Kindestötung als Spezialdelikt

Täterinnen sind meist infantile junge Frauen, die die Schwangerschaft verdrängen und oft unbemerkt von der Umgebung Schwangerschaft und Geburt durchstehen.

2.10.4 Tötungsarten

Tötungsarten sind bei **passiver Kindestötung** Liegenlassen des Kindes ohne Versorgung. Bei **aktiver Kindestötung** alle Formen stumpfer oder scharfer Gewalt, gewaltsame Erstickung einschließlich Knebelung, wobei z. B. Kratzspuren in der Umgebung von Mund und Nase entstehen können.
Oft wird von Kindesmüttern ein Verkennen von Schwangerschaft und Geburtsvorgang behauptet und/oder ein Überraschtwerden durch die Geburt während des Stuhlganges beim Auffinden von Kindern in Toilettenschüsseln oder Abortgruben. Sturzgeburt mit Fall des Kindes auf den Boden wird als Ursache von Schädelverletzungen angegeben, Ohnmacht bei Erstikken des Kindes unter der Bettdecke, Selbsthilfe während der Entbindung bei erkennbaren Schürfspuren am Hals.
Eine ausgeprägte **Geburtsgeschwulst** spricht gegen eine überstürzt ablaufende Geburt (Sturzgeburt). Sturzgeburten sind selten bei Erstgebärenden sowie bei engem Becken der Mutter.
Mehrfache Schädelverletzungen sprechen gegen eine Verletzungsentstehung durch Sturz.

2.10.4 Tötungsarten

Man unterscheidet:
die **passive Kindestötung,** Liegenlassen des Kindes ohne Versorgung, von der **aktiven Kindestötung**, bei der gewaltsam der Tod herbeigeführt wird (z. B. Knebelung).
Häufige Schutzbehauptungen sind Verkennen von Schwangerschaft und Geburt, Ohnmacht bei der Geburt, Selbsthilfe bei Verletzungsspuren am Hals des Kindes.
Eine ausgeprägte **Geburtsgeschwulst** spricht gegen eine Sturzgeburt. Sturzgeburt ist selten bei Erstgebärenden und bei engem Becken der Mutter.
Mehrfache Schädelverletzungen sprechen gegen eine Verletzung durch Sturz.

Forensischer Fall

Eine 17jährige Internatsschülerin aus einem strengen Elternhaus, der Vater ist Bürgermeister einer Landgemeinde, entbindet nach unbemerkt gebliebener Schwangerschaft am Morgen allein in ihrem Internatszimmer im Bett. Sie tötet das Neugeborene durch Gewalteinwirkung am Hals, legt es ohne Reinigungsmaßnahmen in ihren Koffer und bringt diesen und die blutig gewordene Wäsche samt Nachgeburt in ihrem Schrank unter. Nach Teilnahme am gemeinsamen Frühstück geht sie auch zum Unterricht, fällt aber der Lehrkraft durch Blässe und Leistungsschwäche auf. Zur Rede gestellt gibt sie das Geschehen preis und begründet die Tat mit ihrer Angst vor dem Vater.

Mädchen und Frauen, bei denen der Verdacht einer Kindestötung besteht, wenn z.B. eine Neugeborenenleiche in einer Gemeinde aufgefunden wird, sind auf Zeichen stattgehabter Geburt durch den Gynäkologen zu untersuchen.

2.11 Kindesmißhandlung

2.11 Kindesmißhandlung

Definition ▶

▶ ***Definition.*** Kindesmißhandlung ist Einwirken auf ein Kind, das dessen körperliches Wohlbefinden nicht unerheblich beeinträchtigt. Quälen, rohes, mit Schmerzen verbundenes Mißhandeln, aber auch Vernachlässigung eines Kindes durch Eltern oder sorgeberechtigte Pfleger sind Formen der Mißhandlung. Ein nach Familienrecht derzeit noch zugebilligtes Züchtigungsrecht darf nicht überschritten werden.

Rechtsgrundlage

Rechtsgrundlage

Die Strafbarkeit ergibt sich aus **§ 223b StGB: Mißhandlung von Schutzbefohlenen**

I Wer Personen unter 18 Jahren oder wegen Gebrechlichkeit oder Krankheit Wehrlose, die seiner Fürsorge oder Obhut unterstehen oder seinem Hausstand angehören oder die von dem Fürsorgepflichtigen seiner Gewalt überlassen worden oder durch ein Dienst- oder Arbeitsverhältnis von ihm abhängig sind, quält oder roh mißhandelt, oder wer durch böswillige Vernachlässigung seiner Pflicht, für sie zu sorgen, sie an der Gesundheit schädigt, wird mit Freiheitsstrafe von 3 Monaten bis zu 5 Jahren bestraft.

II In besonders schweren Fällen ist die Strafe Freiheitsstrafe von 1 Jahr bis zu 5 Jahren, in minder schweren Fällen Freiheitsstrafe bis zu 3 Jahren oder Geldstrafe.

Kindesmißhandlung kommt in allen sozialen Schichten vor. In der Regel handelt es sich um ein Wiederholungsdelikt. Berufliche Belastung, Streß und Alkoholismus begünstigen die Mißhandlungen.
Täter sind in erster Linie die Eltern.

Das Delikt, in der Regel ein Wiederholungsdelikt, kommt zwar unter ungünstigen sozialen Bedingungen gehäuft, **grundsätzlich aber in allen sozialen Schichten** vor, auch in sogenannten intakten Familien. Berufliche Belastung, Streß, Alkoholismus begünstigen es. Die Dunkelziffer gilt als hoch. Schwer zu erziehende Kinder (z.B. infolge frühkindlicher Hirnschädigung) sind vermehrt gefährdet. Täter sind in erster Linie die Eltern. Nicht generell sagen läßt sich, daß mißhandelte Kinder später selbst zu schlagenden Eltern werden.

2.11.1 Typische Veletzungsbilder

2.11.1 Typische Verletzungsbilder

Feststellung von Lokalisation, Zahl, Art und Alter der Verletzungen sind Grundlagen der Beurteilung.
Das Spurenbild umfaßt Frakturen an Kopf und Extremitäten, Würgespuren, Bißverletzungen, Verletzungen durch Hitze- und Kälteeinwirkung, Hämatome und Verletzungen innerer Organe.

Bei der Untersuchung gilt es zu klären, auf welche Weise Verletzungen entstanden waren (Verletzungsgegenstand) und wo sie lokalisiert sind. Die Zahl der Verletzungen und das mutmaßliche Alter sollen beurteilt werden. Farblichtbilder erleichtern, wie in anderen Fällen von Körperverletzungen, die Dokumentation von Verletzungsspuren.

Das Spurenbild ist bunt: Frakturen an Kopf und Gliedmaßen, oft kombiniert mit Hämatomen verschiedenen Alters an verschiedenen Körperstellen, Rippenserienbrüche, Würgespuren, Bißverletzungen, Verletzungen durch Hitze- und Kälteeinwirkung, auch Verletzungen innerer Organe z.B. durch

Fußtritte. Stockschläge führen zu charakteristischen Striemen mit **Doppelstreifen** mit **anämischem Mittelsaum** (D-**49**). Hitzeeinwirkungen kommen bei absichtlichem Verbrühen oder Anpressen an Öfen vor. Ausreißen der Haare hinterläßt u. U. Defekte an der Kopfhaut.

Stockschläge führen zu sog. **Doppelstreifen,** eventuell mit anämischem Mittelsaum (D-**49**).

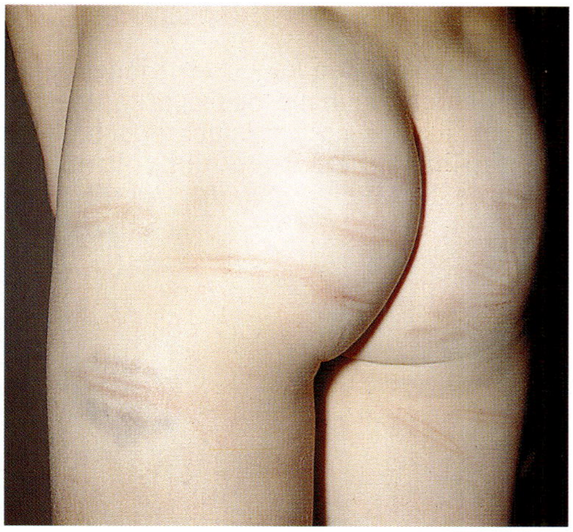

D-**49: Spuren an der Haut nach Stockschlägen auf das Gesäß und die Oberschenkel in paralleler Anordnung mit typischem Doppelstreifen bzw. -striemen und anämischem Mittelsaum.** Die Streifenbildungen entstehen durch Blutaustritte aus den Gefäßen, wenn durch die Schlagwirkung Blut aus dem Mittelteil (Schlagrinne) in die Randabschnitte gepreßt wird.

Mißhandlungsspuren sind gegen oft behauptete Verletzungen bei lebhaftem Spielen, bei Stürzen und gegen Hauterkrankungen abzugrenzen. Multiple, unterschiedlich alte Blutunterlaufungen, eventuell mit Abwehrverletzungen an den Händen, weisen ziemlich sicher auf Mißhandlung hin. Dies gilt ebenso für röntgenologisch faßbare subperiostale Verkalkungen nach Einblutungen (D-**50**) für Epiphysen- und Metaphysenlösungen, für das Vorliegen frischer neben alten Frakturen und von Wunden mit verschiedenen Heilungsstadien. Durch heftiges Schütteln eines Kindes können intrakranielle Blutungen entstehen (D-**51**). Gewaltsames Einstoßen eines Löffels beim Füttern in den Mund führt zu Verletzungen am Zahnfleisch (D-**52**). Bei sexueller Gewalt kommt es zu Verletzungen im Genital-, manchmal auch Afterbereich.

Epiphysen- und Metaphysenlösungen sowie subperiostale Verkalkungen nach Einblutungen weisen ziemlich sicher auf Mißhandlungen hin (D-**50**). Durch heftiges Schütteln eines Kindes entstehen mitunter **intrakranielle Blutungen** (D-**51**). Gewaltsames Einstoßen eines Löffels beim Füttern in den Mund führt zu Verletzungen am Zahnfleisch (D-**52**).

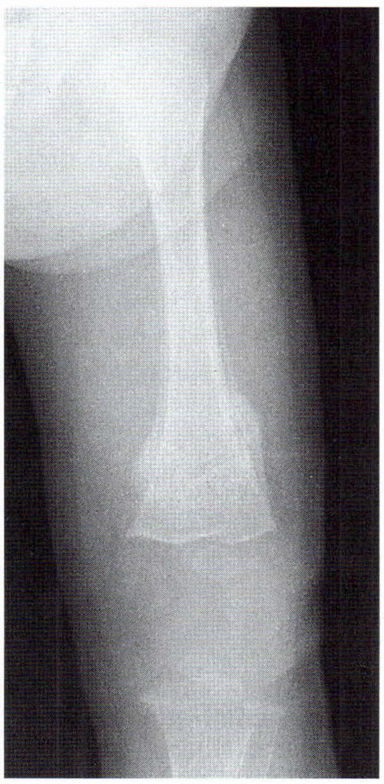

a

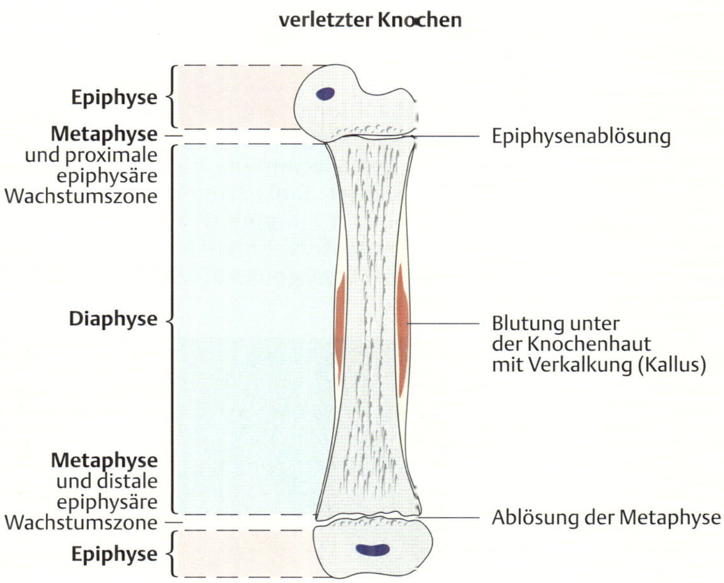

b

D-**50 a, b: Epiphysen- und Metaphysenablösungen** sowie **Verkalkungen,** nach Einblutungen unter die Knochenhaut (als röntgenologisch nachweisbare Zeichen einer Gewalteinwirkung bei mißhandelten Kindern).

Merke ▶

▶ ***Merke.*** Bei verkalkten Periostabhebungen ist immer an Kindesmißhandlung zu denken.

Forensischer Fall

Bei einem 12 Monate alten Jungen bestand bei Klinikaufnahme ein traumatischer Schock mit Präkoma. Die Atmung war pressend, das Abdomen weit ausladend. Bei Eröffnung des Bauchraumes enthielt dieser Mageninhalt. Es bestand ein 4 cm langer senkrechter Einriß am Magenfundus. Der Vater hatte behauptet, eine Stereoanlage sei von einem Hocker herab auf den Bauch des Kindes gefallen. Ein Zeuge berichtete, er habe beobachtet, wie der Vater dem Kind Faustschläge auf den Bauch versetzt habe (was zu Gastrointestinal-Verletzungen führen kann). Im Strafverfahren wurde der Vater verurteilt.

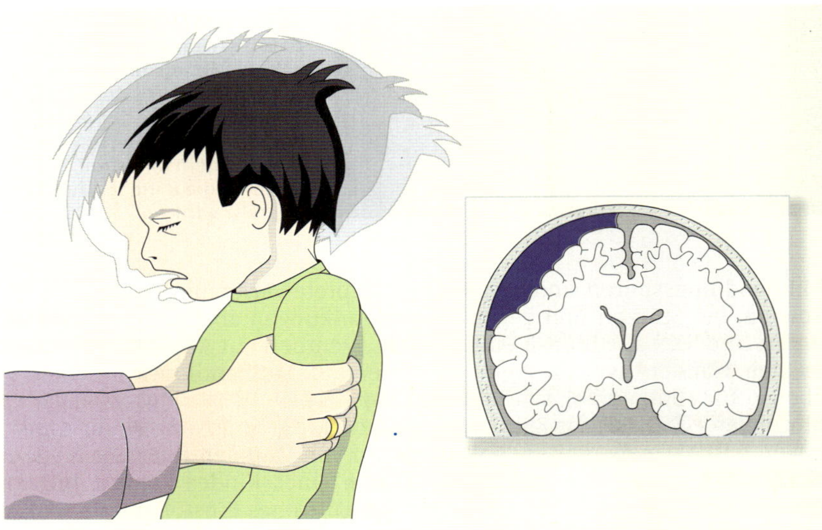

D-51: **Entstehungsmechanismus intrakranieller Blutungen durch heftiges Schütteln eines Kindes bei Kindesmißhandlung.** Es kann dabei zu Einrissen von Brückenvenen mit Entwicklung eines subduralen Hämatoms kommen.

2.11.2 Weitere Formen

Mißhandlung kann auch durch Vernachlässigung oder durch psychisches Quälen erfolgen.
Mißhandelte Kinder zeigen meist auffallende psychische Veränderungen, u. a. Apathie.

2.11.2 Weitere Formen

Mißhandlung kann auch durch Vernachlässigung erfolgen, durch unzureichende Pflege mit daraus folgenden Hautschäden, durch Nahrungsentzug mit Abmagerung bis hin zu Kachexie und Verhungern, durch psychisches Quälen, z. B. Einsperren in dunklen Räumen.
Es fällt oft ein stumpf-apathischer Gesichtsausdruck bei den Kindern auf. Die psychische Entwicklung ist gestört, es kommen Angstzustände, Eßstörungen, Versagen in der Schule, Weglaufen und neurotische Fehlentwicklungen vor.

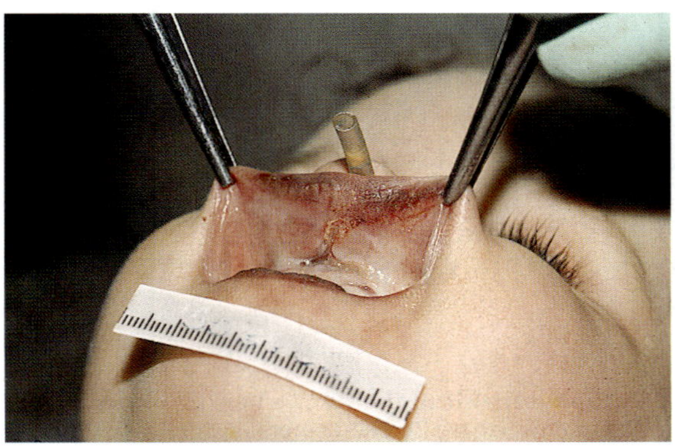

D-52: **Mundschleimhautverletzung bei einem Kleinkind durch gewaltsames Einstoßen eines Löffels in den Mund bei Mißhandlungssyndrom.**

Der Arzt kann bei Mißhandlungsverdacht nach sog. Güterabwägung die Schweigepflicht durchbrechen und Jugendamt, Kinderschutzbund, sogar Polizei und Staatsanwaltschaft verständigen. Dieses Offenbaren ist nicht »unbefugt« (und nur die unbefugte Offenbarung kann strafrechtlich verfolgt werden).
Strafrechtlich kommen neben § 223b StGB die Tatbestände der fahrlässigen Körperverletzung, der fahrlässigen Tötung, des Totschlags, evtl. sogar des Mordes in Frage.

Der Arzt darf bei begründetem Verdacht einer Mißhandlung die Schweigepflicht durchbrechen.
Strafrechtlich kommen neben § 223b StGB die Tatbestände der fahrlässigen Körperverletzung, des Totschlags oder des Mordes in Frage.

2.12 Schußverletzungen

2.12 Schußverletzungen

Definition. Es handelt sich um Verletzungen durch stumpfe Körper (Geschosse, Projektile), die, aus Waffen abgefeuert, mit hoher Geschwindigkeit auftreffen.

◀ **Definition**

Wichtige Arten von Schußverletzungen sind der **Steckschuß, Streifschuß** und der **Durchschuß.** Wird ein Geschoß beim Flug abgelenkt, z.B. durch Anstreifen an einen Baumast, so spricht man von **Gellerschuß.** Bei Richtungsänderungen von Projektilen im Körper entstehen **Winkelschüsse.** Unter **Krönlein-Schuß** versteht man eine Aufsprengung des Schädels bei sehr schnellen Geschossen infolge hydrodynamischer Wirkung mit Exenteration des oft kompletten Gehirns.

Man unterscheidet: Steckschuß, Streifschuß, Durchschuß, Gellerschuß (Geschoß beim Flug abgelenkt), Winkelschuß (Richtungsänderung des Projektils), Krönleinschuß (Aufsprengung des Schädels bei sehr schnellen Geschossen).

Merke. Bei der **Beurteilung von Schußverletzungen** ist folgendes zu bestimmen:
- Einschuß- bzw. Ausschußwunden
- Zahl der Schüsse
- Verlauf des Schußkanals bzw. der Schußkanäle
- Schußentfernung (Fernschuß, relativer und absoluter Nahschuß)
- Art von Munition und Waffe.

◀ **Merke**

In der gerichtsmedizinischen Praxis kommen am häufigsten Verletzungen durch kurzläufige Faustfeuerwaffen vor: Revolver und Pistolen. Andere in Betracht kommende Waffen sind Militärgewehre (Karabiner), Jagdgewehre (Flinten und Büchsen). Auch Kleinkaliberwaffen können tödliche Verletzungen (meist Steckschuß) bewirken. Ernste Verletzungen durch Luftgewehre, außer am Auge, sind selten. Auch Schreckschußwaffen können u.U., beim Aufsetzen auf die Haut, lebensgefährliche Verletzungen verursachen.
Todesursachen sind bei Schußverletzungen: Organzerstörungen, z.B. bei Gehirnschüssen, Blutverlust (häufig bei Lungenschuß), Schock, Herzbeuteltamponade bei Herzschuß. Auch nach Kopfschuß und nach Herzschuß kann aber noch Handlungsfähigkeit zu beobachten sein.
Die Patrone besteht aus Geschoß (Projektil), Pulverladung und Zündsatz, die in einer Metallhülse vereinigt sind. Bei Jagdpatronen bestehen diese Hülsen meist aus Pappe oder Plastik mit einem Metallboden. Früher verwendetes Schwarzpulver (Gemisch aus Schwefel, Kohle, Salpeter) wurde durch rauchschwaches Nitropulver ersetzt. Der Zündsatz enthält die Elemente Blei, Barium, Antimon. Blei gilt als wichtiges Leitelement bei Feststellung von Schußrückständen. Das Geschoß besteht aus einem Bleikern, der ganz oder teilweise von einem Metallmantel umgeben sein kann. Reine Bleigeschosse werden in Revolvern und Kleinkaliberwaffen verwendet. Bei abgesägten Waffen kommt nicht die volle Energie der Treibladung zur Wirkung.

Verletzungen durch Faustfeuerwaffen kommen in der Praxis am häufigsten vor.
Kleinkaliberwaffen können tödliche Verletzungen (meist) durch Steckschuß erzeugen.

Todesursachen bei Schußverletzungen:
- Organzerstörung
- Blutverlust
- Herzbeuteltamponade.

Die Patrone besteht aus Geschoß, Treibladung und Zündsatz.

Der Zündsatz enthält die Elemente Blei, Barium, Antimon.
Reine Bleigeschosse werden in Revolvern und Kleinkalibergewehren verwendet.

2.12.1 Formen der Schußverletzung

2.12.1 Formen der Schußverletzung

Die Größe der Verletzungen hängt vom verwendeten Kaliber eines Geschosses ab. Häufig vorkommende Kaliber sind 6,35, 7,65, 9 mm, KK 5,6 und 22 long. Durch die Elastizität der Haut zieht sich nach Eindringen des Geschosses die Wundöffnung gewöhnlich wieder etwas zusammen. Einschußwun-

Die Größe der Verletzungen hängt vom verwendeten Kaliber eines Geschosses ab. Durch Elastizität der Haut zieht sich die Wundöffnung wieder etwas zusammen. Einschußwunden sind meist rundlich. **Blutschorf** kann die Erkennung einer Schußwunde erschweren.

den sind meist rundlich. Blutschorf auf solchen Wunden kann die Erkennung einer Schußwunde bei der Leichenschau erschweren! Streifschüsse können Schürfungen oder rinnenartige Wunden erzeugen.

Merke ▶

> ***Merke.*** Die Einschußwunde hat als Merkmale: den zentralen Gewebedefekt, den Abstreifring (durch Pulver- und Ölschmutz aus dem Lauf der Waffe), den Schürf- oder Dehnungssaum und den Kontusionsring. Letzterer wird vor allem mit Blutextravasaten um den Wundkanal als Folge zentrifugal wirkender Kräfte beim Durchtritt des Geschosses durch die Haut erklärt (D-**53**).

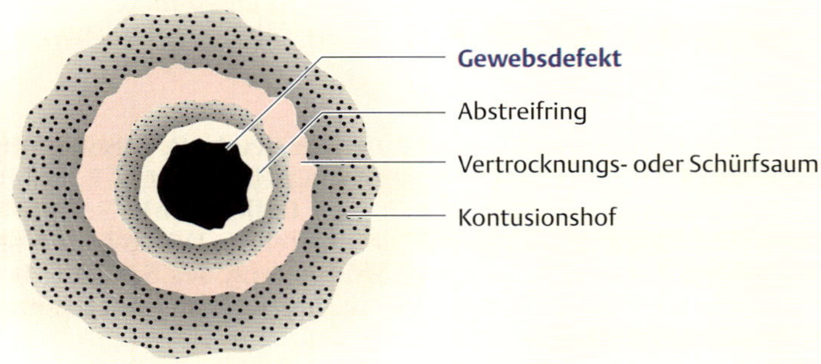

D-**53: Schema einer Einschußwunde mit zentralem Gewebedefekt,** Abstreifring infolge Abstreifens von Pulver- und Ölschmutz aus dem Waffenlauf durch das Projektil, Vertrocknungs- oder Schürfsaum und Kontusionshof. Der Kontusionshof oder -ring entspricht der temporären, vorübergehend bestehenden Wundhöhle um den Wundkanal, die beim Durchtritt des Projektils durch das Gewebe erzeugt wird.

Die Ränder von Ausschußwunden pflegen adaptierbar zu sein, ohne daß ein Gewebedefekt sichtbar ist. Die Unterscheidung von Aus- und Einschußwunden ist aber nicht immer ohne weiteres am Tatort möglich.

Die **Ausschußwunde ist oft, nicht immer, größer als die Einschußwunde.** Deutliche Größenunterschiede sind erklärbar durch Gestaltänderung (Deformation des Projektils) und durch Mitreißen von Gewebe, speziell von Knochenteilen. Die Ausschußwunde kann zerrissene Wundränder haben, sie kann auch schlitzförmig sein. Die Ränder von Ausschußwunden pflegen **jedoch im Gegensatz zu Einschußwunden adaptierbar zu sein,** d.h. sie lassen sich aneinanderfügen, ohne daß ein Gewebedefekt sichtbar bleibt. Die Unterscheidung von Ein- und Ausschußwunden ist nicht immer leicht, auch um Ausschußwunden kann manchmal ein Schürfsaum bestehen.
Gelegentlich ist das Projektil dicht unter der Haut zu tasten, ohne daß es noch zum Ausschuß kommt.
Je nach Waffenart und Kaliber kommt es zu Steckschuß (Lokalisation durch Röntgenuntersuchung) oder Durchschuß. Gewehrschüsse können auch aus 1 km Entfernung zu tödlichen Verletzungen führen, Kleinkalibergewehre noch bei einigen hundert Metern Entfernung.

Forensischer Fall

Eine Gruppe von drei Männern geht nachts auf die Jagd. In den Morgenstunden ist einer der Männer auf einer Jagdkanzel eingeschlafen, zwei machen sich auf den Heimweg. Aus »Jux« gibt einer etwa 80 Meter vom Hochsitz entfernt einen Schuß auf die Jagdkanzel aus einem Kleinkalibergewehr, Kaliber 22 long ab, um den Begleiter zu wecken. Das Projektil trifft durch eine Lücke der Bretterverschalung den Schlafenden in die Brust, der an einer Herzbeuteltamponade bei Herzschuß verstirbt.

Bei **absolutem Nahschuß** können als Charakteristika entstehen
- eine Schmauchhöhle mit CO-Hb-Bildung

Eine besondere Art der Schußwunde entsteht bei aufgesetzter Waffe, also bei direktem Kontakt der Waffenmündung mit der Haut (absoluter Nahschuß). Pulverschmauch wird in und unter die Haut gepreßt mit Entstehen einer Schmauchhöhle (D-**54**). Über platten Knochenteilen (Schläfe) kann die Wunde mehrstrahlig aufplatzen und kann mit einer Sturzverletzung ver-

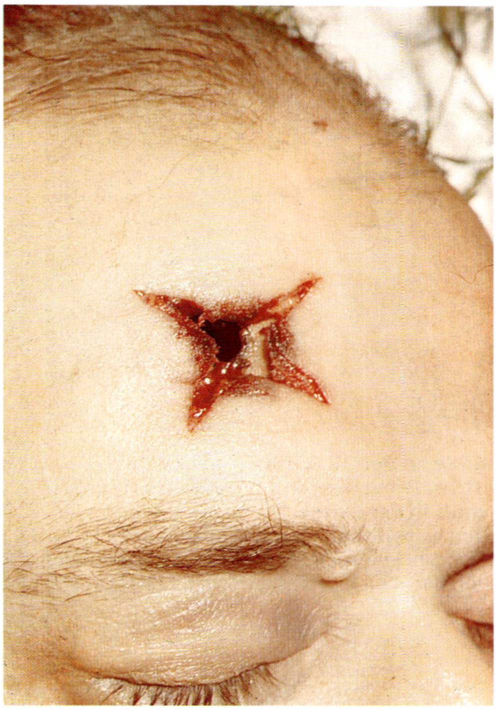

D-54: **Mehrstrahlige Platzwunde bei absolutem Nahschuß über plattem Knochen an der rechten Stirnhälfte.** Bei diesen Wunden wird Pulverschmauch unter die Haut gepreßt mit Entstehung einer Schmauchhöhle. Verbrennungsgase können zur Bildung von CO-Hämoglobin führen. Pulverschmauchablagerungen beweisen den Einschuß, der in diesen Fällen meist größer als der Ausschuß ist.

wechselt werden. Verbrennungsgase können zu Bildung von CO-Hämoglobin in der Schmauchhöhle führen. Die Waffenmündung, einschließlich Korn, kann Abdrücke auf der Haut hinterlassen (Stanzmarke). Der Einschuß ist hier meist größer als der Ausschuß.
Schüsse in den Mund können zu einer starken Sprengwirkung führen.

- eine mehrstrahlige (sternförmige) Platzwunde, die mit einer Sturzverletzung verwechselt werden kann
- Abdrücke der Waffenmündung (Stanzmarke) an der Haut im Bereich des Einschusses entstehen (D-**54**).

2.12.2 Schußentfernung und -richtung

Es werden **absoluter Nahschuß mit aufgesetzter Waffe, relativer Nahschuß mit Nahschußzeichen** und **Fernschuß** unterschieden.
Zur Schußentfernungsbestimmung dienen bei absolutem Nahschuß die Besonderheiten der Wunde einschließlich der Schmauchhöhle.
Bei **relativem Nahschuß** kommt es zu Pulverschmauchablagerungen auf der Kleidung oder der Haut (S D-**11**). Pulverschmauch mit den Elementen Blei, Barium, Antimon sowie auch unverbrannte Pulverteilchen verlassen mit dem Projektil die Waffe. Mit bloßem Auge sieht man Schmauch bei Faustfeuerwaffen meist bis zu einer Entfernung von doppelter Lauflänge. Physikalische Methoden der Spektrographie, Polarographie, Rasterelektronenmikroskopie können noch genauere Aussagen über die Schußentfernung ermöglichen.
Zur genauen Aussage über die Schußentfernung bedarf es im Einzelfall, wenn die Waffe vorhanden ist, vergleichender Untersuchung mit Probeschüssen auf Textilgewebe oder Tierhaut, speziell bei Schrotschüssen, unter Verwendung gleicher Waffe und gleicher Munition. Die auftretenden Trefferbilder werden mit den Verletzungsbildern bei einem Opfer verglichen. Bei Schrotschüssen ist neben der Beurteilung von Pulverschmauch und Pulvereinsprengungen die Streuung der Schrote von Bedeutung, die kegelförmig ist.
Bei **Fernschüssen** fehlen nachweisbare Schmauchablagerungen (S D-**11**). Der Einschuß ist hier meist kleiner als der Ausschuß.
Schußwunden sind nach der Beschreibung, am besten mit **Lichtbild,** mit dem umgebenden **Hautareal herauszuschneiden** und auf Pappe aufgedrückt, zusammen mit Kleidungsstücken zur Untersuchung zu bringen.

2.12.2 Schußentfernung und -richtung

Es werden **absoluter Nahschuß mit aufgesetzter Waffe, relativer Nahschuß mit Nahschußzeichen** und **Fernschuß** unterschieden.
Zur Schußentfernungsbestimmung dienen bei **absolutem Nahschuß** die Besonderheiten der Wunde einschließlich der Schmauchhöhle.
Bei **relativem Nahschuß** kommt es zu Pulvereinsprengungen und Pulverschmauchablagerungen auf Kleidung oder Haut (Schmauchhof) (S D-**11**).

Physikalische Methoden zur Schußentfernungsbestimmung sind:
- Spektrographie
- Polarographie
- Rasterelektronenmikroskopie.

Vergleichsschüsse sind Hilfsmittel zur Schußentfernungsbestimmung.

Bei **Fernschüssen** fehlen Schmauchablagerungen. Die Einschußwunde ist meist kleiner als der Ausschuß (S D-**11**). Schußwunden sind zu exzidieren und zu asservieren.

S Synopsis D-11: Beurteilung von Schußwunden, Entfernung und Schußrichtung

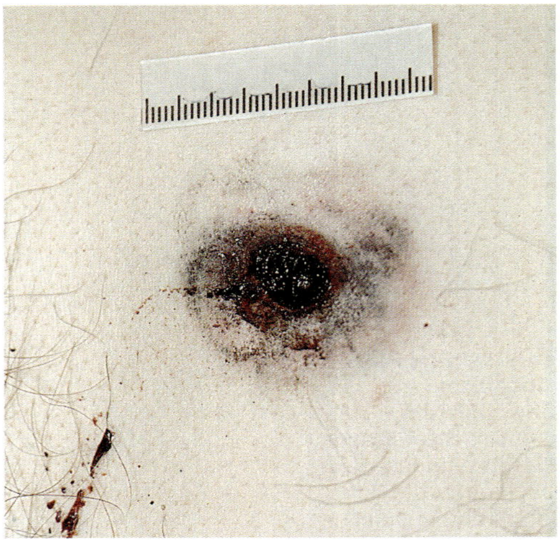

Schußwunde an der Haut, mit Schmauchantragungen um die Wundöffnung als Zeichen eines relativen Nahschusses. Schürfsaum um die Einschußwunde. Kontusionsring am Rand als Zeichen einer (temporären) Wundhöhle, die während des Durchtrittes des Geschosses infolge zentrifugal wirkender Kräfte entsteht.

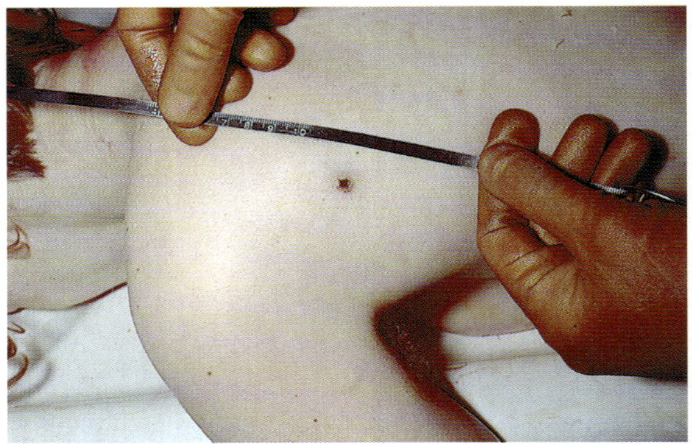

Einschußwunde an der Rückenhaut neben dem Schulterblatt bei Fernschuß mit Kleinkaliberrevolver und Steckschuß in der Lunge. Mit bloßem Auge lassen sich keine Schmauchantragungen erkennen. Vor allem zu Schußentfernungsbestimmungen müssen solche Wunden ohne Reinigung der Haut exzidiert und weiter untersucht werden.

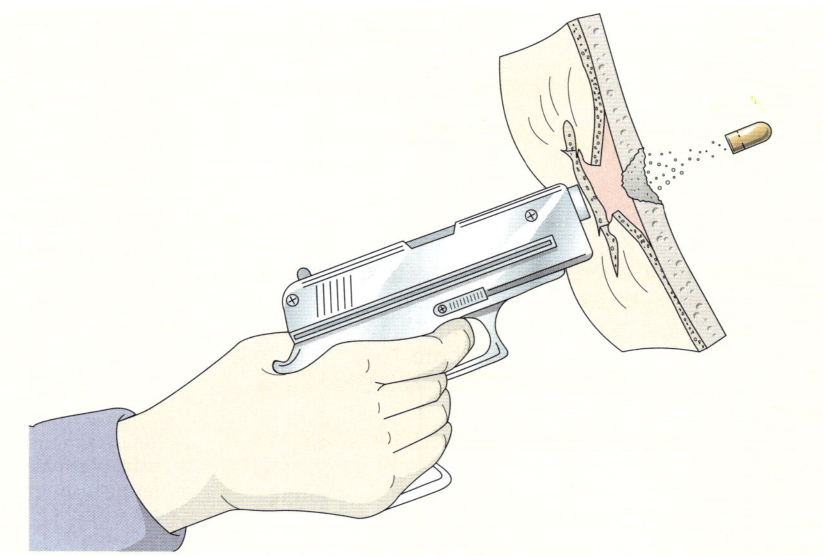

Skizze einer Schmauchhöhle und einer mehrstrahligen Platzwunde bei Schuß mit aufgesetzter Waffe (absoluter Nahschuß). Auch eine Stanzmarke kann in solchen Fällen durch den Waffenlauf entstehen. Beim Durchtritt des Geschosses durch den angrenzenden Knochen, hier platter Knochen des Schädels, entsteht in Schußrichtung eine trichterförmige Aussprengung.

Der **Schußwinkel** wird aufgrund des Höhenunterschiedes von Ein- und Ausschuß bestimmt (D-**55**).
Bei Durchschuß durch platten Knochen zeigen trichterartige Aussprengungen die Schußrichtung an (S D-**11**).

Der **Schußwinkel** wird durch Messen des Abstandes von Ein- und Ausschußwunde von der Fußsohle, bei Steckschuß durch Messen des Endes des Wundkanales, jeweils bezogen auf die Fußsohle, bestimmt (D-**55**).
Bei Durchschuß durch platte Knochen (Schädel) entstehen trichterartige Aussprengungen, wobei der Trichter sich in Schußrichtung erweitert (S D-**11**).

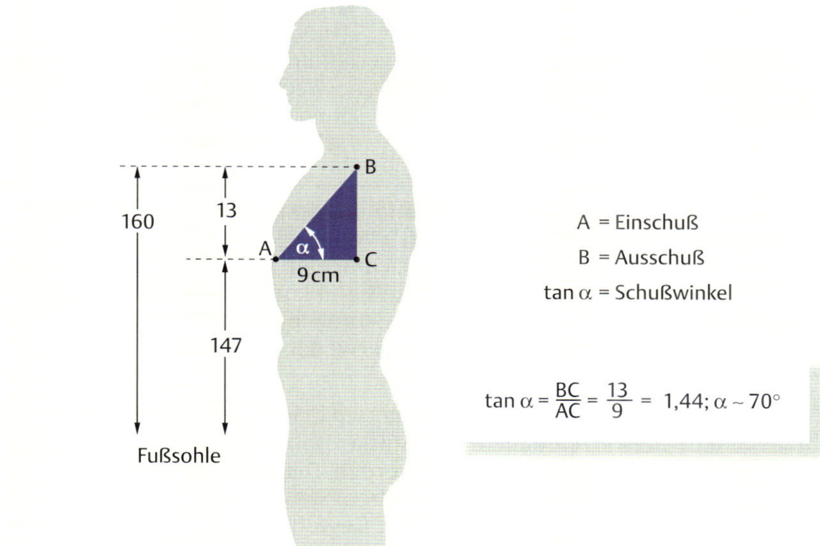

D-55: **Ermittlung des Schußwinkels** durch Messen des Abstandes von Ein- und Ausschußwunde, bezogen auf die Fußsohle, und Einsetzen der Zahlenwerte in die angegebene Formel. Das Ergebnis kann für die Rekonstruktion eines Tatablaufes Bedeutung haben. A = Einschuß, B = Ausschuß.

2.12.3 Sonderformen

Bei schrägem Auftreffen eines Geschosses kann die Wundform oval statt rund sein. **Teilmantelgeschosse** können sich im Körper in Splitter zerlegen, was die Wirkung erhöht. Ähnlich wirken sog. **Dum-Dum-Geschosse,** bei denen die Spitze eines Geschosses abgetrennt wurde.

2.12.3 Sonderformen

Zerlegung von **Teilmantelgeschossen** im Körper verstärkt die Geschoßwirkung. Bei den sogenannten **Dum-Dum-Geschossen** wird eine ähnliche Wirkung durch Abfeilen der Spitze erreicht.

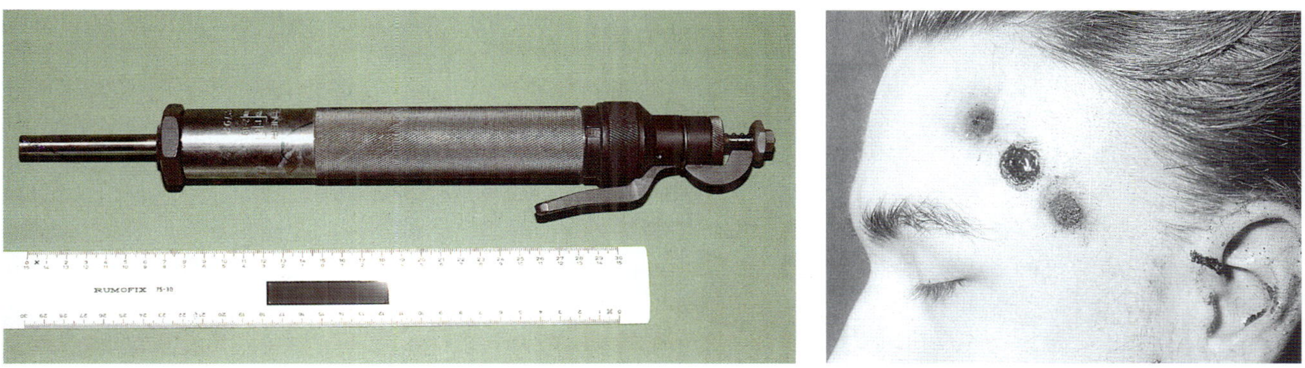

a Bolzenschußapparat zur Viehtötung, bei dem ein Bolzen durch eine Patrone herausgetrieben wird. Die Pulvergase entweichen aus 2 Öffnungen neben dem Bolzen, der mit dem Gerät fest verbunden bleibt.

b Bolzenschußverletzung an der linken Stirnhälfte mit Schmauchantragungen aus den Auslaßöffnungen der Pulvergase neben dem Bolzen. Unter der Stanzmarke an der Haut wird in der Regel auch der Knochen ausgestanzt, ehe durch die Lücke der Bolzen in das Gehirn eindringt.

D-**56 a, b: Bolzenschußverletzung.**

Bei Bolzenschußgeräten, Viehtötungsapparaten, die keine Waffen im Sinne des Waffengesetzes sind, finden sich charakteristische Ablagerungen von Schmauch beiderseits neben der Wunde (D-**56**). Letztere entsteht durch Eindringen eines zylindrischen Bolzens, z. B. in den Kopf, wobei Haut und Knochen ausgestanzt werden.

Bolzenschußgeräte sind keine Waffen im Sinne des Waffengesetzes, sie führen zu charakteristischen Beschmauchungen (D-**56**).

2.12.4 Abrenzung Unfall, Selbst- und Fremdbeibringung

Bei **Suizid** sind häufige Einschußstellen: Schläfe (bei Rechtshändern meist auf der rechten Seite), Herz, Mundhöhle.
Meist wird die Haut über dem Einschuß entblößt.

Merke ▶

Gewehre werden bei Suizid u. U. durch Hilfsmittel ausgelöst.

2.12.4 Abgrenzung Unfall, Selbst- und Fremdbeibringung

Bei Selbstbeibringung finden sich Schußverletzungen in der Regel mit Nahschußzeichen an typischer Stelle: Schläfe (bei Rechtshändern meist auf der rechten Seite), Herz und (schwieriger zu sehen) Mundhöhle. Meist, nicht immer, erfolgt bei Suizid der Schuß auf die entblößte Haut.

▶ ***Merke.*** Liegt die Waffe in der Hand des Toten, bedarf es besonders genauer Untersuchung. Meist fällt die Waffe dem Sterbenden aus der Hand. Aber auch bei Selbstbeibringung kann eine Waffe zuweilen noch in der Hand liegen (D-**57**). An die Schußhand können Gewebe und Blutspuren spritzen, und es können sich Schmauchspuren sichern lassen, wenn Revolver und Selbstladepistolen verwendet werden.

Es tritt beim Schießen an Trommelspalten oder Hülsenauswurffenstern Schmauch aus. Dieser Schmauch kann mit azetongetränkter Watte von den Händen abgenommen und untersucht werden. Die Schußwunde liegt außerdem bei Selbstbeibringung an erreichbaren Stellen. Erreichbar sind auch Nacken/Hinterkopf bei Faustfeuerwaffen. Gewehre werden manchmal mit Schnüren oder mit der Fußzehe selbst ausgelöst. Verletzungen an der Haut zwischen Daumen und Zeigefinger können durch den Pistolenschlitten entstehen.
Zum Erhalt der Spuren an den Händen pflegt man über diese, noch vor dem Abtransport des Toten vom Leichenfundort, Plastiktüten zu ziehen.

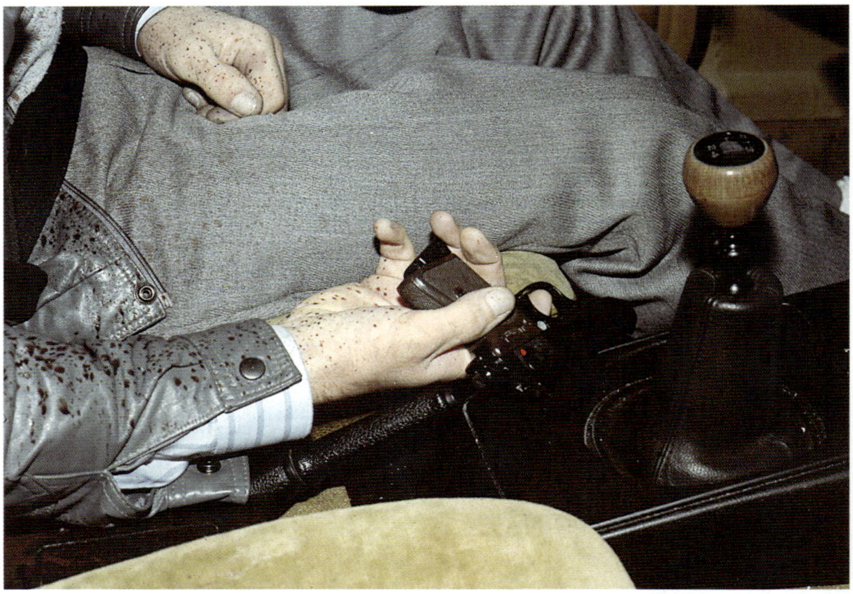

D-**57: Selbstmord auf dem Fahrersitz eines Pkws durch Schuß.** Die rechte Hand umfaßt im Tode noch die Waffe, die von der Mittelkonsole gehalten wird. Blutspritzer an der rechten Hand sind Indizien für einen Suizid, offenbar wurde die Waffe mit 2 Händen gehalten, da sich auch an der linken Hand Blutspritzer befinden.

Forensischer Fall

Im Laufe eines Familienstreites droht ein Mann dem erwachsenen Sohn mit Erschießen. Die Polizei wird gerufen, inzwischen schließt sich der Vater in einer Dachkammer ein. Von dort hört man bald darauf einen Schuß. Nach Eindringen in den Raum wird der Vater tot aufgefunden, neben ihm ein Kleinkalibergewehr. Es besteht eine ovale Einschußwunde an der linken Schläfe mit Schmauchantragungen in der Umgebung. Der Mann trägt nur noch sein Hemd, Hose und Strümpfe liegen ausgezogen am Boden. Er hatte offenbar den Abzugshahn mit der Großzehe betätigt.

Die Abgrenzung zwischen Unfall und Suizid kann schwierig sein.
Bei Selbstverstümmelung kann der Schütze versuchen, Pulverschmauch, ein Zeichen des Nahschusses, abzufiltern, indem er z.B. durch etwas schießt, was den Schmauch zurückhält.
Bei Fremdbeibringung liegen die Wunden an Stellen, die bei Selbstbeibringung ohne Hilfsmittel nicht erreichbar sind, oder es finden sich Zeichen des Fernschusses. Auch ein bei Suizid seltener Schuß durch die Kleidung und mehrere Schüsse sind Indizien für Fremdbeibringung. **Aber auch bei Selbstbeibringung kann mehr als eine Schußverletzung bestehen.**
Bei Kopfschüssen kommt es meist zu Bewußtseinsverlust mit Handlungsunfähigkeit. Wesentlich für die Schädigung des Gehirns ist neben dem verwendeten Kaliber auch der Verlauf des Schußkanals. **Wiederholte Kopfschüsse von eigener Hand kommen aber vor,** da in manchen Fällen die Handlungsfähigkeit erhalten bleibt oder nach Abklingen einer Bewußtlosigkeit wiederkehrt. Dies gilt z.B. bei Schüssen von Schläfe zu Schläfe mit kleinkalibrigen Waffen. Bei **Blutverschlucken,** besonders bei Verletzungen der Schädelbasis, kann das Vorhandensein von Blut im Magen-Darm-Trakt zur Schätzung der Überlebenszeit herangezogen werden. Bei Herzschüssen ist es oft schwer, die Dauer der Handlungsfähigkeit abzuschätzen. In allen solchen Fällen muß das gesamte Spurenbild am Tatort mit herangezogen werden. Auch bei ausgedehnten Herzverletzungen kann bisweilen noch kurze Zeit Handlungsfähigkeit bestehen. Bei Verletzungen des Rückenmarkes durch Schuß ist gegebenenfalls auch zu prüfen, welche Ausfallserscheinungen nach dem Sitz der Verletzungen an den Gliedmaßen zu erwarten sind.

Die Abgrenzung Unfal /Suizid kann schwierig sein.

Bei Fremdbeibringung liegen Wunden an ungewöhnlichen Stellen, oft bestehen mehrere Wunden; auch Fernschuß und Durchschuß durch die Kleidung sind Indizien.
Auch bei Suizid kann mehr als eine Schußverletzung vorliegen.
Bei Kopfschüssen tritt meist Bewußtlosigkeit ein, doch kann die Handlungsfähigkeit auch erhalten bleiben oder wiederkehren. Wiederholte Kopfschüsse von eigener Hand kommen vor.

Blutverschlucken besonders bei Verletzungen der Schädelbasis kann manchmal zur Schätzung der Überlebenszeit herangezogen werden.

2.12.5 Spurensicherung

Stets müssen die Projektile und ausgeworfenen Hülsen gesichert werden. Die Projektiloberfläche muß wegen der **Schartenspuren** geschont werden, damit Vergleichsuntersuchungen möglich sind. Schartenspuren sind Abdrücke der Züge und Felder des Waffenlaufes, die den sog. Drall eines Geschosses bewirken (D-**58**). Die Wunden sind zu beschreiben und möglichst fotografisch zu dokumentieren, bei Sektionen mit (ca. 2 cm) der angrenzenden Haut zu sichern. Ebenso muß die Kleidung zur Untersuchung auf Schmauchspuren vorsichtig gesichert werden, damit nicht Schmauchspuren verlorengehen.
In den Wundkanälen können manchmal Textilfasern von der Kleidung zu finden sein und zur Beurteilung der Schußrichtung beitragen.
Bei Steckschuß können die Projektile im Überlebensfall im Laufe der Zeit wandern.

2.12.5 Spurensicherung

Schartenspuren (Züge und Felder) an der Projektiloberfläche erlauben die Identifizierung einer Waffe (D-**58**).
Wunden sind zu beschreiben und fotografisch zu dokumentieren.
Die Kleidung ist bei Verletzung und Tod durch Schuß auf Schmauchspuren zu untersuchen und sicherzustellen.

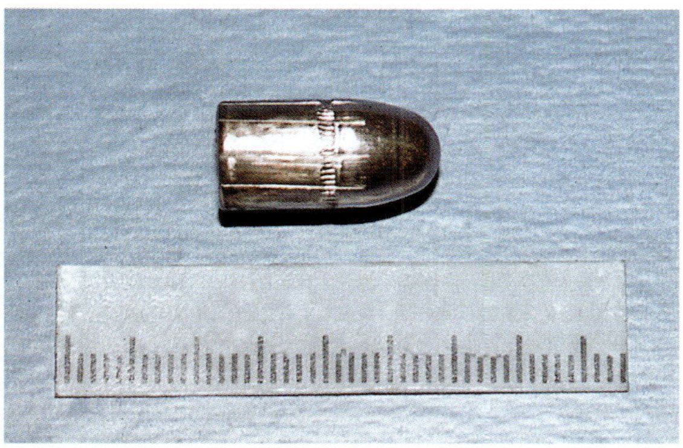

D-**58: Pistolengeschoß mit Ausprägung von Zügen und Feldern, entstanden bei Durchtritt des Projektils durch den Lauf.** Die Asservierung muß mit aller Vorsicht erfolgen, um die für die Identifizierung der Waffe wichtigen Spuren nicht zu zerstören (z.B. durch Anfassen mit einer Pinzette). Im Gegensatz zu Bleigeschossen behalten Mantelgeschosse ihre Form meistens bei. Sie können sich jedoch an Knochen auch verformen.

3 Erhängen, Erdrosseln, Erwürgen, Ertrinken

Gemeinsames Merkmal dieser meist nichtnatürlichen Todesursachen ist das pathophysiologische Prinzip des **Erstickens.**

3.1 Pathophysiologie des Erstickens

Definition ▶

Asphyxie und Hypoxie
Einteilung von Erstickungsformen:
nach der CO_2-Retention:
asphyktisches Ersticken (mit CO_2-Retention, Reizung des Atemzentrums, Blutdrucksteigerung → Todesangst)
hypoxisches Ersticken ohne relevante CO_2-Retention, ohne stärkere Reizung des Atemzentrums → manchmal Euphorie **(Höhen-, Tiefenrausch).**

Hypoxämie und Hypoxidose Hypoxämie bezeichnet die Herabsetzung des O_2-Gehaltes im arteriellen Blut, Hypoxidose die O_2-Verminderung im Gewebe.

3.2 Typische Ursachen des äußeren und inneren Erstickens

Definition ▶

3 Erhängen, Erdrosseln, Erwürgen, Ertrinken

Gemeinsames Merkmal dieser meist nichtnatürlichen Todesursachen ist das pathophysiologische Prinzip des **Erstickens.**

3.1 Pathophysiologie des Erstickens

▶ ***Definition.*** Unter Ersticken im weiteren Sinne versteht man den Todeseintritt durch Sauerstoffmangelversorgung gleich welcher Ursache. Das Gehirn als Organ mit der geringsten Toleranz gegenüber Sauerstoffmangel reagiert als erstes mit Funktionsstörungen im Sinne von Bewußtseinseintrübung und Bewußtseinsverlust, manchmal schon nach wenigen Sekunden, gefolgt von irreversiblen Zellschäden nach 5 bis 10 Minuten. Nahezu jede Todesursache führt durch Sauerstoffmangel im Gehirn zum Gehirntod. Die Ausweitung des Erstickungsbegriffes auf diese allgemeine Definition ist für rechtsmedizinische Klassifikationen wenig geeignet.

Asphyxie und Hypoxie. Im Hinblick auf die subjektive Wahrnehmung des Erstickungsablaufs und auf die Ausbildung von Erstickungszeichen ist die pathophysiologische Einteilung in Formen mit und ohne CO_2-Retention bedeutsam. Erstickungsabläufe mit CO_2-Retention bezeichnet man als **Asphyxie.** Die CO_2-Anreicherung im Blut führt zu einer Reizung des Atemzentrums mit Erhöhung der Atemfrequenz, Empfindung von Atemnot und Erstickungs- bzw. Todesangst. Gleichzeitig kommt es zu Blutdrucksteigerungen und Erhöhungen der Pulsfrequenz.
Liegt ein Sauerstoffmangel ohne CO_2-Anreicherung vor, **eine Hypoxie**, so fehlt es an einer stärkeren Reizung des Atemzentrums, es kann Euphorie auftreten, bevor das Bewußtsein allmählich oder relativ plötzlich schwindet. Die Atemfrequenz ist wenig gesteigert, auch die Kreislaufreaktionen sind geringer ausgeprägt.

Hypoxämie und Hypoxidose. Unter **Hypoxämie** versteht man – unabhängig von der Ursache – die Herabsetzung des Sauerstoffgehalts im arteriellen Blut, **Hypoxidose** dagegen bezeichnet die Sauerstoffverminderung im Gewebe mit Herabsetzung der Zellatmung und Störung der oxidativen Energiegewinnung.

3.2 Typische Ursachen des äußeren und inneren Erstickens

▶ ***Definition.*** **Äußeres und inneres Ersticken.** Nicht völlig deckungsgleich mit der Einteilung in asphyktische und hypoxische Erstickungsformen ist die Einteilung in äußeres und inneres Ersticken. **Von äußerem Ersticken spricht man bei mechanischer Behinderung der Atmung,** sei es im Sinne einer Verlegung der Atemwege, sei es in Form einer Störung der Atemmechanik. **Inneres Ersticken liegt dagegen bei gestörtem Sauerstofftransport im Blut oder gestörter Sauerstoffverwertung im Zellstoffwechsel vor.**
Sauerstoffmangel in der Atemluft imponiert als äußere Erstickungsursache, der Erstickungsablauf entspricht jedoch dem inneren (hypoxischen) Ersticken.

3.2.1 Äußeres Ersticken

Grundsätzlich kommen äußere Erstickungsabläufe durch **Verlegung der Atemwege** und durch **Behinderungen der Atemmechanik** vor. Diese Störungen können sich im Rahmen natürlicher Prozesse, überwiegend aber durch nichtnatürliche Einwirkungen entwickeln (D-**60**).
Verlegungen der Atemwege aus **natürlicher Ursache** kommen beim Asthmaanfall vor, weiter bei Stenosen der Atemwege durch entzündliche oder blastomatöse Prozesse sowie Fehlbildungen. Auch die Aspiration als Folge natürlicher Ereignisse – etwa die Blutung ins Bronchialsystem bei Bronchialkarzinom oder Tuberkulose – kann hierzu gezählt werden. Behinderungen der Atemmechanik treten beim Spontanpneumothorax auf, weiter auch bei zentralen Atemlähmungen im Rahmen neurologischer Erkrankungen.
Nichtnatürliche Ursachen der Verlegung der Atemwege sind das Zuhalten der Atemöffnungen oder die Obstruktion der Atemwege durch Fremdkörper, weiter die Knebelung, die Aspiration von Mageninhalt oder von Blut im Rahmen traumatischer Ereignisse, aber auch die mechanische Stenose der Atemwege durch äußere Einwirkungen im Sinne der Strangulation.
Störungen der Atemmechanik durch nichtnatürliche Ursachen begegnen uns in Form des traumatischen Pneumothorax, der Behinderung der Atemexkursionen durch Thoraxkompression, z. B. beim Einklemmungsunfall (D-**59**) und beim Verschüttungsunfall, aber auch durch toxische Lähmung der Atemmuskulatur (z. B. Curare-Narkosezwischenfall).

3.2.1 Äußeres Ersticken

Einteilung des Erstickens:
äußeres Ersticken (meist asphyktisch!): Störung der Sauerstoffzufuhr (Verlegung der Atemwege, Behinderung der Atemmechanik!) (D-**60**)
Formen äußeren Erstickens:
natürliche Ursachen (z. B.):
- Stenosen der Atemwege
- Aspiration krankhafter Genese
- Spontanpneumothorax
- Lähmung der Atemmuskulatur.

nichtnatürliche Ursachen (z. B.):
- Verlegen der Atemwege durch äußere Einflüsse
- Aspiration von Blut bei Traumen
- traumatischer Pneumothorax.

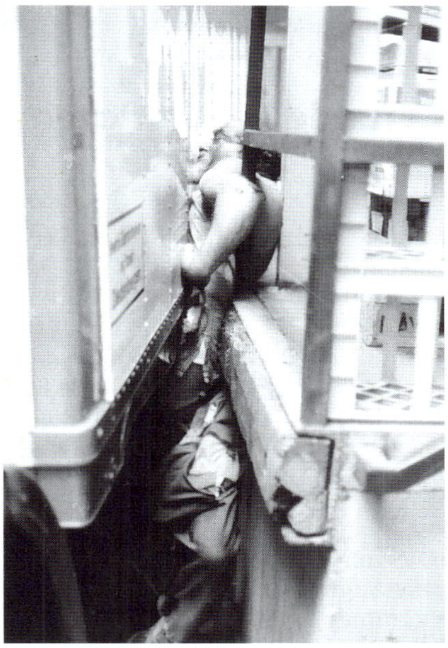

a

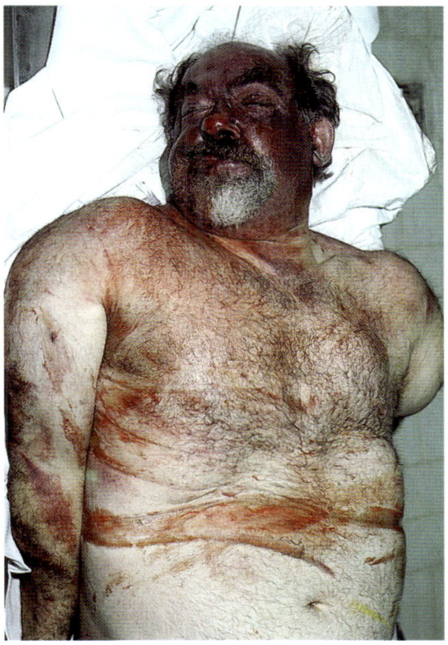

b

D-**59 a, b: Erstickung bei Einklemmen**: Ladearbeiter zwischen Laderampe und Lkw-Rückseite eingeklemmt.
Starke Stauung und Dunsung mit Blauverfärbung des Gesichtes und Oberkörpers oberhalb der Einquetschungszone, überlagert von Schürfungen und Prellmarken im unteren Brustbereich.
Beachte: Der Verletzte war bis zum Eintreffen der Polizei und der Anfertigung der Fotografien nicht durch Bewegen des Lkw aus seiner Lage befreit und einer Reanimation zugeführt worden!

3.2.2 Inneres Ersticken

Formen inneren Erstickens (meist hypoxisch):
natürliche Ursachen (z. B.):
- Anämie

nichtnatürliche Ursachen (z. B.):
- Kohlenmonoxid-Vergiftung
- Cyan-Vergiftung
- Schwefelwasserstoff-Vergiftung.

3.2.2 Inneres Ersticken

Auch das innere Ersticken kann Folge natürlicher und nichtnatürlicher Prozesse sein. Zu den **natürlichen Erkrankungen** gehört insbesondere die **Anämie**.
Nichtnatürlich sind **toxische Transportstörungen des Sauerstoffs** im Blut, etwa die **Kohlenmonoxid-Vergiftung**, die **Cyan-Vergiftung**, aber auch die **enzymatische Blockade** der Sauerstoffverwertung auf zellulärer Ebene, z. B. bei Cyan-Vergiftungen und **Schwefelwasserstoff-Vergiftungen.** Der Sauerstoffmangel in der Atemluft als eine Mischform inneren und äußeren Erstikkens wurde bereits erwähnt.

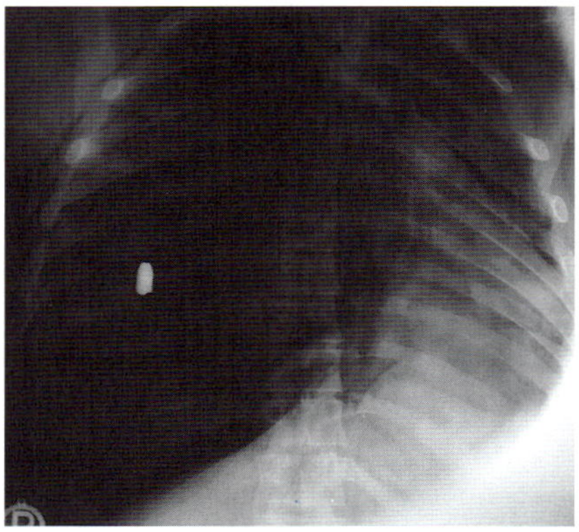

D-**60: Ersticken durch Spannungspneumothorax:** Primär überlebbarer Brustschuß: Einschuß über dem Herzen, oberflächlicher, querverlaufender Schußkanal durch die Innenschichten des Brustbeins, oberflächliche Pleuraverletzung der rechten Lunge, nicht lebensbedrohlich. Nicht indizierte Intubation und Ambubeutel-Beatmung führte zu nicht erkanntem Spannungspneumothorax, an dem der 26 Jahre alt gewordene Mann verstarb.

3.3 Äußere und innere Befunde bei Ersticken

3.3.1 Äußere Befunde

Häufiger Befund ist eine **Zyanose des Gesichtes** mit **Blutstauung** und **Anschwellung** (Dunsung) (S D-**12**). Ferner finden sich typischerweise **punktförmige Blutungen der Bindehaut, Mundschleimhaut** und **Schläfenregion.**
Fakultative Symptome: Kotabgang, Ejakulation, Zungenbiß.

3.3 Äußere und innere Befunde bei Ersticken

3.3.1 Äußere Befunde

Häufiger äußerer Befund ist eine bläuliche Verfärbung des Gesichtes **(Zyanose)** mit deutlicher Blutstauung und Anschwellung **(Dunsung)** (S D-**12**). Typisch, wenn auch nicht grundsätzlich auftretend und nicht spezifisch, sind **punktförmige Blutungen** in den Augenbindehäuten, die auch in der Gesichtshaut vorkommen können, besonders stark bei Erdrosseln und Erwürgen, auch bei Thoraxkompression. Weiter können die **Totenflecken besonders dunkelviolett erscheinen** (sehr unspezifisch). Zusätzliche fakultative Symptome: Kotabgang, Urinabgang, Ejakulation, Zungenbiß. Nicht als Erstickungsblutungen zu identifizieren sind punktförmige Blutungen im Bereich (ausgeprägter) Totenflecken (*s. S. 311*).

Differentialdiagnostische Probleme
Die genannten Veränderungen können auch beim **Herzversagen** (Herzinfarkt), bei **Hustenanfällen** und bei starken **Preßwehen** vorkommen (starke intrathorakale Drucksteigerung).

Differentialdiagnostische Probleme. Die genannten Veränderungen können auch bei Zuständen des **Rechtsherzversagens** und des globalen Herzversagens (z. B. Herzinfarkt) zustande kommen, punktförmige Blutungen auch bei natürlichen Ursachen der **intrathorakalen Drucksteigerung**, etwa bei starken **Hustenanfällen** oder als Folge **starker Preßwehen** bei der Geburt. Punktförmige Blutungen im Gesicht können darüber hinaus bei Kopftief- und Bauchlagerung auch postmortal auftreten.

3.3.2 Innere Befunde

Die Befunde bei der inneren Besichtigung sind **nicht pathognomonisch**. Meist ist das Blut im Herzen und in den Gefäßen flüssig. Häufig finden sich punktförmige und kleinflächige **Blutungen in den serösen Häuten** (Pleura, Epikard). Sie werden **Erstickungsblutungen** genannt, an der Lunge werden sie als **Tardieusche**

3.3.2 Innere Befunde

Die Befunde bei der **inneren Besichtigung** sind insgesamt eher uncharakteristisch und nicht pathognomonisch. Meist ist das Blut im Herzen und in den Gefäßen flüssig. (Als Ursache wird eine postmortale Hyperfibrinolyse diskutiert.) Häufig findet man punktförmige und kleinflächige Blutungen in den serösen Häuten, besonders unter der Pleura, dem Epikard und unter der Thymuskapsel. Diese Blutungen werden als **»Erstickungsblutungen«** bezeichnet; an den Lungen (Pleura) nennt man sie **»Tardieusche Flecken«**, wenn sie scharf abgegrenzt und relativ hell sind. Die Lungen sind oft gebläht

S Synopsis D-12: Pathogenetische Faktoren von Stauungs- und Erstickungsblutungen

1. Venöse Stauung verschiedener Ursachen (systemisch bei Rechtsherzinsuffizienz, regional bei thorakalem Überdruck [z. B. Brustkorbkompression, Hustenanfälle] oder lokal [Erwürgen, Erdrosseln] bei jeweils weitgehend erhaltenem arteriellem Zustrom [beim Erhängen ist auch der arterielle Blutfluß gestört, deshalb keine Erstickungsblutungen!])

2. Hypoxischer Endothelschaden mit Erythrozytenaustritt aus den Kapillaren.

3. Weitere Lokalfaktoren, etwa Überblähung der Alveolen bei forcierten Atemversuchen mit Dehnungszerreißungen der Alveolarkapillaren.

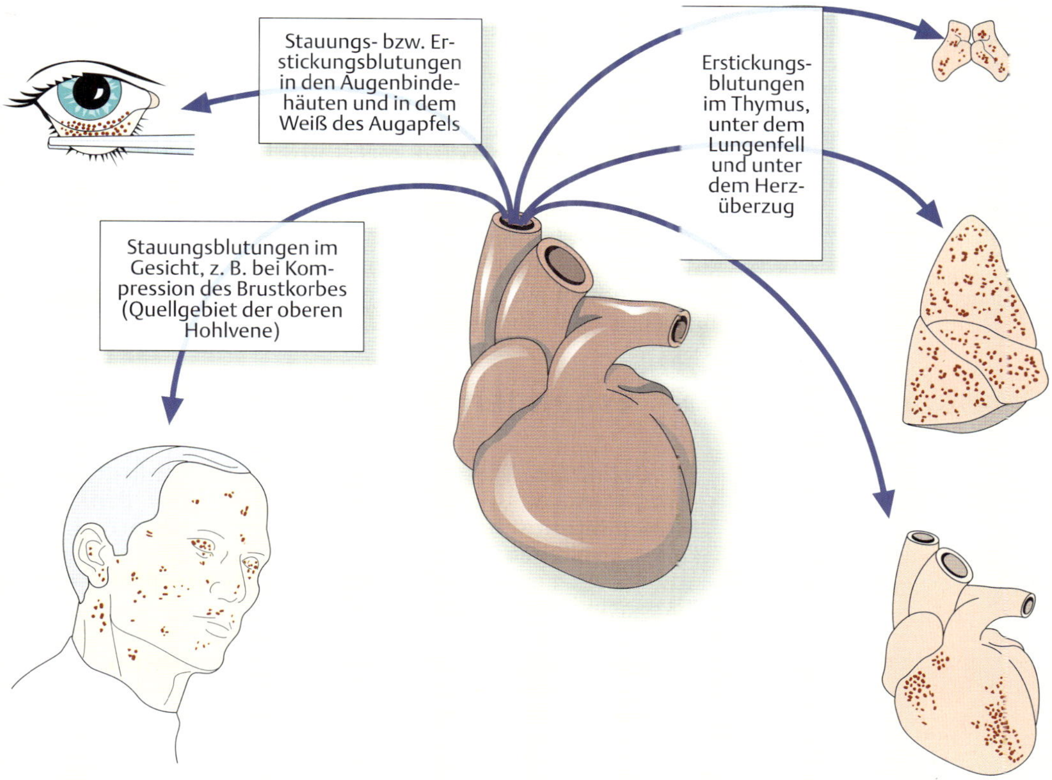

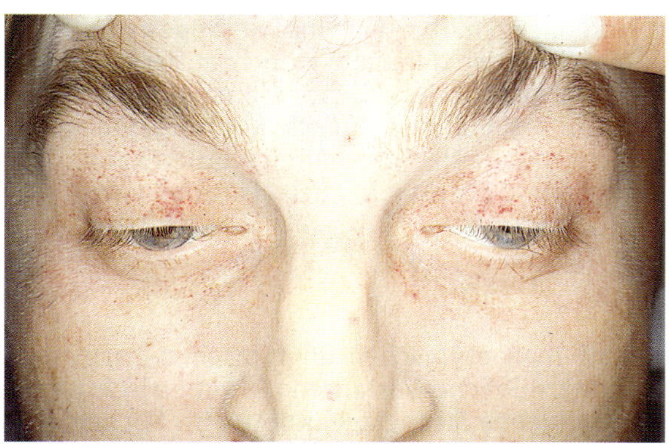

Petechiale Blutungen bei Erdrosseln: Durch Hochziehen der Augenbrauen und Straffen der Lidhäute verbessert sich die Erkennbarkeit auch bei diskreter Ausprägung.

Typische Gesichtszyanose mit dichtstehenden teilweise konfluierten, punktförmigen Hautblutungen nicht nur der Lidhäute, sondern der gesamten Gesichtsregion. Stauungsbedingter Blutaustritt aus der Nase. ▶

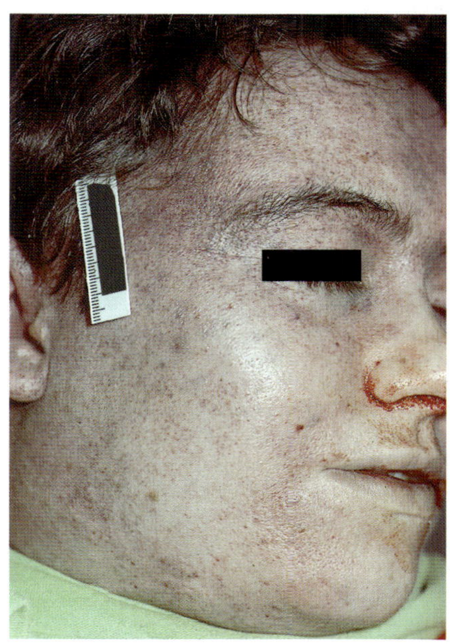

Flecken bezeichnet, wenn sie scharf abgegrenzt und relativ hell sind.

und, wie auch Leber und Nieren, blutreich (Blutstauung vor dem rechten Herzen). Die Milz ist in typischen Fällen dagegen klein, leicht und blutarm (Entspeicherung). Am Gehirn ist oft ein (hypoxisch ausgelöstes) Hirnödem zu finden.

3.3.3 Klinisch-chemische und histologische Parameter beim Ersticken

Der **Adrenalinspiegel** ist in der Regel deutlich **höher** als der Noradrenalinspiegel (bei Tod aus anderer Ursache umgekehrt). Weiter finden sich **Hyperglykämien, Fibrinolysesteigerung** und ein **Anstieg des Phosphatidspiegels im Blut.**
Histologische Merkmale (bei protrahiertem Verlauf) sind:
- vakuolige Degeneration der Hepatozyten und Myokardzellen
- Ganglienzellnekrosen.

3.3.3 Klinisch-chemische und histologische Parameter beim Ersticken

Sie können die Diagnose eines Erstickungstodes in der Form des äußeren Erstickens stützen.
Der Adrenalinspiegel ist in der Regel deutlich höher als der Noradrenalinspiegel, während das Verhältnis dieser Hormone beim plötzlichen Tod aus anderer Ursache meist umgekehrt gefunden wird; beide Hormone sind jedoch beim Ersticken über die Norm erhöht.
Weiter kommt es zu Hyperglykämien, Fibrinolysesteigerungen und zu einem Anstieg des Phosphatidspiegels im Blut.
Feingeweblich findet man – besonders bei protrahiertem Ersticken – vakuolige Entartungen der Leberepithelien, manchmal auch der Myokardzellen und bei länger überlebten Formen herdförmige Ganglienzellausfälle im Gehirn, evtl. auch herdförmige Blutungen.

3.4 Erhängen, Erdrosseln, Erwürgen

Definition ▶

Definition. Diese drei Formen des Todeseintritts durch mechanisches Ersticken – zusammenfaßbar auch unter dem Oberbegriff der **Strangulation** – sind in der Rechtsmedizin von vorrangiger Bedeutung. Unter **Erhängen** versteht man die mechanische Einwirkung eines Strangwerkzeuges auf den Hals unter Ausnutzung der Körpermasse als Energiequelle zur Erzeugung der Kraft, die eine Kompression der Halsweichteile bewirken soll. Beim **Erdrosseln** findet ebenfalls ein strangartiges Werkzeug Verwendung, das durch Muskelkraft unter Zug gesetzt wird. Als **Erwürgen** bezeichnet man dagegen die Kompression der Halsweichteile mit einer Hand oder beiden Händen.

Erhängen findet sich relativ häufig als Suizidmethode.
Erdrosseln und **Erwürgen** sind dagegen überwiegend Methoden des Mordes und Totschlags.
Selbsterdrosselung ist denkbar, jedoch außergewöhnlich.
Selbsterwürgen kommt kaum in Frage, da nach Einsetzen der Bewußtlosigkeit die Muskulatur der eigenen Hände erschlafft.

Erhängen findet sich relativ häufig als Suizidmethode. Als Methode des Mordes oder Totschlags wird es heute selten eingesetzt. Manche der Länder, die noch die Todesstrafe aussprechen, vollstrecken sie durch Erhängen.
Erdrosseln und Erwürgen sind dagegen überwiegend Methoden des Mordes und Totschlags. Selbsterdrosselung ist denkbar, jedoch außergewöhnlich. Selbsterwürgen dagegen kommt praktisch nicht vor, da nach Einsetzen der Bewußtlosigkeit die Muskulatur erschlafft, so daß die Kompression am Hals durch eigene Muskelkraft nicht mehr aufrechterhalten werden kann.
Gelegentlich kommen Erhängen und Erdrosseln auch als Unfall vor.

3.4.1 Erhängen

Man unterscheidet:
Typisches Erhängen: symmetrische, nackenwärts ansteigende Stranglage, Knoten im Nacken, freies Hängen.
Atypisches Erhängen. Alle anderen Formen. Erhängen ist selbst im Sitzen und sogar im Liegen möglich (S D-**13**).

3.4.1 Erhängen

Beim Erhängen unterscheidet man atypische von typischen Formen. Als **typisch** gilt das bei Exekutionen übliche Verfahren: Symmetrisch um den Hals gelegte, nach hinten ansteigende Stranglage, Knoten im Nacken, freies Hängen. Alle anderen Formen gelten als **atypisch**: asymmetrische Stranglage, Knoten seitlich oder vorn, Abstützung des Körpers. Erhängen ist selbst im Sitzen und sogar Liegen möglich. Die Last des Kopfes (etwa 5 kg) erzeugt eine ausreichende Zugkraft im Strang, um die Halsweichteile auch in liegender Position zu komprimieren (S D-**13**).
Die Unterscheidung typisches/atypisches Erhängen hat keine Aussagekraft hinsichtlich der Frage der Selbst- oder Fremderhängung. Das Erhängen erfolgt meist atypisch.

S Synopsis D-13: **Typische und atypische Formen des Erhängens**

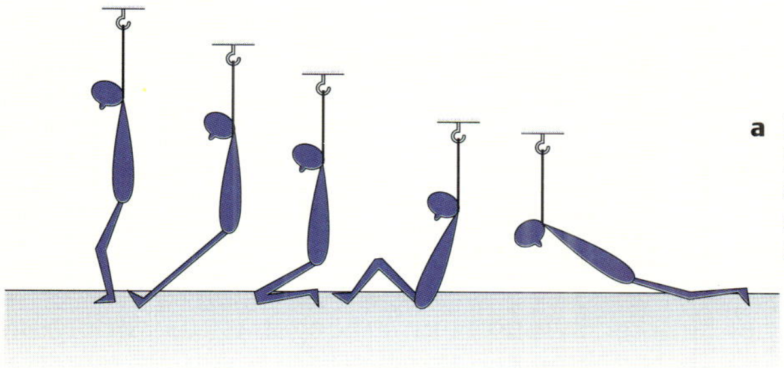

a Mögliche Positionen beim Erhängen. Nicht nur freies Hängen (nicht dargestellt), sondern auch abgestütztes Hängen reicht für den Verschluß der arteriellen und venösen Halsgefäße aus.

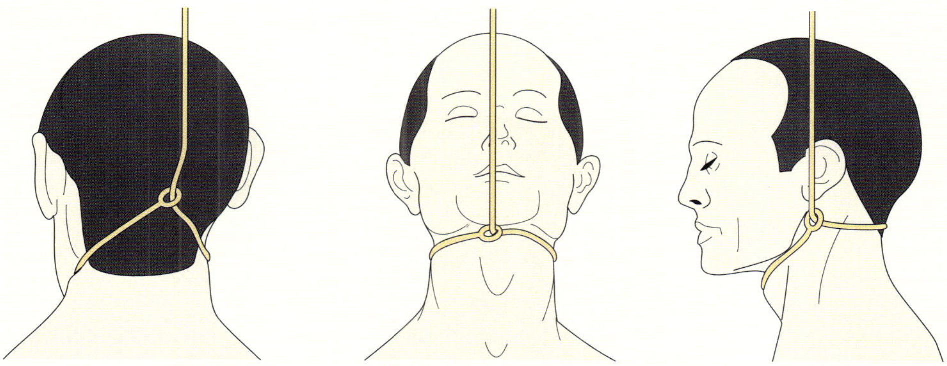

b Lage des Knotens und des Stranges am Hals: Als typisches Erhängen bezeichnet man nur die symmetrische Lage mit Knoten im Nacken (in Analogie zum Erhängen im Rahmen der Justifikation). Ungeachtet dieser Bezeichnungen kann der pathophysiologische Ablauf auch beim atypischen Erhängen typisch sein!

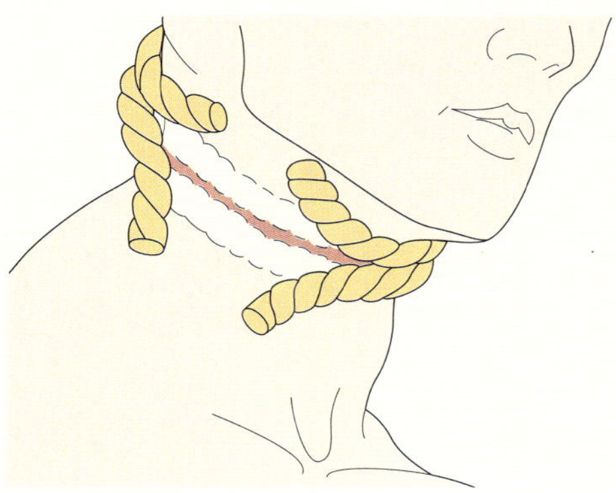

c Zwischenkammbildung bei doppelläufigem Strangwerkzeug mit Blutungen. Die Zwischenkammblutungen sind kein sicheres Vitalzeichen!

Pathophysiologie

Das Zusammenschnüren des Halses beim Erhängen unter der Last des Körpers komprimiert sowohl die zum Kopf führenden Arterien als auch die das Blut vom Kopf zum Herzen leitenden Venen gleichzeitig. Aus diesem Grund entspricht der Blutgehalt im Kopf nach Strangulation weitgehend dem Blutgehalt von zuvor. Da unter diesen Bedingungen das Gehirn nicht mehr durchblutet wird, schwinden in wenigen Sekunden die Handlungsfähigkeit und das Bewußtsein, schon nach 5 Minuten kann ein irreversibler Hirnzellschaden vorliegen, so daß der Gehirntod eintritt. Selbstrettung ist daher beim Erhängen im allgemeinen nicht möglich.
Der Durchblutungsstopp des Gehirnes **(Anoxie)** ist in den meisten Erhängungsfällen der wesentliche todesursächliche Mechanismus. Die Kompres

Pathophysiologie des Todes durch Erhängen

Im typischen Fall: primär Hirnanoxie durch Kompression der Karotiden und Vertebralarterien. Kein asphyktisches Ersticken!
Bei **atypischen Formen:** Kombinationsabläufe mit asphyktischem Ersticken und Stauungssyndrom denkbar.

Der Durchblutungsstopp des Gehirnes **(Anoxie)** ist in den meisten

Erhängungsfällen der wesentliche todesursächliche Mechanismus.

sion der Atemwege kann einen mechanischen Erstickungsablauf beim Erhängen einleiten, dieser Erstickungsmechanismus wird jedoch nur bei unzureichender Einschnürung der Blutgefäße als Todesursache führend.

Merke ▶

▶ ***Merke.*** Auch Tracheotomierte können durch Erhängen zu Tode kommen, selbst wenn die Strangfurche oberhalb der Trachealkanüle angelegt ist.

Äußere und innere Befunde

Typische Befunde beim Erhängen: Strangfurche (evtl. Zwischenkammblutungen) (S D-**13**, D-**61**), meist keine Erstickungsblutungen, meist keine Blutungen der Halsweichteile.
Ungewöhnliche Befunde: Genickfraktur, evtl. Hautschürfungen und Muskelblutungen durch Krämpfe und Anstoßen.

Äußere und innere Befunde

Typischer äußerer Befund beim Erhängen ist die Strangfurche. Sie ist Folge einer Hautabschürfung und Hautquetschung durch das Strangwerkzeug, das ein- oder mehrtourig um den Hals gelegt ist. Bei mehrtouriger Anlage kann es zwischen den einzelnen Touren zu punktförmigen Hautblutungen, sogenannten Zwischenkammblutungen oder auch zu Blasenbildungen der Haut kommen (S D-**13**, D-**61**).

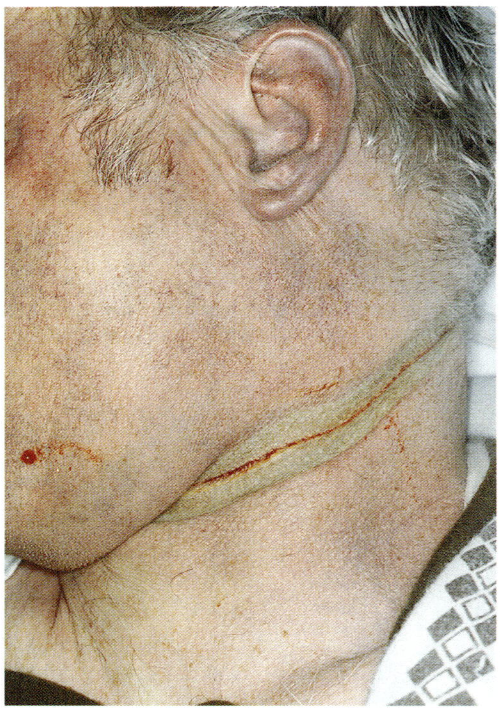

D-**61**: **Gelblich eingetrocknete Strangfurche bei doppelläufigem Strangwerkzeug mit Zwischenkammbildung,** diese teils eingeblutet, teils bräunlich vertrocknet. Die punktförmigen gelblichen Hautverfärbungen retroaurikulär oberhalb der Strangfurche, auch unterhalb des Kehlkopfes, stellen Hautpigmentflecke, keine Erstickungsblutungen dar. Beachte die scheinbare Ohrzyanose: hier handelt es sich um lokale Totenfleckenbildung am Ohrläppchen bei Rückenlage.

Die Strangfurche hat in der Regel eine gelbliche bis braune Farbe und schnürt den Hals mehr oder weniger stark ein. Die Verfärbung ist Folge postmortaler Vertrocknungen. Die frische Strangfurche bei unmittelbar nach Todeseintritt entferntem Strangwerkzeug kann wenig eindrucksvoll sein, die Vertrocknung läßt sich durch Auflegen feuchter Tücher verhindern: Cave: Vertuschung des Erhängungstodes.
Die Lage der Strangfurche wird durch die Erhängungssituation und das Strangwerkzeug bestimmt. Bei weitgehend freiem Hängen befindet sich die Strangfurche in der Regel oberhalb des Kehlkopfes, manchmal zwischen Kehlkopf und Zungenbein. Sie verläuft entsprechend der Lage der Schlinge symmetrisch oder asymmetrisch ansteigend zum Aufhängepunkt. Beim Erhängen in weitgehend liegender Position kann sich die Strangfurche auch über dem Kehlkopf oder darunter befinden und den Hals horizontal umfassen.

> **▶ *Merke.*** Weder Strangfurche noch Zwischenkammblutungen beweisen, daß das Erhängen zu Lebzeiten erfolgte.
> Im Gegensatz zum Erwürgen und Erdrosseln entstehen beim Erhängen in der Regel keine Blutstauungen im Gesicht und keine punktförmigen Blutungen in den Augenbindehäuten.

◀ **Merke**

Innere Befunde

In den Halsweichteilen können unter der Strangfurche Blutungen völlig fehlen, wiederum als Folge des Perfusionsstopps. Bei unregelmäßiger Stranglage kann es jedoch zu ähnlich starken Blutungen wie bei Drosseln und Erwürgen kommen, dann auch zu petechialen Blutungen im Gesicht und den Augenbindehäuten. Diese Befunde lassen auf eine für Erhängen ungewöhnlich lange Überlebenszeit schließen, sie sind grundsätzlich verdächtig auf Fremdtötung, kommen aber auch bei atypischem Selbsterhängen vor.
Im Rahmen des Todeskampfes kann es durch generalisierte Krämpfe zu äußeren und inneren Verletzungen kommen. Neben Schürfungen und Prellmarken an der Körperoberfläche werden Einrisse der Halsmuskeln beobachtet, aber auch Einblutungen unter das vordere Längsband der Wirbelsäule in Höhe vorwiegend der Lendenbandscheiben und unteren Brustwirbelbandscheiben. Diese als »**Simonsche Blutungen**« bezeichneten Veränderungen werden manchmal als zuverlässiges Vitalzeichen herausgestellt. Sie konnten jedoch auch im Postmortalexperiment erzeugt werden.

Innere Befunde

In den Halsweichteilen können unter der Strangfurche Blutungen völlig fehlen (als Folge des Perfusionsstopps).

Im Todeskampf kann es durch Krämpfe zu äußeren und inneren Verletzungen kommen. Einblutungen unter das vordere Längsband der Wirbelsäule werden als **Simonsche Blutungen** bezeichnet. Sie werden manchmal als Vitalzeichen angesehen, konnten aber auch im Postmortalexperiment erzeugt werden.

> **▶ *Merke.*** **Halswirbelverletzungen** (Bruch des Zahnfortsatzes des 2. Halswirbels; »Genickbruch«; »hanged man's fracture« [= Densfraktur, kombiniert mit Brüchen der Bogenwurzeln des Axis]) mit der Folge einer Rückenmarksquetschung als Todesursache treten bei suizidalem Erhängen extrem selten auf. Sie kommen nur bei Sturz aus größerer Höhe in die Schlinge vor (nach Exekutionserfahrungen – in Abhängigkeit von Körpermasse und Konstitution – erst etwa ab 1 m Fallhöhe).

◀ **Merke**

Vitale Zeichen beim Erhängen

Strangfurche, Zwischenkammblutungen und Blasenbildungen sind keine zuverlässigen Zeichen des vitalen Erhängens.
Verläßliches Vitalzeichen beim Erhängen ist der Nachweis eines deutlich erhöhten **Phosphatidspiegels** im Körperblut bei gleichzeitiger normaler Konzentration im Hirnsinusblut. Aus dieser Konstellation läßt sich ableiten, daß der Kreislauf zum Zeitpunkt des Durchblutungsstopps im Gehirn noch in Gang war. Weiter gilt überwiegend ein erhöhter Histamingehalt in der Haut der Strangfurche als Vitalzeichen.
Postmortales Erhängen kommt z. B. in Betracht, wenn nach Erwürgen oder Erdrosseln der Täter einen Suizid vortäuschen möchte. Leichenschauärzte und Ermittlungsbehörden neigen zu dem unkritischen vordergründigen Schluß, es handele sich beim Erhängen praktisch immer um einen Suizid. Häufig unterbleiben weitergehende Untersuchungen unter Vernachlässigung der Sorgfaltspflicht. Die Täter können deshalb mit hoher Wahrscheinlichkeit auf die Fehldiagnose des Suizids vertrauen.
Vitales Erhängen durch fremde Hand setzt in der Regel Wehrlosigkeit des Opfers voraus, entweder durch vorangegangene Gewalteinwirkung (Gehirnerschütterung mit Bewußtlosigkeit) oder Intoxikationen, schließlich auch starke körperliche Überlegenheit des Täters (Kinder als Opfer). Aber auch Suizidenten verletzen sich manchmal vorher, sei es, um eine Fremdtötung vorzutäuschen, sei es um ein zusätzliches Suizidmittel sicherheitshalber in Anwendung zu bringen (Kombinationssuizid).

Vitale Zeichen beim Erhängen

Strangfurche, Zwischenkammblutungen und Blasenbildungen sind **keine zuverlässigen** Zeichen des vitalen Erhängens.
Verläßliche Vitalzeichen:
- erhöhter Phosphatidspiegel im Körperblut bei normaler Konzentration im Hirnsinusblut
- erhöhter Histamingehalt in der Haut der Strangfurche.

Postmortales Erhängen:
Kommt z. B. in Betracht, wenn nach Erwürgen oder Erdrosseln der Täter einen Suizid vortäuschen möchte.
Cave: Fehldiagnose Suizid.

Forensischer Fall

Erhängen als Unfall: Erhängungsunglücksfälle findet man relativ selten, manchmal bei der Arbeit, auch beim Sport, gelegentlich bei Säuglingen, die sich in Gehschlaufen oder Schlafsäcken strangulieren können, auch in Fixierdecken, mit denen unruhige psychotische oder ältere Patienten vor dem Sturz aus dem Bett in Krankenstationen oder Pflegestationen geschützt werden sollen. Schließlich ist Erhängen als Unglücksfall im Rahmen **autoerotischer Handlungen** zu erwähnen: Dosierte Strangulation wird gelegentlich als sexuelles Stimulans verwendet. Unter der Einwirkung des Stranges kommt es zu einem relativen Sauerstoffmangel in der Großhirnrinde mit einer Dämpfung höherer geistiger Funktionssysteme zugunsten vegetativer Empfindungen **(Sauerstoffsex)** (D-**62**).

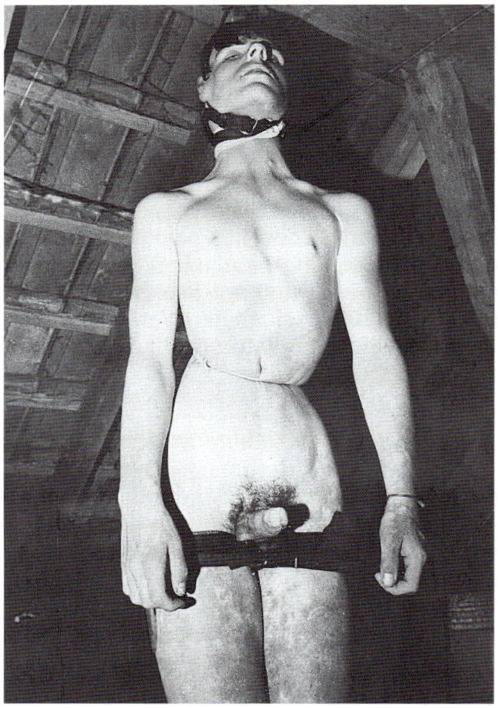

D-62: Autoerotischer Unfall durch Erhängen. Die erkannte Gefahr des unabsichtlichen Erhängens sollte durch Anschlingen im Bauchbereich gebannt werden. Die Schlinge rutschte jedoch unter der Last hoch, so daß das Strangwerkzeug am Hals (Ledergürtel) den Erhängungsmechanismus auslöste. Unter dem Ledergürtel eine elastische Binde zur Vermeidung von Strangfurchen. Um die Hüften weitere Ledergürtel und hinter der rechten Hand ein Dolch. Beachte die postmortal erhalten gebliebene Erektion und die lageabhängige Ausbildung der Totenflecken, besonders an Oberschenkeln und Händen (an der rechten Hand durch blitzbedingte Überstrahlung nicht erkennbar).

3.4.2 Erdrosseln

Definition ▶

3.4.2 Erdrosseln

Definition. Drosseln ist die Kompression des Halses durch Zusammenziehen eines um den Hals geschlungenen Gegenstandes unter Muskelkraft. Erdrosseln ist die Tötung durch diesen Mechanismus

Der Tod durch Erdrosseln geschieht in der Regel durch fremde Hand.

Der Tod durch Erdrosseln geschieht in der Regel durch fremde Hand unter Einsatz eines geeigneten Drosselwerkzeuges. Suizide sind selten. **Drosselwerkzeuge** können verschiedenste Gegenstände sein: Gürtel, Seile, Kabel, Schals, Strümpfe, Kleidungsstücke u.a. Für Suizid spricht die Benutzung eines zusätzlichen Werkzeugs, mit dem das Drosselwerkzeug besser straffgezogen und fixiert werden kann.

Pathophysiologie Kombination aus Störung der Hirndurchblutung und asphyktischem Ersticken durch Verlegen der Atemwege.
Es kommt zu einem venösen Stau durch Kompression der Jugularvenen, dies führt zur **typischen Blaufärbung des Gesichts mit petechialen Blutungen** und **Aufdunsung** (D-**12**, D-**63**).

Pathophysiologie. Beim Erdrosseln wirken **zwei verschiedene Mechanismen,** zum einen die Beeinträchtigung der Kopfdurchblutung, zum anderen eine mechanische Behinderung der Atmung durch Kompression der Atemwege.
Die Kopfdurchblutung ist vor allem hinsichtlich des venösen Blutrückstroms behindert, während der arterielle Zustrom partiell und/oder intermittierend erhalten ist. Unter diesen Voraussetzungen kommt es zu einer starken Hyperämie im Kopfbereich, die Ursache der typischen **Blauverfärbung des Gesichts** mit **petechialen Blutungen und Aufdunsung** ist (D-**12**, D-**63**).

Die **mechanische Verlegung** der Atemwege erzeugt einen in- und exspiratorischen Stridor mit Anstieg des CO_2-Gehaltes im Blut, Steigerung der Atemfrequenz und des Blutdrucks. Dabei entsteht Atemnot und **Todesangst**.

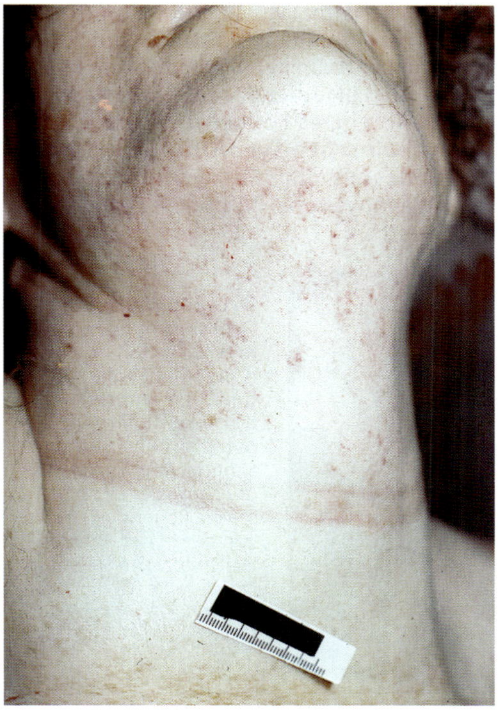

D-63: Typische Stauungs- und Erstickungsblutungen oberhalb einer Drosselmarke, nicht aber darunter (Drosselwerkzeug: Kabelbinder). Beachte die Hautpigmentflecken im oberen Brustbereich, die nicht mit Erstickungsblutungen verwechselt werden dürfen.

Äußere und innere Befunde

Typische Befunde

Typisch ist die überwiegend horizontal angeordnete Drosselmarke am Hals. Sie liegt meist tiefer als eine Strangfurche beim Erhängen, oft in Höhe des Kehlkopfes. Es handelt sich um oberflächliche Schürfungen, die postmortal eintrocknen und in geeigneten Fällen **Rückschlüsse auf das Drosselwerkzeug** erlauben (geformte Hautmarke: charakteristische Randstrukturen, Abdruckmarken). Manchmal sind die äußeren Zeichen einer Drosselmarke sehr diskret oder fehlen, besonders bei weichem Drosselwerkzeug und geringer Zugkraft.
Unter diesen Voraussetzungen sind auch die **inneren Halsbefunde** diskret, manchmal sind nur in den Kehlkopfbinnenmuskeln Blutungen nachweisbar (z. B. M. posticus!).
Im Regelfall findet man beim Tod durch Erdrosseln aber kräftige Einblutungen in verschiedenen Halsmuskelschichten und in die Binnenmuskulatur des Kehlkopfes, manchmal bis auf die vordere Wirbelsäulenfaszie, mit Abbrüchen eines oder beider Schildknorpelfortsätze und/oder der Schildknorpel selbst, auch Brüche des Zungenbeinkörpers und/oder der Zungenbeinhörner ein- oder doppelseitig.

Vitale Zeichen

Blutungen im Bereich dieser Frakturen und Muskelblutungen sind ein wichtiger Hinweis auf Vitalität, wenn auch kein sicherer Beweis (Gewalteinwirkungen in der frühen Postmortalphase, insbesondere nach Kopftieflage und Bauchlage, können ähnliche Blutungen erzeugen, auch punktförmige Blutungen im Gesicht und den Augenbindehäuten im Sinne von Vibices [Blutaustritte innerhalb der Totenflecke]). Auch reanimationsbedingte Verletzungen müssen gegebenenfalls abgegrenzt werden.
Weitere Hinweise auf Vitalität können histologische Veränderungen an Muskelfasern sein.

Äußere und innere Befunde

Typische Befunde beim Erdrosseln:
- Drosselmarke, gelegentlich charakteristisch geformt
- Halsweichteilblutungen
- Kehlkopf-/Zungenbeinbrüche
- Stauung der Organe des großen Kreislaufs
- flüssiges Blut
- Entspeicherung der Milz
- evtl. Kot-, Urin- und /oder Spermaabgang.

Vitale Zeichen beim Erdrosseln:
Unsicher: Muskelblutungen der Halsweichteile unter der Drosselmarke.
Weitgehend sicher:
- histologisches Bild an Muskelfaserrissen
- Erstickungsblutungen
- Adrenalin/Noradrenalinquotient
- Phosphatidspiegel.

Die Befunde an den **inneren Organen** sind beim Erdrosseln wenig charakteristisch: meist **flüssiges Blut**, evtl. **Entspeicherung der Milz**, sog. **»Erstikkungsblutungen« in den serösen Häuten** der Lunge und des Herzens, bei Kindern und Jugendlichen auch im Thymusüberzug. In der Pleura werden diese Blutungen **»Tardieusche Flecken«** genannt (*vgl.* D-**68**, *S. 406*).

Bei **Überleben der Drosselung** findet man ähnliche Blauverfärbungen und punktförmige Blutungen im Gesicht wie bei tödlichen Verläufen; sie können tagelang nachweisbar sein (D-**64**).

Bei **Überleben der Drosselung** findet man ähnliche Blauverfärbungen und punktförmige Blutungen im Gesicht wie bei tödlichen Verläufen; sie können tagelang nachweisbar sein (D-**64**). Als Folge der Hirnhypoxie kann sich ein **organisches Psychosyndrom** entwickeln, es können aber auch gravierendere Defektsyndrome bis hin zum **apallischen Syndrom** resultieren.
Trotz charakteristischer Drosselbefunde mit Stauungssyndrom kann die Todesursache bei gleichzeitigem Vorliegen weiterer Befunde fraglich sein.

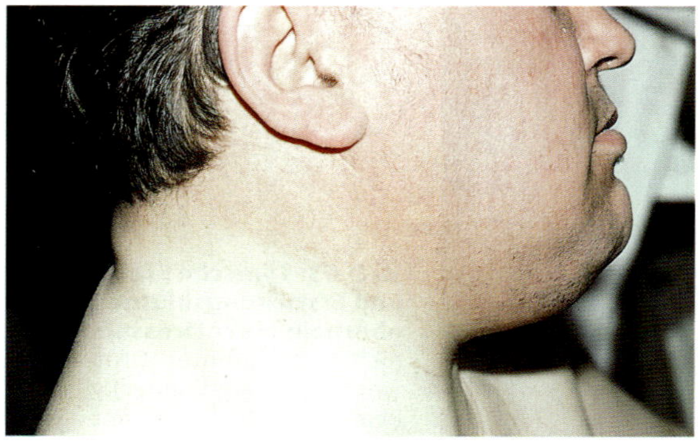

D-**64: Überlebte Drosselung** mit einer Krawatte, Befund nach 4 Tagen: massive Gesichtszyanose, teilweise konfluierende punktförmige Blutungen. Scharfe Abgrenzung der oberhalb der Drosselmarke liegenden Areale von der in der unteren Hälfte blassen Halshaut. Diskrete Reste der Drosselmarke.

Merke ▶

▶ ***Merke.*** Untersuchung des Kehlkopfes (HNO-Konsil), Beachtung von Schluck- und Sprachbeschwerden. Im weiteren Verlauf besteht bei zunehmenden Hämatomen und Aufschießen eines Ödems die Gefahr einer akuten Verlegung der Atemwege.

Forensischer Fall

56jährige »Stadtstreicherin« überlebt Drosselung aus sexueller Motivation, wird ansprechbar in die Klinik gebracht, dort finden sich bei HNO-Konsil angeblich keine inneren Verletzungen. Der Tod tritt in der Folgenacht an vollständiger Verlegung der Atemwege durch Blutergüsse und Ödem bei doppelseitigen Brüchen der Schildknorpelfortsätze und des Zungenbeins ein.

3.4.3 Erwürgen

3.4.3 Erwürgen

Definition ▶

▶ ***Definition.*** Würgen ist die Kompression des Halses mit bloßen Händen, Erwürgen die Tötung durch diesen Mechanismus. Selbsterwürgen ist nahezu ausgeschlossen.

Pathophysiologie

Pathophysiologie

Die Pathophysiologie des Erwürgens gleicht im wesentlichen der des Erdrosselns.

Die Art des Todeseintritts beim Erwürgen hängt von der Lokalisation und der Intensität des Zugriffs mit den Händen ab, auch vom Größenverhältnis der Hände zum Hals.
In den meisten Fällen gelingt es dem Täter – wegen Gegenwehr des Opfers – nicht, die Blutgefäße im Hals vollständig zu komprimieren. Der venöse Rückstrom ist dann stärker gestört als der arterielle Zustrom in den Kopf, so daß, ähnlich wie beim Drosseln, eine **starke Blutstauung** mit punktförmigen Blutungen im Kopf entsteht. In seltenen Fällen kann dieser Befund bei

vollständigem Abdrücken auch der Karotiden fehlen. Kompression des Kehlkopfes und Andrücken des Kehlkopfes gegen die Wirbelsäule erzeugen mechanische Atembehinderungen mit denselben pathophysiologischen Folgen wie beim Erdrosseln.

Äußere und innere Befunde

Äußere und innere Befunde

Typische Befunde beim Erwürgen:
- Fingernagelkratzspuren (D-**65**)
- Fingerdruckspuren am Hals
- Kehlkopf-/Zungenbeinbrüche
- sonst Befunde wie beim Erdrosseln.

Äußerlich sieht man am Hals in geeigneten Fällen **kratzerförmige Hautverletzungen** durch Einwirkung der Fingernägel und umschriebene Blutunterlaufungen durch den Druck der Fingerkuppen (D-**65**). In den Halsweichteilen kommt es zu kräftigen Blutungen, zu **Kehlkopf- und Zungenbeinbrüchen** und Verletzungen der Binnenstrukturen des Kehlkopfes, manchmal auch zu Einblutungen in den Mund- und Zungenboden.

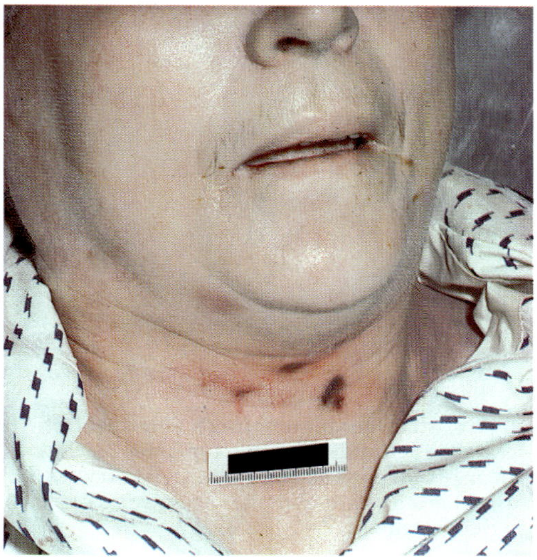

D-**65: Würgemale, intensiv ausgeprägt, mit Fingernagelabdruckspuren im Kehlkopfbereich rechts und links.** Erwürgen beidhändig von vorn. Stauungsblutungen im Rachenbereich. Austritt diskret-blutig tingierten Speichels aus den Mundwinkeln rechts und links. Relativ schwache Gesichtszyanose. Unterhalb des rechten Unterkieferastes Blutunterlaufung, vermutlich durch Daumendruck.

◀ Merke

> ***Merke.*** Nicht selten liegen kombinierte Drossel- und Würgehandlungen vor. Der Täter würgt zunächst das Opfer bis zur Bewußtlosigkeit, läßt ab und wird durch präfinale Schnappatmung überrascht. Dies veranlaßt ihn, mit einem Drosselwerkzeug den Hals endgültig zuzuziehen.

Die Organbefunde in Brust- und Bauchraum gleichen weitgehend denen beim Erdrosseln. Auch die Komplikationen sind dieselben.

3.5 Reflextod

3.5 Reflextod

Beim Drosseln und Würgen kann es infolge einer Druck- oder Zugeinwirkung auf den Karotissinus zu einer reflektorischen Vagusreaktion mit Herzstillstand kommen **(Karotissinusreflex).**

Bei nachweisbaren Stauungen im Gesicht und Blutungen in den Halsweichteilen muß man von Strangulationshandlungen mit erheblicher Gewalt ausgehen. Fehlen Erstickungsbefunde, kann dem Beschuldigten medizinisch die Tötungsabsicht nicht bewiesen werden.

Beim Drosseln und Würgen kann es infolge einer Druck- oder Zugeinwirkung auf den Karotissinus zu einer reflektorischen Vagusreaktion mit Blutdruckabfall und Herzstillstand kommen **(Karotissinusreflex).**
Der Einwand, es habe keine Tötungsabsicht bestanden, der Tod sei ohne stärkeren Griff am Hals eingetreten, wird gelegentlich bei Tötungsdelikten vom Tatverdächtigen vorgebracht.
Wenn die Untersuchung des Opfers ausgeprägte Stauungen im Gesicht und Blutungen in den Halsweichteilen aufdeckt, wird in den meisten Fällen davon auszugehen sein, daß Strangulationshandlungen mit erheblicher Gewalt vorgenommen wurden. Solches Täterverhalten kann juristisch als »billigendes Inkaufnehmen« des Todes gewertet werden. Fehlen jedoch Erstickungsbefunde, so läßt sich die Einlassung, der Tod sei nicht beabsichtigt gewesen, medizinisch nicht widerlegen.
Reflextodesfälle kommen manchmal bei einverständlichen Drosselungen im Rahmen sexueller Handlungen vor.

Spontane vasovagale Reaktionen mit Herzstillstand können z. B. beim Subclavian-steal-Syndrom vorkommen. Beim **Bolustod** und der **Aspiration** können Reflexmechanismen zum Herzstillstand führen. Hierbei sind Rachen oder obere Luftwege durch Fremdkörper verlegt und der Tod tritt plötzlich (reflexartig) ein (D-**66**).

Beachte: Selbst **spontane vasovagale Reaktionen** mit Bewußtlosigkeit und Herzstillstand sind beschrieben worden (z.B. Subclavian-steal-Syndrom). Auch beim **Bolustod** und der Aspiration können Reflexmechanismen zum plötzlichen Herzstillstand führen, ohne daß ein mechanischer Erstickungsablauf vorgelegen hat. Von Bolustod spricht man, wenn Rachen oder obere Luftwege durch Fremdkörper verlegt sind und der Tod plötzlich, reflexartig eintritt (D-**66**).

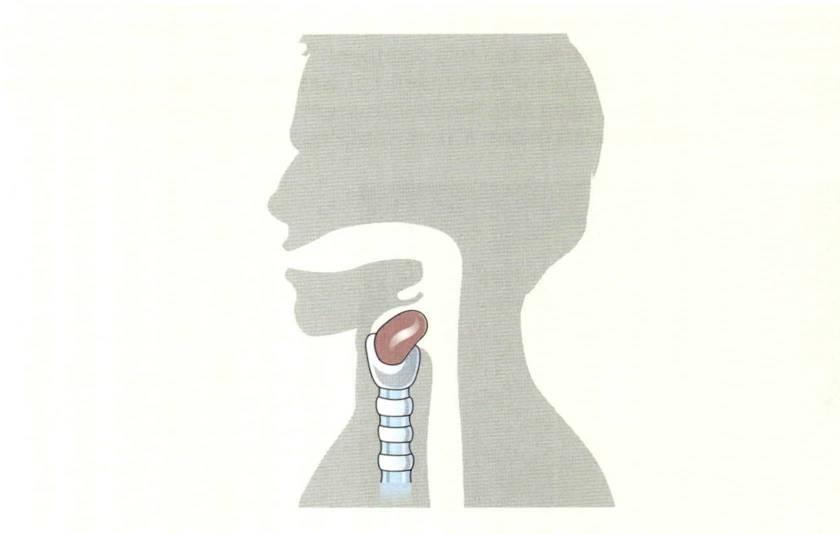

D-**66: Bolustod: Verschluß des Larynx, im allgemeinen durch einen Fleischbrocken oder durch andere vergleichbare Fremdkörper. Der typische Bolustod ist ein Reflextod durch Reizung des Nervus laryngeus superior.** Der gleichzeitig beginnende Erstickungsablauf durch mechanische Verlegung der Atemwege kommt nicht zum Tragen, so daß Erstickungsbefunde fehlen.

Im allgemeinen handelt es sich um den Versuch, zu große Speisebrocken zu verschlucken. Diese bleiben entweder im Rachen oder am Eingang der Luftröhre stecken. Die Betroffenen – meist Alkoholisierte oder durch Betäubungsmittel Benommene, gelegentlich auch neurologisch Erkrankte – brechen plötzlich zusammen. Dieser Ablauf spricht für Reflextod. Daneben sind auch mechanische Erstickungsabläufe denkbar.

3.6 Tod im Wasser

Bei Auffinden von Leichen im Wasser sind 3 Vorgänge auseinanderzuhalten:
1. Ertrinken als Ersticken (Aspiration von Wasser),
2. Tod aus anderer Ursache im Wasser (z. B. Herzinfarkt),
3. Tötung außerhalb des Wassers und Verbringen des Leichnams ins Wasser.

Sonderform: Einflößen von Flüssigkeit über einen Beatmungstubus (**Tötung im Krankenhaus!**).

3.6 Tod im Wasser

Bei Auffinden von Leichen im Wasser sind grundsätzlich drei Vorgänge auseinanderzuhalten.
1. Ertrinken als Ersticken infolge Aspiration von Wasser (»Ertrinkungstod«, im engeren Sinne »primäres Ertrinken«)
2. Tod aus anderer Ursache (z.B. Herzinfarkt) im Wasser (Badetod)
3. Tötung außerhalb des Wassers und Verbringen des Leichnams ins Wasser.

Der Ertrinkungstod im engeren Sinne ist im wesentlichen ein Erstickungstod, bei dem ein flüssiges Medium die Luftzufuhr durch die Atemwege verhindert.
Flüssige Medien sind vor allen Dingen **Süßwasser und Salzwasser**, aber auch Jauche, Schlamm, Mörtel, Fruchtwasser, Urin usw.
Sonderform: Einflößen von Flüssigkeit über einen Beatmungstubus (**Tötung im Krankenhaus!**).

Synopsis D-**14: Pathophysiologie des Ertrinkens in Süßwasser und Salzwasser**

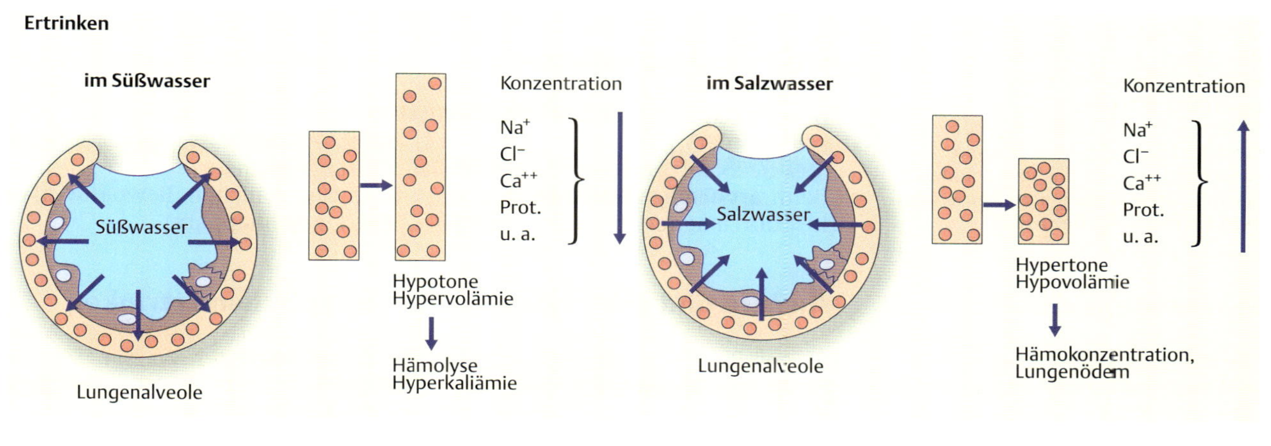

Synopsis D-**15: Erstickungsstadien beim Ertrinken**

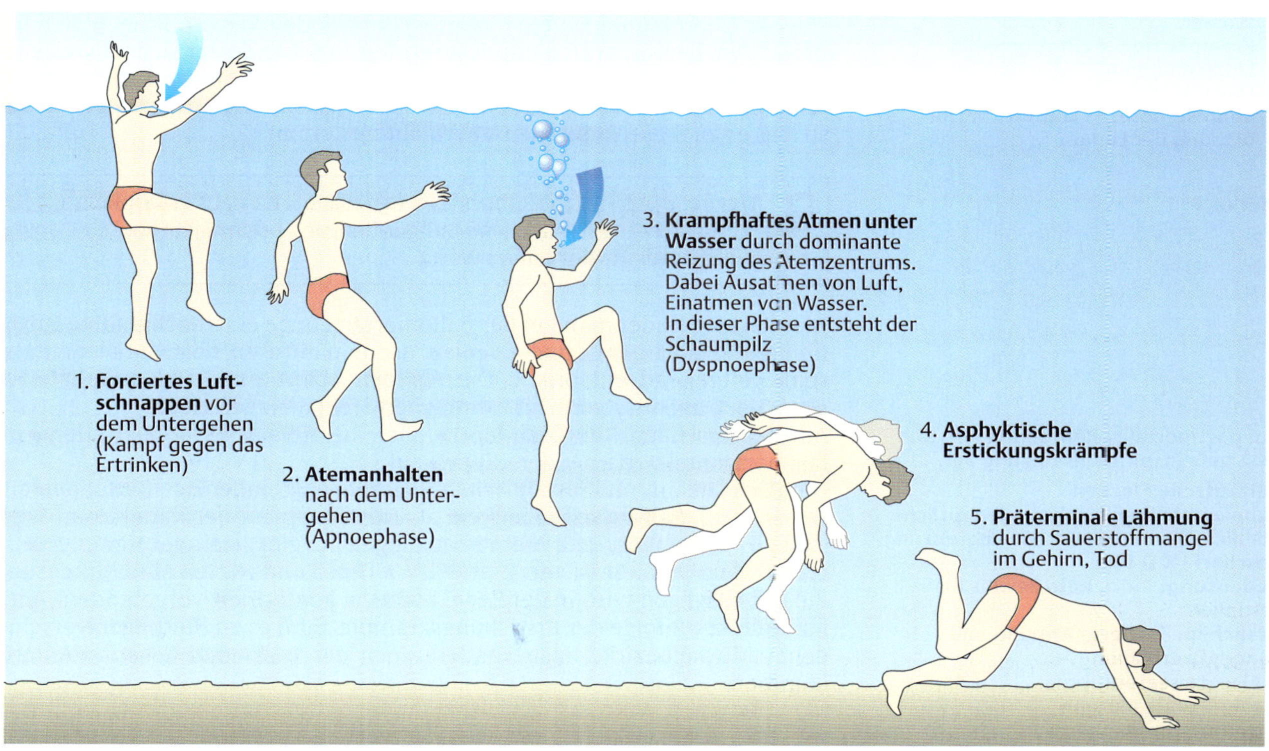

Pathophysiologie und phasenhafter Ablauf

Pathophysiologie des Erstickens beim Ertrinken

Der Erstickungsablauf kann in 5 Stadien eingeteilt werden (S D-**15**).

Der Erstickungsablauf beim Ertrinken im engeren Sinne kann in verschiedene Stadien eingeteilt werden (Gesamtdauer mindestens 3–5 Minuten, aber auch länger möglich) (S D-**15**).

1. Luftschnappen vor dem Untertauchen.
2. Atemanhalten nach Untertauchen (Apnoe).
3. Krampfhaftes Atmen (Dyspnoe) durch CO_2-Reizung des Atemzentrums. Dabei Einatmen und Verschlucken von Wasser und bei erneutem Auftau-

Typisches Ertrinken: Kampf des Ertrinkenden gegen den Tod im Wasser mit Luftschnappen. Typische Befunde: **Lungenblähung, Schaumpilz.**
Atypisches Ertrinken: Todeskampf entfällt z. B. wegen gewaltsamen Untertauchens oder vorzeitigem Bewußtseinsverlust aus verschiedenen Ursachen. **Hier finden sich keine typischen Ertrinkungsbefunde!**

chen und Luftschnappen tiefe Inspiration. In dieser Phase: Eintritt der Bewußtlosigkeit möglich. Durch die Reizung der Bronchialepithelien vermehrte Schleimabsonderung (Schaumpilz, S D-**16**).
4. Erstickungskrämpfe: tonisch-klonische Krämpfe infolge zerebralen Sauerstoffmangels (Asphyxie).
5. Präterminale Atempause und Übergang in präterminale Schnappatmung.
Beim klassischen **typischen Ertrinken** (verzweifelter Kampf des Nichtschwimmers gegen den nassen Tod) gelingt es in der Phase der Dyspnoe, mehrfach aufzutauchen und nach »Luft zu schnappen«.
Beim **atypischen Ertrinken** (gewaltsames Untertauchen, Bewußtseinsverlust durch andere Ursachen) entfällt dieses Luftschnappen.

Äußere und innere Befunde

In der Phase der Dyspnoe vermischen sich Wasser, Luft und Bronchialsekret in den Atemwegen. Es bildet sich vor Nase und Mund ein **Schaumpilz** (S D-**16**).
Pathogenese des Emphysema aquosum
1. Ventilstenose der Bronchiolen und Bronchien durch Schleim und Wasser.
2. Krampfartige Inspiration beim Luftschnappen.
3. Unvollständige Exspiration durch Ventilstenose. Es kommt zur Überblähung der Lunge.

Äußere und innere Befunde beim typischen Ertrinken

In der Phase der Dyspnoe vermischen sich aspiriertes Wasser, Luft und eiweißreiches Bronchialsekret in den Atemwegen, dabei bildet sich Schaum, der nach Bergen als **»Schaumpilz«** vor Nase und Mund zu beobachten ist (S D-**16**). Weitere Erstickungsbefunde wie Gesichtsdunsung, Zyanose, petechiale Blutungen sind meistens gering, oft gar nicht ausgeprägt.
Unter den **inneren Befunden** fallen vor allem die exzessiv geblähten Lungen auf, die sich nach Eröffnen des Thorax vor dem Zwischenfell berühren und überlappen, die Konsistenz ist eher trocken **(Emphysema aquosum).** Ursache der Überblähung ist eine Ventilstenose in den kleinen Bronchiolen und Bronchien, hervorgerufen durch sezernierten Schleim, der sich teilweise mit der aspirierten Ertrinkungsflüssigkeit vermischt. Inspirierte Luft beim Luftschnappen kann bei der Exspiration nicht vollständig ausgeatmet werden, so daß es zu dieser typischen Überblähung kommt.

Merke ▶

> ▶ ***Merke.*** Auch bei in tiefes Wasser gebrachten, nicht ertrunkenen Leichen kann sich um so eher eine Lungenblähung bilden, je höher der postmortale Luftgehalt der Lunge war.

Histologisch findet man bei der ballonierten Lunge eine hochgradige Dilatation der Alveolargänge und Alveolen, die dem diffusen, obstruktiven Emphysem weitgehend entspricht. Die Alveolarsepten sind stark gedehnt, verschmälert, anämisch und an zahlreichen Stellen eingerissen.

Auf postmortalen Röntgenbildern fällt eine tiefe Inspirationsstellung auf.
Paltaufsche Flecken
Subpleurale Kapillarblutungen rötlich-bläulich, bis ca. 1 cm groß, Abgrenzung unscharf (◘ D-**67**).
Bedeutung: Indiz, **kein** Beweis für Ertrinken.
Ursachen: Forcierte Atmung und Lungenüberblähung
- Alveolarseptenruptur
- subpleurale Blutung
- osmotische Hämolyse.

Auf postmortalen Röntgenbildern fällt eine tiefe Inspirationsstellung mit fast horizontal verlaufenden Rippen auf.
Die **Pleura** kann makroskopisch verwaschene, kleinfleckige Blutungen aufweisen, sog. **Paltaufsche Flecken**, als Folge subpleuraler Kapillarblutungen (◘ D-**67**) durch forcierte Atembewegungen bei gleichzeitiger Hämolyse. Die rechte Herzkammer ist meist erweitert, Leber und Nieren sind blutgestaut, die Milz dagegen wird in der Regel blutarm, kontrahiert vorgefunden (Adrenalineffekt). Infolge der Erstickungskrämpfe kann es zu Blutungen verschiedener Muskelbezirke, insbesondere auch der Hals- und Brustmuskulatur, kommen.

Unterschiede beim Ertrinken in Süßwasser und Salzwasser
Süßwasser-Ertrinkungslunge: eher trocken (Süßwasser wird rasch resorbiert)
Salzwasser-Ertrinkungslunge: eher ödematös (Salzwasser induziert Wassereinstrom, Oedema aquosum).

Unterschiede beim Ertrinken in Süßwasser und Salzwasser

Beim Ertrinken im Süßwasser (hypotone Lösung im Vergleich zum Blut) kommt es zu einem Wassereinstrom aus der Alveole in die Alveolarkapillaren (führt zu Hämolyse und Hyperkaliämie), gleichzeitig treten Elektrolyte in die Alveolen aus. Das Süßwasser wird relativ rasch resorbiert, die Lungen wirken eher trocken. Über die Lungen in das linke Herz gelangendes Wasser führt zu einer Gefrierpunktänderung des Blutes.
Salzwasser als hypertone Lösung induziert dagegen einen Wassereinstrom aus den Kapillaren in die Alveolen und erzeugt damit ein alveoläres Lungenödem bei gleichzeitiger Hämokonzentration neben anderen pathophysiologischen Effekten. Das aspirierte Salzwasser wird kaum resorbiert, die Lunge ist deshalb flüssigkeitsreich (Oedema aquosum) (*s.* S D-**14**).

Synopsis D-16: Pathogenese des Schaumpilzes bei Ertrinken und vergleichende Darstellung von Lungenvolumina unterschiedlicher Genese

In der Dyspnoephase vermischen sich aspiriertes Wasser und eingeatmete Luft sowie vermehrt sezernierter eiweißreicher Schleim im Bronchialbaum zu feinblasigem Schaum. Dieser begünstigt die Lungenblähung, indem er in den Bronchiolen über einen Ventilmechanismus die Inspiration zuläßt, nicht jedoch die Exspiration. So kommt es zu einer zunehmenden Blähung der Lungen mit Erweiterung der Alveolen (histologisch: Zerreißung argyrophiler Fasern), dem Emphysema aquosum, das auch postmortal bestehen bleibt.

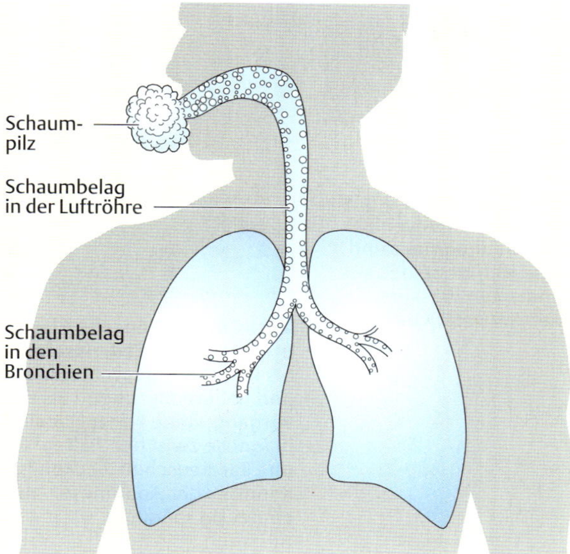

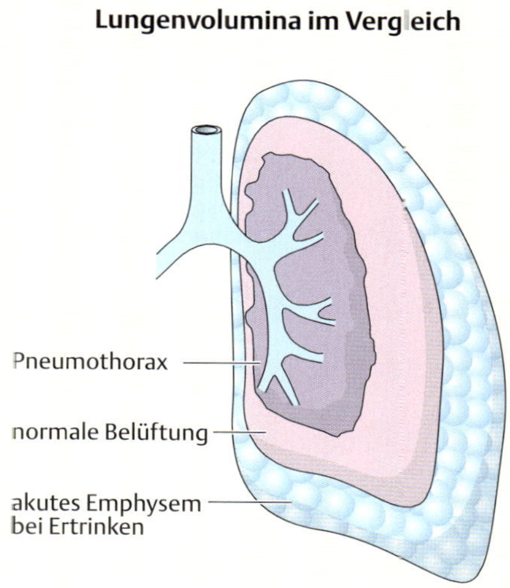

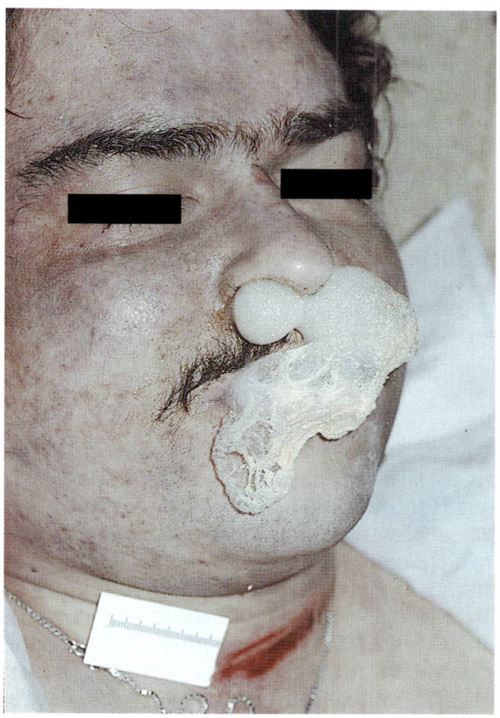

Typischer Schaumpilz bei Ertrinken, der vor dem Auftauchen durch den Wasserdruck in den Atemwegen zurückgehalten wird und deshalb erst nach dem Bergen entsteht. Bei längerem Treiben an der Oberfläche kann der Schaumpilz weggespült sein. (Dann Nachweismöglichkeit des Schaumes in den Atemwegen und den peripheren Bronchialästen.) Der Schaumpilz ist eine vitale Reaktion.
Beachte die Differentialdiagnose zu grober blasiger Schaumbildung bei Lungenödem. Starke Gesichtszyanose wegen präfinaler Rechtsherzinsuffizienz.

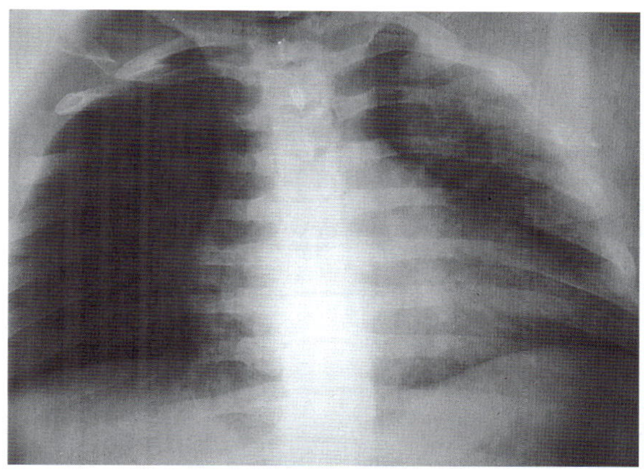

Typischer postmortaler Röntgenbefund beim Ertrinken: sehr starke Erweiterung beider Herzkammern, insbesondere der rechten. Horizontalstellung der Rippen durch Ballonierung der Lungen (*vgl.* D-**14**, *S. 332,* Normalstellung der Rippen auf postmortalem Röntgenbild im Liegen).

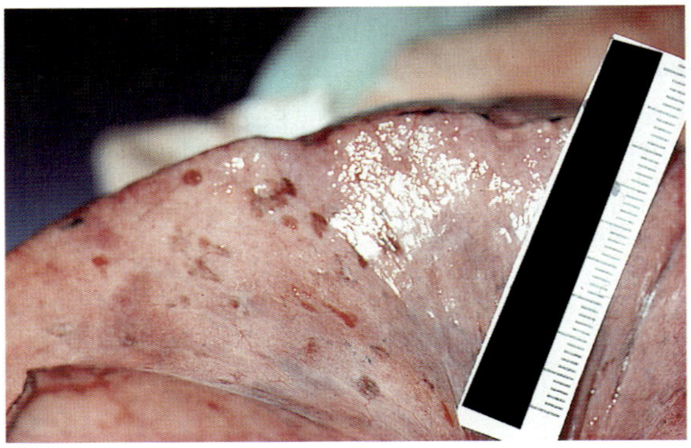

D-67: **Paltaufsche Flecken bei Ertrinkungstod:** subpleurale Kapillarblutungen durch rechtskardiale Stauung, hypoxische Kapillardurchlässigkeit und Dehiszensen der Alveolarkapillaren durch extreme Alveolarblähung. Die Blutungen sind unscharf abgegrenzt und bräunlich verfärbt durch osmotische Hämolyse des aus der Alveole in die Blutungen diffundierten Wassers. Paltaufsche Flecken sind kein sicheres Vitalzeichen!

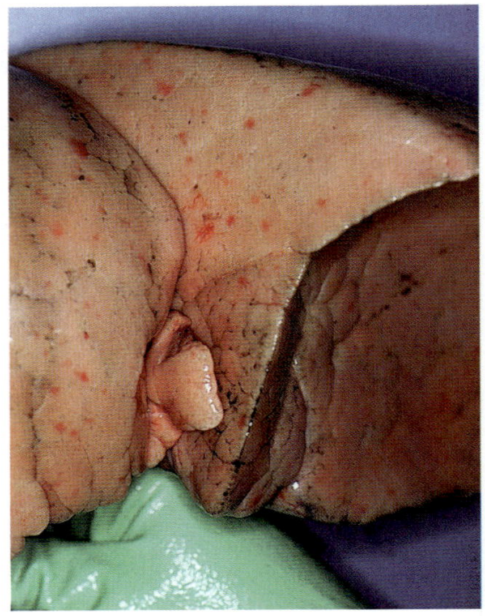

D-68: **Tardieusche Flecken im Lungenüberzug nach Erdrosseln:** Punktförmige bis kleinflächige, schärfer abgegrenzte und hellere Blutungen als beim Ertrinkungsvorgang, ohne Hämolyse. Die Differentialdiagnose zwischen Paltaufschen Flecken und Tardieuschen Flecken ist – ohne Kenntnis der Anamnese – nicht immer eindeutig möglich.

Atypisches Ertrinken

Das atypische Ertrinken ist durch das Fehlen des Luftschnappens in der Phase der Dyspnoe gekennzeichnet.
Befunde:
- keine typische Lungenblähung
- wassergefüllte blutreiche Lunge (Oedema aquosum),
- **aber auch** keine andere klare Todesursache.

Atypisches Ertrinken

Das atypische Ertrinken ist vor allem durch das Fehlen des Luftschnappens in der Phase der Dyspnoe gekennzeichnet. Dies kann Folge gewaltsamen Untertauchens sein oder fehlender Möglichkeit des Auftauchens durch reflektorische Kreislaufdepression (z.B. nasopharyngeale Reflexe, vestibuläre Reflexe infolge von Trommelfelldefekten), Krankheiten (z.B. Herzinfarkt, Epilepsie), Verletzungen oder Intoxikationen.
Die genannten Situationen führen zu abgekürzten Erstickungsabläufen mit der Folge schwacher oder fehlender Ausprägung der typischen Erstickungsbefunde. So kann insbesondere die Ballonierung der Lungen fehlen, statt dessen findet man nicht selten eine kardiale Lungenstauung oder auch ein Lungenödem.

Badetod

In engerem Sinne: **Reflextod durch das Medium Wasser (kein Erstickungsablauf).**
Im weiteren Sinne: Tod durch andere Ursache, die sich zufällig im Wasser ereignete (z.B. Herzinfarkt).
Beachte: Mischformen sind häufig, sie zeigen auch eine Mischsymptomatik der Befunde.

Badetod

Als Badetod bezeichnet man **Todesfälle im Wasser ohne äußeren Erstickungsablauf.** Entweder handelt es sich um natürliche Todesfälle, die sich zufällig im Wasser ereignen, etwa Herzinfarkt, Hirnschlag, oder um traumatische Todesfälle bei Sturz ins Wasser nach vorangegangenen tödlichen Verletzungen (z.B. Schiffskollision, Schlägerei am Ufer). Weiter kommen als Todesursachen auch Intoxikationen in Betracht, schließlich reflektorische Kreislaufdepressionen mit plötzlichen Herzstillständen, die durch kaltes Wasser selbst ausgelöst werden (Badetod im engeren Sinne). Allen Formen ist gemeinsam, daß sie häufig – wenn auch abgekürzt – doch noch mit Erstickungsabläufen kombiniert sind und damit atypische Ertrinkungsbefunde erzeugen können, so daß Übergänge zu den pathomorphologischen Befunden des atypischen und typischen Ertrinkens zu beobachten sind.

Ursachen des Ertrinkens

Ertrinken kommt als **Unglücksfall** vor (Erschöpfung des geübten Schwimmers, Sturz des Nichtschwimmers ins Wasser), als **Suizid** und als **Tötung** durch Untertauchen. Die Abgrenzung gelingt anhand morphologisch faßbarer Befunde manchmal nur unbefriedigend und bedarf der Berücksichtigung aller anamnestischer Daten und Spurenbefunde. Verletzungen können den Verdacht auf vorausgegangene tätliche Auseinandersetzungen wecken, müssen aber von Sturzverletzungen ins Wasser und postmortalen Verletzungen (durch Tierfraß, Treiben, Schiffsschrauben) unterschieden werden. **Typische Treibverletzungen** finden sich an Stirn, Handrücken und Knien (*s.* D-**10**, *S. 318*).

Ursachen des Ertrinkens:

Unglücksfälle, Suizid, Tötung durch Untertauchen.
Es müssen Sturzverletzungen von postmortalen Verletzungen (durch Tierfraß, Treiben usw.) unterschieden werden (D-**10**, *S. 318*).

Veränderungen an Leichen im Wasser

Bei längerer Wasserliegezeit verschwinden die typischen Befunde des Ertrinkens. Fäulnisveränderungen erschweren die Interpretation der Veränderung innerer Organe, die Lungenblähung geht verloren, statt dessen tritt ein wäßrig-hämolytischer Pleuraerguß auf, dessen Volumen Hinweise auf die Wasserliegezeit geben kann.
Die Haut quillt auf und imponiert besonders an Handflächen und Fußsohlen als **Waschhaut** (D-**69**), nach längerer Liegezeit läßt sich die Epidermis an Fingern und Zehen einschließlich Fingernägeln handschuhfingerartig abziehen, auch die Palmar- und Plantarhaut löst sich in großen Fetzen ab, das gleiche gilt für die gesamte Körperhaut. Der Körper bläht sich durch Fäulnisgasbildung auf, in diesem Stadium erscheinen Wasserleichen durch den gasbedingten Auftrieb an der Wasseroberfläche. Bei extrem tiefen Wassertemperaturen (um 4 °C in tiefen Seen) ist die Gasentwicklung so gering, daß die Leichen nie mehr auftauchen.

Veränderungen an Leichen im Wasser

- Treibverletzungen (D-**10**, *S. 318*)
- Tierfraßverletzungen
- Schiffsschraubenverletzungen
- Fäulnisveränderungen
- Waschhautbildung (D-**69**)
- Fäulnisblähung
- Auftreten von Pleuraexsudaten.

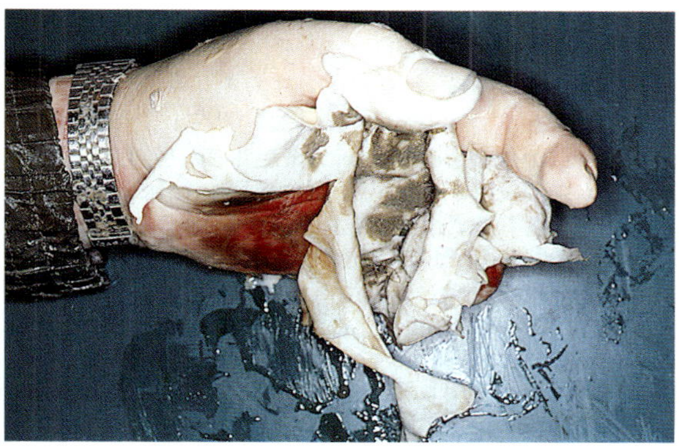

D-**69: Waschhautbildung mit handschuhfingerartigem Ablösen der Haut einschließlich einzelner Nägel.** Liegezeit 12 Tage im Sommer, Wassertemperatur ca. 22 °C (Rhein).

Das zeitliche Fortschreiten der Fäulnisveränderungen geschieht im Wasser langsamer als an der Luft. Als grober Anhaltspunkt kann die **»Casparsche Regel«** gelten, wonach gleiche Fäulnisgrade an der Luft doppelt so schnell erreicht werden als im Wasser (und 8mal so schnell wie im Erdgrab). Dies gilt selbstverständlich nur für gleiche Luft- und Wassertemperaturen. Die Schwankungsbreite des Eintretens bestimmter Fäulnisgrade ist erheblich. Aus dem Grad der Waschhautbildung lassen sich als Faustregel folgende Schlüsse der Liegezeit im Wasser ableiten: Aufquellen der Fingerkuppen nach einigen Stunden, Ablösung der Haut des Handtellers nach 1–3 Tagen, der Haut des Handrückens nach 4–6 Tagen (Durchschnittswerte bei Wassertemperatur um 18 °C, Süßwasser). Bei hohen Wassertemperaturen laufen die Vorgänge schneller ab. Rückschlüsse sind nur mit großer Zurückhaltung möglich.

Das Fortschreiten der Fäulnisveränderungen geschieht im Wasser langsamer als an der Luft. Einen groben Anhaltspunkt gibt hierbei die **Casparsche Regel** (gleiche Fäulnisgrade werden in der Luft doppelt so schnell erreicht als im Wasser).

Synopsis D-17: Schematische Darstellung von Diatomeen (Kieselalgen)

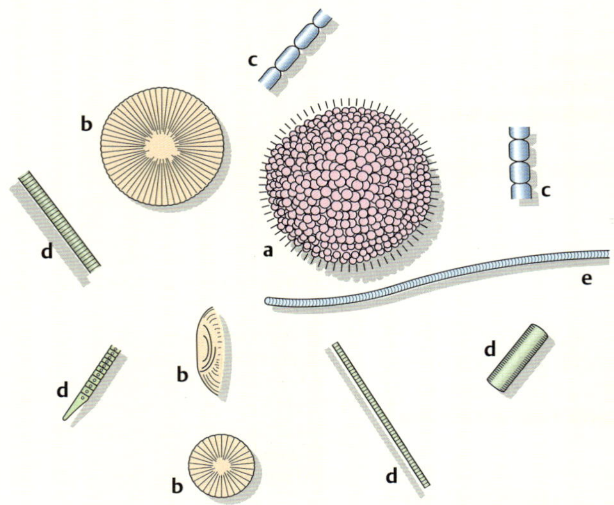

Durchmesser (nach *B. Mueller)*:
a Polycystis, 50–80 μm
b Cyklotella, 12–36 μm
c Melosira, 6–16 μm
d Synedra, meist zerbrochen, 10–100 μm
e Nitschea, bis 250 μm

Diatomeen
Einzellige Algen mit resistentem, polarisationsmikroskopisch gut nachweisbarem Kieselzytoskelett. Wegen ihrer Größe (ca. 10–100 μm) können Diatomeen beim Ertrinkungsablauf über die Alveolarwand resorbiert werden und von dort bei intaktem Kreislauf in die Organe gelangen.

Nachweis. z. B. durch enzymatischen Verdau von Organproben und anschließende quantitative mikroskopische Analyse.

Aber: Diatomeen sind ubiquitär verbreitet. Sie werden auch aus Flüssigkeiten durch den Magen-Darm-Kanal aufgenommen. Weiter kommen sie auch in der Luft vor und können inhalativ in den Körper gelangen, völlig unabhängig von Ertrinkungsvorgängen.

Deshalb: nur die qualitative und quantitative Übereinstimmung eines Organ-Diatomeen-Befundes mit der Fauna des Ertrinkungsmediums ist ein Vitalitätszeichen.

Vitale Reaktionen beim Ertrinken

Wesentliche forensische Fragestellung:
- Handelt es sich um »vitales« Ertrinken?
- Handelt es sich um Suizid, Tötung, Unfall?
- Wann ist der Tod eingetreten?

Vitale Reaktionen beim Ertrinken
- Schaumpilz (tritt nicht immer auf)
- evtl. Diatomeen (ausgenommen bei Auftreten in der Lunge) (S D-**17**)
- bei kurzer Wasserliegezeit: Emphysema aquosum.

Das Fehlen eines Schaumpilzes spricht nicht gegen vitales Ertrinken, da er nicht immer auftritt.

Vitale Reaktionen beim Ertrinken

Nachdem die **Ballonierung der Lungen** auch postmortal durch Untertauchen erzeugt werden konnte, ist sie **keine absolut sichere vitale Reaktion auf das Ertrinken.** Gleiches gilt auch für **Paltaufsche Flecken.** Der **typische Schaumpilz dagegen gilt als zuverlässiges Vitalzeichen.** Er entsteht in der Dyspnoe-Phase, indem sich aspiriertes Wasser, durch Luftschnappen zusätzlich eingeatmete Luft und gleichzeitig vermehrt sezernierter eiweißreicher Schleim im Bronchialbaum zu einem feinblasigen Schaum vermischen. **Das Fehlen eines Schaumpilzes allerdings spricht nicht gegen vitales Ertrinken, da er nicht immer erwartet werden kann.** Der Schaumpilz ist jedoch kein sicheres Zeichen für Ertrinken, er kann auch – wenn auch in etwas anderer Qualität (grobblasiger und eiweißärmer) – beim Lungenödem entstehen und später vor Nase und Mund erscheinen.
Der Nachweis von Diatomeen in den Organen des großen Kreislaufs (Leber, Niere, Knochenmark, Gehirn) in qualitativ und quantitativ dem Ertrinkungsmedium entsprechender Verteilung wird als vitale Reaktion aufgefaßt, nicht aber Diatomeen in Lungengewebe, da sie leicht auch passiv in die Lunge gelangen können (S D-**17**). Selbstverständlich ist auch Waschhautbildung keine vitale Reaktion, auch nicht das Auftreten von Pleuraexsudat bei längerer Wasserliegezeit.

4 Hitze, Kälte, Strahlung

4.1 Hitze

Definition. Hitzeeinwirkung erfolgt durch heiße Körper, offene Flammen oder heiße Flüssigkeiten. Sie kann zu Allgemeinreaktionen (Kollaps, Schock) führen und zu Lokalreaktionen durch Veränderungen der Eiweißstruktur bis hin zur Verkohlung von Gewebe.

Üblicherweise werden vier Grade der Hitzeschädigung angenommen:
Grad 1: Rötung, u. U. Schwellung
Grad 2: Blasenbildung
Grad 3: Nekrosen
Grad 4: Verkohlung.

Die Haut kann aufplatzen, Knochen können regelrecht schmelzen. Bei Verbrennung von 60 bis 70 % der Körperoberfläche (Schätzung nach der Neunerregel, *s. Lehrbücher der Chirurgie*) pflegt es auch heute noch zum Tod zu kommen, im Frühstadium durch Schock, im Spätstadium durch Eiweißzerfall mit Schädigung von Leber und Niere (Urämie), auch durch erosive Magenblutungen, Sepsis, Tetanusinfektion. Lebensgefährlich können aber auch Verbrennungen geringerer Ausdehnung sein, bei Kindern u. U. schon 15 %.

Die meisten Todesfälle sind Unfälle, vorsätzliche Verbrennungen kommen jedoch vor.

4 **Hitze, Kälte, Strahlung**

4.1 **Hitze**

◀ **Definition**

Üblicherweise werden **4 Grade der Hitzeschädigung** angenommen:
1. Rötung, u. U. Schwellung
2. Blasenbildung
3. Nekrosen
4. Verkohlung.

Verbrennung von 60–70 % der Körperoberfläche endet bei den derzeitigen Therapiemöglichkeiten in der Regel tödlich. Die Todesursache kann unterschiedlich sein: Schock, Eiweißzerfall mit Leber- oder Nierenschädigung, Sepsis, Infektion.

Forensischer Fall

Zwei Männer und eine Frau trinken zusammen Alkohol, einer der Männer trinkt eine besonders große Menge. Angeblich zu Reinigungszwecken holt er eine Flasche Spiritus und angeblich beim ungeschickten Hantieren mit dieser Flasche wird die Kleidung der Frau mit Spiritus übergossen. Der mitanwesende andere Mann ruft, soweit ermittelt: »Zünd sie an.« Dies tut der spätere Hauptangeklagte. Er zündet die Kleidung mit dem Feuerzeug an. Die Frau erleidet ausgedehnte Verbrennungen, denen sie nach mehreren Tagen erliegt.

Raucheinwirkung mit O_2-Mangel und CO-Vergiftung bei Bränden kann ohne erkennbare Hitzeschäden zum Tod führen.

O_2-Mangel und CO-Vergiftung im Zusammenwirken können bei Bränden zum Tode führen (ohne erkennbare Hitzeschäden an der Leiche).

Merke. Selbst bei starker Hitzeeinwirkung mit Schädigungsgrad 4 (Verkohlung) kann noch ein Gewinnen von Körperflüssigkeiten, nämlich Blut, Galle, Harn und von Geweben zum Alkohol-, Medikamenten- und Giftnachweis (CO) und für Blutgruppenbestimmungen möglich sein.

◀ **Merke**

Bei stark zerstörten Leichen, z. B. nach Flugunfällen, spricht man von Brandtorso, bei Schrumpfung der Organe von Puppenorganen. Auch hier können Gebiß- und Knochenuntersuchungen noch zu Identifizierungen, Organreste zu Geschlechtsdiagnosen führen.

Bei Brandleichen führt eine **Gebißuntersuchung** oft noch zur Identifizierung.

Forensischer Fall

Eine männliche Leiche wird verkohlt in einem ausgebrannten Pkw aufgefunden. Es gibt keine Zeugen des Geschehens. Zunächst geht man davon aus, daß der Tote der Fahrzeughalter ist, ein etwa 40jähriger Mann. Die Obduktion ergibt Hinweise auf einen jüngeren Mann, und zwar aufgrund der Beschaffenheit der Markhöhle des Oberarms. Durch weitere Ermittlungen wird schließlich aufgedeckt, daß der Fahrzeughalter einen jungen Mann als Anhalter mitnahm, tötete und im Pkw verbrannte, um einen Versicherungsbetrug zu begehen. Er selbst war im Ausland untergetaucht.

Das sog. **Brandhämatom** ist eine postmortal entstehende, epidural lokalisierte Blutansammlung.
Das Brandhämatom ist **kein** vitales Zeichen.

Weitere **postmortale Veränderungen** sind:
- Fechterstellung der Arme (D-**70**),
- Hitzerisse der Haut
- Sprengung des Hirnschädels.

Diese sind **keine** vitalen Hitzeschäden. Zur Unterscheidung **vitaler** von postmortalen Hitzeschäden kann die **Untersuchung auf Zellreaktionen am Rand von Wunden** sowie **die von Blasen** (Leukozyten neben Eiweiß) erfolgen.

Bei Brandeinwirkungen am Kopf kann nicht nur der Gehirnschädel Sprünge infolge der Hitzeeinwirkung aufweisen, es kann auch ein sog. »**Brandhämatom**« zu beobachten sein. Dies ist eine Ablagerung einer krümelig-bröckeligen, meist ziegelroten, bei Platzen des Schädelknochens u.U. angeschmorten Masse. Sie liegt epidural zwischen Schädeldach und harter Hirnhaut und entsteht durch Austritt von Blut aus der Knochendiploe und den Blutleitern. Dieses Brandhämatom ist kein vitales Zeichen.
Ebensowenig ist ein vitales Zeichen eine sog. Fechterstellung der Arme infolge einer Hitzeschrumpfung der Muskulatur (D-**70**). Auch Hautaufplatzungen und Brüche von Knochen können postmortal entstehen.

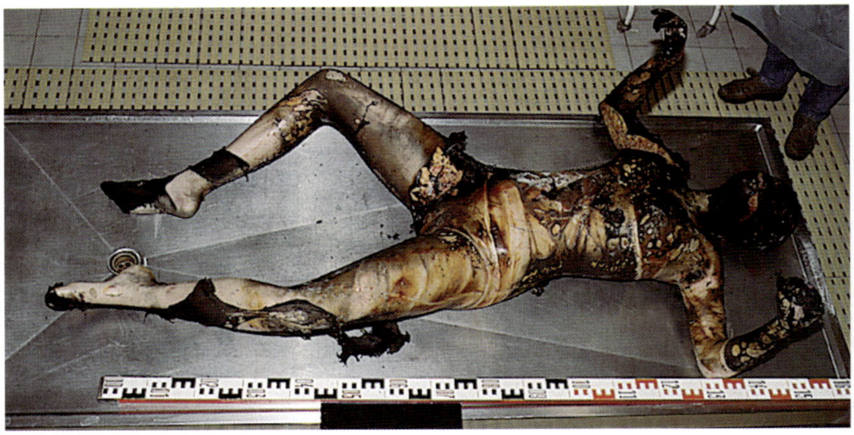

D-**70**: **Tod durch Brandeinwirkung. Fechterstellung der Arme infolge Hitzeschrumpfung der Muskulatur.** Diese stellt kein vitales Zeichen dar. Rußantragungen an der Haut mit Aussparungen von Stellen, an denen Kleidungsstücke anlagen. Zeichen der Verkohlung, infolge besonders starker Brandeinwirkung, am Kopf.

Zur Unterscheidung vitaler von postmortalen Hitzeschäden kann die **Untersuchung auf Zellreaktionen am Rand von Wunden** erfolgen sowie die von **Blasen auf zelluläre Beimengungen des Blaseninhaltes** (Leukozyten neben Eiweiß). Auch Brandrötung der Haut darf als vitales Zeichen gewertet werden.
Bei vital entstandenen Veränderungen durch Brandeinwirkung können ferner die Gefäße thrombosiert, das Gewebe ödematös sein. Rußteilchen können durch Einatmung in die Lungen (D-**18**) und durch Verschlucken mit dem Speichel in Magen und Zwölffingerdarm gelangen. Der Nachweis von CO im Blut aus der Oberschenkelvene (V. femoralis) und besonders aus dem Körperinneren einer Leiche kann als ein vitales Zeichen gewertet werden. In oberflächlich gelegene Blutgefäße kann CO auch durch die Haut diffundieren. Allerdings kann bei sog. primärem Hitzeschock vor Aufnahme einer den Tod erklärenden CO-Menge (*s. Abschnitt 9, S. 432*) der Tod eintreten, ferner werden bei Verbrennungen von Kunststoffen auch giftige gasförmige Produkte wie HCN, Phosgen und HCl frei. Eventuell gelingt der Nachweis von flüchtigen Verbindungen in Lungenproben, z.B. nach Einatmen von Benzin bei Kraftfahrzeugbränden. »Krähenfüße« und Versengung nur der äußeren Anteile der Augenwimpern neben den Augen, durch aktives Zukneifen der Augen, gelten als vitales Zeichen.

Vitale Zeichen der Brandeinwirkung zu Lebzeiten sind:
- vor allem Rußeinatmung bis in die Bronchien (D-**18**)
- Ruß im Magen und evtl. im oberen Dünndarm
- positiver CO-Nachweis im Blut (u.U. negativ bei primärem Hitzeschock).
- bei Schwelbränden werden oft höhere CO-Werte gefunden als bei starkem Brand
- Brandrötung der Haut
- Thrombosierung der Gefäße.

»Krähenfüße« neben den Augenwinkeln entstehen beim Zusammenkneifen der Augen, dadurch Versengung nur der äußeren Anteile der Augenwimpern.

Forensischer Fall

Ein junger Pkw-Fahrer fährt nachts mit hoher Geschwindigkeit auf einen querstehenden Lastzug auf der Autobahn auf. Der Pkw gerät sofort in Brand, es gelingt nicht mehr, den Fahrer zu retten. Er kann nur noch verkohlt, als Brandtorso geborgen werden. Der Zahnstatus erlaubt eine Überprüfung der Identität. Auch kann noch Herzblut gewonnen werden, das bei der Alkoholbestimmung alkoholfrei ist, aber etwa 20% CO-Hb enthält.

S Synopsis D-**18: Wirkung von Ruß und Brandgasen auf den Körper**

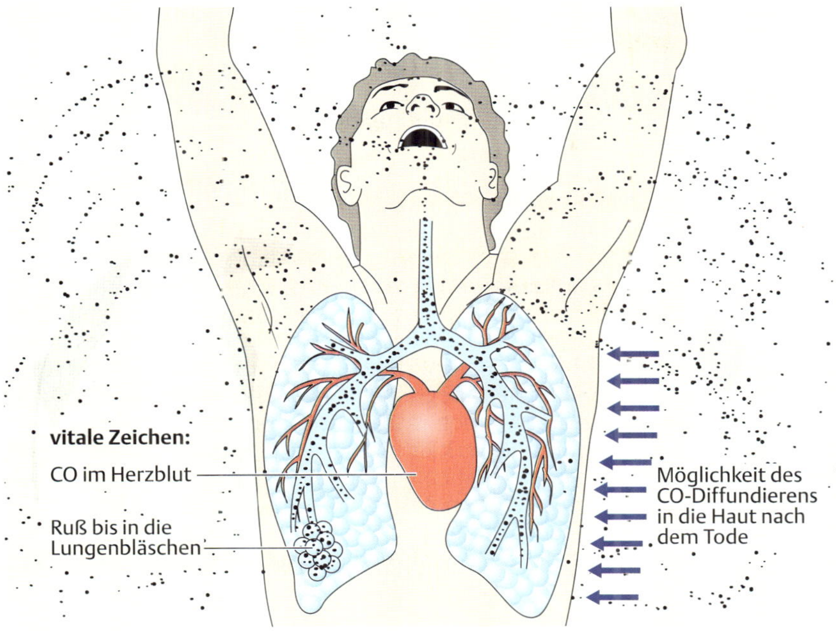

Bei Einwirkung auf den **vitalen** Körper gelangt Ruß durch Einatmen in die Lungen, und CO wird so entsprechend ins Blut aufgenommen.
Nach dem Tod kann CO auch durch die Haut in oberflächliche Venen diffundieren.

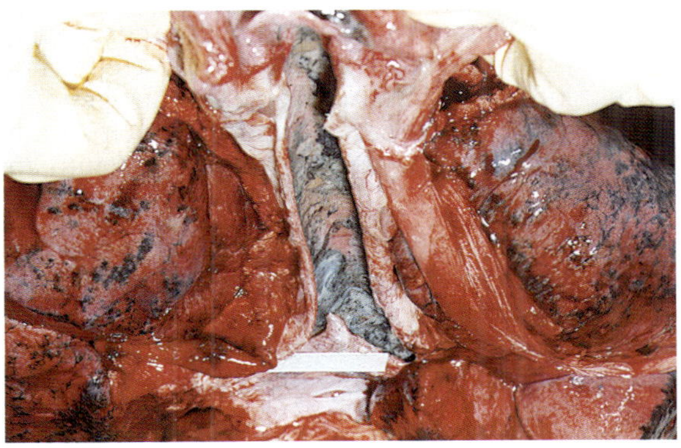

Rußhaltiger Schleim in der Luftröhre infolge Wohnungsbrandes. Hellrote Farbe des Gewebes durch CO-Einatmung. Rußeinatmung und CO-Nachweis im Blut, besonders aus dem Körperinneren einer Leiche, können als vitales Zeichen gewertet werden.

Bei Verdacht der Selbstverbrennung (Suizid) und Verdacht der Verbrennung nach einem Tötungsdelikt achtet die Polizei, die den Brandort zu untersuchen hat, auch auf das Vorhandensein von Brandlegungsmitteln wie u. a. Spiritus und Benzin.
Der **Hitzschlag** ist Folge einer Überwärmung (Hyperthermie) des Organismus, wenn die Temperaturregelung nicht mehr ausreicht und die Körpertemperatur auf kritische Werte (bis 40 °C rektal) ansteigt. Typische Symptome sind Kopfschmerzen und Erbrechen, Kollaps, u. U. auch Krämpfe. Bei Tod zeigt sich eine Hyperämie der Organe.
Bei **Sonnenstich** kommt es zur lokalen Überwärmung des Kopfbereiches. Todesfälle sind in unseren Breiten selten, die Obduktionsbefunde sind weitgehend unspezifisch, es werden Blutaustritte im Gehirn beobachtet.

Typische Symptome einer Überwärmung des Körpers **(Hitzschlag)** sind Kopfschmerzen, Erbrechen und Krämpfe.

Bei Tod durch **Sonnenstich** können Blutaustritte im Gehirn zu beobachten sein.

4.2 Kälte

Man unterscheidet **3 Grade der Kälteschädigung:**
1. Rötung
2. Schwellung und Blasenbildung
3. Nekrose.

Die Gefahr tödlicher Unterkühlung besteht besonders bei alten und geschwächten Menschen und im Akoholrausch. **Lebensgefahr besteht ab einer Kerntemperatur von 25 °C (Kammerflimmern).** Es kann zu **paradoxem Wärmegefühl** und daher zum Entkleiden kurz vor Eintritt der Bewußtlosigkeit kommen.

Bei Tod durch Unterkühlung pflegen die **Totenflecken und die inneren Organe eine rosarote Farbe** zu zeigen, die gegen die hellrote Farbe bei CO-Vergiftungen abzugrenzen ist.

4.2 Kälte

Bei Kälteeinwirkung sind Allgemeinschäden des Körpers durch Unterkühlung von lokalen Schäden zu unterscheiden. Letztere ähneln in ihrem Bild Graden der Schädigung bei Hitzeeinwirkung:
Man unterscheidet drei Grade der Kälteschädigung:
Grad 1: Rötung
Grad 2: Schwellung und Blasenbildung
Grad 3: Nekrose.
Bei Erfrorenen sieht man typischerweise Hautrötungen mit Schwellung an totenfleckenfreien Hautpartien.
Die Gefahr der Unterkühlung besteht besonders bei alten und körperlich geschwächten Menschen sowie im Alkoholrausch. **Kritisch ist eine Abkühlung bis auf einen Wert von etwa 25** °C, da bei dieser Temperatur tödliches Herzkammerflimmern droht. Bewußtseinstrübung und Bewußtlosigkeit können schon oberhalb davon eintreten. Dabei kann es zu **paradoxem Wärmegefühl** und zum Entkleiden kurz vor Eintritt der Bewußtlosigkeit kommen. Feuchtigkeit begünstigt wie Alkoholeinwirkung die Unterkühlung, Schiffbrüchige können rasch an Unterkühlung sterben.
Bei Tod durch Unterkühlung ist eine **hellrote Farbe der Totenflecken** zu beobachten, meist auch eine **rosarote Farbe der inneren Organe**, beruhend auf einer veränderten Abgabe von Sauerstoff bei niederer Temperatur. Hellrote Farbe der Totenflecken kommt aber auch bei anderen Todesarten vor, wenn die Leiche z. B. während der Aufbewahrung im Kühlraum Kälte ausgesetzt war.

Forensischer Fall

Eine 78jährige alleinlebende Frau wird an einem Wintertag im eiskalten Flur ihres ungeheizten Hauses in Rükkenlage und entkleidet tot aufgefunden. Ihre Kleidungsstücke sind um sie verstreut, eine Garderobe ist teilweise umgeworfen. Es finden sich am Körper, abgesehen von roten Totenflecken, mäßige Spuren stumpfer Gewalt wie durch wiederholten Sturz. Unter Verwertung auch spurenkundlicher Untersuchungen kommen die Ermittler zu dem Schluß, daß die Greisin infolge eines Verwirrtheitszustandes mehrfach gestürzt war, schließlich im Flur liegenblieb, dort zunehmend auskühlte, offenbar sich noch aufrichten wollte, dabei die Garderobe teilweise umwarf, schließlich sich die Kleider abstreifte und durch Unterkühlung starb. Bei einer derartigen Auffindesituation wird man zunächst natürlich auch an ein Sexualverbrechen denken, bei Unordnung im Raum an Kampfspuren.

Der Obduktionsbefund bei Tod durch Kälte ist uncharakteristisch. Nach Unterkühlung kommen Spättodesfälle vor, Erosionen der Magenschleimhaut können zur Diagnose beitragen.

Der Obduktionsbefund bei Tod durch Kälte ist uncharakteristisch. Nach Unterkühlung, die zunächst noch überlebt wird, können bei Todeseintritt Lungenentzündungen, Pankreas-, Herzmuskel- und Leberschäden, Erosionen und Blutungen an der Magenschleimhaut (Wischnewski-Flecke) nachweisbar sein.

Merke ►

▶ ***Merke.*** Die Möglichkeit des Scheintodes bei Kälteeinwirkung ist zu beachten!

4.3 Strahlung und Tod durch ionisierende Strahlen

Die Krankheitserscheinungen beruhen vor allem auf Lähmung der körpereigenen Infektabwehr und auf Störungen der Blutbildung, außerdem ist mit genetischen Schäden und mit einer erhöhten Krebsrate zu rechnen.

Für jede Strahlungsart ist eine maximal zulässige Strahlendosis festgelegt.

4.3 Strahlung und Tod durch ionisierende Strahlen

Gesundheitsschäden durch Strahlen haben durch den Reaktorunfall von Tschernobyl weltweit Beachtung erfahren. Die Krankheitserscheinungen beruhen vor allem auf Lähmung der körpereigenen Infektabwehr und auf Störungen der Blutbildung. Außerdem ist, abgesehen von genetischen Schäden, mit einer erhöhten Krebsrate zu rechnen.
Die internationale Atomenergiebehörde berät in Fragen des Strahlenschutzes. **Für jede Strahlungsart (Röntgenstrahlen, Gammastrahlen, radioaktive Strahlen aller Art) besteht eine maximal zulässige Strahlendosis.** Im medizinischen Bereich überwachen Strahlenschutzbeauftragte die Einhaltung der Schutzvorschriften.

5 Elektrischer Strom

5 **Elektrischer Strom**

Definition. Bei Kontakt mit spannungsführenden Teilen kann es durch Einwirkung der Elektrizität zu Tod oder Gesundheitsschädigung kommen. Wichtig ist vor allem die Spannung, die nach dem Ohmschen Gesetz die Höhe des Stromes im Körper beeinflußt. Der Strom überwindet dabei den Hautwiderstand an der Stromeintrittsstelle, den Widerstand im Körperinneren, den Hautwiderstand an der Austrittsstelle.

◀ **Definition**

Meist handelt es sich um Unfälle, oft im Haushalt. Aber auch Tötungsdelikte kommen vor. Gerichtsmedizinische Untersuchungen müssen in Zusammenarbeit mit technischen Sachverständigen erfolgen.
Vor Rettungsversuchen bei Stromunfällen muß zuerst der Strom ausgeschaltet werden!

Meist handelt es sich um Unfälle. Bei Verdacht auf Tötungsdelikte muß mit einem technischen Sachverständigen zusammengearbeitet werden.

Forensischer Fall

Ein 45 Jahre alter, psychisch kranker Mann setzte sich in die wassergefüllte Badewanne und läßt einen eingeschalteten Haartrockner in das Wasser fallen. Die Ehefrau, durch die Geräusche im Bad aufmerksam geworden, will das elektrische Gerät aus der Badewanne nehmen, um ihren Mann zu retten. Dabei bekommt sie ebenfalls einen Stromschlag, der auch bei ihr zum Tode führt.

5.1 Stromart und -wirkung

5.1 Stromart und -wirkung

Technisch unterscheidet man bei dem heute vorwiegend verwendeten Wechselstrom: a) Kleinspannung (bis 50 V ungefährlich), b) Niederspannung (bis 1000 V), dazu gehört auch der Haushaltsstrom, c) Hochspannung (über 1000 V) z.B. in Fabriken. Unfälle mit sog. Haushaltsstrom haben zahlenmäßig besondere Bedeutung. Haushaltsstrom, meist Wechselspannung von 220 Volt und 50 Hz, ist deshalb so gefährlich, weil der menschliche Organismus auf die Frequenz dieser Stromart von 50 Hz besonders anspricht und außerdem ein das Leben gefährdender Wert der Stromstärke erreicht wird. Wechselstrom von 50 Hz ist rund viermal gefährlicher als Gleichstrom.
Grundsätzlich hängt das Ausmaß der Veränderungen durch elektrischen Strom von folgenden Bedingungen ab:

- Spannung (Volt)
- Stromstärke (Ampere)
- Widerstand (Ohm)
- Kontaktfläche
- Frequenz (Hertz)
- Stromart (Wechsel- oder Gleichstrom)
- Stromflußdauer (Kontaktzeit)
- Stromweg im Körper (individuelle Faktoren).

Der Strom tritt durch die Haut ein. Er fließt nach dem Weg im Körper in die Erde ab, meist über die Füße. Isolation durch Teppiche, Kunststoffbeläge, kann den Stromfluß hemmen und damit die Gefahr mindern oder sogar aufheben.

Unter den verschiedenen Stromarten führt Haushaltsstrom (220 Volt, 50 Hz) besonders oft zu tödlichen Unfällen.
Das Ausmaß der Gefährdung durch elektrischen Strom hängt ab von:

- **Spannung (Volt)**
- **Stromstärke (Ampere)**
- **Widerstand (Ohm)**
- **Kontaktfläche**
- **Frequenz (Hertz, Abk. Hz)**
- **Stromart (Wechsel- oder Gleichstrom)**
- **Stromflußdauer (Kontaktzeit)**
- **Stromweg im Körper (individuelle Faktoren).**

Der Strom tritt durch die Haut ein. Er fließt meist nach dem Weg im Körper über die Füße in die Erde.

Bodenbeläge können den Stromfluß hemmen.

Forensischer Fall

Ein Kind bringt auf Bitte der Eltern eine Lampe, deren Metallfuß durch einen Defekt unter Strom steht, auf eine Terrasse. In dem Moment, als es den teppichbelegten Raum mit der bereits eingeschalteten Lampe verläßt und die Fliesen der Terrasse betritt, trifft es ein tödlicher Stromschlag.

Dünne und besonders die nasse Haut ist leichter durchgängig als dickbeschwielte und trockene.
Der Strom entfaltet

- **Wärmewirkungen**, genutzt bei der Diathermiebehandlung mit hochfrequenten Strömen, die keine Reizwirkung mehr haben.

Dünne und nasse Haut zeigt einen geringeren Hautwiderstand als dickere und trockene Haut.

Strom hat, neben thermischen Wirkungen, Effekte auf den Muskel

und solche auf das Nervensystem, u. a. mit der Folge des Umklammerns eines umfaßten Stromleiters.

- **Spezifische Wirkungen auf die Nerven,** u.a. mit der Folge eines Umklammerns eines umfaßten Stromleiters ab einer Stromstärke von ca. 10–25 mA.
- **Wirkungen auf die Muskulatur** mit der möglichen Folge von Luxationen und Muskeleinrissen und Frakturen.

Klassisch sind Stromunfälle, bei denen über krampfartiges Festhalten, z. B. eines defekten Elektrogerätes, und über einen Aufschrei des Betroffenen berichtet wird.

Forensischer Fall

Ein Landwirt polt eine elektrisch angetriebene Maschine um und schließt die Kabel dabei irrtümlich so an, daß das Gehäuse, statt geerdet zu sein, unter Spannung steht. Als er die Maschine auf dem betonierten Boden seiner Scheune an das Netz anschließt und in Betrieb nimmt, wird beobachtet, wie er unmittelbar darauf nach krampfartigen Bewegungen der Unterarme zu Boden stürzt und leblos liegenbleibt. Es finden sich Hitzespuren an der Hautfalte zwischen Daumen und Zeigefinger der Hand, mit der er einen Handgriff der Maschine hielt.

Besonders gefährlich ist der Stromweg durch das Herz, da es zu Herzkammerflimmern kommen kann.

Besonders gefährlich ist ein Stromdurchgang durch das Herz bei Stromweg von Hand zu Hand, von der rechten Hand zum linken Fuß oder von der linken Hand zum rechten oder linken Fuß. Ab 30 mA droht hier (funktioneller) Herzstillstand durch Kammerflimmern.

Merke ▶

> ▶ ***Merke.*** Die typische Todesursache beim Stromtod bei Spannungen bis ca. 1000 Volt ist das Herzkammerflimmern bei (60-)80–100 mA.

Bei Erregung der Atemmuskulatur kann es zu Atemstörungen und Atemstillstand kommen. Bei Stromdurchtritt durch den Kopf – therapeutisch genutzt bei der Elektrokrampftherapie – kommt es zur Bewußtlosigkeit, bei Starkstrom zu Hirnparenchymschäden.

Bei Erregung der Atemmuskulatur kann es auch zu Atemstörungen und Atemstillstand kommen. Stromdurchtritt durch den Kopf – therapeutisch genutzt bei der Elektrokrampftherapie – führt zur Bewußtlosigkeit, bei hohen Stromstärken (Starkstrom) eventuell zu schweren Hirnparenchymschäden.

Bei der Exekution auf dem »elektrischen Stuhl« wird zuerst hohe Spannung über den Kopf durch den Körper geleitet, die Bewußtlosigkeit herbeiführt, danach eine Spannung, die Tod durch Herzkammerflimmern bewirkt.

Bei langer Stromflußdauer kann es zur Muskelsubstanzschädigung mit toxischen Eiweißzerfallsprodukten und konsekutivem Nierenversagen kommen (sog. Crush-Niere).

Bei Hochspannungsunfällen, besonders bei langer Stromflußdauer kann es durch die Wärmewirkung zur Schädigung von Muskelsubstanz mit toxischen Eiweißzerfallsprodukten und Nierenschädigung bis zum Nierenversagen (sog. Crush-Niere) kommen, wogegen bei geringer Stromflußdauer – auch bei hoher Stromstärke – Schädigungen fehlen können.

5.2 Strommarken

5.2 Strommarken

Die Strommarke ist im Falle typischer Ausprägung grau bis grauweiß mit wallartigem Rand (S D-**19**). Strommarken haben histologische Eigenschaften, die nicht absolut spezifisch, aber charakteristisch sind. Als relativ typisch gelten **Blasenbildung im Korium** sowie **Kernausziehungen in der Basalschicht.**

Die Strommarke ist bei typischer Ausprägung grau bis weißlich mit wallartig aufgeworfenem Rand (S D-**19**). Unscharfe Ausprägungen der Strommarke sind häufig, Größe und Gestalt wechseln. Die Strommarke ist kein vitales Zeichen.

Als histologisch relativ typisch gelten **Blasenbildungen** und »Wabenbildungen« im **Stratum corneum,** fischzugartige Anordnung der Zellen im Stratum germinativum und strichförmige **Kernausziehungen in den Basalzellen.** Blasenbildungen an der Haut müssen gegen solche bei anderen Hautschädigungen abgegrenzt werden wie Hitze, Kälte oder Blasenbildung bei Fäulnis. Bei Entstehung eines Flammenbogens kann Metall des elektrischen Leiters verdampfen und sich an der Eintrittstelle des Stroms niederschlagen.

Der Strom tritt durch die Haut ein und wieder aus, wo er eine sog. Strommarke hinterlassen kann. Die Strommarke entsteht durch die thermische Wirkung des elektrischen Stromes.

Strommarken entstehen an den bei Wechselstrom eigentlich nicht zutreffend als Stromeintritt- und Stromaustrittstellen bezeichneten Hautstellen. Sie beruhen auf der thermischen Einwirkung des Stromes und sind von anderen thermischen Schäden nicht immer zuverlässig zu unterscheiden. Ebenso können Strommarken manchmal von mechanisch bedingten Hautverletzungen, Schrunden und Schürfungen, sogar Warzen makroskopisch

S Synopsis D-**19: Strommarke**

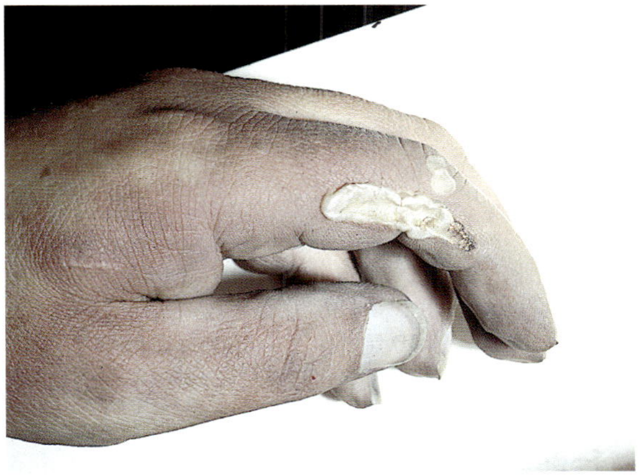

Strommarke an der Hand durch Einwirkung von Wechselstrom bei Hantieren mit einer defekten Elektropumpe. Typisch ist die weißliche Verfärbung und ein wallartiger Rand. Bei stärkerer thermischer Wirkung können Strommarken durch Verkohlung auch braun bis braunschwarz sein.

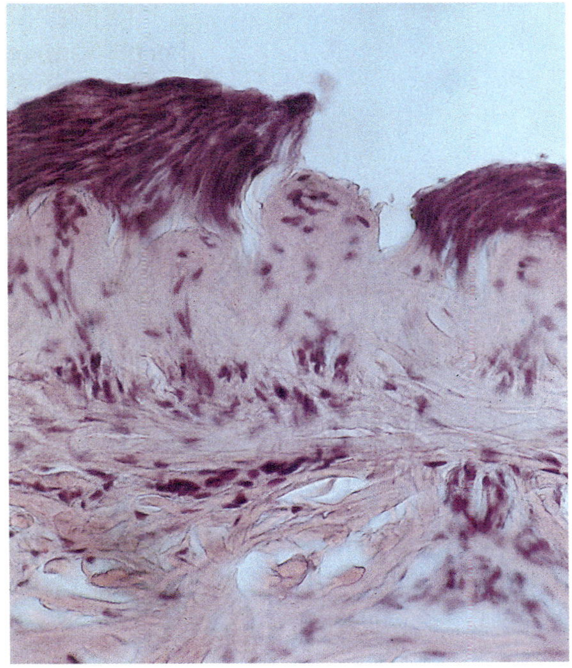

Strommarke im histologischen Bild. Zerstörung des Stratum corneum. Fischzugartige Anordnung der Zellen der Basalschicht.

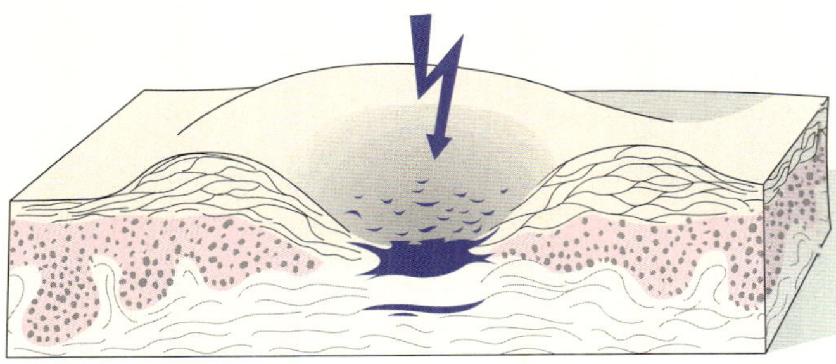

Schematische Darstellung einer Strommarke mit zentraler Eindellung und wallartig aufgeworfenem Rand und Zerstörungen in der Tiefe des Gewebes. Wesentliche Entstehungsursache der Strommarke ist die thermische Wirkung des Stroms.

schwer abzugrenzen sein. Sie sind häufig an Händen und Füßen lokalisiert, können aber auch an anderen Stellen einschließlich dem behaarten Kopf liegen. Strommarken können auch bei Überleben einer Stromeinwirkung zurückbleiben. Schwer sichtbar sind u. U. Strommarken in den Fingerbeugen. Besonders bei breitflächigem Einwirken von Strom können Strommarken fehlen, weil bei zu geringer Stromflächendichte die Hauterwärmung nicht ausreicht, um bleibende Hautveränderungen zu erzeugen.

Strommarken können von anderen thermischen Schäden, auch von mechanisch bedingten Hautabschürfungen, manchmal schwer abzugrenzen sein. Eine Strommarke kann schwer erkennbar sein, bei großflächiger Berührung des Leiters auch fehlen.

Forensischer Fall

Ein 44jähriger Mann legt im Badezimmer seiner Wohnung neue Fliesen und befestigt dann einen Handtuchhalter mit Schrauben durch die Fliesen in der Wand. Bei der ersten Benutzung des Bades durch ihn hört seine Ehefrau einen Schrei und findet ihren Mann am Boden neben der Wanne leblos auf. Der Sektionsbefund ergibt blutgestaute innere Organe, keinen krankhaften Organbefund. Bei der technischen Untersuchung wird festgestellt, daß die Schrauben des Handtuchhalters in die Stromleitung, die unter Putz lag, eingedrungen waren, wodurch der Handtuchhalter unter Spannung stand. Strommarken wurden nicht gefunden.

Der Sektionsbefund bei Stromtod ist wenig charakteristisch, abgesehen von Strommarken und Hitzeschäden im Gewebe.

Bei Stromtod während des Badens in Badewannen, z.B. durch Hineinfallen eines elektrischen Gerätes, kann an der Grenzlinie von Luft und Wasser ein livider Streifen an der Haut zu beobachten sein, dessen Ursache noch unklar ist.
Der Sektionsbefund bei Stromtod ist insgesamt wenig charakteristisch, abgesehen von Strommarken und Spuren des Stromflusses mit Hitzeschäden im Gewebe im Bereich der Stromflußbahn, die aber beide fehlen können.

5.3 Sonderformen

5.3 Sonderformen

Bei Hochspannungsunfällen kann es **auch ohne Kontakt** mit dem Stromleiter zum Stromdurchgang durch den Körper kommen. Bei Hochspannungsunfällen entstehen schwere Verbrennungen bis Verkohlungen.

Bei Hochspannungsunfällen kann es auch ohne direkten Kontakt mit dem Stromleiter zum Stromdurchgang durch den Körper kommen, bei Spannungen über 10000 Volt genügt eine Annäherung bis auf einige Zentimeter. Es können schwere Verbrennungen bis Verkohlungen entstehen, bedingt durch die wegen des hohen Stromflusses (viele Ampere) entstehende Wärme im Gewebe und durch einen Lichtbogen bei Spannungen über 5000 Volt. Auch können dabei, wie bei Brandeinwirkungen, »Krähenfüße« neben den Augen zu sehen sein infolge Zusammenkneifens der Augen vor dem intensiven Licht.

Forensischer Fall

Ein 10jähriger Junge spielt verbotenerweise mit Altersgefährten auf einem Bahngelände. Er besteigt einen leeren Waggon, über dem eine Fahrleitung der Bahn verläuft. Die Kameraden sehen einen kurzen Lichtschein, dann stürzt der Junge vom Waggondach auf den Boden herab und bleibt tot liegen. Es werden ausgedehnte Verbrennungen an der rechten Kopfseite bis zum Rumpf festgestellt, die auch die Kleidung einbeziehen. Der Junge muß mit dem Kopf in die Nähe der Fahrleitung gekommen sein, die eine Spannung von 15000 V (16 ⅔ Hz) aufweist, wobei es zu einem Stromübertritt unter Entstehung eines Lichtbogens kam.

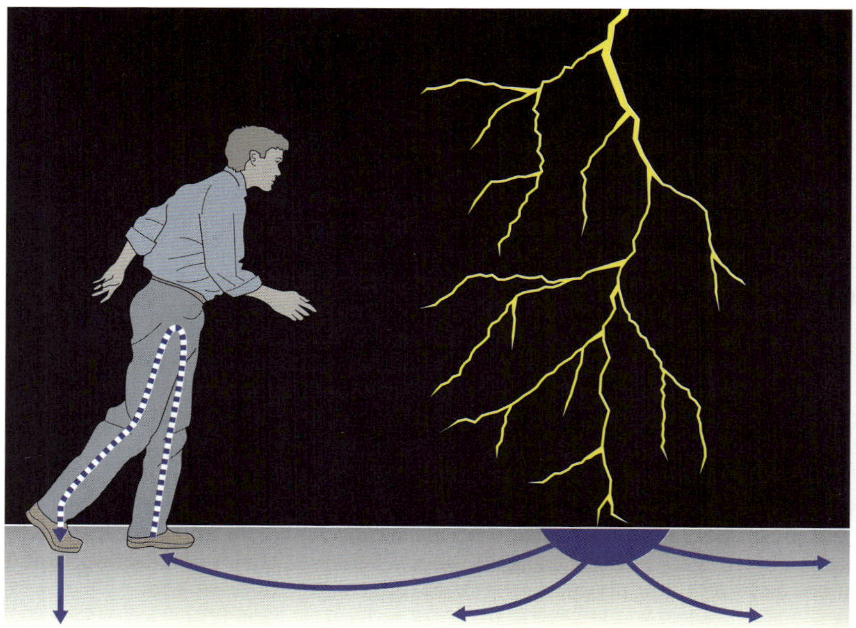

D-71: **Sog. Schritteffekt bei einer vom Blitzeinschlag entfernten Person mit Verlauf des Stromes über die unteren Gliedmaßen.** Er kann zu einem plötzlichen Zusammenbrechen führen.

Die Mortalität bei Blitzschlag ist hoch. Bei Blitzschlag können Metallteile am Körper des Getroffenen schmelzen.

Bei **Blitzschlag,** der eine relativ hohe Mortalität (über 30%) hat, können Durchtrennungen von Kleidung und Haut entstehen, mit Verbrennungen 2. bis 3. Grades und Schmelzen von Metallgegenständen, z.B. Reißverschlüssen. Vom Blitz Getroffene sind meist sofort bewußtlos.

Forensischer Fall

In einem Wald wird in zerfetzten Kleiderresten eine skelettierte Leiche gefunden. Es handelt sich nach den auswertbaren Merkmalen um einen Mann im mittleren Alter. Die Untersuchung der Hose ergibt am metallenen Reißverschluß der Hose Spuren starker Hitzeeinwirkung mit Verschmelzen des Metalls. Dies deutet indirekt darauf hin, daß Blitzschlag zum Tode geführt hatte.

Recht **charakteristisch sind baumartig verzweigte Blitzfiguren an der Hautoberfläche** bei etwa 20% der Opfer. Manchmal werden bei Blitzschlagopfern auch schrotschußartige Durchlöcherungen an Kleidung und Haut gefunden. Bei Einschlag des Blitzes in das Erdreich können noch in 100 bis 200 m Entfernung Personen in Mitleidenschaft gezogen werden (**Schritteffekt** s. D-**71**).

Baumartig verzweigte Blitzfiguren an der Haut sind in ca. 20% bei Blitzschlagopfern zu sehen.
Manchmal werden auch schrotschußartige Durchlöcherungen der Haut gefunden. Bei Einschlag des Blitzes in das Erdreich können noch in 100–200 m Entfernung Personen von dem sich ausbreitenden Strom in Mitleidenschaft gezogen werden (**Schritteffekt** s. D-**71**).

6 Schwangerschaftsabbruch

6 Schwangerschaftsabbruch

Definition. Schwangerschaftsabbruch ist die künstlich herbeigeführte vorzeitige Beendigung einer Schwangerschaft, die im rechtlichen Sinn mit der Nidation (ca. 14 Tage nach der Konzeption) beginnt.
Begrifflich werden folgende legale Indikationen unterschieden:

◄ **Definition**

- die **medizinisch-soziale Indikation** bei Gefahr für Leben oder Gesundheit der Mutter oder bei Gefahr einer schwerwiegenden Beeinträchtigung des körperlichen oder seelischen Gesundheitszustands der Schwangeren
- die **kriminologische (ethische) Indikation** nach einer rechtswidrigen Tat wie Vergewaltigung, wobei für die Feststellung der Indikation hier die ärztliche Erkenntnis maßgebend ist.

Neben diesen zwei Indikationen bleibt auch ein Schwangerschaftsabbruch innerhalb der ersten 12 Wochen nach der Empfängnis straffrei, wenn die Frau sich vor der Durchführung dieses Schwangerschaftsabbruches durch eine staatlich anerkannte Beratungsstelle hat beraten lassen und seit der Beratung mindestens drei Tage verstrichen sind und der Schwangerschaftsabbruch durch einen Arzt vorgenommen wird.
Die früher bestehende embryopathische Indikation wurde in die medizinische Indikation einbezogen (wodurch auch die frühere 22-Wochenfrist entfallen ist).
Bei Eingriffen vor der Einnistung des befruchteten Eies handelt es sich nicht um einen Abbruch im rechtlichen Sinn. Im biologisch strengen Sinne jedoch beginnt das Leben freilich nach der Vereinigung von Ei und Samenzelle schon vor der Einnistung.
Schwangerschaftsabbrüche dürfen sowohl ambulant als auch stationär durchgeführt werden. Es darf kein Arzt (mit Ausnahme des medizinisch indizierten Schwangerschaftsabbruches) gezwungen werden, einen Schwangerschaftsabbruch vorzunehmen.

Ein legaler Schwangerschaftsabbruch darf nur aus **medizinisch-sozialer** oder **kriminologischer Indikation** erfolgen. Die verschiedenen Fristen sind zu beachten. Ein illegaler Abbruch ist strafbar, auch der Versuch. Der indikationslose Abbruch gilt als rechtswidrig, bleibt in den ersten 12 Wochen p.c. bei Erfüllung von bestimmten Voraussetzungen (Beratung!) aber straffrei!
Neben diesen 2 Indikationen bleibt auch ein Schwangerschaftsabbruch innerhalb der ersten 12 Wochen nach der Empfängnis straffrei, wenn die Frau sich vor der Durchführung dieses Schwangerschaftsabbruches durch eine staatlich anerkannte Beratungsstelle hat beraten lassen und seit der Beratung mindestens drei Tage verstrichen sind und der Schwangerschaftsabbruch durch einen Arzt vorgenommen wird.
Bei Eingriffen vor dem Einnisten des befruchteten Eies handelt es sich **nicht** um einen Abbruch im rechtlichen Sinne.
Im biologischen Sinne beginnt das Leben nach der Vereinigung von Ei und Samenzelle.

6.1 Rechtliche Grundlagen

6.1 Rechtliche Grundlagen

§ 218 StGB stellt den Abbruch der Schwangerschaft unter Strafe. Auch der Versuch ist strafbar. Die Frau selbst wird nicht wegen Versuchs bestraft.
Weitere hier in Frage kommende gesetzliche Bestimmungen sind:
§ 218 a StGB (Indikation zum Schwangerschaftsabbruch), § 218 b StGB (Beratung der Schwangeren in einer Not- und Konfliktlage), § 218 c StGB (Schwangerschaftsabbruch ohne ärztliche Feststellung), § 219 (ärztliche Pflichtverletzung bei einem Schwangerschaftsabbruch).
Nidationshemmende Maßnahmen wie die »Pille danach« oder Intrauterinpessare fallen nicht unter § 218 StGB.

Die Schwangere selbst wird nicht wegen Versuchs nach § 218 StGB bestraft.

Nidationshemmende Maßnahmen fallen nicht unter § 218 StGB.

Neben der Feststellung der Schwangerschaft und einer Indikation zum Abbruch muß, bei Abbruch ohne Indikation, eine gesetzlich geregelte Beratung der Schwangeren über Möglichkeiten der sozialen Hilfen mindestens 3 Tage vor dem Abbruch erfolgen.

In Deutschland muß vor einem legalen Abbruch (Interruptio, besser Abruptio) die Indikation, einschl. Fristen, von einem Arzt festgestellt, ferner muß (außer bei medizinischer Indikation) eine Beratung der Mutter durchgeführt werden durch staatlich anerkannte Beratungsstellen. Gegenüber dem Berater darf die Frau anonym bleiben, jedoch ist ein Protokoll über das Gespräch zu fertigen. Auch Ärzte können als Berater anerkannt werden, allerdings ist der Arzt, der den Schwangerschaftsabbruch vornimmt, als Berater ausgeschlossen. Eine Zeit von mindestens 3 Tagen, außer bei medizinischer Indikation, ist zwischen Beratung und Abbruch einzuhalten. Beim Schwangerschaftsabbruch hat der Arzt eine Dokumentationspflicht und eine Anzeigepflicht, **ohne** Angabe des Namens der Schwangeren, beim Statistischen Bundesamt.

Merke ►

> ► ***Merke.*** Die Schwangere muß selbst in einen Schwangerschaftsabbruch einwilligen. Der Arzt hat eine Dokumentations- und Anzeigepflicht.

Weitere Pflichten des Arztes

Aus **medizinischer** Indikation kann ein Abbruch ohne Fristbeachtung **und** ohne Beratung erfolgen. Bei **kriminologischer** Indikation und Abbruch »ohne Indikation« darf die Empfängnis nicht länger als 12 Wochen zurückliegen (s. D-**7**).

Weitere Pflichten des Arztes

Vor einem Abbruch hat, wenn keine medizinische oder kriminologische Indikation vorliegt, der Arzt zu prüfen, ob
- die Frau sich hat beraten lassen
- die Überlegungsfrist zwischen Beratung und Schwangerschaftsabbruch gewahrt ist

und mittels verläßlicher Untersuchungsmethoden, wie etwa Ultraschalluntersuchung, das Alter der Schwangerschaft zu ermitteln. Der Arzt ist auch verpflichtet (§ 218 c StGB), über medizinische Gesichtspunkte (Komplikationen bei einem Abbruch) aufzuklären.
In der Frühphase der Schwangerschaft sollte nach Empfehlung der Gesellschaft Humangenetik das Geschlecht des Kindes nicht mitgeteilt werden, um Schwangerschaftsabbrüche aus Gründen der Geschlechtswahl zu verhindern.
Ohne Fristbeachtung kann ein Abbruch nur aus medizinischer Indikation erfolgen. Bei kriminologischer und Abbruch ohne Indikation darf die Empfängnis nicht mehr als 12 Wochen zurückliegen. Wird ab der letzten Regel gerechnet, so verlängert sich der Zeitraum um 2 Wochen (D-**7**).

D-7: Gesetzliche Fristen bei Schwangerschaftsabbruch

Medizinisch-soziale Indikation	▷ keine Frist
Kriminologische Indikation	▷ bis 12 Wochen p.concept. oder 14 Wochen p. menstr.
Abbruch (ohne Indikation) nach Beratung	▷ bis 12 Wochen p. concept. oder 14 Wochen p. menstr.

Ein Arzt darf seine Mitwirkung bei einem Abbruch verweigern.

Auch der angestellte und beamtete Arzt darf wie der freiberuflich tätige den Eingriff verweigern. Ihm dürfen dadurch keine dienstlichen Nachteile entstehen.
Der lege artis durchgeführte Schwangerschaftsabbruch (Abort) erfolgt mechanisch durch Kürettage, Saugkürettage oder medikamentös, z. B. durch Prostaglandingabe (*s. Lehrbücher der Geburtshilfe*).
Nach Interruptio ist eine Beratung über Möglichkeiten der Kontrazeption indiziert.

Forensischer Fall

Ein Allgemeinarzt überweist eine Patientin zur Untersuchung wegen Schwangerschaft an einen Frauenarzt. Dieser führt nach Untersuchung mit Einwilligung der Patientin einen Abbruch durch. Die Anklage geht davon aus, daß keine Beratung (Schwangerschaftskonfliktberatung) erfolgt war. Der ursprünglich neben dem Frauenarzt angeklagte Allgemeinarzt wird freigesprochen, da ihm nicht nachzuweisen ist, daß er durch die Überweisung Beihilfe zum Abbruch leisten wollte.

6.2 Abtreibung

Bei illegalen sog. Abtreibungen durch Laien, die meist im 3. Schwangerschaftsmonat erfolgen, bestehen folgende Gefahren:
Bei mechanischem Vorgehen zur Ablösung der Plazentahaftstelle oder zur Eröffnung der Eihaut in der späteren Zeit der Schwangerschaft mit den verschiedenartigsten Instrumenten (Katheter, auch Stricknadeln, Drähte, Fahrradspeichen usw.) drohen Infektionen und Verletzungen meist an Hinterwand von Scheide, Zervix, Uterus und am Fundus mit Blutung, Infektion von Gebärmutter, Bauchfell, u.U. Sepsis und Endotoxinschock. Während Einspritzungen in den Uterus kann Luftembolie zum Tode führen, bei Eindringen von im Durchschnitt 80 bis 100 ml Luft in die Gefäße (S D-**20**).

6.2 Abtreibung

Bei illegaler Abtreibung (= krimineller Abort) durch Laien drohen als Gefahren:
- **mechanische Verletzungen mit Blutungen**
- **Infektionen (Sepsis, Endotoxinschock)**
- **Luftembolie**
- **Vergiftungen (S D-20).**

S Synopsis D-**20: Luftembolie bei Abtreibung**

Illegale Abtreibung mit Eintritt von Luft an der Plazentahaftstelle (nach *Ponsold*). Schematische Darstellung des Vordringens von Luft bis in die Lungen, eventuell bis in das Gehirn. Tödlich wirken im Durchschnitt 80 bis 100 ml Luft, es wurden aber auch bei schnellem Eindringen geringerer Luftmengen Todesfälle beschrieben.

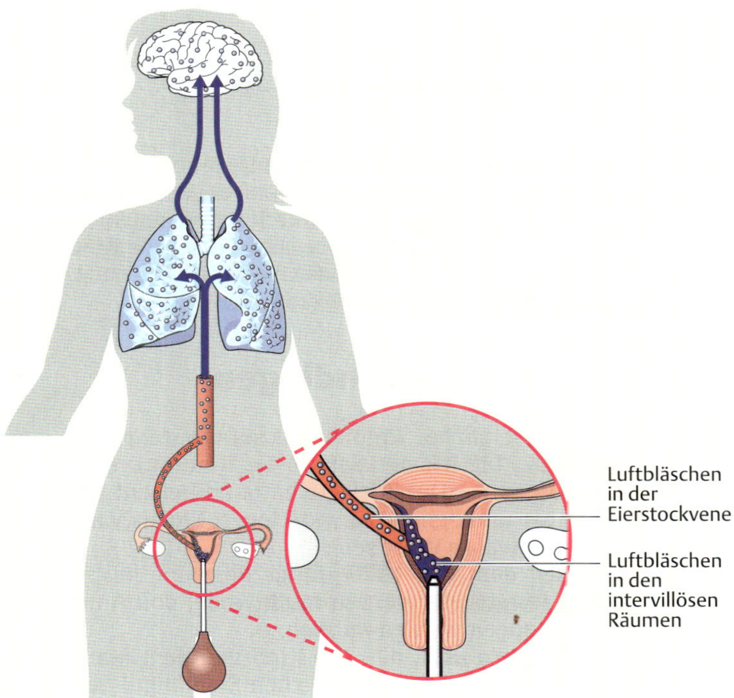

Intoxikationen drohen bei Gabe von Giften (z.B. Sublimat, Arsen), von Medikamenten (z.B. Chinin, Mutterkornalkaloide), von pflanzlichen Mitteln (z.B. aus Wacholder, Petersilie, Thuja, Eibe). Bei intrauteriner Anwendung von Seifenlösungen besteht, wenn die Lösung in die Blutbahn gerät, die Gefahr von Hämolyse mit Methämoglobinbildung, nachfolgend Nierenversagen. Unsicher im Erfolg sind Erschütterungen des Körpers und Massage des Uterus durch die Bauchdecke. Unsicher im Erfolg sind auch die genannten Gifte, einschließlich Chinin, besonders unsicher sind pflanzliche Mittel.

Forensischer Fall

Ein junger Mann aus einer Arztfamilie will bei seiner Freundin eine Abtreibung durchführen. Er liest in einem Buch von der Verwendung von Silbernitratlösungen bei Interruptio. In einer Apotheke beschafft er sich Silbernitrat. Die von ihm hergestellte Lösung prüft er zunächst an seiner Handfläche. Als er keine Reizung der Haut spürt, spritzt er die Lösung intrauterin ein mit der Folge einer schweren allgemeinen Silbernitratvergiftung, die rasch zum Tod der jungen Frau führt.

Merke ▶

> **Merke.** Es gilt der Satz, daß bei einem unerwarteten Tod einer Frau im geschlechtsreifen Alter stets auch an die Möglichkeit einer Abtreibung als Todesursache zu denken ist. Die Dunkelziffer illegaler Abtreibungen ist hoch.

Zur Klärung kann nur eine Obduktion führen.
Instrumentelle Verletzungen am Muttermund ermöglichen die Abgrenzung des illegalen Abtreibens von einem Spontanabort.

Bei unklaren Todesfällen kann die Obduktion zum Nachweis einer Gravidität und der angegebenen Komplikationen führen. Zur Abgrenzung illegaler Abtreibung gegenüber einem Spontanabort ist der Nachweis, allerdings rasch heilender, instrumenteller Verletzungen am Muttermund entscheidend wichtig. Bei Verdacht einer illegalen Abtreibung kommen bei der Lebenden klinische fachgynäkologische Untersuchungen in Frage, einschließlich Schwangerschaftstest und mikroskopische Untersuchungen von blutigem Ausfluß mit Nachweis von Dezidua-Zellen.

7 Vaterschaft

Im Vaterschaftsprozeß ist als Vater der Mann festzustellen, der das Kind gezeugt hat.

7 Vaterschaft

Wird die Vaterschaft, meist bei nichtehelichem Kind, nicht anerkannt, so ist im Vaterschaftsprozeß der Vater gerichtlich festzustellen. In der Praxis ist das Kind Kläger, vertreten durch das Jugendamt, der in Anspruch genommene Vater (Präsumptivvater) Beklagter, die Kindesmutter Zeugin. Von den Gerichten angeordnete Maßnahmen zur Klärung der Abstammung müssen alle Beteiligten dulden (§ 372a ZPO).

7.1 Rechtsgrundlagen

Unter gesetzlicher Empfängniszeit versteht man den Zeitraum zwischen 181.–302. Tag vor der Geburt des Kindes.

7.1 Rechtsgrundlagen

Unter gesetzlicher Empfängniszeit versteht man den Zeitraum zwischen 181.–302. Tag vor der Geburt des Kindes. Dies schließt längere Tragzeiten nicht aus (*s. u.*). Der Beklagte hatte **früher** entsprechende Behauptungen als »offenbar unmöglich« zu widerlegen. Ein als Vater »geltender« Mann mußte nicht der wahre Vater sein.
Eine seit dem Jahr 1970 gültige Regelung bestimmt heute, daß die Vaterschaft festgestellt werden muß, wobei von Amts wegen alle Beweismittel herangezogen werden müssen.
Es wird **vermutet,** daß das Kind von dem Mann gezeugt ist, welcher der Mutter während der gesetzlichen Empfängniszeit beigewohnt hat. Die Vermutung gilt nicht, wenn nach Würdigung aller Umstände schwerwiegende Zweifel an der Vaterschaft verbleiben (§ 1600 o BGB).
Bei ehelich geborenen Kindern, das sind nach der standesamtlichen Eheschließung geborene Kinder, gilt im Ehelichkeitsanfechtungsprozeß § 1591 Abs. 1 BGB.
Ein Kind, das nach der Eheschließung geboren wird, ist ehelich, wenn die Frau es vor oder während der Ehe empfangen und der Mann innerhalb der Empfängniszeit der Frau beigewohnt hat. Dies gilt auch, wenn die Ehe für nichtig erklärt wird. Das Kind ist nicht ehelich, wenn es den Umständen nach offenbar unmöglich ist, daß die Frau das Kind von dem Mann empfangen hat.

Wichtigstes Hilfsmittel bei der Klärung strittiger Abstammung sind **Blutgruppengutachten.**

Wichtigstes Hilfsmittel bei der Klärung strittiger Abstammung sind **Blutgruppengutachten.** Seltener werden daneben von den Gerichten erbbiologische (= anthropologische) Gutachten, Tragzeitgutachten, Fertilitätsgutachten verlangt. Zunehmende Bedeutung hat zur Identifizierung des Vaters eines nichtehelichen Kindes die DNA-Analyse erlangt. Bei der Begutachtung ist entweder die Vaterschaft eines Mannes mit einer bestimmten Wahrscheinlichkeit festzustellen oder sie ist auszuschließen.

7.2 Medizinische Grundlagen der Begutachtung

Fertilitätsgutachten

Ein Mann kann behaupten, er sei nicht Vater eines (unehelichen) Kindes, weil er zeugungsunfähig (infertil) sei. Dann kann ein Fertilitätsgutachten angeordnet werden. Bei der Zeugungsunfähigkeit eines Mannes unterscheidet man die Befruchtungsunfähigkeit bei Sterilität (Impotentia generandi) von der Begattungsunfähigkeit (Impotentia coeundi), letztere z.B. durch Erektionsstörungen, Gliedmißbildungen.
Zur Prüfung einer Impotenz sind nach den Methoden der Andrologie neben der Erhebung der Vorgeschichte wichtig: der klinische Befund, die Beurteilung des Ejakulates (Spermiogramm), evtl. eine Hodenbiopsie, Bestimmung des chromosomalen Geschlechtes, Hormonstatus, röntgenologische Darstellung der samenabführenden Wege.
Betrugsmanöver z.B. durch Unterschieben eines fremden Ejakulats oder Zusatz von spermiziden Mitteln sind möglich, es gibt auch die medikamentös hervorgerufene Azoospermie und die Erschöpfungs-Azoospermie, bei der gewöhnlich die geringe Samenmenge, unter 0,5 ml, auffällt. Die Normwerte des Ejakulates sind: Menge 2–6 ml, Gesamtzahl der Spermatozoen über 40 Millionen pro ml, von denen über 50% normal geformt sein sollten (*s. Lehrbücher der Dermatologie/Andrologie*).
Fertilitätsgutachten werden relativ selten verlangt. Dabei muß vom Untersuchungstag auf einen früheren Zeitpunkt geschlossen werden, wobei zwischenzeitlich Veränderungen hinsichtlich der Fertilität eingetreten sein können, die den Rückschluß unsicher machen.

7.2 Medizinische Grundlagen der Begutachtung

Fertilitätsgutachten

Infertilität kann auf Impotentia coeundi (Begattungsunfähigkeit) und Impotentia generandi (Sterilität) beruhen.

Die Prüfung einer Impotenz hat mit den Methoden der Andrologie zu erfolgen (Beurteilung des Ejakulates [Spermiogramm], evtl. Hodenbiopsie, Hormonstatus etc.).

Tragzeitgutachten

Im **Tragzeitgutachten** ist zu prüfen, ob anhand der Reifemerkmale eines Kindes bei der Geburt die Zeugung des betreffenden Kindes zu einem bestimmten angegebenen Kohabitationstermin (z.B. bei einem Kirchweihfest) stattgefunden haben kann und ob daher ein in Anspruch genommener Mann der Vater sein kann (nicht sein muß!).
Von geringerem Wert sind in solchen Gutachtenfällen Angaben über die letzte vorgeburtliche Regel, weil es u.a. auch noch scheinbare Menstruationsblutungen nach der Konzeption (Nidationsblutungen) gibt.
Für die Begutachtung sind aufgrund massenstatistischer Erhebungen Tabellen erarbeitet worden.
Berücksichtigt werden muß, daß neben der Schwangerschaftsdauer noch andere Faktoren die Reife eines Kindes bestimmen, wie Geschlecht des Kindes, Eigenschaften der Plazenta, Schwangerschaftsverlauf.

Tragzeitgutachten

Im **Tragzeitgutachten** ist zu prüfen, ob anhand der Reifemerkmale eines Kindes bei der Geburt die Zeugung des Kindes zu einem bestimmten behaupteten Kohabitationstermin stattgefunden haben kann.
Angaben über die letzte vorgeburtliche Regel können unzuverlässig sein, da es auch Menstruationsblutungen nach der Konzeption gibt **(Nidationsblutungen).**

> ▶ ***Merke.*** Die mittlere Tragzeit beträgt bei einem **reifen** Neugeborenen 282 Tage post menstruationem, die Tragzeit liegt zwischen 240 (bis 230) und 300 (bis 310) Tagen post conceptionem.

◀ **Merke**

Erbbiologische (anthropologische) Gutachten

Bei den früher häufig von Gerichten beigezogenen erbbiologischen Gutachten werden Merkmalskomplexe bei Mutter und Kind und fraglichem Vater beurteilt: Hautfarbe, Form des Kopfes und Gesichtes, besonders Nasen-, Mund- und Augenregion, die Pigmentierung der Iris, des Haares, die Gestalt der Ohren, der Gliedmaßen, das Hautleistensystem an Fingern und Zehen, Händen und Füßen.
Das Kind muß dazu ein Alter von mindestens 3 Jahren erreicht haben.

Erbbiologische Gutachten

Bei erbbiologischen Gutachten werden **Merkmalskomplexe** bei fraglichem Vater und der Mutter mit denen bei dem Kind verglichen (Hautfarbe, Nasen-, Mund- und Augenregion, Pigmentierung der Iris usw.). Das Gutachten erlaubt Rückschlüsse auf die Vaterschaft.
Bei erbbiologischen Gutachten muß das Kind ein Alter von mindestens 3 Jahren erreicht haben.

Blutgruppengutachten

Die Bedeutung des serologischen **Blutgruppengutachtens** besteht darin, daß Menschen sich aufgrund bestimmter Eigenschaften des Blutes in Gruppen einteilen lassen.
Bei der Erstellung von Blutgruppengutachten sind die geltenden Richtlinien zu beachten. Die Merkmale dürfen sich während des Lebens nicht ändern **(Konstanz der Merkmale!).** Es gelten die Mendelschen Erbregeln.
Je mehr Systeme untersucht werden, um so sicherer wird die Analyse. Jedes System ist um so informativer, je mehr allele Gene vorkommen.

Am längsten bekannt sind die von *Landsteiner* entdeckten Gruppen des **AB0-Systems** (D-72).
Die **Untergruppenentdeckung von A_1 und A_2** (A_1 dominiert über A_2) trug zur Verfeinerung der Blutgruppendiagnostik bei.

Blutgruppengutachten

Die Bedeutung des serologischen **Blutgruppengutachtens** besteht darin, daß Menschen sich aufgrund einer Vielzahl von erblichen Polymorphismen, die Einfluß auf die Bestandteile des Blutes nehmen, in Gruppen einteilen lassen.
Die einzelnen Eigenschaften werden durch die auf bestimmten Chromosomen gelegenen Gene festgelegt.
Es kommen für die Begutachtung nur solche polymorphe Merkmale des Blutes in Frage, deren Erbgang bei einer genügend großen Zahl (n = meist über 500) von Familien genau erforscht ist und die unter Beachtung der geltenden Richtlinien sicher nachweisbar sind. **Die Merkmale dürfen sich während des Lebens nicht ändern** (Konstanz der Merkmale!) und müssen nach den Regeln der Vererbungslehre (Mendelsche Erbregeln, *s. Lehrbücher der Humangenetik*) vererbt werden. Bei einem Kind findet man nur vererbbare Blutgruppenanlagen, die auch bei den Eltern vorhanden sind. Je mehr Systeme (= polymorphe Genloci) untersucht werden, um so sicherer wird die Aussage. Jedes einzelne System ist um so informativer, je mehr allele Gene mit ähnlicher Häufigkeit darin vorkommen.
Am längsten bekannt sind die um die Jahrhundertwende von dem Nobelpreisträger *Karl Landsteiner* entdeckten Gruppen des **AB0-Systems**.
Eine Verfeinerung der Blutgruppendiagnostik ergab sich durch die Entdekkung der **Untergruppen A_1 und A_2**, wobei A_1 über A_2 dominant ist (D-**8**).

D-8: Genotypen und Phänotypen im AB0-System

Genotyp	Phänotyp
A_1A_1, A_1A_2, A_10	A_1
A_2A_2, A_20	A_2
BB, B0	B
A_1B	A_1B
A_2B	A_2B
00	0

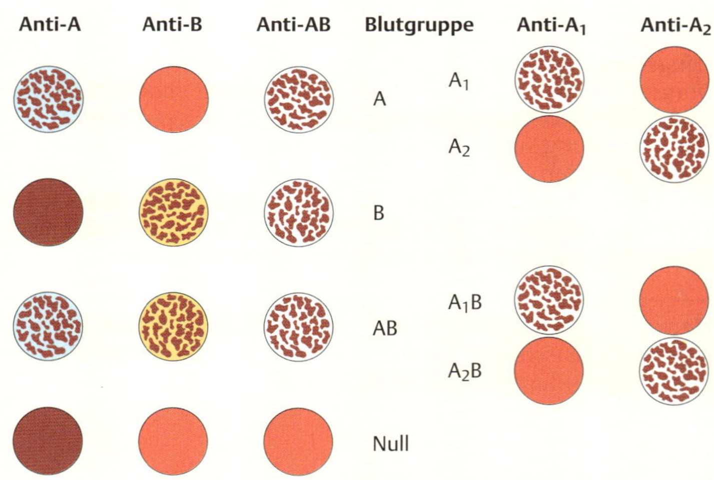

D-**72: Typische Reaktionsmuster bei Blutgruppenbestimmungen im AB0-System.**

Ein Kind kann einen Phänotyp mit einem bei den Eltern nicht erkennbaren Merkmal zeigen, z. B. Vater A (Genotyp A0), Mutter A (Genotyp A0), Kind 0 (Genotyp 00).

Aus D-**8** ist abzuleiten, daß **ein Kind u. U. einen Phänotyp mit einem Merkmal zeigen kann, das bei den Eltern nicht erfaßt wird:** z. B. Vater A (Genotyp A0), Mutter A (Genotyp A0), Kind 0 (Genotyp 00).
Es müssen sowohl die Eigenschaften der Erythrozyten als auch die des Serums (Serumeigenschaften) untersucht werden, im AB0-System Anti-A, Anti-B, Anti-AB. Die Eigenschaften der Erythrozyten werden mit heute vor-

wiegend monoklonalen Testseren oder Lektinen untersucht, die aus menschlichen und tierischen (z. B. Kaninchen) Seren und aus Pflanzensamen (zur Gewinnung u. a. des mit der H-Substanz reagierenden Lektins) gewonnen werden. Die Eigenschaften des Serums werden mit Testerythrozyten bekannter Eigenschaft (sog. **Serumgegenprobe**) geprüft.

Es gibt als **Ausschlußmöglichkeiten**:

- Den **»klassischen Ausschluß«**, wenn bei dem Kind ein Blutgruppenmerkmal festgestellt wird, das weder die Kindesmutter noch der angebliche Vater besitzen (D-**9**).

Es müssen sowohl die Eigenschaften der Erythrozyten als auch die des Serums (Serumeigenschaften) untersucht werden, im AB0-System Anti-A, Anti-B, Anti-AB.
Die Eigenschaften des Serums werden mit Testerythrozyten bekannter Eigenschaften (sog. **Serumgegenprobe**) geprüft.
Ausschlußmöglichkeiten:
- **»klassischer Ausschluß«,** wenn bei dem Kind ein Blutgruppenmerkmal festgestellt wird, das weder die Kindesmutter noch der angebliche Vater besitzen (s. D-**9**).

D-9: Beispiele klassischer Ausschlußmöglichkeiten im AB0-System

Kind	A	A	B	B	AB	AB	0	0	0
Kindesmutter	0	0	0	0	A	B	0	A	B
angeblicher Vater	0	B	0	A	A	B	A_1B A_2B	A_1B A_2B	A_1B A_2B

Eltern mit den Merkmalen beim Vater A_1A_2, bei der Mutter A_2A_2 können nur ein Kind mit dem Merkmal A_2 haben, ebenso wie mit dem Merkmal A_1 (Genotyp des Kindes A_1A_2, wobei aber A_1 dominant über A_2 ist).

- Die andere Ausschlußmöglichkeit, ohne volle Beweiskraft, beruht auf sog. **»entgegengesetzter Reinerbigkeit«,** das ist das Vorliegen von echter »Homozygotie« für ein Merkmal beim Putativvater, für ein anderes Merkmal beim Kind.

Es gibt außerdem die Möglichkeit, unter Einbeziehung von Eltern und Verwandten eines Präsumptivvaters in einer erweiterten Untersuchung z. B. zu klären, ob ein Mann mit der Eigenschaft A bzw. ein Putativvater, von dem keine Befunde erhoben werden können, den Genotyp AA oder A0 besitzt. Man nennt dies **indirekten Nachweis verdeckter Merkmale.**

Die Merkmale M und N sind genetisch mit den Erbmerkmalen S und s gekoppelt, die mit menschlichen Antiseren nachgewiesen werden. Dadurch ergeben sich folgende Haplotypen:
MS, Ms, NS und Ns bzw. Phänotypen
MS, MSs, Ms, MNS, MNSs, MNs, NS, NSs, Ns
Ein Ausschluß infolge entgegengesetzter Reinerbigkeit würde beim MN-System bei den in D-**10** wiedergegebenen Konstellationen möglich sein.

- Die andere Ausschlußmöglichkeit beruht auf sog. **»entgegengesetzter Reinerbigkeit«.**

Bei dem **indirekten Nachweis verdeckter Merkmale** wird unter Einbeziehung von Eltern und Verwandten eines Präsumptivvaters geklärt, ob z. B. der Mann mit der Eigenschaft A den Genotyp AA oder A0 besitzt.

Die Merkmale M und N sind genetisch mit den Erbmerkmalen S und s gekoppelt.

Ein Ausschluß infolge entgegengesetzter Reinerbigkeit würde beim MN-System bei den in D-**10** wiedergegebenen Konstellationen möglich sein.

D-10: Ausschluß bei entgegengesetzter Reinerbigkeit im MN-System

Kind	Ms	oder	Ns
angeblicher Vater	Ns		Ms

Weitere wichtige Oberflächeneigenschaften der roten Blutkörperchen sind
- das P-System
- das Kell-System
- das Duffy-(FY-)System (benannt nach zwei Frauen, bei denen die Antikörper erstmals gefunden wurden)
- das Kidd-System
- das CDE- oder Rhesus-(Rh-)System
  C und c
  D und d
  E und e
  (nach der Nomenklatur von *Fisher* und *Race*).

Dabei bilden jeweils drei Merkmale einen Haplotyp: CDe, cde, cDE, cDe, cdE, Cde, CdE, CDE. Von diesen 8 Haplotypen vererben je einen der Vater bzw. die Mutter. (Die 3 Genorte sind so eng gekoppelt – ähnlich MNSs –, daß praktisch immer ein Komplex aus diesen 3 Loci vererbt wird, also je einer der 8 Haplotypen vom Vater bzw. von der Mutter.)

Die Oberflächeneigenschaft **d** kann nicht durch Antiseren nachgewiesen werden. Sein Vorliegen ist indirekt bei der Konstellation dd erkennbar. Das Merkmal **D** beim Kind setzt voraus, daß Mutter oder Vater diese Eigenschaft besitzen (DD oder Dd), andernfalls können sie das Merkmal dem Kind nicht vererbt haben.

Weitere Eigenschaften der roten Blutkörperchen:
- das P-System
- das Kell-System
- das Duffy-(FY-)System
- das Kidd-System
- das CDE- oder Rhesus-(Rh-)System, C und c, D und d, E und e.

Zu den wichtigen **vererbbaren Eigenschaften des Serums** gehören
- Haptoglobin
- Gc
- C3
- Transferrin
- $Alpha_1$-Antitrypsin
- Plasminogen u. a.

Auch die **Serumeiweißeigenschaften können zu Ausschluß-Konstellationen führen.** Die in ▤ D-11 und 12 beispielhaft dargestellten Konstellationen bei Hp- und Gc-Gruppen stellen Ausschlüsse dar.

Auch den **vererbbaren Enzymgruppen der Erythrozyten** kommt eine wichtige Rolle in der Vaterschaftsbegutachtung zu.

In Notfallausweisen verwendete Angaben **Rh-positiv oder rh-negativ bedeuten Vorhandensein oder Fehlen des Merkmals D**. Nur 15% der Menschen weißer Rasse sind rh-negativ. Sie können bei Transfusion von Rh-positivem Blut Antikörper bilden. Diese Sensibilisierung kann bei erneuter Transfusion von Rh-positivem Blut zu Zwischenfällen (Hämolyse und ihre Folgen) führen. Seltener spielen Unverträglichkeiten gegenüber den Merkmalen C und E eine Rolle in der Transfusionsmedizin. Zum Krankheitsbild der Erythroblastose *s. Lehrbücher der Pädiatrie*!
Zu den wichtigen vererbbaren Eigenschaften des Serums gehören
- Haptoglobin (2 bzw. 5 Allele je nach Methodik)
- Gc = Gruppenspezifische Komponente (2 bzw. 3 häufige Allele, je nach Methodik)
- C 3 (2 häufige Allele)
- Tf = Transferrin (3 häufige Allele)
- Pi = $Alpha_1$-Antitrypsin (5 häufige Allele)
- PLG = Plasminogen (2 häufige Allele)
- F XIII a (2 häufige Allele)
- F XIII b (3 häufige Allele)
- Bf (2 häufige Allele)
- AHS = $Alpha_2$HS-Glykoprotein (2 häufige Allele).

Weitere Eigenschaften, deren Nachweis nicht überall gebräuchlich ist, sind die Komplementkomponenten C2, C4, C6, C8 und eine Reihe von anderen Proteinen. In Gebrauch sind auch noch die auf den Immunglobulinen lokalisierten Merkmale
- Gm
- Km (früher InV),

deren Nachweis aufgrund ihrer hohen Stabilität vor allem auch bei Blutspuren nützlich ist.
Auch die **Serumeiweißeigenschaften können zu Ausschluß-Konstellationen führen.** Die in ▤ D-**11** u. ▤ D-**12** beispielhaft dargestellten Konstellationen bei Hp- und Gc-Gruppen stellen bis auf die jeweils 2 letzten Ausschlüsse **klassische Ausschlußfälle** dar.

D-11: Ausschlüsse durch Hp-Gruppen

Kind	2–1	2–1	2–2	1-1
Kindesmutter	2–2	1-1	–	-
angeblicher Vater	2–2	1-1	1-1	2–2

D-12: Ausschlüsse durch Gc-Gruppen

Kind	Gc 2–1	Gc 2–1	Gc 1-1	Gc 2–2
Kindesmutter	Gc 2–2	Gc 1-1	–	-
angeblicher Vater	Gc 2–2	Gc 1-1	Gc 2–2	Gc 1-1

Die beiden letztgenannten Ausschlüsse in ▤ D-**11** und ▤ D-**12** sind entgegengesetzte Reinerbigkeitsausschlüsse
Zusätzlich zu den genannten Gruppen kommt den **vererbbaren Enzymgruppen der roten Blutkörperchen** eine wichtige Rolle in der Vaterschaftsbegutachtung und bei der Spurenuntersuchung (Sekrete) zu (=Isoenzympolymorphismen).
Als Systeme werden verwendet:
- saure Erythrozytenphosphatase (ACP= acid phosphatase, früher abgekürzt SEP)
- $Phosphoglukomutase_1$ (PGM_1)
- Adenylatkinase (AK)
- Adenosindesaminase (ADA)
- 6-Phosphoglukonat-Dehydrogenase (6-PGD)
- Glutamat-Pyruvat-Transaminase (GPT)
- Glyoxalase (GLO)
- Esterase D (EsD) u. a.

Mit den angeführten Systemen lassen sich etwa 91% der Nichtväter ausschließen.

Nachweistechniken bei der Vaterschaftsdiagnostik sind:

- Agglutinationsreaktionen zur Untersuchung von Oberflächeneigenschaften der roten Blutkörperchen
- Hämagglutinationshemmungstest: Gm, Km
- Auftrennung durch elektrophoretische Technik
  - Gelelektrophorese: einige Serumpolymorphismen und Erythrozytenenzympolymorphismen u.a. Haptoglobin, C3, Bf, ACP, ESD, PGM, PLG
  - Immunelektrophorese: früher zum Gc-Nachweis
  - Hochspannungselektrophorese (in Agarose-Gel): Enzymsysteme, C3, Gc, Bf
  - isoelektrische Fokussierung (in Polyacrylamid- oder Agarose-Gel): Transferrin, Pi, Faktor XIIIa und XIIIb, Gc, Haptoglobin-Subtypen, PGM_1, ESD, PLG, AHS.

Nachweistechniken bei der Vaterschaftsdiagnostik sind:

- Agglutinationsreaktionen zur Untersuchung von Eigenschaften der roten Blutkörperchen
- Hämagglutinationshemmungstest
- elektrophoretische Techniken.

Es werden auch Merkmale der **weißen Blutkörperchen,** die humanen **Leukozyten-Antigene,** bei der Begutachtung verwendet. Es handelt sich um das sog. **HLA-System.** Die Ausschlußchance eines Nichtvaters beträgt allein bei diesem System rd. 95 %, so daß heute zusammen mit den anderen Systemen fast jeder Nichtvater erkannt werden kann.

Unter der **biostatistischen Berechnung** der Vaterschaftswahrscheinlichkeit versteht man statistisch-rechnerische Verfahren zur Ermittlung von **Wahrscheinlichkeitswerten für die Vaterschaft** eines Mannes. Es soll damit also anhand der Blutgruppeneigenschaften ein Rückschluß auf die Vaterschaft (Vaterschaftsplausibilität in %) eines Mannes erfolgen. Am häufigsten wird die Berechnung mit der sog. Essen-Möller-Formel durchgeführt. Die Berechnung stützt sich auf Untersuchungen zur Häufigkeitsverteilung der Blutgruppenmerkmale in der Bevölkerung, zu der der Putativvater gehört, sowie auf die Ergebnisse von Untersuchungen bei wahren Vätern und deren Kindern. Bei einem Wahrscheinlichkeitswert unter 99,73 % ist ein Präsumptivvater nicht auszuschließen, seine Vaterschaft gilt aber auch nicht als bewiesen. Sie ist je nach der Höhe des errechneten Wertes nur mehr oder weniger wahrscheinlich. Mit einem Wert von 99,8 % gilt die Vaterschaft als praktisch erwiesen. Es handelt sich um eine statistische Wahrscheinlichkeitsaussage, nicht um 100 %ige Sicherheit der Aussage.

Die humanen **Leukozyten-Antigene** bilden das **HLA-System**, das in rund 95 % der Fälle zum Ausschluß eines Nichtvaters führt. Zusammen mit den anderen Systemen kann fast jeder Nichtvater erkannt werden.
Mit der **biostatistischen Berechnung** der Vaterschaftswahrscheinlichkeit können **Wahrscheinlichkeitswerte für die Vaterschaft** eines Mannes angegeben werden.
Die biostatistische Berechnung der Vaterschaftswahrscheinlichkeit stützt sich auf Untersuchungen zur Häufigkeit von Blutgruppenmerkmalen in der Bevölkerung und auf Ergebnisse von Untersuchungen bei wahren Vätern und deren Kindern.

In Zukunft wird die **DNA-Analyse** wachsende Bedeutung erlangen. Die in allen Zellkernen enthaltene Desoxyribonukleinsäure (DNA oder DNS) läßt sich wie aus Gewebezellen aus den kernhaltigen Blutzellen gewinnen. Durch sequenzspezifisch schneidende Endonukleasen (»Restriktionsenzyme«) kann die DNA in Fragmente mit definierter Länge zerlegt werden, die dann elektrophoretisch getrennt werden können. Damit läßt sich ein Muster von DNA-Fragmenten (Bandenmuster) nachweisen, das von Mensch zu Mensch verschieden ist. Das Ziel ist, **bei Mutter, Kind und Vater anhand des DNA-Bandenmusters Erbmerkmale sichtbar zu machen,** die mit den bisherigen serologischen Verfahren nicht zu erfassen sind. Damit sollen Fälle fraglicher Vaterschaft gelöst werden, deren Klärung heute noch Schwierigkeiten bereitet.

Die **DNA-Analyse** wird in Zukunft wachsende Bedeutung erlangen. Das Ziel ist, bei Mutter, Vater und Kind **anhand des DNA-Bandenmusters Erbmerkmale sichtbar zu machen**, die mit den bisherigen Verfahren nicht zu erfassen sind.

Fehlerquellen bei der Begutachtung

Bei der Blutentnahme zur Blutgruppenbestimmung ist die Identität der jeweiligen Personen festzustellen durch: Personalausweis, Fingerabdruck, Unterschrift, evtl. Gegenüberstellung von Mann und Frau.

Vorangegangene Bluttransfusionen können eine gewisse Zeit, etwa ein Vierteljahr lang, Blutgruppenuntersuchungen stören. Auch krankhafte Störungen der Eiweißbildung können zu Veränderungen der Serumeigenschaften führen.

Gleich nach der Geburt sind noch nicht alle Blutgruppenmerkmale genügend ausgebildet, so daß bei serologischen Gutachten ein Alter des Kindes von 8 Monaten abgewartet wird.

Es gibt noch die Möglichkeit, zur Vaterschaft eines Mannes Stellung zu nehmen, ohne daß er selbst oder die Kindesmutter untersucht werden können, z. B. bei Tod des Präsumptivvaters oder der Kindesmutter. Dazu werden die

Fehlerquellen der Begutachtung

Bei Blutentnahmen zur Blutgruppenbestimmung ist die Identität stets sorgfältig festzustellen.

Vorangegangene Bluttransfusionen können eine gewisse Zeit die Blutgruppenuntersuchung beeinflussen, auch krankhafte Störungen der Eiweißbildung.
Gleich nach der Geburt sind noch nicht alle Blutgruppenmerkmale genügend ausgebildet.
Blutgruppenuntersuchungen können auch noch erfolgreich sein, wenn Mutter oder fraglicher Vater

verstorben sind. Dann werden deren Eltern in die Begutachtung einbezogen.

Anwendungsbeispiel ▶

Eltern des Mannes bzw. die der Kindesmutter in die Begutachtung einbezogen.

Anwendungsbeispiel: Ein Beispiel bei nicht erreichbarem Mann ist hierfür folgende Konstellation im AB0-System:

Kind	A
Vater des Präsumptivvaters	0
Mutter des Präsumptivvaters	0
Kindesmutter	0

Der Mann ist auszuschließen, wenn sein Vater und seine Mutter, wie angenommen, seine wahren Eltern sind.

Ausscheidereigenschaft

75–85 % der Menschen scheiden AB0-Merkmale mit Körperflüssigkeiten aus.

Ausscheidereigenschaft

AB0-Merkmale werden von etwa 75–85 % der Menschen (Sekretoren = Se) auch mit Körperflüssigkeiten, und zwar in hoher Konzentration, bis 200mal höher als im Blut, ausgeschieden.

Merke ▶

> ***Merke.*** Praktisch wichtig ist die Ausscheidung der Blutgruppenantigene A, B und H in:
> - Speichel
> - Vaginalsekret
> - Sperma
>
> Es kommt aber auch zur Ausscheidung in: Magensaft, Urin, Tränen, Schweiß, Fruchtwasser.

Die Sekretoreigenschaft wird üblicherweise durch Speicheluntersuchung geprüft.

Anwendungsbeispiel ▶

Etwa 15–25 % aller Menschen sind Nichtausscheider (Nichtsekretoren = se). Die Sekretoreigenschaft wird üblicherweise durch eine Speicheluntersuchung geprüft.

Anwendungsbeispiel: Ein Anwendungsbeispiel sind Fälle von Notzucht mit Nachweis von Sperma. Wird in einer Spermaspur das Merkmal A festgestellt, so kann ein Mann mit der Blutgruppe 0 oder B oder ein Nichtsekretor ausgeschlossen werden.

8 Spurenkunde

8.1 Grundlagen

Spuren kann ein hoher **Indizwert** bei der Klärung von Straftaten zukommen.

Wichtige **biologische Spuren** sind: Blutspuren, Sekretspuren, Haare, Hautpartikel, Gewebeanteile.

Spurenübertragung
Wenn z. B. an Stellen des Zusammenstoßes Lackspuren von einem Pkw auf die Kleidung eines Unfallverletzten übertragen werden und Fasern der Kleidung auf den Pkw.

8 Spurenkunde

8.1 Grundlagen

Spuren kann ein hoher Indizwert bei der Klärung von Straftaten zukommen. Werden z. B. an einem Unfallwagen Blutspuren gefunden, die mit Blutmerkmalen eines Verletzten übereinstimmen, so kann dies ein Indiz dafür sein, daß das Fahrzeug Beschädigungen bei dem Zusammenstoß mit dem Verletzten erfuhr, auch wenn der Fahrer flüchtete und den Unfall leugnet.

Wichtige **biologische Spuren** sind:
- Blutspuren
- Sekretspuren: Speichel, Schweiß, Sperma, Vaginalsekret
- Haare, Hautpartikel, Gewebeanteile.

Nicht näher eingegangen wird in diesem Kapitel auf andere kriminalistisch wichtige Spuren wie Werkzeugspuren, Lack-, Reifen-, Faser-, Erdspuren und die Abdruckspuren von Fingern, Händen, Füßen, Schuhen. Von **Spurenübertragungen** spricht man, wenn z. B. an Stellen des Zusammenstoßes bei einem Unfall Lackspuren von einem Pkw auf die Kleidung eines Unfallverletzten übertragen werden und Fasern jener Kleidung auf das Fahrzeug. Hinzuweisen ist darauf, daß auch bei Waschhautbildung an den Fingern von Wasserleichen mit speziellen Behandlungsverfahren noch daktyloskopisch auswertbare Fingerabdrücke gewonnen werden können.

Wichtig ist es, vor einer Spurensuche zu überlegen, welche Art von Spuren zu erwarten ist. Das gilt für Sekretspuren, die schlecht sichtbar sind, aber auch für nur schwach erkennbare Blutspuren.

Spuren können sich durch Lagerung verändern, richtige Behandlung bis zur Untersuchung ist daher ebenso wichtig wie die sachgemäße Spurensicherung.

Spuren können sich durch Lagerung verändern.

8.2 Sicherung (Asservierung) *(s. a. Abschnitt 2.8, S. 371)*

8.2 Sicherung (Asservierung)

Die sachgemäße Sicherung von Spuren hat unterschiedlich zu erfolgen, je nachdem, wo sich die Spur befindet. Ist z. B. eine Blutspur an einem Messer zu finden, so muß das gesamte Messer gesichert (asserviert) werden. Das gilt ebenso für alle anderen leicht transportablen Gegenstände. Aus Tapeten können Spuren herausgeschnitten werden. Wird das Material, auf dem sich die Spur befindet, dem Untersucher vorgelegt, so wird dieser Überlegungen anstellen, ob der **Spurenträger** möglicherweise die Spur verändert und den Nachweis, z. B. von Blutgruppenmerkmalen stören kann.

Spuren sollten, soweit möglich, zusammen mit dem **Spurenträger** (z. B. Messer) gesichert werden.

Angetrocknete Spuren sind, soweit der Spurenträger nicht mitgesichert werden kann, abzukratzen, was mit einem scharfen Werkzeug geschehen kann. Die Blutschüppchen können in einem trockenen Behältnis zur Untersuchung gegeben werden.

Angetrocknete Spuren sind, wenn der Spurenträger nicht mitgesichert werden kann, abzukratzen.

Blutspuren lassen sich schließlich auch, wenn die vorgenannten Verfahren der Sicherung nicht möglich sind, mit NaCl-Lösung auflösen und dann auf saubere Leinenläppchen oder Fasern solcher Läppchen übertragen. In der Tiefkühltruhe können anschließend die Blutspuren praktisch unbegrenzt bis zu einer Untersuchung aufbewahrt werden. Das gilt auch für Sekretspuren. Blut in flüssigem Zustand kann mit Pipetten oder Spritzen aufgenommen werden. Jede Spur muß bei der Sicherung genau beschriftet werden.

Blutspuren lassen sich auch mit NaCl auflösen und dann auf saubere Leinenläppchen auftragen. Dies gilt auch für Sekretspuren.
Blut in flüssigem Zustand kann mit Pipetten oder Spritzen aufgenommen werden.

8.3 Blutspuren

8.3 Blutspuren

Bei der Untersuchung von Blutspuren ist das in ▤ D-**13** zusammengestellte Vorgehen erforderlich.

Zum Vorgehen bei der Untersuchung von Blutspuren s. ▤ D-**13**.

D-13: Vorgehen bei Blutspurenuntersuchung

- ▷ Beschreibung der Spur (Photographie)
- ▷ Sicherung der Spuren
- ▷ Nachweis von Blut
- ▷ Artbestimmung (Mensch/Tier)
- ▷ Blutgruppenbestimmung
- ▷ evtl. Bestimmung von Geschlechts- und Rassenzugehörigkeit
- ▷ DNA-Bestimmung

Das Alter von Blutspuren zu beurteilen ist schwierig bis unmöglich, zumal die oft nicht bekannten Bedingungen bei der Lagerung von Spurenträgern (z. B. Tatwaffe) eine Rolle spielen. Bei der Betrachtung blutverdächtiger Spuren sind Täuschungen möglich. Rost kann z. B. nicht immer mit dem Auge zuverlässig von älterem, bräunlich verfärbtem Blut unterschieden werden. Es werden daher gewöhnlich zunächst Vorproben auf Blut durchgeführt, denen Beweisproben folgen.

Das Alter von Blutspuren zu beurteilen ist schwierig bis unmöglich, vor allem, wenn die Bedingungen bei der Lagerung von Spurenträgern nicht bekannt sind.

Als **Vorprobe** kommt bei frischen Blutspuren die Wasserstoffsuperoxidprobe in Frage; 3 %iges Wasserstoffsuperoxid führt, auf Blut aufgebracht, zur Bildung von weißlichem Schaum.

Unspezifische **Vorproben** zum Blutnachweis sind die Wasserstoffsuperoxid-Probe, die Chemilumineszenz-Probe, die Phenolphthalein-Proben, Teststreifen.

Forensischer Fall

Ein 27jähriger Mann versucht eine als Anhalterin in seinen Pkw zugestiegene Frau zu belästigen. Als sie bei einem kurzen Halt vor ihm auf einen nahegelegenen Bahnkörper flüchtet, folgt er ihr. Die Frau wird bei diesem Fluchtversuch von einem Zug tödlich überfahren. Dabei wird Blut vom Fahrtwind in die Umgebung versprüht, und es gelangt auch an die Kleidung und Schuhe des Verfolgers. Obwohl er seine Schuhe intensiv mit Schuhcreme zu Hause behandelt, fällt die Peroxidprobe positiv aus.

Die **Chemolumineszenz-Probe** eignet sich zum Aufsuchen von Blutspuren z. B. an Kleidungsstücken.

Die Chemolumineszenzprobe eignet sich zum Aufsuchen von Blutspuren an Kleidungsstücken, auch in abzudunkelnden Wohnräumen: Wird die Mischung aus 3-Aminophthalsäurehydrazid, Soda, Hydroperoxid und destilliertem Wasser auf Blutspuren im Dunkeln aufgesprüht, so zeigen diese ein hellbläuliches Leuchten mit einer Empfindlichkeitsgrenze von 1:2000. Ältere Spuren reagieren besser als frische Spuren.

Forensischer Fall

Ein Mann tötet in einer später als Psychose beurteilten abnormen seelischen Verfassung seine schwangere Freundin. Im Badezimmer seiner Wohnung öffnet er u.a. bei der Toten die Bauchhöhle und entnimmt die Genitalorgane einschließlich Feten. Das reichlich in die Umgebung gelangende Blut wird von ihm aufgewischt, so daß zunächst mit dem Auge Spuren nicht zu sehen sind. Mit der Chemolumineszenzreaktion lassen sich jedoch im verdunkelten Badezimmer Wischspuren an den später auch von dem Täter angegebenen Stellen nachweisen, auch Abdrücke seiner blutverunreinigten Füße.

Benzidin darf wegen kanzerogener Eigenschaften nicht mehr eingesetzt werden. Empfindlicher als die Benzidinreaktion ist die **Phenolphthaleinreaktion**. Wird eine Lösung aus Phenolphthalein mit Kalilauge, Leitungswasser und Hydroperoxid auf Blutspuren aufgebracht, so kommt es zu einer Rotfärbung.

Nützlich sind zum Blutnachweis auch Reagenzpapiere, wie sie z.B. in der Klinik bei Blutsuchtests eingesetzt werden.

Beweisproben für Blut sind:
- Kristallisationsproben
- spektroskopischer und spektrophotometrischer Blutnachweis
- Porphyrinprobe.

Als **Beweisproben** bei der Untersuchung von Blutspuren sind wichtig:
- Darstellung von Kristallen: Hämochromogen- und Häminkristalle.
- Der spektroskopische Blutnachweis nach Lösen der Spur in Lauge (z.B. Natronlauge), der auch am Mikroskop, mittels eines Spektroskopaufsatzes, durchführbar ist. Ebenso kann auch eine spektrophotometrische Bestimmung des Hämoglobin-Spektrums im sichtbaren Bereich erfolgen.
- Die Porphyrinprobe, bei der eine Zugabe von konzentrierter Schwefelsäure zu Blut bei Untersuchung im UV-Licht eine leuchtend rote Farbreaktion bewirkt.

Der **Nachweis der Blutart** (Mensch/Tier) erfolgt mittels **Präzipitinreaktionen.**

Zum Nachweis der Artspezifität einer Blutspur eignet sich der **Agargel-Präzipitationstest** (◘ D-**73**).

Zum Beweis, daß Blutspuren menschlicher Herkunft sind und nicht von einem Tier stammen, muß eine **Blutartbestimmung** erfolgen. Die bei noch flüssigem Blut in Frage kommende Beurteilung der roten Blutzellen hat kaum praktische Bedeutung, erwähnt sei aber, daß Erythrozyten von Vögeln z.B. im Gegensatz zu menschlichem Blut Kerne enthalten. **Der Nachweis der Blutart geschieht mittels einer Präzipitinreaktion,** die nach *Uhlenhut* in Glasröhrchen oder -kapillaren bzw. nach *Ouchterlony* in Agargel (◘ D-**73**), noch empfindlicher im Elektropräzipitationsverfahren durchgeführt werden kann. Das präzipitierende Serum Anti-Mensch, Anti-Schwein, Anti-Rind usw. pflegt man durch Immunisierung von Kaninchen zu gewinnen.

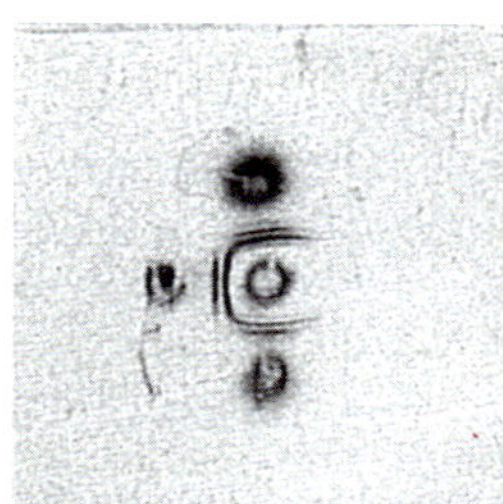

Menschenblut

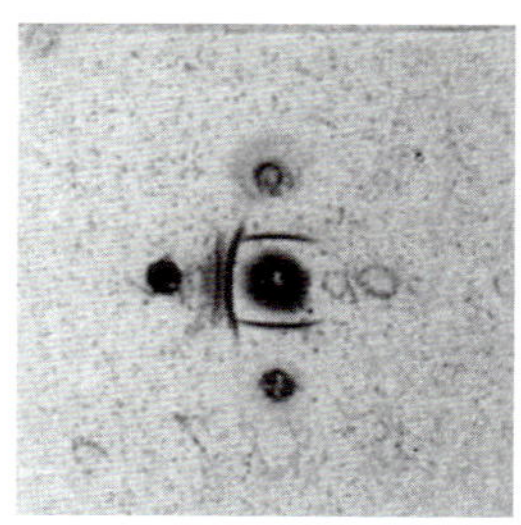

kein Menschenblut

Mitte: Anti-Mensch-Serum
oben: Blutspur
rechts: NaCl
unten: Blutspur
links: Menschenblut (zur Kontrolle)

◘ D-**73: Agargel-Präzipitationstest nach Ouchterlony zur Bestimmung der Blutart** (*Progr. Allergy 5, 1 [1958], Karger, Basel*).

Während die **Blutgruppenbestimmung an flüssigem Blut** mit den Methoden erfolgt, die in *Abschnitt 7 (S. 422)* aufgeführt sind, setzt die Untersuchung von **angetrockneten Blutspuren** (Blutflecken) besondere Techniken voraus. Häufig angewandte Techniken sind

- der Absorptionsversuch
- die Absorptionselutionsmethode
- die Mischagglutination.

Dabei wird mit Testseren gearbeitet, die als Antikörper mit den entsprechenden Blutgruppensubstanzen reagieren können. Bei dem Absorptionsversuch wird die zu untersuchende Spur einem Serum mit bekannten Eigenschaften zugesetzt, wodurch es zur Bindung von Antikörpern kommt, wenn die Spur das entsprechende Antigen enthält; anschließend wird titriert. Bei der Absorptionselutionsmethode werden Testerythrozyten eingesetzt. Bei der Mischagglutination läßt man die Antikörper sich an Spuren auf Textilfasern anlagern.

Techniken zur Blutgruppenbestimmung an Blutflecken sind:
- der Absorptionsversuch
- die Absorptionselutionsmethode
- die Mischagglutination.

Es können in Spuren Blutgruppenmerkmale der Erythrozytensysteme, der Serumsysteme und der Enzymsysteme – je nach Zustand, vor allem Alter der Spur – nachweisbar sein (D-**14**):

In Spuren lassen sich Blutgruppenmerkmale nachweisen (D-**14**).

D-14: Nachweisbare Merkmale an Blutspuren (je nach Zustand/Alter der Spur)

AB0	GM	ACP
MN	GC	PGM_1
CDE	Hp	GPT
		ADA
		AK

Die Systeme MN, CDE werden wegen ungenauer Ergebnisse heute kaum bei Spuren untersucht.

Blutspuren, deren Untersuchung forensisch wichtig ist, sollen stets möglichst frisch zur Untersuchung kommen! Bei notwendiger Lagerung sollen Blutspuren tiefgekühlt aufbewahrt werden.

Blutspuren, deren Untersuchung forensisch wichtig ist, sollen stets möglichst frisch zur Untersuchung kommen!

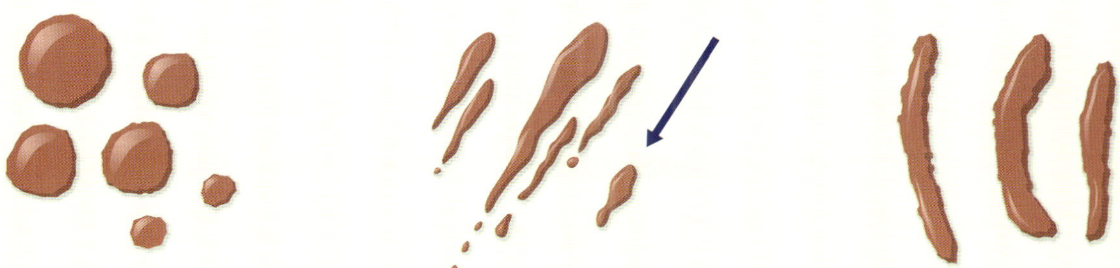

D-**74**: **3 Typen von Blutspuren.** Tropfspuren entstehen durch senkrechtes Abtropfen mit Abhängigkeit der Spurengestalt von Fallhöhe und Fallmenge. Blutspritzer entstehen durch spritzende, arterielle Gefäße, aber auch beim Abschleudern von Blut von Werkzeugen oder beim Hineinschlagen in eine bereits blutende Wunde. Der Pfeil zeigt an, in welcher Richtung die Blutspritzer auftraten. Abrinnspuren entstehen, wenn Blut aus Wunden oder an Gegenständen nach unten läuft.

Die **Geschlechtsbestimmung** kann erfolgen durch **Nachweis des Sexchromatins:** an Haut und Mundschleimhaut ist zu suchen nach Barr-Körperchen (häufiger bei der Frau), an Leukozyten nach Kernanhängseln (Drumsticks, weibliches Merkmal), an Lymphozyten nach Y-Chromatin (männliches Merkmal).

Die **Geschlechtsbestimmung** kann durch **Nachweis des Sexchromatins** erfolgen an:
- Haut und Mundschleimhaut (Barr-Körperchen)
- Leukozyten (Kernanhängsel)
- Lymphozyten (Y-Chromatin).

Forensischer Fall

Eine Frau wird tot mit schweren Gesichtsverletzungen aufgefunden. Die Spuren weisen auf Tritte hin. Bei einem tatverdächtigen Mann wird unter dem etwas locker sitzenden Schuhabsatz Blut gefunden. Er berichtet von einer Schlägerei mit einem anderen Mann, wobei es zu Nasenbluten kam, das möglicherweise die Blutspuren am Schuh zur Folge hatte. Nach den üblichen Untersuchungen der Spuren erfolgt eine Geschlechtsbestimmung, deren Ergebnis für Blut von einer Frau spricht. Dies wird zu einem der Indizien, die zur Verurteilung des Mannes führen.

Bei der **Untersuchung von Blutspuren** interessieren:
1. Form und Verteilung der Spuren (D-**74**)
2. Blutnachweis
3. Art des Blutes (Mensch/Tier).

Bei der **Untersuchung von Blutspuren** interessieren somit folgende Feststellungen:

1. **Form und Verteilung der Spuren** (D-**74**)
   - Tropfspuren
   - Spritzspuren
   - Wischspuren
2. **Blutnachweis**
3. **Art des Blutes**
   - Mensch
   - Tier

   Nachweis durch: Präzipitinreaktionen, z. B. Ouchterlony-Verfahren (D-**73**)

4. Blutgruppeneigenschaften (Nachweis von AB0, Gm-Merkmalen)
5. Geschlechtszugehörigkeit (Geschlechtschromatin)
6. Rassenzugehörigkeit (durch Gm-Bestimmung)
7. Ursprungsort des Blutes (Hautwunde, Organverletzung, Menstrualblut etc.).

4. **Blutgruppeneigenschaften**
   Nachweis durch serologische Verfahren von AB0-, Gm-Merkmalen, evtl. auch weiteren Merkmalen und **DNA-Muster**
5. **Geschlechtszugehörigkeit** durch Nachweis von Geschlechtschromatin
6. **Rassenzugehörigkeit**
   Differenzierung mittels Gm-Bestimmungen
7. **Ursprungsort des Blutes**
   - Hautwunden
   - Organverletzungen (z. B. Anhaften von Leberzellen bei Leberstich am Messer)
   - Menstrualblut: Nachweis von glykogenhaltigen Zellen
   - Abort- und Geburtsblut: Nachweis von Deziduazellen, Chorionepithelien, Lanugohaaren, Mekoniumkörperchen
   - Neugeborenenblut: Nachweis von HbF als Charakteristikum von Neugeborenenblut.

Die Erfolgsaussichten des Nachweises von Blutmerkmalen nehmen mit zunehmendem Spurenalter mehr und mehr ab.

8.4 Sekretspuren

8.4 Sekretspuren

Die Erfassung von Sekretspuren setzt Überlegungen voraus, wo die meist nicht direkt sichtbaren Spuren zu erwarten sind.

Merke ▶

> ▶ ***Merke.*** **Speichelspuren** befinden sich z. B. an Kaugummi, Zigarettenkippen, Briefmarken, an Bißmarken, an Kissen, auf die aus dem Mund Speichel ablief.
> **Schweißspuren** sind an körpernah getragenen Kleidungsstücken zu erwarten.
> **Genitalsekret** kann sowohl an Kleidungsstücken als auch an Bettlaken, Taschentüchern und auch an der Haut in der Umgebung der Genitalorgane angetragen sein (*s. Abschnitt 2.9, S. 373*).

Sekretspuren können einem Tatverdächtigen zugeordnet werden, wenn dieser Ausscheider der Blutgruppensubstanzen AB0 ist.

Bei **Bißspuren** (*s.* D-**19**, *S. 338*) wird man die Umgebung mit angefeuchtetem Leinenstoff abreiben.

Es besteht die Möglichkeit der Zuordnung von Sekretspuren zu einem Tatverdächtigen. Die Zuordnung kann gelingen, wenn dieser Verdächtige Ausscheider (Sekretor) der Blutgruppensubstanzen AB0 ist. So kann die beim Anfeuchten einer Briefmarke mit Speichel übertragene Speichelmenge eines Ausscheiders zum Nachweis von AB0-Blutgruppenmerkmalen ausreichen. Zur Untersuchung auf Sekretspuren sind die in Frage kommenden Spurenträger in ein dafür eingerichtetes Labor zu überführen. Bei Bißspuren an einem Körper (D-**19**, *S. 338*) wird man die Umgebung mit angefeuchtetem, gewaschenem Leinenstoff, notfalls auch mit ein wenig reiner Watte, abreiben. Genitalsekret wird durch Abstrich aus der Scheide, vom Glied, ggf.

auch aus After und Mund gesichert. Vor der Einsendung müssen die Spuren luftgetrocknet werden. **AB0-Blutgruppensubstanzen** können, **außer** in Blut, bei sog. Ausscheidern enthalten sein in: Speichel, Sperma, Vaginalsekret, Haaren, Tränenflüssigkeit, Magensaft, Urin, Galle.

Genitalsekret wird durch Abstrich aus der Scheide bzw. vom Glied, ggf. auch aus After und Mund gesichert. **AB0-Blutgruppensubstanzen können bei Ausscheidern enthalten sein in:** Speichel, Sperma, Urin, Galle, Magensaft, Haaren, Tränenflüssigkeit.

> ***Merke.*** Neuerdings werden sowohl Blut- als auch Sekretspuren mit Hilfe von PCR-(= polymerase chain reaction-)abhängigen DNA-Markern untersucht. Die PCR-Methode bietet die Möglichkeit, sehr geringe Mengen von DNA zu vermehren (amplifizieren). Sie bietet sich besonders bei sogeannten Mikrospuren (weniger als 100 ng DNA) oder bei einer hohen Degradierung des Spurenmaterials an.

◀ **Merke**

Haare

An **Haarspuren** kommen die in D-**15** aufgeführten Untersuchungen in Frage:

Haare

An **Haarspuren** kommen die in D-**15** aufgeführten Untersuchungen in Frage.

D-15: An Haarproben durchzuführende Untersuchungen

- Länge des Haares
- Farbe (evtl. künstliche Färbung)
- Haarschichtung (Kutikula, Rinde mit Pigment, Markstrang, der Unterbrechungen zeigt) zur Unterscheidung von Tier- und menschlichem Haar
- Geschlecht (Sexchromatin in Haarwurzeln!)
- Blutgruppeneigenschaften (AB0-System)
- DNA-Bestimmung

Das menschliche Haar zeigt eine breite Rinde, der Markstrang ($\frac{1}{5}$ bis $\frac{1}{4}$ der Haarbreite) ist schmal. Das Tierhaar zeigt das umgekehrte Bild im Mikroskop, der Markstrang erreicht $\frac{1}{2}$ bis $\frac{2}{3}$ der Haarbreite.
Schamhaare und Barthaare pflegen dicker zu sein als Kopfhaare, sie lassen sich auch durch unterschiedliche Gestalt am Querschnitt unterscheiden.

> ***Merke.*** Neuerdings wichtig geworden ist der Nachweis von Arzneimitteln und Drogen im Haar, wozu ein bleistiftdicker Haarstrang beim Lebenden durch Abschneiden dicht an der Kopfhaut zu sichern ist.

◀ **Merke**

9 Forensische Toxikologie

Definition ▶

Rechtsgrundlage

Wichtige **toxikologische Nachweisverfahren** sind:
- chromatographische Methoden
- immunchemische Methoden
- photometrische Methoden.

9.1 Giftaufnahme, Giftbeibringung

Die Giftaufnahme kann peroral, nasal, perkutan, rektal, vaginal, per injectionem und per inhalationem erfolgen. Heimliche Giftbeibringung erfolgt in Flüssigkeiten und Speisen, auch werden Gifte als angebliches Heilmittel gegeben.

Vergiftungen können **absichtlich** durch eigene oder fremde Hand und **unabsichtlich** entstehen.

9 Forensische Toxikologie

▶ ***Definition.*** Die forensische Toxikologie befaßt sich mit dem **Nachweis von Giften** im Körper und in Spuren, insbesondere auch im Leichnam, sowie mit der Beurteilung dieser Befunde, wobei Veränderungen durch Abbau oder Zersetzung zu beachten sind.

Der Satz »dosis facit venenum« bedeutet frei übersetzt: jeder Stoff kann bei entsprechender Dosierung ein Gift sein. Die Art der Beibringung und die körperliche Beschaffenheit des Geschädigten sind von Bedeutung.

Rechtsgrundlage

§ 229 StGB: Vergiftung
I. Wer einem anderen, um dessen Gesundheit zu beschädigen, Gift oder andere Stoffe beibringt, welche die Gesundheit zu zerstören geeignet sind, wird mit Freiheitsstrafe von 1 Jahr bis zu 10 Jahren bestraft.
II. Ist durch die Handlung eine schwere Körperverletzung (§ 224 StGB) verursacht worden, so ist auf Freiheitsstrafe nicht unter 5 Jahren und, wenn durch die Handlung der Tod verursacht worden ist, auf lebenslängliche Freiheitsstrafe oder Freiheitsstrafe nicht unter 10 Jahren zu erkennen.

Wichtige toxikologische Nachweisverfahren sind:

chromatographische Methoden:

• Dünnschichtchromatographie	DC
• Gaschromatographie	GC
• Gaschromatographie vom Probendampfraum	GC Head Space
• Gaschromatographie mit massenspektrometrischem Detektor	GC-MS
• hochauflösende Flüssigchromatographie	HPLC

immunchemische Methoden:

• radioimmunologische Verfahren	RIA
• enzymimmunologische Verfahren	EIA
• fluoreszenzpolarisationsimmunologische Verfahren	FPIA

photometrische Methoden:

• Atomabsorptionsspektrometrie	AAS

Übliche **Konzentrationsangaben** sind parts per million bzw. parts per billion:

ppm = μg/g (ml) = mg/kg (l)
ppb = ng/g = μg/kg

9.1 Giftaufnahme, Giftbeibringung

Die Giftaufnahme kann erfolgen: peroral, perkutan (z. B. Kampfstoffe, E 605®), per injectionem, per inhalationem, rektal, vaginal, nasal.
Die heimliche Giftbeibringung erfolgt in Flüssigkeiten (Kaffee, Wein) und Speisen, auch in Pralinen, Wurst, Marmelade. Häufig wird die Art der Speise nach dem Eigengeschmack oder -geruch des Giftes ausgesucht. Strychnin oder Barbiturate werden deshalb zu bitteren Speisen gemischt, Zyankali zu Marzipan oder Apfelkuchen. Auch die Warnfarbe der Gifte (z. B. blau für E 605®, grün für arsenhaltige Gifte) wird durch die Auswahl der Speisen überdeckt (z. B. rote Beete, Cola, Rotwein), oder es erfolgt die Verabreichung des Giftes als angebliches Arzneimittel.
Vergiftungen können **absichtlich** durch eigene oder fremde Hand entstehen bei Selbstmord, Tötung (auch Versuch) und **unabsichtlich** eintreten, z. B. bei gewerblichen und medizinischen Vergiftungen und Unfällen im Haushalt.

Bei gewerblichen Vergiftungen hat der Arzt eine Meldepflicht *(s. Teil B Arbeitsmedizin, Abschnitt B 4).*

Bei gewerblichen Vergiftungen hat der Arzt eine Meldepflicht.

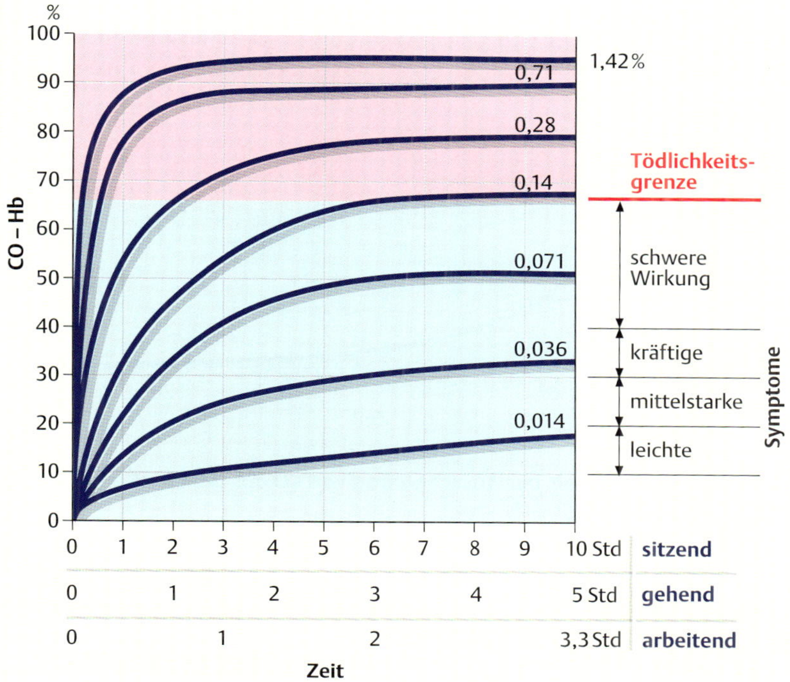

D-75: Abhängigkeit des CO-Hämoglobingehaltes im menschlichen Blut von CO-Konzentration, Zeit und Tätigkeit (nach *May*, korrigiert von *Schwerd*).

9.2 Akute Vergiftungen

CO-Vergiftung

CO, ein farb- und geruchloses Gas, bildet sich bei allen Verbrennungen, besonders bei unvollständiger Verbrennung. Die Giftwirkung ist abhängig von der CO-Konzentration in der Luft und von der Einatmungsdauer (D-**75**). Sehr reichlich ist CO in Autoauspuffgasen – auch nach Einbau eines Katalysators – vorhanden. Daher werden Unfälle, Suizide, auch Morde in Garagen oder durch Einleiten von Auspuffgasen in Pkws beobachtet. Raucher oder besonders belastete Personen im Straßenverkehr können 10 bis 20% CO-Hämoglobin aufweisen. CO kann auch durch Mauerwerk dringen.

9.2 Akute Vergiftungen

CO-Vergiftung

Die Giftwirkung ist abhängig von der CO-Konzentration in der Luft und von der Einatmungsdauer (D-**75**). In Autogasen ist CO in hoher Konzentration enthalten.
Raucher haben eine erhöhte CO-Konzentration. CO kann durch Mauerwerk dringen.

Forensischer Fall

Ein Insasse eines Altersheimes stirbt unerwartet in seinem Zimmer. Die Obduktion ergibt Hinweise auf eine CO-Vergiftung, die durch Untersuchung des Blutes bestätigt wird (55% CO-Hb). Die Ermittlungen ergeben, daß vor dem Tod des Heimbewohners ein Lkw längere Zeit, mit laufendem Motor und rückwärts geparkt, vor der Wand des Zimmers stand. Die CO-reichen Abgase müssen durch die Wand, z.T. wohl auch durch den Fensterrahmen, trotz geschlossenen Fensters eingedrungen sein.

CO-Wirkung. Verminderung des O_2-Transportes im Blut, da CO eine etwa 300mal stärkere Affinität zu Hämoglobin besitzt als Sauerstoff, und wohl auch Hemmung der inneren Zellatmung. Eine CO-Konzentration von unter 1% in der Luft kann schon nach wenigen Minuten zum Tode führen. Nach Verlassen der CO-haltigen Umgebung erfolgt Abatmung von CO (D-**76**). Sauerstoff-Mangel wirkt u.U. neben der CO-Wirkung schädigend mit, z.B. bei Todesfällen in Badezimmern durch unvollständige Verbrennung in Durchlauferhitzern. Die Halbwertszeit der CO-Hämoglobin-Konzentration

CO-Wirkung CO hat eine etwa 300mal stärkere Affinität zu Hämoglobin als Sauerstoff.
CO-Konzentrationen in der Atemluft unter 1% können nach wenigen Minuten den Tod herbeiführen. Die Abatmung von CO erfolgt nach der Kurve in D-**76**. O_2-Mangel wirkt u.U. neben der CO-Wirkung schädigend mit

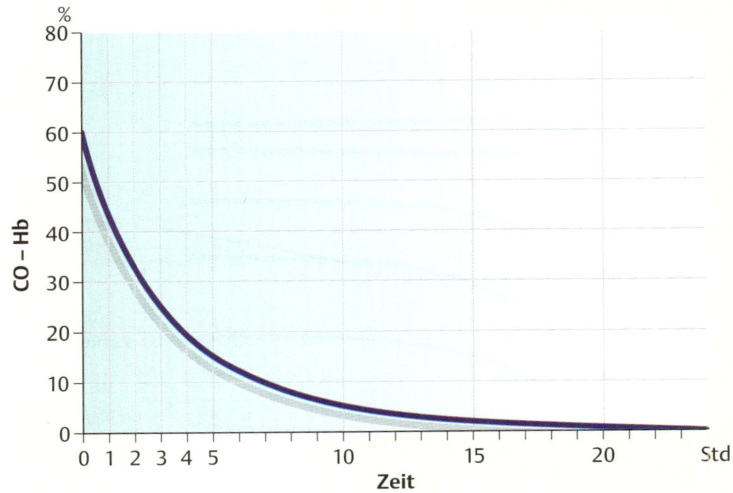

D-76: **Geschwindigkeit der Ausscheidung von CO aus dem Blut** in CO-freier Atmosphäre (nach *Breitenecker*).

(z. B. bei Tod im Badezimmer durch unvollständige Verbrennung in Durchlauferhitzern).
Akute CO-Intoxikationen sind nur wenige Stunden nach Verlassen der CO-haltigen Atmosphäre nachzuweisen.
Symptome Zu Beginn Kopfschmerz und Übelkeit, bei 40–50 % CO-Hb Bewußtlosigkeit, bei 60–70 % Tod.
Leichenbefund Bei Vergiftungen mit CO-Werten über 50 % sind typischerweise die **Totenflecken und Organe hellrot.**
Zur Vermeidung von Veränderungen am Hämoglobin Proben einfrieren.
Nachweis: aus Vollblut ohne Zusatz.

beträgt bei intakter Atmung in CO-freier Umgebung nur 2–3 Stunden.
Eine akute CO-Intoxikation ist deshalb nur wenige Stunden nach Verlassen der CO-haltigen Atmosphäre nachweisbar.
Bei Rauchern sind Werte bis 6 % CO-Hb, bei Nichtrauchern bis 2 % normal.

Symptome. Zu Beginn Kopfschmerzen, Übelkeit, Erbrechen, Ohrensausen, Schwindelgefühl, verflachte Atmung, bei 40–50 % CO-Hb Bewußtlosigkeit, bei höheren Werten (60–70 % CO-Hb) Tod.

Leichenbefund. Typisch ist bei CO-Hb-Werten über 50 % eine **hellrote bzw. kirschrote Farbe der Totenflecken und der Organe.** Das Blut ist meist flüssig, das Gehirn stark hyperämisch. Zur Vermeidung von Veränderungen am Hämoglobin sollte die Probe eingefroren werden, wenn sie später auf CO-Hämoglobin untersucht werden soll.

Nachweis. GC und photometrisch im Vollblut (ohne Zusatz von gerinnungshemmenden Substanzen); bei Leichen aus dem Herzblut.

Blausäure (HCN)

HCN gehört neben Nikotin zu den am schnellsten wirkenden Giften. Die Wirkung erfolgt durch Blockierung der Atemkette.
Eine Aufnahme von tödlichen HCN-Mengen wird meist nur Minuten überlebt.
Zyanid wird auch neben CO im Blut von Brandleichen nachgewiesen.

Merke ►

Symptome Bei Inhalation einer großen HCN-Menge kann in Sekunden der Tod eintreten.

Nachweis Photometrisch in Blut, Urin, Mageninhalt und Organen.

Blausäure (HCN)

HCN gehört neben Nikotin zu den am schnellsten wirkenden Giften. Bei Selbstmord und Mord finden die Salze Anwendung (KCN und NaCN), 0,15–0,25 g KCN können beim Erwachsenen zum Tode führen. HCN ist auch in Fruchtkernen wie bitteren Mandeln enthalten. Wirkung durch Blockierung der Atmungskette. Tödliche Vergiftung meist innerhalb von Minuten. Zyanid wird häufig auch, neben CO, im Blut von Brandleichen nachgewiesen, da beim Verbrennen von Kunststoffen zyanidhaltige Rauchgase entstehen.

> ***Merke.*** Bei Brandleichen mit CO-Hämoglobin-Konzentrationen unter 50 % kommt deshalb auch eine Zyanid-Vergiftung in Frage.

Symptome. Bei Inhalation einer großen Menge kann Sekundentod eintreten, »apoplektische Verlaufsform«. Bei oraler Aufnahme rosige Hautfarbe. Reizerscheinungen der Schleimhäute, Atemnot, Krämpfe, Schock, Atemlähmung.

Nachweis. Photometrisch in Blut, Urin, Mageninhalt und Organteilen.

Leichenbefund. In einem Teil der Fälle treten hellrote Totenflecken auf, typisch ist der **Bittermandelgeruch.** Nicht festgestellter Bittermandelgeruch ist allerdings kein Ausschluß einer Zyanidvergiftung, da, wahrscheinlich genetisch bedingt, **nicht alle Menschen in der Lage sind, den typischen Geruch wahrzunehmen.** Bei Zyankali ist häufig eine Verätzung der Magenschleimhaut zu beobachten.

Leichenbefund Für HCN-Vergiftungen typisch ist **Bittermandelgeruch**, der jedoch **nicht von allen Menschen wahrgenommen werden kann.**

Arsen

As_2O_3 war früher ein beliebtes Mordmittel, da geruchs- und geschmacklos und in geringen Mengen wirksam. Wirkung besonders auf die Dünndarmschleimhaut, daher **gastroenteritische Erscheinungen.** Verwechslung z.B. mit Sommerdiarrhöen möglich! Nach längerer Zeit **Meessche Nagelbänder,** das sind weiße Querstreifen, ausgehend von der Lunula.

Arsen wirkt besonders auf die Dünndarmschleimhaut. Es löst **gastroenteritische Erscheinungen** aus. Es ist geruchs- und geschmacklos.

Symptome. Akute Vergiftungen sind selten, im Vordergrund stehen Brechdurchfall, Durst, Wadenkrämpfe, starke Schmerzen, Lähmungen. Das klinische Bild ähnelt dem der Cholera.

Symptome Brechdurchfall, Durst, Wadenkrämpfe, Schmerzen, Lähmungen. Choleraähnliches Bild.

Leichenbefund. Starke Austrocknung, Schleimhautschädigung an Magen und Dünndarm.

Leichenbefund Austrocknung, Schleimhautschäden an Magen und Dünndarm.

Nachweis. AAS von Urin, Mageninhalt, Haarproben, Organteilen.

Nachweis AAS von Urin, Mageninhalt, Haaren.

Thallium

Verwendung als Rattengift: Celio®-Körner oder -paste enthalten 1%iges Thalliumsulfat. Früher häufiges, meist wiederholt gegebenes Mordmittel. Heute tritt es eher in Erscheinung als Vergiftungsunfall bei Kindern, die Celio®-Körner finden. Typisch sind anfangs gastrointestinale Erscheinungen, später Nervenschäden, danach starker Haarausfall, Meessche Nagelbänder. Bei Erwachsenen liegt die letale Dosis bei etwa 1 g bzw. 8 bis 15 mg/kg Körpergewicht.

Typisch für Thalliumvergiftungen sind nach anfänglichen gastrointestinalen Symptomen Nervenschäden, starker Haarausfall, Meessche Nagelbänder.

Symptome. Nach einem symptomfreien Intervall, in dem ein Täter Spuren verwischen kann, treten Bauchkrämpfe und spastische Obstipation auf, nach 2–3 Tagen Polyneuropathie, weiter Schlaflosigkeit, Erregungszustände, häufig periphere und zentrale Lähmungserscheinungen. Der Höhepunkt des Vergiftungsbildes tritt nach 2–3 Wochen auf.

Symptome Zunächst Bauchkrämpfe und spastische Obstipation. Nach 2–3 Tagen Polyneuropathie, Schlaflosigkeit und Erregungszustände. Häufig Lähmungen.

Leichenbefund. Eventuell finden sich Celio®-Körner im Darm.

Leichenbefund Evtl. Celio®-Körner im Darm.

Nachweis. AAS im Urin, Magen- und Darminhalt, ferner in Haaren und Nägeln. Nach überlebter akuter Thalliumvergiftung sollte der Stuhl noch längere Zeit kontrolliert werden.

Nachweis AAS im Urin, Magen- und Darminhalt.

Forensischer Fall

Nach einer Thalliumvergiftung verstarb ein Mann trotz intensiver Therapie nach mehreren Tagen. Im Darm des Verstorbenen wurde ein hühnereigroßes Konglomerat von Celio®-Körnern gefunden, die trotz relativ niedriger Blutspiegel letztlich zu einer tödlichen Thalliumvergiftung geführt hatten.

Blei

Früher häufig als gewerbliche, chronische Vergiftung im Druckgewerbe sowie durch bleihaltiges Benzin.
Typisch sind Nervenschädigungen (Radialislähmung) und die Bleienzephalopathie. Blei wird in Knochen abgelagert.

Typische Schädigungen durch Blei sind **Nervenschäden** und eine **Bleienzephalopathie.** Blei wird **in Knochen abgelagert.**

Forensischer Fall

Bei einem jüngeren Tankwart tritt eine N.-radialis-Lähmung auf. Nachforschungen ergeben, daß er sich regelmäßig mit bleihaltigem Benzin Hände und Arme nach der Arbeit reinigte. Dies führte im Laufe der Zeit zu einer Bleiintoxikation.

Quecksilber

Quecksilberdämpfe können bei chronischer Aufnahme zur Vergiftung führen. Quecksilbervergiftungen (z. B. durch Aufnahme von Quecksilbersalzen) können über **Nierenschäden** zu schweren Gesundheitsschädigungen führen.
Methylquecksilber zeigt **neurotoxische Wirkung.**

Symptome Mattigkeit, Gliederschmerzen, Durchfälle, Nephrose.

Nachweis AAS.

Quecksilber

Metallisches Quecksilber, z. B. in Thermometern, ist bei oraler Aufnahme nahezu ungiftig. Quecksilberdämpfe können bei chronischer Einatmung zu Vergiftungserscheinungen führen. Quecksilber(II)-Salze werden als Desinfektionsmittel in Sublimattabletten und -lösungen verwendet oder als Beizmittel in der Landwirtschaft. Quecksilber wird im Gehirn und in der Niere gespeichert und kann zur Schrumpfniere führen. Gefährlich ist, daß die Quecksilbersalze durch Mikroben in das **neurotoxische Methylquecksilber** umgewandelt werden können.

Symptome. Entzündungen der Mundhöhle, Mattigkeit, Gliederschmerzen, Durchfälle, toxische Nephrose, Kollaps.

Nachweis. AAS.

Pflanzenschutzmittel/Schädlingsbekämpfungsmittel

Bei Vergiftungen mit Pflanzenschutzmitteln haben **Phosphorsäureester** besondere Bedeutung.
Die tödliche Menge **E 605**® (0,3–0,5 g Parathion) kann unbemerkt in einer Tasse Kaffee beigebracht werden.

Pflanzenschutzmittel/Schädlingsbekämpfungsmittel

Alle Handelspackungen tragen Warnhinweise. Aufnahme peroral, perkutan und per inhalationem
Größere forensische Bedeutung als das **Rattengift Thallium,** das heute durch Cumarinderivate ersetzt werden kann, haben die Pflanzenschutzmittel aus der Gruppe der **Phosphorsäureester** (Parathion-Ethyl in E 605®). Die Wirkung der Phoshorsäureester beruht auf einer Enzymhemmung **(Cholinesterasehemmung).** Die tödliche Menge E 605® kann unbemerkt in einer Tasse Kaffee verabreicht werden. Schon bei einer Aufnahme bei 0,3 bis 0,5 g kann Parathion tödlich wirken.

E 605®-Vergiftung

Symptome Zeichen der Parasympathikuserregung, Angstgefühl und Krämpfe.
Antidot: Atropin.

Leichenbefund Enge Pupillen. Knoblauchartiger Geruch und Färbung des Mageninhaltes.

Nachweis GC, Drosophila-Fliegentest.

E 605®-Vergiftung

Symptome. Zeichen der Parasympathikuserregung mit Schweißausbruch, Tränen- und Speichelfluß, Übelkeit, Durchfall, Bradykardie, Ataxie, engen Pupillen, Angstgefühl, Krämpfen. Bei hohen Dosen rasch einsetzender Tod. Neben der Beseitigung des Sauerstoffmangels ist die Atropingabe die erste Therapiemaßnahme.

Leichenbefund. Enge Pupillen. **Knoblauchartiger Geruch und Färbung des Mageninhaltes z. B. durch den blaugrünen Warnfarbstoff von E 605®.** Bei spät aufgefundenen Leichen wurden leblose Maden in der Bauchhöhle gefunden.

Nachweis. GC, Drosophila-Fliegentest.

Paraquat-Vergiftung

Symptome **Paraquat** kann bereits tödlich wirken, wenn nur ein Schluck in den Mund genommen wird. **Ätzwirkung** im Mund, Rachen und Ösophagus. Bei foudroyantem Verlauf **Lungenödem,** Tod durch Ateminsuffizienz, bei protrahierter Verlaufsform **toxische Organschäden.**

Paraquat-Vergiftung

Symptome. **Paraquat** kann bereits tödlich wirken, wenn nur ein Schluck in den Mund genommen und wieder ausgespuckt wird. Ätzwirkung in Mund, Rachen, Ösophagus.
Bei foudroyanter Verlaufsform: therapieresistentes Lungenödem, Tod durch Ateminsuffizienz.
Bei protrahierter Verlaufsform: toxische Organschäden, meist reversibel.

Ethanol

Vergiftungen treten durch absichtliches Trinken großer Mengen alkoholhaltiger (hochprozentiger) Getränke, z.B. bei Trinkwetten, oder durch Verwechslung von Flaschen auf, z.B. bei Unfällen im Kindesalter. Bei Kleinkindern können u.U. auch Alkoholumschläge zur Vergiftung führen.
Bei Suiziden kann Alkoholeinfluß wegen seiner kritikhemmenden Wirkung eine taterleichternde Rolle spielen. Bei Erhängen oder CO-Vergiftungen in suizidaler Absicht wird z.B. häufig zusätzlich eine leichte bis mittlere Trunkenheit festgestellt.

Symptome. Es treten alle Stadien einer Narkose auf. Die narkotische Wirkung des Ethanols hängt ab von der Alkoholtoleranz. Bei geringer Toleranz Vergiftungserscheinungen schon zwischen 1,0 und 2,0‰. Tödliche Grenze bei hoher Toleranz: 4 bis 5‰.

Leichenbefund. Oft starker aromatischer Alkoholgeruch aller Körperhöhlen, Hyperämie der Organe, Hirnödem.

Nachweis. GC-Head-Space und ADH-Verfahren im Serum.

> ***Merke.*** Von klinisch-chemischen Labors werden die Befunde als Serumalkoholspiegel mitgeteilt, von rechtsmedizinischen Labors als Blutalkoholkonzentration (BAK). Die BAK ist um den Faktor 0,8 kleiner als der Serumalkoholspiegel.

Ethanol

Bei Suiziden kann Alkoholeinfluß eine taterleichternde Rolle spielen (kritikhemmende Wirkung).

Symptome Es treten alle Stadien der Narkose auf. Bei tödlichen Alkoholvergiftungen lassen sich bis zu 4–5‰ finden, u.U. treten Vergiftungserscheinungen schon bei einer BAK von 1,0–2,0‰ auf, z.B. bei geringer Alkoholtoleranz.
Leichenbefund Alkoholgeruch, Hirnödem, Hyperämie der Organe.
Nachweis GC-Head-Space im Serum.

◄ **Merke**

Methanol

Gewinnung durch Destillation von Holz und synthetisch zur industriellen Verwendung. Häufig in vergällten oder schlecht destillierten alkoholischen Getränken. Die toxische Wirkung beruht neben einer Bildung von Formaldehyd vor allem in einer Anhäufung von Ameisensäure. Chronische Vergiftungen kommen vor.

Symptome. Bei Methanolvergiftungen ist eine **Latenzzeit** von 12 bis 24 Stunden bis zum Beginn der Symptome zu berücksichtigen. **Charakteristisch sind Sehstörungen bis zur Erblindung.**

Nachweis. GC-Head-Space im Serum (wie Ethanol).

Methanol

Die toxische Wirkung von Methanol beruht neben einer Bildung von Formaldehyd vor allem in der Anhäufung von Ameisensäure.

Symptome **Latenzzeit** der Methanolvergiftung von 12–24 h bis zum Beginn der Symptome. Charakteristisch sind **Sehstörungen** bis zur Erblindung.

Nachweis GC-Head-Space im Serum.

Lösungsmittel

Es werden Unfälle bei Kindern beobachtet, die Reinigungsmittel getrunken haben, aber auch bei Alkoholikern, die zu vergälltem Alkohol griffen oder zu anderen alkoholhaltigen Mitteln wie Desinfektionsmitteln oder Rasierwasser. Zu den **alkoholischen Lösungsmitteln,** die bei Vergiftungen festgestellt werden, gehören neben **Methanol** vor allem **Isopropanol.** Andere toxikologisch relevante Lösungsmittel sind **Ethylenglykol, Tri-** und **Tetrachlorethylen**, Kohlenwasserstoffe (Hexan, Toluol, Benzol, Benzin), halogenierte Kohlenwasserstoffe (Chloroform, Tetrachlorkohlenstoff). Ethylenglykol kommt in Frostschutzmitteln vor, Tri- und Tetrachlorethylen in Reinigungsmitteln, die gleichzeitig entfetten sollen. Frigene sind fluorierte und chlorierte, kurzkettige Kohlenwasserstoffe, die in Kühlanlagen verwendet werden.

Symptome. In den ersten Minuten tritt meist Erbrechen auf, dann Exzitation, Ataxie, Somnolenz und schließlich Bewußtlosigkeit durch toxische Schädigung des ZNS. In der Frühphase zeigen sich auch kardiale Komplikationen, nach einer symptomfreien Zeit treten Gerinnungsstörungen auf, später Leber- und Nierenschäden.

Lösungsmittel

Unter den Lösungsmitteln führen besonders **Methanol, Isopropanol, Ethylenglykol, Tri-** und **Tetrachlorethylen** zu Vergiftungen.

Symptome Erbrechen, Exzitation, Ataxie, Somnolenz bzw. Bewußtlosigkeit durch toxische Schädigung des ZNS.

Merke ▶

> **Merke.** Speziell für halogenierte Kohlenwasserstoffe gilt: nach symptomfreiem Intervall Auftreten von Gerinnungsstörungen, Leber- und Nierenschaden, kardialen Komplikationen.

Nachweis GC-Head-Space.

Nachweis. GC-Head-Space.

Betäubungsmittel und andere berauschende Mittel

Die Betäubungsmittel werden im BtmG in **nicht verkehrsfähig, verkehrsfähig, aber nicht verschreibungsfähig, verkehrsfähig und verschreibungsfähig** eingeteilt.
Der juristische Begriff stimmt nicht immer mit der Wirkungsweise überein. Z. B. ist Amphetamin ein Betäubungsmittel im Sinne des BtmG.
Analgetika, Barbiturate, Codein, Clomethiazol (Distraneurin®), amphetaminähnliche Substanzen, Benzodiazepine werden häufig bei Medikamentenmißbrauch nachgewiesen (D-**16**).

Betäubungsmittel und andere berauschende Mittel

Die Betäubungsmittel werden im Betäubungsmittelgesetz (BtmG) in verschiedene Gruppen von »nicht verkehrsfähig«, »verkehrsfähig, aber nicht verschreibungsfähig« und »verkehrsfähig und verschreibungsfähig« eingeteilt, wobei der juristische Begriff des Betäubungsmittels nicht immer mit der Wirkungsweise übereinstimmt. So ist z. B. auch Amphetamin ein Betäubungsmittel. Berauschende Mittel im Sinne des Strafgesetzbuches sind neben Alkohol und Rauschgiften auch bestimmte Medikamente.
Im allgemeinen beschränkt sich der Medikamentenmißbrauch z.Z. auf einige Medikamentengruppen: Analgetika, Barbiturate, Codein, Clomethiazol (Distraneurin®), amphetaminähnliche Substanzen, Benzodiazepine.
Bei notwendiger Behandlung mit solchen Stoffen ist der Patient auch über die potentielle Suchtgefahr aufzuklären.
Von den einzelnen Wirkungsgruppen können hier in D-**16** nur einige Stoffgruppen angeführt werden.

D-16: Häufige mißbräuchlich verwendete Arzneimittel

▷ Hypnotika	Diphenhydramin
▷ Psychopharmaka	Benzodiazepine, Phenothiazine, trizyklische Antidepressiva
▷ Rauschgifte	Opiate, amphetaminähnliche Wirkstoffe
▷ Alkaloide	Atropin, Scopolamin
▷ Inhalationsnarkosemittel	halogenierte Kohlenwasserstoffe

Bei der Gruppe der Hypnotika, Sedativa, Psychopharmaka, Rauschgifte, Alkaloide ist die toxische Wirkung gekennzeichnet durch zentralnervöse Symptome bis zum Tod im Koma. Bei anhaltender Bewußtlosigkeit drohen Lungenkomplikationen (Bronchopneumonie).

Hypnotika

Vergiftungen durch Barbiturate sind selten geworden.

Hypnotika

Vergiftungen mit Barbituraten werden kaum mehr beobachtet, z.T. wegen der weitgehenden Unterstellung unter das Betäubungsmittelgesetz. Barbiturate werden noch als Ausweichmittel von Drogenabhängigen mißbraucht. Es werden dagegen öfter Intoxikationen, auch mit tödlichem Ausgang, durch Diphenhydramin festgestellt. Auf Grund der stark sedierenden Wirkung tritt hier der Tod letztlich durch Atemlähmung ein.

Symptome Bewußtlosigkeit, Fehlen von Sehnen- und Hustenreflexen sowie der Pupillenreaktion, Blutdruckabfall.

Symptome. Bewußtlosigkeit, Fehlen von Sehnen- und Hustenreflexen sowie der Pupillenreaktion, Blutdruckabfall, zuletzt Fehlen des Kornealreflexes, Tachykardie.

Leichenbefund **Blasenbildungen** an Druckstellen der Haut können Symptome einer Barbituratvergiftung sein.
Analyse des Blaseninhalts!

Leichenbefund. Blasenbildungen (Holzersche Blasen) an Druckstellen der Haut von Extremitäten und Aufliegeflächen können ein Hinweis auf eine Barbituratvergiftung sein. Der Nachweis muß durch Analyse des Inhaltes dieser Blasen erfolgen.

Nachweis DC, GC, HPLC, EIA in Blut, Urin und Mageninhalt, evtl. aus Blasen.

Nachweis. DC, GC, HPLC, EIA, FPIA in Blut, Urin und Mageninhalt, auch im Inhalt eventuell gebildeter Blasen.

Psychopharmaka

Die forensisch-toxikologisch wichtigste Wirkstoffgruppe sind die Phenothiazine, die Benzodiazepine und trizyklische Antidepressiva. Sie sind **als berauschende Mittel im Sinne des StGB einzustufen** und werden als **Ausweichmittel von Drogenabhängigen** verwendet. Besonders häufig wird bei Polytoxikomanen die Verwendung von Flunitrazepam (Rohypnol®) beobachtet.

Symptome. Trockenheit im Mund, Desorientiertheit, Somnolenz, Koma. An der Leiche gibt es keine charakteristischen Befunde nach einer Benzodiazepin-Vergiftung. Tödliche Vergiftungen treten meist zusammen mit Alkohol oder anderen Medikamenten auf.

Nachweis. DC, GC, HPLC, EIA, FPIA.

Psychopharmaka

Forensisch-toxikologisch wichtigste Wirkstoffgruppe. Sie sind im Sinne des StGB **als berauschende Mittel** einzustufen und werden als **Ausweichmittel von Drogenabhängigen** verwendet.

Symptome Mundtrockenheit, Desorientiertheit, Somnolenz, Koma. Tödliche Vergiftungen durch Benzodiazepine treten meist im Zusammenwirken mit Alkohol und anderen Medikamenten auf.
Nachweis DC, GC, HPLC, EIA, FPIA.

Rauschgifte

Als Rauschgifte kommen zur Anwendung:

sehr häufig	• Opiate
	• Kokain
	• Cannabinoide
häufig	• Amphetamin und strukturähnliche Verbindungen
seltener	• LSD
	• Phencyclidin

Bei tödlichen Vergiftungen mit Drogen muß man zwischen folgenden Fällen unterscheiden:
- Überdosis in suizidaler Absicht (»goldener Schuß«)
- unbeabsichtigter Tod infolge Überdosis.

Drogen kommen in unterschiedlicher Qualität, d.h. mit unterschiedlicher Wirkstoffkonzentration, auf den illegalen Markt. Eine Unterschätzung des Wirkstoffgehaltes kann zu Zwischenfällen mit tödlichem Ausgang führen.

Rauschgifte

Bei tödlichen Vergiftungen mit Drogen muß man zwischen folgenden Fällen unterscheiden:
Überdosis in suizidaler Absicht (»goldener Schuß«), und unbeabsichtigter Tod infolge Überdosis.

> ***Merke.*** Auch bei normaler Dosierung der Droge kann eine gleichzeitig vorhandene Schwächung des Körpers durch andere Drogen, Alkohol, Infekte oder Krankheiten unerwartet zum Tode führen.

◀ **Merke**

In beiden Fällen ist die Auffindesituation sehr oft eindeutig. Der Verstorbene wird auf einer öffentlichen Toilette oder in seiner Wohnung im Bett gefunden mit frischen Einstichstellen, danebenliegend das Fixerbesteck. Manchmal liegt die Nadel noch in der Vene. Bei Heroin sind neben den Einstichstellen die engen, stecknadelkopfgroßen Pupillen auffällig.
Nicht immer eindeutig ist die Situation bei Tod während **intrakorporalem Drogenschmuggel.** Hochkonzentrierte Rauschmittel werden in Präservativen, Fingerlingen und Folien eingeschlossen in den Körperöffnungen Mund, Rektum und Vagina oder nach Verschlucken im Gastrointestinaltrakt transportiert. Gefunden wurden schon bis zu 200 Behälter mit einer Länge von 2 bis 6 cm und einem Inhalt von 1 bis 8 g Kokain-, Heroin- oder Haschischkonzentrat, in Einzelfällen bis zu 19 Gramm. **Vergiftungen erklären sich durch eine plötzliche Ruptur bzw. Öffnung** unzureichender Hüllen oder ihrer Verschlüsse oder durch Austritt der Substanzen aus der Verpackung. Dies führt zu dem sog. **»Body-Packer-Syndrom«,** d.h. einer akuten, meist letalen Drogenintoxikation. Da die letale Dosis von Kokain bei 1,2 Gramm, die von LD 50 bei 0,5 g liegt, **genügt die Läsion eines einzigen Behälters für einen letalen Ausgang.**
Zur Diagnostik von Body-packing dienen nach richterlicher Zustimmung gründliche somatische Untersuchung, einschl. Rektum und Vagina, Anfertigung einer Abdomen-Übersichtsaufnahme, u.U. Verlaufsbeobachtung.

Drogentote werden sehr oft in charakteristischen Situationen aufgefunden, manchmal liegt die Nadel noch in der Vene.
Bei Heroinvergiftungen sind verengte, stecknadelkopfgroße Pupillen zu beobachten, die auch für andere Opiatvergiftungen typisch sind.
Beim **intrakorporalen Drogenschmuggel** kann es durch Ruptur einer Hülle, z. B. im Magen-Darm-Trakt, zu dem sog. **Body-Packer-Syndrom** kommen, einer akuten, meist letalen Drogenintoxikation.

Bei Verdacht auf Body-packing können **Röntgen-Übersichtsaufnahmen des Abdomens** zur Klärung führen.

Symptome Miosis, Bewußtseinsstörung, Atemdepression.
Beim Lebenden sind zum Nachweis von Betäubungsmitteln Blut, Urin, Haarproben geeignet.

Symptome. Pupillenverengung, Bewußtseinsstörung, Atemdepression.
In vielen Fällen geht es in der Praxis um den Nachweis des Betäubungsmittelmißbrauchs am Lebenden, also um Verstoß gegen das BtmG. Da nach diesem Gesetz z.B. Cannabisderivate, Heroin, LSD, Kokain nicht verkehrsfähig sind, genügt in den meisten Fällen der qualitative Nachweis in Blut-, Urin- oder Haarproben. Bei Heroin (Diazetylmorphin) besteht allerdings die Schwierigkeit, daß nur die Metaboliten des Heroins und seiner Begleitsubstanz Azetylkodein, also Morphin und Kodein, nachzuweisen sind. Da nach der Aufnahme von Kodein, das verschreibungspflichtig ist, ebenfalls Kodein und Morphin als Metabolit gefunden wird, ist eine quantitative Bestimmung dieser Wirkstoffe und die Beurteilung des Konzentrationsverhältnisses notwendig.

Nachweis DC, GC, HPLC, EIA, FPIA in Blut, Urin und Haaren.

Nachweis. DC, GC, HPLC, EIA, FPIA in Blut, Urin und Haaren.

Inhalationsnarkotika

Narkosemittel haben zum Teil einen niedrigen Siedepunkt, unter 50 °C, daher sind **Proben bei Vergiftungsfällen sofort einzufrieren.**

Inhalationsnarkotika

Hier seien Ethylbromid, Halothan, Enfluran, Isofluran genannt. Diese Narkosemittel haben zum Teil Siedepunkte unter 50 °C.
Die bei der Sektion **asservierten Proben sind deshalb sofort einzufrieren**, am leichtesten durch Eintauchen der Blutprobenröhrchen oder des Urinbehälters in flüssigen Stickstoff.

Forensischer Fall

Bei einer Operation war ein junger Mann an einer Halothannarkose verstorben, nachdem während der Narkose die Verdampfer verwechselt wurden. Die Proben wurden bei Raumtemperatur in das Institut gebracht. Obwohl feststand, daß der Verstorbene eine Überdosis Halothan inhaliert haben mußte, konnte in den Blutproben kein Wirkstoff mehr festgestellt werden. In einem anderen Fall wurden die Blutproben sofort nach der Entnahme in flüssigen Stickstoff getaucht. Hier konnten Konzentrationen von Halothan nachgewiesen werden, wie sie während einer normalen Narkose auftreten. Der Patient war also nicht an einer Überdosis des Narkosemittels verstorben. In solchen Fällen ist frühzeitig zu obduzieren, da die Konzentration der Narkosemittel im Leichenblut wegen der anhaltenden Verteilung abnehmen kann.

Nachweis GC-Head-Space.

Nachweis. GC-Head-Space.

Alkaloide

Atropin und **Scopolamin**

Belladonna-Alkaloide führen zur **Pupillenerweiterung**, zu Erregungszuständen, Krämpfen und zu einer trokkenen, warmen Haut.

Alkaloide

Hier seien die Belladonna-Alkaloide **Atropin** und **Scopolamin** genannt. Atropin wird zur Vergiftungstherapie und in der Ophthalmologie zur Erweiterung der Pupillen sowie in der Anästhesie und in der Gynäkologie eingesetzt.
Die **Mydriasis** ist der auffällige Befund auch nach der Aufnahme von Belladonna-Alkaloiden, die über Pflanzen, wie z.B. Stechapfel und Tollkirsche, auch als berauschende Mittel aufgenommen werden. Außerdem finden sich bei Überdosierung Erregungszustände, Krämpfe und eine trockene, warme Haut.

Pilzvergiftungen

Toxikologisch ist der **Fliegenpilz** wegen seiner rauscherzeugenden **alkaloiden Inhaltsstoffe** wichtig.
Knollenblätterpilzvergiftungen, meist durch Verwechslung mit eßbaren Pilzen, führen erst nach einer **Latenzzeit** zu Vergiftungssymptomen (akute Leberinsuffizienz).

Pilzvergiftungen

Als berauschendes Mittel ist der Fliegenpilz mit seinen alkaloiden Inhaltsstoffen toxikologisch wichtig.
Zu den entsprechenden Jahreszeiten treten Knollenblätterpilz-Vergiftungen in den Vordergrund, meist durch Verwechslung mit eßbaren Pilzen (Champignon). Der Pilz wurde aber auch schon in Tötungsabsicht verabreicht.
Bei Verdacht auf eine akute Knollenblätterpilz-Vergiftung ist der chemische Nachweis besonders wichtig, da die Vergiftungssymptome erst spät einsetzen. Nach einer Latenzzeit treten schwere Leberschädigungen (akute gelbe Leberdystrophie) auf.

Nachweis. RIA und HPLC von Phalloidin in Serum, mikroskopischer Pilzsporennachweis im Mageninhalt

Nachweis RIA und HPLC von Phalloidin, mikroskopischer Pilzsporennachweis (im Magen).

Methämoglobinbildende Stoffe

Unter diesen Begriff fallen Verbindungen, die in der Lage sind, Fe^{2+} im Hämverband zu Fe^{3+} zu oxidieren. Hämoglobin mit dreiwertigem Eisen als Zentralatom wird Methämoglobin genannt. Als Folge der Oxidation kann kein Sauerstoff mehr an Hämoglobin gebunden werden. Symptome der Methämoglobinämie sind blasse Haut und ausgeprägte Lippenverfärbung (»Blausucht«). Der Tod tritt bei Bildung von etwa 60– 80% Methämoglobin ein, qualitativ und quantitativ einer CO-Intoxikation vergleichbar. Typische Methämoglobinbildner sind Oxidationsmittel (Chlorate und Perchlorate), Nitrite und Nitrate sowie aromatische Amino- und Nitroverbindungen (z.B. Anilin, Nitrobenzol, Sulfonamide).

Methämoglobinbildende Stoffe

Darunter fallen Stoffe, die Fe^{2+} im Hämverband zu FE^{3+} oxidieren. Als Folge kann kein Sauerstoff mehr an Hämoglobin gebunden werden. Klinische Symptome sind blasse Haut und ausgeprägte Lippenzyanose.
Typische Methämoglobinbildner sind: Chlorate, Perchlorate, Nitrite, Nitrate, aromatische Amino- und Nitroverbindungen.

9.3 Subakute und chronische Vergiftungen

Bei Schmerzmittelmißbrauch oder beruflicher Belastung durch Lösungsmittel drohen Nierenschäden. Bei chronischem Gebrauch von Sedativa und Psychopharmaka über Jahre kann es zu Schäden u.a. am Zentralnervensystem kommen, zu Hirnschäden mit Wesensänderung, Kritikverlust, Niveauverlust. Dies führt zu Leistungsabnahme in Beruf und beim Führen von Kraftfahrzeugen. Die Therapie sollte eine stationäre Entzugsbehandlung sein.

9.3 Subakute und chronische Vergiftungen

Bei Schmerzmittelmißbrauch oder beruflicher Belastung durch Lösungsmittel drohen Nierenschäden. Chronischer Gebrauch von Sedativa und Psychopharmaka kann zu Wesensänderung mit Kritikverlust führen.

9.4 Leichenschau und Obduktion

9.4 Leichenschau und Obduktion

> ***Merke.*** Bei plötzlichem, unerwartetem Tod ist immer auch an eine Vergiftung zu denken. Vergiftungen sind durch die äußere Leichenschau nicht sicher zu diagnostizieren.

◄ **Merke**

Tablettenbehältnisse und Trinkgefäße mit fraglichen Tablettenrückständen im Umkreis eines Toten sind bei der Leichenschau zu beachten.
Bei Trinkgefäßen können Fingerabdrücke Hinweise geben, wer mit dem Glas hantierte. In Verdachtsfällen ist nach versteckten Behältnissen, auch in Mülleimern, zu suchen. Hinweise auf Suizid können Abschiedsbriefe sein oder Angaben über depressive Verfassung in der Vorgeschichte.
CO-Vergiftungen sind stets bei Tod im abgestellten Pkw, in Garagen, in Badezimmern, in ofenbeheizten Räumen in Erwägung zu ziehen.
Ein Vergiftungsnachweis ist in der Regel nur durch Obduktion mit Sicherung von Körperflüssigkeiten und Organproben (D-**19**) mit anschließender chemisch-toxikologischer Analyse möglich. **Die Obduktion soll möglichst rasch erfolgen**, um Schwierigkeiten beim chemischen Nachweis von Giften infolge Zersetzungen von Organen und Giften zuvorzukommen. Die Leichen sind bis zur Sektion im Kühlraum aufzubewahren.
Daß man auch bei eindeutigen Krankheitsbefunden z.B. am Herzen mit der Annahme eines plötzlichen Todes aus natürlicher Ursache vorsichtig sein soll, ergibt sich aus Fällen, bei denen unerwartet eine Vergiftung nachweisbar war.

CO-Vergiftungen sind bei Tod im abgestellten Pkw, in Garagen, im Bad und bei Ofenheizung in Betracht zu ziehen.
Ein Vergiftungsnachweis ist in der Regel nur durch Obduktion mit anschließenden chemisch-toxikologischen Untersuchungen möglich.
Bei Vergiftungsverdacht soll **die Obduktion möglichst bald nach dem Tode durchgeführt werden, um Giftzersetzungen zuvorzukommen.**
Auch bei Fällen mit eindeutigem Krankheitsbefund kann eine Vergiftung erfolgt sein!

Forensischer Fall

Ein verheirateter Arbeiter stirbt plötzlich nach Gaststättenbesuch mit Alkoholkonsum während der Nacht. Vom Leichenbeschauer wird Herztod angenommen. Die Obduktion der bereits bestatteten Leiche nach Exhumierung 1 Tag nach der Beisetzung ergibt eine Einstichstelle in der Ellenbeuge eines Armes. Durch toxikologische Untersuchungen wird eine Barbiturat-Vergiftung nachgewiesen, die rasch zum Tod geführt haben muß. An der Einstichstelle war noch paravenös bei der Injektion in das Gewebe gelangtes Barbiturat nachzuweisen. Es blieb ungeklärt, wer die Injektion vornahm.

In ▤ D-**17** sind die sicherzustellenden Proben bei Vergiftungsverdacht aufgeführt.

In ▤ D-**17** sind die sicherzustellenden Proben bei Vergiftungsverdacht aufgeführt.

D-17: Sicherzustellende Proben bei Vergiftungsverdacht

Beim Lebenden

- Tablettenreste, leere Tablettenschachteln und Trinkgefäße aus der Umgebung des Patienten
- Venenblut (10 ml ohne Zusätze)
- Harn (50 bis 100 ml)
- Mageninhalt, Erbrochenes und Spül- bzw. Absaugflüssigkeit (50 bis 100 ml);
- Haare: bleistiftdicker Strang

Bei der Leiche

- Femoralvenenblut (10 ml)
- Herzblut (100 ml)
- Mageninhalt (möglichst total)
- Harn (100 ml)
- Gallenflüssigkeit (total)
- Augenkammerwasser (total)
- Haare (bleistiftdicker Strang)
- außerdem Proben von Knochen, Leber, Niere und Gehirn, auch Nägeln

Proben sind bei Vergiftungsverdacht nur in sauberen, dicht schließenden, beschrifteten Gefäßen mit Angabe der Personalien des Untersuchten und der Entnahmezeit zur Analyse einzusenden. Eine kurze Darstellung der bis dahin erzielten Befunde beschleunigt die Durchführung der Analysen.
Bei Exhumierung wegen Giftverdachts sind besondere Vorschriften zu beachten (Entnahme von Erd- und Sargproben)

Grenzen des Giftnachweises

Bei Lebenden sind die meisten Betäubungsmittel und Pharmaka im Urin nur wenige Tage nachweisbar, im Blut häufig nur am selben Tag. In den **Haaren** können Btm mitunter noch lange nachgewiesen werden.

Metallgifte, auch **Schlafmittel können u. U. noch nach Jahren bei exhumierten Leichen nachzuweisen sein.**
Eine Untersuchung bei Verdacht auf CO-Vergiftung ist noch nach Monaten sinnvoll.
Nach Einäscherung kann noch der Nachweis von Metallgiften gelingen.

Grenzen des Giftnachweises

Bei Lebenden sind die meisten Betäubungsmittel und Pharmaka im Urin nur wenige Tage nachweisbar, im Blut häufig nur am selben Tag. Soweit Betäubungsmittel in den Haaren nachgewiesen werden können, hängt der Nachweis von der Länge der Haare ab. Die Wirkstoffe »wachsen« in den Haaren mit zur Spitze, wo sie u. U. abgeschnitten werden. Es ist mit einem Haarwachstum von 1 cm pro Monat zu rechnen.
Bei exhumierten Leichen können Metallgifte (Arsen, Thallium, Blei) **sowie Schlafmittel u. U. noch nach Jahren nachgewiesen werden,** weil sie durch Fäulnis nur sehr langsam abgebaut werden. **Ebenso ist eine Untersuchung bei Verdacht auf Kohlenmonoxidvergiftung nach Monaten noch sinnvoll.** Narkosegase, leicht flüchtige Lösungsmittel sind dagegen manchmal schon nach Stunden nicht mehr oder nur noch anhand ihrer Metaboliten nachzuweisen. Nach Einäscherung kann der Nachweis von Metallgiften (Arsen, Thallium, Blei) noch gelingen, für Medikamente sind die verwendeten Temperaturen zu hoch.

9.5 Differentialdiagnose

Auf die Beschreibung der äußeren Umstände und die sorgfältige Asservierung von Proben ist größter Wert zu legen.
Auf Geruch nach Gasen oder Lösungsmitteln ist zu achten.
Wichtig ist das Suchen nach Arzneimittelhüllen.

9.5 Differentialdiagnose

Beim Lebenden wie auch bei der Leiche ist auf die Beschreibung der äußeren Umstände und die sorgfältige Asservierung von Proben größter Wert zu legen.
Auf Geruch nach Gasen oder Lösungsmitteln sollte geachtet werden. Das Auffinden bzw. Nichtauffinden von Verpackungsmaterial (Arzneimittelhüllen), Trinkgefäßen, Abschiedsbriefen kann zur Klärung beitragen, ob Suizid oder Fremdeinwirkung bei einer Vergiftung in Frage kommen.
Unglücksfälle durch Umgang mit Giftstoffen ereignen sich häufiger in Betrieben als im Alltag sowie im Kindesalter.

Die Fremdbeibringung von Giften wird häufig in Getränken und Speisen versucht. Auch wird bei Fremdbeibringung manchmal die gesundheitliche Situation des Opfers ausgenutzt.
Die Tötung eines Herzkranken mit Digitalis-Präparaten oder die eines Diabetikers mit Insulin kann schwer nachzuweisen sein. Für die Differentialdiagnose Giftmord, Selbsttötung mit Gift und Giftunfall sind die polizeilichen Ermittlungen meist von großer Bedeutung.
D-**18** zeigt einige wichtige Symptome bei Vergiftungen.

Unglücksfälle im Umgang mit Giftstoffen treten besonders in Betrieben und im Kindesalter auf.
Die Fremdbeibringung von Giften wird häufig in Getränken und Speisen versucht.
Die Tötung eines Herzkranken mit Digitalis oder eines Diabetikers mit Insulin kann schwer nachweisbar sein.
D-18 zeigt einige wichtige Symptome bei Vergiftungen.

D-18: Symptome bei einigen Vergiftungen

Erbrechen	alle ätzenden lokal reizenden Gifte (z. B. Säuren), zentral bedingt bei narkotischen Giften
Diarrhö, Brechdurchfall	akute Metallvergiftungen (z. B. Arsen, Thallium)
Pupillenverengung	Opium (und seine Alkaloide), Pflanzenschutzmittelvergiftungen
Pupillenerweiterung	Atropin, Scopolamin, Kokain; bei tiefer Bewußtlosigkeit durch Schlafmittelvergiftungen weite, reaktionslose Pupillen
Krämpfe	Zyan-Verbindungen, Strychnin

10 Verkehrsmedizin

Die Verkehrsmedizin befaßt sich u. a. mit Einschränkungen der Fahrtüchtigkeit durch Krankheiten, Medikamente und Alkohol.

10 Verkehrsmedizin

Sie befaßt sich u. a. mit Einschränkungen der Fahrtüchtigkeit durch Krankheiten, Medikamente und Alkohol.

10.1 Fahrtauglichkeit

10.1 Fahrtauglichkeit

Jede akute oder chronische Erkrankung kann die Fahrtauglichkeit nachhaltig beeinträchtigen. Ärztliche Behandlungsmaßnahmen können Gesundheitsstörungen entgegenwirken, aber auch zur Ursache einer Fahruntüchtigkeit werden, z. B. durch Nebenwirkungen von Arzneimitteln.
Es gibt Anhaltspunkte, daß bei 10–20 % der im Straßenverkehr Getöteten und Verletzten Arzneimittel von verkehrsmedizinisch bedeutsamer Art und Menge im Körper nachzuweisen sind. Die Dunkelziffer dürfte groß sein.
Der verantwortungsbewußte Kraftfahrer kann durch Anpassung seiner Fahrweise an eingeschränktes Leistungsvermögen zur Verhütung von Unfällen beitragen. Die Gefahr, die von Kranken im Straßenverkehr ausgeht, ist daher im allgemeinen geringer als die von charakterlich nicht geeigneten Verkehrsteilnehmern.
Der Arzt hat die Pflicht, den Patienten über Auswirkungen von Erkrankungen und von Behandlungsmaßnahmen auf die Fahrtauglichkeit aufzuklären – dies gilt speziell auch für Kurznarkosen bei ambulanten Eingriffen, es sollte bis zu 24 Stunden nach der Narkose kein Kraftfahrzeug geführt werden. **Die erfolgte Aufklärung sollte stets in den Krankenunterlagen vermerkt werden!**
Der Arzt muß durch intensive Aufklärung versuchen, den Patienten vor Schäden zu bewahren, die bei einem Unfall infolge krankhafter Bedingung entstehen können! Der Arzt muß eine Fahruntüchtigkeit durch Krankheit in Deutschland aber nicht melden! Er kann es nach sorgfältiger Abwägung tun, wenn er vorher den uneinsichtigen Patienten davon unterrichtet. Die ärztliche Schweigepflicht gilt auch gegenüber Behörden.
Bei Zweifeln an der Fahrtauglichkeit kann die Verwaltungsbehörde eine Untersuchung und Begutachtung veranlassen (§ 3 StVZO), und zwar bei

Jede akute oder chronische Erkrankung kann die Fahrtauglichkeit beeinträchtigen.

Bei 10–20 % der im Verkehr Getöteten und Verletzten ist mit Einnahme von Arzneimitteln verkehrsmedizinisch bedeutsamer Art zu rechnen

Der Arzt hat die Pflicht, seine Patienten über die Auswirkungen von Erkrankungen sowie von Behandlungsmaßnahmen auf die Fahrtauglichkeit zu unterrichten.
Die erfolgte Aufklärung sollte stets in den Krankenunterlagen vermerkt sein.

Der Arzt muß eine Fahruntüchtigkeit durch Krankheit nicht melden.

Bei Zweifeln an der Fahrtauglichkeit kann die Verwaltungsbehörde eine Begutachtung veranlassen.

Es liegen Richtlinien zur Beurteilung verkehrsmedizinisch relevanter Gesundheitsstörungen vor.

Gesundheitsämtern, bei Fachärzten, bei medizinisch-psychologischen Untersuchungsstellen (z. B. PMU des TÜV), auch bei manchen Universitätsinstituten.
Durch den gemeinsamen Beirat für Verkehrsmedizin beim Bundesminister für Verkehr und beim Bundesminister für Jugend, Familie und Gesundheit wurden Richtlinien erarbeitet, die für die einzelnen verkehrsmedizinisch relevanten Gesundheitsstörungen leitsatzartige Entscheidungshilfen mit ausführlichen Begründungen enthalten. Spezielle Richtlinien gibt es für den **Augenarzt.**

Beispiele von Entscheidungshilfen ▶

Beispiele von Entscheidungshilfen

Hypertonie: »Wer unter einem Bluthochdruck mit ständig zu messendem **diastolischem** Wert über 140 mmHg leidet, ist zum Führen von Kraftfahrzeugen aller Klassen ungeeignet.« Gleiches gilt für Patienten, die infolge Herzinsuffizienz »in völliger Ruhe (Bettruhe)« unter den Zeichen einer Herzschwäche leiden.
Nach Herzinfarkt muß nach einer Genesungszeit von mindestens 3 bis 6 Monaten eine eingehende Diagnostik (EKG, Echokardiographie, Belastung, Röntgen) erfolgen.
Bei Gliedmaßenstörungen werden zu technischen Veränderungen am Fahrzeug orthopädische oder chirurgische Gutachten, neben psychologisch-medizinischen Gutachten auch Probefahrten vorgeschlagen.
Bei Anfallsleiden muß der Patient u. a.(!) »in der Regel 2 Jahre frei von epileptischen Reaktionen gewesen sein.«
Bei Nierenerkrankungen wurde die frühere Bindung an einen bestimmten Serumkreatininwert wieder aufgegeben.
Bei Diabetes ist zum Führen eines Kraftfahrzeuges ungeeignet, wer zu schweren Stoffwechselentgleisungen neigt.

10.2 Arzneimittel

10.2 Arzneimittel

Merkblatt mit verkehrsmedizinisch problematischen Arzneimittelgruppen: Schlafmittel, Beruhigungsmittel, Tranquilizer, Antiepileptika, Antihistaminika, Antihypertensiva, Narkosemittel und Lokalanästhetika, Ophthalmika.
In dem Merkblatt fehlt die Erwähnung von Analgetika, Antidiabetika und Psychostimulanzien.

Die für die Fahrtauglichkeit problematischen Arzneimittelgruppen wurden im Jahr 1980 von der Bundesärztekammer zusammengestellt. In dem Merkblatt vermißt man die Erwähnung von Analgetika, Antidiabetika und Psychostimulanzien.
Merkblatt mit verkehrsmedizinisch problematischen Arzneimittelgruppen:
1. Schlafmittel
2. Beruhigungsmittel
3. Tranquilizer
4. Antiepileptika
5. Antihistaminika
6. Antihypertensiva
7. Narkosemittel und Lokalanästhetika
8. Ophthalmika.

Unabhängig von der **Aufklärungspflicht des Arztes über Auswirkungen von Arzneimitteln auf die Fahrtauglichkeit** muß auch der Patient selbst sich anhand der Beipackzettel informieren. Allerdings sind diese Beipackzettel oft für Patienten schwer verständlich, der Arzt sollte die Zettel daher kennen und mit dem Patienten den Inhalt, insbesondere die Nebenwirkungen, besprechen.

Ungeeignet zum Führen von Kraftfahrzeugen ist, wer von organischen Lösungen, Schlafmitteln, Psychopharmaka, Stimulanzien, Analgetika, Halluzinogenen abhängig ist.

Ungeeignet zum Führen von Kraftfahrzeugen ist, wer von organischen Lösungen, Schlafmitteln, Psychopharmaka, Stimulanzien, Analgetika, Halluzinogenen abhängig ist. Auch ohne Abhängigkeit kann es durch solche Mittel zur Fahruntüchtigkeit kommen.

10.3 Alkohol

10.3 Alkohol

In diesem Kapitel werden Fragen besprochen, die sich bei Konsum von Ethylalkohol (Ethanol) im Hinblick auf die Fahrtauglichkeit ergeben.

10.3.1 Alkoholstoffwechsel

Nach Konsum von Alkohol sind meist typische Blutalkoholkurven zu beobachten, bestehend aus einem ansteigenden Teil, einem Gipfel und einem abfallenden Teil (D-77). Man unterscheidet die **Resorptionsphase,** die vor der **postresorptiven Phase** liegt, und den Gipfelpunkt der Kurve. Genaugenommen erfolgt auch in der postresorptiven Phase noch Resorption von getrunkenem Alkohol, doch überwiegt hier der Abbau.

10.3.1 Alkoholstoffwechsel

Die Alkoholkurve hat einen ansteigenden Teil **(Resorptionsphase)** mit Gipfelbereich und einen quasi-linearen abfallenden Teil **(postresorptive Phase)** (D-77)

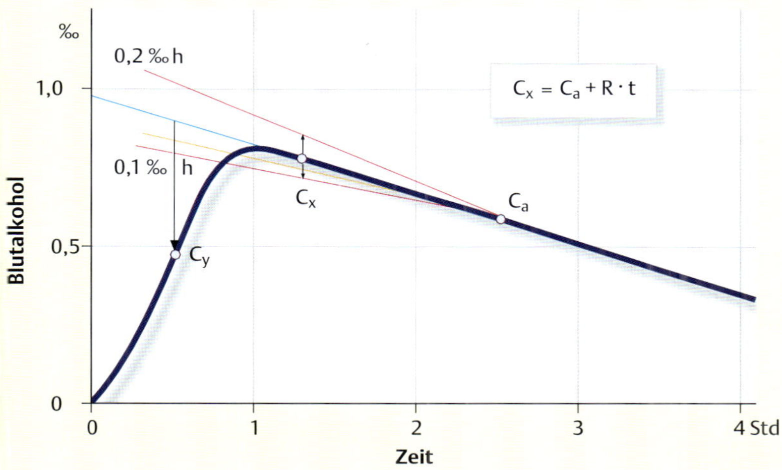

D-77: Typischer Verlauf der Alkoholkurve mit ansteigendem Teil (Resorptionsphase), Gipfelbereich und abfallendem Teil (Eliminationsphase). Graphische Darstellung einer Rückrechnung vom Entnahmezeitpunkt (Ca) auf die Blutalkoholkonzentration im Deliktzeitpunkt (C_x). R bedeutet Mindestrückrechnungswert, 0,1 ‰ pro Stunde, t ist die Zeit in Stunden. Bei Rückrechnung mit 0,1 ‰ pro Stunde wird meist ein zu niedriger Wert, bei Rückrechnung mit z. B. 0,2 ‰ pro Stunde ein meist zu hoher Wert für C_x ermittelt. Eine Rückrechnung ist nur im sicher abfallenden Teil der Kurve erlaubt. Würde auf den Zeitpunkt C_y zurückgerechnet, der auf dem ansteigenden Teil der Kurve liegt, so würde ein fälschlich zu hoher Wert angegeben.

Die Kurve fällt nach Überschreiten des Gipfelwertes, der meist mit Trinkende erreicht wird, ziemlich gleichmäßig ab und läuft ab einem Wert von etwa 0,15 ‰ asymptotisch aus. Dieser stündliche Abfall, im postresorptiven Teil der Kurve, beträgt mindestens 0,1 ‰ (= g Alkohol pro Liter Blut). Der durchschnittliche Abbau ist etwas höher, er beträgt 0,15 ‰ pro Stunde. Es gibt auch noch höhere stündliche Abbauwerte (0,2 ‰ und darüber).
Neben dem typischen Kurvenverlauf gibt es Verläufe mit flachem Gipfelbereich (Plateau), ferner Verläufe mit Anstiegen, denen ein rascher Abfall (Diffusionssturz) folgt (D-**78**).

Der stündliche Abfall der Blutalkoholkurve beträgt mindestens 0,1 ‰ pro Stunde.

Es gibt atypische Kurvenverläufe (Plateaubildung, Diffusionssturz, D-**78**).

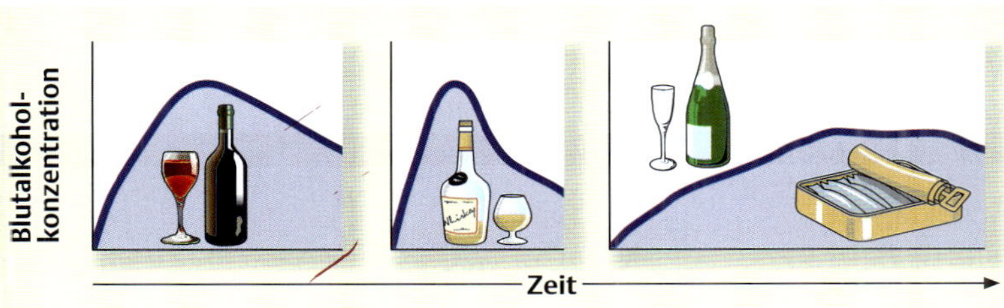

D-78: Schematische Darstellung von 3 Verläufen der Alkoholkurve: links ein normaler Verlauf mit ansteigendem Teil, Gipfelbereich und abfallendem Teil.
In der Mitte ein steiler Anstieg (shooting over), mit starkem Abfall (Diffusionssturz), vor allem bei sehr raschem Trinken konzentrierter alkoholischer Getränke. Rechts ein flacher Kurvenverlauf mit Ausbildung eines Plateaus, wie nach fettreicher Mahlzeit zu beobachten.

Alkohol wird vor allem im Dünndarm resorbiert.

Die Alkoholresorption erfolgt zum größten Teil im Dünndarm. Teilweise wird Alkohol auch an anderen Schleimhäuten resorbiert, selbst die Haut ist für Alkohol durchlässig.

Alkohol wird hauptsächlich in der Leber abgebaut. Der Abbau erfolgt durch **Alkoholdehydrogenase** und auch durch das **MEOS-System.**

Der **Alkoholabbau** erfolgt hauptsächlich in der Leber unter Beteiligung der **Alkoholdehydrogenase.** Am Abbau beteiligt ist das **MEOS-System** (Microsomal Ethanol Oxydizing System), das auch im Muskel nachweisbar ist. Auch bei Leberschäden pflegt der Mindestwert des stündlichen Alkoholabbaus erreicht zu werden.

Alkohol verteilt sich durch Diffusion in allen Geweben entsprechend ihrem Wassergehalt. Daher enthält das Gehirn mehr Alkohol als das Fettgewebe.

$$\text{BAK ‰} = \frac{\text{Alkoholmenge}}{\text{Körpergewicht} \times r}$$

Alkohol verteilt sich durch Diffusion in allen Geweben entsprechend ihrem Wassergehalt. Wasserreiche Organe, wie z. B. das Gehirn, enthalten mehr Alkohol als wasserarme, wie z. B. Fettgewebe. Der skandinavische Forscher *Widmark* beschrieb die Beziehung zwischen der Totalmenge Alkohol im Organismus und im Blut mit den Formeln

$$A = c \times p \times r$$

daraus ergibt sich

$$c = \frac{A}{p \times r}$$

In der Formel bedeutet A die aufgenommene Menge Alkohol im Organismus, c die Blutalkoholkonzentration (in ‰), p das Körpergewicht (in kg) und r einen dimensionslosen Faktor, der Widmark-Faktor genannt wird. Der Faktor r erhielt von *Widmark* die biologische Deutung des Verhältnisses von durchschnittlichem Wassergehalt des Körpers zu Wassergehalt des Blutes. Dabei ist ein Zahlenwert für r anzunehmen, der im Mittel bei 0,7 liegt. Nach neueren Untersuchungen scheint ein Geschlechtsunterschied für r nicht zu bestehen.

Mit der **Widmark-Formel** wird in der forensischen Praxis der Promillewert der Blutalkoholkonzentration berechnet (▤ D-**19**).

Mit der **Widmark-Formel** wird in der forensischen Praxis der einer angegebenen Alkoholtrinkmenge (▤ D-**19**) entsprechende Promillewert der Blutalkoholkonzentration (BAK) berechnet.

D-19: Alkoholgehalt alkoholischer Getränke

▷ Export-Bier	4,0 – 6,0 Vol.-%	=	3,2 – 4,8 Gew.-%.
▷ Weißwein	10,5 – 11,8 Vol.-%	=	8,5 – 9,5 Gew.-%.
▷ Weinbrand	38 Vol.-%	=	31,58 Gew.-%
▷ Obstbrand	40 Vol.-%	=	33,35 Gew.-%

Zur Umrechnung von Vol.-% in Gew.-% (Gramm/100 ml) im Hinblick auf das spezifische Gewicht des Alkohols kann abgerundet mit Faktor 0,8 multipliziert werden (40 Vol.-% × 0,8 = 32 Gew.-%).

10–20 % des getrunkenen Alkohols »entgehen« meist infolge des sog. **Resorptionsdefizites** der Resorption.

Es wird davon ausgegangen, daß 10 bis 20 % des konsumierten Alkohols meist der Resorption »entgehen«, ein Phänomen, das als **»Resorptionsdefizit«** bezeichnet wird, wohl aber andere Ursachen hat.

Die **Elimination** läßt sich nicht in nennenswertem Umfang beeinflussen. Auch Leberleiden verringern den stündlichen Alkoholabbau nicht relevant.

Die **Elimination** (Verbrennung und Ausscheidung) läßt sich nicht in nennenswertem Umfang beeinflussen. **Auch Erkrankungen, wie z. B. Leberleiden, verringern den stündlichen Alkoholabbau im menschlichen Körper nicht relevant.** Der Mindestabbau von 0,1 ‰/Stunde wird im allgemeinen auch von Kranken erreicht.

Der Wert des endogenen Alkohols im Körper liegt unter 0,01 ‰.

Forensischer Fall

In einem Strafverfahren ist die BAK eines Angeklagten mit 70 kg Körpergewicht anhand von Trinkangaben zu bestimmen, da eine Blutprobe nicht entnommen wurde. Es wird der Konsum von 10 Schnäpsen (40 Vol.-%) á 20 ml während 2 Stunden vor der Tat behauptet. In 40 %igem Schnaps sind in 100 ml 40 × 0,8 = 32 g, daher in 20 ml 6,4 g Alkohol enthalten. In 10 Schnäpsen sind es 64 g Alkohol, abzüglich 10 % »Resorptionsdefizit« = rund 58 g Alkohol. Gesucht ist c (in ‰). Nach der Formel

$$c = \frac{A}{p \times r}$$

ergibt sich

$$c = \frac{58}{70 \times 0{,}7} = \text{rund } 1{,}2\,‰$$

Für die Zeit ab Trinkbeginn (2 Stunden vor der Tat) sind pro Stunde 0,1–0,2 ‰ abzuziehen. Es verbleibt als wahrscheinliche BAK ein Wert von rund 1,0 ‰.

Neben dem Abbau wird Alkohol zu einem geringen Prozentsatz, bis etwa 5 %, durch Ausscheidung und Abgabe mit der Atemluft eliminiert.
Als **Restalkohol** wird die Alkoholmenge bezeichnet, die im Körper von vorangegangener Alkoholaufnahme nach Nachtruhe noch zurückgeblieben ist.

Alkohol wird in geringem Umfang auch durch Ausscheidung und über die Atemluft eliminiert (bis ca. 5 %). Als **Restalkohol** wird die Alkoholmenge bezeichnet, die im Körper von vorangegangener Alkoholaufnahme nach Nachtruhe noch zurückgeblieben ist.

10.3.2 Alkoholwirkung

Regelmäßiger **(chronischer)** Alkoholmißbrauch kann zu Organschäden an **Leber, Pankreas, Gehirn, Herz** führen. Eine alkoholische Fettleber kann in die alkoholische Hepatitis übergehen, gekennzeichnet durch hepatozelluläre, hypertrophische Degeneration, durch polymorphnukleäre Infiltration und Mallory-Körper, die ausheilen oder in eine kleinknotige Zirrhose übergehen kann (*vgl. Lehrbücher der Inneren Medizin*).
Bei der **akuten** Alkoholwirkung sind verkehrsmedizinisch vor allem die Wirkungen auf Psyche, Sinnesorgane, Nervensystem von Belang. Die Wirkung nimmt mit steigendem Blutalkoholgehalt im allgemeinen zu.
Die Wirkung ist am stärksten im ansteigenden Teil der Alkoholkurve (Resorptionsphase). Bei gleichem Blutalkoholwert sind im abfallenden Teil der Alkoholkurve (postresorptive Phase) geringere Ausfallserscheinungen als in der Resorptionsphase zu erwarten.
Bei geselligem Trinken werden kaum Werte über 1,0 ‰ und selten über 1,5 ‰ erreicht. Werte über 1,5 ‰ ohne sichtbare Ausfallserscheinungen sprechen für hohe Trinkgewöhnung (= Toleranz), wie sie besonders bei Alkoholmißbrauch zu beobachten ist. Von manchen Menschen werden auch noch höhere BAK-Werte, zwischen 2 bis 3 ‰, toleriert. Die toxische Grenze ist abhängig von der Trinkgewöhnung. Für Trinkungewohnte können schon Werte nahe 2 ‰ gefährlich werden, bei Alkoholmißbrauch kann Handlungsfähigkeit noch bei Werten um 4 ‰ bestehen.
Das alkoholtypische Fahrverhalten wird von Störungen der Aufmerksamkeit, der Muskelkoordination, der Gleichgewichtsregulation und vor allem von den gefahrenträchtigen psychischen Veränderungen mit Enthemmung, mangelndem Gefahrenbewußtsein bestimmt. Jeder Unfall, den ein alkoholisierter Kraftfahrer verursacht, kann zwar auch einem nüchternen Kraftfahrer zustoßen, jedoch gibt es ausgesprochen typische Fahrfehler unter Alkohol: unangepaßte Geschwindigkeit, Schlangenlinien-Fahren, Abkommen in Kurven, Auffahren auf sichtbare Hindernisse (z. B. abgestellte Fahrzeuge).
Die Differentialdiagnose gegenüber anderen Bewußtseinsstörungen kann bei alkoholisierten Personen schwierig sein. Eine **Fehldiagnose** ist besonders verhängnisvoll nach Traumen bei gleichzeitiger Alkoholisierung, wenn innere Blutungen durch Organrupturen oder die Ausbildung eines intrakraniellen, subduralen oder epiduralen Hämatoms übersehen werden. Bei Personen, die alkoholisiert sind und äußere Verletzungsspuren zeigen, ist nach inneren Verletzungen zu fahnden. Der Bewußtlose bedarf der klinischen Überwachung. Verlassen Hilfloser in hilfloser Lage wäre strafbare Aussetzung.

10.3.2 Alkoholwirkung

Chronischer Alkoholmißbrauch führt zu Schäden an Organen wie **Leber, Pankreas, Gehirn, Herz.**
Bei der **akuten** Alkoholwirkung sind verkehrsmedizinisch die Wirkung auf Psyche, Sinnesorgane und Nervensystem wichtig.
Die Alkoholwirkung nimmt mit steigendem Blutalkoholgehalt im allgemeinen zu.
Die Alkoholwirkung ist am stärksten in der Resorptionsphase.
Bei geselligem Trinken werden selten BAK-Werte über 1,5 ‰ erreicht.
BAK-Werte über 1,5 ‰ ohne sichtbare Ausfallerscheinungen sprechen für hohe Alkoholtoleranz. Die toxische Grenze ist abhängig von der Trinkgewöhnung.
Für Trinkungewohnte können schon Werte um 2 ‰ gefährlich werden.
Bei Alkoholmißbrauch kann Handlungsfähigkeit noch bei 4 ‰ bestehen.
Das alkoholtypische gefahrenträchtige Fahrverhalten wird vor allem durch **Enthemmung** bestimmt.
Typische Fahrfehler unter Alkohol sind: unangepaßte Geschwindigkeit, Schlangenlinienfahren, Abkommen in Kurven, Auffahren auf Hindernisse.

Die **Fehldiagnose Trunkenheit** kann zum Übersehen anderer lebensbedrohlicher Erkrankungen oder Verletzungen führen. Ein Übersehen von inneren Blutungen (auch intrakraniell) nach Traumen unter Alkoholeinfluß kommt vor.

Forensischer Fall

Einer Polizeistreife fällt nachts ein sinnlos betrunken wirkender Mann auf, der sich torkelnd auf der Fahrbahn fortbewegt. Sie nimmt den Betrunkenen zur Ausnüchterung mit zur Wache. Er wird in einer Arrestzelle untergebracht. Bei wiederholtem Nachsehen schläft er scheinbar tief. Gegen Morgen findet man ihn bei der Kontrolle tot auf. Die Obduktion ergibt ein subdurales Hämatom, das sich der Mann bei einem Sturz zugezogen haben muß, da auch ein Kopfschwartenhämatom, wie bei breitflächiger Gewalteinwirkung am Kopf, gefunden wird.

Im allgemeinen läßt die Alkoholwirkung nach einigen Stunden, auch nach der Aufnahme großer Alkoholmengen, nach. Eine Vertiefung der Bewußtlosigkeit ist ein Warnsymptom, das zur Suche nach Komplikationen Anlaß gibt. Wie ein Trauma, so kann auch ein Koma bei Stoffwechselleiden nicht richtig erkannt werden, wenn der Untersucher sich durch eine Alkoholfahne täuschen läßt und irrtümlich nur einen Alkoholrausch annimmt.

Eine Vertiefung der Bewußtlosigkeit ist ein Warnsymptom, das nicht übersehen werden darf und zur Suche nach Komplikationen Anlaß gibt.
Außer bei einem Trauma kann auch ein Koma bei Stoffwechselleiden nicht erkannt werden, wenn der Arzt irrtümlich einen Alkoholrausch annimmt.

10.3.3 Blutentnahme

Blutentnahmen unter Zwang können nach Straftaten polizeilich angeordnet werden.
Nur Ärzte, bei denen der Dienstvertrag es vorsieht, sind zur Blutentnahme verpflichtet.

Die Hautdesinfektion soll **nicht mit alkoholischen Lösungen erfolgen, sondern mit Sublimatlösung.**

Leichenblut ist aus der Oberschenkelvene zu entnehmen.
Durch Alkoholdiffusion vom Magen her kann der Blutalkoholgehalt im Herzblut beeinflußt werden.

Wegen gesundheitlicher Risiken sollte das zwangsweise Katheterisieren der Harnblase unterbleiben, wenn nicht besondere Umstände vorliegen (z. B. schwere Straftaten).

10.3.3 Blutentnahme

Die Blutentnahme ist ein Eingriff, der nach Straftaten von der Staatsanwaltschaft, auch von der Polizei, dem Hilfsorgan der Staatsanwaltschaft, angeordnet werden kann (§ 81 a StPO). Ein Tatverdächtiger muß die Entnahme durch den Arzt dulden, sie kann unter Zwang erfolgen. Bei anderen Personen, bei denen die Blutentnahme der Wahrheitsfindung und Beweissicherung dienen kann, ist die Blutentnahme ebenfalls ohne Einwilligung nach richterlicher Anordnung zulässig, sofern kein Nachteil für die Gesundheit zu befürchten ist und die Maßnahme dem Grundsatz der Verhältnismäßigkeit entspricht.
Die Untersuchungen und die Entnahme von Blutproben dürfen stets nur von einem Arzt vorgenommen werden.
Der Arzt ist allerdings nicht zur Entnahme verpflichtet, wenn dies nicht ein Arbeits- oder Dienstvertrag bei angestellten oder beamteten Ärzten vorsieht.
Die Entnahme erfolgt im allgemeinen mittels einer Venüle®. **Die Hautdesinfektion soll grundsätzlich nicht mit Alkohol erfolgen,** auch wenn die Störeinflüsse dadurch gering sind. Gebräuchlich ist die Desinfektion mit Sublimatlösung.
Bei Leichen erfolgt die Blutentnahme aus einer freigelegten Oberschenkelvene (V. femoralis), nicht aus blutenden Wunden und Blutlachen und auch nicht aus dem Herzen. Bei Blutentnahmen aus dem Herzen besteht die Möglichkeit, daß durch Diffusion von Alkohol aus dem Magen bei der Leiche der Blutalkoholgehalt im Herzblut beeinflußt wird.
Wenn auch bei technisch einwandfreiem Vorgehen Blut aus der Subklaviavene verwertbar sein kann, sollte dennoch bei Leichen die Blutentnahme aus der Oberschenkelvene erfolgen, um späteren Einwänden im Gerichtsverfahren besser begegnen zu können.
Es ist darauf zu achten, daß Blutentnahmegefäße nicht mit irgendwelchen Stoffen verunreinigt sind und möglichst gut gefüllt werden. Die Zugabe von Natriumfluorid verzögert das Einsetzen der Fäulnis, kann allerdings die Blutgruppenbestimmung stören.
Ein zwangsweises Katheterisieren der Harnblase zur Gewinnung von Urin ist mit gesundheitlichen Risiken verbunden. Daher sollte darauf verzichtet werden, wenn nicht ganz besondere Umstände vorliegen, wie schwerste Straftaten, zu deren Aufklärung u. U. auch Risiken in Kauf zu nehmen sind. Der Arzt sollte dann eine richterliche Anordnung abwarten

10.3.4 Nachweismethoden

Gebräuchliche Verfahren zur Alkoholbestimmung sind:
Gaschromatographie, ADH-Methode, Widmark-Verfahren.

10.3.4 Nachweismethoden

Die Blutalkoholbestimmung erfolgt heute in der Regel mit dem Verfahren der Gaschromatographie und einer enzymatischen Bestimmung, der sog. ADH-Methode. Durch Gaschromatographie lassen sich neben Alkohol auch andere flüchtige Verbindungen erfassen und quantifizieren. Außerdem kommt noch das Widmark-Verfahren zur Anwendung.

ADH-Verfahren (ADH = Alkohol-Dehydrogenase)

Beim ADH-Verfahren wird der Alkoholabbau in der Leber nachvollzogen. Das Enzym ADH oxidiert Alkohol zu Azetaldehyd. Das Koenzym NAD^+ (Nikotinamid-adenin-dinukleotid) nimmt den freiwerdenden Wasserstoff auf und wird dabei zu NADH. Die entstandene NADH-Menge ist proportional der vorhandenen Alkoholmenge. NADH absorbiert Licht bei einer anderen Wellenlänge als NAD^+ und kann daher photometrisch bestimmt werden.

$$C_2H_5OH + NAD^+ \xrightarrow{ADH} CH_3CHO + NADH + H$$

Das ADH-Verfahren ist alkoholspezifisch, aber nicht ethanolspezifisch.

Dieses Verfahren ist alkoholspezifisch, aber nicht ethanolspezifisch, es werden auch andere Alkohole erfaßt.

Gaschromatographische Alkoholbestimmung

Bei der gaschromatographischen Alkoholbestimmung wird das Head-Space-Verfahren angewandt. Serum wird in ein gasdicht zu verschließendes Probengefäß gegeben und auf 60 °C erwärmt. Zwischen Serum und Gasphase bildet sich ein Gleichgewicht. Die Alkoholkonzentration in der Gasphase ist proportional der Konzentration in der flüssigen Phase. Ein Teil der Gasphase wird mit einem Trägergas auf eine Trennsäule gebracht. Auf Grund unterschiedlicher Verweildauer verlassen die Substanzen die Trennsäule zu verschiedenen Zeiten. Sie werden durch einen Detektor angezeigt. Die Signalgröße (Peak) ist proportional der Alkoholmenge. Mit der Gaschromatographie können einzelne Alkohole voneinander unterschieden werden.

Gaschromatographische Alkoholbestimmung
Gaschromatographisch können einzelne Alkohole voneinander unterschieden werden.

Widmark-Verfahren

Die von *Widmark* eingeführte jodometrische Titrationsmethode unter Verwendung von Dichromatschwefelsäure wird noch in manchen Labors angewandt. Sie ist preislich günstig und genau, allerdings nicht alkoholspezifisch, da alle bei 60 °C flüchtigen reduzierenden Stoffe erfaßt werden. Dazu gehören z. B. auch Ketonkörper bei Diabetes.

Widmark-Verfahren

Sie ist zwar preisgünstig und genau, jedoch **nicht alkoholspezifisch.**

Begleitstoffanalyse

Die Begleitstoffanalyse spielt eine Rolle zur Feststellung der Art aufgenommener Getränke z. B. bei Nachtrunkbehauptung. Dazu ist eine besondere Empfindlichkeit der Apparaturen zur gaschromatographischen Bestimmung notwendig. Charakteristische sog. Begleitstoffe sind: Methanol, Propanol-1, Butanol-1, Butanol-2, Isobutanol, 2-Methylbutanol-1, 3-Methylbutanol-1. Begleitstoffe führen zum typischen Aroma alkoholischer Getränke, z. B. von Zwetschgenwasser, sie fehlen weitgehend in »klaren Alkoholika« (Steinhäger, Wodka).

Begleitstoffanalyse

Die Begleitstoffanalyse dient zur Erkennung der Art und auch der Menge aufgenommener Getränke.
Begleitstoffe fehlen weitgehend in sog. klaren alkoholischen Getränken.

Atemalkoholbestimmung

In den letzten Jahren wurde als weitere Methode zum Nachweis einer Alkoholbeeinflussung die Atemalkoholbestimmung eingeführt.
Seit langem schon gibt es die sog. **Alcotest®**-Methode, ein **grobquantitatives chemisches Verfahren** auf ähnlicher Grundlage wie die Widmark-Methode.
Moderne Meßgeräte zur quantitativen Atemalkoholbestimmung benutzen z. B. das Prinzip der Infrarot-Messung eines Luftstromes. In der Ausscheidungsphase stimmen die Werte der BAK und der Atemalkoholkonzentration bei solchen modernen Geräten meist recht gut überein. In der Resorptionsphase gibt es größere Unterschiede. Es sind zahlreiche Einwände gegen die Richtigkeit der so ermittelten BAK möglich, so daß derzeit die Atemalkoholbestimmung die Messung der BAK nicht ersetzen kann. Auch Nachuntersuchungen bei behaupteter Fehlbestimmung oder Probenverwechslung sind bisher nur bei Blutproben möglich. An Blutproben lassen sich außerdem vergleichende Blutgruppenuntersuchungen durchführen, um zu belegen, daß die Blutprobe von einem Menschen mit der Blutgruppenformel des Tatverdächtigen stammt. Dies ist nach Atemalkoholmessungen nicht möglich.
Trotz solcher Bedenken wurde im Frühjahr 1989 ein Gesetz erlassen, wonach bei Ordnungswidrigkeiten auch die Werte der Messung des Atemalkohols Verwendung finden können (0,25 bzw. 0,40 mg/l Alkohol in der Atemluft werden 0,8 bzw. 0,5 ‰ Alkohol im Blut gleichgesetzt).

Atemalkoholbestimmung

Die sog. **Alcotest®**-Methode ist ein **grobquantitatives Verfahren.**
Die Atemalkoholbestimmung erlaubt nicht immer einen zuverlässigen Rückschluß auf die Blutalkoholkonzentration. In der Eliminationsphase stimmen die Werte der BAK und der Atemalkoholkonzentration meist gut überein. In der Resorptionsphase gibt es besonders oft größere Unterschiede.
Vergleichende Blutgruppenbestimmungen, bei behaupteter Probenverwechslung, sind nur bei Vorliegen einer Blutprobe möglich.

10.3.5 Rechtsfolgen

Der Grenzwert der (absoluten) Fahruntüchtigkeit in der BRD beträgt 1,1 ‰. Ab 0,3 ‰ kann u. U. eine relative Fahruntüchtigkeit angenommen werden.

Das Erreichen einer BAK von 0,5 bzw. 0,8 ‰ (Gefahrengrenzwert) wird bei motorisierten Verkehrsteilnehmern als Ordnungswidrigkeit verfolgt. Ab 0,8 ‰ wird ein Fahrverbot ausgesprochen.

Unter **Nachtrunk** versteht man Alkoholaufnahme nach einem Ereignis.

Bei Unfällen auf dem Weg von und zur Arbeit wird bei Werten ab 1,1 ‰ im Blut der Versicherungsschutz in der Regel versagt.
Auch Privatversicherer gehen bei 1,1 ‰ gewöhnlich von einer Bewußtseinsstörung aus.

10.3.5 Rechtsfolgen

In der Bundesrepublik Deutschland ist nicht grundsätzlich das Fahren nach Alkoholkonsum verboten. Stets strafbar ist aber die Führung eines motorisierten Kraftfahrzeuges ab einer BAK von 1,1 ‰, der Grenze der »absoluten Fahruntüchtigkeit« (im Jahr 1990 ist eine Senkung der Grenze auf 1,1 ‰ statt vorher 1,3 ‰ erfolgt), und die Führung eines Fahrrades ab einer BAK von 1,6 ‰. Auch bei Werten zwischen 0,3 und 1,1 ‰ kann es zur Bestrafung kommen, wenn Ausfallserscheinungen auf eine alkoholbedingte »relative Fahruntüchtigkeit« hinweisen.
Wird bei einem motorisierten Verkehrsteilnehmer eine **BAK von 0,8 ‰** (Gefahrengrenzwert) und mehr festgestellt, z. B. bei einer Verkehrskontrolle, so liegt eine **Ordnungswidrigkeit** vor, die mit einer Geldbuße und, bei einem Wert von 0,8 ‰, einem Fahrverbot geahndet wird. Bei einer BAK von von 0,5 ‰ wird eine Geldbuße ohne Fahrverbot verhängt.

Merke ▶

> ▶ ***Merke.*** Vom Wert in einer Blutprobe ist bei Verkehrsstraftaten auf den Tat- oder Vorfallszeitpunkt (Unfallereignis oder Verkehrskontrolle) mit einem Mindestrückrechnungswert von 0,1 ‰ pro Stunde zurückzurechnen (▣ D-**118**), jedenfalls dann, wenn zwischen Trinkende und Blutentnahme mehr als 120 Minuten vergangen sind.

120 Minuten nach Trinkende ist vom Ende der Resorptionsphase auszugehen. Bei Rückrechnung vor abgeschlossener Resorption können fälschlich zu hohe Werte für den Tatzeitpunkt errechnet werden. Bei **Nachtrunk,** d. h. Alkoholaufnahme nach einem Ereignis, muß ein Abzug erfolgen, damit nicht ein falscher Wert einem Urteil zugrunde gelegt wird.

Beispiel ▶

Beispiel. Blutalkoholkonzentration 100 Minuten nach einem Unfall auf dem Parkplatz vor einer Gaststätte 1,5 ‰. Nachtrunk von Bier in der Gaststätte bis zum Eintreffen der Polizei, entsprechend 0,3 ‰ (errechnet mit der Widmark-Formel!). Dieser Wert ist in Abzug zu bringen.

(Im Jahr 1988 wurden vom Statistischen Bundesamt in Wiesbaden bundesweit 22798 »Alkoholunfälle« mit schweren Sachschäden und 35542 »Alkoholunfälle« mit Personenschäden registriert; dabei wurden 45329 Personen verletzt und 1498 getötet. Diese Zahlen sollen die Bedeutung des Problems Alkohol im Straßenverkehr beleuchten.)
Fast 60 % aller Alkoholunfälle ereignen sich zwischen 18.00 und 2.00 Uhr. Die meisten Alkoholunfälle geschehen am Wochenende. Man muß von einer hohen Dunkelziffer ausgehen. Nicht wenige Autofahrer begehen Unfallflucht, wenn sie alkoholisiert sind.
Bei Wegeunfällen von Arbeitnehmern, die sonst als Arbeitsunfälle entschädigt werden, erlischt der Versicherungsschutz bei Nachweis einer BAK von 1,1 ‰ und mehr. Erleidet z. B. ein Arbeiter oder Angestellter auf der Heimfahrt von der Arbeitsstelle einen tödlichen Unfall durch Abkommen von der Fahrbahn in einer Kurve, kann eine Hinterbliebenenrente von der Berufsgenossenschaft verweigert werden. Auch Privatversicherer gehen bei einer solchen BAK gewöhnlich vom Vorliegen einer Bewußtseinsstörung aus und versagen in der Regel den Unfall-Versicherungsschutz.
Bei wiederholtem Verlust des Führerscheins durch Trunkenheitsfahrt, bei hohen Werten über 1,6–2,0 ‰ bei einer Fahrt oder anderen Verdachtsmomenten einer Alkoholabhängigkeit kann die Verwaltungsbehörde eine Überprüfung der Fahrtauglichkeit in einer psychologisch-medizinischen Untersuchungsstelle veranlassen (*s. Abschnitt 10.1, S. 443*).

Merke ▶

> ▶ ***Merke.*** Auch im Notfalleinsatz ist ein Arzt nicht berechtigt, in fahruntüchtigem Zustand ein Kraftfahrzeug zu führen!

10.3.6 Fahrtüchtigkeit

Unter Fahrtüchtigkeit verstehen wir die Fähigkeit eines Kraftfahrers, mit dauernder Wachheit Verkehrssituationen richtig aufzufassen, zu verarbeiten und zweckentsprechend und sicher zu reagieren. Fahrtüchtigkeit ist mehr als Fahrfähigkeit. Sie verlangt ein ständiges Gefahrenbewußtsein und auch die Bereitschaft zur Rücksichtnahme auf andere Verkehrsteilnehmer. Im Zusammenhang mit dem Konsum von Alkohol können die Wirkungen von Arzneimitteln verstärkt auftreten. Dies gilt vor allem für alle Schlafmittel, Beruhigungsmittel, Betäubungsmittel. Im allgemeinen enthalten die Arzneimittellisten und Beipackzettel von Medikamenten entsprechende Warnhinweise, die der Patient lesen und auch beachten muß.
Arzneimittel können in Blutproben nachgewiesen werden. In Verdachtsfällen sollte stets auch eine Harnprobe von etwa 70 bis 100 ml gesichert werden.

10.3.6 Fahrtüchtigkeit

Fahrtüchtigkeit setzt volle psychophysische Leistungsfähigkeit auch in kritischen Situationen voraus.
Alkohol und Arzneimittel können sich gegenseitig in ihrer Wirkung verstärken. Dies gilt insbesondere für Schlaf- und Beruhigungsmittel.
Arzneimittel können in Blutproben nachgewiesen werden. In Verdachtsfällen sollte neben einer Blutprobe auch der Harn untersucht werden.

> ▶ ***Merke.*** Der Nachweis im Urin reicht allerdings nicht aus, die Beeinflussung durch ein Medikament zu beweisen, dazu bedarf es der Untersuchung des Blutes.

◀ **Merke**

10.4 Illegale Drogen

Eine neue gesetzliche Bestimmung (§ 24 a Straßenverkehrsgesetz) sieht vor, daß bei Nachweis bestimmter illegaler Drogen im Blut eines Kraftfahrers von einer Ordnungswidrigkeit auszugehen ist, die mit einer Geldbuße geahndet wird. Zunächst gilt dies für den Nachweis von Cannabis (THC), Heroin, Morphin, Kokain, Amphetamin, Designer-Amphetamine (MDE, MDMA).

10.4 Illegale Drogen

Neuerdings wird der Nachweis illegaler Drogen beim Kraftfahrer wie eine Ordnungswidrigkeit behandelt und mit einer Geldbuße belegt.

11 Psychopathologie

11 Psychopathologie

11.1 Schuldfähigkeit

Die Rechtslehre geht davon aus, daß der Mensch frei über sein Handeln entscheiden kann (Indeterminismus), sie postuliert die Willensfreiheit und damit die Schuldfähigkeit als Eigenschaft des Menschen. Die Schuldfähigkeit kann durch krankhafte Bedingungen beeinträchtigt sein, wodurch ein Täter ganz oder teilweise **»exkulpiert«** (von Schuld befreit) sein kann. Der Gesetzgeber nennt in den § 20/21 StGB 4 solche Bedingungen (biologische Voraussetzungen):

1. krankhafte seelische Störung (alle exogenen und endogenen Psychosen, auch Demenzen)
2. tiefgreifende Bewußtseinsstörung (Schlaftrunkenheit, schwere Affekte, Erschöpfung, Übermüdung, hypnotische Zustände)
3. Schwachsinn (in der angeborenen Form)
4. schwere andere seelische Abartigkeit (bei schwerwiegenden abnormen Persönlichkeitsentwicklungen, vorwiegend bei schweren Triebstörungen).

Durch eine der vier biologischen Voraussetzungen können Einsichtsfähigkeit oder Steuerungsfähigkeit (Hemmungsvermögen) eines Täters zur Tatzeit erheblich vermindert oder sogar aufgehoben sein.
Bei Feststellung einer der 4 biologischen Voraussetzungen, vielfach durch einen Sachverständigen, ist vom Richter – nicht eigentlich vom Gutachter, obwohl er oft danach gefragt wird – zu prüfen, ob die Schuldfähigkeit erheblich beeinträchtigt oder gar aufgehoben war. Die einschlägigen gesetzlichen Bestimmungen sind die Paragraphen 20 und 21 StGB.

11.1 Schuldfähigkeit

Die Rechtslehre postuliert die Willensfreiheit (und damit die Schuldfähigkeit) des Menschen.
Die **Schuldfähigkeit** kann durch krankhafte Bedingungen beeinträchtigt sein, wodurch ein Täter ganz oder teilweise exkulpiert sein kann.
Die §§ 20/21 StGB enthalten folgende Bedingungen:
1. krankhafte seelische Störung
2. tiefgreifende Bewußtseinsstörung
3. Schwachsinn
4. schwere andere seelische Abartigkeit.

Die Schuldfähigkeit kann durch diese krankhaften Bedingungen aufgehoben oder erheblich vermindert sein.

Falls der Gutachter zur Prüfung der Voraussetzungen der §§ 20/21 StGB eine Beobachtung für erforderlich ansieht, kann ein Richter die Einweisung in eine geschlossene psychiatrische Anstalt bis zu 6 Wochen anordnen.

Rechtsgrundlage ▶

Rechtsgrundlage

§ 20 StGB:
Schuldunfähigkeit wegen seelischer Störungen
Ohne Schuld handelt, wer bei Begehung der Tat wegen einer krankhaften seelischen Störung, wegen einer tiefgreifenden Bewußtseinsstörung oder wegen Schwachsinns oder einer schweren anderen seelischen Abartigkeit unfähig ist, das Unrecht der Tat einzusehen oder nach dieser Einsicht zu handeln.

§ 21 StGB: Verminderte Schuldfähigkeit
Ist die Fähigkeit des Täters, das Unrecht der Tat einzusehen oder nach dieser Einsicht zu handeln, aus einem der in § 20 bezeichneten Gründe bei Begehung der Tat erheblich vermindert, so kann die Strafe gemildert werden.

Merke ▶

> ▶ ***Merke.*** Bei Vorliegen der Voraussetzungen von § 21 StGB muß die Strafe nicht, sie kann aber gemildert werden.

Besonders betrachtet und im Strafmaß berücksichtigt wird die seelische Situation einer Mutter bei Geburt eines nichtehelichen Kindes (*s. Abschnitt 2.10.3, S. 379*).
Bei manchen Straftaten, z. B. Körperverletzungen, spielt Alkoholeinfluß eine wichtige Rolle. Der Alkoholrausch kann zu einer krankhaften seelischen Störung führen. Der Alkoholrausch kann unterteilt werden in: **einfachen Rausch, komplizierten (abnormen) Rausch** und **pathologischen Rausch.** Letzterer kann bei niedrigen wie bei hohen Blutalkoholwerten beobachtet werden, er wird auch als qualitativ veränderter Rausch bezeichnet. Pathologische Veränderungen am Gehirn, auch durch chronischen Alkoholismus, können die Grundlage des pathologischen Rausches sein. Gekennzeichnet ist er durch ungesteuerte Triebentladung, Desorientiertheit und Amnesie. Er kann Ähnlichkeit mit psychotischen Erregungszuständen haben. Ein abschließender (finaler) Tiefschlaf gilt als charakteristisch. Der komplizierte Rausch wird vor allem bei hirnorganisch Kranken und abnormen Persönlichkeiten beobachtet, er ist gegenüber dem einfachen Rausch durch stärkere und länger andauernde Erregung gekennzeichnet.

Forensischer Fall

Ein jüngerer Mann trifft nachts nach erheblichem Alkoholkonsum auf eine obdachlose Frau. Er gerät mit ihr in Streit und tötet sie schließlich durch massive Tritte, zuletzt auf den Kopf. Die Polizei trifft ihn in der Nähe des Tatortes an. Er wirkt eigenartig, wie »geistesabwesend«. Auf der Polizeiwache verfällt er in Tiefschlaf, aus dem er sich nicht wecken läßt. Bei der Begutachtung wird ein frontaler Defekt im kranialen Computertomogramm nachgewiesen. Bei solchen Umständen muß ein pathologischer Rausch diskutiert werden.

Der Alkoholrausch kann zu einer krankhaften seelischen Störung führen, die die Schuld mindern oder sogar aufheben kann.
Schuldunfähigkeit wird bei Gericht meist ab einer BAK von 3 ‰ diskutiert, sie kann aber auch bei geringerer BAK durchaus gegeben sein. **Entscheidend ist der psychopathologische Befund.**

Bei Straftaten, die im Alkoholrausch begangen werden, kann eine erhebliche Verminderung der Schuldfähigkeit angenommen werden, im allgemeinen wird dies ab 2 ‰ diskutiert. Eine sog. Schuldunfähigkeit wird in der Regel erst bei Blutalkoholwerten (BAK) ab 3 ‰ diskutiert, dies bedeutet aber nicht Straffreiheit. Schuldunfähigkeit kann auch schon bei geringerer BAK gegeben sein, **entscheidend ist der psychopathologische Befund.** Eine zu leichte Exkulpierung von Alkoholtätern ist vom Gesetzgeber erschwert: Wer sich Mut vor einer Tat antrinkt, wird nicht entlastet, ebenso wer bei Beginn des Trinkens mit einer Straftat rechnen konnte.

Beispiel. Ein häufig vorkommender Fall in der Gerichtspraxis ist die Fahrt zu einer Gaststätte mit dem Auto. Tritt der Betrunkene dann die Heimfahrt an, so wird er bei einer Strafverfolgung wegen fahrlässiger oder vorsätzlicher Trunkenheit im Verkehr bestraft, u.U. auch teilweise oder ganz exkulpiert. Es kann eine Rauschtat angenommen werden.

◀ **Beispiel**

Die vorsätzliche oder fahrlässige Berauschung durch Alkohol oder Drogen ist als **Rauschtat** unter Strafe gestellt (§ 323 a StGB), wenn es in schuldunfähigem Zustand zu Straftaten kommt.

Die vorsätzliche und fahrlässige Berauschung ist, sollte es zu Straftaten kommen, als Rauschtat mit Strafe bedroht.

▶ ***Merke.*** Bei Vorliegen der Voraussetzungen des § 20 StGB ist Freispruch möglich, es kann aber die Unterbringung in einem psychiatrischen Krankenhaus angeordnet werden (§ 63 StGB) oder auch die Einweisung zu einer Alkoholentziehungskur (§ 64 StGB) bei Hang zu berauschenden Mitteln.
Bei zu bejahendem Vorliegen der Voraussetzungen von § 21 StGB kann ebenfalls neben einer eventuellen Strafmilderung eine Unterbringung angeordnet werden.

Rechtsgrundlage

◀ **Rechtsgrundlage**

§ 63 StGB: Unterbringung in einem psychiatrischen Krankenhaus
Hat jemand eine rechtswidrige Tat im Zustand der Schuldunfähigkeit (§ 20) oder der verminderten Schuldfähigkeit (§21) begangen, so ordnet das Gericht die Unterbringung in einem psychiatrischen Krankenhaus an, wenn die Gesamtwürdigung des Täters und seiner Tat ergibt, daß von ihm infolge seines Zustandes erhebliche rechtswidrige Taten zu erwarten sind und er deshalb für die Allgemeinheit gefährlich ist.

Rechtsgrundlage

◀ **Rechtsgrundlage**

§ 64 StGB: Unterbringung in einer Entziehungsanstalt
I Hat jemand den Hang, alkoholische Getränke oder andere berauschende Mittel im Übermaß zu sich zu nehmen, und wird er wegen einer rechtswidrigen Tat, die er im Rausch begangen hat oder die auf seinen Hang zurückgeht, verurteilt oder nur deshalb nicht verurteilt, weil seine Schuldunfähigkeit erwiesen oder nicht auszuschließen ist, so ordnet das Gericht die Unterbringung in einer Entziehungsanstalt an, wenn die Gefahr besteht, daß er infolge seines Hanges erhebliche rechtswidrige Taten begehen wird.
II Die Anordnung unterbleibt, wenn eine Entziehungskur von vornherein aussichtslos erscheint.

Forensischer Fall

Ein an einer Psychose mit phasenhaftem Verlauf leidender Mann, der mit den Angehörigen verfeindet ist, dringt in einer Erregungsphase durch ein Fenster in die elterliche Wohnung ein. Er trifft dabei auf den Bruder, den er bei einem Handgemenge niedersticht. Er wird nach § 20 StGB wegen krankhafter seelischer Störung exkulpiert, jedoch nach § 63 StGB in einem psychiatrischen Krankenhaus untergebracht. Dorthin war er schon unmittelbar nach der Tat aufgrund des Verwahrungsgesetzes gekommen.

11.2 Haft- und Verhandlungsfähigkeit
Haftunfähigkeit liegt nur in seltenen Fällen vor, z. B. bei zerebralem Insult, hohem Alter oder fortgeschrittenem Malignom.

11.2 Haft- und Verhandlungsfähigkeit

Die Haftfähigkeit ist nur in seltenen Fällen nicht gegeben, da auch in Haftanstalten ärztliche Betreuung besteht, Krankenreviere und Vollzugskrankenhäuser vorhanden sind, in denen z. T. auch operative Eingriffe erfolgen können. Eine Haftunfähigkeit würde sich jedoch begründen lassen z. B. bei fortgeschrittener maligner Erkrankung, bei einem Zustand nach zerebralem Insult, bei starker Hinfälligkeit eines alten Menschen.

Merke ▶

> **Merke.** Verhandlungsfähigkeit (in einem Strafverfahren) setzt voraus, daß ein Angeklagter in der Lage ist, zumindest begrenzte Zeit Verhandlungen zu folgen, die Bedeutung des Gerichtsverfahrens sowie seines Ablaufes zu erkennen und sich zu verteidigen.

Kann die Verhandlung absehbar zu einer konkreten Gefahr für Gesundheit oder zum Tode führen, so ist der Angeklagte vorübergehend oder dauernd verhandlungsunfähig, z. B. drohender Herzinfarkt. Ein lediglich nicht ausschließbares Risiko des Todes oder einer gesundheitlichen Schädigung berechtigt nicht ohne weiteres, von der Durchführung eines Verfahrens Abstand zu nehmen. In manchen Fällen wird die Verhandlungsdauer auf eine gewisse Zahl von Stunden begrenzt und lange Pausen festgesetzt.

Ist ihm dies nicht möglich oder besteht die konkrete Gefahr, daß die Verhandlung zu einer schwerwiegenden Dauerschädigung der Gesundheit oder gar zum Tode führen kann, z. B. bei Gefährdung durch Schlaganfall, Herzinfarkt, so ist der Angeklagte vorübergehend oder dauernd verhandlungsunfähig. Es müssen allerdings gewisse Risiken im Interesse einer wirksamen Rechtspflege hingenommen werden. Ein lediglich nicht ausschließbares Risiko des Todes oder einer gesundheitlichen Schädigung berechtigt nicht ohne weiteres, von der Durchführung eines Verfahrens Abstand zu nehmen. Je nach Fall liegt der Schwerpunkt der Begutachtung auf psychiatrisch-neurologischem oder internistischem oder allgemeinmedizinischem Gebiet. In manchen Fällen wird vom ärztlichen Gutachter vorgeschlagen, die Verhandlungsdauer auf eine gewisse Zahl von Stunden zu begrenzen und Pausen von genügender Länge einzulegen.

11.3 Rechtsfragen

Zivilrecht

Die Rechtsfähigkeit des Menschen beginnt zivilrechtlich mit der Geburt. Vor dem 7. Lebensjahr besteht Geschäftsunfähigkeit.

Danach folgt bis zum 18. Lebensjahr eine **beschränkte** Geschäftsfähigkeit, die ab dem 18. Lebensjahr in eine **volle** Geschäftsfähigkeit übergeht.
Aus ▦ D-**20** ergeben sich zivilrechtlich wichtige Altersgrenzen.

11.3 Rechtsfragen

Zivilrecht

Die Rechtsfähigkeit des Menschen beginnt zivilrechtlich mit der Geburt, das Neugeborene ist bereits erbberechtigt. Bis zum 7. Lebensjahr können gültige Rechtsgeschäfte nicht abgeschlossen werden. Zwischen 7. und 18. Lebensjahr besteht beschränkte Geschäftsfähigkeit, danach tritt volle Geschäftsfähigkeit ein.
In der Zeit beschränkter Geschäftsfähigkeit können mit Zustimmung der Erzieher Geschäfte abgeschlossen, über das eigene Taschengeld kann verfügt werden.
Aus ▦ D-**20** ergeben sich zivilrechtlich wichtige Altersgrenzen.

D-20: Zivilrechtlich wichtige Altersgrenzen

▷ Vollendung der Geburt	Rechtsfähigkeit, Erbberechtigung
▷ Vollendung des 7. Lebensjahres	beschränkte Geschäftsfähigkeit
▷ Vollendung des 16. Lebensjahres	Testierfähigkeit, Eidesfähigkeit
▷ Vollendung des 18. Lebensjahres	volle Geschäftsfähigkeit

Eine Verpflichtung zum Schadenersatz setzt Deliktfähigkeit voraus. Sie fehlt bei Kindern unter 7 Jahren, ist bedingt gegeben zwischen 7–18 Jahren, danach erst »volle« Deliktfähigkeit.
Bei Erwachsenen kann die Geschäftsfähigkeit infolge krankhafter Bedingungen eingeschränkt oder aufgehoben sein. Der geschäftsunfähige Volljährige erhält einen Betreuer, soweit ein Fürsorgebedürfnis besteht. Es kann z. B. die Hilfe des Betreuers nur bei der Behandlung einer Erkrankung erforderlich sein oder nur bei vermögensrechtlichen Angelegenheiten. Der Minderjährige, der keine Eltern mehr hat, erhält einen Vormund.

Geschäftsunfähig ist (nach § 104 BGB):
1. wer nicht das 7. Lebensjahr vollendet hat
2. wer sich in einem die freie Willensbestimmung ausschließenden Zustande krankhafter Störung der Geistestätigkeit befindet, sofern nicht der Zustand seiner Natur nach ein vorübergehender ist.

Betreuung

Betreuung

> **Merke.** Eine Betreuung kann bei geistigen Behinderungen, bei psychischen Erkrankungen und ihren Folgezuständen sowie bei körperlichen Erkrankungen angeordnet werden.

◀ Merke

Auch für einen Geschäftsfähigen kann ein Betreuer bestellt werden, wenn er seine Angelegenheiten nicht mehr in vollem Umfang selbst erledigen kann, jedoch nicht gegen seinen Willen.
Zur Abwendung von Gefahren für den Betreuten, z.B. in Zuständen manischer Erkrankung, kann das Gericht einen Einwilligungsvorbehalt verfügen. Damit wird ausdrücklich bestimmt, daß Willenserklärungen des Betreuten nur wirksam sind, wenn der Betreuer einwilligt. Das Gericht muß jedoch festlegen, für welche Bereiche (Rechtsgeschäfte) der Einwilligungsvorbehalt gelten soll!

Rechtsgrundlage

◀ Rechtsgrundlage

Die gesetzliche Grundlage bildet das Gesetz zur Reform des Rechts der Vormundschaft und Pflegschaft für Volljährige (Betreuungsgesetz-BtG) vom 12. September 1990. Das Gesetz bestimmt, daß ab 1.1.1992 das Vormundschaftsgericht bei einem Volljährigen, der aufgrund einer psychischen Krankheit oder einer körperlichen, geistigen oder seelischen Behinderung seine Angelegenheiten ganz oder teilweise nicht besorgen kann, auf seinen Antrag oder von Amts wegen einen Betreuer bestellt. Das Vormundschaftsgericht kann mehrere Betreuer bestellen.

Durch das Betreuungsgesetz wurden ab 1.1.1992 Vormundschaft und Pflegschaft durch die »Betreuung« ersetzt.

> **Merke.** Die Betreuung wird auf Antrag des Volljährigen oder von Amts wegen, auch auf Anregung eines Dritten (z.B. eines Verwandten oder eines Heimleiters) angeordnet.

◀ Merke

Der als Betreuer Ausgewählte ist verpflichtet, die Betreuung zu übernehmen, wenn er dazu geeignet ist und ihm die Übernahme der Betreuung zugemutet werden kann. Die Einwilligung des Betreuers in eine
- Untersuchung des Gesundheitszustandes
- eine Heilbehandlung oder
- einen ärztlichen Eingriff.

bedarf der Genehmigung des Vormundschaftsgerichtes, wenn die begründete Gefahr besteht, daß der Betreute aufgrund der Maßnahme stirbt oder einen schweren und längerdauernden Schaden erleidet. Ohne Genehmigung darf die Maßnahme nur durchgeführt werden, wenn mit dem Aufschub Gefahr verbunden ist.

Risikobehaftete Eingriffe bedürfen der Genehmigung des Vormundschaftsgerichtes, falls nicht mit dem Aufschub Gefahr verbunden ist.

Forensischer Fall

Ein Patient mit schwerem Hirntrauma kommt auf eine Intensivstation. Die Notfallbehandlung erfolgt nach dem Grundsatz der Geschäftsführung ohne Auftrag. Nach der Stabilisierung ist bei einem weiterhin bewußtseinsgestörten Patienten ein Betreuer zu bestellen. Dieser muß bei weiteren Behandlungsmaßnahmen (Eingriffen) einwilligen, u.U. muß das Vormundschaftsgericht den Eingriff genehmigen.

Eine Sterilisation eines Betreuten bedarf der Einwilligung des Betreuers und der Zustimmung des Vormundschaftsgerichtes nach Anhörung von Gutachtern.
Bei Freiheitsentziehung (Unterbringung) entscheidet das Vormundschaftsgericht nach Einholung des Gutachtens eines Arztes mit Erfahrungen auf dem Gebiet der Psychiatrie.

In eine Sterilisation des Betreuten kann der Betreuer nur einwilligen, wenn die Sterilisation dem Willen des Betreuten nicht widerspricht. Das Vormundschaftsgericht muß außerdem die Einwilligung des Betreuers genehmigen und dazu Gutachten von Sachverständigen einholen, die sich auf die medizinischen, psychologischen, sozialen, sonderpädagogischen und sexualpädagogischen Gesichtspunkte erstrecken. Eine Unterbringung des Betreuten, die mit Freiheitsentziehung verbunden ist, bedarf der Genehmigung des Vormundschaftsgerichtes. Dazu ist das Gutachten eines Arztes mit Erfahrungen auf dem Gebiet der Psychiatrie einzuholen. Durch einstweilige Anordnung kann eine vorläufige Unterbringung vorgenommen werden.

Mit Vollendung des 16. Lebensjahres kann ein rechtsgültiges Testament errichtet werden.

Das ohne Notar errichtete Testament muß eigenhändig geschrieben und unterschrieben sein mit Angabe von Ort und Datum.

Die Errichtung eines rechtsgültigen **Testamentes** ist an bestimmte Voraussetzungen gebunden, ein Minderjähriger kann es mit Vollendung des 16. Lebensjahres errichten, allerdings nur bei einem Notar. Letzteres gilt auch für jeden, der, gleich aus welchem Grund, nicht selbst schreiben kann. Wird ein Testament ohne Notar errichtet, muß es von Anfang bis Ende handschriftlich eigenhändig geschrieben und unterschrieben sein, am besten mit Vornamen und Familiennamen, auch sind Ort und Datum der Errichtung anzugeben. Mit der Entmündigung ist die Testierfähigkeit aufgehoben, ebenso bei Personen, die durch krankhafte Störung der Geistestätigkeit, Geistesschwäche oder wegen Bewußtseinsstörung die Bedeutung einer Willenserklärung nicht erfassen können. Testamente sollten stets vor dem Notar errichtet werden. Krankenhausträger müssen Patienten, die ihr Testament machen wollen, jede zumutbare Unterstützung gewähren, z. B. durch Zuziehung eines Notars.

Bei nachträglicher gerichtlicher Prüfung der Testierfähigkeit kann es zur Anhörung der behandelnden Ärzte über den Geisteszustand des Erblassers kommen.

Zuweilen ist nach dem Tode die Testierfähigkeit zu prüfen. Dabei kann gefragt werden, ob bei Rechtsgeschäften psychisch auffälliger Patienten lichte Momente (lucida intervalla) bestanden haben können, was meist schwer entscheidbar ist. Zuweilen werden behandelnde Ärzte über den geistigen Zustand des Erblassers befragt, wobei die Schweigepflicht einer Aussage nicht unbedingt entgegensteht; der Arzt sollte dazu eine Entscheidung des Gerichtes verlangen.

Forensischer Fall

Ein hochbetagter Mann vermacht in den letzten Lebensmonaten einer ihn versorgenden Frau ein größeres Vermögen. Diese Verfügung wird von seinen hinterbliebenen Kindern nach dem Tode des Erblassers angefochten. Im Zivilprozeß um die Testierfähigkeit wird der behandelnde Arzt geladen, um Aussagen über den geistigen Zustand des betreffenden Mannes zur Zeit der Testamenterrichtung zu machen. Das Gericht verlangt von ihm eine Aussage und erkennt eine Schweigepflicht in diesem Fall nicht an.

Strafrecht

Strafrecht

Kinder unter 14 Jahren sind **nicht** strafmündig.

Kinder unter 14 Jahren sind nicht strafmündig, das Gericht kann aber bei Straftaten von Gewicht Fürsorgeerziehung anordnen. Von Einbrecherbanden werden manchmal Kinder unter 14 Jahren zu Wohnungsdiebstählen eingesetzt, weil sie strafrechtlich nicht verfolgt werden können.

Strafmündig ist der junge Mensch vom 14. Lebensjahr an, wenn die erforderliche Reife besteht.

Strafmündig ist der junge Mensch vom 14. Lebensjahr an bis zum 18. Lebensjahr, wenn die erforderliche Reife bei dem **Jugendlichen** besteht, was nach § 3 JGG zu prüfen ist.

Ein Jugendlicher ist strafrechtlich verantwortlich, wenn er zur Zeit der Tat nach seiner sittlichen und geistigen Entwicklung reif genug ist, das Unrecht der Tat einzusehen und nach dieser Einsicht zu handeln. Zur Erziehung eines Jugendlichen, der mangels Reife strafrechtlich nicht verantwortlich ist, kann der Richter dieselben Maßnahmen anordnen wie der Vormundschaftsrichter.

Vom 18. Lebensjahr an **kann** Erwachsenenstrafrecht angewendet werden.

Vom 18. bis zum 21. Lebensjahr **kann** bei Heranwachsenden bereits Erwachsenenstrafrecht angewandt werden, vielfach bleibt es aber bei Jugendstrafrecht, bei dem der Erziehungsgedanke im Vordergrund steht.
Nach dem Jugendstrafrecht werden Erziehungsmaßregeln (z. B. Fürsorgeerziehung) und Zuchtmittel (Verwarnung, Auferlegen von Pflichten, Jugendar-

rest) ausgesprochen, bei schweren Delikten oder wenn sog. »schädliche Neigungen« bestehen, wird Jugendstrafe, bei Verbrechen bis zu 10 Jahren, verhängt.
Begeht ein Heranwachsender eine Verfehlung, die nach den allgemeinen Vorschriften mit Strafe bedroht ist, so wendet der Richter die für einen Jugendlichen geltenden Vorschriften an, wenn.
1. die Gesamtwürdigung der Persönlichkeit des Täters bei Berücksichtigung auch der Umweltbedingungen ergibt, daß er zur Zeit der Tat nach seiner sittlichen und geistigen Entwicklung noch einem Jugendlichen gleichstand, oder
2. es sich nach der Art, den Umständen oder den Beweggründen der Tat um eine Jugendverfehlung handelt.

Das Höchstmaß der Jugendstrafe für Heranwachsende beträgt zehn Jahre.

Forensischer Fall

Ein 16 Jahre alter, in einer Familie als Pflegesohn lebender junger Mann tötet an einem Nachmittag nacheinander die Pflegemutter und deren zwei Töchter und verletzt den heimkehrenden Pflegevater schwer. Vom jugendpsychiatrischen Gutachter werden wegen einer Neurose mit schizophrenieähnlicher Verfassung des Jugendlichen zur Tatzeit die Voraussetzungen von § 21 StGB nicht ausgeschlossen. Das Gericht spricht eine Jugendstrafe von 8 Jahren aus, ordnet aber nicht eine Unterbringung nach § 63 StGB an. Denn die Möglichkeit des Vorliegens der Voraussetzungen von § 21 StGB genügt dazu nicht, § 21 StGB hätte vielmehr positiv festgestellt werden müssen.

Das allgemeine Strafrecht (Erwachsenenstrafrecht) entsprechend den Bestimmungen des Strafgesetzbuches **muß** stets vom 21. Lebensjahr an angewandt werden.

Das allgemeine Strafrecht **muß** vom 21. Lebensjahr an angewandt werden (D-**21**).

Aus D-**21** ergibt sich:

D-21: Strafrechtlich wichtige Altersgrenzen

Vor dem 14. Lebensjahr	▷ Strafunmündigkeit
Nach Vollendung des 14. Lebensjahres	▷ Strafmündigkeit
Nach Vollendung des 18. Lebensjahres	▷ Erwachsenenstrafrecht, Anwendung des JGG jedoch noch möglich (§ 105 JGG)
Nach Vollendung des 21. Lebensjahres	▷ ausnahmslos Erwachsenenstrafrecht

Beischlaf mit Verwandten auf- und absteigender Linie und mit Geschwistern steht als »Inzest« unter Strafe, Personen unter 18 Jahren bleiben straffrei.
Heterosexuelle und homosexuelle Handlungen von Personen **über 18 Jahren auf freiwilliger Basis** werden strafrechtlich **nicht verfolgt.**
Sexuelle Handlungen unter **Gewaltanwendung** oder **Bedrohung** werden bestraft (*s. a. Abschnitt 2.9*).
Als **sexuelle Handlungen** gelten: Beischlaf und seine hetero- bzw. homosexuellen Ersatzhandlungen, Entblößen oder Betasten des Geschlechtsteils eines anderen, gewaltsamer Zungenkuß, Vorzeigen pornographischer Abbildungen.
Das Schutzalter bei sexuellen Handlungen beträgt 14 Jahre.
Bei sexuellem Mißbrauch von Kindern sind mehr als 80 % der Kinder Mädchen.

12 Forensische Sexualmedizin

Beischlaf mit Verwandten auf- und absteigender Linie und mit Geschwistern steht als »Inzest« nach § 173 StGB unter Strafe, Personen unter 18 Jahren bleiben straffrei.
Ansonsten werden sexuelle Handlungen von Personen mit einem Alter über **18 Jahren** auf **freiwilliger** Basis strafrechtlich nicht verfolgt. Dies gilt auch für homosexuelle Handlungen zwischen volljährigen Männern. Sexuelle Handlungen unter **Gewaltanwendungen** oder **Bedrohung** werden dagegen bestraft, wobei der Täter wie das Opfer ein Mann oder eine Frau sein können (*s. Abschnitt 2.9, S. 373*).
Als **sexuelle Handlungen** von einiger Erheblichkeit gelten neben dem Beischlaf heterosexuelle oder gleichgeschlechtliche Ersatzhandlungen, z. B. sexuelle Manipulationen, Entblößen oder Betasten des Geschlechtsteils eines anderen, gewaltsamer Zungenkuß, erzwungenes gegenseitiges Onanieren, Vorzeigen pornographischer Abbildungen, situationsabhängig das Berühren des nackten Oberschenkels eines Kindes, nicht aber bloße Zudringlichkeiten.
Das Schutzalter bei sexuellen Handlungen beträgt 14 Jahre. Wer sexuelle Handlungen an einem Kind unter 14 Jahren vornimmt oder an sich von dem Kind vornehmen läßt, wird (nach § 176 StGB) bestraft. Bei sexuellem Mißbrauch von Kindern sind mehr als 80 % der betroffenen Kinder Mädchen, etwa 98 % der Täter sind Männer, etwa drei Viertel sind Familienangehörige, ein Drittel die biologischen Väter, der Anteil der Fremden wird auf etwas über 5 % geschätzt.

Forensischer Fall

Ein 38jähriger verheirateter Versicherungsvertreter in guten Verhältnissen fiel wiederholt dadurch auf, daß er sich an Spielplätze begab, dort Kinder ansprach, sie veranlaßte, sich zu ihm auf eine Bank zu setzen, wo er mit ihnen gemeinsam Abbildungen aus Pornoheften ansah. Er gab auch in der Untersuchung keine Erklärung für sein Verhalten ab, doch war von einer pädophilen Neigung auszugehen. Dem gleichen Manne lag, von ihm bestritten, außerdem zur Last, auf einem Friedhof einer älteren Besucherin in exhibitionistischer Manier sein nacktes erigiertes Glied durch Auseinanderschlagen seines Mantels, unter dem er sich entblößt hatte, gezeigt zu haben.

Geschützt sind auch **Mädchen** zwischen 14 und 16 Jahren vor Verführung zu Sexualverkehr.
Jugendliche zwischen 14 und 16 Jahren sind vor sexuellen Handlungen durch Erzieher, Ausbilder und Betreuer geschützt, Jugendliche zwischen 16 und 18 Jahren bei Ausnutzung einer Abhängigkeit zu solchen Handlungen.
Männliche Jugendliche unter 18 Jahren werden vor sexuellen Handlungen mit einem über 18 Jahre alten Mann durch § 175 StGB geschützt.

Sexuelle Handlungen, die an einem Mann oder einer Frau in Narkose ausgeführt werden, sind strafbar (§ 179 StGB). **Bei ärztlichen Untersuchungen in Narkose sollte immer ein Zeuge anwesend sein**, um späteren Anschuldigungen begegnen zu können.

Zu den Formen abnormen geschlechtlichen Verhaltens zählen:
Sodomie, Nekrophilie, Fetischismus,

Geschützt sind auch Mädchen zwischen 14 und 16 Jahren vor Verführung zum Beischlaf.
Jeder/jede Jugendliche zwischen 14 und 16 Jahren ist ferner vor sexuellen Handlungen durch einen Erzieher, Ausbilder oder Betreuer geschützt, und schließlich sind es Jugendliche unter 18 Jahren, wenn dabei eine Abhängigkeit ausgenutzt wurde. An Abhängigkeiten mit Einschränkung freier Entscheidungsmöglichkeit ist auch gedacht, wenn sexueller Mißbrauch von Gefangenen, behördlich Verwahrten oder Kranken in Anstalten, unabhängig vom Alter, unter Strafe steht.
Männliche Jugendliche unter 18 Jahren sollen durch § 175 StGB vor homosexuellen Handlungen seitens eines über 18 Jahre alten Mannes geschützt werden.
Für den Arzt wichtig ist die gegen sexuellen Mißbrauch Widerstandsunfähiger gerichtete Bestimmung des § 179 StGB. Sexuelle Handlungen, die an einem Mann oder einer Frau in Narkose ausgeführt würden, wären danach strafbar. **Bei ärztlichen Untersuchungen in Narkose sollte daher ein Zeuge, z. B. Sprechstundenhilfe, immer anwesend sein,** um eventuellen späteren Anschuldigungen begegnen zu können.
Sonstige Straftaten wie Förderung sexueller Handlungen Minderjähriger, Zuhälterei, Erregung öffentlichen Ärgernisses, Verbreitung pornographischer Schriften, Ausübung der jugendgefährdenden Prostitution werden hier nicht abgehandelt.
Speziell mit sexuellen Fehlverhaltensweisen befaßt sich als Wissenschaftszweig die Sexualpathologie.
Sexuelle Handlungen an **Tieren** (Sodomie) und **Nekrophilie,** d. h. sexuelle Handlungen bis zum Beischlaf mit Toten, werden heute nicht mehr strafrechtlich verfolgt, sie können als Verstoß gegen das Tierschutzgesetz bzw.

als Störung der Leichenruhe bestraft werden. **Fetischismus** (Entwenden von Gegenständen, z.B. Unterwäsche, Miederwaren aus sexuellen Motiven) kann als Diebstahl verfolgt werden. **Exhibitionismus,** Entblößen des Geschlechtsteils in der Öffentlichkeit mit oder ohne masturbatorische Handlung, ist, wenn von einem Mann begangen, strafbar. Exhibitionismus, der therapeutisch schwer anzugehen sein kann, wird meist nur auf Antrag, wenn es zur Belästigung anderer kommt, verfolgt. Unter **Pädophilie** versteht man die erotische Neigung Erwachsener zu Kindern und Jugendlichen, unter **Päderastie** die erotisch-sexuelle Beziehung von Männern zu männlichen Jugendlichen. Im Alter können bis dahin straffrei lebende Männer erstmals durch pädophile Delikte auffallen, wenn zwar die Potenz abnimmt, die Libido aber erhalten bleibt oder manchmal sogar gesteigert ist. Der **Voyeur** (umgangssprachlich Spanner) sucht sexuelle Befriedigung durch Zusehen bei erotisch-sexuellen Handlungen, auch z.B. beim Beobachten von Frauen in ihren Schlafzimmern, was als Beleidigung verfolgt werden kann. **Transvestiten** tragen Kleidungsstücke, manchmal nur Unterwäsche des anderen Geschlechts. **Transsexuelle** lehnen das eigene Geschlecht ab und versuchen, z.T. durch operative Eingriffe wie Entfernung des Penis, sich geschlechtlich »umwandeln« zu lassen (*Zivilrechtliche Aspekte, s. u.*).

Exhibitionismus, Pädophilie, Voyeurismus, Transvestitismus, Transsexualismus.

Im Alter kann bei abnehmender Potenz die Libido erhalten, u.U. gesteigert sein.

Der sexualpathologisch wichtige Begriff **Sadismus** wurde nach dem französischen Autor Marquis de Sade geprägt, der in seinen Schriften Szenen darstellte, bei denen Peiniger sich an Leiden der Opfer weiden. Der Begriff **Masochismus** ist in ähnlicher Weise von dem Namen eines Schriftstellers, Leopold Ritter von Sacher-Masoch, abgeleitet worden, der in Romanen schilderte, wie aus Demütigungen und Schmerzen Lust geschöpft wird. Die beiden Begriffe werden auch zusammengefaßt zu dem Begriff »Sadomasochismus«. Gefährlich werden kann eine sadistische Einstellung, wenn Triebbefriedigung bei der Tötung zum Lustmord an männlichen oder weiblichen Opfern führt. Sadistischem Empfinden kann auch Tierquälerei zugrunde liegen.

Sadismus kann zu Lustmord an männlichen und an weiblichen Opfern führen.

Bei Triebentgleisungen (Perversionen) kann in schweren Fällen, besonders bei Nachweis suchtartiger Entwicklung, von einer »schweren seelischen Abartigkeit« (*s. Abschnitt 11.1, S. 451*) gesprochen werden, die sogar die Schuldfähigkeit erheblich mindern oder (selten) aufheben kann (§ 20/21 StGB).

Schwere Triebstörungen können eine »schwere seelische Abartigkeit« darstellen, die die Voraussetzungen von § 20/21 StGB erfüllt (*s. Abschnitt 11.1*).

Forensischer Fall

Ein 1943 geborener Mann beging 1968 ein und 1972 zwei Tötungsdelikte. Bei der ersten Tat hatte er in den Abendstunden ein nach Hause fahrendes Mädchen überfallen und sie durch zahlreiche Schnitte und Stiche getötet, wobei es bei ihm zum Samenerguß kam. Im zweiten Fall tötete er ein als Anhalterin nachts bei ihm zusteigendes 16jähriges Mädchen mit zahlreichen Stichverletzungen, nachdem ihn nach seiner Schilderung ein »komisches Gefühl« überkommen hatte. Das dritte Opfer nahm er ebenfalls in seinem Fahrzeug mit. Er fuhr mit dem Mädchen zu seinem Betrieb, einem Bitumenwerk. Dort riß er ihr die Kleider vom Leib, fesselte sie, drückte sie mit dem Körper an heiße Rohre mit Temperaturen von 90 bis 110 °C, versetzte ihr mit einem Lederriemen Schläge, wobei er eine sexuelle Erregung verspürte. Schließlich fuhr er mit dem Opfer zu einem Forst, wo er sie durch Messerstiche tötete. Auch in diesem Fall kam es bei ihm zum Samenerguß.

Bei dem ansonsten als höflich, hilfsbereit, zurückhaltend geschilderten Mann, der noch nie intime Beziehungen gehabt hatte, lag ein extremer sexueller Sadismus vor. Bei ihm war zunächst die Phantasie mit sadistischen Vorstellungen von Erschrecken, Entkleiden, Quälen und Töten von Mädchen besetzt mit Ausbau der Phantasie bis zum Fesseln, Knebeln, Schlagen und Brennen. Es waren eindeutige Anzeichen einer Progredienz der Triebanomalie festzustellen. Die Störungen des Trieblebens hatten nach der Überzeugung des Gerichtes ein krankhaftes Ausmaß erreicht. Es wurde jedoch argumentiert, daß eine Beeinträchtigung der strafrechtlichen Verantwortlichkeit sich erst im Laufe des vorausgehenden Handelns des Angeklagten entwickelt hatte. Erhaltenes Einsichts- und Hemmungsvermögen bei Tatbeginn wurden bejaht.

Zivilrechtliche Aspekte

Zivilrechtlich relevante Sexualstörungen sind jene, die die eheliche Gemeinschaft unmöglich machen.
Zu nennen sind Störungen der **Beiwohnungsfähigkeit** (Impotentia coeundi), beim Mann z.B. Erektionsstörungen, bei der Frau z.B. der Scheidenkrampf, aber auch Störungen der **Fortpflanzungsfähigkeit** (Impotentia generandi). Es kann zur Scheidung wegen zerrütteter Ehe kommen. Das gleiche gilt auch für Triebanomalien.
Bei **Transsexualismus** ist in Ausnahmefällen eine operative Geschlechtsumwandlung zulässig mit Änderung des Personenstandes.

Zivilrechtliche Aspekte

Zu den zivilrechtlich relevanten Sexualstörungen zählen jene, die die eheliche Gemeinschaft, zu der der Sexualverkehr mit und ohne Ziel der Fortpflanzung gehört, unmöglich machen.
Zu nennen sind Störungen der **Beiwohnungsfähigkeit** (Impotentia coeundi) beim Mann, z.B. **Erektionsstörungen**, bei der Frau z.B. **Scheidenkrampf = Vaginismus,** sowie auch **Störungen der Fortpflanzungsfähigkeit** (Impotentia generandi). Es kann zur Scheidung wegen Zerrüttung der Ehe kommen. Zur Aufhebung der Ehe kann es kommen, wenn solche Störungen, zu denen auch Triebanomalien gerechnet werden, bereits vor der Ehe bestanden bzw. auf einer schon vor der Ehe vorhandenen »Anlage« beruhen.
Bei **Transsexualismus,** bei dem das bisherige Geschlecht zugunsten eines anderen Geschlechtes aufgegeben werden soll, ist nach heutiger Rechtsprechung in Ausnahmefällen eine operative Geschlechtsumwandlung zulässig, auch eine Änderung des Eintrags im Personenstandsregister, wenn ein Lebensalter von mindestens 25 Jahren erreicht wurde.

13 Ärztliche Rechts- und Berufskunde

13.1 Ausübung der Heilkunde

Die Grundsätze des ärztlichen Berufes regelt die **Bundesärzteordnung.**

Die Approbation ist Voraussetzung zur Ausübung des ärztlichen Berufes.

Die unberechtigte Führung eines akademischen Grades ist strafbar.

Das Honorar des Arztes richtet sich nach Gebührenordnungen (Rahmengebühren).
Auch für die ärztliche Behandlung von Bewußtlosen steht ein Honorar zu.
Der approbierte Arzt muß als **Pflichtmitglied** der Berufsvertretung angehören.

Die Landesärztekammern sind als Körperschaften des öffentlichen Rechts berechtigt Berufsordnungen zu erlassen.

13 Ärztliche Rechts- und Berufskunde

13.1 Ausübung der Heilkunde

Die Ausbildung zum Arzt ist seit langem staatlich geregelt (in Preußen übernahm der Staat gegen Ende des 17. Jahrhunderts die Zulassung zum Arztberuf).
Die Grundsätze des ärztlichen Berufes regelt heute die **Bundesärzteordnung.** In ihr wird festgestellt, daß der ärztliche Beruf kein Gewerbe ist. Man kann bei der ärztlichen Tätigkeit in gewissem Sinne von der Erfüllung einer öffentlichen Aufgabe sprechen (»der Arzt dient der Gesundheit des einzelnen Menschen und des gesamten Volkes« § 1 Bundesärzteordnung). Die Approbation oder Bestallung gemäß § 3 der Bundesärzteordnung ist Voraussetzung zur Ausübung des ärztlichen Berufes. In der Bundesärzteordnung heißt es, daß Ausübung des ärztlichen Berufes »die Ausübung der Heilkunde unter der Berufsbezeichnung Arzt oder Ärztin« ist.
Eine Arbeitsvermittlung erfolgt bei Ärzten durch Fachvermittlungsdienste bei Arbeitsämtern.
Die Ausübung des ärztlichen Berufes ist nicht von der Promotion zum Doktor der Medizin (Dr. med.) abhängig. Der Grad eines Dr. med. ist wie alle akademischen Grade gesetzlich geschützt, die unberechtigte Führung z.B. auf dem Praxisschild, auf Rezepten, im Telefonbuch ist strafbar (Gesetz über die Führung akademischer Grade).
Das Honorar (= Ehrensold) des Arztes richtet sich nach **Gebührenordnungen,** welche Rahmengebühren festlegen. Für die Abrechnung von kassenärztlicher Tätigkeit gelten Sonderregelungen. Auch für die Behandlung von Bewußtlosen (Geschäftsführung ohne Auftrag) steht ein Honorar zu.
Mit Erhalt der Approbation hat der Arzt nach dem Kammergesetz die Pflicht, sich bei der zuständigen Berufsvertretung, der Ärztekammer, als **Pflichtmitglied** anzumelden. Die Berufsvertretung gliedert sich in Landesärztekammern, Bezirksärztekammern, ärztliche Kreisverbände.
Die Landesärztekammern haben das Recht, als sog. Körperschaften des öffentlichen Rechtes Satzungen, auch Berufsordnungen zu erlassen.

> **Merke.** Die Berufsvertretung hat die folgenden Aufgaben:
> - die ärztliche Berufsausübung zu überwachen
> - die ärztliche Fortbildung zu fördern
> - die Belange der Ärzte zu vertreten, auch bei Vorbereitung von Gesetzen mitzuwirken
> - Versorgungseinrichtungen zu schaffen und
> - Berufsordnungen und Weiterbildungsordnungen zu erlassen
> - die Prüfung und Anerkennung von Gebietsärzten (Fachärzten) vorzunehmen.

◀ **Merke**

Die Bundesärztekammer ist lediglich ein Zusammenschluß der Landesärztekammern zu einer Arbeitsgemeinschaft ohne Hoheitsbefugnisse. Sie übernimmt Aufgaben bei der Fortbildung, organisiert den deutschen Ärztetag, nimmt Meldungen über Arzneimittelnebenwirkungen entgegen u.a.m.

Die Bundesärztekammer ist ein Zusammenschluß der Landesärztekammern zu einer Arbeitsgemeinschaft.

Die Berufsordnung regelt die Berufsausübung der Ärzte. Sie enthält u.a. Bestimmungen über das **Verhalten des Arztes gegenüber Patienten und gegenüber anderen Ärzten** in der Öffentlichkeit, z.B. **Verbot der Werbung,** und nennt Pflichten wie die Schweigepflicht, die Pflicht zur Fortbildung, zur **Mitwirkung am Bereitschaftsdienst,** zur **Anfertigung und Aufbewahrung von ärztlichen Aufzeichnungen.** Sie bestimmt u.a. auch, daß der Arzt Verträge über seine ärztliche Tätigkeit vor ihrem Abschluß der Ärztekammer vorlegen soll, damit geprüft werden kann, ob die beruflichen Belange gewahrt sind.

Die Berufsordnung regelt die Berufsausübung der Ärzte.

In der Bundesrepublik besteht **Niederlassungsfreiheit**, wenn man von den Beschränkungen bei der Kassenzulassung absieht. Bei der Niederlassung ist ein Praxisschild anzubringen, außerdem muß der Arzt sich bei dem zuständigen Gesundheitsamt und bei der Ärztekammer melden **(persönliche Meldepflicht).** Voraussetzungen einer Niederlassung als Kassenarzt sind eine 1½jährige Tätigkeit in der ärztlichen Praxis, davon mindestens 6 Monate als Vertreter oder Assistent eines Kassenarztes, sowie die Teilnahme an einem Einführungslehrgang in die kassenärztliche Tätigkeit. Die kassenärztlichen Vereinigungen vertreten die Kassenärzte gegenüber den Krankenkassen, überwachen aber auch als Körperschaften des öffentlichen Rechtes die kassenärztliche Tätigkeit. Nach dem Gesundheitsreformgesetz werden Bedarfszahlen errechnet; bei erfülltem Bedarf kann eine Praxisneugründung nicht stattfinden, sondern nur die Übernahme einer bestehenden Praxis erfolgen. Bei mehreren Bewerbern um eine Praxisnachfolge wählt die Ärztekammer nach bestimmten Kriterien (Alter, Datum der Approbation, Qualifikation) den Kandidaten aus, und sie kann auch den »Verkehrswert« der Praxis festsetzen. Die Zulassung zur kassenärztlichen Versorgung erlischt mit Vollendung des 68. Lebensjahres.

In der Bundesrepublik besteht eine bedingte **Niederlassungsfreiheit. Persönliche Meldepflicht** bedeutet, daß der an einem Ort tätige Arzt sich bei Gesundheitsamt und Ärztekammer melden muß.
Der Kassenarzt muß zur Zulassung eine 1½jährige Tätigkeit in ärztlicher Praxis, davon mindestens 6 Monate als Vertreter oder Assistent eines Kassenarztes nachweisen.
Die kassenärztlichen Vereinigungen vertreten die Kassenärzte gegenüber den Krankenkassen.

In der **Praxisgemeinschaft** werden, bei sonst getrennter Betriebsführung, bestimmte Praxiseinrichtungen gemeinsam genutzt. In der **Gemeinschaftspraxis** organisieren zwei und mehr Ärzte gemeinsam eine Praxis.

13.1.1 Approbation

13.1.1 Approbation

Die Approbationsordnung wird vom Bund erlassen, erteilt wird die Approbation jedoch von den obersten Gesundheitsbehörden der Bundesländer.

Die Approbation wird von den obersten Gesundheitsbehörden der Länder erteilt.

> **Merke.** Deutschen und heimatlosen Ausländern ist auf Antrag die Approbation als Arzt zu erteilen, wenn sie nicht wegen unwürdigen oder unzuverlässigen Verhaltens (z.B. aufgrund erheblicher Vorstrafen) oder wegen Gebrechens bzw. körperlicher oder geistiger Mängel oder Sucht zum ärztlichen Beruf ungeeignet sind.

◀ **Merke**

Weitere Voraussetzungen einer Approbation sind das Studium der Medizin nach der Studienordnung, das Ablegen der ärztlichen Prüfungen und das Absolvieren der anschließenden praktischen Vorbereitungszeiten (AiP). Die

Die Approbation kann

- auf Antrag erteilt werden
- zurückgenommen werden (wenn die notwendigen Voraussetzungen nicht vorlagen)
- widerrufen werden (*s. u.*)
- zum Ruhen kommen.

Der Entscheid über Erteilung einer Approbation kann ausgesetzt werden. Verzicht auf die Approbation ist möglich.

Bestallung gilt in allen Bundesländern, sie ist als sog. subjektives Recht nicht übertragbar. Die Approbation kann
- auf Antrag erteilt werden
- zurückgenommen werden (wenn die notwendigen Voraussetzungen nicht vorlagen)
- widerrufen werden (*s. u.*)
- zum Ruhen kommen.

Der Entscheid über einen Antrag auf Approbation kann bei Einleitung eines Strafverfahrens ausgesetzt werden. Auch ein Verzicht auf die Approbation ist möglich.

Mit der **Rücknahme und dem Widerruf der Approbation** erlischt die Erlaubnis, die Bezeichnung Arzt/Ärztin zu führen. Bei Rücknahme und Widerruf der Approbation ist ein Wiedererteilen der Approbation möglich. Für den Widerruf gibt es zwingende und nichtzwingende Gründe; ein zwingender Grund ist die Feststellung von Unwürdigkeit oder Unzuverlässigkeit zur Ausübung des ärztlichen Berufes, ein nichtzwingender Grund z. B. das Vorliegen von Gebrechen oder Sucht. Ein Widerruf kommt zwar vor, häufiger aber wird ein **Ruhen der Approbation** angeordnet, z. B. bei Sucht eines Arztes oder auch bei Verdacht einer Sucht, wenn der Arzt sich nicht untersuchen läßt.

Ruhen der Bestallung kann z. B. bei Sucht eines Arztes und Suchtverdacht angeordnet werden.

Berufsverbote können von ordentlichen Gerichten für die Dauer von 1 bis 5 Jahren, aber auch für immer verhängt werden.

Berufsverbote können nur von ordentlichen Gerichten aufgrund von Strafverfahren verhängt werden, wenn der Betroffene wegen einer rechtswidrigen Tat verurteilt wurde, die er unter Mißbrauch seines Berufes oder unter grober Verletzung damit verbundener Pflichten begangen hat. Sie können für die Dauer von 1 bis zu 5 Jahren, u. U. auch für immer ausgesprochen werden (§ 70 StGB).

13.1.2 Berufsgerichte

Verletzt ein Arzt seine Berufspflichten, kann gegen ihn ein berufsgerichtliches Verfahren eingeleitet werden.

Berufsgerichte sind Einrichtungen der Justiz.

Berufsgerichte stellen u. U. strengere Anforderungen als die ordentliche Strafjustiz. Sie verlangen mehr als ein ethisches Minimum.

Berufsgerichte können Rügen, Geldbuße, Verlust des Wahlrechtes zur Ärztekammer, Berufsunwürdigkeit aussprechen.

13.1.2 Berufsgerichte

Verletzt ein Arzt seine Berufspflichten, so kann gegen ihn ein berufsgerichtliches Verfahren eingeleitet werden. Dies geschieht auf Antrag der Berufsvertretung oder der Regierung oder eines Arztes gegen sich selbst. **Berufsgerichte sind Einrichtungen der Justiz** mit meist einem Richter als dem Vorsitzenden und zwei Ärzten als ehrenamtlichen Beisitzern. Ein Staatsanwalt ist nicht beteiligt.

Berufsgerichte stellen u. U. strengere Anforderungen als die ordentliche Strafjustiz, sie verlangen mehr als ein ethisches Minimum. Sie können auch noch Urteile nach Abschluß von Strafverfahren verhängen. So kann die Trunkenheitsfahrt eines Arztes, vor allem im Zusammenhang mit der Berufsausübung, das Berufsgericht beschäftigen.

Oft geht es im Berufsgerichtsverfahren um den Vorwurf der unerlaubten Werbung.

Je nach Schwere der Pflichtverletzung werden Rügen, eine Geldbuße, Verlust des Wahlrechtes zur Ärztekammer und Berufsunwürdigkeit ausgesprochen. Berufung gegen das Urteil ist möglich.

13.1.3 Kurierfreiheit

Die Kurierfreiheit ist durch das Heilpraktikergesetz aufgehoben worden. Neben dem Arzt ist nur dem Heilpraktiker die gewerbsmäßige Krankenbehandlung gestattet.

13.1.3 Kurierfreiheit

Die Kurierfreiheit, d. h. die Ausübung der Heilkunde durch jedermann, wurde 1939 im Zusammenhang mit dem Erlaß gesetzlicher Bestimmungen für Heilpraktiker aufgehoben. Neben dem Arzt ist heute in Deutschland nur dem Heilpraktiker die gewerbsmäßige Krankenbehandlung gestattet, dem Heilpraktiker unter Ausschluß bestimmter Handlungen.

Rechtsgrundlage ▶

Rechtsgrundlage

Heilpraktikergesetz vom 17. 2. 1939

1. Wer die Heilkunde, ohne als Arzt bestallt zu sein, ausüben will, bedarf dazu der Erlaubnis.

2. Ausübung der Heilkunde im Sinne dieses Gesetzes ist jede berufs- oder gewerbsmäßig vorgenommene Tätigkeit zur Feststellung, Heilung oder Linderung von Krankheiten, Leiden oder Körperschäden beim Menschen, auch wenn sie im Dienste von anderen ausgeübt wird.

Dem Heilpraktiker ist **nicht** gestattet:
- Behandlung von Geschlechtskrankheiten und Leiden der Geschlechtsorgane
- Pockenschutzimpfung
- Behandlungen von Krankheiten nach dem Bundesseuchengesetz
- Geburtshilfe
- Schwangerschaftsabbruch
- Verschreibung stark wirkender Arzneimittel wie Insulin, Betäubungsmittel
- Übernahme amtlicher Funktionen (Amtsarzt)
- Tätigwerden auf Kosten der gesetzlichen Krankenversicherung.

Mit Nichtärzten, auch Heilpraktikern, darf der Arzt nach der Berufsordnung nur dann zusammenarbeiten, wenn er es »zur Erzielung des Heilerfolges« für notwendig hält und die Verantwortungsbereiche von Arzt und Nichtarzt »klar erkennbar voneinander getrennt bleiben« (§ 25 Abs. 2 der Berufsordnung der Landesärztekammer Baden-Württemberg i.d.F. vom 10.12.1986 – Vergleichbares gilt in anderen Bundesländern).

Dem Heilpraktiker ist **nicht** gestattet: Behandlung von Geschlechtskrankheiten und Leiden der Geschlechtsorgane, Pockenschutzimpfung, Behandlungen von Krankheiten nach dem Bundesseuchengesetz, Geburtshilfe, Schwangerschaftsabbruch, Verschreibung stark wirkender Arzneimittel wie Insulin, Betäubungsmittel, Übernahme amtlicher Funktionen (Amtsarzt), Tätigwerden auf Kosten der gesetzlichen Krankenversicherung. Bei der Zusammenarbeit von Ärzten mit Nichtärzten müssen die Verantwortungsbereiche klar getrennt bleiben.

13.1.4 Behandlungszwang

Seit dem letzten Jahrhundert besteht für den Arzt kein **Kurierzwang (Behandlungszwang)** mehr. Der Arzt kann also die Behandlung eines Patienten grundsätzlich ablehnen.

13.1.4 Behandlungszwang

Der Arzt kann die Behandlung eines Patienten ablehnen.

> ***Merke.*** Der Arzt übernimmt aber trotz der Kurierfreiheit mit seiner Niederlassung die Verpflichtung, jeden dringenden Fall zu übernehmen, soweit seine Qualifikation zur Behandlung ausreicht.

◄ **Merke**

Der (meist fahrlässige) Verstoß gegen diese Pflicht kann zur strafrechtlichen Verfolgung, auch zu zivilrechtlichen Ansprüchen führen.
Ärzte, die Verträge mit Krankenkassen geschlossen haben, verpflichten sich, Kassenpatienten zu behandeln. Der Kassenarzt ist aufgrund seiner Präsenzpflicht gehalten, für eine kontinuierliche Behandlung seiner Patienten auch dann zu sorgen, wenn er seine Praxis nicht selbst ausüben kann. Er beschäftigt dazu entweder einen Vertreter oder verweist die Patienten an ihn vertretende andere Ärzte. Dauert die Vertretung länger als 1 Woche, so ist sie der Kassenärztlichen Vereinigung (KV) mitzuteilen. Der Patient muß den Vertreter nicht akzeptieren, er kann nach dem Grundsatz der freien Arztwahl auch einen anderen Kassenarzt wählen.
Vertreterverträge sollen mit der Ärztekammer abgesprochen werden!

Der Kassenarzt hat eine Präsenzpflicht, bei Abwesenheit muß er für Vertretung sorgen.

Der Kassenpatient kann nach dem Grundsatz freier Arztwahl einen Kassenarzt wählen.

13.1.5 Arzt-Patient-Vertrag

Mit Übernahme der Behandlung wird stillschweigend, auch ohne schriftliche Form, ein Vertrag geschlossen. Er beruht auf den Vorschriften des Bürgerlichen Gesetzbuches. Ein Vertrag entsteht auch, wenn telefonisch eine Beratung des Patienten durch den Arzt erfolgt. Der Vertrag verpflichtet einerseits den Patienten bzw. seine Krankenkasse zur Übernahme eines Honorars, andererseits den Arzt zu »kunstgerechter«, sorgfältiger Behandlung.
Der Arzt wird durch den Vertrag mit dem Patienten verpflichtet zu:
- gewissenhafter Untersuchung
- sorgfältiger Behandlung
- Dokumentation der Befunde (Arztkartei, Krankengeschichte)
- Ausstellen von Zeugnissen.

13.1.5 Arzt-Patient-Vertrag

Mit Übernahme der Behandlung wird stillschweigend, auch ohne schriftliche Form, ein Vertrag abgeschlossen. Ein Vertrag entsteht auch, wenn telefonisch eine Beratung erfolgt.

Der Arzt wird durch den Vertrag mit dem Patienten verpflichtet zu:
- gewissenhafter Untersuchung
- sorgfältiger Behandlung
- Dokumentation der Befunde (Arztkartei, Krankengeschichte)
- Ausstellen von Zeugnissen.

Der Arztvertrag ist in der Regel ein sogenannter Dienstvertrag.
Ein Patient kann vom Vertrag zurücktreten, der Arzt nur in bestimmten Fällen, wie:
Nichtbefolgen ärztlicher Anweisungen, Konsultation anderer Ärzte ohne Wissen des Arztes, Verleumdung oder Beleidigung des Arztes.
Die weitere Behandlung des Patienten muß jedoch gesichert sein.
Bei **»gespaltenem Krankenhausvertrag«** entstehen Rechtsbeziehungen des Patienten zum Krankenhausträger und auch zum Arzt.

In der Regel handelt es sich um einen sog. Dienstvertrag (gemäß § 611 BGB), bei dem eine Behandlung, nicht aber ein Behandlungserfolg zugesichert wird. Anders ist die Situation bei Anfertigung einer Zahnprothese durch den Zahnarzt sowie bei kosmetischen Operationen; hier kann ein Werkvertrag vorliegen, bei dem ein bestimmtes Ergebnis verlangt werden kann.
Der Patient kann vom Vertrag zurücktreten, der Arzt hat dieses Recht nur in bestimmten Fällen wie: Nichtbefolgen ärztlicher Anweisungen, Konsultation anderer Ärzte ohne Wissen des Arztes, Verleumdung oder Beleidigung des Arztes, aber nur dann wenn die weitere Behandlung gesichert ist.
Bei der Krankenhausaufnahme können entweder nur Beziehungen zwischen Patient und Krankenhausträger **(totaler Krankenhausvertrag)** oder sowohl mit dem Krankenhausträger bezüglich Pflege und Unterbringung als auch mit dem Arzt **(gespaltener Krankenhausvertrag)** entstehen.

13.1.6 Behandlungspflicht

Mit der Fallübernahme entsteht eine Behandlungspflicht.
Der Bereitschaftsdienst verpflichtet den Arzt, erreichbar zu sein (Tag und Nacht!). Der Arzt kommt in eine sog. **Garantenstellung.**

Merke ▶

13.1.6 Behandlungspflicht

Mit der Fallübernahme entsteht für den Arzt eine Behandlungspflicht.
Der Bereitschaftsdienst verpflichtet den Arzt zur Behandlung von Notfällen in einem bestimmten Zuständigkeitsbereich. Er muß daher für seine Erreichbarkeit Tag und Nacht sorgen. Er kommt in eine sog. **»Garantenstellung«,** der Kranke muß sich auf die ärztliche Hilfe verlassen können.

> ▶ ***Merke.*** Bei Einweisung in ein Krankenhaus hat der dort tätige Arzt zu prüfen, ob eine sachgerechte Versorgung des Patienten möglich ist. Er darf einen Patienten nie ohne eigene Untersuchung und ohne u.U. notwendige erste Hilfeleistung abweisen.

Zur Hilfeleistung gemäß § 323 c StGB bei Unglücksfällen, wozu auch Suizidhandlungen zählen, ist, wie jeder Bürger nach seinem Können, auch der Arzt verpflichtet, soweit dies zumutbar ist. Bei extremem Glatteis ist er, auch als Bereitschaftsarzt, z. B. nicht verpflichtet, sofort Hilfe zu leisten, er muß aber versuchen, soweit möglich, Schaden von dem Patienten abzuwenden, u. U. sogar ein Spezialfahrzeug von Feuerwehr oder Polizei anfordern. Zu den Unglücksfällen zählt die Rechtsprechung nicht jeden Krankheitsfall, auch schwerer Art, jedoch die »plötzliche« Verschlimmerung eines bestehenden Leidens, z. B. plötzliche Symptome eines Myokardinfarktes bei Koronarsklerose.

Forensischer Fall

Ein Arzt kommt an der Stelle eines Unglücksfalles vorbei. Ein Radfahrer ist verletzt. Der Arzt drängt sich durch den Kreis der Schaulustigen und weist dabei auf seinen Arztberuf hin. Bei dem Verunglückten angekommen, lehnt er dann jedoch eine ärztliche Hilfe ab, da er auf dem Weg zum Theater sei. Es kommt zur Anzeige, da ein Passant den Namen des Arztes kennt, und zur Verurteilung des Arztes.

Bei Unglücksfällen und Suizidversuchen ist der Arzt zur Hilfeleistung **verpflichtet.**
Der Patient kann bei vollem Bewußtsein entscheiden, ob er behandelt werden will oder nicht.
Bei bewußtlosen Patienten bildet deren mutmaßliche Einwilligung den Rechtfertigungsgrund bei ärztlicher Behandlung **(Geschäftsführung ohne Auftrag).**

Widersetzen sich Eltern einem lebenserhaltenden Eingriff, so ist eine

Bei Unglücksfällen und Suizidversuchen ist der Arzt also zur Hilfeleistung verpflichtet. Der Patient kann jedoch bei vollem Bewußtsein entscheiden, ob er behandelt werden will oder nicht. Liegen die Voraussetzungen zur Unterbringung nach dem Unterbringungsgesetz vor, dann kann die Hilfe der Polizei in Anspruch genommen werden. Beim bewußtlosen Patienten muß der Arzt nach höchstrichterlicher Rechtsprechung helfend eingreifen. Hier gilt die mutmaßliche (zu vermutende) Einwilligung zum ärztlichen Handeln im Interesse des Patienten (sog. **Geschäftsführung ohne Auftrag**) als Rechtfertigungsgrund der Behandlung. Bei Fortdauer des Zustandes, bis zu einer Frist von 48 Stunden, sollte eine Betreuung beantragt werden (*s. Abschnitt 11.3, S. 454*). Angehörige können in eine Behandlung rechtswirksam nur einwilligen, wenn sie »Betreuer« sind.
Widersetzen sich Eltern einem nach Meinung des Arztes lebenserhaltenden Eingriff bei ihrem Kind, so muß der Arzt eine Entscheidung des Vormund-

schaftgerichtes veranlassen und danach handeln. Dies wird er meist telefonisch tun. Ein Beispiel wäre die Notwendigkeit zum operativen Eingriff zur Behandlung einer Appendizitis bei einem Kind.

Entscheidung des Vormundschaftsgerichtes herbeizuführen.

13.1.7 Sterbehilfe

13.1.7 Sterbehilfe

Definition. Sterbehilfe, auch Euthanasie genannt, ist rechtlich nur zulässig in Form der Erleichterung von Schmerzen und Qualen bei einer zum Tode führenden Erkrankung. Eine Abkürzung des Lebens darf mit den ärztlichen Maßnahmen nicht verbunden sein.

◀ **Definition**

Jene »Euthanasie« genannte Tötung sog. lebensunwerten Lebens (mißgebildete Kinder, erwachsene Geisteskranke) während der nationalsozialistischen Herrschaft war nach unserem Rechts- und Moralempfinden absolut unzulässig.

Merke. Herbeiführen des Todes, um ein qualvolles Leiden zu beenden, wofür ebenfalls der Begriff Euthanasie gebraucht wird, ist nach geltendem Recht weder **aktiv**, durch Gabe z.B. toxisch wirkender Stoffe, noch **passiv** durch Unterlassen einer Behandlung Schwerkranker, Behinderter erlaubt (*vgl. Eid des Hippokrates*).

◀ **Merke**

Entsprechendes Handeln des Arztes würde je nach den Umständen als Tötungsdelikt, als Totschlag, als minder schwerer Fall des Totschlages, auch als Tötung auf Verlangen strafrechtlich verfolgt werden (*vgl. Abschnitt 2.1.1, S. 329*). Die Unverletzlichkeit des Menschen ist im Grundgesetz verankert. Andererseits darf eine lebensverlängernde Behandlung des Patienten aber auch nicht gegen dessen Willen erfolgen. Nach Empfehlungen der Deutschen Gesellschaft für Medizinrecht müssen die Behandlungsmöglichkeiten nicht bedingungslos ausgeschöpft werden, wenn nach dem aktuellen Stand medizinischer Erfahrung das Leben dadurch nicht auf Dauer erhalten werden kann, sondern der sichere Tod nur noch hinausgezögert wird. Bei der Diskussion des Themas vermischen sich sachliche und emotionale Aspekte.
Was die Selbsttötung betrifft, so lehnt nicht nur die christliche Ethik eine Beihilfe zur Selbsttötung ab. Auch der Arzt sollte sich an Verpflichtungen halten, wie sie der Hippokratische Eid enthält, nämlich einem Kranken kein tödliches Gift zu verabreichen und auch keinen entsprechenden Rat zu erteilen.

Eine lebensverlängernde Behandlung darf nicht gegen den Willen des Patienten erfolgen.
Lebensverlängernde Maßnahmen müssen nicht um jeden Preis erfolgen, wenn der sichere Tod damit nur hinausgezögert wird.

Der Arzt sollte jegliche Beihilfe zur Selbsttötung unterlassen.

13.2 Der ärztliche Eingriff

13.2 Der ärztliche Eingriff

Definition. Nach geltendem Recht ist jeder ärztliche Eingriff nur dann keine Körperverletzung, wenn ein Rechtfertigungsgrund besteht. Allein die Heilabsicht des Arztes rechtfertigt weder diagnostische Maßnahmen, wie Blutentnahmen, noch Impfungen oder operative Eingriffe.

◀ **Definition**

13.2.1 Strafrechtliche Wertung

13.2.1 Strafrechtliche Wertung

Fünf Voraussetzungen machen einen ärztlichen Eingriff rechtmäßig:
- die Aufklärung
- die Einwilligung des einsichtigen Patienten
- die Indikation zum Eingriff
- die sachgerechte Ausführung des Eingriffes
- ein Eingriff darf schließlich nicht gegen die guten Sitten verstoßen, was bei der freiwilligen Sterilisation früher diskutiert wurde.

Vor Operationen sind alle diagnostisch notwendigen Maßnahmen, auch Laboratoriumsuntersuchungen, durchzuführen. Eine Pflicht zur histologischen Untersuchung entfernter Organteile besteht dagegen bisher nicht.

Fünf Voraussetzungen machen einen ärztlichen Eingriff rechtmäßig:
- die Aufklärung
- die Einwilligung
- die Indikation
- die sachgerechte Ausführung
- der Eingriff darf nicht gegen die guten Sitten verstoßen.

13.2.2 Einwilligung

Allgemein gehaltene Einverständniserklärungen genügen nicht. Bei der Einwilligung muß der Patient über klare Einsicht verfügen, bei Jugendlichen wird auf die geistig-sittliche Reife abgestellt.

Die Einwilligung erteilt der Patient bzw. sein gesetzlicher Vertreter. Bei schwerwiegenden Eingriffen ist das Einverständnis beider sorgeberechtigter Elternteile einzuholen. Generelle, allgemein gehaltene Einverständniserklärungen genügen nicht. Bei der Einwilligung muß der Patient über klare Einsicht verfügen. Bei Jugendlichen (über 14 Jahre) wird auf die Einsichtsfähigkeit, die geistige und sittliche Reife, abgestellt, hier ist aber Vorsicht geboten.

Beispiel ▶

Beispiel. Eine 16jährige Patientin könnte z. B. in eine Schwangerschaftsunterbrechung rechtswirksam selbst einwilligen, wenn sie aufgrund ihrer geistigen und sittlichen Reife die Bedeutung und Tragweite des Eingriffs einzuschätzen vermag.

Bei Kindern gilt die Einwilligung des Sorgeberechtigten auch bei Widerstand des Kindes gegen Eingriffe. Bei Verweigerung eines lebensrettenden Eingriffes bei einem Kind durch die Sorgeberechtigten kann die Einwilligung durch das Vormundschaftsgericht erteilt werden.

Bei Kindern wird die Einwilligung des Sorgeberechtigten nicht durch Widerstand des Kindes aufgehoben. Im umgekehrten Fall kann bei Verweigerung eines lebensrettenden Eingriffes bei einem Kinde durch die Sorgeberechtigten die Einwilligung durch das Vormundschaftsgericht erteilt werden. Umstritten ist die Zulässigkeit des Eingriffes bei Gefahr im Verzug ohne richterlichen Entscheid.

Zum Problem der Behandlung bei Selbstmord und Unglücksfall *s. Abschnitt 13.1.6, S. 464.*

13.2.3 Aufklärung

Die Aufklärungspflicht folgt aus dem Behandlungsvertrag. Man unterscheidet die Aufklärung über Befund und Diagnose und die Risiko- oder Eingriffsaufklärung.

Die Aufklärungspflicht folgt aus dem Behandlungsvertrag. Man unterscheidet die Aufklärung über Befund und Diagnose und die Risiko- oder Eingriffsaufklärung.

Merke ▶

> ▶ ***Merke.*** Bei der Aufklärung hat sich der Arzt zu orientieren an:
> - der Komplikationshäufigkeit
> - der Dringlichkeit der Behandlung
> - der Größe des Risikos
> - den Vorkenntnissen des Patienten und seiner körperlichen Verfassung.

Befunde und Diagnosen sind dem Patienten auf seine Nachfrage mitzuteilen.

Befunde und Diagnosen sind dem Patienten auf seine Nachfrage oder aus erkennbarem wichtigem Anlaß mitzuteilen. Der Patient soll in die Lage versetzt werden, Entscheidungen über das weitere Verhalten zu treffen, z. B. Kontrolluntersuchungen zur Befundüberprüfung.

Merke ▶

> ▶ ***Merke.*** Gegebenenfalls muß der Arzt sogar, ungeachtet seiner Schweigepflicht, die nächsten Angehörigen und den Hausarzt verständigen.

Forensischer Fall

Bei einer Patientin ergab sich die Diagnose einer Ruptur bei Tubargravidität. Die Patientin weigerte sich, dem Rat des untersuchenden Frauenarztes zu folgen, in ein Krankenhaus sich einweisen zu lassen. Es kam zum Tod der Patientin, die sich in ihre Wohnung zurückbringen ließ. Dem Arzt wurde vorgeworfen, die Angehörigen und den Hausarzt über die gefährliche Situation nicht informiert zu haben.

Dem Patienten steht das Recht auf umfassende Aufklärung zu, die die Nebenwirkungen zu umfassen hat. **Der BGH hat ein Risiko von 1 : 1000 noch als aufklärungspflichtig bezeichnet, wenn es typisch für die Behandlung ist.**

Die Aufklärung vor Eingriffen liegt nicht im Ermessen des Arztes. Denn der Patient trägt die Risiken, welche auch bei lege artis durchgeführten Operationen bestehen. Er hat daher das Recht umfassend zu erfahren, was mit ihm geschehen soll und welche Nebenwirkungen bei einem Eingriff drohen. Der Patient muß auch über Nebenwirkungen aufgeklärt werden, mit denen er nicht rechnet, obwohl sie behandlungstypisch sind, z. B. Nervenschädigung bei Lymphknotenentfernung, Urethraverletzung bei gynäkologischen Operationen. **Der Bundesgerichtshof (BGH) hat ein Risiko von 1 : 1000 noch als aufklärungspflichtig bezeichnet, wenn es typisch für die Behandlung**

ist. Für die erfolgte Aufklärung hat der Arzt die Beweislast. Er muß sie **durch entsprechende Dokumentation beweisen** können.

> **Merke.** Je dringlicher ein Eingriff ist, desto weniger umfangreich muß die Aufklärung über die Behandlungsmaßnahmen sein und umgekehrt.

Der Arzt muß durch entsprechende Dokumentation die **Durchführung der Aufklärung beweisen.**

◀ **Merke**

Bei operativen Notfalleingriffen aus vitaler Indikation ist auch beim bewußtseinsklaren Patienten die Aufklärungspflicht in ihrem Umfang eingeschränkt, hier genügt die Aufklärung über typische Gefahren. Eingriffe, die nicht dringlich sind, müssen dagegen vorher mit dem Patienten detailliert und für ihn verständlich besprochen werden, insbesondere Risiken, die speziell dem geplanten Eingriff anhaften. Auf Wunsch des Patienten ist auch über atypische Minimalrisiken aufzuklären. Auch ein eventuell notwendig werdendes Abweichen vom Plan für den Eingriff ist zu erörtern. In bestimmten Fällen darf eine Operation ohne Zustimmung des Patienten erweitert werden, auch wenn keine Lebensgefahr für den Betroffenen besteht, falls der Arzt die Erweiterung für erforderlich hält und sie dem »mutmaßlichen« Willen des Patienten entspricht (BGH 2 StR 93/88).

Bei Notfalleingriffen aus vitaler Indikation genügt die Aufklärung über typische Gefahren des Eingriffes.

Auf Wunsch des Patienten ist auch über atypische Minimalrisiken aufzuklären.

Eine Pflicht zur Aufklärung von Angehörigen besteht nicht. Diese haben auch keine Befugnis, über die Behandlung zu entscheiden. Beim bewußtlosen Patienten muß der Arzt nach dem mutmaßlichen (vermuteten) Willen und im Interesse des Patienten handeln, nicht nach dem Willen von Angehörigen. Dennoch empfiehlt es sich in ernsten Krankheitsfällen guten Kontakt mit den Angehörigen zu halten. Eine Patientenverfügung (»Patiententestament«) kann die Entscheidung hinsichtlich des mutmaßlichen Willens eines Patienten erleichtern, ist aber für den Arzt nicht bindend.

Eine Pflicht zur Aufklärung von Angehörigen besteht nicht.
Bei dem bewußtlosen Patienten muß der Arzt nach dem mutmaßlichen Willen des Patienten handeln.

Durch Berufsverbände, wie z.B. Berufsverband der Anästhesisten, wurden Formulare zur Aufklärung für verschiedene Fachgebiete entwickelt. Bei deren Verwendung muß der Arzt dennoch persönlich im Gespräch mit dem Patienten die Aufklärung vornehmen. Das Formular kann das Gespräch zwischen Arzt und Patient nicht ersetzen. Stets ist aus Beweisgründen eine schriftliche Einwilligung anzustreben, wenn sie auch nicht zwingend erforderlich ist. Bei der Aufklärung sollen dem Patienten ausreichende Vorstellungen vermittelt werden, was mit und ohne Behandlung auf ihn zukommen kann. Es darf nicht deshalb auf die Aufklärung verzichtet werden, weil sie den Patienten belasten könnte.

Die Aufklärung muß gerade bei gravierenden Eingriffen rechtzeitig erfolgen, also nicht erst, wenn ein Patient unter Prämedikation steht.

Aufklärungsformulare können das Aufklärungsgespräch zwischen Arzt und Patient nicht ersetzen, aber erleichtern. Die Einwilligung nach erfolgter Aufklärung sollte schriftlich erteilt werden.
Es darf nicht auf die Aufklärung verzichtet werden, weil sie den Patienten belasten könnte.

> **Merke.** Der Patient darf von sich aus auf eine Aufklärung verzichten (Ausnahmen bestehen bei Geschlechtskrankheiten und Schwangerschaftsabbruch).

◀ **Merke**

Zur Aufklärung gehört auch die **Unterrichtung des Patienten über Arzneimittelnebenwirkungen** und über **Beeinträchtigungen der Verkehrstauglichkeit** durch Behandlungsmaßnahmen, z.B. Kurznarkosen.

Bei unheilbar Kranken ist bisher nicht endgültig entschieden, inwieweit verharmlosende Diagnosen genannt werden dürfen. Dem Arzt wird ein Ermessensspielraum gelassen, damit er sich auf die individuelle Situation des Patienten einstellen kann und gesundheitlich negative Folgen vermieden werden. Große Vorsicht ist bei der Eröffnung von ungesicherten ernsten Verdachtsdiagnosen (z.B. Malignomverdacht) geboten! Erleidet der Patient Schaden, z.B. einen seelischen Schock, weil er zu seelischen Überreaktionen neigt, kann dies zu einer Schadensersatzpflicht führen.

Zur Aufklärung gehört auch die Unterrichtung des Patienten über Arzneimittelnebenwirkungen und über **Beeinträchtigungen der Verkehrstauglichkeit** durch Behandlungsmaßnahmen.
Bei unheilbar Kranken hat der Arzt einen Ermessensspielraum hinsichtlich des Umfangs der Aufklärung, damit gesundheitlich negative Folgen vermieden werden.
Große Vorsicht ist bei der Eröffnung von ungesicherten ernsten Verdachtsdiagnosen geboten.

> **Merke.** Die **Aufklärung kann entfallen,** wenn der Patient
> - bereits aufgeklärt ist
> - darauf ganz oder teilweise verzichtet
> - sie kontraindiziert ist
> - nicht möglich ist, weil der Patient nicht urteilsfähig ist.

◀ **Merke**

Im Rahmen der Aufklärung muß der Arzt auch versuchen, das Widerstreben eines Patienten gegen eine aus ärztlicher Sicht notwendige Operation zu überwinden. Er muß dem Patienten die Folgen nicht rechtzeitiger Operation vor Augen führen. Unterläßt er die Warnung, so kann er später schadensersatzpflichtig werden.

13.2.4 Erzwungener Eingriff

13.2.4 Erzwungener Eingriff

Merke ▶

▶ ***Merke.*** Es gibt gesetzliche Bestimmungen, durch die Behandlungen gegen den Willen des Patienten möglich sind:
- bei Geschlechtskrankheiten
- bei Erkrankungen nach dem Bundesseuchengesetz
- bei zwangsweise Untergebrachten.

Wichtig ist dies auch:
- bei zwangsweiser Blutentnahme, z. B. bei Verdacht von Alkoholstraftaten (§ 81a StPO)
- bei den Beteiligten im Vaterschaftsprozeß (§ 372 a ZPO)
- bei Zeugen, wenn dies zur Erforschung der Wahrheit erforderlich ist (§ 81 c StPO).

Beispiel ▶

Beispiel. Bei vergewaltigten Frauen können körperliche Untersuchungen erfolgen. Solche Eingriffe sind von einem Arzt nach den Regeln der Kunst durchzuführen. Ein Nachteil für die Gesundheit darf nicht zu befürchten sein.

Niedergelassene Ärzte sind zu Zwangseingriffen nicht verpflichtet, angestellte Ärzte können es durch ihren Vertrag sein.

Niedergelassene Ärzte sind zu Zwangseingriffen nicht verpflichtet, angestellte Ärzte können es durch ihren Vertrag sein. Letzteres kann auch für beamtete Ärzte gelten, z. B. für den Amtsarzt, den Polizeiarzt.

Merke ▶

▶ ***Merke.*** Durch einen erzwungenen Eingriff darf kein Nachteil für die Gesundheit zu befürchten sein.

13.2.5 Zwangsunterbringung

13.2.5 Zwangsunterbringung

Die Zwangsunterbringung von selbst- oder gemeingefährlichen Patienten wird durch Ländergesetze geregelt.

Bei polizeilicher Zwangseinweisung muß bis 24 Uhr des folgenden Tages ein richterlicher Entscheid herbeigeführt werden (z.B. bei schweren Depressionen mit Suizidabsicht).

Die Freiheit der Person wird durch das Grundgesetz geschützt (Artikel 2 GG). Die Zwangsunterbringung selbst- und gemeingefährlicher psychisch kranker und alkohol- und drogensüchtiger Patienten im geschlossenen Teil eines Krankenhauses wird nach Ländergesetzen, die in den einzelnen Bundesländern differieren, geregelt. Zwangsuntergebrachte Patienten unterliegen einer notwendigen Behandlung. Die sofortige Unterbringung kann bei akuter Gefahr, mit dem Zeugnis eines Arztes, welches auf unmittelbar vorangehenden Untersuchung beruht, durch die Polizei erfolgen, wenn anschließend innerhalb bestimmter Fristen (bis 24 Uhr des folgenden Tages) eine richterliche Entscheidung herbeigeführt wird. Es kommen hier z. B. schwere Depressionen mit Suizidabsicht oder Erregungszustände mit Bedrohung der Angehörigen bei schizophrenen Erkrankungen in Frage.

Merke ▶

▶ ***Merke.*** Das Zeugnis des einweisenden Arztes muß auf eigener Untersuchung beruhen mit Angabe des Verhaltens des Patienten, eigenen Feststellungen, Diagnose und Begründung der Unterbringung.

Aus ärztlicher Sicht sollte eine Zwangseinweisung, soweit dies möglich ist, vermieden werden. Eine Behandlung mit Zustimmung des Patienten fördert das Vertrauensverhältnis zwischen Patient und Arzt und verbessert die Erfolgsaussichten der Therapie.
Kann ein entmündigter Patient nicht einwilligen, so kann der gesetzliche Vertreter (Sorgeberechtigter, Pfleger, Vormund) mit Zustimmung des Vormundschaftsgerichtes die notwendigen Erklärungen bei Unterbringungen abgeben.

Eine Unterbringung kann auch im Strafverfahren (nach § 63 StGB) richterlich angeordnet werden (*s. Abschnitt 11.1, S. 451*).

◀ **Merke**

13.2.6 Insemination und In-vitro-Fertilisation

13.2.6 Insemination und In-vitro-Fertilisation

Definition. Bei **homologer Insemination**, der beide Ehegatten zugestimmt haben, gibt es keine Probleme. Das Kind ist ehelich. Hat ein Ehegatte einer homologen Insemination nicht zugestimmt, kann er gegen den anderen Teil Schadenersatzansprüche wegen der Belastung mit Unterhalt und Verletzung seines Persönlichkeitsrechtes geltend machen.

◀ **Definition**

Definition. Die **heterologe Insemination** ist bei Bestehen einer Ehe mit Zustimmung des Ehemannes zulässig. Der Ehemann wird später zwar kaum, obwohl dies möglich ist, die Ehelichkeit des Kindes anfechten. Das Kind selbst kann dies aber tun. Dem Kind wird dann ein Anspruch zugebilligt, den wahren Vater zu erfahren. Es kann an diesen Unterhalts- und Erbansprüche richten! Der Arzt muß durch entsprechende Dokumentation die Identifizierung eines Spenders ermöglichen, damit nicht etwa gegen ihn selbst Unterhaltsansprüche gerichtet werden.

◀ **Definition**

Die Insemination ist erst recht problematisch, wenn sie bei einer unverheirateten Frau erfolgen würde, vor allem wegen der möglichen Ansprüche des Kindes gegen den Samenspender.

Die **In-vitro-Befruchtung bei Tubenverschluß ist rechtlich zulässig.** Problembehaftet wäre eine Eizellgewinnung bei einer Frau mit dem Ziel der Implantation der in vitro befruchteten Eizelle bei einer anderen Frau. Es gelten ähnliche Überlegungen wie bei der heterologen Insemination.

In-vitro-Befruchtung bei Tubenverschluß ist – wie eine Insemination – innerhalb einer Ehe zulässig.

13.2.7 Sterilisation und Kastration

13.2.7 Sterilisation und Kastration

Eine Sterilisation darf aus medizinischen und eugenischen Gründen erfolgen, jeweils bei Einwilligung der über den Eingriff aufgeklärten Betroffenen. Eine Körperverletzung, etwa wegen Verstoß gegen die guten Sitten, liegt auch bei Sterilisation aus schwerwiegenden sozialen Gründen, zur Begrenzung der Kinderzahl, nicht vor, wenn der/die Betroffenen wirksam eingewilligt haben. Bei Personen unter 30 Jahren empfiehlt sich aufgrund der Rechtsprechung Zurückhaltung. Ein Aushändigen antikonzeptioneller Mittel an Minderjährige ist erlaubt, wenn bei diesen die notwendige Einsicht angenommen werden kann (*s. S. 466*).

Eine Sterilisation ist aus medizinischen, eugenischen und schwerwiegenden sozialen Gründen rechtlich zulässig. Antikonzeptionelle Mittel dürfen Minderjährigen verschrieben werden, wenn sie über die notwendige Einsicht verfügen.

Die Zulässigkeit der Sterilisation bei Behinderten ist inzwischen durch den Gesetzgeber entschieden worden. Bei Behinderten darf eine Sterilisation nicht gegen deren Willen erfolgen. Bei Betreuten muß der Betreuer zustimmen und das Vormundschaftsgericht von dem Eingriff benachrichtigt werden (*vgl. Abschnitt 11.3, S. 455*).

Bei Behinderten darf eine Sterilisation nur mit deren Einwilligung erfolgen. Bei Betreuten muß der Betreuer zustimmen, und das Vormundschaftsgericht muß benachrichtigt werden.

Eine Kastration setzt die Einwilligung des Betroffenen und Vollendung des 25. Lebensjahres voraus. Zwangsweise Kastration ist wie zwangsweises Sterilisieren nicht zulässig. Anlässe zur Kastration sind, neben medizinischen Gründen zur Tumorbehandlung, zuweilen kriminologische Gründe bei Sexualstraftätern mit deren Zustimmung und nach erfolgter Aufklärung. Eine temporäre, damit reversible Kastration kann bereits vor dem 25. Lebensjahr medikamentös, z. B. durch Antiandrogene, erfolgen.

Eine Kastration setzt die Einwilligung des Betroffenen und Vollendung des 25. Lebensjahres voraus. Zwangsweise Kastration ist wie zwangsweise Sterilisation nicht zulässig.
Eine temporäre, reversible Kastration kann vor dem 25. Lebensjahr durch Antiandrogene erfolgen.

13.3 Ärztliche Haftpflicht

13.3.1 Verantwortlichkeit

13.3 Ärztliche Haftpflicht

13.3.1 Verantwortlichkeit

Ein Verstoß gegen Verpflichtungen aus dem Arzt-Patient-Vertrag kann straf- und zivilrechtliche Folgen für den Arzt haben.

Ein Verstoß gegen Verpflichtungen aus dem Arzt-Patient-Vertrag kann strafrechtliche und zivilrechtliche Folgen für den Arzt haben.
Zur Strafanzeige kann es unter dem Vorwurf der, in der Regel fahrlässigen, Körperverletzung oder Tötung kommen. Dann wird der Fall von der Staatsanwaltschaft geprüft, meist unter Zuziehung eines Gutachters. Wird ein Verschulden festgestellt, so kann es im Strafverfahren zur Verurteilung des Arztes kommen. Gegen die Kosten eines Strafprozesses (Anwaltskosten, Gerichtskosten) sollte sich der Arzt bei einer Rechtsschutzversicherung versichern.

Gegen die Kosten eines Strafprozesses sollte sich der Arzt rechtsschutzversichern.
Zivilrechtlich haftet der Arzt für sich und auch für Gehilfen.

Der Arzt haftet zivilrechtlich aus dem Vertrag nicht nur für sich, sondern auch für Mitarbeiter, für Assistenten, für Hilfspersonal (Erfüllungsgehilfen), auch Vertreter. Er muß sich bei der Zusammenarbeit von der Sachkunde und Zuverlässigkeit der Mitarbeiter überzeugen. Eingriffe und Anwendungen, die spezifisch ärztliches oder fachärztliches Können verlangen, gehören nicht in die Hand von Hilfspersonal.

Bei Behandlung im Team haftet jeder Beteiligte zivilrechtlich für seinen Tätigkeitsbereich. Der Chirurg für den operativen Eingriff, der Anästhesist für die Narkose.

Bei Aufteilung der Verantwortung bei Behandlung im Team haftet jeder für den eigenen Tätigkeitsbereich, z.B. der Chirurg für den operativen Eingriff, der Anästhesist für die ordnungsgemäße Narkose. Wird jedoch ein Fehler eines Kollegen bei gemeinsamer Behandlung bemerkt, so ist dieser darauf hinzuweisen. Aus einer oft auch überzogenen Erwartungshaltung des Patienten hinsichtlich des Erfolges einer Behandlung heraus werden heute gegen Ärzte zum Teil unberechtigte Haftungsansprüche gestellt, wenn die Behandlung nicht zum gewünschten Erfolg führte oder gar der Tod eines Patienten eintrat.

13.3.2 Rechtliche Grundlagen

13.3.2 Rechtliche Grundlagen

Behandlungsfehler entstehen bei Diagnosestellung, Untersuchung und Befunderhebung, Wahl des Behandlungsverfahrens und Durchführung, Einsatz von Geräten.

Behandlungsfehler können entstehen bei
- Diagnosestellung
- Untersuchung und Befunderhebung
- Wahl des Behandlungsverfahrens und seiner Durchführung
- Einsatz von Geräten.

Strafrecht

Strafrecht

Eine Strafanzeige kann unter dem Vorwurf einer Körperverletzung oder einer fahrlässigen Tötung erfolgen.

Die Feststellung von grob fehlerhaftem Verhalten hat Auswirkungen auf das Strafmaß.

Eine Strafanzeige kann unter dem Vorwurf einer Körperverletzung oder gar einer fahrlässigen Tötung erfolgen. Das Mißlingen eines Eingriffes beweist zwar nicht automatisch ein Fehlverhalten des Arztes. Jedes Fehlverhalten, das bewiesen werden kann, kann aber zur strafrechtlichen Verfolgung führen. Grob fehlerhaftes Verhalten wird angenommen, wenn der Fehler bei allem Verständnis für menschliches Versagen nicht hätte vorkommen dürfen, u.a. wenn bewährte Erkenntnisse in der Medizin außer acht gelassen wurden, z.B. Nichteröffnen eines Armgipses trotz auftretender Schwellungen und Klagen des Patienten über starke Schmerzen. Dies hat Bedeutung für die Höhe der Strafe.

Im Strafrecht muß der ursächliche Zusammenhang (zwischen Tun oder Unterlassen des Arztes und Schaden) mit an Sicherheit grenzender Wahrscheinlichkeit festgestellt werden.

Im Strafrecht muß der Kausalzusammenhang (Kausalität) mit »an Sicherheit grenzender Wahrscheinlichkeit« festgestellt werden. Es darf kein »vernünftiger Zweifel« an der Kausalität bestehen. Im Strafrecht gilt der Grundsatz »in dubio pro reo« (= im Zweifel für den Angeklagten). Für den Kausalitätsnachweis im Falle einer fahrlässigen Tötung genügt es jedoch nach neuerer Rechtsprechung des Bundesgerichtshofes, »daß der Tod mehrere Stunden früher eintrat, als er ohne das pflichtwidrige Verhalten des Arztes eingetreten wäre«.
Oft wird eine Strafanzeige erstattet, um damit spätere zivilrechtliche Haftpflichtforderungen vorzubereiten und diese dann leichter durchsetzen zu können.

Zivilrecht

Eine gesetzliche Haftung im Zivilrecht kann sich bei der Behandlung eines Patienten ergeben:

- **Aus Vertrag,** weil der Vertrag zwischen Patient und Arzt bzw. Krankenhaus die Verpflichtung enthält, jede Schädigung des Patienten zu vermeiden (§ 611 BGB). Hier kann der Patient Ersatz von Vermögensschaden (Verdienstausfall, Behandlungskosten) erhalten.
- **Wegen unerlaubter Handlung (Delikthaftung),** wobei eine »unerlaubte Handlung« nach dem Bürgerlichen Gesetzbuch ungefähr einer strafbaren Handlung nach dem Strafgesetzbuch entspricht. Hier kann der Patient auch ein **Schmerzensgeld beanspruchen.** In aller Regel kommt eine fahrlässige, nicht eine vorsätzliche Verletzung von Körper oder Gesundheit des Patienten in Frage.

Die §§ 823 ff. BGB besagen, daß derjenige, der »vorsätzlich oder fahrlässig das Leben, den Körper, die Gesundheit, die Freiheit, das Eigentum oder ein sonstiges Recht eines anderen widerrechtlich verletzt, diesem zum Ersatz des daraus entstandenen Schadens verpflichtet« ist. Der Arzt handelt fahrlässig, wenn er »die im Verkehr erforderliche Sorgfalt« (§ 276 Abs. 1 BGB) schuldhaft außer acht läßt, und er kann dadurch schadenersatzpflichtig werden.

Im Krankenhaus haftet zunächst der Träger des Krankenhauses für Schäden bei einem Patienten aufgrund des Behandlungsvertrages, wenn dem Patienten ärztliche Betreuung und Krankenhausversorgung im Rahmen eines totalen Krankenhausaufnahme-Vertrages zugesagt wurden.

Bei **Haftung aus unerlaubter Handlung** können neben dem Krankenhausträger auch Ärzte, Pflegepersonal und technisches Personal unmittelbar ersatzpflichtig gemacht werden. Läßt sich deren schuldhaftes Handeln nicht nachweisen, so haftet der, der den Gehilfen bestellt hat.

Wird eine Maßnahme ohne Einwilligung des Patienten ausgeführt, so ist sie rechtswidrig und vorsätzlich. Dies allein begründet einen Schadenersatzanspruch. Aber auch bei Einwilligung des Patienten kann ein Schadenersatzanspruch entstehen. Die Injektion eines falschen Medikamentes macht im Krankenhaus z. B. die Krankenschwester auch dann schadenersatzpflichtig, wenn der Patient in die Injektion eingewilligt hat. Ein Schutz von Ärzten, Pflegepersonal, auch im Krankenhaus beschäftigter studentischer Praktikanten gegen Schadenersatzansprüche aus unerlaubter Handlung ist nicht möglich. Die Bestimmungen des Bürgerlichen Gesetzbuches gelten nämlich auch für die im Krankenhaus Tätigen, wenn sie schuldhaft einen Schaden verursachen. Jeder Bürger haftet nicht nur im Privatleben, sondern auch in seinem Berufsleben selbst für Schäden, die er schuldhaft verursacht. Läßt sich eine Schuld nicht nachweisen, etwa weil eine Krankenschwester die Gefährlichkeit eines zur Injektion verordneten Medikamentes nicht kannte, so würde die Krankenschwester selbst keine Haftung aus unerlaubter Handlung treffen, dagegen die anderen Haftungspflichtigen, den Krankenhausträger bzw. den anweisenden Arzt.

Wird der Krankenhausträger wegen eines Schadens verklagt, so hat er gegen den von ihm beschäftigten Schadensverursacher (Arzt, Krankenschwester) einen sog. Regreßanspruch, falls dieser schuldhaft gehandelt hat und bei gefahrengeneigter Tätigkeit nicht nur leichte Fahrlässigkeit vorlag. Eine grobe Fahrlässigkeit könnte z. B. eine fehlerhafte ärztliche Maßnahme eines alkoholisierten Arztes sein. Bei mittlerer Fahrlässigkeit ist der Schaden in angemessenem Umfang zwischen Arbeitgeber und Arbeitnehmer zu teilen.

Die Einrichtung sog. **Schlichtungs- und Gutachterstellen bei den Ärztekammern** hatte eine Entlastung der Gerichte zum Ziel, zumal viele Prozesse bis zum endgültigen Urteil lange dauern. Bei den Entscheidungen (»Stellungnahmen«) handelt es sich jedoch nur um Empfehlungen. Ein verbindliches Urteil können nur die Gerichte fällen. Operative Fächer liegen an erster Stelle, vorgeworfen werden besonders falsche Indikation, operative Fehler, Übersehen wichtiger Befunde, fehlende Kontrolluntersuchungen und mangelhafte Dokumentation.

Zivilrecht

Zivilrechtliche Haftung kann sich aus Vertrag (Ersatz von Vermögensschaden) oder auch wegen unerlaubter Handlung, dann mit Anspruch auf Schmerzensgeld, ergeben.

In aller Regel kommt eine fahrlässige, nicht eine vorsätzliche Verletzung von Körper und Gesundheit in Frage.
Der Arzt handelt fahrlässig, wenn er die **erforderliche** Sorgfalt schuldhaft außer acht läßt.

Im Krankenhaus haftet zunächst der Träger des Krankenhauses aufgrund des Behandlungsvertrages.

Bei **Haftung aus unerlaubter Handlung** können auch bei totalem Krankenhausvertrag neben dem Krankenhausträger Ärzte, Pflegepersonal usw. ersatzpflichtig gemacht werden.
Ein Eingriff ohne Einwilligung des Patienten ist rechtswidrig. Dies allein begründet einen Schadenersatzanspruch.

Ein Schutz von Ärzten, Pflegepersonal und studentischen Praktikanten gegen Schadenersatzansprüche aus unerlaubter Handlung ist nicht möglich.

Der Krankenhausträger kann im Schadenfall Regreßansprüche gegenüber einem Bediensteten erheben, falls dieser **schuldhaft** gehandelt hat und nicht nur **leichte Fahrlässigkeit** vorlag.
Bei **mittlerer Fahrlässigkeit** ist der Schaden in angemessenem Umfang zwischen Arbeitgeber und Arbeitnehmer zu teilen.
Schlichtungsstellen bei den Ärztekammern sollen in Schadensfällen die Gerichte entlasten (ohne Kosten für den Patienten).

13.3.3 Beweislast

Im Strafverfahren muß nachgewiesen werden, daß das Verhalten des Arztes ursächlich (kausal) für einen Schaden war.

Beispiel ▶

Auch im Zivilprozeß hat der Kläger die Beweislast für den Schaden, soweit nicht ein Beweis des ersten Anscheins oder Umkehr der Beweislast gegeben ist.

Der Arzt muß die erfolgte Aufklärung beweisen. Beruft sich ein Patient auf mangelnde Aufklärung, muß er Gründe nennen, warum er auch bei ordnungsgemäßer Aufklärung die Behandlung abgelehnt hätte.

Die Berufsordnung verpflichtet den Arzt zum Abschluß einer **Haftpflichtversicherung.**

13.3.3 Beweislast

Im Strafverfahren muß dem Arzt nachgewiesen werden, daß ein Fehlverhalten des Arztes ursächlich (kausal) war für eine Körperverletzung oder gar für den Tod des Patienten.

Beispiel. Der Bundesgerichtshof sprach einen Arzt im Strafverfahren frei, der nach einer Herzkatheteruntersuchung einen Patienten auf dessen Wunsch vorzeitig und ohne den Hausarzt über vorhandene Risiken zu informieren entließ, weil nicht bewiesen werden konnte, daß dies ursächlich für den Tod des Patienten gewesen war.

Auch im Zivilprozeß muß, wer einen für einen Schaden ursächlichen Behandlungsfehler geltend macht, diesen nachweisen, soweit nicht eine Umkehr der Beweislast eintritt oder ein typischer Geschehensablauf auf eine Schadensursache schließen läßt (Beweis des ersten Anscheins). Wegen der Schwierigkeit dieses Nachweises wird u.U. im Zivilprozeß auf die Behauptung mangelnder Aufklärung ausgewichen. **Die ausreichende Aufklärung muß dann der Arzt beweisen.** Die Rechtsprechung verlangt allerdings neuerdings, daß der Patient Gründe nennen muß, warum er auch bei ordnungsgemäßer Aufklärung die Behandlung abgelehnt hätte.

Aus dem Gesagten ergibt sich die Notwendigkeit zum **Abschluß einer Haftpflichtversicherung**, zumal diese auch andere Schäden deckt, die im Zivilleben zustoßen können. Die Berufsordnung verpflichtet den Arzt zum Abschluß einer solchen Versicherung. Aufgabe der Haftpflichtversicherung ist es, berechtigte Ansprüche zu befriedigen und unberechtigte auf ihre Kosten, gegebenenfalls im Prozeß, abzuwehren.

13.3.4 Beweissicherung

Beweismittel im Schadenfall sind Krankenunterlagen, eventuell verwendete Apparaturen.

Im Todesfall sollte auf eine Sektion hingewirkt werden.

Merke ▶

Im Schadensfall darf der Arzt keine »Schuldeingeständnisse« abgeben.

13.3.4 Beweissicherung

Bei Vorwurf eines Behandlungsfehlers ist die Sicherung von Beweismitteln wichtig. Dies sind je nach Fall Krankengeschichten mit Unterlagen über Aufklärung und Einwilligung, Operationsberichte und Narkoseprotokolle, Fieberkurven, eventuell verwendete Apparaturen. Da unter Umständen die Unterlagen beschlagnahmt werden, ist es zu empfehlen, sich sofort Kopien anzufertigen, wenn Unterlagen ausgehändigt werden müssen. Im Todesfall sollte auf eine Sektion hingewirkt werden.

> ▶ ***Merke.*** Rasche Meldung des Geschehnisses an den Haftpflichtversicherer ist unbedingt notwendig!

Es sollte stets Kontakt mit den Patienten bzw. den Angehörigen gehalten werden. Bei Unterredungen dürfen aber keine »Schuldeingeständnisse« abgegeben werden. Vor Befragungen in einem Ermittlungsverfahren sollte der Arzt sich Rat bei der Versicherung und/oder bei einem Anwalt holen.

13.3.5 Fahrlässigkeit

Der Begriff Kunstfehler wird im allgemeinen synonym mit fahrlässiger Sorgfaltspflichtverletzung gebraucht.

13.3.5 Fahrlässigkeit

Der Begriff »Kunstfehler« wird heute unterschiedlich gebraucht. Teils wird darunter jede Verletzung der Regeln ärztlicher Behandlung verstanden, teils nur ein Verschulden im rechtlichen Sinne bei Verletzung der Sorgfaltspflicht.

Eine der ersten Definitionen des ärztlichen »Kunstfehlers« stammt von *Rudolf Virchow*, der darunter »einen Verstoß gegen die allgemein anerkannten Regeln der Heilkunst infolge eines Mangels an gehöriger Aufmerksamkeit oder Vorsicht« verstand. Innerhalb der EG bestehen Bestrebungen, daß eine Haftung des Arztes bei einem Schaden auch ohne sein Verschulden eintreten solle, was eine generelle Gefährdungshaftung des Arztes bedeuten würde.

Im allgemeinen wird heute ein »Kunstfehler« angenommen, wenn ein, in der Regel fahrlässiger, Verstoß gegen anerkannte Regeln der ärztlichen Kunst dem Arzt nachgewiesen werden kann. Fahrlässig handelt, wer die »im Verkehr erforderliche Sorgfalt« außer acht läßt. Das Reichsgericht, Vorläufer des Bundesgerichtshofes, hat jedoch schon früher entschieden, daß nicht jeder Kunstfehler eines Arztes ein Verschulden darstellt. Es hat erklärt: »Auch der geschickteste Arzt arbeitet nicht mit der Sicherheit einer Maschine. Trotz aller Fähigkeit und Sorgfalt des Operateurs kann ein Griff, ein Schnitt, ein Stich mißlingen, der regelmäßig auch dem betreffenden Arzt selbst gelingt.« Grundsätzlich besteht **Methodenfreiheit,** soweit es sich nicht um ganz ausgefallene Heilmethoden handelt. Eine Bindung an bestimmte Methoden würde den wissenschaftlichen Fortschritt hemmen. In der Regel kann der Richter nicht über die Richtigkeit der einen oder anderen Methode entscheiden.

Bei ärztlicher Behandlung besteht **Methodenfreiheit.**

Der Arzt kann in verschiedener Art gegen die Sorgfaltspflicht verstoßen. Er kann falsche Maßnahmen durchführen, z.B. ein falsches Medikament wählen. Er kann Maßnahmen, wie einen Krankenbesuch oder eine Kontrolle von Labor- oder Röntgenbefunden, unterlassen.

Der Bundesgerichtshof hat in vielen Urteilen die ärztliche Sorgfaltspflicht behandelt. Er geht dabei von den Kenntnissen eines gewissenhaften Durchschnittsarztes der in Betracht kommenden ärztlichen Fachrichtung aus. Die Anforderungen an die Sorgfaltspflicht hängen mit davon ab, welche therapeutischen Möglichkeiten vorhanden sind oder waren.

Bei der Bewertung der ärztlichen Sorgfalt geht die Rechtsprechung von den Kenntnissen eines gewissenhaften Durchschnittsarztes der jeweiligen Fachrichtung aus.

Bei der Beurteilung des ärztlichen Handelns ist jeweils auf den Zeitpunkt des Geschehens abzustellen, d.h. erst nachträglich bekanntgewordene Umstände, z.B. Nebenwirkungen eines Medikamentes, können einem Arzt, der das Medikament vor deren Bekanntwerden einsetzte, nicht angelastet werden. Wichtig ist also, daß die **Überprüfung der Sorgfalt immer »ex ante« erfolgen muß.** Der Gutachter muß sich in die Situation versetzen, in der ein Arzt handeln mußte. Gutachter und Gericht dürfen nicht rückschauend, »ex post«, entscheiden. Es muß außerdem nachgewiesen sein, daß das Handeln des Arztes wirklich zu einem Gesundheitsschaden oder gar zum Tod des Patienten geführt hatte.

Bei der Beurteilung des ärztlichen Handelns ist auf den Zeitpunkt des Geschehens abzustellen. Erst nachträglich bekannt gewordene Umstände, z.B. Nebenwirkung eines Medikamentes, können nicht angelastet werden.
Die Überprüfung der Sorgfalt darf nur »ex ante«, nicht »ex post« erfolgen.

> ***Merke.*** Mit dem Grad der Gefährlichkeit eines Eingriffes steigen die Anforderungen an die ärztliche Sorgfalt. Der Bundesgerichtshof hat entschieden, daß sich das Maß der ärztlichen Sorgfalt nach der Größe der von dem Patienten abzuwendenden Gefahren bestimmt.

◀ **Merke**

Wichtig ist, daß auch bei notwendig werdender schneller ärztlicher Hilfe die Beachtung der Sorgfaltspflicht verlangt wird, z.B. die Prüfung von Gegenindikationen vor Injektionen von Schmerzmitteln bei starken Schmerzen, die Gabe eines Antidots bei Verdacht auf eine Vergiftung, z.B. Atropininjektionen bei E 605®-Vergiftungen. Dem Arzt in der Praxis ist in schwierigen Fällen, z.B. bei drohendem Herzversagen, der Rat zu geben, möglichst schnell und zugleich schonend einen Transport unter ärztlicher Betreuung und Fortsetzung erforderlicher Reanimationsmaßnahmen in das Krankenhaus zu veranlassen, wo über weitere Möglichkeiten einer Therapie zu entscheiden ist.

Auch im Notfalleinsatz muß der Arzt die Sorgfaltspflicht beachten.

13.3.6 Embryonenschutz/Gentechnik

Das am 13.12.1990 vom Bundestag beschlossene Gesetz zum Schutz von Embryonen (Embryonenschutzgesetz-EschG) soll folgendes verhindern:
- mißbräuchliche Anwendung von Verpflanzungstechniken
- mißbräuchliche Verwendung menschlicher Embryonen
- Geschlechtswahl durch Auswahl einer menschlichen Eizelle nach den in ihr enthaltenen Geschlechtschromosomen bei künstlicher Befruchtung
- eigenmächtige Befruchtung, eigenmächtige Embryoübertragung und künstliche Befruchtung nach dem Tod
- künstliche Veränderung menschlicher Keimbahnzellen
- Klonen
- Chimären- und Hybrid-Bildung.

13.3.6 Embryonenschutz/Gentechnik

Künstliche Befruchtung einer Eizelle und Verwendung von Samenzellen bedarf der Einwilligung der betroffenen Frau bzw. des Mannes. Künstliche Befruchtung nach dem Tode des Samenspenders ist untersagt.

Nur ein Arzt darf vornehmen:
1. die künstliche Befruchtung
2. die Übertragung eines menschlichen Embryos auf eine Frau
3. die Konservierung eines menschlichen Embryos sowie einer menschlichen Eizelle, in die bereits eine menschliche Samenzelle eingedrungen oder künstlich eingebracht worden ist.

Nur ein Arzt darf künftig vornehmen
1. die künstliche Befruchtung
2. die Übertragung eines menschlichen Embryos auf eine Frau
3. die Konservierung eines menschlichen Embryos sowie einer menschlichen Eizelle, in die bereits eine menschliche Samenzelle eingedrungen oder künstlich eingebracht worden ist (Paragraph 9 ESchG).

Niemand ist verpflichtet, Maßnahmen der in Paragraph 9 bezeichneten Art vorzunehmen oder dabei mitzuwirken.
Schwierige Probleme für die Gentechnik können sich bei der Analyse des menschlichen Genoms ergeben: z.B. bei der Indikationsstellung zum Schwangerschaftsabbruch oder bei der Frage, wer Daten über die genetische Ausstattung eines Menschen einsehen darf.
Wesentliche Kriterien für die human-experimentelle Forschung finden sich in einer Deklaration von Helsinki (1978). Es gibt bei den Universitäten, den Ärztekammern, auch bei der Deutschen Forschungsgemeinschaft sog. **Ethikkommissionen,** von denen die ethische Berechtigung von Forschungsprojekten geprüft wird.

13.4 Arzt-Patient-Vertrag
(s. a. Abschnitt 13.1.5)

Der Patient hat das Recht auf freie Arztwahl, dem Kassenpatienten steht die Arztwahl unter den Kassenärzten zu.

13.4 Arzt-Patient-Vertrag *(s. a. Abschnitt 13.1.5)*

Der Patient hat das Recht auf freie Arztwahl. Mitgliedern der gesetzlichen Krankenversicherung steht das Recht der freien Arztwahl unter den Kassenärzten zu. Hier entstehen Rechtsbeziehungen zwischen Arzt und kassenärztlicher Vereinigung, dennoch bleibt die Arzthaftung bestehen.

Hinzugezogener Arzt

Der Behandlungsvertrag mit dem Arzt gilt auch, wenn ein Vertreter oder Assistent tätig wird.

Überweisung an einen anderen Arzt führt zu einem eigenen Vertrag dieses Arztes mit dem Patienten.
Bei Einsendungen von Proben an ein Labor entstehen Rechtsbeziehungen **nur** zwischen dem Laborarzt und dem behandelnden Arzt.
Der Arzt ist verpflichtet, sich über die Behandlung **Aufzeichnungen** zu machen und diese **10 Jahre aufzubewahren, bei Röntgenbehandlung 30 Jahre.**
Die ärztlichen Unterlagen sind Eigentum des Arztes, der Patient hat aber einen Anspruch, sie einzusehen und Kopien auf seine Kosten zu verlangen.
Bei psychiatrischer Behandlung müssen Aufzeichnungen nicht generell herausgegeben werden.
Wie die Krankenunterlagen sind auch Röntgenbilder Eigentum des Arztes. Der Patient kann eine vorübergehende Herausgabe verlangen.

Hinzugezogener Arzt

Führt ein Vertreter die Praxis, so besteht ein Behandlungsvertrag mit dem Praxisinhaber, das gleiche gilt für den Fall der Beschäftigung eines ärztlichen Assistenten durch den niedergelassenen Arzt.
Überweisung eines Patienten an einen Arzt eines bestimmten Fachgebietes führt zu einem weiteren Vertrag zwischen dem Patienten und jenem Arzt, nicht jedoch zu Vertragsbeziehungen zwischen jenem Arzt und dem überweisenden Arzt. Dagegen entstehen bei Einsendungen von Proben an ein Labor Rechtsbeziehungen nur zwischen dem Laborarzt und dem behandelnden Arzt.
Der Arzt ist verpflichtet, sich über die Behandlung Aufzeichnungen zu machen und sie 10 Jahre, bei Röntgenbehandlung 30 Jahre aufzubewahren. Die Pflicht resultiert aus dem Arzt-Patienten-Vertrag, sie ist in den Berufsordnungen der Ärztekammern der Länder festgelegt.
Die ärztlichen Unterlagen, z.B. Patientenkartei, Krankengeschichte, sind **Eigentum des Arztes.** Dennoch hat der Patient bei berechtigtem Interesse einen **Anspruch auf Einsicht**, in der Regel im Rahmen eines Gespräches zwischen Arzt und Patient. Bei psychiatrischer Behandlung müssen Aufzeichnungen nicht generell herausgegeben werden. Der Patient kann Kopien von Behandlungsunterlagen auf seine Kosten verlangen, nicht aber die Originalunterlagen. Ein Anspruch auf Erläuterung von Fachausdrücken in den Patientenunterlagen besteht nicht.
Wie die Krankenunterlagen sind auch die Röntgenbilder Eigentum des Arztes, doch kann der Patient eine vorübergehende Herausgabe verlangen. Der Arzt sollte gegenüber dem Patienten bei der Herausgabe von Unterlagen, auch von Kopien auf Kosten des Patienten, großzügig verfahren. Bei Herausgabe von Röntgenbildern ist der Arzt nach der Röntgenverordnung gehalten, beim Patienten nachzufragen, wenn dieser die Aufnahmen nicht zurückbringt.

Merke ▶

> ▶ ***Merke.*** Eine Beschlagnahme der Unterlagen kommt in Frage, wenn der Verdacht einer strafbaren Handlung sich gegen einen Arzt richtet, ferner wenn der Arzt trotz Befreiung von der Schweigepflicht die Unterlagen nicht herausgibt. Solange aber der Arzt ein Schweigerecht hat, dürfen auch seine Krankenunterlagen nicht beschlagnahmt werden.

13.5 Rechtliche Voraussetzungen für klinische Prüfungen und wissenschaftliche Untersuchungen am Menschen

Bei solchen Untersuchungen ist eine umfassende Aufklärung der Versuchspersonen über alle Risiken notwendig. Alle Versuche setzen die Einwilligung der geschäftsfähigen Versuchspersonen voraus. Die klinische Prüfung von Arzneimitteln wird durch eine Reihe von Gesetzen geregelt, sie erfolgt in mehreren Phasen, wobei das Bundesgesundheitsamt eingeschaltet ist.

13.5 Rechtliche Voraussetzungen für klinische Prüfungen und wissenschaftliche Untersuchungen am Menschen

Bei klinischen Prüfungen ist eine umfassende Aufklärung über alle Risiken notwendig.

13.6 Gutachten

Der Arzt kann als sachverständiger Gutachter herangezogen werden:
- im Zivilprozeß
- im Strafprozeß
- in sozialgerichtlichen Verfahren
- von Behörden.

Es ist die Aufgabe des Gutachters, Beweismaterial auszuwerten und Schlüsse zu ziehen, die dem Gericht eine Urteilsfindung auf Gebieten ermöglichen, für die die eigene Sachkunde der Richter nicht ausreicht.
Tätigkeiten und Aufgaben des Gutachters sind in der Zivil- und Strafprozeßordnung geregelt.
Die Nähe der Aufgaben des Sachverständigen zu denen des Richters ergibt sich u. a. daraus, daß ein Sachverständiger wie ein Richter wegen Besorgnis der Befangenheit abgelehnt werden kann. Anders als ein Zeuge, der nicht ersetzt werden kann, ist ein Gutachter ersetzbar, z. B. wegen Ablehnung aus dem vorgenannten Grund.

13.6 Gutachten

Der Arzt kann als Gutachter herangezogen werden:
- im Zivilprozeß
- im Strafprozeß
- in sozialgerichtlichen Verfahren
- von Behörden.

Der Gutachter hat Beweismaterial auszuwerten und daraus Schlüsse zu ziehen.

Ein Gutachter kann wie ein Richter wegen Besorgnis der Befangenheit abgelehnt werden.

> ***Merke.*** Der zum Sachverständigen im Strafverfahren Ernannte hat der Aufforderung zur Gutachtenerstattung Folge zu leisten (§ 75 StPO). In ähnlicher Weise kann der Arzt nach der Zivilprozeßordnung als Gutachter verpflichtet werden.

◀ **Merke**

Falsche Gutachten können zur Bestrafung des Gutachters führen, worüber er vom Gericht in der mündlichen Verhandlung belehrt wird. Bei gerichtlichen Gutachtenaufträgen wird das Gutachten meist in freier Form erstattet: Nach einem Auszug aus den Akten folgt der Bericht über eigene Untersuchungen, dem sich eine Beurteilung anschließt.
Im Strafrecht wie im Zivilrecht werden bei Fragen nach dem ursächlichen Zusammenhang, z. B. einer ärztlichen Maßnahme mit einem Schadenseintritt beim Patienten, hohe Anforderungen gestellt. **Schlußfolgerungen sind verwertbar, wenn sie »mit an Sicherheit grenzender Wahrscheinlichkeit« gezogen werden können, wenn kein »vernünftiger Zweifel« besteht.** Im sozialgerichtlichen Verfahren genügt eine Feststellung, die mit Wahrscheinlichkeit getroffen werden kann, das sind mehr als 50 % Sicherheit.
Im Zivilrecht gilt die sog. Adäquanztheorie, danach können nur solche Verläufe dem Verantwortlichen angelastet werden, die billigerweise ihm zugerechnet werden können.
Nach der **im Strafrecht gültigen Äquivalenztheorie** (oder Bedingungstheorie) wird dagegen von der »Gleichwertigkeit« aller Bedingungen ausgegangen, die bei einem Schaden in Betracht kommen. Jede Bedingung, die nicht hinweggedacht werden kann, ohne daß der Erfolg (= Schaden) entfiele, gilt als (Mit-)Ursache eines Schadens.
Die Vergütung der Leistungen des Gutachters bemißt sich nach dem Gesetz für die Entschädigung von Zeugen und Sachverständigen oder nach der Gebührenordnung für Ärzte (GOÄ). Diese gilt auch für Auskünfte und Gutachten, die im Auftrag von Lebensversicherungen erstattet werden.

Falsche Gutachten können strafrechtlich geahndet werden.

Im Straf- und im Zivilrecht werden bei Fragen nach dem ursächlichen Zusammenhang hohe Anforderungen gestellt. Schlußfolgerungen sind verwertbar, wenn sie **»mit an Sicherheit grenzender Wahrscheinlichkeit«** gezogen werden können, wenn **»kein vernünftiger Zweifel«** besteht.
Im **Strafrecht** gilt die **Äquivalenztheorie** (Bedingungstheorie), im **Zivilrecht** die **Adäquanztheorie.**

Das Ausstellen unrichtiger Gesundheitszeugnisse wird bestraft.

Gesundheitszeugnisse (Atteste) müssen richtig sein. Gesundheitszeugnisse sind z.B. Krankenscheine, Arbeitsunfähigkeitsbescheinigungen, Durchgangsarztberichte. Das Ausstellen inhaltlich unrichtiger Gesundheitszeugnisse wird bestraft (§ 278 StGB).

13.7 Schweigepflicht

13.7.1 Rechtsgrundlagen

13.7 Schweigepflicht

13.7.1 Rechtsgrundlagen

Die ersten Vorschriften über die Schweigepflicht der Heilkundigen gehen in die brahmanische Periode Indiens um 800 v.Chr. zurück. Im 5. Jahrhundert v.Chr. entstand der hippokratische Eid. In Fortführung darin enthaltener Grundsätze wird heute in der Berufsordnung und im Strafgesetzbuch (§ 203 StGB) die Schweigepflicht des Arztes geregelt. Heilpraktiker unterliegen der Schweigepflicht nicht.

Rechtsgrundlage ▶

Rechtsgrundlage (auszugsweise) § 203 StGB Verletzung von Privatgeheimnissen

I Wer unbefugt ein fremdes Geheimnis, namentlich ein zum persönlichen Lebensbereich gehörendes Geheimnis oder ein Betriebs- oder Geschäftsgeheimnis offenbart, das ihm als
1. Arzt, Zahnarzt, Tierarzt, Apotheker oder Angehörigen eines anderen Heilberufes, der für die Berufsausübung oder die Führung der Berufsbezeichnung eine staatlich geregelte Ausbildung erfordert,
2. Berufspsychologen mit staatlich anerkannter wissenschaftlicher Abschlußprüfung . . .,
4. Ehe-, Erziehungs- oder Jugendberater sowie Berater für Suchtfragen in einer Beratungsstelle, die von einer Behörde oder Körperschaft, Anstalt oder Stiftung des öffentlichen Rechtes anerkannt ist . . ., anvertraut worden oder sonst bekannt geworden ist, wird mit Freiheitsstrafe bis zu 1 Jahr oder mit Geldstrafe bestraft.
III Den in Absatz 1 Genannten stehen ihre berufsmäßig tätigen Gehilfen und die Personen gleich, die bei ihnen zur Vorbereitung auf den Beruf tätig sind. Den in Absatz 1 und den in Satz 1 Genannten steht nach dem Tode des zur Wahrung des Geheimnisses Verpflichteten ferner gleich, wer das Geheimnis von dem Verstorbenen oder aus dessen Nachlaß erlangt hat.
IV Die Absätze 1–3 sind auch anzuwenden, wenn der Täter das fremde Geheimnis nach dem Tode des Betroffenen unbefugt offenbart.

Die **Schweigepflicht** gilt nicht absolut. Die Schweigepflicht erstreckt sich auf den Gesundheitszustand, familiäre, wirtschaftliche und berufliche Angelegenheiten des Patienten.
Mit dem Arzt sind seine berufsmäßigen Gehilfen zur Verschwiegenheit verpflichtet.

Aus der Schweigepflicht erwächst auch ein Schweigerecht des Arztes, das jedoch nicht so umfassend ist wie bei Geistlichen.
Die **Schweigepflicht** gilt nicht absolut, zu beachten ist das Wort »unbefugt« im Gesetzestext. Die Schweigepflicht erstreckt sich nicht nur auf den Gesundheitszustand, sondern auch auf familiäre, wirtschaftliche und berufliche Angelegenheiten des Patienten.
Mit dem Arzt verpflichtet sind seine berufsmäßigen Gehilfen einschließlich der Praktikanten, die zur Vorbereitung auf den Beruf bei einem Arzt tätig sind. Bei Familienangehörigen eines Arztes muß vorausgesetzt werden, daß sie, auch wenn nicht ausdrücklich dazu verpflichtet, das Patientengeheimnis wahren. Grundsätzlich gilt auch ihnen gegenüber die Schweigepflicht.
Nicht schweigepflichtig im Sinne des Gesetzes ist anderes Personal in Praxis oder Klinik, wie Hausmeister, Heizer, Raumpflegerinnen, das im Arbeitsvertrag jedoch zur Verschwiegenheit verpflichtet werden kann. Vorsicht ist geboten bei Vergabe von ärztlichen Schreibarbeiten an ein Schreibbüro, da die dort Angestellten der gesetzlichen Schweigepflicht nicht unterliegen.

Vorsicht ist geboten bei Vergabe von ärztlichen Schreibarbeiten an ein Schreibbüro, da die dort Angestellten der gesetzlichen Schweigepflicht nicht unterliegen.
Merke ▶

▶ ***Merke.*** Die Schweigepflicht entsteht nur, wenn der Arzt das Geheimnis in seiner Berufseigenschaft erfährt, nicht etwa zufällig bei einer Unterhaltung in Gesellschaft.

Die Schweigepflicht gilt gegenüber jedermann, auch gegenüber den Angehörigen volljähriger Patienten. Was allerdings bekannt ist und damit nicht mehr geheim, kann nicht unbefugt offenbart werden. Die Schweigepflicht gilt auch unter Ärzten, soweit sie nicht gemeinsam bei der Behandlung eines Patienten beteiligt sind, bei einwilligungsfähigen Minderjährigen auch gegenüber den Sorgeberechtigten (z.B. Eltern). Bei minderjährigen Patienten soll der Arzt prüfen, ob die Sorgeberechtigten von dem Patientengeheimnis erfahren müssen, um ihren Pflichten nachkommen zu können. Der gesetzlichen Krankenversicherung hat der Arzt nur das bekanntzugeben, was der Versicherer zur Prüfung der Leistungspflicht benötigt. Gegenüber dem Arbeitgeber des Patienten setzt die Preisgabe des Berufsgeheimnisses die Einwilligung des Patienten voraus. Lebensversicherungsverträge enthalten in aller Regel Vereinbarungen, wonach der behandelnde Arzt von der Schweigepflicht befreit wird, was der Arzt jedoch im Einzelfall sich bestätigen lassen sollte.

Der Tod des Patienten befreit nicht von der Schweigepflicht. Es ist auch keine Befreiung des Arztes vom Berufsgeheimnis durch die Angehörigen nach dem Tode des Patienten möglich, doch erleichtert deren Zustimmung zur Offenbarung die Entscheidung des Arztes, z.B. in Erbstreitigkeiten. In schwierigen Fällen sollte der Arzt einen Gerichtsentscheid vor seiner Aussage herbeiführen.

Beauftragt ein Arzt eine gewerbliche Verrechnungsstelle mit dem Einzug des Honorars, muß der Patient vor der Behandlung der Weitergabe der Abrechnungsunterlagen zustimmen.

Die Schweigepflicht gilt gegenüber jedermann, auch gegenüber Angehörigen und Ärzten, die nicht mit der Behandlung des Patienten befaßt sind. Bei Minderjährigen ist abzuwägen, in welchem Umfang die Sorgeberechtigten über Geheimnisse des Patienten zu informieren sind.

Der gesetzlichen Krankenversicherung hat der Arzt nur zu offenbaren, was zur Prüfung der Leistungspflicht notwendig ist.
Gegenüber dem Arbeitgeber kann nur der Patient von der Schweigepflicht befreien.

Die Schweigepflicht gilt auch nach dem Tode des Patienten fort.

13.7.2 Geheimnisbruch

Wer unbefugt über ein Geheimnis, das er bei der Behandlung eines Patienten erfährt, nicht schweigt, kann sich als Arzt strafbar machen. Die Verletzung des Berufsgeheimnisses wird allerdings nur auf Antrag verfolgt, auch muß der Arzt bewußt und gewollt den Geheimnisbruch begangen haben. Daher kommt es nur selten zu einem Strafverfahren.

13.7.2 Geheimnisbruch

Die Verletzung der Schweigepflicht wird nur auf Antrag verfolgt. Auch muß der Arzt bewußt und gewollt den Geheimnisbruch begangen haben.

Merke. Es gibt gesetzliche Bestimmungen (Meldepflichten), die den Arzt zur Offenbarung eines Patientengeheimnisses zwingen und damit das Schweigerecht aufheben:
- bei Seuchen und übertragbaren Krankheiten (Bundesseuchengesetz)
- bei Geschlechtskrankheiten, wenn der Patient sich der Behandlung entzieht
- bei Berufskrankheiten und -unfällen
- bei Körperbehinderungen von Minderjährigen, wenn ihre Behandlung vernachlässigt wird
- bei geplanten Straftaten, wie Landesverrat, schwerer Menschenhandel, Mord, Totschlag, Raub, räuberische Erpressung
- gegenüber dem Leichenschauer über Beobachtungen während einer zum Tod führenden Erkrankung
- als Leichenschauer bei Verdacht auf unnatürlichen Tod.

◀ **Merke**

13.7.3 Entbindung von der Schweigepflicht

Der Patient hat jederzeit das Recht, den Arzt von der Schweigepflicht zu befreien. Dann hat dieser kein Zeugnisverweigerungsrecht mehr, er muß auch vor Gericht als Zeuge aussagen.

Bei Begutachtungen entsteht kein Arzt-Patient-Verhältnis. Bestand ein solches auch vorher nicht, so kommt ein Bruch der Schweigepflicht nicht in Frage. Der Patient ist jedoch zu informieren, daß seine Angaben Teil eines Gutachtens werden und an wen das Gutachten gerichtet wird.

13.7.3 Entbindung von der Schweigepflicht

Nach Entbindung von der Schweigepflicht durch den Patienten hat der Arzt kein Zeugnisverweigerungsrecht mehr.

Bei Begutachtungen entsteht **kein** Arzt-Patient-Verhältnis.

13.7.4 Durchbrechen der Schweigepflicht

Eine **Rechtsgüterkollision** besteht, wenn eine gesetzliche Regelung zur Preisgabe eines Geheimnisses nicht besteht, aber eine ethische Pflicht zum Geheimnisbruch.

Merke ▶

Beispiele ▶

13.7.4 Durchbrechen der Schweigepflicht

Problematisch ist die Güterabwägung bei **Rechtsgüterkollisionen.** Darunter versteht man, daß eine gesetzliche Regelung zur Preisgabe eines Geheimnisses nicht besteht, aber eine ethische Pflicht zum Geheimnisbruch im Interesse eines höheren Rechtsgutes angenommen werden kann.

▶ ***Merke.*** Offenbarungsrecht nach Güterabwägung bedeutet aber nicht Offenbarungspflicht!

Beispiele. Als Beispiele zu nennen sind die Anzeige von Personen bei der Verwaltungsbehörde, die uneinsichtig ihre Fahruntüchtigkeit nicht wahrhaben wollen und am Straßenverkehr trotz eindringlicher Hinweise des Arztes als Kraftfahrzeugführer weiter teilnehmen, oder die Anzeige von Kindesmißhandlungen oder die Information von Angehörigen im Falle einer Ansteckungsgefahr.

14 Versicherungsmedizin

siehe Teil B Arbeitsmedizin, Abschnitt 13, 14, 15.

siehe Teil C Sozialmedizin, Abschnitt 6.

14 Versicherungsmedizin

siehe Teil B Arbeitsmedizin, Abschnitt 13, 14, 15.

siehe Teil C Sozialmedizin, Abschnitt 6.

Hygiene

Teil E

1 Einführung

Hygiene leitet sich von *Hygieia* ab, einer Tochter des *Asklepios*, dem in der griechischen Mythologie von den Göttern die Heilkunst übertragen wurde und der daher von den Griechen als erster Arzt verehrt wurde.
Hygieia verkörperte zu ihrer Zeit die Präventivmedizin. Diese Grundaussage ist bis heute mit dem Begriff der Hygiene verbunden, so daß **Hygiene im weitesten Sinne Maßnahmen umfaßt, die der Verhütung von Krankheiten und Erhaltung der Gesundheit dienen und dies nicht nur im physischen, sondern auch im psychischen (Psychohygiene) und sozialen Bereich (Sozialhygiene).**

1 Einführung

Hygiene umfaßt im weitesten Sinne Maßnahmen zur Gesunderhaltung und Verhütung von Krankheiten im physischen, psychischen und sozialen Bereich.

▶ ***Definition.*** Modifiziert nach *Gärtner* (1963) läßt sich Hygiene somit definieren als Maßnahmen zur **Gesunderhaltung** des Individuums, aber auch der menschlichen Gesellschaft, **Verhütung** körperlicher Erkrankungen, **Vermeidung** seelischer und sozialer Störungen mit dem Ziel, das Individuum und die menschliche Gesellschaft widerstandsfähig gegen die Entstehung körperlicher, geistiger und seelischer Erkrankungen zu machen.

◀ **Definition**

Die Hygiene läßt sich heute aufgrund der verschiedensten Aufgabengebiete in drei Teilgebiete aufteilen:
Umwelthygiene, Sozialhygiene und **Psychohygiene.**
Umwelthygiene beschäftigt sich mit der Beziehung zwischen Gesundheit einerseits und Umwelt (Kleidung, Wohnung, Arbeit, Wasser, Boden, Luft, Strahlung, Lärm) andererseits und berücksichtigt dabei auch die Epidemiologie der infektiösen und nichtinfektiösen Krankheiten sowie die Krankenhaushygiene.
Aufgaben sind in diesem Bereich die Erforschung der Wechselwirkungen zwischen Mensch und Umwelt und deren Einfluß auf die Gesundheit:

- Gesunderhaltung, Gesundheitsförderung und Krankheitsverhütung durch Verbesserung der Lebensbedingungen
- Erkennen und Ausschalten von Risikofaktoren belebter und unbelebter Natur
- Beeinflussung durch Gesundheitsaufklärung und Erziehung
- Erarbeiten wissenschaftlicher Kriterien als Entscheidungshilfe für gesundheitspolitische Präventivmaßnahmen.

Die Hygiene wird in die Teilbereiche **Umwelt-, Sozial-** und **Psychohygiene** eingeteilt.

Umwelthygiene beinhaltet die Beziehung zwischen Gesundheit und Umwelt einschließlich der Epidemiologie der infektiösen und nichtinfektiösen Krankheiten und die Krankenhaushygiene. Umwelthygiene hat Wechselwirkungen zwischen Mensch und Umwelt und den Einfluß auf die Gesundheit zu erforschen.

Sozialhygiene beschäftigt sich mit der Erfassung (auch methodisch) der Wechselwirkung zwischen der menschlichen Gesundheit und dem von der menschlichen Gesellschaft geschaffenen und gestalteten sozialen Umfeld, der erarbeiteten Maßnahmen zur Verhütung bzw. zur Vermeidung schädigender Einflüsse auf die Gesundheit. Die Sozialhygiene steht von ihrer inhaltlichen Bedeutung in engem Zusammenhang mit dem neugeschaffenen Gebiet der Sozialmedizin, das 1986 sogar die Anerkennung als Gebietsbezeichnung in der Weiterbildungsordnung der Ärztekammern erhalten hat.

Sozialhygiene beschäftigt sich mit der Wechselwirkung zwischen Gesundheit und sozialem Umfeld. Sie steht inhaltlich in enger Beziehung zur Sozialmedizin.

Psychohygiene beinhaltet Maßnahmen zur Erkennung und Verhütung von Krankheitsursachen im geistig-seelischen (psychisch) oder im psychosomatischen Bereich. Die Psychohygiene spielt sich somit im Vorfeld psychischer (somatischer) Erkrankungen ab. Ihre Aufgaben ergeben sich aus der Analyse der Kausalzusammenhänge zwischen umfeldbedingten Faktoren und Auslösemechanismen von psychischen (psychosomatischen) Erkrankungen.

Psychohygiene umfaßt Maßnahmen zur Verhütung von psychischen bzw. psychosomatischen Krankheiten.

2 Individualhygiene

2.1 Einleitung

Die selbstverantwortliche individuelle Lebensführung vermag mittelbar und unmittelbar den Gesundheitszustand des einzelnen nachhaltig zu beeinflussen.
Zu ihr gehören im einzelnen:
1. Körperhygiene: Körperpflege und -reinigung, Ernährungsgewohnheiten, Leibesübungen
2. Bekleidungshygiene
3. Wohnhygiene (*s. S. 484*)
4. Hygiene der Freizeit und Erholung
5. Infektionsprophylaxe (*s. S. 575*)

So gesehen stellt Gesundheit für alle auch eine Verpflichtung und Aufgabe für das Individuum dar.

2 Individualhygiene

2.1 Einleitung

Alle Maßnahmen und Tätigkeiten, die der Mensch als Individuum in weitgehender Selbstverantwortung als Teil der persönlichen Lebensführung ausfüllt und die einen mittelbaren oder unmittelbaren Einfluß auf seine Gesundheit ausüben, werden im Rahmen der primären Prävention zur Individualhygiene gerechnet.
Zu ihr gehören im einzelnen:
1. Körperhygiene: Körperpflege und- reinigung, Ernährungsgewohnheiten, Leibesübungen
2. Bekleidungshygiene
3. Wohnhygiene (*s. Abschnitt 3, S. 484*)
4. Hygiene der Freizeit und Erholung
5. Infektionsprophylaxe (*s. Abschnitt 13, S. 575*)

Der Weltgesundheitstag vom 7. April 1983 stand unter dem Motto »Gesundheit für alle – Aufgabe für jeden«. Die damit verbundenen Appelle, sich aktiv um die eigene Gesundheit zu kümmern, d. h. die vermehrte Inanspruchnahme der Selbstverantwortung für die Gesundheit, begründet sich in der Erkenntnis, daß sich das Krankheitsspektrum in den modernen Industriestaaten in den letzten Jahrzehnten verändert hat. Die Erkrankungshäufigkeit und Sterblichkeit der ehedem gefürchteten Infektionskrankheiten wird heutzutage durch chronische, meist degenerative Erkrankungen, sog. Zivilisationsleiden, und Tumorerkrankungen übertroffen. Die Entstehungsgeschichte dieser Gesundheitsschäden ist meist multifaktoriell und wird zumindest teilweise durch die Lebensweise des einzelnen mitbestimmt. Häufigkeit, Dauer, Folgeschäden und Komplikationen dieser oftmals chronisch verlaufenden Erkrankungen führen zu einer zunehmenden finanziellen Belastung der Solidargemeinschaft der Versicherten, die zu gesundheitspolitischen Steuerungsmechanismen zwingt.

2.2 Körperpflege und -reinigung

Die fehlende medizinische Objektivierbarkeit des von der Bevölkerung akzeptierten und praktizierten Sauberkeitsverhaltens stellt bezüglich Normen und Verhaltensvorschriften ein Defizit dar. Das auch durch Körperreinigung und -pflege bestimmte äußere Erscheinungsbild eines Menschen besitzt eine erhebliche soziale Funktion, da es bewußt und unbewußt zur Einschätzung charakterlicher Fähigkeiten herangezogen wird.
Sauberkeitsverhalten ist nicht angeboren, sondern entwickelt sich aus Erziehung und sozialer Prägung.
Dabei kann die Ausbildung von geschlechtsspezifischen Unterschieden z. T. aus einer entsprechend differenten Erwartungshaltung erklärt werden, für die allerdings keine sachliche Begründung besteht.
Neben ernährungsbedingten Faktoren stellt die tägliche regelmäßige **Mund- und Zahnhygiene** eine elementare Einflußgröße für die Verhütung von Erkrankungen der Zähne und des Zahnhalteapparates dar. Als optimal ist die gründliche Entfernung von Speiseresten und Zahnbelägen nach jeder Mahlzeit anzusehen. Die derzeit bestehenden Defizite in Frequenz und

2.2 Körperpflege und -reinigung

Sauberkeitsverhalten ist nicht nur als einfache Entfernung körperlichen Schmutzes anzusehen, sondern besitzt auch eine Bedeutung für die Einschätzung der Persönlichkeit und des Charakters eines Mitmenschen. Unsauberkeit verhindert soziale Kontaktaufnahme und kann zur Übernahme einer sogenannten Außenseiterrolle beitragen.
Auch vor dem Hintergrund, daß ein direkter Zusammenhang von persönlicher Sauberkeit und Verhinderung von Krankheiten heutzutage nicht mehr in dem Umfang gesehen wird, wie dies in Zeiten galt, in denen die Ausbreitung von Seuchen überragende Bedeutung für die Gesundheit hatte, muß vor dem Zusammenhang von persönlicher Sauberkeit und sozialer Einordnung das Fehlen objektiver Sauberkeitsnormen als bemerkenswert eingestuft werden. Dies gilt auch und insbesondere, als man beim Menschen nicht von einem angeborenen Sauberkeitsverhalten ausgehen kann, sondern dieses im wesentlichen als Produkt der elterlichen Erziehung aufzufassen ist.
Im Bereich der **Zahnpflege** läßt sich am ehesten eine Beziehung zwischen Sauberkeitsverhalten und Krankheitsverhütung aufzeigen. Die Bedeutung einer regelmäßigen Entfernung von Speiseresten für die Verhinderung von Parodontose und Karies ist heute unwidersprochen. Es zeigt sich jedoch, daß die von den Zahnärzten erhobene Forderung, die Zähne nach jeder Mahlzeit zu putzen, von der Bevölkerung praktisch nicht in die Tat umgesetzt wird. Auch die vermeintlich praktikable Norm, zweimal täglich, d. h. morgens und abends, die Zähne zu putzen, wird offensichtlich nur von einer Minderheit eingehalten. Es ist zu hoffen, daß durch entsprechende Trainingsprogramme in Kindergärten und Schulen die nachfolgenden Generationen nicht nur an das zweimalige tägliche Zähneputzen herangeführt werden, sondern überdies auch die zur Entfernung von Nahrungsresten erforderliche Putztechnik erlernen und beibehalten.

Insbesondere für Angehörige der medizinischen Berufe gewinnt eine sorgfältige **Pflege von Haut, Haaren und Nägeln** eine besondere Bedeutung. Im Bereich der Hände ist durch den berufsbedingten Einsatz von Händedesinfektionsmitteln mit einer Austrocknung der Haut und einem Verlust des physiologischen Säureschutzmantels zu rechnen, dem durch konsequente Anwendung von Hautpflegemitteln begegnet werden muß. Eine trockene und rissige Haut stellt einen idealen Nährboden für Bakterien dar und kann somit einer Weiterverbreitung von Hospitalismuserregern förderlich sein. In diesem Zusammenhang muß auch davor gewarnt werden, die Hautpflege nach dem Duschen oder Baden zu vernachlässigen. Die ebenfalls durch die Anwendung von Seifen erreichte Austrocknung der Haut kann zu einer vermehrten Freigabe von bakterienbeladenen Hautpartikeln in die Luft führen, wodurch beispielsweise in operativen Bereichen eine erhebliche Zunahme des Luftkeimgehaltes resultieren kann.

Technik der Zahnreinigung lassen sich nur durch frühe Aufklärung und Schulung beheben.
Die intakte Haut stellt eine **wesentliche Barriere für Krankheitserreger dar.** Ein durch Reinigung oder Entfettung (z. B. alkoholische Desinfektionsmittel) bewirkter Verlust des physiologischen Säureschutzmantels der Haut muß durch regelrechte Hautpflege ausgeglichen werden.

Auch bei der **Haarpflege** wird die soziale Funktion des äußeren Erscheinungsbildes, d. h. die hierdurch erfolgende Zuordnung zu bestimmten Vorstellungen, von der Persönlichkeit und den charakterlichen Eigenschaften eines Menschen deutlich. So wird mit ungepflegten, fettigen oder strähnigen Haaren eher eine gewisse Nachlässigkeit ihrer Träger verbunden. Auf diesem Gebiet der Körperpflege ist allerdings darauf hinzuweisen, daß hygienisch begründete Normen praktisch nicht formuliert werden können. Zur Vermeidung einer Austrocknung der Kopfhaut sollte die Verwendung alkalifreier Kopfwaschmittel bevorzugt werden.

Auf dem Gebiet der **Haarpflege** lassen sich heutzutage keine medizinisch begründbaren Normen formulieren. Es entspricht jedoch einer allgemeinen Erwartungshaltung, zumindest wöchentlich das Kopfhaar zu waschen.

Bei der regelmäßigen **Nagelpflege** ist darauf zu achten, daß neben der Entfernung makroskopisch sichtbaren Schmutzes durch eine sorgfältige Behandlung des Nagelfalzes und der Nagelhaut keine Risse und Bagatellverletzungen hervorgerufen werden, die als Eintrittspforte für Mikroorganismen, insbesondere Eitererreger, dienen können. Die Nägel müssen überdies so kurz geschnitten bzw. gefeilt werden, daß zum einen keine Verletzungen für die Patienten bei der Pflege eintreten können und auf der anderen Seite Einmalhandschuhe, die bei der medizinischen Versorgung und Pflege der Patienten zunehmend Verwendung finden, intakt bleiben. Insofern gehört eine entsprechende Nagelpflege zu den unverzichtbaren Voraussetzungen für den Personalschutz.

Fingernägel sollten so gepflegt und geschnitten werden, daß dabei weder Eintrittspforten für Infektionserreger noch Beeinträchtigungen beruflicher Tätigkeiten entstehen.

E-1: Empfehlungen zur Körperhygiene (abgeleitet aus Untersuchungen von *Bergler* 1976, 1989)

Maßnahme	Rhythmus ihrer Durchführung*	
	Minimal-Norm	Optimal-Norm
Ganzkörperbad	1mal/Woche	1mal/Woche
Duschen	2–3mal/Woche	1 mal/Tag
Zähneputzen	morgens, abends (2 min)	nach jeder Mahlzeit
Rasur	morgens	morgens, abends
Haarwäsche	1mal/Woche	1–2mal/Woche
Händewaschen	vor dem Essen, nach Toilettenbenutzung, nach Schmutzarbeiten	zusätzlich vor dem Schlafengehen, intermittierend im Arbeitsprozeß
Intimhygiene	1mal/Tag	morgens, abends
Slip-, Strümpfewechsel	jeden 2. Tag	täglich
Hemden-, Blusenwechsel	jeden 2. Tag	täglich
Pyjama-, Nachthemdwechsel	1mal/Woche	2mal/Woche
Bettwäschewechsel	alle 2 Wochen	1mal/Woche
Bettlaken, Kopfkissen	1mal/Woche	1–2mal/Woche
Waschlappenwechsel	1mal/Woche	3mal/Woche
Handtuchwechsel**	1mal/Woche	2mal/Woche
Zahnbürstenwechsel	alle 8 Wochen	alle 4 Wochen

* wird selbstverständlich vom Beruf und dem Ausmaß der Umweltverunreinigung beeinflußt
** personengebunden, möglichst getrennt für Ober- und Unterkörper, sowie separates Händehandtuch mit täglichem Wechsel

Im Bereich der **Intimhygiene** besteht eine geschlechtsspezifisch unterschiedliche Bereitschaft zur regelmäßigen Reinigung und Waschung der äußeren Genitalorgane. Sie wird von Frauen im allgemeinen konsequenter durchgeführt als von Männern.

Bei der **Intimhygiene,** einem auch heutzutage trotz entsprechender Aufklärung zumindest teilweise noch tabuisierten Bereich, muß ebenfalls noch von einem geschlechtsspezifisch unterschiedlichen Verhalten ausgegangen werden. Im Vergleich zu den Waschgewohnheiten der Frauen muß erwähnt werden, daß Männer zwar einerseits von Frauen eine intensive Intimhygiene fordern, selbst jedoch damit zurückhaltend sind. Dabei bestünde für Männer nicht nur aus ästhetischen, sondern auch aus hygienischen Gründen die Verpflichtung zu einer regelmäßigen Intimhygiene, da ein Zusammenhang von Smegmabestandteilen und der Entstehung des Zervixkarzinoms bei der Frau diskutiert wird. Bei Frauen und Männern sollte sich die Intimhygiene allerdings auf Waschungen der Genitalorgane beschränken und auf die Anwendung antimikrobieller Substanzen verzichtet werden, da es hierdurch zu Ungleichgewichten in der physiologischen Schleimhautflora kommen kann.

Mit ▤ E-**1** wird der Versuch unternommen, Empfehlungen zur Körperhygiene zusammenzufassen.

Mit ▤ E-**1** wird der Versuch unternommen, Empfehlungen zur Körperhygiene zusammenzufassen.

2.3 **Bekleidung**

Gesundheitliche Probleme im Zusammenhang mit der Bekleidung entstehen durch Tragegewohn- heiten, die der Schutzfunktion vor äußeren Einflüssen und Kontaminationen entgegenstehen oder durch die physiologischen Funktionen der Haut (z. B. Regulierung des Wärmehaushalts) behindert werden. Weiterhin können gesundheitliche Schäden durch beengende Kleidung (Druckstellen, Kreislaufbelastung) oder gesundheitlich unerwünschte Inhaltsstoffe von Textilien entstehen. Allergien im Zusammenhang mit dem Tragen von Synthesefasertextilien treten heute nicht häufiger auf als Allergien gegen natürliche Wollfasern.

2.3 Bekleidung

Gesundheitliche Probleme in Zusammenhang mit der Bekleidung entstehen in erster Linie durch Tragegewohnheiten, die physiologischen Funktionen entgegenstehen. So fördert ein Feuchtigkeitsstau in der Kleidung die Mazeration der Haut und begünstigt damit beispielsweise die Ausbreitung von Hautpilzen. Beengende Kleidung, wie sie aufgrund von gruppenspezifischem oder kulturellem Verhaltenskodex und Moderichtungen akzeptiert wird, kann zu einer Verschlechterung der Blutzirkulation in der Haut, zu Druckstellen, aber auch zu einer erheblichen Belastung des kardiovaskulären Systems führen.
Gesundheitliche Risiken durch Bekleidungsmaterialien können auch in ihrer sonstigen stofflichen Zusammensetzung begründet sein. Zur Verbesserung der Gebrauchseigenschaften, aber auch aus modischen Gründen werden sie häufig mit zusätzlichen Ausrüstungen, Färbungen oder Aufschichtungen versehen. So können beispielsweise Gerb- und Farbstoffe in Lederprodukten zu Hautschäden (Chromallergie) führen. Durch technologische Umstellungen konnte erreicht werden, daß heutzutage Allergien im Zusammenhang mit dem Tragen von Synthesefasertextilien nicht häufiger auftreten als Allergien gegen natürliche Wollfasern.
In der heutigen Textilherstellung wird eine kaum zu überschauende Zahl von Chemikalien auf den verschiedensten Stufen der Produktion und Verarbeitung eingesetzt. Der Bogen spannt sich von Pestizidanwendungen in der Baumwollmonokultur bis zu Azofarbstoffen, die als solche kanzerogen sind bzw. in kanzerogene Amine gespalten werden können. Nach dem Lebensmittel- und Bedarfsgegenständegesetz (§ 30,1) ist es verboten, Textilien »derart herzustellen oder zu behandeln, daß sie bei bestimmungsgemäßem oder vorauszusehendem Gebrauch geeignet sind, die Gesundheit durch ihre stoffliche Zusammensetzung, insbesondere durch toxikologisch wirksame Stoffe oder durch Verunreinigungen, zu schädigen«.
Schließlich können auch Inhaltsstoffe von Waschmitteln, die beim Nachspülen nur unvollständig entfernt werden, ein allergieauslösendes Potential besitzen.

2.4 Gesundheitsförderung – primäre Prävention

2.4 Gesundheitsförderung – primäre Prävention

> **Merke.** Unter Gesundheitsförderung wird die Gesamtheit der Bildungs- und Erziehungseinflüsse und -maßnahmen verstanden, die über eine Auseinandersetzung mit individuellem und kollektivem Verhalten des Menschen zur Förderung, Erhaltung und Wiederherstellung seiner Gesundheit beiträgt. Gesundheitsförderung festigt somit die Verantwortung für die eigene Gesundheit und befähigt, aktiv an der Gestaltung der natürlichen und gesellschaftlichen Umwelt teilzunehmen.

◄ Merke

Gesundheitsförderung und primäre Prävention vollziehen sich bevorzugt im persönlichen Umgang, d. h. in direkter Kommunikation mit Bezugspersonen in Familie, Kindergärten, Schule, Gesundheitswesen, Betrieben, Selbsthilfegruppen und Vereinen. So lautete auch das Motto der Weltgesundheitsorganisation (WHO) für das Jahr 1990: »Gesund leben – und darüber reden – Gesundheit im Gespräch.« Als wesentliche Organisation leistet die **Bundesvereinigung für Gesundheit e. V.,** Bonn, in Kooperation mit der **Bundeszentrale für gesundheitliche Aufklärung,** Köln, und den **Landeszentralen/-vereinigungen und -institutionen für Gesundheitserziehung/-förderung** neben anderen Organisationen wesentliche Beiträge, um durch Motivation der Bevölkerung zur Eigenverantwortung die Bereitschaft zur Änderung des eigenen Verhaltens sowie der Umweltbedingungen als Grundlagen für eine gesunde Lebensgestaltung zu entwickeln.

Unter den heutzutage vielfältigen Informationsangeboten im Bereich Gesundheitsförderung kommt der **Bundesvereinigung für Gesundheit e. V., Bonn,** der **Bundeszentrale für gesundheitliche Aufklärung, Köln,** und den entsprechenden **Institutionen auf Landesebene** eine herausragende Bedeutung zu.

Sofern die Bedeutung individueller und gesellschaftlicher Verhaltensweisen für die Gefährdung, aber auch für die Förderung der menschlichen Gesundheit erkannt ist, besteht die Möglichkeit, die Bevölkerung durch entsprechende Aufklärung und Schulung im Sinne der Gesundheitserziehung in ihrer Lebensweise zu beeinflussen. Dabei haben sich die Methoden der Gesundheitserziehung darauf einzustellen, daß insbesondere im Bereich der Ernährungsgewohnheiten und Konsum von sog. Zivilisationsgiften (Alkohol, Zigaretten, Medikamente usw.) das Propagieren eines gesundheitsfördernden Verhaltens als Verlust von Lebensgenuß empfunden wird. Spätestens hier wird die Individualhygiene nicht in erster Linie zu einem Problem des Wissens, sondern des aktiven Handelns. Dies gilt ebenso für das Ernährungs- und Freizeitverhalten wie auch für die Körperpflege und -reinigung.

Aufklärung über verhaltensbedingte Gesundheitsschäden im Sinne der Gesundheitserziehung oder Gesundheitsbildung wird in Zukunft zunehmend auch zu einer zentralen Aufgabe ärztlichen Handelns.
Dabei sollte die Vorbildfunktion des Arztes nicht unterschätzt werden (z. B. Körpergewicht, Rauchen).

In der heutigen sog. »Präventionslandschaft« herrscht eine gewisse begriffliche Verwirrung: Gesundheitserziehung, Gesundheitsbildung, Gesundheitsaufklärung, Gesundheitsförderung, Prävention und Prophylaxe werden häufig synonym gebraucht. Gesundheitsförderung wird zunehmend als eine Art Oberbegriff benutzt, ohne daß immer Kenntnisse ihrer spezifischen Grundsätze und Strategien erkennbar sind.

Die erste internationale Konferenz zur Gesundheitsförderung hat am 21. November 1986 in Ottawa eine Charta (»Ottawa Charta«) verabschiedet und damit zu aktivem Handeln für das Ziel »Gesundheit für alle bis zum Jahr 2000« und darüber hinaus aufgerufen. Danach zielt Gesundheitsförderung auf einen Prozeß, allen Menschen ein höheres Maß an Selbstbestimmung über ihre Gesundheit zu ermöglichen und sie damit zur Stärkung ihrer Gesundheit zu befähigen.

Die »Ottawa-Charta« vom 21. 11. 1986 enthält die Ziele für das Programm der WHO »Gesundheit für alle bis zum Jahr 2000«.
Danach zielt Gesundheitsförderung auf einen Prozeß, allen Menschen ein höheres Maß an Selbstbestimmung über ihre Gesundheit zu ermöglichen und sie damit zur Stärkung ihrer Gesundheit zu befähigen.

Um eine umfassendes körperliches, seelisches und soziales Wohlbefinden zu erlangen, ist es notwendig, daß sowohl einzelne als auch Gruppen ihre Bedürfnisse befriedigen, ihre Wünsche und Hoffnungen wahrnehmen und verwirklichen sowie ihre Umwelt meistern bzw. sie verändern können. In diesem Sinne ist die Gesundheit als ein wesentlicher Bestandteil des alltäglichen Lebens zu verstehen und nicht als vorrangiges Lebensziel.

Gesundheit steht für ein positives Konzept, das die Bedeutung sozialer und individueller Ressourcen für die Gesundheit ebenso betont wie die körperlichen Fähigkeiten.

Die Verantwortung für Gesundheitsförderung liegt deshalb nicht nur beim Gesundheitssektor, sondern bei allen Politikbereichen und zielt über die

Entwicklung gesünderer Lebensweisen hinaus auf die Förderung von umfassendem Wohlbefinden.

Als Prinzipien der **Gesundheitsförderung** gelten:
- Gesundheits- statt Krankheitsorientierung
- Lebens- und Umweltbezug
- Gemeinwesenorientierung
- Partizipation
- Emanzipation
- Prozeß- statt Ergebnisorientierung.

Als Prinzipien der **Gesundheitsförderung** gelten:
- **Gesundheits- statt Krankheitsorientierung**
  Angelpunkt der Überlegung ist eine positive Entfaltung von Gesundheit und nicht allein die Vermeidung von Krankheit.
- **Lebens- und Umweltbezug**
  Berücksichtigung der jeweiligen Lebens-, Arbeits- und Umweltbedingungen, insbesondere sozial benachteiligter Menschen.
- **Gemeinwesenorientierung**
  Beschäftigung mit den konkreten gesundheitsbezogenen Problemlagen im Rahmen einer überschaubaren lokalen Einheit.
- **Partizipation**
  Soweit wie möglich werden Maßnahmen mit und durch Betroffene und nicht nur für sie ergriffen. Das schließt Ermunterung zur Aktivität dort ein, wo die Bürgerinnen und Bürger ihre Probleme nicht selbst ansprechen.
- **Emanzipation**
  Einzelne oder Gruppen werden befähigt, selbst mit ihren Problemen umzugehen; hierbei sind gezielte Angebote zur Kompetenzerweiterung sinnvoll.
- **Prozeß- statt Ergebnisorientierung**
  Schon die Art der Durchführung von Gesundheitsförderungsmaßnahmen stellt einen Wert dar. Zugleich gibt es für jede Situation und Ausgangslage die Möglichkeit einer weiteren Förderung. Gesundheit ist niemals »erreicht«.

Gesundheitsvorsorge geht von einem mehr krankheitsorientierten Ansatz aus, um gesundheitliche Störungen und Belastungen zu verhindern und besondere Risikofaktoren zu erkennen.

Demgegenüber verfolgt die **primäre Prävention als Gesundheitsvorsorge** das Ziel, das Auftreten einer Erkrankung, Störung oder gesundheitlichen Belastung bereits vor ihrer Entstehung zu verhindern und richtet sich an die gesunde Bevölkerung unter besonderer Berücksichtigung der Risikofaktoren.

3 **Wohnhygiene**

3.1 **Einleitung**

Die Analyse und Behebung der mannigfaltigen Einflußmöglichkeiten der Wohnsituation auf die Gesundheit durch biologische, chemische und physikalische Schadfaktoren gehören zum Aufgabengebiet der Wohnhygiene (E-**2**).

3 Wohnhygiene

3.1 Einleitung

Die Wohnhygiene hat sich zur Aufgabe gemacht, die vielfältigen Einflüsse der Wohnsituation des Menschen und größerer Bevölkerungsschichten auf die Gesundheit zu untersuchen und, sofern gesundheitliche Schädigungsmöglichkeiten erkannt werden können, Vorschläge zu ihrer Beseitigung zu machen. Wie kaum auf einem anderen Gebiet der Hygiene können im Bereich der Wohnhygiene völlig unterschiedliche Einflußgrößen für die menschliche Gesundheit beobachtet werden. Sie sind in E-**2** zusammengefaßt.

Diese Vielfältigkeit macht deutlich, daß die Beseitigung von wohnhygienischen Problemen eine **interdisziplinäre Zusammenarbeit** von Architekten,

E-2: Wohnhygienische Einflußmöglichkeiten auf die Gesundheit

▷ **Siedlungsdichte/soziales Umfeld**	▷ **Physikalische Behaglichkeitswerte** • Temperatur • relative Luftfeuchtigkeit • Luftgeschwindigkeit
▷ **Allgemeine Wohnraumbedingungen**	▷ **Baustoffe** • chemische Schadstoffe, z. B. Formaldehyd, PCB • Radioaktivität
▷ **Lichtverhältnisse**	▷ **Unfallgefahren**
▷ **Luftinhaltsstoffe** • Allergene • Pilze, Bakterien, z. B. Legionellen • chemische Schadstoffe • CO_2, Gerüche	▷ **Sonstige Einflußgrößen (z. B. auf die häusliche Alten- und Krankenpflege)**
▷ **Lärmprobleme**	

Medizinern, Chemikern, Physikern, Psychologen, Soziologen und anderen Berufsgruppen erfordert. Keinesfalls sollte sich die Diskussion um wohnhygienische Erfordernisse nur auf bestimmte Baustoffe beschränken, wie dies unter dem Schlagwort »Baubiologie« in den letzten Jahren zu beobachten war. Vielmehr sind bereits vor fast 100 Jahren in den damaligen Lehrbüchern für Hygiene die vorgenannten komplizierten Zusammenhänge von Wohnsituation und Gesundheit grundsätzlich erkannt und die zu ihrer Behebung erforderlichen Konsequenzen für die Planung und Gestaltung von Wohnungen formuliert worden.

Die meist komplizierten Zusammenhänge von Wohnsituation und Gesundheit können nur in interdisziplinärer Zusammenarbeit aufgeklärt werden.

Seit der Mensch für sich, seine Familie oder für Gemeinschaften Behausungen errichtet, geschieht dies primär zum Schutz vor den vielfältigen Witterungseinflüssen, für die Erhaltung seiner Gesundheit und Produktivität, zur Sicherung seiner Arbeitsprodukte, der von ihm verwendeten Bedarfsgegenstände des täglichen Lebens inklusive Lebensmittel und zur Befriedigung eines Teils seiner Komfortansprüche. Wohnen ist eine der wichtigsten Grundlagen unserer kulturellen Existenz, wie dies auch in Befragungen der Bevölkerung deutlich wird. Über 90% der Befragten nannten neben Gesundheit, Partner- und Familienbeziehungen sowie Einkommen die Wohnsituation als wichtigstes Kriterium für ihre Lebenszufriedenheit. Insoweit wird verständlich, wenn Berichte über die Zusammenhänge von Wohnqualität und menschlicher Erlebniswelt, wozu auch die Erfahrungen gesundheitlicher Beeinträchtigungen durch die Wohnungssituation gehören, in den letzten Jahren ein zunehmendes Interesse in der öffentlichen Diskussion erfahren haben. Dies gilt beispielsweise sowohl für die psychosozialen Auswirkungen von nicht kindgerechten Gebäudekomplexen in städtischen Ballungsgebieten auf das Verhalten der jugendlichen Bewohner (z.B. Zerstörung von Gemeinschaftseinrichtungen wie Briefkästen usw.) als auch für die akuten und chronischen gesundheitlichen Gefährdungen durch chemische Stoffe, wie sie sich aus dem unsachgemäßen Umgang mit Holzschutzmitteln o.ä. im Wohnbereich ergeben.

Wohnen stellt eine der wichtigsten Grundlagen kultureller Existenz dar und ist als entscheidendes Merkmal für Lebenszufriedenheit einzustufen.

3.2 Lärmschutz

Der Schutz des sich in seiner Wohnung aufhaltenden Menschen vor Lärm ist eine der zentralen Aufgaben der Wohn- und Siedlungshygiene. Akustisch aufnehmbare Schallereignisse werden als Lärm bezeichnet, wenn sie subjektiv als lästig und störend empfunden werden, oder wenn objektivierbare Gesundheitsschäden bzw. -gefährdungen festgestellt werden können. Objektivierbare Lärmwirkungen werden in einer Lärmstufenskala in Dezibel (dB), der Maßeinheit für den Schalldruck, erfaßt. Während in der **Lärmstufe I** (30–65 dB) psychische Reaktionen überwiegen, lassen sich in der **Lärmstufe II** (65–90 dB) insbesondere bei Langzeiteinwirkungen Hörorganschäden beobachten. Zusätzlich kommt es in dieser im täglichen Leben häufig anzutreffenden Lärmstufe zu psychischen und vegetativen Reaktionen. Mit der **Lärmstufe III** (90–120 dB) ist der Bereich erreicht, in dem es allenfalls nach kurzfristigen Einwirkungen noch zu einer Erholung des Hörorgans kommen kann. Bei darüber hinaus dauernden Lärmeinwirkungen kommt es zu direkten Schäden in Gestalt von Innenohrschwerhörigkeit und Taubheit. Während für Beschäftigte, die in dieser Lärmstufe Tätigkeiten ausführen müssen, Schallschutzmaßnahmen gesetzlich vorgeschrieben sind, sind sich insbesondere Jugendliche häufig nicht bewußt, daß Lärmeinwirkungen bei der Gestaltung der Freizeit (z.B. Disco), die diese Lärmstufe erreichen, zu den oben beschriebenen Hörverlusten führen können. Über 120 dB liegende Schallereignisse werden in der **Lärmstufe IV** zusammengefaßt, bei der es neben den genannten Schäden zu direkten Zerstörungen des Gehörorgans kommen kann.

3.2 Lärmschutz

Lärm wird in bezug auf gesundheitliche Auswirkungen in **vier Lärmstufen** unterteilt.
Stufe I: psychovegetative Reaktionen überwiegen
Stufe II: zusätzlich Hörorganschäden
Stufe III (90–120 dB): diese Schäden sind nur bei kurzzeitiger Einwirkung reversibel
Stufe IV (> 120 dB): irreversible Zerstörungen des Gehörorgans.

Durch die Festlegung von Immissionsrichtwerten, wie sie in der technischen Anleitung zum Schutz gegen Lärm **(TA Lärm)** festgelegt sind, besteht für die öffentlichen Behörden zum einen die Möglichkeit, in der Bauplanungsphase durch entsprechende Auflagen für Lärmschutzmaßnahmen zu sorgen und zum anderen bei Beschwerden über Lärmeinwirkungen bei Überschreiten der Immissionsrichtwerte tätig zu werden. Es muß jedoch angemerkt wer-

Mit der technischen Anleitung Lärm **(TA Lärm)** sind Immissionsrichtwerte gegeben, die bei der Bauplanung, aber auch bei Beschwerden als Grundlage für behördlichen Handlungsbedarf herangezogen werden.

Beim Wohnungsbau ist insbesondere dem **Trittschallschutz** Rechnung zu tragen.

den, daß aufgrund der erheblichen subjektiven Streubreite der Lärmempfindlichkeit in diesen Fällen nicht immer die Möglichkeit besteht, Belästigungen durch Lärmereignisse zu objektivieren.
Lärmschutzmaßnahmen im Wohnbereich gelten zum einen der Verminderung von Außenlärm (Lärmschutzfenster gegen Verkehrs- oder Industrielärm) und müssen auf der anderen Seite in der Lage sein, den in Wohngebäuden selbst entstehenden Lärm wirkungsvoll zu reduzieren. Hierbei gilt es, vor allem durch schalldämmende Maßnahmen der Übertragung von Lärm in den Baukörper zu begegnen (z.B. **Trittschallschutz**) und Übertragungen von Installationsgeräuschen zu vermindern. In Mehrfamilienhäusern muß insbesondere bei der Bauplanung dem nächtlichen Ruhebedürfnis der Bewohner Rechnung getragen werden. So sollen beispielsweise Schlafräume nicht unmittelbar an das Treppenhaus oder den Fahrstuhlschacht angrenzen.
Schallschutzmaßnahmen im Wohnbereich stellen einen wichtigen Beitrag zur Sicherung der Wohnqualität dar, zumal eine Beeinflussung von Innenlärmemissionen, die sich aus dem Verhalten der Bewohner ergeben (z.B. Musikinstrumente, Radio, Fernsehen usw.) im allgemeinen auf wenig Akzeptanz stößt.

3.3 Wohnraumklima

Wirkfaktoren des Wohnraumklimas sind:
- physikalische Einflußgrößen
- biologische Wechselwirkungen
- chemische Einflüsse
- psychische Faktoren
- individuelle Besonderheiten des Menschen.

Thermische Behaglichkeit ist dann gegeben, wenn alle thermischen Regelsysteme des menschlichen Organismus nicht oder nur in geringfügigem Umfang beansprucht werden.
Voraussetzungen für die thermische Behaglichkeit sind:
- Lufttemperatur zwischen 21 und 23 °C (Schlafräume 17 °C)
- relative Luftfeuchte von ca. 45 %
- Luftgeschwindigkeit um 0,1 m/s.

3.3 Wohnraumklima

Der Gesundheitswert des Wohnraumklimas und der Lufthygiene ergibt sich aus den folgenden **Wirkfaktoren:**
- physikalische Einflußgrößen
- biologische Wechselwirkungen
- chemische Einflüsse
- psychische Faktoren
- individuelle Besonderheiten der Menschen.

Das Wohnraumklima läßt sich nicht allein durch Temperatur- und Feuchteangaben bestimmen. Es ist als physiologischer Summenwert anzusehen, der dann zu einer thermischen Behaglichkeit führt, wenn alle thermischen Regelsysteme des menschlichen Organismus nicht oder nur in geringfügigem Umfang beansprucht werden. Voraussetzungen für die **thermische Behaglichkeit** sind u.a.
- eine Lufttemperatur zwischen 21 und 23 °C, in Schlafräumen können 17 °C ausreichen
- eine relative Luftfeuchte von etwa 45 % (30–75 %)
- eine Luftgeschwindigkeit um 0,1 m/s als Durchschnittswert

Die Heizsysteme sollten eine Einzelregulierung der Wärmeabgabe in jedem Raum gestatten, da eine »Klimamonotonie« in allen Räumen die physiologischen Anpassungsregulationen beeinträchtigt und somit ggf. zu erhöhter Krankheitsanfälligkeit führt.

Der **Frischluftbedarf** wird am besten durch mehrfache tägliche Belüftung der Räume erreicht. **Fugendichte Fenster führen zur Schadstoffanreicherung in gesundheitsgefährdendem Ausmaß.** Schadstoffanreicherungen beruhen u.a. auf:

Der erforderliche **Frischluftbedarf** ist im Spannungsfeld zwischen Energiesparen und Lüftungsmöglichkeiten zu sehen. Aus lufthygienischen Gründen sollten die Geschoßhöhen der Aufenthaltsräume 2,50 m nicht unterschreiten. Der Frischluftbedarf ist am besten durch mehrfache tägliche Belüftung der Räume zu erreichen. **Ein ausreichender Luftwechsel muß auch bei geschlossenen Fenstern gewährleistet sein.** Fugendichte Fenster und insbesondere festverglaste Fenster, deren Glasscheiben man nicht öffnen kann, führen zwangsläufig zur Schadstoffanreicherung in gesundheitsgefährdendem Ausmaß. Solche Schadstoffanreicherungen in Innenräumen beruhen u.a. auf

- Staubbildung und -verwirbelung
- Rauchen
- Ausdünstungen der Menschen
- Ausdünstungen von Bau- und Ausstattungsmaterialien
- Verwendung von chemischen Haushaltsmitteln und -reinigern
- Fugendichten Fenstern, mangelndem Luftwechsel.

Atemluft in Innenräumen sollte folgende Eigenschaften haben:

- Staubbildung und -verwirbelung (an Staubpartikeln können sich Krankheitskeime anheften)
- Rauchen
- Ausdünstungen der Menschen
- Ausdünstungen von Bau- und Ausstattungsmaterialien
- Verwendung von chemischen Haushaltsmitteln und -reinigern
- fugendichten Fenstern, mangelndem Luftwechsel.

Grundsätzlich sollte die **Atemluft in Innenräumen** folgende Eigenschaften haben:

- staubarm, trocken
- kühl, frisch
- ohne toxische Schadstoffanreicherung.

- staubarm, trocken
- kühl, frisch
- ohne toxische Schadstoffanreicherung.

3.4 Wohnmedizinische Anforderungen

Die Wohnung ist für den Menschen die entscheidende Lebens- und Existenzbasis. Daher ist bei allen Wohnungsbaumaßnahmen den unterschiedlichen Bedürfnissen der Wohnbevölkerung Rechnung zu tragen. Hierzu gehören:

- Familienleben (Kleinfamilie, größere Familie, Wandel der Familie im Lebenszyklus)
- soziale Kontakte
- Mütter mit Säuglingen und Kleinkindern
- Spielmöglichkeiten für Kinder verschiedener Altersstufen
- Jugendliche und junge Erwachsene, die bei den Eltern wohnen
- Berufstätige, die spezielle Anforderungen an die Wohnung stellen (z. B. Schichtarbeiter, Geistesarbeiter, Heimarbeit)
- Kranke, Pflegebedürftige, Behinderte, alte Menschen
- Alleinlebende
- Problemfamilien.

3.4 Wohnmedizinische Anforderungen

Wohnungsbaumaßnahmen haben den unterschiedlichen Bedürfnissen der Wohnbevölkerung Rechnung zu tragen. Hierzu gehören u. a.:

- Familienleben
- soziale Kontakte
- Spielmöglichkeiten für Kinder
- Berufstätige mit speziellen Anforderungen an die Wohnung
- Kranke, Pflegebedürftige, Behinderte, alte Menschen
- Problemfamilien.

Wohnbaumaßnahmen sollten daher natürliche Veränderungen der soziobiographischen Wohnsituation berücksichtigen. So u. a.:

- Vergrößerung des Wohnbedarfs durch Geburt oder Familienzuzug
- Verkleinerung des Wohnbedarfs durch Auszug, Tod oder Reduktion der ökonomischen Verhältnisse
- Veränderung der Räumlichkeiten und des Raumbedarfs durch Krankheit, Behinderung, Pflegebedürftigkeit, Siechtum
- Haushaltsteilung (Ehe der Kinder), gleichzeitiger Bedarf einer nachbarschaftlichen (Wand an Wand) Einrichtung der neuen Wohnung aus familiären Gründen
- variable Wohnmöglichkeiten für die Drei-Generationen-Familie
- Hereinnahme von Gästen, Verwandten, Pflegebedürftigen oder Mietern
- Einrichtung einer alten- bzw. behindertengerechten Wohnung
- Einrichtung eines Werkraumes oder Zweitarbeitsplatzes (für heranwachsende Familienmitglieder, deren Erziehung und Ausbildung).

Wohnbaumaßnahmen sollten natürliche Veränderungen der soziobiographischen Wohnsituation berücksichtigen. So u. a.:

- Vergrößerung bzw. Verkleinerung des Wohnbedarfs
- Veränderung der Räumlichkeiten und des Raumbedarfs
- variable Wohnmöglichkeit
- Einrichtung einer alten- bzw. behindertengerechten Wohnung
- Einrichtung eines Zweitarbeitsplatzes.

Bauliche Vorgaben für die Einhaltung wohnmedizinischer Anforderungen sind u. a.:

- Vermeidung von steilen Treppen (Wendeltreppen bzw. Spindeltreppen), unnötigen Stufen (Stufenhöhe mindestens 25–26 cm), schmalen Durchgängen (Türbreiten und Durchgänge mindestens 80 cm).
- Ausreichende natürliche Belichtung der Wohn- und Aufenthaltsräume, keine Zulassung innenliegender fensterloser Küchen.
- Vermeidung zu vieler akustischer und optischer Zwangskontakte (Schall- und Sichtschutz), Raumabteilungen durch Wände und abschließbare Türen (Schutz der Individualität) mit der Möglichkeit, sich zeitweise zurückziehen zu können.
- Barrierenfreie Zuordnung des Bades zum Schlafraum. Das Durchgangsmaß der Türen muß auch hier mindestens 80 cm betragen. Das Bad/Dusche soll notfalls durch einen Kranken oder Behinderten im Rollstuhl benutzbar sein.
- Das Wohnumfeld soll kindergerecht, jugendgerecht, alten- und behindertengerecht, lärmgeschützt und fußgängergerecht sein.

Bauliche Vorgaben im Rahmen wohnmedizinischer Anforderungen sind u. a.:

- Vermeidung steiler Treppen
- ausreichend breite Durchgänge (mindestens 80 cm)
- ausreichende natürliche Belichtung
- Vermeidung akustischer und optischer Zwangskontakte
- barrierenfreie Zuordnung des Bades zum Schlafraum
- kinder-, jugend-, alten-, behindertengerechtes Wohnumfeld.

Klinischer Fall

Herr B. ist 69 Jahre alt und durch eine spastische Paraparese, die besonders die Beine betrifft, an den Rollstuhl gefesselt. Er wohnt in einer 60 qm großen Wohnung im ersten Stock eines Eckhauses mit insgesamt 3 Mietwohnungen. Die Wohnung von Herrn B. besteht aus Wohnzimmer, Schlafzimmer, Küche (auch gleichzeitig Eßzimmer), Bad sowie einer kleinen Vorratskammer. Neben den für Herrn B. unüberwindbaren Treppen des Hauses besteht eine besondere bauliche Barriere in den geringen Türbreiten zur Küche und zum Badezimmer. Während

die Wohnzimmer- und Schlafzimmertür eine lichte Breite von 88 cm haben, sind die Küchen- und Badezimmertüren nur 63,5 cm breit, ebenso die Tür zur Vorratskammer. Dadurch kann Herr B. innerhalb der Wohnung keinen Rollstuhl benutzen. Der geringste Radabstand eines Rollstuhls, in dem Herr B. (78 kg schwer) noch Platz findet, beträgt 65 cm. Wegen der engen Badezimmertür hat sich Herr B. einen fahrbaren Nachtstuhl (äußerer Radabstand 55 cm) angeschafft.
Herr B. kann alle Tätigkeiten selbst verrichten, die mit Hilfe allein der Arme zu erledigen sind. Hilfeleistungen wie Grundpflege, Reinigungsdienst, Essen auf Rädern, Hausarbeit/Betreuung werden durch Schwestern der Sozialstation, durch eine Raumpflegerin, durch die Arbeiterwohlfahrt bzw. durch Nachbarn und Bekannte erbracht. Durch die Einengung der Bewegungsfreiheit in der Wohnung – Herr B. konnte beispielsweise nicht schnell genug die Haustür öffnen oder fiel vom Nachtstuhl und mußte warten, bis jemand kam, der einen Schlüssel hatte und ihn aufhob, er konnte wegen seiner Pflegebedürfigkeit seine Wohnung nicht verlassen –, wurde Herr B. in ein Pflegeheim eingewiesen. Neben den physischen und psychischen Auswirkungen nachfolgend die Übersicht über die finanziellen Folgen:

Kosten der Wohnung:	
Pflege durch die Sozialstation	DM 492,–
Essen auf Rädern	DM 120,–
Reinigungsdienste	DM 224,–
Kaltmiete	DM 360,–
übrige Lebenshaltung	DM 500,–
insgesamt	DM 2034,–

Herr B. erhielt DM 1260,– Rente und DM 900,– Landespflegegeld. Damit konnte er die Ausgaben gut bestreiten.

Kosten im Pflegeheim:	
Pflegeheimaufenthalt	DM 2952,–
Taschengeld für persönliche Dinge	DM 187,–
insgesamt	DM 3039,–

Die Mehrausgaben bei Aufenthalt im Pflegeheim betragen im Falle von Herrn B. pro Jahr DM 12000,–. Die Sozialhilfe müßte von DM 10800,– (Pflegegeld) auf DM 21348,– (Zuschuß zum Pflegeheimaufenthalt) erhöht werden.

3.5 Unfallort Wohnung

Durch behinderten-, kranken- und altengerechten Wohnungsbau kann dazu beigetragen werden, den Unfallschwerpunkt Wohnung zu entschärfen (▦ E-2).

3.5 Unfallort Wohnung

Bei Planung und Bau von Wohnraum müssen überdies Aspekte der Unfallvermeidung Berücksichtigung finden. In diesem Zusammenhang sei nur an die nicht unerhebliche Zahl von tödlichen Sturzverletzungen im Haushalt hingewiesen. So waren im Jahre 1996 insgesamt 6891 (2759 Männer, 4132 Frauen) tödliche **häusliche Unfälle** zu verzeichnen, bei denen in 80% Stürze als Ursache angegeben wurden. Da ebenfalls etwa 80% dieser Unfalltoten älter als 65 Jahre sind, wird die besondere Bedeutung der Schaffung von altengerechtem Wohnraum deutlich.
Insgesamt bestehen heutzutage durchaus architektonisch, baulich und technisch Möglichkeiten, die in ▦ E-**2** aufgezeigten wohnhygienischen Gefahren für die Gesundheit wirkungsvoll einzugrenzen. Sie schlagen sich jedoch zum Teil erheblich in den Baukosten nieder und finden, vor allem wenn sie wirtschaftlichen Überlegungen der Bauträger zuwiderlaufen, nicht immer die erforderliche Berücksichtigung. Hier sei beispielsweise nur daran erinnert, daß in sog. Billigbauten häufig Maßnahmen der Schalldämmung und des Unfallschutzes vernachlässigt werden.

3.6 Hygienische Probleme bei der Heimtierhaltung

Heimtierhaltung steigert die Lebensqualität eines Tierbesitzers. Heimtiere dienen als Katalysator zwischenmenschlicher Beziehungen und als Kommunikationshilfe.

Die Keimflora der Heimtiere bestimmt die Mikroflora der Haushalte mit, d.h. die körpereigene Flora von Mensch und Tier gleicht sich mit der Zeit an. Heimtiere sind über die Gemeinschaft mit dem Menschen durch Zoonosen mehr gefährdet als umgekehrt.

3.6 Hygienische Probleme bei der Heimtierhaltung

Heimtierhaltung steigert die Lebensqualität eines Tierbesitzers, wobei das Zusammensein mit Tieren als wichtigster Aspekt angesehen wird. Daneben werden Heimtiere auch als Katalysator zwischenmenschlicher Beziehungen und als Kommunikationshilfe angesehen. Sie fördern den Kontakt mit Nachbarn, nötigen zum Ausgehen und können zur Selbstbestätigung des Tierhalters führen.
Um gesundheitliche Risiken bei der Heimtierhaltung zu vermeiden, ist eine Reihe von Regeln zu beachten. So können z.B. Infektionserreger vom Tier auf den Menschen, aber auch vom Menschen auf das Heimtier übertragen werden. Grundsätzlich ist allerdings dabei zu beachten, daß die Keimflora der Heimtiere die Mikroflora der Haushalte mitbestimmt, d.h., daß sich innerhalb einer bestimmten Zeit die körpereigene Flora von Mensch und Tier einander angleicht. Bei der Berücksichtigung echter Zoonosen (Infektionserreger, die vom Menschen auf das Tier bzw. vom Tier auf den Menschen übertragen werden) muß allerdings festgestellt werden, daß die Heimtiere über

die Gemeinschaft mit dem Menschen durch Zoonosen mehr gefährdet sind als umgekehrt. Es kann an dieser Stelle nicht auf die einzelnen Erreger eingegangen werden. Es soll in diesem Zusammenhang jedoch darauf hingewiesen werden, daß eine wichtige Infektionsquelle für Heimtiere neben den Zoonosen das Futter darstellt:

- als Bakterien stehen dabei die Spezies Salmonellen, Campylobacter, Listerien
- als Pilze Schimmelpilze und Hefen
- als Protozoen Toxoplasmen
- als Viren Aujeszky-, Adeno-, REO-, Corona- und Rota-Viren

im Vordergrund.

Als wesentliche Erkrankungsform, die beim Menschen durch Heimtiere ausgelöst werden kann, muß auf die durch die verschiedensten Allergene hervorgerufenen **Allergien** hingewiesen werden.

Um Gesundheitsrisiken bei der Heimtierhaltung zu vermeiden, sind die folgenden Richtlinien, nämlich die

- Schutzimpfung
- die parasitologische Überwachung der Heimtiere und
- allgemeine und spezielle Hygienemaßnahmen

zu beachten.

Für die Schutzimpfungen insbesondere bei Hunden und Katzen existieren entsprechende Impfkalender, die z.B. bei Hunden die Schutzimpfungen gegen Staupe, Hepatitis contagiosa canis, Leptospirose, Tollwut, kanine Parvovirose und Zwingerhusten sowie bei Katzen eine solche gegen Panleukopenie (»Katzenseuche«), Katzenschnupfen, Tollwut bzw. feline Leukämie einschließen.

Die parasitologische Überwachung von Heimtieren stellt wegen des häufigen Vorkommens von Parasiten eine wichtige Maßnahme dar. Sie betrifft im wesentlichen die Nematodenbekämpfung und hat zum Ziel, die Entstehung infektiöser Parasitenformen und Zwischenwirte zu verhindern und ihre Aufnahme zu unterbinden.

Allgemeine Hygienemaßnahmen bei der Heimtierhaltung dienen vor allem der Sauberkeit, der keimarmen Umwelt, der Verhinderung der Einschleppung von Krankheitserregern und der Beseitigung von Krankheitserregern. Die sich hieraus ergebenden speziellen Hygienemaßnahmen bei der Haltung der verschiedensten Heimtiere sollten in einem Hygieneplan festgelegt werden, der zum einen die allgemeinen Verhaltensmaßregeln beim Kontakt mit den Tieren und zum anderen die Richtlinien zur Reinigung und Desinfektion von Gegenständen, die vom Tier benutzt werden, beinhaltet.

Eine wichtige Infektionsquelle für Heimtiere neben den Zoonosen stellt das Futter dar. Wesentliche Infektionserreger sind dabei:

- Salmonellen, Campylobacter, Listerien
- Schimmelpilze, Hefen
- Toxoplasmen
- Aujeszky-, Adeno-, REO, Corona- und Rota-Viren.

Wichtigste bei Menschen durch Heimtiere ausgelöste Erkrankung ist die **Allergie.**

Wesentliche Richtlinien für die Heimtierhaltung sind:

- Schutzimpfung
- parasitologische Überwachung der Heimtiere
- allgemeine und spezielle Hyginemaßnahmen.

Für Schutzimpfungen bei Hunden und Katzen existieren entsprechende Impfkalender.

Die parasitologische Überwachung betrifft im wesentlichen die Nematodenbekämpfung.

Allgemeine Hygienemaßnahmen betreffen vor allem:

- Sauberkeit
- keimarme Umwelt
- Verhinderung der Einschleppung von Krankheitserregern und
- Beseitigung von Krankheitserregern.

Spezielle Hygienemaßnahmen sollten in einem Hygieneplan festgelegt werden.

4 Lebensmittelhygiene

4.1 Einleitung

Merke ▶

Gesundheitliche Gefahren durch falsche oder einseitige Ernährung stellen eine wichtige Ursache für die Entstehung chronischer Krankheiten dar.

In den ▤ E-3 und ▤ E-4 sind die lebensmittelbedingten Schädigungsmöglichkeiten für den Menschen zusammengefaßt.

4.2 Mikroorganismen in Lebensmitteln

Merke ▶

Dabei handelt es sich zunächst überwiegend um Keime, die **keine krankmachenden Eigenschaften** besitzen, jedoch aufgrund ihres Stoffwechsels am Verderb von Lebensmitteln beteiligt sein können und als **Saprophyten** bezeichnet werden.
Demgegenüber wird eine Besiedlung **mit krankmachenden Erregern** als sogenannte primäre Kontamination bevorzugt in den Fällen auftreten, in denen Tiere an **Zoonosen** (z. B. Brucellose, Infektionen durch Campylobacter jejuni, Mykobakterien), Parasitosen (z. B. Toxoplasmose) oder Wurmbefall (z. B. Taeniasis, Trichinellose) erkrankt sind, oder sich als sog. sekundäre Kontamination bei der Verarbeitung und dem Vertrieb von Lebensmitteln entwickeln.

4 Lebensmittelhygiene

4.1 Einleitung

▶ ***Merke.*** Die Lebensmittelhygiene umfaßt Vorkehrungen und Maßnahmen, die bei der Herstellung, Behandlung, Lagerung und dem Vertrieb von Lebensmitteln notwendig sind, um ein einwandfreies, gesundes und bekömmliches Erzeugnis zu gewährleisten, das für den menschlichen Genuß tauglich ist.

Gesundheitliche Gefahren, die durch falsche oder einseitige Zufuhr gesundheitlich unbedenklicher Lebensmittel entstehen können, d. h., die in der Ernährungsweise des einzelnen begründet sind, stellen eine wichtige Ursache für die Entstehung chronischer Krankheiten dar.
Die auch unter dem Sammelbegriff »Lebensmittelvergiftungen« zusammengefaßten Schädigungen durch Lebensmittel sind zum einen auf biologische und mikrobiologische Ursachen zurückzuführen, durch die sowohl Infektionskrankheiten als auch Intoxikationen hervorgerufen werden können.
Zum anderen werden zunehmend nicht erlaubte Zusatzstoffe, Rückstände, Umweltchemikalien sowie sonstige Schadstoffe als Ursache für gesundheitliche Gefahren angesehen, wobei jedoch häufig chronische Krankheitsverläufe aufgrund jahrelanger schleichender Inkorporation der vorgenannten Schadstoffe im Vordergrund stehen. Insbesondere bei letzteren spielt neben dem Lebensmittel selbst auch die Beschaffenheit von Verpackungsmaterialien und küchentechnischen Einrichtungen eine nicht unerhebliche Rolle, so daß die Eigenschaften dieser sog. Bedarfsgegenstände zusätzlich zu berücksichtigen sind. In den ▤ E-**3** und ▤ E-**4** sind die lebensmittelbedingten Schädigungsmöglichkeiten für den Menschen zusammengefaßt.

4.2 Mikroorganismen in Lebensmitteln

Unter den in der Tabelle aufgeführten Mikroorganismen sind insbesondere Bakterien und Pilze in der Umwelt weit verbreitet.

▶ ***Merke.*** Durch Mineralisation abgestorbener organischer Substanz, die sie als Bau- und Betriebsstoffe verwenden, spielen Mikroorganismen im Kreislauf der Stoffe eine überragende Rolle.

Somit ist davon auszugehen, daß auch Lebensmittel mehr oder minder stark von Mikroorganismen besiedelt sind. Dabei handelt es sich zunächst überwiegend um Keime, die **keine krankmachenden Eigenschaften** besitzen, jedoch aufgrund ihres Stoffwechsels am Verderb von Lebensmitteln beteiligt sein können und als **Saprophyten** bezeichnet werden.
Demgegenüber wird eine Besiedlung **mit krankmachenden Erregern** als sogenannte primäre Kontamination bevorzugt in den Fällen auftreten, in denen Tiere an **Zoonosen** (z. B. Brucellose, Infektionen durch Campylobacter jejuni, Mykobakterien), Parasitosen (z. B. Toxoplasmose) oder Wurmbefall (z. B. Taeniasis, Trichinellose) erkrankt sind, oder sich als sog. sekundäre Kontamination bei der Verarbeitung und dem Vertrieb von Lebensmitteln entwickeln. Während die vorgenannten mikrobiellen Kontaminationen von Lebensmitteln unerwünscht oder sogar schädlich sind, gewinnen manche Lebensmittel erst durch die Tätigkeit bestimmter Mikroorganismen ihre charakteristische und erwünschte Beschaffenheit. In diesem Zusammenhang sei an Käse, Sauerkraut und alkoholische Getränke wie Wein und Bier erinnert. Die Steuerung dieser mikrobiell bedingten Veredelungsschritte von Lebensmitteln ist ebenso ein Betätigungsgebiet der mikrobiologischen **Lebensmitteltechnologie** wie die Proteinherstellung durch großtechnisch gezüchtete Mikroorganismen im Rahmen der Nährmittelherstellung für Nutztiere.

E-3: Biologische und mikrobiologische Schadursachen (nach *Sinell*, 1985)

1.1 Bakterien

1.1.1 Intoxikationen
- ▷ Bacillus cereus
- ▷ Clostridium botulinum
- ▷ Clostridium perfringens
- ▷ Staphylococcus aureus

1.1.2 Infektionen
- ▷ Brucella abortus
- ▷ Campylobacter jejuni
- ▷ enteropathogene Escherichia coli (EPEC)
- ▷ enteroinvasive Escherichia coli (EIEC)
- ▷ enterohämorrhagische Escherichia coli (EHEC)
- ▷ Listeria monocytogenes
- ▷ Mykobakterien
- ▷ Salmonella spp.
- ▷ Shigella spp.
- ▷ übrige Enterobacteriaceae
- ▷ Vibrio spp.
- ▷ Yersinia enterocolitica

1.1.3 Toxi-Infektionen
- ▷ enterotoxische Escherichia coli (ETEC)
- ▷ Salmonella spp.
- ▷ Shigella spp.
- ▷ Vibrio cholerae

1.2 Viren
- ▷ Hepatitis A
- ▷ Norwalk

1.3 Prionen (?)

1.4 Infestationen durch Parasiten und Würmer
- ▷ Anisakis
- ▷ Ascaris lumbricoides
- ▷ Taenia
- ▷ Cysticercus
- ▷ Echinococcus
- ▷ Entamoeba histolytica
- ▷ Sarcocystis
- ▷ Toxoplasma
- ▷ Trichinella

1.5 Intoxikationen durch Schimmelpilze
- ▷ Aspergillus
- ▷ Fusarium
- ▷ Penicillium

1.6 Gifttiere
- ▷ Barben
- ▷ Zyklostomen
- ▷ Kugelfische
- ▷ Makrelen
- ▷ Muränen

1.7 Einzeller, Algen
- ▷ Ciguatera
- ▷ Haff-Krankheit
- ▷ Muschelvergiftung

1.8 Pflanzengifte
- ▷ Alkaloide
- ▷ Allergene
- ▷ Glykoside
- ▷ Harze
- ▷ Peptide
- ▷ Photosensibilisatoren
- ▷ Toxalbumine

E-4: Chemische Schadursachen (Rückstände von Pharmaka, Umwelt- und anderen Chemikalien sowie nicht zugelassenen oder verbotswidrig angewendeten Zusatzstoffen)

▷ Desinfektionsmittel	▷ Nitrite
▷ Farbstoffe	▷ Nitrosamine
▷ halogenierte Kohlenwasserstoffe	▷ Pharmaka
▷ Konservierungsstoffe	▷ polyzyklische Aromaten
▷ Masthilfsmittel	▷ Schwermetalle

Maßnahmen der Lebensmittelhygiene haben zum Ziel, mikrobielle Kontaminationen zu verhüten. Dabei kann eine primäre Kontamination im wesentlichen bei tierischen Lebensmitteln durch eine intensive veterinärmedizinische Betreuung der Schlacht- und Nutztiere eingegrenzt werden. Grundsätzlich ist bei der Gewinnung von Lebensmitteln mit einer mikrobiellen Kontamination zu rechnen. So können bei Schlachttieren Kotbestandteile auf Häuten und Fellen zu Verunreinigung des Fleisches führen. Ebenso werden Milch beim Melken und Eierschalen beim Legevorgang mit Bakterien (z. B. Salmonellen) kontaminiert. Durch Kühl- und Spülwasser sowie Wassertropfen auf unzureichend getrockneten Gegenständen können überwiegend gramnegative Bakterien auf Lebensmittel übertragen werden. Die Luft spielt als Kontaminationsquelle von Lebensmitteln besonders insofern eine Rolle, als keimhaltige Partikel aus der Luft durch Sedimentation zu einer Besiedelung führen können, sofern dies nicht durch eine geeignete Verpackung unterbunden wird. Unter den lebenden Vektoren ist neben Schäd- und Lästlingen (Insekten, Nager, Ungeziefer) sowie Wild- und Haustieren insbesondere auch an den Menschen selbst zu denken, der im Rahmen der Herstellung und Verarbeitung von Lebensmitteln besonders dann eine Kontaminationsquelle darstellt, wenn er Erreger von Infektionskrankheiten ausscheidet (z. B. Salmonella typhi, sog. Enteritis-Salmonellen, Shigellen, Staphylococcus aureus). Dies kann auch der Fall sein, wenn der Mensch selbst an der entsprechenden Infektion nicht sichtbar erkrankt ist (sog. **Keimträger**).
Bezüglich Epidemiologie und Klinik alimentär übertragener Infektionskrankheiten, Parasitosen und Wurmerkrankungen sowie mikrobieller Intoxikationen bzw. Toxi-Infektionen wird zusätzlich zu E-**5**, E-**6** auf die mikrobiologische Spezialliteratur verwiesen.

Auf vielfältigen Wegen können Lebensmittel primär und vor allem sekundär, d. h. bei der Behandlung und Zubereitung, kontaminiert werden.

Keimhaltige Luftpartikel können durch Sedimentation zu einer Besiedelung führen.

Neben anderen lebenden Vektoren (z. B. Insekten, Nager) ist auch an den Menschen selbst als Kontaminationsquelle zu denken, wenn er z. B. Ausscheider von Krankheitserregern (z. B. Salmonella typhi, sog. Enteritis-Salmonellen, Shigellen, Staphylococcus aureus) ist, ohne selbst sichtbar erkrankt zu sein (sog. **Keimträger**).

E5: Übersicht über die Epidemiologie von akuten lebensmittelbedingten Infektionen und Intoxikationen (»Lebensmittelvergiftungen«) – Diagnostischer und epidemiologischer Wegweiser bei »Lebensmittelvergiftungen« (außer Pilz- und Fischvergiftungen)

Inkubationszeit (durchschnittlich)	**Hauptsymptome** **D = Durchfall** **Ü = Übelkeit** **E = Erbrechen**	**Ursache (Verdacht)** **Infektionsdosen(KBE)** soweit bekannt KBE = koloniebildende Einheit ET = Enterotoxin	**Bestätigung** LM = Lebensmittel
Wenige Minuten	Muskelparese, schlaffe Lähmung	Chemikalien, Nervengifte	Nachweis durch toxikologische Analytik
Meist Minuten und Stunden 2–4 Stunden	D, Ü, E, Krämpfe, Kreislaufschwäche, Untertemperatur	Staphylococcus aureus $> 10^6$/g LM ETA $>$ 0,2–0,5 µg/g LM ETB $>$ 20–25 µg/g LM	Nachweis von Enterotoxin in verdächtigen Lebensmitteln oder Nachweis desselben Phagentyps im Stuhl oder Erbrochenem der Erkrankten oder aus verdächtigen LM
		Bacillus cereus $> 10^5$–10^6/g LM	Isolierung im verdächtigen LM oder isoliert aus dem Stuhl erkrankter Personen emetic toxin – hitzestabil diarrhoeal toxin – hitzelabil
3–18 Stunden	D, E, Leibschmerzen	gramnegative Stäbchen, z. B. Enterobacter, Hafnia, Aeromonas, Plesiomonas, Pseudomonas aeruginosa	Isolierung in höheren Keimzahlen aus dem verdächtigen LM, evtl. aus dem Stuhl Erkrankter
6–48 Stunden (12–24 Stunden)	D, E, Temperatur	Enteritis-Salmonellen, $> 10^5$–10^6/g LM Shigellen, Escherichia coli (Shigella like)	Nachweis (bei E. coli bestimmter Serotypen) in den verdächtigen LM und/oder im Stuhl Erkrankter Bei Salmonellen gelten niedrigere Infektionsdosen, z. B. bei Säuglingen, Älteren, Kranken und hochvirulenten Stämmen, ebenso bei LM mit Schutzkolloiden (Kakaobutter, Fett des Eigelbs)
		EHEC (Enterohämorrhagische E. coli) $<$ 100/g LM	Der Serotyp O 157:H 7 ist extrem infektiös
8–20 Stunden (15–17 Stunden)	D, E, Leibschmerzen, Temperatur (Schüttelfrost und Kopfschmerzen)	Vibrio parahaemolyticus	Nachweis im verdächtigen LM und/oder aus dem Stuhl Erkrankter
8–22 Stunden (10–12 Stunden)	D, Leibschmerzen (Erbrechen)	Clostridium perfringens $> 10^6$/g LM	Typ A – Wundinfektion Typ C – Darmbrand Typ E und F – unklar Organismen desselben Serotyps im verdächtigen LM oder Stuhl der Erkrankten, Toxinnachweis im verdächtigen LM bei Gesunden 10^2–10^4/g Stuhl, bei LM-Vergiftungen auf 10^6/g Stuhl erhöht
12–36 Stunden	D, E, Schwäche, Kopfschmerzen, Verstopfung, Doppeltsehen, Stimmveränderungen	Clostridium botulinum Typ A Toxin LD 0,1–1,0µg/g LM	Toxinnachweis in humanen Seren, Stuhl oder LM oder Erregernachweis im Stuhl Erkrankter Botulismusfälle bei Kleinkindern nach Aufnahme von mit 10^3–10^4 KBE/kg kontaminiertem Honig
48 Stunden kalte Jahreszeit Kinder bis zu 2 J.	D, E (Fieber)	Rotaviren	Erreger- bzw. Toxinnachweis im Stuhl Erkrankter
48 Stunden ältere Kinder und Erwachsene	D	Norwalk-Agens	Antigennachweis im Stuhl Erkrankter

E-5 Fortsetzung

Inkubationszeit (durchschnittlich)	Hauptsymptome D = Durchfall Ü = Übelkeit E = Erbrechen	Ursache (Verdacht) Infektionsdosen(KBE) soweit bekannt KBE = koloniebildende Einheit ET = Enterotoxin	Bestätigung LM = Lebensmittel
Meist mehrere Tage			
1–4 Tage	Angina, fieberhafter Infekt	Streptococcus pyogenes	Isolierung von Organismen mit demselben Serotyp aus verdächtigen LM oder aus dem Rachen Erkrankter
2–11 Tage (2–5 Tage)	D (blutig), Bauchschmerzen, Fieber (Sepsis, Meningitis)	Campylobacter jejuni/coli	Erregernachweis im verdächtigen LM und/oder im Stuhl Erkrankter
5–11 Tage (5–8 Tage)	D (blutig), Pseudoappendizitis, Lymphadenitis, Arthritiden, Erythema nodosum	Yersinia enterocolitica	Erregernachweis aus Untersuchungsmaterial (Stuhl, Gewebeproben)
5–35 Tage (7–14 Tage)	fiebrige Allgemeinerkrankung, Leibschmerzen, Obstipation, gastrointestinales Syndrom, Bewußtseinstrübung	S. typhi, S. paratyphi A, B, C $>10^2$–10^3/g LM	kulturelle Isolierung, serologisch
2–22 Tage (8–14 Tage)	D, Leibschmerzen, Muskelschmerzen, Schweißausbrüche, Gesichtsödeme, Eosinophilie	Trichinella spiralis	Muskelbiopsie, serologisch, Larvennachweis im LM
12–32 Tage (19–21 Tage)	D, Fieber, Kopf-, Rücken- und Gliederschmerzen, Inappetenz, Reizhusten, atypische Pneumonie	Coxiella burnetti	serologisch
10–45 Tage (14–21 Tage)	Ikterus, Oberbauchbeschwerden, allgemeine Schwäche, dunkler Urin, Transaminasenerhöhung	Hepatitis A	Nachweis spezifischer IgM-AK
6–24 Tage (10–14 Tage)	blutig-schleimige (himbeergeleeartige) Durchfälle ohne Fieber, Leberabszeß	Entamoeba histolytica	mikroskopischer Nachweis in blutigen Schleimflocken
Tage bis Monate			
	remittierendes Fieber, Hepatosplenomegalie, Myo-, Endokarditis, Exantheme, Bronchopneumonie, Meningitis, Nephritis	Brucella	Isolierung aus Stuhl oder Blut, serologisch (?)

Klinischer Fall

Gruppenerkrankung durch Salmonella enteritidis: In der Zeit vom 9. bis 15.12.1988 erkrankten in einer süddeutschen Stadt insgesamt 101 Personen. Die Krankheitssymptome traten 12–24 Stunden nach Aufnahme der Speisen in Form von Durchfall, kolikartigen Magen-Darm-Erscheinungen, Fieber und Kreislaufstörungen auf. Eine 79jährige Frau verstarb an Kreislaufversagen.

Am 8.12.1988 hatte eine Behörde eine Weihnachtsfeier mit 75 Teilnehmern in einer Kantine durchgeführt. Es wurden u.a. Roastbeef, roher Schwarzwälder Schinken, Bohnen- und Kartoffelsalat ohne Mayonnaise konsumiert. Zum Kaffee gab es Käsesahnetorte, Schwarzwälder Kirschtorte u.a. Konditoreierzeugnisse. Fast die Hälfte der Essensteilnehmer (32 Personen) erkrankte. Die Erkrankungen wurden von der Dienststelle als Gruppeninfektion erkannt, die zuständigen Stellen benachrichtigt und Ordnungsamt, Lebensmittelkontrolleure der Polizei (Wirtschaftskontrolldienst), Veterinäramt und Gesundheitsamt führten umgehend Hygienekontrollen in der Kantine und in der in Frage kommenden Bäckerei-Konditorei durch. Der Wirtschaftskontrolldienst zog Lebensmittelproben, die im Medizinischen Landesuntersuchungsamt Stuttgart einer mikrobiologischen Analyse unterworfen wurden. Bei den Beschäftigten in Küche und Konditorei veranlaßte das Gesundheitsamt Stuhlproben. Nachdem weitere Erkrankungen bei Kunden der Konditorei gemeldet wurden, kam der Konditoreibetrieb eindeutig als Infektionsquelle in Betracht. Das Ordnungsamt ordnete deshalb die schadlose Beseitigung sämtlicher Konditoreiwaren und der angebrochenen Zutaten an. Im Einverneh-

men mit dem Betriebsinhaber wurde der gesamte Betrieb eingestellt. Die bakteriologischen Untersuchungen ergaben bei 83 Personen den Nachweis von Salmonellen. 16 der untersuchten 23 Lebensmittelproben (Torten und Zutaten) waren ebenfalls salmonellenkontaminiert. Auf einer Arbeitsplatte fanden sich im Abstrich Salmonellen. Bei 12 Beschäftigten des ca. 20köpfigen Personals des Konditoreibetriebes wurden Salmonellen nachgewiesen, ebenso bei einer Katze, die sich zeitweise in den Betriebsräumen aufhielt. Frei von pathogenen Keimen waren die originalverpackten Lebensmittel und die untersuchten Frischeier. Sowohl bei den infizierten Lebensmitteln als auch bei den Erkrankten, den Ausscheidern, bei den Gegenständen, selbst bei der Katze fand sich der identische Erreger Salmonella enteritidis. Die Primärinfektion war nicht mehr feststellbar.
Im weiteren Verlauf wurde der Betrieb mehrfach auf die Erfüllung der Anordnungen, insbesondere Tätigkeitsverbote, kontrolliert. Als Rechtsgrundlage kam die Bäckerei-Hygiene-Verordnung Baden-Württemberg zur Anwendung. Danach dürfen Personen weder Back- noch Konditoreiwaren herstellen, behandeln und in den Verkehr bringen, sofern sie an einer in § 17 Abs. 1 des BSeuchG aufgeführten Krankheit leiden oder dessen verdächtig sind.
Das Beschäftigungsverbot wurde im weiteren Verlauf erst aufgehoben, nachdem die Untersuchung von 5 Stuhlproben auf enteropathogene Keime negativ verlief. Seitens des Ordnungsamtes wurde die Wiederaufnahme des Betriebes von dem einwandfreien hygienischen Zustand der Betriebsräume und Gerätschaften abhängig gemacht. Es ordnete aufgrund § 10 BSeuchG an, sämtliche Betriebsräume und Gerätschaften zu reinigen und zu desinfizieren. Die Wirksamkeit der Maßnahmen wurde durch bakteriologische Kontrollen mittels Abklatschproben und Abstrichen durch das Gesundheitsamt überprüft. Unter dem Vorbehalt der laufenden gründlichen Reinigung der Betriebsräume und der Gerätschaften, der Beachtung einer strengen Personal- und Toilettenhygiene und einer bakteriologischen Nachkontrolle der Erzeugnisse konnte der Konditoreibetrieb am 9.2.1989 wieder aufgenommen werden, nachdem gegen die Herstellung von Backwaren bereits ca. 2 Wochen zuvor keine hygienischen Bedenken mehr bestanden.

E-6: Übersicht über die wichtigsten durch Lebensmittel übertragene humanpathogenen Wurmerkrankungen

Wurm	Inkubationszeit	Hauptsymptome	Infestationsweg	Bestätigung
Taenia saginata (Rinderbandwurm)	k. A. m.	unspezifische gastrointestinale Störungen, Gewichtsverlust	Ingestion von mit Larven (Finnen) befallenem Fleisch	mikroskopischer Nachweis von Proglottiden (bzw. Eiern) im Stuhl
Taenia solium (Schweinebandwurm)	k. A. m.	wie Taenia saginata Zystizerkose	wie Taenia saginata Verzehr kontaminierter Lebensmittel (insbesondere Gemüse)	wie Taenia saginata
Diphyllobothrium latum (Fischbandwurm)	k. A. m	intestinale Beschwerden Anämie, Müdigkeit	Verzehr nicht oder unzureichend erhitzter finniger Fische	mikroskopischer Nachweis von Proglottiden (bzw. Eiern) im Stuhl
Echinococcus multilocularis (kleiner Fuchsbandwurm)	Monate bis mehrere Jahre	raumfordernde Zysten, destruierendes Wachstum durch Blasenbildung, Anaphylaxie nach Zystenruptur, bronchopulmonale oder hepatobiliäre Obstruktion	Aufnahme von Eiern, z. B. durch kontaminierte Waldfrüchte	Sonographie, serologisch (cave: Probepunktion!)
Ascaris lumbricoides (Spulwurm)	1–3 Monate	E, D, Koliken, Pneumonie, Cholangitis, Ileus	Aufnahme von Eiern durch kontaminierte Lebensmittel (Kopfdüngung von Salat!)	mikroskopischer Nachweis von Wurmeiern im Stuhl (eventuell adulte Würmer im Stuhl)
Anisakis (Heringswurm)	12–24 Stunden	Ü, E, epigastrischer Schmerz	Ingestion von mit Larven befallenem Fisch	u. U. Gastroskopie mit Larvennachweis
Trichinella spiralis (Trichine)	2–22 Tage	D, Leibschmerzen, Muskelschmerzen, Schweißausbrüche, Gesichtsödeme, Eosinophilie	Aufnahme von Larven durch kontaminiertes Fleisch/Wurst	Muskelbiopsie, serologisch, Larvennachweis im Lebensmittel

k. A. m. = keine Angaben möglich, D = Durchfall, Ü = Übelkeit, E = Erbrechen

4.3 Chemische Schadstoffe

In Anbetracht der z.Z. noch nicht absehbaren Schäden durch die mutagene, teratogene und kanzerogene Wirkung chemischer Substanzen, die ernährungsbedingt ein Leben lang aufgenommen werden, ist das erhebliche Interesse der Öffentlichkeit im Zusammenhang mit der chemischen Kontamination von Lebensmitteln verständlich. Dabei wird jedoch häufig übersehen, daß zum einen die Wahrscheinlichkeit einer akuten Gesundheitsgefährdung durch Erreger mikrobieller Infektionen und Intoxikationen ungleich größer ist. Auf der anderen Seite ist vor dem Hintergrund der Morbiditäts- und Mortalitätszahlen, die sich für den Bereich von Deutschland aus der **Hyperalimentation bzw. den gesundheitsschädlichen Ernährungsgewohnheiten** ergeben, im Zusammenhang mit der Gefährdung durch unerwünschte chemische Stoffe in Lebensmitteln eher von einem Gefährdungspotential als von realen Gefahren für die Bevölkerung zu sprechen. Dennoch besteht Anlaß, durch intensive Überwachungsmaßnahmen staatlicher Stellen die fahrlässige Kontamination oder gar den beabsichtigten direkten oder indirekten Kontakt von chemischen Schadstoffen mit Lebensmitteln aufzudekken und geeignete Maßnahmen zum Schutz der Nahrung zu treffen. Auf die entsprechenden gesetzlichen und normativen Regelungen wird in einem späteren Abschnitt eingegangen.

4.3 Chemische Schadstoffe

Das reale Risiko, durch Verzehr von Lebensmitteln eine gesundheitliche Einschränkung zu erleiden, ist derzeit eher durch **Ernährungsfehlverhalten** und **Infektionserreger** gegeben als durch chemische Schadstoffe. Ihnen muß dennoch bei der Lebensmittelüberwachung eine besondere Rolle zukommen, da die durch sie hervorgerufenen gesundheitlichen Belastungen eher schleichend und chronisch auftreten oder
zum großen Teil nicht mit Schadstoffen ursächlich in Zusammenhang gebracht werden.

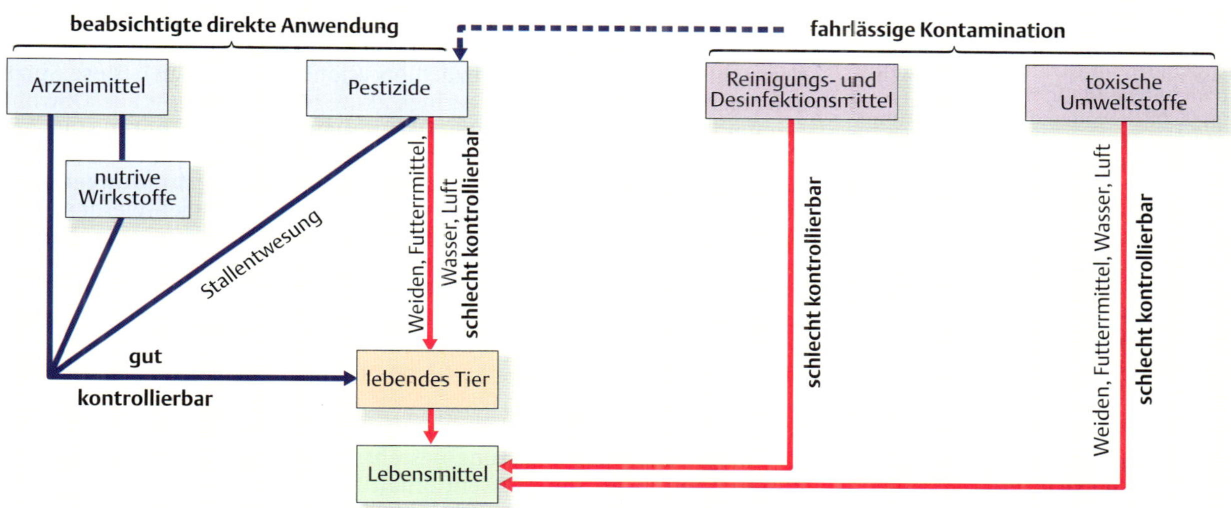

E-1: Möglichkeiten der Rückstandsbildung in tierischen Lebensmitteln.

E-1 veranschaulicht die verschiedenen Kontaminationswege und -möglichkeiten unter dem Aspekt der Kontrollierbarkeit für den Erzeuger von Lebensmitteln. Diese stellt sich nur bei der beabsichtigten direkten Anwendung von Stoffen dar. Die daraus ersichtliche Vielfalt unkontrollierbarer Einbringung von Schadstoffen in Lebensmittel begründet die Notwendigkeit, eine umfassende analytische Prüfung der Rohware Lebensmittel durch den Erzeuger und durch die Behörden der Lebensmittelaufsicht vorzunehmen. Wie die in den letzten Jahren vielfältig aufgedeckten sog. Lebensmittelskandale belegen, besteht hierbei allerdings das Problem insbesondere bei der unerlaubten Zugabe von chemischen Substanzen (z.B. Östrogene in Kalbfleisch), daß die sehr aufwendige Rückstandsanalytik häufig auf Hinweise angewiesen ist, nach welchen Substanzen gesucht werden muß. Trotz in den letzten Jahren verfeinerter Analysemethoden gelingt es offensichtlich nicht immer auf Anhieb, fahrlässige oder verbotene Beimengungen von toxisch relevanten Stoffen in Lebensmitteln aufzudecken. Vor allem bei der industriellen Massenproduktion tierischer Lebensmittel sind die Grenzen zwischen prophylaktisch und therapeutisch sinnvollem Einsatz von Antibio-

Die Möglichkeiten, beabsichtigt, fahrlässig oder versehentlich Lebensmittel mit chemischen Schadstoffen zu belasten, sind umfassend und vielfältig. (**E-1**). Sensible analytische Nachweisverfahren von Schadstoffrückständen lassen sich ohne Hinweise, nach welchen Substanzen zu suchen ist, nur mit erheblichem Aufwand befriedigend einsetzen. Dies begünstigt den verbotswidrigen Einsatz chemischer Substanzen bei der Lebensmittelherstellung (z.B. Östrogene in Kalbfleisch).

tika (z.B. bei Geflügel und Milchkühen), Antiparasitika, Hormonen und Tranquilizern (z.B. bei Schweinen) und der aus rein kommerziellen Aspekten erfolgenden unzulässigen Anwendung nicht immer klar zu ziehen.

Merke ▶

> ▶ ***Merke.*** In Deutschland ist wie in vielen anderen Staaten durch Rechtsvorschriften geregelt, welche Stoffe von der Anwendung beim Tier ausgeschlossen sind (Anwendungsverbot), welche Wartezeiten zwischen letzter Anwendung am Tier und Lebensmittelgewinnung einzuhalten sind und welche Höchstmengen in Lebensmitteln nicht überschritten werden dürfen.

Für veterinärmedizinische Arzneimittel müssen im Rahmen der amtlichen Zulassung Unterlagen über das Rückstandsverhalten, die erforderlichen Wartezeiten und routinemäßig durchführbare Analysemethoden zum Nachweis von Rückständen vorgelegt werden.

Merke ▶

> ▶ ***Merke.*** Bestimmte Organochlorverbindungen (Chlorkohlenwasserstoffe) reichern sich wegen ihrer langen biologischen Halbwertszeit bevorzugt in den Endgliedern der Nahrungskette und somit auch im Menschen an.

Diese Substanzen zeichnen sich durch eine geringe akute Humantoxizität aus. Dies gilt auch für DDT, dessen Herstellung und Anwendung mittlerweile hauptsächlich wegen der Anreicherung der Wirkstoffrückstände im menschlichen und tierischen Körper verboten sind.

Lebensmittel werden auf nicht absehbare Zeit analytisch nachweisbare Mengen an **Organochlorverbindungen** enthalten.

Die Belastung der Menschen erfolgt zu einem Viertel durch pflanzliche Nahrung und zu 75 % durch Aufnahme tierischer Produkte.

Hierbei handelt es sich um die Pflanzenschutz- und Schädlingsbekämpfungsmittel DDT (1,1,1-Trichlor-2,2- bis [4-Chlorphenyl]-ethan), HCB (Hexachlorbenzol), γ-HCH (Hexachlorcyclohexan = Lindan). Diese Substanzen zeichnen sich durch eine geringe akute Humantoxizität aus. Obwohl die Herstellung und Anwendung von **DDT** in Deutschland **verboten** sind, hauptsächlich wegen der Kumulation von Wirkstoffrückständen im menschlichen und tierischen Körper, und für **andere Organochlorverbindungen** Anwendungsbeschränkungen bestehen, muß davon ausgegangen werden, daß auf nicht absehbare Zeit praktisch kein Lebensmittel frei von Organohalogenen sein wird. Während sich die Belastung von Pflanzen und Vegetabilien durch Kontamination persistierender Reste aus dem Boden und aus Luftverschmutzungen erklärt und etwa ein Viertel der insgesamt vom Menschen aufgenommenen Schadstoffmenge ausmacht, kommt der Aufnahme aus tierischen Produkten mit etwa 75 % eine besondere Bedeutung zu. Hier stehen von der Konzentration her Wassertiere aus Flüssen und küstennahen Fanggebieten, die als Vorfluter für Abwasser dienen, im Vordergrund. Eine weitere Möglichkeit der Belastung besteht durch die Verwendung von Futtermittelimporten für die Massentierhaltung aus Ländern, in denen nicht so strenge Anwendungseinschränkungen für Pflanzenschutz- und Schädlingsbekämpfungsmittel bestehen wie in Deutschland. So kann z.B. DDT auch mit der Muttermilch auf Jungtiere (z.B. Rinder) übertragen werden. Darüber hinaus ist darauf hinzuweisen, daß viele Länder in der Dritten Welt heute noch gezwungen sind, DDT im Rahmen der Malariabekämpfung zur Dezimierung der Anophelesmücke und gegen Pflanzenschädlinge zur Erntesicherung einzusetzen.

Organochlorverbindungen zeichnen sich durch eine ausgeprägte **Lipophilie** aus. Muttermilch weist derzeit höhere Werte für Organochlorverbindungen auf, als sie in Kuhmilch zugelassen sind.

Wegen ihrer ausgeprägten **Lipophilie** sind die Organochlorverbindungen insbesondere im Fettgewebe nachweisbar. Dabei haben Untersuchungen von Muttermilch, die eine im Vergleich zu Kuhmilch um den Faktor 10 erhöhte Konzentration ergaben, für verständliche Beunruhigung gesorgt. Obwohl die von der WHO/FAO festgelegten Grenzwerte für die vertretbare tägliche Aufnahme (ADI-Werte = acceptable daily intake) dabei z.T. überschritten wurden, wird wegen der unbestreitbaren Vorteile der Muttermilchernährung derzeit zumindest für das erste Lebenshalbjahr nicht eine generelle Empfehlung ausgesprochen, das Stillen einzuschränken und auf die weniger belastete Kuhmilch auszuweichen.

> **Merke.** Andere als Pestizide verwendete Substanzen wie Organophosphorverbindungen (Thiophosphorsäureester) und Carbamate (*s. Abschnitt 10.2.2, S. 546*) sind, obwohl hochtoxisch, leichter abbaubar und gelangen bei Einhaltung entsprechender Wartezeiten im allgemeinen nicht in die Nahrungskette.

◀ **Merke**

Zu den organischen Phosphorverbindungen zählen E605 (Parathion = Nitrostigmin), Malathion, Phosdrin sowie Paraoxon und die chemischen Kampfstoffe Tabun, Sarin und Soman. Aus hygienischer Sicht ist zu fordern, daß durch Anbau schädlingsresistenterer Nutzpflanzen und vermehrten Einsatz biologischer Schädlingsbekämpfungsmethoden insgesamt die Belastung heutiger Lebensmittel durch Pestizide weiter eingeschränkt wird.

Ein Sonderproblem stellen daneben die **polychlorierten Biphenyle** (PCB) dar, die, obwohl ihre Produktion in Deutschland seit 1983 verboten ist, wegen ihrer teilweise hohen Abbauresistenz zu einer besonderen Rückstandsproblematik geführt haben. Es handelt sich dabei um eine Substanzgruppe von über 200 Isomeren und Homologen, die wegen ihrer technischen Eigenschaften als Zusätze in Lacken, Kunststoffen, Dielektrika und Hydraulikölen in früheren Jahren weiteste Verbreitung gefunden haben. Sie können bei nicht sachgerechter Entsorgung in vielfältiger Weise die Umwelt kontaminieren, so daß auch hier zum Verbraucherschutz zulässige Höchstmengen gesetzlich festgeschrieben sind. Dabei sind entsprechend den Verzehrgewohnheiten für verschiedene Lebensmittel unterschiedliche Höchstmengen festgelegt worden. So betragen sie für Dorschleber 1 ppm, hingegen für Eier 0,04 ppm. Dieser Wert bezieht sich allerdings nur auf sechs polychlorierte Biphenyle, die in der **Schadstoff-Höchstmengenverordnung** aufgeführt sind. In der Trinkwasserverordnung ist für PCB ein Grenzwert von 0,5 ppm festgelegt.

Die gesundheitlichen Auswirkungen von **polychlorierten Biphenylen (PCB)** sind derzeit wegen ihrer weiten Verbreitung und hohen Abbauresistenz noch nicht abschließend zu übersehen. PCB sind chemisch weitgehend inerte Substanzen, die wegen ihrer isolierenden Eigenschaften in der Elektrotechnik Anwendung gefunden haben. Sie sind Induktoren unspezifischer Oxygenasen und gelten als hepatotoxisch.

> **Merke.** Unter den Schwermetallen, die konzentrationsabhängig nach alimentärer Aufnahme zu Gesundheitsschäden geführt haben, sind in erster Linie Quecksilber, Kadmium und Blei zu nennen.

◀ **Merke**

So wurden akute **Quecksilber-**Intoxikationen beschrieben, wenn in Notzeiten Saatgetreide, das mit organischen Quecksilberverbindungen gebeizt war, nicht ausgesät, sondern direkt verzehrt wurde. Demgegenüber hat eine chronische Quecksilbervergiftung mit Schäden am zentralen Nervensystem als sog. **Minamata-Krankheit** Ende der 50er Jahre das Augenmerk auf die Problematik schleichender Vergiftungen durch Schwermetalle gelenkt. Seinerzeit erkrankten in Japan über 100 Personen, die über längere Zeit Fische und andere Meerestiere aus mit Industrieabwasser belasteten Fanggebieten verzehrt hatten. Dabei wurde aufgeklärt, daß der Anreicherungsfaktor für Quecksilber in aquatischen Nahrungsketten bei einigen 100–1000 im Vergleich zu 2–3 in Land-Nahrungsketten liegt. So wiesen Hechte eine 3000fach höhere Konzentration auf als das sie umgebende Wasser. Nach der **Schadstoff-Höchstmengenverordnung** sind die Höchstmengen für Quecksilber in Fischen, Krusten-, Schalen- und Weichtieren mit 0,5 ppm, für einzelne Fischarten wie Aal und Hecht mit 1,0 ppm (bezogen auf das Frischgewicht der eßbaren Teile) festgelegt worden.

Die ätiologische Aufklärung der sog. **Itai-Itai-Krankheit** in Japan führte zu der Erkenntnis, daß die Erkrankten jahrelang Reis mit hohen Konzentrationen von **Kadmium** verzehrt hatten, der mit industriell belastetem Flußwasser bewässert worden war. Neben der bei dieser Erkrankung vorherrschenden Osteomalazie ruft eine chronische Kadmiumvergiftung bevorzugt Nierenparenchymschäden hervor.

Kadmium wird bevorzugt in Leber und Niere gespeichert.

Merke ▶

Merke. Auch für Kadmium gilt, daß lebenslang eine erhebliche Kumulation im Körper stattfindet. So werden etwa 90% des aufgenommenen Kadmiums im Gewebe gespeichert, bevorzugt in Leber und Niere. Allerdings wird enteral aufgenommenes Kadmium nur zu 5–10% resorbiert, so daß andere Quellen (berufliche Exposition, Tabakrauch) zusätzliches Gewicht erhalten. In der Deutschland wird der **WHO-Toleranzwert** von 0,5 mg **Kadmiumzufuhr** pro Woche in der nicht zusätzlich belasteten Bevölkerung zu etwa 50% ausgeschöpft.

Die relative Bedeutung der enteralen Aufnahme von **Blei** ist derzeit rückläufig.

Das global verbreitete **Blei** kann ebenfalls über die Nahrung in den Körper gelangen. Während früher eine Aufnahme über Trinkwasser aus Bleirohrsystemen nach entsprechender Stagnation des Wassers und die Kontamination durch bleihaltige Gebrauchsgegenstände (z.B. bleihaltige Glasuren von Trinkgefäßen) im Vordergrund standen, sind gesundheitliche Schäden in Zusammenhang mit der alimentären Aufnahme von Blei in den letzten Jahren nicht mehr beschrieben worden. Bei den prozentualen Anteilen an der Gesamtzufuhr von Blei stehen Obst mit 30% und Alkoholika mit 20% im Vordergrund. Blei kann ebenfalls im Körper kumulieren und wird dabei bevorzugt im Knochen abgelagert. Bei Schlachttieren wird allerdings immer wieder über Bleibelastungen in Zusammenhang mit industriellen Bleiimmissionen, durch Belecken bleihaltiger Farbanstriche und Aufnahme von kontaminiertem Futter berichtet. Während die hauptsächlich oberflächlichen Bleiverunreinigungen von pflanzlichen Lebensmitteln durch ausgiebiges Waschen zu etwa 70% entfernt werden können, läßt sich der Bleigehalt tierischer Lebensmittel nicht durch technische Prozesse verringern.

Blei kann ebenfalls im Körper kumulieren und wird dabei bevorzugt im Knochen abgelagert.

Merke ▶

Merke. Nach den Empfehlungen der WHO sollte die wöchentliche Bleiaufnahme beim Erwachsenen nicht über 3 mg liegen. Dieser Richtwert wird in Deutschland derzeit zu etwa 30–40% ausgeschöpft.

In Deutschland werden im Durchschnitt ca. 75 mg **Nitrat/d** über die Nahrung aufgenommen, wobei als Quelle Vegetabilien im Vordergrund stehen. Hinsichtlich der gesundheitlichen Bewertung *siehe Abschnitt 10, S. 543.*

Nach dem derzeitigen Stand des Wissens ist nicht erkennbar, daß von natürlichen und künstlichen (einschließlich akzidentellen) Kontaminationen unserer Lebensmittel mit **Radionukliden** eine im Vergleich zu anderen lebensmittelbedingten gesundheitlichen Schäden erwähnenswerte zusätzliche Gefahr ausgeht. Gleichwohl ist es sinnvoll, bei der Überschreitung von Grenzwerten Lebensmittel aus dem Verkehr zu ziehen.

Radioaktive Nuklide gelangen aus natürlicher Herkunft, als Folge von Kernwaffenexplosionen und nuklearen Katastrophen (z.B. **Tschernobyl**) in unsere unmittelbare Umwelt und damit auch in Lebensmittel. Natürliche wie künstliche Radioaktivität summieren sich zu einer Gesamtstrahlenbelastung, der sich der Mensch sowohl von außen als auch von innen durch Inkorporation aussetzt. Da sich nicht mit Sicherheit sagen läßt, von welchem Dosis-Schwellenwert an mit gesundheitlichen Schäden gerechnet werden muß, ist allein eine Abschätzung des radiologischen Risikos aus der Kenntnis der jeweiligen Strahlenart und der vom Gewebe absorbierten Strahlengesamtmenge möglich. Dabei geht von Nukliden mit langer biologischer Halbwertszeit eine besondere Problematik aus. Bettet man die Schätzungen und Hochrechnungen, wie sie sich beispielsweise im Zuge der Tschernobyl-Katastrophe für die Bedeutung erhöhter Strahlenbelastungen in Lebensmitteln ergaben, in das Gesamtmuster lebensmittelbedingter Erkrankung und Sterblichkeit ein, wird deutlich, daß trotz emotional verständlicher Angst derzeit Befürchtungen hinsichtlich der gesundheitlichen Relevanz strahlenbelasteter Lebensmittel eher überbewertet erscheinen. So kommt die Ernährungskommission der Deutschen Gesellschaft für Kinderheilkunde zu der Einschätzung, daß von einem meßbaren zusätzlichen gesundheitlichen Risiko durch Tschernobyl in Deutschland nicht gesprochen werden kann (*Schmidt* et al., 1987). Aus Gründen des vorbeugenden Gesundheitsschutzes ist es allerdings sinnvoll, zur Risikominderung Grenzwerte einzusetzen und bei Grenzwertüberschreitungen, wie geschehen, Lebensmittel aus dem Verkehr zu ziehen (z.B. Molkerei-Pulver).

4.4 Verderb und Haltbarmachung von Lebensmitteln

4.4 Verderb und Haltbarmachung von Lebensmitteln

Merke. Unter **Verderb** ist die Einschränkung des Gebrauchswertes eines Lebensmittels durch äußere Einflüsse oder durch Eigenschaften des Lebensmittels selbst zu verstehen.

◀ Merke

Ein verdorbenes Lebensmittel ist meist in seiner sinnfälligen Beschaffenheit (Aussehen, Konsistenz, Geruch, Geschmack) so verändert, daß es vom Verbraucher nicht mehr angenommen wird. Wann ein Lebensmittel als verdorben gilt hängt jedoch, zumindest teilweise, sehr stark von regional geprägten Anschauungen, gelegentlich auch von wirtschaftlichen Gegebenheiten ab. So kann beispielsweise für bestimmte Käsearten ein Reifezustand erwünscht sein, der von anderen Verbrauchern bereits mit beginnendem Verderb gleichgesetzt wird.
Zum anderen resultiert aus einem verdorbenen Lebensmittel, das nach den gesetzlichen Bestimmungen nicht zum Verzehr geeignet ist, nicht zwangsläufig eine Gesundheitsschädigung, wie sie sich aus konkreten mikrobiologischen, chemisch-analytischen oder toxikologischen Befunden ergeben kann. Für Verderb sind neben chemisch-physikalischen und biochemischen Ursachen (z.B. autolytische Prozesse, oxidative Vorgänge, Austrocknung, Verunreinigungen durch Staub, Schmutz und Umweltchemikalien, Gerüche) biologische (physiologische Abweichungen wie Embryo im Hühnerei, Befall mit nicht menschenpathogenen Parasiten und Schädlingskontakt wie Fraßspuren durch Nagetiere usw.) und mikrobiologische (Enzymwirkung von Mikroorganismen mit und ohne Vermehrung) verantwortlich. Hieraus kann zum einen eine ekelerregende Beschaffenheit auch ohne sinnfällige Veränderungen (z.B. Kakerlaken im Kartoffelknödel), aber auch eine Veränderung der Beschaffenheit wie Verfärbungen, Verschimmeln, Gefrierbrand, Schmierigwerden, Schleimbildung, Verflüssigung oder Fäulnis, Ranzigkeit, Fischigkeit oder Seifigwerden resultieren.

Chemisch-physikalische, biochemische, biologische und mikrobiologische Ursachen können zu gesundheitlich bedenklichen, ekelerregenden oder der Verkehrsauffassung widersprechenden Eigenschaften von Lebensmitteln führen.

Für den Verderb von Lebensmitteln sind in erster Linie verantwortlich zu machen:
- **autolytische Prozesse**
- **mikrobielle Stoffwechselprodukte**
- **Oxidation**
- **Austrocknung**
- **Schimmelpilzbefall.**

Merke. Die Haltbarmachung von Lebensmitteln beinhaltet alle Maßnahmen, die die verschiedenen Verderbnisursachen beseitigen können oder den Prozeß des Verderbs extrem verlangsamen, um damit eine Vorratshaltung zu ermöglichen.

◀ Merke

Ihre verschiedenen Möglichkeiten sind in E-7 zusammengefaßt.
Grundsätzlich ist zu unterscheiden in Prozesse, bei denen die im Lebensmittel vorhandenen Mikroorganismen entweder vollständig **(Sterilisation)** oder in einem relevanten Anteil **(Pasteurisation)** abgetötet werden, und in Prozesse, durch die die Flora zeitweilig oder dauernd in ihrer Vermehrung gehemmt wird (Anwendung von Kälte, chemischen Konservierungsstoffen, Trocknungsprozessen).

Möglichkeiten der Haltbarmachung s. **E-7**.
Durch Abtötung und Vermehrungshemmung von Mikroorganismen läßt sich der mikrobielle Verderb von Lebensmitteln aufhalten.

Merke. Für keimarme oder keimfrei gemachte Lebensmittel besteht u.U. ein höheres Hygienerisiko durch eine Rekontamination mit pathogenen Mikroorganismen, da auf ihnen kompetitive Effekte der normalen Verderbsflora, die mitunter eine Art Schutzwirkung ergeben können, ausbleiben.

◀ Merke

Merke. Unter dem **Einfluß von Kälte** werden Mikroorganismen nicht abgetötet, sondern nur in ihrer Vermehrungsfähigkeit gehemmt.

◀ Merke

Dies wird insbesondere durch den sog. Kälteschock erreicht, d.h. die abrupte Abkühlung von Mikroorganismen, die sich in der logarithmischen Vermehrungsphase befinden. Wie E-2 zeigt, werden die Mikroorganismen auf-

Bei Temperaturen zwischen −15 °C und +4 °C, d.h. also auch bei Kühlschranktemperatur, bestehen für eine Reihe

E-7: Möglichkeiten der Haltbarmachung

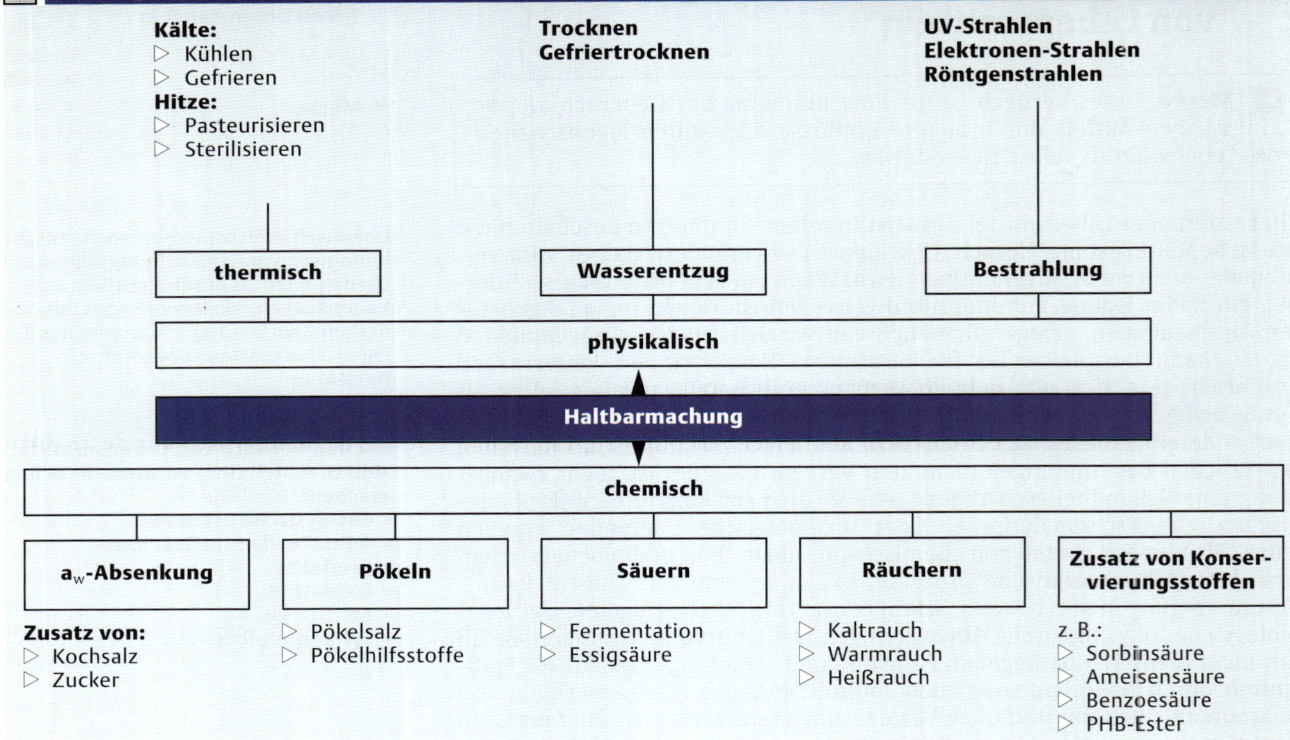

schranktemperatur, bestehen für eine Reihe von Lebensmittelverderbern (teilweise auch für Infektionserreger!) Vermehrungsmöglichkeiten (E-2).

grund der Bereiche optimaler Wachstumstemperaturen in **Psychro-, Meso-** und **Thermophile** eingeteilt. Daneben unterscheidet man sogenannte **Psychrotrophe,** die zwar eine optimale Wachstumstemperatur bei etwa 25 °C haben, sich allerdings auch bei ± 0 °C noch vermehren können. Sie spielen als Lebensmittelverderber eine besondere Rolle (E-2).

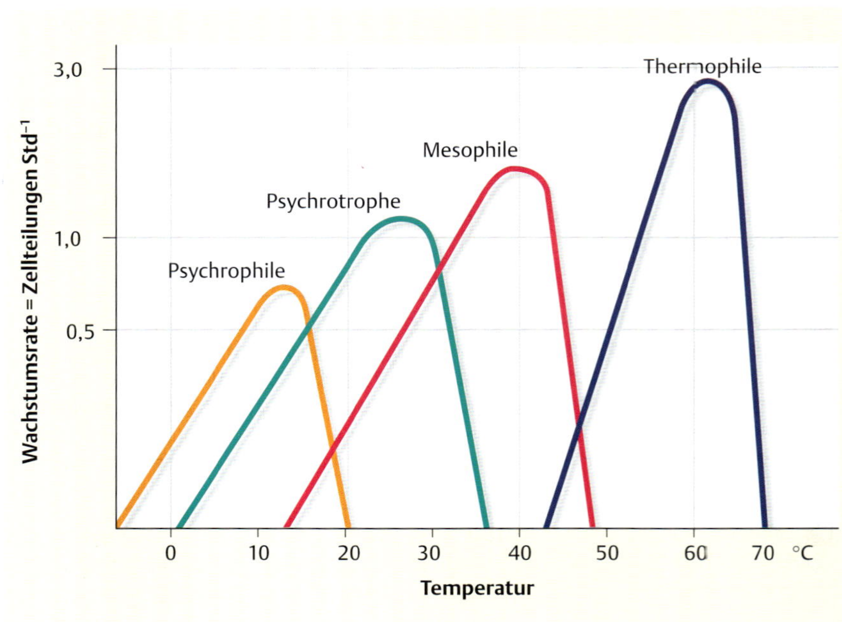

E-2: Wachstumsraten von Mikroben mit unterschiedlichem Temperaturoptimum (nach *Schmidt-Lorenz*, 1979).

Aus der Abbildung wird deutlich, daß entgegen landläufiger Auffassung auch im Bereich der Kühlschranktemperaturen, ja sogar einige Grad unter dem Gefrierpunkt, noch ein mikrobielles Wachstum stattfinden kann. Einzelne Mikroorganismen können sich noch bei –15 °C vermehren.

> **Merke.** Während Transport und Lagerung tiefgefrorener Lebensmittel darf die Temperatur im Gefriergut den Wert von –18 °C nicht übersteigen.

◀ **Merke**

Zusätzliche Parameter wie **pH-Wert** und der **Wert für das verfügbare Wasser im Lebensmittel (a_w-Wert)** beeinflussen neben der **Temperatur** die Lagerfähigkeit eines Lebensmittels und fließen in die Festlegung der Haltbarkeitsfristen ein. Für viele vorverpackte Lebensmittel ist eine **Haltbarkeitskennzeichnung** vorgeschrieben, die das Datum der Mindesthaltbarkeit anzeigen muß. Haltbarkeitsfristen sind grundsätzlich so zu kalkulieren, daß nach ihrem Ablauf noch eine gewisse Haltbarkeitsreserve besteht.

Vorverpackte Lebensmittel müssen **Kennzeichnungen zur Haltbarkeit** tragen.

Bei der **Haltbarmachung durch Hitze** sind zwei Verfahren zu unterscheiden:

Zum einen führt die **Pasteurisierung,** d. h. die Erhitzung auf Temperaturen unter 100 °C, zu einer unvollständigen Inaktivierung von Mikroorganismen und Enzymen. Pasteurisierte Lebensmittel (z. B. Milch) sind daher nicht ohne Kühlung oder sonstige Faktoren **(a_w-Wert, pH)** haltbar **(Halbkonserve).**

Demgegenüber führt eine **Sterilisierung** zu langfristig haltbaren Produkten, die als Vollkonserven bezeichnet werden. Dabei werden z. B. auch die Sporen der Toxinbildner Clostridium botulinum und Clostridium perfringens abgetötet.

Mit **Kochen, Dünsten, Braten** sind die gebräuchlichsten Verfahren der Erhitzung von Lebensmitteln bei der Zubereitung angesprochen, bei denen neben der Garung des Lebensmittels eine in unterschiedlichem Umfang auch die tieferen Schichten erreichende thermische Keimverminderung stattfindet. Da, wie eingangs erwähnt, viele Lebensmittel tierischen Ursprungs mit einer Verderbsflora und pathogenen Mikroorganismen (z. B. Salmonellen) besiedelt sein können, erhält die Sicherheit, mit der auch in tieferen Schichten eines Lebensmittels etwaig vorhandene Mikroorganismen thermisch abgetötet werden, eine überragende Bedeutung.

Bei der **Haltbarmachung durch Hitze** unterscheidet man:
Pasteurisierung: Erhitzung auf < 100 °C. Dies führt zu einer unvollständigen Inaktivierung von Mikroorganismen und Enzymen **(Halbkonserve).**
Sterilisierung: Sie führt zu langfristig haltbaren Produkten (Vollkonserven). Es werden hierbei auch Sporen und Toxinbildner abgetötet.
Der regelrechte Einsatz von Hitze im Rahmen der herkömmlichen Küchentechnologie führt zum Absterben der Verderbsflora und pathogener Mikroorganismen. Bei unzureichenden Hygienemaßnahmen kann bei längeren Zeitspannen zwischen Herstellung und Verzehr eine intensive Vermehrung persistierender Erreger stattfinden.

> **Merke.** Durch Erhitzung auf 95–98 °C für 5–10 Minuten werden bis auf Ausnahmen alle vegetativen Bakterien abgetötet (z. B. Staphylokokken, Salmonellen, Mykobakterien), nicht jedoch Bakteriensporen. (Zur Thermoresistenz *s. a. Abschnitt 12, Desinfektion, S. 566.*)

◀ **Merke**

Dies gilt insbesondere für Einrichtungen zur Großverpflegung, da in der durch Transport- und Lagerungsvorgänge bedingten Zeitspanne zwischen Zubereitung und Verbrauch des Lebensmittels bei Hygienefehlern persistierende Mikroorganismen ideale Vermehrungsbedingungen vorfinden.

Mykotoxine (z. B. Aflatoxin) und Enterotoxin von Staphylococcus aureus werden durch kurzzeitiges Erhitzen (»Aufkochen«) nicht inaktiviert.

Die **Trocknung** von Lebensmitteln ist wahrscheinlich die älteste Methode zur Haltbarmachung. Sie ist identisch mit der Verminderung der Wasseraktivität (a_W-Wert). Diese wird ausgedrückt durch den Quotienten $a_W = p : p_0$, wobei p der Wasserdampfdruck des Lebensmittels und p_0 der Dampfdruck von Wasser bei der gleichen Temperatur ist. a_W kann somit Werte bis zu maximal 1,0 einnehmen. Die meisten Lebensmittelverderber und auch pathogene Mikroorganismen haben ein Wachstumsoptimum oberhalb $a_W = 0{,}98$, die meisten gramnegativen Stäbchen stellen ihr Wachstum unterhalb $a_W = 0{,}95$ ein. Allgemein sind grampositive Bakterien und Pilze resistenter gegen niedrigere Wasseraktivitäten als gramnegative Bakterien. Bei a_W-Werten unter 0,7 ist mit einer Vermehrung von Infektions- und Intoxikationserregern nicht mehr zu rechnen, so daß Trockenprodukte bei dieser oder einer geringeren Wasseraktivität risikofrei ohne Kühlung gelagert werden können.

Trocknung führt über eine Senkung der sog. Wasseraktivität (Wert für das verfügbare Wasser im Lebensmittel, a_w-Wert) zu einer abgestuften Entwicklungshemmung von Mikroorganismen.

Merke ▶

> ▶ ***Merke.*** Die Trocknung tötet allerdings Mikroorganismen nicht unbedingt ab, sondern vermag sie sogar langfristig zu konservieren. Sie erlangen ihre physiologische Aktivität und damit die Fähigkeit zur Vermehrung wieder, wenn das Lebensmittel Wasser aufnimmt.

Der Einsatz **ionisierender Strahlen** zur Haltbarmachung von Lebensmitteln ist **in Deutschland verboten.**

Beim Einsatz von **ionisierenden Strahlen** zur Haltbarmachung von Lebensmitteln sind Strahlungsdosen einzusetzen, die nur geringfügig unter denen liegen, die zu einer geschmacklichen Veränderung des Lebensmittels führen können. Obwohl mehrjährige Fütterungsversuche bei Tieren, bei denen Lebensmittel zum Zwecke der Haltbarmachung bestrahlt worden waren, keine Hinweise auf eine gesundheitliche Bedenklichkeit in puncto ernährungsphysiologischer Werte oder der Bildung toxischer Abbau- oder Umwandlungsprodukte ergeben haben, besteht **in Deutschland nach wie vor ein generelles Verbot der Anwendung ionisierender Strahlen für die Lebensmittelbehandlung.** Dies steht zwar im Gegensatz zu den Erkenntnissen einer Expertengruppe der WHO, die 1981 bis zu einer durchschnittlichen Dosis von 10 kGy kein toxikologisches Risiko in Lebensmitteln erwartete, sollte jedoch aus theoretischen Aspekten der Risikominimierung und wegen fehlender politischer Akzeptanz einer eventuellen Zulassung der Strahlenbehandlung uneingeschränkt akzeptiert werden.

UV-Strahlen sind zur Desinfektion von Trinkwasser und zur Oberflächenbehandlung bestimmter Lebensmittel zugelassen.
Chemische Konservierungsstoffe müssen in den verwendeten Mengen gesundheitlich unbedenklich sein.

Für **UV-Strahlen** ergeben sich Anwendungsgebiete bei der Desinfektion des Trinkwassers sowie der Oberflächenbestrahlung von z. B. Hartkäse während der Lagerung.

Chemische Substanzen, die Lebensmitteln zum Zwecke der Haltbarmachung zugesetzt werden, müssen in den zugesetzten Mengen ebenfalls zum Verzehr geeignet sein. Da der Aspekt der gesundheitlichen Unbedenklichkeit bei allen chemischen Verfahren und Zusätzen chemischer Stoffe in der Behandlung von Lebensmitteln vorrangig ist, schränkt sich der Kreis der in Betracht kommenden Substanzen und Verfahren von vorneherein erheblich ein.

Merke ▶

> ▶ ***Merke.*** Der haltbarmachende Effekt von Salz, dem ältesten chemischen Konservierungsmittel, beruht auf der Senkung der Wasseraktivität.

Während die meisten Fäulniserreger sehr salzempfindlich sind, besteht für einige pathogene Arten eine erhebliche Salztoleranz, und sog. halophile Organismen benötigen sogar gewisse Salzkonzentrationen zum Wachstum. Salz wird weitverbreitet eingesetzt zur Haltbarmachung von Fischen und Gemüse, aber auch von Eierzeugnissen.

Merke ▶

> ▶ ***Merke.*** Als **Pökeln** wird die Behandlung von Fleisch mit Kochsalz und Salzen der Salpetersäure (Nitrate) und/oder der salpetrigen Säure (Nitrite) und sog. Pökelhilfsstoffen bezeichnet.

Dabei entwickeln sich ein typisches Pökelaroma, eine typische Mikroflora und eine rote Fleischfarbe.

Dabei entwickeln sich ein charakteristisches Pökelaroma, eine typische Mikroflora und eine rote Fleischfarbe. Wurde Pökeln ursprünglich nur dazu verwandt, Fleisch haltbar zu machen, bestehen heute Anwendungsbereiche zur Farbgebung und Aromatisierung. Unter bakterieller Beteiligung kommt es beim Pökeln zu Entstehung von Stickoxid (NO), das sich unter Verdrängung eines Wasserrestes an das Myoglobin anlagern kann. Es entsteht Nitroso-Myoglobin als roter Pökelfarbstoff. Als Pökelhilfsstoffe dienen fermentierbare Kohlehydrate, die in die mikrobiellen Prozesse steuernd eingreifen.

Nur durch sorgfältige Auswahl der Rohstoffe und ggf. Zugabe von Ascorbinsäure kann die Bildung von **kanzerogenen Nitrosaminen** unterbunden werden.

Durch Zusatz von Ascorbinsäure kann der Pökelfarbstoff stabilisiert und gleichzeitig der Bildung von **Nitrosaminen** entgegengewirkt werden. Diese zu den starken **Kanzerogenen** rechnenden Verbindungen sind allerdings bevorzugt bei nicht ordnungsgemäß durchgeführter Pökelung und bei Verwendung von nicht einwandfreiem Fleisch zu befürchten, da hier durch bakteriellen Eiweißabbau sekundäre Amine als Reaktionspartner zur Nitrosaminbildung zur Verfügung stehen. **Ebenfalls ist auf die Entstehungsmöglichkeit von Nitrosaminen beim Grillen von Kasseler und anderen Pökelprodukten hinzuweisen.** Die Verwendung von Nitrit im sogenannten Nitritpökelsalz ist strengen Einschränkungen unterworfen und nur in einer Mischung bis höchstens 0,5 % Natriumnitrit in Kochsalz zugelassen. Das in der **Nitrosaminbildung** liegende Risikopotential bei der Anwendung von Pökeltechniken hat in einigen Ländern zum Verbot von Nitrat und Nitrit bei der Haltbarmachung von Fleisch geführt. An der auf 2–4 μg Nitrosamine geschätzten täglichen Aufnahme sind neben Fleisch insbesondere Schinken, Räucherfisch (nitritbehandelt) und Käse beteiligt.

Die Verwendung von Nitrit im sog. Nitritpökelsalz ist strengen Einschränkungen unterworfen.
Die evtl. **Nitrosaminbildung beim Pökeln** hat in einigen Ländern zum Verbot von Nitrat und Nitrit bei der Haltbarmachung von Fleisch geführt.

Beim **Räuchern** führt eine direkte mikrobiozide Wirkung zahlreicher Rauchinhaltsstoffe wie Formaldehyd, Phenole, Essig und Ameisensäure, ein mit der Räucherung einhergehender Trocknungseffekt sowie bei der Heißräucherung die einwirkende Erhitzung zu einem sich im wesentlichen auf die Oberfläche des Räuchergutes erstreckenden antimikrobiellen Effekt. Kalträucherung mit Temperaturen zwischen 22 °C und maximal 28 °C wird heute bevorzugt bei Rohwürsten und Schinken eingesetzt, während die Heißräucherung ihr Hauptanwendungsgebiet bei der Herstellung von Räucherfisch hat. Liegen hierbei die Räuchertemperaturen bei etwa 80 °C, hat sich mit der Warmräucherung eine Technologie entwickelt, die bei Temperaturen von 40 °C bis maximal 60 °C abläuft und somit mikrobiologische Risiken beinhaltet, die nur durch gleichzeitige Senkung des a_W-Wertes unter 0,95 beherrschbar sind.

Rauch enthält unter den unerwünschten Stoffen vor allem **Teerprodukte,** die beim Verschwelen von Holz oberhalb von 300–400 °C entstehen. Hierzu gehören insbesondere **polyzyklische Kohlenwasserstoffe (PAK),** von denen für 3,4-Benzpyren ein Grenzwert von 1 μg/kg Gesamtprodukt festgesetzt ist.

Haltbarmachung durch Säure, d.h. durch pH-Absenkung unter 4,1-4,5, wird in vielen Lebensmitteln entweder durch den natürlichen Säuregehalt (Früchte), durch Fermentationsprozesse (Wein, Sauerkraut, Sauermilch) oder durch Zugabe von Essigsäure (Aspik, Sülze) erreicht.

Beim **Räuchern** führt eine direkte mikrobiozide Wirkung zahlreicher Rauchinhaltsstoffe wie Formaldehyd, Phenole, Essig und Ameisensäure, ein mit der Räucherung einhergehender Trocknungseffekt sowie bei der Heißräucherung die einwirkende Erhitzung zu einem sich im wesentlichen auf die Oberfläche des Räuchergutes erstrekkenden antimikrobiellen Effekt.
Bei den drei unterschiedlichen Arten des **Räucherns** (kalt, warm, heiß) zur Haltbarmachung entstehen gesundheitliche Risiken durch persistierende Mikroorganismen (z. B. Clostridium botulinum in Rohschinken) und unerwünschte chemische Rauchbestandteile (z. B. **PAK).**
Durch pH-Wert-Absenkung in den Bereich 4,1–4,5 kann mittels **Säuerung** eine Konservierung erreicht werden.

Merke. Unter **Konservierungsstoffen,** die Lebensmitteln zur zusätzlichen Stabilisierung zugesetzt werden dürfen, stehen die Salze der Sorbin-, Benzoe- und Ameisensäure sowie die Ester der Parahydroxibenzoesäure im Vordergrund. Ihr Effekt beruht auf einer mikrobiostatischen Wirkung. In allen Fällen ist eine Kenntlichmachung als Zusatzstoff vorgeschrieben.

◀ **Merke**

Diphenyl, Orthophenylphenol und Thiabendazol dürfen nur äußerlich auf Zitrusfrüchten und Bananen angewendet werden.
Auch weitere Zusatzstoffe, z. B. Süßstoffe und Farbstoffe, müssen kenntlich gemacht werden (E-**8**).

Lebensmittelzusatzstoffe müssen deklariert werden (E-8).

E-8: Lebensmittelzusatzstoffe und Verwendungszweck (Beispiele)

Süßstoff	Farbstoff	Antioxidans	Konservierungsmittel	Geschmackskorrigens
Cyclamat Saccharin	Karotin Riboflavin Zuckerkulör Amaranth	Tokopherol Ascorbinsäure Zitronensäure Milchsäure	Benzoesäure PHB-Ester Sorbinsäure Ameisensäure Thiabendazol	Maltol L-Glutaminsäure Inosinat

4.5 Verpackung

Verpackungsmaterialien mit direktem Kontakt zu Lebensmitteln sind als Bedarfsgegenstände einzustufen und unterliegen dem Lebensmittel- und Bedarfsgegenständegesetz. Für Kunststoffverpackungen legt das Bundesinstitut für gesundheitlichen Verbraucherschutz und Veterinärmedizin (BgVV) Anforderungen zur toxikologischen Unbedenklichkeit fest.

4.5 Verpackung

Packmaterialien, die mit Lebensmitteln unmittelbar in Berührung kommen, sind Bedarfsgegenstände im Sinne des Lebensmittel- und Bedarfsgegenstände-Gesetzes (LMBG) und dürfen durch ihre Bestandteile und ggf. produktionsbedingten Verunreinigungen bei ordnungsgemäßem Gebrauch die Gesundheit des Menschen nicht gefährden. Insbesondere für die vielfältig im Verpackungsbereich von Lebensmitteln eingesetzten Kunststoffe ergeben sich aus der Wechselwirkung von Inhaltsstoffen der Verpackung und der Lebensmittel u.U. komplizierte Zusammenhänge, die eine gesundheitliche Bewertung verlangen. Das Bundesgesundheitsamt bzw. das BgVV als Nachfolgeeinrichtung ist bemüht, in einer »Kunststoffkommission« aufgrund toxikologischer Bewertungen Empfehlungen für eine gesundheitlich unbedenkliche Anwendung von Verpackungsstoffen aus Kunststoffen zu geben.

4.6 Hygienische Risiken bei der Behandlung von Lebensmitteln und Verbraucherschutz

Die gesundheitlichen Risiken durch Verderb und durch Vermehrung pathogener Mikroorganismen stehen derzeit gegenüber chemisch bedingten Gefahren im Vordergrund.
Faktoren, die lebensmittelhygienische Risiken bedingen (▤ E-**9**).

4.6. Hygienische Risiken bei der Behandlung von Lebensmitteln und Verbraucherschutz

Unbeschadet der Notwendigkeit, gesundheitliche Gefahren durch chemische Schadstoffe in Lebensmitteln drastisch einzugrenzen, muß bei der Behandlung von Lebensmitteln das Bemühen im Vordergrund stehen, gesundheitliche Risiken durch mikrobiellen Verderb und durch Vermehrung pathogener Mikroorganismen zu vermindern. Dies gilt vor allem bei der industriellen Massenproduktion von Lebensmitteln sowie bei der Zubereitung in Einrichtungen der Gemeinschaftsverpflegung. Die vielfältigen Faktoren, die mikrobiell bedingte lebensmittelhygienische Risiken beeinflussen, sind in ▤ E-**9** zusammengefaßt.

E-9: Faktoren, die mikrobiell bedingte lebensmittelhygienische Risiken erhöhen oder vermindern

Risiko			
durch die Zusammensetzung		**durch die Behandlung**	
vermindert	**erhöht**	**erhöht**	**vermindert**
niedriger a_w-Wert (< 0,95) Nitrat/Nirit-Zusatz pH-Senkung (< 4,5) Raucheinwirkung, intensiv Konservierungsstoffe	hoher a_w-Wert (> 0,95) keine Pökelung hoher pH-Wert (> 4,5) kein Rauch keine Konservierungsstoffe	**Zerkleinern** und **Mischen** **Erhitzung** unzureichend	**Erhitzen** oder Sterilisieren nach keimdichter Verpackung – unmittelbar vor dem Verzehr
		Verpackung fehlt, nicht keimdicht, unsauber	**Verpackung** keimfrei
		Kontamination nach Zubereitung und Abfüllung oder Verpackung	**Kühlkette** bis unmittelbar vor Verzehr nicht unterbrochen
		Lagerung zu lange bei zu hoher Temperatur, keine Kühlung nach der Zubereitung, Warmhalteperioden	**Verarbeitung im geschlossenen System** ohne Kontaminationsquellen, keine Warmhalteperioden
		Entwicklung einer Monokultur von Pathogenen ohne kompetitive Begleitflora	**Begleitflora** kompetitiver Wachstumseffekt gegenüber der Entwicklung einer Monokultur von Pathogenen

Der Umfang der **Stichproben,** die zur Qualitätssicherung und zur amtlichen Überwachung untersucht werden, orientiert sich an gestuften Risikokategorien.

Der Umfang von Stichprobenuntersuchungen von Lebensmitteln muß risikogerecht erfolgen. In diesem Zusammenhang ist von der *International Commission on Microbiological Specification for Foods (ICMSF)* ein Schema entwickelt worden, das die folgenden fünf Gefahrengruppen unterscheidet:

1. Keine Gesundheitsgefährdung, gegebenenfalls Beeinträchtigung des Gebrauchswertes
2. Gesundheitsgefährdung

a) geringes und indirektes Risiko; Anwesenheit von Indikator-Organismen

b) mäßige und direkte Gefahr; begrenzte Ausbreitung von Mikroorganismen
in Trockenprodukten und Fertiggerichten
c) mäßige und direkte Gefahr; möglicherweise ausgedehnte Ausbreitung (z. B. Salmonella typhimurium in Fleisch)
d) ernste Gefahr (z. B. Clostridium botulinum in Konserven oder Salmonella typhi in Salaten)

Durch weitere Unterteilung in jeweils drei Klassen, nach denen
1. die Gefährdung durch Erhitzung o. ä. vermindert werden kann
2. keine Änderung der Gefahr besteht, da die Lebensmittel zum alsbaldigen Verzehr bestimmt sind, oder
3. eine Erhöhung der Gefahr durch Wartezeiten zwischen Zubereitung und Verzehr ohne erneute Erhitzung besteht,

lassen sich Risikokategorien bilden, in denen entsprechend dem unterschiedlichen Risiko in abgestuftem Umfang Stichprobenuntersuchungen der Lebensmittel durchgeführt werden müssen. Daneben besteht ein Verbraucherschutz für bestimmte Bevölkerungsgruppen (z. B. Säuglinge, Krankenhauspatienten), mit dem sich eine erhöhte Frequenz von Lebensmittelkontrollen begründen läßt.

Da jeder Stichprobenumfang letztlich einen Kompromiß zwischen Anforderungen des Verbraucherschutzes und wirtschaftlichen Überlegungen darstellt und aus statistischen Gründen eine Irrtumswahrscheinlichkeit zulassen muß, ist für die mikrobiologische Prüfung von Lebensmitteln ein abgestuftes Untersuchungsprogramm entwickelt worden. So legen beispielsweise Betriebe der Lebensmittelverarbeitung und Großhändler zum internen Gebrauch mikrobiologische Spezifikationen fest, d. h. maximal tolerierbare qualitative und quantitative Kontaminationen mit Mikroorganismen, die unter den jeweiligen Produktions- und Vertriebsbedingungen nicht zu einer Gefährdung des Produktes oder des Verbrauchers führen. Neben dieser Eingangskontrolle existieren mit sog. Grenzkeimzahlen empfohlene Höchstwerte, die dem Hersteller von Lebensmitteln eine Überwachung seiner Produktionshygiene ermöglichen.

Durch Einhaltung betriebsinterner mikrobiologischer und chemischer Spezifikationen bei der Inprozeßkontrolle wird die Grundlage einer einwandfreien Produktionshygiene im Sinne von **»good manufacturing practice« (gmp)** erreicht.

Hierzu gehören Wareneingangskontrollen, Stufen- und Endkontrollen. Amtliche Kontrollen beinhalten Grenzwerte, deren Überschreitung Rechtskonsequenzen nach sich ziehen.

Erkenntnisse aus den vorgenannten Untersuchungsprogrammen geben dem Hersteller von Lebensmitteln die Möglichkeit, durch Veränderungen seiner Produktionstechnik im Sinne von **»good manufacturing practice« (gmp)** das Hygienerisiko zu vermindern. Im Sinne des HACCP-Konzeptes (Hazard Analysis and Critical Control Point) müssen die hygienisch besonders kritischen Punkte bestimmt sowie die Art und der Umfang ihrer Kontrollen in einem produktspezifischen Hygieneplan (Codex) festgelegt werden. Daneben bestehen in rechtsverbindlichen Standards, die von der amtlichen Lebensmittelüberwachung kontrolliert werden, Untersuchungsprogramme, deren Ergebnisse bei Überschreitungen ordnungs- und strafrechtliche Maßnahmen zur Folge haben können. Nach Umsetzung einer EU-Richtlinie über Lebensmittelhygiene in nationales Recht (Lebensmittelhygiene-Verordnung) werden in Abstimmung von betroffenen Wirtschaftskreisen und Überwachungsbehörden derzeit die entsprechenden Leitlinien erarbeitet.

Die sehr umfangreichen normativen und gesetzlichen Regelungen und Grundlagen des Verbraucherschutzes berücksichtigen auf dem Lebensmittelsektor in Deutschland den Schutz der Bevölkerung vor gesundheitlicher Gefährdung sowie vor Täuschungen und Übervorteilungen durch Verkauf und Verzehr. Die amtlichen Untersuchungsbehörden (z. B. Medizinaluntersuchungsämter, Chemische Landesuntersuchungsanstalten, Veterinäruntersuchungsämter) und amtlich zugelassene freie Lebensmittelchemiker unterstützen die Kontrollbehörden (z. B. Gesundheitsamt, Wirtschaftskontrolldienst) in der praktischen Lebensmittelüberwachung durch Untersuchung von Plan-, Verdachts- und Beschwerdeproben. Trotz hohen Qualitätsstandards bleiben unbestreitbar Restrisiken bestehen, die durch einen leistungsfähigen Ausbau der amtlichen Kontrollorgane wie auch durch intensive Schulung und Aufklärung der Lebensmittelanbieter und -verbraucher allerdings ständig und konsequent weiter minimiert werden können.

Die in Deutschland getroffenen Regelungen auf dem Lebensmittelsektor sind weltweit durchaus vorbildlich, lassen aber nur bei entsprechend funktionierender Lebensmittelüberwachung eine Minimierung von Restrisiken zu.
Dies impliziert eine ständige Optimierung der Kapazität der Kontrollorgane (Öffentlicher Gesundheitsdienst, Lebensmittelüberwachung).

4.7 Gesundheitsschäden durch Ernährungsgewohnheiten

Die in E-**10** zusammengefaßten Zielwerte der Nährstoffzufuhr (*WHO* 1990) weichen erheblich vom Ernährungsverhalten in Deutschland ab. Die Zufuhr von Gesamtfett und gesättigten Fettsäuren sowie die Zufuhr von Gesamtkohlenhydraten und komplexen Polysacchariden ist oberhalb der Grenzwerte, bei Obst und Gemüse unterhalb der Normwerte. E-**11** enthält eine Übersicht über die Zusammenhänge zwischen Nahrungsbestandteilen, Körpergewicht und Krebsrisiko.

4.7 Gesundheitsschäden durch Ernährungsgewohnheiten

Erkrankungen durch einseitige Ernährung und Hunger stellen im Vergleich zu den Folgen einer falschen und übermäßigen Ernährung in Deutschland eine nachrangige Bedrohung für die menschliche Gesundheit dar. Die in E-**10** zusammengefaßten Zielwerte der Nährstoffzufuhr, wie sie 1990 von der *Weltgesundheitsorganisation (WHO)* in einer Auswertung nationaler Ernährungsempfehlungen zusammengefaßt wurden, weichen erheblich von dem tatsächlichen Ernährungsverhalten in Deutschland ab. Wie die Ernährungsberichte der *Deutschen Gesellschaft für Ernährung* (DGE) zeigen, liegt die Zufuhr von Gesamtfett und gesättigten Fettsäuren in Deutschland derzeit erheblich über den oberen Grenzwerten sowie die Zufuhr von Gesamtkohlenhydraten und komplexen Polysacchariden ebenso wie die Obst- und Gemüsezufuhr weit unterhalb der unteren Grenzwerte. Eine Reduzierung des Fettverzehrs auf deutlich weniger als 30% der Energiezufuhr würde in Deutschland eine drastische Umstellung der Ernährungsweise erfordern. Zusammenhänge zwischen Ernährung und Krebsrisiko bzw. kardiovaskulären Erkrankungen, Adipositas, Diabetes, Gallensteinleiden, Zahnkaries, Osteoporose und Leberzirrhose werden in dem WHO-Bericht ausführlich diskutiert. E-**11** enthält eine Übersicht zu den Zusammenhängen zwischen Verzehr bestimmter Nahrungsbestandteile, Körpergewicht und Krebsrisiko. Obwohl vieles für eine wichtige Rolle von Nahrungsfaktoren bei der Entstehung von Krebserkrankungen spricht und auch dafür, daß gezielte Veränderungen der Nahrungszusammensetzung das Krebsrisiko vermindern können, resümiert die WHO, daß auf der Grundlage des derzeitigen Kenntnisstandes der Beitrag der Diät zur Krebshäufigkeit und -mortalität insgesamt nicht quantifiziert werden kann. Nichtdestoweniger liegen über-

E-10: Zielwerte der Nährstoffzufuhr (*WHO* 1990). Der untere Grenzwert nennt die zur Vermeidung von Mangelkrankheiten erforderliche Mindestzufuhr, der obere Grenzwert die mit der Vermeidung chronischer Erkrankungen verträgliche Höchstzufuhr

	Grenzwerte der mittleren Zufuhr der Bevölkerung	
	unterer Grenzwert	**oberer Grenzwert**
Gesamtfett	15% der Energie	30% der Energie[a]
▷ gesättigte Fettsäuren	0% der Energie	10% der Energie
▷ mehrfach ungesättigte Fettsäuren	3% der Energie	7% der Energie
▷ Nahrungscholesterin	0 mg/Tag	300 mg/Tag
Gesamt-Kohlenhydrate[b]	55% der Energie	75% der Energie
▷ komplexe Kohlenhydrate	50% der Energie	70% der Energie
▷ Ballaststoffe	27 g/Tag	40 g/Tag
▷ freie Zucker[c]	0% der Energie	10% der Energie
Protein	10% der Energie	15% der Energie
Salz	(nicht festgelegt)	6 g/Tag

Energiezufuhr
Die Energiezufuhr muß ausreichend sein, um normales Wachstum im Kindesalter zu erreichen, um den Bedürfnissen von Schwangerschaft und Laktation zu genügen, um Arbeit und gewünschte körperliche Aktivität zu ermöglichen und um die Erhaltung von Energiereserven im Körper von Kindern und Erwachsenen zu gewährleisten. Der Körpermasse-Index der erwachsenen Bevölkerung soll im Mittel 20–22 betragen (BMI, body mass index = Körpergewicht in kg/[Körpergröße in m]^2).

[a] Zwischenziel für Nationen mit hoher Fettzufuhr; eine weitere Verminderung der Fettzufuhr zu 15% der Energie hin sollte sich günstig auswirken
[b] Ein täglicher Verzehr von mindestens 400 g Gemüse und Obst, einschließlich mindestens 30 g Leguminosen, Nüsse und Samen sollte hierzu beitragen
[c] Diese Zucker schließen die Mono- und Disaccharide ein sowie andere kurzkettige Zucker, die man durch Raffination von Kohlenhydraten erhält. Nicht zu diesen raffinierten oder gereinigten Zuckern gerechnet werden die natürlicherweise in Obst und Gemüse oder Trinkmilch enthaltenen Zucker.

E-11: Zusammenhänge zwischen dem Krebsrisiko und dem Verzehr bestimmter Nahrungsbestandteile sowie dem Körpergewicht nach *WHO* (1990)

Krebslokalisation	Fett	Ballaststoffe	Obst und Gemüse	Alkohol	Geräucherte, gesalzene und gepökelte Lebensmittel	Körpergewicht
Lunge			–			
Brust	+			+/–		+
Dickdarm	++	–	–			
Prostata	++					
Blase			–			
Mastdarm	+		–	+		
Gebärmutter						++
Mundhöhle			–	+[a]		
Magen			–		++	
Gebärmutterhals			–		–	
Speiseröhre			–	++[a]	+	

+ = positiver Zusammenhang; erhöhte Zufuhr hängt mit erhöhtem Krebsrisiko zusammen
– = negativer Zusammenhang; erhöhte Zufuhr hängt mit geringerem Krebsrisiko zusammen
a = synergistisch mit Rauchen

zeugende Hinweise vor, daß der Verzehr einer Nahrung, die wenig Gesamtfett und gesättigtes Fett enthält, jedoch reich an pflanzlichen Lebensmitteln, besonders an grünen und gelben Gemüsen und Zitrusfrüchten ist und durch die wenig Alkohol, salzgepökelte, geräucherte und durch Einsalzen konservierte Lebensmittel zugeführt werden, mit einer geringeren Risikohöhe vieler Krebsarten einhergeht.

Eine wichtige Voraussetzung für die Verminderung des Fettverzehrs ist die Verfügbarkeit eines reichhaltigen Angebotes fettarmer, sensorisch attraktiver Lebensmittel. Die das industrielle Angebot solcher Produkte bestimmende Nachfrage wird es allerdings erst geben, wenn breite Schichten der Bevölkerung von der Richtigkeit der Ernährungsempfehlungen überzeugt sind. Folglich sollte in der Ernährungsberatung, die derzeit durch eine Überbetonung einer vermuteten oder behaupteten Rolle von Zusatzstoffen und Kontaminanten bei der Entstehung chronischer Krankheiten bestimmt ist, die Erkenntnisse stärker berücksichtigt werden, daß die ernährungsbedingten Gesundheitsrisiken im Bereich des persönlichen Lebensstils zu suchen sind. Dabei sind folgende Ziele mit Priorität anzusteuern:

- Vermeidung von Übergewicht
- Verzehr einer abwechslungsreichen, vielseitigen Kost
- Begrenzung des Fettverzehrs, insbesondere von gesättigten Fetten
- relative Erhöhung der Zufuhr von Kohlenhydraten, insbesondere komplexen Kohlenhydraten
- Erhöhung der Zufuhr von Ballaststoffen (mindestens 30 g täglich)
- Reduktion des Alkoholkonsums.

Es liegen überzeugende Hinweise vor, daß der Verzehr einer Nahrung, die wenig Gesamtfett und gesättigtes Fett enthält, jedoch reich an pflanzlichen Lebensmitteln, besonders an grünen und gelben Gemüsen und Zitrusfrüchten ist und durch die wenig Alkohol, salzgepökelte, geräucherte und durch Einsalzen konservierte Lebensmittel zugeführt werden, mit einer geringeren Risikohöhe vieler Krebsarten einhergeht.

Ernährungsbedingte Gesundheitsrisiken sind im Bereich des persönlichen Lebensstils zu suchen. Dabei sind folgende Ziele mit Priorität anzusteuern:

- Vermeidung von Übergewicht
- Verzehr einer abwechslungsreichen, vielseitigen Kost
- Begrenzung des Fettverzehrs, insbesondere von gesättigten Fetten
- relative Erhöhung der Zufuhr von Kohlenhydraten, insbesondere komplexen Kohlenhydraten
- Erhöhung der Zufuhr von Ballaststoffen (mindestens 30 g täglich)
- Reduktion des Alkoholkonsums.

5 Hygiene des Trinkwassers

5.1 Wasserbedarf und Wasservorkommen

Wasser ist für Mensch und Tier das wichtigste Lebensmittel.
Der physiologische Wasserbedarf liegt durchschnittlich bei 2500 ml pro Tag. Er variiert je nach Alter (Säuglinge haben z. B. einen sehr viel höheren Pro-Kilogramm-Bedarf als Erwachsene), Klima, Tätigkeit oder sonstiger Nahrungsaufnahme. Die Ausscheidung erfolgt über Niere (1500 ml), Haut (500 ml), Lunge (400 ml) und Fäzes (100 ml).
Der Gesamtwasserverbrauch (Bedarf für Körperhygiene, Wäsche, Reinigung, Kochen, Haushalt, Garten) des Menschen schwankt zwischen 50 l und 1000 l/ Kopf/ Tag.
Unter Berücksichtigung des Bedarfs der Industrie liegt der Verbrauch an Trinkwasser in der Bundesrepublik (bis zum 3. 10. 90) derzeit bei 3,9 Mrd. m^3 jährlich.

Für Trinkwassergewinnung werden **Grundwasser** (Quellwasser) und **Oberflächenwasser** verwendet. Grundwasser ist meistens versickerter Niederschlag, der sich unterirdisch auf undurchlässigen bzw. wenig durchlässigen Schichten sammelt. Tritt dieses Grundwasser nach außen, spricht man von **Quellwasser.**
Oberflächenwasser sind alle sichtbaren stehenden oder fließenden Gewässer wie Bäche, Flüsse, Seen u. a.

Der Wasserbedarf wurde in der Bundesrepublik (vor dem 3. 10. 90) zu ca. ⅔ durch Grund- und Quellwasser und zu ⅓ durch Oberflächenwasser gedeckt.

Grundwasser entspricht auch heute noch am ehesten den hygienischen Anforderungen an Trinkwasser. Oberflächenwässer sind wegen der vielfältigen Einflüsse (Niederschläge mit Schadstoffen) als Trinkwasser nur bedingt geeignet.

5 Hygiene des Trinkwassers

5.1 Wasserbedarf und Wasservorkommen

Wasser ist für Mensch und Tier das wichtigste Lebensmittel. Ein totaler Wasserentzug über 3–5 Tage hinweg ist mit dem Leben nicht vereinbar. Der physiologische Wasserbedarf des Menschen liegt in Abhängigkeit vom Alter (Säuglinge haben z. B. einen sehr viel höheren Pro-Kilogramm-Bedarf als Erwachsene), Klima, der Tätigkeit und der sonstigen Nahrungsaufnahme bei durchschnittlich 2500 ml/Tag. Die Ausscheidung des Wassers erfolgt über Niere (1500 ml), Haut (500 ml), Lunge (400 ml) und Fäzes (100 ml), wobei klimatisch (Tropen) oder krankheitsbedingt (Fieber) die Abgabe über Haut und Lunge auf bis zu 10000 ml/Tag steigen kann.
Der gesamte Wasserverbrauch des Menschen liegt allerdings um ein Vielfaches höher als der physiologische Bedarf. Nach *Borneff* (1992) liegen Pro-Kopf- und Pro-Tag-Verbrauch bei Einwohnern auf dem Land bei 50 l, bei Einwohnern in der Großstadt bei 120–250 l und bei stationär behandelten Patienten bei 350 bis 1 000 l. Dieser Wasserverbrauch umfaßt den Bedarf für die Körperhygiene, die Entsorgung der Ausscheidungen, die Wäsche, das Kochen und die Reinigung im Haushalt sowie die Autowäsche und die Gartenbewässerung.
Zu diesem Wasserbedarf ist noch derjenige der Energiewirtschaft, der Industrie und der Landwirtschaft hinzuzufügen, so daß in Deutschland (bis zum 3. 10. 90) bisher jährlich ein Wasserbedarf von ca. 3,9 Milliarden Kubikmeter mit steigender Verbrauchstendenz besteht. Für das Jahr 2000 wird daher mit einem Bedarf von ca. 5 Milliarden Kubikmeter gerechnet.
Während zu Beginn der Menschheitsgeschichte der Wasserbedarf durch oberflächliche Wasservorkommen sowie Regenwasser gedeckt werden konnte, war mit der Seßhaftwerdung zumindest in Gegenden ohne ausreichende Oberflächenwasserversorgung die Ausnutzung des Grundwassers und damit die Einführung des Brunnenbaus (ca. 150 v. Chr.) angezeigt. Mit der Zunahme der Bevölkerungsdichte ergaben sich neben der Wassergewinnung Probleme des Wassertransportes zu den Siedlungsgebieten und der Abwasserbeseitigung.
Bei dem heutigen Bedarf werden praktisch alle verschiedenen Arten des Wasservorkommens – soweit möglich – für die Trinkwassergewinnung genutzt. **Grundwasser** (unterirdisches Wasser) ist meistens aus versickertem Niederschlag stammendes Wasser, das sich unterirdisch auf undurchlässigen bzw. wenig durchlässigen Schichten sammelt und dort steht oder langsam (1 m/Tag) weiterfließt. Erhält dieses Grundwasser über unterirdische Kanäle eine schnelle Fließgeschwindigkeit und tritt es nach außen, spricht man von Wasserquellen oder **Quellwasser.**
Oberflächenwasser sind alle sichtbaren stehenden oder fließenden Gewässer wie Bäche, Flüsse, Seen u. a. Eine besondere Form des Oberflächenwassers sind z. B. Talsperren, in denen überschüssige Niederschläge eines Gebietes gesammelt werden und die neben der Bereitstellung von Trinkwasser auch der Energiegewinnung dienen.
Für die Bundesrepublik (vor dem 3. 10. 90) wurde der Wasserbedarf bisher zu $>$ ⅔ durch Grund- und Quellwasser und zu $<$ ⅓ durch Oberflächenwasser gedeckt. Die Anteile ergeben sich wie folgt:

Grund- und Quellwasser	74,5 %
Uferfiltrat	5,9 %
angereichertes Grundwasser	9,8 %
Flußwasser	0,5 %
Seewasser/Talsperrenwasser	9,3 %.

Bei dieser Verteilung geht auch als wesentlicher Faktor mit ein, daß bisher immer noch das Grundwasser am ehesten den Anforderungen entspricht, die aus hygienischen Gründen an Trinkwasser gestellt werden müssen. Die Oberflächenwässer sind aufgrund der vielfältigen Einflüsse auch über die Niederschläge mit Schadstoffen behaftet (*s. a. Abschnitt 5.4, S. 514*), die z. T. zusätzlich sehr weitreichende Aufbereitungsmaßnahmen erforderlich machen, um das dann so behandelte Wasser als Trinkwasser verwenden zu können.

5.2 Aufbereitung von Rohwasser zu Trinkwasser

In Abhängigkeit vom Ausgangszustand des für die Trinkwasserversorgung vorgesehenen **Rohwassers** (Grundwasser, Oberflächenwasser) hat vor der Abgabe des Wassers vom Wasserwerk an den Endverbraucher eine mehr oder weniger aufwendige Aufbereitung zu erfolgen. Quellwasser wird noch vor dem Austritt aus dem Untergrund in eine Quellfassung gefaßt, gesammelt und abgeleitet.
Grundwasser wird über Vertikal-, Horizontalfilter- und Schachtbrunnen gewonnen.
Grundwasser, insbesondere wenn es aus größeren Tiefen gewonnen wird (> 60 m), hat in der Regel eine konstante Temperatur (8–11 °C) und ist **bakteriologisch einwandfrei.** Chemisch lassen sich nicht selten Eisen, Mangan, Schwefelwasserstoff, Huminsäuren, Tonsubstanzen und Ammonium in Mengen nachweisen, die das Wasser geschmacklich und auch von der Farbe her negativ beeinflussen. Eine Aufbereitung, z. B. über oxidative Prozesse wird dann notwendig.
Zum Schutz des Grundwassers sind in einzelnen Bundesländern sogenannte **Schutzgebietsverordnungen** erlassen worden, die Schutzzonen mit entsprechenden Verboten ausweisen.
Die **Schutzzone I,** d. h. die unmittelbare Umgebung der Wasserfassung, ist in der Regel eingezäunt und frei von landwirtschaftlicher Nutzung.
Die **Schutzzone II** umfaßt die mittelbare Umgebung der Wasserfassung. Sie ist mit einem Düngeverbot und dem Verbot der Lagerung bestimmter Stoffe wie z. B. Öle oder Chemikalien belegt.
Die **Schutzzone III** stellt einen relativ großen Bereich um die Wasserfassung dar, der vor größeren oder gefährlichen Verunreinigungen geschützt wird. Sie teilt sich ein in die Schutzzone III a, die der sogenannten 50-Tage-Linie entspricht, d. h. der Entfernung, für die das Grundwasser bis zur Brunnenfassung 50 Tage benötigt (Abbau pathogener Mikroorganismen), und die Schutzzone III b mit weiteren Nutzungseinschränkungen (Ölraffinerien, Metallhütten, chemische Fabriken, Abwasserversenkungen).
Oberflächenwasser als Rohwasser für die Trinkwassergewinnung wird bei Seen und Talsperren aus der Tiefe (ca. 30–60 m) gewonnen, um die dort herrschende gleichmäßige Temperatur von ca. 8–12 °C auszunutzen. Dennoch besteht hier ebenfalls ein Risiko der Verunreinigung, und es ist wie bei allen anderen Oberflächenwassern auch hier eine **Aufbereitung erforderlich.**
Insbesondere bei der Aufbereitung von Rohwasser aus Flüssen macht man sich die Uferfiltration, d. h. die Wasserentnahme aus einem Brunnen, der ca. 25–50 m vom Flußbett entfernt gebaut wird, zunutze. Daneben verwendet man die Methode der Grundwasseranreicherung, wobei (z. T. auch aufbereitetes) Flußwasser in einen Sickerbrunnen eingebracht und dann erneut nach natürlicher Filterung in einem Entnahmebrunnen rückgewonnen wird.
Regenwasser ist, bedingt durch die beträchtliche Schadstoffbelastung in der Luft, in der Regel ebenfalls belastet und bedarf daher vor der Verwendung als Trinkwasser der Aufbereitung.

Aufbereitungsmethoden

Als Aufbereitungsmethoden werden im wesentlichen die folgenden verwendet:

Flockungsverfahren
Zur Entfernung der organischen und anorganischen Trübstoffe wird das Rohwasser mit Eisen- oder Aluminiumsalzen versetzt. Es bilden sich Flocken, die dann sedimentieren und als Schlamm entfernt werden, während der Überstand, das Reinwasser, als Trinkwasser zur Anwendung kommt oder einer weiteren Aufbereitung zugeführt wird.

5.2 Aufbereitung von Rohwasser zu Trinkwasser

Rohwasser bedarf in der Regel einer Aufbereitung, um Trinkwasserqualität zu erhalten.

Grundwasser hat in der Regel eine konstante Temperatur (8–11 °C) und muß wegen Anteilen an Eisen, Mangan, Schwefelwasserstoff und Ammonium nicht selten über oxidative Prozesse aufbereitet werden. **Bakteriologisch ist es einwandfrei.**
Wasserschutzzonen sind über **Schutzgebietsverordnungen** festgelegt und dienen dem Schutz des Trinkwassers vor gefährlichen Verunreinigungen.

Oberflächenwasser muß wegen des Risikos der Verunreinigung für die Verwendung als Trinkwasser **aufbereitet** werden.

Uferfiltration nutzt die Filterung eines Flußbettes für die Aufbereitung von Flußwasser.
Bei der Grundwasseranreicherung wird Flußwasser in Sickerbrunnen gepumpt und nach Filterung in Entnahmebrunnen rückgewonnen.
Auch **Regenwasser** bedarf vor der Verwendung als Trinkwasser der **Aufbereitung.**

Aufbereitungsmethoden

Beim **Flockungsverfahren** wird Wasser mit Eisen- oder Aluminiumsalzen zur Entfernung der organischen und anorganischen Trübstoffe versetzt.

Die **Filtration** stellt einen Trennvorgang von festen oder gelösten Stoffen mittels Sandfiltern, Membranen bzw. adsorptiven Stoffen dar.

Filtration

Dieser Trennvorgang von festen und auch z.T. gelösten Stoffen im Rohwasser wird mittels Sandfilter, ggf. Membranen einer bestimmten Durchlässigkeit oder mit adsorptiven Stoffen, wie z.B. Aktivkohle, durchgeführt. Die Aktivkohlefilterung dient der Eliminierung von Schadstoffen wie u.a. Ozon, PAK, Chloraminen sowie von Geschmacks- und Geruchsstoffen. Für eine **Entkeimung** ist dieses Verfahren **nicht** geeignet

Das Umkehrosmoseverfahren arbeitet mit semipermeablen Membranen und hohen Filterdrücken.

Bei der Umkehrosmose, d.h. einem Membrantrennverfahren, wird das Rohwasser mit hohem Druck an einer semipermeablen Membran vorbeigeführt, das Permeat als Trinkwasser verwendet und das Konzentrat verworfen.

Für die **Wasserdesinfektion** sind aufgrund der Trinkwasserverordnung nur
1. Chlor und Abkömmlinge
2. Ozon
3. Silber und Silbersalze sowie
4. UV-Bestrahlung zugelassen.

Für die Wasserdesinfektion werden überwiegend Chlor und Ozon angewendet. Trotz besserer Wirksamkeit des Ozons steht wegen der erforderlichen Nachwirkung im Trinkwasser die Desinfektion mit Chlor (0,1 mg/l beim Verbraucher) bzw. Chlorpräparaten im Vordergrund.

Für krebserzeugende Stoffe im Trinkwasser (u.a. polyzyklische Aromate, Nitrate) ist die Eliminierung nur durch oxidative oder adsorptive Verfahren möglich.

Desinfektionsverfahren

Die Trinkwasserverordnung (vom 5.12.90) läßt nur
1. Chlor, Chlordioxid, Hypochlorit als Natrium-, Kalzium- oder Magnesiumsalz sowie Chlorkalk
2. Ozon
3. Silber, Silberchlorid und -sulfat und Natrium-Silberchlorid-Komplex und
4. UV-Bestrahlung als Desinfektionsmittel (-Verfahren) zu.

Bei überwiegendem Einsatz von Chlor einschließlich Derivaten und Ozon hat die Silberung nur noch bei der Verhinderung der Keimvermehrung in Tank- und Speicheranlagen (auf Schiffen) eine gewisse Bedeutung. Trotz besserer Wirksamkeit des Ozons steht auch wegen der erforderlichen Nachwirkung im Trinkwassernetz die Desinfektion mit Chlor bzw. Chlorpräparaten im Vordergrund. Für eine ausreichende Desinfektion ist die Dosierung so einzustellen, daß beim Verbraucher eine Mindest-Chlorkonzentration von 0,1 mg/l erreicht wird.

Bei der Anwendung von Chlorgas kommt es zur Bildung von Chlorid, Hypochlorit oder Haloformen (Trihalogenmethane). Bei Chlorung mit Chlordioxid kann es zur Bildung von Chlorit kommen.

Für bestimmte Substanzen ist die Eliminierung aus dem Wasser z.T. nur unter großem Aufwand, z.B. mit oxidativen oder adsorptiven Verfahren, möglich. Dies gilt insbesondere für krebserzeugende Stoffe im Trinkwasser (u.a. polyzyklische Aromate, Haloforme, Nitrat, *s.u.*).

UV-Strahlen sind bei einer Wellenlänge von 250–260 nm mikrobizid wirksam. Die Mindestdosis für eine wirksame Keiminaktivierung im Trinkwasser liegt zwischen 11 bis 40 nJ/cm^2. Die UV-Strahlenleistung kann durch Absorption und Reflexion durch Wasserinhaltsstoffe abgeschwächt werden. Durch Einsatz von Kombinationssystemen (Wasserfiltration plus Hochleistungsgeräte) läßt sich dieses Problem im wesentlichen ausschalten.

UV-Bestrahlung

UV-Strahlen zeigen bei einer Wellenlänge von 250–260 nm (Wirkungsoptimum 254 nm) eine intensive mikrobizide Wirkung. Sie werden durch Mikroorganismen absorbiert, wobei gleichzeitig die Oberfläche und der Kern dieser Erreger erfaßt werden und durch photochemische Umwandlung eine sofortige Inaktivierung erfolgt. Die Mindestdosis für eine wirksame Keiminaktivierung im Trinkwasser liegt zwischen 11–40 nWs/cm^2 (nJ/cm^2). Abhängig von den Anforderungen und der Wasserqualität können aber auch 90–120 nJ/cm^2 und bis 2000 nJ/cm^2 (z.B. für die Herstellung von Wasser zur Injektion in der Pharmazie) erforderlich werden.

Bei der Anwendung von UV-Strahlen ist zu beachten, daß die Strahlenleistung durch Absorption und Reflexion durch Wasserinhaltsstoffe (u.a. Eisen, Mangan, Huminsäuren) abgeschwächt werden kann. Durch den Einsatz der heute üblichen Kombinationssysteme, bei denen vor die UV-Bestrahlung noch eine einfache Wasserfiltration eingesetzt ist, und unter Ausnutzung von Hochleistungsgeräten wie z.B. der Quecksilberunterdrucklampe, die eine nahezu monochromatische Strahlung der Wellenlänge 254 nm produziert, lassen sich allerdings diese Parameter deutlich reduzieren. Der UV-Bestrahlung ist für die Trinkwasseraufbereitung eine immer größere Bedeutung zuzuweisen.

Der UV-Bestrahlung ist für die Trinkwasseraufbereitung eine immer größere Bedeutung zuzuweisen.

Beim **Ionenaustauschverfahren** werden über Ionenaustauschharze Kationen und/oder Anionen gegen im Wasser vorhandene Ionen ausgetauscht (Enthärtung).

Ionenaustauschverfahren

Bei diesem Verfahren werden über spezielle Ionenaustauschharze Kationen und/oder Anionen in das Rohwasser eingetragen und gegen vorhandene Ionen (Kalzium, Magnesium) ausgetauscht (Enthärtung). Eine Regeneration der Ionenaustauscher ist mit Kochsalz bzw. Säuren oder Laugen möglich. Die Nachteile dieser Enthärtungsmethode des Rohwassers (Trinkwassers) liegen zum einen in der leichten Verkeimung der Harze, zum anderen in dem unerwünschten Ansteigen des Natriumgehaltes im Trinkwasser im Verlaufe der

Aufbereitung sowie dem Austausch wichtiger Mineralien, wie Kalzium, Phosphor, Schwefel, Kalium, Chlor, Magnesium und den Spurenelementen, die für den Stoffwechsel des Menschen eine wesentliche Bedeutung besitzen.
Neben dem Ionenaustauschverfahren kann die Karbonathärte auch durch die **Säureentkarbonisierung** (mit Salz- oder Schwefelsäure) bzw. über die Schnellentkarbonisierung, bei der im mit Kalkmilch versetzten Rohwasser Kalziumkarbonat entsteht, beeinflußt werden.

Nachteile dieses Verfahrens sind: Verkeimung der Harze, Anstieg des Chloridgehaltes und Verlust von für den Menschen wichtigen Spurenelementen.

Die **Säureentkarbonisierung** bzw. die Schnellentkarbonisierung mit Kalkmilch beeinflußt die Karbonathärte.

5.3 Anforderungen an die Trinkwasserqualität

Vom Trinkwasser wird u. a. verlangt (DIN 2000), daß es
- farblos, klar, kühl
- geruchlich und geschmacklich einwandfrei ist
- keine gesundheitlichen Gefahren hervorruft
- keine korrosive Wirkung zeigt und
- in genügender Menge und mit entsprechendem Druck

zur Verfügung steht.
Die Übertragung von Erregern wie Salmonella typhi und Salmonella paratyphi, Shigellen, Choleravibrionen, Leptospiren, Legionellen, Hepatitis-A- und Polioviren u. a. über das Wasser sind in vielfältiger Weise beschrieben worden und stellen auch heute noch, gerade in Entwicklungsländern, eine häufige Ursache für das epidemische Auftreten von Darmerkrankungen dar. Auch wenn in Deutschland die Gefahr der über Trinkwasser induzierten Infektionskrankheiten deutlich zurückgegangen ist, darf dieser Infektionsweg nicht vernachlässigt werden.
Zudem ist heute davon auszugehen, daß man bei der Verwendung von Oberflächenwasser als Rohwasser für die Trinkwasserversorgung in der Regel ohne entsprechende Desinfektionsmaßnahmen nicht auskommen kann.
Die **Aggressivität von Wasser** mit niedrigem pH-Wert hat in den letzten Jahren dadurch Probleme bereitet, daß nach längeren Standzeiten in Wasserleitungssystemen aus Kupfer die Kupferkonzentration im Wasser ein solches Ausmaß angenommen hat, daß in vereinzelten Fällen bei Säuglingen nach Genuß dieses Wassers Leberschäden (alimentäre kupferinduzierte Leberzirrhose) aufgetreten sind. Schädigungsmöglichkeiten sind auch bei Wasserleitungssystemen aus anderen Metallen (z. B. Blei) gegeben.

5.3 Anforderungen an die Trinkwasserqualität

Vom Trinkwasser werden folgende Anforderungen erwartet:
- farblos, klar, kühl
- geruchlich und geschmacklich einwandfrei
- keine gesundheitliche Gefährdung
- keine korrosive Wirkung
- Vorhandensein in genügender Menge und mit entsprechendem Druck.

Beispiele für Übertragungen von Infektionserregern durch Wasser sind:
- S. typhi, S. paratyphi
- Shigellen
- Choleravibrionen
- Leptospiren
- Hepatitis-A-Viren
- Polioviren
- Ascaris lumbricoides.

Aggressiv wirksames Wasser kann Gesundheitsschäden hervorrufen.
Die Trinkwasserhärte sollte von Wasserwerken auf einen mittleren Bereich eingestellt werden.

Klinischer Fall

1978 trat in Ismaning eine Trinkwasserepidemie durch Shigellen auf, bei der 2400 Personen erkrankten. Als Ursache konnte ein Plumpsklo ausgemacht werden, das in der Nähe eines der Brunnenschächte (Schutzzone I), die für die Trinkwassergewinnung gebohrt worden waren, aufgestellt war. Ein Benutzer dieser Toilette hatte sich bei einem Auslandsaufenthalt mit Shigellen infiziert, und seine kontaminierten Fäkalien wurden über oberflächliche Kontaminationen in den Brunnenschacht eingebracht. Über diesen Weg erfolgte die Kontamination des Trinkwassers.

Klinischer Fall

Bei Untersuchungen von Viertklässlern auf Blutbleikonzentration an Heidelberger Schulen ließ sich ein Junge herausfinden, der deutlich höhere Blutbleikonzentrationen aufwies als alle anderen untersuchten Kinder. Auch durch intensive Befragung der Eltern konnte keine besondere Belastung ausgemacht werden. An besonderen Gewohnheiten stellte sich lediglich heraus, daß der Junge gern Wasser trank und bereits morgens vor dem Frühstück ein Glas Leitungswasser zu sich nahm. Bei der anschließenden Begehung fand sich eine Altbauwohnung, in der die Trinkwasserversorgung noch über Bleirohre erfolgte. Bei einem ausgesprochen weichen Wasser (1–2 deutsche Härtegrade) war insbesondere am Morgen der Bleianteil im Trinkwasser deutlich erhöht. Es wurde daher empfohlen, das Wasserleitungssystem zu erneuern. Als Sofortmaßnahme wurde veranlaßt, vor der Benutzung des Wassers über einen längeren Zeitraum hinweg das Wasser aus der Wasserleitung ablaufen zu lassen, um stehendes Trinkwasser mit hohen Bleianteilen zu entfernen.

Gesetzliche Regelung zur Bereitstellung und Kontrolle von Trinkwasser

Die Anforderungen an die Qualität des Trinkwassers sind durch die Trinkwasserverordnung (TrinkwV) geregelt.
Die TrinkwV legt Grenz- bzw. Richtwerte fest für:
- bakteriologische Kenngrößen
- sensorische Kenngrößen
- physikalisch-chemische Kenngrößen
- chemische Stoffe
- sonstige chemische Substanzen.

Das Trinkwasser ist regelmäßig auf bestimmte Erreger zu untersuchen.

Die wesentlichen **bakteriologischen Kenngrößen** sind:
kein Nachweis von E. coli in 100 ml
kein Nachweis von coliformen Keimen und Enterokokken in 100 ml
≦ 100 KBE/ml bei 20 °C/36 °C Bebrütung
≦ 20 KBE/ml bei desinfiziertem Trinkwasser und bei 20 °C Bebrütung
≦ 100 KBE/ml bei 36 °C Bebrütung (bei Einzelversorgung 1000 m^3/Jahr)
≦ 1000 KBE/ml bei 20 °C Bebrütung.

Auf Anordnung der Behörde kann auf weitere Mikroorganismen (sulfitreduzierende Anaerobier, Pseudomonas aeruginosa, pathogene Staphylokokken, Fäkalbakteriophagen oder enteropathogene Viren und im Verdachtsfall auf Salmonellen, Shigellen oder andere potentielle Epidemieerreger) untersucht werden.

Merke ▶

In ▦ E-**12** sind die sensorischen und physikalisch-chemischen Kenngrößen sowie die Grenzwerte für chemische Substanzen festgelegt.

Die zuständige Behörde (Gesundheitsamt) kann Häufigkeit und Umfang der Untersuchungen festlegen.

Gesetzliche Regelung zur Bereitstellung und Kontrolle von Trinkwasser

Gestützt auf das Bundesseuchengesetz und das Lebensmittel- und Bedarfsgegenständegesetz ist die Trinkwasserverordnung (TrinkwV) als bundeseinheitliche Regelung 1974 in Kraft getreten. Bei der Novellierung vom 22.5.86 (BGBl. I, S. 760) wurde die EG-Richtlinie über die Qualität von Wasser für den menschlichen Gebrauch vom 15.7.80 integriert und damit eine Reihe von Änderungen eingeführt. Eine weitere Novellierung der TrinkwV ist 1990 vorgenommen worden.
Die TrinkwV legt Grenz- bzw. Richtwerte fest für:
- bakteriologische Kenngrößen
- sensorische Kenngrößen
- physikalisch-chemische Kenngrößen
- chemische Stoffe
- sonstige chemische Substanzen.

Bei den **bakteriologischen Kenngrößen** werden die Erreger aufgeführt, auf die das Trinkwasser regelmäßig zu untersuchen ist, und gleichzeitig werden Keimkonzentrationen genannt, bei deren Überschreiten entsprechende Maßnahmen zu ergreifen sind.
Die Kenngrößen setzen sich wie folgt zusammen:
kein Nachweis von E. coli in 100 ml
kein Nachweis von coliformen Keimen und Enterokokken in 100 ml
≦ 100 KBE (koloniebildende Einheiten)/ml bei 20 °C/36 °C Bebrütung
≦ 20 KBE/ml bei desinfiziertem Trinkwasser und bei 20 °C Bebrütung
≦ 100 KBE/ml bei 36 °C Bebrütung (bei Einzelversorgung 1000 m^3/Jahr)
≦ 1000 KBE/ml bei 20 °C Bebrütung (Einzelversorgung 1000 m^3/Jahr).
Der Nachweis von E. coli in 100 ml ist als Hinweis auf Verunreinigungen durch Fäkalien zu werten.
Auf Anordnung der Behörde (z.B. Staatliches Gesundheitsamt) kann auf weitere Mikroorganismen untersucht werden, und zwar auf sulfitreduzierende Anaerobier (diese sind zuverlässige Indikatorkeime für länger zurückliegende Verunreinigungen, da sie im Wasser längere Zeit verweilen können), Pseudomonas aeruginosa, pathogene Staphylokokken, Fäkalbakteriophagen oder enteropathogene Viren. Daneben legen die TrinkwV wie auch das BSeuchG fest, im Verdachtsfall auf Salmonellen, Shigellen oder andere potentielle Epidemieerreger zu untersuchen, so daß hier alle Voraussetzungen für die Prävention von Epidemien mit infektiösen Erregern über das Wasser gegeben sind.

> ▶ ***Merke.*** Als Fäkalindikatoren zählen: • E. coli • koliforme Keime • Enterokokken • Staphylococcus aureus • Koprosterin.

▦ E-**12** zeigt Art der Kenngrößen und Substanzen sowie jeweilige Grenzwerte für die Überprüfung der sensorischen und physikalisch-chemischen Kenngrößen und die der chemischen Substanzen. Danach sind für Kadmium, Nitrat, polyzyklische aromatische Kohlenwasserstoffe und für Quecksilber die Grenzwerte deutlich verschärft worden, zudem ist der Grenzwert des Nitrats von 90 mg/l auf 50 mg/l herabgesetzt worden. Letztere Maßnahme hat gerade in den Bereichen, wo die Belastung des Grundwassers durch Nitrat als Folge einer unkontrollierten Gülledüngung stetig zugenommen hat, zu heftigen Diskussionen geführt. Die Einhaltung dieses Grenzwertes ist hier meistens nur dadurch zu erreichen, daß eine Verschneidung des Wassers, d.h. die Mischung von nitrathaltigem mit nitratarmem Trinkwasser durchgeführt wird.
Bei den in ▦ E-**12** unter Nr. 13a aufgeführten chemischen Stoffen zur Pflanzenbehandlung und Schädlingsbekämpfung, einschließlich toxischer Hauptabbauprodukte muß befürchtet werden, daß wegen der langen Persistenz eines großen Teils dieser Stoffe und der langsamen Wanderungsgeschwindigkeit im Boden sowie weiterer noch nicht bekannter Einflußgrößen die bereits jetzt im Grundwasser nachgewiesenen Mengen erst einen Anfang einer bisher unbekannten Trinkwasserbelastung darstellen.

E-12: Grenzwerte der Trinkwasserverordnung (Auszug)

Lfd. Nr.	Bezeichnung	Grenzwert mg/l
a	b	c
1	Arsen	0,01
2	Blei	0,04
3	Cadmium	0,005
4	Chrom	0,05
5	Cyanid	0,05
6	Fluorid	1,5
7	Nickel	0,05
8	Nitrat	50
9	Nitrit	0,1
10	Quecksilber	0,001
11	Polyzyklische aromatische Kohlenwasserstoffe ▷ Fluoranthen ▷ Benzo-(b)-Fluoranthen ▷ Benzo-(k)-Fluoranthen ▷ Benzo-(a)-Pyren ▷ Benz-(ghi)-Perylen ▷ Indeno-(1, 2, 3-cd)-Pyren	0,0002
12	Organische Chlorverbindungen ▷ 1,1,1-Trichlorethan Trichlorethen, Tetrachlorethen Dichlormethan ▷ Tetrachlorkohlenstoff	 0,01 0,003
13	a) chemische Stoffe zur Pflanzenbehandlung und Schädlingsbekämpfung einschließlich toxischer Hauptabbauprodukte und b) polychlorierte, polybromierte Biphenyle und Terphenyle	einzelne Substanz 0,0001 insgesamt 0,0005
I. Sensorische Kenngrößen		
a	b	c
1	Färbung (spektraler Absorptionskoeffizient Hg 436 nm)	0,5 m^{-1}
2	Trübung	1,5 Trübungseinheit/Formazin
3	Geruchsschwellenwert	2 bei 12 °C; 3 bei 25 °C
II. Physikalisch-chemische Kenngrößen		
4	Temperatur	25 C
5	pH-Wert	nicht unter 6,5, nicht über 9,5 a) bei metallischen oder zementhaltigen Werkstoffen darf im pH-Bereich 6,5 bis 8,0 der pH-Wert des abgegebenen Wassers nicht mehr als 0,2 pH-Einheiten unter dem pH-Wert der Calziumcarbonatsättigung liegen; b) bei Faserzement-Werkstoffen darf im pH-Bereich 6,5–9,5 der pH-Wert des abgegebenen Wassers nicht unter dem pH-Wert der Calciumcarbonatsättigung liegen;
6	Leitfähigkeit	2000 μ S cm^{-1} bei 25 °C
7	Oxidierbarkeit	5 mg O_2/l
III. Grenzwerte für chemische Stoffe		
8	Aluminium	0,2
9	Ammonium	0,5
10	Eisen	0,2
11	Kalium	12
12	Magnesium	50
13	Mangan	0,05
14	Natrium	150
15	Silber	0,01
16	Sulfat	240
17	oberflächenaktive Stoffe a) anionische b) nicht ionische	0,2

Bei Lebensmittelbetrieben dürfen die Intervalle zwischen den Trinkwasseruntersuchungen 1 Jahr nicht überschreiten.

Häufigkeit und Umfang der Untersuchungen, entsprechend der TrinkwV, können durch die zuständige Behörde (z.B. Staatliches Gesundheitsamt) aufgrund der erhobenen Befunde verändert bzw. angepaßt werden. Bei den Lebensmittelbetrieben dürfen allerdings die Intervalle zwischen den Trinkwasseruntersuchungen 1 Jahr nicht überschreiten.

Weitere Gesetze zum Schutz des Trinkwassers
Das Waschmittelgesetz von 1975 regelt Zusammensetzung und Verwendung von Wasch- und Reinigungsmitteln.
Das Wasserhaushaltsgesetz 1976 regelt Anforderungen an die Reinigung von Abwasser und Lagerung sowie den Transport von wassergefährdenden Stoffen.
Das Abwasserabgabengesetz von 1976 legt Schadeinheiten in Abwässern fest und regelt hieraus die zu zahlenden Abgaben.

Weitere Gesetze zum Schutz des Trinkwassers

Aufgrund der Erkenntnis, daß die Selbstreinigungskraft der Gewässer überfordert worden war, wurden Mitte der 70er Jahre Gesetzgebungsinitiativen zum Schutz des Wasserhaushaltes realisiert.
1975 trat das Waschmittelgesetz in Kraft, das die Zusammensetzung und Verwendung von Wasch- und Reinigungsmitteln regelt.
1976 wurde das Wasserhaushaltsgesetz novelliert und damit Anforderungen an die Reinigung von Abwässern sowie einheitliche Vorschriften für das Lagern und den Transport von wassergefährdenden Stoffen erstellt.
Ebenfalls 1976 trat das Abwasserabgabengesetz in Kraft, das die Schadeinheiten in Abwässern auf der Grundlage der Abwassermenge der absetzbaren Stoffe, der oxidierbaren Stoffe, der Schwermetalle Kadmium und Quecksilber und der Fischgiftigkeit festlegt und die sich hieraus ergebenden Abgaben regelt. Daneben wurden Länderverordnungen über Lagern, Abfüllen und Umschlagen von wassergefährdenden Stoffen erlassen.
Auch aufgrund solcher gesetzlicher Regelungen war es möglich, in der Bundesrepublik die Zahl der Wohnungen mit Anschluß an eine geregelte Abwasserentsorgung von 38 % 1968 auf 90 % 1985 zu erweitern.

5.4 Bewertung des Trinkwassers Schadstoffe im Trinkwasser

5.4 Bewertung des Trinkwassers – Schadstoffe im Trinkwasser

Wasserhärte beschreibt die Konzentration der im Wasser enthaltenen Erdalkalien. Diese führen bei Erhitzung zu Wasserstein (Kesselstein) und damit zu Ablagerungen bzw. Rohrverkrustungen.
1° dH (Grad deutscher Härte) entspricht 0,36 mmol MgO.
Ein mittelhartes Wasser hat 8–18° dH.

Oberflächenwasser ist noch z. T. sehr deutlich mit Schwermetallen sowie Phosphat und Nitrat belastet.

Ebenfalls besteht wegen der Bioakkumulation eine zunehmende Verunreinigung durch Kohlenwasserstoffe.

Fluoride, die im menschlichen Körper kumulieren, haben z. T. schädliche Wirkungen (Zahnflecken, Fluorose), nehmen aber auch Schutzfunktionen bei der Kariesprophylaxe wahr.

In Deutschland wird keine Fluoridisierung des Trinkwassers vorgenommen.

Die Wasserhärte beschreibt die Konzentration der im Wasser enthaltenen Erdalkalien. Diese führen bei Erhitzung zu Wasserstein (Kesselstein) und damit zu Ablagerungen bzw. Rohrverkrustungen. Ein Grad deutscher Härte (1° dH) entspricht z.B. 7,19 MgO/l = 0,36 mmol MgO. Bei Härtegraden von 0–4 spricht man von sehr weichem Wasser, bei 4–8 von weichem Wasser, bei 8–18 von mittelhartem Wasser, bei 18–30 von hartem und bei über 30 von sehr hartem Wasser. Epidemiologische Studien der letzten Jahre deuten auf eine positive Korrelation zwischen Wasser geringerer Härte und zunehmenden Koronarerkrankungen hin, es konnte bisher allerdings kein Kausalzusammenhang dargestellt werden.
Obwohl durch das Abwasserabgabengesetz insbesondere die Schadstoffe im Industrieabwasser deutlich reduziert werden konnten und damit eine Verringerung z.B. des Schwermetallgehaltes in den Flüssen (Rhein, Donau, Neckar) stattgefunden hat, muß immer noch mit einer sehr deutlichen Belastung der Sedimente in den Flüssen gerechnet werden. Ebenfalls findet sich in den Oberflächenwässern eine deutliche Belastung mit Phosphat und anderen Salzen.
Wegen der Bioakkumulation ist mit einer zunehmenden Verunreinigung durch Kohlenwasserstoffe, die bisher nur zu einem Bruchteil erfaßt werden können, zu rechnen. Das Spektrum reicht hier von den leicht flüchtigen halogenierten Kohlenwasserstoffen über die polyzyklischen aromatischen Kohlenwasserstoffe bis hin zu den polychlorierten Biphenylen.
Die Fluoride, d.h. schwerlösliche Bodenmineralien, die im menschlichen Körper kumulieren können und sich dann bevorzugt in den Knochen ablagern, haben aufgrund ihrer schädlichen, aber auch positiven Wirkung beim Menschen Bedeutung erlangt. Schäden wie Zahnflecken oder Fluorose stehen auf der anderen Seite Schutzfunktionen bei der Kariesprophylaxe gegenüber. In Deutschland ist es nach heftigsten Diskussionen nicht zur generellen Fluoridierung des Trinkwassers gekommen, sondern man hat sich für die Verabreichung von Fluoriden in Tablettenform während einer bestimmten kindlichen Wachstumsphase entschieden.

> **Merke.** Während die für den Menschen schädliche Dosis von **Nitrat** bei 8–15 g liegt, kann das Nitrit schon im Milligrammbereich toxische Reaktionen beim Menschen hervorrufen und über verschiedene Wege auch aus Nitrat produziert werden.

◄ Merke

Bei den Erkrankungen stehen vor allen Dingen die **Methämoglobinämie bei Säuglingen** und die **Ausbildung von Nitrosaminen** als mögliche Vorstufen für kanzerogene Substanzen im Vordergrund. Bei den letzteren ist allerdings davon auszugehen, daß eine Aufnahme über die sonstigen Nahrungsmittel mengenmäßig eine wesentlich größere Bedeutung hat als die über das Trinkwasser.

Durch Nitrat (Nitrit) bedingte Risiken sind **Methämoglobinämie** bei Säuglingen und **Nitrosaminbildung.**

5.5 Besondere Wasserarten (Tafelwasser – Mineralwasser – Heilwasser)

5.5 Besondere Wasserarten (Tafelwasser – Mineralwasser – Heilwasser)

Für Mineral- und Tafelwasser sind in der Deutschen Mineral- und Tafelwasserverordnung vom 1.8.84 (BGB1. I, S. 1036) die entsprechenden Anforderungen definiert worden. So handelt es sich beim **Mineralwasser** um unterirdisch vor Verunreinigungen geschütztes Wasser, das bestimmte Mineralstoffe, Spurenelemente oder sonstige Bestandteile mit ernährungsphysiologischen Wirkungen enthält.

Mineralwasser ist durch seinen unterirdischen Ursprung vor Verunreinigungen geschützt. Es enthält Mineralstoffe und Spurenelemente.

Tafelwasser erfüllt bestimmte Voraussetzungen bezüglich chemischer Grenzwerte und enthält eine oder mehrere der folgenden Stoffe, die, falls sie natürlicherweise nicht vorhanden sind, auch zugesetzt werden können:
- natürliches salzreiches Wasser (Natursole, Meerwasser)
- Natriumchlorid oder Kalziumchlorid
- Natriumkarbonat oder Kalziumkarbonat
- Kalziumkarbonat oder Magnesiumkarbonat
- Kohlendioxid.

Mineral- und Tafelwasser unterliegen, soweit sie gewerblich in den Verkehr gebracht werden, den Kontrollen, die sich aus der obengenannten Verordnung ergeben. Die Qualität ist mit einer wissenschaftlichen Analyse zu belegen und sie bedarf der offiziellen Anerkennung durch die Behörde.
Im Vergleich zur biologischen Trinkwasserkontrolle ist das Spektrum der zu kontrollierenden Keime beim Mineral- und Tafelwasser erweitert. Neben E. coli und Coliformen ist auch auf Vorhandensein von Pseudomonas aeruginosa, Fäkalstreptokokken und sulfitreduzierenden sporenbildenden Anaerobiern zu untersuchen.

Tafelwasser hat Voraussetzungen bezüglich chemischer Grenzwerte und dem Vorhandensein bestimmter chemischer Stoffe zu erfüllen:
- natürliches salzreiches Wasser
- Natriumchlorid oder Kalziumchlorid
- Natriumkarbonat oder Kalziumkarbonat
- Kalziumkarbonat oder Magnesiumkarbonat
- Kohlendioxid.

Bei den bakteriologischen Kenngrößen ist Mineralwasser zusätzlich zu den bakteriologischen Anforderungen bei Trinkwasser auf das Vorhandensein von Pseudomonas aeruginosa, Fäkalstreptokokken und sulfitreduzierenden sporenbildenden Anaerobiern zu untersuchen.

Heilwässer sind natürlich zutage tretende oder künstlich erschlossene Wässer, die aufgrund ihrer chemischen Zusammensetzung, ihrer physikalischen Eigenschaften oder empirisch gewonnener Erfahrungen für Heilzwecke Verwendung finden. Somit sind Heilwässer definitionsgemäß auch als **Arzneimittel** anzusehen, da sie intern und extern zur Beseitigung, Minderung oder Verhütung von Krankheiten verwendet werden können.
Heilwässer unterstehen somit dem Arzneimittelgesetz. Bezüglich der einzuhaltenden mikrobiologischen Kontrollparameter müssen allerdings die Heilwässer zur oralen Anwendung den Anforderungen der Mineral- und Tafelwasserverordnung entsprechen.

Heilwässer sind natürliche Wässer, die für Heilzwecke Verwendung finden. Sie sind daher definitionsgemäß **Arzneimittel.**
Heilwässer unterstehen dem Arzneimittelgesetz. Bei oraler Anwendung müssen sie zudem den Anforderungen der Mineral- und Tafelwasserverordnung entsprechen.

6 Hygiene des Badewassers

6.1 Einleitung

Aus der Sicht der Infektionshygiene bestehen durch Badewasser umfangreiche Möglichkeiten zur Übertragung von Erregern infektiöser Erkrankungen.

6.2 Natürliche Badewässer

Merke ▶

Durch eine Ortsbesichtigung sollen die hygienischen Verhältnisse der Badestelle beurteilt werden. Durch Feststellung des Geruchs und der Färbung sowie durch Laboruntersuchungen wird festgestellt, ob das Badewaser den EG-Richtlinien entspricht. Diese Richtlinien legen Grenzwerte fest und Leitwerte, die deutlich unter den Grenzwerten liegen und deren Einhaltung angestrebt wird.

6.3 Künstliche Badewässer

6.3.1 Schmutz- und Keimeintrag ins Schwimmbad

Der mit 0,5 g organischer Substanz anzusetzende Eintrag von Epithelien, Sekreten, Körperpflegemitteln usw. läßt sich **durch Reinigung vor dem Baden um etwa zwei Drittel reduzieren.**

Organische Belastungen (s. o.) beeinflussen die Desinfektionsleistung des Badewassers und führen erst durch Verbindung mit Chlor zu schleimhautreizenden bzw. gesundheitsschädlichen Stoffen.

Besonders hoch ist der Schmutzeintrag in Warmwassersprudelbecken.

6 Hygiene des Badewassers

6.1 Einleitung

In keinem anderen Bereich des Zusammenlebens haben Menschen mit unterschiedlichstem Körperbewußtsein, Gesundheitszustand und Sozialempfinden, hygienisch-mikrobiologisch gesehen, so engen Körperkontakt miteinander wie im Badewasser. Nirgends sonst unterzieht sich der Mensch freiwillig dem direkten Kontakt mit Fäkalverunreinigungen, Urin, Nasen- und Rachenschleim, Schmutzpartikeln und Keimen seiner Mitmenschen, sei es in natürlichen oder künstlichen Badewässern.

6.2 Natürliche Badewässer

▶ ***Merke.*** Die Prüfung, ob natürliche Oberflächengewässer (Flüsse, Seen, Meer) den hygienischen Anforderungen entsprechen, gehört zu den Aufgabengebieten der örtlichen Gesundheitsämter.

Dabei ist durch eine Ortsbesichtigung, bei der die allgemeinen hygienischen Verhältnisse einer Badestelle beurteilt werden und eine grob sinnliche Prüfung des Badewassers (Färbung, Geruch) vorgenommen wird, und durch Laboruntersuchungen festzustellen, ob das Badewasser den in einer EG-Richtlinie festgelegten physikalischen, chemischen und mikrobiologischen Parametern entspricht.
Entsprechend dem allgemeinen Minimierungsgebot legt die EG-Richtlinie neben Grenzwerten, die die Schließung einer Badestelle zur Konsequenz haben, sogenannte Leitwerte fest, die deutlich unter den Grenzwerten liegen und deren Einhaltung angestrebt werden sollte.
Eutrophe Gewässer begünstigen die saisonale Massenvermehrung von Blaualgen, die insbesondere bei Kleinkindern durch orale Aufnahme von Algentoxinen zu akuten Gesundheitsstörungen führen können (z. B. Brechdurchfall, Fieber) bzw. durch Direktkontakt zu Konjunktivitiden und Dermatitiden.

6.3 Künstliche Badewässer

6.3.1 Schmutz- und Keimeintrag ins Schwimmbad

Jeder badende Erwachsene gibt etwa 0,5 Gramm organische Substanz an das Wasser ab. Es handelt sich vor allem um abgeschilferte Epithelien, Hauttalg, Schweiß, Schleim aus dem Nasen-Rachen-Raum, Speichel, Haare, Fäzesreste, Harnbestandteile, Salben, Sonnenschutzöle, Kosmetika und Seifenreste. **Durch eine vorhergehende gründliche Reinigung lassen sich diese Substanzen zu etwa zwei Dritteln entfernen.**
Diese Belastungsstoffe wirken sich im Badewasser aus folgenden Gründen negativ aus: 1. durch die Störung der Desinfektionswirkung infolge Chlorzehrung, Herabsetzung der Redoxspannung und Verminderung der Keimtötung durch Ausbildung von schützenden Kolloidbelägen auf der Oberfläche der Mikroorganismen und 2. durch die Bildung unerwünschter Nebenprodukte mit Chlor wie Stickstoffverbindungen und chlororganische Verbindungen.
Besonders hoch ist der Schmutzeintrag in Warmsprudelbecken (Whirlpool). Aufgrund der Massageeffekte und der erhöhten Temperaturen werden etwa 50 % mehr organische Substanzen von jedem Besucher abgegeben.

> **Merke.** Als Maß für die Belastung eines Badewassers mit Schmutzstoffen kann der **Kaliumpermanganatverbrauch** ($KMnO_4$-Verbrauch) herangezogen werden. Er gibt Aufschluß über die Menge an oxidierbaren organischen Stoffen im Wasser und wird auch als »Oxidierbarkeit« eines Badewassers bezeichnet.

◀ Merke

Die oberen 50 cm der Wasserschicht in einem Schwimmbecken sind einer besonderen Belastung mit Schmutzstoffen und Keimen ausgesetzt. Vom Badenden werden ständig Schleimsubstanzen aus Nase und Rachen während des Badens abgegeben. Es bildet sich ein keimreicher Oberflächenfilm auf dem Wasser. An der Grenzschicht Luft-Wasser ist die Chlorkonzentration niedriger als in tieferen Schichten. Der Chlorgehalt kann unter Umständen so weit absinken, daß an der Wasseroberfläche befindliche Keime, vor allem schleimumhüllte Bakterien und Viren, nicht abgetötet werden. Nur durch entsprechende Wasserführung und optimale Verteilung des Desinfektionsmittels kann in dieser Zone bakteriologisch einwandfreies Wasser erhalten werden.
Filterbeläge können bei Überlastung der Filteranlage zum Ursprungsort zusätzlicher Verkeimung des Badewassers werden.

Der sich aus keimreichen Sekreten und organischen Substanzen bildende Oberflächenfilm auf dem Badewasser stellt für das Desinfektionsmittel Chlor eine erhebliche Erschwernis dar, zumal die Chlorkonzentration an der Grenzschicht Luft/Wasser niedriger als in tieferen Schichten ist.
Durch den Rückhalt von organischen Bestandteilen in den Filteranlagen können sich Bakterien vermehren.

6.3.2 Infektionsmöglichkeiten im Schwimmbad

Der Badegast kann sich über die Haut, über die Schleimhäute (Konjunktiva, Nasen-, Mund- und Rachenraum, Vagina) und oral über den Magen und Darm infizieren. Die wichtigste Rolle spielt dabei die »Eintrittspforte« Schleimhaut.

6.3.2 Infektionsmöglichkeiten im Schwimmbad
Die Schleimhäute stellen die wichtigste Eintrittspforte für Infektionserreger im Badewasser dar.

> **Merke.** Mehr als die Hälfte aller Erkrankungen, die im Schwimmbad erworben werden, wird über die Schleimhäute der Nase, des Rachens, der Augen (z.B. »Schwimmbadkonjunktivitis« durch Viren und Chlamydien) und der Ohren (z.B. Otitis externa durch Pseudomonas aeruginosa) übertragen.

◀ Merke

Als Gründe für die Häufigkeit von Schleimhautinfektionen sind die Abkühlung der Schleimhäute durch das Wasser = herabgesetzte Durchblutung = verminderte Abwehr, die Reizwirkungen durch Chlorverbindungen und der unmittelbare Kontakt mit dem keimreichen Oberflächenfilm des Wassers anzusehen. Eine Reizwirkung der Schleimhäute kann auch durch intensive Sonneneinstrahlung in Freibädern erfolgen. Vereinzelt konnten z.T. letal verlaufende Meningoenzephalitiden mit freilebenden Wasseramöben (Naegleria) in einen kausalen Zusammenhang mit dem Besuch natürlicher Badegewässer und Schwimmbäder gebracht werden.
Andererseits ist eine Infektion über den Magen- und Darmtrakt unwahrscheinlich. Der Grund hierfür liegt darin, daß relativ geringe Mengen Wasser während des Badens aufgenommen werden. Ein Schwimmer verschluckt während des Badens durchschnittlich 30–60 ml Wasser. Diese Mengen reichen nicht aus, um die notwendige Infektionsdosis zu erreichen.
Der Einfluß der Vorreinigung auf den Eintrag an pathogenen Keimen ist nicht so bedeutsam wie zu wünschen wäre, da der Hauptteil dieser Keime aus der Mundhöhle, der Nase und dem After ausgespült wird. Keine Bedeutung kommt, wie früher angenommen, Infektionen durch Salmonellen und Leptospiren zu. Dagegen sind Infektionen durch Staphylokokken, Streptokokken, Pseudomonas aeruginosa, Mycobacterium balnei und Helminthen gesichert, durch Adenoviren und Enteroviren als wahrscheinlich anzusehen. Die Bedeutung von Trichomonas, Hepatitisviren (Hep. A und E) und Candida ist bisher nicht gesichert.
Nach Besuch von Warmsprudelbecken, aber auch von Schwimmbädern, »Hot tubs« o.ä. wurde ein z.T. epidemisches Auftreten der sog. Whirlpool-Dermatitis beobachtet, die durch Pseudomonas aeruginosa hervorgerufen wird.

Als Gründe dafür sind die Abkühlung der Schleimhäute = herabgesetzte Durchblutung = verminderte Abwehr, die Reizwirkung der Chlorverbindungen und der Kontakt mit dem keimreichen Oberflächenfilm zu nennen.

Gastrointestinale Infektionen durch Badewasser sind nur schwer vorstellbar, da die durchschnittliche Menge des verschluckten Wassers nicht ausreicht, um notwendige Infektionsdosen zu erreichen.
Staphylokokken, Streptokokken, Pseudomonas aeruginosa, bestimmte atypische Mykobakterien, Helminthen, Adeno- und Enteroviren können durch unzureichend aufbereitetes Schwimmbadwasser übertragen werden.

6.3.3 Einführung in die Technik der Badewasseraufbereitung

Aufbereitung und Desinfektion von Schwimm- und Badebeckenwasser erfordern einen erheblichen Aufwand, der spezifischen Störgrößen sofort durch eine Meß-, Regel- und Steuerungstechnologie begegnen können muß. Der Desinfektion kommt bei der Aufbereitung von Schwimmbeckenwasser eine große Bedeutung zu.

6.3.3 Einführung in die Technik der Badewasseraufbereitung

Im Gegensatz zu den natürlichen Badegewässern besteht beim künstlichen Badegewässer ein ungünstiges Verhältnis von Badegast zu dem zur Verfügung stehenden Wasservolumen. Schwimm- und Badebeckenwasser muß daher aufbereitet werden.
Zur Aufrechterhaltung eines sauberen und hygienisch unbedenklichen Schwimmbadwassers bedarf es erheblicher finanzieller und technischer Aufwendungen. Nur durch das Zusammenwirken von Wasseraufbereitung und Desinfektion, Beckendurchströmung und -gestaltung, Frischwasserzusatz, sowie dem Meß- und Regelsystem zur Prozeßsteuerung können die hygienischen Anforderungen eingehalten werden.
Der Desinfektion kommt bei der Aufbereitung von Schwimmbeckenwasser eine besondere Bedeutung zu.

Merke ▶

▶ ***Merke.*** Unter Desinfektion versteht man im Hinblick auf die Schwimmbeckenwasseraufbereitung die Abtötung bzw. Inaktivierung von Erregern übertragbarer Krankheiten durch den Zusatz oxidierend wirkender Stoffe.

Durch chemische Bindung von Chlor an organische Stoffe, die sog. **Chlorzehrung,** wird der Gehalt an aktivem freiem Chlor gesenkt.
Durch Zugabe eines Flockungsmittels wird kolloidal gelöster Schmutz in eine filtrierfähige Form überführt und in einem Kiesfilter abgeschieden. Dem so gereinigten Badewasser wird vor Rücklauf in das Badebecken als Desinfektionsmittel Chlor zugesetzt.

Gebundenes Chlor zeigt eine geringere bakterizide Wirkung als freies Chlor.

Bei der Desinfektion durch Chlor und Chlorverbindungen entsteht in jedem Fall die unterchlorige Säure, die als eigentliche Wirksubstanz für die Desinfektion zur Verfügung stehen muß. Die Wirkung des Chlors bei der Desinfektion wird vom pH-Wert, der Temperatur, dem Gehalt an freiem wirksamem Chlor, der Einwirkungszeit, dem Verschmutzungsgrad und der Verkeimung des Wassers beeinflußt. Der Verschmutzungsgrad des Wassers ist durch eine Flockungsfiltration zu beeinflussen. Dabei werden Schmutzpartikel und -stoffe durch Zugabe von Flockungsmitteln in ihrer Teilchengröße angehoben und so anschließend in einem Kiesfilter abgeschieden. Je mehr Verunreinigungen durch Flockung und Filtration aus dem Wasser entfernt sind, desto besser ist die Desinfektionswirkung des Chlors, das nach der Filterung in das Wasser zudosiert wird, bevor dieses wieder dem Schwimmbecken als sog. Reinwasser zufließt. Verunreinigungen binden freies Chlor, es entsteht das gebundene Chlor. Darunter versteht man die chlorierten Stickstoffverbindungen, in erster Linie die Chloramine. Dieser Vorgang wird auch als **Chlorzehrung** bezeichnet. Diese Chloramine haben nur eine geringe bakterizide Wirkung, und ihre Keimabtötungsgeschwindigkeit ist, verglichen mit freiem wirksamem Chlor, wesentlich langsamer. Man macht die chlorierten Stickstoffverbindungen zudem für den Geruch des Wassers, den typischen »Hallenbadgeruch«, und für Augen- und Schleimhautreizungen des Nasen- und Rachenraumes mitverantwortlich. Für Trihalogenmethane wird die Novellierung der DIN 19643 einen Richtwert von 0,02 mg/l einführen.

Merke ▶

▶ ***Merke.*** Die Chlorung des Schwimm- und Badebeckenwassers soll so erfolgen, daß die Aufrechterhaltung einer Mindestkonzentration an »freiem Chlor« gewährleistet ist.

Ozon wird als Oxidationsmittel nur in der Aufbereitungsanlage von Badewasser eingesetzt und muß vor Rückfluß des Wassers aus toxikologischen Gründen entfernt werden.

Ozon ist ein noch intensiveres Oxidationsmittel als Chlor, darf aber aufgrund seiner erheblichen Toxizität hierzulande nicht im Schwimmbeckenwasser vorhanden sein. Es kann jedoch in der Schwimmbadwasseraufbereitungsanlage als Oxidationsmittel eingesetzt werden, wo es eine Steigerung des oxidativen Abbaus der organischen Belastungsstoffe bewirkt. Das Wasser muß allerdings danach durch Aktivkohlefilter ozonfrei gemacht und vor Wiedereintritt in das Becken gechlort werden. Auch in sog. Ozonschwimmbecken wird also im Schwimmbeckenwasser die notwendige Desinfektionsleistung nur durch Chlor erreicht. Dabei werden allerdings geringere Konzentrationen benötigt.

6.3.4 Anforderungen an das Schwimmbeckenwasser und an Warmsprudelbecken nach der DIN 19643

In den 1972 veröffentlichten KOK-Richtlinien (KOK-Koordinierungskreis) für Bäderbau wurden erstmals mikrobiologische und technologische Bedingungen ausgearbeitet, die eine hygienisch einwandfreie Badewassergüte gewährleisten sollen. Diese Richtlinien wurden von einer Fachkommission, ergänzt durch neue Erkenntnisse auf dem Gebiet des Bäderbaus, in die DIN 19643 »Aufbereitung und Desinfektion von Schwimm- und Badebeckenwasser« überführt. Zweck dieser Norm ist es, eine gute gleichbleibende Beschaffenheit des Badewassers in bezug auf Hygiene, Sicherheit und Ästhetik zu erzielen, damit eine Schädigung der menschlichen Gesundheit, insbesondere durch Krankheitserreger, nicht zu befürchten ist. Mit dieser Zielsetzung der DIN 19643 wird fast wörtlich Bezug auf den § 11 des Bundesseuchengesetzes genommen. Eine entsprechende Badewasserverordnung wird seit Jahren vorbereitet.

6.3.4 Anforderungen an das Schwimmbeckenwasser und an Warmsprudelbecken nach der DIN 19643
Die DIN 19643 enthält die hygienerelevanten Anforderungen an ein hygienisch unbedenkliches Badewasser. Sie wird derzeit für die Bewertung herangezogen, ob ein Badewasser den Bestimmungen des § 11 BSeuchG entspricht.

Die mikrobiologischen Anforderungen sind von den Trinkwasseruntersuchungen übernommen worden. Dort gilt **E. coli als Indikator für fäkale Verunreinigungen** und damit als Gefahr der Verbreitung von Typhus, Paratyphus, Cholera und Ruhr. Wie bereits oben erwähnt, kommt dem Übertragungsweg über den Intestinaltrakt durch Verschlucken des Wassers im Schwimmbad weniger Bedeutung zu. Die mikrobiologische Beurteilung von Schwimmbadwasser anhand von Fäkalindikatoren wurde daher in verschiedenen Arbeiten kritisch diskutiert, und es mehrten sich die Stimmen, die Pseudomonas aeruginosa als weiteren Indikatorkeim im Schwimmbadbereich forderten. Diesen Meinungen wurde mit Aufnahme von Pseudomonas aeruginosa als zusätzlichem mikrobiologischem Parameter in die DIN 19643 Rechnung getragen.

Die mikrobiologischen Anforderungen sind von den Trinkwasserbestimmungen übernommen worden. Dort gilt **E. coli als Indikator für fäkale Verunreinigungen** und damit als Gefahr der Verbreitung von Typhus, Paratyphus, Cholera und Ruhr.

Bezüglich der Desinfektionskraft des Schwimmbadewassers wird gefordert, daß Pseudomonas aeruginosa in 30 Sekunden um mindestens vier Zehnerpotenzen reduziert wird. Dies ist nach Laborexperimenten bei einer Redoxspannung von 650 mV erfüllt. Mit einem Sicherheitszuschlag von 50 mV kam man auf den in der DIN geforderten Mindestwert der Redoxspannung von 700 mV bei pH 6,5–7,3, gemessen gegen eine Kalomel-Elektrode, bzw. 750 mV gegen eine Silberelektrode.
Bei pH-Werten von 7,3–7,6 fordert der Novellierungsentwurf (Stand Mai 1994) einen Mindestwert von 720 bzw. 770 mV. Die vorgenannten Werte gelten alle für Süßwasser. Für Meerwasser liegen alle Mindestwerte jeweils um 50 mV darunter.

Pseudomonas aeruginos wurde als zusätzlicher mikrobiologischer Parameter in die DIN 19643 aufgenommen. Bezüglich der Desinfektionskraft des Schwimmbadwassers wird gefordert, daß bei einem Redoxpotential von 700 mV und einem Gehalt an freiem Chlor zwischen 0,3 und 0,6 mg/l bei normgerechter Aufbereitung davon ausgegangen werden kann, daß P. aeruginosa in 30 Sekunden um 4 Zehnerpotenzen reduziert wird.

> ***Merke.*** Generell gilt, daß im Schwimm- und Badebeckenwasser in 100 ml weder E. coli noch Pseudomonas aeruginosa enthalten sein dürfen.

◀ **Merke**

Weiterhin wird in der DIN 19643 ein Frischwasserzusatz pro Badegast von mindestens 30 Litern Füllwasser gefordert. Das Beckenwasser sollte mindestens zu 50%, möglichst zu 100% über die **Überlaufrinne** abgeführt werden. Bezüglich der **Durchströmung** wird verlangt, daß Zu- und Abläufe so angeordnet sein müssen, daß das Wasser in allen Beckenbereichen erneuert wird. Es ist nicht näher festgelegt, mit welcher Durchströmungstechnik dies erreicht werden kann.

Weiterhin wird in der DIN 19643 ein Frischwasserzusatz pro Badegast von mindestens 30 Litern Füllwasser gefordert. Das Beckenwasser sollte mindestens zu 50%, möglichst zu 100% über die **Überlaufrinne** abgeführt werden. Die **Durchströmungstechnik** ist in einem Schwimm- und Badebecken entscheidend für die Zuverlässigkeit der Desinfektion.

In Warmsprudelbecken (Whirlpool) entstehen besondere hygienische Probleme zum einen dadurch, daß viele Personen in einem Raum zusammen sind, zum anderen wird durch die hohen Temperaturen das Wachstum bestimmter Keime begünstigt. So konnten Legionellen in Warmsprudelbecken trotz Chlorung nachgewiesen werden. Aufgrund der Problematik einer möglichen Übertragung von Legionellen durch Aerosolbildung in den Warmsprudelbecken ist der Gehalt an freiem Chlor in Warmsprudelbecken auf 0,7–1,0 mg/l angehoben worden und die Untersuchung auf Legionellen (Grenzwert: nicht nachweisbar in 100 ml Reinwasser) in die mikrobiologisch-hygienische Überwachung von Schwimm- und Badebeckenwasser aufgenommen worden. Die wesentlichen Anforderungen der

Die hygienische Wasserqualität von Whirlpools ist häufig bedenklicher als die von herkömmlichen Schwimmbädern (z. B. Übertragung von Legionellen).

Die wesentlichen Anforderungen an das Schwimmbeckenwasser sind in ▤ E-13 zusammengefaßt.

DIN 19643 an das Schwimmbeckenwasser sind in E-**13** zusammengefaßt:

E-13: Anforderungen an das Schwimm- und Badebeckenwasser nach DIN 19643 (Auszug)

Parameter mikrobiologisch	**Einheit**	**Reinwasser min.**	**Beckenwasser max.**	**min.**	**max.**	**Anwendungsbereich**
Koloniezahl (bei 20 ° ± 2 °C)	1/ml	–	20	–	100	bei allen Verfahrenskombinationen
Koloniezahl (bei 36 ° ± 1 °C)	1/ml	–	20	–	100	
koliforme Keime (bei 36 ° ± 1 °C)	1/100 ml	–	n.n.*	–	n.n.*	
E. coli (bei 36 ° ± 1 °C)	1/100 ml	–	n.n.*	–	n.n.*	
Pseudomonas aeruginosa (bei 36 ° ± 1 °C)	1/100 ml	–	n.n.*	–	n.n.*	
Legionella pneumophila	1/100 ml 1/ml	–	n.n.* --	– –	– n.n.**	
physikalisch-chemisch						
pH-Wert (Süßwasser)	–	6,5	7,6	6,5	7,6	bei allen Verfahrenskombinationen
Ammonium-Konzentration	mg/l	–	0,1	–	0,1	
$KMnO_4$-Verbrauch über dem Wert des Füllwassers	mg/l	–	0	–	3	
freies Chlor allgemein Warmsprudelbecken	 mg/l mg/l	 0,3 0,7	 nach Bedarf	 0,3 0,7	 0,6 1,0	
gebundenes Chlor	mg/l	–	0,2	–	0,2	
Trihalogenmethane als Chloroform	mg/l	–	–	–	0,020	
Redoxspannung gegen Kalomel (für Süßwasser)	mV	bei: pH 6,5–7,3: pH 7,3–7,6:		 700 720	 – –	bei allen Verfahrenskombinationen

*n.n.: nicht nachweisbar

** in Warmsprudelbecken und Beckenwasser ≧ 30 °C

7 Hygiene des Abwassers

7.1 Abwasserarten

Definition. Unter Abwasser wird das durch häuslichen, gewerblichen und industriellen Gebrauch verunreinigte Wasser sowie der Teil des Niederschlagwassers verstanden, der von versiegelten Anteilen der Erdoberfläche (z. B. öffentliche Verkehrswege) in Rohrsystemen abgeführt wird.

Haushaltsabwässer enthalten das im Haushalt anfallende Wasch- und Badewasser, das zum Transport von menschlichen Ausscheidungen nötige Toilettenspülwasser sowie das Schmutzwasser, das bei der Reinigung von Küchengeräten, der Wohnungseinrichtung und den Gegenständen des täglichen Bedarfs (z. B. Kleidung) anfällt. Es enthält in gelöster oder mehr oder minder fein verteilter Form eine Vielzahl organischer und anorganischer Bestandteile und eine erhebliche Vielfalt von Mikroorganismen, die überwiegend durch menschliche Ausscheidungen in das Abwasser gelangen. Täglich ist pro Einwohner mit einer Abwassermenge von etwa 100–150 l zu rechnen.
Abwässer aus Krankenhäusern sind in der Regel Haushaltsabwässern gleichzusetzen. Sie bedürfen dann einer chemischen oder thermischen Desinfektion, wenn sie nicht in eine regelrechte zentrale kommunale Kläranlage eingebracht werden können. Damit wird sichergestellt, daß eine Gefährdung durch möglicherweise hohe Kontaminationsraten mit Infektionserregern ausgeschaltet wird. Eine gesonderte Vorbehandlung ist notwendig für radioaktiv kontaminierte Abwässer, die vor Einleitung in eine zentrale Abwasseranlage in einer Abklinganlage bis zur Unterschreitung der zulässigen Radioaktivität gelagert werden müssen.
Demgegenüber sind **Industrie- und gewerbliche Abwässer** in Abhängigkeit von der jeweiligen Produktionstechnologie auf sehr unterschiedliche Art verunreinigt. So enthalten die Abwässer aus Zuckerfabriken, Zellulosefabriken, Schlachthöfen und Molkereien einen hohen Anteil organischer Schmutzstoffe, während aus Betrieben der Stein- und Braunkohlenindustrie und der Metallgewinnung und -verarbeitung überwiegend eine Belastung mit anorganischen Stoffen resultiert. Hier sind vor allem Säuren und Laugen zu erwähnen, die im Abwasser von Galvanisierungsanstalten, von Anlagen zur Kohle- und Erdölverarbeitung und dergleichen auftreten. Außerdem können toxische organische Verbindungen (z. B. Lösungsmittel) aus Betrieben der chemischen Industrie das Abwasser belasten. Von besonderer ökologischer Bedeutung kann überdies die Einbringung von Abwärme aus Anlagen zur Energiegewinnung und chemischen Betrieben über die Einleitung von Kühlwässern in Oberflächenwässer sein. Zudem sind die Abwasseremissionen landwirtschaftlicher Betriebe zu erwähnen, die sich auf Massentierhaltung spezialisiert haben.
Mit dem **Niederschlagswasser** gelangen durch Auswaschung der Luft bzw. Ablösungen von Dächern und Verkehrswegen Luftschadstoffe, Reifenabrieb, Öl- und Kraftstoffanteile, Streusalze u.a.m. in die Abwasserkanalisation.

7.2 Abwasseraufnahme in Oberflächenwasser

In dicht besiedelten und industrialisierten Ländern sind viele natürliche Gewässer, wie Flüsse und Seen, mehr oder weniger verschmutzt, weil sie als Folge der menschlichen Tätigkeit mit Stoffen aller Art und unterschiedlicher Zusammensetzung belastet werden. Diese Belastungen entstehen durch die Abwasserableitungen aus den Städten und Gemeinden und aus anderen besiedelten Gebieten einschließlich der Fabriken und sonstigen industriellen Anlagen, aber auch durch Abflüsse von den Flächen im Einzugsgebiet des Gewässers, die für land- und forstwirtschaftliche Zwecke, für Verkehrsanlagen und sonstige Zwecke genutzt werden. Die natürlichen Eigenschaften eines Gewässers können durch diese Einflüsse stark verändert werden.

7 Hygiene des Abwassers

7.1 Abwasserarten

◀ Definition

Haushaltsabwässer beinhalten die für individualhygienische Maßnahmen und Reinigung von Lebensmitteln und Bedarfsgegenständen verwendeten Brauchwässer. Sie enthalten organische und anorganische Bestandteile und sind in der Regel stark mit Mikroorganismen kontaminiert.
Abwässer aus Krankenhäusern sind in der Regel Haushaltswässern gleichzusetzen. Eine chemische oder thermische Desinfektion ist nur bei Nichteinleitung in eine zentrale kommunale Kläranlage erforderlich. Radioaktiv kontaminierte Abwässer müssen in eine Abklinganlage vor der endgültigen Entsorgung gelagert werden.
Die tägliche Abwassermenge pro Einwohner liegt bei ca. 100–150 l.
Industrie- und gewerbliche Abwässer zeigen in Abhängigkeit von der Produktion sehr unterschiedliche Verunreinigungen. Neben organischen und anorganischen Stoffen sind vor allem Säuren und Laugen sowie toxische organische Verbindungen (Lösungsmittel) nachzuweisen.
Als Belastung von Abwässern sind auch die Einleitung von Abwärme (Kühlwasser) sowie die Abwasseremissionen landwirtschaftlicher Betriebe zu bewerten.

Niederschlagswasser kann mit ausgewaschenen Schadstoffen der Luft, von Ablagerungen auf Dächern und Verkehrswegen belastet sein.

7.2 Abwasseraufnahme in Oberflächenwasser

In industrialisierten Ländern sind Oberflächenwässer (Flüsse, Seen) in der Regel durch industrielle Abwässer derart belastet, daß die natürlichen Eigenschaften eines Gewässers stark verändert werden.

Merke ▶

Merke. Für die Verwendung von Oberflächenwasser als Trink- und Brauchwasserreserve ist die mikrobiologische und chemische Qualität von Oberflächenwasser von Bedeutung. Zudem dienen Oberflächenwässer als Ökosysteme für Pflanzen und Tiere.

Gewässergütekarten dienen der ökologischen Bewertung von Oberflächenwasser. Die Klassifizierung erfolgt anhand des Vorkommens von Pflanzen und Tieren im Oberflächenwasser sowie chemischer und physikalischer Parameter.

Darüber hinaus sollte das Oberflächenwasser jedoch nicht nur als Trinkwasserreservoir gesehen und nach den medizinisch bedeutsamen Inhaltsstoffen bewertet werden, sondern auch als Ökosystem für die im Wasser lebenden Pflanzen und Tiere den erforderlichen Schutz genießen.
Zur ökologischen Bewertung von Oberflächenwasser werden sog. **Gewässergütekarten** erstellt, zu deren Klassifizierung die Bestimmung der im Wasser vorhandenen Pflanzen und Tiere und ggf. chemische und physikalische Parameter zur Charakterisierung herangezogen werden. Hierzu zählt insbesondere die Bestimmung des gelösten organischen Kohlenstoffs (DOC), des Ammoniums, des Sauerstoffsättigungsdefizits, die in mg/l Chlorid gemessene Neutralsalz-Belastung und das gelöste organisch gebundene Chlor (AOX = adsorbierbares organisch gebundenes Halogen).

Chemische Parameter sind u. a. DOC, Ammonium, Sauerstoffsättigungsdefizit, Neutralsalzbelastung und gelöstes organisch gebundenes Chlor.

Risiken für die Oberflächenwasserverschmutzung sind Unfälle beim Transport von Schadstoffen sowie Zwischenfälle in Industriebetrieben bei unkontrollierter Abwassereinleitung in das Oberflächenwasser sowie durch großen Zufluß von stark belastetem Löschwasser.

Neben der sog. Grundbelastung der Oberflächenwässer mit chemischen Schadstoffen steht unter hygienischen, aber auch ökologischen Aspekten die Gefährdung bei Unfällen, d. h. bei plötzlich und massiv auftretenden Erhöhungen der Schadstoffemissionen, im Vordergrund. Hierzu kann es durch Verkehrsunfälle (Kraftfahrzeugverkehr, Schiffsverkehr) sowie durch Zwischenfälle in Industriebetrieben kommen, die ihre Abwässer in die Oberflächenwässer einleiten. Eine weitere Gefahr besteht für Oberflächenwässer durch den plötzlichen Zufluß von Löschwasser, das bei der Bekämpfung von Brandkatastrophen in industriellen Bereichen (z. B. Sandoz) eingesetzt wird. Während in derartigen Fällen die Betreiber von Wasserwerken, die ihr Trinkwasser aus Oberflächenwasser oder Uferfiltrat beziehen, nach entsprechender Warnung in die Lage versetzt sind, zumindest eine Schadensbegrenzung zu versuchen, indem sie die Trinkwassergewinnung vorübergehend einstellen und die Versorgung mit Trinkwasser aus unbelasteten Gebieten vornehmen, hat die Vergangenheit gezeigt, daß durch derartige Katastrophen schwerste akute und mit hoher Wahrscheinlichkeit auch langfristige Schäden des Ökosystems im Oberflächenwasser hervorgerufen werden. Die Erfahrung lehrt, daß der Schutz des Oberflächenwassers, das von vielfältigen Immissionen bedroht ist, eine vordringliche Aufgabe für die Organe des Umwelt- und Gesundheitsschutzes darstellt.

Der Schutz des Oberflächenwassers ist eine vordringliche Aufgabe für die Organe des Umwelt- und Gesundheitsschutzes.

Klinischer Fall

Die Belastung eines Oberflächengewässers sei am Beispiel des Neckars dargestellt. Bedingt durch die Staustufenregelung besitzt der Neckar heute eine fast reine Schwebstoffdynamik, was bedeutet, daß für die Bewertung der Wasserqualität des Neckars neben dem Wasser selbst die Schwebstoffe wie auch die Sedimente miteinbezogen werden müssen. Dabei sind die Schwebstoffe nicht nur in ihrer Wechselwirkung mit dem Sediment der Stauhaltungen, sondern auch durch die Anlagerung von Schadstoffen wie z. B. Schwermetallen von erheblicher Problematik. Untersuchungen haben gezeigt, daß Sedimente als »Archive der Umweltverschmutzung« bewertet werden können. Im Neckar zeigten sie Belastungen durch

- Schwermetallverbindungen
- Spaltprodukte und Transurane aus nuklearen Tests und kerntechnischen Anlagen (137 Cs)
- chlorhaltige Pestizide und hier vor allem Insektizide (DDT), Herbizide und Fungizide (Hexachlorbenzol)
- polychlorierte Biphenyle
- kanzerogene polyzyklische und aromatische Kohlenwasserstoffe (insbesondere Benzo[a]-pyren)
- Mineralölprodukte.

Die Gütequalität des Neckarwassers, die heute aufgrund von sieben Kategorien zwischen »unbelastet« und »übermäßig verschmutzt« eingeteilt wird, wird zur Zeit einmal im Jahr von einem Team der Landesanstalt für Umweltschutz überprüft. Dabei werden zwischen jeder der 27 Staustufen von Plochingen bis Mannheim an drei Stellen Proben entnommen und neben chemischen Analysen die dabei gefundenen Tiere anhand eines Kataloges bewertet. Besonderheiten der 1992er Untersuchungen waren einmal das Wiederauffinden einer Eintagsfliege, die seit vielen Jahren auf dem Neckar ausgestorben war, die Darstellung von zahlreichen Dreikantmuscheln, die vor zwanzig Jahren eingewandert sind, und das Vorkommen von zwei Muschelarten, die eigentlich die warmen Fluten des Kaspischen Meeres bevorzugen, sich aber im Neckar seit 1990 sehr stark ausgebreitet haben. Die Vermehrung der Artenvielfalt im Neckar läßt sich erst seit Anfang der 80er Jahre wieder aufzeigen. 1970 war der Neckar klinisch tot, d. h. es konnten nur fünf Tierarten gefunden werden, 1980 waren es dann wieder knapp 30 Tierarten, und heute sind es bereits über 100.

7.3 Gesundheitliche und ökologische Gefahren durch Abwasser

7.3.1 Infektionserreger

Abwässer und Rückstände ihrer Reinigung stellen eine potentielle Seuchenquelle dar, da in ihnen zahlreiche Erreger bakterieller, parasitärer und viraler Krankheiten vorkommen. Neben Krankheitserregern von Ausscheidern im Abwasser aus Privathaushaltungen spielen solche von Schlachthäusern eine entscheidende Rolle bei der Verseuchung der Gewässer. Demgegenüber stellen Abwässer aus Krankenhäusern im allgemeinen keine besondere zusätzliche Infektionsgefahr dar.

In den Abläufen von Kläranlagen finden sich immer Krankheitserreger, die in die Vorfluter (Seen, Flüsse usw.) gelangen. In den Oberflächengewässern finden neben Wurmeiern insbesondere Salmonellen in Schlammablagerungen ausgezeichnete Lebensbedingungen. Das Badeverbot in manchen Flüssen ist durch diese Tatsache mehr als gerechtfertigt. Weidetiere sollten nicht mit Flußwasser getränkt werden, da wiederholt Infektionen von Rindern mit Salmonellen und Cryptosporidien durch diese Tränkart beschrieben wurden. Ein beträchtlicher Prozentsatz der erkrankten Menschen und Tiere wird dabei zu Dauerausscheidern, wodurch sich wiederum ein Anstieg von Salmonellen und Cryptosporidien im Rohabwasser erklärt. Somit zeigen sich Kläranlagen in bezug auf den Abbau von Krankheitserregern mangelhaft. Vielfach wurde die Forderung nach einer weiteren Behandlung der Abwässer schon in Erwägung gezogen. Von der seuchenhygienischen Seite wäre die Forderung nach einer abschließenden Desinfektion des die Kläranlage verlassenden Wassers durchaus gerechtfertigt.

Um die Gefährdung durch den Klärschlamm auszuschalten, müßte nach der anaeroben Faulung eine weitere Aufbereitung des Faulschlammes durchgeführt werden.

Thermisch getrockneter Schlamm, erhitzter Naßschlamm und kompostierter Schlamm sind seuchenhygienisch unbedenklich und könnten unter Berücksichtigung der Einschränkungen, die sich durch die chemischen Inhaltsstoffe ergeben, auf Freiland ausgebracht werden.

Weiter besorgniserregend sind die anfallenden großen Mengen von tierischen Exkrementen besonders bei großen Tierhaltungen. Vielfach gelangen diese flüssigen Abgänge in die Gewässer. Dies kann schwerwiegende Folgen haben, da der **Ammoniak- und Schwefelwasserstoffgehalt** der Jauche für Fische als starkes Gift wirkt. Es gibt Gebiete, in denen die Landwirtschaft in einem höheren Ausmaß am Fischsterben beteiligt ist als die Industrie.

7.3.2 Chemische Schadstoffe

Wasser ist in Form von Oberflächenwasser, Sickerwasser oder Grundwasser das wesentliche Transportmedium für eine Vielzahl von Schadstoffen, deren Auswirkungen auf das ökologische System bei entsprechenden Konzentrationen vorwiegend ungünstig sind. Einige Gruppen von Schadstoffen sollen hier erwähnt werden: Schwermetalle, organische Lösungsmittel, Phosphate, polychlorierte Biphenyle (PCB) und die polyzyklischen aromatischen Kohlenwasserstoffe (PAK). Diese Stoffe finden sich in stark anthropogen beeinflußten Wässern wie kommunalen und industriellen Abwässern und gelangen damit in kommunale Kläranlagen. Sie verhalten sich dort entsprechend ihren chemischen Eigenschaften sehr verschieden, sie können fixiert oder mobilisiert werden und erschweren so eine einheitliche Beurteilung ihrer Auswirkungen auf die Umwelt.

Toxische Wirkungen von Schwermetallen auf Abwasserorganismen sind lange bekannt. Die Toxizität ist jedoch für die Organismen sehr verschieden und vermehrungshemmteste kann man Grenzwerte der Schadwirkung von Umweltchemikalien auf definierte Bakterien und Algen bestimmen. Es zeigte sich dabei, daß vor allem einige Schwermetalle wie Nickel, Silber, Quecksilber, Kupfer und Kadmium eine starke Schadwirkung besitzen. Es ist

7.3 Gesundheitliche und ökologische Gefahren durch Abwasser

7.3.1 Infektionserreger

Abwässer und deren Reinigungsrückstände stellen wegen des Vorkommens von Bakterien, Parasiten und Viren eine potentielle Seuchenquelle dar. Verursacher sind Privathaushaltungen, Schlachthäuser und selten Krankenhäuser.

In den den Kläranlagen nachgeschalteten Vorflutern finden Krankheitserreger gute Lebensbedingungen, so daß Infektionsgefahren durch Badeverbote und Tränkverbote für Weidetiere ausgeschaltet werden sollten.

Bezüglich des Abbaus von Krankheitserregern zeigen sich Kläranlagen mangelhaft, so daß weitere Desinfektionsmaßnahmen ohne weiteres gerechtfertigt sind.

Durch die weitere Aufbereitung des Faulschlammes (thermische Trocknung, Erhitzung von Naßschlamm und Kompostierung) wird dieser seuchenhygienisch unbedenklich.

Große Mengen tierischer Exkremente (Großtierhaltung) stellen wegen des **hohen Ammoniak- und Schwefelwasserstoffgehaltes** einen starken Belastungsfaktor für Oberflächenwasser und Gift für Fische dar.

7.3.2 Chemische Schadstoffe

Wasser ist auch Lösungs- und Transportmedium für chemische Schadstoffe, die negative Auswirkungen auf das ökologische System haben. Solche Schadstoffe sind unter anderem: Schwermetalle, organische Lösungsmittel, Phosphate, polychlorierte Biphenyle, polyzyklische aromatische Kohlenwasserstoffe.

Schwermetalle haben unterschiedliche toxische Wirksamkeit auf Abwasserorganismen. Dies gilt vor allem für Nickel, Silber, Quecksilber, Kupfer und Kadmium in ionischer oder komplexgebundener Form.

Durch Zellvermehrungshemmteste kann man Grenzwerte der Schadwirkung von Umweltchemikalien (auf Bakterien und Algen) bestimmen.

Schadstoffe können sich in den organischen und mineralischen Komponenten der Klärschlämme anreichern und damit deren weitere Nutzung (z. B. in der Landwirtschaft) unmöglich machen.
Die genannten chemischen Schadstoffe können auch auf die Bakterienpopulation der Kläranlage toxisch wirken und damit zu einem Zusammenbruch der biologischen Abwasserklärung mit der Folge einer erheblichen Belastung des Vorfluters führen.

jedoch darauf hinzuweisen, daß die Wirkung sich nur auf die Metalle in ionischer oder komplexgebundener Form bezieht. Da im Abwasser aber Schwermetalle überwiegend an Feststoffe wie Detritus und anorganische Partikel adsorbiert sind, können die im Laborversuch ermittelten Grenzkonzentrationen der Schadwirkung für eine Beurteilung nur mit Einschränkung herangezogen werden. Durch Anreicherung der Schadstoffe in den organischen und mineralischen Komponenten der Klärschlämme kann allerdings deren Verwertung in der Landwirtschaft erschwert oder gar unmöglich sein. Wichtig ist in diesem Zusammenhang auch, daß die Grenzwertfestlegungen für Abwässer und für landwirtschaftlich verwendete Klärschlämme sich rein rechnerisch nicht zur Deckung bringen lassen. So können trotz ständiger Unterschreitung der Schwermetallgrenzwerte für Rohabwässer die entsprechenden Metallkonzentrationen in den Schlämmen derart hohe Werte erreichen, daß deren Nutzung in der Landwirtschaft nicht mehr zu vertreten ist. Schwermetalle, aber auch die vielfältigen anderen chemischen Schadstoffe des Abwassers, können überdies schädliche Wirkungen auf die Bakterienpopulationen ausüben, die in der biologischen Stufe einer Kläranlage für einen Abbau organischer Substanzen sorgen. Wiederholt ist über Störfälle berichtet worden, bei denen es durch plötzlichen Konzentrationsanstieg von Schadstoffen, vorwiegend aus gewerblichen und industriellen Abwässern, zu einem Zusammenbruch der biologischen Abwasserklärung mit der Folge einer erheblichen Belastung der Vorfluter, d.h. der Oberflächengewässer kam.

7.4 Abwasserbehandlung

Aus hygienischen, aber auch aus ökologischen Gründen ist heute eine Abwasserbehandlung unbedingt indiziert.
Abwasserbehandlung kann in wenig besiedelten Gebieten in Kleinkläranlagen oder mit Hilfe von Sammelgruben und Abtransport des Schlamms betrieben werden. Landwirtschaftliche Abwässer lassen sich auch über die Fläche verrieseln.
In Siedlungs- und Industriegebieten ist das Abwasser in Kläranlagen zu behandeln.
Die Abwasserbehandlung erfolgt in drei Verfahrensstufen:
- mechanische Reinigung
- biologische Reinigung
- chemische Reinigung.

Die **mechanische Reinigung (Vorklärung)** entfernt größere Schwemm- und Schwebstoffe und läßt im Sandfang und im Absetzbecken Sinkstoffe (z. B. Wurmeier) sedimentieren.
Parasiten, Bakterien und Viren gelangen unbeeinflußt in die biologische Reinigungsstufe.

Die **biologische Klärung** geschieht in sauerstoffdurchfluteten Belebungsanlagen, wobei organische Wasserinhaltsstoffe aerob mikrobiell abgebaut werden.

Mit der **mechanischen Reinigungsstufe** werden 40–70 % der Schwebstoffe und ca. 25–75 % der Bakterien, bei der biologischen Reinigungstufe 85–95 % der Schwebstoffe und 90–98 % der Bakterien reduziert.

7.4 Abwasserbehandlung

Aus hygienischen, aber auch aus ökologischen Gründen ist es heutzutage nicht mehr vertretbar, eine Einleitung von ungeklärtem Abwasser in die Vorfluter zu dulden und dabei auf den Verdünnungseffekt und die Selbstreinigungskraft des Oberflächenwassers zu setzen. Vielmehr muß insbesondere aufgrund des gestiegenen Wasserverbrauchs und damit Abwasseranfalls wie auch aufgrund der angesprochenen mikrobiologischen und chemischen Gefahren, die von dem Rohabwasser ausgehen, eine Abwasserbehandlung durchgeführt werden. Sie kann in gering besiedelten Gebieten ohne Abwasserkanalisation in Kleinkläranlagen oder mit Hilfe von Sammelgruben und Abtransport des Schlamms betrieben werden. In Einzelfällen kann mit speziellen Abwässern (z.B. landwirtschaftliche Abwässer/Gülle) auch eine Flächenverrieselung vorgenommen werden. Bereits in Dörfern und vor allem in Siedlungs- und Industriegebieten muß das Abwasser jedoch in sog. Großkläranlagen behandelt werden. Hierbei unterscheidet man grundsätzlich die folgenden **drei Verfahrensstufen:**
Stufe 1: **mechanische Reinigung**
Stufe 2: **biologische Reinigung**
Stufe 3: **chemische Reinigung.**
Bei der mechanischen Reinigung (Vorklärung) werden mit Grob- und Feinrechen sowie Sieben zunächst die gröberen Schwimm- und Schwebstoffe aus dem Rohabwasser entfernt. Durch Verlangsamung der Strömungsgeschwindigkeit des Wassers können anschließend im Sandfang und im Absetzbecken die sog. Sinkstoffe sedimentieren. Hierzu gehören auch die etwa 70 μm großen Wurmeier, während einzellige Parasiten, Bakterien und Viren praktisch unbeeinflußt in die nächste Stufe gelangen.
Die **biologische Klärung** wird heutzutage meist in sog. Belebungsanlagen durchgeführt. Hierbei handelt es sich um Becken, in die zum aeroben mikrobiellen Abbau von organischen Wasserinhaltsstoffen feinblasig Luft eingetragen wird. Hierdurch wird erreicht, daß die hochgradig mit Mikroorganismen besiedelten sog. Belebtschlammflocken ausreichend von dem zum Abbau benötigten Luftsauerstoff umspült werden.
Durch die **mechanische Reinigung** werden ca. 40–70 % der Schwebestoffe und ca. 25–75 % der Bakterien reduziert. Bei der biologischen Reinigung im Belebungsbecken erfolgen eine Schwebstoffreduktion von 85–95 % und eine Reduktion der Bakterien von 90–98 %. Bei Salmonellen liegt die Rate bei 55–98 % und bei M. tuberculosis bei 45 %.

Es versteht sich, daß dieses biologische System empfindlich auf toxische Substanzen im Abwasser reagieren kann. Unter ungünstigen Betriebsbedingungen ist die Entwicklung eines sog. Blähschlammes zu beobachten, bei dem es zum Aufschwimmen von Schlammflocken und Überwucherung mit speziellen fadenförmigen Bakterien mit nachfolgender drastischer Abnahme des mikrobiellen Abbaus kommt.
In der Nähe biologischer Kläranlagen ist mit der Emission von Abwasserbakterien in die Luft zu rechnen.
Während die vorgenannten beiden Klärstufen heutzutage in den größeren Kläranlagen praktisch überall betrieben werden, verfügen viele Großkläranlagen noch nicht über eine dritte Reinigungsstufe. In der **chemischen Reinigungsstufe** werden dem Wasser durch Zugabe geeigneter Fällungsmittel Phosphate entzogen, die im kommunalen Abwasser bis vor kurzem zu fast der Hälfte aus Waschmitteln entstammten. Durch entsprechende gesetzgeberische Aktivitäten ist in den letzten Jahren jedoch die Einleitung von Phosphaten in die Abwässer stufenweise verringert worden. Schließlich ist es auch dem wachsenden Umweltbewußtsein der Bevölkerung zu verdanken, daß derzeit einige Hersteller von Waschmitteln völlig oder nahezu auf den Einsatz von Phosphaten in den Waschmitteln verzichtet haben. Während 1987 etwa zwei Drittel der Waschmittel kein Phosphat mehr enthielten, kann jetzt damit gerechnet werden, daß 80% der auf dem Markt befindlichen Waschmittel phosphatfrei sind. Betrug der Phosphatanteil aus Waschmitteln in Oberflächengewässern 1975 noch 41%, kann z.Z. ein Rückgang auf 15% erwartet werden. Dies ist insoweit zu begrüßen, als **Phosphate ein starkes Algenwachstum im Oberflächenwasser fördern,** das im Zusammenhang mit der anschließenden mikrobiellen Zersetzung abgestorbener Algen zu einer plötzlichen Sauerstoffarmut, dem sog. **Umkippen von Gewässern** führen kann.
Hierdurch war es in der Vergangenheit häufig zum Fischsterben im Frühherbst gekommen.

Bei Salmonellen liegt die Rate bei 55–98% und bei M. tuberculosis nur bei 45%.
Dieses biologische System ist für toxische Substanzen empfindlich und erleidet Funktionseinbußen durch Ausbildung von Blähschlamm.

In der **chemischen Reinigungsstufe** werden durch geeignete Fällungsmittel vor allem Phosphate entzogen. Diese Reinigungsstufe existiert nur in wenigen Großkläranlagen.

Durch gesetzgeberische Maßnahmen ist die Einleitung von Phosphaten in Abwässer (waschmittelbedingt) stark reduziert worden.

Phosphate führen zu starkem Algenwachstum. Beim Absterben der Algen kann es infolge bakterieller Zersetzung zur Sauerstoffarmut im Oberflächenwasser und zum sog. **Umkippen von Gewässern** kommen.

▶ ***Merke.*** Phosphate und Nitrate sind maßgeblich an der Eutrophierung der Gewässer beteiligt.

◀ **Merke**

Es muß allerdings auch darauf hingewiesen werden, daß die teilweise in Waschmitteln verwendeten **»Phosphatersatzstoffe«** ebenfalls kritisch betrachtet werden müssen, da es sich hierbei z.T. um Komplexbildner handelt, **die aus den Schlammsedimenten von Oberflächenwässern Schwermetalle mobilisieren können.**
Die **Effektivität einer Kläranlage** kann durch eine Reihe von Laboruntersuchungen des nach der jeweiligen Stufe anfallenden Wassers sehr genau verfolgt werden. Hierzu gehören insbesondere die Bestimmungen des biochemischen Sauerstoffbedarfs innerhalb von fünf Tagen, des sog. BSB_5-Wertes, sowie des chemischen Sauerstoffbedarfs (CSB), des TOC (organischer Gesamtkohlenstoff) oder des Permanganat-Verbrauchs. Der in jeder Stufe der Kläranlage anfallende Gehalt an Feststoffen wird z.T. als Schlamm aerob weiter verarbeitet oder zum anaeroben Abbau in die sog. **Faultürme** überführt. Hier erfolgt bei Temperaturen zwischen 30 °C und 55 °C unter bakteriell bedingter Bildung von Methangas und CO_2 eine erste Volumenreduktion des Schlamms. Während ausgefaulter Schlamm nach Verlassen der Faultürme noch einen Wassergehalt von etwa 80% hat, kann durch nachfolgende Trocknungs- und Preßvorgänge eine weitere Eindickung erreicht werden. Konnte dieser ausgefaulte Schlamm in früheren Jahren als begehrter Bodenverbesserer in landwirtschaftlichen Kulturen aufgebracht werden, hat sich der in den letzten Jahren nachzuweisende Anstieg von Schadstoffen, insbesondere von Schwermetallen wie Kadmium, im Schlamm dahin ausgewirkt, daß in vielen Bereichen Klärschlamm **nicht mehr auf landwirtschaftliche Nutzflächen ausgebracht werden darf,** sondern deponiert oder verbrannt werden muß.

Auch **Phosphatersatzstoffe** bedürfen der kritischen Betrachtung, da sie z.B. zur **Schwermetallmobilisierung** aus Schlammsedimenten führen können.

Die **Effektivität der Kläranlage** wird u.a. durch die Bestimmung des BSB_5-Wertes, des CSB, TOC oder des Permanganat-Verbrauches kontrolliert.

Der in den Reinigungsstufen anfallende Schlamm wird zusätzlich zwischen 30 °C und 55 °C in sog. **Faultürmen** unter Ausbildung von Methangas und CO_2 behandelt.

In vielen Bereichen darf Klärschlamm wegen der möglichen Schadstoffbelastung, insbesondere durch Schwermetalle, **nicht** mehr auf landwirtschaftliche Nutzflächen ausgebracht werden.

8 Hygiene des Abfalls/Bodens

8.1 Einleitung

Die starke Zunahme des Abfallaufkommens, das Auftreten schwer abbaubarer Abfallstoffe und nicht ausreichende Kapazitäten der Abfallbeseitigung resultieren in einen sog. **»Müllnotstand«.**

Das beste Verfahren zur Abfallbeseitigung ist die Vermeidung von Abfall.

8 Hygiene des Abfalls/Bodens

8.1 Einleitung

Die erhebliche Zunahme der Abfallmenge in den Industriestaaten, für die das mit wachsendem Wohlstand einhergehende Konsumverhalten der Bevölkerung verantwortlich zu machen ist, sowie die sich auf diese Gepflogenheiten einstellende und sie z.T. beeinflussende industrielle Massenproduktion, hat zusammen mit dem Anfallen schwer oder kaum abbaubarer Abfallstoffe mittlerweile zu einem Zustand geführt, der als **Müllnotstand** bezeichnet werden kann. Die sich hieraus ergebenden Schwierigkeiten in der Abfallbeseitigung begünstigen einen Umdenkprozeß in der Bevölkerung, an dessen Ende die in die Tat umgesetzte Einsicht steht, daß **die günstigste Art der Abfallbeseitigung darin besteht, so wenig Abfall wie möglich zu produzieren,** und die zweitbeste in der Verwertung von Abfallstoffen in sog. Recyclingverfahren liegt.

8.2 Abfallarten

Feste Abfallstoffe lassen sich unterteilen in **Hausmüll, gewerblichen Müll** und **Sondermüll.** E-**14** zeigt die Zusammensetzung des Hausmülls.

8.2 Abfallarten

Unter den festen Abfallstoffen ist zu unterscheiden zwischen dem sog. **Hausmüll** (Siedlungsmüll), der sich im wesentlichen aus den Abfallstoffen des Individualhaushaltes zusammensetzt, den sog. **gewerblichen Abfällen** sowie dem **Sondermüll.** Die ungefähre Zusammensetzung des Hausmülls ist in der folgenden E-**14** wiedergegeben.

E-14: Ungefähre Zusammensetzung des Hausmülls

Stoffgruppen	Gewicht in %
▷ Feinmüll (< 8 mm)	20–35
▷ Steine, Ton, Porzellan	2–6
▷ Glas	8–10
▷ Metall	4–9
▷ Papier, feine Pappe	20–35
▷ Textilien	2–4
▷ Holz, Leder, Gummi, grobe Pappe	2–4
▷ Kunststoffe	2–3
▷ Organische Küchenabfälle	10–20

Ferner sind dem Hausmüll der sog. Sperrmüll und der Straßenkehricht zuzurechnen.
Zu den **gewerblichen Abfällen** gehören vor allen Dingen Verpackungsstoffe und Büroabfälle jeglicher Art und industriespezifische Abfälle, soweit diese nicht als **Sondermüll** einzustufen sind.
Zu letzterem sind alle Abfälle zuzuordnen, die wegen ihrer Menge oder aber wegen ihrer Eigenschaften (toxisch, infektiös, radioaktiv, entflammbar usw.) entweder einer speziellen Behandlung unterzogen werden müssen, bevor sie als Hausmüll beseitigt werden können, oder die auf einer sog. Sondermülldeponie abgelagert werden müssen.
Aufgrund von Schätzungen muß damit gerechnet werden, daß im Bereich Deutschlands jährlich etwa 5 Mio. Tonnen Sondermüll neu entstehen. Dabei handelt es sich jedoch zu einem großen Teil um Abfälle, die ihrerseits wieder zu verwerten und zu verwenden sind und die nur zu einem kleineren Teil thermisch oder physikalisch-chemisch behandelt werden müssen, um negative Auswirkungen auf Luft, Wasser und Boden zu verhindern. Weitestgehend sollte also der Verarbeitung von Sondermüll heutzutage der Vorrang eingeräumt werden vor dem reinen Deponieren, wie es in früheren Jahren auf dazu noch ungeeigneten Deponieflächen (z.B. Georgswerder in Hamburg) geschehen ist. In diesem Zusammenhang sei nur an die Berichte über Dioxin-Funde auf diesen sog. Sondermülldeponien verwiesen.

Sondermüll kann nur nach spezieller Behandlung als Hausmüll entsorgt oder als Ausgangsstoff für Recyclingprodukte verwendet werden. Unbehandelter Sondermüll darf nur auf Sondermülldeponien gelagert oder kann in geeigneten Verbrennungsanlagen entsorgt werden.

Da auch die Sondermüll-Entsorgungskonzepte früherer Jahre, soweit sie sich im sog. Mülltourismus erschöpften (z. B. Sondermüllexport in devisenschwache Länder der dritten Welt oder in Nachbarstaaten Deutschlands, aber auch Verbrennung von Sondermüll auf hoher See), zunehmend öffentlicher Kritik ausgesetzt sind, auf der anderen Seite jedoch im Bereich Deutschlands derzeit nicht die benötigten Entsorgungskapazitäten für Sondermüll vorhanden sind, wird in Zukunft mit einer drastischen Verschärfung der Situation zu rechnen sein. Die Bundesregierung hat von § 4 des am 1. November 1988 in Kraft getretenen neuen Abfallgesetzes Gebrauch gemacht und eine allgemeine Verwaltungsvorschrift über Anforderungen an die Entsorgung, kurz eine Technische Anleitung (TA) Siedlungsabfall erlassen. In ihr wird Müll allgemein verbindlich klassifiziert und bestimmten Entsorgungswegen zugeordnet.

Aufgrund des sich abzeichnenden Müllnotstandes und der gesundheitlichen und ökologischen Gefahren durch Abfallstoffe sind die entsprechenden gesetzlichen Regelungen verschärft worden. Allerdings wird auch eine spezielle technische Anleitung (TA Abfall) nur soweit dienlich sein, wie die Kapazität der Kontrollbehörden eine engmaschige Überprüfung zuläßt.

8.3 Verfahren der Abfallbeseitigung

Alle Abfälle sind grundsätzlich so zu beseitigen, daß keine Gesundheitsgefährdungen für Mensch und Tier von ihnen ausgehen können und daß die Umwelt so wenig wie möglich belastet wird.
Zur Abfallbeseitigung stehen vier Verfahren zur Verfügung:

1. Die **geordnete Deponie** von Hausmüll, Sperrmüll, Gewerbe- und Industriemüll – mit Ausnahme von potentiell infektiösem oder giftigem Material – ohne oder mit vorheriger Aufbereitung
2. Die **Kompostierung** fester und schlammiger Abfälle in offenen oder geschlossenen Anlagen zur Entseuchung und Verwertung des Aufbereitungsproduktes
3. Die getrennte oder gemeinsame **Verbrennung** fester und schlammiger Abfälle in geeigneten Anlagen mit und ohne Wärmenutzung
4. **Recyclingtechnologien.**

8.3 Verfahren der Abfallbeseitigung

Zur Abfallbeseitigung können eingesetzt werden:
1. **geordnete Deponie**
2. **Kompostierung**
3. **Verbrennung/Pyrolyse**
4. **Recycling.**

Die vordergründig kostengünstigste Art der Abfallbeseitigung ist die sog. **ungeordnete Deponie (Müllkippe).** Hierbei handelt es sich häufig um Schotter- oder Kiesgruben, bei denen zudem häufig die grundwasserführenden Schichten bereits angeschnitten wurden und die nach Einstellung der Kiesförderung wieder verfüllt werden sollen. Es hat sich in den letzten Jahren gezeigt, daß **diese Art der Abfallbeseitigung aus hygienischen, ästhetischen und ökologischen Gründen als äußerst bedenklich und gefährlich einzustufen ist.** Sie kann zu einer Gefährdung des Grund- und Oberflächenwassers durch Krankheitserreger und chemische Schadstoffe und zu erheblichen Luftverschmutzungen durch Deponiebrände führen.

Die vermeintlich kostengünstige Lagerung von Abfallstoffen in ungeordneten Deponien in den letzten Jahrzehnten **ist heutzutage aus hygienischen, ästhetischen und ökologischen Gründen abzulehnen.**

Ein besonderes Problem stellen in diesem Zusammenhang **wilde Müllkippen** dar, deren Standort nicht genau bekannt ist. Es steht zu befürchten, daß sich bevorzugt in früheren Jahren zahlreiche Industrie- und Gewerbebetriebe, aber auch Privatpersonen an derzeit nur unvollständig bekannten Stellen ihrer Müllprobleme entledigt haben. Eine eindeutige und vollständige Erfassung dieser Müllkippen ist aber unverzichtbare Voraussetzung, um insbesondere unter dem Gesichtspunkt des Grundwasserschutzes die erforderlichen Sanierungsmaßnahmen einzuleiten. Die erhebliche gesundheitliche Gefährdung, die von diesen Müllkippen ausgeht, wird beispielhaft durch die skandalösen Vorfälle beschrieben, bei denen einige Jahre nach Schließung und Überdeckung derartiger Mülldeponien praktisch auf dem Abfall Eigenheimsiedlungen gebaut und kostengünstig angeboten wurden. Giftige Deponiegase, die in diesen Siedlungen durch die Kellerwände in die Häuser strömten, haben bei den Einwohnern zu erheblichen gesundheitlichen Beschwerden geführt und sie zur Aufgabe ihrer Wohnung getrieben.

Dringen aus **wilden Müllkippen** Schadstoffe aus dem Abfall in das Grund- und Oberflächenwasser ein, entstehen kaum zu beherrschende Sanierungsprobleme dieser sog. **Altlasten,** da ihr Standort häufig nicht bekannt ist.

Mit der Methode der **geordneten Deponie** wird versucht, die vorgenannten Gefahren weitgehend auszuschließen. Dabei ist das Deponiegelände so zu wählen und vorzubereiten, daß eine Belastung des Wassers mit Schadstoffen weitestgehend verhindert wird. Ist der Boden der Deponie nicht wasserundurchlässig (Fels, Lehm, Ton), muß er zunächst durch entsprechende Verfahren abgedichtet werden. Hierfür stehen Beton, Asphalt, Lehm, Ton und Folien zur Verfügung. Durch ein Drainagesystem wird für die Ableitung des Niederschlagswassers gesorgt, das durch die Schichten einer Deponie

Die **geordnete Deponie** setzt eine gründliche Vorbereitung des Standortes voraus, durch die ein Eindringen von wassergefährdenden Schadstoffen weitestgehend verhindert wird. Je nach chemischer Zusammensetzung kann das in diesen Deponien anfallende **Sickerwasser** über kommunale Kläranlagen entsorgt oder muß einer u. U.

aufwendigen Aufbereitung unterzogen werden.

durchsickert und dabei durch Auslaugprozesse eine Unzahl anorganischer und organischer Substanzen aus dem Abfall löst, die unter keinen Umständen in grundwasserführende Schichten vordringen dürfen. Der Abfall wird auf diesen Deponien in 1–1½ m dicken Schichten aufgebracht und verteilt. Durch eine intensive Verdichtung mit Planierraupen wird zum einen das Abfallvolumen verkleinert und damit zum anderen auch der Entwicklung von Brutstätten für Insekten und Nagetiere entgegengewirkt.
In den Deponien wird bei der Verrottung als Folge der Stoffumsetzungen mehr oder weniger Wärme frei (exotherme Vorgänge), die im Extremfall zur Selbstentzündung führen kann.

Merke ▶

▶ ***Merke.*** Bei der **Kompostierung** macht man von dieser Wärme Gebrauch. Dabei handelt es sich um einen gelenkten aeroben Abbau der organischen Stoffe des Abfalls vorwiegend durch Bakterien und Pilze.

Voraussetzung für eine Kompostierung ist eine gut funktionierende Sortierung des Rohmülls.
Die hierbei entstehende Wärme inaktiviert Bakterien (wie Salmonellen), Pilze, Viren, Protozoen und Wurmeier.

Die dabei erreichten Temperaturen müssen über 65 °C liegen und gewähren eine weitgehende Abtötung humanpathogener Erreger.

Voraussetzung hierfür ist allerdings eine gut funktionierende Sortierung des Rohmülls. Die Rottevorgänge werden durch den Zusatz von Klärschlamm gefördert, weil damit die für das Wachstum der Mikroorganismen notwendige Feuchtigkeit und die für ihre Stoffwechselvorgänge wichtigen Stickstoffverbindungen eingebracht werden. Die entstehende Wärme inaktiviert Bakterien (wie Salmonellen), Pilze, Viren, Protozoen und Wurmeier. Die Dauer dieses Desinfektionsprozesses hängt von der Technik der Rotte ab und beträgt wenige Tage (Rottezelle) bis einige Wochen (Miete). Wichtig für die Desinfektion ist das Erreichen von Temperaturen über 65 °C. Das in der Rotte desinfizierte Material kann in geordneten Deponien abgelagert oder durch Fortsetzung des Rotteprozesses in Kompost umgewandelt werden.

Wegen des u. U. erheblichen Anteils von Schwermetallen und anderen toxischen Stoffen kann der aus Abfall gewonnene **Kompost** nur bedingt auf landwirtschaftliche Nutzflächen aufgebracht werden.

Der **Kompost** wird bei der Wiederbegrünung von Ödflächen und Geländeeinschnitten (Straßenbau) verwendet. Er dient aber auch der Bodenverbesserung im Gartenbau und in der Landwirtschaft. Hier kann es bei unsachgemäßer Abfallkompostierung zu einer Gefährdung der menschlichen Gesundheit kommen. Im festen Abfall wie auch im Klärschlamm können Schwermetallverbindungen und andere giftige Stoffe enthalten sein, die aus Kompost über Gemüse direkt oder indirekt über Futterpflanzen und Produkte der Nutztiere in den menschlichen Körper gelangen.

Bei der **Müllverbrennung** wird eine erhebliche Reduktion des Abfallvolumens erreicht. Aus hygienischer und ökologischer Sicht können allerdings selbst bei optimaler Verbrennungstechnologie Probleme entstehen. Im Vordergrund steht dabei der Anfall toxischer Substanzen in **Rauchgasen, Flugasche** und **Schlacke,** deren Emission durch entsprechende Filter- und Abscheidevorrichtungen verhindert werden muß. Wegen der Bildung von Dibenzofuranen und Dioxinen muß z. B. die **Flugasche** in der Regel in Sondermülldeponien gelagert werden.

Die **Müllverbrennung** ist ein gesteuerter Prozeß zur Volumenreduktion der brennbaren Bestandteile des Mülls und allenfalls brennbarer Sonderabfälle, bei dem durch Oxidation mit Luftsauerstoff Verbrennungsgase und Verbrennungsrückstände entstehen. Sie eignet sich vor allem für Abfall mit viel brennbaren Stoffen wie Haushalts- und Krankenhausabfälle, aber auch für Altöle und Autoreifen.
Durch eine entsprechende Feuerführung ist zu gewährleisten, daß die Abfälle gänzlich verbrannt werden und nicht in ihrem Inneren unzerstörte Anteile den Brennraum wieder verlassen. Es muß auch der Verbrennungsprozeß so eingerichtet sein, daß nicht durch einen zu starken Strom der Verbrennungsluft Abfälle unverbrannt aus dem Brennraum herausgeblasen werden.
In ordnungsgemäß arbeitenden Müllverbrennungsanlagen werden die Geruchsstoffe der aus dem brennenden Abfall aufsteigenden Feuergase direkt oder durch Nachverbrennung zerstört. Die Rauchgase enthalten neben Flugasche, die durch Elektrofilter entfernt wird, noch unerwünschte Stoffe wie z. B. Salzsäure, Fluorwasserstoff, Schwefeldioxid, Stickstoffoxide, Benzpyren und u.U. Dibenzofurane und Dioxine. Diese müssen weitestgehend aus den Abgasen entfernt werden. Bei der Deponierung von Asche und Schlacke wie auch bei deren Verwendung, z. B. im Straßenbau, ist zu beachten, daß aus dem Abfall stammende Schwermetalle und chemische Verbindungen durch Auslaugung ins Grundwasser gelangen können.

Beim **Pyrolyseverfahren** wird Abfall unter sauerstoffarmen Bedingungen erhitzt. Die technologische Entwicklung dieser Abfallentsorgung ist derzeit noch nicht abgeschlossen.

Moderner als die Müllverbrennung ist die **Pyrolyse.** Sie ist eine Spaltung der organischen Stoffe des Mülls und der Sonderabfälle durch Erhitzen unter sauerstoffarmen Bedingungen. Der unvorbehandelte Abfall wird dabei unabhängig von seinem Heizwert in Pyrolysegas umgewandelt. Eine Energiezufuhr ist nur zum Ingangsetzen des Prozesses notwendig. Danach verbrennt das Pyrolysegas bei 1200 °C vollständig und ohne Geruchsbelästigung. Die dabei frei werdende Wärmeenergie kann genutzt werden.

Für die Beseitigung bestimmter Sonderabfälle, insbesondere aus der chemischen Industrie, stehen **Sonderabfallbeseitigungsanlagen** zur Verfügung. In diesen werden die angelieferten Stoffe, oft erst nach chemischen Analysen, entweder weiteren Verwertungen ohne oder mit vorausgehender Aufbereitung zugeführt oder durch eines der vorher genannten Verfahren beseitigt.

Für die Beseitigung bestimmter Sonderabfälle (insbesondere der chemischen Industrie) stehen **Sonderabfallbeseitigungsanlagen** zur Verfügung.

8.4 Einwirkung von Abfallbeseitigung und Schadstoffen auf den Erdboden

8.4 Einwirkung von Abfallbeseitigung und Schadstoffen auf den Erdboden

▶ ***Merke.*** Der Erdboden und die an der Erdoberfläche entstehenden Sedimente stellen ein wirkungsvolles Filter- und Puffersystem dar, das gelöste und suspendierte organische und anorganische Stoffe wie auch Mikroorganismen zu binden vermag. Nach Passage durch den Boden steht das Niederschlagswasser in den wasserführenden Schichten des Erdreichs als sauberes Grundwasser für die Verwendung als Trink- und Brauchwasser zur Verfügung. Weiterhin wird der Boden zum Abbau verschiedener Rohstoffe, wie auch zur landwirtschaftlichen Produktion von Nahrungsstoffen, wirtschaftlich genutzt. Von nicht zu unterschätzendem Wert ist überdies die Funktion des Bodens als Basis für das gesamte Ökosystem und hier insbesondere für die Vegetation, die neben der direkten Einwirkung als Naherholungsraum auch indirekt über ihre wesentliche Funktion bei der Filterung von Luftschadstoffen sowie durch ihre klimatischen Einflüsse auf die Gesundheit und das Wohlbefinden des Menschen einwirkt.

◀ **Merke**

In unserer heutigen Industriegesellschaft führen nun Gewohnheiten, die sich aus dem Konsum, dem Lebensstandard und der industriellen Produktion ergeben, zu einer ständigen Belastung des Bodens mit anthropogenen Emissionen. Hier sind insbesondere die in großen Mengen auf der Erdoberfläche oder im Erdreich abgelagerten Abfälle der verschiedensten Herkunft zu erwähnen, die unter dem Einfluß des Niederschlagswassers einer kontinuierlichen Zersetzung und Einwaschung in den Boden unterliegen. Während Partikel, die Schmutz- und Schadstoffe enthalten, überwiegend durch Filterung mechanisch im Boden zurückgehalten werden, können gelöste Schadstoffe von den sog. **Bodenaustauschern** (Humussubstanzen, Eisen- und Aluminiumoxide, Tonmineralien) adsorbiert oder nach chemischer Fällung mit bodeneigenen Stoffen aufgehalten werden. Daneben verbleibt jedoch immer ein erheblicher Anteil von Schadstoffen in Lösung und kann somit zum einen durch Pflanzen aufgenommen werden oder über das Grundwasser zur Kontamination des Trinkwassers führen. Die Grenze der Belastbarkeit des Bodens mit Schadstoffen wird erreicht, wenn das natürliche Gleichgewicht des Ökosystems Boden durch Einbringung von Schadstoffen (Abfall, Schadstoffeintrag durch Unfälle usw.) so nachhaltig gestört wird, daß ökologisch und hygienisch relevante Schadstoffkonzentrationen in der Lösungsphase auftreten. Dieses Gleichgewichtsystem des Bodens wird durch Filterung, Pufferwirkung und biologische Aktivität der im Boden vorhandenen Mikroorganismen entscheidend bestimmt. Grundsätzlich können einwertige Ionen (Na^+, Cl^-, Nitrat) sowie Erdöl und seine Fraktionierungsprodukte nur zum kleinen Teil, hingegen zwei- und mehrwertige Ionen (vor allem Schwermetalle) sowie Biozide (Pflanzenschutzmittel usw.) in größeren Mengen in Böden und Sedimenten gebunden werden.

Gelöste Schadstoffe können über Pflanzen in die Nahrungskette gelangen oder in Trinkwasserreservoire (Grund- und Oberflächenwasser) eindringen und zu ernsthaften Gesundheitsrisiken führen.
Im Vordergrund stehen Schwermetalle, schwer abbaubare organische Verbindungen und Nitrat.

Das Gleichgewichtsystem des Bodens wird durch Filterung, Pufferwirkung und biologische Aktivität der im Boden vorhandenen Mikroorganismen entscheidend bestimmt.

Von besonderer hygienischer und ökologischer Bedeutung ist die Abnahme der Belastbarkeit des Bodens, wenn mehrere Schadstoffe gleichzeitig im Boden auftreten und mit additiven und sogar multiplikativen Erhöhungen der Schadwirkung gerechnet werden muß. So tritt beispielsweise in Gegenwart von Kupfer eine erhebliche Steigerung der Toxizität von Kadmium auf. Neben der Verseuchung des Bodens mit Schwermetallen, die insbesondere in Verbindung mit unsachgemäßem Umgang dieser Schadstoffe bei industriellen Produktionsprozessen (z. B. Blei bei der Herstellung von Akkumulatoren in Berlin, Quecksilber bei einem chemischen Betrieb in Marktredwitz)

In Gegenden mit intensiver landwirtschaftlicher Nutzung ist die Belastbarkeit des Bodens mit Nitrat heutzutage häufig überschritten.
Hieraus resultiert ein allmählicher, aber derzeit kontinuierlicher Anstieg von Nitrat im Grundwasser.

auftraten, sollen als weitere wichtige Belastungsfaktoren für den Erdboden die schwer abbaubaren organischen Lösungsmittel (z. B. Tetrachlorethylen) und das aus landwirtschaftlicher Überdüngung resultierende Nitrat erwähnt werden. **So ist durch die intensive landwirtschaftliche Nutzung in breiten Landschaftsstrichen die Belastbarkeit des Bodens mit Nitrat überschritten worden,** so daß das mit der Düngung (Kunstdünger, aber auch Jauche) eingebrachte Nitrat unter Mitwirkung der Bodenbakterien nicht mehr ausreichend in molekularen Stickstoff oder Distickstoffoxid reduziert werden kann. Wenn dieser als **Denitrifikation** bezeichnete mikrobielle Selbstreinigungsprozeß des Bodens nicht ausreicht, die in den Boden eingebrachten Nitratmengen umzusetzen, kommt es folgerichtig zu dem insbesondere in landwirtschaftlich genutzten Gebieten zu beobachtenden Anstieg des Nitrats im Trinkwasser mit den für die menschliche Gesundheit resultierenden Gefahren.

Neben der Vermeidung von Abfall steht insbesondere in den Industriestaaten die Sortierung von Abfall in sog. Wertstoffe im Vordergrund, die als Rohstoffe für Recyclingtechnologien verwendet werden können.

Zunehmend wird Abfall als Wirtschaftsgut betrachtet, d. h. wird durch die Entwicklung geeigneter Verfahren zur Sortierung von Abfallstoffen die Grundlage für eine Wiederverwendung von Abfallstoffen geschaffen, die nicht nur ökologisch sinnvoll, sondern daneben auch ökonomisch erfolgversprechend vorgenommen werden kann. Neben dem Aufstellen von Sammelcontainern für Metall, Glas oder Papier hat sich in vielen Gemeinden mittlerweile die getrennte Wertstoffsammlung in sog. grünen Tonnen bewährt. Durch entsprechende Aufklärungs- und Informationsangebote konnten in diesen Gebieten große Bevölkerungskreise für eine Vorsortierung bei der Abfallsammlung gewonnen werden.

8.5 Abfallbeseitigung aus medizinischen Einrichtungen

8.5 Abfallbeseitigung aus medizinischen Einrichtungen

Von Abfällen aus medizinischen Einrichtungen gehen bei sachgerechter Behandlung keine größeren Gefahren aus als vom ordnungsgemäß entsorgten Hausmüll oder Industrieabfällen.

Für die Vermeidung und die Entsorgung von Abfällen aus öffentlichen und privaten Einrichtungen des Gesundheitsdienstes hat eine aus Vertretern der Länder und des Bundes gebildete Arbeitsgemeinschaft ein entsprechendes Merkblatt verfaßt, das in den einzelnen Bundesländern – zum Teil als Verwaltungsvorschrift zu berücksichtigen ist.

Grundsätzlich bestätigt die Erfahrung der Praxis, daß von Abfällen aus den Einrichtungen des Gesundheitsdienstes bei sachgerechter Behandlung keine größeren Gefahren ausgehen als von ordnungsgemäß entsorgtem Hausmüll oder Industrieabfällen. Dies gilt auch für die Entsorgung krankenhausspezifischer Abfälle entgegen den gelegentlich in der Öffentlichkeit geäußerten Befürchtungen.

Nach einem Merkblatt der Länderarbeitsgemeinschaft Abfall (LAGA) ist Abfall aus medizinischen Einrichtungen in fünf Gruppen (A–E) einzuteilen (S E-**1**).

Eine Desinfektion von Abfällen aus medizinischen Einrichtungen ist nur für Abfälle der Gruppe C erforderlich und muß mit thermischen Verfahren gemäß § 10 c BSeuchG durchgeführt werden.

Ungeachtet der zusätzlichen Anforderungen, die sich aus der Abfallverwertung ergeben, lassen sich im Hinblick auf eine sichere Handhabung und ordnungsgemäße Entsorgung alle Abfälle aus privaten und öffentlichen Einrichtungen des Gesundheitsdienstes der in S E-**1** dargestellten Systematik zuordnen.

Eine Desinfektion von Abfällen aus den genannten medizinischen Einrichtungen ist nur für Abfälle der Gruppe C erforderlich. Diese Abfälle sind vor einer gemeinsamen Entsorgung mit Hausmüll thermisch zu desinfizieren. Die chemische Desinfektion ist nicht ausreichend und entspricht nicht dem Stand der Technik.

Zur thermischen Desinfektion von Abfällen der Gruppe C dürfen nur Verfahren eingesetzt werden, die vom RKI gemäß § 10 c BSeuchG auf ihre Eignung geprüft und in die im Bundesgesundheitsblatt veröffentlichte Liste der vom RKI geprüften und anerkannten Desinfektionsmittel und -verfahren aufgenommen wurden.

Die Wirksamkeit der Dampfdesinfektionsverfahren ist erstmalig bei der Inbetriebnahme der Anlage und danach wiederkehrend in vierteljährlichen Abständen (z. B. mit geeigneten mikrobiologischen Indikatoren) durch eine anerkannte Institution zu überprüfen.

S Synopsis E-1: Systematik der Abfallentsorgung in Einrichtungen des Gesundheitsdienstes

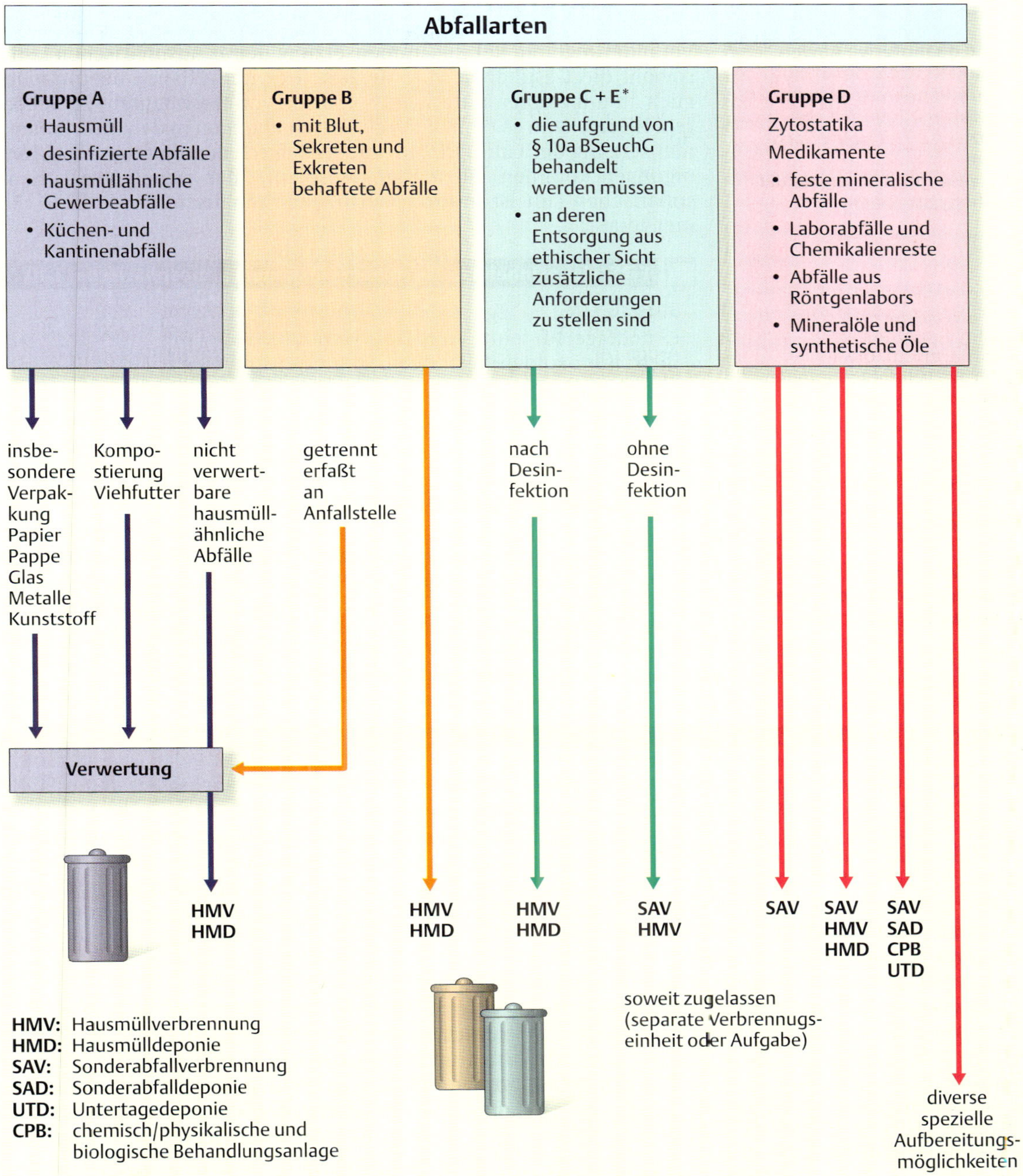

* Für die Abfälle der Gruppe E gelten besondere Regeln (z.B. Spezialbehandlung nach Maßgabe landesrechtlicher Vorgaben)

9 Lufthygiene

9.1 Einleitung

Qualitative und quantitative Abweichungen der Inhaltsstoffe der atmosphärischen Luft können zu gesundheitlichen Beeinträchtigungen von Mensch, Pflanze und Tier sowie Sachschäden führen.
E-**15** gibt die Hauptinhaltsstoffe der atmosphärischen Luft wieder.

9 Lufthygiene

9.1 Einleitung

Veränderungen in der Zusammensetzung der atmosphärischen Luft können sowohl die Gesundheit von Mensch, Tier und Pflanze beeinträchtigen als auch an unbelebter Materie (z.B. Erosion von Hochbauten) zu Schäden führen. Hierzu kann es einmal durch Verschiebungen in der natürlichen Zusammensetzung der Luft und zum anderen durch den Eintrag von Luftverunreinigungen kommen. Die Zusammensetzung der reinen (trockenen) atmosphärischen Luft ist in ihren wichtigsten Inhaltsstoffen in E-**15** zusammengefaßt:

E-15: Hauptinhaltsstoffe reiner (trockener) atmosphärischer Luft

Stickstoff (N_2)	78,10	Vol.-%
Sauerstoff (O_2)	20,94	Vol.-%
Argon (Ar)	0,93	Vol.-%
Kohlendioxid (CO_2)	0,03	Vol.-%
Wasserstoff (H_2)	0,01	Vol.-%
sonstige Edelgase	0,0024	Vol.-%

9.2 Luftverunreinigungen

Verkehr, Energieerzeugung und Produktionsstätten bilden die Hauptemittenten für luftgetragene Schadstoffe.

9.2 Luftverunreinigungen

Weit vor natürlichen Luftverunreinigungen, wie sie z.B. aus Vulkanausbrüchen, Waldbränden, Sümpfen, bakterieller Zersetzung oder der Erosion der Erdoberfläche entstehen können, sind heutzutage die drei Bereiche Verkehr, Energieerzeugung und Industrie als wichtige Quellen sog. anthropogener, d.h. durch den Menschen zu verantwortender Belastungen der Luft mit Schadstoffen in den Mittelpunkt des Interesses gerückt.

Klinischer Fall

Am 22.2.1993 entwichen infolge einer Reihe verschiedener Bedienungsfehler im Werk Griesheim der Firma Hoechst AG, Frankfurt/M., etwa 11,8 t einer Mischung chemischer Substanzen, darunter zahlreiche verschiedene, zumeist chlorierte (Nitro-) Aromaten. Ein Teil dieses Gemisches wurde nach Süden über den Main getragen und führte zur Kontamination eines Wohngebietes in Frankfurt-Schwanheim/Goldstein, bereits optisch erkennbar an einer gelblichen Schicht auf Bäumen, Büschen und Boden sowie Straßen, Autos, Häusern usw. In den direkt am südlichen Mainufer gelegenen Kleingärten betrug die an der Bodenoberfläche gemessene maximale Bodenbelastung an o-Nitroanisol (ONA), dem mengenmäßig bedeutendsten Kontaminanten, bis über 8 g/m^2, im südlich davon gelegenen Wohngebiet wurden bis mehrere hundert mg ONA/m^2 festgestellt. Die während der Sanierungsarbeiten gemessene Außenluftkontamination betrug an der höchstbelasteten Stelle maximal 18 µg/m^3 (27.2.1993), nahm schnell ab und blieb nach dem 2.3.1993 an allen im Belastungsgebiet gelegenen Meßpunkten konstant unter der Nachweisgrenze von 2 µg/m^3. In 96 % von über 300 Innenraumluftmessungen wurde bei einer Nachweisgrenze von 1µg/m^3 kein ONA nachgewiesen, der Maximalwert betrug 23 µg/m^3. Die Sanierungsmaßnahmen wurden zügig durchgeführt: Im höher kontaminierten Gebiet wurden der Oberboden entfernt, Nadelbäume gefällt, Büsche und Sträucher zurückgeschnitten, Pflasterwege entfernt, Straßen abgefräst und Wege kugelstrahlbehandelt; im südlicher gelegenen Schadensgebiet konnte auf den Bodenabtrag sowie die Behandlung der Straßen und Wege verzichtet werden. Etwa drei Wochen nach dem Schadensfall waren die Sanierungsmaßnahmen abgeschlossen; dies wurde durch umfangreiche Kontrolluntersuchungen bestätigt.

Definition ▶

Definition. Nach einer Definition der WHO liegt eine Luftverunreinigung vor, wenn sich ein luftverunreinigender Stoff oder mehrere luftverunreinigende Stoffe oder Gemische in solchen Mengen und so lange in der Außenluft befinden, daß sie für Menschen, Tiere, Pflanzen oder Eigentum schädlich sind, zur Schädigung beitragen oder das Wohlbefinden oder die Besitzausübung unangemessen stören können. Wegen seiner Verbreitung und seiner gesundheitlichen sowie ökologischen Bedeutung gilt SO_2 als eine Leitsubstanz bei Luftverunreinigungssituationen. Die häufigsten anderen Luftverunreinigungen sind in E-**16** zusammengefaßt.

Neben den in E-**16** aufgeführten chemischen Stoffen können über die Luft auch physikalische Gesundheitsgefahren (z.B. Radioaktivität, Asbest, UV-Strahlung) und Infektionserreger auf den Menschen einwirken.

Die häufigsten anderen Luftverunreinigungen sind in E-**16** zusammengefaßt.

E-16: Mögliche Luftverunreinigungen

Gasförmige anorganische Stoffe wie
SO_2, H_2S, NO_2, NO, Cl_2, NH_3, SiF_4, CO, CO_2

Mineralsäuren wie
HCl, HF, HNO_3, H_2SO_4

Einfache organische Stoffe wie
- ▷ Aldehyde (z.B. Formaldehyd, Acetaldehyd, Acrolein)
- ▷ Ester (z.B. Butylacetat, Amylacetat)
- ▷ Kohlenwasserstoffe (z.B. Benzinkomponenten)
- ▷ Ketone (z.B. Aceton, Cyclohexanon)
- ▷ Phenole, Kresole
- ▷ geruchsintensive Stoffe wie Mercaptane, Amine

Polyzyklische Kohlenwasserstoffe wie
3,4-Benzpyren, 1,12-Benzperylen

Staubförmige Stoffe und Stoffgemische wie
Ruß, Flugasche, Kohlenstaub, Zementstaub, Abbrände (Metalloxidrauche) und andere Stäube mit angereicherten Komponenten (z.B. Blei, Arsen, PCDD)

9.3 Emission und Immission, Grenz- und Richtwerte

9.3 Emission und Immission, Grenz- und Richtwerte

Während die von einer bestimmten Quelle ausgehenden Schadstoffe als **Emission** bezeichnet und als Massenkonzentration (mg/m^3), als Massenstrom (g/h) oder als Massenverhältnis (g/t) gemessen werden können, bezeichnet man als **Immissionen** die auf Menschen, Tiere, Pflanzen oder Sachen einwirkenden Konzentrationen von Schadstoffen. Sie werden meist in 1,5 m Höhe über dem Erdboden als Massenkonzentrationen (mg/m^3), als Volumenkonzentrationen (cm^3/m^3), als Staubpartikel (n/cm^3) oder bei Staubniederschlag als zeitbezogene Massenbedeckung (g/m$^2 \times$ d) angegeben. Die Beziehung von Emission und Immission wird von vielen Faktoren beeinflußt, wie E-**17** verdeutlicht.

Unter **Emission** wird die an einer Quelle in die Luft freigesetzte Schadstoffmenge verstanden.
Immissionen geben die Konzentration eines Schadstoffes in der atmosphärischen Luft an. Sie werden in 1,5 m Höhe über dem Erdboden gemessen (*s. a.* E-**17**).

E-17: Komplexe Systembeziehung zwischen Emission und Immission

Emission (Auswurf der Quelle in die Atmosphäre) ⟶ **Transmission** (Translation + Diffusion) ⟶ **Immission** (Konzentration in Erdbodennähe)

- ▷ technische Grundgrößen der Emission
- ▷ chemische und physikalische Merkmale der Schadstoffe
- ▷ Ablagerungsgeschwindigkeit
- ▷ meteorologische Grundgrößen
- ▷ Quellhöhe
- ▷ Entfernung leewärts der Quelle
- ▷ Topographie
- ▷ Bebauung, Bewuchs

◀ **Definition**

Definition. Als **Emission** werden von einer bestimmten Quelle ausgehende Schadstoffe, gemessen als Massenkonzentration (mg/m^3), als Massenstrom (g/h) oder als Massenverhältnis (g/t), bezeichnet. **Immissionen** sind die auf Menschen, Tiere, Pflanzen oder Sachen einwirkenden Konzentrationen von Schadstoffen.

Eine Inhalation von Luftschadstoffen kann sich aufgrund der allgemeinen, einer beruflich oder örtlich industriell bedingten Luftverunreinigung ergeben oder durch individuelle Gewohnheiten bedingt sein (z. B. Raucher). Da sich der einzelne nur unzureichend selbst vor den Auswirkungen der genannten drei Möglichkeiten einer Luftverunreinigung schützen kann, besteht grundsätzlich ein Handlungsbedarf für Gesetzgeber und öffentliche Verwaltung, entsprechende Schutzvorschriften zu erlassen.

Merke ▶

▶ ***Merke.*** Für Deutschland sind hier in erster Linie das **Bundesimmissionsschutzgesetz**, die Gewerbeordnung sowie die Technische Anleitung zur Reinhaltung der Luft **(TA Luft)** in der jeweils gültigen Fassung zu nennen, in der zur Emissionsbegrenzung staubförmiger sowie organischer dampf- oder gasförmiger Verbindungen im Abgas in Abhängigkeit vom Massenstrom Grenzwerte in einer Liste festgelegt sind. Maximal zulässige Immissionswerte werden durch maximale Immissionskonzentrationen **(MIK)** oder maximale Immissionsraten **(MIR)** angegeben. Maximal zulässige Emissionswerte **(MEK)** werden bei genehmigungspflichtigen Anlagen durch die TA Luft bzw. sonst durch die jeweilige Genehmigungsbehörde festgelegt und zur Auflage gemacht.

Das Postulat, dabei insbesondere Risikogruppen in der Bevölkerung ausreichend zu schützen, bleibt durch Sicherheitsabstände zu schädlichen Schwellenkonzentrationen insoweit unvollständig erfüllt, als allergische Wirkungen und Summationseffekte verschiedener Schadstoffe praktisch nicht berücksichtigt werden.

Da durch Luftverunreinigungen sowohl akute als auch chronische Gesundheitsschäden auftreten können, berücksichtigt die TA Luft Grenzwerte sowohl für die Langzeiteinwirkung (IW1) als auch für Kurzzeiteinwirkungen (IW2). Die MIK-Werte müssen grundsätzlich um einen Sicherheitsfaktor unter den Werten liegen, die nach dem jeweiligen gegenwärtigen Wissensstand gerade noch zu einer Gesundheitsschädigung führen können. Nur so kann auch bei den besonders zu schützenden Risikogruppen, d. h. bei Kindern, Alten und Kranken, vermieden werden, daß selbst bei längerfristiger Einwirkung von Luftverunreinigungen gesundheitliche Schäden entstehen können. Dabei werden allerdings weder die Entwicklung allergischer Reaktionen noch addierende oder unter Umständen sogar potenzierende Wirkungen von gleichzeitig inhalierten Luftschadstoffen berücksichtigt. Es kann nicht ausgeschlossen werden, daß bei gleichzeitigem Vorliegen mehrerer luftfremder Stoffe, wie dies im Alltag häufig der Fall ist, synergistische Effekte auftreten, die zu gesundheitlichen Schäden auch dann führen können, wenn die einzelnen Stoffe jeweils unterhalb den MIK-Werten liegen. Daher ist die Forderung berechtigt, aus Gründen der allgemeinen Gesundheitsvorsorge ein generelles Minimierungsgebot von Schadstoffen auszusprechen und nicht nur auf die Einhaltung der MIK-Grenzwerte zu achten.

Deshalb ist aus Gründen der allgemeinen Gesundheitsvorsorge ein generelles Minimierungsgebot von Schadstoffen auszusprechen.

Merke ▶

▶ ***Merke.*** Die **MIK-Werte** werden von einer beim Verein Deutscher Ingenieure (VDI) angesiedelten Sachverständigenkommission festgelegt und in entsprechenden Listen veröffentlicht. Bei Substanzen, für die noch kein MIK-Wert in die Liste aufgenommen wurde, gilt die Empfehlung, zunächst ein Zwanzigstel des MAK-Wertes anzunehmen.

Definition ▶

▶ ***Definition.*** Mit **MAK-Wert** wird die maximal am Arbeitsplatz zulässige Konzentration eines Stoffes als Gas, Dampf oder Schwebstoff in der Luft angegeben, die nach dem jeweils gegenwärtigen Stand der Erkenntnisse auch bei wiederholter und langfristiger, in der Regel täglich achtstündiger Exposition unter Einhaltung einer durchschnittlichen Wochenarbeitszeit von 40 Stunden im allgemeinen die Gesundheit der Beschäftigten und deren Nachkommen nicht beeinträchtigt.

Für kanzerogene Substanzen lassen sich keine unschädlichen Konzentrationen angeben, sondern nur Richtwerte **(TRK-Werte)**, die das gesundheitliche Risiko allenfalls mindern.

Da für kanzerogene Substanzen die Festlegung eines Grenzwertes, d. h. einer unschädlichen Schwellenkonzentration, nicht möglich ist, werden in diesen Fällen technische Richtkonzentrationen **(TRK-Werte)** angegeben, deren Einhaltung das Risiko einer Schädigung der Gesundheit vermindern soll, ohne es jedoch ausschließen zu können. Die Liste der MAK- und TRK-Werte wird

jährlich von der Senatskommission der Deutschen Forschungsgemeinschaft zur Prüfung gesundheitsschädlicher Arbeitsstoffe veröffentlicht.
Im Bereich der durch individuelle Gewohnheiten provozierten Luftverunreinigungen existieren neben Empfehlungen des Bundesgesundheitsamtes, jetzt des Instituts für Wasser-, Boden- und Lufthygiene im Umweltbundesamt, zur Luftqualität in Innenräumen in letzter Zeit rechtlich verbindliche Anordnungen der gesetzgeberisch tätigen Organe zum Gesundheitsschutz. Stellvertretend sei hier auf Anordnungen und Erlasse der Länderbehörden verwiesen, die in den Diensträumen zum Schutz der Nichtraucher vor Passivrauchen ein generelles Rauchverbot ausgesprochen haben.

MAK-Werte und TRK-Werte werden von einer Kommission der DFG festgesetzt.

9.4 Gesundheitliche Auswirkungen von Luftschadstoffen

9.4 Gesundheitliche Auswirkungen von Luftschadstoffen

Während die direkte Wirkung von Luftschadstoffen auf die Hautoberfläche ebenso wie die unmittelbare Aufnahme über den Verdauungstrakt im allgemeinen eine nur untergeordnete Rolle spielt, liegen im Zusammenhang mit ihrer Aufnahme in den Körper über die Atmung und auch nach Anreicherung über die Nahrungskette umfangreiche Untersuchungen vor. Zusätzlich können luftfremde Stoffe die allgemeinen Umweltbedingungen negativ beeinflussen. Hier sei beispielhaft an die Absorption der Sonneneinstrahlung durch einen hohen Staubgehalt in der Atmosphäre in industriellen Ballungsgebieten sowie global an die Auswirkungen von bestimmten **Treibgasen** (z. B. Fluor-Chlor-Kohlenwasserstoffen) auf die Ozonschicht der Atmosphäre mit der Konsequenz einer erhöhten UV-Einstrahlung oder auch an Klimaveränderungen durch eine Erhöhung des CO_2-Gehaltes (sog. **Treibhauseffekt**) erinnert.
In Abhängigkeit von der körperlichen Aktivität atmet ein gesunder Mensch täglich 6–20 m^3 Luft ein, die im Alveolarraum mit einer Oberfläche von etwa 100 m^2 in Kontakt kommt. Dadurch kann es zur Absetzung fester und flüssiger Luftschadstoffe und zur Aufnahme gasförmiger Luftverunreinigungen kommen.

Neben der gesundheitlichen Beeinträchtigung durch mit der Atemluft aufgenommene Luftschadstoffe bestimmen Kenntnisse über Zusammenhänge von Immissionen und Veränderungen klimatischer Parameter (**»Ozonloch«, Treibhauseffekt**) zunehmend die Diskussion über die öffentliche, menschliche und ökologische Dimension der Gefährdung.

Merke. Die Abscheidung inhalierter Partikel in den verschiedenen Bereichen der Atemwege ist korngrößenabhängig. Während Partikel größer als etwa 50 µm wegen ihrer hohen Sedimentationsgeschwindigkeit nicht eingeatmet und bei einem Durchmesser von etwa 10 µm zu 80 % in der Nase zurückgehalten werden, können Teilchen kleiner als 1 µm fast ungehindert bis in den Alveolarbereich eindringen. Stäube dieser Größenordnung werden als lungengängig bezeichnet und stehen im Mittelpunkt des medizinischen Interesses.

◀ **Merke**

Man rechnet bis zum 30. Lebensjahr etwa mit einem jährlichen Anstieg abgelagerter Partikel in der Lunge um 10–15 mg.

Merke. Die Selbstreinigungsleistung des Bronchialsystems kann durch Einwirkung von Reizgasen und zellschädigenden Stäuben empfindlich beeinflußt werden. Im Experiment läßt sich durch Einatmung relativ geringer Konzentrationen von Schwefeldioxid, Ammoniak, Stickstoffdioxid oder Formaldehyd die Ziliarbewegung des Flimmerepithels vollständig lähmen und damit bewirken, daß inhalierter Staub länger in der Lunge verbleibt. Seine Inhaltsstoffe haben somit Gelegenheit, die sog. Alveolarmakrophagen zu schädigen, die einen Hauptträger der unspezifischen Infektabwehr darstellen. Hierdurch erklärt sich die erhöhte Infektanfälligkeit von Menschen, die in Regionen mit erhöhtem Schadstoffgehalt in der Luft leben.

◀ **Merke**

Zusammenhänge von **chronischer** Exposition gegenüber Luftschadstoffen und chronischer Bronchitis sind epidemiologisch belegt und werden für das Bronchialkarzinom begründet vermutet. Daneben führen zeitlich und örtlich begrenzte plötzliche Emissionen zu **akut** toxischen Gesundheitsschäden (z. B. Unglücksfälle). Bei **Smog-Situationen** ist eine Zunahme der Morbidität und Mortalität beschrieben worden.

Während es nur in groß angelegten epidemiologischen Untersuchungen gelingt, Zusammenhänge zwischen einer **chronischen Aufnahme** schadstoffbelasteter Luft und bestimmten Erkrankungen (insbesondere chronische Bronchitis, eventuell Bronchialkarzinom) zu erkennen, liegen umfangreiche Berichte über **akute gesundheitliche Schäden** bei plötzlichem Anstieg von Luftschadstoffen vor. Neben Unglücksfällen (z. B. Seveso, Bhopal), bei denen teilweise hochgiftige Substanzen emittiert wurden und zu sofortigen Todesfällen und Langzeiterkrankungen führten, ist wiederholt eine Zunahme der Morbidität und Mortalität der Bevölkerung beschrieben worden, wenn sich Luftschadstoffe aufgrund klimatischer Besonderheiten anreichern konnten. Gemeint ist hiermit die sog. **Smog-Situation**. Das Wort wurde in England geprägt und setzt sich aus den Begriffen »smoke und fog« zusammen.

Merke ▶

▶ ***Merke.*** Bei sog. **Inversionswetterlagen**, die durch einen extrem niedrigen Luftaustausch in horizontaler und vertikaler Richtung charakterisiert sind und wo sich Kaltluft **unter** Warmluft geschoben hat, kann es insbesondere in den Wintermonaten unter dem Einfluß der Energiegewinnung und des Kraftfahrzeugverkehrs zu erheblichen Anstiegen der Luftschadstoffe SO_2, NO_x und CO sowie von Kohlenwasserstoffverbindungen kommen.

Bei **Smog vom London-Typ** (bei Inversionswetterlagen) durch SO_2, NO_x und CO ist eine erhöhte Sterblichkeit epidemiologisch belegt, die besonders Risikopersonen (Kinder, Lungenvorgeschädigte, alte Menschen) betrifft. Beim **Los-Angeles-Typ** stehen Reizungen der Schleimhäute und Kopfschmerzen im Vordergrund.
Zum sog. **photochemischen Smog** ist auch eine überwiegend im Sommer zu beobachtende Erhöhung von Ozon zu rechnen. Ozon wirkt als Reizstoff auf die Atemwege. Der typische, als angenehm empfundene »Ozongeruch« in Waldgebieten wird ausschließlich durch **Terpene**, d. h. ätherische Verbindungen hervorgerufen.

Bei diesem sog. **Smog vom London-Typ** treten insbesondere bei Risikopersonen (Kinder, Lungenvorgeschädigte, alte Menschen) Atem- und Kreislaufbeschwerden auf, in deren Folge sich eine erhöhte Sterblichkeit in der Bevölkerung nachweisen läßt.
Beim **Los-Angeles-Smog** kommt es infolge geringer Luftbewegungen bei intensiver Sonneneinstrahlung in Verbindung mit einem hohen, durch den Straßenverkehr bedingten Kraftstoffverbrauch zu allerdings meist weniger dramatisch verlaufenden gesundheitlichen Beschwerden. Dabei entsteht primär aus den emittierten Stickoxiden unter Einfluß des Sonnenlichtes Ozon. Dieses reagiert mit unverbrannten Treibstoffanteilen zu Substanzen von hoher Oxidationskraft (Ketone, Aldehyde, Carbonsäuren), die zu Reizungen der Schleimhäute des oberen Respirationstrakts sowie zu Augenreizungen und Kopfschmerzen führen. Zum sog. **photochemischen Smog** ist auch eine überwiegend im Sommer zu beobachtende Erhöhung von Ozon (bodennahes Ozon) zu rechnen. Ozon wirkt als Reizstoff auf die Atemwege und ist entgegen weitverbreiteter Ansicht nicht für Therapieerfolge in Lufkurorten mitverantwortlich. Der typische, als angenehm empfundene »Ozongeruch« in Waldgebieten wird ausschließlich durch **Terpene**, d. h. ätherische Verbindungen hervorgerufen. Ozon selbst ist von unangenehm stechendem Geruch

9.5 Maßnahmen zur Luftreinhaltung

Im Mittelpunkt der Luftreinhaltung steht die Emissionsabsenkung durch Einsatz umweltfreundlicherer Technologie, **Filtration** und **Abscheidung.** Dies gilt sowohl in der Industrie als auch im privaten Kraftfahrzeugverkehr und bei der Energiegewinnung.

9.5 Maßnahmen zur Luftreinhaltung

Während sich eine Reinhaltung bzw. Reinigung der Luft in Innenräumen sowohl durch Maßnahmen der Emissionsbegrenzung als auch durch **Absauganlagen** und **Filtertechniken** erreichen läßt, steht bei Überlegungen zur Reinhaltung der atmosphärischen Luft eindeutig die Herabsetzung von Emissionen im Vordergrund. Das Verdünnen und Verteilen der Schadstoffe durch die sog. »Politik der hohen Schornsteine«, wie es jahrzehntelang üblich war, muß heute eindeutig als überholt angesehen werden. Somit steht zur Emissionsbegrenzung die Umwandlung produktionsbedingter Schadstoffe in weniger toxische Verbindungen sowie eine Abscheidung und gegebenenfalls Konzentrierung der Schadstoffe als Sondermüll, aber auch ein Umsteigen auf primär emissionsarme Technologien im Vordergrund. So konnte durch entsprechende behördliche Auflagen für Planung und Betrieb industrieller Anlagen in den letzten Jahren ein erheblicher Rückgang von industriebedingten Emissionen erreicht werden. Bei den anderen beiden Hauptemittenten von Luftverunreinigungen, d. h. den Haushaltsfeuerungsanlagen und dem Kraftfahrzeugverkehr, in deren Abgasen vor allem Kohlendioxid und -monoxid, Stickoxide, Schwefeloxide (zu 3 % nur aus Kfz-Motoren, zu 80% aus Industrieanlagen) und infolge der Verbrennung fossiler Stoffe zur Wärmegewinnung Aldehyde, Benzpyren und andere KW sowie Blei- und Rußstäube enthalten sind, sind behördliche Auflagen zur Emissionsbegrenzung erlassen worden. Neben einer somit vom Gesetz- und Verordnungsgeber vorgegebenen Modernisierung der im Haushalt betriebenen Heizungsanlagen, der Verwendung von schwefelarmen Brennstoffen oder aber dem Einbau von verschiedenen Katalysatortypen in Kraftfahrzeugen ist allerdings mit dem wachsenden Umweltbewußtsein der Bevölkerung und der sich hieraus ableitenden Bereitschaft, durch sparsamen Umgang mit Heizenergie und Kraftstoff zur Emissionsbegrenzung beizutragen, der wesentliche Faktor zur Absenkung der Belastung der Luft mit Schadstoffen angesprochen (S E-**2**).

Erfolge in der Emissionsbegrenzung konnten in den letzten Jahren insbesondere bei CO, SO_2 und Staub beobachtet werden (S E-**2**).

Eine möglichst lückenlose und engmaschige Erfassung von Daten zur Luftverschmutzung ist eine der unverzichtbaren Voraussetzungen, um Handlungsbedarf für Maßnahmen zur Luftreinhaltung zu erkennen. In diesem Zusammenhang schreibt das **Bundesimmissionsschutzgesetz** für Belastungsgebiete die Erstellung von **Emissionskatastern** vor, deren Ergebnisse zur Festlegung von Luftreinhalteplänen herangezogen werden. Darüber hinaus ist in den letzten Jahren in praktisch allen Bundesländern in smoggefährdeten Gebieten ein Netz von Meßstationen aufgebaut worden, in denen neben metereologischen Bedingungen die wichtigsten smogrelevanten Schadstoffkonzentrationen registriert werden. Überschreiten die hierbei gemessenen Konzentrationen Grenzwerte, die von den Ländern in sog. Smog-Verordnungen festgelegt sind, werden im Rahmen eines Smogalarms in einem gestuften Vorgehen **Emissionen** von Industriebetrieben und Kraftfahrzeugen durch Produktions- und Verkehrsverbote eingeschränkt.

Die Bundesländer legen in **Smog-Verordnungen** die Grenzwerte fest, bei deren Überschreitung in ausgewiesenen Gebieten in einem abgestuften Plan Maßnahmen zur Emissionseinschränkung in Verkehr und Industrie zwingend vorgeschrieben werden.

9.6 Physikalische atmosphärische Einflüsse auf die Gesundheit

9.6 Physikalische atmosphärische Einflüsse auf die Gesundheit

Wetter und Klima, d.h. Veränderungen insbesondere physikalischer und teilweise chemischer Einflußgrößen der Außenluft, können auf den Organismus unmittelbar und mittelbar einwirken. Demzufolge hat sich mit der **Bioklimatologie** oder der Biometeorologie ein Zweig der Medizin entwickelt, der sich mit den langfristigen Einflüssen des Klimas, d.h. der langjährigen Mittelwerte oder prozentualen Häufigkeiten registrierter Wetterzustände, sowie des aktuellen Wettergeschehens auf kranke und gesunde Menschen sowie ihre Anpassungsfähigkeit auf Wetter- und Klimaveränderungen beschäftigt. Diese als **Wetterfühligkeit** bezeichnete Reaktionslage des Menschen ist von starken individuellen Schwankungen begleitet und wird von ca. 30% der Bevölkerung als existent angegeben. Dabei überwiegen Belästigungen, die der Einwirkung des Föhns zugeschrieben werden, insbesondere allgemeine Abgeschlagenheit, motorische Unruhe, Kopfschmerzen und Konzentrationsschwäche sowie Kreislaufstörungen, erhöhte Unfallneigung, psychische Erregungszustände und Schmerzen an Narben sowie Gelenken von Rheumakranken. Gleichfalls sind beim Übergang zu Tiefdruckgebieten, d.h. auf der Vorderseite eines Tiefs, starke biotrope Reize zu erwarten, wobei typischerweise hypotone Reaktionen bei Herz- und Kreislaufstörungen sowie Thromboseneigung und Herzinfarkte zu erwähnen sind. Während beim Übergang von Tief- zu Hochdruckgebieten über eine Zunahme von Kopfschmerzen, Migräne und Schlafstörungen geklagt wird, zeichnen sich Hochdruckgebiete als weitgehend frei von Gesundheits- und Befindlichkeitsstörungen aus. Aus präventivmedizinischer Sicht gewinnen diese Erkenntnisse Gewicht, als es den betroffenen Bevölkerungskreisen durch frühzeitige Informationen über Wetterveränderungen möglich ist, in Kenntnis ihrer individuellen Reaktionsbereitschaft die Aktivitäten ihrer Lebensführung und ihrer beruflichen Tätigkeit darauf abzustimmen bzw. durch rechtzeitige Medikation entsprechenden Auswirkungen von Wetter- und Klimaveränderungen zu begegnen.

Die **Bioklimatologie** beschäftigt sich mit den Einflüssen von Klima und Wetter auf Gesundheit und Wohlbefinden.

30% der Bevölkerung geben an, unter **Wetterfühligkeit** zu leiden.

Unter den als Föhneinwirkung subsumierten gesundheitlichen Belästigungen überwiegen Abgeschlagenheit, psychomotorische Unruhe, Kreislaufstörungen und Kopfschmerzen.

Bei Durchgang von Tiefdruckgebieten überwiegen hypotone Kreislaufreaktionen, Thromboseneigung und Herzinfarkte, beim Übergang zu Hochdruckgebieten Kopfschmerzen, Migräne und Schlafstörungen.
Biometeorologische Vorhersagen von Wetterveränderungen setzen Menschen mit ausgeprägter Wetterfühligkeit in die Lage, sich vorbeugend auf biotrope Wetterwirkungen einzustellen.

Luftfeuchte, Lufttemperatur und Luftbewegung wirken auf den Organismus in Kombination als hydrothermischer Komplex ein. Dabei ist unter relativer

S Synopsis E-2: **Emissionen nach Emittentengruppen in Deutschland 1990 bis 1994**

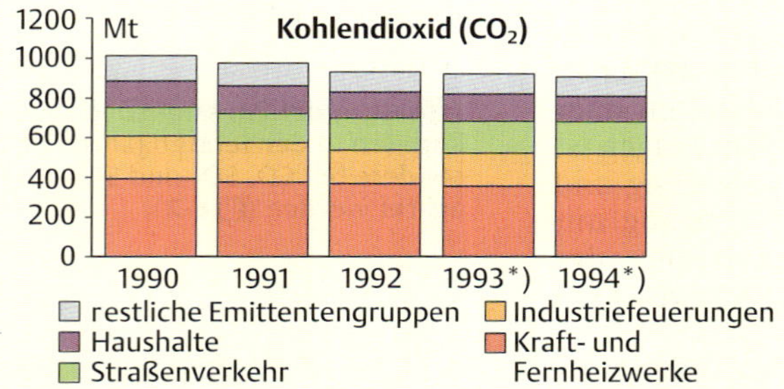

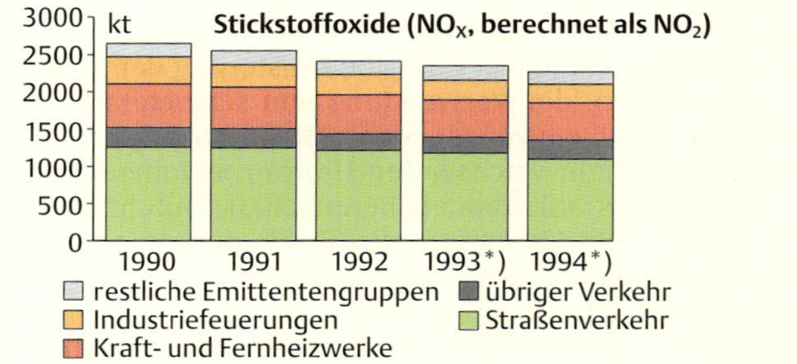

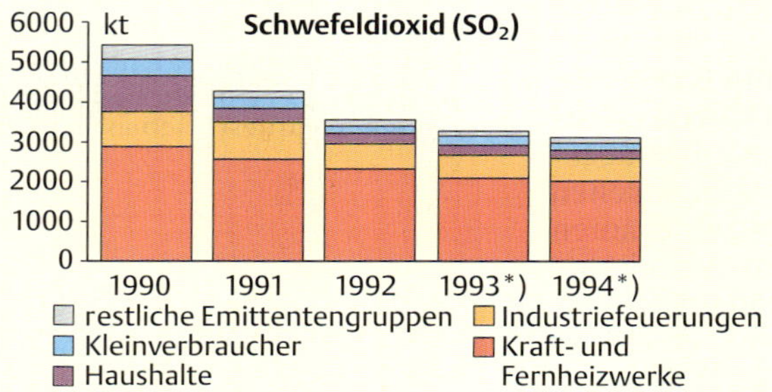

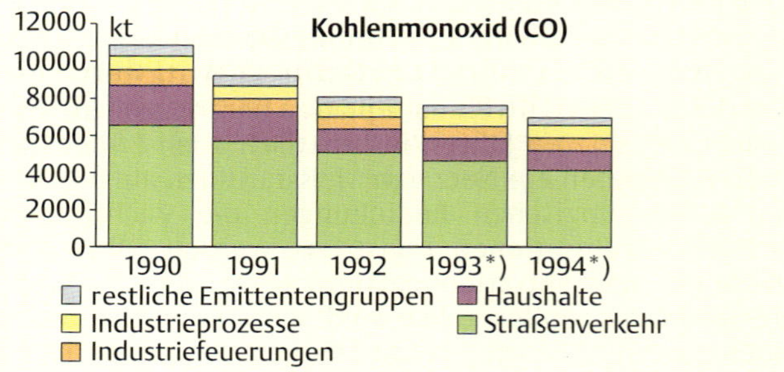

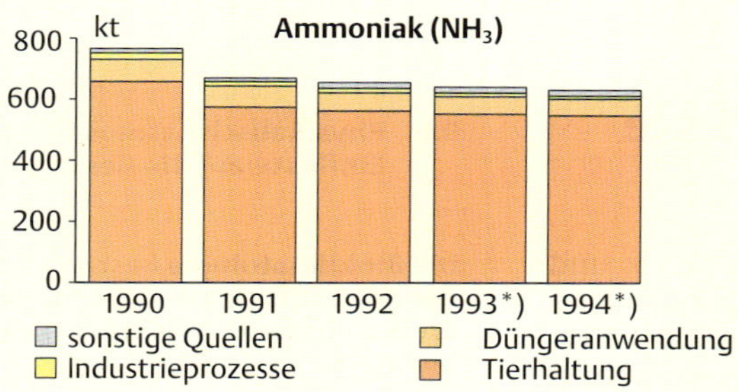

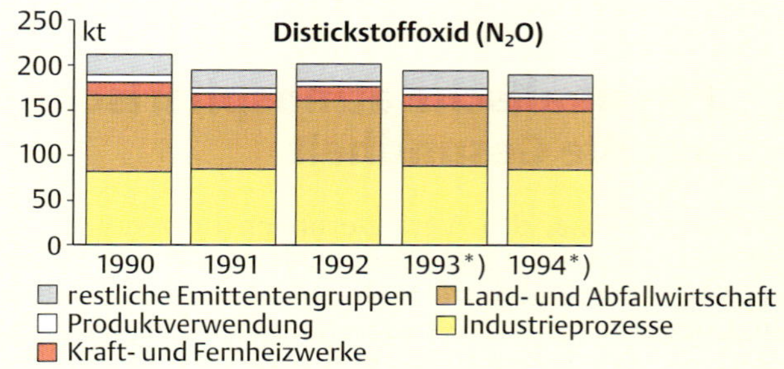

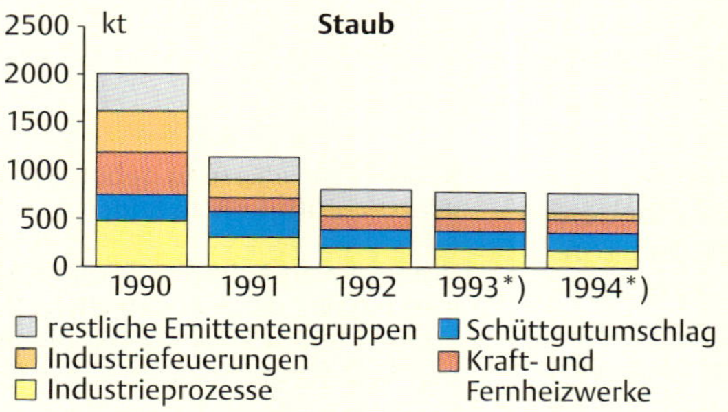

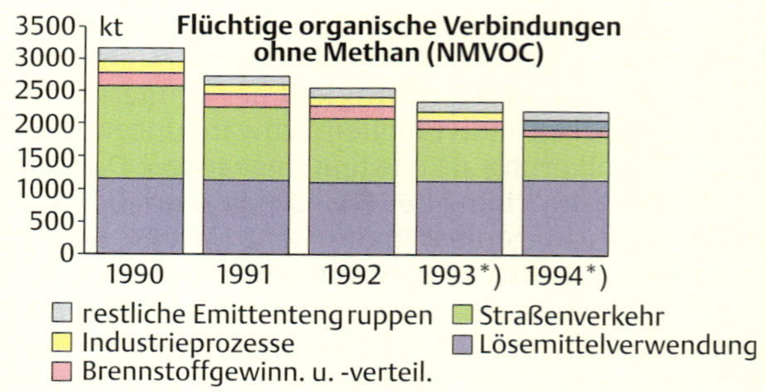

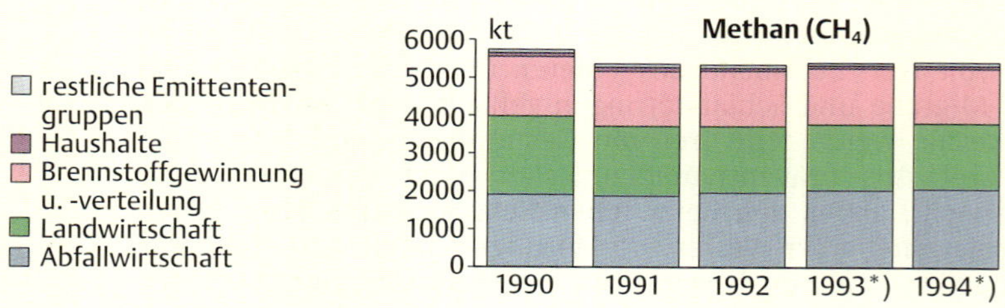

*) vorläufige Werte

Feuchtigkeit die tatsächliche Wasserdampfmenge in der Luft zu verstehen, die in Abhängigkeit von der jeweiligen Lufttemperatur als Prozentsatz der jeweils maximal möglichen Wasserdampfaufnahme der Luft, d.h. der maximalen Luftfeuchtigkeit gemessen wird. Sie liegt für die Menschen optimal im Bereich von 40–65%. Während eine geringere relative Luftfeuchtigkeit zur Austrocknung von Schleimhäuten führen kann, kommt es bei einer höheren Luftfeuchtigkeit, insbesondere bei wasserdampfgesättigter Luft, d.h. 100% relativer Feuchte und Lufttemperaturen über 37 °C, zu Störungen der Thermoregulation, da hier eine Wärmeabgabe durch Schwitzen nicht mehr möglich ist. Bei Luftbewegungen besteht ebenfalls eine stark schwankende individuelle Empfindlichkeit, der beispielsweise bei der lüftungstechnischen Versorgung von Räumen durch geeignete Konstruktionen und technische Auslegung von Anlagen Rechnung getragen werden muß. Dabei wird die Grenze der thermodynamischen **Behaglichkeit** nicht nur durch die Luftgeschwindigkeit (ca. 0,2 m/s), sondern auch durch die Temperaturdifferenz der eingeblasenen Zuluft zur Raumluft bestimmt.

Luftfeuchte, Lufttemperatur und Luftbewegung wirken auf den Organismus in Kombination als hydrothermischer Komplex ein.

Unterhalb einer als optimal anzusehenden relativen Luftfeuchte von 40–65% kann es zur Austrocknung von Schleimhäuten des Respirationstraktes kommen.

Die Akzeptanz von Luftbewegungen (Zugluft) unterliegt starken individuellen Schwankungen.

Die von der Sonne emittierte Strahlung wird durch die (intakte) atmosphärische Ozonschicht gefiltert, wobei die UV-C-Strahlen (200–280 nm) zurückgehalten werden. Durch eine bislang örtlich begrenzte Beeinträchtigung der atmosphärischen Ozonschicht (Ozonloch in der Antarktis durch FCKW) ist mit einer Abnahme dieser schützenden Filterwirkung zu rechnen und als medizinisch relevante Folge von einer **Zunahme entzündlicher und maligner Hautveränderungen** auszugehen. Intensive **UV-B-Strahlung** (280–315 nm) führt ebenfalls dosisabhängig zu Hautschädigungen (Erythem) und Konjunktivitis. Demgegenüber haben **UV-A-Strahlen** (315–400 nm) eine ca. 1000fach höhere Erythemschwellendosis als UV-B und führen zur (häufig erwünschten) Pigmentierung, d.h. Bräunung der Haut. Einer zu intensiven Einwirkung von kurzwelligem UV-Licht kann sich der Mensch durch abschirmende Kleidung (insbesondere bei Höhenaufenthalten im Gebirge) und durch Aufenthalt hinter Fensterglas weitgehend entziehen, das UV-Strahlen mit Wellenlängen < 320 nm größtenteils absorbiert. UV-Strahlen mit hohem UV-A-Anteil werden im Rahmen der dermatologischen Therapie eingesetzt.

Die von der Sonne emittierte UV-Strahlung untergliedert sich in Abhängigkeit von der Wellenlänge in:
UV-A-Strahlen (315–400 nm)
UV-B-Strahlen (280–315 nm)
UV-C-Strahlen (200–280 nm).

UV-Strahlung mit einem hohen Anteil von UV-B und UV-C führt zu Hauterythemen, Dermatitiden und wird mit der Entstehung von Hautkrebs in Zusammenhang gebracht. Hierin liegt eine der wesentlichen gesundheitlichen Gefahren einer abnehmenden Filterwirkung der Ozonschicht der Atmosphäre (durch FCKW).

Die gesundheitliche Bedeutung **elektromagnetischer Felder** für den Menschen wird derzeit in der Literatur noch sehr kontrovers diskutiert. Dies gilt insbesondere für biologische Wirkungen durch elektromagnetische Wechselfelder, wie sie im Bereich von Hochspannungsleitungen vorkommen. Bislang konnten weder konkrete Wirkungsmechanismen noch ihre Bedeutung in Bezug auf spezifische Krankheitsgeschehen geklärt werden. Da jedoch feldinduzierte Einwirkungen auf biologische Systeme beobachtet wurden, besteht weiterhin Forschungsbedarf hinsichtlich der gesundheitlichen Bewertung.

Die gesundheitliche Bedeutung **elektromagnetischer Felder** wird derzeit noch kontrovers diskutiert.

Die möglichen **gesundheitlichen Langzeiteffekte** der netzfrequenten elektromagnetischen 50-Hz-Felder stehen seit einigen Jahren im öffentlichen und wissenschaftlichen Interesse. Es gibt viele, z.T. widersprüchliche Hinweise sowohl aus epidemiologischen Studien als auch aus Labor-Experimenten darauf, daß niederfrequente elektromagnetische Felder, wie sie z.B. von 50-Hz-Hochspannungsleitungen erzeugt werden, in ihrem Wechselspiel mit biologischen Systemen unerwünschte Wirkungen auf die Gesundheit und bei der Krebsentstehung haben könnten. Dabei spielen **athermische Effekte** wie die von **Kalzium abhängige Bindungsfähigkeit von Hormonen, Antikörpern und Neurotransmittern an Rezeptoren** eine bedeutende Rolle. Allerdings ist das Verständnis der biologischen Interaktionen des Organismus mit diesen Feldern besonders bei Langzeitwirkungen niedriger Intensität heute noch sehr begrenzt.

Obwohl feldinduzierte Einwirkungen auf verschiedene biologische Systeme beobachtet werden können, konnten bisher weder konkrete Wirkungsmechanismen noch irgendwelche spezifischen Krankheitsgeschehen geklärt werden

Besondere Aufmerksamkeit widmet die Literatur den möglichen Auswirkungen erhöhter ELF-Feldexpositionen im Zusammenhang mit der Beeinflussung der **Zirbeldrüse.** Deren Funktion kann im Experiment bei Mensch und Tier sowohl durch elektrische als auch magnetische Felder verändert werden; es resultieren zirkadiane Rhythmusstörungen. Die Modulation könnte über folgende Mechanismen das Krebsrisiko erhöhen:
Verminderung der proliferationshemmenden, der immunstimulierenden und der hormonhemmenden Wirkung von Melatonin (im hypothalamisch-

Weitere In-vitro-Studien der Effekte von niederfrequenten elektromagnetischen Feldern zeigen Wirkungen auf:
1. DNA/RNA-Stoffwechsel und Proteinsynthese
2. Membran-Signal-Übertragung und damit auch auf die Funktion von Hormonen, Enzymen und Neurotransmitter
3. Zellproliferation
4. Kationenfluß und -bindung
5. Funktion der membranständigen Na-K-ATPase.

hypophysär-gonadalen Regelkreis für bestimmte hormonabhängige Brust-, Ovar- und Prostatakrebse).
Andere Untersuchungen z. B. zum Lymphozytenverhalten unter EMF-Einfluß weisen auf mögliche direkte Effekte auf das **Immunsystem** hin. Werden menschliche periphere Lymphozyten mit mutagenen Substanzen vorbehandelt, ergibt sich unter Exposition auch schwacher magnetischer Wechselfelder eine Zunahme des Zellwachstums gegenüber normalen, unbehandelten Zellen.
Weitere In-vitro-Studien der Effekte von niederfrequenten elektromagnetischen Feldern zeigen andere Endpunkte im biologischen System auf:
1. Wirkungen auf den intrazellulären **DNA/RNA-Stoffwechsel** und die **Proteinsynthese**
2. Einwirkung auf die **Membran-Signal-Übertragung** und damit auch Auswirkungen auf die **Funktion von Hormonen, Enzymen und Neurotransmitter**
3. Auswirkungen auf **Zellproliferation**
4. Effekte auf **Kationenfluß und -bindung**
5. Wirkung auf die **Funktion der membranständigen Na-K-ATPase**

Obschon feldinduzierte Einwirkungen auf verschiedene biologische Systeme beobachtet werden können, konnten bisher weder konkrete Wirkungsmechanismen noch ihre Bedeutung in bezug auf irgendwelche spezifischen Krankheitsgeschehen geklärt werden.

9.7 Innenraumluft

9.7 Innenraumluft

Während früher medizinische Aspekte der Luftverunreinigungen in Innenräumen nahezu ausschließlich im Zusammenhang mit Emissionen am Arbeitsplatz gesehen wurden, hat sich in letzter Zeit zunehmend eine Erweiterung dieser Diskussion in den Wohnbereich ergeben.

Während sich die Untersuchungen zur gesundheitlichen Bedeutung von Luftverunreinigungen in früheren Jahren fast ausschließlich mit der Außenluft und mit den am Arbeitsplatz bestehenden Luftverhältnissen beschäftigt haben, ist in letzter Zeit vermehrt die Frage nach der Bedeutung von Innenraumluft-Verunreinigungen außerhalb des Arbeitsplatzes in den Mittelpunkt des Interesses der medizinischen Fachwelt und der Öffentlichkeit getreten.
Dies hat hauptsächlich folgende Gründe:
1. Die Bevölkerung hält sich in den sog. zivilisierten Ländern zum weitaus größeren Zeitraum ihres Lebens, d. h. bis zu 90 %, in Innenräumen auf.
2. Der zunehmende Einsatz einer kaum noch zu überschauenden großen Zahl von Haushalts- und Hobbyprodukten sowie neuartige Baustoffe und Renovierungsmaterialien haben in den letzten Jahren bei gleichzeitig zunehmender Neigung, aus Energiespargründen den Innenraumluftwechsel zu reduzieren, dazu geführt, daß vor allem **flüchtige organische Verbindungen (FOV),** aber auch andere Substanzen in Innenräumen Konzentrationen erreichen können, die weit über denen der Außenluft liegen.

Einige dieser Substanzen sind in E-**18** aufgeführt.

Als Nachteil moderner Fertigungstechnologien ist die vermehrte Freisetzung flüchtiger Substanzen aus Baustoffen, Einrichtungsgegenständen und Bedarfsartikeln des täglichen Lebens zu sehen.
Bei reduzierten Luftwechselraten in Gebäuden entstehen aus diesen Emissionen Immissionsverhältnisse, bei denen in der Innenraumluft Konzentrationen von Schadstoffen erreicht werden, die um ein Vielfaches über denen in der Außenluft liegen (E-**18**).

E-18: Verhältnis der Innenraumluftkonzentrationen ausgewählter Schadstoffe zur Außenluftkonzentration

Substanzen	Verhältnis der Konzentration in der Innenluft zur Außenluft
▷ SO_2	▷ 0,5
▷ NO_2	▷ unter 1
▷ CO_2	▷ 1 bis 10
▷ CO	▷ unter 1
▷ Schwebepartikel	▷ 0,5 bis 1
▷ Formaldehyd	▷ bis 10
▷ Höhere aliphatische Kohlenwasserstoffe	▷ 2 bis 5
▷ Aromatische Kohlenwasserstoffe	▷ 1 bis 3
▷ Flüchtige halogenierte Kohlenwasserstoffe	▷ 10 bis 50
▷ Polychlorierte Biphenyle	▷ 5 bis 10
▷ Radon	▷ 10 und höher
▷ N-Nitrosodimethylamin	▷ unter 1

Für NO_2 und CO können in Abhängigkeit von Emissionsquellen auch in Innenräumen höhere Konzentrationen als in der Außenluft gefunden werden. Gleiches gilt für Schwebepartikel und Nitrosodimethylamin in Raucherhaushalten.

Epidemiologische Studien über die Wirkung von Luftschadstoffen auf die Gesundheit des Menschen haben diesen Tatsachen bisher nur in unzureichendem Umfang Rechnung getragen.

Unter den Faktoren, die die Luftqualität **in Innenräumen** beeinflussen, ist an erster Stelle der **Luftwechsel pro Stunde (LPS)** anzuführen. Hierbei handelt es sich um die Ventilationsrate, die angibt, wie oft das Luftvolumen eines Innenraumes pro Stunde durch Außenluft ersetzt wird. Sie ist abhängig von der Bauweise des Hauses, handwerklicher Qualität der Ausstattung, Lage, Windstärke und Differenz zwischen Innen- und Außentemperatur. So kann in Häusern, die aus Energiespargründen mehr oder minder abgedichtet wurden, ein LPS-Wert von unter 0,1 erreicht werden, während konventionell gebaute Häuser einen LPS von 1–4 aufweisen können. Als Quelle für Innenraumluftverunreinigungen kommen sowohl die Außenluft als auch Emissionsquellen innerhalb der Gebäude zum Tragen. Einige Quellen sind vom Verhalten der Menschen abhängig (z. B. Gasherd, Rauchen, Kaminfeuer, Lösungsmittelverbrauch), andere hängen in erster Linie mit dem Baumaterial oder der Innenausstattung zusammen (z. B. Radon aus Beton, Formaldehyd aus Spanplatten, Asbest).

Der **Luftwechsel pro Stunde (LPS)** ist die Ventilationsrate, die angibt, wie oft das Luftvolumen eines Innenraumes pro Stunde durch Außenluft ersetzt wird.

Als Quelle für Innenraumluftverunreinigungen kommen sowohl die Außenluft als auch Emissionsquellen innerhalb der Gebäude in Frage.

Unter den aufgeführten Schadstoffen soll im folgenden kurz auf den **Tabakrauch** eingegangen werden, da er ganz wesentlich zur Luftverunreinigung geschlossener Räume beiträgt. Die gesundheitsschädliche Wirkung des Tabakrauchs ist durch zahlreiche Studien belegt. Dabei hat sich herausgestellt, daß auch das sog. **Passivrauchen,** d. h. die Inhalation von Tabakrauch durch Nichtraucher, **zum vermehrten Auftreten von Atemwegserkrankungen einschließlich Bronchialkarzinom** führt. Während des Verbrennungsprozesses einer Zigarette entstehen weit über 2000 chemische Verbindungen, von denen viele als kanzerogen einzustufen sind. 96% der Verbrennungsgase und Teilchen des Tabakrauchs sind im sog. Seitenstromrauch enthalten, der sich beim Glimmen der Zigarette entwickelt. Als wichtigste Bestandteile des Tabakrauchs sind neben CO und Kadmium insbesondere Nitrosamine, Nikotin, Benzpyren, Akrolein und andere Aldehyde, hierunter auch Formaldehyd, anzusehen. Die gesundheitsschädliche Wirkung des Passivrauchens wird bei Patienten mit Herz- und Kreislaufstörungen, chronischen obstruktiven Lungenerkrankungen und Allergien, aber auch bei Säuglingen und Kleinkindern besonders deutlich.

Tabakrauch stellt in Innenräumen die mit Abstand verbreitetste Inhalationsnoxe dar.

Während für Lungenkrebs in 90% der Fälle inhalatives Rauchen als Ursache angegeben wird, stehen beim sog. **Passivrauchen** Störungen des Herz-Kreislauf-Systems im Vordergrund.

Mit dem **Formaldehyd** ist eine weitere Substanz anzusprechen, die bevorzugt in der Luft von Innenräumen zu gesundheitlichen Belästigungen und Beeinträchtigungen führen kann. Formaldehyd wird in einer Reihe von Baumaterialien, darunter Sperrholz und Isoliermaterialien, in Textilien, Möbeln und Klebstoffen verwendet. Durch Ausgasen des Formaldehyds aus diesen Gegenständen können Konzentrationen in der Luft erreicht werden, die die Reizschwellenwerte erheblich überschreiten. Zusätzlich entsteht Formaldehyd beim Rauchen und anderen Verbrennungsprozessen (z.B. Kaminfeuer, Gasheizung). Die damit verbundenen Reizerscheinungen betreffen hauptsächlich Augenbrennen mit Tränenfluß, die Schleimhäute der Atemwege, Kopfschmerz, Übelkeit und Schwindel. Zusätzlich ist auf das kanzerogene Potential von Formaldehyd und seine starke Wirkung als Allergen hinzuweisen.

Aufgrund seines ubiquitären Einsatzes in Baumaterialien, Werkstoffen und Gebrauchsartikeln und seiner Freisetzung bei Verbrennungsprozessen nimmt **Formaldehyd** unter den Innenraum-Luftverunreinigungen eine besondere Stellung ein. Neben dem **kanzerogenen Potential** begründen akute Reizerscheinungen der Schleimhäute und der Bindehaut sowie Allergien die Notwendigkeit einer Emissionseinschränkung.

Die Qualität der Innenraumluft wird durch flüchtige Substanzen beeinflußt, zu denen Reinigungs- und Körperpflegemittel, Kosmetika, Haushaltsmittel und Insektizide, aber auch Anstrich-, Klebe- und Lösungsmittel gehören. Mit **Asbest** sowie anderen natürlichen oder synthetischen Fasern, die von Isoliermaterialien oder Textilien freigesetzt werden, sind weitere gesundheitsschädliche Inhaltsstoffe der Innenraumluft benannt. Während für Asbest ein Zusammenhang mit der Entstehung von Lungentumoren (**Mesotheliom**) bewiesen ist, der zu einem teilweisen Verbot seiner Verwendung im Hochbau führte, wird erst die Zukunft die Unschädlichkeit der sog. Asbestersatzstoffe belegen müssen.

Für **Asbest** ist ein Zusammenhang mit der Entstehung von Lungentumoren **(Pleuramesotheliom)** bewiesen.

Neben den aufgeführten chemischen und physikalischen Schadstoffen müssen auch biologische Gesundheitsgefahren der Innenraumluft angesprochen

Allergien gegen Schimmelpilze und Exkremente von Hausstaubmilben

führen zunehmend zu gesundheitlichen Beeinträchtigungen der Wohnbevölkerung.

werden. Außer Infektionserregern, die durch Tröpfchen- oder Staubinfektion übertragen werden können oder über Erregerreservoire (z.B. bestimmte **Luftbefeuchter**) emittiert werden, handelt es sich dabei um **Allergene**. Hierunter fallen **Schimmelpilze, Exkremente von kleinen Spinnentieren (Milben) und Tierhaare,** die bei einer Anzahl von Menschen allergische Reaktionen hervorrufen.

Als Folge von Energiesparmaßnahmen sind in Warmwassersystemen Biotope für Legionella pneumophila entstanden.

Ernstzunehmende Probleme stellen z.B. die Legionellose und das Sick-building-Syndrom dar. Legionellen haben als Konsequenz von Energiesparmaßnahmen, die zu einer Absenkung der Wassertemperatur in Warmwasserleitungssystemen auf ca. 45 °C geführt haben, eben dort ihr Biotop gefunden. Insbesondere nach Stagnationszeiten können bevorzugt in der zuerst geförderten Wassermenge hohe Keimzahlen erreicht werden, die aufgrund vielfältig belegter Kasuistiken als Infektionsdosis angesehen werden müssen.

Klinischer Fall

Ein 64jähriger Mann, Diabetiker und starker Raucher, erkrankte 6 Tage nach Urlaubsbeginn in einem deutschen Hotel mit grippeähnlichen Symptomen. 6 Tage später traten Diarrhö, Schüttelfrost und Wortfindungsstörungen auf, und das Krankheitsbild verschlimmerte sich derart, daß die Einweisung in ein Krankenhaus nötig wurde. Dort stellte man die Diagnose »linksseitige Pneumonie«. Zu initialen Therapie wurde zunächst Cefazolin eingesetzt, danach Imipenem und Ciprofloxacin.

Wegen der Progredienz und Therapieresistenz der Pneumonie wurden am 3. und 5. Tag nach Klinikeinweisung insgesamt vier Bronchialsekrete zur Untersuchung auf Legionellen und andere pathogene Keime zugesandt. Aus zwei der Proben wurde Legionella pneumophila, Serogruppe 2 isoliert. Andere Krankheitserreger wurden nicht gefunden. Trotz Umstellung der Therapie auf Erythromycin verstarb der Patient 45 Tage nach Krankheitsbeginn. Komplikationen seiner diabetischen Grundkrankheit (Gangrän am rechten Bein) hatten einen wesentlichen Anteil an dem tödlichen Ausgang.

Ergebnis der Ortsbesichtigung und der Untersuchung von Umweltproben: Das verdächtige Hotel (mittelgroß, 41 Zimmer) lag am Ortsrand einer kleinen Stadt im deutschen Mittelgebirge. Sein Trinkwasser bezog es aus einer zentralen Wasserversorgung. Es handelte sich um Oberflächenwasser aus einer Talsperre. Der Patient hatte ein Eckzimmer mit zwei Außenwänden in der dritten – d.h. obersten – Etage bewohnt. Die Warmwasserleitung war schlecht isoliert, wie Temperaturmessungen ergaben.

Die Untersuchung der Umweltproben brachte folgende Ergebnisse: Die Legionellakonzentration des Duschwassers aus der Naßzelle des verdächtigen Zimmers betrug in einer ersten, sofort nach dem Aufdrehen entnommenen Probe 15000 pro ml, in einer zweiten, gleich danach entnommenen Probe hingegen nur 80 pro ml. Wegen der schlechten Isolierung der Warmwasserleitung und wegen eines Defektes der Mischbatterie erreichte die Warmwassertemperatur der Dusche nur maximal 48 °C, bei Einstellung auf höhere Werte sank sie sogar wieder ab. Im Duschaerosol wurde eine Legionellakonzentration von 44 pro m^3 in der engen, nur 1,2 m^3 großen Duschkabine festgestellt. Ferner ließen sich von der Gummidichtung des Duschkopfes massenhaft Legionellen isolieren. Alle Stämme gehörten zur Serogruppe 2 von Legionella pneumophila. Nach der im Robert-Koch-Institut durchgeführten Typisierung waren sie identisch mit den Isolaten aus den beiden Bronchialsekreten. Zwei Warmwasserproben aus dem Wasserhahn der verdächtigen Naßzelle (maximale Temperatur: 52,4 °C) und zwei Abstriche von der Stauscheibe seines Perlators waren negativ, ebenso zwei Wasserproben aus dem Warmwasserspeicher im Keller (Temperatur: 60 °C).

Nach Sanierung des Warmwassersystems – Einbau von drei neuen Warmwasserspeichern mit Einstellung der Temperatur auf 70 °C, Einbau einer Zirkulationspumpe in die Ringleitung, Auskochen bzw. Erhitzen auf 80 °C aller abgeschraubten Perlatoren und Duschköpfe, Fluten aller Auslässe mit heißem Wasser – waren alle Kontrollproben negativ.

Bakterielle Endotoxine gelten als eine der multifaktoriellen Ursachen des **Sick-building-Syndroms.**

Für das sog. **Sick-building-Syndrom** mit seinem vielschichtigen Symptomenkomplex (Reizungen der Atemwege und der Augenbindehäute, Austrocknungserscheinungen, Erytheme, Ermüdungserscheinungen, Kopfschmerzen, Heiserkeit, Atemwegsinfektionen, Juckreiz und unspezifische Überempfindlichkeit, Übelkeit, Schwindel) gilt ein Zusammenhang mit der lüftungstechnischen Versorgung von Gebäuden als gesichert. Als ursächlich wird neben weiteren Faktoren eine inhalative Intoxikation durch bakterielle Endotoxine angesehen.

Hohe mikrobielle Belastung von Befeuchtungssystemen wird mit Erkrankungsformen der **Befeuchterlunge** und des Befeuchterfiebers in Verbindung gebracht.

Bei der sog. **Befeuchterlunge** liegt eine Form der exogen-allergischen Alveolitis vor, bei der im Befeuchterwasser von lüftungstechnischen Anlagen in Betrieben erkrankter Beschäftigter ebenfalls hohe mikrobielle Belastungen feststellbar sind. Diese werden auch im Zusammenhang mit dem sog. **Befeuchterfieber** gebracht, einem influenzaähnlichen Krankheitsbild, bei dem allerdings keine Diffusionsstörungen bestehen.

Die vorgenannten Beispiele unterstreichen die Bedeutung einer den Regeln der Technik entsprechenden Auslegung, Wartung und Betreuung von lüftungstechnischen Anlagen, durch die eine mikrobielle Belastung von Befeuchterwasser vermieden werden kann.
Da, wie eingangs erwähnt, für die meisten Luftverunreinigungen ein Konzentrationsgefälle von innen nach außen besteht, läßt sich die gesundheitliche Gefährdung durch Innenraumluft neben einer Emissionseinschränkung (z. B. Rauchen) durch **regelmäßige Lüftung** eingrenzen. Sie sollte aus Gründen der Effektivität und der Energieeinsparung als sog. Stoßlüftung durch kurzzeitiges weites Öffnen von Fenstern und Türen vorgenommen werden. Sind die Möglichkeiten der natürlichen Lüftung eingeschränkt, ist auf eine lüftungstechnische Versorgung von Innenräumen auszuweichen.

Neben der Einschränkung von Emissionen stellt die **regelmäßige intensive Fensterlüftung** fast immer eine wirksame Maßnahme zur Absenkung von schädlichen Immissionen im Wohnbereich dar.

Merke. Zur Bemessung des Frischluftbedarfes wird häufig die sog. **Pettenkofer-Zahl** herangezogen. **Hierunter versteht man den in Innenräumen mit maximal 0,1 Vol.% zu tolerierenden Gehalt an CO_2.**

◀ **Merke**

Der Ventilationsbedarf in einem Innenraum läßt sich somit aus der Raumgröße, d. h. dem tatsächlich vorhandenen Luftvolumen eines Raumes, und der Zahl der darin sich maximal aufhaltenden Personen errechnen. Da mit einer lüftungstechnischen Anlage zudem das Innenraumklima bilanziert werden muß und auch andere schädliche Gase zu entfernen sind, wird allerdings heutzutage bei der Dimensionierung einer derartigen Anlage nicht mehr allein auf die Pettenkofer-Zahl als Berechnungsgrundlage zurückgegriffen.

10 Exogene Noxen in der Umwelt (chemische, physikalische, biologische Noxen)

10 Exogene Noxen in der Umwelt (chemische, physikalische, biologische Noxen)

10.1 Einleitung

10.1 Einleitung

Mit der industriellen und kulturellen Entwicklung der Menschheit haben sich für die Umwelt des Menschen Veränderungen ergeben, die für ihn ausgesprochen schädlich sein können. Dabei lassen sich herkunftsbedingt **natürliche** und **anthropogene Schadstoffe** unterscheiden, wobei diese Unterscheidung nur auf der Herkunft der Schadstoffe basiert. Die Ausbreitung, über die diese Substanzen zu einer Umweltbelastung führen können, kann für beide Substanzgruppen ohne weiteres gleich sein.
Die Wege, auf denen die Schadstoffe eine Umweltbelastung hervorrufen, sind:
Direkt z. B. bei der Belastung durch Pflanzenschutzmittel (Insektizide, Fungizide, Herbizide und andere).
Verbrennungsprozesse mit Schwerpunkten in Industrie, Haushalten und Verkehr u. a. unter Freisetzung von Kohlenmonoxid, Kohlendioxid, Stickoxiden, Schwefeldioxid, chlorierten KW, polyzyklischen aromatischen KW, Benzolen, Phenolen, Dibenzodioxinen und Dibenzofuranen.
(Neben-)Produkte bei industrieller Produktion, die als Schadstoffe über Abwasser, Abluft bzw. Abfall an die Umwelt abgegeben werden, allerdings heute bereits einer ausgesprochen kritischen Kontrolle unterzogen sind. Die Verschiedenartigkeit dieser Substanzen ist so groß, daß eine Aufschlüsselung sich hier erübrigt. Diese Vielfältigkeit der Schadstoffe sowie die Etablierung immer neuer Verfahren, bei denen weitere unbekannte chemische Stoffe entstehen können, erschweren die Kontrolle der Entsorgung solcher Substanzen über Abwasser, Abluft oder Abfall.

Bei den chemischen Noxen lassen sich **natürliche** und **anthropogene Schadstoffe** differenzieren.

Wege, auf denen Schadstoffe eine Umweltbelastung hervorrufen, sind:
Direkt (z. B. Pflanzenschutzmittel).

Verbrennungsprozesse (Energiegewinnung in Industrie, Haushalten und Verkehr). Hierbei werden u. a. die Schadstoffe Kohlenmonoxid, Kohlendioxid, Stickoxide, Schwefeldioxid, chlorierte und polyzyklische aromatische KW, Benzole, Phenole, Dibenzodioxine und Dibenzofurane frei.
(Neben-)Produkte bei industrieller Produktion, die über Abwasser, Abluft bzw. Abfall an die Umwelt abgegeben werden.

Reaktionsprodukte, die durch Einwirkung der Sonnenbestrahlung auf Luftschadstoffe entstehen können (Photooxidanzien).
Der Mensch wird regelmäßig mit ca. 60 000 Chemikalien konfrontiert.

Reaktionsprodukte, die aufgrund bestimmter klimatischer Verhältnisse und dem Vorhandensein von Luftschadstoffen entstehen. Beispiel hier sind die Photooxidanzien beim Smog.
Nach Angaben der Environmental Protection Agency (EPA) und der Food and Drug Administration (FDA) der USA wird geschätzt, daß 50 000 verschiedene Chemikalien im täglichen Gebrauch sind und daß dazu noch ca. 1500 verschiedene chemisch aktive Substanzen bei Pestiziden, 4000 solcher Substanzen bei Pharmazeutika und 5500 aktive Substanzen für die Konservierung von Nahrungsmitteln sowie 2000 Chemikalien als Stabilisatoren im Einsatz sind. Dazu muß pro Jahr zusätzlich mit 1000–2000 neuen chemischen Substanzen gerechnet werden.

Bekanntgewordene Unglücksfälle durch chemische Umweltschadstoffe sind:
1955 Itai-Itai-Krankheit (erhöhte Kadmiumaufnahme)
1963 Minamata-Krankheit (Quecksilberaufnahme)
1968 Yusho-Krankheit (Aufnahme von polychlorierten Biphenylen)
1976 Seveso (Aufnahme von Tetrachlordibenzodioxin), TCDD führte zu Hautschäden, zum Anstieg mißgebildeter Neugeborener und zu möglichen Erbgutschäden sowie Häufungen von Krebs
1984 Bhopal/Indien (Freisetzung von Methylisocyanat).
Methylisocyanat führte zum Tod, zur Erblindung, zu Hirnschädigungen, Lähmungen, Lungenödemen, Herz-, Magen-, Nieren-, Leberleiden, Unfruchtbarkeit und Mißbildungen.

Eine Reihe von Unglücksfällen hat daher deutlich gemacht, welches Gefährdungspotential für die Menschheit durch solche Schadstoffe gegeben ist. Erhöhte Kadmiumaufnahme führte 1955 auf der japanischen Insel Hondo zur sog. **Itai-Itai-Krankheit** (*Abschnitt 4.3, S. 495*) und erhöhte Quecksilberaufnahme über den Verzehr von entsprechend belasteten Fischen 1963 zur **Minamata-Krankheit** in Japan.
Ebenfalls in Japan führte 1968 durch polychlorierte Biphenyle verunreinigtes Reiskleieöl zur **Yusho-Krankheit,** bei der als klinische Symptomatik Chlorakne, Abmagerung, Leber-, Milz- und Nierenschäden auftraten und ein gehäuftes Auftreten von Krebs dieser Organe vermutet wird. Eine besondere Veränderung war die dunkle Färbung der Haut, die bei Neugeborenen vergifteter Mütter auffiel und diese als sog. »black babies« in die Literatur eingehen ließ.
1976 kam es in der norditalienischen Stadt **Seveso** dadurch zu einer Umweltkatastrophe, daß sich in einer Kosmetikfirma eine Trichlorphenol-Kesselanlage überhitzte, die Sicherheitsventile barsten und neben Trichlorphenol ca. 2 kg 2,3,7,8-Tetrachlordibenzodioxin (TCDD) frei wurden. 200 Personen erlitten schwere Hautschäden, die Zahl der mißgebildet geborenen Kinder stieg deutlich an, Langzeitfolgen wie Krebs und Erbgutschäden werden möglicherweise erst in den nächsten Jahrzehnten offensichtlich werden.
1984 kam es dann wohl zur bisher größten Umweltkatastrophe in **Bhopal/Indien.** In einer Pestizidfabrik wurde hier von Union Carbide das Schädlingsbekämpfungsmittel Sevin, ein Carbamat, produziert. Über den Syntheseweg Kohlenmonoxid + Chlor = Phosgen und Phosgen + Naphthol + Methylamin + Kohlenstofftetrachlorid = Sevin wurde anfänglich Carbamat produziert. Um die Produktion ökonomischer zu machen, wurde der Syntheseweg wie folgt umgestellt: Kohlenmonoxid + Methylamin = Methylisocyanat, Methylisocyanat + Naphthol + Kohlenstofftetrachlorid = Sevin. Methylisocyanat hat allerdings einen Siedepunkt von 35 °C, die Verdampfungstendenz ist bei dieser Temperatur sehr groß. Aufgrund der Überhitzung barsten im Dezember 1984 die Sicherheitsventile eines mit Methylisocyanat gefüllten Edelstahlbehälters, und es wurden über 30 Tonnen Methylisocyanat freigesetzt. Die Zahl der bei dieser Katastrophe getöteten und geschädigten Menschen wird sich wohl nie insgesamt erfassen lassen. Die Schätzungen laufen auf 3000 Todesfälle, 20 000 erblindete Menschen und 200 000 Menschen mit den verschiedensten Erkrankungsfolgen, die von Hirnschädigungen, Lähmungen, Lungenödemen, Herz-, Magen-, Nieren-, Leberleiden, Unfruchtbarkeit bis zu Mißbildungen reichen.

Klassische Smogepisoden traten auf
1930 in Meuse-Valley/Belgien
1948 in Donora/USA
1952 in London.

Für den Smog als Ursache für zahlreiche Erkrankungs- und Todesfälle sind die drei klassischen Smogepisoden, und zwar 1930 in Meuse-Valley in Belgien, 1948 in Donora in den USA und 1952 in London zu nennen. Betroffen waren dabei überwiegend alte Menschen und Personen mit Herz-, Kreislauf- bzw. Lungenerkrankungen.

10.2 Wesentliche chemische Umweltschadstoffe und ihre humanpathogenetische Bedeutung

▤ E-19 zeigt wesentliche Umweltschadfaktoren und ihre Vektoren.

10.2 Wesentliche chemische Umweltschadstoffe und ihre humanpathogenetische Bedeutung

In ▤ E-**19** sind die wesentlichen humanrelevanten Umweltschadfaktoren sowie die Vektoren, über die die chemischen Schadstoffe in den Menschen eingebracht werden können, zusammengefaßt worden.

E-19: Umweltschadstoffe mit humanpathogener Bedeutung

Biologisch	Chemisch	Physikalisch
Viren: DNA Epstein-Barr-Virus HBV Papilloma-Virus RNA Retroviren onkogene Viren **Allergene** (Pollen, Milben) **Parasiten**		Strahlen Fasern (Asbest) Staub Lärm

Substanztypen	**Vektoren** **Luft**	**Lebensmittel**	**Wasser**
Gasförmige Stoffe	Kohlenmonoxid Kohlendioxid Stickoxide Schwefeldioxid		
Halogenierte (chlorierte) KW	Tetrachlorkohlenstoff, Dichlormethan Trichlorethylen, Trihalogenmethane polychlorierte Biphenyle [PCB] polychlorierte Dibenzodioxine Dibenzofurane	Phosphorsäureverbindungen (Malathion, Parathion) Pestizide (DDT, Methoxychlor, Hexachlor-Cyclohexan, Heptachlor, Pentachlorphenol [PCP] polychlorierte Biphenyle [PCB]	Phosphorsäureverbindungen (Malathion, Parathion) Pestizide (DDT, Methoxychlor, Hexachlor-Cyclohexan, Heptachlor, Pentachlorphenol [PCP] polychlorierte Biphenyle [PCB]
Polyzyklische aromatische KW (PAK)	Benzo(a)pyren	Benzo(a)pyren	Benzo(a)pyren
Alkylierende Verbindungen	Stickstofflost, Ethylenoxid, Dioxan, Formaldehyd		
Nitrat/Nitrit		Nitrat/Nitrit	Nitrat/Nitrit
Anorganisch chemische Substanzen **Metalle** **Asbest**	Blei, Kadmium, Quecksilber	Blei, Kadmium, Quecksilber, Arsen, Selen	Blei, Kadmium, Quecksilber, Arsen

10.2.1 Gasförmige Stoffe

Während **Kohlendioxid** über eine bestimmte Konzentration hinaus in der Atemluft den regelrechten Austausch zwischen CO_2 und O_2 in der Lunge verhindert, hemmt **Kohlenmonoxid,** wegen seiner wesentlich höheren Bindungsfähigkeit an das Hämoglobin, den Sauerstofftransport im Blut und **Blausäure** und **Schwefelwasserstoff** die Zellatmung als solche. **Stickoxide,** die zum größten Teil biogen, aber auch anthropogen entstehen, wie auch **Schwefeldioxid,** reizen und führen zu toxischen Veränderungen an den Schleimhäuten der Atemwege, indem sie mit der hier immer vorhandenen Feuchtigkeit Säuren bilden. **Formaldehyd** wirkt eben dort durch die Ausbildung von Formalin. Ähnliche Wirkungen werden erzielt durch sog. **Photooxidanzien,** die unter der Einwirkung von Sonnenlicht aus Stickoxiden und Kohlenwasserstoffen gebildet werden. Es handelt sich dabei u.a. um Ozon, Peroxiacetylnitrat, Salpetersäure und andere Reaktionsprodukte. Während beim Wintersmog durch die Inversionswetterlage das Entweichen von Umweltschadstoffen in die obere Atmosphäre verhindert wird und damit hohe Schadstoffkonzentrationen von z.B. Schwefeldioxid, Schwefelstaub und Kohlenmonoxid entstehen können, die dann beim Menschen zu Schädigungen führen, können beim sog. Sommersmog (photochemischer Smog) durch den Einfluß der Sonnenstrahlung neben den Schadstoffen die genannten Photooxidanzien als Reaktionsprodukte entstehen.

Durch die von den Bundesländern erlassenen Smogverordnungen wird festgelegt, bei welchen Schadstoffkonzentrationen die Alarmstufen 1–3 ausgelöst werden. Entsprechende Maßnahmen reichen von der allgemeinen Warnung (1) über die Beschränkung des Kfz-Verkehrs und den Einsatz schwefel-

10.2.1 Gasförmige Stoffe

Kohlendioxid behindert in entsprechenden Konzentrationen die äußere Atmung.
Kohlenmonoxid hemmt den Sauerstofftransport im Blut.
Blausäure und **Schwefelwasserstoff** hemmen die Zellatmung.

Stickoxide, die zum großen Teil biogen, aber auch anthropogen entstehen und Schwefeldioxid wirken auf Schleimhäuten toxisch über Säurebildung, **Formaldehyd** über die Bildung von Formalin.
Photooxidanzien werden unter Einwirkung von Sonnenlicht aus Stickoxiden und Kohlenwasserstoffen gebildet. Als Reaktionsprodukte entstehen Ozon, Peroxiacetylnitrat, Salpetersäure und andere. Beim Wintersmog führen die durch die Inversionswetterlage angereicherten Umweltschadstoffe zu Schädigungen.
Beim Sommersmog (photochemischer Smog) entstehen und wirken Photooxidanzien.

armer Brennstoffe in Feuerungen (2) bis zum Kfz-Verkehrsverbot und Betriebsbeschränkungen (3).

10.2.2 Kohlenwasserstoffe

Halogenierte bzw. **chlorierte Kohlenwasserstoffe**, sind organisch-chemische Verbindungen, die als Grundstoffe für Pflanzenschutzmittel, Lösemittel, industrielle Produkte, Pharmazeutika u. a. Verwendung finden (u. a. Benzol).

Leicht flüchtige chlorierte Kohlenwasserstoffe, wie
- aliphatische CKW
- Tetrachlorkohlenstoff
- Dichlormethan
- Trichlorethylen
- Tetrachlorethylen
- Trihalogenmethan,

werden in der Regel als Lösungsmittel verwendet.

Akute Intoxikationen beim Menschen führen zu
- Leberverfettung
- Protein-Zylinder-Hämaturie
- Enzephalose sowie
- Neuritis bzw. Polyneuritis.

Phosphorsäureverbindungen (Metasystox, Malathion, Parathion) sind auch heute noch wichtige Insektizide, die beim Menschen in die nervöse Reizübertragung eingreifen.

Unter **chlorierten Pestiziden** wird eine Gruppe von Insektiziden, Herbiziden, Fungiziden wie u. a.
DDT, Hexachlor-Cyclohexan, Hexachlorbenzol, Pentachlorphenol (PCP) zusammengefaßt.

Merke ▶

Bei den chlorierten Pestiziden handelt es sich um Nervengifte mit geringer akuter und chronischer Giftigkeit. Für einzelne Substanzen sind die Beeinflussung des Leberstoffwechsels, eine Störung der Schilddrüsenfunktionen sowie negative Beeinflussung der Immunität nachgewiesen worden.

Polychlorierte Biphenyle (PCB) werden in der Elektroindustrie, in Kondensatoren, Hochspannungstransformatoren, in Farben und Lacken sowie als Weichmacher für Kunststoffe verwendet. Sie zeigen eine **hohe Persi-**

10.2.2 Kohlenwasserstoffe

Zu einer der wichtigsten Schadstoffgruppen gehören die Kohlenwasserstoffe, und zwar im wesentlichen beschränkt auf **halogenierte** bzw. **chlorierte Kohlenwasserstoffe.** Es handelt sich hierbei um eine Sammelbezeichnung für organisch-chemische Verbindungen, die Grundstoffe darstellen für Pflanzenschutzmittel, Lösungsmittel, industrielle Produkte, Pharmazeutika und andere.
Benzol wird heute vorwiegend zur Erhöhung der Oktanzahl des Benzins verwendet und dabei in einer Konzentration von 1,5–6% dem Benzin zugemischt. Die anderen Lösungsmittel finden bei Farben und Lacken, aber auch in der chemischen Reinigung Verwendung, und man geht davon aus, daß jährlich ca. 350 000 Tonnen in Deutschland an die Umwelt abgegeben werden.
Zu den **leicht flüchtigen chlorierten Kohlenwasserstoffen** (CKW) gehören die aliphatischen CKW wie Tetrachlorkohlenstoff, Dichlormethan, Trichlorethylen, Tetrachlorethylen, Trihalogenmethane und andere.
Akute Schäden beim Menschen durch leicht flüchtige CKW sind die Leberverfettung, die zur Fibrose und Zirrhose führen kann, die Protein-Zylinder-Hämaturie und die Enzephalose sowie Schäden der peripheren Nerven in Form von Neuritis bzw. Polyneuritis. Da eine Anreicherung der leicht flüchtigen CKW in den menschlichen Organen, insbesondere im Fettgewebe, wohl nicht stattfindet, ist die **chronische Schädigung** in ihrer Bedeutung zurückzustellen. Allerdings wird die mögliche Kanzerogenität dieser Stoffe diskutiert.
Phosphorsäureverbindungen, und hier vor allen Dingen Organophosphorsäureester wie z.B. das Metasystox, Malathion und Parathion (E605), sind auch heute noch wichtige Insektizide, die im Gegensatz zu den unten aufgeführten chlorierten Pestiziden einen schnellen Abbau erfahren und damit keine Bedeutung im Rahmen der Nahrungskette spielen. Besonders zu bemerken ist, daß hier Metabolite enstehen können, die eine ausgesprochen hohe Toxizität aufweisen. Im Menschen hemmen diese Substanzen die Cholinesterasebildung und greifen damit in den Azetylcholinabbau des Organismus, d.h. in die nervöse Reizübertragung ein.
Einer weiteren Gruppe von Pestiziden (Insektizide, Herbizide und Fungizide) liegen **chlorierte Kohlenwasserstoffe** zugrunde. Hierbei handelt es sich um DDT, Methoxychlor, Hexachlor-Cyclohexan (Lindan, Aldrin, Dieldrin, Chlordan), Heptachlor, Toxaphen, Hexachlorbenzol, Endosulfan, 2,4-Dichlorphenoxiessigsäure, Pentachlorphenol (PCP) und andere.

> ▶ ***Merke.*** Die chlorierten KW zeigen eine langsame Abbaubarkeit und damit eine hohe Persistenz. Über Nahrungsmittelketten werden solche Substanzen angereichert und kommen dann z.B. über tierische Lebensmittel in den menschlichen Organismus.

Es handelt sich dabei um Nervengifte mit geringer akuter und chronischer Giftigkeit, die sich über ihre lipophilen Eigenschaften im Organismus anreichern können. In Tierversuchen konnte nachgewiesen werden, daß DDT, Dieldrin und Lindan sowie Heptachlor in die Oxidations- und Reduktionsprozesse der Leber eingreifen können und durch die Reduzierung der Gewebsatmung die anaerobe Glykolyse aktivieren. Ebenfalls sind Störungen der Schilddrüsenfunktionen sowie negative Beeinflussung der Immunität dargestellt worden.
Polychlorierte Biphenyle (PCB) werden aufgrund ihrer guten technischen Eigenschaften als stabile organische Verbindungen mit fehlender Brennbarkeit und Oxidierbarkeit in der Elektroindustrie, in Kondensatoren und Hochspannungstransformatoren, wegen ihrer guten Isolierungseigenschaften aber auch in Farben und Lacken sowie als Weichmacher für Kunststoffe ver-

wendet. **Wegen ihrer hohen Persistenz mit Halbwertszeiten zwischen 10–100 Jahren sind sie,** da sie bereits seit 1929 im Einsatz sind, **überall in der Nahrungskette zu finden.**

Die akute Intoxikation (*s. Yusho-Krankheit, S. 544*) kann zu Chlorakne, Abmagerung, Leber-, Milz- und Nierenschäden sowie zur Dunkelfärbung der Haut führen. Die Auslösung von Krebs scheint erwiesen. PCB ist daher auch in der MAK-Wert-Liste unter dem begründeten Verdacht auf krebserzeugendes Potential eingetragen worden. Inwieweit allerdings die Giftwirkung auf Verunreinigungen mit Dioxinen und Dibenzofuranen zurückgeführt werden muß, ist offen, zumal bei der Entsorgung von PCB, z. B. in Müllverbrennungsanlagen, die Entstehung von polychlorierten Dioxinen nachgewiesen werden konnte.

stenz mit Halbwertszeiten zwischen 10–100 Jahren.

Akute Intoxikationen durch PCB führen zu Chlorakne, Abmagerung, Leber-, Milz- und Nierenschäden sowie Dunkelfärbung der Haut.
Für PCB scheint ein krebserzeugendes Potential erwiesen.

Klinischer Fall

Die wahrscheinlich dioxinverseuchteste Region dieser Erde findet sich im US-Bundesstaat Missouri. Anfangs der 70er Jahre wurden dort von einem Altölhändler extrem dioxinbelastete Chemieabfälle unter Altöle gemischt und als Bindemittel gegen die Staubentwicklung auf Straßen verspritzt. Zirka 60 kg 2,3,7,8-TCDD gelangten so in die Nachbarschaft und die Vorgärten in etwa 100 Ortschaften. 1983 wurden daraufhin die 2000 Bewohner von Times Beach evakuiert.

In Deutschland wurde das Dioxinproblem erstmalig 1984 in der Öffentlichkeit breit diskutiert, nachdem Hamburger Behörden in der laufenden Produktion von Boehringer Hamburg hohe PCDD- und PCDF-Konzentrationen nachweisen konnten und diese Produktionsstätte daraufhin geschlossen wurde.

Polychlorierte Dibenzodioxine (PCDD) und **Dibenzofurane** (PCDF) können wie die polychlorierten Biphenyle in vielen verschiedenen Chlorhomologen bzw. Isomeren vorliegen. Bei PCDD sind es 75, bei PCDF 135. Die toxischste Substanz ist das 2,3,7,8-TCDD, ein Dioxin, das sich auch als Seveso-Gift (*s. o.*) einen Namen gemacht hat. Diese Produkte entstehen als Zwischenprodukte bei Kondensationsreaktionen aus Chlorphenol, z. B. bei der Herstellung von chlorierten Pestiziden und in Verbindungen wie z. B. PVC (neben Polyethylen wichtigster Kunststoff, der durch Polymerisation von Vinylchlorid hergestellt wird). Dioxine und Furane sind partikelgebunden, z. B. an Staub, und werden über diese Partikel in der Luft transportiert und vom Menschen über den Atemtrakt aufgenommen. Bei entsprechenden Konzentrationen können auch toxische Veränderungen an der Haut (*s. Seveso, S. 544*) auftreten. Für die Toxizität ist die Stellung der Chloratome am Molekül ausschlaggebend. Die akute Intoxikation betrifft die Organe Haut, Leber und ZNS. Neben der Chlorakne und Dermatitis kommt es zu Leberparenchymschädigungen, neurologischer Übererregbarkeit, Nervosität, Schlafstörungen, Minderung der Sensorik und auch zur Immunsuppression. Eine ausgeprägte tumorpromovierende Wirkung wird aufgrund tierexperimenteller Ergebnisse diesen Substanzen unterstellt. Bei einer Aufnahme von ≦ 1–10 pg TCDD/kg Körpergewicht und Tag ist nach dem gegenwärtigen Stand der Kenntnis keine gesundheitliche Beeinträchtigung zu erwarten.

Unter den **polyzyklischen aromatischen Kohlenwasserstoffen** (PAK) befindet sich eine Reihe von Substanzen, die sich im Nager, z. B. auf der Rattenhaut, als außerordentlich kanzerogen erwiesen hat. Aktive Verbindungen sind das Benzo(a)anthracen, das Methylcholandren sowie Benzo(a)pyren. Am Nagetierstoffwechsel konnte inzwischen die Benzpyrenkanzerogenese dargestellt werden. Danach werden die chemisch reaktionsträgen polyzyklischen Aromaten durch Enzyme in Epoxide überführt. Diese **Epoxide** stellen (als Diole) mutagene Verbindungen dar, die sich irreversibel an DNS sowie RNS binden und damit wohl die Kanzerisierung induzieren.

PAK entstehen beim Erhitzen von organischem Material unter Sauerstoffmangel (u. a. Dieselabgase, Zigarettenrauch, Räucher- und Grillwaren, Produkte aus gerösteten Malzen, Ruß, Pech, Rohparaffin, Asphalt).

PCDD und **PCDF** sind ausgesprochen toxische Substanzen, die als Zwischenprodukte bei Kondensationsreaktionen aus Chlorphenol und in Abfallverbrennungsanlagen aus chlorhaltigen Verbindungen entstehen können.

Dioxine und Furane sind partikelgebunden (Staub) und können so vom Menschen über den Atemtrakt aufgenommen werden.

PCDD und PCDF können toxische Veränderungen in Haut, Leber und ZNS hervorrufen.

PCDD und PCDF wird eine ausgeprägte tumorpromovierende Wirkung unterstellt.

Polyzyklische aromatische Kohlenwasserstoffe (PAK) beinhalten eine Reihe von Substanzen, wie
- Benzo(a)anthracen
- Benzo(a)pyren
- Methylcholandren,

die im Nager als ausgesprochen kanzerogen wirksam dargestellt werden konnten.

Epoxide, enzymatische Endprodukte von PAK, stellen mutagene Verbindungen dar, die sich irreversibel an DNS sowie RNS binden.

10.2.3 Metalle als Umweltschadstoffe

Die toxische Metallwirkung im Organismus beruht auf
- Komplexbildung mit Eiweißkörpern
- Hemmung von Enzymen durch Reaktion mit freien S-H-Gruppen
- kompetitiver Wirkung mit Spurenelementen.

Die Wirkung der Metalle erstreckt sich u. a. auf
- lokale Haut- und Schleimhautreaktionen
- toxische Wirkungen nach Resorption wie u. a.
- Leber- und Nierenfunktionsstörungen
- Störungen der Hämopoese sowie Neurotoxizität.

Quecksilber kann als
- metallisches Quecksilber
- anorganische Quecksilberverbindung und
- organische Quecksilberverbindung

im menschlichen Organismus wirksam werden. Akute Intoxikation durch metallisches Quecksilber führt u. a. zu Übelkeit, Erbrechen, blutigen Durchfällen sowie Zahnlockerung.

Anorganische Quecksilberverbindungen führen durch Aufnahme über die Haut zu direkter Schädigung der Haut und Schleimhäute und durch Aufnahme über die Nahrung u. a. zu Schluckbeschwerden, Benommenheit, Erbrechen, Kreislaufkollaps.

10.2.3 Metalle als Umweltschadstoffe

Die toxische Metallwirkung im Organismus läßt sich zurückführen auf
- Komplexbildung mit Eiweißkörpern
- Hemmung von Enzymen durch Reaktionen mit freien S-H-Gruppen bzw.
- Ersatz von Spurenelementen und damit verbunden der Induktion des Funktionsverlustes dieser Verbindungen.

Metalle, und hier insbesondere Schwermetalle, können lokale Wirkungen auf Haut und Schleimhaut hervorrufen (Arsen, Chromate, Nickel, Beryllium, Platin, Vanadium), sie können aber auch ihre Giftwirkung nach Resorption entfalten. So führen u. a.
- Selen zu Leberfunktionsstörungen
- Quecksilber, Chrom, Arsen, Blei und Kadmium zu Störungen der Nierenfunktion und der Hämopoese
- Blei, Arsen, Mangan und Quecksilber sowie Thallium und Organozinnverbindungen zu neurologischen Erkrankungen.

Quecksilber wird in Deutschland noch jährlich in einer Menge von 300 Tonnen in den Abfall, 200 Tonnen in die Luft und 130 Tonnen in den Boden als Umweltbelastung abgegeben. Metallisches Quecksilber verdampft sehr leicht. Der so inhalierte Dampf kann zu 80 % resorbiert werden und dabei zur akuten Intoxikation mit den Symptomen Übelkeit, Erbrechen, Leibschmerzen, blutige Durchfälle sowie Zahnlockerung und schwarzem Quecksilbersaum an den Zähnen führen. Da Quecksilber als Grundsubstanz für die Herstellung von Amalgamfüllungen in der zahnärztlichen Praxis Verwendung findet, ist hier eine Gefährdung im Rahmen der Handhabung dieses Schwermetalls zu sehen.

Anorganische Quecksilberverbindungen sind demgegenüber kaum flüchtig. Hier ist die Aufnahme über die Nahrung und auch die Haut gefährlich. Neben der direkten Schädigung der Haut und Schleimhäute kann es zu Schluckbeschwerden, Benommenheit, Erbrechen, Bauchschmerzen, Kreislaufkollaps und Schock kommen.

Merke ▶

▶ ***Merke.*** Die **organischen** Quecksilberverbindungen, die im Gegensatz zu den anorganischen Verbindungen sehr gut enteral resorbiert werden, zeigen eine besondere Giftigkeit, die sich erst nach Wochen bemerkbar zu machen braucht.

Als Symptome zeigen sich emotionale und psychische Störungen, Aufgeregtheit und Reizbarkeit, Konzentrationsunfähigkeit, Unentschlossenheit und anderes. Durch die Verwendung dieser Quecksilberverbindungen für die Konservierung von Saatgetreide kam es 1971/72 im Irak zu Erkrankungs- und Todesfällen, da das so gebeizte Saatgetreide für die Herstellung von Brot benutzt wurde.

Die Emission von **Kadmium** geschieht über die Verdampfung bei Verbrennungsvorgängen.

Kadmium wird über die Nahrung (zu 90 %), Trinkwasser und Atemluft aufgenommen, in Leber, Nieren und Knochen gespeichert und nur langsam ausgeschieden.

Akute Kadmiumintoxikationen führen zu Lungenödemen oder Brechdurchfällen, chronische Kadmiumintoxikationen zur Schädigung der Nierentubuli und zu kardiovaskulären Störungen.

Hauptquellen der anthropogenen **Bleibelastung** der Umwelt sind Kfz-Verkehr, Eisen- und Stahlerzeugung, Verhüttung von Bleierzen, Kupfererzen, Zinkerzen, Kohleverbren-

Kadmium ist ein Element, welches mit Zink und Quecksilber zur sog. Zinkgruppe gehört. Es findet seine Verwendung in der Industrie zur Herstellung von Farben, für die Stabilisierung von Kunststoffen, für die Herstellung von Batterien, galvanischen Oberflächen und Legierungen. Eine Emission von Kadmium findet überall dort statt, wo das Metall und seine Verbindungen verdampft werden (u. a. Kraftwerke, Müllverbrennungsanlagen, Kraftfahrzeuge). Ein wesentlicher Vektor sind aber auch Lebensmittel.

Kadmium wird über die Nahrung, durch Trinkwasser und über die Atemluft (Zigarettenrauch) aufgenommen. Es wird im Körper, vor allem in der Leber und in den Nieren, gespeichert und von dort nur langsam ausgeschieden (Halbwertszeit 10–30 Jahre). **Für die Kadmiumbelastung ist die Niere das kritische Organ.** Die kritische resorbierte Menge liegt zwischen 10 und 13 µg pro Tag.

Akute Kadmiumintoxikationen können zu starken Brechdurchfällen oder Lungenödemen führen, während eine chronische Kadmiumintoxikation vorwiegend eine Schädigung der Nierentubuli und kardiovaskuläre Störungen hervorruft.

Blei weist ein natürliches Vorkommen in Böden und Oberflächenwasser, Meerwasser und der Atmosphäre auf. Seine weltweite industrielle Verwen-

dung hat Schwerpunkte bei Bleibatterien, als Antiklopfmittel und für die Herstellung von Farben und Chemikalien, Legierungen, Kabelummantelungen und anderes. Als Hauptquellen der anthropogenen Belastung der Umwelt sind der Kfz-Verkehr, die Eisen- und Stahlerzeugung, die Verhüttung und Verarbeitung von Bleierzen, Kupfererzen und Zinkerzen sowie die Kohleverbrennung zu nennen. Neben der Bleibelastung in der Luft (die TA Luft legt einen Grenzwert von 2 µg pro m^3 fest) ist Blei auch in Lebensmitteln und hier insbesondere in pflanzlicher Nahrung nachzuweisen. In den Lungenalveolen abgelagerte Bleiverbindungen aus der Luft werden nahezu vollständig resorbiert (anorganische Verbindungen können bis zu 10% im Magen-Darm-Trakt resorbiert werden).
Bei der akuten Bleiintoxikation stehen Anämie, Schwäche, Obstipation, Koliken und Enzephalopathien im Vordergrund, während bei den chronischen Bleiintoxikationen Gewichtsabnahme, Leberzellzerstörung, Nephropathien, Schädigungen des blutbildenden Systems und eine Verminderung der Nervenleitgeschwindigkeit mit Minderung der Intelligenz und Auftreten von Hyperaktivität als klinische Symptomatik imponieren.

nung sowie Lebensmittel vorwiegend pflanzlicher Herkunft.
Symptome bei der akuten Bleiintoxikation sind Anämie, Obstipation, Koliken, Enzephalopathie, die der chronischen Bleiintoxikation Gewichtsabnahme, Leberzellzerstörung, Nephropathien, Hämopathien und Verminderung der Nervenleitgeschwindigkeit.

10.2.4 Sonstige chemische Schadstoffe

Nitrat/Nitrit

- entsteht biogen in den oberen Erdschichten aus verwesender organischer Substanz
- kann anthropogen (Landwirtschaft) in die oberen Erdschichten eingebracht werden und so zur Belastung des Grundwassers führen
- entsteht bei der Oxidation von organischen und anorganischen Stickstoffverbindungen im Boden.

Während Nitrat selbst wenig toxisch wirkt und die tödliche Dosis bei 8–15 g liegt, befindet sich die schädigende Konzentration von Nitrit im Milligrammbereich. Säuglinge reagieren auf Nitrit (10–20 mg) mit **Methämoglobinbildung,** durch die die Sauerstoffabgabe an das Gewebe behindert wird mit der Folge einer Zyanose und letztendlich der inneren Erstickung. Da Nitrit im Trinkwasser in ausgesprochen geringen Konzentrationen vorkommt, scheidet eine Nitritvergiftung über das Trinkwasser auch beim Säugling praktisch aus. Voraussetzung für eine Vergiftung ist somit die Überführung des Nitrats in Nitrit, die entweder außerhalb des Organismus durch entsprechende Keime oder im Organismus durch Darmkeime stattfinden kann.
Während für die Säuglinge die exogene Nitritbildung im Vordergrund steht, ist für die Erwachsenen die endogene Nitritbildung von größerer Bedeutung.
Nitrat wird dabei durch den Nebenkreislauf über die Speicheldrüsen bereits in der Mundhöhle bakteriell zu Nitrit reduziert. Eine weitere Reduktion kann dann durch Darmkeime erfolgen. Das so gebildete Nitrit steht dann für Nitrosierungsreaktionen zur Verfügung, wobei **Nitrosamine** und **Nitrosamide** entstehen können. Für zahlreiche dieser Substanzen ist in Tierversuchen eine karzinogene Potenz ermittelt worden.

10.2.4 Sonstige chemische Schadstoffe

Nitrat/Nitrit

Die schädlichen Konzentrationen von Nitrat liegen im Grammbereich, die von Nitrit im Milligrammbereich.
Säuglinge reagieren auf Nitrit mit **Methämoglobinbildung** mit der Folge einer Zyanose.
Voraussetzung für Schädigungen durch Nitrit ist im wesentlichen die Überführung von Nitrat in Nitrit entweder durch Keime außerhalb des Organismus oder solche (Darmkeime) im Organismus.
Nitrit kann über Nitrosierungsreaktionen zur Ausbildung von **Nitrosaminen** bzw. **Nitrosamiden** führen, für die, zumindest in Tierversuchen, eine karzinogene Potenz ermittelt worden ist.

Formaldehyd findet in Deutschland noch eine hohe Verwendungsrate (ca. 500000 Tonnen jährlich) und wird in der Produktion von Aminoplasten, Polyazetatkunststoffen und Phenoplasten verwendet. Nur ca. 6% werden in sonstigen technischen und medizinischen Bereichen angewendet. Formaldehyd ist seit ca. 80 Jahren bekannt und gut erforscht. Als Grenzwert für den Menschen ist seit vielen Jahren in Deutschland für die MAK 0,5 ppm und für Innenwohnräume ein Richtwert von 0,1 ppm festgelegt.
Zur Wärmedämmung wurde nach der Ölkrise 1973 ein Polymerschaum auf Formaldehydbasis verwendet, der durch Formaldehydfreisetzung Belästigungen in Innenräumen hervorrief. Dies war Ausgangspunkt für eine langjährige Diskussion bezüglich der Frage der kanzerogenen Wirkung von Formaldehyd. In einem Langzeitversuch wurden Ratten und Mäuse einer hohen Formaldehydbelastung (14,3 ppm über viele Monate hinweg) ausgesetzt. Bei Ratten traten danach in ca. 50% Plattenepithelkarzinome auf, während bei

Formaldehyd wird zur Produktion von Aminoplasten, Polyazetatkunststoffen, Phenoplasten sowie in technischen und medizinischen Bereichen verwendet.
In Deutschland ist für Formaldehyd eine MAK von 0,5 ppm und für Innenräume eine Konzentration von 0,1 ppm festgelegt.

1984 wurde Formaldehyd nach einem Langzeitversuch mit Ratten und Mäusen als krebsverdächtig eingestuft.

Trotz gegensätzlicher Ergebnisse im Rattenversuch muß die sehr intensiv diskutierte karzinogene Potenz von Formaldehyd für Menschen in Frage gestellt werden.

Mäusen keine Zunahme der Karzinomhäufigkeit nachgewiesen werden konnte. **Dieses Ergebnis veranlaßte 1984 die deutschen Behörden, Formaldehyd als krebsverdächtig einzustufen.** In einer großangelegten Stellungnahme des Bundesgesundheitsamtes wurde deutlich gemacht, daß eine Dauerbelastung mit einer schädigenden Konzentration wegen der bereits sehr früh eintretenden Reizsymptome kaum auftritt. Zudem reagiert Formaldehyd in kleineren Mengen bereits mit dem Schleim der Schleimhäute des oberen Rachentraktes und dringt somit gar nicht in die Zellen ein. Nur bei Aufnahme von höheren Konzentrationen ist das intrazelluläre Eindringen möglich, wobei allerdings auch hier durch zelleigene Formaldehyddehydrogenasen eine Oxidation zur Ameisensäure stattfindet, die teils weiter abgebaut, teils in den Tetrahydrofolsäurestoffwechsel eingeschleust wird. Auch wenn das Eindringen in den Zellkern und eine sich daran anschließende Umwandlung in eine Krebszelle nicht völlig ausgeschlossen werden können, muß die karzinogene Potenz von Formaldehyd in Frage gestellt werden.

10.3 Kinetik und Wirkmechanismen von chemischen Umweltschadstoffen

Schadfaktoren für chemische Umweltschadstoffe sind:
- die primäre Toxizität der Substanz
- die Menge und
- die Dauer der Aufnahme dieser Substanz.

Bei der chronischen Aufnahme von Schadstoffen spielen kleinste Substanzmengen eine wichtige Rolle (▦ E-**20**).

10.3 Kinetik und Wirkmechanismen von chemischen Umweltschadstoffen

Eine Schädigung durch chemische Umweltschadstoffe ist bedingt durch eine Vielzahl verschiedenster Faktoren, die ein Zusammenwirken erforderlich machen. Hierzu gehören unter anderem:
- die primäre Toxizität der Substanz
- die Menge und
- die Dauer der Aufnahme solcher Stoffe.

Gerade bei der chronischen Aufnahme spielen kleinste Substanzmengen eine wesentliche Rolle. ▦ E-**20** zeigt eine solche Übersicht für kleinste Mengen. Bei der Bewertung von Umweltschadstoffen ist es daher notwendig, nach Anhaltspunkten für sog. schädliche Konzentrationen zu suchen.
Von kinetischen Untersuchungen mit Pharmaka wissen wir, daß die Wirkung im wesentlichen abhängig ist von der Dosis eines Pharmakons. Wir sprechen hier auch von der Dosis-Wirkungs-Kurve, und wie ◘ E-**3** zeigt, gibt es unterhalb dieser Dosis einen sog. **No effect level (NEL), bei dem keine biologische Wirkung auch bei chronischer Zufuhr auftritt.** Aufgrund eines solchen NEL kann nun die akzeptable tägliche Aufnahme (acceptable daily intake, ADI) berechnet werden. Hierfür wird der NEL, der beim sensibelsten Versuchstier experimentell erarbeitet wurde, nochmals mit einem Sicherheitsfaktor von 0,01 multipliziert und kann dann als Richtwert festgelegt werden (▦ E-**21**).

Der sog. **No effect level (NEL)** ist ein Bereich, bei dem keine biologische Wirkung, auch bei chronischer Zufuhr, auftritt (◘ E-**3**). Für die Berechnung des Acceptable daily intake (ADI) wird der beim Versuchstier experimentell erarbeitete NEL nochmals mit einem Sicherheitsfaktor von 0,01 multipliziert (▦ E-**21**).

E-20: Veranschaulichung von kleinsten Mengen (nach *Baumkoch*, 1984)

1 ppm	1 mg/kg ≙ 10^{-6}	≙ einem tausendstel Promille ≙ gemeinhin ein Preuße pro Münchner
1 ppb	1 µg/kg ≙ 10^{-9}	≙ einer 5köpfigen Familie bei 4,7 Mrd. Menschen auf der Erde ≙ 1 Stück Zucker von 2,5 g in 2,5 Mio. Litern Wasser
1 ppt	1 ng/kg ≙ 10^{-12}	≙ einem Roggenkorn in ca. 100 000 Ztr. Weizen (Güterzug von 20 km Länge)

Der **Schwellenwert** eines Schadstoffes liegt dann vor, wenn eine Wirkung erst oberhalb einer gewissen Dosis eintritt (◘ E-**4**). Er ist abhängig vom Abwehrmechanismus des Körpers und von der **Redundanz.**
Die Schwellendosis kann von Spezies zu Spezies und auch individuell variabel sein.

Wesentlich für die toxikologische Bewertung eines Schadstoffes ist auch sein sog. Schwellenwert, der dann vorliegt, wenn eine Wirkung erst oberhalb einer gewissen Dosis eintritt (◘ E-**4**). Der Schwellenwert ist einmal abhängig vom Abwehrmechanismus des Körpers (Grobstaub kann z. B. nicht resorbiert und folglich auch nicht wirksam werden) und zum anderen von der **Redundanz**. Da die Organe aus vielen parallel arbeitenden Zellen aufgebaut sind, können zwar durch kleine Dosen des Schadstoffes Einzelzellen geschädigt werden, bis zu einer bestimmten Schwelle bleibt allerdings die

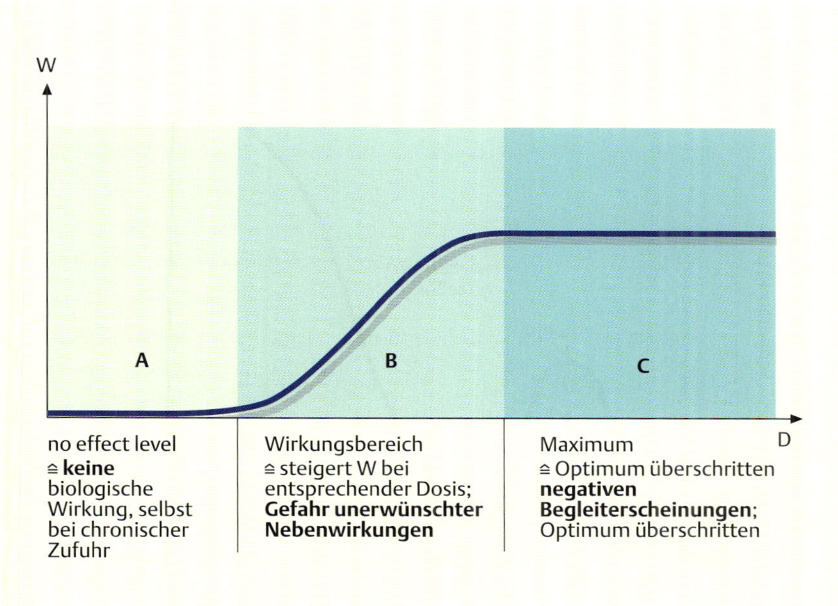

E-3: Dosis-Wirkungs-Kurve von Pharmaka.

E-21: Berechnung der ADI*

Maßstab für die chronische Toxizität
Feststellung der höchsten Dosis ohne beobachtbare Wirkung beim Versuchstier (orientiert sich an der sensibelsten Tierart)
mg Stoff/kg Futter ≙ NEL** → mg Stoff/kg KG des Versuchstieres (NEL) pro Tag (Tier) ≙ ADI* (ppm)

↓

$$\text{ADI (Mensch)} = \frac{\text{ADI (Tier)}}{100} \quad \text{(Sicherheitsfaktor)}$$

mg Stoff/kg KG des Menschen ≙ ADI (Mensch in ppm)

← erlaubte Menge Schadstoff im Lebensmittel bezogen auf den Tagesverzehr des Lebensmittels in kg =

$$\frac{\text{ADI (Mensch in ppm)} \times \text{kg KG}}{\text{Ø Verzehr/d}}$$

* ADI = acceptable daily intake
** NEL = no effect level

gesamte Organfunktion erhalten bzw. ihre Schädigung ist klinisch nicht faßbar – die Dosis ist unterschwellig – *s. a.* E-**4**. Die Schwellendosis kann von Spezies zu Spezies und auch individuell variabel sein. Das bedeutet, daß Ergebnisse im Tierversuch nicht unbedingt auf den Menschen übertragbar sind. Sie kann zudem systematisch erniedrigt sein bei

- besonders anfälligen Gruppen (Leberkranken) und
- durch gegenseitige Verstärkung der Giftwirkung beim gleichzeitigen Vorliegen mehrerer Schadstoffe.

Ähnlich wie oben dargestellt, verringert man daher den im Versuch bzw. durch Beobachtung gefundenen Schwellenwert durch einen Sicherheitsfaktor (0,1–0,001) und kann diesen Wert dann als **Grenzwert** festsetzen. Eine ständig überprüfte Zusammenstellung solcher Sicherheitswerte stellt die Liste der maximalen Arbeitsplatzkonzentrationen der Senatskommission zur Prüfung gesundheitsschädlicher Arbeitsstoffe **(MAK-Liste)** der DFG dar.

Ergebnisse im Tierversuch sind daher nicht unbedingt auf den Menschen übertragbar.

Grenzwerte sind durch Beobachtung gefundene Schwellenwerte, die zusätzlich mit einem Sicherheitsfaktor (0,1–0,001) belegt sind.

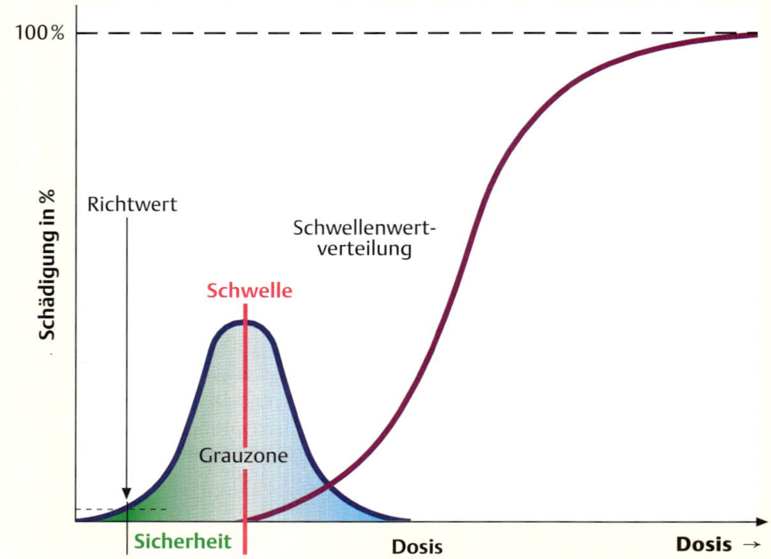

E-4: Schwellenwert durch Redundanz.

Die Liste der maximalen Arbeitsplatzkonzentrationen der Senatskommission zur Prüfung gesundheitsschädlicher Arbeitsstoffe der DFG **(MAK-Liste)** enthält eine Zusammenstellung von Grenzwerten.

Ultimale Kanzerogene können ohne Veränderung im Organismus die Entstehung einer Krebszelle bewirken.
Präkanzerogene bedürfen für die Auslösung einer Krebszelle eine entsprechende stoffwechselbedingte Umwandlung im Organismus.
Proximale Kanzerogene sind Zwischenstufen ultimaler und **Präkanzerogene.**
Synkanzerogene benötigen für die Induktion einer Krebszelle die gleichzeitige Einwirkung anderer Stoffe.
Kokanzerogene unterstützen die Wirkung von Karzinogenen.

Initiieren bedeutet die direkte Veränderung der Gene durch Mutation oder Transposition auf der DNS, wobei die geordnete Funktion der Gene zerstört wird.

Promotion bedeutet eine Begünstigung des Krebszellenwachstums durch Selektion z. B. präneoplastischer Zellen oder durch die Beeinflussung der Aktivität von Zellgenen, wobei sog. ruhende Gene wieder aktiviert werden können.
Kokanzerogene sind Substanzen, die einen durch unterschwellige Dosen von Kanzerogenen eingeleiteten Krebsprozeß weitertreiben.

Eine wesentliche Problematik im Verlauf der chronischen Aufnahme kleinster Mengen von Umweltschadstoffen liegt darin, daß Veränderungen im Körper stattfinden, die auch als Ursache für eine Krebsentstehung verantwortlich gemacht werden können. Von den ca. 200 verschiedenen, heute erfaßten Krebstypen ist bekannt, daß ein beträchtlicher Teil auch durch chemische Substanzen induziert wird. Dabei werden die verschiedensten krebsauslösenden Mechanismen unterschieden:
Ultimale Kanzerogene sind Stoffe, die ohne Veränderungen im Organismus die Entstehung einer Krebszelle bewirken können.
Präkanzerogene bedürfen für eine solche Wirkung zunächst einer entsprechenden stoffwechselbedingten Umwandlung. Zwischenstufen solcher Substanzen werden als **proximale Kanzerogene** bezeichnet.
Bei **Synkanzerogenen** erfolgt die Induktion einer Krebszelle durch die gleichzeitige Einwirkung von verschiedenen Stoffen mit gleicher Organspezifität. Ein solches Phänomen konnte tierexperimentell bei der Entstehung von Leberkarzinomen durch die gleichzeitige Behandlung mit aromatischen Aminen einerseits und einer Röntgenbestrahlung andererseits nachgewiesen werden.
Kokanzerogene sind Substanzen, die selbst keine kanzerogene Veränderung bewirken können, die aber einen durch unterschwellige Dosen von Kanzerogenen eingeleiteten Krebsprozeß weitertreiben.
Unter **Initiieren** versteht man eine direkte Veränderung der Gene durch Mutation oder Transposition (Verlegung von Genstücken) auf der DNS, wobei die geordnete Funktion der Gene zerstört wird. Dies drückt sich in der Regel durch ein unkoordiniertes Wachstum der Zelle, d.h. im Verlust der Kontaktinhibition aus.
Bei der **Promotion** handelt es sich um eine Begünstigung des Krebszellenwachstums, z.B. durch Selektion präneoplastischer Zellen oder durch die Beeinflussung der Aktivität von Zellgenen, wobei sog. ruhende Gene wieder eine Aktivierung erfahren können (Onkogene). Auch über diesen Weg kann die geordnete Zellgenfunktion gestört werden. Beim Menschen ist bekannt, daß u. a. auch Hormone (Steroidhormone) als begünstigende Substanzen für Mamma- und Prostatakarzinome angesehen werden müssen.
Die Masse der heute bekannten vier bis sechs Millionen chemischer Substanzen, wovon ca. 60000 eine industrielle Bedeutung haben, sowie deren rasche Zunahme haben dazu geführt, in Deutschland 1982 das Chemikalien-

gesetz zu erlassen, mit dem die Auflagen für die Überprüfung neuer chemischer Produkte vor deren Einführung und Anwendung festgelegt werden. ▤ E-**22** zeigt diese Auflagen. Danach sind bei einer Jahresproduktion von 1 bis 100 Tonnen jeweils ein Bakterientest ohne bzw. mit Stoffwechselaktivierung sowie ein nicht-bakterieller Test durchzuführen. Bei ersteren Tests wird in der Regel der AMES-Test verwendet, wobei die Stoffwechselaktivierung durch die Behandlung der Prüfsubstanz mit einem Leberhomogenat von Ratten erfolgt, um somit eine mögliche stoffwechselbedingte Veränderung dieser Prüfsubstanz zu simulieren. Als nicht-bakterieller Test wird in der Regel der Chromosomenaberrationstest mit Hamsterovarialzellen verwendet.

In Deutschland ist 1982 das Chemikaliengesetz erlassen worden, das Auflagen für die Überprüfung neuer chemischer Produkte vor deren Einführung und Anwendung festlegt (▤ E-**22**).

▤ E-22: Das Chemikaliengesetz fordert bei Neuchemikalien folgende Prüfnachweise auf krebserregende und erbgutschädigende Eigenschaften

Jahresproduktion t	Prüfung auf krebserregende Eigenschaften	Prüfung auf erbgutschädigende Eigenschaften
0–1	keine Prüfung gefordert	
1–100	1 Bakterientest mit Stoffwechselaktivierung 1 Bakterientest ohne Stoffwechselaktivierung 1 nicht-bakterieller Test	
100–1000	wenn einer der obigen Tests positiv ist: längerfristige Untersuchung hinsichtlich krebserregender Wirkung	wenn einer der obigen Tests positiv ist: zwei weitere Prüfungen auf erbgutverändernde Eigenschaften
> 1000	Langzeit-Tierversuch	nicht definiert

In ▤ E-**23** sind die verschiedensten Testsysteme aufgeführt, mit denen solche Toxizitätstests durchgeführt werden können. Bei der kritischen Bewertung dieser Testsysteme muß allerdings beachtet werden, daß die Rate der Übereinstimmung der Testergebnisse in vitro mit denen des Tierversuches und denen aus epidemiologischen Untersuchungen im Menschen zum Teil ausgesprochen gering ist. So zeigen chemische Substanzen in verschiedenen Tierspezies bereits unterschiedliche Wirkeffekte wie u. a. Aflatoxin B_1, das in der Ratte, jedoch nicht im Hamster kanzerogen wirksam ist.

Die erforderlichen Testsysteme zeigt ▤ E-**24**.
Bei der Überprüfung von chemischen Substanzen auf ihre Toxizität (Kanzerogenität) sollte eine sog. **Testbatterie** eingesetzt werden.

▤ E-23: Mutagenitätstests

Endpunkt	Test
DNA-Schädigung	▷ kovalente Bindung reaktiver Metabolite an die DNA ▷ Verkürzung der DNA-Stränge durch DNA-Brüche
DNA-Reparatur	▷ erhöhter ^{3}H-Thymidin-Einbau außerhalb der S-Phase ▷ Schwester-Chromatid-Austausch
Gen-Mutationen	▷ »Ames-Test« mit Bakterien ▷ »Host-mediated assay« mit Hefe
Chromosomen- und Genommutationen	▷ Chromosomenaberrationstests ▷ Mikronukleustest
Aufhebung der Wachstumskontrolle	▷ Zelltransformationstest
Mutationen im Ganztier	▷ Recessiv-letal-Test in Drosophila ▷ Dominant-letal-Test in der Maus ▷ Fellflecken-Test in der Maus

Für die Tests chemischer Substanzen wird daher bei der Überprüfung der Toxizität empfohlen, eine sog. **Testbatterie** durchzuführen. Hierbei läßt sich die Initiierung möglicherweise aufdecken, für die Promotion stehen heute noch keine Testsysteme zur Verfügung. Auch geben die Testergebnisse keine Auskunft über die Risikoerhöhung durch die kombinierte Aufnahme von

Die heutigen Testsysteme lassen keine Überprüfung der Promotion, der Risikoerhöhung durch kombinierte Aufnahme von chemischen Substanzen (▤ E-**23**) sowie des Zusammenhangs

zwischen Vererbung, Umwelteinflüssen und Karzinomentwicklung zu.

chemischen Substanzen. E-**24** zeigt eine solche Risikoerhöhung des Speiseröhrenkrebses durch Kombination von Alkohol und Rauchen. Ebenfalls nicht dargestellt werden kann in diesen Testsystemen der Zusammenhang zwischen Vererbung, Umwelteinflüssen und Karzinomentwicklung.

E-24: Erkrankungsrisiko – Speiseröhrenkrebs

Alkohol (Gramm pro Tag)	Tabak (Gramm pro Tag)			
	0–9	10–19	20–29	30 und mehr
0– 40	1,0	3,4	3,8	7,8
41– 80	7,3	8,4	8,8	35,5
81–120	11,7	13,6	32,4	87,1
121 und mehr	49,8	64,0	130,7	149,3

Wenn eines zum anderen kommt: das Risiko eines Rauchers, an einem Krebs der Speiseröhre zu erkranken, erhöht sich beträchtlich, je mehr Alkohol er trinkt.
Dies ist ein Hinweis auf die Bedeutung, die begünstigende Faktoren – auch wenn sie allein keinen Krebs auslösen können – für die Tumorgenese haben (nach *Tuyns* 1977).

Die Auslösung von Karzinomen im menschlichen Organismus kann in der Regel nicht auf eine einzige Ursache zurückgeführt werden.
Die technischen Regeln für Gefahrstoffe (TRG) bemühen sich, Richtkonzentrationen für krebserzeugende und krebsverdächtige Stoffe in einer Liste festzulegen.

Es läßt sich daher ableiten, daß die Auslösung von Karzinomen im menschlichen Organismus in der Regel nicht auf eine einzige Ursache zurückgeführt werden kann, was konsequenterweise die Schwierigkeiten mit einschließt, die sich für die Bewertung von chemischen Stoffen, mit denen wir täglich in Berührung kommen, für die Auslösung von Karzinomen, aber auch von Krankheiten insgesamt ergeben. Trotzdem ist in den technischen Regeln für Gefahrstoffe der Versuch unternommen worden und wird auch fortgeschrieben, Richtkonzentrationen für krebserzeugende Stoffe und krebsverdächtige Stoffe in einer Liste festzulegen.

Klinischer Fall

Der Zusammenhang zwischen Vererbung, Umwelt und Krebs läßt sich sehr deutlich an Japanern aufzeigen, die nach Kalifornien/USA ausgewandert sind. Bei den weißen Kaliforniern ist die Häufigkeit von Magen-, Leber-, Darm- und Prostatakarzinomen ausgesprochen gering und das Vorkommen aus Vergleichsgründen für alle Formen auf den Faktor 1 festgelegt worden. Bei den Japanern überwiegen Magen- und Leberkarzinome, während Darm- und Prostatakarzinome praktisch nicht vorkommen. Bei japanischen Einwanderern in Kalifornien nimmt die Zahl der Magen- und Leberkarzinome gegenüber der Ausgangssituation leicht ab, und bei den Nachfahren japanischer Einwanderer ist nochmals eine Abnahme der Magen- und Leberkarzinome, jedoch bei Zunahme der Darm- und Prostatakarzinome festzustellen, so daß sich eine gewisse Anpassung an die Erkrankungsziffern der weißen Kalifornier anzeigt (E-**5**).

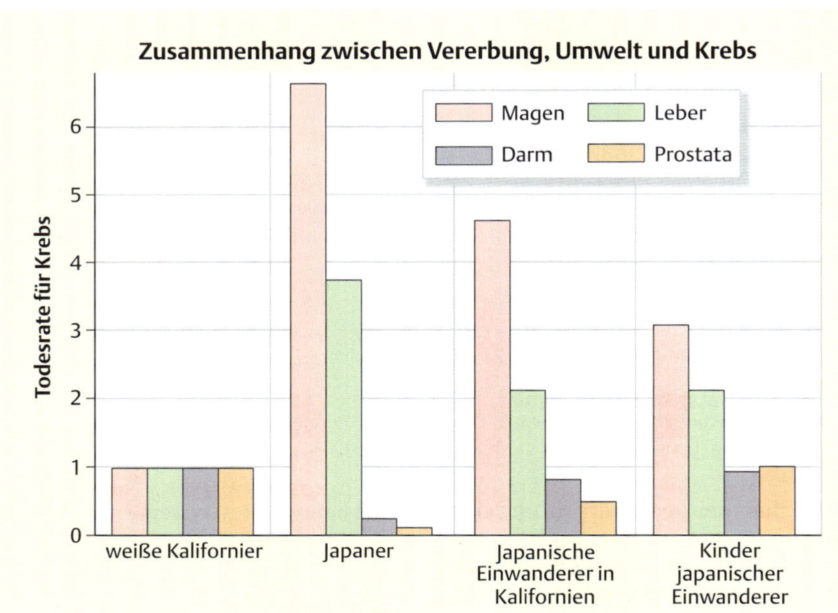

E-5: Umwelt und Vererbung bestimmen das Krebsrisiko. Je länger japanische Einwanderer in Kalifornien leben, desto mehr paßt sich die Häufigkeit, mit der sie an einem bestimmten Krebs erkranken, der Verteilung an, in der auch die amerikanische Bevölkerung von einem Tumor befallen wird.

10.4 Biologische Noxen

10.4.1 Biologische Krebsursachen

Virusbedingte Tumoren lassen sich experimentell bei Tieren induzieren (Hühnerleukämie, Hühnersarkom, Kaninchenfibrom, Gliome durch SV-40-Erreger). Auch für die Genese menschlicher Tumoren werden Viren verantwortlich gemacht. Schätzungen belaufen sich auf 20% der Tumoren bei Frauen und 10% der Tumoren bei Männern.
Im Vordergrund stehen hier
- der Burkitt-Tumor sowie das Nasopharynx-Karzinom, an deren Entstehung dem Epstein-Barr-Virus eine wesentliche Rolle zugewiesen wird
- die Zervixkarzinome der Frau, bei deren Induktion Herpes-Viren eine Bedeutung haben sollen
- das primäre Leberzellkarzinom, bei dessen Induktion Hepatitis-B- und -C-Viren eine besondere Bedeutung zukommt sowie
- verschiedene Leukämiearten, bei denen Retroviridae wie Onkoviren, HTL-Viren sowie auch HIV (Kaposi-Sarkom) eine mitauslösende Rolle zugewiesen werden.

Bei den Onkoviren werden virale Onkogene sowie die Aktivierung von zellulären Onkogenen als Auslösemechanismen für die Krebsentstehung diskutiert.
Zu den Naturstoffen, die aufgrund epidemiologischer Studien, von Fallbeschreibungen oder tierexperimentellen Untersuchungen als Karzinogene eingestuft werden müssen, zählen u. a.
- Aflatoxine (Mykotoxine)
- Pyrrolizidinalkaloide (bestimmte Tee- und Gewürzpflanzen in Afrika und auf Jamaika)
- Betelnüsse
- Tabak.

10.4 Biologische Noxen

10.4.1 Biologische Krebsursachen

Für ca. 20% der Tumoren bei Frauen und 10% der Tumoren bei Männern werden Viren als Auslöser verantwortlich gemacht. Folgende Viren werden für die Tumorentstehung diskutiert:
- Epstein-Barr-Virus: Burkitt-Tumor
- Herpes-Viren: Zervixkarzinom
- HBV, HCV: primäres Leberzellkarzinom
- Retroviridae: Leukämie
- HTL-Viren: HIV-Kaposi-Sarkom.

Onkoviren aktivieren sowohl virale Onkogene wie auch zelluläre Onkogene als Auslösemechanismen für Krebsentstehung.

Bei den Naturstoffen stehen als Auslösemechanismen für Krebs
- Aflatoxine (Mykotoxine)
- Pyrrolizidinalkaloide
- Betelnüsse und
- Tabak im Vordergrund.

10.4.2 Gentechnisch veränderte Pflanzen/Lebensmittel

Die Verunsicherung der Bevölkerung im Hinblick auf die Einführung gentechnisch veränderter Lebensmittel ist groß und resultiert aus einer zum Teil polarisierenden Diskussion um Nutzen und Gefahren dieser Technologie.
Dabei geht es um Risiken durch Lebensmittelallergien, durch Freisetzung gentechnisch veränderter Pflanzen und durch eine Verbreitung von Resistenzgenen gegen Antibiotika. Erstere stellen unabhängig von gentechnologischen Manipulationen ein reales, aktuelles und weitverbreitetes klinisches Problem dar. Allerdings können gentechnologische Verfahren zu allergierelevanten Veränderungen führen, die sowohl als Risiko (z. B. Paranußallergien in Sojabohne) aber auch als Chance (z. B. hypoallergener Reis) begriffen werden können. Sowohl aus Sicht der Verbraucheraufklärung als auch des vorbeugenden Gesundheitsschutzes ist es daher sinnvoll und notwendig, mit gentechnischen Verfahren hergestellte Lebensmittel entsprechend zu kennzeichnen.
Seit dem 1. 7. 1990 sind Genehmigungsvoraussetzungen und -verfahren für die Freisetzung durch das Gentechnikgesetz geregelt. Das hierfür zuständige Robert-Koch-Institut hat Ende 1998 über seine bislang fünfjährigen Erfahrungen mit Freisetzungen von gentechnisch veränderten Pflanzen in Deutschland berichtet. Danach haben sich anfängliche Befürchtungen, daß bei Freilandversuchen ein erhöhtes Ausbreitungspotential gentechnisch veränderter Pflanzen und damit verbundene Risiken bestehen, in den bisherigen Versuchen nicht bewahrheitet.
Im Rahmen der Vermarktung von gentechnisch veränderten Tomaten erfolgte eine Risikoanalyse des Robert-Koch-Instituts. Danach ist ihr Verzehr gesundheitlich unbedenklich. Das bei der Herstellung zur Markierung von transformierten Pflanzenzellen eingesetzte Gen, das Mikroorganismen Resistenz gegen das Antibiotikum Kanamycin verleiht, ist in der Umwelt durch Mikroorganismen weit verbreitet. Allerdings besitzt das Antibiotikum in der Medizin kaum Bedeutung.

10.4.2 Gentechnisch veränderte Pflanzen/Lebensmittel

Bei der Diskussion um Nutzen und Gefahren gentechnisch veränderter Pflanzen und Lebensmittel geht es v. a. um:
- Risiko der Lebensmittelallergie
- Gefahren durch Freisetzung gentechnisch veränderter Pflanzen
- Verbreitung von Resistenzgenen gegen Antibiotika.

Gentechnologische Verfahren können in zwei Richtungen zu allergierelevanten Veränderungen führen:
- zusätzliches Risiko durch Allergenübertragung (z. B. Paranußallergien in Sojabohnen)
- vermindertes Risiko in Form von hypoallergenen Züchtungen (z. B. hypoallergener Reis).

Im Sinne eines vorbeugenden Gesundheitsschutzes ist eine Kennzeichnung gentechnisch veränderter Lebensmittel zu fordern.

Die Freisetzung gentechnischer Pflanzen regelt das Gentechnikgesetz vom 1. 7. 1990. Zuständig ist das Robert-Koch-Institut (RKI).

10.4.3 Sonstige biologisch bedingte Schädigungsursachen

Allergene sind Substanzen, die bei disponierten sensibilisierten Personen unterhalb eines sensibilisierenden Schwellenwertes bereits Reaktionen hervorrufen können. Die größte Zahl der Allergien wird durch biologisches Material (z. B. Pollen, Milben) ausgelöst. Bei den anorganischen Allergenen haben Formaldehyd, Epoxid- und Harzleime und Isozyanate eine hohe Bedeutung.

Bei disponierten Personen führen **Allergene** oberhalb eines gewissen Schwellenwertes zur Sensibilisierung. Als Folge können Kontakte mit denselben Allergenen auch bereits unterhalb dieses Schwellenwertes klinische Symptome auslösen, wie z.B. Asthma bronchiale, Urtikaria, Rhinitis.
Man geht heute davon aus, daß etwa 10% der Bevölkerung Allergiker sind, wobei die weitaus größte Zahl der Allergien durch biologisches Material (Pollen, Hausstaubmilbe) ausgelöst wird. Bei den anorganischen Allergenen haben Formaldehyd, Epoxid- und Harzleime und gewisse Isozyanate neben anderen eine hohe Bedeutung.

10.5 Physikalische Noxen

Die wesentlichste physikalische Noxe ist die **Strahleneinwirkung.**

Bei den physikalischen Noxen steht die **Strahleneinwirkung** deutlich im Vordergrund. Ionisierende Strahlen entstehen durch Abtrennung von Hüllenelektronen bei Atomen. Bei Rückführung des Atoms in den Grundzustand wird die Energiedifferenz als Strahlung in den verschiedensten Bereichen (optischer Bereich bis Röntgenstrahlenbereich) emittiert.

Humanpathogenetische Bedeutung haben die Röntgenstrahlen sowie bestimmte UV-Strahlen. Strahlenbiologisch lassen sich die **vererbbaren** und die **somatischen** Strahlenwirkungen unterscheiden. Bei ersteren werden die Keimzellen betroffen. Die Auswirkungen treten bei den Nachkommen der Strahlenexponierten auf. Bei den somatischen Strahleneinwirkungen werden die Somazellen verändert, die direkte Auswirkungen beim betroffenen Individuum zeigen.

Eine humanpathogenetische Bedeutung ist insbesondere den Röntgenstrahlen sowie bestimmten UV-Strahlen zuzuweisen. Grundsätzlich lassen sich strahlenbiologisch zwei Hauptkategorien von Strahlenwirkungen unterscheiden, nämlich die **vererbbaren** und die **somatischen.** Bei ersterer Kategorie handelt es sich um Veränderungen, die durch Strahlenexposition der Keimzellen hervorgerufen werden. Die Auswirkungen treten bei den Nachkommen der Strahlenexponierten auf. Bei der zweiten Kategorie handelt es sich um Veränderungen der Somazellen, die dann direkte Auswirkungen beim betroffenen Individuum haben können. Bei den vererbbaren strahlenbiologischen Einwirkungen wird das Risiko einer Veränderung durch die Zahl der Gene, an denen Mutationen auftreten können, durch die Mutationsrate pro Dosiseinheit und durch die Strahlendosis beeinflußt. Bei der somatischen Strahlenwirkung gibt es nach bisherigem Wissen keine Dosisschwelle, unterhalb der kein Effekt auftritt. Es ist davon auszugehen, daß bei kleinen Strahlendosen die strahlenbedingten Effekte proportional zur Dosis (linear) und bei höheren Dosen mit dem Quadrat der Dosis zunehmen.

Neben **natürlichen Strahlenexpositionen** ist der Mensch unterschiedlichen **künstlichen Strahlenexpositionen** (medizinische Maßnahmen) ausgesetzt.

Der Mensch ist **natürlichen Strahlenexpositionen** ausgesetzt, die sich aus kosmischen und terrestrischen Komponenten sowie inkorporierten natürlichen radioaktiven Stoffen zusammensetzen (ca. 1,1 mSv pro Jahr). Daneben ergibt sich eine sehr unterschiedlich ausgerichtete **künstliche Strahlenexposition** (u. a. Atombomben-Fallout), die im wesentlichen durch Maßnahmen in der Medizin (Röntgendiagnostik, nuklearmedizinische Diagnostik, verschiedenste Strahlen-Therapieformen) beeinflußt wird. Zusätzlich sind noch die beruflichen Strahlenexpositionen zu berücksichtigen. Diese unterliegen aber heute einer gezielten und regelmäßigen Überwachung.

Es gibt zahlreiche Evidenzen für Zusammenhänge zwischen UV-Strahlenexpositionen und Häufigkeit des Auftretens von Melanomen bzw. Nicht-Melanomen.

Besondere Beachtung ist der Sonnenstrahlung bzw. den schädigenden Wirkungen der UV-Strahlen zuzuweisen. UV-Strahlen werden in die Kategorien UV-A (400–320 nm), UV-B (320–280 nm) und UV-C (280–180 nm) eingeteilt, wobei UV-B und vor allem UV-C grundsätzlich eine biozide Wirksamkeit haben und der maximale Effekt bei einer Wellenlänge von 265 nm angesiedelt ist. Obwohl bisher kein direkter Zusammenhang zwischen Sonnenbestrahlung und Hautkrebs dargestellt werden konnte, gibt es genügend Evidenzen, daß Zusammenhänge zwischen UV-Strahlenexposition und Häufigkeit des Auftretens von Melanomen bzw. Nicht-Melanomen (Basaliome, Spinaliome) bestehen. Epidemiologische Untersuchungen zeigen in den letzten zehn Jahren eine deutliche Zunahme des Hautkrebses (USA, Australien, Nordeuropa und Kanada). In Deutschland liegt die jährliche Rate der Nicht-Melanome bei ca. 20 000, die Rate der Melanome bei ca. 3 600 (1 400 bei Männern, 2 200 bei Frauen). Das Bundesgesundheitsamt hat 1987 Empfehlungen zur Begrenzung gesundheitlicher Strahlenrisiken bei der Anwendung von Solarien und Heimsonnen herausgegeben. Hier wird insbesondere auf die unterschiedliche schädigende Wirksamkeit der verschiedenen UV-Kategorien hingewiesen.

10.6 Prophylaktische Maßnahmen

Für die Aufnahme von exogenen Noxen und einer damit verbundenen Schädigung (Krebsentstehung) sind die Inhalation sowie die orale Zufuhr von wesentlicher Bedeutung. Bei der Inhalation besteht zunächst einmal die generelle Belastung durch Luftverunreinigungen. Ein deutlich höheres Schädigungspotential ist allerdings dem Rauchen zuzuweisen, bedingt durch ein Gemisch der verschiedensten Stoffe (u. a. Akrolein, Formaldehyd, Anilin, Kadmium, Nickel, Benzo(a)pyren, N-Dimethylnitrosamin, Vinylchlorid). Während die ursächliche Bedeutung des Rauchens für die Entstehung des Lungenkrebses bewiesen ist, ist die Gefährlichkeit des sogenannten Passivrauchens noch umstritten. Aufgrund epidemiologischer Untersuchungen läßt sich allerdings feststellen, daß eine Krebsgefährdung grundsätzlich angenommen werden muß. Über die Größe des Risikos kann allerdings zur Zeit keine Aussage gemacht werden.

Bei der Aufnahme von exogenen Noxen über die Nahrung werden als Quelle für ultimale und Prokanzerogene u. a. folgende Substanzen angesehen: natürliche Pflanzenbestandteile, chemisch oder mikrobiell entstandene Produkte während der Herstellung oder Lagerung, Erhitzungsprodukte, Nahrungsmittelzusatzstoffe und -rückstände, Ausgangs- und Hemmstoffe für die Bildung von Nitrosaminen (*Borneff* u. *Borneff*, 1991).

Daß ein Verzicht auf »Genußgifte« das Krebsrisiko deutlich vermindern kann, läßt sich an der Mortalität der Mormonen aufzeigen, die religionsbedingt Tabak, Alkohol, Kaffee, Tee, Colagetränke und nicht ärztlich verordnete Medikamente meiden. Die alterskorrigierte Krebsmortalität bei über 35jährigen Männern ist nach *Instrom* nur halb so groß wie die der sonstigen weißen Amerikaner (bei Lungenkrebs sogar nur 20%) (*Borneff* u. *Borneff*, 1991).

Aus den in **E-25** dargestellten Krebsursachen und -häufigkeiten ergeben sich Prioritäten für Maßnahmen zur Reduktion von Inhalations- und Ingestionsnoxen, um die Schadwirkungen beim Menschen zu minimieren: Reduzierung des Tabakrauchens, Minimierung der Luftverunsicherung, Risikominimierung der Schadstoffaufnahme durch Lebensmittel und Wasser. Wichtig ist in diesem Zusammenhang die Information der Bevölkerung über synergistische Effekte der verschiedenen Schadstoffeinwirkungen. Die Begrenzung von Kanzerogenen läßt sich grundsätzlich erreichen durch die

- **primäre Prävention,** d. h. Erkennung und Reduktion bzw. Beseitigung von Kanzerogenen (Prokanzerogenen, Kokanzerogenen) sowie die Ausschaltung von begünstigenden Bedingungen
- durch die **sekundäre Prävention,** d. h. Erkennung und Behandlung von Vorstufen und Frühformen des Krebses und eventuell krebsbegünstigender Erkrankungen
- durch **tertiäre Prävention,** d. h. Therapie und Rehabilitation bei bestätigtem Krebs.

10.6 Prophylaktische Maßnahmen

Die Aufnahme von exogenen Noxen geschieht im wesentlichen durch Inhalation bzw. orale Zufuhr.
Wesentliches nachgewiesenes Schädigungspotential ist dem Rauchen zuzuweisen. Als Schadstoffgemisch spielen u. a. Akrolein, Formaldehyd, Anilin, Kadmium, Nickel, Benzo(a)pyren, N-Dimethylnitrosamin, Vinylchlorid eine Rolle.

Eine Krebsgefährdung beim Passivrauchen muß grundsätzlich angenommen werden.

Bei der oralen Aufnahme exogener Noxen stehen ultimale und Prokanzerogene und hier vor allem natürliche Pflanzenbestandteile, mikrobiell entstandene Produkte, Erhitzungsprodukte, Nahrungsmittelzusatzstoffe und -rückstände im Vordergrund.
Zur Minimierung der Schadwirkungen beim Menschen ist die Reduzierung der Inhalations- und Ingestionsnoxen erforderlich.

Diese Minimierung läßt sich grundsätzlich erreichen durch

- **primäre Präventionsmaßnahmen,** d. h. Erkennung und Reduktion bzw. Beseitigung von Kanzerogenen sowie Ausschaltung von begünstigenden Bedingungen
- **sekundäre Prävention,** d. h. Erkennung und Behandlung von Vorstufen und Frühformen des Krebses und evtl. krebsbegünstigenden Erkrankungen
- **tertiäre Prävention,** d. h. Therapie und Rehabilitation bei Krebs.

E-25: Krebsursachen und -häufigkeiten (nach *Borneff* u. *Borneff*, 1991)

Krebsauslösende Einwirkungen	Prozentualer Anteil der Tumoren bei Männern	bei Frauen
A ▷ Umgebungsfaktoren		
• Tabak	30	7
• Tabak und Alkohol	5	3
• Sonnenlicht	10	10
• Beruf	6	2
• Energiereiche Strahlen	1	1
• Iatrogene Einflüsse	1	1
• Lebensbedingungen	30	63
B ▷ Nicht umgebungsbezogene Faktoren		
▷ Kongenitale Faktoren	2	2
C Unbekannte Faktoren	15	11

11 Grundlagen der Sterilisation

11.1 Begriffe und Kinetik der Sterilisation

Definition ▶

Die Sterilisation ist eine wesentliche Voraussetzung für den medizinischen Behandlungserfolg.

Mikroorganismen zeigen gegenüber Sterilisationsverfahren eine **abgestufte Widerstandsfähigkeit** (Resistenzstufen).
Bakterielle Sporen widerstehen einer Schädigung am längsten; vegetative Bakterien weisen eine geringere Resistenz auf (▤ E-27).
Auch bei Pilzen und Viren finden sich abgestufte Resistenzeigenschaften.

Merke ▶

Bei der Sterilisation spielt die Ausgangskeimzahl der abzutötenden mikrobiellen Population eine wesentliche Rolle.
Die Keimtötung unterliegt einer mathematischen (logarithmischen) Gesetzmäßigkeit. Die Abtötungszeit hängt (unmittelbar) von der Ausgangskeimzahl ab.
Die Effektivität eines Sterilisationsverfahrens wird durch den **D-Wert** ausgedrückt (Zeitwert, der benötigt wird, um eine Reduzierung der Keimzahl um eine Zehnerpotenz zu erreichen = Reduktionszeit) (◘ E-**6**).

11 Grundlagen der Sterilisation

11.1 Begriffe und Kinetik der Sterilisation

▶ ***Definition.*** Sterilisieren heißt, einen Gegenstand so zu behandeln, daß er frei von vermehrungsfähigen Mikroorganismen wird.

Dieser Zustand ist für alle Instrumente, Geräte und Substanzen, die bei medizinischen Eingriffen und Operationen Verwendung finden, als unverzichtbare Eigenschaft anzusehen und stellt eine wesentliche Voraussetzung für den medizinischen Behandlungserfolg dar.
Die verschiedenen Arten der Mikroorganismen weisen gegenüber den unterschiedlichen Sterilisationsverfahren eine abgestufte Widerstandsfähigkeit auf. Unter zulässiger Vereinfachung kann man sagen, daß **bakterielle Sporen einer Schädigung am längsten widerstehen, vegetative Bakterien eine wesentlich geringere Resistenz aufweisen,** die von Enterokokken und Staphylokokken zu Kolibakterien oder Salmonellen abfällt (▤ E-**27**). **Auch bei Pilzen oder Viren finden sich abgestufte Resistenzeigenschaften,** so ist beispielsweise der Erreger der Kinderlähmung als weitaus resistenter einzustufen als der Erreger von AIDS.

▶ ***Merke.*** Grundsätzlich ist jedoch zu berücksichtigen, daß es in der Praxis der Sterilisation darum geht, Mikroorganismen, die an Eiweiß-, Mineral- und Schmutzpartikeln haften oder von ihnen eingehüllt sind, zu zerstören.

Hierdurch können selbst relativ empfindliche Mikroorganismen wirkungsvoll vor der Einwirkung eines sterilisierenden Mittels geschützt werden. Darüber hinaus spielt bei der Sterilisation die Ausgangskeimzahl einer abzutötenden mikrobiellen Population eine wesentliche Rolle.
Experimentelle Untersuchungen haben zeigen können, daß die **Keimtötung einer mathematischen Gesetzmäßigkeit unterliegt. Man fand, daß die Abtötungszeit unmittelbar von der Ausgangskeimzahl abhängt.** Während innerhalb einer bestimmten Zeitspanne jeweils 90 % der vorhandenen Mikroorganismen abgetötet werden, ergibt sich somit eine **logarithmische Abtötungsrate.** Die Effektivität eines Sterilisationsverfahrens läßt sich somit in dem Zeitwert ausdrücken, der benötigt wird, um eine Reduzierung der Keimzahl um eine Zehnerpotenz zu erreichen. Diese dezimale Reduktionszeit wird auch als **D-Wert** bezeichnet. Er läßt sich im übrigen aus der Formel

$$D = \frac{\ln 10}{K} = \frac{2{,}303}{K} \qquad (1)$$

errechnen. Dabei läßt sich die Abtötungskonstante K aus der Formel 2 berechnen:

$$K = \frac{1}{t} \times \log \frac{N_0}{Nt} \qquad (2)$$

Hierbei ist t die Einwirkzeit, N_0 die Ausgangskeimzahl und Nt die Zahl der überlebenden Keime nach der Zeit t. Der Verlauf einer Abtötungskurve ist in der ◘ E-**6** nochmals grafisch dargestellt.
Wenn man diese Abbildung betrachtet, wird deutlich, daß theoretisch eine absolute Sterilisation nicht möglich ist. Ferner wird ersichtlich, daß dies insofern nicht beunruhigen muß, als durch eine Senkung der Ausgangskeimzahl, z.B. durch vorherige Reinigung und Desinfektion, ein ausreichender Sicherheitsabstand erreicht werden kann.

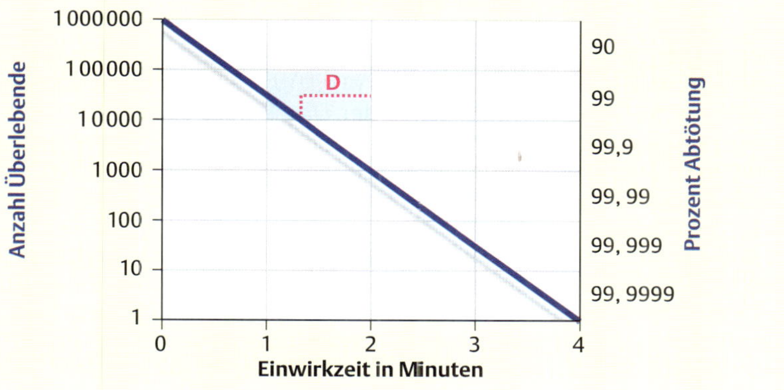

6: Verlauf einer Absterbekurve bei Sterilisations- oder Desinfektionsverfahren. In gleichen Zeitspannen werden jeweils 90 % der überlebenden Keime abgetötet. D = Wert (decimal reduction time).

11.2 Sterilisationsverfahren

Grundsätzlich sind an Sterilisationsverfahren die folgenden Anforderungen zu stellen:

1. Sie müssen einen höchstmöglichen Grad an Sicherheit in der Keimtötung gewährleisten.
2. Sie dürfen das zu sterilisierende Gut nicht oder nur in vertretbarem Maß schädigen.
3. Sie müssen die Sterilisation des zu sterilisierenden Gutes in einer Verpakkung ermöglichen, die seine Rekontamination bis zur Verwendung bei sachgemäßer Lagerung verhindert.
4. Sie sollen die Umwelt nicht oder nur unwesentlich beeinträchtigen.
5. Sie sollen wirtschaftlich sowohl im Hinblick auf die Investitionen als auch die laufenden Betriebskosten sein.

Die praktische Erfahrung hat gezeigt, daß ein universales Sterilisationsverfahren, das für jedes Sterilisiergut geeignet ist und das die vorgenannten Anforderungen in idealer Weise erfüllt, bis zum heutigen Tage nicht vorhanden ist. Daraus leitet sich die Notwendigkeit ab, daß beispielsweise für empfindliches Sterilisiergut Verfahren angewendet werden müssen, die nicht die optimale Wirksamkeit aufweisen, aber auf der anderen Seite materialschonend sind. Es ergibt sich also aus der Praxis des Krankenhauses heraus im Einzelfall die Notwendigkeit, aus den verschiedensten Sterilisationsverfahren dasjenige herauszusuchen, das zwar nicht optimale Wirksamkeit und Sicherheit bietet, aber in dem gegebenen Fall aus Gründen der Materialverträglichkeit zwingend anzuwenden ist. Auf der anderen Seite darf dieser unvermeidbare Kompromiß jedoch nicht dazu verleiten, aus Gründen der Wirtschaftlichkeit weniger sichere Verfahren anzuwenden, wenn sicher wirksame zur Verfügung stehen.

Aufgelistet nach der Wirksamkeit der Sterilisationsverfahren ergibt sich die folgende Reihenfolge:

1. **physikalische Verfahren**
a) Dampfsterilisation
b) Heißluftsterilisation
c) Sterilisation mit ionisierenden Strahlen
2. **chemisch-physikalische Verfahren**
a) Ethylenoxid-Sterilisation
b) Formaldehyd-Sterilisation
c) Niedrigtemperatur-Plasmasterilisation
3. **chemische Verfahren**
a) Gassterilisation bei Raumtemperatur
b) Tauch- oder Spülverfahren mit mikrobiziden Lösungen

11.2 Sterilisationsverfahren

An Sterilisationsverfahren sind die folgenden wesentlichen Anforderungen zu stellen:
1. Sicherheit der Keimabtötung
2. Keine Schädigung des Sterilgutes
3. Rekontaminationssichere Verpackung
4. Umweltverträglichkeit
5. Wirtschaftlichkeit.

Ein für jedes Sterilisationsgut geeignetes Sterilisationsverfahren gibt es nicht.

Deshalb gibt es für empfindliches Sterilisiergut Verfahren, die **nicht** die optimale Wirksamkeit aufweisen, aber materialschonend sind.
Dieses Vorgehen darf im Klinikalltag nicht dazu verleiten, aus Gründen der Wirtschaftlichkeit weniger sichere Verfahren anzuwenden.
Nach der Wirksamkeit der Sterilisationsverfahren ergibt sich folgende Reihenfolge:

1. **physikalische Verfahren** (Dampf-, Heißluft-, Strahlensterilisation)
2. **chemisch-physikalische Verfahren** Ethylenoxid-, Formaldehyd-, Niedrigtemperatur-Plasmasterilisation
3. **chemische Verfahren** (Gassterilisation, Tauch-, Spülverfahren mit mikrobiziden Lösungen).

11.2.1 Sterilisation mit Wasserdampf

Gesättigter gespannter Dampf ist das meistbenutzte und sicherste Mittel zur Sterilisation.
Bei der Sterilisation mit Wasserdampf ist gespannter (1–2 bar), **möglichst luftfreier (≦ 1 %) Dampf** bei Temperaturen von 120 °C bzw. 134 °C zu gewährleisten.

Die Beimengung von Restluft von z. B. 50 % bei einem Druck von 1,9 bar senkt die Temperatur von 121 °C auf 100 °C.
Hieraus resultieren Verhältnisse, die allenfalls den Erfordernissen einer Dampfdesinfektion genügen.

Die Verfahren der Dampfsterilisation unterscheiden sich (bezogen auf die Art der Luftentfernung aus den Sterilisierkammern) in **Strömungsverfahren** (Gravitationsverfahren) und **Vakuumverfahren.**

Die Sterilisierzeit ist eine Resultante aus **Ausgleichszeit** und **Einwirkzeit** (Abtötungszeit + Sicherheitszuschlag).

Die Restluft im Sterilisiergut ist für das Dampfsterilisationsverfahren die größte Gefahr.
Die notwendige Sicherheit des Verfahrens wird durch Evakuierung der Luft, d. h. durch die **Vakuumverfahren** erreicht.

In Krankenhäusern haben die fraktionierten Vakuumverfahren weite

11.2.1 Sterilisation mit Wasserdampf

Gesättigter gespannter Dampf ist das meistbenutzte und mit Abstand sicherste Mittel zur Sterilisation. Wird Wasser in einem geschlossenen Behälter über 100 °C erhitzt, steigt der Druck über Normaldruck an und es entsteht gespannter Dampf. Somit benötigt man zur Dampfsterilisation druckfeste Sterilisierkammern, in die der Dampf geleitet wird, um durch Kondensation an dem kälteren Material eine Erwärmung des zu sterilisierenden Gutes zu erreichen. Hierzu stehen im Normalfall Temperaturen von 120 °C oder 134 °C zur Verfügung. Während bei einer derartigen Kondensation bei porösem Gut die entstehende Feuchtigkeit absorbiert wird, tropft das Kondensat bei der Instrumentensterilisation von den Metallinstrumenten ab, sammelt sich am Boden der Verpackung und läuft z. T. durch die Verpackung auf die darunter befindlichen Packungen. Da Sterilgut wegen der Gefahr der Rekontamination nur in eindeutig trockenem Zustand dem Dampfsterilisator entnommen werden darf, ist hier eine erhebliche Schwierigkeit des Verfahrens begründet.
Unter der Prämisse, daß der Dampf völlig luftfrei ist, stehen die Temperatur des gesättigten Dampfes und sein Druck in einem gesetzmäßigen Zusammenhang zueinander. Somit kann theoretisch aus dem Druck des Dampfes auf seine Temperatur geschlossen werden und umgekehrt. **Eine Beimengung von Restluft von 50 % bei einem Druck von 1,9 bar senkt die verfügbare Temperatur des Luft-Dampfgemisches von 121 °C auf 100 °C.** Die sich hieraus für das Sterilisationsverfahren ableitende Unsicherheit läßt sich wie folgt belegen: Bei einer Einwirkzeit von 20 Minuten, die bei gespanntem und gesättigtem Wasserdampf bei einer Temperatur von 120 °C einen sicheren Sterilisationseffekt bedeuten würde, wären somit bei 50 % Restluftanteil Verhältnisse anzutreffen, die allenfalls den Erfordernissen einer Dampfdesinfektion genügen würden.
Die Verfahren der Dampfsterilisation unterscheiden sich durch die Art der Luftentfernung aus den Sterilisierkammern und sind im einzelnen in der DIN 58 946 Teil 1 aufgeführt und definiert. Danach sind **Strömungsverfahren,** und hier in erster Linie Gravitationsverfahren, vom **Vakuumverfahren** in seinen unterschiedlichen Modifikationen abzugrenzen.
Bei **Strömungsverfahren** (Gravitationsverfahren) wird die in dem Sterilisiergut vorhandene Luft durch Sattdampf aus der Sterilisierkammer verdrängt, während hierzu bei einem fraktionierten Strömungsverfahren mehrere Stöße mit Sattdampf herangezogen werden. Die Luftentfernung aus dem Gut wird durch seine Verpackung und Packweise nachhaltig beeinflußt. So ist beim Gravitationsverfahren die Verwendung von Behältern mit Lochung in Deckel und Boden zwingend erforderlich. Ferner soll beispielsweise OP-Wäsche nicht übereinander in die Behälter gelegt werden, sondern durch richtige Anordnung der Trommeln (Container) und durch entsprechendes Packen des Sterilgutes lassen sich im Inneren des Sterilisiergutes sog. Luftinseln weitgehend verhindern. Mit der vollen Sterilisierwirkung des Dampfes ist allerdings erst nach dem Ausgleich der Temperatur zwischen den Kältepunkten des Sterilisiergutes und der am Thermometer ablesbaren Temperatur zu rechnen. Die hier zwischenliegende **Ausgleichszeit** ist bei einer Typenprüfung des Apparates an einem repräsentativen Sterilisiergut experimentell zu bestimmen. Erst hieran schließt sich die **»Abtötungszeit«** an, deren Länge in einer Prüfung mit für die Dampfsterilisation verwendbaren Bioindikatoren zu ermitteln ist. Die um einen Sicherheitszuschlag verlängerte Abtötungszeit wird auch als **Einwirkzeit** bezeichnet.
Die Erkenntnis, daß die **Restluft im Sterilisiergut für das Dampfsterilisationsverfahren die größte Gefahr in der Sicherheit des Verfahrens darstellt,** legte die Bemühung nahe, diese Luft durch eine Evakuierung der Sterilisierkammern vor dem Einlaß des Dampfes zu entfernen. Hieraus entwickelten sich die sog. **Vakuumverfahren.**
Während sich das Vorvakuumverfahren, bei dem die Sterilisierkammer zunächst bis zu 70 mb evakuiert wird, und das Hochvakuumverfahren, das mit einem Vorvakuum von unter 20 mb arbeitet, nicht allgemein durchsetzen konnten, haben **Dampfsterilisationsgeräte, die nach dem sog. fraktionierten Vakuumverfahren arbeiten, in Krankenhäusern weite Verbrei-**

tung gefunden. Hierbei wird nach einer ersten Evakuierung unter Druckerhöhung Dampf in die Sterilisierkammer gelassen und dieser Vorgang mehrfach wiederholt. Durch dieses »pulsierende Vakuum« wird die Luft in dem Sterilisiergut entfernt.
Die geeignete Verpackungsart des Sterilisiergutes hat einen hohen Stellenwert für Erfolg und Sicherheit eines Sterilisationsverfahrens.

Verbreitung gefunden. Hierbe wird wiederholt unter Druckerhöhung Dampf in die Sterilisierkammer eingebracht.
Die geeignete Verpackungsart des Sterilisiergutes hat für Erfolg und Sicherheit des Sterilisationsverfahrens einen großen Einfluß.

11.2.2 Sterilisation mit Heißluft

Wie bei der Dampfsterilisation wird auch bei der Anwendung von **trockener Hitze** die Abtötung der Mikroorganismen durch **Koagulation des Bakterieneiweißes** erreicht. Dabei hängt die zur Proteindenaturierung benötigte Temperatur vom Wassergehalt der Bakterien ab. Während sie beispielsweise bei einem Wassergehalt von 50% 56°C beträgt, steigt sie bei einem Wassergehalt von 0% auf 160°C. Dies hat für das Verfahren der Heißluftsterilisation unmittelbare praktische Bedeutung, da hier die Mikroorganismen durch Erwärmung zunächst ausgetrocknet werden. Somit ist die Resistenz von Infektionserregern gegen trockene Hitze wesentlich höher anzusetzen als gegen feuchte Hitze, bei der, wie eingangs erwähnt, den Mikroorganismen durch die Kondensation von Dampf sogar Feuchte zugeführt wird.
In der RKI-Richtlinie werden als **Einwirkzeiten, d.h. Abtötungszeiten plus Sicherheitszuschläge, für 160°C mindestens 200 Minuten und für 180°C mindestens 30 Minuten** als Richtwerte angegeben. Die Sterilisierzeiten, welche bekanntlich noch die Ausgleichszeit enthalten, liegen jedoch wegen der bekannten schlechten Wärmeleitfähigkeit der Luft wesentlich höher. Die Temperatur kann daher im Sterilisator an verschiedenen Stellen unterschiedlich hoch sein. Da die Heißluftsterilisatoren über eine temperaturgeregelte Heizung verfügen, kann es bei diesem Sterilisationsverfahren zu erheblichen Unsicherheiten kommen. Nur durch einen möglichst vollständigen Temperaturausgleich der Luft an sämtlichen Punkten der Kammer als auch zwischen Luft und Sterilisiergut kann verhindert werden, daß die über einen Temperaturregler gesteuerte Heizung abschaltet, ohne daß im eigentlichen Sterilisiergut die notwendige Temperatur erreicht ist.
Aus diesen Vorbemerkungen wird deutlich, daß es unter den dargelegten Voraussetzungen nicht möglich ist, generell gültige Sterilisierzeiten für Heißluftsterilisatoren anzugeben. So empfiehlt es sich, die **Ausgleichszeit** für das jeweilige Sterilisiergut mit Hilfe **thermoelektrischer Messungen** zu ermitteln.
Durch lange Betriebszeiten können die Temperaturdifferenzen in Heißluftsterilisatoren meist ausgeglichen werden. Dies gilt insbesondere für kleinere Geräte, deren Nutzraum 40 l nicht übersteigt. Während in diesem Fall thermisch bewegte Heißluft ausreichende Sicherheit verspricht, ist bei größeren Sterilisatoren, wie sie z.B. in Krankenhäusern Verwendung finden, eine mechanische Luftumwälzung vorzuhalten.
Infolge der bei der Heißluftsterilisation benötigten hohen Temperaturen können mit diesem Verfahren praktisch nur Gegenstände (wie z.B. Glas-Metall-Instrumente) sterilisiert werden, die bei 200°C nicht geschädigt werden. Da dieses Sterilgut jedoch auch im Autoklaven zu sterilisieren ist, besteht für den Einsatz von Heißluftsterilisatoren im Krankenhaus heute praktisch keine Indikation mehr. Bei der Beschickung eines **Heißluftsterilisators** mit Sterilisiergut ist den vorgenannten Grundsätzen unbedingt Rechnung zu tragen. **Damit die Luft ungehindert zirkulieren kann, darf der Nutzraum keinesfalls zu voll gepackt werden.** Dabei ist darauf zu achten, daß jedes Teil so gelagert wird, daß es von allen Seiten von der Heißluft umströmt werden kann.
Die Verpackung muß bei der Heißluftsterilisation eine gute Wärmeleitfähigkeit besitzen und zudem den hohen Temperaturen standhalten. Hier hat sich in letzter Zeit durchgesetzt, Behälter aus Metall, besonders aus Aluminium, zu verwenden. Als Einmalverpackung bietet sich auch Aluminiumfolie an. Sie ist allerdings mindestens dreifach zu legen und muß mindestens eine Stärke von 30 μ besitzen.

11.2.2 Sterilisation mit Heißluft

Wie bei der Dampfsterilisation wird auch bei der Anwendung von **trokkener Hitze** die Abtötung der Mikroorganismen durch **Koagulation des Bakterieneiweißes** erreicht.

Wegen der hohen Resistenz der Erreger gegenüber trockener Hitze werden beim Heißluftsterilisationsverfahren **Temperaturen von 160°C bzw. 180°C** und Mindesteinwirkzeiten von 200 bzw. 30 Minuten benötigt.
Wegen der schlechten Wärmeleitfähigkeit der Luft können in einem Heißluftsterilisator an verschiedenen Punkten sowohl niedere als auch höhere Temperaturen auftreten. Dabei kann das Thermometer zeitgleich einen anderen Wert anzeigen. Hierdurch kann es zu erheblichen Unsicherheiten kommen.

Es empfiehlt sich, die **Ausgleichszeiten** für das jeweilige Sterilgut mit Hilfe **thermoelektrischer Messungen** zu ermitteln.

Durch lange Betriebszeiten können die Temperaturdifferenzen in Heißluftsterilisatoren meist ausgeglichen werden.

Durch die hohen Temperaturen bei der Heißluftsterilisation können Gegenstände geschädigt werden. Hierauf muß unbedingt geachtet werden.
Damit die Luft gut zirkulieren kann, darf der Nutzraum keinesfalls zu voll gepackt werden. Jedes Teil muß von allen Seiten von Heißluft umströmt werden.

Die Verpackung muß bei der Heißluftsterilisation eine gute Wärmeleitfähigkeit besitzen und zudem den hohen Temperaturen standhalten.

11.2.3 Sterilisation mit Ethylenoxid

Ethylenoxid ist **toxisch** und möglicherweise **kanzerogen.** Für die Durchführung der Ethylenoxidsterilisation ergeben sich hieraus Umgangsvorschriften.

Die mikrobizide Wirkung von Ethylenoxid ist eine Resultante aus Gaskonzentration (1000–1200 mg/l), Temperatur (50 °C–60 °C) und Feuchte des Sterilgutes (40–80 %).

Wegen der größeren Anfälligkeit der Ethylenoxidverfahren und der geringeren Wirksamkeit im Vergleich zu Dampf- und Heißluftsterilisation sollte dieses Verfahren nur bei empfindlichen Materialien angewendet werden.

Das Verpackungsmaterial muß für Gas und Wasserdampf gut durchlässig sein (z. B. durchsichtige Folie kombiniert mit Papier).

Ethylenoxidsterilisation kann zur Adsorption von Ethylenoxid am Sterilgut führen. Eine ausreichende Desorption muß vor Anwendung des Sterilgutes gewährleistet sein.

Das absorbierte Ethylenoxid wird bei Raumbedingungen nur langsam wieder an die Umgebung abgegeben. Cave z. T. hohe Konzentration des Gases in den Lagerräumen!

Die sterilisierten Materialien und Geräte dürfen nur nach entsprechenden Wartezeiten an Patienten verwendet werden.

Eine Verkürzung der z. T. langen Desorptionszeiten ist durch die Verwendung sog. **Desorptions-** bzw. **Ausgasungsprogramme** der Sterilisatoren möglich.

11.2.3 Sterilisation mit Ethylenoxid

Ethylenoxid (EO) hat einen Siedepunkt von etwa 11 °C und liegt somit bei Raumbedingungen als Gas vor. Es ist sowohl **giftig** als auch brennbar und bildet mit Luft in einem weiten Konzentrationsbereich **explosive Gemische.** Zudem geriet es in den letzten Jahren in Verdacht, das Erbgut zu verändern und Krebs zu erzeugen. Da die **kanzerogene Wirkung** von Ethylenoxid mittlerweile im Tierversuch als erwiesen angesehen werden kann, ist es in der letzten Liste der MAK-Werte in Abschnitt III A2 eingruppiert worden. Somit wurde der alte Wert von 50 ppm gestrichen. Des weiteren wurde Ethylenoxid entsprechend der Verordnung über die Gefährlichkeitsmerkmale von Stoffen und Zubereitungen nach dem Chemikaliengesetz als »krebserzeugend« eingestuft und wird in dem Anhang II der ArbStoffVO, der die maßgeblichen Vorschriften für den Umgang mit krebserzeugenden Stoffen enthält, aufgenommen.
Das gasförmige Ethylenoxid ist schwerer als Luft und besitzt nur einen sehr geringen Eigengeruch, der im Gegensatz zu Formaldehyd nicht vor Ethylenoxid warnt.
Die optimale Gaskonzentration für die Sterilisation liegt bei 1000–1200 mg/l Ethylenoxid, die meist angewandte Temperatur im Bereich zwischen 50 und 60 °C. Die Angaben für die optimale Feuchtigkeit schwanken zwischen 40 und 80 % relativer Feuchte. Ethylenoxid wird normalerweise in Mischung mit inerten Gasen in Kartuschen zum einmaligen Gebrauch angeliefert. Auch bei diesem Verfahren wird die Luft in der Apparatekammer zuvor evakuiert, um vor allem den Sauerstoffanteil und damit die Explosionsgefahr zu vermindern.
Das Sterilisiergut muß vor der Sterilisation gründlich gereinigt und gespült (demineralisiertes Wasser) werden. Besonders für englumige Katheter, Kanülen u. a. ist sicherzustellen, daß die Lumina freien Durchgang haben und nicht durch Wassertropfen blockiert sind.
Die größere Anfälligkeit der Ethylenoxidverfahren und die im **Vergleich zu Dampf- und Heißluftsterilisation geringere Wirksamkeit** lassen die Empfehlung zu, dieses Verfahren nur bei Gegenständen anzuwenden, die aus Gründen der Materialverträglichkeit **nicht** mit Dampf oder Heißluft sterilisierbar sind (*s. u.*).
Das komplizierte Zusammenspiel von Gas und Feuchtigkeit stellt auch an das zu verwendende Verpackungsmaterial hohe Anforderungen. Es muß sowohl für Gas als auch Wasserdampf gut durchlässig sein. Hier haben sich heutzutage kombinierte Materialien aus durchsichtiger Folie und porösem Material, z. B. Papier, durchgesetzt.
Während der Einwirkung des Ethylenoxids auf das Sterilisiergut wird von den meisten Materialien, aus denen das Gut angefertigt ist, Ethylenoxid absorbiert. Durch chemische Reaktionen des Ethylenoxids mit Bestandteilen des Sterilisiergutes können darüber hinaus giftige Stoffe entstehen. Das absorbierte Ethylenoxid wird bei Raumbedingungen nur langsam wieder an die Umgebung abgegeben. **Daher muß in Räumen, in denen das Sterilgut gelagert wird, mit z. T. erheblichen Ethylenoxid-Konzentrationen in der Raumluft gerechnet werden.** Das von den Materialien auch nach der Sterilisation noch desorbierte Ethylenoxid kann darüber hinaus für die Patienten gefährlich werden, bei denen das Sterilgut später Verwendung findet. **Nach der Sterilisation dürfen diese Instrumente daher nicht unverzüglich benutzt werden.** Für Gegenstände, die nicht länger als 30 Minuten mit Gewebe, Blut, Haut oder Schleimhaut des Patienten in Berührung kommen, haben sich für Metallinstrumente 4 Stunden, für Gegenstände aus Gummi oder Plastik 24 Stunden Auslüftzeit als Minimalforderung ergeben. Bei längeren Kontaktzeiten mit dem Patienten ist vor Gebrauch bei Metallinstrumenten eine Desorptionszeit von 24 Stunden, bei Gegenständen aus Gummi oder Plastik von 1 Woche sowie bei Herz-Lungen-Maschinenteilen und Implantaten von 2 Wochen unumgänglich, um Nekrosen oder Hämolyse zu verhindern. Eine Verkürzung dieser Desorptionszeiten ist durch die Verwendung sog. Desorptions- bzw. Ausgasungsprogramme in den Sterilisatoren gemäß TRGS 513 vorgeschrieben. Gesonderte Desorptionsschränke sind seit 1. 1. 93 nicht mehr zulässig. Die TRGS 513 (= Technische Regeln für Gefahr-

stoffe) enthält die sicherheitstechnischen, arbeitsmedizinischen, hygienischen sowie arbeitwissenschaftlichen Anforderungen an Begasungen mit Ethylenoxid und Formaldehyd in Gassterilisatoren mit einem Nutzraum bis 1000 dm^3 und zur Desinfektion mit Formaldehyd in Begasungsanlagen in medizinischen und sonstigen Bereichen. Im folgenden werden einige wichtige Festlegungen dieser TRGS auszugsweise wiedergegeben:

1. In Gassterilisatoren dürfen nur Materialien mit Ethylenoxid oder Formaldehyd sterilisiert werden, die nicht thermisch sterilisierbar sind.
2. Erlaubnis zur Durchführung von Begasungen erhält nur derjenige, der einen Befähigungsschein besitzt.
3. Ethylenoxid darf nur in ortsfesten Begasungsanlagen eingesetzt werden.
4. Begasungen in solchen Anlagen sind nur zulässig, wenn die Anlagen
   - gasdicht sind
   - für Mensch und Umwelt gefahrlos entlüftet werden können
   - in Räumen errichtet sind, die nicht zum ständigen Aufenthalt von Menschen dienen.
5. Der Arbeitgeber hat dafür zu sorgen, daß die technischen Richtkonzentrationen (für Ethylenoxid 3 ml/m^3) unterschritten werden.
6. Abgesaugte Luft muß so geführt oder gereinigt werden, daß krebserzeugende Stoffe nicht in die Atemluft auch anderer Arbeitnehmer gelangen.
7. Die sicherheitstechnischen und arbeitsmedizinischen Schutzmaßnahmen sind in einer Betriebsanweisung festzulegen und den Beschäftigten mitzuteilen.

Die Verwendung von Auslüftschränken ist seit 1. 1. 93 nicht mehr zulässig.

11.2.4 Formaldehyd-Pendelverfahren

Formaldehyd (FA), ein klassischer Desinfektionswirkstoff, kommt seit einigen Jahren auch im Anwendungsbereich Sterilisation zum Einsatz. Bei einer relativen Luftfeuchte von 100% und Temperaturen von über 50 °C vermag er Mikroorganismen inklusive der chemoresistenten Erdsporen abzutöten. Formaldehyd ist nach TRGS 900, Abschnitt III, B, ein Stoff mit begründetem Verdacht auf krebserzeugendes Potential und ausschließlich nach den Anforderungen und Auflagen der TRGS 513 (*s. o.*) einzusetzen. Da Formaldehyd und Wasserdampf bei atmosphärischem Druck weder in poröses noch englumiges Material ausreichend eindringen können, andererseits eine gute und gleichmäßige Verteilung des Wirkstoffes im gesamten Sterilisiergut erreicht werden muß, ist für die Formaldehydsterilisation ein sog. Pendelverfahren entwickelt worden. Dabei wird vor der eigentlichen Einwirkungsphase ein fraktioniertes bzw. pulsierendes Vorvakuum aufgebaut, bei dem Kammerevakuierung und Einspeisung des Formaldehyd-Wasserdampfgemisches abwechseln. Für englumige Kathetersysteme konnte beispielsweise gezeigt werden, daß bei Einsatz einer 2%igen Formaldehydlösung und 60 °C mindestens 15 Pulsationen des Formaldehyd-Wasserdampfgemisches zur ausreichenden Sterilisation erforderlich waren.

Das Formaldehyd-Pendelverfahren hat heute für die Sterilisation von thermolabilen Materialien in der Medizin einen wesentlichen Stellenwert.

Da die Wirkung des Formaldehydgases wie die aller chemischen Agenzien durch eiweißhaltige Verunreinigungen, insbesondere bei englumigem Sterilisiergut, eingeschränkt ist, entscheidet nachhaltig die zuvor durchgeführte gründliche Reinigung des Sterilisiergutes über den Erfolg des Sterilisationsverfahrens, das auf der anderen Seite durch Salze nicht in dem Maß beeinflußt wird, wie dies bei Ethylenoxid der Fall ist. Durch das pulsierende Nachvakuum wird die Desorption des Formaldehyds vom Sterilisiergut erreicht.

11.2.5 Niedrigtemperatur-Plasmasterilisation

Das Wirkprinzip dieses Verfahrens beruht darauf, daß in einer Kammer bei Unterdruck (6–14 torr) Wasserstoffperoxid in Dampfform eingebracht und dann durch Hochfrequenz zur Bildung von Peroxid-Plasma angeregt wird. Dabei wird ausgenutzt, daß in der Plasmaphase Peroxid, d. h. reaktive Sauerstoffionen wesentlich wirksamer für die Abtötung von Mikroorganismen bzw. deren Produkte sind. Ein Sterilisationszyklus setzt sich aus fünf Phasen zusammen:

- die Vakuumphase, während der ein Vakuum von etwa 300 mtorr erzeugt wird
- die Injektionsphase, während der eine 58 %ige Wasserstoffperoxid-Lösung in die Kammer injiziert wird und die aufgrund des Vakuums direkt in den gasförmigen Aggregatzustand übergeht
- die Diffusionsphase, während der der Wirkstoff um das zu sterilisierende Gut und in ggf. vorhandene Hohlräume diffundiert
- die Plasmaphase, während der ein hochfrequentes elektromagnetisches Feld angelegt und Plasma ausgebildet wird sowie
- die Belüftungsphase, während der am Ende der Sterilisation die Kammer mit gefilterter Außenluft belüftet wird.

Die Sterilisation erfolgt bei 45 °C innerhalb von 60 bis 75 min. Das Verfahren ist rückstandsfrei, da Peroxid in Wasser und Sauerstoff gespalten wird und nicht korrosiv, da das Verfahren nur eine geringe Restfeuchte (5 % relative Feuchte) benötigt. Unter Berücksichtigung einer vorgegebenen Indikationsliste (Festlegung der mit diesem Verfahren sterilisierbaren Güter) ist der Einsatz dem Formaldehyd-Pendelverfahren gleichzusetzen.

Das NTP-Verfahren verwendet als Wirkstoff Wasserstoffperoxid, welches verdampft und durch Anlegen einer Hochfrequenz zur Bildung von Peroxidplasma angeregt wird. Das Verfahren ist rückstandsfrei, nicht korrosiv und hat eine Sterilisationszeit bei 45 °C von 60–75 min.

11.2.6 Weitere Verfahren

Sog. Kaltsterilisationsverfahren, die mit sporozid wirksamen chemischen Flüssigkeiten arbeiten, können nicht als sichere Sterilisationsverfahren anerkannt werden.

In der Zahnmedizin erfreuen sich sog. Chemiklaven einer großen Beliebtheit. Diese Geräte werden im Überdruck bei etwa 130 °C mit einer Mischung aus Alkoholen, Ketonen und Formaldehyd unter Zusatz eines geringen Wasseranteiles beschickt. Die Beurteilung dieses Verfahrens hängt wie bei kaum einem anderen von der Art der bei einer Wirksamkeitsprüfung verwendeten Bioindikatoren ab. Es sollte im Krankenhaus keine Verwendung finden. In gleicher Weise als ungeeignet müssen sog. Kaltsterilisationsverfahren mit sporoziden Flüssigkeiten eingestuft werden. Die hierzu auf dem Markt befindlichen chemischen Mittel vermögen, und dies läßt sich auch gutachterlich belegen, durchaus in ausreichend hoher Konzentration Sporen abzutöten. Die Probleme dieses Verfahrens liegen vielmehr in der nicht sicher kontrollierbaren Verteilung der Wirkstoffe und ihrer Benetzung sowie in den erheblichen Rekontaminationsmöglichkeiten, die mit den intensiven Spülvorgängen zusammenhängen, die im Anschluß an eine derartige chemische Behandlung nötig sind, um toxische Restkonzentrationen der bakteriziden Mittel von den Instrumenten zu entfernen.

11.3 Grundlagen der Überprüfung von Sterilisationsapparaten

Die Wirksamkeit von Sterilisationsverfahren und -apparaten wird mit **Bioindikatoren** überprüft.

Diese **Bioindikatoren** werden dem Sterilisationsgut beigefügt und in einem kulturellen Verfahren nach Sterilisation auf den Gehalt an noch vermehrungsfähigen Mikroorganismen geprüft.

Für die Überprüfung der Dampf- und Heißluftsterilisation werden **Sporenerdepäckchen** entsprechend DIN verwendet.

Die Prüfung der Wirksamkeit von Sterilisationsverfahren und -apparaten ist derzeit mit Hilfe sog. **Bioindikatoren** durchzuführen.
Diese bestehen aus einem Trägermaterial, an dem sich Mikroorganismen befinden, die eine bestimmte Resistenz gegen das sterilisierende Verfahren aufweisen. Diese Bioindikatoren, für deren Resistenz z. T. genormte Vorgaben bestehen, werden in geeigneter Zahl dem Sterilisiergut beigegeben und anschließend in einem kulturellen Verfahren auf den Gehalt an noch vermehrungsfähigen Mikroorganismen geprüft. Ergibt sich unter genormten Kulturbedingungen kein Wachstum, schließt man auf einen ordnungsgemäßen Ablauf der Sterilisation.
Für die Prüfung von Dampfsterilisatoren gilt seit einigen Jahren die Norm DIN 58 946, Teil 4, die sowohl **Sporenerdepäckchen** als auch andere Bioindikatoren mit der geforderten Dampfresistenz zuläßt. Für die Heißluftsterilisatoren können Sporenerdepäckchen oder Kultursporen nach DIN 58 948, Teil 4, Verwendung finden. Dabei sollte die Mindestanzahl 6 Proben, bei Apparaten mit einem Nutzraum von mehr als 60 l mindestens 10 Bioindikatoren betragen.
Ebenfalls zur Prüfung von Ethylenoxid-Sterilisatoren bzw. Formaldehyd-Sterilisatoren stehen genormte Bioindikatoren gemäß DIN 58 948, Teil 4 bzw. Teil 14, zur Verfügung. Sie werden in ihrer Verpackung dem Sterilgut

beigegeben und ebenfalls anschließend kulturell mikrobiologisch untersucht.
Grundsätzlich ist zu empfehlen, die Wirksamkeitsüberprüfung von Sterilisationsgeräten in enger Absprache mit dem zuständigen mikrobiologischen Labor, Hygiene-Institut oder Medizinaluntersuchungsamt durchzuführen. Dies gilt auch für die Prüfung nicht genormter Sterilisationsverfahren.
Neben einer Prüfung mit Bioindikatoren, deren Wiederholungshäufigkeit von der Frequenz der Sterilisationsdurchläufe abhängt und mindestens vierteljährlich, unter Umständen jedoch auch 14tägig erfolgen sollte, stehen dem Anwender zur betriebsinternen Kontrolle eine Vielzahl im Handel befindlicher **Farbindikatorsysteme** zur Verfügung. Mit ihnen läßt sich zum einen das Sterilisiergut markieren, das bereits sterilisiert wurde, und, zumindest mit den neueren Entwicklungen auf diesem Gebiet, auch eine orientierende Abschätzung der Leistungsfähigkeit des Sterilisationsverfahrens vornehmen. Diese Indikatoren sollten nach dem derzeitigen Stand des Wissens jedoch in keinem Fall als Ersatz für die Prüfung mit Bioindikatoren angesehen werden.

Die Chargenkontrolle der Dampf- und Heißluftsterilisationsverfahren wird neben der Erfassung der physikalischen Parameter mit **Farbindikatorsystemen** durchgeführt.

> ***Merke.*** Aus forensischen Gründen sollten diese Farbindikatorsysteme (z.B. Steam-clox) der Krankenakte beigefügt werden, um der Dokumentationspflicht zu entsprechen.

◄ **Merke**

Zu den täglich durchzuführenden Kontrollen von Dampfsterilisatoren gehört der Bowie-Dick-Test (Prüfung des Evakuierungsvermögens) und die Dokumentation der Programmparameter Druck und Temperatur über die Programmzeit.

11.4 Sterilgutversorgung und -lagerung

Bei der Lagerung müssen sterile Güter vor Feuchtigkeit, Beschmutzung, Ungeziefer, extremen Temperaturen, mechanischen Beanspruchungen und UV-Strahlung geschützt werden. Zudem ist sicherzustellen, daß das nach dem Verfalldatum älteste Sterilgut zuerst verbraucht wird. Somit ist an die Sterilgutversorgung und -lagerung aus hygienischer Sicht ein umfangreicher Forderungskatalog zu stellen, der inhaltlich im wesentlichen in der DIN 58953 festgelegt wurde. Insbesondere ist darauf zu achten, daß die Verpackung des Sterilisiergutes einerseits die Wirksamkeit des jeweiligen Sterilisationsverfahrens nicht beeinflußt und auf der anderen Seite die sichere Anwendung bis zum Verfalldatum gewährleistet. Zur Frage der Lagerdauer gibt die DIN 58953 die in E-**26** zusammengefaßten Empfehlungen ab.

11.4 Sterilgutversorgung und -lagerung

Bei der Lagerung müssen sterile Güter vor Feuchtigkeit, Beschmutzung, Ungeziefer, extremen Temperaturen, mechanischen Beanspruchungen und UV-Strahlung geschützt werden (E-26).

E-26: Empfohlene Lagerdauer für Sterilgut

Sterilgut-verpackung	Verpackungsart	Lagerdauer Lagerung ungeschützt (nach Abschnitt 4.3a)	Lagerung geschützt (nach Abschnitt 4.3b)
Papierbeutel nach DIN 58953 Teil 3 und Klarsichtsterilverpackung nach DIN 58953 Teil 4 oder andere gleichwertige Verpackungen	Sterilgut-Einfachverpackung und Sterilgut-Zweifachverpackung	dient zur Bereitstellung zum alsbaldigen Verbrauch. Ist als Lagerungsart zu vermeiden.	6 Monate*, jedoch nicht länger als das Verfalldatum**
	Sterilgut-Lagerverpackung nicht angebrochen oder angebrochen und wieder verschlossen	entsprechend dem vom Hersteller angegebenen Verfalldatum[2])	

* Eine Überschreitung der Lagerdauer in dieser Verpackungsart hat sich aus praktischen und ökonomischen Gründen als nicht empfehlenswert erwiesen.
** Das Krankenhaus kann eigene Verpackungssysteme als Ersatz der Sterilgut-Lagerverpackung einsetzen. Die Kennzeichnung der Originalverpackung muß in geeigneter Weise übernommen werden.

11.5 Normierung im Bereich Sterilisation

11.5 Normierung im Bereich Sterilisation

Für die Sterilisationstechnik bestehen seit langem Normen des Deutschen Instituts für Normung (DIN). Durch die Etablierung harmonisierter europäischer Normen sowie das Inkrafttreten des Medizinproduktegesetz (MPG) 1995 haben Normen eine neue Qualität gewonnen, da nach § 6 MPG Medizinprodukte den Bestimmungen des MPG entsprechen, sofern sie mit harmonisierten Normen übereinstimmen. Aufgrund der Abkommen zwischen nationalen und europäischen Normungsinstitutionen müssen europäische Normen (EN) ohne inhaltliche Veränderungen in die nationale Normung übernommen werden. Dadurch entsteht z.B. für Deutschland die Bezeichnung DIN EN.

12 Grundlagen der Desinfektion

12 Grundlagen der Desinfektion

12.1 Historische Entwicklung der Desinfektion

Durch die Entdeckung der Infektionserreger Mitte bis Ende des 19. Jh. wurde die Grundlage für die Definition der Desinfektion geschaffen.

12.1 Historische Entwicklung der Desinfektion

Die **Desinfektion,** d.h. Maßnahmen zur Verhütung der Übertragung von Infektionskrankheiten, war über die Jahrhunderte hinweg gekoppelt an den jeweiligen Kenntnisstand über Art und Ursache der Auslösung von Infektionskrankheiten. So wurde die **Miasmenlehre** (aerogene Übertragung von Infektionsstoffen) erst durch die Entdeckung der Infektionserreger Mitte bis Ende des 19. Jahrhunderts abgelöst, und erst dann war auch die wissenschaftlich begründete Definition der Desinfektion möglich, die festlegte, daß **bei der Desinfektion eine Entfernung oder Abtötung krankmachender Keime erreicht werden sollte.**

Mit Desinfektionsmaßnahmen sollen alle möglichen Infektionserreger umfassend abgetötet und eine quantitativ meßbare Keimreduktion erreicht werden.
Die Richtlinien zur Prüfung und Bewertung chemischer Desinfektionsverfahren der DGHM tragen diesen Anforderungen für den humanmedizinischen Bereich Rechnung.

Bei dem Vergleich dieser Kurzformel mit unserem heutigen Verständnis der Desinfektion wird deutlich, daß mindestens zwei Parameter eine Veränderung erfahren haben. Zum einen ist dies die Festlegung auf die **Humanpathogenität eines Keimes,** zum anderen ist es die quantitative Bewertung der Desinfektion, d.h. **die Festlegung von Mindestreduktionsraten bei vegetativen Erregern,** die durch die Desinfektionsmaßnahmen erreicht werden müssen. Letzteres ist im wesentlichen auf die Neufassung der Richtlinien zur Prüfung und Bewertung chemischer Desinfektionsverfahren der DGHM (1981) und hiermit verbunden auf die Anforderungen für die Aufnahme in die Liste geprüfter Desinfektionsmittel der DGHM, Stand 1991, zurückzuführen. Neben dem konsequenten Austesten einer mikrobiostatischen und mikrobioziden Wirksamkeit sind durch die obengenannten Richtlinien der DGHM die quantitative Erfassung von Keimreduktionsraten im Vorversuch, im praktischen Händeversuch und im praktischen Flächenversuch eingeführt worden.

12.2 Definition der Desinfektion

12.2 Definition der Desinfektion

Von einer Desinfektionsmaßnahme wird heute gefordert, daß sie auf einem Objekt die Keimzahl in dem Maße reduziert (≧ log 5), daß von dort keine Infektion mehr ausgehen kann.

Unter Berücksichtigung der letztgenannten Parameter war es notwendig, die Begriffsdefinition der Desinfektion entsprechend zu ändern. **So wird heute für eine regelrechte Desinfektionsmaßnahme gefordert, auf dem zu desinfizierenden Objekt die Keimzahl in dem Maße zu reduzieren, daß von dort keine Infektion mehr ausgehen kann.** Damit ist einerseits dem häufig nicht zu erbringenden Nachweis der Pathogenität des Infektionserregers und andererseits der quantitativen Reduktionsrate (Reduktion um ≧ log 5,0) Rechnung getragen worden.

Von der Desinfektion ist die Antisepsis abzugrenzen. Antiseptik bedeutet die Anwendung antimikrobiell wirksamer Präparate auf der intakten Körperoberfläche vor

Von der Desinfektion ist die Antisepsis abzugrenzen. Sie umfaßt antimikrobielle Maßnahmen am Ausgangsort bzw. an der Eintrittspforte einer möglichen Infektion bzw. am Infektionsherd auf der Körperoberfläche (Haut, Schleimhaut, Wunden) oder auf chirurgisch freigelegten bzw. eröffneten endosomatischen Arealen mit der prophylaktischen und/oder thera-

E-27: Hitzeresistenzstufen für feuchte Hitze (nach Wallhäußer, 1988)

Resistenz-stufe	Verfahren	Verfahrensbedingungen Temperatur	Zeit	Erfaßte Keimarten und Viren Leitkeime (Viren)	D-Wert
I	Pasteurisieren Niederpasteurisieren	61,5 °C	30 min	Mycobacterium tuberculosis, Brucellen (Abortus Bang), pathogene Streptokokken, Listerien, Polioviren	$D_{61,5}$ = 2–3 min
	Hochpasteurisieren	72 °C	15 s	Mycobacterium tuberculosis, Rickettsien, Coxiella (Q-Fieber), Polioviren	D_{72} = 1–2 s
	Langzeit-Pasteurisierung	60 °C	10 h	Hepatitis-A-Virus Non-A-non-B-Hepatitis-Virus Epstein-Barr-Virus HIV	
II	gelindes Erhitzen	80 °C	30 min	die meisten vegetativen Bakterien, alle bisher genutzten gentechnologisch veränderten Bakterien, auch asporogene Mutanten von Bacillus subtilis (jedoch keine Sporen von Bac. subtilis), Bakteriophagen und Plasmide, Hefen und Schimmelpilze, alle Viren mit Ausnahme von Hepatitisviren	
III	Kochen Auskochen mit 0,5 % Soda (Geräte) Dampfströmungs-verfahren	100 °C 100 °C	10 min 15–30 min 15 min 3 min 5 min.	Hepatitisviren Bac.-anthracis-Sporen, die meisten Pilzsporen, Bac.-anthracis-Sporen (ABC)[1] (AB)[1] (AB), 15 min (ABC)[1]	
IV	gespannter Dampf	105 °C	5 min	Bac.-anthracis-Sporen	
V	gespannter Dampf Standardverfahren Äquivalenzverfahren (gleiche Effektivität wie Standardverfahren) Alternativverfahren	 121 °C 115–135 °C 115–134 °C	 15 min erforderliche Zeit erforderliche Zeit	Clostridium perfringens (Gasbrand), Clostridium novyi (Gasödem), Clostridium tetani (Wundstarrkrampf) (D) Bac.-stearothermophilus-Sporen sowie nahezu alle übrigen Sporenbildner mit wenigen Ausnahmen Clostridium-perfringens-Sporen	 D_{121} = 1,5–2,0 min D_{115} = 10–24 min D_{134} = 10–15 s D_{121} = 0,8–1,4 min D_{115} = 2,8–3,6 min
V	UHT-Verfahren gespannter Dampf (Autoklaven) UHT-Verfahren	130 °C 134 °C 140–147 °C	 3 min	Bac.-subtilis-Sporen Bac.-stearothermophilus-Sporen Bac.-subtilis-Sporen	D_{130} = 7–11 s D_{134} = 10–15 s D_{140} = 1 s D_{147} = 0,5 s
VI	gespannter Dampf	134 °C	60 min	Jacob-Creutzfeld-Erreger (infektiöses Protein) hochresistente Sporen von Fadenagar	 D_{134} ca. 30 min

[1] Bezeichnung der Wirkungsbereiche der einzelnen Verfahren nach der Liste der vom BGA geprüften und anerkannten Desinfektionsmittel und -verfahren (BGesundBl. 30, Nr. 8, Aug. 1987, S. 279): A = Abtötung vegetativer bakterieller Keime, einschließlich Mykobakterien, Pilze und Pilzsporen, B = Inaktivierung von Viren, C = Abtötung von Milzbrandsporen (Bac. anthracis), D = Abtötung von Gasbrand-, Gasödem- und Wundstarrkrampfsporen (120 °C, 20 min)

diagnostischen oder therapeutischen Eingriffen wie auch eine solche auf Wunden oder auf eröffneten bzw. durch Punktion oder Drainage zugänglich gemachten Arealen.

peutischen Zweckbestimmung einer unerwünschten Kolonisation oder Infektion vorzubeugen bzw. diese zu behandeln unabhängig vom Funktionszustand der Mikroorganismen. Damit ist jede Anwendung antimikrobiell wirksamer Präparate auf der intakten Körperoberfläche vor diagnostischen oder therapeutischen Eingriffen, ebenso die Anwendung auf Wunden oder auf eröffneten bzw. durch Punktion oder Drainage zugänglich gemachten Arealen, z. B. bei der Peritonealspülung, der Antiseptik zuzuordnen.

12.3 Physikalische Desinfektionsverfahren

12.3 Physikalische Desinfektionsverfahren

Desinfektionsverfahren haben sich an der Resistenz der Infektionserreger und Viren zu orientieren (▤ E-**27**). **Physikalische Desinfektionsverfahren** (feuchte, trockene Hitze) werden heute vielfältig angewendet, wobei deutliche Verbesserungen im technischen Bereich (Apparatebau) zu verzeichnen sind (▤ E-**28**).

Die Desinfektionsverfahren haben sich an der Resistenz der Infektionserreger und der infektiösen Partikel (Viren) zu orientieren. ▤ E-**27** zeigt das Verhalten von ausgewählten Infektionserregern; Viren und Sporen, bei Einwirkung von feuchter Hitze, bei unterschiedlichen Temperaturen und Einwirkzeiten. Diese physikalischen Desinfektionsverfahren (▤ E-**28**) bei den **Resistenzstufen I–IV** finden auch heute noch eine regelrechte Anwendung. Bei den Stufen V und VI handelt es sich um Sterilisationsverfahren.
Zu den physikalischen Desinfektionsverfahren gehören:

12.3.1 Verbrennen, Ausglühen, Abflammen

12.3.1 Verbrennen, Ausglühen, Abflammen

Diese unsicheren, praktisch nicht standardisierbaren Methoden werden in mikrobiologischen Laboratorien zur Verhinderung der Keimübertragung verwendet.

Diese Verfahren werden ausschließlich in mikrobiologischen Laboratorien angewendet, um unerwünschte Keimübertragungen zu verhindern. Die Methoden sind in ihrer Wirkung unsicher, da sie sich nicht standardisieren lassen.

12.3.2 Filtration

12.3.2 Filtration

Bei der Flüssigkeitsfiltration werden mit keimdichten Filtern lebende oder abgetötete Mikroorganismen z. B. bei der Herstellung von Arzneimitteln oder Impfstoffen abgetrennt.
Bei der Luftfiltration werden durch Schwebstoffilter bis zu 99,997 % (10^5 Keime pro Kubikmeter Luft) Keime bzw. Partikel zurückgehalten.
Filtermaterialien sind:
Glas-Kolloid-Membrane, Porzellan, Keramik, Kieselgur.

Mit keimdichten Filtern (< 0,2 µm) ist es möglich, lebende oder abgetötete Mikroorganismen aus Flüssigkeiten abzutrennen. Diese Methode wird für die Herstellung keimfreier Arzneimittel oder Impfstoffe verwendet, wobei beachtet werden muß, daß Viren die üblichen bakteriendichten Filter passieren.
Luftfilter werden bei Klimaanlagen z. B. für Operationssäle, Intensivtherapiestationen u. a. zur Rückhaltung von Mikroorganismen eingesetzt, wobei durch Schwebstoffilter bis zu 99,997 % der Luftkeime (z. B. 10^5 Keime pro Kubikmeter Luft) zurückgehalten werden können. Filtermaterialien sind u. a. gesinterte Glas-Kolloid-Membrane, Porzellan, Keramik oder Kieselgur mit unterschiedlich großen Porenweiten.

12.3.3 Auskochen

12.3.3 Auskochen

Kochendes Wasser tötet die meisten vegetativen Krankheitserreger und Viren in ca. 3–5 Minuten ab, wenn sie nicht durch Schleim bzw. Eiweiß oder Luft geschützt sind.

Kochendes Wasser tötet die meisten vegetativen Krankheitserreger in ca. 3–5 Minuten ab, wenn es direkten Zugang zu den Keimen hat und diese nicht durch Schleim oder Eiweiß bzw. Luft geschützt sind. Bei der Anwendung dieses Verfahrens zur Abtötung von vegetativen bakteriellen Keimen, Pilzen sowie zur Inaktivierung von Viren oder Milzbrandporen schreibt das Bundesgesundheitsamt zum kochenden Wasser einen Zusatz von 0,5 % Soda sowie eine Mindesteinwirkzeit von 15 Minuten vor.

12.3.4 Strömender Dampf

12.3.4 Strömender Dampf

Strömender Dampf dringt besser in das Desinfektionsgut ein und erhöht damit die Sicherheit der Desinfektionswirkung. Die Sicherheit kann durch das Vakuum-Dampf-Vakuum-Verfahren erhöht werden.

Der Vorteil gegenüber kochendem Wasser besteht darin, daß der Dampf besser in das Desinfektionsgut eindringen kann und damit die Desinfektionswirkung erhöht wird. Durch das Vakuum-Dampf-Vakuum-Verfahren läßt sich die Sicherheit dieses Verfahrens weiter erhöhen und die Desinfektionszeit verkürzen.

12.3.5 Pasteurisieren

Es handelt sich um eine Teildesinfektion, die durch ein unterschiedlich langes Erhitzen von Flüssigkeiten auf verschiedenen Temperaturstufen mit anschließender schneller Abkühlung erreicht wird. Mit dem Pasteurisieren werden nur bestimmte Bakterien in einer Flüssigkeit abgetötet, so z. B. in der Milch die Mykobakterien, Brucellen, Streptokokken, Staphylokokken und Salmonellen, während die Sporenbildner vermehrungsfähig bleiben. Zur Anwendung kommen

- die Kurzzeitmethode: 40 Sekunden bei 71–74 °C
- die Hocherhitzung: ca. 10–15 Sekunden bei 85 °C
- die Ultrahocherhitzung: Bruchteile von Sekunden bei 135–150 °C.

Bei Bewertung der **physikalischen Desinfektionsverfahren** (E-**28**) läßt sich feststellen, daß zwar in den letzten Jahren eine deutliche Verbesserung im technischen Bereich, im wesentlichen apparativer Art, stattgefunden hat, sich jedoch bezüglich der Anwendungsbereiche, das heißt der Einflußnahme auf Erreger und Erregerprodukte, praktisch keine Veränderungen ergeben haben. Eine Ausnahme stellen die **UV-Strahlen** dar, bei denen wegen der geringen Eindringtiefe dieser Strahlen eine ausreichende Desinfektion in Frage gestellt wurde. Durch die Entwicklung geeigneter Strahlenquellen stellt die UV-Desinfektion von Wasser und Flüssigkeiten in letzter Zeit jedoch eine ernstzunehmende Alternative zur chemischen Desinfektion dar.

12.3.5 Pasteurisieren

Dieses Verfahren nutzt für die Desinfektion das unterschiedlich lange Erhitzen von Flüssigkeiten auf verschiedenen Temperaturstufen aus.
Es werden nur bestimmte Erreger erfaßt.
Die Anwendungsmethoden sind:

- die Kurzzeitmethode: 40 Sekunden bei 71–74 °C
- die Hocherhitzung: 10–15 Sekunden bei 85 °C
- die Ultrahocherhitzung: Bruchteile von Sekunden bei 135–150 °C.

UV-Strahlen sollten wegen der geringen Eindringtiefe nicht als Desinfektionsverfahren im Rahmen krankenhaushygienischer Maßnahmen verwendet werden (Ausnahme: Wasserdesinfektion) (E-28).

E-28: Entkeimungsverfahren

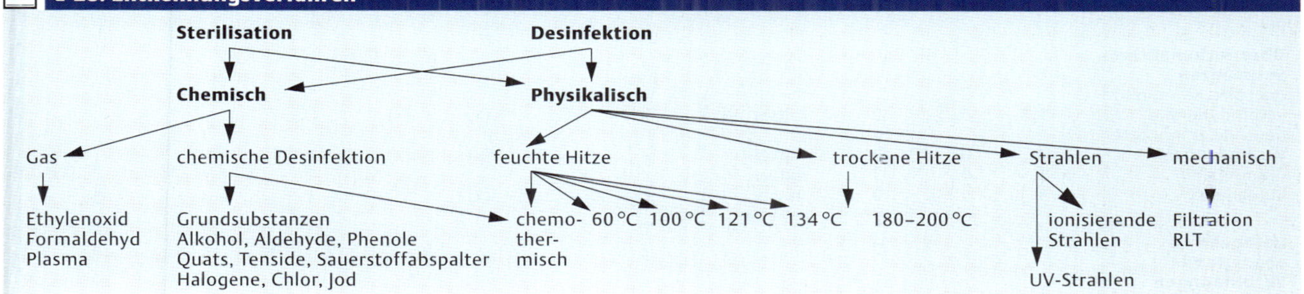

> ▶ ***Merke.*** Es wurde 1984 übereinstimmend festgelegt, daß UV-Strahlen nicht mehr im Rahmen krankenhaushygienischer Maßnahme als Desinfektionsverfahren angewendet werden sollen.

◀ **Merke**

12.4 Chemische Desinfektion

12.4.1 Chemische Desinfektionsmittel

Auf dem Gebiet der chemischen Desinfektion ist die Situation deutlich anders als bei der physikalischen zu bewerten. Bei im Prinzip wenigen Desinfektionsmittelgrundsubstanzen gibt es eine immer weiter zunehmende Zahl von Desinfektionsmittelformulierungen, die von der Industrie angeboten werden und die praktisch Gemische von verschiedensten Desinfektionsmittelgrundsubstanzen sind (E-**29**).
Grundsätzlich sind an ein Desinfektionsmittel folgende Grundanforderungen zu stellen:

- Es muß Mikroorganismen und Viren abtöten oder irreversibel schädigen
- Es sollte gegenüber den verschiedensten Materialien so wenig wie möglich aggressiv sein.
- Es sollte wasserlöslich und benetzend sein.
- Es muß licht- und luftbeständig sein und darf sich beim Stehen über längere Zeit nicht zersetzen, in seiner Wirkung nachlassen oder unwirksam werden.

12.4 Chemische Desinfektion

12.4.1 Chemische Desinfektionsmittel

Die heute angebotenen Desinfektionsmittelformulierungen sind praktisch Gemische von verschiedensten Desinfektionsmittelgrundsubstanzen (E-**29**).

An Desinfektionsmittel zu stellende Grundanforderungen sind:

- Abtötung bzw. irreversible Schädigung von Mikroorganismen
- geringe Materialaggressivität
- Wasserlöslichkeit und gute Benetzung
- Licht- und Luftbeständigkeit, Wirkungsstabilität bei der Lagerung

- geringe Humantoxizität, wenig geruchsintensiv, wenig haut- und schleimhautreizend
- geringer Eiweißfehler
- biologische Abbaubarkeit
- Wirtschaftlichkeit.

- Es sollte für den Menschen in gewissen Grenzen ungiftig sein und nach Möglichkeit wenig geruchsintensiv und wenig haut- und schleimhautreizend sein.
- Es sollte keinen oder nur einen geringen Eiweißfehler haben, d. h., die Wirkung sollte bei Vorhandensein von Eiweiß weitestgehend erhalten bleiben.
- Es sollte biologisch abbaubar sein.
- Es sollte wirtschaftlich sein.

E-29: Übersicht über chemische Desinfektionswirkstoffgruppen bzw. -verbindungen (angelehnt an *Peters* u. Spicher 1987)

Wirkstoffgruppe	Wirksamkeit				Anwendungsbereiche								
	Pilze/Bakterien (veg. Formen)	Viren (einschl. HBV	Bakt.-sporen	biol. Abbaubarkeit	Hände	Haut	Schleimhaut/Wunden	Instrumente/Geräte	Flächen/Oberflächen	Wäsche	Ausscheidungen	Trinkwasser	Badewasser
Alkohole													
Ethanol	+	0	0	gut	x	x	x	(x)	(x)	–	–	–	–
n-Propanol	+	0	0	gut	x	x	x	(x)	(x)	–	–	–	–
Isopropanol	+	0	0	gut	x	x	x	(x)	(x)	–	–	–	–
Aldehyde													
Formaldehyd	+	+	+	gut	–	–	–	x	x	x	–	–	–
Glutar(di)aldehyd	+	+	+	gut	–	–	–	x	x	x	–	–	–
Glyoxal	+	0	0	gut	–	–	–	x	x	x	–	–	–
Phenol/-derivate	+	0	0	gering	(x)	(x)	–	(x)	x	(x)	x	–	–
Oberflächenaktive Substanzen													
quartäre Ammoniumverbindungen	**+1,3**	0	0	mittel	(x)	(x)	–	(x)	(x)	(x)	–	–	–
neutrale amphotere Verbindungen	+	0	0	mittel	–	–	–	(x)	(x)	–	–	–	–
Chlorhexidin	**+2**	0	0	mittel	x	x	x	–	–	–	–	–	–
Biguanide	**+3**	0	0	mittel	–	–	–	(x)	x	x	–	–	–
Halogene abspaltende Verbindungen													
Chlor	+	+	+	mittel	(x)	–	–	x	(x)	x	x	x	x
Brom	+	+	+	mittel	–	x	x	–	–	–	–	–	x
PVP-Jod	+	+	+	mittel	x	x	x	–	–	–	–	–	–
Peroxidverbindungen													
Ozon	+	+	+	gut	–	–	–	–	–	x	–	–	–
Peressigsäure	+	+	+	gut	x	x	–	–	x	–	–	x	–
Metallverbindungen													
Quecksilber	**+1,3**	0	0	mittel	–	x	x	–	–	–	–	–	–
Silber	**+3**	0	0	mittel	–	–	x	–	–	–	–	x	–
Anorganische und organische													
Säuren	**+3**	0	0	mittel	(x)	–	–	x	(x)	–	–	–	–
Laugen	**+3**	0	0	mittel	–	–	–	–	(x)	–	x	–	–

+: ausreichende Inaktivierung
0: keine ausreichende Wirkung (z. B. gegen unbehüllte Viren) bzw. nicht ausreichend untersucht
1: gegen gramnegative Bakterien keine ausreichende Wirkung
2: bakteriostatische Wirkung
3: gegen bestimmte Mykobakterien (z. B. M. tuberculosis) keine ausreichende Wirkung
x: als alleinige Hauptwirkstoffgruppe einsatzfähig
(x): als weitere (Neben-)Wirkstoffgruppe einsatzfähig
–: aus technischen, mikrobiologischen oder Verträglichkeitsgründen nicht einsetzbar

Desinfektionsmittelgrundsubstanzen sind:

Alkohole
Wirkungsoptima: Ethylalkohol 70 %ig
Isopropylalkohol 60 %ig
n-Propanol 50 %ig

Als Desinfektionsmittelgrundsubstanzen finden heute in der Regel die folgenden Verwendung:

Alkohole (Ethylalkohol, Isopropylalkohol, n-Propanol)
Obwohl die drei Alkohole nur in hohen Konzentrationen wirksam sind, liegen ihre Vorteile in der Wasserlöslichkeit, der schnellen Abtrocknung und

den günstigen pharmakologisch-toxikologischen Eigenschaften. Das Wirkungsoptimum des Ethylalkohols wird als 70%iges Gemisch mit Wasser erreicht. Isopropylalkohol und n-Propanol finden ihre Anwendung als 50–60%ige Gemische mit Wasser. Der Wirkungsmechanismus begründet sich auf einer **Eiweißdenaturierung.** Die wichtigsten Anwendungsbereiche liegen bei der **Haut- und Händedesinfektion,** wobei die Alkohole meist in Kombination mit mikrobiostatisch wirkenden Substanzen eingesetzt werden. Alkohole sind zur Schleimhautdesinfektion nicht geeignet (Ausnahme: anästhesierter Mensch). Ein weiteres Anwendungsgebiet, allerdings mit strenger Indikation, ist die **Desinfektion von Arbeitsflächen und Untersuchungsbereichen,** und zwar dann, wenn eine kurze Einwirkzeit unbedingt erforderlich ist.

Der Wirkungsmechanismus beruht auf der **Eiweißdenaturierung.**
Die Anwendungsbereiche liegen bei der **Haut- und Händedesinfektion.**
Alkohole sind nicht für die Schleimhautdesinfektion geeignet (Ausnahme: anästhesierter Mensch). Die **Flächendesinfektion mit Alkohol** bedarf der besonderen Indikationsstellung.

> ***Merke.*** Alkohole wirken nicht gegen Bakteriensporen und nur unzulänglich gegen unbehüllte Viren.

◀ **Merke**

Aus der Reihe aromatischer Alkohole finden die Substanzen Benzylalkohol, Phenethylalkohol und Phenoxyethanol begrenzte Verwendung, meist in Kombination mit anderen Wirkstoffen.

Aldehyde (Formaldehyd, Succindialdehyd, Glutardialdehyd, 2-Ethylhexanal und Glyoxal).
Die genannten Aldehyde zeigen eine ausgesprochen gute Wirksamkeit gegen alle Erregerarten. So werden neben Bakterien (auch Mykobakterien) und Pilzen insbesondere Viren (außer Papovaviren), auch Sporen, erreicht. Die Wirksamkeit beruht im wesentlichen auf einem eiweißdenaturierenden Effekt. Aldehyde werden häufig als Kombinationspräparate verwendet, da hierbei nicht nur additive, sondern auch synergistische Effekte beobachtet werden können. Die Anwendungsgebiete liegen im wesentlichen bei der **Flächendesinfektion** und der **Instrumentendesinfektion.**

Aldehyde (Formaldehyd, Succindialdehyd, Glutardialdehyd, 2-Ethylhexanal und Glyoxal).
Aldehyde haben ein breites Wirkungsspektrum (Bakterien, Mykobakterien, Pilze, Viren [außer Papovaviren] und Sporen).
Die Wirkung beruht auf einem eiweißdenaturierenden Effekt.
Die Anwendungsgebiete sind vor allem die **Flächen- und die Instrumentendesinfektion.**

Phenole (o-Phenyl-Phenol, Tetrabrom-o-Kresol, Parachlor-m-Kresol).
Phenol als Grundkörper wurde bereits 1867 von *Lister* für die Wund- und Raumdesinfektion eingeführt. Durch die Einführung von Alkylsubstituenten sowie Chlor- und Bromsubstituenten konnte die Wirksamkeit von Phenolen deutlich erhöht werden. Eine gute Wirkung zeigt sich gegenüber Bakterien, Pilzen und behüllten Viren, keine Wirksamkeit läßt sich gegenüber Sporen und unbehüllten Viren darstellen. Phenol wirkt als starkes Protoplasmagift, das nach Adsorption an die Zelloberfläche rasch in die Zelle eindringen kann. Die Wirkung im sauren Bereich ist dabei deutlich besser als im schwach alkalischen. Tenside können die Wirksamkeit negativ beeinflussen. Wegen der negativen toxischen Eigenschaften und auch des ausgeprägten Geruchs finden Phenole in der Regel **nur noch als Kombinationspräparate** Anwendung. Die Anwendungsbereiche erstrecken sich auf die **Flächen- und Instrumentendesinfektion** und wegen des geringen Eiweißfehlers auf die **Desinfektion von Fäkalien.**

Phenole (o-Phenyl-Phenol, Tetrabrom-o-Kresol, Parachlor-m-Kresol).
Phenole zeigen eine gute Wirkung gegenüber Bakterien, Pilzen und behüllten Viren, jedoch keine Wirkung gegenüber Sporen und unbehüllten Viren.
Phenol wirkt als starkes Protoplasmagift, im sauren Bereich deutlich besser als im schwach alkalischen Bereich.
Phenole finden in der Regel **nur noch als Kombinationspräparate** Anwendung.
Die Anwendungsbereiche erstrecken sich auf **Flächen-, Instrumenten-** und **Fäkaldesinfektion.**

Oxidanzien (Ozon, Wasserstoffperoxid, Persäuren). Diesen Substanzen ist das Vorhandensein von aktivem Sauerstoff und die damit verbundene Fähigkeit einer stark oxidierenden Wirksamkeit gemeinsam. Wegen dieser starken oxidierenden Wirkung lassen sich allerdings stabile Präparate, die neben den Wirkstoffen auch z.B. reinigungsaktive, hautpflegende oder antikorrosive Hilfsstoffe enthalten, nur schwer formulieren.
Ozon findet z.B. Anwendung bei der **Desinfektion von Trink- oder Badewasser.** Wegen seiner Toxizität für den Menschen muß es nach der desinfizierenden Einwirkung wieder durch Aktivkohleadsorption aus dem Wasser entfernt werden.
Wasserstoffperoxid läßt sich kaum stabil halten. Es findet gelegentlich Anwendung bei der **Wundantisepsis** und wird auch in der **Lebensmittelindustrie** sowie in **Küchen** angewendet.
Persäuren (u.a. Peressigsäure) haben eine sehr gute mikrobizide Wirkung gegenüber Bakterien, Viren und auch Sporen, zeigen jedoch eine starke kor-

Oxidanzien (Ozon, Wasserstoffperoxid, Persäuren).
Diese Substanzen wirken mit aktivem Sauerstoff oxidierend.

Ozon wird bei der **Desinfektion von Trink- und/oder Badewasser** angewendet.

Wasserstoffperoxid ist praktisch nur in der **Wundantisepsis** und z.T. bei der **Desinfektion in der Lebensmittelindustrie** anwendbar.
Persäuren haben eine gute mikrobizide Wirksamkeit, sind jedoch stark korrosiv.

Die Anwendungsbereiche sind **Instrumentendesinfektion, Desinfektion kleiner Flächen** und **Wäschedesinfektion.**

rosive Wirksamkeit. Die Anwendungsbereiche liegen im wesentlichen bei der **Instrumentendesinfektion** und bei der **Desinfektion kleinerer Flächen.** Wegen der guten Abbaubarkeit steht allerdings der Einsatz als **Wäschedesinfektionsmittel** heute deutlich im Vordergrund.

Kationenaktive Verbindungen (Benzalkoniumchlorid, Chlorhexidindiglukonat, Octenidin, polymere quaternäre Ammoniumsalze, Diguanidine) zeigen eine gute Wirksamkeit gegenüber grampositiven Keimen und Wirkungsschwächen gegenüber gramnegativen Keimen sowie Unwirksamkeit gegenüber Mykobakterien. **Chlorhexidin** wird als **Haut- und Händedesinfektionsmittel** eingesetzt, es besteht Unwirksamkeit gegenüber Polio-, Adeno- und Herpes-Viren. Für die Anwendung als Schleimhautantiseptikum bestehen bisher keine standardisierten Anforderungen.

Kationenaktive Verbindungen (Benzalkoniumchlorid, Chlorhexidindiglukonat, Octenidin, polymere quaternäre Ammoniumsalze, Diguanidine). Kationenaktive Verbindungen wurden bereits 1935 durch *Domagk* als antimikrobielle Wirkstoffe eingeführt. Dabei zeigten sich bereits in sehr niedrigen Konzentrationen eine Wirksamkeit gegenüber grampositiven Keimen, deutliche Wirkungsschwächen gegen gramnegative Keime und Unwirksamkeit gegenüber Mykobakterien. **Benzalkoniumchlorid** wird daher heute als Wirkstoffkomponente im Rahmen von Formulierungen z. B. für die **Flächendesinfektion,** aber auch für die **alkoholische Hände- und Hautdesinfektion** eingesetzt.
Chlorhexidin in der Form des Diglukonats wird insbesondere in **Haut-** und **Händedesinfektionsmitteln eingesetzt.** Die alleinige Anwendung von Chlorhexidinglukonat als 4%ige Waschlotion erreicht nur eine Keimreduktion von ca. 2 log-Stufen und kann somit nicht als Händedesinfektion gewertet werden. Ebenfalls ist eine Wirksamkeit gegenüber Polio-, Adeno- wie auch Herpes-Viren praktisch nicht vorhanden. Octenidin findet neben PVP-Jod und Chlorhexidindiglukonat Anwendung als Schleimhautantiseptikum, wobei bisher für diesen Anwendungsbereich keine standardisierten Anforderungen bezüglich der Wirksamkeit definiert sind.

Amphotenside verhalten sich in ihrer Wirksamkeit im wesentlichen wie die kationenaktiven Verbindungen. Sie haben geringe Humantoxizität nach oraler Aufnahme und eine geringe Eiweißbelastung. Sie sind für den Einsatz zur **Desinfektion in der Lebensmittelindustrie** geeignet.

Amphotenside. Amphotere Verbindungen werden aus Glycin durch Substitution eines Wasserstoffes durch eine Alkylamingruppe hergestellt. Sie zeigen ebenso wie die kationischen Verbindungen gute Wirksamkeit gegenüber grampositiven Bakterien, eingeschränkte Wirksamkeit gegenüber gramnegativen Erregern und praktisch keine Wirksamkeit gegenüber unbehüllten Viren. Ihre Eiweißbelastung ist allerdings ebenso gering wie ihre Humantoxizität nach oraler Aufnahme, so daß sie gut zum **Einsatz in der Lebensmittelindustrie** geeignet sind. Wegen der positiven oberflächenaktiven Eigenschaften werden sie auch als Kombinationsprodukte bei Formulierungen für die Flächendesinfektion eingesetzt.

Halogene (Chlor, Jod, Brom).
Das Wirkungsspektrum von Chlor ist ausgesprochen breit einschließlich Mykobakterien, Viren und auch Sporen. Die Wirkung wird durch organische Verunreinigung sowie durch Verschiebung des Milieus in den alkalischen Bereich (pH 8) negativ beeinflußt. Haupteinsatzbereiche für **Chlor** sind die **Desinfektion von Trinkwasser, Badewasser, Anlagen der Lebensmittelindustrie, Fäkaliendesinfektion** (Chlorkalk), und unter Umständen **Händedesinfektion** (Chloramine).
Jod wird heute nur als Jodophor mit PVP für die **Haut- und Schleimhautdesinfektion** verwendet.
Brom wirkt stark desinfizierend und findet als alkoholische Bromlösung bei der **Hautdesinfektion** Anwendung.

Halogene (Chlor, Jod, Brom). Beim Einsatz von **Chlor** als Desinfektionswirkstoff handelt es sich im wesentlichen um wäßrige Lösungen von elementarem Chlor, Hypochlorit und unterchloriger Säure. Die Wirkung des Chlors beruht auf der Oxidation lebensnotwendiger Gruppen an den Eiweißmolekülen der Mikroorganismen. Wäßrige Lösungen von Chlor und Hypochlorit sind ausgesprochen wirksam gegenüber einem breiten Spektrum von Keimen. Hierzu zählen Bakterien einschließlich Mykobakterien, Viren und auch Sporen. Durch organische Verunreinigungen kann jedoch die Wirkung des Chlors stark negativ beeinflußt werden. Ebenfalls reduziert die Verschiebung des Milieus in den alkalischen Bereich (pH 8) die Chlorwirksamkeit deutlich. Die Haupteinsatzbereiche für Chlor sind die **Desinfektion von Trinkwasser** und **Badewasser** sowie **Anlagen in der Lebensmittelindustrie.** Chlorkalk findet Verwendung bei der **Desinfektion von Fäkalien,** und Chloramine werden z. T. noch für die **Händedesinfektion** und als Antiseptikum berücksichtigt.
Jod findet heute praktisch ausschließlich als Jodophor in der Kombination mit Polyvinylpyrrolidon (PVP-Jod) für die **Hautdesinfektion** z. B. in Kombination mit Alkoholen bzw. für die **Schleimhautantisepsis** Anwendung.
Brom wirkt stark desinfizierend und findet als alkoholische Bromlösung bei der **Hautdesinfektion** Anwendung.

Antiseptika in Form von Alkoholen (Ethanol, n-Propanol, Isopropanol) stehen an erster Stelle der **Hautdesinfektion.**

Antiseptika. Ähnlich wie bei der **Händedesinfektion** besitzen für die Hautantiseptika die Alkohole (Ethanol, n-Propanol, Isopropanol) eine große Bedeutung. Zusätzlich kommen das PVP-Iod, das Octenidin, Wirkstoffe mit Tensidcharakter (Quats, Chlorhexidin) sowie mit gewissen Einschränkungen Chloramin T und 2-Phenylphenol zur Anwendung.

12.4.2 Chemische Desinfektionsverfahren/Desinsektion

Die wesentlichen Desinfektionsverfahren mit chemischen Substanzen sind:
- Hände- und Hautdesinfektion
- Instrumentendesinfektion
- Flächendesinfektion
- Wäschedesinfektion
- Desinfektion menschlicher Ausscheidungen
- Desinsektion.

> **Merke.** Die meisten Desinfektionsmittel werden durch die Anwesenheit von Serum, Eiter und Eiweiß in ihrer Wirksamkeit beeinträchtigt.

Hände- und Hautdesinfektion

Unbestritten als **Präventivmaßnahme mit erster Priorität ist die Händedesinfektion,** da die größte Zahl der Übertragungen von Keimen über die Hände stattfindet. Dabei wird zwischen der **hygienischen Händedesinfektion** (Reduktion der transienten d.h. der Anflugs-Hautflora durch Einreiben der Hände 30 Sekunden lang mit mindestens 3 ml eines Händedesinfektionsmittels) und der **chirurgischen Händedesinfektion** (zusätzliche Beseitigung der residenten d.h. der in den Hautporen vorhandenen Hautflora durch 2minütiges Waschen mit Seife und anschließendem 3–5minütigem Desinfizieren mit alkolischen Mitteln) unterschieden. Für beide Verfahren stehen mit den Alkoholen als Einreibedesinfektionsmittel potente Substanzen zur Verfügung, die innerhalb einer halben Minute eine Reduktion von vegetativen Keimen $\geqq$ log 5 erreichen und zudem durch das Zumischen gewisser Derivate anderer Grundsubstanzen (z.B. Chlorhexidindiglukonat) sogar eine gewisse Langzeitwirkung entwickeln können, wie dies bei der präoperativen Hautdesinfektion und der chirurgischen Händedesinfektion vorteilhaft ist. **Durch Alkohol werden keine bakteriellen Sporen** erfaßt. Für die präoperative Hautdesinfektion sollte zur Vereinfachung der Anwendung farbiges Desinfektionsmittel verwendet werden.

> **Merke.** Die Verwendung von PVP-Jod-Lösungen für die Hände- und Hautdesinfektion hat durch die unzureichende Keimeliminierung, insbesondere bei den kurzen Einwirkzeiten (½ Minute und 1 Minute), in den letzten Jahren eine Einschränkung erfahren.

Instrumentendesinfektion

Die chemische Instrumentendesinfektion ist ein Eintauchverfahren, bei dem Instrumente in einer Desinfektionsmittellösung mit entsprechender Wirkkonzentration über eine bestimmte Einwirkzeit eingelegt und anschließend mit Wasser abgespült werden. Sie stellt aufgrund der hohen Anfälligkeit für Anwendungsfehler, Konzentration, Einwirkzeit, Verteilung des Desinfektionsmittels einen Grenzbereich der Desinfektion dar. So wird hier aus hygienischer Sicht empfohlen, wirklich nur dann eine Eintauchdesinfektion vorzunehmen, wenn eine Desinfektion auf andere Art und Weise nicht möglich ist (z.B. Thermolabilität des Desinfektionsgutes). **Für alle Desinfektionsgüter, die eine Thermostabilität von mehr als 60 °C besitzen, sollte die wesentlich sicherere chemothermische Desinfektion und gleichzeitige Reinigung im Waschautomaten vorgezogen werden.** Ganz deutlich muß darauf hingewiesen werden, daß **mit einem Eintauchdesinfektionsverfahren keine Sterilität der Instrumente erreicht wird.** Auch wenn die hierfür verwendeten Desinfektionsmittel eine gewisse Sporozidie aufweisen, ist der hier häufig verwendete Begriff der sog. Kaltsterilisation irreführend, schon allein deswegen, weil eine Nachbehandlung der Instrumente nach der Desinfektion erforderlich ist und dabei unkontrollierbare Reinfektionen auftreten können.

12.4.2 Chemische Desinfektionsverfahren/Desinsektion

Wichtige Desinfektionsverfahren sind:
- Hände- und Hautdesinfektion
- Instrumentendesinfektion
- Flächendesinfektion
- Wäschedesinfektion
- menschliche Ausscheidungen
- Desinsektion.

◀ Merke

Hände- und Hautdesinfektion

Die **Präventivmaßnahme mit erster Priorität ist die Händedesinfektion. Hygienische Händedesinfektion** (Einreiben der Hände 30 Sekunden lang mit mindestens 3 ml eines Händedesinfektionsmittels) entfernt die transiente Hautflora, **chirurgische Händedesinfektion** zusätzlich die residente Hautflora.
Alkohole sind für die Händedesinfektion Mittel der Wahl, da sie innerhalb einer halben Minute eine Keimreduktion von $\geqq$ log 5 erreichen. **Durch Alkohol werden keine bakteriellen Sporen erfaßt.**

◀ Merke

Instrumentendesinfektion

Die **chemische Instrumentendesinfektion** als **Eintauchverfahren** stellt wegen der hohen Anfälligkeit für Anwendungsfehler einen Grenzbereich der Desinfektion dar.
Thermostabile (ca. 60 °C) Instrumente sollen chemothermisch in Desinfektions- und Reinigungsautomaten aufbereitet werden.
Die Eintauchdesinfektion ist keine Methode zur Instrumentensterilisation!

Flächendesinfektion

Flächendesinfektion wird heute in der Regel mit dem **Mop-System** durchgeführt, um die geringe organische und Keimbelastung des Desinfektionsmittels zu gewährleisten.

Flächendesinfektion dient der **Keimreduktion auf Flächen** in Funktionseinheiten sowie der **Verhinderung der Weiterverbreitung von Keimen, z. B. über das Putzwasser.**

Wie bei allen chemischen Desinfektionsverfahren ist auch bei der Flächendesinfektion auf die Einhaltung der Anwendungskonzentration und der Einwirkzeit zu achten.

Flächendesinfektion

Flächendesinfektion und -reinigung werden heute in der Regel mit dem **Mop-System** durchgeführt; dabei werden genormte Feudel (Mop) auf ein Wischgerät aufgezogen, mit Desinfektionsmittel befeuchtet und nach Flächenreinigung/-desinfektion abgeworfen, um dann in einer Waschmaschine zur Wiederverwendung aufbereitet zu werden. Dies gewährleistet, daß die organische Belastung so gering wie möglich ist. Als Desinfektionsmittel hierfür besonders geeignet sind Aldehyde und Quats. Zwei wesentliche Parameter sind für die Flächendesinfektion zu beachten: Zum einen ist mit der Flächendesinfektion eine **Keimreduktion auf Flächen,** insbesondere in Funktionseinheiten, in denen diagnostische und therapeutische Maßnahmen am Patienten durchgeführt werden, zu etablieren, und zum anderen muß durch diese Maßnahme der Flächendesinfektion eine **Weiterverbreitung von Keimen, z. B. über das Putzwasser, verhindert werden.** Diese Anforderung kann am ehesten mit dem obengenannten Verfahren und unter Verwendung eines geprüften Flächendesinfektionsmittels (Liste der DGHM) anhand der dabei festgelegten Konzentration und Einwirkzeit erreicht werden. Eine sinnvoll durchgeführte Flächendesinfektion, bei der auch gleichzeitig eine Reinigung der Flächen erfolgt, ist als Präventivmaßnahme zur Verhütung des infektiösen Hospitalismus erforderlich und sollte nicht aufgrund theoretischer Spekulationen in Frage gestellt werden.

Wäschedesinfektion

Die chemothermische Aufbereitung von Krankenhauswäsche erfolgt in der Regel bei 60 °C Waschtemperatur über 12–15 Minuten Einwirkzeit unter Zusatz von Persäure zur Waschflotte.

Wäschedesinfektion

Krankenhauswäsche kann grundsätzlich einer thermischen (95 °C) oder einer chemothermischen Wiederaufbereitung unterzogen werden. Die üblichen Verfahren arbeiten heute mit 60 °C Waschtemperatur, 4 ml Persäure pro Liter Waschflotte und einer Einwirkzeit von 12–15 Minuten.

Menschliche Ausscheidungen

Menschliche Ausscheidungen werden heute in der Regel über automatische thermisch-physikalische Spülgeräte in das Abwasser entsorgt. Bei der Desinfektion von sonstigen Ausscheidungen finden Desinfektionsmittel auf Aldehyd- bzw. Phenolbasis Verwendung.

Merke ▶

Menschliche Ausscheidungen

Die Anwendung chemischer Substanzen für die Desinfektion von menschlichen Ausscheidungen ist in ihrer Bedeutung deutlich zurückgegangen, da heute die Entsorgung in der Regel (Stuhl über thermisch-physikalische Steckbeckenspüler) über das Abwasser erfolgt. Für die Desinfektion von Sputum, z. B. bei Kontamination mit Mykobakterien, können Desinfektionsmittel auf Aldehyd- bzw. Phenolbasis Verwendung finden.

> ▶ ***Merke.*** Bei Desinfektionsmaßnahmen, die aufgrund einer entsprechend BSeuchG meldepflichtigen Erkrankung notwendig werden können, sind solche Desinfektionsmittel zu verwenden, die in der Desinfektionsmittelliste des BGA aufgelistet sind.

Schädlingsbekämpfung – Desinsektion

Durch regelmäßige Körper- und Wäschepflege kann der Befall mit Körperungeziefer und durch regelmäßige Reinigung der Wohnräume der Befall mit sonstigen Schädlingen wirksam verhindert werden. Als Therapeutikum bei Körperschädlingen stehen das Jacutin, für die Insektenbekämpfung u. a. organische Phosphorsäureester, Carbaminsäureester und Carbamate im Vordergrund.

Schädlingsbekämpfung – Desinsektion

Durch prophylaktische Maßnahmen wie regelmäßige Körper- und Wäschepflege kann der Befall mit Körperungeziefer und durch regelmäßige Reinigung der Schlaf- und Wohnräume sowie der Vorratsräume, der Küche und des Inventars der Befall mit sonstigen Schädlingen verhindert werden. Bei Befall mit Körperschädlingen stehen für die Behandlung nach Krätzmilben-, Filzlaus-, Kopflaus- oder Kleiderlausbefall das Jacutin (Lindan, Benzylbenzoat) neben anderen (Crotamiton, Mitigal, Malathion) im Vordergrund. Für die Insektenbekämpfung können organische Phosphorsäureester, Carbaminsäureester und Carbamate, pflanzliche Insektizide u. a. Verwendung finden.

12.5 Dokumentation von Desinfektionsmaßnahmen

Mit der in der Bundesrepublik Deutschland 1982 in Kraft getretenen Unfallverhütungsvorschrift Gesundheitsdienst ist auch festgelegt worden, daß Hygienemaßnahmen im Krankenhaus und in der ärztlichen bzw. zahnärztlichen Praxis – und hier insbesondere Maßnahmen der Desinfektion und Sterilisation – im Rahmen eines Hygieneplanes festgelegt werden müssen und daß auf diesem **Hygieneplan,** neben dem Desinfektionsverfahren, dem zu verwendenden Desinfektionsmittel einschließlich Konzentration und Einwirkzeit sowie des Anwendungsbereiches auch der **Name der für diese Maßnahme verantwortlichen Person aufgeführt sein muß.** Mit dieser Regelung ist eine sehr gute Möglichkeit geschaffen worden, um eine klare Festlegung der jeweiligen Desinfektionsmaßnahmen zu etablieren und die notwendigen Kontrollen durchzuführen.

12.5 Dokumentation von Desinfektionsmaßnahmen

Die Unfallverhütungsvorschrift Gesundheitsdienst legt fest, daß Hygienemaßnahmen und insbesondere Maßnahmen der Desinfektion und Sterilisation anhand eines **Hygieneplanes** schriftlich zu fixieren sind. Auch der **Name der verantwortlichen Person** muß aufgeführt sein.

13 Prophylaktische Maßnahmen zur Infektionsverhütung

Die Übertragung von Infektionserregern und die Auslösung von Infektionskrankheiten lassen sich durch folgende Maßnahmen verhindern:

- Expositionsprophylaxe
- Chemoprophylaxe
- Dispositionsprophylaxe
- Immunprophylaxe.

Expositionsprophylaxe ist die Verhinderung der Übertragung von Infektionserregern auf das Individuum durch entsprechende Schutzmaßnahmen wie Gesichtsmasken, Handschuhe, Kleidung u. a. Hierbei ist die Kenntnis der direkten Übertragungswege (inhalativ, Haut- bzw. Schleimhautkontakt, Verletzungen) sowie der indirekten Übertragungswege (transkutan, transmukös, perorale Schmierinfektion, Genuß infizierter Lebensmittel, infizierter Staub, Arthropoden-Vektoren, parenteral, iatrogen, toxikomanisch) erforderlich, um entsprechende Schutzvorkehrungen zu treffen.

Chemoprophylaxe hat zum Ziel, durch Verabreichung von Medikamenten vor einer Infektion mögliche in den Körper eingedrungene Infektionserreger zu eliminieren.

Dispositionsprophylaxe bezweckt die Förderung der körpereigenen Abwehrmechanismen durch Verbesserung der unspezifischen Resistenz sowie der spezifischen Immunität.

Immunprophylaxe trägt der Tatsache Rechnung, daß bestimmte Infektionskrankheiten durch eine aktive Immunisierung, d. h. durch die Ausbildung immunologischer Reaktionsträger wie Antikörper oder sensibilisierte T-Lymphozyten, nach oraler Applikation oder Injektion von lebenden bzw. abgetöteten (inaktivierten) Infektionserregern bzw. deren Produkten heute weitgehend vermieden oder zumindest in ihrem klinischen Verlauf gemildert werden.

Dies setzt einen protektiven Impfstatus von Personen jeglicher Altersstufe und insbesondere von Risikopersonen (z. B. Arzt und ärztlichem Hilfspersonal) voraus. Bezüglich der Durchführung immunprophylaktischer Maßnahmen ist zum einen von den etablierten Impfungen auszugehen (▤ E-**30**), zum anderen müssen die Schutzimpfungen, die bei besonderer Gefährdung induziert sind, Berücksichtigung finden (▤ E-**31**). Die ständige Impfkommission (STIKO) des BGA gibt in bestimmten Abständen Impfempfehlungen heraus (*s. Anhang*). Diese Empfehlungen sind **nicht** gleichzusetzen mit den öffentlich empfohlenen Impfungen, für die nach § 51 BSeuchG bei Vorliegen eines Impfschadens ein Versorgungsanspruch besteht.

13 Prophylaktische Maßnahmen zur Infektionsverhütung

Eine Verhinderung zur Übertragung von Infektionserregern und der Auslösung von Infektionskrankheiten läßt sich erreichen durch

- Expositionsprophylaxe
- Chemoprophylaxe
- Dispositionsprophylaxe
- Immunprophylaxe.

Expositionsprophylaxe ist die Verhinderung der Keimübertragung durch Schutzmaßnahmen (Gesichtsmaske, Handschuhe, Kleidung), wobei die Kenntnis der Übertragungswege (direkt, indirekt) wesentliche Voraussetzung ist.

Chemoprophylaxe soll durch Verabreichung von Medikamenten vor einer Infektion mögliche in den Körper eingedrungene Infektionserreger eliminieren.

Dispositionsprophylaxe bezweckt die Förderung der körpereigenen Abwehrmechanismen.

Immunprophylaxe soll durch aktive Immunisierung Infektionskrankheiten vermeiden oder mildern.

Immunprophylaktische Maßnahmen beinhalten zum einen etablierte Impfungen (Impfkalender ▤ E-**30**) und zum anderen Schutzimpfungen bei besonderer Gefährdung (▤ E-**31**).

Impfstoffe für die **aktive Immunisierung:**
Attenuierte Impfstoffe:
Die Virulenz der Krankheitserreger wird durch Tier-, Zellkultur- oder Nährbodenpassagen unter Verlust wesentlicher Pathogenitätsmerkmale abgeschwächt, die Erreger werden jedoch nicht abgetötet.
Tot- bzw. Inaktivimpfstoffe:
Es werden abgetötete oder inaktivierte Krankheitserreger verwendet.
Teilproduktimpfstoffe:
Es werden Erregerprodukte (Toxoide, Bakterienspaltprodukte, Toxoidimpfstoffe) verwendet.

Für die **aktive Immunisierung** werden die folgenden Impfstoffe eingesetzt: Bei den **attenuierten Impfstoffen** werden die Krankheitserreger selbst verwendet, nachdem ihre Virulenz durch z.B. Tier-, Zellkultur- oder Nährbodenpassagen unter Verlust wesentlicher Pathogenitätsmerkmale abgeschwächt worden ist. Hierzu gehören u.a. Gelbfieber-, Poliomyelitis-, Masern-, Mumps-, Röteln-, BCG-, Typhus-, Varicella-Zoster-Impfstoff. **Tot- bzw. Inaktiv-Impfstoffe** sind solche, bei denen abgetötete oder inaktivierte Krankheitserreger Verwendung finden. Dies gilt z.B. für Influenza-, Pertussis-, Cholera-, Tollwut-, Zeckenenzephalitis-(FSME-)Impfstoff.
Unter **Teilproduktimpfstoffen** versteht man solche, bei denen Erregerprodukte, die sich als wesentliche Pathogenitätsmerkmale herausgestellt haben, Verwendung finden. Dies gilt z.B. für Diphtherie- und Tetanus-Impfstoffe, bei denen Toxoide (Toxoidimpfstoffe), die H.-influenzae-, Meningokokken-, bzw. Pneumokokken-Impfstoffe, bei denen Bakterienspaltprodukte, und den Hepatitis-B-Impfstoff, bei dem das HBsAg Verwendung finden.

Die gentechnologische Herstellung von Impfstoffen beruht auf der Isolierung von DNS-Stücken, die Immunugene von Infektionserregern kodieren, und der Produktion der Immonugene durch Mikroorganismen (E. coli, C. albicans), nach Transfer dieser DNS-Stücke.

Bei der Herstellung von Impfstoffen werden zunehmend gentechnologische Methoden eingesetzt. Nach Isolierung des DNS-Stranges eines Infektionserregers, der für die genetische Kodierung eines wesentlichen Pathogenitätsfaktors bzw. eines für die Auslösung der Immunreaktion ausschlaggebenden Immunogens verantwortlich ist, wird dieses DNS-Stück zur großtechnischen Produktion dieser Immunogene in Erreger (z.B. E. coli, C. albicans) übertragen.
Bei der Herstellung von HBsAg, d.h. Hepatitis-B-Impfstoff, wird dieses Verfahren bereits angewendet.

Die Applikation der Impfstoffe erfolgt oral oder als sub- bzw. intrakutane Injektion.
Die aktive Schutzimpfung bei Säuglingen und Kleinkindern entsprechend Impfkalender wird in der Bundesrepublik zu einem hohen Maße wahrgenommen und hat nach wie vor ihre Berechtigung.

Die Applikation der Impfstoffe kann oral (z.B. Poliomyelitis-, Typhus-Impfstoff) oder als Injektion (BCG-Impfstoff intrakutan!) erfolgen.
Nach Untersuchungen von *Spiess* (1986) werden in der Bundesrepublik Deutschland bei über 90% der Säuglinge und Kleinkinder aktive Schutzimpfungen gegen Diphtherie, Tetanus und Poliomyelitis durchgeführt. Wegen der Reduktion des Impfschutzes gegen Diphtherie bei den jungen Erwachsenen bis 40 Jahre wird neben der Wiederholung der Tetanus-Auffrischimpfung in 10jährigem Abstand auch die Miteinbeziehung der Diphtherie-Wiederimpfung empfohlen. Hierbei muß man bedenken, daß bei Erwachsenen die Diphtherieschutzimpfung mit erheblich geringeren Dosen als im Kindesalter erfolgen muß.

Trotz Empfehlung zur Rötelnimpfung aller 10–15jährigen Mädchen haben 10–15% der Frauen im gestationsfähigen Alter keine Antikörper gegen Röteln.

Von der Masern-Mumps-Impfung, die ab dem 15. Lebensmonat empfohlen wird, machen 80% der Bevölkerung Gebrauch. Trotz der Empfehlung zur Röteln-Impfung aller Mädchen zwischen 10 und 15 Jahren ohne vorherige Antikörperbestimmung hat sich die natürliche Durchseuchungsrate von 85–90% im gestationsfähigen Alter der Frauen nicht erhöht.

Merke ▶

▶ ***Merke.*** Es wird daher empfohlen, vor der Planung einer Schwangerschaft einen Röteln-Antikörper-Test und bei negativem Ergebnis eine Schutzimpfung durchzuführen.

Schutzimpfungen, die bei besonderer Gefährdung indiziert sind, erfahren eine unterschiedliche Bewertung.

Bei diesen allgemein etablierten Impfungen ist davon auszugehen, daß Ärzte und ärztliches Assistenzpersonal über die allgemeinen Impfmaßnahmen einen Impfschutz erworben haben. Bei der Wahrnehmung der **Auffrischungsimpftermine** sollten Ärzte und ärztliches Assistenzpersonal als Vorbild dienen.
Bei den **Schutzimpfungen,** die bei besonderer Gefährdung indiziert sind, ergibt sich hinsichtlich der Notwendigkeit der Durchführung und der Erreichbarkeit eines entsprechenden Impfschutzes zumindest bei einigen Impfungen ein Problem.

Die **BCG-Impfung** ist in ihrer Effektivität umstritten. Sie sollte nur bei Personen mit einem entsprechenden Risiko durchgeführt werden. Ärzte und ärztliches Assistenzpersonal sind in eine solche Risikogruppe einzuordnen und bei negativem Tuberkulintest zu impfen.

Die Bedeutung der **BCG-Impfung,** zum Schutz vor der Erkrankung an Tuberkulose, ist zumindest in ihrer Effektivität umstritten. Bei der Rückläufigkeit der Erkrankungshäufigkeit an Tuberkulose in der Bundesrepublik wird zudem diskutiert, inwieweit eine solche Impfung heute noch eine Berechtigung hat. Für die Neugeborenen wird daher nur beim Vorliegen eines besonderen Risikos die Impfung empfohlen. Beim Erwachsenen sind ärztliche und pflegerische Tätigkeiten als besonderes Risiko für eine Infektion durch Mykobakterien zu werten.

Es gibt genügend Daten darüber, daß eine BCG-Impfung dazu führt, daß erst mit einer wesentlich höheren Anzahl an Tuberkulosebakterien als normal eine Erkrankung ausgelöst werden kann und daß der Krankheitsverlauf deutlich leichter ist. Da ärztliche Tätigkeit und pflegerische Maßnahmen als Risikobereich auch für die Tuberkulose angesehen werden müssen, wird daher empfohlen, beim Personal im Verlauf der Anstellungsuntersuchung einen Tuberkulintest durchzuführen und bei negativem Ausfall mit BCG zu impfen.

Ähnliches gilt für die **Influenza-Impfung.** Auch hier ist der Schutzwert dieser Impfung umstritten, was vor allem darin begründet liegt, daß die Influenzaviren (in den modernen Vakzinen sind die Influenzaviren A2 und B enthalten) wie oben dargestellt sich antigenischen Veränderungen unterziehen können und damit den einmal etablierten Impfschutz unterlaufen. Die Erfahrung hat zudem gezeigt, daß in den ersten 2–3 Jahren nach regelrechter Impfung vermehrt sog. grippale Infekte aufzutreten scheinen und daß erst nach mehrjähriger regelmäßiger und regelrechter Impfung ein Schutz gegenüber Influenza-Infektionen, aber auch gegenüber sog. Common-cold-Infektionen erreicht wird. Da Krankenhaus und Praxis auch als Umschlagort endemisch und epidemisch auftretender Infektionskrankheiten angesehen werden müssen, ist eine »Grippe-Impfung« bei Ärzten und ärztlichem Assistenzpersonal anzuraten.

Auch bei **Influenza-Impfung** ist der Schutzwert umstritten, da sich die Influenzaviren antigenischen Veränderungen unterziehen können und damit den etablierten Impfschutz unterlaufen. In den modernen Vakzinen sind die Influenzaviren A2 und B enthalten. Eine Grippeimpfung ist ebenfalls bei Personen mit erhöhtem Risiko (Ärzte und ärztliches Assistenzpersonal, kreislauferkrankte alte Menschen) zu empfehlen.

> ▶ ***Merke.*** Überempfindlichkeit gegen Hühnereiweiß ist eine Kontraindikation für die Influenzaimpfung.

◀ **Merke**

Die Schutzwirkung der aktiven Immunisierung gegen Hepatitis B ist heute wohl unbestritten. Nach *Bergler* (1986) besteht allerdings für die Durchführung der Hepatitis-B-Impfung noch ein erhebliches Defizit. Bei einer Befragung in zahnärztlichen Praxen mußte er feststellen, daß trotz einer positiven Grundeinstellung zu dieser Impfung von 77,5 % eines befragten Zahnarztkollektivs erst 57,5 % und von den Helferinnen hingegen nur 45 % geimpft waren. Bei weiteren 15 % der Helferinnen war die Impfung teilweise durchgeführt.

Die Schutzwirkung der aktiven Immunisierung gegen Hepatitis B ist unbestritten.

Die Erfordernis der Durchführung der Hepatitis-B-Impfung bei Ärzten, Zahnärzten und ärztlichem und zahnärztlichem Assistenzpersonal ist auch von der ständigen Impfkommission des Bundesgesundheitsamtes (1982) festgelegt worden, indem diese Personengruppe an erster Stelle einer Liste von Risikogruppen genannt wird, bei denen eine Hepatitis-B-Impfung als vorrangig angesehen wird.

Ärzte, Zahnärzte, ärztliches und zahnärztliches Assistenzpersonal stehen an erster Stelle der Risikogruppen, bei denen eine Hepatitis-B-Impfung als vorrangig angesehen wird.

Die Grundimmunisierung wird z. B. durch eine dreimalige Impfung zum Zeitpunkt Null, nach 1 und 6 Monaten mit jeweils 20 µg HBsAg/Dosis durchgeführt und ergibt beim Gesunden in der Regel einen ausreichenden Schutz über mindestens 4–5 Jahre. Allerdings wird empfohlen, nach Bestätigung der Konversion und des ausreichenden Antikörperschutzes nach der Impfung **regelmäßige Antikörpertiterbestimmungen anzuschließen,** um den Zeitpunkt für eine evtl. notwendig werdende Boosterimpfung festlegen zu können.

Die Grundimmunisierung erfolgt durch eine dreimalige Impfung im Abstand von 1 bzw. 6 Monaten. Sie gibt in der Regel einen Schutz über 4–5 Jahre.
Es wird empfohlen, durch Antikörpertiter-Bestimmung eine **regelmäßige Kontrolle des Impfstatus durchzuführen.**
Bei latent infizierten Personen kann bereits nach der ersten Injektion des Hepatitis-B-Impfstoffes ein hoher Antikörpertiter resultieren, der eine Weiterimpfung unnötig macht (Boosterung durch erste Impfung).

Bei Personen, die bereits längere Zeit im medizinischen Bereich tätig sind, empfiehlt es sich, vor der Erstimpfung nach Antikörpern gegen HBsAg zu suchen, da sich bei entsprechendem Antikörpertiter eine aktive Immunisierung erübrigt. Ebenfalls ist bei dieser Personengruppe die Antikörpertestung gegen HBsAg bereits nach der ersten Impfung indiziert, da sich herausgestellt hat, daß auch bei nicht nachweisbarem Antikörpertiter vor der Impfung eine erste Impfung bereits zu hohen Antikörpertitern führen kann. Dies läßt sich dadurch erklären, daß eine latente Infektion mit HBV vorlag und diese erste Impfung als Boosterung anzusehen ist.

Für die Prophylaxe der Hepatitis A liegt nunmehr auch ein Impfstoff vor, so daß eine aktive Immunisierung durchgeführt werden kann. *Lange* und *Masihi* (1986) konnten nachweisen, daß Ärzte und ärztliches Assistenzpersonal, die im pädiatrischen Bereich tätig sind, eine erhöhte Durchseuchungsrate gegenüber Hepatitis-A-Viren (HAV) aufwiesen. In solchen Risikobereichen, aber auch bei Reisen in Regionen mit epidemisch vorkommen-

Durch die Verfügbarkeit einer aktiven Impfung gegen Hepatitis A können nunmehr Risikogruppen einen entsprechenden Schutz erhalten.

der Hepatitis A, ist es daher gerechtfertigt, exponierte Personen gegen Hepatitis A zu impfen.

Berufsbedingte Infektionsrisiken können Impfungen erforderlich machen.
Tierärzte und Waldarbeiter sollten sich einer **Tollwutimpfung** unterziehen.

Berufsbedingte Infektionsrisiken können zusätzlich über die genannten Impfungen hinaus eine Aktivimmunisierung erforderlich machen.
Tierärzte und Waldarbeiter sollten sich einer **Tollwutimpfung** unterziehen. Die Grundimmunisierung erfolgt mit auf Humanzellen gezüchteten inaktivierten Tollwutviren durch eine dreimalige Injektion zu den Zeitpunkten 0, nach 6 Wochen und nach einem halben Jahr.

Die durch Ixodes ricinus übertragene **Frühsommermeningoenzephalitis (FSME)** zeigt eine regionale Häufung, u. a. in Süddeutschland. Eine Immunisierung Gefährdeter wird empfohlen.
Im Rahmen des internationalen Reiseverkehrs haben an Bedeutung gewonnen:
die **Gelbfieberimpfung** mit attenuierten Gelbfieberviren

Die durch Flaviviren hervorgerufene **Frühsommermeningoenzephalitis (FSME),** die durch die Zecke Ixodes ricinus übertragen wird, zeigt eine regionale Häufung in den Waldgebieten Süddeutschlands und Österreichs. Auch hier ist für besonders Gefährdete eine Impfung mit dem inaktivierten Erreger möglich.
Berufsbedingt, aber auch bedingt durch den zunehmenden internationalen Reiseverkehr, haben weitere Impfungen eine zunehmende Bedeutung gewonnen. Hierzu gehört die **Gelbfieberimpfung,** die mit attenuierten, aus infizierten Hühnerembryonen gewonnenen Gelbfieberviren durchgeführt wird. Wegen der Einhaltung der Kühlkette des Impfstoffes dürfen nur entsprechend lizenzierte Institutionen die Impfung durchführen. Die einmalige Impfung ergibt einen 10jährigen Impfschutz.

Choleraschutzimpfung mit hitzeinaktivierten und in Phenol konservierten Bio- und Serotypen von Vibrio cholerae

Die **Choleraschutzimpfung** ist in ihrer Wirkung umstritten und daher im internationalen Reiseverkehr seit 1973 nicht mehr bindend vorgeschrieben, obwohl sie von einzelnen Ländern bei der Ein- und/oder Ausreise verlangt wird. Geimpft wird mit hitzeinaktivierten und in Phenol konservierten Bio- und Serotypen von Vibrio cholerae. Die Impfung erfolgt mit zwei Injektionen von 0,5 ml und 1,0 ml subkutan im Abstand von 1–2 Wochen. Der Impfschutz, d.h. eine mögliche Reduktion der Erkrankungshäufigkeit, reicht maximal über 6 Monate. Endotoxinbedingt können bei dieser Impfung starke lokale und allgemeine Reaktionen auftreten.

Typhusschutzimpfung mit einem attenuierten Salmonella-typhi-Stamm

Auch die **Typhusschutzimpfung** dient im wesentlichen dem individuellen Infektionsschutz bei unzureichendem Hygienestandard bestimmter Entwicklungsländer. Die Impfung erfolgt oral mit einem Lebendimpfstoff, der einen attenuierten Salmonella-typhi-Stamm (Typ 21a berna) enthält. Für die Grundimmunisierung wird dreimal im Abstand von 2 Tagen eine Dosis von 10^9 Keimen in einer magensaftresistenten Kapsel etwa 1 Stunde vor den Mahlzeiten eingenommen. Die Schutzrate liegt bei einer Schutzdauer von ca. 1–3 Jahren bei 90%.

Prophylaxe von **Meningokokkeninfektionen** durch einen monovalenten Impfstoff aus gereinigten Kapselpolysacchariden von Meningokokken der Serogruppen A+C und einem polyvalenten Impfstoff mit Polysacchariden der Gruppen A+C bzw. A, C, Y und W135.
Nach Angaben der WHO sind die Pocken seit 1978 auf der Welt ausgerottet. Eine **Pockenimpfung** ist im internationalen Reiseverkehr nicht mehr erforderlich.

Zur präexpositionellen Prophylaxe von **Meningokokkeninfektionen,** z.B. bei Reisen in Epidemiegebiete, stehen ein monovalenter Impfstoff aus gereinigten Kapselpolysacchariden von Meningokokken der Serogruppen A + C und polyvalente mit Polysacchariden der Gruppen A + C, bzw. A, C, Y und W135, jedoch nicht der Gruppe B zur Verfügung. Da der erreichbare Impfschutz gering und die Schutzdauer zudem kurz ist, ist die Indikation für diese Impfung umstritten.
1978 wurde nach einer über 10jährigen globalen Impfaktion der WHO aus Merka, Somalia, der letzte Pockenfall gemeldet. Seitdem ist nach Angaben der WHO keine weitere Pockeninfektion auf der Welt aufgetreten. Das hat dazu geführt, daß im internationalen Reiseverkehr **Pockenimpfungen** nicht mehr erforderlich sind und damit auch die Impfungen mit den attenuierten Vakziniaviren nicht mehr durchgeführt werden.

Merke ▶

> ▶ ***Merke.*** Impfschutz durch aktive Immunisierung muß auch heute noch als ein wesentlicher Pfeiler im Gesamtkonzept infektionsprophylaktischer Maßnahmen angesehen werden.

Diagnostische und therapeutische Eingriffsmöglichkeiten in der Medizin machen entsprechende Anforderungen an Hygienemaßnahmen einschließlich infektionsprophylaktischer Maßnahmen erforderlich.

Erregerwandel, Zahl und Altersstruktur der Patienten und die therapeutischen und diagnostischen Möglichkeiten in der Medizin machen entsprechende Anforderungen an Hygienemaßnahmen einschließlich des Personalschutzes und infektionsprophylaktischer Maßnahmen erforderlich. Die Erfahrung hat gezeigt, daß aus den verschiedensten Gründen heraus die notwendige Anpassung dieser erforderlichen Maßnahmen an den Funktionsablauf in der medizinischen Tätigkeit nicht stattgefunden hat. Neben den durch die Novellierung der Unfallverhütungsvorschrift (UVV Gesundheitsdienst) 1982 fixierten Maßnahmen, vor allem des Personalschutzes, zu denen der Unternehmer (z.B. Praxisinhaber) und der Arbeitnehmer (Ärzte und ärztliches Assistenzpersonal) gesetzlich verpflichtet worden sind, müssen seit langem bekannte und erfahrene infektionsprophylaktische Maßnahmen wie der aktive und passive Impfschutz, aber auch die Einhaltung bewährter Regeln der persönlichen Hygiene zur Verhinderung der Übertragung von Infektionserregern im ärztlichen Bereich und dem damit verbundenen Infektionsschutz Anwendung finden. Nur so wird der notwendigen ärztlichen Sorgfaltspflicht Genüge getan und einer latenten Infektionsgefahr für Patienten, aber auch und insbesondere für das Personal erfolgreich entgegengewirkt.

Im Rahmen des gesetzlich fixierten Personalschutzes (UVVG, 1982) kommt den infektionsprophylaktischen Maßnahmen, wie der aktiven und passiven Immunisierung, eine wesentliche Bedeutung zu.

Indikationsimpfungen und Impfungen für Erwachsene

In Weiterführung des Impfplanes für Kinder werden nachfolgend Impfungen aufgeführt, die im Erwachsenenalter von Bedeutung sind. So sollten manche Impfungen des Kindesalters in späteren Lebensjahren aufgefrischt oder bislang versäumte Impfungen, sofern keine natürliche Immunität erworben wurde, nachgeholt werden (Diphtherie, Tetanus, Röteln, Masern). Andere können bei besonderen epidemiologischen Ereignissen oder Risiken bei Kindern und Erwachsenen in Betracht kommen (Indikationsimpfungen). Manche Impfungen sind bei Reisen in bestimmte Gebiete auf Grund der internationalen Gesundheitsvorschriften erforderlich oder zum individuellen Schutz empfehlenswert. Die Entscheidung über Art und Umfang der Impfungen obliegt dem Arzt, in jedem Einzelfall unter Abwägung von Indikation und Kontraindikation, dies gilt auch für die passive Immunisierung gegen Hepatitis A. Maximalabstände für Totimpfstoff-Impfungen gibt es nicht. Bei erfolgter Grundimmunisierung ist eine erneute Grundimmunisierung nicht erforderlich.
Diese Impfungen sind in ihrer praktischen Bedeutung sehr unterschiedlich, sie werden in folgende Kategorien eingeteilt:

A = Impfungen mit breiter Anwendung und erheblichem Wert für die Volksgesundheit
I = Indikationsimpfung
R = Reiseimpfungen, von der WHO veröffentlichte Infektionsgebiete beachten
RS = Reiseimpfungen in Sonderfällen.

Indikationsimpfungen und Impfungen für Erwachsene
Impfungen des Kindesalters sollten im Erwachsenenalter aufgefrischt bzw. versäumte Impfungen nachgeholt werden. Besondere epidemiologische Ereignisse machen Indikationsimpfungen, Reisen u. U. Reiseimpfungen erforderlich.

Zeitabstände zwischen Schutzimpfungen

Die nachfolgende Aufstellung ergänzt die Empfehlungen des Bundesgesundheitsamtes (neu RKI) vom September 1980 (Bundesgesundhbl. 23 [1980] 315–316). Diese Empfehlungen stimmen mit entsprechenden Gutachten und Merkblättern des Bundesgesundheitsamtes überein und sind in erster Linie für den Erlaß von Dienstvorschriften zur Durchführung von Impfterminen oder von öffentlich empfohlenen Schutzimpfungen seitens der zuständigen Gesundheitsbehörden gedacht. Sie können aber auch dem Arzt bei individuellen Schutzimpfungen als Richtschnur dienen.

Zeitabstände zwischen Schutzimpfungen
Zeitabstände zwischen Schutzimpfungen sind in den Empfehlungen des BGA festgelegt.

Empfehlungen des Bundesgesundheitsamtes (neu RKI)

1. Poliomyelitisschluck-, Masern-, Mumps- und Rötelnimpfstoffe können gleichzeitig, sollen aber nicht im Abstand von wenigen Tagen bis zu einem Monat verabfolgt werden. Entsprechend wird zwischen Impfungen sowohl mit diesen als auch mit anderen Impfstoffen aus vermehrungsfähigen abgeschwächten Krankheitserregern (Gelbfieber, BCG) ein Mindestabstand von einem Monat empfohlen, unter der Voraussetzung, daß die Impfreaktion vollständig abgeklungen ist und Komplikationen nicht aufgetreten sind.

Empfehlungen des RKI
Poliomyelitisschluck-, Masern-, Mumps- und Rötelnimpfstoffe können gleichzeitig, sollen aber nicht im Abstand von wenigen Tagen bis zu einem Monat verabfolgt werden.

Bei Impfungen mit attenuierten Impfstoffen wird ein Mindestabstand von 1 Monat empfohlen.
Bei Impfungen mit Tot- bzw. Inaktivimpfstoffen sind Zeitabstände zu anderen Impfungen nicht erforderlich.

2. Bei Schutzimpfungen mit Impfstoffen aus inaktivierten Krankheitserregern (Cholera, Pertussis, Meningokokkeninfektionen, Influenza, Poliomyelitis [inaktivierte Vakzine nach SALK], Hepatitis B, FSME, Tollwut [HDC]), mit Toxoiden (Diphtherie, Tetanus) oder mit entsprechenden Kombinationsimpfstoffen sind Zeitabstände zu anderen Impfungen, auch solchen mit vermehrungsfähigen abgeschwächten Krankheitserregern, nicht erforderlich.
3. **Ausnahmen:**
   Nach einer Gelbfieberschutzimpfung kann bereits nach zwei Wochen eine andere Schutzimpfung mit vermehrungsfähigen Krankheitserregern vorgenommen werden.
   Nach einer Tollwutimpfung mit derzeit noch im Ausland gebräuchlichen Impfstoffen aus Hirngewebe oder Entenembryonen sowie aus Hamsternierenzellen (Osteuropa) sollen mit Ausnahme der Tetanusprophylaxe bis sechs Wochen nach der letzten Injektion keine anderen Schutzimpfungen vorgenommen werden.

Öffentlich empfohlene Impfungen

Sie werden durch Verordnungen der einzelnen Bundesländer festgelegt. Bei Auftreten eines Impfschadens kann auf Antrag eine Entschädigung beim Betroffenen erfolgen.

Öffentlich empfohlene Impfungen

Hierbei handelt es sich um solche Impfungen, die durch Verordnung der einzelnen Bundesländer empfohlen werden, und für die bei Auftreten eines Impfschadens auf Antrag eine Entschädigung (Versorgung) nach den Vorschriften des Bundesversorgungsgesetzes erfolgt. Die Empfehlungen der STIKO sind in diesem Sinne **nicht** als öffentlich empfohlene Impfungen aufzufassen.

E-30: Impfempfehlungen der Ständigen Impfkommission am Robert-Koch-Institut (STIKO) – Stand: März 1997

Impfkalender für Kinder und Jugendliche

Empfohlenes Impfalter*		**Impfung gegen**
ab Beginn 3. Monat (ab Beginn 9. Lebenswoche)	 und und **oder** und und und	1. Diphtherie-Pertussis-Tetanus-Haemophilus influenzae Typ b (DTP-Hib/DTPa-Hib) 1. Hepatitis B (HB)** 1. trivalente Polio-Schluckimpfung (OPV)*** 1. Diphtherie-Pertussis-Tetanus (DTP/DTPa) 1. Haemophilus influenzae Typ b (Hib) 1. Hepatitis B (HB) 1. trivalente Polio-Schluckimpfung (OPV)
ab Beginn 4. Monat (ab Beginn 13. Lebenswoche)	 **oder** und	2. Diphtherie-Pertussis-Tetanus-Haemophilus influenzae Typ b (DTP-Hib/DTPa-Hib) 2. Diphtherie-Pertussis-Tetanus (DTP/DTPa) 2. Haemophilus influenzae Typ B (Hib)****
ab Beginn 5. Monat (ab Beginn 17. Lebenswoche)	 und und **oder** und und und	3. Diphtherie-Pertussis-Tetanus-Haemophilus influenzae Typ b (DTP-Hib/DTPa-Hib) 2. Hepatitis B (HB) 2. trivalente Polio-Schluckimpfung (OPV) 3. Diphtherie-Pertussis-Tetanus (DTP/DTPa) 3. Haemophilus influenzae Typ b (Hib) 2. Hepatitis B (HB) 2. trivalente Polio-Schluckimpfung (OPV)
ab Beginn 12.–15. Monat	 und und **oder** und und und	4. Diphtherie-Pertussis-Tetanus-Haemophilus influenzae Typ b (DTP-Hib/DTPa-Hib) 3. Hepatitis B (HB) 3. trivalente Polio-Schluckimpfung (OPV) 1. Masern, Mumps, Röteln (MMR) 4. Diphtherie-Pertussis-Tetanus (DTP/DTPa) 4. Haemophilus influenzae Typ b (Hib) 3. Hepatitis B (HB) 3. trivalente Polio-Schluckimpfung (OPV) 1. Masern, Mumps, Röteln (MMR)
ab Beginn 6. Jahr		Tetanus-Diphtherie (Td-Impfstoff: mit reduziertem Diphtherietoxoid-Gehalt) 2. Masern, Mumps, Röteln (MMR)
11.–15. Jahr		trivalente Polio-Schluckimpfung (OPV) Tetanus-Diphtherie (Td) Röteln (alle Mädchen, auch wenn bereits gegen Röteln geimpft)***** Hepatitis B für ungeimpfte Jugendliche

Pa = azelluläre Pertussis
IPV = inaktivierte Poliovakzine
OMP = outer membrane proteins
OPV = orale Poliovakzine

* Abweichungen von den vorgeschriebenen Terminen sind möglich und unter Umständen notwendig. Ziel muß es sein, unter Beachtung der Mindestabstände zwischen den Impfungen **möglichst frühzeitig** zum angegebenen Termin einen vollständigen Impfschutz zu erreichen. Dabei sollten auch die Möglichkeiten des Öffentlichen Gesundheitsdienstes genutzt werden. Die Beipackzettel sind zu beachten.

** Die Hepatitis-B-Impfung ist bereits ab Geburt des Kindes möglich. Neugeborene von Müttern, bei denen das Ergebnis der Hepatitis-B-Serologie nicht vorliegt, sollten in jedem Fall unmittelbar post partum geimpft werden.

*** Für Personen mit Immundefekten ist zur Polio-Schutzimpfung nur IPV indiziert. Das gilt auch für Säuglinge, Kinder und Jugendliche, die in einer Wohngemeinschaft mit Personen leben, die einen Immundefekt haben.

**** Bei Verwendung des Impfstoffs mit an OMP gekoppelten Hib-Polysacchariden kann dieser Termin entfallen; die Grundimmunisierung wird dann ab Beginn 5. Monat fortgesetzt und ab Beginn 12. Monat vervollständigt.

***** MMR für **alle** Kinder, die die 2. MMR-Impfung nicht erhalten haben.

Um die Zahl der Injektionen möglichst gering zu halten, sollten vorzugsweise Kombinationsimpfstoffe benutzt werden. Nicht alle verfügbaren Kombinationsimpfstoffe sind in den folgenden Tabellen aufgeführt; weitere Kombinationsimpfstoffe sind in der Erprobung.

E-31: Indikations- und Auffrischungsimpfungen

Impfung gegen	Kategorie	Indikation bzw. Reiseziel	Anwendungshinweise (Beipackzettel beachten)
Cholera	RS	Auf Verlangen des Ziel- oder Transitlandes (nur noch im Ausnahmefall, da keine WHO-Empfehlung mehr besteht)	1. Injektion 0,5 ml, 2. Injektion 1,0 ml im Abstand von 1–4 Wochen; Kinder im Alter von 1–10 Jahren erhalten die halbe Dosis
Diphtherie			Die Impfung gegen Diphtherie sollte in der Regel in Kombination mit der gegen Tetanus durchgeführt werden
	A	Alle Personen 10 Jahre nach der letzten Diphtherie-Impfung zur Auffrischung des Impfschutzes	Einmalige Auffrischungsimpfung (in der Regel mit Td-Impfstoff), wenn die letzte Diphtherie-Impfung länger als 10 Jahre zurückliegt
	I	Besonders notwendig ist der Diphtherie-Impfschutz für • medizinisches Personal, das ersten Kontakt mit Erkrankten haben kann • Beschäftigte mit umfangreichem Publikumsverkehr • Aussiedler, Flüchtlinge und Asylbewerber aus Gebieten mit Diphtherie-Risiko, die in Gemeinschaftsunterkünften leben sowie für das Personal dieser Einrichtungen • Bedienstete des Bundesgrenzschutzes und der Zollverwaltung	Nichtgeimpfte oder Personen mit fehlendem Impfnachweis sollten 2 Impfungen (in der Regel mit Td-Impfstoff) im Abstand von 4–6 Wochen und eine 3. Impfung 6–12 Monate nach der 2. Impfung erhalten; die Reise sollte frühestens nach der 2. Impfung begonnen werden. Bei bestehender Diphtherie-Impfindikation und ausreichendem Tetanus-Impfschutz sollte monovalent gegen Diphtherie geimpft werden
	R	Bei Reisen in Ländern mit Diphtherie-Risiko	
	A	Bei Epidemien oder regional erhöhter Morbidität	Entsprechend den Empfehlungen der Gesundheitsbehörden
FSME (Frühsommer-meningo-enzephalitis)	I	Gefährdete Personen (mögliche Zeckenexposition, z. B. Forstarbeiter) in Risikogebieten: in Deutschland zur Zeit insbesondere südlicher Bayrischer Wald, Auen der Donauseitentäler, südlicher Schwarzwald, in Baden-Württemberg zusätzlich die Waldgebiete entlang des Rheins und des Neckars bis Heidelberg, die Stuttgarter Umgebung, in Hessen der Odenwald	Grundimmunisierung: 2 Injektionen im Abstand von 1–3 Monaten, 3. Injektion 9–12 Monate nach der 2. Impfung; Auffrischimpfungen nach 3, spätestens nach 5 Jahren Zur eventuell kurzfristig notwendigen Immunisierung werden, je nach verwendetem Impfstoff, verkürzte Impfschemata angegeben
	I, RS	Aufenthalte mit möglicher Zeckenexposition in Risikogebieten Deutschlands, Österreichs, Polens, der Schweiz, der Slowakei, Südschwedens, Tschechiens, Ungarns, der baltischen Staaten, Südosteuropas (Saisonalität beachten, in Deutschland April–November	
Gelbfieber	R	Entsprechend den Impfanforderungen der Ziel- oder Transitländer (tropisches Afrika und Südamerika mit endemischem Gelbfieber), ferner Hinweise der WHO zu Gelbfieber-Infektionsgebieten beachten	Einmalige Impfung in den von den Gesundheitsbehörden benannten Gelbfieber-Impfstellen; Auffrischimpfung in 10jährigem Abstand
Hepatitis A (HA)	I	1. HA-gefährdetes Personal* medizinischer Einrichtungen, z. B. Pädiatrie und Infektionsmedizin 2. HA-gefährdetes Personal* von Laboratorien, z. B. für Stuhluntersuchungen 3. Personal* in Kindertagesstätten, Kinderheimen 4. Personal* in Einrichtungen für geistig Behinderte	Grundimmunisierung je nach Präparat Eine Vortestung auf HA-Antikörper ist bei vor 1950 Geborenen sinnvoll und bei Personen, die in der Anamnese eine mögliche HA aufweisen bzw. längere Zeit in Endemiegebieten gelebt haben Weitere Auffrischung nach jeweils 5–10 Jahren

E-31 (Fortsetzung)

Impfung gegen	Kategorie	Indikation bzw. Reiseziel	Anwendungshinweise (Beipackzettel beachten)
		5. Kanalisations- und Klärwerksarbeiter 6. homosexuell aktive Männer 7. an Hämophilie leidende Personen 8. Kontaktpersonen zu an Hepatitis-A-Erkrankten (Riegelungsimpfung) 9. die HA-Impfung wird empfohlen für Personen, – die in Heimen für Behinderte leben, – die an einer chronischen Lebererkrankung leiden und keine HAV-Antikörper besitzen, – die in Deutschland geboren sind, vor ihrer ersten Reise in ein Land mit hoher Hepatitis-A-Gefährung * Unter »Personal« sind hier medizinisches und anderes Fach- und Pflegepersonal sowie Küchen- und Reinigungskräfte zu verstehen.	Bei Exposition kann in seltenen Fällen, z. B. bei HBsAg- und HCV-Trägern, zeitgleich mit der ersten Impfung ein Immunglobulin-Präparat gegeben werden
	R	Reisende (einschließlich beruflich Tätige) und Angehörige von Entwicklungsdiensten) in Regionen mit hoher Hepatitis-A-Prävalenz: südlicher und östlicher Mittelmeerraum einschließlich der Türkei, einige osteuropäische Länder (Albanien, Bulgarien, Rumänien, Nachfolgestaaten der UdSSR), Naher Osten, Indien, Südostasien, alle Gebiete Afrikas, Lateinamerikas und des Fernen Ostens mit risikoreichen Hygienebedingungen	
Hepatitis B (HB)	I	**Präexpositionell:** 1. HB-gefährdetes medizinisches und zahnmedizinisches Personal; Personal in psychiatrischen Einrichtungen; andere Personen mit Infektionsrisiko durch Blutkontakte mit möglicherweise infizierten Personen wie z. B. Ersthelfer, Polizisten 2. Dialysepatienten, Patienten mit häufiger Übertragung von Blut oder Blutbestandteilen (z. B. Hämophile), vor ausgedehnten chirurgischen Eingriffen (z. B. Operationen unter Verwendung der Herz-Lungen-Maschine) 3. Patienten mit chronischen Lebererkrankungen, die HBsAg-negativ sind 4. durch Kontakt mit HBsAg-Trägern in Familie und Gemeinschaft (Kindergärten, Kinderheime, Pflegestätten, Schulklassen, Spielgemeinschaften) expositionell gefährdete Personen 5. Patienten in psychiatrischen Anstalten oder vergleichbaren Fürsorgeeinrichtungen für Zerebralgeschädigte oder Verhaltensgestörte 6. besondere Risikogruppen wie z. B. homosexuell aktive Männer, Drogenabhängige, Prostituierte, länger einsitzende Strafgefangene 7. Reisende in Regionen mit hoher Hepatitis-B-Prävalenz bei längerfristigem Aufenthalt oder bei zu erwartenden engen Kontakten zur einheimischen Bevölkerung	Hepatitis-B-Impfung nach den Vorschriften der Hersteller; im allgemeinen nach serologischer Vortestung; Kontrolle des Impferfolges ist für die Indikation unter 1. bis 4. erforderlich. Auffrischungsimpfung entsprechend dem nach Abschluß der Grundimmunisierung erreichten Antikörpertiter (Kontrolle 12 Monate nach 3. Dosis): • bei anti-HBs-Werten < 10 IE/L erneute Impfung (eine Dosis) und Kontrolle, • bei anti-HBs-Werten 10–100 IE/L regelmäßige Kontrollen etwa alle 3–6 Monate, • bei anti-HBs-Werten > 100 IE/L Auffrischimpfung (eine Dosis) nach 10 Jahren. (Bei Immundefizienz regelmäßig Kontrollen etwa alle 3–6 Monate) Bei Fortbestehen eines Infektionsrisikos sind auch für die Indikationen 5. bis 7. Auffrischimpfungen im Abstand von 10 Jahren empfohlen

E-**31** (Fortsetzung)

Impfung gegen	Kategorie	Indikation bzw. Reiseziel	Anwendungshinweise (Beipackzettel beachten)
	I	**Postexpositionell** 8. medizinisches Personal bei Verletzungen mit möglicherweise erregerhaltigen Gegenständen, z. B. Nadelstichexposition	*S.* E-**32**
		9. Neugeborene HBsAg-positiver Mütter Entsprechend den Mutterschafts-Richtlinien ist bei allen Schwangeren nach der 32. Schwangerschaftswoche, möglichst nahe am Geburtstermin, das Serum auf HBsAg zu untersuchen. Ist das Ergebnis positiv, soll bei dem Neugeborenen unmittelbar post partum mit der Immunisierung gegen Hepatitis B begonnen werden	Unmittelbar post partum, d. h. innerhalb von 12 Stunden nach der Geburt, simultane Verabreichung von Hepatitis-B-Immunglobulin und erster Dosis von Hepatitis-B-Impfstoff (pro infantibus bzw. halbe Erwachsenendosis). Der Impfschutz wird 1 Monat nach der 1. Impfung durch eine 2. und 6 Monate nach der 1. Impfung durch eine 3. Impfung mit Hepatitis-B-Impfstoff vervollständigt
Influenza	I	Personen über 60 Jahre; Kinder, Jugendliche und Erwachsene mit erhöhter gesundheitlicher Gefährdung infolge eines Grundleidens (chronische Lungen-, Herz-Kreislauf-, Stoffwechselkrankheiten) Personen mit erhöhter Gefährdung (z. B. medizinisches Personal, Personal in Einrichtungen mit hohem Publikumsverkehr)	Jährliche Impfung, vorzugsweise im Herbst (September bis November) mit einem Impfstoff mit aktueller, von der WHO empfohlener Antigenkombination
	A	Wenn Epidemien auftreten oder aufgrund epidemiologischer Beobachtungen befürchtet werden	Abhängig von der epidemischen Situation; entsprechend den Empfehlungen der Gesundheitsbehörden
Meningokokken-Infektionen	RS	Exponierte Personen, z. B. Entwicklungshelfer, vor Aufenthalten im Meningitisgürtel Afrikas oder in anderen aktuellen Epidemiegebieten	Impfung nach Angaben des Herstellers
Masern	I	Impfung nichtimmuner Personen innerhalb von 72 Stunden nach Masern-Kontakt ist zu erwägen	
Pneumokokken-Infektionen	I	Risikopatienten, z. B. bei chronischen Lungen- und Herz-Kreislauf-Krankheiten, Diabetes mellitus, Leberzirrhose, Krankheiten der Nieren, der blutbildenden Organe, Aspleniesyndrom, Immunsuppression einschließlich HIV-Infektion	1 Injektion bei Kindern nach vollendetem 2. Lebensjahr und bei Erwachsenen; bei weiter bestehendem Risiko ist die Impfung nach 5 Jahren zu wiederholen
Polymyelitis	I	Medizinisches Personal und Personal in Laboratorien mit Poliomyelitis-Risiko	Medizinisches Personal sollte grundsätzlich mit IPV geimpft werden
		Nichtgeimpfte Pflegepersonen von OPV-geimpften Säuglingen und Kleinkindern *(s. Aufklärungspflicht vor Schutzimpfungen und Impfkalender)*	**Auf keinen Fall dürfen Personen mit Immundefekten oder enge Kontaktpersonen zu solchen Patienten mit OPV geimpft werden**
	R	Reisende in Länder mit Infektionsrisiko (derzeit in Europa: Albanien, Türkei, Jugoslawien, Kroatien, Bosnien-Herzegowina, Nachfolgestaaten der UdSSR; Afrika mit Ausnahme der meisten arabischen Staaten; im östlichen Mittelmeerraum Ägypten, Irak, Iran, Syrien, Jemen; in Asien Indien, Pakistan, Bangladesch, China, Vietnam, Kambodscha, Laos, Papua-Neuguinea, Indonesien). Die aktuelle epidemische Situation ist zu beachten, insbesondere sind die Meldungen der WHO zu berücksichtigen	

E-**31** (Fortsetzung)

Impfung gegen	Kategorie	Indikation bzw. Reiseziel	Anwendungshinweise (Beipackzettel beachten)
Röteln	I	Beschäftigte im Gesundheitsdienst, insbesondere der Geburtshilfe sowie der Kinder- und Säuglingspflege Seronegative Frauen mit Kinderwunsch	Einmalige Impfung mit Röteln-Impfstoff mit nachfolgender Kontrolle des Impferfolges. Eine Konzeptionsverhütung ist für drei Monate nach der Impfung zu empfehlen
Tetanus	A, R	Alle Personen 10 Jahre nach der letzten Tetanus-Impfung zur Auffrischung des Impfschutzes	Die Impfung gegen Tetanus sollte in der Regel in Kombination mit der gegen Diphtherie durchgeführt werden Einmalige Auffrischimpfung (in der Regel mit Td-Impfstoff), wenn die letzte Tetanus-Impfung länger als 10 Jahre zurückliegt Nichtgeimpfte Personen oder Personen mit fehlendem Impfnachweis sollten 2 Impfungen (in der Regel mit Td-Impfstoff) im Abstand von 4–6 Wochen und eine 3. Impfung 6–12 Monate nach der 2. Impfung erhalten
	I	Bei Exposition (Verletzung).	S. E-**33**
Tollwut	I	Präexpositionell: Tierärzte, Jäger, Forstpersonal, Personen bei Umgang mit Wildtieren und ähnlichen Risikogruppen	Dosierungsschema nach Angaben des Herstellers; intramuskuläre Impfung (M. deltoideus, bei jungen Kindern anterolaterale Zone des Oberschenkels, nicht intragluteal) an den Tagen 0, 7, 21 Personen mit weiterbestehendem Expositionsrisiko sollten jährliche eine Auffrischimpfung erhalten
		Personal in Laboratorien mit Tollwutrisiko	Mit Tollwutvirus arbeitendes Laborpersonal sollte halbjährlich auf neutralisierende Antikörper untersucht werden. Eine Auffrischimpfung ist bei < 0,5 IE/ml Serum indiziert
	R	Reisende in Gefährdungsgebiete	
	I	Postexpositionell: Bei Exposition durch ein tollwütiges oder tollwutverdächtiges Tier; ggf. nach Exposition mit einem Impfstoffköder (Tollwutlebendimpfstoff für Füchse)	S. E-**34**
Tuberkulose	I	Säuglinge und Kinder mit fehlender Tuberkulinreaktion, die • aus Regionen mit hoher Tuberkuloseprävalenz stammen bzw. deren Eltern aus solchen Regionen kommen • für längere Zeit in Regionen mit hoher Tuberkuloseprävalenz übersiedeln und in engem Kontakt mit der Bevölkerung leben • in engem Kontakt zu Bevölkerungsgruppen mit bekannt hoher Tuberkuloseinfektionsrate leben • in Wohngemeinschaft mit an aktiver Tuberkulose Erkrankten leben	Streng intrakutane Impfung. Neugeborene und Säuglinge bis zu einem Alter von 6 Wochen können ohne vorherigen Tuberkulintest geimpft werden. Bei Impflingen, die älter als 6 Wochen sind, ist ein vorheriger Tuberkulintest mit 10 TE nach *Mendel-Mantoux* durchzuführen; ist der Test negativ, kann die Impfung erfolgen Bei Verdacht auf ein angeborenes oder erworbenes Immunmangelsyndrom ist die Impfung kontraindiziert und bis zum diagnostischen Ausschluß des Verdachts auszusetzen Bei Exponierten ist eine Chemoprophylaxe entsprechend den Empfehlungen des Deutschen Zentralkomitees zur Bekämpfung der Tuberkulose durchzuführen
Typhus	R	Bei Reisen in Endemiegebiete	Nach Angaben des Herstellers

E-31 (Fortsetzung)

Impfung gegen	Kategorie	Indikation bzw. Reiseziel	Anwendungshinweise (Beipackzettel beachten)
Varizellen	I	Seronegative • Kinder mit Leukämie* • Kinder mit soliden malignen Tumoren • Kinder bei geplanter Immunsuppression wegen schwerer Autoimmunerkrankung, vor Organtransplantationen, bei schwerer Niereninsuffizienz • Kinder mit schwerer Neurodermitis • Geschwister und Eltern der vorstehend Genannten • Personal im Gesundheitsdienst insbesondere der Bereiche Pädiatrie pädiatrische Onkologie, in der Betreuung von Schwangeren und Immundefizienten • Personal in Kinder betreuenden Einrichtungen • Frauen mit Kinderwunsch (z. B. in der Sterilitätssprechstunde) ——— * Unter folgenden Voraussetzungen: • klinische Remission > 12 Monate • > 1200/m³ Lymphozyten • Unterbrechung zytostatischer Erhaltungstherapie eine Woche vor und nach der Impfung.	Einmalige Impfung Bei akuter Exposition passive Immunprophylaxe mit Varizella-Zoster-Immunglobulin (z. B. Neugeborene von Müttern, die im Zeitraum von 4 bis 7 Tagen vor oder bis zu 2 Tagen nach der Geburt an Varizellen erkrankt sind)

E-32: Hepatitis-B-Immunprophylaxe bei Exposition

Anzahl der bisherigen HB-Impfungen	anti-HBsAg-Wert*	erforderlich ist die Gabe von HB-Impfstoff	HB-Immunglobulin
unbekannt, keine, 1 oder 2 (keine oder unvollständige Grundimmunisierung)	–	ja	ja**
3 oder mehr	mehr als 100 IE/L	nein	nein
3 oder mehr	weniger als 100 IE/L	ja	nein***

* Kann der anti-HBs-Wert nicht innerhalb von 24 Stunden bestimmt werden, ist die gleichzeitige Gabe von Impfstoff und Immunglobulin erforderlich.
** Nein, bei einem anti-HBsAg-Wert von mehr als 100 IE/L.
*** Ja, bei einem anti-HBsAg-Wert weniger als 10 IE/L.
Non-Responder (kein meßbares anti-HBsAg nach mindestens 6 Impfungen) erhalten unverzüglich HB-Impfstoff und HB-Immunglobulin.
Fehlende Impfungen der Grundimmunisierung sind entsprechend den für die Grundimmunisierung gegebenen Empfehlungen nachzuholen.

E-33: Tetanus-Immunprophylaxe im Verletzungsfall

Vorgeschichte der Tetanus-Immunisierung (Anzahl der Impfungen)	**saubere, geringfügige Wunden**		**alle anderen Wunden**[1]	
	Td oder DT[2]	**TIG**[3]	**Td oder DT**[2]	**TIG**[3]
unbekannt	ja	nein	ja	ja
0–1	ja	nein	ja	ja
2	ja	nein	ja	nein[4]
3 oder mehr	nein[5]	nein	nein[6]	nein

[1]
- tiefe und/oder verschmutzte (mit Staub, Erde, Speichel, Stuhl kontaminierte) Wunden, Verletzungen mit Gewebszertrümmerung und reduzierter Sauerstoffversorgung oder Eindringen von Fremdkörpern (z. B. Quetsch-, Riß-, Biß-, Stich-, Schußwunden)
- schwere Verbrennungen und Erfrierungen
- Gewebsnekrosen
- septische Aborte

[2] Kinder unter 6 Jahren DT, ältere Personen Td (d. h. Tetanus-Diphtherie-Impfstoff mit gegenüber dem DT-Impfstoff verringertem Diphtherietoxoid-Gehalt)
[3] TIG = Tetanus-Immunglobulin, im allgemeinen werden 250 IE verabreicht, die Dosis kann auf 500 IE erhöht werden; TIG wird simultan mit Td/DT-Impfstoff angewendet
[4] Ja, wenn die Verletzung länger als 24 Stunden zurückliegt
[5] Ja, wenn seit der letzten Impfung mehr als 10 Jahre vergangen sind
[6] Ja, wenn seit der letzten Impfung mehr als 5 Jahre vergangen sind

E-34: Postexpositionelle Tollwut-Immunprophylaxe

Grad der Exposition	**Art der Exposition** **durch ein tollwutverdächtiges** oder **tollwütiges Wild- oder Haustier**	**durch einen Tollwutimpfstoffköder**	**Immunprophylaxe*** (Beipackzettel beachten)
I	Berühren/Füttern von Tieren, Belecken der intakten Haut	Berühren von Impfstoffködern bei intakter Haut	keine Impfung
II	Knabbern an der unbedeckten Haut, oberflächliche, nicht blutende Kratzer durch ein Tier, Belecken der nichtintakten Haut	Kontakt mit der Impfflüssigkeit eines beschädigten Impfstoffköders mit nichtintakter Haut	Impfung
III	jegliche Bißverletzung oder Kratzwunden, Kontamination von Schleimhäuten mit Speichel (z. B. durch Lecken, Spritzer)	Kontamination von Schleimhäuten und frischen Hautverletzungen mit der Impfflüssigkeit eines beschädigten Impfstoffköders	Impfung **und simultan** mit der ersten Impfung passive Immunisierung mit Tollwut-Immunglobulin (20 IE/kg Körpergewicht)

* Die einzelnen Impfungen und die Gabe von Tollwut-Immunglobulin sind sorgfältig zu dokumentieren.

E-35: Impfung bei HIV-Infektion

Impfstoff	**HIV-Infektion**	
	asymptomatisch	**symptomatisch**
Inaktivierte Impfstoffe/Toxoide	empfohlen	empfohlen
BSG	nicht empfohlen	nicht empfohlen
Polio-Lebendimpfstoff (OPV)	nicht empfohlen*	nicht empfohlen*
Polio-Impfstoff, inaktiviert (IPV)	empfohlen	empfohlen
Masern-, MMR-Impfstoff	empfohlen	nicht empfohlen**
Mumps-, Röteln- und andere Lebendimpfstoffe	empfohlen	nicht empfohlen

* Anstelle von Polio-Lebendimpfstoff wird inaktivierter Impfstoff empfohlen. Dies gilt auch für die Polio-Schutzimpfung von nicht mit HIV Infizierten in der gleichen Wohngemeinschaft.
** Masern können bei HIV-Kranken einen besonders schweren Verlauf nehmen. Bei erhöhter Masern-Gefährdung ist deshalb eine Masern- oder MMR-Impfung angeraten. Bei Nichtgeimpften ist im Falle einer Masern-Exposition eine IgG-Gabe zu erwägen.

14 Infektionen in Krankenhaus und Praxis

14 Infektionen in Krankenhaus und Praxis

14.1 Begriffe im Verlauf der historischen Entwicklung

Unter **Hospitalismus** werden nach *Simpson* alle krankmachenden Faktoren, die bei einem Krankenhausaufenthalt wirksam werden können, zusammengefaßt.

Die Begriffe
- Krankenhausinfektion
- infektiöser Hospitalismus
- Hospitalinfektionen
- nosokomiale Infektionen

werden synonym verwendet.

Probleme und Minimierung der vielfältigen Schädigungsmöglichkeiten für Patienten und Personal im Krankenhaus, die auch über den Bereich der Krankenhausinfektionen hinausgehen, werden heute in der Regel unter dem Begriff der **Krankenhaushygiene** zusammengefaßt.

14.1 Begriffe im Verlauf der historischen Entwicklung

Krankenhausinfektionen sind so alt wie die Geschichte der Krankenhäuser insgesamt, und auch heute noch hat die Aussage von *Johann Peter Frank* (1745 bis 1821) Gültigkeit, wenn er sagt: »Kann es wohl einen größeren Widerspruch geben als eine Spitalkrankheit? Ein Übel, welches man da erst bekommt, wo man sein eigenes loszuwerden gedenkt?«
Mit der Prägung des übergeordneten Begriffes **»Hospitalismus«** hat *Simpson* 1869 den Versuch unternommen, definitionsgemäß alle krankmachenden Faktoren, die im Verlauf eines Krankenhausaufenthaltes auftreten können, hierunter zu subsumieren. Allerdings hat sich dieser Begriff in dieser Form nicht durchgesetzt, denn in den Krankenpflegebereichen des Altertums, den Leprosorien und Pestspitälern des Mittelalters und den Krankenhäusern der Neuzeit haben die **Krankenhausinfektionen** doch immer die überragende Rolle gespielt, bzw. spielen sie noch. Sie haben damit andere Schadfaktoren zurückgedrängt. In den letzten beiden Jahrzehnten sind dann diese **Krankenhausinfektionen** mehr und mehr mit dem Begriff des **infektiösen Hospitalismus** abgegrenzt worden, wobei als synonyme Bezeichnungen auch die Begriffe Hospitalinfektionen oder **nosokomiale Infektionen** Verwendung finden. Probleme und Minimierung der vielfältigen Schädigungsmöglichkeiten für Patienten und Personal im Krankenhaus, die auch über den Bereich der Krankenhausinfektionen hinausgehen, werden heute in der Regel unter dem Begriff der **Krankenhaushygiene** zusammengefaßt.

14.2 Definition der Krankenhausinfektion

Definition ▶

14.2 Definition der Krankenhausinfektion

▶ ***Definition.*** **Krankenhausinfektionen** werden entsprechend der Richtlinie für die Erkennung, Verhütung und Bekämpfung von Krankenhausinfektionen des BGA (1976) heute allgemein als jede durch Mikroorganismen bzw. Viren hervorgerufene Infektion definiert, die in kausalem Zusammenhang mit einem Krankenhausaufenthalt steht, unabhängig davon, ob Krankheitssymptome vorhanden sind oder nicht.

Epidemische Krankenhausinfektion ist ein gehäuftes Auftreten von Hospitalinfektionen mit einem einheitlichen Erregertyp bei zeitlichem, örtlichem und kausalem Zusammenhang.

Entsprechend CDC erfolgt die zeitliche Abgrenzung der Hospitalinfektion durch das Auftreten von Symptomen frühestens 48 Stunden nach Krankenhausaufnahme, wenn nicht die Inkubationszeit deutlich dagegenspricht. Krankenhausinfektionen sind auch solche, die nach einem Krankenhausaufenthalt auftreten und auf letzteren zurückzuführen sind.
Krankenhausinfektionen können bei Patienten und Krankenhauspersonal auftreten.

Eine **epidemische Krankenhausinfektion** liegt dann vor, wenn eine Häufung von Hospitalinfektionen auftritt, die durch einen einheitlichen Erregertyp verursacht sind und bei denen ein zeitlicher, örtlicher und kausaler Zusammenhang mit dem Krankenhausaufenthalt gesichert ist.
Probleme ergeben sich bei der Abgrenzung von Krankenhausinfektionen gegenüber solchen Infektionen, die vor Aufnahme in das Krankenhaus erworben worden sind, aber während des stationären Aufenthaltes manifest werden. Vom *Centers for Disease Control (CDC)* wurde daher 1972 festgelegt, daß bei **Patienten, die bei der Krankenhausaufnahme keine, jedoch frühestens 48 Stunden nach Aufnahme in das Krankenhaus sichtbare Zeichen einer Infektion zeigen, und die Inkubationszeit nicht deutlich dagegenspricht, eine solche Krankheit als im Krankenhaus erworben gilt.** Ebenfalls als krankenhauserworbene Infektion werden solche Infektionskrankheiten bezeichnet, die erst nach einem Krankenhausaufenthalt auftreten, aber mit Sicherheit auf diesen zurückgeführt werden können. Wenn auch überwiegend Patienten durch Krankenhausinfektionen betroffen sind, muß dennoch berücksichtigt werden, daß Krankenhausinfektionen auch bei Personal und Krankenhausbesuchern auftreten können. Das Krankenhauspersonal kann dann zur Infektionsquelle eines infektiösen Hospitalismus werden, wenn solche Infektionen inapparent verlaufen, sich daraus aber ein Keimträgertum entwickelt.

14.3 Häufigkeit und Einflußgrößen der Krankenhausinfektionen

Die aktuelle Situation des infektiösen Hospitalismus in dem jeweiligen Krankenhaus kann nur durch die vor Ort erhobene **Infektionsstatistik** dargestellt werden.
Hinsichtlich der **Lokalisation der Infektionen** zeigen aufgrund von Studien
- Harnwegsinfektionen
- Wundinfektionen
- Infektionen der Haut und Schleimhaut
- Pneumonien
- Sepsis
- obere Atemwegsinfektionen

hohe relative Häufigkeiten.
Bezüglich der **Risikobereiche** für das Erwerben von Krankenhausinfektionen stehen intensivtherapeutische Bereiche in der Anästhesiologie, der Chirurgie, dem Früh- und Neugeborenenbereich sowie der Neurochirurgie deutlich im Vordergrund. Hier werden Häufigkeiten krankenhauserworbener Infektionen von 20–30% angegeben. Allerdings bedürfen auch Sonderbereiche wie die Organtransplantation, die Chemotherapie und Strahlenbehandlung bei onkologischen Grundleiden u.a. der kritischen Kontrolle zur Verhütung von nosokomialen Infektionen.
Die **Häufigkeit von Krankenhausinfektionen** kann nicht nur mit dem Mangel an ausreichenden krankenhaushygienischen Maßnahmen erklärt werden, sondern ist auch der Veränderung des Patientengutes sowie der enormen Entwicklung der therapeutischen und diagnostischen Möglichkeiten im Krankenhaus zuzuschreiben. Die **generelle Verschiebung zum Patienten mit höherem Lebensalter** hat zum einen eine Reihe von Grundkrankheiten provoziert, die ein höheres Risiko für den Erwerb einer Infektionskrankheit bedingen. Zum anderen werden heute alte Menschen **diagnostischen sowie therapeutischen Eingriffen** unterzogen, die noch vor wenigen Jahren ein unüberwindliches Risiko dargestellt hätten; allerdings auch hier mit einer höheren Infektionsgefährdung.
Durch die zunehmende Technisierung hat die unfallbedingte Polytraumatisierung, insbesondere bei jüngeren Menschen, erheblich zugenommen, und nicht zuletzt **sind durch z.T. unkontrollierten Einsatz von Antibiotika Resistenzen bei Infektionserregern induziert worden,** die dann für nicht mehr beherrschbare Superinfektionen, z.B. bei Patienten mit unzureichend funktionierendem, unspezifischem und spezifischem Abwehrsystem aufgrund der fehlenden Ausreifung (Frühgeborene), der krankheitsbedingten Reduzierung (Malignom) bzw. der therapeutisch bedingten Suppression (immunsuppressive Behandlung), ursächlich werden können.
Nur über die systematische Erfassung der Krankenhausinfektionen im eigenen Bereich und die Aufdeckung der Infektionsquellen lassen sich Maßnahmen effizient umsetzen und die Häufigkeit des infektiösen Hospitalismus auf ein vertretbares Maß reduzieren.

14.3 Häufigkeit und Einflußgrößen der Krankenhausinfektionen

Infektionsstatistik ist die regelrechte Erfassung von Krankenhausinfektionen.
In der Häufigkeitsverteilung zeigen sich die **Lokalisationen der nosokomialen Infektionen** wie folgt:
- Harnwegsinfektionen
- Wundinfektion
- Infektionen der Haut und Schleimhaut
- Pneumonien
- Sepsis
- obere Atemwegsinfektionen.

Als **Risikobereiche** für Krankenhausinfektionen gelten in der Reihenfolge
- intensivtherapeutischer Bereich
- Anästhesie
- Chirurgie
- Früh- und Neugeborenenbereich
- Neurochirurgie
- Organtransplantation
- Chemotherapie und Strahlenbehandlung bei onkologischen Grundleiden.

Ursachen für das Auftreten von Krankenhausinfektionen sind:
- Veränderung des Patientenguts (Lebensalter, Grundleiden)
- Veränderung in Invasivität der therapeutischen und diagnostischen Eingriffe
- unfallbedingte Polytraumatisierung
- unkontrollierter Antibiotikaeinsatz (Zunahme der Resistenzen)
- reduzierte immunologische Abwehrfähigkeit (Malignome, immunsuppressive Behandlung).

Maßnahmen zur Reduzierung des infektiösen Hospitalismus setzen die systematische Erfassung der Krankenhausinfektionen voraus.

14.4 Erreger von Krankenhausinfektionen

Bei der Analyse der für Infektionskrankheiten ursächlichen Erreger läßt sich grundsätzlich feststellen, daß ein deutlicher Erregerwandel stattgefunden hat. Infektionskrankheiten wie Pocken, Pest, Typhus, Cholera u.a., die früher noch als Seuchen auftraten, sind zumindest in den hochtechnisierten Ländern heute z.T. gänzlich ausgeschaltet oder haben durch die zur Verfügung stehenden therapeutischen Möglichkeiten keine Bedeutung mehr. Auf der anderen Seite **sind Erreger in den Vordergrund getreten, die als sog. opportunistische Keime bezeichnet werden.** In der Regel haben sie ihren normalen Standort im menschlichen Organismus (z.B. Enterobacteriaceae) oder sie können bei Keimträgern nachgewiesen werden, ohne gleichzeitig eine klinische Symptomatik hervorzurufen (z.B. Staphylococcus aureus). Solche opportunistischen Erreger können aufgrund eines Standortwechsels

14.4 Erreger von Krankenhausinfektionen

Beim infektiösen Hospitalismus zeigt sich ein Erregerwandel vom Seuchenerreger zum opportunistischen Keim mit pathogener Potenz.
Keimträger beherbergen krankmachende Keime, ohne selbst eine Infektionssymptomatik zu zeigen. (z.B. Staphylococcus aureus).
Endogenen Infektionen liegt ein Standortwechsel der ursächlichen Infektionserreger im selben Organismus zugrunde.

Bei einer **exogenen Infektion** wird der Erreger von außen in den Organismus eingebracht.
Durch genetische Veränderungen können sich neue humanpathogene Erreger entwickeln (z. B. HIV).

im Patienten selbst **(endogene Infektion)** oder übertragen von außen **(exogene Infektion)** beim Vorliegen entsprechender Voraussetzungen beim Patienten (u.a. Grundkrankheiten, Polytraumatisierung) Infektionskrankheiten verursachen.
Neuerdings müssen auch Infektionen durch solche Erreger in Betracht gezogen werden, die aufgrund genetischer Veränderungen (z.B. Mutation) humanpathogenetische Merkmale ausgebildet haben (z.B. Influenzaviren) oder als neue humanpathogene Erreger auftreten und dann auch unabhängig von der jeweiligen Funktionsfähigkeit des Abwehrsystems Infektionskrankheiten auslösen können (HIV).

Für die Übertragung von Erregern des infektiösen Hospitalismus spielen **Erregerverhalten** und **Erregerresistenz** gegenüber äußerlichen Einflüssen eine wichtige Rolle.
Die Erreger des infektiösen Hospitalismus lassen sich aufgrund dieses Verhaltens wie folgt einteilen:

Für die **Induktion von Krankenhausinfektionen** spielen das **Erregerverhalten** und die **Erregerresistenz** gegenüber äußeren Einflüssen eine wesentliche Rolle. In ▤ E-**36** sind die Infektionserreger zusammengefaßt, die praktisch nur durch einen intensiven Kontakt zwischen Menschen oder mit kontaminiertem menschlichen Untersuchungsmaterial in einer Form übertragen werden können, daß sie erneut eine Infektionskrankheit hervorrufen. Außerhalb des menschlichen Organismus können sie unterschiedlich lange überleben (aktiv sein), sie zeigen dort jedoch keine Vermehrung.

E-36: Hospitalismuserreger der Gruppe 1, die direkt oder indirekt nur vom Mensch übertragen werden

Erreger	Standort	Übertragung
Mycobacterium tuberculosis	Respirations- und Urogenitaltrakt	Tröpfchen- oder Schmierinfektion
Mycoplasma pneumoniae	Nasopharynx	Tröpfchen- oder Schmierinfektion
Neisseria meningitidis	Nasopharynx	Schmierinfektion, Tröpfcheninfektion (über 1 m Distanz)
Streptococcus pyogenes (A-Str.)	Nasopharynx	Tröpfchen- oder Schmierinfektion
Streptococcus agalactiae (B-Str.)	Darm, Vagina	Schmierinfektion
Streptococcus pneumoniae	Nasopharnyx	Tröpfchen- oder Schmierinfektion
Treponema pallidum	generalisiert	genitale oder parenterale Infektion (Bluttransfusion)
Adenoviren	Respirations- und Intestinaltrakt	Schmier- oder Tröpfcheninfektion
Coronaviren	Respirations- und Intestinaltrakt	Schmier- oder Tröpfcheninfektion
Enteroviren	Respirations- und Intestinaltrakt	Schmier- oder Tröpfcheninfektion
Hepatitis-A-(E-)Viren	Intestinaltrakt	Schmierinfektion
Hepatitis-B-(D-)Viren	generalisiert	parenterale Infektion
Hepatitis-C-Viren	generalisiert	parenterale Infektion
HIV	generalisiert	genitale oder parenterale Infektion
Myxo-Paramyxoviren	Intestinaltrakt	Tröpfchen- oder Schmierinfektion
Norwalk-Agens	Intestinaltrakt	Schmierinfektion
Rotaviren	Respirationstrakt	Schmierinfektion
Rötelnviren	Respirationstrakt	Tröpfchen- oder Schmierinfektion
RS-Viren	generalisiert	Tröpfchen- oder Schmierinfektion

- Erreger, die nur durch intensiven Kontakt übertragen werden, außerhalb des Menschen jedoch keine Vermehrung zeigen (▤ E-**36**),
- Erreger, die außerhalb des menschlichen Organismus über längere Zeit überleben und sich auch vermehren können (▤ E-**37**),
- Erreger, die für die Induktion einer Infektion beim Menschen bestimmte Voraussetzungen benötigen, deren Weitergabe von Mensch zu Mensch allerdings praktisch nicht stattfindet (▤ E-**38**).

Häufigste Erreger des infektiösen Hospitalismus sind:
- Enterobacteriaceae wie E. coli, Klebsiellen, Proteus
- Staphylokokken wie Staphylococcus aureus und Staphylococcus epidermidis
- Pseudomonas wie Pseudomonas aeruginosa.

In ▤ E-**37** sind die Keime zusammengefaßt, die außerhalb des menschlichen Organismus über längere Zeit als Trocken- oder Luftkeime bzw. Naß- oder Pfützenkeime überleben und bei entsprechenden Voraussetzungen sich sogar vermehren können, aber auch solche (Viren), die keine Vermehrung außerhalb des menschlichen Organismus erfahren, trotzdem aber über Monate hinweg aktiv bleiben können.
In ▤ E-**38** sind solche Erreger zusammengefaßt, die nur dann zu Infektionen und insbesondere Krankenhausinfektionen führen, wenn beim Infizierten entsprechende Voraussetzungen (z.B. anaerobe Wundverhältnisse bei Clostridium perfringens, Grundkrankheit der Lunge bei Aspergillose) gegeben sind. Während bei den erstgenannten beiden Erregergruppen der Infizierte gleichzeitig wieder als Infektionsquelle für weitere Patienten angesehen werden muß, stellt der mit Keimen der letztgenannten Gruppen Infizierte praktisch keine Gefahr für eine Weiterverbreitung der Infektion dar.
Die **Häufigkeit** der durch die genannten Erreger hervorgerufenen **Krankenhausinfektionen** weist wesentliche Unterschiede auf. So stehen Enterobacteriaceae und hier vor allen Dingen E. coli, Klebsiella species, Proteus species neben Pseudomonas species und hier vor allem Pseudomonas aeruginosa sowie Staphylococcus species mit Staphylococcus aureus und Staphylococcus epidermidis deutlich im Vordergrund. Dies liegt im wesentlichen darin

E-37: Hospitalismuserreger der Gruppe 2, a) Trocken- oder Luftkeime bzw. b) Naß- oder Pfützenkeime

Erreger	Standort	Übertragung
a) Trocken- oder Luftkeime		
Staphylococcus aureus	Haut, Nasopharynx	Kontaktinfektion, aerogene Infektion
Staphylococcus epidermidis	Haut, Schleimhäute	Kontaktinfektion, aerogene Infektion
Aerococcus viridans	Haut	Kontaktinfektion, aerogene Infektion
Corynebacterium spec.	Haut, Schleimhäute	Kontaktinfektion, aerogene Infektion
Streptococcus faecalis	Intestinum	Kontaktinfektion, aerogene Infektion
Candida albicans	Haut, Schleimhäute	Kontaktinfektion, aerogene Infektion
b) Naß- oder Pfützenkeime		
Providentia stuartii	Außenwelt	Kontaktinfektion, aerogene Infektion
Acinetobacter calcoaceticus	Außenwelt	Kontaktinfektion, aerogene Infektion
Klebsiella pneumoniae und andere Klebsiellen	Respirations- und Intestinaltrakt	Kontaktinfektion
Enterobacter spec.	Intestinal- und Respirationstrakt	Kontaktinfektion
Serratia marcescens	Außenwelt	Kontaktinfektion
Pseudomonas aeruginosa und andere Pseudomonas spec.	Schleimhaut, Intestinaltrakt	Kontaktinfektion
Enterobacteriaceae wie E. coli, Citrobacter spec., Proteus spec., Salmonella spec. u.v.a.	Intestinaltrakt	Kontaktinfektion

E-38: Hospitalismuserreger der Gruppe 3, Außenweltkeime, die mit speziellem Infektionsmodus übertragen werden

Erreger	Standort	Übertragung
Aspergillus fumigatus	Lüftungsanlagen, Boden, Umwelt	aerogene Infektion bei vorgeschädigter (kavernöser) Lunge
Bacillus spec. (aerobe Sporenbildner)	Umwelt, Boden	aerogen, Kontaktinfektion
Clostridium perfringens u. a.	Boden, Staub	Wundinfektionen bei Polytraumatisierung
Clostridien der Gasödem-Gruppe	Boden, Faeces	Wundinfektionen
Clostridium tetani	Boden, Staub	
Legionella pneumophilia u. a. Legionella spec.	feuchte Stellen, wasserführende Systeme	Aerosol (z. B. bei Immunsupprimierten)
Listeria monocytogenes	Lebensmittel, Umwelt	Kontaktinfektion
Mycobacterium spec. (»atypische Mykobakterien«)	Umwelt, Biotope, Haus- und Wildtiere	Kontaktinfektion, aerogen (z. B. bei Immunsupprimierten)
Pseudomonas spec. und Aeromonas spec.	feuchte Stellen, wasserführende Systeme	Flüssigkeiten, Geräte, Kontaktinfektion
Thermophile Aktinomyzeten und Fadenpilze	Umwelt	Kontaktinfektion

begründet, daß diese Erregergruppen nicht nur beim Patienten und Krankenhauspersonal normalerweise vorkommen, sondern daß sie daneben außerhalb des menschlichen Organismus unter entsprechenden Voraussetzungen im Krankenhausmilieu über Monate überleben können und damit über dieses Milieu auf den Patienten übertragen werden können. Zudem kann im Rahmen einer Antibiotika-Therapie eine Selektion bestimmter Erregertypen erfolgen und damit zum gehäuften Auftreten von Infektionen durch solche Erreger führen.
Die Häufigkeit nosokomialer Infektionen durch andere Erregergruppen tritt deutlich hinter den vorgenannten zurück, wobei allerdings die Wertigkeit dieser Infektionserreger für Krankenhausinfektionen nicht verkannt werden darf. Dies gilt u.a. für Streptokokken der serologischen Gruppe A, die z.B. nach Einschleppung auf Kinderstationen eine sehr schnelle Verbreitung erfahren und damit zu Komplikationen im Verlaufe bestimmter therapeutischer Maßnahmen (chirurgischer Eingriffe) führen können. Ebenso sind u.a postoperative Wundinfektionen durch Clostridien der Gasbrandgruppe, die

Diese genannten Erregergruppen finden sich nicht nur beim Patienten und Krankenhauspersonal, sondern können im Krankenhausmilieu unter entsprechenden Voraussetzungen auch über Monate überleben. Im Rahmen einer Antibiotika-Therapie kann zudem eine Selektion bestimmter Erregertypen erfolgen.

Deutlich weniger häufig werden Krankenhausinfektionen durch die folgenden Erreger hervorgerufen:
- **Streptokokken wie Streptococcus haemolyticus**
- **Clostridien der Gasbrandgruppe**
- **sonstige Enterobacteriaceae**
- **sonstige Pseudomonas species.**

rein endogen bedingt sind, aber auch infektiöse Komplikationen, z. B. nach chirurgischen Eingriffen im Bauchraum, die insbesondere durch anaerob wachsende Erregergruppen (Bacteroides species) verursacht werden, zu beachten.
Auf Verbrennungsstationen ist besonders der Hospitalismuskeim Pseudomonas gefürchtet.
Als rein **exogenen Ursprungs** sind Pneumonien durch Legionella species anzusehen, die fast ausschließlich bei immunsuppressiv Behandelten (onkologische Patienten, Transplantatempfänger) auftreten.

Klinischer Fall

Frau H., 56 Jahre. Vier Tage nach Aufnahme in Klinik B und Nierentransplantation wurde bei Frau H. wegen des Verdachtes auf eine Abstoßungsreaktion eine immunsuppressive Behandlung begonnen. Diese umfaßte zunächst Methylprednisolon, dann zusätzlich Cyclosporin und Anti-T-Lymphozyten-Globulin, schließlich noch Azathioprin. Am 23. postoperativen Tag traten erstmals subfebrile Temperaturen auf, und Frau H. hatte heftige atemabhängige Rückenschmerzen auf der linken Seite. Eine Therapie mit Cefotaxim wurde am nächsten Tag begonnen.
Aus Sputum des 25. postoperativen Tages wurde erstmals Legionella pneumophila der Serogruppe 6 isoliert, ebenso wie aus allen danach eingesandten Trachealsekreten. Die Thoraxaufnahme vom selben Tag zeigte erstmals ein ausgedehntes pneumonisches Infiltrat im linken Mittelfeld, das sich schon am nächsten Tag auf die rechte Lunge ausgedehnt hatte. Die Dyspnoe nahm rasant zu, und Frau H. mußte in derselben Nacht notfallmäßig intubiert und beatmet werden. Als am nächsten Tag der Legionella-Nachweis mitgeteilt wurde, wurde die antibiotische Therapie auf Ciprofloxacin allein umgestellt unter der in der Literatur vertretenen Vorstellung seiner Wirksamkeit bei Legionellose.
Die Ausdehnung der pneumonischen Infiltrate nahm jedoch unter dieser Therapie noch zu. Auch die Beatmungsparameter verbesserten sich nicht. Es stellten sich weitere Komplikationen ein. Ein Dickdarmileus machte am 28. Tag nach Transplantation eine Kolostomie erforderlich.
Die Funktion der Transplantatniere war insuffizient, so daß Frau H. intermittierend dialysiert werden mußte. Wegen des Verdachtes einer Abstoßungsreaktion wurde die Niere punktiert. Jedoch ergab die histologische Untersuchung keine Abstoßungszeichen, sondern tubuläre Veränderungen entsprechend einem akuten Nierenversagen.
Zusätzlich zu Legionellen wurde aus dem Trachealsekret Aspergillus fumigatus angezüchtet; inwieweit dieser Pilz invasiv war, bleibt fraglich, zumal der Antikörpertiter nicht anstieg.
Eine Hämorrhoidalblutung erforderte eine Gumminaht. Bei kontinuierlich sich verschlechternder Gesamtsituation wurde die Ciprofloxacin-Therapie am 40. Tag nach Transplantation um Erythromycin, Rifampicin und Metronidazol ergänzt. Dies konnte den Verlauf nicht mehr aufhalten. Drei Tage später starb Frau H. im septisch-toxischen Polyorganversagen.

Kommentar: Frau H., die kurz nach der Transplantation eine massive immunsuppressive Therapie erhielt, erkrankte 3 Wochen später, in denen sie die Klinik nicht verlassen hatte, an einer sich fulminant ausbreitenden Infektion mit Legionellen derselben Serogruppe, die oft im Wasser der Klinik B nachgewiesen wurde. Die Infektion war also sicher nosokomial erworben.
Zwei der aufgetretenen Komplikationen gelten als typisch für die Legionellose: der paralytische Ileus und das akute Nierenversagen, das in diesem Fall die transplantierte Niere traf. Natürlich können auch andere Faktoren dafür verantwortlich sein.
Drei Tage vor dem Tod der Patientin wurde die Therapie um Erythromycin und Rifampicin ergänzt. Die Frage muß offen bleiben, ob eine frühere Gabe dieser gegen Legionellen anerkannt wirksamen Antibiotika den unglücklichen Verlauf abgewendet hätte.

Bei Patienten mit Abwehrschwäche des Immunsystems (z. B. AIDS) muß auch mit Infektionen durch saprophytische Erreger (Pneumocystis carinii, saprophytische Mykobakterien, Candida species) gerechnet werden.

Viren, die nosokomiale Infektionen hervorrufen können, sind vor allem
- Gastroenteritis induzierende Viren
- Herpes-Viren
- Zytomegalie-Viren
- Hepatitis-A-Viren
- Hepatitis-B-Viren
- Hepatitis-C-Viren.

Bei anderen Patienten (z. B. Endstadium einer AIDS-Erkrankung) ist mit Infektionen auch mit den verschiedensten saprophytischen Erregern zu rechnen. Neben Pneumocystis-carinii-Pneumonien stehen hier Infektionen durch M. tuberculosis bzw. durch saprophytische Mykobakterien wie auch, im wesentlichen bedingt durch die Antibiotikatherapie, mit Candida species im Vordergrund.
Bei durch **Viren** hervorgerufenen nosokomialen Infektionen spielen neben den Gastroenteritis induzierenden Viren wie Rotaviren, Norwalk-Agens, Coronaviren, Astroviren, Adenoviren, Calciviren und Mini-Rotaviren insbesondere bei immunsupprimierten Patienten endogen bedingte Infektionen durch Herpes- und Zytomegalie-Viren eine wichtige Rolle. Infektiöser Hospitalismus durch Hepatitis-A-Viren kann nur in bestimmten Krankenhausbereichen und hier vorwiegend in Pflegeeinheiten für geistig Behinderte Bedeutung erlangen. Deutlich rückläufig sind auch die nosokomialen Infektionen durch das Hepatitis-B-Virus, ein Ergebnis, das der seit Jahren

erfolgreich durchgeführten Impfung gegen Hepatitis B zuzuschreiben ist. Demgegenüber ist vergleichsweise die Rate der Krankenhausinfektionen durch Hepatitis-C-Virus vorwiegend bei solchen Patienten, die im Verlauf ihres Krankenhausaufenthaltes zahlreiche Blutkonserven bzw. Plasmapräparate benötigen, relativ hoch. Da der Erreger der Hepatitis C vor kurzem identifiziert werden konnte, sollte eine Reduktion dieser Erkrankung u.a. durch die virusinaktivierende Vorbehandlung der Plasmapräparate möglich werden.
Krankenhausinfektionen durch HIV sind bisher nur in Einzelfällen bekannt geworden. Übertragungen haben dabei fast ausschließlich durch die Infusion kontaminierten Blutes bzw. kontaminierter Plasmapräparate u.a. bei Hämophilie-Patienten stattgefunden. Eine mögliche Übertragung im Rahmen diagnostischer, therapeutischer und pflegerischer Maßnahmen bei HIV-Infizierten scheint dann gegeben, wenn das ärztliche bzw. Pflegepersonal mit Blut (> 0,1 ml) des HIV-Infizierten iatrogen in Berührung kommt.

Durch die aktive Impfung gegen Hepatitis B sind nosokomiale Infektionen durch das Hepatitis-B-Virus rückläufig. Demgegenüber zeigen die Infektionsraten durch Hepatitis-C-Viren, die fast ausschließlich durch Blut- und Plasmapräparate übertragen werden, eine zunehmende Tendenz.
Nosokomiale Infektionen durch HIV sind bisher nur wenige bekannt geworden. Die Übertragung setzt den iatrogenen Kontakt mit größeren (> 0,1 ml) Blutmengen eines Infizierten voraus.

14.5 Infektionsquellen und Infektionswege beim infektiösen Hospitalismus

Als Infektionsquelle für den infektiösen Hospitalismus haben grundsätzlich **Erregerreservoire** eine große Bedeutung. Dies sind Substrate oder Lebewesen, auf denen Erreger natürlich verweilen, sich vermehren oder entwickeln und von denen aus Tiere oder Menschen infiziert werden können. Wegen des Vorherrschens von Krankenhausinfektionen durch Erreger, die sich an den Menschen adaptiert haben und in menschlichen Populationen in ununterbrochenen Infektketten existieren können, **muß der Mensch selbst als wichtigstes Reservoir angesehen werden.**
Dies gilt insbesondere für den **endogenen infektiösen Hospitalismus,** bei dem die Infektionserreger durch Standortwechsel im Wirt eine Erkrankung hervorrufen können.
Beim **exogenen infektiösen Hospitalismus** mit dem Menschen als Infektionsquelle erfolgt die Abgabe der Erreger vorwiegend über die Haut und durch die Körperöffnungen Nase, Mund, Urogenitale und Anus, da sich in den entsprechenden Körperhöhlen oder im Bereich der Körperöffnungen der **natürliche Standort dieser Erreger** befindet. Daneben ist eine Streuung von Keimen aus künstlich geschaffenen infizierten Körperöffnungen, wie beispielsweise Wunden, gegeben. Eine besondere Bedeutung ist in diesem Zusammenhang **Keimträgern** beizumessen, d.h. Individuen, die ohne klinische Krankheitssymptome, z.B. nach inapparenten Infektionen oder aufgrund einer Immunität, humanpathogene Erreger auf Haut und Schleimhäuten angesiedelt haben und diese weitergeben können. **Im Rahmen des infektiösen Hospitalismus ist dem Keimträgertum von Staphylococcus aureus eine große Bedeutung zuzumessen, da dieses beim ärztlichen und Pflegepersonal in einer Häufigkeit bis zu 80% auftreten kann.** Die Staphylokokken finden sich bei dem Keimträger vorwiegend im Nasenvorhof, im Rachen, auf der Haut und an den Händen und werden von dort über die verschiedensten Übertragungsfaktoren weitergegeben. Keimträgertum ist neben Staphylococcus aureus auch für Streptokokken der serologischen Gruppe A, Meningokokken, Enterobacteriaceae (z.B. Proteusbakterien und Salmonellen) nachgewiesen worden.

14.5 Infektionsquellen und Infektionswege beim infektiösen Hospitalismus

Ein wesentliches **Erregerreservoir für den infektiösen Hospitalismus stellt der Mensch dar** (Patient, Krankenhauspersonal). Von diesem Erregerreservoir werden Keime durch Standortwechsel im Wirt zur Induktion des **endogenen infektiösen Hospitalismus** und durch Abgabe über Haut und Körperöffnungen wie Nase, Mund, Urogenitale und Anus für die Induktion des **exogenen infektiösen Hospitalismus** weitergegeben.
Keimträger sind Individuen, die ohne klinische Krankheitssymptome Infektionserreger auf Haut und Schleimhäuten beherbergen und diese weitergeben können. **Beim Krankenhauspersonal muß für bestimmte Keimarten (Staphylococcus aureus) mit einem Keimträgertum bis zu 80% gerechnet werden,** wobei sich die Staphylokokken vorwiegend im Nasenvorhof, Rachen, auf der Haut und an den Händen befinden.
Neben Staphylococcus aureus können Streptokokken der serologischen Gruppe A, Meningokokken, Enterobacteriaceae im Rahmen eines Keimträgertums auftreten.

Merke. Krankenhausinfektionen werden am häufigsten durch das Personal übertragen bzw. verursacht. Nach *Sinnecker* (1971) ist die **Infektkette** ein System mit den Faktoren Wirt, Erreger, Übertragungsvorgang und Umweltwirkung, das über die Passage der Infektionserreger von der Infektionsquelle zum infizierten Individuum zur Entwicklung von Infektionskrankheiten führt.

◀ Merke

Die **Infektionsquelle** kann sich als Vektor, Erregerreservoir oder Übertragungsfaktor darstellen (E-7).

Ausgangspunkt einer solchen Infektkette ist die **Infektionsquelle,** die sich als Vektor, Erregerreservoir oder Übertragungsfaktor darstellen kann (E-**7**). Beim infektiösen Hospitalismus spielt die Vektorenübertragung, wie sie z. B. bei den durch Arthropoden übertragenen Infektionskrankheiten (Gelbfieber, Malaria u. a.) bekannt ist, im Vergleich zu den durch Erregerreservoir oder Übertragungsfaktor ausgelösten Erkrankungen kaum eine Rolle.

Übertragungsfaktoren können als Infektionsquelle (kontaminierte Flüssigkeit, Kaltvernebler, Pseudomonas aeruginosa) oder als reiner Übertragungsweg bei permanenter Infektion an einer Infektionsquelle (Hände, Instrumente) wirksam werden. Letzteres spielt beim Staphylokokken-Hospitalismus aufgrund von Keimträgertum eine wesentliche Rolle.

Übertragungsfaktoren als Elemente von Infektketten können einmal als Infektionsquelle (kontaminierte Flüssigkeiten) wirksam werden, wobei letztere als charakteristisch für bestimmte Erregergruppen einzustufen sind. Als Beispiel seien hier nur das Vorkommen und die Vermehrung von Enterobacteriaceae und Pseudomonas species als sog. Naßkeime in verschiedenen Flüssigkeiten genannt (z. B. in Kaltverneblern). Zum anderen können Übertragungsfaktoren als reine Übertragungswege wirksam werden, dann, wenn sie permanent an Infektionsquellen infiziert werden. Letzteres gilt vor allem für Hände, Instrumente, Einmalmaterialien. Diese Art der Übertragung spielt als Ursache des Staphylokokken-Hospitalismus insbesondere bei Staphylokokken-Trägertum auch dann eine Rolle, wenn z. B. eine Händedesinfektion nur sporadisch und nicht systematisch durchgeführt wird.

Durch Rekontamination der desinfizierten Hände an der Infektionsquelle (u. a. Nasenvorhof) werden dann die Staphylokokken direkt oder über primär sterile Instrumente nach deren Rekontamination an den Patienten weitergegeben.

Bezüglich der Bedeutung von Übertragungsfaktoren für den infektiösen Hospitalismus läßt sich eine Prioritätenliste (E-**7**) festlegen

Hinsichtlich der Bedeutung der Übertragungsfaktoren für die Induktion von Hospitalinfektionen bzw. die Aufrechterhaltung von Infektketten ist in E-**7** die Festlegung einer Prioritätenliste versucht worden. Eine Schematisierung ist allerdings nicht möglich, d. h., die Infektketten für die jeweiligen Krankenhausinfektionen bedürfen, auch unter Berücksichtigung der vorgegebenen Übertragungswege, jeweils einer neuerlichen Analyse.

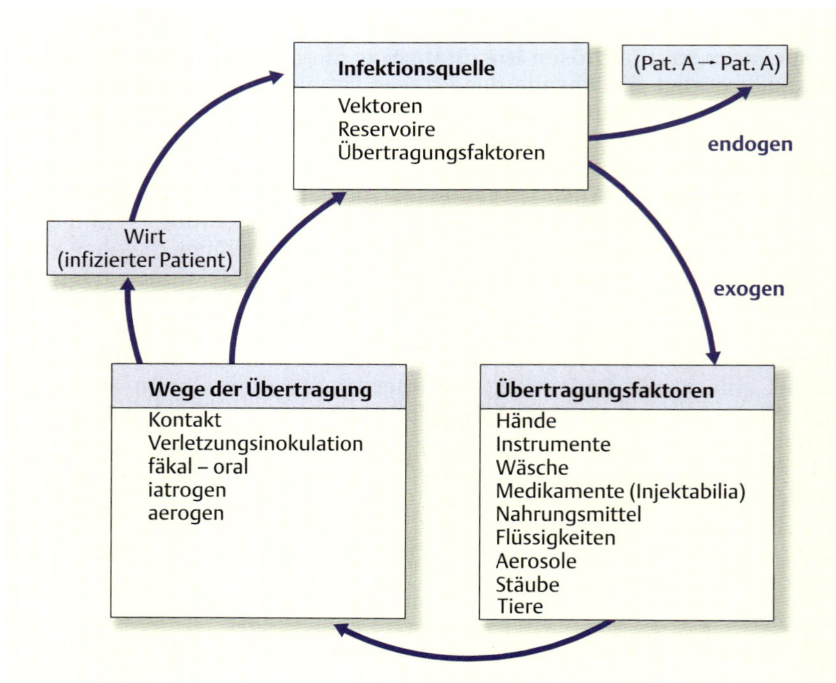

E-**7: Faktoren für Infektionsketten.**

Klinischer Fall

Zur Frage, welche Anforderungen an die Händedesinfektion eines Arztes, der eine Kniegelenkpunktion durchführen will, zu stellen sind (konkreter Rechtsfall).
Zum Sachverhalt: Der Beklagte (BEKL) nahm am 2.8.1984 bei der Klägerin (KL) eine Arthrografie des Kniegelenkes vor. Vor dem Eingriff führte er mit dem Desinfektionsmittel X eine ca. einminütige Händedesinfektion durch. Die Untersuchung bestätigte die Ablösung eines größeren Knorpelstückes, das durch den Chirurgen Dr. M. sobald wie möglich operativ entfernt werden sollte. Als die KL sich bei Dr. M. erstmals am 7.8.1984 vorstellte und über Schmerz und eine Art Plätschergefühl im Knie klagte, entfernte Dr. M. durch eine Punktion Flüssigkeit, die er als Kontrastmittelrest einstufte. Am 13.8.1984 wurde das abgelöste Knorpelstück dann operativ entfernt. Bei der Eröffnung der Kniegelenkkapsel floß ein trüber, gelblich tingierter, eitrig aussehender Erguß ab, in dessen Abstrich Staphylococcus aureus kulturell nachgewiesen werden konnte. Die KL behauptet, die Vereiterung des Kniegelenkes könne nur auf die vom BEKL vorgenommene Arthrografie und eine hierbei von ihm regelwidrig ausgelöste Verunreinigung zurückgeführt werden, weil danach die Entzündungserscheinungen wie Schwellungen des Knies, starke Schmerzen usw. aufgetreten seien. Sie verklagte den BEKL auf Schmerzensgeld und Festlegung des Ersatzes aller Schäden. Das LG wies die Klage ab. Die Berufung der KL hatte überwiegend Erfolg.
Aus den Gründen: Der Sachverständige, Dr. L., führte vor Gericht aus, daß Kniegelenkpunktionen unter hochsterilen Maßnahmen durchzuführen sind. Dazu gehöre nicht nur die Desinfektion des Knies des Patienten und die Verwendung von sterilen Kanülen. Wenn der behandelnde Arzt bei Vornahme der Punktion keine sterilen Handschuhe trägt, dann ist die Durchführung einer chirurgischen Händedesinfektion, die generell etwa 5 Minuten dauert, unbedingt indiziert. Zwar hat der BEKL behauptet, daß das Desinfektionsmittel X nur eine Desinfektionszeit von ½–1 Minute erfordert, jedoch sei es unbedingt indiziert, daß vor der reinen Desinfektionsmaßnahme mit dem Mittel eine umfangreiche Reinigung der Hände durchgeführt wird. Diese gesamten Maßnahmen sind nicht binnen 1 Minute durchführbar, eine Einwirkzeit bis zu 1 Minute genügt auch bei dem Mittel X nur für eine hygienische Händedesinfektion.
Angesichts des Wissens, das von einem eine Fachpraxis führenden Arzt zu fordern ist, und des geringen Aufwandes, die Keimbelastung durch eine chirurgische Händedesinfektion zu reduzieren, wertet das Gericht die Unterlassung als groben Behandlungsfehler, der im vorliegenden Fall zur Umkehr der Beweislast für die Kausalität zwischen dem Behandlungsfehler und dem Eintreten der Infektion führt. Nach diesem Grundsatz ist der BEKL haftbar zu machen. Zwar ist es möglich, daß nicht die von dem BEKL vorgenommene Punktion, sondern – trotz ausreichender Desinfektion durch Dr. M. – dessen Punktion schicksalsbedingt zu Infektionen geführt habe. Die konkrete und sogar wahrscheinlichere Möglichkeit, daß die Infektionsursache durch den BEKL gesetzt worden ist, begründet seine Haftung. Der BEKL schuldet deshalb gemäß §§ 847, 823 I BGB ein Schmerzensgeld in Höhe von DM 4000 und hat aufgrund der schuldhaften Verletzung der im Arztvertrag begründeten Sorgfaltspflichten und gemäß § 823 I BGB für zukünftige Schäden einzustehen.

14.6 Maßnahmen zur Erkennung, Verhütung und Bekämpfung von Hospitalinfektionen

Bereits 1976 sind vom BGA die von einer Kommission erarbeiteten »**Richtlinien für die Erkennung, Verhütung und Bekämpfung von Krankenhausinfektionen**« (Richtlinie für Krankenhaushygiene und Infektionsprävention, seit 1994 Hrsg. RKI) veröffentlicht und damit funktionell-bauliche, betrieblich-organisatorische Maßnahmen sowie hygienische Maßnahmen in Versorgungs- und technischen Bereichen und Maßnahmen der Sterilisation und Desinfektion zur Verhütung und Bekämpfung von Krankenhausinfektionen definiert worden. In zahlreichen Anlagen zu speziellen Detailproblemen der Richtlinie haben diese krankenhaushygienischen Grundlagen in den letzten Jahren eine wesentliche Ergänzung erfahren. Auch wenn die Richtlinie des BGA bisher keinen Rechtscharakter besitzt, hat sie doch bedeutenden Einfluß auf die Umsetzung der hygienischen Maßnahmen im Krankenhaus und teilweise in der Praxis genommen.
Von den wesentlichen Grundaussagen dieser Richtlinie sollen diejenigen über
- funktionell-bauliche Maßnahmen
- betrieblich-organisatorische Maßnahmen und
- Maßnahmen in Versorgungs- und technischen Bereichen

kurz erläutert werden.

14.6 Maßnahmen zur Erkennung, Verhütung und Bekämpfung von Hospitalinfektionen

Die **Richtlinie für Krankenhaushygiene und Infektionsprävention** beinhaltet
- funktionell-bauliche Maßnahmen
- betrieblich-organisatorische Maßnahmen
- hygienische Maßnahmen in Versorgungs- und technischen Bereichen und
- Maßnahmen der Sterilisation und Desinfektion zur Verhütung und Bekämpfung von Krankenhausinfektionen.

Funktionell-bauliche Maßnahmen

Sie umfassen
- Anforderungen an die Lage und Gliederung des Krankenhauses (S E-3).
- Anforderungen an Einzelräume im Krankenhaus
- Anforderungen an Leistungsstellen der Pflege, Diagnose und Therapie

Funktionell-bauliche Maßnahmen

Funktionell-bauliche Maßnahmen können per se keine Krankenhausinfektionen verhindern. Sie dienen jedoch als wesentliche Voraussetzungen, um krankenhaushygienische Maßnahmen umsetzen zu können. Sie umfassen
- Anforderungen an die Lage und Gliederung des Krankenhauses (Erreichbarkeit), Anforderungen an Gelände, Umgebung und bauliche Richtzahlen sowie Gliederung des Krankenhauses, die im wesentlichen durch den Funktionsablauf bestimmt wird.

S E-**3** zeigt in schematischer Form die innere Aufgliederung des Funktionstraktes eines Krankenhauses unter Einbeziehung der Stationen sowie unter Berücksichtigung der in den BGA-Richtlinien festgelegten Reinheitsbereiche in Verbindung mit den durch die DIN 1946/4 festgelegten Anforderungen an die Keimarmut dieser Bereiche.

S Synopsis E-**3: Innere Aufteilung eines Krankenhaus-Funktionstraktes mit Stationen** (Richtlinien für Reinheitsbereiche und Anforderungen an Keimarmut berücksichtigt)

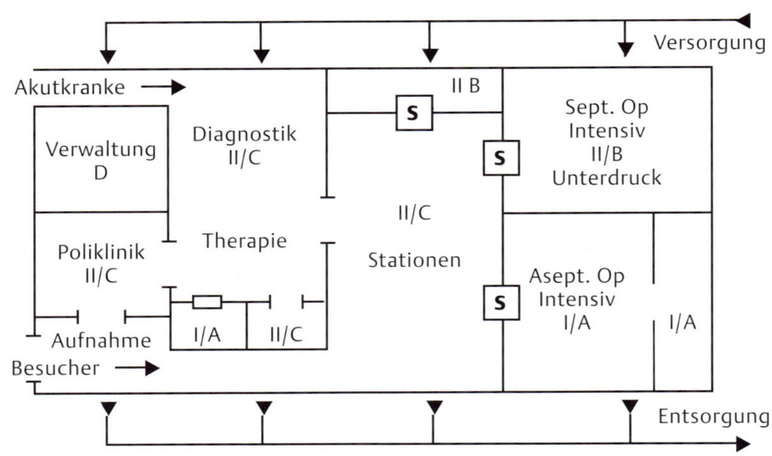

S = Schleusen

Raumklasse entspr. DIN 1946/4:
- I hohe Anforderungen an die Keimarmut (Überdruck)
- II normale Anforderungen
  - Räume mit kontaminierter Luft (Unterdruck)

BGA-Richtlinie:
- A besonderer Schutz vor Infektionen
- B infektiöse Bereiche
- C mittleres Infektionsrisiko
- D geringes Infektionsrisiko

z. B. Frühgeborenenstation I/A, Kinderpoliklinik II/B, Isotopenbehandlung II/C, Operative Diagnostik I/A, Infektionsstation II/B, Transplantation/Immunsuppression I/A

- Anforderungen an andere Leistungsstellen unter Einbeziehung von Zentralsterilisation, Wäscherei, Apotheke, Küchen, technischen Versorgungs- sowie Entsorgungseinrichtungen und Tierställen
- Anforderungen an technische Anlagen und Materialien.

- Anforderungen an Einzelräume unter Berücksichtigung der Aufenthalts- und Umkleideräume, Sanitärräume, Schleusen, Räume für reine und unreine Arbeiten sowie Nebenräume.
- Anforderungen an Leistungsstellen der Pflege, Diagnose und Therapie. Hier wird im wesentlichen für die Pflegebereiche, Ambulanzen, Operationsabteilungen, Spezialeinheiten mit hohen hygienischen Ansprüchen wie u. a. Intensivmedizin, Dialyse- und Transplantationseinheiten, Infektionseinheiten, radiologische und nuklearmedizinische Einrichtungen, Laboratorien, Anforderungen hinsichtlich der Lage, des Raumbedarfs, der Gliederung und Organisation sowie der erforderlichen Einrichtung und der Notwendigkeit raumlufttechnischer Anlagen festgelegt.
- Anforderungen an andere Leistungsstellen unter Einbeziehung von Zentralsterilisation, Wäscherei, Apotheke, Küchen, technischen Versorgungs- sowie Entsorgungseinrichtungen und Tierställen sowie
- Anforderungen an technische Anlagen und Materialien wie u. a. lüftungstechnische Anlagen, Transportanlagen, Baustoffe und Oberflächen wie Decken, Wände, Fußbödeneinrichtungen.

Betrieblich-organisatorische Maßnahmen

Sie umfassen innerbetriebliche Erfordernisse, um
- eine Einschleppung und Verbreitung von Infektionserregern durch Besucher

Betrieblich-organisatorische Maßnahmen

Diese Maßnahmen umfassen zunächst innerbetriebliche Erfordernisse, um eine Einschleppung und Verbreitung von Infektionserregern durch Besucher bzw. die Verbreitung von Patient zu Patient oder von Pflegepersonal zum Patienten oder durch Kleidung, Geräte, Instrumente, Betten auf Patienten bzw. Personal zu verhindern. Dies gilt insbesondere bei einem Wechsel von einem in einen anderen Krankenhausbereich. Aus diesem Grunde unterscheidet die Richtlinie zwischen Bereichen, die im besonderen Maße vor Infektionen geschützt werden müssen (u. a. Einheiten zur Pflege von Transplantations- oder Verbrennungsfällen, für Intensivmedizin, Operationsabteilungen), sowie Bereichen, von denen bevorzugt Infektionen ausgehen können (u. a. Infektionseinheiten, septische Operationseinheiten, Dialyseeinheiten, Laboratorien, Prosekturen, unreine Seite der Wäscherei bzw. der Bettenzentrale), wie auch Bereichen mit mittlerem Infektionsrisiko (u. a. stationäre Bereiche, Ambulanzbereiche, physikalische Therapie, Küchen) und Bereichen mit geringen Infektionsmöglichkeiten (u. a. Verwaltungsräume, Hörsäle, Unterrichtsräume, Personalwohn- und -speiseräume, technische Bereiche).

- die Verbreitung von Patient zu Patient oder von Pflegepersonal zu Patient oder
- durch Kleidung, Geräte, Instrumente, Betten auf Patienten bzw. Personal zu verhindern.

Hierfür sind durch die Richtlinie bestimmte Risikobereiche im Krankenhaus festgelegt worden.

Mit der **Organisation der krankenhaushygienischen Maßnahmen** sind die verschiedensten Personen (Gruppen) im Krankenhaus betraut. Grundsätzlich ist der ärztliche Leiter des Krankenhauses bzw. der klinischen Abteilung verantwortlich für die Krankenhaushygiene. Er kann wesentliche Aufgaben des krankenhaushygienischen Bereiches an den Hygienebeauftragten der Klinik bzw. der klinischen Abteilung übertragen. Als erfahrener Arzt muß dieser über Kenntnisse der Verhütung und Bekämpfung von Krankenhausinfektionen verfügen und der Erfassung und Klärung der Ursache einzelner und epidemisch auftretender Krankenhausinfektionen nachgehen. Er arbeitet eng mit der Hygienefachkraft (Hygienefachschwester bzw. Hygienefachpfleger) zusammen, die aufgrund einer Weiterbildung im Gesamtbereich der Krankenhaushygiene eine Spezialisierung in diesem Bereich erfahren hat. Ihre Aufgabe besteht in der Überwachung der Krankenhaushygiene und krankenhaushygienischen Maßnahmen, in der Aufdeckung von Krankenhausinfektionen durch regelmäßige Besuche auf Stationen, in der Dokumentation der Art und Häufigkeit des Auftretens von Krankenhausinfektionen sowie der Schulung des Personals mit praktischen Anleitungen. Aufgrund der Richtlinien sollte eine Hygienefachkraft maximal 300 Krankenhausbetten verantwortlich betreuen.

Für die **Organisation der krankenhaushygienischen Maßnahmen** sind verantwortlich:

- grundsätzlich der ärztliche Leiter des Krankenhauses bzw. der klinischen Abteilung und daneben
- der Hygienebeauftragte
- die Hygienefachkraft
- der Krankenhaushygieniker (medizinischer Mikrobiologe).

Die **Hygiene-Kommission** legt als wichtigstes Gremium alle krankenhaushygienischen Maßnahmen fest. Sie setzt sich zusammen aus dem ärztlichen Leiter, dem Verwaltungsleiter, dem Krankenhaushygieniker den Hygienebeauftragten, den Leitenden Pflegekräften, den Hygiene-Fachschwestern sowie dem technischen Leiter des Krankenhauses

Für Krankenhäuser über 800 Betten einschließlich Krankenhäuser der Maximalversorgung (Universitätskliniken) soll ein hauptamtlicher Krankenhaushygieniker bestellt werden. Sein Aufgabengebiet umfaßt als Arzt für Hygiene die Krankenhaus-, Umwelt-, Individual-, Sozial- und Lebensmittelhygiene. Im Bereich der Krankenhaushygiene hat er gesundheitliche Risiken sowohl durch belebte als auch durch unbelebte Schadfaktoren zu analysieren, zu bewerten und daraus Maßnahmen abzuleiten. Dies gilt sowohl für die Patienten wie auch das Krankenhauspersonal.

Zur Beratung und Unterstützung des ärztlichen Leiters des Krankenhauses ist eine Hygiene-Kommission zu bilden, die sich neben dem ärztlichen Leiter aus dem Verwaltungsleiter, dem Krankenhaushygieniker (bzw. medizinischen Mikrobiologen), den Hygienebeauftragten, den Leitenden Pflegekräften, den Hygienefachschwestern und/oder Hygienefachpflegern und dem technischen Leiter des Krankenhauses zusammensetzt. Die Hygiene-Kommission analysiert die hygienischen Verhältnisse und Krankenhausinfektionen und legt die erforderlichen Verhütungs- und Bekämpfungsmaßnahmen unter Einbeziehung therapeutischer Maßnahmen fest. Sie regelt zudem die hygienischen Kontrollmaßnahmen in den Ver- und Entsorgungsbereichen. Die Hygiene-Kommission soll zudem bei der Planung und Beschaffung technischer sowie baulicher Einrichtungen im Krankenhaus, bei der Aufstellung von Organisationsplänen sowie bei der Organisation der Fortbildung des Personals auf den Gebieten der Hygiene mitwirken.

Maßnahmen in Versorgungs- und technischen Bereichen

Diese Maßnahmen umfassen Anforderungen, die an die regelrechte Bedienung bzw. an den regelrechten Funktionsablauf von Sterilisations- und Desinfektionsanlagen zu stellen sind. Sie berücksichtigen zudem Anforderungen an die hygienerelevante Zubereitung von Lebensmitteln in Küchen, bezogen auf Verhaltensmaßnahmen beim Personal sowie bezüglich der

Maßnahmen in Versorgungs- und technischen Bereichen

Sie umfassen alle hygienischen Anforderungen, die an Sterilisation, Desinfektion, Lebensmittelversorgung, Aufbereitung der Krankenhauswäsche, Transportanlagen, Abfallbeseitigung,

Lüftungs- und Klimaanlagen sowie Bereiche der physikalischen Therapie zu stellen sind.

hygienischen Voraussetzungen bei Küchengeräten, Behältern, Eßgeschirr und Vorratshaltung. Weitere Aspekte sind die Anforderungen an die hygienegerechte Aufbereitung von Krankenhauswäsche, die Anforderungen an die Bettgestelldesinfektion sowie die Desinfektion von Bettenzubehör und die Anforderungen bezüglich der Verhinderung der Verbreitung von Infektionserregern durch Transportanlagen.
Wesentliche Hygienemaßnahmen im technischen Bereich betreffen zudem die Anforderungen an die Abfallbeseitigung (*s. dort*), die Anforderungen an Lüftungs- und Klimaanlagen, die grundsätzlich in der DIN 1946, Bl. 4 »Lüftungstechnische Anlagen« festgelegt sind, sowie die hygienischen Anforderungen an Bereiche der physikalischen Therapie und hier insbesondere an Badeanlagen sowie an die Badewasserbeschaffenheit. Auch hier sind die wesentlichen Grundsätze in den »Richtlinien für Bäderbau- und Bäderbetrieb – Abschnitt Technik-« festgelegt und insbesondere die Kontrollmaßnahmen zur Überprüfung der Badewasserqualität aufgeführt.

Unfallverhütungsvorschrift Gesundheitsdienst (UVV G)

Die **Unfallverhütungsvorschrift Gesundheitsdienst** legt infektionsprophylaktische Maßnahmen für Bereiche, in denen Menschen ambulant oder stationär medizinisch untersucht, behandelt oder gepflegt werden bzw. Ausscheidungen von Menschen untersucht werden, fest. Sie besitzt Rechtscharakter.
Die UVV G macht unter anderem Aussagen über
- arbeitsmedizinische Vorsorgeuntersuchungen
- Bereitstellung von Impfungen
- Bereitstellung von Material zur Durchführung infektionsprophylaktischer Einzelmaßnahmen (Händedesinfektion, Schutzkleidung, Pipettierhilfen)
- Abfallbeseitigung.

Unfallverhütungsvorschrift Gesundheitsdienst (UVV G)

Wesentliche Grundaussagen dieser Richtlinien sind daher auch in die **Unfallverhütungsvorschrift Gesundheitsdienst (UVV G)** von 1982 eingegangen, die im Gegensatz zur Richtlinie Rechtscharakter besitzt und für alle Bereiche gilt, in denen Menschen ambulant oder stationär medizinisch untersucht, behandelt oder gepflegt werden bzw. Körpergewebe, Flüssigkeiten und Ausscheidungen von Menschen untersucht oder Arbeiten mit Krankheitserregern ausgeführt werden, d. h. neben Krankenhäusern und Altenpflegeheimen auch für die ärztliche und zahnärztliche Praxis (§ 1).
Weitere infektionsprophylaktisch relevante Maßnahmen betreffen:
- die Überprüfung des Gesundheitszustandes des Arbeitnehmers durch arbeitsmedizinische Vorsorgeuntersuchungen (§ 2a)
- die grundsätzlich kostenlose Bereitstellung von relevanten Impfungen durch den Unternehmer (§ 4)
- die Bereitstellung von Material und Möglichkeiten durch den Unternehmer und Aufforderung zur Durchführung entsprechender infektionsprophylaktischer Einzelmaßnahmen durch den Arbeitnehmer wie
  - Händedesinfektion
  - Schutzkleidung
  - Pipettierhilfen
  - Desinfektion, Reinigung bzw. Sterilisation der Arbeitsbereiche, der Instrumente und Laborgeräte
- Beseitigung des Abfalls (§§ 6–13).

Merke ▶

▶ ***Merke.*** Diese UVV G stellt somit eine wesentliche Grundlage für infektionsprophylaktische Maßnahmen in allen Bereichen, in denen Menschen behandelt werden, dar und besitzt zudem Rechtscharakter, d. h., die dort festgelegten Anforderungen können einer Überprüfung unterzogen und bei Nichteinhaltung die Veranwortlichen mit einer Ordnungsstrafe belegt werden.

15 Öffentliches Gesundheitswesen – Öffentlicher Gesundheitsdienst

15.1 Begriffe und Definitionen

15.1.1 Gesundheitswesen

Das Gesundheitswesen (GW) als übergeordneter Begriff umfaßt alle staatlichen, kommunalen und privaten Einrichtungen, Organisationen und Personen, die unmittelbar oder mittelbar der Erhaltung, Förderung und Wiederherstellung der Gesundheit sowie der Abwehr von Gefahren für die Gesundheit des Menschen dienen (z. B. freiberufliche oder angestellte Ärzte, Zahnärzte, Apotheker, Angehörige sonstiger Medizinalberufe, Krankenhäuser, Kureinrichtungen, Apotheken, Hilfsorganisationen, Heilberufskammern, Ausbildungsstätten für Heilberufe jeder Art, Gesundheitsvereine, Selbsthilfegruppen usw.).
Im Jahre 1992 sind ca. 343,1 Mrd. Deutsche Mark für das Gesundheitswesen in Deutschland ausgegeben worden. Die Gelder wurden insbesondere durch die gesetzliche Krankenversicherung, die Arbeitgeber, den Staat, die Rentenversicherung, die privaten Haushalte, private Krankenversicherung und gesetzliche Unfallversicherung aufgebracht und für die stationäre Behandlung im Krankenhaus, die ärztliche und zahnärztliche Behandlung im ambulanten Bereich, für Arznei-, Heil- und Hilfsmittel sowie für Berufs- und Erwerbsunfähigkeitsrenten ausgegeben.
Zum Öffentlichen Gesundheitswesen (ÖGW) gehören alle Bereiche des GW, die der öffentlichen Hand, d. h. dem Staat und den kommunalen Gebietskörperschaften zuzurechnen sind, sowie alle Einrichtungen der Körperschaften und Anstalten des öffentlichen Rechts, die mit der Gesundheit befaßt sind. Beispiele sind die Krankenhäuser in öffentlicher Trägerschaft (z. B. Universitätskliniken, kommunale Krankenhäuser), ärztlicher Dienst und Einrichtungen der Sozialversicherungsträger und der Versorgungsverwaltung, der Sanitätsdienst der Bundeswehr und nicht zuletzt auch der Öffentliche Gesundheitsdienst.

15.1.2 Öffentlicher Gesundheitsdienst

Dem Öffentlichen Gesundheitsdienst (ÖGD) gehören die Gesundheitsbehörden des Bundes, der Länder, der Bezirksregierungen, die zugeordneten medizinischen Institutionen sowie die staatlichen bzw. kommunalen Gesundheitsämter neben den Bundes- bzw. Landesgesundheitsräten an. ▤ E-**39** zeigt eine Übersicht über Behörden, Ämter und Institutionen sowie Partner des Öffentlichen Gesundheitsdienstes bezogen auf Bund, Länder bzw. Regierungsbezirke/Kreise.

15 Öffentliches Gesundheitswesen – Öffentlicher Gesundheitsdienst

15.1 Begriffe und Definitionen

15.1.1 Gesundheitswesen

Das Gesundheitswesen läßt sich unterteilen in:
- Institutionen des Öffentlichen Gesundheitsdienstes
- kommunale bzw. konfessionelle Einrichtungen wie Krankenanstalten, Heime
- Ärzteschaft und ärztliche Hilfsberufe
- freie Verbände und Vereinigungen wie Deutsches Rotes Kreuz, Wohlfahrtsverbände, Blutspendedienst.
- Ärztlicher Dienst der Sozialversicherungsträger
- Sanitätsdienst der Bundeswehr.

Die Kosten des Gesundheitswesens (DM 343,1 Mrd. 1992) werden durch die gesetzliche Krankenversicherung, Arbeitgeber, Staat, Rentenversicherung, private Krankenversicherung und gesetzliche Unfallversicherung getragen.

15.1.2 Öffentlicher Gesundheitsdienst

Dem Öffentlichen Gesundheitsdienst gehören im wesentlichen an:
- Gesundheitsbehörden des Bundes, der Länder sowie die zugeordneten medizinischen Institutionen
- Gesundheitsämter
- Bundes- bzw. Landesgesundheitsräte (▤ E-**39**).

E-39: Einrichtungen und Partnerinstitutionen des Öffentlichen Gesundheitsdienstes

	Bund	Länder	Regierungsbezirke/Kreise
Behörden	Bundesminister für Gesundheit	je nach Land: Senator, Ministerium oder Abteilung für Gesundheit	Medizinalabteilung im Regierungspräsidium
Ämter/Institute	Bundesgesundheitsamt* Bundesamt für Statistik Paul-Ehrlich-Institut Deutsches Institut für Med. Dokumentation und Information (DIMDI) Bundeszentrale für gesundheitliche Aufklärung	Landesgesundheitsamt Medizinaluntersuchungsämter Chemische Landesuntersuchungsämter Veterinärmedizinische Untersuchungsämter Landesjugendämter Landesamt für Statistik Staatliches Gesundheitsamt Gewerbeärztlicher Dienst	Kommunales Gesundheitsamt/Kreisgesundheitsamt Umweltamt Wasserwirtschaftsamt Gewerbeaufsichtsamt
Sonstige	Sanitätsdienst der Bundeswehr Sanitätsdienst des zivilen Bevölkerungsschutzes Bundesgesundheitsrat	Landesgesundheitsrat	

* seit 1994 seine Nachfolgeeinrichtungen *(s.u.)*

15.2 Aufgaben des Öffentlichen Gesundheitsdienstes

15.2.1 Gesundheitsgesetzgebung/Behörden

Das seit 1961 bestehende BMJFFG wurde 1991 in 3 Ministerien aufgeteilt. Das BM für Gesundheit bereitet die Gesundheitsgesetzgebung vor, vollzieht sie und wahrt die gesundheitlichen Belange gegenüber anderen Ministerien.
Die **Gesundheitsgesetzgebung** gründet sich auf Art. 72 Ziff. 2 des GG von 1949 und ist eine konkurrierende Gesetzgebung.
Art. 74 GG legt fest, für welche Bereiche die konkurrierende Gesundheitsgesetzgebung besteht.
Art. 125 GG regelt das fortgeltende Recht, d. h. die Gesetze und Verordnungen, die vor 1949 erstellt worden sind (Reichsimpfgesetz von 1874, III. Durchführungsverordnung 1935 des Gesetzes über die Vereinheitlichung des Gesundheitswesens).

Die **Gesundheitsabteilungen in den Landesministerien** sind zuständig für die Angelegenheiten des Gesundheitswesens, die nicht durch die Bundesregierung geregelt sind, und üben Aufsicht über die Landesämter, die Ärzte-, Zahnärzte- und Tierärzte-

15.2 Aufgaben des Öffentlichen Gesundheitsdienstes

15.2.1 Gesundheitsgesetzgebung/Behörden

Seit 1961 sind die Angelegenheiten der Gesundheit in einem eigenen Bundesministerium geregelt. Dieses Ministerium (BMG) bereitet die Gesundheitsgesetzgebung vor, vollzieht sie und wahrt zudem die gesundheitlichen Belange, die durch die Gesetzgebung in anderen Bereichen mitbetroffen sind.
Die **Gesundheitsgesetzgebung** gründet sich auf Art. 72 Ziff. 2 des GG von 1949. Danach ist die Gesundheitsgesetzgebung eine konkurrierende Gesetzgebung, d.h., die Bundesregierung hat die Vorranggesetzgebung, und nur wenn eine gesetzliche Regelung durch die Bundesregierung nicht vorgehalten wird, können von den Ländern eigene Gesetze in Kraft gesetzt werden. In Art. 74 GG wird festgelegt, für welche Gebiete eine konkurrierende Gesundheitsgesetzgebung besteht.
In Art. 125 des GG ist das fortgeltende Recht geregelt, d.h. werden die Gesetze und Verordnungen genannt, die vor dem Inkrafttreten des Grundgesetzes bestanden haben und in geltendes Bundesrecht überführt worden sind. Für die Gesundheitsgesetzgebung handelt es sich hierbei um das Reichsimpfgesetz von 1874, das 1975 in ein Impfgesetz umgewandelt und 1976 außer Kraft gesetzt wurde.
Weiterhin muß hier die III. Durchführungsverordnung (1935) des Gesetzes über die Vereinheitlichung des Gesundheitswesens (1934) Erwähnung finden, die allerdings, beginnend im Jahre 1979, mittlerweile von fast allen Bundesländern durch landeseigene Gesundheitsdienstgesetze abgelöst wurde.
Die Gesundheitsabteilung in den Landesministerien (in der Regel im Ministerium für Arbeit und Soziales) sind zuständig für Angelegenheiten des Gesundheitswesens, die nicht durch die Bundesregierung geregelt sind. Sie üben zudem die Aufsicht über die Landesämter (auch über die Staatlichen Gesundheitsämter) aus und nehmen darüber hinaus Aufsichtskompetenzen bei Ärzte-, Zahnärzte- und Tierärztekammern, Kassenärztlichen Vereinigungen sowie im Rahmen der Ausbildung der medizinischen

Assistenzberufe wahr. Der Gesundheitsabteilung obliegt auch die Aufgabe der Krankenhausbedarfsplanung. In der Gesundheitsministerkonferenz (GMK) und der Arbeitsgemeinschaft der obersten Landesgesundheitsbehörden (AOLG) erfolgt die Abstimmung gesundheitspolitischer Aufgaben auf der Ebene der Bundesländer.
Bezüglich der Präventionsmaßnahmen im **umwelthygienischen Bereich** hat es in den letzten Jahren durch die Etablierung von Umweltministerien in den Ländern z.T. erhebliche Verschiebungen in den Verantwortlichkeiten gegeben. So sind große Teile der Etablierung und Überwachung von umwelthygienischen Maßnahmen von den Gesundheitsabteilungen der Länder in die Umweltministerien bzw. Ministerien für Landwirtschaft und Forsten verlagert worden. Dies gilt auch für die Kontrolle der lebensmittelproduzierenden Betriebe, die Kontrolle der Arzneimittelherstellung und die Abwasser- und Abfallentsorgung.
In Bundesländern mit Regierungsbezirken werden die für die Ländergesundheitsabteilungen genannten Aufgaben teilweise an die Medizinalabteilungen beim Regierungspräsidium delegiert.

kammern und die Ausbildung der medizinischen Assistenzberufe aus. Sie stimmen sich bundesweit in der GMK und AOLG ab.
Für den **Bereich der Umwelthygiene** sind neben den Gesundheitsabteilungen der Länder Umweltministerien etabliert worden und zudem Aufgaben auf die Ministerien für Landwirtschaft und Forsten verlagert worden. Dies gilt auch für die Kontrolle der lebensmittelproduzierenden Betriebe, der Arzneimittelherstellung und der Abwasser- und Abfallentsorgung.

15.3 Einrichtungen des Öffentlichen Gesundheitsdienstes

15.3.1 Bundesgesundheitsamt (BGA) und Nachfolgeeinrichtungen

Als Nachfolger des Reichsgesundheitsamtes (1876–1945) wurde 1952 **das Bundesgesundheitsamt als selbständige Bundesoberbehörde im Geschäftsbereich des Bundesministers für Gesundheit (Jugend, Familie, Frauen) gegründet.**
An Aufgaben wurden diesem Amt
- die Forschung auf den Gebieten der Prävention im human- und veterinärmedizinischen Bereich, der Arzneimittelsicherheit, des gesundheitlichen Verbraucherschutzes sowie der Umwelt- und Strahlenhygiene
- Exekutivaufgaben auf den Gebieten des Arzneimittel- und Betäubungsmittelrechts, des Seuchenrechts für Mensch und Tier, des Pflanzenschutz- und des Chemikalienrechts sowie des Gentechnikrechts und
- die wissenschaftliche Beratung der Bundesregierung, der Länderregierungen und anderer staatlicher Entscheidungsträger auch auf internationaler Ebene übertragen.

Das Bundesgesundheitsamt gliederte sich in sechs Institutionen, und zwar:
- **Robert-Koch-Institut** mit Aufgaben der Forschung und Beratung auf dem Gebiet der Erkennung, Verhütung und Bekämpfung von Infektionskrankheiten
- **Institut für Wasser-, Boden- und Lufthygiene** mit Aufgaben der Ermittlung von Zusammenhängen zwischen ökologischen Bedingungen und menschlicher Gesundheit (Umwelthygiene)
- **Max-von-Pettenkofer-Institut** mit Aufgaben der Verbesserung des gesundheitlichen Verbraucherschutzes im Bereich von Lebensmitteln, Bedarfsgegenständen, Pflanzenbehandlungsmitteln und Chemikalien Dokumentation und Information zum Vergiftungsgeschehen
- **Institut für Sozialmedizin und Epidemiologie** mit Aufgaben der epidemiologischen Untersuchungen als Grundlage für die Erkennung und Bewertung gesundheitlicher Risiken
- **Institut für Veterinärmedizin** mit Aufgaben der Hygiene der Lebensmittel tierischer Herkunft, Erforschung und Bekämpfung von Krankheiten, die vom Tier auf den Menschen übertragen werden können, Nachweis und Beurteilung von Rückständen in tierischen Lebensmitteln
- **Institut für Arzneimittel** mit Aufgaben der Zulassung und Registrierung von Arzneimitteln, Sammlung und Auswertung von Meldungen über unerwünschte Arzneimittelwirkungen, Überwachung des legalen Verkehrs mit Betäubungsmitteln.

15.3 Einrichtungen des Öffentlichen Gesundheitsdienstes

15.3.1 Bundesgesundheitsamt bzw. Nachfolgeeinrichtungen

Das Bundesgesundheitsamt war von 1952 bis 1994 als selbständige Bundesoberbehörde im Geschäftsbereich des Bundesministeriums für Gesundheit (Jugend, Familie, Frauen) tätig.
Aufgaben des BGA waren:
- Forschung auf den Gebieten der Prävention, Arzneimittelsicherheit, des gesundheitlichen Verbraucherschutzes, der Umwelthygiene
- Exekutivaufgaben auf den Gebieten der Gesundheitsgesetzgebung
- wissenschaftliche Beratung der Bundesregierung und der Länderregierung sowie anderer staatlicher Entscheidungsträger auch auf internationaler Ebene.

Das BGA gliederte sich in sechs Institutionen, die entsprechend ihrer Ausrichtung Aufgaben wahrnahmen:
- Robert-Koch-Institut
- Institut für Wasser-, Boden- und Lufthygiene
- Max-von-Pettenkofer-Institut
- Institut für Sozialmedizin und Epidemiologie
- Institut für Veterinärmedizin
- Institut für Arzneimittel

Das Institut für Strahlenhygiene wurde 1988 dem BM für Umwelt- und Reaktorsicherheit zugeordnet.
Seit 1988 bestand am BGA ein **AIDS-Zentrum** mit Aufgaben der Dokumentation, Erforschung der Epidemiologie von AIDS und Koordination von Studien sowie Auswertung des internationalen Wissensstandes und der Erfahrung bei der AIDS-Bekämpfung.

Anfang 1988 wurde das Institut für Strahlenhygiene ausgegliedert und dem BM für Umwelt- und Reaktorsicherheit zugeordnet und am Bundesgesundheitsamt ein **AIDS-Zentrum** errichtet mit den Aufgaben:

- Dokumentation und Erforschung der Epidemiologie von HIV und AIDS
- Bewertung von Verfahren zur Verbesserung und Erweiterung der Diagnostik von HIV-Infektionen
- Koordination von klinischen Studien zum Verlauf der HIV-Infektionen
- Dokumentation und Aufbereitung psychosozialer Forschungsarbeiten zum Thema AIDS
- Koordination und administrative Betreuung der vom Bund geförderten AIDS-Forschung und Organisation der internationalen Zusammenarbeit im Forschungsbereich
- Aufbereitung des internationalen Wissensstandes und der Erfahrungen bei der AIDS-Bekämpfung.

Zum Jahreswechsel 1993/1994 hat die Bundesregierung den Entwurf zum Gesundheitseinrichtungen-Neuordnungsgesetz (GNG) beschlossen. Nach Inkrafttreten des GNG wurde das BGA ab Mitte 1994 in 4 selbständige Einrichtungen umgewandelt.

- Bundesinstitut für Arzneimittel- und Medizinprodukte
- Bundesinstitut für Infektionskrankheiten und nicht übertragbare Krankheiten (Robert-Koch-Institut)
- Bundesinstitut für gesundheitlichen Verbraucherschutz und Veterinärmedizin
- Bundesinstitut für Wasser-, Boden- und Lufthygiene im Umweltbundesamt.

Zur Aufgabenbewältigung stehen den Nachfolgeeinrichtungen des BGA zahlreiche Kommissionen mit fachkompetenten Mitgliedern der verschiedensten Fachrichtungen zur Verfügung.

Zum Jahreswechsel 1993/94 hatte die Bundesregierung den Entwurf zum Gesundheitseinrichtungen-Neuordnungsgesetz (GNG) beschlossen. Nach ihren Aussagen verfolgt das Gesetz das Ziel, den Gesundheitsschutz und die Gesundheitsvorsorge sowie den Verbraucher- und Patientenschutz zu verbessern, indem die Effizienz der Arbeitsweise des bisherigen Bundesgesundheitsamtes (BGA) gesteigert wird. Nach Inkrafttreten des Gesetzes wurde das BGA Mitte 1994 in folgende rechtlich selbständige Einrichtungen umgewandelt.

- Bundesinstitut für Arzneimittel- und Medizinprodukte (BfArM)
- Bundesinstitut für Infektionskrankheiten und nicht übertragbare Krankheiten (Robert-Koch-Institut/RKI)
- Bundesinstitut für gesundheitlichen Verbraucherschutz und Veterinärmedizin (BgVV)
- Bundesinstitut für Wasser-, Boden- und Lufthygiene im Umweltbundesamt.

Das letztgenannte Institut fällt künftig in die Zuständigkeit des Bundesministeriums für Umwelt, Naturschutz und Reaktorsicherheit.
Für seine vielseitigen Aufgaben stehen den Nachfolgeeinrichtungen des Bundesgesundheitsamtes etwa 50 Kommissionen mit externen Sachverständigen der verschiedensten Fachrichtungen als beratende Gremien zur Verfügung. Sie unterhalten eine eigene Zeitschrift – das Bundesgesundheitsblatt –, in der die erarbeiteten Stellungnahmen veröffentlicht werden. Zudem werden Informationen über die Pressedienste und über sog. Merkblätter in die Öffentlichkeit eingebracht.

15.3.2 Paul-Ehrlich-Institut

Das Paul-Ehrlich-Institut ist eine Kontrollinstitution für die Überprüfung von Impfstoffen, Blutprodukten und Serumpräparaten sowie bestimmten Diagnostika, die beim Menschen bzw. für eine entsprechende Diagnostik Verwendung finden.

15.3.2 Paul-Ehrlich-Institut

Das Paul-Ehrlich-Institut mit einer ähnlichen Stellung wie das Bundesgesundheitsamt dient als Kontrollinstitution für die Überprüfung von Impfstoffen, Blutprodukten und Serumpräparaten, die bei Menschen Anwendung finden, und überprüft zudem Diagnostika, die für serologische Untersuchungen mit menschlichem Untersuchungsmaterial (Bestimmung der Blutgruppen, Bestimmung der Transplantationsantigene, rheumaserologische Untersuchungen u. a.) Verwendung finden.

15.3.3 Bundesamt für Statistik

Das Bundesamt für Statistik erfaßt Daten, die für den Gesundheitsdienst wesentlich sind, und veröffentlicht sie. Auf Länderebene nehmen diese Aufgaben die Landesämter für Statistik wahr.

15.3.3 Bundesamt für Statistik

Das Bundesamt (Landesämter) für Statistik ist verantwortlich für die statistische Erfassung von Daten, die für den Gesundheitsdienst wesentlich sind, und zwar solche über den Bevölkerungsstand, die Bevölkerungsbewegung, meldepflichtige Infektionskrankheiten, Todesursachen, Anzahl von Krankenhausbetten, Anzahl stationär bzw. ambulant behandelter Patienten u. a. Das Bundesamt bzw. die Landesämter für Statistik erhalten ihre Daten von praktisch allen Behörden, Ämtern und Institutionen, die dem öffentlichen Gesundheitswesen angehören.

15.3.4 Bundesgesundheitsrat

Der Bundesgesundheitsrat bzw. die Landesgesundheitsräte sind beratende Gremien für die Bundes- bzw. Landesregierungen für alle Fragen des öffentlichen Gesundheitswesens. In diese Gesundheitsräte werden von den Regierungen fachkompetente Personen aus den unterschiedlichsten Bereichen berufen. Ihre Tätigkeit ist in der Regel ehrenamtlich.

15.3.4 Bundesgesundheitsrat

Der Bundesgesundheitsrat (Landesgesundheitsräte) ist ein beratendes Gremium für die Bundes- bzw. Landesregierungen bezüglich aller Fragen des öffentlichen Gesundheitswesens.

15.3.5 Landesgesundheitsämter (LGA)

Die Anregung der GMK, auf Landesebene fachliche Leitstellen für den ÖGD zu etablieren, haben bislang die Bundesländer Baden-Württemberg, Brandenburg und Niedersachsen durch die Einrichtung von Landesgesundheitsämtern sowie Nordrhein-Westfalen durch ein Landesinstitut für den öffentlichen Gesundheitsdienst aufgegriffen. Weitere Bundesländer betreiben derzeit die Gründung von Landesgesundheitsämtern.
Diese haben die Aufgabe, auf den Gebieten Umwelthygiene, Hygiene, Gesundheitsförderung und gesundheitliche Prävention, Epidemiologie und Gesundheitsberichterstattung konzeptionelle und beratende Unterstützung für die Ministerien, Behörden, Ämter und Einrichtungen des jeweiligen Bundeslandes zu leisten.
In Baden-Württemberg sind in das LGA zudem der Staatliche Gewerbearzt, der Landesarzt für Behinderte sowie das Medizinische Landesuntersuchungsamt integriert worden.

15.3.5 Landesgesundheitsämter (LGA)

Diese haben die Aufgabe auf den Gebieten Umwelthygiene, Hygiene, gesundheitliche Prävention, Epidemiologie und Gesundheitsberichterstattung konzeptionelle und beratende Unterstützung für Ministerien und Behörden etc. des Bundeslandes zu leisten.

15.3.6 Medizinaluntersuchungsämter

Bereits durch den Erlaß des Ministers für Medizinalangelegenheiten vom 22.7.03 wurden aufgrund des Reichsseuchengesetzes von 1900 den damals bestehenden neun Medizinaluntersuchungsämtern als Aufgaben zugewiesen: »...die Medizinalverwaltung in der Erfüllung ihrer Aufgaben auf dem Gebiete der Öffentlichen Gesundheitspflege zu unterstützen und die erheblichen Fortschritte, welche die wissenschaftliche Hygiene gemacht hat, praktisch nutzbar zu machen.« Während bei der Etablierung dieser Medizinaluntersuchungsämter noch die Bekämpfung der großen Seuchen im Vordergrund stand (Cholera, Typhus, Tuberkulose), hat sich der Aufgabenkatalog heute deutlich verlagert, und die Medizinaluntersuchungsämter können den von der WHO in ihren Aufgaben definierten **Public Health Laboratories** gleichgestellt werden.
In ▦ E-**40** sind die Aufgaben und Tätigkeitsbereiche der Medizinaluntersuchungsämter im Öffentlichen Gesundheitsdienst übersichtlich zusammengestellt worden. Danach lassen sich größere Teilgebiete abgrenzen, wie die Infektionsepidemiologie, die sich mit der epidemiologischen Erfassung übertragbarer Krankheiten entsprechend BSeuchG beschäftigt. Als weiteres Gebiet sind die Epidemiologie und Sozialhygiene zu nennen mit dem Bereich der Präventivmaßnahmen **(Schutzimpfung)** zur Verhütung von Infektionskrankheiten, aber auch mit der Bearbeitung der Epidemiologie nichtinfektiöser Krankheiten und der damit verbundenen Präventivmaßnahmen im Rahmen der Erfassung von Umweltbelastungen beim Menschen. Das Gebiet der Umwelthygiene beinhaltet Kontrollmaßnahmen im Bereich der Hygiene von Krankenhäusern und Gemeinschaftseinrichtungen, der Lufthygiene, der Hygiene des Trinkwassers, Badewassers und Abwassers, der Abfallbeseitigung und der Hygiene der Lebensmittel. Als weitere Gebiete werden noch die Sachverständigentätigkeit auf den Gebieten der Infektionsepidemiologie, der Sozialhygiene und der Umwelthygiene, die Aus-, Fort- und Weiterbildung für Ärzte und ärztliche Assistenzberufe sowie die Erarbeitung neuerer Methoden und Verfahren aufgeführt.
Diese Aufgaben lassen sich nur in enger Zusammenarbeit mit den jeweiligen Gesundheitsämtern durchführen. Wegen der Vielfältigkeit der Aufgaben, die auch eine sehr häufige Begutachtung vor Ort bedingen, können in großen Bundesländern mehrere dezentral arbeitende Medizinaluntersu-

15.3.6 Medizinaluntersuchungsämter

Medizinaluntersuchungsämter bestehen bereits seit Anfang des 20. Jahrhunderts und können in ihren Aufgaben den von der WHO definierten **Public Health Laboratories** gleichgestellt werden.

Aufgaben der Medizinaluntersuchungsämter sind (▦ E-40):
- epidemiologische Erfassung übertragbarer Krankheiten entsprechend BSeuchG sowie nichtinfektiöser Krankheiten und damit verbundene Präventivmaßnahmen
- Kontrollmaßnahmen im Bereich der Hygiene von Krankenhäusern, Gemeinschaftseinrichtungen, Lufthygiene, Hygiene des Trinkwassers, Badewassers und Abwassers, der Abfallbeseitigung und der Lebensmittel
- Sachverständigentätigkeit auf den Gebieten der Infektionsepidemiologie, der Sozialhygiene
- Aus-, Fort- und Weiterbildung für Ärzte und ärztliche Assistenzberufe
- Erarbeitung neuerer Methoden und Verfahren im Bereich der Hygiene und Mikrobiologie.

suchungsämter (z. B. eingeliedert in Universitäts-Hygiene-Institute) vorhanden sein.

E-40: Aufgaben und Tätigkeitsbereiche der Medizinaluntersuchungsämter im Öffentlichen Gesundheitsdienst

Gebiete	Einzelbereiche
Humanmedizinische Mikrobiologie (Bakteriologie, Mykologie, Virologie, Parasitologie) und Immunologie Infektionen	übertragbare Krankheiten (Seuchenmikrobiologie und Serologie) Bundesseuchengesetz
	andere Infektionskrankheiten (Mikrobiologie und Serologie nicht seuchenhaft auftretender Infektionen)
	Untersuchungen von Prostituierten und Personen mit häufig wechselndem Geschlechtsverkehr in Beratungsstellen für sexuell übertragbare Krankheiten
	Infektionen in Krankenhaus (Hospitalismus), Säuglings-, Pflege-, Altenheimen, Schulen, Gemeinschaftseinrichtungen
Epidemiologie und Sozialhygiene	Infektionskrankheiten (Ausbreitung, Infektionsmodus, Durchseuchung, Immunitätslage, Impferfolge)
	nicht übertragbare Volkskrankheiten (angeborene Stoffwechselerkrankungen, ernährungs- und genußmittelbedingte Erkrankungen)
	Untersuchungen einzelner Personen oder größerer Bevölkerungsgruppen bei Verdacht auf Umweltbelastung oder Umweltschädigungen
Umwelthygiene	Ortshygiene (Krankenhäuser, Gemeinschaftseinrichtungen, Heime) Siedlungs-, Erholungs- und Freizeithygiene, Lärm
	Umwelttoxikologie (toxische Substanzen in Boden und Luft)
	Abfallbeseitigung: flüssige und feste Abfallstoffe Vorfluter
	Hygiene der Lebensmittel (nicht-tierische Lebensmittel), ggf. Genußmittel, Bedarfsgegenstände, Kosmetika, gesundheitlicher Verbraucherschutz
	Wasserhygiene (Trink-, Tafel-, Mineral-, Heil-, Bade-, Oberflächen- und Abwasser)
	Katastrophenhygiene
Sachverständigentätigkeit	Infektionskrankheiten, Seuchenhygiene, Epidemiologie, Sozialhygiene, Umwelthygiene
Aus-, Fort- und Weiterbildung	Ärzte , med.-techn. Personal, hygienebeauftragtes Personal, Gesundheitsaufseher, Desinfektoren, Lebensmittelkontrolleure, Personal in Lebensmittel-, Bade-, Friseur-, Wäschereibetrieben
Methoden und Verfahren	Erarbeitung, Erprobung, Bewertung

15.3.7 Veterinärmedizinische Untersuchungsämter

Aufgaben der veterinärmedizinischen Untersuchungsämter betreffen die Infektionsepidemiologie von Tierseuchen und entsprechende Kontrollfunktionen, insbesondere für den tierischen Lebensmittelbereich.

15.3.7 Veterinärmedizinische Untersuchungsämter

Ein Äquivalent zu den Aufgaben der Medizinaluntersuchungsämter im Bereich der Tiermedizin (auch tierische Lebensmittel) stellen die veterinärmedizinischen Untersuchungsämter dar. Auch sie nehmen Aufgaben der Infektionsepidemiologie von Tierseuchen und entsprechende Kontrollfunktionen, insbesondere für den tierischen Lebensmittelbereich, wahr.

15.3.8 Gewerbeärztlicher Dienst

Aufgaben der staatlichen Gewerbeärzte sind Bekämpfung der Berufskrankheiten, Unfallschutz sowie berufsgenossenschaftliche Entschädigungsverfahren.

15.3.8 Gewerbeärztlicher Dienst

Die staatlichen Gewerbeärzte nehmen die Aufgabe der Bekämpfung der Berufskrankheiten wahr und wirken im Unfallschutz sowie im berufsgenossenschaftlichen Entschädigungsverfahren mit. Ihnen obliegt daneben die Durchführung des Ermächtigungsverfahrens zu Untersuchungen nach den arbeitsmedizinischen Grundsätzen.

15.3.9 Gesundheitsamt

Die eigentliche praktische Arbeit des Gesundheitsdienstes in der Bevölkerung wird vom Gesundheitsamt wahrgenommen. Aufgrund des Gesetzes über die Vereinheitlichung des Gesundheitswesens von 1934 sind in allen deutschen Stadt- und Landkreisen Gesundheitsämter eingerichtet worden. In Hessen, Nordrhein-Westfalen und Schleswig-Holstein wurden nach 1945 die Gesundheitsämter kommunalisiert, d. h. den Stadt- und Kreisverwaltungen zugeordnet. In den anderen Ländern bestanden zunächst die staatlichen Gesundheitsämter weiter, bis sie im Laufe der Jahre schließlich in allen Bundesländern nach Verabschiedung entsprechender Gesundheitsdienstgesetze der Länder in die Land- bzw. Stadtkreise eingegliedert wurden.

Dem Gesundheitsamt steht ein Amtsarzt vor, der in der Regel eine Ausbildung zum Facharzt (Gebietsbezeichnung für Psychiatrie, Kinderheilkunde, Hygiene u. a.) erworben und zudem die Ausbildung an einer Akademie für Staatsmedizin (Düsseldorf, München) mit der Gebietsbezeichnung Facharzt für das öffentliche Gesundheitswesen erfolgreich abgeschlossen hat.

Die Aufgaben der Gesundheitsämter, wie sie durch die 2. und 3. Durchführungsverordnung zum Gesetz über die Vereinheitlichung des Gesundheitswesens von 1935 präzisiert worden waren, gelten heute nur noch in einigen Bundesländern, in denen noch nicht ein landeseigenes Gesundheitsdienstgesetz in Kraft getreten ist, als Grundlage für die Aufgaben der Gesundheitsämter. Auch bei den Aufgaben der Gesundheitsämter haben sich über die Jahrzehnte hinweg die Aufgabenschwerpunkte verlagert. E-**41** gibt eine Übersicht über die wesentlichen Aufgaben, die heute von Gesundheitsämtern bearbeitet werden.

15.3.9 Gesundheitsamt

Gesundheitsämter bestehen in ihrer heutigen Form seit Inkrafttreten des Gesetzes über die Vereinheitlichung des Gesundheitswesens von 1934 in allen deutschen Stadt- und Landkreisen.

Dem **Gesundheitsamt** steht ein(e) **Amtsarzt/-ärztin** vor.

In fast allen Bundesländern ist mittlerweile durch neue Gesetze eine modernen Anforderungen entsprechende Aufgabenbeschreibung des ÖGD erfolgt (E-**41**).

E-41: Aufgabenschwerpunkte des Gesundheitsamtes

1. **Seuchenhygiene und Gesundheitsschutz mit dem Ziel, das Auftreten von Infektionskrankheiten zu verringern:**
   - Überwachung und Bekämpfung von Infektionskrankheiten (Tuberkulose, Salmonelleninfektionen usw.)
   - Trinkwasserüberwachung
   - Hygiene in öffentlichen Bädern
   - Lebensmittelhygiene
   - Krankenhaushygiene
   - Gesundheitsschutz in Kindergärten, Schulen, Alten- und Pflegeheimen
   - zielgruppenorientierte Impfangebote und Beratung
2. **Umweltbezogener Gesundheitsschutz mit dem Ziel, die gesundheitliche Belastung der Bevölkerung durch schädigende Umwelteinflüsse so gering wie möglich zu halten:**
   - Umwelthygiene und Toxikologie
   - toxikologische Beurteilung von Wasser, Boden, Luft
   - Lebensmittelüberwachung aus toxikologischer Sicht
   - gesundheitliche Bewertung und Mitwirkung bei Altlastenproblematik
   - Beraterfunktion in allen medizinischen Fragen bei konkreter Situation (Dioxin, Müllverbrennung, Industrie- und Verkehrsbelastung, Gesundheitsverträglichkeitsprüfung)
   - Beratung bei Sanierungsmaßnahmen
   - Verhaltensempfehlungen bei Gefährdung nach Industrieunfällen u. a.
3. **Jugendgesundheitspflege mit dem Ziel, die bestmögliche Entwicklung bei Kindern und Jugendlichen in körperlicher, seelischer und sozialer Hinsicht zu erreichen:**
   Im Rahmen der Jugendgesundheitspflege werden (individuelle) Gesundheitsrisiken und Entwicklungstrends von Kindern und Jugendlichen bezogen auf einzelne Jahrgangsstufen erhoben. Hierdurch sind epidemiologische Hinweise für soziale und gesundheitspolitische Entscheidungen gerade für Altersstufen, für die es noch keine Vorsorgeuntersuchungen gibt, gegeben.
4. **Gesundheitsförderung und Prävention mit Ziel der Verbesserung der Gesundheit der Gesamtbevölkerung und der Verhinderung von Zivilisationskrankheiten:**
   Initiierende, koordinierende und selbständige Mitarbeit (z. B. in regionalen Arbeitsgemeinschaften) bei Projekten der Gesundheitsförderung und Prävention auf gemeindenaher Ebene.
5. **Sozialmedizinische Betreuung Kranker und Behinderter mit dem Ziel, die psychosoziale Situation dieser Patienten zu verbessern:**
   Hierzu gehören insbesondere die Betreuung von
   - Tuberkulosekranken
   - HIV-Infizierten und AIDS-Kranken
   - Geschlechtskranken
   - psychisch und körperlich Behinderten
   - von Verwahrlosung bedrohten Personen sowie die
   - sozialmedizinische Heimbetreuung
6. **Amtsärztlicher und gerichtsärztlicher Dienst mit dem Ziel, eine unabhängige Untersuchung und Begutachtung medizinischer Sachverhalte zu gewährleisten:**
   Hierzu gehören u. a.
   - Untersuchungen im Rahmen beamtenrechtlicher Vorschriften
   - Untersuchungen von Asylbewerbern
   - Gutachten nach dem Unterbringungsgesetz
   - Gutachten nach dem Betreuungsgesetz
   - Aufgaben im Bestattungswesen
   - Beratungen im Katastrophen- und Zivilschutz
7. **Sonstige Aufgaben:**
   - Aufsicht über die verschiedenen Gruppen medizinischer Berufe (Ärzte, ärztliches Assistenzpersonal, Hebammen, Apotheker, Heilpraktiker u. a.)
   - Mitwirkung bei der Bedarfsermittlung für medizinische Einrichtungen
8. **Regionale Gesundheitsberichterstattung**

15.3.10 Sonstige Behörden

In enger Zusammenarbeit mit den Gesundheitsbehörden stehen für Spezialbereiche die Landes- und Bezirksjugendämter und insbesondere für Fragen des Umweltschutzes im Wasserbereich die Wasserwirtschaftsbehörden.

15.3.11 Internationale Institutionen

Die Kompetenz des **Rates der Europäischen Union,** durch Richtlinien, die von den EU-Mitgliedsländern in das jeweilige nationale Recht zu überführen sind, in die Gesundheitspolitik einzugreifen, ist durch den Vertrag von Maastricht wesentlich erweitert worden.

Die **OECD** bearbeitet gesundheits- und sozialpolitische Fragen, die im Zusammenhang mit der wirtschaftlichen Entwicklung stehen.

Die **WHO** ist die wichtigste internationale Organisation im Gesundheitswesen und koordiniert ihre Arbeit weltweit in sechs Regionalbüros. Das WHO-Regionalbüro für Europa ist in Kopenhagen angesiedelt und greift in seinem Programm in erster Linie die gesundheitlichen Probleme der Industriegesellschaft auf.

15.3.10 Sonstige Behörden

In enger Zusammenarbeit mit den Gesundheitsbehörden stehen für Spezialbereiche die Landes- und Bezirksjugendämter und insbesondere für Fragen des Umweltschutzes im Wasserbereich die Wasserwirtschaftsbehörden.

15.3.11 Internationale Institutionen

Rat der Europäischen Union

Mit dem am 7.2.1992 in Maastricht unterzeichneten Vertrag über die Europäische Union wurden die Kompetenzen der Europäischen Union auch auf den Gebieten des Verbraucherschutzes, der Gesundheitspolitik und des Umweltschutzes wesentlich erweitert.
Die nächsten Jahre werden zeigen, in welchem Umfang sich hieraus eine für das Gesundheitswesen der in der Europäischen Union zusammengeschlossenen Länder richtungweisende Entwicklung von Konzepten und Programmen darstellen wird.
Der Rat der Europäischen Union verabschiedet bereits seit weit über 10 Jahren Richtlinien (z.B. 1980 über die Qualität von Wasser für den menschlichen Gebrauch), die von den EG-Mitgliedsländern innerhalb bestimmter Fristen (z.B. 5 Jahre) in nationales Recht zu überführen sind, und greift somit bereits seit langem in die Gesundheitspolitik der Mitgliedsstaaten ein.

OECD

Die Organisation für Wirtschaftliche Zusammenarbeit und Entwicklung (Organization for Economic Cooperation and Development – OECD), in der 19 Länder Westeuropas und fünf nichteuropäische Länder mit dem Ziel zusammengeschlossen sind, neben einer Abstimmung auf den Feldern der Wirtschaftspolitik auch die soziale Entwicklung zu fördern, bearbeitet in ihren Ausschüssen (z.B. für Umweltschutz, Wissenschafts- und Technologiepolitik, Arbeitskräfte, Bildungs- und Sozialfragen, Umweltschutz) gesundheitsrelevante Problemfelder.

WHO

Die mit Abstand wichtigste internationale Organisation im Gesundheitswesen ist die Weltgesundheitsorganisation (WGO bzw. international WHO). Sie wurde 1948 als Sonderorganisation der Vereinten Nationen mit dem Auftrag gegründet, sich in erster Linie mit internationalen Gesundheitsfragen und der öffentlichen Gesundheit zu befassen. In ihr tauschen die Vertreter der Gesundheitsberufe von über 160 Ländern ihr Wissen und ihre Erfahrungen in dem Bestreben aus, alle Menschen der Welt bis zum Jahr 2000 das Erreichen eines Gesundheitsniveaus zu ermöglichen, das ihnen erlaubt, ein sozial und wirtschaftlich produktives Leben zu führen. Dieses sehr ehrgeizige Ziel ist als Projekt »Gesundheit 2000« bekanntgemacht worden.
Wesentliche Aufgaben der WHO werden in sog. Regionalbüros koordiniert. Das WHO-Regionalbüro für Europa in Kopenhagen ist eines von sechs derartigen Einrichtungen in allen Teilen der Welt, die jeweils eigene, auf die Gesundheitsbedürfnisse ihrer Mitgliedsländer abgestimmte Programme entwickeln. Die europäische Region zählt über 30 aktive Mitgliedsstaaten und umfaßt als einzige Region eine große Zahl von industrialisierten Ländern mit hochentwickelten Gesundheitsdiensten. Daher unterscheidet sich das europäische Regionalprogramm von den Programmen anderer Regionen vor allem dadurch, daß es sich in erster Linie mit den Problemen der Industriegesellschaft befaßt. Die Tätigkeiten des Regionalbüros im Rahmen seiner Strategie zum Erreichen des Ziels »Gesundheit für alle bis zum Jahr 2000« erstrecken sich auf die folgenden drei Hauptgebiete:

- Förderung gesundheitsdienlicher Lebensweisen
- Eindämmung von Externrisiken
- Bereitstellung einer ausreichenden, für alle zugänglichen und annehmbaren Gesundheitsversorgung.

Sämtliche Mitgliedsstaaten der Region haben anläßlich der 30. Tagung des Regionalkomitees den systematischen Ausbau der erzielten Erfolge durch regelmäßige Überwachung sowie in zweijährigen Abständen die Vorlage von Berichten an die WHO zugesichert. Zudem erklärten sie sich bereit, ab 1985 alle 6 Jahre eine genaue Standortbestimmung der Fortschritte in einem Bericht vorzulegen.

Bereits 1985 äußerte das Regionalbüro der WHO Bedenken, ob eingedenk der erheblichen Unterschiede in den Mitgliedsländern hinsichtlich sozialökonomischer Entwicklung, Gesundheitsniveau und politischer Orientierung die Ziele für »Gesundheit 2000« in dem projektierten Zeitraum erreichbar sind. Zweifellos wurde mit den im folgenden auszugsweise aufgeführten **Regionalzielen** erreicht, daß der Erörterung der Gesundheitspolitik in den Mitgliedsstaaten neue Impulse verliehen wurden.

Die Mitgliedsstaaten des europäischen Regionalbüros haben vereinbart, alle 6 Jahre eine Standortbestimmung des Gesundheitswesens (Gesundheitsberichterstattung) in einem Bericht vorzulegen. Über die Fortschritte auf dem Wege der Verwirklichung **regionaler Einzelziele** ist anhand von weltweiten und regionalen Indikatoren zu berichten.

Regionalziele der WHO (Auswahl)

Ziel 1 – Abbau der Unterschiede

Bis zum Jahr 2000 sollten die derzeit bestehenden Unterschiede im Gesundheitszustand zwischen den Ländern sowie zwischen verschiedenen Gruppen innerhalb der Länder um mindestens 25% verringert werden, und zwar durch Verbesserung des Gesundheitsniveaus der benachteiligten Völker und Gruppen.

Ziel 3 – Bessere Möglichkeiten für Behinderte

Bis zum Jahr 2000 sollten Behinderte die physischen, sozialen und wirtschaftlichen Möglichkeiten erhalten, die ihnen zumindest erlauben, ein sozial und wirtschaftlich erfülltes sowie geistig kreatives Leben zu führen.

Ziel 4 – Verringerung von Krankheit und Funktionsunfähigkeiten

Bis zum Jahr 2000 sollte die durchschnittliche Zahl der Lebensjahre, die frei von schweren Krankheiten oder größeren Funktionsbehinderungen verbracht werden, um mindestens 10% erhöht werden.

Ziel 5 – Vollständige Ausrottung bestimmter Krankheiten

Bis zum Jahr 2000 sollten folgende Krankheiten in der europäischen Region nicht mehr vorkommen:

- einheimische Form der Masern
- Poliomyelitis
- Tetanus bei Neugeborenen
- angeborene Röteln
- Diphtherie
- angeborene Syphilis
- einheimische Form der Malaria.

Ziel 7 – Säuglingssterblichkeit

Bis zum Jahr 2000 sollte die Säuglingssterblichkeit in der Region weniger als 20 pro 1000 Lebendgeburten betragen.

Ziel 8 – Müttersterblichkeit

Bis zum Jahr 2000 sollte die Müttersterblichkeit in der Region weniger als 15 pro 100 000 Lebendgeburten betragen.

Ziel 11 – Unfälle

Bis zum Jahr 2000 sollte die Zahl der Todesfälle infolge von Unfällen in der Region durch verstärkte Bemühungen zur Verringerung der Unfallhäufigkeit im Straßenverkehr, zu Hause und am Arbeitsplatz um mindestens 25% vermindert werden.

Ziel 15 – Wissensvermittlung und Motivation für gesundes Verhalten

Bis zum Jahr 1990 sollten die Schul- und Ausbildungsprogramme in allen Mitgliedsstaaten Wissen, Motivation und Fähigkeit des Menschen, gesund zu sein und zu bleiben, stärken.

Ziel 16 – Positives Gesundheitsverhalten

Ziel 16 – Positives Gesundheitsverhalten
Bis zum Jahr 1995 sollte in allen Mitgliedsstaaten das positive Gesundheitsverhalten wesentlich gestärkt werden, wie ausgewogene Eßgewohnheiten, Nichtrauchen, geeignete körperliche Betätigung und positive Streßbewältigung.

Ziel 17 – Gesundheitsschädigendes Verhalten

Ziel 17 – Gesundheitsschädigendes Verhalten
Bis zum Jahr 1995 sollte in allen Mitgliedsstaaten das gesundheitsschädigende Verhalten drastisch verringert werden, darunter der übermäßige Genuß von Alkohol und pharmazeutischen Produkten, die Verwendung verbotener Drogen und gefährlicher chemischer Substanzen, das gefährliche Fahrverhalten und das gewalttätige Sozialverhalten.

Ziel 19 – Verfahren zur Überwachung und zur Reinhaltung

Ziel 19 – Verfahren zur Überwachung und zur Reinhaltung
Bis zum Jahr 1990 sollten alle Mitgliedsstaaten über ein angemessenes Instrumentarium zur Überwachung, Abschätzung und Bekämpfung der Umweltgefahren – einschließlich potentiell toxischer Chemikalien, Strahlung, schädlicher Konsumgüter und biologischer Wirksubstanzen, die die menschliche Gesundheit bedrohen – verfügen.

Ziel 20 – Bekämpfung der Wasserverschmutzung

Ziel 20 – Bekämpfung der Wasserverschmutzung
Bis 1990 sollte allen Menschen in der Region hygienisch unbedenkliches Trinkwasser in ausreichender Menge zur Verfügung stehen und bis zum Jahr 1995 sollte die Verschmutzung der Flüsse, Seen und Meere für die menschliche Gesundheit keine Gefahr mehr darstellen.

Ziel 21 – Bekämpfung der Luftverschmutzung

Ziel 21 – Bekämpfung der Luftverschmutzung
Bis zum Jahr 1995 sollten alle Menschen in der Region nachhaltig gegen Belastungen durch erkannte gesundheitsgefährdende Luftschadstoffe geschützt werden.

Ziel 22 – Lebensmittelsicherheit

Ziel 22 – Lebensmittelsicherheit
Bis zum Jahr 1990 sollten in allen Mitgliedsstaaten die Gesundheitsgefährdungen durch kontaminierte Lebensmittel signifikant verringert werden und Maßnahmen zum Schutz der Verbraucher gegen schädliche Lebensmittelzusätze ergriffen worden sein.

Ziel 23 – Beseitigung gefährlicher Abfälle

Ziel 23 – Beseitigung gefährlicher Abfälle
Bis zum Jahr 1995 sollten in allen Mitgliedsstaaten die größten, im Zusammenhang mit der Beseitigung gefährlicher Abfälle bekannten Gesundheitsgefahren gebannt sein.

Ziel 32 – Forschungsstrategien

Ziel 32 – Forschungsstrategien
Noch vor dem Jahr 1990 sollten sämtliche Mitgliedsstaaten Forschungsstrategien zur Förderung von Forschungsarbeiten aufgestellt haben, die eine bessere Anwendung und eine Erweiterung des nötigen Wissens zur Unterstützung ihrer Entwicklungen auf dem Wege zu »Gesundheit für alle« ermöglichen.

Ziel 33 – Eine Politik im Sinne von »Gesundheit für alle«

Ziel 33 – Eine Politik im Sinne von »Gesundheit für alle«
Noch vor dem Jahr 1990 sollten alle Mitgliedsstaaten gewährleisten, daß ihre Gesundheitspolitik und -strategien den Grundsätzen von »Gesundheit 2000« entsprechen und durch gesetzgeberische Maßnahmen ihre Durchführung in allen Bereichen der Gesellschaft bewirkt wird.

Ziel 34 – Planung und Mittelzuweisung

Ziel 34 – Planung und Mittelzuweisung
Noch vor dem Jahr 1990 sollten die Mitgliedsstaaten Managementprozesse zur Entwicklung des Gesundheitswesens schaffen, die auf die Erreichung der »Gesundheit 2000« zugeschnitten sind; die aktive Einbindung der Gemeinden und aller gesundheitsrelevanten Faktoren und die präferentielle Mittelzuweisung für Prioritäten der gesundheitlichen Entwicklung sind zu gewährleisten.

Ziel 38 – Bedarfsgerechte Gesundheitstechnologie
Spätestens bis zum Jahr 1990 sollten alle Mitgliedsstaaten einen formellen Mechanismus zur systematischen Bewertung des geeigneten Einsatzes von Gesundheitstechnologien und ihrer Effektivität, Effizienz, Sicherheit und Akzeptanz eingesetzt haben, der gleichzeitig die nationalen Gesundheitspolitiken und die wirtschaftlichen Zwänge widerspiegelt.

Ziel 38 – Bedarfsgerechte Gesundheitstechnologie

Über den Stand der Realisierung der vorgenannten Ziele wird in den aufgezeigten Intervallen anhand von sog. Indikatoren berichtet. Die WHO unterscheidet dabei 12 sog. weltweite Indikatoren, über die von sämtlichen Ländern der Erde berichtet wird, und regionale Indikatoren zur Messung des Fortschrittes auf dem Wege der Verwirklichung regionaler Einzelziele.
So ist beispielsweise für das Einzelziel »Gesundheitserziehung« der Anteil der lese- und schreibkundigen Bevölkerung nach Geschlecht ein weltweiter Indikator und die für Gesundheitsaufklärung und -erziehung aufgewendete Fernsehsendezeit ein sog. fakultativer regionaler Indikator.
Hinsichtlich des Einzelziels 20 (Wasserverschmutzung) ist der Anteil der Bevölkerung, der über eine sichere Trinkwasserversorgung im eigenen Haushalt oder innerhalb von 15 Gehminuten Entfernung sowie über angemessene sanitäre Einrichtungen in der Wohnung oder der unmittelbaren Umgebung verfügt, ein unerläßlicher regionaler Indikator sowie der Anteil der Bevölkerung, dem Trinkwasser zur Verfügung steht, das den WHO-Leitlinien über Wasserqualität entspricht, ein fakultativer regionaler Indikator.
Die vom Regionalbüro der WHO vorgegebenen Indikatoren sind in der Bundesrepublik von der GMK in den Indikatorenkatalog für die nationale Gesundheitsberichterstattung aufgenommen worden.

Die vom Regionalbüro der WHO vorgegebenen Indikatoren sind in der Bundesrepublik von der GMK in den Indikatorenkatalog für die nationale Gesundheitsberichterstattung aufgenommen worden.

15.4 Bundesseuchengesetz

Die wesentlichen Maßnahmen zur **Erkennung, Verhütung und Bekämpfung von Seuchen** sind im Bundesseuchengesetz in seiner Fassung vom 18.12.79 (BGBl. I S. 2262 ff.), geändert durch Gesetz vom 12.9.90 (BGBl. I S. 2002), festgelegt (E-**42**).

15.4 Bundesseuchengesetz

Das Bundesseuchengesetz beinhaltet die wesentlichen **Maßnahmen zur Erkennung, Verhütung und Bekämpfung von Seuchen (E-42).**

E-42: Aufbau des Bundesseuchengesetzes in einer Übersicht

Abschnitt	Inhalt	§§
1.	Begriffsbestimmungen	1 + 2
2.	Meldepflicht	3 – 7
3.	Meldepflicht in besonderen Fällen	8 + 9
4.	Vorschriften zur Verhütung übertragbarer Krankheiten	
	1. Allgemeines	10 – 13
	2. Schutzimpfungen	14 – 16
	3. Tätigkeits- und Beschäftigungsverbote beim Verkehr mit Lebensmitteln; Untersuchungspflichten	17 + 18
	4. Arbeiten und Verkehr mit Krankheitserregern	19 – 29
5.	Vorschriften zur Bekämpfung übertragbarer Krankheiten	
	1. Behandlung übertragbarer Krankheiten	30
	2. Ermittlungen	31 – 33
	3. Schutzmaßnahmen	34 – 38a
6.	Zusätzliche Vorschriften für Schulen und sonstige Gemeinschaftseinrichtungen	44 – 48a
7.	Entschädigung in besonderen Fällen	49 – 61
8.	Kosten	62
9.	Straf- und Bußgeldvorschriften	63 – 71
10.	Übergangs- und Schlußbestimmungen	75 – 84

Obwohl für 1999 durch das Infektionsschutzgesetz eine Novellierung des Bundesseuchengesetzes ansteht, wird im folgenden auf einige wesentliche Paragraphen des bestehenden Bundesseuchengesetzes auszugsweise eingegangen.

§ 3 regelt die Meldepflicht von bestimmten Infektionskrankheiten. Krankheitsverdacht bzw. Erkrankung und Tod sind zu melden bei u. a. Cholera, Enteritis infectiosa, Poliomyelitis, Tollwut, Typhus.
Erkrankung und Tod sind zu melden u. a. bei Lues, Toxoplasmose, Diphtherie, Malaria, Meningitis, Tuberkulose, Virushepatitis A, B, C, Gasbrand, Tetanus.
Tod ist zu melden bei Influenza, Keuchhusten, Masern, Puerperalsepsis sowie Scharlach.
Meldepflichtig sind auch Ausscheider von Choleravibrionen, Salmonellen und Shigellen.
Nach **§ 4** ist u. a. der behandelnde Arzt zur Meldung verpflichtet. In Krankenhäusern ist dies der Leitende Arzt bzw. der Leitende Abteilungsarzt.

§ 10a regelt die Desinfektionsmaßnahmen bei meldepflichtigen übertragbaren Krankheiten und legt fest, daß das Bundesgesundheitsamt (bzw. RKI) in einer Liste die auf Brauchbarkeit überprüften Desinfektionsverfahren zu veröffentlichen hat.

Die **§§ 17** und **18** regeln die Untersuchungspflicht bei Beschäftigten im Bereich der Lebensmittelproduktion und des Verkehrs mit Lebensmitteln.
Die **§§ 19–22** regeln die Voraussetzungen und Qualifikationen, die für das Arbeiten mit vermehrungsfähigen Krankheitserregern erforderlich sind.
Kranke, Krankheitsverdächtige, Ansteckungsverdächtige, Ausscheider und Ausscheidungsverdächtige können einer Beobachtung unterworfen werden **(§ 36)** und zudem an der Ausübung bestimmter beruflicher Tätigkeiten ganz oder teilweise gehindert werden.
Nach **§ 37** sind Personen, die an Cholera, Pest, Pocken oder an virusbedingtem haemorrhagischen Fieber erkrankt sind, unverzüglich in einem Krankenhaus oder einer für diese Krankheiten geeigneten Absonderungseinrichtung abzusondern (Quarantäne).
Nach **§ 45** dürfen Lehrer, zur Vorbereitung auf den Beruf des Lehrers in Schulen tätige Personen, Schüler, Schulbedienstete und in Schulgebäuden wohnende Personen, die an bestimmten meldepflichtigen Krankheiten erkrankt sind oder dessen verdächtig oder die verlaust sind, die dem Schulbetrieb dienenden Räume nicht betreten, Einrichtungen der Schule nicht benutzen und an Veranstaltungen der Schule nicht teilnehmen, bis nach dem Urteil des

§ 3 regelt die Meldepflicht von bestimmten Infektionskrankheiten. Zu melden sind zum einen bereits der Krankheitsverdacht bzw. die Erkrankung sowie der Tod, wobei krankheitsverdächtig eine Person ist, bei der Erscheinungen bestehen, welche das Vorliegen einer bestimmten übertragbaren Krankheit vermuten lassen. Hierzu gehören u. a. Cholera, Enteritis infectiosa, aufgeschlüsselt nach Salmonellosen und übrigen Formen, Ornithose, Paratyphus, Pest, Poliomyelitis, Shigellenruhr, Tollwut, Typhus.
Weiterhin zu melden sind Erkrankungen sowie der Tod an u. a. angeborener Lues oder Toxoplasmose, Diphtherie, Malaria, Meningitis, Q-Fieber, Tuberkulose, Virushepatitis A, B, C, Gasbrand, Tetanus, und zu melden ist der Tod an Influenza, Keuchhusten, Masern, Puerperalsepsis sowie Scharlach. Ebenfalls meldepflichtig sind Ausscheider von Choleravibrionen, Salmonellen (S. typhi, S. paratyphi A, B, C, übrige) und Shigellen.
§ 4 legt fest, daß der behandelnde oder sonst hinzugezogene Arzt, die mit der Behandlung oder der Pflege des Betroffenen berufsmäßig beschäftigte Person, die hinzugezogene Hebamme bzw. die Leiter von Pflegeanstalten, Justizvollzugsanstalten, Heimen, Lagern, Sammelunterkünften und ähnlichen Einrichtungen zur Meldung verpflichtet sind. In Krankenhäusern ist für die Meldung der Leitende Arzt bzw. in Krankenhäusern mit selbständigen Abteilungen der Leitende Abteilungsarzt verantwortlich. Alle Meldungen müssen unverzüglich, spätestens innerhalb von 24 Stunden an das zuständige Gesundheitsamt erfolgen. Beim Auftreten von Cholera, Gelbfieber, Pest oder Pocken ist das RKI sofort von den obersten Länderbehörden zu informieren.
In **§ 10a** wird festgelegt, daß Gegenstände, die mit Erregern meldepflichtiger übertragbarer Krankheiten behaftet sind, einer Desinfektion zugeführt werden müssen, daß diese Desinfektion von geeigneten Fachleuten durchgeführt werden soll (§ 10b) und daß bei behördlich angeordneten Entseuchungen und Entwesungen nur Mittel und Verfahren verwendet werden dürfen, die vom Bundesgesundheitsamt (bzw. RKI) auf Brauchbarkeit geprüft und in einer veröffentlichten Liste aufgenommen sind.
In den **§§ 17** und **18** ist die Untersuchungspflicht bei Beschäftigten im Bereich der Lebensmittelproduktion und des Verkehrs mit Lebensmitteln aufgezeigt. Danach hat bei diesen Personen im Verlauf der Einstellungsuntersuchung der Ausschluß von ansteckenden Krankheiten durch Kontrolluntersuchungen des Stuhls und auf ansteckungsfähige Tuberkulose durch intrakutane Tuberkulinprobe oder Röntgenkontrolluntersuchungen zu erfolgen.
Das Arbeiten mit vermehrungsfähigen Krankheitserregern regeln die **§§ 19–22.** Einer Erlaubnis zum Arbeiten mit vermehrungsfähigen Krankheitserregern (Ausnahme: Erreger gemäß § 19 Abs. 1 Nr. 1) bedürfen Ärzte, Zahnärzte und Tierärzte dann nicht, wenn sich die diagnostischen Untersuchungen oder therapeutischen Maßnahmen auf die eigene Praxis beschränken.
In **§ 36** wird festgelegt, daß Kranke, Krankheitsverdächtige, Ansteckungsverdächtige, Ausscheider und Ausscheidungsverdächtige einer Beobachtung unterworfen werden können, und § 38 führt dazu aus, daß den Genannten die Ausübung bestimmter beruflicher Tätigkeiten ganz oder teilweise untersagt werden kann.
Nach **§ 37** hat die zuständige Behörde Personen, die an Cholera, Pest, Pocken oder an virusbedingtem haemorrhagischen Fieber erkrankt sind, unverzüglich in einem Krankenhaus oder einer für diese Krankheiten geeigneten Absonderungseinrichtung abzusondern (Quarantäne).
Nach **§ 45** dürfen Lehrer, zur Vorbereitung auf den Beruf des Lehrers in Schulen tätige Personen, Schüler, Schulbedienstete und in Schulgebäuden wohnende Personen, die an ansteckender Borkenflechte (Impetigo contagiosa), Cholera, Diphtherie, Enteritis infectiosa, Keuchhusten, Krätze, Masern, Meningitis/Enzephalitis, Milzbrand, Mumps, Ornithose, Paratyphus, Pest, Pocken, Poliomyelitis, Q-Fieber, Röteln, Scharlach, Shigellen-Ruhr, ansteckungsfähiger Tuberkulose der Atmungsorgane, Tularämie, Typhus abdominalis, virusbedingtem haemorrhagischen Fieber, Virushepatitis oder Windpocken erkrankt sind oder dessen verdächtig oder die verlaust sind, die dem Schulbetrieb dienenden Räume nicht betreten, Einrichtungen der Schule nicht benutzen und an Veranstaltungen der Schule nicht teilnehmen, bis

nach dem Urteil des behandelnden Arztes oder des Gesundheitsamtes eine Weiterverbreitung der Krankheit oder der Verlausung durch sie nicht mehr zu befürchten ist.
In **§ 48 a** ist festgelegt, daß Gemeinschaftseinrichtungen (z. B. Schulen, Schullandheime, Säuglingsheime, Kindergärten, Kindertagesstätten, Jugendwohnheime, Ferienlager) sowie Krankenhäuser, Entbindungsheime, Kurheime, Altenheime, Altenwohnheime und Pflegeheime, sonstige Einrichtungen zur heimmäßigen Unterbringung und Massenunterkünfte der seuchenhygienischen Überwachung durch das Gesundheitsamt unterliegen.

Mit dem im Anhörungsentwurf vorliegenden Infektionsschutzgesetz wird eine umfassende Reform der bisherigen gesetzlichen Regelungen zum Schutz der Bevölkerung vor übertragbaren Krankheiten angestrebt. Zur Verbesserung der Infektionsepidemiologie und zur Steigerung der Effizienz des Öffentlichen Gesundheitsdienstes werden dabei z. T. völlig neue Wege beschritten. Zum Ausbau eines infektionsepidemiologischen Informationssystems ist unter Einschaltung erregerbezogener Meldungen aus mikrobiologischen Laboratorien eine differenzierte Meldepflicht bestimmter Krankheitserreger geplant, sollen detaillierte Kriterien oder Falldefinitionen für Krankheiten und Erreger Klarheit geben, wann eine Meldepflicht vorliegt und werden zugleich die Erhebungsmerkmale präzisiert, z. B. in Bezug auf Informationen über mögliche Infektionsquellen. Künftig soll das Robert-Koch-Institut (RKI) für die zentrale Koordinierung der Datenerhebung, Analyse und Bewertung übertragbarer Krankheiten zuständig sein. Es soll ein epidemiologisches Informationsnetz aufbauen, die Länder auf deren Wunsch beraten und länderübergreifende Maßnahmen zur Bekämpfung akuter Infektionen koordinieren.
In dem in das Infektionsschutzgesetz integrierten Gesetz zur Bekämpfung der Geschlechtskrankheiten ist die »vorbeugende« Gesundheitsvorsorge, d. h. insbesondere die Aufklärung über die Gefahren übertragbarer Krankheiten als Aufgabe der Gesundheitsämter festgelegt. Mit dem Infektionsschutzgesetz wird diese Verpflichtung zur Aufklärung ausgedehnt und umfaßt die Prävention aller Infektionskrankheiten.
Die Krankenhäuser und Einrichtungen für ambulantes Operieren werden nach dem Gesetzentwurf künftig verpflichtet, alle dort erworbenen, sogenannten nosokomialen Infektionen sowie die Resistenzentwicklung bestimmter Erreger zu erfassen. Damit soll das eigenverantwortliche Qualitätsmanagement der Krankenhäuser verbessert und dem Gesundheitsamt die Möglichkeit einer gezielten Überwachung gegeben werden. Weiterhin werden die Gesundheitsämter ermächtigt, Zahnarztpraxen, Arztpraxen und Praxen sonstiger Heilberufe, in denen invasive Eingriffe vorgenommen werden, sowie Einrichtungen und Gewerbe, in denen Tätigkeiten am Menschen vorgenommen werden, bei denen die Gefahr der Übertragung von Krankheitserregern durch Blut besteht, infektionshygienisch überprüfen zu können. Auf die bisher (§ 18 BSeuchG) gesetzlich geforderte Erstuntersuchung für Personen, die Tätigkeiten in Schulen, sonstigen Gemeinschaftseinrichtungen oder im Lebensmittelbereich ausüben, soll grundsätzlich zugunsten einer zweckgerichteten Belehrung verzichtet werden.
Die Regelungen für Tätigkeiten mit Krankheitserregern sind neu strukturiert worden, wobei grundsätzlich zwischen personenbezogener Erlaubnis und tätigkeitsbezogener Anzeigepflichten gegenüber der zuständigen Behörde unterschieden wird.

behandelnden Arztes oder des Gesundheitsamtes eine Weiterverbreitung der Krankheit oder der Verlausung durch sie nicht mehr zu befürchten ist.
In **§ 48 a** ist festgelegt, daß Gemeinschaftseinrichtungen sowie Krankenhäuser, sonstige Einrichtungen zur heimmäßigen Unterbringung und Massenunterkünfte der seuchenhygienischen Überwachung durch das Gesundheitsamt unterliegen.

Mit dem im Anhörungsentwurf vorliegenden Infektionsschutzgesetz wird eine umfassende Reform der bisherigen gesetzlichen Regelungen zum Schutz der Bevölkerung vor übertragbaren Krankheiten angestrebt. Zum Ausbau eines infektionsepidemiologischen Informationssystems ist eine differenzierte Meldepflicht bestimmter Krankheitserreger geplant und werden die Erhebungsmerkmale präzisiert. Künftig soll das Robert-Koch-Institut (RKI) für die zentrale Koordinierung der Datenerhebung, Analyse und Bewertung übertragbarer Krankheiten zuständig sein.

In dem in das Infektionsschutzgesetz integrierten Gesetz zur Bekämpfung der Geschlechtskrankheiten ist die »vorbeugende« Gesundheitsvorsorge, d. h. insbesondere die Aufklärung über die Gefahren übertragbarer Krankheiten als Aufgabe der Gesundheitsämter festgelegt. Mit dem Infektionsschutzgesetz wird diese Verpflichtung zur Aufklärung ausgedehnt und umfaßt die Prävention aller Infektionskrankheiten.
Die Krankenhäuser und Einrichtungen für ambulantes Operieren werden nach dem Gesetzentwurf künftig verpflichtet, alle dort erworbenen sogenannten nosokomialen Infektionen sowie die Resistenzentwicklung bestimmter Erreger zu erfassen. Weiterhin werden die Gesundheitsämter ermächtigt, Zahnarztpraxen, Arztpraxen und Praxen sonstiger Heilberufe sowie Einrichtungen und Gewerbe, bei denen die Gefahr der Übertragung von Krankheitserregern durch Blut besteht, infektionshygienisch überprüfen zu können. Die Regelungen für Tätigkeiten mit Krankheitserregern sind neu strukturiert worden.

Literatur

Teil A Medizinische Statistik und Informationsverarbeitung

Bauer, F. L., Goos, G.: Informatik. Springer, Berlin. Bd. 1, 4. Aufl. 1991, ISBN 3-540-52790-7. Bd. 2, 4. Aufl. 1992, ISBN 3-540-55567-6

Deutsches Institut für medizinische Dokumentation und Information (Hrsg.): Internationale statistische Klassifikation der Krankheiten und verwandter Gesundheitsprobleme (ICD-10). Urban & Schwarzenberg, München. Bd. I: Systematisches Verzeichnis 1994, ISBN 3-541-18701-8. Bd. II: Regelwerk 1995, ISBN 3-541-18711-5. Bd. III: Alphabetisches Verzeichnis 1995, ISBN 3-541-18721-2

Fletcher, R. H., Fletcher, S. W., Wagner, E. H.: Klinische Epidemiologie. Ullstein Medical, Wiesbaden 1999, ISBN 3-86126-147-2

Gaus, W., Kugelmann, M. (Hrsg.): Medizinische Dokumentation. Entwicklung, heutiger Stand, Perspektiven. 25 Jahre Schule für Medizinische Dokumentation Ulm. Universitätsverlag, Ulm 1994, ISBN 3-89559-221-8

Gaus, W.: Dokumentations- und Ordnungslehre. Lehrbuch für die Theorie und Praxis des Information Retrieval. 2. Aufl. Springer, Berlin 1995, ISBN 3-540-58117-0

Gaus, W.: Berufe im Archiv-, Bibliotheks-, Informations- und Dokumentationswesen. Ein Wegweiser zur Ausbildung. 4. Aufl. Springer, Berlin 1998, ISBN 3-540-64313-3

Gumm, H.-P., Sommer, M.: Einführung in die Informatik. 3. Aufl. Oldenbourg, München – Wien 1997, ISBN 3-486-24422-1

Hartung, J., Elpelt, B., Klösener, H.-H.: Statistik: Lehr- und Handbuch der angewandten Statistik. 12. Aufl. Oldenbourg, München – Wien 1999, ISBN 3-486-24984-3

Helbing, G., Gaus, W., Gienger, D., Bleicher, Th.: Operationsdokumentation. Ein Programm für die Erfassung und statistisch-dokumentarische Auswertung von Operationsberichten. Der Chirurg 60 (1989) 115–118

Hermanek, P. (Hrsg.): TNM-Atlas. Illustrierter Leitfaden zur TNM/pTNM-Klassifikation maligner Tumoren. Springer, Berlin 1999, ISBN 3-540-62704-9

Hüsler, J., Zimmermann, H.: Statistische Prinzipien für medizinische Projekte. 2. Aufl. Verlag Hans Huber, Bern 1996, ISBN 3-456-82697-4

Leiner, F., Gaus, W., Haux, R., Knaup-Gregori, P.: Medizinische Dokumentation. Einführendes Lehrbuch. Schattauer, Stuttgart, 2. Aufl. 1997

Schwarz, J. A.: Leitfaden klinische Prüfungen. Planung, Organisation, Durchführung, Dokumentation und Überwachung. Editio Cantor, Aulendorf 1995, ISBN 3-87193-165-9

Trampisch, H. J. (Hrsg.): Praxis-, Studien- und Forschungsführer Medizinische Informatik, Biometrie und Epidemiologie. 2. Aufl. G. Fischer, Stuttgart 1995, ISBN 3-437-00854-4

Werner, J.: Biomathematik und Medizinische Statistik. 2. Aufl. Urban & Schwarzenberg, München 1992, ISBN 3-541-11422-3

Mit dem Computer sind im *WWW* folgende einschlägige Texte abrufbar:

Die S. 100 genannten *Richtlinien für Arzneimittelprüfungen* sind erreichbar unter http://www.eudra.org/humandocs/humans/ich.htm

Die Universität Münster stellt den Lehrstoff Biomathematik als JUMBO bereit unter http://medweb.uni-muenster.de/institute/imib/lehre/skripte/biomathe/jumbo.html

Die Universität Homburg/Saar stellt eine umfangreiche medizinische Darstellung von Statistik, Epidemiologie, Informatik und Dokumentation bereit unter http://www.med-rz.uni-sb.de/med_fak/imbei/projekt/index.html

Teil B Arbeitsmedizin

Berufsgenossenschaftliche Grundsätze für arbeitsmedizinische Vorsorgeuntersuchungen. Hrsg.: Hauptverband der gewerblichen Berufsgenossenschaften e.V. Gentner, Stuttgart 1971

Bohlig, H.: Staublungenerkrankungen und ihre Differentialdiagnose. Thieme, Stuttgart 1954

Butz, M: Die Belastung der Berufe durch Berufskrankheiten. Hauptverband der gewerblichen Berufsgenossenschaften. St. Augustin 1986

Butz, M.: Beruflich verursachte Krebserkrankungen. Eine Darstellung der im Zeitraum 1978–1986 bestätigten Fälle. St. Augustin 1988

Die gesetzliche Unfallversicherung in der Bundesrepublik Deutschland im Jahr 1985. Statistischer und finanzieller Bericht. Bundesministerium für Arbeit und Sozialordnung. Bonn 1986

Doll, R., Peto, R.: The causes of cancer. Oxford University Press, Oxford – New York 1981

Empfehlungen zur Hepatitis B-Prophylaxe nach Exposition. Wissensch. Beirat der Bundesärztekammer. Dtsch. Ärztebl. 83 (1986) 3209

Fregert, S.: Manual of dermatitis. Munksgaard, Kopenhagen 1974

Fruhmann, G.: Berufsbedingte exogen-allergische Alveolitiden. Arbeitsmed. Sozialmed. Präventivmed. 23 (1988) 109

Gall, H., Hochsattel, R.: Kontakturtikaria auf latexhaltige OP-Handschuhe. Akt. Dermatol. 15 (1988) 66–68

Grandjean, E.: Physiologische Arbeitsgestaltung. Ott, Thun 1979

Griefahn, B.: Arbeitsmedizin. Enke, Stuttgart 1989

Jansen, G. (Hrsg.): Kompendium der Arbeitsmedizin. Verlag TÜV Rheinland, Köln 1982

Jilg, W., Deinhardt, F., Posch, J., Maass, G., Thomssen, R.: Chronische HBsAg-Träger im Berufsleben. Dtsch. Ärztebl. 85 (1988) C-255

Jones, J. S. P., Smith, P. G., Pooley, F. D. et al.: The consequences of exposure to asbestos dust in a wartime gas-mask factory. In: *Wagner, J. C.* (Hrsg.): Biological effects of mineral fibre, IARL, Lyon 1980

Konietzko, H.: Polyneuropathien durch organische Lösemittel. Arbeitsmed. Sozialmed. Präventivmed. 16 (1981) 247

Lehnert, G., Renz, K., Rutenfranz, J., Schaefer, H., Szadkowski, D.: Bildschirmtätigkeit und Schwangerschaft. Arbeitsmed. Sozialmed. Präventivmed. 22 (1987) 192

Maximale Arbeitsplatzkonzentrationen und biologische Arbeitsstofftoleranzwerte 1987. DFG. VCH, Weinheim 1987

Mehrtens, G.: Die Anerkennung einer Hauterkrankung als Berufskrankheit nach neuem Recht. Dermatosen 26 (1978) 193

Mehrtens, G., Valentin, H., Schönberger, A.: Arbeitsunfall und Berufskrankheit. Rechtliche und medizinische Grundlagen. Schmidt, Berlin 1984

Müller, W.: Das Berufsekzem. Acron, Berlin 1980

Norpoth, K.: Einführung in die Arbeitsmedizin. ecomed, Landsberg 1991

Reichel, G. (Hrsg.): Grundlagen der Arbeitsmedizin. Kohlhammer, Stuttgart 1985

Rutenfranz, J., Knauth, P.: Schichtarbeit und Nachtarbeit. Bayerisches Staatsministerium für Arbeit und Sozialordnung, München 1987

Sicherheitsregeln für Bildschirm-Arbeitsplätze im Bürobereich. Hauptverband der gewerblichen Berufsgenossenschaften, ZH 1/618. Bonn 1980

Triebig, G., Grobe.: Toxische Enzephalopathie durch chronische Lösemittelexposition als Berufskrankheit. Arbeitsmed. Sozialmed. Präventivmed. 22 (1987) 222

Valentin, H. (Hrsg.): Arbeitsmedizin. Ein kurzgefaßtes Lehrbuch für Ärzte und Studenten in 2 Bänden. Thieme, Stuttgart 1985

Wenzel, H. G., Piekarski, C.: Klima und Arbeitsplatz. Bayerisches Staatsministerium für Arbeit und Sozialordnung, München 1980

Winneke, G., Wiegand, H.: Zur Neurotoxizität der Lösungsmittel. In: Umwelthygiene. Bd. 19. Albers, Düsseldorf 1987

Teil C Sozialmedizin

Anhaltspunkte für die ärztliche Gutachtertätigkeit im sozialen Entschädigungsrecht und nach dem Schwerbehindertengesetz. Der Bundesminister für Arbeit und Sozialordnung, Bonn 1983

Badura, B., Faerber, v. C. (Hrsg.): Selbsthilfe und Selbstorganisation im Gesundheitswesen. Oldenbourg, München – Wien 1981

Berghof, B., Flatten, G.: Krebsfrüherkennung bedeutet rechtzeitige Prävention. Dtsch. Ärztebl. 84 (1987) C. 2065

Blohmke, M., Ferber, C.v., Kisker, K.P., Schaefer, H. (Hrsg.): Handbuch der Sozialmedizin in 3 Bänden. Enke, Stuttgart 1975

Bundesarbeitsgemeinschaft für Rehabilitation (Hrsg.): Die Rehabilitation Behinderter. Wegweiser für Ärzte. Deutscher Ärzteverlag, Köln 1984

Collatz, J., Malzahn, P., Schmidt, E.: Erreichen die gesetzlichen Früherkennungsuntersuchungen für Säuglinge und Kleinkinder ihre Zielgruppen? Öff. Gesundh.-Wes 41 (1979) 173

Daten des Gesundheitswesens – Ausgabe 1985. Schriftenreihe des Bundesministers für Jugend, Familie und Gesundheit, Bd. 154. Kohlhammer, Stuttgart 1985

Dawber, T.R.: Erfahrungen aus der Framingham-Studie – 25 Jahre Framingham. Herz. Kreisl. 8 (1976) 615

Deutsches Zentralkomitee zur Bekämpfung der Tuberkulose. 12. Informationsbericht. Hamburg 1984

Die gesetzliche Krankenversicherung in der Bundesrepublik Deutschland im Jahre 1986. Statistischer und finanzieller Bericht. Herausgegeben vom Bundesminister für Arbeit und Sozialordnung, Bonn

Doll, R., Peto, R.: The Causes of Cancer. Oxford University Press, Oxford, New York 1981

Europa gegen den Krebs. Kommission der Europäischen Gemeinschaften, Bonn 1988

Moeller, M.L.: Anders helfen: Selbsthilfegruppen und Fachleute arbeiten zusammen. Klett-Cotta, Stuttgart 1981

Pinding, M., Fischer-Harriehausen, H.: Sozialmedizin. Grundlagen und Standpunkte. Enke, Stuttgart 1977

Rahe, R.H.: Subjects's recent life change and their near future illness reports. Ann. Clin. Res. 4 (1972) 250

Roba, B.P., Schwartz, T.W., Kramer, P.: Zur Entwicklung der Mortalität in der Bundesrepublik Deutschland, 1952–1979. Öff. Gesundh. Wes. 45 (1983) 47

Schaefer, H., Blohmke, M.: Sozialmedizin. Thieme, Stuttgart 1978

Schmahl, F.W., Metzler, B., Korn, M., Elmadfa, I.: Ramadan. Gesundheitsgefahren während des Fastenmonats. Dtsch. Ärztebl. 85 (1988) C-732

Schraepler, E.: Quellen zur Geschichte der sozialen Frage in Deutschland. Musterschmidt, Göttingen 1964

Sozialbericht 1986. Herausgegeben vom Bundesminister für Arbeit und Sozialordnung, Bonn

Statistik der gesetzlichen Krankenkassen über Arbeitsunfähigkeitsfälle und -tage nach Krankheitsarten 1985. Der Bundesminister für Arbeit und Sozialordnung, Bonn 1987

Troschke, v.J., Stößel, U. (Hrsg.): Möglichkeiten und Grenzen ärztlicher Gesundheitsberatung. Geromed, Feiburg 1981

Ziegler, H. (Hrsg.): Alkoholkonsum in der Arbeitswelt. Neuland, Hamburg 1984

Teil D Rechtsmedizin

Forster, B., Ropohl, D.: Rechtsmedizin. 5. Aufl. Enke, Stuttgart 1989

Mueller, B. (Hrsg.): Gerichtliche Medizin, 2 Bände. 2. Aufl. Springer, Berlin – Heidelberg 1975

Protokoll zur Feststellung des Hirntodes. Deutsches Ärzteblatt 30 (1998).

Schneider, V.: Die Leichenschau. Fischer, Stuttgart 1987

Schwerd, W. (Hrsg.): Rechtsmedizin, 4. Aufl. Deutscher Ärzteverlag, Köln 1986

Wagner, H.-J. (Hrsg.): Verkehrsmedizin. Springer, Berlin – Heidelberg 1984

Teil E Hygiene

Aktuelle Empfehlungen der Ständigen Impfkommission (STIKO). Robert-Koch-Institut, Berlin 1997. http://www.rki.de

Borneff, J.: Hygiene – Ein Leitfaden für Studenten und Ärzte. 4. Aufl. Thieme, Stuttgart – New York 1982

Gundermann, K.O., Rüden, H., Sonntag, H.-G. (Hrsg.): Lehrbuch der Hygiene. G. Fischer, Stuttgart – New York 1991

Sinell, H.J.: Einführung in die Lebensmittelhygiene. 2. Aufl. Parey, Hamburg 1985

Thofern, E., Botzenhart, K. (Hrsg.): Hygiene und Infektionen im Krankenhaus. G. Fischer, Stuttgart – New York 1983

Umweltbundesamt: Daten zur Umwelt 1988/89. Schmidt, Berlin 1988

Wallhäußer, K.H.: Praxis der Sterilisation, Desinfektion – Konservierung. 4. Aufl. Thieme, Stuttgart – New York 1988

Glossar

Abfallbeseitigung (geordnete Deponierung) – Ablagerung des Mülls auf Deponiegelände, bei dem der Deponieboden natürlicherweise wasserundurchlässig oder durch entsprechende Verfahren abgedichtet worden ist und bei dem ein Drainagesystem für die Ableitung des Niederschlagswassers sorgt.

Abfallbeseitigung (Müllkompostierung, *s. dort*)

Abfallbeseitigung (Müllverbrennung) – Ein gesteuerter Prozeß zur Volumenreduktion der brennbaren Bestandteile des Mülls und allenfalls brennbarer Sonderabfälle, bei dem durch Oxidation mit Luftsauerstoff Verbrennungsgase und Verbrennungsrückstände entstehen. Dieses Verfahren eignet sich vor allem für Abfall mit viel brennbaren Stoffen, wie Haushalts- und Krankenhausabfälle, aber auch für Altöle und Autoreifen (cave: Anreicherung von Schadstoffen, z. B. Schwermetallen in Verbrennungsrückständen/Emissionsprobleme, z. B. Dioxine).

Ablederung (Décollement) – Ablösung der Oberhaut vom darunterliegenden Gewebe (z. B. beim Überrollen durch einen Reifen), mit Wundtaschenbildung.

Abtötungszeit – Die Zeitdauer, die notwendig ist, um mit einem bestimmten Sterilisationsverfahren die hierfür erforderliche Art und Anzahl von Bioindikatoren abzutöten. Die um einen Sicherheitszuschlag verlängerte Abtötungszeit wird auch als Einwirkzeit bezeichnet.

Abwasserabgabengesetz – Legt Schadeinheiten in Abwässern fest und regelt hieraus die zu zahlenden Abgaben.

Abwasserklärung, 1. Stufe (mechanisch) – Entfernung von gröberen Schwimm- und Schwebstoffen aus dem Rohabwasser durch Vorklärung mit Grob- und Feinrechen sowie Sieben. Entfernung von Wurmeiern durch Sedimentation.

Abwasserklärung, 2. Stufe (biologisch) – Aerober und anaerober mikrobieller Abbau von organischen und anorganischen (*s. Nitrifikation*) Wasserinhaltsstoffen (beispielsweise Detergenzien) in Belebungsanlagen mit Hilfe flockenbildender und damit leicht abtrennbarer Bakterien (Belebtschlamm). Aerobe Verhältnisse werden durch Eintrag von Luft aufrechterhalten.

Abwasserklärung, 3. Stufe (chemisch) – Entfernung von Schadstoffen (z. B. Phosphate) aus dem Abwasser durch Zugabe geeigneter Fällungsmittel (Eisen- oder Aluminiumsalze, Kalk).

ADI-Wert (Acceptable-daily-intake-Wert) – Von der WHO und FAO festgelegte Substanzmenge, die nach dem Stand des Wissens das ganze Leben über täglich aufgenommen werden kann, ohne daß es zu Gesundheitsschäden kommt.

ADL-Skalen (activities of daily living) – Bewertungssystem zur Beurteilung der Fähigkeiten/Eigenschaften einer Person, im Alltagsleben zurechtzukommen bzw. Hilfe zu benötigen.

Äquivalenzprinzip – In der privaten Krankenversicherung werden die Beiträge gleichwertig (äquivalent) zu den erwarteten Krankheitskosten einer Gruppe risikogleicher Personen festgelegt (*vgl. Solidarprinzip*).

ätiologischer Anteil – Gibt an, welcher Anteil der Erkrankten oder Verstorbenen wegen einer bestimmten Exposition oder wegen eines bestimmten Risikofaktors erkrankt bzw. verstorben ist (*Abschnitt* **A**-3.3).

Agonie – Ursprünglich der Todeskampf bei Erlöschen der Lebensvorgänge, im weiteren Sinn das unterschiedlich lang dauernde Vorstadium des Todes mit zunehmender Beeinträchtigung von Lebensvorgängen (Atemfunktion, Herz- und Kreislauftätigkeit).

Aktivkohlefilterung – Im Zuge der Trinkwasseraufbereitung Methode zur Eliminierung (an-)organischer Schadstoffe sowie zur Verbesserung von Geruch und Geschmack; bei der Badewasseraufbereitung zur Entfernung von Schadstoffen oder zur Eliminierung von Ozon.

Algorithmus – Ein Algorithmus beschreibt mit einer endlichen Anzahl von Schritten einen Verarbeitungsvorgang formal eindeutig und vollständig (*Abschnitt* **A**-1.1).

Alter einer Krankenakte – Das Alter einer Krankenakte ist die Zeit seit der letzten Entlassung bzw. ambulanten Behandlung des Patienten (*Abschnitt* **A**-2.3).

Ammoniumverbindungen, quartäre Invertseifen – Zu den kationischen oberflächenaktiven Verbindungen gehörende antimikrobiell wirksame Substanzgruppe für die Einsatzbereiche Flächendesinfektion (Küche) und Konservierung in der pharmazeutischen und kosmetischen Industrie. Wirkungslücken bestehen überwiegend gegen Pseudomonaden, Mykobakterien, Bakteriensporen und lipophilen Viren. Hartes Wasser setzt ihre Wirksamkeit herab und anionische Tenside heben die Wirkung auf. Ebenso wird die Wirkung durch Anwesenheit von Serum, Eiter und Eiweiß beeinträchtigt.

Amöbenenzephalitis – Meningoenzephalitis durch in Oberflächengewässern freilebende Naeglerien, die beim Baden aufgenommen werden und wahrscheinlich auf intranasalen Wegen in das Gehirn eindringen können.

Analog-Digital-Wandlung – Biosignale sind Analogsignale, d. h. die Signalstärke wird durch die elektrische Spannung oder Stromstärke stufenlos (= analog = proportional) dargestellt. EDV-Anlagen arbeiten digital, d. h. mit Zahlen und in Stufen. Deshalb müssen Biosignale vor der Datenverarbeitung von analoger auf digitale Darstellung umgewandelt werden. Schwingende und sich schnell ändernde Analogsignale erfordern eine hohe Abtastfrequenz und liefern große digitale Datenmengen (*Abschnitt* **A**-1.3).

Antisepsis – Von gegebenen Toleranzgrenzen beeinflußte Maßnahme zur momentanen Eliminierung oder Abtötung von Mikroorganismen und/oder Inaktivierung von Viren, die lebenden Geweben anhaften (z. B. Hände-, Haut- und Schleimhautantisepsis).

Arbeitslosenversicherung – Teil der gesamten Arbeitsverwaltung, der – als Zweig der Sozialversicherung – über Beitragsleistungen der Beschäftigen und der Arbeitgeber die Finanzierung des Arbeitslosengeldes und der Arbeitslosenhilfe aufbringen soll.

Arbeitsunfähigkeit – Ein Zustand, in dem der Versicherte wegen seines Gesundheitszustandes, oder nur mit der Gefahr, diesen zu verschlimmern, nicht mehr in der Lage ist, die zuletzt verrichtete Arbeit auszuüben. Ein Rechtsbegriff der Krankenversicherung.

Arbeitsunfall – Ein Unfall, den der Versicherte bei einer versicherten Tätigkeit erleidet. Als Unfall wird ein von außen auf den Menschen einwirkendes, zeitlich begrenztes (längstens in einer Arbeitsschicht) schädigendes Ereignis verstanden.

Arbeitszeitelement – Die arbeitsgebundene Zeit besteht aus der eigentlichen Arbeitszeit, der Wegezeit, den vorgeschriebenen Arbeitspausen und dem Zeitaufwand für Umkleiden, Waschen usw.

Aromaten, polyzyklische – Polyzyklische aromatische Kohlenwasserstoffe, die von medizinischer Bedeutung sind, bestehen überwiegend aus 4–5 kondensierten Ringen. Die chemisch eher reaktionsträgen Verbindungen, die sowohl in der Natur als auch beim Verbrennen fossiler Brennstoffe, beim Rauchen von Tabak oder beim Grillen von Fleisch entstehen können, erlangen ihr gesundheitliches Risikopotential im wesentlichen durch enzymatische Metabolisierung zu Epoxiden, die sich irreversibel an DNA sowie RNA binden können. Zu den wichtigsten Substanzen dieser als mutagen und kanzerogen eingestufen Verbindungen gehört das 3,4-Benzo(a)pyren.

Arzneimittelentwicklung an Tieren – Das pharmakologische Screening prüft, ob eine neu entwickelte Substanz eine Wirkung hat. In der pharmakologischen und toxikologischen Prüfung wird die Wirkung der Substanz genauer untersucht und effektive Dosen (ED50, ED90) und letale Dosen (LD10, LD50) ermittelt. Die teratologische Prüfung sucht schädliche Einflüsse auf Keimzellen, Embryonen und Föten (*Abschnitt* **A**-5.1).

Arzneimittelprüfung am Menschen – In Phase I wird an wenigen Gesunden die Pharmakokinetik, Bioverfügbarkeit und Verträglichkeit erprobt. In Phase II wird die Wirksamkeit an wenigen Kranken erprobt und die Indikation und Wirksamkeit festgelegt. In Phase III erfolgt in kontrollierten Studien ein Wirksamkeits- bzw. Überlegenheitsnachweis für die angestrebte Indikation. Nach der Zulassung des Arzneimittels beginnt die Phase IV zur Arzneimittelüberwachung (*Abschnitt* **A**-5.1).

Asbeststaub – Staub mit Anteilen natürlich vorkommender kristalliner Silikate, die in Form von Fasern bzw. Faserbündeln auftreten. Zu unterscheiden sind Serpentinasbest (= Chrysotil, Weißasbest) und Amphibolasbeste (Krokydolith = Blauasbest, Amosit, Anthophyllit u. a.). Über seine Bedeutung als arbeitsmedizinisch relevanter Gefahrstoff (*s. dort*) hinaus liegt in der früher weit verbreiteten Verwendung in einer Vielzahl technischer Produkte und in Baustoffen ein Gefährdungspotential für die Normalbevölkerung. Das als kanzerogen eingestufte Asbest wird infolge Asbestzement-Verwitterung in einer Menge von etwa 100 t/Jahr emittiert. Die Sanierung von asbestbelasteten Gebäuden wird nach einer anhand der sogenannten Asbestrichtlinien vorgenommenen Prioritätenliste vorgenommen. **Erkrankungen:** Asbestose (Pneumokoniose), Mesotheliose.

Asepsis – Summe aller Maßnahmen (Expositionsprophylaxe, Sterilisation), die zu im Idealfall keimfreien Bedingungen im Umfeld des Patienten führen.

Aspekte von Dokumentationen – Eine Basisdokumentation erfaßt von vielen Patienten jeweils nur eine kleine Informationsmenge, während eine Spezialdokumentation von wenigen Patienten jeweils eine große Informationsmenge erfaßt. Eine Befunddokumentation erfaßt einzelne Befunde und kann auch nach diesen abgefragt werden. Sie kann also Fragen direkt beantworten (direkte Dokumentation) und liefert nicht nur Verweise auf Krankenakten oder Zeitschriftenaufsätze (indirekte Dokumentation). In einer Verlaufsdokumentation wird ein Merkmal am gleichen Patienten mehrmals gemessen und der zeitliche Verlauf des Merkmals graphisch dargestellt (*Abschnitt* **A**-5.5).

Atemkondensat – Bei der Ausatmung gewonnenes biologisches Material, das bei z. B. —20 °C in einem Gefäß kondensiert und dann analysiert wird (z. B. Entzündungsindikatoren wie Leukotriene, Interleukine), so daß eine frühe Reaktion der Atemwege auf eine Belastung erkannt werden kann.

Aufbewahrungspflicht für Krankenakten – Ist nicht eindeutig geregelt. Es empfehlen sich 30 Jahre (*Abschnitt* **A**-2.1).

Aufnahmebefund (bei klinischer Behandlung) – Nach Unfällen und Verletzungen ist die sorgfältige schriftliche Dokumentation der äußeren und inneren Verletzungen (Ort, Art, Schwere, Größe, Alter) durch den (nach der Berufsordnung dazu verpflichteten) Arzt bei rechtlichen Auseinandersetzungen oft die einzige Grundlage für die Rekonstruktion der Unfall- bzw. Verletzungsumstände.

Ausgleichszeit – Zeit, die notwendig ist, um den Ausgleich der Temperatur zwischen den Kältepunkten des Sterilisiergutes und der am Thermometer des Sterilisators ablesbaren Temperatur zu erreichen. Diese Zeit ist bei der Typenprüfung eines Sterilisators an einem repräsentativen Sterilisiergut experimentell zu bestimmen.

Ausscheider (Sekretor, Se-Person) – Se-Personen (ca. 80 % der Bevölkerung) scheiden die Blutgruppensubstanzen des AB0-Systems in Körperflüssigkeiten wie Speichel, Schweiß, Sperma, Vaginalsekret aus. Spurenkundlich wichtig z. B. bei Notzuchtsdelikten.

Ausschußwunde – Hautwunde infolge Durchtritt eines Geschosses beim Verlassen des Körpers, oft größer als die Einschußwunde und ohne Schmauchantragungen, **meist** ohne Schürfring, manchmal schlitzförmig statt von rundlicher Gestalt, mit adaptierbaren Wundrändern, ohne sichtbaren Gewebedefekt.

Aussetzung (§ 221 StGB) – Strafbares Aussetzen oder Verlassen hilfloser Personen in hilfloser Lage. Beispiel: Entlassung eines schwer Alkoholisierten aus dem Krankenhaus trotz möglicher, nicht abschätzbarer Komplikationen ohne Sicherstellung weiterer Betreuung.

Autoabgase – Komplexes Vielstoffgemisch mit Kohlenwasserstoffen, Stickoxiden, Kohlenmonoxid und (früher) Blei als Hauptkomponenten. Allein der geregelte Drei-Wege-Katalysator reduziert alle genannten Schadstoffe, ungeregelte Katalysatoren, Abgasrückführung u. a. Systeme bedingen lediglich eine Reduktion einzelner Komponenten.

Autoklav – Druckkessel, in dem mit gesättigtem, gespanntem Dampf bei 121 bzw. 134 °C mit einer Einwirkzeit von 20 bzw. 10 min und einem Dampfdruck von 2,05 bzw. 3,04 bar Sterilisiergut frei von infektionsfähigen Mikroorganismen und Partikeln gemacht wird.

Barcode – Durch Striche unterschiedlicher Dicke mit unterschiedlichen Abständen können Ziffern und Buchstaben dargestellt werden, die maschinell gelesen werden können (*Abschnitt* **A**-2.4).

Bartel-Index – Das in Deutschland gebräuchlichste Bewertungssystem für die Selbständigkeit bei Alltagsaktivitäten, z. B. sich Waschen, Treppensteigen, sich Anziehen, Einkaufen, Verkehrsmittelbenutzung (eine ADL-Skala).

Basisdokumentation – *s. Diagnosendokumentation (Abschnitt* **A**-2.5).

Basiseffektivtemperatur – Klimasummenmaß für Personen mit unbekleidetem Oberkörper unter Berücksichtigung von Trockentemperatur, Feuchttemperatur und Windgeschwindigkeit, vgl. Normaleffektivtemperatur (Personen mit Straßenbekleidung).

BAT-Werte – Biologische Arbeitsstofftoleranzwerte. Grenzwert für die höchstzulässige Menge eines Arbeitsstoffes bzw. seines Metaboliten oder die Abweichung eines biologischen Indikators von der Norm, die den Gesundheitszustand auch bei regelmäßiger Exposition nicht beeinträchtigt.

Bayessche Verfahren – Benötigt die a-priori-Wahrscheinlichkeiten der Krankheiten und die bedingten Wahrscheinlichkeiten, mit der die Symptome bei den Krankheiten auftreten. Das Verfahren berechnet, wenn bestimmte Symptome vorliegen, die Wahrscheinlichkeit für einzelne Differentialdiagnosen (*Abschnitt* **A**-3.2).

BCG-Impfung – Aktive Schutzimpfung gegen Tuberkulose mit dem »Bacille Calmette-Guérin«, einem attenuierten Mycobacterium bovis.

bedingte Wahrscheinlichkeit p (E|B) – Eine bedingte Wahrscheinlichkeit gibt an, mit welcher Wahrscheinlichkeit eine Aussage zutrifft oder ein Ereignis E eintritt, wenn eine bestimmte Bedingung B gegeben ist (*Abschnitt* **A**-3.1).

Begriffe und Benennungen – Begriffe sind geistig-gedankliche Abstraktionen von Gegenständen, Vorgängen, Ideen usw., die sich vor allem beim Erlernen der Muttersprache bilden. Wird für zwei verschiedene Begriffe die gleiche Benennung verwendet, so nennt man diese Bezeichnung ein Homonym (Bsp.: Ganglion als Nervenknoten – Ganglion als Überbein). Existieren für denselben Begriff verschiedene Benennungen, so nennt man diese Benennungen Synonyme (Bsp.: Blinddarmentzündung – Appendizitis). Alle Maßnahmen, die zur Definition, Abgrenzung und einheitlichen Verwendung der Benennungen dienen, faßt man als terminologische Kontrolle zusammen (*Abschnitt* **A**-2.6).

Belebungsanlage – Becken der 2. (biologischen) Reinigungsstufe von Abwasser, in das zur Unterstützung oxidativ ablaufender Abbauprozesse organischer Substanzen durch Mikroorganismen feinblasig Luft eingebracht wird.

Beobachtung – Erhebung – Versuch – Bei Beobachtungen wird der beobachtete Prozeß möglichst nicht beeinflußt. Erhebungen sind statistisch geplante Beobachtungen. Bei einem Versuch, Experiment oder einer Interventionsstudie wird in den Prozeß erheblich eingegriffen, indem die Einflußgröße(n) systematisch variiert und Störgrößen möglichst konstant gehalten werden (*Abschnitt* **A**-5.1).

Berstungsbruch – Sog. indirekter Bruch, häufig an der Schädelbasis. Regel: »Querdruck erzeugt Querbruch, Längsdruck führt zu Längsbruch«. Berstungsbrüche sind Folge einer allgemeinen Schädelverformung, die zum »Bersten« des Schädels führt. Die Gewalteinwirkung ist großflächiger als bei der Biegungsfraktur.

Berufsgenossenschaft – Träger der Unfallsversicherung in der gewerblichen Wirtschaft, nach Industriezweigen gegliedert.

Berufskrankheit – Erkrankung, die auf berufliche Einwirkung zurückzuführen ist und als solche durch die Gesetzgebung als entschädigungspflichtig anerkannt ist. Meldung durch den Arzt an die Berufsgenossenschaft oder die Gewerbeaufsichtsbehörde.

Berufsunfähigkeit (BU) – Berufsunfähig ist ein Versicherter, dessen Erwerbstätigkeit infolge Krankheit oder anderer Gebrechen oder Schwächen seiner körperlichen oder geistigen Kräfte auf weniger als die Hälfte derjenigen eines körperlich und geistig Gesunden mit ähnlicher Ausbildung mit gleichwertigen Kenntnissen und Fähigkeiten herabgesunken ist. Der Begriff kommt nur in der Rentenversicherung vor.

Betriebssystem – Eine EDV-Anlage benötigt ein Betriebssystem, das sind viele eng verzahnte Überwachungs-, Dienst- und Hilfsprogramme, die den Ablauf organisieren, die Anlage verwalten und ihre Benutzung erheblich erleichtern. Die am weitesten verbreiteten Betriebssysteme sind MS-DOS und UNIX (*Abschnitt* **A**-1.2).

BGA-Richtlinie, Hospitalinfektion – Richtlinie des Bundesgesundheitsamtes zur Erkennung, Verhütung und Bekämpfung von Krankenhausinfektionen von 1976. Zentrales Regelwerk des BGA mit Empfehlungen für baulich-funktionelle und betrieblich-organisatorische Maßnahmen zur Eindämmung des infektiösen Hospitalismus. Wird ständig durch entsprechende Anlagen zu einzelnen Fragestellungen (z. B. Pflegetechniken, Durchführung der Desinfektion etc.) ergänzt und kann im Streitfall vor Gericht als sogen. vorweggenommenes Sachverständigengutachten (Stand der Technik bzw. der Wissenschaft) gewertet werden. Wird seit 1994 als Richtlinie des Robert Koch-Instituts (RKI) fortgeführt.

Bias – Systematische Fehlerquelle bei epidemiologischen Untersuchungen, z. B. unterschiedliches Erinnerungsvermögen bei Betroffenen und Nicht-Betroffenen, bevorzugtes Aufsuchen eines bestimmten Krankenhauses . . .

Biegungsbruch – Besser direkter Bruch: Knochenbruch direkt am Ort der Gewalteinwirkung, z.B. am Schädel in Form von Loch-, Terrassen- oder Globusbrüchen. Gegensatz: indirekter oder Berstungsbruch.

Bildschirmmasken – Sind »Formulare«, die auf dem Computerbildschirm erscheinen und mittels Tastatur oder Maus (Gerät zur Positionierung der Schreibmarke am Bildschirm) ausgefüllt werden (*Abschnitt* **A**-2.4).

Bioindikator – Oberbegriff für verschiedenste Präparationen vermehrungsfähiger Mikroorganismen (z. B. Sporenerdepäckchen, Suspensionen definierter Kultursporen – z. B. B. subtilis var. globigii, B. stearothermophilus – in Glasampullen bzw. angetrocknet auf Pappstreifen, ggf. mit Zusatz von Blut) definierter Resistenz zur Überprüfung der Wirksamkeit von Sterilisations- bzw. Desinfektionsverfahren.

biologisches Monitoring/biologischer Marker – Nutzung von Reaktionen des Körpers auf eine exogene Belastung, z. B. Cotinin im Urin als Nachweis einer Zigarettenrauchexposition, δ-Aminolaevulinsäure im Urin als Ausdruck einer Bleibelastung.

Biphenyle, polychlorierte (PCB) – Gruppe von fettlöslichen Substanzen, bei denen im Biphenylmolekül Wasserstoffatome durch Chlor ersetzt sind. Sie rechnen zu den stabilsten organischen Verbindungen und sind wegen technisch erwünschter Eigenschaften früher weitverbreitet produziert worden (z. B. Kunststoff- und Farbindustrie, hydraulische Geräte, Transformationen). Durch die Kumulation im Fettgewebe ist bei Endgliedern von Nahrungsketten über eine Enzyminduktion unspezifischer Oxygenasen in der Leber mit hepatotoxischen Wirkungen zu rechnen. Technische PCB-Produkte enthalten als Verunreinigung Dioxine. Diese können auch zusätzlich bei der Verbrennung von PCB entstehen.

bit, binär – Die prinzipiell kleinste Informationsmenge ist ein Bit (binary digit). Ein Bit hat nur zwei Zustände, die meist mit 0 und 1 bezeichnet werden. In EDV-Anlagen ist alle Information (Befehle und Daten) binär gespeichert (*Abschnitt* **A**-1.2).

Blindversuche – Bei einem Einfach-Blindversuch wissen die Patienten nicht, welcher Behandlungsgruppe sie zugeteilt worden sind. Beim doppelten Blindversuch weiß dies auch der behandelnde Arzt nicht. Blindversuche verbessern die Behandlungs- und Beobachtungsgleichheit. Nicht immer sind Blindversuche praktisch, organisatorisch oder ethisch möglich. Bei Doppelblindversuchen ist ein Notfallumschlag für jeden Patienten notwendig (*Abschnitt* **A**-4.5).

Blutgruppengutachten – Wichtiges Hilfsmittel zur Klärung der Vaterschaft mittels Bestimmung polymorpher Merkmale des Blutes (Blut- und Serumgruppen, Enzymmuster, HLA-System), deren Erbgang genau erforscht ist, bei

Kind, Kindesmutter und Präsumptivvater. Biostatistische Berechnungen erlauben einen Schluß auf die Wahrscheinlichkeit der Vaterschaft eines bestimmten Mannes, die mit einem Wert von 99,73 % und höher (in der Schweiz 99,8 %) als »praktisch erwiesen« gilt. Fortschritte beim Vaterschaftsnachweis wurden durch die DNA-Analyse an kernhaltigen Blutzellen erreicht.

Blutspuren – Kriminalistisch wichtige und daher sorgfältig zu sichernde, unterschiedlich konfigurierte Blutantragungen an und in der Umgebung von Opfern, an Tätern und Tatwerkzeugen. Den Vorproben müssen Beweisproben folgen und danach, bei ausreichender Spurenmenge, die Artbestimmung (Mensch, Tier) sowie die Blutgruppenbestimmung, evtl. die Bestimmung von Geschlechts- und Rassenzugehörigkeit. Wichtig geworden ist die DNA-Analyse von Blutspuren!

Bolustod – Plötzlicher Tod (Reflextod) nach Fremdkörperaspiration in den Kehlkopf mit Herzstillstand infolge Reizung von N. vagus und N. laryngeus superior. Der Tod kann auch durch Ersticken infolge Verschluß der Atemwege eintreten.

Brandhämatom – Postmortale, epidural gelegene Ansammlung von geronnenem Blut durch hitzebedingtes Auspressen von Blut aus der Diploe und dem Blutsinus, meist von ziegelroter Farbe. Manchmal Verdacht vitaler Entstehung eines epiduralen Hämatoms durch Gewalteinwirkung, besonders bei hitzebedingten Sprüngen des Gehirnschädels.

Brandtorso – Rumpfrest nach Brandeinwirkung mit unterschiedlich ausgeprägter Zerstörung der Gliedmaßen infolge Verkohlung, u.U. begleitet von Schrumpfung der inneren Organe (»Puppenorgane«).

Bundesärztekammer – Privatrechtliche Vereinigung; freiwilliger Zusammenschluß der bundesdeutschen Landesärztekammern zu einer Arbeitsgemeinschaft.

Bundesamt für Statistik – Bundesinstitution mit Aufgaben der Erfassung und Veröffentlichung von Daten, die für das Gesundheitswesen relevant sind. Auf Länderebene nehmen diese Aufgaben die Landesämter für Statistik wahr.

Bundesgesundheitsamt (BGA) – Bis zur Auflösung 1994 eine der dem Bundesminister für Gesundheit (BMG) unterstellte Bundesoberbehörden mit Sitz in Berlin. Nahm untergliedert in 6 verschiedene Institute forschend und beratend Aufgaben mit Schwerpunkten auf den Gebieten Arzneimittelsicherheit, gesundheitlicher Verbraucherschutz, Umwelt- und Krankenhaushygiene, Krankheitsursachen, Prävention und Intervention wahr. Das BGA war u. a. im Bereich der Arzneimittel (außer Sera und Impfstoffe) sowie der bei behördlich angeordneter Entseuchung anzuwendenden Desinfektionsverfahren als Zulassungsbehörde tätig. Das BGA besaß keine Gliederung auf Länderebene.
Das BGA wurde in seiner bisherigen Struktur im April 1994 aufgelöst. Es erfolgt eine Umorganisation in die drei Teilinstitute
- RKI (Robert Koch-Institut) = Bundesinstitut für Infektionskrankheiten und übertragbare Krankheiten
- BgVV = Bundesinstitut für gesundheitlichen Verbraucherschutz und Veterinärmedizin
- BfArM = Bundesinstitut für Arzneimittel und Medizinprodukte.

Bundesgesundheitsrat – Beratendes Gremium für die Bundes- bzw. Landesregierungen bezüglich aller Fragen des öffentlichen Gesundheitswesens.

Bundesseuchengesetz (BSeuchG) – Gesetz zur Verhütung und Bekämpfung übertragbarer Krankheiten vom 8. 12. 79. Enthält in 84 Paragraphen Begriffsbestimmungen, Angaben zur Meldepflicht, Vorschriften zur Verhütung und Bekämpfung übertragbarer Krankheiten, zusätzliche Vorschriften für Schulen und sonstige Gemeinschaftseinrichtungen sowie Angaben zur Entschädigung in besonderen Fällen, Kosten, Straf- und Bußgeldvorschriften und Übergangs- und Schlußbestimmungen. Meldungen nach dem Bundesseuchengesetz sind unverzüglich zu erstatten, jedoch spätestens 24 Stunden nach erlangter Kenntnis.
Im Bundesseuchengesetz sind vorgesehen: Tätigkeitsverbot, Zwangsabsonderung, Auskunftspflicht, Duldungspflicht (für Untersuchungen), jedoch keine Zwangsbehandlung.
Das Bundesseuchengesetz unterscheidet verschiedene Meldekategorien: Kranke, Krankheitsverdächtige, Ansteckungsverdächtige, Ausscheider, Ausscheidungsverdächtige (**nicht jedoch Infizierte!**). Für 1999 ist die Verabschiedung einer Gesetzesnovelle als Infektionsschutzgesetz (IFSG) geplant.

Caspersche Regel – Fäulniserscheinungen bei Einwirkung von Luft nach 1 Woche werden bei Aufenthalt einer Leiche im Wasser in der Regel erst nach 2 Wochen, im Erdgrab erst nach 8 Wochen beobachtet (Verhältnis = 1:2:8).

CD = Compact Disk – Datenspeicher wie eine Musik-CD, der von einem Computer einmal beschrieben und beliebig oft gelesen werden kann. Speicherkapazität ca. 800 MB und damit gut geeignet zum Austausch großer Datenmengen. Eine CD-ROM (**R**ead **O**nly **M**emory) wird beschrieben gekauft und nur noch gelesen (*Abschnitt* **A**-1.2).

Chance - Wahrscheinlichkeit für ein bestimmtes erwünschtes Ereignis. Gegensatz von Risiko (*Abschnitt* **A**-3.3).

chemische Desinfektionsmittel – Chemische Substanzen, die zur Abtötung von Mikroorganismen auf Oberflächen und in Flüssigkeiten Verwendung finden. Wesentliche Grundsubstanzen sind Alkohole, Aldehyde, Phenole, Tenside, quaternäre Ammoniumsalze, Guanidinderivate, Halogene sowie Sauerstoffabspalter (Peroxide und Persäuren).

chemische Desinfektionsverfahren – Verfahren, bei denen zur Abtötung von Mikroorganismen chemische Substanzen Verwendung finden, wie u. a. die hygienische und die chirurgische Händedesinfektion, die Hautdesinfektion (-antiseptik), die Instrumentendesinfektion, die Flächendesinfektion und die Wäschedesinfektion.

chemothermische Desinfektion – Verfahren, bei dem die Abtötung der Mikroorganismen durch die Kombination von chemischen Desinfektionsmitteln und Hitze (55–65 °C) erreicht wird.

Chlor, freies – Bei der Wirksamkeitsüberprüfung der Chlorung von Trink-, Bade- und Abwasser analytisch erfaßter Anteil an verfügbarem Chlor (Angabe in ppm bzw. mg/l), der die antimikrobielle Potenz ausmacht. In chloriertem Trinkwasser muß nach Abschluß der Aufbereitung ein Restgehalt von mind. 0,1 mg freiem Chlor je Liter nachgewiesen werden. In Gegenwart von organischen Substanzen kommt es durch Adsorption und chemische Umsetzung zu einem drastischen Abfall des Gehaltes an freiem Chlor (Chlorzehrung) und einem entsprechenden Anstieg des Gehaltes an gebundenem Chlor (z. B. Chloramine).

Chlorung – Behandlung von Trink-, Bade- oder Abwasser mit Chlor, Chlordioxid, Natriumhypochlorit, Di- und Trichlorisozyanursäure oder anderen chlorabspaltenden Verbindungen zu Desinfektionszwecken.
Bei der Trinkwasserchlorung können Chlorid, Hypochlorit, Haloforme (z. B. Trichlormethan) entstehen.

Commotio cerebri – Morphologische Veränderungen am Gehirn sind mit derzeitigen klinischen und patho-anatomischen Methoden bei der Commotio cerebri **nicht** nachweisbar. Wenn sich die klinische Diagnose nur auf Angaben des Betroffenen stützt, sollte die Diagnose im Hinblick auf forensische

Aspekte als **Verdachtsdiagnose** bezeichnet werden. Gefahr der Schutzbehauptung im Zusammenhang mit Unfallflucht!

Confounder – Stör- oder Begleitvariable, die zusätzlich zu der untersuchten Einflußgröße die betrachtete Zielgröße beeinflußt. Confounder sind unerwünscht, weil sie die Interpretation der Ergebnisse sehr erschweren (*Abschnitt* **A**-3.4).

Datei – Eine zusammengehörige und strukturierte Menge von Daten wird als Datei bezeichnet. Unterschieden werden sequentielle Dateien, Direktzugriffsdateien, Dateien mit indexiertem Zugriff und schließlich Datenbanken (*Abschnitt* **A**-1.2).

Datenerhebung, Datenerfassung – Die Erstellung des Ur- oder Quellbelegs wird als Datenerhebung oder als primäre Datenerfassung bezeichnet. Die Übertragung des Ur- oder Quellbelegs in eine EDV-Anlage bezeichnet man als (sekundäre) Datenerfassung (*Abschnitt* **A**-2.4).

Dauerausscheider – Nicht mehr offiziell im Bundesseuchengesetz gebräuchliche Bezeichnung für Personen, die Krankheitserreger ausscheiden, ohne krank oder krankheitsverdächtig zu sein. Da es für die Seuchenbekämpfung unerheblich ist, ob eine Person nur zeitweilig oder dauernd Krankheitserreger ausscheidet, wurde dieser Begriff aufgegeben.

Décollement – (*s. unter Ablederung*)

Dehnungsstreifen (Striae cutis) – Zerreißung elastischer Fasern in der Haut bei übermäßiger Hautdehnung, evtl. traumatisch bei Zerrung der Haut, oft auch bei Frauen nach Schwangerschaft, bei Fettsucht, hormonell bedingt (Morbus Cushing).

Deliktfähigkeit – Begriff des Zivilrechtes bei Prüfung der Verpflichtung zum Schadensersatz. Fehlende Deliktfähigkeit bei Kindern unter 7 Jahren, »bedingte« Deliktfähigkeit (entsprechend der vorhandenen Einsicht) zwischen 7. und 18. Lebensjahr, danach »volle« Deliktfähigkeit. Gutachterliche Beurteilung bei Erwachsenen nach Gesichtspunkten wie bei Begutachtung der strafrechtlichen Verantwortlichkeit.

Denitrifikation – Ständig in der Natur unter anaeroben Bedingungen ablaufende mikrobiologische Umsetzung von Nitrat zu Stickstoff. Wird heutzutage biotechnologisch in entsprechenden Reaktoren zur Nitratentfernung aus Wasser in Gegenwart von Kohlenstoff- und Phosphorquellen (als Nährstoffe) eingesetzt. Unter Nitrifikation wird hingegen die ebenfalls mikrobiell bedingte Oxidation von Ammoniak zu Salpetersäure bzw. ihren Salzen verstanden.

Desinfektion – Das durch physikalische, chemische oder physiko-chemische Behandlung erreichbare Abtöten bzw. irreversible Inaktivieren der Erreger übertragbarer Infektionskrankheiten in bzw. auf unbelebter Materie (z. B. Fußboden, Gegenstände, Instrumente, Wäsche, Wasser und Händen). Der Begriff Desinfektion wird im allgemeinen Sprachgebrauch auch für die antimikrobielle Behandlung von Haut und Schleimhäuten verwendet, obwohl hier besser von Antiseptik zu sprechen wäre. Bei der Bewertung von Desinfektionsverfahren wird im allgemeinen eine Reduktion definierter Teststämme um mindestens fünf Zehnerpotenzen in einer definierten Einwirkzeit gefordert. Auf Händen muß das Desinfektionsverfahren gleich oder besser wirken als ein gleichzeitig getestetes Referenzverfahren.
Hygienische Händedesinfektion: Abtöten der transienten Hautflora.
Chirurgische Händedesinfektion: Abtötung der transienten und residenten Hautflora.

Desinfektionsmittelliste – Zusammenstellung von nach bestimmten Richtlinien auf ihre Wirksamkeit geprüften chemischen Desinfektionsmittel, die von Fachgesellschaften (Deutsche Gesellschaft für Hygiene und Mikrobiologie, Deutsche veterinärmedizinische Gesellschaft) bzw. vom Bundesgesundheitsamt/Robert Koch-Institut in loser Abfolge herausgegeben werden. Für die behördlich angeordneten Desinfektionsmaßnahmen bei meldepflichtigen Infektionskrankheiten entsprechend Bundesseuchengesetz dürfen nur die in der Liste des BGA/RKI aufgeführten Desinfektionsmittel verwendet werden. Jedes gelistete Präparat ist mit dem Präparatenamen, der Herstellerfirma, den für die Formulierung verwendeten Desinfektionsmittelgrundsubstanzen, der Anwendungskonzentration sowie der jeweiligen Einwirkzeit gekennzeichnet.

Detergenzien – Oberbegriff für seifenfreie, synthetische, organische, oberflächenaktive Reinigungs- bzw. Netzmittel, die anionenaktiv, kationenaktiv oder nicht ionisierend sein können. Umwelthygienisch sind insbesondere biologisch schwer abbaubare Detergenzien unerwünscht, da sie in Kläranlagen die Sedimentation negativ beeinflussen und als Verunreinigung in den Trinkwasserkreislauf eindringen können. Detergenzien werden in der 2. Stufe der Abwasserklärung weitgehend eliminiert.

deterministische und probabilistische Verfahren der Diagnosefindung – Listenvergleich, Diagnosen-Symptome-Matrix und Entscheidungsbaum arbeiten ohne Wahrscheinlichkeitsangaben, d. h. sie sind deterministische Verfahren. Bayes-Verfahren und Diskriminanzanalyse errechnen Wahrscheinlichkeiten für die einzelnen Diagnosen, d. h. sind probabilistische Verfahren (*Abschnitt* **A**-3.2).

DGHM (Deutsche Gesellschaft für Hygiene und Mikrobiologie) – Nationale wissenschaftliche Fachgesellschaft, zu der sich naturwissenschaftliche und medizinische Mikrobiologen und Hygieniker zum Zwecke der Förderung ihrer Fachgebiete zusammengeschlossen haben. Gibt nach entsprechender Sachbearbeitung in ihrer Desinfektionsmittelkommission die sogenannte DGHM-Liste heraus, die die nach den Prüfrichtlinien der DGHM für wirksam befundenen Desinfektionsverfahren enthält.

DGKH (Deutsche Gesellschaft für Krankenhaushygiene) – Nationale Fachgesellschaft, die sich die Entwicklung von Hygienestandards in Krankenhaus und Praxis zum Ziel gesetzt hat.

Diagnosefehler (häufige, mögliche) – Bei **Polytraumatisierten** werden Wirbelsäulenverletzungen oft übersehen.
Bei Einwirkungen **stumpfer Gewalt** können auch ohne äußere Zeichen schwere Organverletzungen vorliegen bzw. sich entwickeln (z. B. Milzruptur).
Bei **Stichverletzungen am Rumpf** ist, trotz zunächst unauffälliger Allgemeinbefunde, lückenlose Überwachung in Operationsbereitschaft notwendig, weil lebensbedrohliche Verletzungen innerer Organe protrahiert zu kritischen Komplikationen führen können.
Bei **schwerem Thoraxtrauma** wird trotz röntgenologischer Untersuchung die Anzahl der Rippenbrüche häufig unterschätzt und erst nach wiederholten Röntgenaufnahmen richtig erkannt. Bei Rekonstruktionen von Unfallhergängen aus Verletzungsmustern ist die Möglichkeit solcher Diagnosefehler zu beachten.
Verkennung eines freien Intervalls nach Schädel-Hirn-Trauma bei epiduraler oder subduraler Blutung ist besonders gefährlich bei gleichzeitiger Trunkenheit: Fehldeutung der Bewußtseinsstörung als Folge der Alkoholisierung, Gefahr der Unterlassung ausreichender Überwachung.

Diagnosen-Symptome-Matrix – Gibt an, welche Symptome bei welcher Diagnose auftreten (*Abschnitt* **A**-3.2).

Diagnosendokumentation – Will man auf die Krankenakten aller Patienten mit einer bestimmten Diagnose zugreifen, so liefert eine Abfrage der Diagnosendokumentation eine Liste aller zutreffenden Patienten. Die Diagnosendokumentation ist eine Basisdokumentation, weil nur die allerwichtigsten Merkmale erfaßt werden und weil sie Grundlage für retrospektive Auswertungen von Krankenakten ist. Ein Fall in der Diagnosendokumentation ist meist eine stationäre Behandlung (Behandlungsfall), nicht ein Patient (*Abschnitt* **A**-2.5).

Diagnosenverschlüsselung – Bedeutet, daß die Diagnose eines Patienten in ein Ordnungssystem eingeordnet wird. Dadurch wird erreicht, daß bei einer Abfrage unter einem Synonym oder unter einer allgemeineren Benennung der Krankheit dieser zutreffende Fall auch wirklich selektiert wird. *Siehe auch Begriffe und Benennungen.* Die meisten Ordnungssysteme sind Klassifikationen (*Abschnitt* **A**-2.5).

digitale Bildverarbeitung – Ein Bild läßt sich in viele einzelne Punkte (pixel) zerlegen. Die Helligkeit jedes Bildpunktes wird durch eine Zahl (d. h. digital) angegeben. Solche digitalen Bilder lassen sich mit EDV-Anlagen bearbeiten (*Abschnitt* **A**-1.3).

Dioxine – Oberbegriff für Substanzen, die im Grundgerüst aus zwei über Sauerstoffbrücken kondensierten Benzolringen bestehen. Von besonderer medizinischer Bedeutung sind polychlorierte Dibenzo-p-dioxine (PCDDs), unter ihnen das »Seveso-Dioxin« 2, 3, 7, 8-Tetrachlordibenzodioxin (2, 3, 7, 8-Cl_4 DD). Sie entstehen ebenso wie die halogenierten Dibenzofurane (PCDFs) hauptsächlich als unerwünschte Nebenprodukte bei Produktionsprozessen in der chemischen Industrie (z. B. Produktion von bestimmten Schädlingsbekämpfungsmitteln) sowie bei Verbrennungs- und allgemeinen Hochtemperaturprozessen (z. B. thermische Zersetzung von PCB oder Müllverbrennung). Das besondere Risiko liegt in der extrem hohen Toxizität sowie in der Bioakkumulation von PCDDs und PCDFs.

Diskriminanzanalyse – Mehrere Merkmale oder Symptome werden gleichzeitig betrachtet und daraus eine mehrdimensionale Trennfunktion berechnet zur Unterscheidung verschiedener Krankheiten oder Patientengruppen (*Abschnitt* **A**-3.2).

Dissertation – Wenn Sie als Dissertation eine Erhebung oder eine Studie durchführen wollen, so ist ein detaillierter und guter Studienplan zu empfehlen. Damit haben Sie die Einleitung und den methodischen Teil ihrer Dissertation schon fertig. Ihr Doktorvater sollte den Prüfplan und die Datenerhebungsbogen förmlich akzeptieren (*Abschnitt* **A**-4.6).

DNA-Analyse – Erfassung des in Blut, Sekreten, Geweben nachweisbaren DNA-Polymorphismus, mittels Bestimmung des sog. Restriktionsfragment-Längen-Polymorphismus an DNA-Bruchstücken durch sog. Sonden, nach Spaltung der DNA durch Enzyme. Analyse kleinster Spurenmengen mittels DNA-Polymerase-Kettenreaktion (PCR).

Dokumentationspflicht des Arztes – Heute ist die Führung von Krankenakten zur Standespflicht der Ärzte geworden und als Rechtspflicht anerkannt (*Abschnitt* **A**-2.1).

dokumentieren – Bedeutet Information sammeln, zusammenstellen, inhaltlich erschließen, aufbewahren und gezielt selektieren und wiederfinden (*Abschnitt* **A**-1.5) (*s. auch: Aspekte von Dokumentationen*).

Drop-outs – Sind Patienten, die in einer Studie aufgenommen, aber nicht gemäß dem Studienplan zu Ende behandelt oder zu Ende beobachtet werden konnten. Drop-outs und Therapieversager sind sorgfältig zu unterscheiden. Im Studienplan ist möglichst vorausschauend festzulegen, in welchen Situationen ein Patient als Drop-out, in welchen Situationen aber als Therapieversager gewertet wird. Drop-outs werden stets zur Beurteilung der Verträglichkeit herangezogen. Zur Beurteilung des Therapieerfolgs werden die Drop-outs je nach Auswertungsstrategie eingeschlossen (intention to treat) oder nicht (according to protocol). In allen Zweifelsfällen werden Drop-outs wie Therapieversager gewertet (*Abschnitt* **A**-4.6, **A**-5.10).

Duldungspflicht – Der Versicherte ist zur Mitarbeit bei der Verbesserung seiner gesundheitlichen Situation verpflichtet. Duldungspflicht für zumutbare Maßnahmen besteht sowohl bei der Kranken- wie bei der Unfall- und der Rentenversicherung.

Durchgangsarztverfahren – Die Berufsgenossenschaften verlangen, daß jeder beruflich Unfallverletzte, wenn mehr als drei Tage Arbeitsunfähigkeit zu erwarten sind, einem von ihnen ermächtigten D-Arzt vorgestellt wird, der über das weitere Vorgehen entscheidet.

Durchgangssyndrom, traumatischer Dämmerzustand – Nach Gehirnerschütterung oder schwerer Schädelprellung auftretender Zustand, bei dem zwar bereits Handlungsfähigkeit besteht, die Erkenntnis- und Steuerungsfähigkeit jedoch noch eingeschränkt sein kann (z. B. Boxer nach erlittenem K.O.-Schlag; Unfallflucht nach relevantem Schädel-Hirn-Trauma). Die nachträgliche Objektivierung eines Durchgangssyndromes oder Dämmerzustandes ist sehr schwierig. Gefahr der Schutzbehauptung!

DV-Netz – Es gibt lokale (abteilungs-, klinik- und firmeninterne) Datennetze bis hin zum weltumspannenden Internet. Jeder an das Netz angeschlossene Computer kann jede in das Netz eingebundene Anlage ansprechen, falls eine Benutzungsberechtigung vorliegt (*Abschnitt* **A**-1.2, **A**-1.6).

D-Wert – Dezimalreduktionszeit, Zeit in Minuten, die erforderlich ist, um die Ausgangskeimzahl (N_0) für einen bestimmten Mikroorganismus in einem bestimmten Funktionszustand sowie unter genau festgelegten Bedingungen um eine Zehnerpotenz herabzusetzen, was einer Abtötungsquote von 90 % entspricht.

Eigentümer der Krankenakte – Bei niedergelassenen Ärzten ist der Arzt Eigentümer der Krankenakte. Bei Krankenhäusern ist nicht der einzelne Arzt oder der Chefarzt, sondern die Klinik Eigentümer (*Abschnitt* **A**-2.1).

Einfluß-, Stör- und Zielgröße – Modell: Die Zielgröße wird durch die Einflußgröße(n), leider aber auch durch die Störgrößen und Begleitvariablen bestimmt. Die Einflußgröße ist z. B. das Medikament, die Dosis, die Operationstechnik, die Exposition oder die Noxe, deren Wirkung auf die Zielgröße untersucht wird. Störgrößen (auch Begleitvariable oder confounder genannt) sollte man so gut wie möglich bei allen Fällen konstant halten; ist dies nicht möglich, so sollte man sie messen und rechnerisch eliminieren (*Abschnitt* **A**-4.1). Die Zielgröße (outcome-variable) gibt bei Therapiestudien den erreichten Therapieerfolg, bei Diagnosestudien die wahre Diagnose an.

Einschußwunde – Gewebedefekt an der Haut beim Eintritt eines Projektils mit Entstehung von Schmutz- und Schürfsaum sowie Kontusionsring, bei relativem Nahschuß mit Schmauchantragungen, bei absolutem Nahschuß mit Schmauchhöhle, über platten Knochen mit mehrstrahliger Platzwunde, evtl. mit Stanzfigur der Waffenmündung. Außer bei absolutem Nahschuß ist die Wunde meist kleiner als der Ausschuß und durch die Elastizität des Gewebes i.d.R. kleiner als das verwendete Geschoßkaliber.

Einsichtsrecht des Patienten in die Krankenakte – Der Patient hat das Recht, den formellen Teil seiner Krankenakte einzusehen. Therapeutische Überlegungen des Arztes können dieses Recht einschränken. Der Patient kann auch einen Dritten mit der Einsicht beauftragen und Kopien auf seine Kosten erstellen lassen (*Abschnitt* **A**-2.1).

e-mail – Elektronische Post. Ein Internet-Dienst zum gezielten Versenden von Nachrichten an bestimmte Adressen (*Abschnitt* **A**-1.2).

Emission – Meist im Sinne der TA-Luft gebräuchliche Angabe der von einer Emissionsquelle ausgehenden Luftverunreinigungen. Die Angabe erfolgt als Massenkonzentration (mg/m^3), als Massenstrom (g/h) oder als Massenverhältnis (g/t).

Emphysema aquosum – Aufgetriebene, ballonierte Lungen beim Ertrinkungstod im Süßwasser mit trockener Schnittfläche und Knistern beim Einschneiden.

Endemie – Zeitlich unbegrenztes Auftreten einer Krankheit in einem umschriebenen Gebiet, in Mitteleuropa z. B. Masern, Scharlach, Varizellen, in der sog. dritten Welt z. B. Wurminfektionen und Malaria.

Epidemie – Gehäuftes, aber zeitlich und räumlich begrenztes Auftreten einer Infektionskrankheit in einer bestimmten Bevölkerungsgruppe. Bei plötzlichem Anstieg der Krankheitsfälle wird auch von einer Explosionsepidemie, bei allmählichem Anstieg von einer Tardivepidemie gesprochen. Bei einer Pandemie überschreitet eine Infektionskrankheit Ländergrenzen und Kontinente (z. B. Influenza).

epidemiologisches Krankheitsregister (Krebsregister) –Verzeichnis aller Patienten mit einer bestimmten Krankheit in einer bestimmten Region, das aufgeschlüsselte Inzidenzschätzungen, z. B. einen Krebsatlas liefert (*Abschnitt* **A**-2.7).

Erdrosseln – Strangulation des Halses durch ein Strangwerkzeug, wobei die Zugkraft – im Gegensatz zum Erhängen – in der Regel durch fremde Hand aufgebracht wird. Auch Selbsterdrosseln ist möglich. Verlauf der Strangmarke meist zirkulär. Bei überlebtem Drosseln Gefahr der Verlegung der Atemwege durch Blutergüsse und Ödeme bei Verletzung des Kehlkopfes. Dauerkontrolle ist wichtig! Typischer äußerer Befund: Punktförmige Blutungen der Lid- und Augenbindehäute, Drosselmarke (gelegentlich diskret oder unsichtbar). Todesursache: Hirnhypoxie durch Störung des venösen Blutrückstroms bei weitgehend erhaltener arterieller Blutzufuhr in den Kopf, auch Kompression der Atemwege.

Erhängen – Strangulation des Halses durch Strangwerkzeug, wobei die Zugkraft durch das eigene Körpergewicht bzw. durch das Gewicht von Körperteilen aufgebracht wird. Typischer äußerer Befund: Strangmarke. Meist keine punktförmigen Blutungen der Lid- und Augenbindehäute.

Todesursache: Hirnhypoxie bei Unterbrechung der arteriellen Blutzufuhr zum Gehirn durch Kompression der Karotiden und Vertebralarterien. Kompression der Atemwege in der Regel von nachrangiger Bedeutung.

Typisches Erhängen: Symmetrischer Strangverlauf am Hals, Knoten im Nakken, freies Hängen.

Atypisches Erhängen: Jede andere Situation. Das atypische Erhängen ist häufiger als das typische.

Erholungszuschlag – Bei der zeitlichen Normung von Arbeitsvorgängen wird ein Erholungszuschlag (Pausen) eingerechnet, wenn die Arbeitsschwere sonst eine Überlastung zur Folge hätte.

Ersticken – Tod durch Sauerstoffmangel bei a) zu wenig Sauerstoff in der Atemluft (z. B. in großer Höhe), b) Behinderung der Atembewegungen (z. B. Verschüttung), c) Verlegung der Atemwege. Bei innerem Ersticken Behinderung des Sauerstofftransportes (z. B. CO-Vergiftung) oder der Sauerstoffverwertung (z. B. Zyankalivergiftung). Allgemeine Erstickungszeichen: Zyanose, aufgedunsenes Gesicht, punktförmige Blutungen an Haut und Schleimhäuten, Hyperämie der Leber, Anämie der Milz.

Ertrinken – Ersticken im Wasser. Typisches Ertrinken: Ertrinken mit phasenhaftem Ablauf mit typischen Ertrinkungsbefunden. Wichtiges Indiz: Schaumpilz an Mund und Nase. Atypisches Ertrinken: Abgekürzter Ablauf ohne typischen Ertrinkungsbefund. Tod im Wasser beweist nicht, daß der Tod durch Ertrinken eingetreten ist. Zur Klärung ist eine Sektion erforderlich.

Erwerbsunfähigkeit (EU) – Erwerbsunfähig ist der Versicherte, der infolge Krankheit oder anderer Gebrechen oder Schwächen der körperlichen oder geistigen Kräfte auf nicht absehbare Zeit eine Erwerbstätigkeit in gewisser Regelmäßigkeit nicht mehr ausüben oder nicht »mehr als geringfügige Einkünfte« durch Erwerbstätigkeit erzielen kann. – Ein Begriff der Rentenversicherung.

Erwürgen – Kompression des Halses eines Opfers mit einer Hand oder beiden Händen, dabei Verschluß oder Stenose der oberen Atemwege und venöse Rückflußstörung in den Jugularvenen bei im wesentlichen erhaltenem Blutstrom in den Halsschlagadern. Selbsterwürgen gilt als nicht möglich. Typisches äußeres Symptom: Würgemale, petechiale Blutungen der Augen-Bindehäute, oft auch der Gesichtshaut.

Escapes – Begriff aus der Epidemiologie für Personen, die trotz Risikofaktoren nicht erkranken.

Ethylenoxidsterilisation – Sterilisation thermolabiler Instrumente durch Ethylenoxid (EO), ein extrem starkes Protoplasmagift, das zu starken Haut- und Atemwegsreizungen führt und für das wegen krebserzeugender Wirkung kein MAK-Wert mehr angegeben wird, sondern ein TRK-Wert von 0,5 ppm. 100–200 mg EO/l Atemluft wirken für den Menschen in wenigen Augenblikken tödlich. Neben dem arbeitsmedizinischen Risikopotential besteht für den Patienten eine besondere Gefährdung durch EO-sterilisiertes Material, bei dem keine ausreichende Desorption von EO erfolgte. Durch entsprechende Nachbehandlung in sog. Ausgasungsschränken ist heutzutage sicherzustellen, daß der vom BGA angegebene maximal zulässige Restgehalt von 1 ppm EO im Sterilgut vor Anwendung am Patienten unterschritten wird.

Eutrophierung – Vermehrte Produktion pflanzlicher Biomasse nach erhöhtem Eintrag von Pflanzennährstoffen (Phosphate/Nitrate) in Oberflächengewässer. Nach Absinken größerer Mengen organischer Stoffe kann es zur Ausbildung sauerstoffarmer oder -freier Zonen infolge bakterieller Zersetzungsprozesse kommen.

explorative Datenanalyse (data snooping) – Kennzeichen ist, daß nicht zu einer einzigen präzisen Fragestellung untersucht wird, sondern daß alles Interessante in den Daten gesucht, aufgegriffen und dargestellt wird. Explorative Datenanalysen können, auch wenn statistische Tests signifikant werden, nur Hypothesen generieren, nicht beweisen (*Abschnitt* **A**-5.10).

Expositionsprophylaxe – Unspezifischer Infektionsschutz durch Maßnahmen, die die Ausbreitung von Infektionserregern verhindern (z. B. Schutzkleidung, Isoliermaßnahmen, Quarantäne).

Fäkalindikator – Mit relativ einfachen biochemischen Methoden nachweisbare Bakterien, die üblicherweise im Darm von Säugetieren vorkommen und eine gleiche oder ähnliche Umweltresistenz wie Krankheitserreger (z. B. Salmonellen und Shigellen) haben, die fäko-oral übertragen werden. Entsprechende Untersuchungen sind z. B. nach der Trinkwasserverordnung bzw. DIN 19643 für Trink- bzw. Badewasser vorgeschrieben. Zu den Fäkalindikatoren gehören E. coli (= fäkalkoliforme Keime), koliforme Keime (Klebsiella, Enterobacter, Citrobacter) und Fäkalstreptokokken (Enterokokken). Ein Fäkalindikator muß kein Krankheitserreger sein!

Fall-Kontroll-Studien – Untersuchen den Einfluß von Expositionen auf das Auftreten seltener Krankheiten. Sie sind das einzige Studiendesign, mit dem sich auch extrem seltene aber gravierende unerwünschte Arzneimittelwirkungen erkennen lasen. In einer Fall-Kontroll-Studie werden möglichst viele Krankheits-»Fälle« in die Studie aufgenommen und jedem Fall eine »Kontrolle« (Vergleichsperson) zugeordnet. Bei den »Fällen« und »Kontrollen« werden die bisherigen Expositionen retrospektiv erhoben. Fall-Kontroll-Studien liefern nur relative Risiken. Fall-Kontroll-Studien und Kohortenstudien sind in vieler Hinsicht gerade gegensätzlich (*Abschnitt* **A**-5.7).

Fallzahl – Die Anzahl der gleichartig selektierten, gleichartig behandelten und gleichartig beobachteten Versuchstiere, Probanden oder Patienten (*Abschnitt* **A**-4.1).

Farbindikatorstreifen – Bei den »Chemoindikatoren« handelt es sich um jedem Sterilisiergut (z. B. Instrumentensieb) beizufügende Pappstreifen, die je nach Sterilisationsverfahren mit definierten Substanzen imprägniert sind. Diese zeigen typische Farbumschläge, wenn die Sterilisationsbedingungen ausreichend eingehalten wurden. Nach geltender Rechtsauffassung sollten die Farbindikatorstreifen unbedingt der Krankenakte des jeweilig operierten Patienten beigefügt werden, um im Falle späterer gerichtlicher Auseinandersetzungen wegen Schadensersatzansprüchen der Dokumentationspflicht zu genügen.

Faulturm – Teil der Kläranlage, in der es unter anaeroben Bedingungen zu einer mikrobiellen Zersetzung des Klärschlammes kommt, der aus den Sedimentationsbecken der Kläranlage abgeführt wird. Die dabei entweichenden Faulgase (Methan) können zur Energiegewinnung (Stromerzeugung) genutzt werden. Bei der Ausfaulung des Schlamms werden Temperaturen von 50 °C erreicht, die schließlich zum weitgehenden Absterben von Wurmeiern und teilweise anderen Infektionserregern führen.

Feinstaub – Fein verteilte Feststoffe mit Korngrößen (aerodynamischer Durchmesser) von 0,5–10 µm; unterteilt sich in den sog. Alveolarstaub und den wieder ausgeatmeten Staub.

Feldstudien – Sind offene Studien, haben meist keine Vergleichsgruppe und keine großen methodischen Ansprüche (*Abschnitt* **A**-5.1).

Fernschuß – In der Regel von fremder Hand beigebrachte Schußverletzung, ohne die bei Nahschuß nachzuweisenden Pulvereinsprengungen bzw. Schmauchablagerungen an Haut bzw. Kleidung.
Schußentfernungsbestimmung mittels physikalisch-chemischer Verfahren zum Nachweis von Schmauchelementen (Blei, Antimon, Barium) an der ungereinigten Haut bzw. an der sichergestellten Bekleidung.

finale Betrachtung – Entscheidend ist der Zustand des Versicherten, zu dessen Besserung Leistungen erbracht werden; unabhängig davon, wie dieser Zustand entstand (Krankenversicherung, mit Ausnahme eines Kausalbezugs zum Beruf; Schwerbehindertengesetz [GdB]; Rentenversicherung bezüglich EU- und BU-Renten).

Firmware – Die vom Hardware-Hersteller in die Zentraleinheit eines Computers mehr oder weniger fest eingesetzten extrem hardware-nahen Programme heißen Firmware. s. auch Hardware, Software (*Abschnitt* **A**-1.2).

Flockungsmittel – Bei der Aufbereitung von Trink- und Badewasser wird häufig die Verfahrenskombination Flockung und Filtration angewendet. Als Flockungshilfsmittel werden dabei vor der Filtration Eisen- oder Aluminiumsalze dem Rohwasser beigegeben, die zu einer Stabilisierung und Koagulation kolloidal gelöster Teilchen führen, die sich anschließend in der Filtration (z. B. Sandfilter) leichter abscheiden lassen. Der Erfolg der Flockung ist pH-abhängig.

Fluor-Chlor-Kohlenwasserstoffe (FCKW) – Untergruppe der halogenierten Kohlenwasserstoffe, die in besonderer Weise zum Abbau der stratosphärischen Ozonschicht und somit zur Erhöhung der UV-Strahlenbelastung auf der Erde beitragen. FCKWs werden (wurden) hauptsächlich als Treibstoffe in Spraydosen und verschiedenen Kunststoffschäumen sowie als Löse- und Kältemittel eingesetzt. Die Umweltschutzdiskussion der letzten Jahre hat vor allem in Kosmetika zu einem fast völligen Verzicht auf FCKW geführt; dennoch ist die im Montrealer Protokoll (Folgevereinbarung der Wiener Konvention zum Schutz der Ozon-Schicht) vorgesehene Reduktion von FCKW-Produktion und -Verbrauch bis 1999 um 50 % gegenüber 1986 zwar ein wichtiger erster Schritt, aber nicht ausreichend zur Stabilisierung der FCKW-Konzentration auf heutigem Niveau, bzw. zum weiteren Abbau.

Fürsorgeprinzip – Der Staat gewährt individuelle Hilfen aus öffentlichen Mitteln zur Ermöglichung eines menschenwürdigen Lebens, in der Sozialhilfe subsidiär für andere Leistungsträger.

F-Wert – Der F-Wert kennzeichnet die Effektivität (Gesamtletalität) eines Sterilisationsprozesses und gibt bei den Hitzesterilisationsverfahren die Behandlungszeit in Minuten an, die erforderlich ist, um die vorhandene Keimzahl (N_0) auf einen akzeptablen Endwert (N) zu reduzieren.

Gassterilisation – Sterilisationsverfahren mit mikrobiziden Gasen, derzeit Ethylenoxid und Formaldehyd. Ein sogenanntes Plasmasterilisationsverfahren mit angeregtem Sauerstoff befindet sich in technischer Erprobung. Für die Sicherheit der Gassterilisation sind neben chemischen Parametern (Wirkstoffgehalt) in gleicher Weise physikalische Parameter (z. B. Temperatur, Luftfeuchtigkeit, Druck) entscheidend. Die Gassterilisation sollte nur bei thermolabilem Sterilgut eingesetzt werden.

Geburtenrate – Gesamtzahl der Lebendgeburten pro Jahr pro Anzahl Frauen in einem bestimmten Lebensalter.

Gelbfieberimpfung – Aktive Immunisierung mit attenuiertem »Lebendimpfstoff«, der subkutan injiziert wird. Wegen begrenzter Haltbarkeit und der Notwendigkeit sachgerechter Lagerung ist die Impfung nur bestimmten staatlich ermächtigten Impfstellen vorbehalten. Der Impfschutz beginnt 10 Tage nach erfolgter Impfung, das Impfzertifikat gilt für 10 Jahre. Sofern die Impfung aus epidemiologischen Gründen oder aufgrund von internationalen Gesundheitsvorschriften erforderlich ist, sollte die Gelbfieberimpfung im Rahmen der durchzuführenden Impfungen als erste vorgenommen werden.

Genickbruch – Häufige Fehldiagnose bei Leichenschauen, insbesondere bei Verkehrsunfall oder Erhängen. Beim suizidalen Erhängen ist der Genickbruch sehr selten, erst bei Fall aus etwas größerer Höhe.

Geschäftsfähigkeit – Die Fähigkeit, selbständig Rechtsgeschäfte abzuschließen, in der Regel nach Eintritt der Volljährigkeit mit Erreichen des 18. Lebensjahres. Beschränkte Geschäftsfähigkeit bei Minderjährigen, die das 7. Lebensjahr vollendet haben. Ein Betreuer kann bei einem Volljährigen bestellt werden, der seine Angelegenheiten ganz oder teilweise nicht besorgen kann.

Geschäftsführung ohne Auftrag – Übernahme der Behandlung bei bewußtlosen (z. B. durch Unfall verletzten) oder nicht aufklärbaren Patienten. Behandlung entsprechend dem mutmaßlichen Willen des Patienten.

Geschäftsunfähigkeit – Unfähigkeit, rechtswirksame Rechtsgeschäfte abzuschließen bei Minderjährigen (s. *Geschäftsfähigkeit*), ferner bei Personen, die sich in einem die freie Willensbestimmung nicht nur vorübergehend ausschließenden Zustand krankhafter Störung der Geistestätigkeit (z. B. bei Psychosen, schweren Schwachsinneszuständen fortgeschrittener Demenz) befinden. Auch vorübergehende **schwere** Störungen (z. B. Vollrausch) können eine Geschäftsunfähigkeit bewirken. Willenserklärungen von Geschäftsunfähigen sind nichtig. (Entmündigung und Pflegschaft sind mit Inkrafttreten des Betreuungsgesetzes weggefallen).

Gesundheit – Ein Zustand völligen körperlichen, seelischen und sozialen Wohlbefindens und nicht nur das Freisein von Krankheit und Gebrechen (WHO).

Gesundheitsamt – Kommunale oder staatliche Behörde (länderabhängig) der unteren Verwaltungsebene des öffentlichen Gesundheitsdienstes, die von einem Amtsarzt geleitet wird. Zu ihren Aufgaben gehören die Aufsicht über medizinische Einrichtungen (nicht jedoch Arztpraxen), die Überwachung und Förderung der allgemeinen Orts- und Umwelthygiene einschließlich des Verkehrs mit Lebensmitteln, die Bekämpfung übertragbarer Krankheiten einschließlich Desinfektion, Impfungen und Überwachung von Ausscheidern, die Durchführung der Gesundheitsfürsorge (u. a. schulärztliche Tätigkeit, Beratung von Körperbehinderten, Betreuung von Alkoholikern, anonyme »AIDS-Beratung« (HIV-Test), jedoch **keine** Behandlung), das amtsärztliche Begutachtungswesen, die gerichtsärztliche Tätigkeit sowie Gesundheitserziehung und -beratung). Die Aufgaben werden im einzelnen durch die Gesundheitsdienstgesetze (GDG) der Bundesländer festgelegt, wobei künftig zunehmend eine beratende und unterstützende Dienstleistung gegenüber Kontrollfunktionen in den Vordergrund tritt.

gewerbeärztlicher Dienst – Die staatlichen Gewerbeärzte nehmen Aufgaben der Bekämpfung der Berufskrankheiten wahr und wirken im Unfallschutz sowie im berufsgenossenschaftlichen Entschädigungsverfahren mit.

good clinical practice (GCP) – Regelwerk zur Durchführung, Überwachung (Monitoring) und Qualitätssicherung klinischer Studien (*Abschnitt* **A**-5.9).

Grad der Behinderung (GdB) – Begriff aus dem sozialen Entschädigungsrecht (Schwerbehindertengesetzgebung). Finale Begutachtung aller Behinderungen durch das Versorgungsamt mit Auswirkungen auf z. B. die Besteuerung. Kein Bezug zur Erwerbsfähigkeit.

Grenzwert – In Gesetzen oder entsprechenden Verordnungen festgelegter Wert für belebte oder unbelebte Schadfaktoren (z. B. Mikroorganismen, Schwermetalle, Lärmpegel), dessen Überschreitung die rechtliche Grundlage für behördliche und/oder exekutive Maßnahmen bildet. Die Festlegung von Grenzwerten erfolgt unter Einbeziehung von Sicherheitsspannen nach dem jeweiligen Stand des Wissens, eine Überschreitung von Grenzwerten darf nicht automatisch mit einer konkreten gesundheitlichen Gefährdung gleichgesetzt werden.

Grenzanalyse – Verfahren der Gesundheitsökonomie, bei dem der Effekt (Nutzen) zusätzlicher, wiederholter Maßnahmen, z. B. Vorsorgeuntersuchungen oder beim Laborscreening, den Kosten gegenübergestellt wird. Wiederholte Durchgänge fördern immer weniger Fälle zutage, so daß die Kosten pro entdeckten Fall, die Grenzkosten, immer höher werden.

Grundwasser – Das im Boden auf einer undurchlässigen bzw. nur wenig durchlässigen Schicht (Grundwasserleiter) ruhende oder sich langsam weiter bewegende Wasser. Die hygienische Qualität des Grundwassers wird entscheidend von geologischen Bedingungen, dem Schadstoffeintrag in den Boden über Niederschläge, Langzeitbelastungen oder Unfällen sowie durch Tiefe der wasserführenden Schicht (Grundwasserhorizont) bestimmt. Grundsätzlich ist Grundwasser aus hygienischer Sicht vorteilhafter zu beurteilen als Oberflächen- und Quellwasser.

Gurtwirkungen, negative – Negative Auswirkungen des richtig angelegten Sicherheitsgurtes werden in weniger als 1 % der Unfälle beobachtet. Häufiger sind Einschränkungen der positiven Gurtwirkung bei unkorrekter Lage des Gurtes, begünstigt z. B. durch weiche Sitzpolsterung, dicke Kleidung, ungenügendes Straffziehen (»Gurtlose«).

Hämatom – Blutunterlaufungen bzw. Blutungen der Haut oder von Organen. Die Größe des Hämatoms ist nicht nur von der Intensität der Einwirkung abhängig, sondern auch von der Gewebsbeschaffenheit, der individuellen Blutungsbereitschaft, dem Blutdruck und der Dauer der Blutung (Überlebenszeit).

Händedesinfektion, chirurgische – Präoperative Behandlung (Abtöten der residenten Flora) der Hände und Unterarme der unmittelbar an einer Operation oder einem operativen Eingriff Beteiligten mit von der DGHM für wirksam befundenen Desinfektionsmitteln. Entgegen früherer z. T. noch weit verbreiteter Auffassung ist es hierzu ausreichend, Hände und Unterarme für 2–3 min zu waschen (Nagelbürste **nur** zur Reinigung der Nägel), anschließend mit einem keimarmen Handtuch abzutrocknen und präparateabhängig 3 bzw. 5 min mit dem Desinfektionsmittel (Wirkstoffe: Alkohole, PVP-Jod) feucht zu halten. Das Tragen von sterilen OP-Handschuhen ersetzt nicht die vorherige chirurgische Händedesinfektion.

Händedesinfektion, hygienische – Weitgehende Reduzierung der sog. Anflugflora (transiente Flora), die bei medizinischen Tätigkeiten auf die Hände gelangen kann, mit von der DGHM gelisteten alkoholischen Einreibepräparaten, Einwirkzeit meist 30 s.

Härtebildner – Kohlensäure und schwefelsaure Ca- und Mg-Salze, die als Bicarbonate beim Kochen ausfallen (Carbonathärte) oder als Sulfate in Lösung bleiben (Gipshärte). Die Härte des Wassers wird in deutschen Härtegraden (°dH) bzw. nach dem Wasch- und Reinigungsmittelgesetz als »Summe Erdalkalien« in mmol/m^3 insgesamt in 4 Härtebereichen angegeben. Hartes Wasser erhöht den Seifenverbrauch und kann bei Speisen und Getränken zu Geschmacksbeeinflussungen führen (siehe auch Wasserhärte).

Haloforme – Zu den leicht flüchtigen Halogen-Kohlenwasserstoffen gehörende Gruppe der Trihalogenmethane, die teilweise als technische Lösemittel oder als unerwünschte Nebenprodukte bei der Trinkwasseraufbereitung (Chlorung in Gegenwart hoher Huminsäuregehalte) als gesundheitlich bedenkliche Verunreinigungen von Wasser entstehen.

Hardware – Sind Geräte und elektronische Bauteile einer EDV-Anlage, die materiell vorhanden sind. Gegensatz zu Software (*Abschnitt* **A**-1.2).

Hautabschürfung – Abschiebung der Oberhaut mit Austritt von Gewebswasser (Serum) bzw. auch von Blut bei bis zum Korium reichenden Verletzungen, bei der Leiche als honiggelbe bis rotbraune Vertrocknungen. Unterscheidung von intravital und postmortal entstandenen Hautabschürfungen nicht möglich, außer eventuell durch spezielle histologische Untersuchung.

Hautflora, residente – Physiologischerweise Haut und Hände besiedelnde Mikroorganismen. Üben auf der einen Seite einen protektiven Effekt vor der Besiedlung durch Anflugkeime aus

(Kolonisationsresistenz), müssen andererseits im Rahmen der präoperativen chirurgischen Händedesinfektion (-antiseptik) weitestgehend reduziert werden.

Hautflora, transiente – Vorübergehende oberflächliche Besiedlung der Haut mit sogen. Anflugkeimen, die über Luft, Gegenstände oder direkten Kontakt mit Patienten auf die Haut des medizinischen Personals gelangen. Wegen ihres Anteils an obligat oder fakultativ pathogenen Krankheitserregern sollte sie durch eine indikationsgerecht durchgeführte hygienische Händedesinfektion (-antiseptik) abgetötet bzw. inaktiviert werden.

HDC-Impfung – Aktive Immunisierung gegen Tollwut durch eine HDC-(Human Diploid Cell-)Gewebekulturvakzine, die bei beruflich exponierten grundsätzlich, bei sonstigen Personen auch **nach** Exposition (Tierbiß, Kontakt mit infizierten Tieren) durchgeführt wird.

Heilwasser – Natürliche zutage tretende oder künstlich erschlossene Wässer, die aufgrund ihrer chemischen Zusammensetzung, ihrer physikalischen Eigenschaft oder empirisch gewonnener Erfahrung für Heilzwecke Verwendung finden. Sie sind definitionsgemäß als Arzneimittel anzusehen und unterstehen somit dem Arzneimittelgesetz.

Heißluftsterilisation – Thermische Abtötung bzw. irreversible Inaktivierung von Mikroorganismen bzw. Viren auf thermostabilem anorganischen Material (Metalle, Glas) mit einer Mindesteinwirkzeit von 30 min bei einer Temperatur von 180 °C. Im Vergleich zur Dampfsterilisation weniger sicheres Sterilisationsverfahren, das mit wenigen Ausnahmen in Krankenhäusern nicht mehr eingesetzt werden sollte.

Hepatitis-A-Impfung – Aktive Immunisierung gegen Hepatitis A mit inaktiviertem Virus.

Hepatitis-B-Impfung – Aktive Immunisierung gegen Hepatitis B mit Oberflächenantigen des Hepatitis-B-Virus (HBsAg), das heute in der Regel molekularbiologisch in Hefezellen produziert wird. Intramuskuläre Verabreichung zu den Zeitpunkten 0, 1 und 6 Monaten von jeweils 20µg HBsAg pro Dosis. Die Dauer des Impfschutzes ist abhängig von der Höhe (Titer) des protektiven Antikörpers (Anti-HBs).

Hirntod – Isolierter und irreversibler Ausfall sämtlicher Hirnfunktionen mit der Folge des Individualtodes trotz Aufrechterhaltung von Atmung und Kreislauf. Feststellung des Hirntodes gemäß den Richtlinien des Wissenschaftlichen Beirates der Bundesärztekammer aufgrund von klinisch-neurologischem Befund, Null-Linien EEG, Angiographie der Hirngefäße.

Hitzschlag – Wärmestauung mit der Folge einer Hyperthermie, meist bei fehlender Wasserabgabe unter körperlichen Anstrengungen, mit Anstieg der Körpertemperatur auf kritische Werte. Typische Symptome: Kopfschmerzen, Erbrechen, Bewußtlosigkeit, u. U. Krämpfe. Hitzschlag auch bei Fehlen unmittelbarer Sonnenbestrahlung. Letztere führt bei lokaler Überwärmung des Kopfbereiches zum Sonnenstich.

Hospitalismus – Jede Form einer gesundheitlichen Schädigung oder Beeinträchtigung, die im kausalen Zusammenhang mit einem Krankenhausaufenthalt steht. Neben dem psychischen Hospitalismus (bevorzugt bei Kleinkindern) ist vor allem an den infektiösen Hospitalismus zu denken (*s. auch Krankenhausinfektionen*).

Host-Computer – EDV-Anlagen, die eine oder mehrere Literaturdatenbanken beherbergen, werden als Host-Computer bezeichnet. Von einem PC aus kann man über Leitung einen Host-Computer anwählen und dort in den Literaturdatenbanken recherchieren (*Abschnitt* **A**-1.6).

Hutkrempenregel – Faustregel zur Beurteilung von Kopfverletzungen: die oberhalb der gedachten Linie der Hutkrempe gelegenen Verletzungen sprechen für Schlag-, die unterhalb davon gelegenen für Sturzfolgen.

Hygiene-Kommission – Von der BGA-bzw. RKI-Richtlinie für Krankenhaushygiene und Infektionsprävention geforderte krankenhausinterne Kommission, in der sämtliche Entscheidungsebenen eines Krankenhauses vertreten sind und die das zentrale Organisationsgremium der Qualitätssicherung auf dem Gebiet der Prävention nosokomialer Infektionen darstellt.

Hygieneplan – Gemäß § 9 der Unfallverhütungsvorschrift »Gesundheitsdienst« der Berufsgenossenschaft für Gesundheitsdienst und Wohlfahrtspflege gesetzlich vorgeschriebener Plan, zu dessen Aufstellung alle medizinischen Einrichtungen verpflichtet sind, in denen Patienten ambulant oder stationär behandelt werden. Mit ihm sind in schriftlicher Form alle infektionsprophylaktisch für Personal und Patienten relevanten Hygienemaßnahmen (z. B. Desinfektion, Sterilisation, Reinigung, Ver- und Entsorgung) festzulegen.

ICD = Internationale statistische Klassifikation der Krankheiten und verwandten Gesundheitsprobleme – Das weltweit am häufigsten verwendete Ordnungssystem für Diagnosen. Die ICD hat eine allgemeine dreistellige Systematik (kurze Form) und eine vierstellige ausführliche Systematik (detaillierte Form). Derzeit ist die 10. Revision (ICD-10) gültig (*Abschnitt* **A**-2.6).

iatrogene Verletzungen – Im Rahmen der Reanimation häufig auftretende Brüche des Thoraxskelettes, als Komplikationen davon gelegentlich Lungenanspießungen, Pneumothorax, Spannungspneumothorax, Mediastinalemphysem, Hämatothorax. Weitere Reanimationsverletzungen können sein: Leberriß, Magenruptur, selten Herz- und Aortenriß.

Immission – Einwirkung von Luftverunreinigungen, Geräuschen, Erschütterungen, Strahlen oder Wärme auf die Umwelt und den Menschen. Im Sinne der TA-Luft werden unter Immission die in der Regel in 1,5 m Höhe über dem Erdboden auftretenden Luftverunreinigungen angesehen. Die Angabe erfolgt als Massen- oder Volumenkonzentration in mg/m^3 bzw. cm^3, bei Stäuben als Konzentration an Partikeln oder Fasern/cm^3 und zudem als Menge, die sich auf einer bestimmten Fläche pro Tag niederschlägt.

Immunisierung, aktive – Mit wenigen Ausnahmen (Tollwut) präexpositionell erfolgende Applikation von Antigenen (abgetötete oder attenuierte Krankheitserreger, Erregerbestandteile oder speziell behandelte Produkte wie z. B. Toxoide) zum Aufbau einer protektiven humoralen oder zellgebundenen Immunität.

Immunisierung, passive – In der Regel postexpositionelle Gabe protektiver Mengen von Immunglobulinen, die den Ausbruch einer Erkrankung verhindern oder verzögern bzw. den Krankheitsverlauf mitigieren können.

Impfprophylaxe – Alle Maßnahmen, die durch aktive oder passive Immunisierung zu einem absoluten oder relativen Schutz vor erregerbedingten Erkrankungen führen. Die Ständige Impfkommission des Bundesgesundheitsamtes (STIKO) gibt regelmäßig Empfehlungen in Form eines Impfkalenders für Kinder und Erwachsene heraus.

Impfung, öffentlich empfohlene – Impfung, die aufgrund regional (Landesebene) gültiger Empfehlungen durch Verordnungen der einzelnen Bundesländer, veröffentlicht im Bundesgesundheitsblatt, angeraten wird und für die bei Vorliegen eines Impfschadens auf Antrag eine Versorgung (Entschädigung) nach den Vorschriften des Bundesversorgungsgesetzes erfolgt. Die Empfehlungen der STIKO sind in diesem Sinne nicht als öffentlich empfohlene Impfungen aufzufassen.

indexieren – Ist das Zuteilen von Schlagwörtern und Deskriptoren, d. h. die Beschreibung eines Aufsatzes, eines Arztbriefes, eines Op-Berichts usw. mit Schlagwörtern oder Deskriptoren. Eine spezielle Form des Indexierens ist das Verschlüsseln der Diagnosen (*Abschnitt* **A**-2.6).

Infektionsschutzgesetz – Novelliertes Folgegesetz zum BSeuchG mit völlig neu gestaltetem Meldewesen und modernen Regelungen zur Infektionsprävention.

Infektionsstatistik – Regelrechte (prospektive) Erfassung von Infektionskrankheiten (z. B. meldepflichtigen Krankheiten und/oder Krankenhausinfektionen).

Infektkette – Ein System mit den Faktoren Wirt, Erreger, Übertragungsvorgang und Umweltwirkung, das die Passage der Infektionserreger von der Infektionsquelle bis zum infizierten Individuum ermöglicht.

Infektrate – Häufigkeit der durch bestimmte Infektionserreger hervorgerufenen Infektionskrankheiten.

Influenza-Impfung (Grippeschutzimpfung) – Aktive Immunisierung gegen Influenza mit mono-, bi- oder polivalentem Adsorbatimpfstoff aus inaktivierten Influenzaviren oder mit Subunit-Impfstoff aus Hämagglutinin und Neuraminidase des Influenzavirus. Indikation: Personen über 60 Jahre bei best. Grundleiden (z. B. Diabetes mellitus), medizinisches und Pflegepersonal.

initiieren – Bei der Krebsentstehung durch chemische Substanzen bedeutet initiieren eine direkte Veränderung der Gene durch Mutation oder Transposition (Verlegung von Genstücken) auf der DNS, wobei die geordnete Funktion der Gene zerstört wird. Die Folge ist in der Regel ein unkoordiniertes Wachstum der Zellen, d. h. der Verlust der Kontaktinhibition.

Insektizide – Phosphorsäureverbindungen (Organophosphorsäureester wie Metasystox, Malathion, Parathion) bzw. chlorierte Kohlenwasserstoffe wie u. a. DDT, Methoxichlor, Hexachlorcyclohexan (Lindan, Aldrin, Dieldrin, Chlordan), Hexachlorbenzol, Endosulfan, Pentachlorphenol (PCP).

instabiler Thorax – Als Folge ausgedehnter Rippenserien-Stückbrüche, meist kombiniert mit Brustbeinbrüchen, kommt es zur Instabilität von Thoraxwandsegmenten mit paradoxer Atmung.

intermediäres Leben – Intermediär, d. h. zwischen Todeseintritt und Absterben der letzten Zelle liegender Zeitraum. In der Phase des intermediären Lebens bis etwa zum Eintritt der Totenstarre Nachweis von supravitalen Erscheinungen wie elektrische Erregbarkeit des Leichenmuskels oder durch Pharmaka auslösbare Pupillenreaktion.

Internet – Weltweites Netzwerk, das viele Computernetze verbindet. Die wichtigsten Dienste des Internet sind elektronische Post (e-mail), Diskussionsgruppen zu vielerlei Themen (newsnet), Übertragung von Dateien (FTP), Mitbenutzung anderer Computer und vor allem das World Wide Web (*Abschnitt* **A**-1.2).

Inversionswetterlage – Sie entsteht durch einen extrem niedrigen Luftaustausch in horizontaler und vertikaler Richtung (Kaltluft unter Warmluft) und kann insbesondere in den Wintermonaten unter dem Einfluß der Energiegewinnung und des Kraftfahrzeugverkehrs zu erheblichen Anstiegen der Luftschadstoffe SO_2, NO_X und CO sowie von Kohlenwasserstoffverbindungen führen.

Inzidenz – Neuerkrankungsrate in einem Zeitraum z. B. 89 Fälle von Bronchialkarzinom pro 100 000 Männer pro Jahr (*Abschnitt* **A**-3.3).

Kältetod – Indizien sind: hellrote Totenflecken, oft auch rundliche Blutungsherde an der Magenschleimhaut.

Kaliumpermanganatverbrauch ($KMnO_4$-Verbrauch) – Maß für die Belastung eines Wassers mit organischen und z. T. anorganischen Verunreinigungen. Gibt Aufschluß über die Menge an organischen Stoffen im Wasser und wird daher auch als »Oxidierbarkeit« bezeichnet.

Karzinogen (Kanzerogen) – Krebserzeugender (chemischer) Stoff oder physikalischer Faktor (u. a. Strahlen), der die Häufigkeit von Tumoren, welche ohne Einwirkung dieses Stoffes spontan entstehen, steigern, die Latenzzeit solcher Tumoren verkürzen oder auch selbst an Geweben zur Bildung von Tumoren führen kann.

Kausalprinzip – Zwischen Krankheit und Krankheitsfolgen und dem sie auslösenden Ereignis muß eine kausale (ursächliche) Beziehung bestehen, wie sie z. B. in der Unfallversicherung oder dem Versorgungswesen durch ärztliche Gutachten festgestellt werden muß.

Keimträger – Mit obligat bzw. fakultativ pathogenen Infektionserregern kolonisiertes Individuum ohne klinische Zeichen einer Infektionskrankheit.

Keimzahlreduktion – Verringerung von Keimen in der Luft, in Flüssigkeiten oder auf Gegenständen durch keimtötende (keiminaktivierende) bzw. keimeliminierende Maßnahmen.

Klärschlamm – Absetzbare Sinkstoffe des Abwassers, die im Absatzbecken sowie in der Belebungsanlage einer Abwasserkläranlage gewonnen werden. In den organischen und mineralischen Komponenten der Klärschlämme können sich Schadstoffe (z. B. Schwermetalle, schwer abbaubare organische Verbindungen, wie z. B. polychlorierte Biphenyle, polyzyklische aromatische Kohlenwasserstoffe) anreichern und damit deren weitere Nutzung, z. B. in der Landwirtschaft unmöglich machen. Klärschlämme werden heute in vielen Abwasserkläranlagen bereits nach Trocknung einer Verbrennung zugeführt bzw. in Faultürmen unter Gewinnung von Methan als Biogas anaerob abgebaut.

Klassifikation – Eine Klassifikation ist ein Ordnungssystem nach dem Ordnungsprinzip »Jedes Ding an seinen Platz«. Wichtig ist, daß sich die einzelnen Klassen nicht überschneiden (disjunkte Klassen) und das gesamte zu bearbeitende Gebiet umfassen. Das Indexieren mit einer Klassifikation nennt man auch Klassifizieren oder Verschlüsseln (*Abschnitt* **A**-2.6).

Klinische Arzneimittelprüfung – **Phase I** prüft Verträglichkeit und Pharmakokinetik an wenigen Gesunden. In **Phase II** wird das Mittel zum ersten Mal bei Patienten aus dem angestrebten Indikationsgebiet appliziert. Phase II dient der Ermittlung der Verträglichkeit, der Wirkung (Findung einer Zielgröße) und der Dosis. **Phase III** ist der strenge Wirksamkeitsnachweis (Vergleich gegen Plazebo) oder Überlegenheitsnachweis (Vergleich gegen bisherige Standardtherapie) in randomisierten, möglichst doppelblinden Studien mit größerer Fallzahl. Außerdem wird man allen Hinweisen auf unerwünschte Wirkungen und Unverträglichkeiten nachgehen. Daraufhin erfolgt gegebenenfalls die **Zulassung des Arzneimittels. Phase IV** dient der Arzneimittelüberwachung. Dazu gehört die Beurteilung der Verträglichkeit, das Erkennen seltener unerwünschter Wirkungen, das Gewinnen von Erfahrung mit besonderer Patientengruppen (z. B. Schwangere, Kinder, Alte) und das Abschätzen der Folgen bei nicht bestimmungsgemäßem Gebrauch (z. B. Kind trinkt eine Flasche Hustensaft auf einmal aus) (*Abschnitt* **A**-5.1).

klinischer Tod – Phase nach Stillstand von Atmung und Kreislauf mit Erfolgsaussichten einer Wiederbelebung bei rasch einsetzender Reanimation vor den irreversiblen Veränderungen des Gehirns durch Sauerstoffmangel (nach 5–10 Minuten).

Körperverletzung – Beschädigung der körperlichen Integrität, aber auch Beeinträchtigung des körperlichen Wohlbefindens. Juristisch wird zwischen leichter (§ 223 StGB), gefährlicher (§ 223 a StGB) und schwerer (§ 224 StGB) Körperverletzung unterschieden.

Kohlenwasserstoffe, halogenierte (HKW) – Summenbezeichnung für Kohlenwasserstoffe (KW), bei denen H-Atome durch Halogenatome substituiert sind. Aufgrund ihrer sehr oft hohen Persistenz sind viele HKW ubiquitär verbreitet und stellen in vielen Bereichen ein Umweltproblem dar. Technisch werden HKW z. B. als Lösungsmittel, Pflanzen- und Schädlingsbekämpfungsmittel u.a.m. verwendet. Beispiele für HKW sind: DDT, Lindan, Thiodan.

Kohortenstudien – Sind epidemiologische Studien, um den Einfluß von Expositionen, der Lebensführung, weit verbreiteter Genuß- und Arzneimittel oder von prophylaktischen Maßnahmen auf die Gesundheit zu ermitteln. Eine Kohorte ist eine Gruppe von Personen mit der zu untersuchenden Exposition. Kohortenstudien sind meist prospektive, seltener retrospektive Erhebungen. Die bekannteste Kohortenstudie ist die Framingham-Studie. Kohortenstudien und Fall-Kontroll-Studien sind in vieler Hinsicht gerade gegensätzlich (*Abschnitt* **A**-5.6).

Kokarzinogen (Kokanzerogen) – Unspezifische Schädlichkeit (Entzündung, Verletzung, chemische Substanz), die während der Initialphase der Karzinogenese die Realisationsphase auslöst.

Koloniezahl (KBE = koloniebildende Einheiten) – Zahl lebensfähiger, kulturell nachweisbarer Keime in einer vorgegebenen Menge Flüssigkeit (z. B. 1 ml) bzw. in einer halbfesten oder festen Substanz wie z. B. Lebensmitteln (in 1 g).

Konditionierung – Vorbehandlung des Sterilisiergutes, um die Wirksamkeit der Sterilisation sicherzustellen. Bei der Gassterilisation gehört hierzu das Erreichen eines bestimmten Feuchtegrades im Sterilisiergut, das z. B. außerhalb der Sterilisierkammern in einem klimatisierten Raum erfolgen kann. Bei der Dampfsterilisation versteht man unter Konditionierung eine Erwärmung des Sterilgutes, um bei der Zuführung des Dampfes eine übermäßige Kondensatbildung zu verhindern.

konfirmatorische und orientierende statistische Tests – Das strenge konfirmatorische (»statistisch beweisende«) Testen setzt folgenden Ablauf voraus: Eine präzise Hypothese wird aufgestellt, dazu wird eine Studie entworfen und durchgeführt und dann die Zielgröße getestet. Wird dagegen die Hypothese am gleichen Datenmaterial gewonnen und getestet (explorative Datenanalyse), so hat ein signifikanter Test nur orientierende, d. h. eine hypothesengenerierende Bedeutung (*Abschnitt* **A**-5.11).

Konservierung – Maßnahmen zur Haltbarmachung von Lebensmitteln, die die verschiedenen Verderbnisursachen beseitigen können oder den Prozeß des Verderbs extrem verlangsamen, um damit eine Vorratshaltung zu ermöglichen. Maßnahmen sind u. a. Sterilisation, Pasteurisation, Anwendung von Kälte, chemische Konservierungsstoffe, Trocknungsprozesse (*s. auch Lebensmittelkonservierung*).

Kontagions-Index (Manifestations-Index) – Das Verhältnis (in %) der Anzahl der manifest Erkrankten zur Zahl der inapparent infizierten (z. B. Masern 95 %, Poliomyelitis 1 %).

Kontrollgruppe – In einer kontrollierten Studie die Gruppe, die keine wirkliche Therapie erhält, Plazebogruppe. (Eventuell erhalten jedoch alle Patienten in allen Gruppen eine einheitliche Basistherapie.) (*s. auch Vergleichsgruppe Abschnitt* **A**-4.1).

kontrollierte (gesteuerte) Studien – sind randomisierte Studien mit Vergleichsgruppe(n), Studienplan, Studienmonitoring und erfüllen gewisse methodische Ansprüche. Sie sind Interventionsstudien, dienen dem Therapievergleich und setzen präzise Hypothesen voraus (*Abschnitt* **A**-5.1, **A**-5.8).

Korrektheit – Positive Korrektheit besagt, wieviele der von der diagnostischen Methode als positiv bewertete Fälle tatsächlich Träger der Diagnose sind (= positive Prädiktion). Die negative Korrektheit gibt an, welcher Anteil der unauffälligen Befunde zu Recht unauffällig ist.

Krankenhausinfektion – Jede durch Mikroorganismen hervorgerufene Infektion (infektiöser Hospitalismus, nosokomiale Infektion), die in kausalem Zusammenhang mit einem Krankenhausaufenthalt steht, unabhängig davon, ob Krankheitssymptome vorhanden sind oder nicht, wenn sie frühestens 48 Stunden nach Aufnahme in das Krankenhaus auftritt. Häufigste Erreger: E. coli, Staph. aureus, Ps. aeruginosa, Enterobacteriaceae.

Krankenhausinfektion (endogen) – Im Krankenhaus erworbene Infektion durch beim Patienten selbst vorhandene Erreger aufgrund ihres Standortwechsels im Patienten.

Krankenhausinfektion (exogen) – Im Krankenhaus erworbene Infektion durch einen Erreger, der von außen in den Patienten eingebracht worden ist (Umgebung des Patienten, ärztliches bzw. pflegerisches Personal, am häufigsten durch kontaminierte Hände des Personals).

Krankenhausinformationssystem – Eine perfekte Dokumentation liefert die notwendige Information, ohne Ballast, übersichtlich, zur richtigen Zeit, am richtigen Ort, an jeden Berechtigten. Bei einem perfekten Krankenhausinformationssystem werden alle entstehenden Daten sofort EDV-erfaßt und die perfekte Dokumentation papierlos realisiert (*Abschnitt* **A**-1.6).

Krankenversicherung – Zweig der Sozialversicherung. Es gibt die Gesetzliche Krankenversicherung (GKV), aufgegliedert in viele Einzelversicherungen, darunter die sog. Ersatzkassen, und die private Krankenversicherung.

Krankheit – Ein regelwidriger Körper- oder Geisteszustand, der eine ärztliche Heilbehandlung erfordert oder eine Arbeitsunfähigkeit zur Folge hat (Definition als Grundlage zur Gewährung von Leistungen der Gesetzlichen Krankenversicherung).

Krönleinschuß – Zertrümmerung des oberen Teiles des Gehirnschädels bei starker Sprengwirkung des Geschosses mit Herausschleudern des Gehirns, typischerweise in toto.

Lärmstufen – Einteilung des Lärms in bezug auf gesundheitliche Auswirkungen; Stufe I (30–65 dB): psychovegetative Reaktionen, Stufe II (65–90 dB): zusätzliche Hörorganschäden, Stufe III (90–120 dB): Hörorganschäden, die nur bei kurzzeitiger Einwirkung reversibel sind, Stufe IV (über 120 dB): zusätzlich direkte Zerstörungen des Gehörorgans.

Lebendgeburt – Ein Kind, bei dem, laut Personenstandsgesetz, nach »Scheidung vom Mutterleib« entweder das Herz geschlagen oder die Nabelschnur pulsiert oder die natürliche Lungenatmung eingesetzt hat.

Lebendimpfstoff (Lebendvakzine) – Impfstoff aus virulenz- und pathogenitätsabgeschwächten, jedoch vermehrungsfähigen Keimen, die eine echte Infektion hervorrufen und dadurch aktiv immunisieren (Lebendimpfstoffe zur aktiven Immunisierung gegenüber Masern, Poliomyelitis, BCG, Mumps, Röteln, Varizellen).

Lebensmittelkonservierung (chemisch) – Hier stehen die Salze der Sorbin-, Benzoe- und Ameisensäure sowie die Ester der Parahydroxibenzoesäure im Vordergrund. Bei Anwendung ist eine Kenntlichmachung als Zusatzstoff vorgeschrieben. Diphenyl, Orthophenylphenol und Thiabendazol dürfen nur äußerlich auf Zitrusfrüchten und Bananen angewendet werden.

Leichenveränderungen – Frühe Leichenveränderungen sind Totenflecken, Erkalten, Totenstarre, Hauteintrocknungen. Späte Leichenerscheinungen sind Verwesung und Fäulnis mit Blasenbildung, u.U. Mumifizierung, Fettwachsbildung.

Letalität – Todesrate in einem Zeitraum; bezogen auf die Erkrankten (*Abschnitt* **A**-3.3).

Lindan (Hexachlorcyclohexan) – In vier verschiedenen Isomeren auftretende Verbindung mit insektizider Wirkung. Äußerliche Anwendung zur Abtötung von Hautparasiten (Läuse, Krätze). MAK: 0,5 mg/m^2, Vergiftungserscheinungen ähnlich wie bei DDT.

BGA-Liste (Desinfektionsverfahren) – Für den medizinischen Bereich ist zwischen zwei Listen zu entscheiden. Die **BGA-Liste** (künftig: RKI-Liste) enthält Verfahren, die bei der behördlich angeordneten Desinfektion eingesetzt werden müssen. Dies gilt insbesondere für die Bereiche Desinfektion von Wäsche, Flächen, Ausscheidungen und Abwasser sowie für die hygienische Händedesinfektion. Im Rahmen der allgemeinen Hospitalismusprophylaxe ist es dagegen ausreichend, auf Mittel und Verfahren zurückzugreifen, die in der **DGHM-Liste** aufgeführt sind. Sie umfaßt die Bereiche chirurgische und hygienische Hände- und Hautdesinfektion, Instrumenten-, Flächen- und Wäschedesinfektion.

DGHM-Liste (*s. BGA-Liste*)

Lochbrüche – Es handelt sich um sog. direkte Brüche, in der Regel am platten Knochen des Schädeldaches, mit Aussprengung eines Knochenstückes durch Stanzwirkung des auftreffenden Gegenstandes (Stanzfraktur), z. B. bei Hammerschlag. Ist die Kontaktfläche des einwirkenden Gegenstandes größer als ca. 4 × 4 cm, so entstehen in der Regel Berstungsbrüche.

Luftfeuchtigkeit (Luftfeuchte) – Der Wasserdampfgehalt der atmosphärischen Luft, der vor allem von der Temperatur, der Verdunstung und der Luftbewegung sowie vom Luftdruck abhängig ist. Absolute Luftfeuchtigkeit = g/m^3 Luft, spezifische Luftfeuchtigkeit = g/kg feuchte Luft, relative Luftfeuchtigkeit = Verhältnis der absoluten Luftfeuchtigkeit zur bei gleicher Temperatur maximalen Wasserdampfsättigung.

Luftwechsel – Ventilationsrate, die angibt, wie oft das Luftvolumen eines Innenraumes pro Stunde durch Außenluft ersetzt wird. Sie ist abhängig von der Bauweise des Hauses, der handwerklichen Qualität der Ausstattung, der Lage, Windstärke und der Differenz zwischen Innen- und Außentemperatur. Mindestluftwechselrate in Wohnräumen 0,5.

MAK-Wert – Bei der maximalen Arbeitsplatzkonzentration handelt es sich um die zulässige Konzentration eines Stoffes als Gas-, Dampf- oder Schwebstoff in der Luft, die nach dem jeweils gegenwärtigen Stand der Erkenntnisse auch bei wiederholter und langfristiger, in der Regel täglich 8stündiger Exposition unter Einhaltung einer durchschnittlichen Wochenarbeitszeit von 40 Stunden im allgemeinen die Gesundheit der Beschäftigten und deren Nachkommen nicht beeinträchtigt.

Markierungsbelege – Werden an bestimmten Stellen mit Bleistift angestrichen. Die Maschine kann erkennen, welche Stellen angestrichen sind (*Abschnitt* **A**-2.4).

matched-pairs – In epidemiologischen Studien, insbesondere in Fall-Kontroll-Studien, werden den Patienten der Studiengruppe die individuellen Vergleichspersonen (Kontrollen, statistische Zwillinge) zugeordnet. Dies erfolgt nach vorab festgelegten Zuordnungskriterien. Einem Studienpatienten können auch mehrere Kontrollen zugeordnet werden (*Abschnitt* **A**-5.7).

Medizinaluntersuchungsämter – Im Bereich der Länder angesiedelte Untersuchungsämter, die die Medizinalverwaltungen in der Erfüllung ihrer Aufgaben auf dem Gebiete der öffentlichen Gesundheitspflege unterstützen. Aufgaben sind u. a. epidemiologische Erfassung übertragbarer Krankheiten entsprechend Bundesseuchengesetz, Kontrollmaßnahmen im Bereich der Hygiene von Krankenhäusern, Gemeinschaftseinrichtungen, Lufthygiene, Hygiene des Trinkwassers, Badewassers und Abwassers, der Abfallbeseitigung und der Lebensmittel. Sachverständigentätigkeit auf den Gebieten der Infektionsepidemiologie, der Umwelthygiene und der Sozialhygiene.

Medizinischer Dienst – Einrichtung der Arbeitsgemeinschaft der Gesetzlichen Krankenkassen auf regionaler Ebene zur Sicherung des ärztlichen Sachverstandes bei den Krankenversicherungen. Begutachtungs- und Beratungsfunktion, Einleitung von Rehabilitationsmaßnahmen.

Meldepflicht – Gesetzliche Pflicht zur Meldung bestimmter Krankheiten, und zwar von Infektionskrankheiten gemäß § 3 BSeuchG (Verdacht, Erkrankung und Tod bestimmter meldepflichtiger Krankheiten), gemäß § 8 BSeuchG in besonderen Fällen (Auftreten in Gemeinschaftseinrichtungen), der Berufskrankheiten gemäß BKVO sowie (mit Einschränkung) der Geschlechtskrankheiten nach dem Gesetz zur Bekämpfung der Geschlechtskrankheiten.

Messerer-Dreieck – *Messerer* beschrieb eine nach Traumen zu beobachtende keilförmige Aussprengung (Keilbruch) am langen Röhrenknochen, wobei die Keilspitze in die gleiche Richtung wie die einwirkende Gewalt zeigt, häufig bei Fußgängern als Stoßstangenverletzung nach Kollision mit Kraftfahrzeugen.

Methämoglobinämie – Chemische Veränderung des Hämoglobins mit gleichzeitiger Reduktion der O_2- und CO_2-Transportfunktion. Nitrit bindet sich fest an Hämoglobin, wodurch die innere Atmung teilweise blockiert wird. Das Nitrit kann exogen zugeführt oder nach Aufnahme von nitrathaltigem Trinkwasser und Lebensmitteln im Körper durch nitratreduzierende Bakterien erzeugt werden. Methämoglobinämie kann auch u. a. durch Anilinderivate, Sulfonamide, Chinin, PAS hervorgerufen werden.

MIK – Maximale Immissionskonzentration, die grundsätzlich um einen Sicherheitsfaktor unter der Schadstoffkonzentration liegt, die nach dem jeweiligen gegenwärtigen Wissensstand gerade noch zu einer Gesundheitsschädigung führen könnte. Dabei werden allerdings weder die Entwicklung allergischer Reaktionen noch addierende oder u. U. sogar potenzierende Wirkungen von gleichzeitig inhalierten Luftschadstoffen berücksichtigt.

Mineralwasser – Unterirdisch, vor Verunreinigungen geschütztes Wasser, das bestimmte Mineralstoffe, Spurenelemente oder sonstige Bestandteile mit ernährungsphysiologischen Wirkungen enthält. Es unterliegt den gesetzlichen Bestimmungen der Mineral- und Tafelwasser-Verordnung.

Morbidität – Ist unpräzise für Inzidenz oder Prävalenz (*Abschnitt* **A**-3.3).

Mortalität – Todesrate in einem Zeitraum; bezogen auf alle, auch gesunde Personen (*Abschnitt* **A**-3.3).

Müllkompostierung – Unter aeroben Bedingungen ablaufender mikrobieller Abbau organischer Müllanteile, meist unter Zugabe von Klärschlamm. Ökologisch sinnvolles Verfahren zur Müllbeseitigung, das allerdings eine sorgfältige Vorsortierung (z. B. Elimination von Schwermetallen) voraussetzt. Bei der Verrottung entstehen durch Selbsterhitzung Temperaturen von ca. 70 °C, die zu einer Abtötung humanmedizinisch relevanter Mikroorganismen und Parasitenformen führen (*s. auch Abfall-Kompostierung*).

Mykotoxine – Von Pilzen gebildete, hitzestabile Exotoxine mit kanzerogener Potenz, die vorwiegend in pflanzlichen Nahrungsmitteln (Nüssen) vorkommen.

Nahschuß – Bei Nahschuß an der Einschußstelle Reste der Treibladung (Schmauch und unverbrannte Pulverteilchen) sowie des Zündsatzes. Bei absolutem Nahschuß Schmauchhöhle sowie über platten Knochen mehrstrahlige Platzwunde, eventl. auch Stanzfigur der Waffenmündung (*s. Einschußwunde*).

negative Prädiktion (= Korrektheit) – Anteil der Gesunden an den negativ Befundeten (*Abschnitt* **A**-3.1).

NEL – No Effect Level, Bereich einer Dosis-Wirkungskurve von Pharmaka, in dem keine biologische Wirkung selbst bei chronischer Zufuhr durch das Pharmakon hervorgerufen wird. Für die Berechnung des ADI-Wertes wird der NEL, der beim Versuchstier experimentell erarbeitet wurde, nochmals mit einem Sicherheitsfaktor von 0,01 mal genommen und kann dann als Richtwert festgelegt werden.

Nitrat – Stickstoffverbindung(en), die über Trinkwasser oder Lebensmittel vom Menschen aufgenommen und die im Nebenkreislauf über die Speicheldrüse bereits in der Mundhöhle oder durch Darmkeime bakteriell zu Nitrit reduziert werden kann. Das so gebildete Nitrit kann mit biogenen Aminen zu kanzerogenen Nitrosaminen reagieren, oder bei Kleinkindern an der Ausbildung einer Methämoglobinämie beteiligt sein. Grenzwert im Trinkwasser: 50 mg/l.

Nitrifikation – *s. Denitrifikation*

Nitrit – Durch Reduktion des Nitrats außerhalb des Organismus oder im Organismus entstehende Substanz, die bereits im Milligrammbereich auf den Menschen toxisch wirkt und zur Bildung von Nitrosaminen bzw. Nitrosamiten im Organismus neigt, d. h. Substanzen, für die in Tierversuchen eine karzinogene Potenz ermittelt worden ist.

Nitrosamine – NO-haltige organische Verbindungen aus sekundären Aminen und HNO_2, die besonders in gepökelten und geräucherten Nahrungsmitteln vorkommen und denen eine karzinogene Wirkung zugesprochen wird.

Normal-Effektiv-Temperatur (NET) – Summenparameter zur Beschreibung des Klimas in Wohn- und Arbeitsräumen, in den die Lufttemperatur, die relative Feuchte, die Windgeschwindigkeit sowie die mittlere Strahlungstemperatur eingehen.

Notation – Ist ein Code, ein Kürzel für ein Schlagwort, einen Deskriptor oder eine Klasse (*Abschnitt* **A**-2.6).

Nystensche Regel – Auf zahlreiche Ausnahmefälle nicht zutreffende Beschreibung der Reihenfolge des Eintritts der Totenstarre mit Beginn an Nacken und Kiefermuskulatur, dann Übergreifen auf Schultergürtel und Arme, zuletzt auf die Beine. In dieser Reihenfolge auch Lösung der Starre.

Oberflächenwasser – Alle sichtbaren, stehenden oder fließenden Gewässer wie Bäche, Flüsse, Seen, Talsperren u. a.

Objektivität – Unabhängigkeit vom Beobachter (*Abschnitt* **A**-3.1).

Odds-Ratio (OR) – Die Odds ist das Verhältnis der Häufigkeiten von gegenteiligen Aussagen. Beispiel: In der Gruppe A hatten von $n_A = 64$ untersuchten Personen a = 24 Hypertonie und b = 40 Normotonie. Die Odds beträgt 24/40 = 0.60. Die Odds ist zu unterscheiden von einem Anteil. In Gruppe A ist der Anteil der Hypotonen 24/64 = 0.375. Die Odds-Ratio (OR) ist das Verhältnis von zwei Odds. Erweiterung des Beispiels: In Gruppe B hatte von $n_B = 93$ Personen c = 31 Hypertonie und d = 62 Normotonie. In Gruppe B beträgt die Odds 31/62 = 0.50. Das Beispiel schematisch dargestellt als Vierfelderschema:

	Hypertonie	Normotonie	Summe
Gruppe A	a = 24	b = 40	$n_A = 64$
Gruppe B	c = 31	d = 62	$n_B = 93$

Die Odds Ratio für Gruppe A versus Gruppe B beträgt

$$OR = \frac{\text{Odds (Gruppe A)}}{\text{Odds (Gruppe B)}} = \frac{a/b}{c/d} = \frac{0.60}{0.50} = 1.20$$

Umgeformt ergibt sich

$$OR = \frac{ad}{bc} = \frac{24 \cdot 62}{40 \cdot 31} = 1.20$$

Für seltene Ereignisse und kleine Risiken ist b etwa gleich groß wie n_A und d etwa gleich groß wie n_B; dann nähert sich die Odds dem Anteil an und die Odds-Ratio dem relativen Risiko (*Abschnitt* **A**-3.3).

Oedema aquosum – Wassergefüllte blutreiche Lungen nach Ertrinken in Salzwasser. Nicht zuverlässig vom (z. B. kardialen) Lungenödem zu unterscheiden.

Organochlorverbindungen – Medizinisch bedeutsam sind Pflanzenschutz- und Schädlingsbekämpfungsmittel, wie z. B. DDT, HCB (Hexachlorbenzol) und HCH (Hexachlorcyclohexan), die sich wegen ihrer langen biologischen Halbwertszeit bevorzugt in den Endgliedern der Nahrungskette und somit auch im Menschen anreichern.

Organophosphorverbindungen – Medizinisch bedeutsam sind als Pestizide eingesetzte Phosphorsäureester, die, obwohl hoch toxisch, leichter abbaubar sind und bei Einhaltung entsprechender Wartezeiten im allgemeinen nicht in die Nahrungskette gelangen.

Ozon – Oxidationsmittel auf Sauerstoffbasis, das zur Wasseraufbereitung verwendet wird. Führt zur Steigerung des oxidativen Abbaus der organischen Belastungsstoffe, muß allerdings wegen seiner hohen Toxizität durch Aktivkohlefiltration wieder aus dem Wasser entfernt werden. Ozon übt als Bestandteil der Stratosphäre eine Filterfunktion für UV-Strahlen aus und ist bodennah in der Atemluft (Anstieg in den Sommermonaten durch photochemischen Smog) als Reizgas einzustufen.

Paltaufsche Flecken – Erstickungsblutungen unter dem Lungenfell beim Ertrinkungstod mit verwaschener Zeichnung infolge Hämolyse durch Ertrinkungsflüssigkeit.

Pandemie – Verbreitung einer Infektionskrankheit über Länder bzw. Kontinente.

paradoxe Fälle – Begriff aus der Epidemiologie, z. B. für Fälle von Bronchialkarzinom ohne Exposition gegenüber Zigarettenrauch, d. h. für Krankheitsfälle ohne Risikofaktoren.

Parallelgruppen – Ein Studiendesign, bei dem jeder Patient nur 1 Art Behandlung erhält und damit jede Gruppe andere Patienten hat, wird als Parallelgruppen bezeichnet. Gegensatz von verbundene Versuchsanordnung, *s. dort*.

Pasteurisation – Erhitzung auf Temperaturen unter 100 °C in Abhängigkeit von unterschiedlichen Einwirkzeiten. Dabei kommt es zu einer unvollständigen Inaktivierung von Mikroorganismen und Enzymen. Bakteriensporen werden in der Regel nicht beeinflußt.

perinatale Sterblichkeit – Zahl der in den ersten 7 Tagen Verstorbenen bzw. Totgeborenen pro 1000 Lebendgeborene und Gestorbene.

Peripheriegeräte – Die bekanntesten Peripheriegeräte eines Computers sind Bildschirm, Tastatur, Maus (Gerät zur Positionierung der Schreibmarke am Bildschirm), Drucker und Plotter; aber auch Magnetplattenlaufwerke, Diskettenlaufwerke und CD-ROM-Laufwerke sind Peripheriegeräte (*Abschnitt* **A**-1.2).

Personalcomputer (PC) – Computer für einen (einzigen) Benutzer. Großcomputer arbeiten für mehrere Benutzer gleichzeitig. PCs können jedoch gut in ein Computernetz eingebunden werden und dann stehen dem PC-Benutzer riesige Datenmengen und Rechenleistungen zur Verfügung (*s. Abschnitt* **A**-1.2).

Pestizide – Sammelbegriff für chemische Schädlingsbekämpfungsmittel wie u. a. acari-, fungi-, nemati-, insecti-, rodentizid wirkende Substanzen.

Phosphate – Salze der Phosphorsäure, die in Waschmitteln als Härtestabilisatoren verwendet werden. Da Phosphatmangel in einem intakten Ökosystem der wachstumsbegrenzende Faktor für Algen ist, kommt es bei übermäßigem Phosphateintrag in Oberflächengewässer zu einem starken Algenwachstum (Algenblüte). Die anschließende mikrobielle Zersetzung abgestorbener Algen kann zu Sauerstoffmangel und zum »Umkippen« von Gewässern sowie dadurch bedingt zum Fischsterben führen. Durch das Waschmittelgesetz ist die Einleitung von Phosphat in Abwässer stark reduziert worden. Phosphate können in der 3. Stufe (chemische Aufbereitung) der Abwasserklärung beseitigt werden.

Platzwunde – Eher umgangssprachlicher Ausdruck für Riß-Quetschwunde (*s. dort*).

Polioschluckimpfung – Aktive Immunisierung gegen Poliomyelitis (Typen I Brunhilde, II Lansing und III Lyon) mit abgeschwächten, noch vermehrungsfähigen Stämmen (nach *Sabin*), die oral verabreicht werden. Nach erfolgter Grundimmunisierung sind Auffrischungen bis ins Erwachsenenalter in maximal 10jährigen Abständen zu empfehlen.

positive Prädiktion (= Korrektheit) – Anteil der wirklich Kranken an den positiv (pathologisch) Befundeten (*Abschnitt* **A**-3.1).

Prävalenz – Anzahl der Erkrankten (an einer bestimmten Krankheit) in einer bestimmten Population zu einem bestimmten Zeitpunkt. Erkrankungen des rheumatischen Formenkreises haben eine hohe Prävalenz (bei geringer Mortalität), Leukämien haben eine niedrige Prävalenz (*Abschnitt* **A**-3.3).

Prävention – Krankheitsverhütung durch primäre Prävention (Krankheitsursachen vermeiden und ausschalten), sekundäre Prävention (Krankheitsfrüherkennung, z. B. Vorsorgeuntersuchungen in der GKV). Der Begriff tertiäre Prävention sollte synonym mit Rehabilitation gebraucht werden.

Präzision Heißt mit kleinen Zufallsfehlern, *s. auch Relevanzrate* (*Abschnitt* **A**-3.1).

Probierschnitte – Oberflächliche, auffallend parallel liegende Schnittverletzungen, meist an der Innenseite des Handgelenkes, auch am Hals. Starkes Indiz für Selbstbeibringung!

Programm – Ein Programm besteht aus Vereinbarungen und Befehlen und bestimmt, was der Computer tut. Der Ablauf eines Programms läßt sich an den dafür vorgesehenen Stellen von den Daten beeinflussen (*Abschnitt* **A**-1.2).

Programmiersprachen – Dienen zur Formulierung eines Algorithmus in einer von einem Computer verarbeitbaren Form. Es werden vier Generationen von Programmiersprachen unterschieden. Die Maschinensprache ist binär und wird von der Maschine direkt verarbeitet. In den Assembler-Sprachen werden den Befehlen und einzelnen Speicherplätzen Namen gegeben, im wesentlichen entspricht jeder Befehl im Assembler einem Maschinenbefehl. Weit verbreitet sind problemorientierte Programmiersprachen, z. B. PASCAL, C. Moderne Programmsysteme haben vielfältige und mächtige Befehle, die als Programmiersprache der 4. Generation bezeichnet werden (*Abschnitt* **A**-1.2).

Promotion – Bei der Krebsentstehung durch chemische Substanzen bedeutet promovieren eine Begünstigung des Krebszellenwachstums z. B. durch Selektion präneoblastischer Zellen oder durch die Beeinflussung der Aktivität von Zellgenen, wobei ruhende Gene wieder eine Aktivierung erfahren können.

prospektive/retrospektive Erhebungen – Bei prospektiven (vorausschauenden) Erhebungen werden die Daten speziell zur Fragestellung gewonnen und dokumentiert. Bei retrospektiven (rückblickenden) Erhebungen werden ohnehin vorhandene Daten (z. B. Krankenakten, Narkoseprotokolle usw.) unter einer nachträglich formulierten Fragestellung ausgewertet (*Abschnitt* **A**-5.1).

Puppenorgane – Hochgradige Schrumpfung der Organe durch Wasserverlust bei Brandleichen.

Puppesche Regel – Bei nacheinander erfolgenden Gewalteinwirkungen am Knochen enden die neu entstandenen Bruchlinien dort, wo bereits Bruchspalten vorhanden waren.

Pyrolyse – Spaltung der organischen Stoffe des Mülls und der Sonderabfälle durch Erhitzen unter sauerstoffarmen Bedingungen. Der unvorbehandelte Abfall wird dabei unabhängig von seinem Heizwert in Pyrolysegas umgewandelt. Dieses Pyrolysegas verbrennt bei 900–1200 °C vollständig und ohne Geruchsbelästigung und setzt dabei Wärmeenergie frei.

QALYS - Qualitätsbewertete Lebensjahre. Z. B. nach einer Therapie gewonnene Zahl an Lebensjahren, korrigiert durch einen Faktor für deren »Qualität«.

Qualitätskontrolle im Labor – Die Ergebnisse von Kontrollproben werden in eine Kontrollkarte eingetragen, daraus läßt sich erkennen, ob ein Laborverfahren einen Trend hat, auffällig zu große oder zu kleine Werte liefert (*Abschnitt* **A**-3.1).

Quarantäne – Durch BSeuchG festgelegte Maßnahme der Isolierung von Erkrankten bzw. Krankheitsverdächtigen von hoch kontagiösen meldepflichtigen Infektionskrankheiten zur Verhütung deren Weiterverbreitung.

Quellenisolierung – Wichtiges Prinzip der Infektionsprophylaxe im Krankenhaus, um zu verhindern, daß von einem infizierten oder kolonisierten Patienten Infektionsgefahren für Personal und Patienten ausgehen. Hierzu gehören u. a. bauliche Vorgaben (z. B. Isolierzimmer), eine hygienerelevante Pflegeorganisation (z. B. Kittelpflege, Händedesinfektion, kontrollierte Ver- und Entsorgung) sowie apparativ-technische Maßnahmen (z. B. Geräte- und Instrumentendesinfektion, Unterdruckbelüftung der Räume).

Quellwasser – Grundwasser, das über unterirdische Kanäle eine schnelle Fließgeschwindigkeit erhält und nach außen tritt.

Quer- und Längsschnittstudien – Bei Längsschnittstudien werden zeitliche Verläufe über eine mehr oder weniger lange Zeit beobachtet. Demgegenüber sind Querschnittstudien Momentaufnahmen (*Abschnitt* **A**-5.1).

randomisieren – Ist das streng zufällige Zuteilen von Patienten oder Versuchstieren zu Gruppen. In der Statistik bedeutet zufällig immer, daß streng nach einem Zufallsmechanismus, d. h. nach einem Zufallsgenerator verfahren wird. Wichtig ist auch, daß zuerst die Aufnahme eines Patienten in die Studie dokumentiert wird und dann erst das Ergebnis der Randomisation bekannt wird (*Abschnitt* **A**-4.3).

Rauchgase – Enthalten neben Flugasche, die durch Elektrofilter entfernt wird, noch weitere unerwünschte Stoffe, wie z. B. Salzsäure, Fluorwasserstoffe, Schwefeldioxid, Stickstoffoxide, Benzo(a)pyren und u. U. Dibenzofurane und Dioxine. Letztere müssen entsprechend TA-Luft weitestgehend ($\leq$ 0,1 ng/m^3) aus dem Rauchgas entfernt werden.

Rauschtat – Rechtswidrige Tat im Zustand der Schuldunfähigkeit, die dennoch bestraft wird, wenn ein Rausch vorsätzlich oder fahrlässig durch alkoholische Getränke oder andere berauschende Mittel (z. B. Opiate) herbeigeführt wurde (§ 323 a StGB).

Recall (= Vollzähligkeitsrate) – Bei der Abfrage einer Dokumentation gibt die Vollzähligkeitsrate an, welcher Anteil der für die Suchfrage relevanten Dokumente bei der Abfrage auch tatsächlich gefunden worden ist. Der Recall ist in der Praxis sehr schwierig zu bestimmen (*Abschnitt* **A**-2.6).

Rechtsfähigkeit – Beginnt zivilrechtlich mit Vollendung der Geburt. (Mit Beginn der Eröffnungswehen stellt eine gegen das Leben gerichtete Handlung ein Tötungsdelikt dar, das Strafrecht definiert also das »Menschsein« zeitlich früher als das Zivilrecht!)

Redundanz – Verschiedene Nachrichten, von denen jedoch die zweite (und spätere) Nachricht keine wirklich neue Information liefert, allerdings die erste Nachricht bestätigen kann.

Referenzmethode – Eine Referenzmethode ist eine sehr aufwendige Bestimmungsmethode mit hoher Richtigkeit und hoher Präzision (*Abschnitt* **A**-3.1).

Reflextod – Reflektorischer Herzstillstand bei Gewalteinwirkungen am Hals durch Reizung des Karotissinus oder des N. vagus, manchmal bei Handkantenschlag gegen den Hals, u.U. auch ohne Tötungsabsicht bei Raufereien (*s. auch Bolustod*).

Reizstoffe, luftverunreinigende – Schadstoffe, die bei Inhalation bzw. Exposition akut einsetzende Reizungen der Atemwege und/oder Schleimhäute provozieren. Gut wasserlösliche Reizgase (z. B. NH_3, HCHO, SO_2) führen eher in den oberen Atemwegen, schlecht wasserlösliche (z. B. O_3, CdO, NO_2) in den unteren Atemwegen und der Lunge zu Beschwerden.

relatives Risiko – Gibt an, um wieviel Mal größer das Risiko für die Exponierten ist im Verhältnis zu den Nicht-Exponierten, z. B. das Risiko eines Zigarettenrauchers an einem Bronchialkarzinom zu erkranken verglichen mit dem Bronchialkarzinom-Risiko eines Nichtrauchers. Ein relatives Risiko von 1 bedeutet, daß die Exposition kein zusätzliches Risiko darstellt. Ein relatives Risiko $<$ 1 entspricht einer Prophylaxe (*Abschnitt* **A**-3.3).

Relevanzrate = Präzision – Bei der Abfrage einer Dokumentation gibt die Relevanzrate an, welcher Anteil der selektierten Dokumente für die Suchfrage auch tatsächlich relevant ist (*Abschnitt* **A**-2.6).

Reliabilität – Gütekriterium für die Reproduzierbarkeit der Ergebnisse bei Anwendung eines bestimmten Untersuchungs- oder Meßverfahrens (feststellbar durch Test-Retest-Vergleich) (*Abschnitt* **A**-3.1).

Rentenversicherung – Zweig der Sozialversicherung. Es gibt die Landesversicherungsanstalten für Gewerbliche Arbeitnehmer und die Bundesversicherungsanstalt für Angestellte in Berlin. Die Beiträge zur Finanzierung der Leistungen (Altersrente, EU- und BU-Renten, berufliche Rehabilitation) werden durch die Beiträge der Versicherten und der Arbeitgeber aufgebracht.

Resistenzstufen – Unterschiedliche Widerstandsfähigkeit von Mikroorganismen gegenüber Desinfektions- und Sterilisationsverfahren. Nach *Wallhäuser* werden 6 Resistenzstufen (Pasteurisieren 60–72 °C, Erhitzen 80 °C, Kochen 100 °C, gespannter Dampf 105 °C, 121 °C, 134°C) unterschieden.

Restalkohol – Nach übermäßigem Alkoholkonsum, meist am Vorabend oder in der Nacht, noch am Morgen im Körper vorhandener Alkohol, mit Beeinträchtigung der Leistungsfähigkeit und erhöhter Unfallgefahr, oft verbunden mit »Katererscheinungen«.

retrospektive Auswertung von Krankenakten – Die Stärke liegt in der Überprüfung der Qualität des eigenen ärztlichen Handelns und im Generieren von präzisen Hypothesen. Das entscheidende Handicap retrospektiver Auswertungen ist meist die Unvollständigkeit der Daten und die unterschiedlichen Untersuchungs- und Meßmethoden, mit denen sie gewonnen worden sind. Außerdem enthalten die Ergebnisse viele vermengte Effekte (*Abschnitt* **A**-5.4).

Richtigkeit – heißt ohne systematischen Fehler (*Abschnitt* **A**-3.1).

Risiko – Wahrscheinlichkeit für ein bestimmtes unerwünschtes Ereignis. Wird berechnet als Anteil, als relative Häufigkeit. Neben dem (direkten) Risiko gibt es noch das relative Risiko und das zuschreibbare Risiko. Gegensatz von Chance (*Abschnitt* **A**-3.3).

Risikofaktoren – Bedingungen, die statistisch gesichert bei der Entstehung bestimmter Erkrankungen gehäuft gefunden werden. Beispiel: Hypertonie, Hypercholesterinämie (LDL-Fraktion), Rauchen, Adipositas, Bewegungsmangel sind Risikofaktoren für Herz-Kreislauf-Erkrankungen.

Risikostrukturausgleich – Finanzielles Ausgleichsverfahren auf der Einnahmenseite (Beiträge) der verschiedenen gesetzlichen Krankenversicherungen, bei dem die auf Grund der Mitgliederstruktur unterschiedlichen Risiken der einzelnen Versicherungen ausgeglichen werden (bzgl. Alter, Geschlecht, BU- und EU-Rentner, Familiengröße, Einkommen).

Riß-Quetschwunde – Wundentstehung durch übermäßige Dehnung oder Zerrung der Haut und durch hohen Druck insbesondere an Stellen, wo die Haut am Knochen aufliegt (z. B. am Kopf). Typischerweise mit unregelmäßig gestalteten Wundrändern mit Gewebebrücken.

Säuglingssterblichkeit – Zahl der im ersten Jahr nach der Geburt verstorbenen Lebendgeborenen pro 1000 Lebendgeborene. Weitere Termini: Neugeborenensterblichkeit, Bezug: erster Lebenstag. Frühsterblichkeit, Bezug: 1.–7. Lebenstag. Spätsterblichkeit, Bezug: 8. – 365. Lebenstag. Neonatalsterblichkeit, Bezug: 1.–28. Lebenstag. Nachsterblichkeit, Bezug: 29.–365. Lebenstag.

Sandfiltration – Wichtiger Schritt bei der Aufbereitung von Trinkwasser sowie Schwimm- und Badebeckenwasser, bei dem Mikroorganismen, Partikel und unerwünschte chemische Substanzen durch Filtration zurückgehalten werden.

Schadstoff-Höchstmengenverordnung – 1988 erlassene Verordnung, die Höchstmengen für Quecksilber in Fischen (z. B. Aal und Hecht 1,0 ppm), Krusten-, Schalen- und Weichtieren (0,5 ppm) festlegt.

Scheintod – Vorkommen besonders bei Vergiftung (CO, Barbiturate, Alkohol), Unterkühlung, Elektrounfall, Bergung aus dem Wasser.

Schnittwunden – Glattrandige Gewebsdurchtrennungen, Wundlänge meist größer als Wundtiefe.

Schutzisolierung – Wichtiges Prinzip der Infektionsprophylaxe im Krankenhaus, durch das Patienten mit geschwächter Infektabwehr vor Erregern geschützt werden sollen, die aus der Umgebung, vom Personal oder von anderen Patienten übertragen werden können. Zu den wichtigsten Maßnahmen zählen Unterbringung in Einzelzimmern mit Überdruckbelüftung, ggf. Sterilzelte (Life Islands) aber auch pflegerische Maßnahmen wie Anlegen von steriler Kleidung, Gesichtsmasken und sterilen Handschuhen bei Pflegemaßnahmen oder auch die Bereitstellung sterilisierter Nahrung.

Schwangerschaftsabbruch – Schutz des werdenden Lebens durch § 218 StGB! Abbruch nicht strafbar bei medizinischer Indikation, bei kriminologischer Indikation (bis zur 12. Woche p. concept.). Rechtswidrig, aber nicht strafbar bei Entscheidung der Frau gegen die Schwangerschaft nach erfolgter Beratung (innerhalb der ersten 12 Wochen p. concept.).

Schwefeldioxid – SO_2, Anhydrid der schwefligen Säure. Stechend riechendes, farbloses in Wasser unter Bildung von H_2SO_3 leicht lösliches Gas. Chemisch sehr reaktiv (Bleich-, Reduktionsmittel) und biologisch aggressiv (Pflanzengift). Anwendung als Desinfektions-, Entwesungs- und Ungeziefermittel (Schwefel). Reizt und schädigt Haut und Schleimhäute (Atemwege). Führt zu Bewußtseinsstörungen. Berufliche Schädigungen gelten als anzeigepflichtige Berufskrankheit. (MAK: 2 ml/m^3)

Schwellenwert – Liegt dann vor, wenn eine Pharmakonwirkung erst oberhalb einer gewissen Dosis eintritt. Er ist abhängig vom Abwehrmechanismus des Körpers und von der Redundanz.

Schwerbehinderung – Liegt dann vor, wenn im Rahmen einer Begutachtung im Versorgungsamt ein Grad der Behinderung (GdB) von 50 % und mehr festgestellt wurde. Daraus resultieren bestimmte Erleichterungen und Schutzbestimmungen.

Schwimmbadkonjunktivitis – Im Schwimmbad erworbene Bindehautentzündung, z. B. hervorgerufen durch Chlamydien. Infektionsgründe sind: Abkühlung der Schleimhäute durch das Wasser, Reizwirkungen durch Chlorverbindungen und der unmittelbare Kontakt mit dem keimreichen Oberflächenfilm des Wassers.

Selbstverwaltung – Kranken-, Renten- und Unfallversicherung werden nicht vom Staat verwaltet, sondern paritätisch von gewählten Mitgliedern der Arbeitgeber- und der Arbeitnehmerschaft (Vertreterversammlung und Vorstand).

Sensitivität – Anteil der zu Recht als krank erkannten Kranken (*Abschnitt* **A**-3.1).

Seuche (Seuchenfall) – Infektionskrankheiten, für die eine Massenausbreitung (En-, Epi-, Pandemie) und ein schwerer Verlauf charakteristisch sind. Die Organisation der Verhütung und Bekämpfung obliegt vor allem dem Öffentlichen Gesundheitsdienst. Wesentliche Maßnahmen: Vernichtung der Erregerzwischenwirte, allgemeine und individuelle hygienische Maßnahmen, aktive Immunisierung; bei ausgebrochenen Seuchen Isolierung der Erkrankten und Krankheitsverdächtigen (Quarantäne), Desinfektion, evtl. passive Schutzimpfung, Feststellen (möglichst auch Beseitigung) des Seuchenherdes. Verbot von Menschenansammlungen, Schließen von Schulen und Kindergärten, Überwachen des Grenzverkehrs u.a.m.

Sickerwasser – Auf Mülldeponien, insbesondere aufgrund von Regenwassereinwirkung entstehendes Abwasser, das mit Schadstofffrachten der auf der Deponie abgelagerten Schadstoffe belastet ist und deswegen einer besonderen Aufbereitung bedarf, bevor es in den Vorfluter abgegeben werden kann.

Signatur - Kurze eindeutige Identifikation eines Dokuments, z. B. eines Buches in der Bibliothek oder eines Aufsatzes in einem Literaturdokumentationssystem. In einem Krankenaktenarchiv dient die Patientenidentifikation als Signatur.

Smog (London-Typ) – Das Wort Smog setzt sich aus den Begriffen Smoke und Fog zusammen. Bei sogenannten Inversionswetterlagen kann es insbesondere in den Wintermonaten unter dem Einfluß der Energiegewinnung und des Kraftfahrzeugverkehrs zum erheblichen Anstieg der Luftschadstoffe SO_2, NO_x und CO sowie von Kohlenwasserstoffverbindungen kommen. Bei diesem Smog vom London-Typ treten insbesondere bei Risikopersonen Atem- und Kreislaufbeschwerden mit erhöhter Sterblichkeit auf.

Smog (photochemischer Los-Angeles-Typ) – Randbedingungen für den »Los-Angeles-Smog« sind das Auftreten hoher Konzentrationen an Autoabgasen, intensive Sonneneinstrahlung und geringe Luftbewegungen. Über komplexe photomechanische Reaktionen entsteht Ozon, das die Kohlenwasserstoffe der Abgase zu Säuren, Aldehyden und ähnlichen Stoffen oxidiert. In der Folge kann es zu Reizungen der Schleimhäute des oberen Respirationstraktes sowie zu Augenreizerscheinungen und Kopfschmerzen führen.

Smogkatastrophe – Plötzlicher Anstieg der Morbidität und/oder Mortalität der Bevölkerung in zeitlichem Zusammenhang mit dem Auftreten erhöhter Konzentrationen an SO_2 (London-Smog) oder organischen Substanzen mit starker Oxidationskraft (Los-Angeles-Smog) in Zusammenhang mit Inversionswetterlagen. Für smoggefährdete Gebiete existieren in Deutschland sogen. Smog-Alarm-Pläne, die beim Anstieg bestimmter Luftschadstoffe (SO_2, Stickoxide, Kohlenmonoxid) in einem abgestuften Maßnahmenkatalog zur Beschränkung von Emissionen durch behördliche Auflagen (Fahrverbote, Produktionseinschränkungen) führen.

Smog-Verordnungen – Von den Ländern geschaffene Regelungen für Konzentrationsgrenzwerte von Luftschadstoffen, bei deren Überschreiten im Rahmen eines Smog-Alarms in einem gestuften Vorgehen durch Produktions- und Verkehrsverbote Emissionen von Industriebetrieben und Kraftfahrzeugen eingeschränkt werden.

Software – Das Betriebssystem, alle gekauften und alle selbst entwickelten Programme werden als Software bezeichnet. Gegensatz zu Hardware (*Abschnitt* **A**-1.2).

Solidargemeinschaft – Gemeinschaft der (z. B.) Sozialversicherten über alle Sozialschichten und Altersstufen hinweg zum Ausgleich von (z. B. Krankheits-) Risiken. Beispiel: Gesetzliche Krankenversicherung, Rentenversicherung.

Solidarprinzip – In der gesetzlichen (sozialen) Krankenversicherung werden alle Mitglieder entsprechend ihrer Belastungsfähigkeit (in Prozent des Einkommens bis zur Beitragsbemessungsgrenze) zur Beitragsleistung herangezogen. Die Leistungen erfolgen unabhängig von der individuellen Beitragsleistung für alle in gleicher Höhe.

Spezifität – Anteil der zu Recht als gesund erkannten Gesunden (*Abschnitt* **A**-3.1).

Sporenpäckchen – Nach DIN 58 946, Teil 4 hergestellte Behältnisse mit Sporenerde bzw. Kultursporen definierter Resistenz zur biologischen Wirksamkeitsprüfung von Sterilisationsverfahren (Dampf-, Heißluftsterilisation). Die Mindestanzahl zur Überprüfung eines Sterilisationsgerätes sollte 6 Sporenerdepäckchen, bei Apparaten mit einem Nutzraum von mehr als 60 l mindestens 10 solcher Bioindikatoren betragen.

Standardisierung – In der Statistik wird die nachträgliche Korrektur einer bekannten und gemessenen Störgröße als Standardisierung bezeichnet. Im einfachsten Fall werden die verzerrten Erhebungsergebnisse auf die Bevölkerung umgerechnet oder alle Fälle rein rechnerisch auf den gleichen Wert der Störgröße gesetzt (*Abschnitt* **A**-3.4).

standard operating procedure (SOP) – Schriftlich niedergelegte Vorschrift, wie ein bestimmtes Detail einer klinischen Studie (z. B. Datenkontrolle, Datenkorrektur, Lagerung der Studienmedikamente) zu erledigen ist (*Abschnitt* **A**-5.9).

statistische Vergleichbarkeit – Vergleichbarkeit im statistischen Sinne bedeutet, daß sich die Gruppen möglichst wenig, jedoch höchstens zufällig unterscheiden. Zur Unterscheidung von »statistisch gleich« wird gleich im mathematischen Sinne als »genau gleich« bezeichnet. Strukturgleichheit bezieht sich auf die Zusammensetzung der Gruppen, d. h. daß die Gruppen bei Versuchsbeginn vergleichbar sind. Die Behandlungsgleichheit fordert, daß alle Patienten in allen Gruppen möglichst in allen Details gleich behandelt werden, ausgenommen die Einflußgröße bei Interventionsstudien. Beobachtungsgleichheit bedeutet, daß alle Patienten gleich detailliert, gleich intensiv und gleich häufig beobachtet werden (*Abschnitt* **A**-4.2).

Sterberate – Anzahl der Todesfälle pro Jahr pro 1000 Lebende in einem bestimmten Alter. Beispiel: Anteil der 60jährigen Männer, die in diesem 60. Lebensjahr versterben. Die Sterberate kann dann auch für bestimmte Erkrankungen angegeben werden. (*s. auch Letalität, Mortalität*).

Sterilisation – Die Behandlung eines Gegenstandes in der Form, daß er frei von vermehrungsfähigen Mikroorganismen incl. deren Produkten (z. B. bakterielle Sporen) wird.

Sterilisierzeit – Besteht aus Ausgleichszeit und Einwirkzeit (Abtötungszeit + Sicherheitszuschlag)

Stickoxide – NO_x, stechend riechende Gase, die im Wasser salpetrige bzw. Salpetersäure bilden. Giftige und ätzende Wirkung auf die Schleimhäute der Atemwege. (MAK 5 ml/m^3).

Strafmündigkeit – Die noch nicht 14 Jahre alten Kinder gelten als strafunmündig. Ab 14. Lebensjahr Anwendung von Jugendstrafrecht, auch nach dem 18. bis zum 21. Lebensjahr möglich, danach Erwachsenenstrafrecht.

Strahlensterilisation – Keimfreimachung von Gegenständen mittels energiereicher Strahlen.

Strommarke – Verschieden große, bei charakteristischer Ausprägung graue bis weißliche, manchmal kraterförmige Vertiefung der Haut mit wallartigem Rand, histologisch mit Blasenbildungen und »Wabenbildungen« in der Hornschicht, Kernausziehungen in der Basalschicht und fischzugartiger Anordnung der Zellen in der Keimschicht der Haut. Bei Verdampfung von Teilchen des Leiters, z. B. Kupferteilchen, auf der Haut evtl. Verfärbung der Strommarke. Bei breitflächiger Berührung können sie fehlen.

Studienplan – Ein Studienplan ist eine detaillierte Beschreibung einer geplanten Studie. Er umfaßt etwa ein Dutzend Abschnitt und ist vor Versuchsbeginn einer Ethik-Kommission vorzulegen (*Abschnitt* **A**-4.6).

Sturzgeburt – Überstürzte, extrem schnelle, mit einer oder einzelnen Preßwehen verlaufende Geburt, u.U. mit Verletzung des überraschend austretenden Kindes durch Sturz auf den Boden. Selten bei Erstgebärenden und engem Becken und bei großem Kind und großem Durchmesser des kindlichen Kopfes.

Subsidiarität – Hilfe wird, z. B. nach dem Bundessozialhilfegesetz, nur dann gewährt, wenn andere vorrangige Leistungsträger rechtlich nicht zuständig bzw. dazu nicht in der Lage (z. B. die Familie eines Hilfebedürftigen) sind.

Suffusion – Flächenhafte Blutung ohne scharfe Begrenzung mit Austritt von Blutserum und Lymphflüssigkeit im Gewebe.

Sugillation – Flächenhafte, das Weichteilgewebe betreffende Blutung, insbesondere unter der Haut, im Gegensatz zur Suffusion scharf begrenzt.

supravitale Zeichen – In der Phase des intermediären Lebens, etwa bis zum Eintritt der Totenstarre nachweisbare Reaktionen von Zellen und Zellverbänden (Muskeln) bei mechanischer, elektrischer und pharmakologischer Reizung (z. B. Auslösen des »idiomuskulären Wulstes«, Pupillenreaktionen, Erregbarkeit von Flimmerepithelzellen, Schweißdrüsenreaktion auf chemische Reize).

systematische Fehler (Bias) – Treten gleichförmig auf, sie haben die Tendenz entweder zu überschätzen oder zu unterschätzen (*Abschnitt* **A**-3.1).

Tafelwasser – Erfüllt bestimmte Voraussetzungen bezüglich chemischer Grenzwerte und enthält einen oder mehrere Stoffe (Natursole, Meerwasser, Natriumchlorid, Kalziumchlorid, Natriumcarbonat, Kalziumcarbonat, Magnesiumcarbonat), die, falls sie natürlicherweise nicht vorhanden sind, auch zugesetzt werden können.

TA-Luft – Technische Anleitung zur Reinhaltung der Luft, in der zur Immissionsbegrenzung staubförmiger sowie organischer dampf- oder gasförmiger Verbindungen im Abgas, in Abhängigkeit vom Massenstrom, Grenzwerte in einer Liste festgelegt sind. Letztere Grenzwerte sind sowohl für die Langzeiteinwirkung wie auch für die Kurzzeiteinwirkung festgelegt.

Tardieusche Flecken – Kleinfleckige Blutaustritte unter der Pleura visceralis beim Tod durch Ersticken, auch als Erstickungsblutung bezeichnet (verwaschene Blutaustritte nach Ertrinken, *s. Paltaufsche Flecken*).

TNM-System für Tumoren – Ordnungssystem, das die drei Aspekte Primärtumor (T = tumor), Lymphknotenbefall (N = nodes) und Fernmetastasen (M = metastasis) betrachtet (*Abschnitt* **A**-2.6).

Tod – Natürlicher Tod infolge von Verbrauchs- und Alterungsvorgängen an den Organen, durch Infektionen, Geschwülste und andere Erkrankungen. Unnatürlicher Tod dagegen bei fremder Gewalteinwirkung, Unfall, Suizid, wobei ein Ermittlungsinteresse der Polizei/Staatsanwaltschaft besteht. Meldepflicht durch den Leichenschauer bei einer Polizeidienststelle schon bei (begründetem) **Verdacht** auf unnatürlichen Tod.

Todeszeichen – Unsichere Todeszeichen sind: Blässe der Haut, Abnahme der Körperwärme, scheinbarer Atemstillstand, scheinbarer Herz-Kreislauf-Stillstand, fehlende Pupillenreaktion, fehlende Reflexe, Muskelatonie: Die drei sicheren Todeszeichen sind: Totenflekken (Livores), Totenstarre (Rigor mortis), Fäulnis/Verwesung. Bei der Leichenschau muß mindestens ein sicheres Todeszeichen festgestellt werden.

Totenflecke – Sicheres Todeszeichen. Durch hypostatische Blutsenkung erfolgende Verfärbung der Haut (Livores) an den abhängigen Partien (bei plötzlichem Tod frühestens nach 30 min), zunächst fleckförmig, dann, mit Ausnahme der Aufliegestellen, konfluierend. Bei CO-Vergiftung und auch bei

Kälteeinwirkung hell- oder kirschrot (»blau-violette« Flecken bei: äußerer Erstickung, Schlafmittelvergiftung; »rote« Flecken bei: CO-Vergiftung, Blausäurevergiftung, Zyannatriumvergiftung, Kälteeinwirkung). Wegdrückbarkeit und »Wandern« der Totenflecken infolge Verschiebbarkeit des Leichenblutes in den ersten Stunden nach dem Tode.

Totenstarre – Sicheres Todeszeichen. Starrwerden der Körpermuskulatur (Rigor mortis), mit Beginn meist in den ersten Stunden nach dem Tode, infolge Zerfalls und Fehlen der oxidativen Neubildung von ATP. Muskelstarre auch durch Kältestarre bzw. durch Elektrolytverlust. Schreitet meist von kranial nach kaudal fort (*s. Nystensche Regel*).

Totenstarre, kataleptische – Extrem seltene plötzliche Erstarrung der Muskulatur mit Fixierung der Körperhaltung zum Zeitpunkt des Todeseintritts, die bei Verletzung des Hirnstammes vorkommen soll. Ursache bizarrer Haltungen Verstorbener sind aber meist Lageveränderungen nach dem Tode.

Totgeburt – Ein totgeborenes Kind hat nach dem Personenstandsgesetz mindestens ein Geburtsgewicht von 500 g, es fehlen aber die für die Lebendgeburt kennzeichnenden Merkmale. Totgeburten werden standesamtlich beurkundet.

Totimpfstoff (Totvakzine) – Antigen-Suspension zur aktiven Immunisierung gegen Infektionskrankheiten, hergestellt aus abgetöteten oder inaktivierten Keimen bzw. Toxoiden (entgiftete Toxine) oder aus Antigenextrakten, wobei die Immunogenität des Antigens von ausschlaggebender Bedeutung ist.

Tragzeitgutachten – Selten mehr angewendetes Verfahren zur Prüfung, ob nach den Reifemerkmalen eines Kindes bei der Geburt ein in Anspruch genommener Mann, bei bekanntgegebenem Kohabitationstermin, der Vater sein kann, anhand von Tabellen aufgrund massenstatistischer Erhebungen. Die Tragzeit liegt bei einem reifen Neugeborenen zwischen 240 (bis 230) und 300 (bis 310) Tage post conceptionem.

Trinkwasserdesinfektion – Entsprechend Trinkwasseraufbereitungsverordnung (ab 1991 gemäß novellierter Trinkwasserverordnung) dürfen für die Trinkwasserdesinfektion nur Chlor und Chlorderivate (Chlordioxid, Na-, K-, Mg-Hypochlorit), Ozon, Silber und Silbersalze sowie UV-Bestrahlung verwendet werden. Desinfiziertes Trinkwasser darf höchstens 20 Keime/ml enthalten.

Trinkwasserqualität – Die Trinkwasserqualität wird in der DIN 2000 wie folgt festgelegt: Das Trinkwasser muß farblos, klar, kühl, geruchlich und geschmacklich einwandfrei sein, keine gesundheitlichen Gefahren hervorrufen, keine korrosive Wirkung zeigen und in genügender Menge und mit entsprechendem Druck zur Verfügung stehen.

Trinkwasserverordnung – Ist eine gemäß § 11 BSeuchG bundeseinheitliche Regelung, die Grenz- bzw. Richtwerte für bakteriologische, sensorische und physikalisch-chemische Kenngrößen, chemische Stoffe und sonstige chemische Substanzen im Trinkwasser festlegt. Sie stellt somit eine gesetzliche Regelung zur Bereitstellung und Kontrolle von Trinkwasser dar.

TRK-Wert – Als technische Richtkonzentration wird die Menge eines Stoffes bezeichnet, die aus technischen Gründen nicht unterschritten werden kann. TRK-Werte werden z. B. für kanzerogene Substanzen festgelegt, für die die Angabe einer unschädlichen Schwellenkonzentration nicht möglich ist. Bei der Einhaltung solcher TRK-Werte wird davon ausgegangen, daß das Risiko einer Schädigung der Gesundheit vermindert wird, daß es jedoch nicht völlig ausgeschlossen werden kann.

Tropfkörper – Vor allem in kleineren Kläranlagen werden auch heute noch Tropfkörper eingesetzt, bei denen das vorgeklärte Wasser auf einer großen, meist aus Koks bestehenden Oberfläche über einen Drehsprenger verrieselt wird. Der sich auf dem Koks bildende biologische Rasen bezieht aus dem Abwasser seine Nährstoffe, die er oxidativ abbaut.

Uferfiltration – Wasserentnahme aus einem Brunnen, der ca. 25–50 m von einem Flußbett entfernt gebaut wird zum Zwecke der Aufbereitung des Flußwassers für Trinkwasser. Das Flußwasser wird somit nicht direkt entnommen, sondern erfährt eine erste Filtration durch das Flußbett.

Umgebungsuntersuchung – Gezielte Untersuchung in der belebten oder unbelebten Umgebung eines Infizierten mit dem Ziel, möglichst frühzeitig von ihm ausgehende Übertragungswege zu erkennen und zu unterbinden. Im Rahmen der Seuchenbekämpfung gelten als bekannteste Beispiele die bakteriologische Stuhluntersuchung von Kontaktpersonen (Familienangehörige, Berufskollegen etc.) von Patienten mit salmonellen- oder shigellenbedingten Enteritiden oder die Durchführung der Tuberkulinprobe bei entsprechenden Kontaktpersonen eines an Tuberkulose Erkrankten. In der praktischen Krankenhaushygiene werden bei gehäuft auftretenden nosokomialen Infektionen in Abhängigkeit von dem isolierten Erreger Umgebungsuntersuchungen durchgeführt. Hierzu gehört beispielsweise die Aufdeckung von Staphylococcus-aureus-Keimträgern unter dem Personal durch Nasenabstriche, spezifische bakteriologische Wasseruntersuchungen beim gehäuften Auftreten von Legionellosen oder bei Pneumonien von Beatmungspatienten durch gramnegative Stäbchenbakterien (Pseudomonaden, Klebsiellen u.a.m.).

Unfallverhütungsvorschrift Gesundheitsdienst (UVVG) – 1982 in Kraft getretene Vorschrift (Gesetzescharakter) zur Festlegung infektionsprophylaktischer Maßnahmen für alle Bereiche, in denen Menschen ambulant oder stationär medizinisch untersucht, behandelt oder gepflegt werden bzw. Körpergewebe, Flüssigkeiten und Ausscheidungen von Menschen untersucht oder Arbeiten mit Krankheitserregern ausgeführt werden. Die UVVG macht u. a. Aussagen über arbeitsmedizinische Vorsorgeuntersuchungen, Bereitstellung von Impfungen, Bereitstellung von Material zur Durchführung infektionsprophylaktischer Einzelmaßnahmen (Händedesinfektion, Schutzkleidung, Pipettierhilfen), Abfallbeseitigung.

Unfallversicherung – Zweig der Sozialversicherung. Träger sind die Berufsgenossenschaften, nach Industriezweigen gegliedert, und die Gemeindeunfallversicherungsverbände. Versichert sind Schädigungsfolgen, die auf eine berufliche (versicherte) Tätigkeit zurückgeführt werden (Kausalprinzip).

UV-Strahlen – An das kurzwellige Ende des Spektrums des sichtbaren Lichts anschließende energiereichere unsichtbare Strahlung (UV-A 315–400 nm, UV-B 280–315 nm, UV-C 100–280 nm). Verfahren zur Reduktion von Mikroorganismen in der Luft, in Flüssigkeiten (Wasser) und auf Oberflächen, insbesondere durch UV-C (260 nm). Wegen der geringen Eindringtiefe der UV-Strahlen ist allerdings eine Standardisierung dieses Verfahrens nur in besonderen Fällen möglich. Die Anwendung als krankenhaushygienische Maßnahme ist daher deutlich eingeschränkt (z. B. auf Wasserdesinfektion).

Validierung – Systematisches Ermitteln der Parameter eines Sterilisationsprozesses für ein bestimmtes Sterilisiergut mit einer bestimmten Keimbelastung in bestimmter Verpackungs- und Beladungsanordnung. Gemäß Europäischer Pharmakopoe und DAB 9 (Deutsches Arzneibuch) ist jedes Sterilisationsverfahren für pharmazeutische Produkte zu validieren.

Validität – Untersuchungen und Meßergebnisse sind valide, wenn sie tatsächlich das messen, was sie messen sollen. In einem weiteren Sinne wird Validität auch benutzt im Sinne von »für den Patienten tatsächlich relevant« (*Abschnitt* **A**-3.1).

Vektor – Grundsätzlich jeder Überträger von Mikroorganismen (Menschen, Tier), im engeren Sinne bevorzugt gebräuchlich für Insekten (z. B. Stechmücken, Tse-Tse-Fliege), die Viren, Bakterien oder Parasiten übertragen, ohne selbst Zwischenwirt sein zu müssen.

verbundene Versuchsanordnung – Bei Parallelgruppen (= unverbundene Versuchsanordnung) erhält jeder Patient nur eine einzige Behandlung, in jeder Gruppe sind **andere** Versuchstiere, Probanden oder Patienten. Ausgewertet werden Parallelgruppen, indem z. B. die Mittelwerte zwischen den Gruppen verglichen werden. Im Gegensatz dazu erhält bei verbundener Versuchsanordnung jeder Patient gleichzeitig oder nacheinander mehrere Behandlungen. Verschiedene Behandlungen gleichzeitig sind nur bei rein lokal wirksamen Therapien möglich, z. B. lokal wirksame Dermatologika am rechten und linken Arm oder z. B. Füllmaterialien in Schraubenlöchern nach Metallentfernung nach Osteosynthese. Verschiedene Behandlungen nacheinander sind nur möglich, wenn der Therapieerfolg nur kurze Zeit anhält und der Patient danach wieder im gleichen Zustand wie vor der Therapie ist, z. B. Einmalgabe des einen Diuretikums und eine Woche später eines anderen Diuretikums mit der Zielgröße Harnvolumen in den 24 Stunden nach Applikation. Bei verbundener Versuchsanordnung wird eine perfekte Strukturgleichheit erreicht, außerdem sind weniger Patienten notwendig. Oft ist jedoch eine verbundene Versuchsanordnung nicht möglich oder die Behandlungen beeinflussen sich – trotz Auslaßphase – gegenseitig. Eine verbundene Versuchsanordnung wird ausgewertet, indem zuerst für jeden Patienten die intraindividuelle Differenz gebildet wird und über diese Differenz gemittelt wird. Wortspiel: Differenz der Mittelwerte bei unverbundener Versuchsanordnung, Mittelwert der Differenzen bei verbundener Versuchsanordnung (*Abschnitt* **A**-4.4).

Vergleichsgruppe – Für die Therapieerprobung ist eine Vergleichsgruppe unerläßlich, weil oft auch ohne spezifische Therapie ein gewisser Therapieerfolg erreicht wird. Eine Vergleichsgruppe ohne aktive Therapie heißt Kontrollgruppe und wird zum Wirksamkeitsnachweis verwendet. Beim Überlegenheitsnachweis erhält die Vergleichsgruppe die bisherige Standardtherapie (*Abschnitt* **A**-4.1).

vermengte Effekte – Unterscheiden sich Gruppen in mehr als einer Hinsicht – z. B. Schweregrad und Art der Therapie, so kann das Ergebnis des Vergleichs mehrere Gründe haben und wegen der vermengten Effekte nicht schlüssig interpretiert werden (*Abschnitt* **A**-4.2).

Versicherungsprinzip – Eine Gefahrengemeinschaft zahlt Beiträge, um einen Risikoausgleich herbeizuführen. Beispiel: Krankenversicherung Kraftfahrzeugversicherung.

Versorgungsprinzip – Der Staat leistet Wiedergutmachung in Schadensfällen, für deren Zustandekommen er selbst Verantwortung trägt. Beispiel: Wehrdienstbeschädigung, Impfschäden (nach vorgeschriebenen oder staatlich empfohlenen Impfungen).

veterinärmedizinische Untersuchungsämter – Untersuchungsämter im Bereich der Länder, die ein Äquivalent zu den Medizinaluntersuchungsämtern im Bereich der Tiermedizin (auch tierische Lebensmittel) darstellen. Auch sie nehmen Aufgaben der Infektionsepidemiologie von Tierseuchen und entsprechende Kontrollfunktionen, insbesondere für den Verkehr mit tierischen Lebensmitteln wahr.

Vibices – Hydrostatisch bedingte Berstung der Blutgefäße mit Blutungen in der Haut im Bereich der Totenflecken, besonders ausgeprägt bei flüssig gebliebenem Leichenblut.

Vitalreaktionen – Hinweiszeichen, daß Verletzungen, Hautschürfungen, Blutungen während des Lebens und nicht erst nach dem Tode entstanden sind. Allgemeine Vitalreaktionen sind: Blutaspiration, Blutverschlucken, Fettembolie, Luftembolie, CO-Aufnahme bei Verbrennungsvorgängen, Ausblutung, Streßreaktionen, Schaumbildung vor Mund und Nase bei Ertrinken. Lokale Vitalreaktionen an Wunden sind: Blutunterlaufungen (Suffusionen), Schwellungen und zelluläre Reaktionen an Wundrändern. Vitalreaktionen bei Verbrennen: »Krähenfüße«, Ruß in den Alveolen und/oder im Magen-Darm-Trakt, CO-Hb im Herzblut. Vitalreaktionen bei Ertrinken: Kieselalgen in subpleuralen Lungenabschnitten, sowie in Leber, Nieren, Milz, evtl. biophysikalisch erfaßbare Veränderungen.

Vita minima – Scheinbares Fehlen wichtiger Lebensäußerungen, wie Atmung, Puls, Körperwärme, Reflexe (*s. Scheintod*). Gefahr des Unterlassens von Hilfsmaßnahmen bei fälschlicher Annahme des bereits eingetretenen Todes, der erst bei sicheren Todeszeichen festgestellt werden darf.

Vorfluter – Oberflächenwasser, in das z. B. ungeklärte aber auch geklärte Abwässer eingeleitet werden.

vorgetäuschter »Unfall« – Nicht jeder nach einem »Unfall« gefundene Tote ist durch Unfall umgekommen. Täuschungsversuch, z. B. Überfahrenlassen eines Getöteten durch Eisenbahn. Differenzierung möglich bei Beachtung der Vitalreaktionen. Postmortales Erhängen nach vorausgegangener Tötung zur Vortäuschung eines Suizids. Cave: unkritische Attestierung eines Suizids bei Erhängung.

Vorsorge-, Screening- oder Filter-Untersuchungen – Dabei wird eine große Anzahl von Personen zur Krankheitsfrüherkennung untersucht. Bei Krankheiten mit geringer Prävalenz ist eine hohe Spezifität des diagnostischen Verfahrens besonders wichtig (*Abschnitt* **A**-5.2).

Waschmittelgesetz (1975 bzw. 1987) – Regelt Zusammensetzung und Verwendung von Wasch- und Reinigungsmitteln.

Wasseraktivität – Als sog. a_W-Wert angegebener Gehalt an »verfügbarem Wasser«, der z. B. durch Zugabe von Salz oder Zucker in Lebensmitteln soweit abgesenkt werden kann, daß kein mikrobielles Wachstum und somit kein Verderb mehr möglich sind.

Wasserhärte – Ist abhängig von der Menge der im Wasser vorkommenden Kalzium- und Magnesiumverbindungen. Ein Grad deutscher Härte (1°dH) entspricht z. B. 7,19 MgO/l = 0,36 mmol MgO. Härtegrade von 0–4 entsprechen sehr weichem Wasser, von 4–8 weichem Wasser, von 8–18 mittelhartem Wasser, von 18–30 hartem und bei mehr als 30 sehr hartem Wasser. Technische Probleme entstehen sowohl bei zu weichem (hohe Aggressivität) als auch bei zu hartem Wasser (Kalkausfällungen, Probleme beim Kochen).

Wasserschutzzonen – Über Schutzgebietsverordnungen festgelegte Zonen, die dem Schutz des Trinkwassers vor gefährlichen Verunreinigungen dienen;
Schutzzone I:
Die unmittelbare Umgebung der Wasserfassung, in der Regel eingezäunt und frei von landwirtschaftlicher Nutzung.
Schutzzone II:
Mittelbare Umgebung der Wasserfassung mit Düngeverbot und Verbot der Lagerung bestimmter Stoffe, wie z. B. Öle oder Chemikalien.
Schutzzone III:
Ein relativ großer Bereich um die Wasserfassung, der vor größeren und gefährlichen Verunreinigungen geschützt wird.

Wegeunfall – Einem Arbeitsunfall gleichgestellter Unfall auf einem mit einer versicherten Tätigkeit zusammenhängenden Weg zum oder vom Ort der Tätigkeit.

Widmark-Formel – Auf den Physiologen *E. Widmark* zurückgehende Formel zur Ermittlung der Alkoholmenge, die nach Alkoholkonsum sich im Körper befindet. In der Formel $a = c : (p \cdot r)$ sind einzusetzen: a = die aufgenommene Alkoholmenge in Gramm, p = das Körpergewicht in kg und ein Verteilungsfaktor r (Durchschnittswert 0,7), c = die Blutalkoholkonzentration (BAK) in g/l (Promille). Bei festgestellter Trinkmenge (a) kann auch die BAK berechnet werden, wobei die Elimination des Alkohols ab Trinkbeginn mit stündlich durchschnittlich 0,15, mindestens aber 0,1 ‰, berücksichtigt werden muß (g ‰ heißt: Gramm Alkohol in 1000 ml Blut).

Widmark-Verfahren – Erstmals 1922 von *E. Widmark* beschriebene, sehr zuverlässige, aber viel Übung verlangende, jodometrische Titrationsmethode zur Alkoholbestimmung. Wegen der Erfassung auch anderer reduzierender Stoffe, z. B. Keton-Körper, ist die Methode nicht alkoholspezifisch, wie dies das ADH-Verfahren ist (ethanolspezifisch ist auch die ADH-Methode nicht, dagegen die GC-Methode!).

Wiederholungen – Möglichst gleichartig untersuchte, behandelte und beobachtete Versuchstiere, Probanden oder Patienten (*Abschnitt* **A**-4.1).

WWW = World Wide Web – Ein Internet-Dienst, bei dem jeder Anbieter eigene Informationen auf seinem Computer öffentlich bereitstellt und dabei auf andere Informationen verweisen kann. Jeder Teilnehmer kann die von den Anbietern bereitgestellten Informationen suchen und ansehen (*Abschnitt* **A**-1.2).

zufällige Fehler – Jede Messung oder Beobachtung einer biologischen Größe ist mit einer mehr oder weniger großen Zufallskomponente behaftet. Durch wiederholtes Beobachten oder Messen läßt sich die Größe des Zufallsfehlers (error) abschätzen. Auf lange Sicht hat ein zufälliger Fehler weder die Tendenz zur Überschätzung noch zur Unterschätzung (*Abschnitt* **A**-3.1).

Zusatzstoffe – Substanzen, die zur biologischen Werterhöhung (z. B. Vitamine, Mineralstoffe), zur Verbesserung des Aussehens und der Konsistenz (z. B. Farbstoffe, Geliermittel, Emulgatoren), zur Geschmacks- oder Geruchsverbesserung (z. B. Süßungsmittel, Säuren, Würzen), zur Haltbarmachung (z. B. Konservierungsstoffe, Antioxidanzien) einem Lebensmittel zugesetzt werden. Ihre Verwendung unterliegt der Zusatzstoff-Zulassungsverordnung. Lebensmittelzusatzstoffe müssen in der Regel kenntlich gemacht werden.

zuschreibbares Risiko – Gibt an, wieviel durch die betrachtete Exposition oder einen bestimmten Risikofaktor dem Baseline-Risiko einer Krankheit hinzuaddiert wird. Ein zuschreibbares Risiko von 0 heißt, kein zusätzliches Risiko (*Abschnitt* **A**-3.3).

Zwangsunterbringung – Nach Länderrecht geregelt. Sie gilt ab 24 Uhr des auf die Einweisung folgenden Tages als strafbare Freiheitsberaubung, falls kein richterlicher Beschluß vorliegt. Zur Unterbringung ist das Gutachten mindestens eines Arztes, in der Regel jedoch zweier Ärzte erforderlich.

z-Wert – Der keimspezifische z-Wert gibt die Temperaturerhöhung in °C an, die erforderlich ist, um den D-Wert um den Faktor 10 zu ändern.

Sachverzeichnis

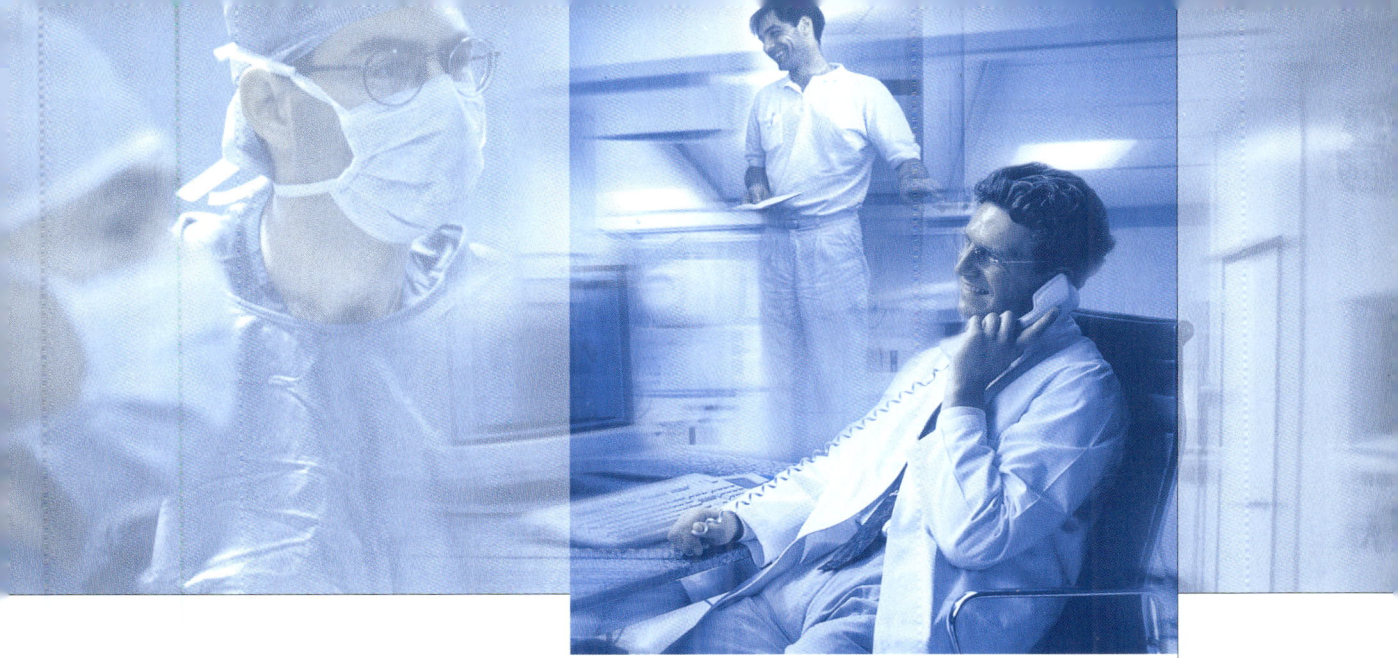

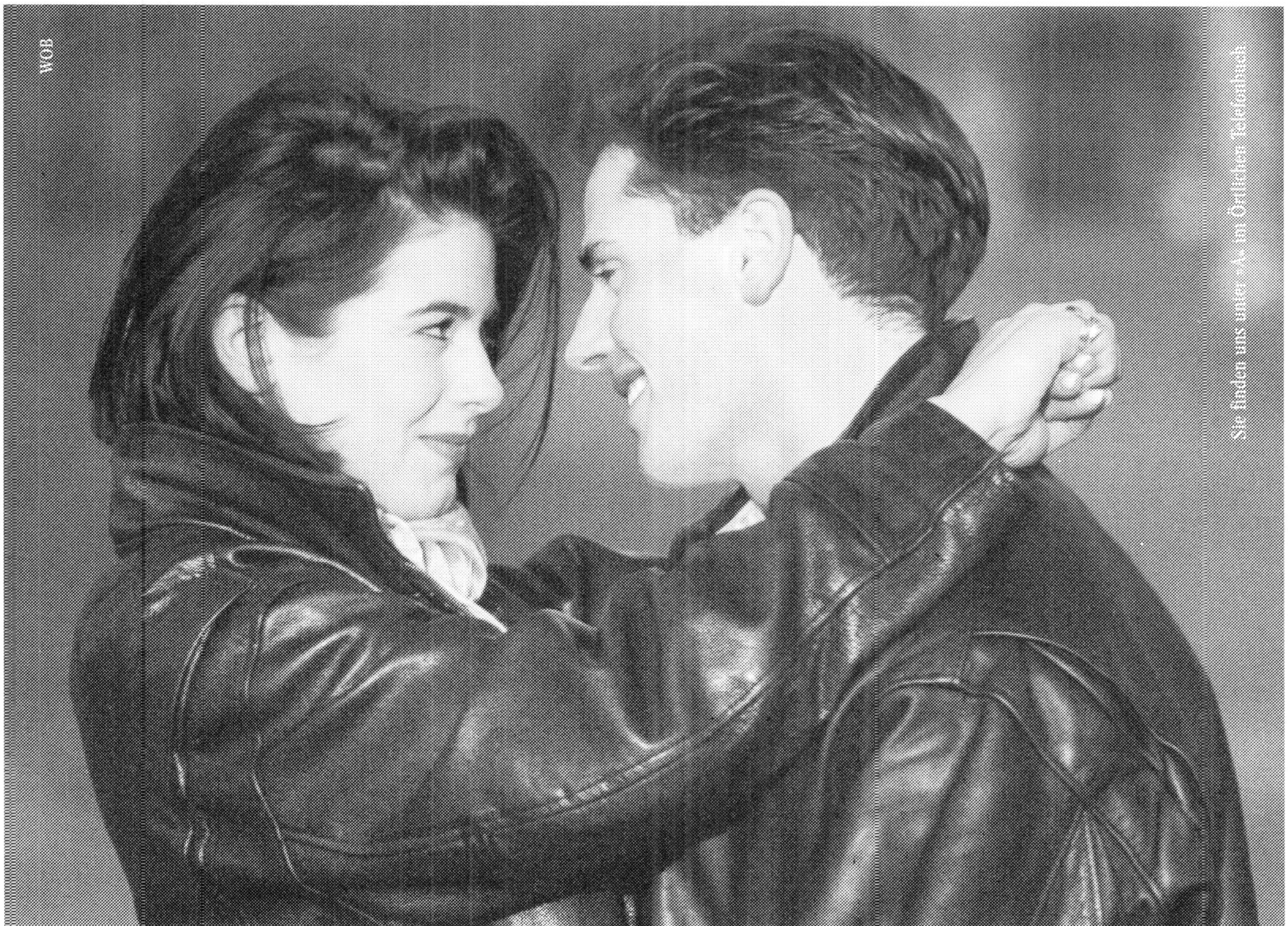
WOB
Sie finden uns unter »A« im Örtlichen Telefonbuch

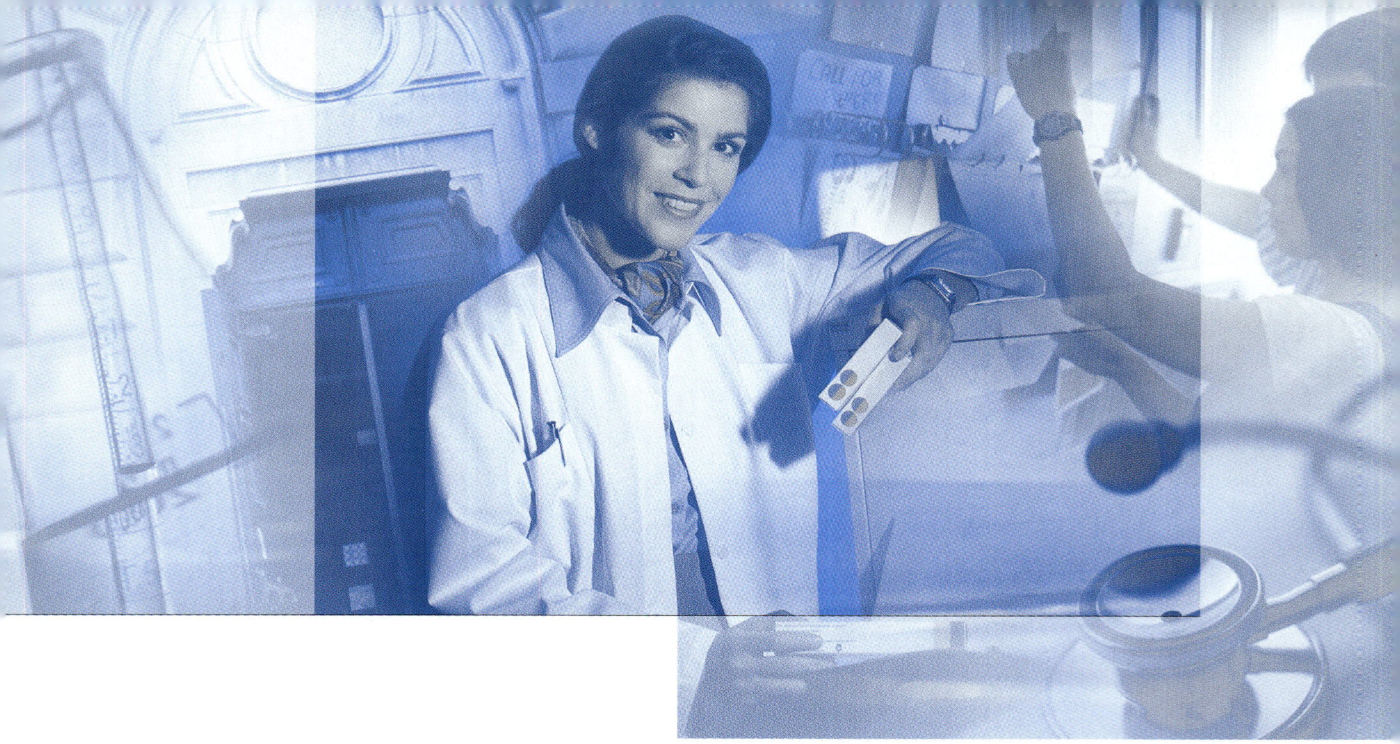